国家卫生健康委员会"十三五"规划教材

全国高等学历继续教育(专科起点升本科)规划教材

供临床、预防、口腔、护理、检验、影像等专业用

# 内科学

## 第4版

主　编　杨　涛　曲　鹏

副主编　沈　洁　焦军东　杨　萍

　　　　汤建平　李　岩

人民卫生出版社

图书在版编目（CIP）数据

内科学/杨涛,曲鹏主编. —4 版. —北京:人
民卫生出版社,2020
全国高等学历继续教育"十三五"（临床专升本）规
划教材
ISBN 978-7-117-27008-3

Ⅰ.①内…　Ⅱ.①杨…②曲…　Ⅲ.①内科学-成人
高等教育-教材　Ⅳ.①R5

中国版本图书馆 CIP 数据核字（2018）第 282785 号

| 人卫智网 | www. ipmph. com | 医学教育、学术、考试、健康，购书智慧智能综合服务平台 |
| 人卫官网 | www. pmph. com | 人卫官方资讯发布平台 |

# 内　科　学

## 第 4 版

主　　编:杨　涛　曲　鹏
出版发行:人民卫生出版社（中继线 010-59780011）
地　　址:北京市朝阳区潘家园南里 19 号
邮　　编:100021
E - mail: pmph @ pmph. com
购书热线:010-59787592　010-59787584　010-65264830
印　　刷:人卫印务（北京）有限公司
经　　销:新华书店
开　　本:850×1168　1/16　印张:55
字　　数:1624 千字
版　　次:2001 年 8 月第 1 版　　2020 年 8 月第 4 版
　　　　　2020 年 8 月第 4 版第 1 次印刷（总第 15 次印刷）
标准书号:ISBN 978-7-117-27008-3
定　　价:95.00 元

打击盗版举报电话:010-59787491　E-mail:WQ @ pmph. com
质量问题联系电话:010-59787234　E-mail:zhiliang @ pmph. com

# 纸质版编者名单

**数字负责人　杨　涛**

**编　　者**（按姓氏笔画排序）

于　波（中国医科大学附属第一医院）

于清宏（南方医科大学珠江医院）

马万里（华中科技大学同济医学院附属协和医院）

王志国（哈尔滨血液病肿瘤研究所）

王京华（哈尔滨医科大学附属第二医院）

王景杰（第四军医大学唐都医院）

白　玲（西安交通大学第一附属医院）

曲　鹏（大连医科大学附属第二医院）

刚晓坤（吉林大学第一医院）

朱　柏（西安交通大学第一附属医院）

任　昊（南方医科大学南方医院）

刘晓菊（兰州大学第一医院）

汤建平（同济大学附属同济医院）

杜建玲（大连医科大学附属第一医院）

杜晓刚（重庆医科大学附属第一医院）

李　岩（中国医科大学附属盛京医院）

李长贵（青岛大学附属医院）

李启富（重庆医科大学附属第一医院）

杨　涛（南京医科大学第一附属医院）

杨　萍（吉林大学中日联谊医院）

杨乃龙（青岛大学附属医院）

时国朝（上海交通大学医学院附属瑞金医院）

吴　隼（新乡医学院第一附属医院）

余保平（武汉大学医学部）

沈　洁（南方医科大学第三附属医院）

沈海丽（兰州大学第二医院）

张　梅（西安交通大学第一附属医院）

张克勤（同济大学附属同济医院）

陈晓翔（上海交通大学医学院附属仁济医院）

苗新普（海南省人民医院）

林连捷（中国医科大学附属盛京医院）

郑金旭（江苏大学附属医院）

胡　颖（浙江大学医学院附属第二医院）

姜一农（大连医科大学附属第一医院）

聂秀红（首都医科大学宣武医院）

聂绍平（首都医科大学附属北京安贞医院）

侯静波（哈尔滨医科大学附属第二医院）

高建鹏（昆明市第三人民医院）

黄　茂（南京医科大学第一附属医院）

彭永德（上海交通大学附属第一人民医院）

焦军东（哈尔滨医科大学附属第二医院）

**编写秘书　施　云**（南京医科大学第一附属医院）　　张昌琳（大连医科大学附属第二医院）

**数字秘书　施　云**（南京医科大学第一附属医院）　　张昌琳（大连医科大学附属第二医院）

# 在线课程编者名单

**在线课程负责人**　杨　涛

**编　　者**（按姓氏笔画为序）

于　波（中国医科大学附属第一医院）

于清宏（南方医科大学珠江医院）

马　元（南京医科大学第一附属医院）

马万里（华中科技大学同济医学院附属协和医院）

马林林（哈尔滨医科大学附属第二医院）

王京华（哈尔滨医科大学附属第二医院）

王孟春（中国医科大学附属盛京医院）

付　麒（南京医科大学第一附属医院）

白　玲（西安交通大学第一附属医院）

曲　鹏（大连医科大学附属第二医院）

刚晓坤（吉林大学第一医院）

朱　柏（西安交通大学第一附属医院）

刘晓菊（兰州大学第一医院）

汤建平（同济大学附属同济医院）

杜玄一（哈尔滨医科大学附属第二医院）

杜建玲（大连医科大学附属第一医院）

李　岩（中国医科大学附属盛京医院）

杨　贺（哈尔滨医科大学附属第二医院）

杨　涛（南京医科大学第一附属医院）

杨　萍（吉林大学中日联谊医院）

吴　隼（新乡医学院第一附属医院）

沈　洁（南方医科大学第三附属医院）

张　蕊（哈尔滨医科大学附属第二医院）

张克勤（同济大学附属同济医院）

张承巍（哈尔滨医科大学附属第二医院）

陈晓翔（上海交通大学医学院附属仁济医院）

范红旗（南京医科大学第一附属医院）

林连捷（中国医科大学附属盛京医院）

郑金旭（江苏大学附属医院）

郝　庆（中国医科大学附属盛京医院）

胡　颖（浙江大学医学院附属第二医院）

姜一农（大连医科大学附属第一医院）

聂秀红（首都医科大学宣武医院）

高建鹏（昆明市第三人民医院）

黄　茂（南京医科大学第一附属医院）

梅　玫（重庆医科大学附属第一医院）

戴然然（上海交通大学医学院附属瑞金医院）

**在线课程秘书**　施　云　张昌琳

# 第四轮修订说明

随着我国医疗卫生体制改革和医学教育改革的深入推进，我国高等学历继续教育迎来了前所未有的发展和机遇。为了全面贯彻党的十九大报告中提到的"健康中国战略""人才强国战略"和中共中央、国务院发布的《"健康中国2030"规划纲要》，深入实施《国家中长期教育改革和发展规划纲要（2010—2020年）》《中共中央国务院关于深化医药卫生体制改革的意见》，落实教育部等六部门联合印发《关于医教协同深化临床医学人才培养改革的意见》等相关文件精神，推进高等学历继续教育的专业课程体系及教材体系的改革和创新，探索高等学历继续教育教材建设新模式，经全国高等学历继续教育规划教材评审委员会、人民卫生出版社共同决定，于2017年3月正式启动本套教材临床医学专业第四轮修订工作，确定修订原则和要求。

为了深入解读《国家教育事业发展"十三五"规划》中"大力发展继续教育"的精神，创新教学课程、教材编写方法，并贯彻教育部印发《高等学历继续教育专业设置管理办法》文件，经评审委员会讨论决定，将"成人学历教育"的名称更替为"高等学历继续教育"，并且就相关联盟的更新和定位、多渠道教学模式、融合教材的具体制作和实施等重要问题进行了探讨并达成共识。

本次修订和编写的特点如下：

1. 坚持国家级规划教材顶层设计、全程规划、全程质控和"三基、五性、三特定"的编写原则。

2. 教材体现了高等学历继续教育的专业培养目标和专业特点。坚持了高等学历继续教育的非零起点性、学历需求性、职业需求性、模式多样性的特点，教材的编写贴近了高等学历继续教育的教学实际，适应了高等学历继续教育的社会需要，满足了高等学历继续教育的岗位胜任力需求，达到了教师好教、学生好学、实践好用的"三好"教材目标。

3. 本轮教材从内容和形式上进行了创新。内容上增加案例及解析，突出临床思维及技能的培养。形式上采用纸数一体的融合编写模式，在传统纸质版教材的基础上配数字化内容，以一书一码的形式展现，包括在线课程、PPT、同步练习、图片等。

4. 整体优化。注意不同教材内容的联系与衔接，避免遗漏、矛盾和不必要的重复。

本次修订全国高等学历继续教育"十三五"规划教材临床医学专业专科起点升本科教材29 种，于 2018 年出版。

# 第四轮教材目录

| 序号 | 教材品种 | 主编 | | 副主编 | | | |
|------|----------|------|---|--------|---|---|---|
| 1 | 人体解剖学（第4版） | 黄文华 徐 飞 | | 孙 俊 | 潘爱华 | 高洪泉 | |
| 2 | 生物化学（第4版） | 孔 英 | | 王 杰 | 李存保 | 宋高臣 | |
| 3 | 生理学（第4版） | 管茶香 武宇明 | | 林默君 | 邹 原 | 薛明明 | |
| 4 | 病原生物学（第4版） | 景 涛 吴移谋 | | 肖纯凌 | 张玉妥 | 强 华 | |
| 5 | 医学免疫学（第4版） | 沈关心 赵富玺 | | 钱中清 | 宋文刚 | | |
| 6 | 病理学（第4版） | 陶仪声 | | 申丽娟 | 张 忠 | 柳雅玲 | |
| 7 | 病理生理学（第3版） | 姜志胜 王万铁 | | 王 雯 | 商战平 | | |
| 8 | 药理学（第2版） | 刘克辛 | | 魏敏杰 | 陈 霞 | 王垣芳 | |
| 9 | 诊断学（第4版） | 周汉建 谷 秀 | | 陈明伟 | 李 强 | 粟 军 | |
| 10 | 医学影像学（第4版） | 郑可国 王绍武 | | 张雪君 | 黄建强 | 邱士军 | |
| 11 | 内科学（第4版） | 杨 涛 曲 鹏 | | 沈 洁 | 焦军东 | 杨 萍 汤建平 李 岩 | |
| 12 | 外科学（第4版） | 兰 平 吴德全 | | 李军民 | 胡三元 | 赵国庆 | |
| 13 | 妇产科学（第4版） | 王建六 漆洪波 | | 刘彩霞 | 孙丽洲 | 王沂峰 薛凤霞 | |
| 14 | 儿科学（第4版） | 薛辛东 赵晓东 | | 周国平 | 黄东生 | 岳少杰 | |
| 15 | 神经病学（第4版） | 肖 波 | | 秦新月 | 李国忠 | | |
| 16 | 医学心理学与精神病学（第4版） | 马存根 朱金富 | | 张丽芳 | 唐峥华 | | |
| 17 | 传染病学（第3版） | 李 刚 | | 王 凯 | 周 智 | | |
| 18* | 医用化学（第3版） | 陈莲惠 | | 徐 红 | 尚京川 | | |
| 19* | 组织学与胚胎学（第3版） | 郝立宏 | | 龙双涟 | 王世鄂 | | |
| 20* | 皮肤性病学（第4版） | 邓丹琪 | | 于春水 | | | |
| 21* | 预防医学（第4版） | 肖 荣 | | 龙鼎新 | 白亚娜 | 王建明 王学梅 | |
| 22* | 医学计算机应用（第3版） | 胡志敏 | | 时松和 | 肖 峰 | | |
| 23* | 医学遗传学（第4版） | 傅松滨 | | 杨保胜 | 何永蜀 | | |
| 24* | 循证医学（第3版） | 杨克虎 | | 许能锋 | 李晓枫 | | |
| 25* | 医学文献检索（第3版） | 赵玉虹 | | 韩玲革 | | | |
| 26* | 卫生法学概论（第4版） | 杨淑娟 | | 卫学莉 | | | |
| 27* | 临床医学概要（第2版） | 闻德亮 | | 刘晓民 | 刘向玲 | | |
| 28* | 全科医学概论（第4版） | 王家骥 | | 初 炜 | 何 颖 | | |
| 29* | 急诊医学（第4版） | 黄子通 | | 刘 志 | 唐子人 | 李培武 | |
| 30* | 医学伦理学 | 王丽宇 | | 刘俊荣 | 曹永福 | 兰礼吉 | |

注：1. * 为临床医学专业专科、专科起点升本科共用教材

2. 本套书部分配有在线课程，激活教材增值服务，通过内附的人卫慕课平台课程链接或二维码免费观看学习

3.《医学伦理学》本轮未修订

# 评审委员会名单

# 前　言

全国高等学历继续教育（专科起点升本科）规划教材《内科学》于 2001 年由人民卫生出版社出版第 1 版，2006 年和 2014 年出版了第 2 版、第 3 版，此教材以"知识新，范围宽，内容精"为特点，为培育我国的医学人才做出了重要贡献。但随着学科的进展，新的理论和方法不断涌现，为满足医学理论、医学知识的更新需求，贯彻落实医学教育综合改革方案，对教材进行重新修订势在必行。

根据第四轮全国高等学历继续教育临床医学专业教材编写要求，正式启动修订工作。本书的作者均是从全国各高等医学院校遴选出的各专业中有造诣的、充满热情的中青年专家。他们有丰富的临床和教学经验、有高度责任感和敬业精神，力求体现高等学历继续教育的特点，即非零起点性、学历需求性、职业需求性、模式多样性；实现高等学历继续教育的目标，即巩固、提高、完善、突破。

在内容上注意与专科教材的衔接，考虑到该教材的使用对象主要为具有专科医学知识且有一定临床经验的学生，较普通本科大学生更注重实用性，故本教材突出临床实用性。本教材延续了第 3 版"理论与实践"和"相关链接"模块，为了启发学生阅读和提高思维分析能力，同时配有同步练习、PPT 以及在线课程等内容，扫描二维码即可查看，将国内外最新进展客观地反映出来，体现先进性及科学性。在教材编写的组织管理上，在实行教材主编负责制以外，主编、副主编负责该教材的目标、特点、学术要求、整体内容的审定，解决各系统编写问题。而各系统则实行"系统主编"负责制，"系统主编"负责各系统编写内容、任务分配、各章节篇幅确定、学术水平把握、编写过程中问题的解决等。"系统主编"分别为：呼吸系统分主编黄茂教授、心血管系统分主编曲鹏教授、消化系统分主编李岩教授、泌尿系统分主编焦军东教授、血液系统分主编张梅教授、内分泌与代谢疾病分主编杨涛教授、风湿疾病分主编汤建平教授。各编者实行文责自负。本教材编写团队，经过多年的磨合和新人不断引进，已经成长为一支和谐、高效、具备实力的编写团队，在此我们向每一位编写人员和工作人员表示敬意！

在本书编写和定稿过程中，南京医科大学、大连医科大学给予了大力支持，编写秘书施云、张昌琳为本书编写做了大量细致而具体的工作，为本教材能如期保质保量地完成付出了辛勤的劳动，在此，对他们表示衷心的感谢。

尽管我们在编写过程中非常认真严谨，但限于专业水平和编写时间仓促，如有不妥之处，敬请读者不吝赐教。

杨涛　　曲鹏

2019 年 12 月

# 目 录

# 第一篇 绪论

## 一、内科学范围

内科学是临床医学的基本与核心学科。临床医学被传统的分为内科学、外科学、妇产科学、儿科学、眼科学、耳鼻咽喉科学、皮肤病学和口腔医学。当时内科学因为以用"非直视手术方法治疗疾病"而与外科学相区别，而内科学的范围随着时代变化而不停变化。根据原教育部学科调整精神，内科学属二级学科，涵盖8个三级学科，分别是呼吸内科学、心血管内科学、消化内科学、血液内科学、内分泌代谢内科学、肾脏内科学、风湿病学、传染病学。本书除了覆盖以上几个方面的内容外，还将临床流行病学、临床免疫学、分子生物学等学科的内容融合进来，使读者能对疾病有系统而全面的了解。内科学是临床医学中的最基本、最核心、最综合的学科，它涉及面广、整体性强，研究人体各系统器官疾病的病因、诊断与防治，它是临床医学的基础。无论今后成为哪一科医师，打好内科基础，训练与领会诊断、防治疾病的临床思路都十分重要。

## 二、内科学进展

近年来，随着社会的发展，人们的社会环境、生活习惯和行为方式都在发生变化，临床的疾病谱也相应发生了明显的改变。社会的变化推动着医学的进步。同时基础医学，如生物学（尤其是细胞分子生物学）、生物化学、生物物理学、免疫学、病理生理学等学科的进展，使得内科学在病因、发病机制方面都得到了长足的发展，在诊断、治疗方面亦是日新月异。分子生物学方法、生物化学方法、免疫学方法在医学领域的应用，尤其是近年影像学的飞速发展大大提高了临床诊断水平和治疗效果。下面就内科学发展的几个重要方面做个简单介绍：

### （一）医学模式的衍变

医学模式，即医学观，是医学的基本观念、基本思维和基本方法，是指用何种思想方法来看待、研究和处理健康与疾病问题，使对人类健康、疾病、死亡等重要医学问题的总体观。从古至今，医学模式经历了从古代神灵主义医学模式、自然哲学医学模式，演变到机械唯物论的医学模式，近现代的生物医学模式，直至现代的生物-心理-社会医学模式。医学模式逐步从唯心主义向唯物主义迈进，标志着医学在科学性上的巨大进步。现代的生物-心理-社会医学模式认为，生物机体、心理和社会是一个整体，社会环境会影响人脑，人脑会影响人体脏器，需要从人与环境的整体来分析病因。

成功实现医学模式转变的关键在于医生人文素养的提高。人文素养是成为优秀医生的必备条件。只有当医生兼具较高的科技和人文素养时，才能在疾病防治中既对患者的生物学因素进行干预，同时考虑其心理状态和相关社会因素并着力帮助改善，从而取得更好的防治效果。

### （二）现代医学发展的科技模式

从科技进步的脚步看，医学发展经历了经验医学、实验医学和现代系统医学发展阶段。在现代系统医学发展时期，循证医学、转化医学和精准医学成为最富有时代特征的医学科技模式。

1. 循证医学　循证医学又称为求证医学（evidence-based medicine），指充分应用当前所能获得的高质量临床研究证据，结合医生和专家的临床经验与技能、患者的实际状况和意愿，制定出适宜的医疗方案。Sackett 将循证医学定义为把最新最好的证据小心谨慎地应用于为患者作出有关医疗决策的过程中。就证据的可信度而言，在治疗方面，前瞻性、多中心、大样本、随机、双盲、安慰剂对照的设计获取结果最可信，故认为是"金指标"（gold standard）。在疾病的自然病史及预后判断方面，前瞻性队列研究和分析型调查结果亦可作为证据，在诊断实验精确性方面有说服力的证据是来自对疾病的横断面研究，如果多个研究者得出同样结果则增加其可信度。个人经验一般不作为社会群体医疗决策的依据。由此可见,循证医学更趋科学化,改变了临床医学是经验医学的传统观念。其认为如果不应用最新最好的证据,就有可能将患者置于不必要的危险之中。循证医学的结果与现有理论及治疗方法违背时,必须服从循证医学的结果。必须强调的是,这些证据是否适合医师所遇到的具体患者,还要医师做判断,绝不能千人一面,这样会给患者带来更大的危险。而且,绝大部分医疗行为目前尚缺乏这种"金指标",多中心、大样本、随机、双盲、安慰剂对照设计也有其本身的缺陷,其仅能解决特殊人群(研究人群)共性问题,不可能在设计中对某一种疾病的所有临床问题面面俱到,而临床工作中常常遇到的是既有共性,又有其个性的患者,因此在应用过程中仍应个体化,具体问题具体对待。

2. 转化医学 转化医学(translational medicine)是医学研究的一种现代观念和行为模式,其特点是由传统的相对单独领域、学科的研究模式向强调多领域、多学科互动交融,协同发展,着眼于并力求为解决实际防治问题提供"全套解决方案"和方法的医学研究模式转型。转化医学的宗旨或目标,即所谓"本",是真正地解决疾病防治中的实际问题,改善防治实践,而不是仅仅满足于获取"科学认识",究其"科学规律";转化医学的方法与路径,即所谓"道",是通过促进基础医学、临床医学、预防医学、药学、生物医学工程学等学科之间的积极沟通、协同交融、紧密衔接,共同为疾病防治寻求、提供全套解决方案,提高疾病防治的实际能力与水平。

3. 精准医学 精准医学(precision medicine)是以个体化医疗为基础,随着基因组测序技术快速进步、生物信息与大数据科学的交叉应用而发展起来的新型医学概念与医疗模式。精准医学是指以基因组、蛋白质组、表型组和其他前沿技术为基础,对大样本人群与特定疾病进行生物标志物的分析、验证与应用,确定疾病原因和治疗靶点,对疾病的不同状态和过程进行精确亚分类,最终实现对特定患者的个体化精准医疗。精准医学是因人因病因疗法而异的、更加精确的个体化医疗。精准医学的理念和实践是医学重要的发展趋势,代表了临床防治实践发展的方向。精准医疗的核心目的是使疗效最大化、损害最小化、资源最优化。

## 三、内科学的学习方法

内科学是临床医学的基本学科,与其他临床学科联系密切。学习内科学是学习临床医学的基础。内科学是一门理论性和实践性都很强的学科,临床上许多难题的解决有赖于科学技术的发展和进步,各种新的诊断技术及新的治疗措施无一不是建立在科学的基础上的。因此内科学的学习应联系基础学科知识,注意复习和追踪、更新基础医学知识及理论,只有学好基础医学,才能对于临床问题不仅"知其然"而且知其"所以然"。但仅仅熟悉内科学内容和理论还不能做一名好的临床医师,每一个临床医师必须重视临床技能的训练,要进行理论与临床实践相结合,从复杂的症状、体征、辅助检查中抓住主要矛盾和矛盾的主要方面,作出相应的分析判断和归纳综合。只有通过"理论-实践-再理论-再实践"才能不断深化对内科学知识体系的整体把握。医学发展的过程中还形成了较为系统的临床应用技术体系,包括诊断学、放射医学、核医学、临床病理学、检验医学、临床药学、介入治疗医学、生物医学工程学等。这些技术体系是临床诊疗的有力技术支撑,医者应结合各系统疾病关注学习,努力掌握。同时还应该培养"临床思维",掌握医学科学思维方法。"临床思维"是科学与经验相结合的产物,不是先天就有或仅靠读书和临床实习掌握的,需要在临床实践中通过不断累积得来。

## 四、内科学治疗原则和方法

许多治疗措施都具有利和不利两个方面,每一项治疗要尽可能发挥其有利的一面,克服其不利的一面。延长患者寿命、减轻痛苦、提高生活质量和治愈疾病是一切治疗的最终目的。因而治疗要有明确的针对性,在给患者治疗前必须了解所给治疗的必要性、目的、适应证和治疗方法的优缺点及禁忌证。对因治疗是最好的治疗方法,但有些疾病病因不明,或尽管已知病因,但目前尚无有效治疗手段,如遗传性疾病等。因此,针对发病机制的治疗是许多疾病治疗的靶点,如支气管哮喘的糖皮质激素治疗;还有一些疾病病因及发病机制均不清楚,只能对症治疗。在治疗过程中尚须个体化,每一个人的机体状态和心理状态不一样,对治疗的反应也不一样。重视患者的心理、精神状态,争取患者对治疗的配合是实施治疗的基础,是治疗前必须做到的,同时注意家庭及社会因素,讲究治疗实效,尽量做到少花钱,治好病。

内科学治疗方法有许多,归纳起来有以下几点:①药物治疗是内科治疗的主要方法,必须熟悉药物的药效学、药代学及毒副作用特点,尤其是毒副作用较大的药物更应熟练掌握。②随着医学和科学的进步,许多物理学方法已引入内科治疗,其中最为成功的是介入治疗。除单纯的物理学方式(如狭窄血管、瓣膜的球囊扩张、射频消融、异常通道及血管的栓堵等)以外,物理学方法多与药物治疗结合应用,如通过血管局部注入化疗药及其他药物,介入治疗已成为内科学治疗近年来崛起的有效方法。③康复治疗,包括理疗、锻炼、协助功能恢复等方法。④随着医学模型由生物医学模型向社会-心理-生物医学模型的转化,心身疾病越来越多,患者的心理状态明显影响患者治疗效果及预后,如伴精神紧张及焦虑症的冠心病患者预后明显较无精神紧张及焦虑患者差。因此,注意心理治疗是当前医学的特色之一。

## 五、学习教材目的和要求

本教材是高等学历继续教育教材,对象是具备专科学历的人群,因此,必须符合学历教育的特点,希望学生通过本教材的学习达到本科水平,并顺利通过专升本的考试,这是编写本教材的主要目的。要达到这一目的,教材创新性表现在通过"理论与实践"和"相关链接"这一形式,对某先进理论或临床问题有系统介绍。要求教师及学员紧紧抓住本教材内容,掌握基本概念、基本理论。由于使用对象是专科毕业生,既要照顾到层次低者,又要照顾到层次高者,故编写时与专科内容重复部分一般叙述较为简单,但考虑到教材学术的系统性又必要要重复这部分内容,其内容难度较大学本科教材稍高,是为有较好的基础及有一定临床经验者增加的,要求教师在抓住基本概念、基本理论的同时,根据学生的实际情况讲授。这部分内容学生自己也可以选择阅读和参考。

## 六、如何成为一名优秀的医务工作者

人文素养是成为优秀医务工作者的必要条件。提高医生的人文素养,是实现医学模式转型和实现对患者全方位照护的关键。临床医学不仅仅是一项纯粹的自然科学,而是涉及自然科学、社会科学、艺术、宗教的一门综合的学问和技能,除科学原理和内容外,医学还包含着大量人类伦理、社会道德、生命观念、人道主义以及法律、职业准则等内容。要想处理好当前复杂的医院关系,必须做到具备崇高的人文素养。

患者既不是疾病,也不是病例,而是患有疾病的人,他们焦虑、恐惧、多疑、轻信等心态同时存在,他们有权利获得最先进有效的治疗方法。患者有权利自由选择自己的治疗方法,医疗的过程中医务人员应对身受病痛折磨的患者予以同情和悲悯之心,向患者提供一切有效的救治方法。此外,医师的责任重大,常常需要牺牲自己的休息和娱乐时间救治每一位需要救治的患者,因此需要无私的奉献精神。人的健康和生命是最宝贵的,医师为患者的健康而工作,有责任改善患者的病情、帮助患者康复、建立恢复健康的信心、告知预防疾病的知识。相互信任、相互了解、相互尊重是良好医患关系的表现,只有与患者建立了良好的医患关系,才能有效地实施诊治方案。

融洽、有效的医患沟通是一种能力也是一门艺术,是医患双方利益所在。掌握和运用好这种能力和艺术,是医务工作者需要长期学习和实践的课题。总而言之,"指引患者度过疾病关是医师的职责",所有的医患关系是围绕这一中心点展开的。

医生与医生之间必须相互尊重,相互维护,这既应是一种行业规范,也更应意识到这是代表医患双方的共同利益、促进医学方法和卫生事业兴旺的基本职业操守。我们常看到一些医生面对患者或患者家属时"评论"或指责某医生，来显示自己的"高明"。其实，病情是复杂多变的，临床工作难于尽善，医学是缺乏"绝对真理"的。这样的行为不仅不能抬高自己，还给患者带来了心理负担，损伤了医生的整体形象。"医赞医，医学兴"，医生的内心必须有强烈的尊重、维护同道的意识，遇到不同的意见时，可以相互交流和讨论，但绝对不可以在患者面前否定乃至诋毁同道。医学界同道之间真诚地相互尊重和维护才能使患者获益，社会和谐。

（杨　涛）

# 第一章　总　论

02篇01章

| 学习目标 | |
| --- | --- |
| 熟悉 | 呼吸系统疾病的实验室检查。 |
| 了解 | 呼吸系统疾病的特点、常见病因。 |

　　呼吸系统疾病是严重危害公众健康的常见病、多发病,已经构成影响公共健康的重大问题。2015 年全国居民死因调查显示,呼吸系统疾病(不包括肺癌、慢性肺源性心脏病和肺结核)在农村(12.06%)和城市(11.8%)均位居第 4 位,粗死亡率分别为 79.96/10 万和 73.36/10 万。由于生态环境恶化和大气污染加重、吸烟等不良生活习惯的滋长、社会老龄化等多种因素导致呼吸系统疾病的流行病学和疾病谱分布正在发生变化。支气管哮喘的患病率明显增高,肺癌发病的年递增率居各类恶性肿瘤之首,慢性阻塞性肺疾病(慢阻肺)的患病率在全球逐年上升,肺结核在我国仍属于高发传染病,严重急性呼吸综合征( severe acute respiratory syndrome,SARS)、人感染高致病性禽流感、新型甲型 H1N1 流感、H7N9 禽流感等新发呼吸系统传染性疾病的出现,艾滋病和糖皮质激素/免疫抑制剂使用的增加导致肺部机会性感染相应增多。更应引起注意的是,虽然各类新抗菌药物不断问世,但由于病原体的变化和免疫功能受损的宿主增加,肺部感染的发病率和死亡率仍有增无减。呼吸系统疾病不仅发病率高,许多疾病起病隐匿,肺功能逐渐损害,致残率高,给社会和国民经济带来沉重负担。上述现状使临床医护人员在呼吸系统疾病的诊治中面临新的挑战。

## 第一节　呼吸系统的解剖和功能特点

　　呼吸系统与体外环境相通,成人静息状态下每日约有 10 000L 气体进出呼吸道。成人肺的总呼吸面积约 100m²(3 亿~7.5 亿肺泡)。在呼吸过程中,外界空气中的有机或无机粉尘,包括各种微生物、变应原、尘埃及有害气体等,均可被吸入呼吸道和肺部引起各种疾病,因而呼吸系统的防御功能至关重要。

　　呼吸系统的防御功能包括物理防御功能(鼻部加温湿化和滤过、喷嚏、咳嗽、支气管收缩、黏液纤毛运输)、化学防御功能(溶菌酶、乳铁蛋白、蛋白酶抑制剂、谷胱甘肽、超氧化物歧化酶等)、细胞吞噬(肺泡巨噬细胞、多形核粒细胞)和免疫防御功能(B 淋巴细胞分泌 IgA 和 IgM 等,T 淋巴细胞介导的迟发型变态反应和细胞毒作用等）。当损伤因素超过肺的防御功能,则引起相应病变。此外,肺还具有一定的内分泌功能和代谢功能,可参与某些生理活性物质、脂质、蛋白质和活性氧的代谢等;起源于肺组织内某些具有特殊功能细胞的良、恶性肿瘤常表现为"异位"神经-内分泌功能,引起肥大性骨关节病、皮质醇增多等。

肺由双重循环系统供应血液,包括肺循环和支气管循环。肺循环接收全身各器官回心的静脉血,在肺内进行气体交换;支气管循环是肺、气道和胸膜的营养血管。肺循环的血管分支细、管壁厚、弹性差,具有极大的扩展性,因而肺循环的血流动力学具有低压、低阻、高流量的特点。平均肺动脉压约为体动脉压的1/10;肺血管总阻力为体循环血管阻力的 1/5～1/10;肺泡毛细血管丰富,肺血管床总面积大,故肺血流量高,正常肺血约占全身血量的1/10。肺接受全部右心输出血量,并与全身各器官通过淋巴系统相通,故菌栓、血栓、癌栓等均可转移或播散至肺,形成血源性肺脓肿、肺梗死或转移性肺癌;肺的病变也可经淋巴道和/或血液循环而在肺内或肺外播散,如肺癌、肺结核、肺炎播散至脑、骨、肝、淋巴结等器官。肺与心脏间的血流动力学既密切相关、又相互影响,如二尖瓣狭窄引起肺循环压力升高,导致肺淤血、肺水肿;慢阻肺可引起肺动脉高压,加重右心室后负荷,导致右心室肥厚、扩张,以致形成肺源性心脏病。

# 第二节　呼吸系统疾病的诊断

呼吸系统疾病临床表现复杂且缺乏特异性,详细的病史询问和体格检查,结合有关辅助检查,全面综合分析才能作出正确的诊断。

## 一、病史采集

周密详细地了解病史是呼吸系统疾病诊断的基础,如有无吸烟史及吸烟指数(每日吸烟的支数×吸烟年数);工作或家庭环境中是否接触有害气体、无机或有机粉尘,新居、新装修的房子、新家具、空调、地毯等情况;有无生食溪蟹、蝲蛄;有无饮水呛咳、反流性食管炎病史;胸痛前有无大笑、剧烈咳嗽、提重物等;有无传染性疾病患者接触史及家族遗传病史等;既往的用药史等。

## 二、常见症状

呼吸系统疾病的常见症状为咳嗽、咳痰、咯血、呼吸困难、胸痛等,在不同的肺部疾病中各有其相应的特点。

### （一）咳嗽

发作性刺激性干咳伴咽痛、声嘶常见于急性上呼吸道感染;急性发作的咳嗽、发热、伴胸痛,可能是肺炎;长期慢性咳嗽伴咳痰,多在寒冷季节加重,常见于慢性支气管炎;体位改变时咳嗽加剧,并咳大量脓痰,伴全身中毒症状,常见于肺脓肿;童年有麻疹、百日咳病史之后,反复呼吸道感染,经常咳嗽、咳大量脓痰、咯血,提示支气管扩张;中老年吸烟患者,刺激性咳嗽,伴胸痛、痰中带血是支气管肺癌的常见症状;夜间发作性咳嗽常见于左心衰竭或支气管哮喘。

### （二）咳痰

痰的性质、量和气味有助于病因诊断。痰由白色泡沫或黏液状转为脓性多为细菌感染;大量脓臭痰,静置后分层,提示支气管扩张或肺脓肿;铁锈色痰见于肺炎球菌肺炎;棕红色胶冻样黏痰见于肺炎克雷伯菌肺炎;粉红色泡沫痰见于急性肺水肿;咖啡色痰见于肺阿米巴病;果酱色痰见于肺吸虫病;大量浆液性泡沫痰见于细支气管肺泡癌。痰量的增减反映感染的加剧或炎症的缓解;若痰量突然减少,且出现体温升高,可能与支气管引流不畅有关。

## （三）咯血

间断痰中带血是肺结核、肺癌的常见症状；鲜红色血多见于支气管扩张，也可见于肺结核、急性支气管炎、肺炎、肺脓肿和肺血栓栓塞症；暗红色血痰多由肺梗死、二尖瓣狭窄并肺淤血引起。

## （四）呼吸困难

呼吸困难可表现为呼吸频率、深度及节律改变等。按其发作快慢分为急性、慢性和反复发作性。突发胸痛伴呼吸困难应考虑气胸，若有再咯血则需警惕肺梗死；夜间发作性端坐呼吸提示左心衰竭或支气管哮喘发作；数日或数周内出现的渐进性呼吸困难，可能为大量胸腔积液；慢性进行性呼吸困难多见于肺纤维化；反复发作性呼吸困难且伴有哮鸣音见于支气管哮喘。按呼吸困难的时相可分为吸气性呼吸困难、呼气性呼吸困难和混合性呼吸困难。吸气性呼吸困难见于喉头水肿、喉痉挛、气管异物、气管肿瘤、气管受压等大气道梗阻及狭窄；呼气性呼吸困难常见于支气管哮喘、慢阻肺等支气管的痉挛及狭窄；大量气胸、大量胸腔积液及胸廓限制性疾病则表现为混合性呼吸困难。

## （五）胸痛

胸膜炎、肺部感染、肿瘤和肺梗死是呼吸系统疾病引起胸痛的常见原因。自发性气胸由于胸膜粘连处撕裂产生突发性胸痛。肋间神经痛、肋软骨炎、带状疱疹、柯萨奇病毒感染引起的胸痛常表现为胸壁浅表部位的疼痛。此外，应注意与非呼吸系统疾病引起的胸痛鉴别，如心绞痛、急性心肌梗死、心肌病、急性心包炎、纵隔及食管的炎症和肿瘤、食管裂孔疝、膈下脓肿、肝脓肿、胆石症和急性胰腺炎等。

# 三、体征

## （一）肺部体征

支气管疾病以干、湿啰音为主；肺部炎症可有呼吸音性质、音调和强度的改变，大面积炎症可呈实变体征；肺纤维化时可听到特征性 Velcro 啰音。胸膜炎时可有胸膜摩擦感和摩擦音；当出现气胸、胸腔积液和肺不张时，可出现气管移位和患侧呼吸音消失。

## （二）肺外表现

呼吸系统疾病可有肺外表现，如颈部尤其是锁骨上淋巴结肿大、质硬、无触痛可提示肺癌转移；杵状指/趾可见于支气管肺癌、慢性肺脓肿、支气管扩张和慢性肺源性心脏病等；此外，某些支气管肺癌还常出现骨关节肥大和"异位"内分泌表现，如库欣综合征、抗利尿激素过多综合征、男性乳房发育等。

# 四、实验室和辅助检查

## （一）血液检查

感染时白细胞及中性粒细胞可增加（可伴中毒颗粒）；变态反应性疾病如过敏、曲霉菌或寄生虫感染时，嗜酸性粒细胞增加；其他血清学（病原学抗原、抗体等）检测，如荧光抗体、免疫电泳、酶联免疫吸附测定、血清凝集试验等对于病原学诊断有一定价值。

## （二）变应原皮肤试验

哮喘的变应原皮肤试验阳性有助于变应原的确定和相应抗原的脱敏治疗；结核和真菌的皮肤试验阳性仅提示已受感染，但不能肯定患病。

## （三）痰液检查

痰涂片在每个低倍镜视野里，上皮细胞<10 个，白细胞>25 个或白细胞/上皮细胞>2.5 个为合格的痰标本。定量培养≥$10^7$cfu/ml 可判定为致病菌。经环甲膜穿刺气管吸引或经纤维支气管镜防污染毛刷采样获得的痰标本，其结果可信度更高。痰涂片大量嗜酸性粒细胞见于支气管哮喘、过敏性支气管炎；痰中找到寄生虫或虫卵提示肺内寄生虫病；痰涂片中找到抗酸杆菌对诊断肺结核价值很高；痰标本中培养出结核分枝杆菌是确诊肺结核最可靠的依据；痰脱落细胞学检查对肺癌有诊断价值。细菌培养及药物敏感试验为病原学诊断及临床用药选择提供参考。

### （四）胸腔积液检查和胸膜活检

胸腔积液的细胞学、生化学、病原学检查可为疾病诊断提供重要的依据。感染性疾病胸腔积液以中性粒细胞和淋巴细胞为主，过敏性疾病以嗜酸性粒细胞为主。细菌学检查可查找病原菌。溶菌酶、腺苷脱氨酶、癌胚抗原及染色体分析等，可鉴别结核性和癌性胸腔积液。脱落细胞和胸膜活检对明确肿瘤和结核有诊断价值。

### （五）影像学检查

胸部 X 线和 CT 检查对于明确肺部病灶部位、性质以及与气道的关系有重要价值。增强 CT 对淋巴结肿大、肺栓塞、肺内占位性病变均有重要的诊断和鉴别诊断价值。磁共振成像（magnetic resonance imaging，MRI）对纵隔疾病和肺血栓栓塞症有较大帮助。肺血管造影术对血管病变有较好的诊断价值，支气管动脉造影及栓塞术有助于对咯血发生部位的诊断及处置。胸部超声检查可用于胸腔积液的诊断和穿刺定位以及紧贴胸膜病变的穿刺引导。

### （六）纤维支气管镜和胸腔镜

纤维支气管镜（纤支镜）可直接窥见气管及支气管管腔内病变，并可进行黏膜刷检和活检、经纤支镜肺活检、经纤支镜对纵隔肿块穿刺针吸活检、经纤支镜支气管肺泡灌洗等。对取得的组织和回收的支气管肺泡灌洗液（bronchoalveolar lavage fluid，BALF）行相应检查，有助于明确病因及病理诊断。此外，结合超声支气管镜（endobronchial ultrasound，EBUS）完成对纵隔肿块的穿刺针吸活检，可提高检查的成功率并减少风险。同时，利用纤支镜可进行局部治疗，如通过纤支镜取出异物、止血，用高频电刀、激光、微波及药物治疗良、恶性肿瘤。借助纤支镜的引导还可以行气管插管。硬质支气管镜用于气管内肿瘤或异物的摘除手术。胸腔镜已广泛用于胸膜和肺活检。

### （七）BALF 检查

健康非吸烟者 BALF 细胞总数为（5～10）×$10^6$ 个/ml，其中肺泡巨噬细胞占 85% 以上，淋巴细胞低于 12%。特发性肺纤维化、风湿病性肺损伤主要表现为中性粒细胞增高；过敏性肺炎、结节病则为淋巴细胞增高，在增高的 T 淋巴细胞中，前者主要是 $CD8^+$，后者以 $CD4^+$ 增高为主。如 BALF 呈牛乳样，富含 PAS 染色阳性的蛋白类物质，是肺泡蛋白沉积症的证据。找到癌细胞、抗酸杆菌或肺孢子菌即可作出相应诊断。

### （八）肺活组织检查

是确诊疾病的重要方法。获取活组织标本的方法主要包括：①经纤支镜、胸腔镜或纵隔镜等内镜的方法，适用于病变位于肺深部或纵隔者；②在 X 线、CT 引导下进行经皮肺活检，适用于非邻近心血管的肺内病变；③在超声引导下进行经皮肺活检，适用于贴近胸膜的病变；④开胸肺活检适用于其他方法检查未能确诊又有很强指征者。

### （九）放射性核素扫描

应用放射性核素作肺通气/灌注显像检查，对肺栓塞、肺血管疾病有较高诊断价值，对肺部肿瘤及其骨转移、弥漫性肺部病变的诊断有较高参考价值。正电子发射体层成像（positron emission tomography，PET）对呼吸系统疾病的诊断有一定辅助价值，如 PET 可较准确地对肺癌及其有无淋巴结转移进行鉴别诊断。

### （十）肺功能测定

通过肺功能测定可了解肺功能损害的性质和程度，对某些肺部疾病的诊断有重要价值。如慢阻肺表现为阻塞性通气功能障碍，而肺纤维化、胸廓畸形、胸腔积液、胸膜增厚或肺切除术后均显示限制性通气功能障碍。两种通气功能障碍的特点见表 2-1-1。弥散功能测定有助于明确换气功能损害的情况，如特发性肺纤维化及弥散性肺泡癌的弥散功能损害尤为突出。

表 2-1-1　阻塞性和限制性通气功能障碍的肺容量和通气功能的特征性变化

| 检测指标 | 阻塞性 | 限制性 |
|---|---|---|
| VC | 减低或正常 | 减低 |
| RV | 增加 | 减低 |
| TLC | 正常或增加 | 减低 |
| RV/TLC | 明显增加 | 正常或略增加 |
| $FEV_1$ | 减低 | 正常或减低 |
| $FEV_1/FVC$ | 减低 | 正常或增加 |
| MMFR | 减低 | 正常或减低 |

注：VC 为肺活量，RV 为残气量，TLC 为肺总量，$FEV_1$ 为第 1 秒用力呼气容积，FVC 为用力肺活量，MMFR 为最大呼气中期流速。

### （十一）动脉血气分析

对诊断呼吸衰竭、评估呼吸衰竭程度、酸碱平衡的判断有重要价值，可作为治疗选择、病情变化观察和疗效判定的指标。

## 第三节　呼吸系统疾病现状与展望

### 一、重视烟草危害和环境污染

慢性阻塞性肺疾病、肺癌及职业性肺病是与空气污染密切相关的疾病，控烟、减少大气污染是预防这些疾病发生发展的关键。

### 二、加强细胞分子生物学研究

从蛋白质水平对哮喘、间质性肺疾病、急性呼吸窘迫综合征等炎症机制的研究加深了对疾病的认识，在探讨药物治疗方面给予了重大启示。从基因水平对 α1-抗胰蛋白酶缺乏、肺囊性纤维化、肺癌等机制的研究取得了重要进展。肺癌的基因靶向治疗、免疫治疗等已应用于临床。

### 三、发展呼吸危重症医学

呼吸生理和重症监护医学包括仪器设备的不断创新以及重症监护病房（ICU）组织及管理系统的建立，特别是呼吸支持技术的发展与完善，极大地丰富了重症患者呼吸衰竭抢救的理论与实践，降低呼吸系统疾病的病死率。

### 四、推广呼吸疾病介入治疗技术

介入呼吸病学（interventional pulmonology）是一门新兴的医学科学，涉及呼吸疾病的侵入性诊断和治疗，不仅包括传统的硬质支气管镜、纤支镜、胸腔镜等操作，还有支气管镜热成型术治疗哮喘等新的治疗方法的应用。随着生物工程技术、材料科学、影像技术的发展，呼吸疾病的介入治疗前景广阔。

### 五、建立呼吸康复体系

目前对呼吸系统疾病患者的组织管理、宣传教育、呼吸锻炼、家庭氧疗、心理治疗、回归社会等多方面问题需进行研究，逐步建立适合我国的呼吸康复模式并予推广。

（黄　茂）

呼吸系统疾病是严重危害公众健康的常见病、多发病；常见症状为咳嗽、咳痰、咯血、呼吸困难、胸痛等；常见体征以干、湿啰音为主；常用的实验室检查包括血压检查、变应原皮肤试验、痰液检查、胸腔积液检查等。

## 复习参考题

1. 呼吸系统疾病的常见症状和体征有哪些?

2. 呼吸系统疾病的常见实验室检查有哪些?

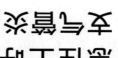

# 第二章　急性上呼吸道感染及急性气管-支气管炎

**学习目标**

| | |
|---|---|
| 掌握 | 急性上呼吸道感染、急性气管-支气管炎的病因与发病机制、临床表现、诊断和治疗。 |
| 熟悉 | 急性上呼吸道感染的预防、家庭护理。 |

## 第一节　急性上呼吸道感染

急性上呼吸道感染（acute upper respiratory tract infection）是鼻腔、咽或喉部急性炎症的总称，是呼吸道最常见的一种感染性疾病，约70%由病毒引起，少数由细菌引起。

### 一、流行病学

本病全年均可发病，但以冬春季节为多。主要通过含有病毒的飞沫传播，也可通过被污染的手和用具接触传播。多为散发，但有时可因人群密集而流行，严重的局部流行亦可周期性发生。由于人群对本病常见的各种病毒缺乏免疫力，亦不同病毒之间无交叉免疫，因此一个人一年内可多次发病，老年体弱者和儿童更易患本病。

### 二、病因与发病机制

急性上呼吸道感染70%~80%由病毒引起，主要有流感病毒、鼻病毒，呼吸道合胞病毒和腺病毒等。另有20%~30%的上呼吸道感染由细菌引起，细菌感染可直接感染或继发于病毒感染之后，以溶血性链球菌为多见，其次为流感嗜血杆菌、肺炎球菌和葡萄球菌等，偶有革兰阴性杆菌。当有受凉、淋雨、气候突变、过度疲劳等诱因，使全身或呼吸道局部防御功能降低时，原已存在于上呼吸道或外界侵入的病毒或细菌可迅速繁殖，引起本病。

### 三、临床表现

普通感冒的潜伏期为2~3天，主要表现为鼻部症状，如喷嚏、鼻塞、流清水样鼻涕，也可表现为咳嗽、咽干、咽痒及灼热感，甚至鼻后滴漏感。根据病因和病变部位的不同，临床表现可有不同类型。

#### （一）普通感冒

普通感冒（common cold）又称急性鼻炎，多数由鼻病毒引起，也可以由副流感病毒、呼吸道合胞

可病毒、柯萨奇病毒等。起病较急,以鼻咽部卡他症状为主要表现,有咽部不适或咽痛,可有打喷嚏、鼻塞、流清水样涕等。一般无发热及全身症状,或仅有低热、轻度畏寒和头痛。检查可见鼻腔黏膜充血、水肿、有分泌物,咽部充血。如无并发症,一般5~7d痊愈。

**（二）以咽炎为主要表现的上呼吸道感染**

1. 病毒性咽炎和喉炎　病毒性咽炎由鼻病毒、腺病毒、流感病毒及副流感病毒等引起。临床特征为咽部发痒和灼热感,咽部疼痛,咳嗽少见。急性喉炎多为鼻病毒、副流感病毒及腺病毒等引起,临床特征为声嘶、说话困难、咳嗽伴咽痛及发热。体检可见喉部充血、水肿,局部淋巴结肿大和触痛,有时可闻及喘鸣音。

2. 疱疹性咽峡炎　主要由柯萨奇病毒引起。夏季好发,儿童多见,偶见于成人,表现为咽痛、发热,检查可见咽部充血,软腭、悬雍垂、咽及扁桃体表面有灰白色疱疹和浅表溃疡,周围有红晕。

3. 急性咽-扁桃体炎　多由溶血性链球菌引起,其次为流感嗜血杆菌、肺炎链球菌、葡萄球菌等引起。急性起病,咽痛、畏寒、发热,体检可见咽部充血,扁桃体充血、肿大,表面有脓性分泌物,颌下淋巴结肿大、压痛,肺部无异常体征。

## 五、并发症

可并发急性鼻窦炎、中耳炎、气管-支气管炎或肺炎。部分患者可继发风湿病、肾小球肾炎、心肌炎等。

## 六、实验室检查

**（一）血液常规检查**

病毒性感染时白细胞计数多为正常或偏低,淋巴细胞比例升高。细菌性感染时常有白细胞计数和中性粒细胞增多及核左移现象。

**（二）病原学检查**

视需要进行病毒分离鉴定,以判断病毒的类型。细菌培养和药物敏感试验有助于细菌感染的诊断和治疗。

## 七、诊断与鉴别诊断

根据病史、流行情况、鼻咽部的症状和体征,结合血常规和胸部 X 线检查可作出临床诊断。进行细菌培养和病毒分离,可确定病因诊断。

本病需与下列疾病鉴别:

**（一）流行性感冒**

可有上呼吸道感染表现,但具有下列特点:①常发生在流感流行期;②传染性强,常有较大范围流行;③起病急骤,以全身中毒症状为主,呼吸道症状较轻;④致病原为流感病毒,检测呼吸道标本流感病毒核酸可明确诊断。

理论与实践

---

### 流行性感冒诊断与治疗指南

流行性感冒(简称"流感")是由流感病毒引起的急性呼吸道传染病,是人类面临的主要公共健康问题之一。为了进一步促进社会、政府和患者对流感的关注,增进临床医生对流感的正确认识,避免因治疗不当给患者带来的危害,进一步提高我国流感的临床诊治水平,我国于 2002 年制定了《流行性感冒临床诊断和治疗指南(草案)》,2004 年制定了《人禽流感疫情预防控制技术指南(试行)》,2009—2010 年分别制定 4 版《甲型 H1N1 流感诊疗方案》,2013 年制定了《人感染 H7N9 禽流感诊治方案》(2013 年第 2 版)。为了对

流感的临床防治有更进一步的认识和更充分的准备,2011年在我国在已有的各类流感诊治指南的基础上,由卫生部组织我国在流感防治研究领域,包括病原学、流行病学、实验室诊断、临床医疗、中医诊治、疾病控制与预防方面的专家,参考国内外最新研究成果及我国流感诊疗经验,制定了适合我国广大临床医师使用的《流行性感冒诊断与治疗指南(2011年版)》。指南主要内容涵盖了流感的病原学、流行病学、发病机制、病理变化、实验室及辅助检查、临床表现、诊断与鉴别诊断、治疗与预防等最新的综合性信息,以提高对流感的诊断和防治水平,减少其给人类健康和社会造成的巨大危害。

### (二)过敏性鼻炎

临床症状与本病相似,易于混淆。过敏性鼻炎起病急骤、鼻腔发痒、频繁喷嚏、流清水样鼻涕,发作与环境、气温突变、异常气味等有关,常在数分钟或数小时内缓解。体检可见鼻黏膜苍白、水肿,鼻分泌物涂片可见嗜酸性粒细胞增多。

### (三)急性传染病前驱症状

如麻疹、脊髓灰质炎、脑炎等患者初期有上呼吸道感染症状,注意流行季节及相应的症状、体征和实验室检查可资鉴别。

## 八、治疗

### (一)对症治疗

休息、多饮水,保持室内空气流通。可选用含有解热镇痛及减少鼻咽充血和分泌物的抗感冒复合剂或中成药。

### (二)病因治疗

1. 抗病毒治疗  对于无发热、免疫功能正常的患者无需应用,对免疫缺陷者,应及早使用。可酌情使用抗病毒药物。①离子通道 $M_2$ 阻滞剂:如金刚烷胺及其衍生物甲基金刚乙胺可用于预防和治疗甲型流感病毒,阻滞其在细胞内的复制。在发病 24~48h 使用,可减轻发热等症状。②神经氨酸酶抑制剂:如奥司他韦和扎那米韦等,能有效治疗和预防甲、乙型流感病毒,早期(48h 内)使用可减轻症状,缩短症状持续时间。③其他药物:吗啉胍对流感病毒、腺病毒和鼻病毒等有一定疗效;广谱抗病毒药利巴韦林对流感病毒、副流感病毒、呼吸道合胞病毒等 RNA 病毒和 DNA 病毒均有较强的抑制作用。

2. 抗细菌治疗  如有细菌感染的证据,可酌情选用抗菌药物,常用抗菌药物有青霉素类、头孢菌素类、大环内酯类或氟喹诺酮类。对单纯病毒感染者不应用抗菌药物。

## 九、预后和预防

多数上呼吸道感染患者预后良好,少数年老体弱、有严重并发症患者预后不良。增强机体抵抗力是预防本病的主要方法,要避免发病诱因,包括避免与感冒患者接触、避免受凉、避免过度疲劳等。坚持体育活动,增强体质,劳逸结合。对经常、反复发生上呼吸道感染患者可酌情应用细菌溶解物、呼吸道多价菌苗等。

**相关链接**

流感疫苗的接种

流感是严重危害全球和我国公众健康的呼吸道传染病。根据 WHO 估计,每年流感的季节性流行可导致全球 300 万~500 万重症病例,25 万~50 万死亡。接种流感疫苗是其他方法不可替代的最有效预防流感及其并发症的手段。疫苗需每年接种方能获得有效保护。疫苗毒株的更换由根据全球监测结果来决定,我国有关疫苗接种的技术指导意见是由中国疾病预防控制中心组织相关专家,综合国内外最新研究进展制定的，目前最新版本为《中国季节性流感疫苗应用技术指南（2014—2015）》，该指南是对中国疾病预防控制中心制定的2007、2008和2009年版《流感疫苗预防接种技术指导意见》进行更新，参考WHO 2012年发布的《流感疫苗立场文件》，基于现有科学证据，并结合我国实际提出了流感疫苗的应用建议。

目前国际上已经上市的流感疫苗有流感灭活疫苗（inactivated influenza vaccine，IIV）、流感减毒活疫苗（live attenuated influenza vaccine，LAIV），均包括三价或四价疫苗。三价流感疫苗组分含有A（H3N2）、A（H1N1）和B型毒株的一个系，四价流感疫苗组分含A（H3N2）、A（H1N1）、B（Victoria）和B（Yamagata）。流感灭活疫苗有全病毒疫苗、裂解病毒疫苗和亚单位疫苗3种。全病毒疫苗是由整个失活或杀死的病毒组成，亚单位病毒疫苗仅由H和N表面抗原组成，而裂解病毒疫苗是由破碎的病毒结构组成，其中包括内在和表面抗原。

优先接种人群：①6～59个月龄婴幼儿；②年龄≥65岁老年人；③患慢性呼吸道疾病、心血管疾病、肾病、肝病、血液病及代谢性等疾病的成人和儿童；④免疫功能抑制的成人和儿童；⑤生活不能自理者，因神经系统疾患等自主排痰困难且有上呼吸道分泌物等误吸风险者；⑥长期居住养老院等慢性疾病护理机构者；⑦计划在流感季节怀孕的妇女。推荐接种人群：①医疗保健卫生工作人员；②敬老院、养老院等慢性疾病护理机构工作人员；③患流感后并发症高风险人群的家庭成员和看护人员。接种疫苗的禁忌证：①对卵蛋白或任何疫苗过敏者；②中重度急性发热者；③曾患吉兰-巴雷综合征者；④医师认为不能接种流感疫苗者。接种方法和时机：①从未接种过流感疫苗或前1年仅接种1剂的6月龄至9岁的儿童应接种2剂，间隔4周，以后每年在流感高发季节前接种1剂，其他人群每年1剂；②接种途径为肌内或深度皮下注射；③我国大多数地区应在每年10月前开始接种。

# 第二节　急性气管-支气管炎

急性气管-支气管炎（acute tracheobronchitis）是由感染、物理、化学刺激或过敏等因素引起的气管-支气管黏膜的急性炎症。临床主要症状有咳嗽和咳痰。常见于寒冷季节或气候突变时节，也可由急性上呼吸道感染迁延而来。

## 一、病因与发病机制

### （一）微生物

病毒感染是急性气管-支气管炎的常见病因，包括腺病毒、鼻病毒、流感病毒、呼吸道合胞病毒和副流感病毒等。少部分患者分离出细菌，常为流感嗜血杆菌、肺炎链球菌、卡他莫拉菌等。可以由病毒、细菌直接感染，也可因急性上呼吸道感染的病毒或细菌蔓延引起本病，也可在病毒感染的基础上继发细菌感染。

### （二）物理、化学因素

过冷空气、粉尘、刺激性气体或烟雾的吸入，对气管-支气管黏膜急性刺激等亦可引起气管-支气管黏膜的急性损伤和炎症。

### （三）过敏反应

多种变应原均可引起气管-支气管的过敏性反应。常见者包括花粉、有机粉尘、真菌孢子等吸入，寄生虫（钩虫、蛔虫等）幼虫在肺内移行及对细菌蛋白质引起机体过敏等。

## 二、病理

气管、支气管黏膜充血、水肿，有淋巴细胞和中性粒细胞浸润；纤毛上皮细胞损伤、脱落；黏液腺体增生、肥大，分泌物增加。合并细菌感染时，分泌物呈黏液脓性。炎症消退后，气道黏膜的结构和功能可恢复正常。

### 三、临床表现

起病较急，常先有急性上呼吸道感染症状。

**（一）症状**

全身症状一般较轻，可有发热（38℃左右），咳嗽、咳痰，先为干咳或少量黏液性痰，随后可转为黏液脓性或脓性，痰量增多，咳嗽加剧，偶有痰中带血。如支气管发生痉挛，可出现程度不等的气促，伴胸骨后发紧感。全身症状3~5d多消失，咳嗽、咳痰可延续2~3周才消失，如迁延不愈，日久可演变成慢性支气管炎。

**（二）体征**

可以在两肺听到散在的干、湿啰音。啰音部位不固定，咳嗽后可减少或消失。支气管痉挛时可闻及哮鸣音。

**（三）实验室和辅助检查**

周围血中白细胞计数和分类多正常。细菌感染较重时，白细胞总数和中性粒细胞增高。痰培养可发现致病菌。X线片检查大多正常或仅有肺纹理增粗。

### 四、诊断与鉴别诊断

根据病史、症状及体征，结合血常规和X线片检查，可作出临床诊断，进行病毒和细菌检查，可确定病因诊断。需与下列疾病相鉴别：

**（一）流行性感冒**

起病急骤，多为高热，全身酸痛、头痛、乏力等明显，但呼吸道症状较轻。常有流行病史，并依据病毒分离和血清学检查，可供鉴别。

**（二）急性上呼吸道感染**

鼻咽部症状明显，一般无咳嗽、咳痰，肺部无异常体征。

**（三）其他疾病**

支气管肺炎、肺结核、支气管哮喘、肺脓肿、麻疹、百日咳等多种肺部疾病，均可出现类似急性-支气管炎的症状，应根据这些疾病的临床特点逐一加以鉴别。

### 五、治疗

**（一）一般治疗**

适当休息，多饮水，给予足够的热量。

**（二）对症治疗**

可选用复方氯化铵合剂、溴己新（必嗽平）、氨溴索等镇咳、祛痰，也可雾化帮助祛痰及选用止咳祛痰药的中成药。有气喘症状，可用平喘药，如茶碱类、$\beta_2$肾上腺素受体激动剂等。发热可用解热镇痛剂。

**（三）抗菌药物治疗**

仅在有细菌感染证据时使用，可以选用青霉素类、头孢菌素类、大环内酯类、氟喹诺酮类抗菌药物。多数患者用口服抗菌药物即可，症状较重者可用肌内注射或静脉注射。

### 六、预后和预防

多数患者预后良好，少数因治疗延误或不当、反复发作患者，可因病情迁延发展为慢性支气管炎。增强体质，防止感冒。改善劳动卫生环境，防止空气污染，净化环境，可预防本病的发生。

（聂秀红）

急性上呼吸道感染是鼻腔、咽或喉部急性炎症的概称，常见病因为病毒，少数由细菌引起。根据病史、流行情况、鼻咽部发生的症状和体征，结合外周血常规和胸部 X 线检查可做出临床诊断，治疗以对症和中医治疗为主。急性气管和支气管炎是由感染、物理、化学刺激或过敏等因素引起的气管-支气管黏膜的急性炎症。临床主要症状有咳嗽和咳痰。病毒感染是急性气管和支气管炎主要原因，如有细菌感染的依据，注意合理使用抗菌药物。

1. 上、下呼吸道感染如何鉴别?

2. 普通感冒和流感临床表现有何异同?

# 第三章　慢性阻塞性肺疾病和慢性肺源性心脏病

慢性阻塞性肺疾病(chronic obstructive pulmonary disease,COPD)简称"慢阻肺",是一种常见的、可以预防和治疗的疾病,以持续呼吸症状和气流受限为特征,通常是由于明显暴露于有毒颗粒或气体引起的气道和/或肺泡异常所致。

慢阻肺与慢性支气管炎和肺气肿有密切关系。慢性支气管炎(chronic bronchitis)是指支气管的慢性非特异性炎症,临床上以慢性咳嗽、咳痰或伴有喘息为特征。肺气肿(emphysema)是指肺终末细支气管远端气腔出现异常持久的扩张,并伴有肺泡壁和细支气管正常结构的破坏,而无明显的肺组织纤维化。虽然慢性支气管炎和肺气肿是两种不同的疾病,但两者常可发生于同一患者。在慢性支气管炎和/或肺气肿早期,大多数患者虽有慢性咳嗽、咳痰或喘息症状,但肺功能检查尚无气流受限,此时不能诊断为慢阻肺,当患者病情发展到一定程度,肺功能检查出现气流受限并且不能完全可逆时,应诊断慢阻肺。有研究表明在年轻的成年吸烟者中,慢性支气管炎增加慢阻肺发生的风险。临床上慢性支气管炎和肺气肿是导致慢阻肺的最常见疾病。

虽然支气管哮喘(哮喘)与慢阻肺都是慢性气道炎症性疾病,但两者的发病机制、临床表现及对治疗的反应有明显差异。大多数哮喘患者的气流受限具有明显的可逆性,是其不同于慢阻肺的一个关键特征;但有部分哮喘患者随着病程的延长,气道重建明显,导致气流受限的可逆性明显减小,临床上很难与慢阻肺相鉴别。哮喘和慢阻肺在部分患者是可以同时存在的。2014 年慢性阻塞性肺疾病全球倡议(GOLD)和全球哮喘防治倡议(GINA)科学委员会共同商定并正式提出"哮喘-慢阻肺重叠综合征(ACOS)"的名称,在 GOLD 2014 版中只作了简要的背景摘要,GINA 2014 版正式发表全文。GOLD 2015 更新版专门设附录以全文形式介绍了 ACOS,包括定义、临床特征描述、临床上如何分步确定 ACOS(五步法)等。GOLD 2016 更新版并未作任何修订和更新。GOLD 2017 更新版提出 ACOS 或哮喘-慢阻肺重叠(ACO)是两种慢性气流受限的常见疾病的重叠,而不是一种独特的综合征。此外,一些已知病因或具有特征性病理表现的气流受限性疾病,如支气管扩张症、肺囊性纤维化、弥漫性泛细支气管炎以及闭塞性细支气管炎等均不属于慢阻肺。

慢性支气管炎、肺气肿和慢阻肺是呼吸系统疾病中的常见病和多发病,尤以老年人多见,男性患病率一般高于女性。由于调查方法、诊断标准和分析方法的差异,目前慢阻肺发病率的数据差异较大。2003 年我国在 7 个地区城市和农村人群调查,慢阻肺患病率占 40 岁以上人群的 8.2%。基于慢阻肺疾病负担研究和其他大型流行病学研究,估计 2010 年慢阻肺患者达 3.84 亿,全球的发病率为 11.7%。全球每年约 300 万人死于慢阻肺。随着发展中国家吸烟率的升高,高收入国家老龄化加剧,预计慢阻肺在未来的发病率和产生的负担会进一步增加。在我国,慢阻肺是导致慢性呼吸衰竭和慢性肺源性心脏病最常见的病因。

# 第一节　慢性支气管炎

慢性支气管炎(chronic bronchitis)简称"慢支",是指气管、支气管黏膜及其周围组织的慢性非特异性炎症。临床上以咳嗽、咳痰或伴有喘息及反复发作的慢性过程为特征。病情若缓慢进展,常并发阻塞性肺气肿,甚至肺动脉高压、肺源性心脏病。它是一种严重危害人民健康的常见病,尤以老年人多见。

## 一、病因与发病机制

慢性支气管炎的病因较复杂,迄今尚不完全清楚,目前认为主要与下列因素有关。

### (一)吸烟

吸烟与慢性支气管炎的发生密切相关。国内外大量科学研究证明,吸烟是慢性支气管炎的主要病因。烟雾中的多种有害物质如烟碱(尼古丁)、焦油等均可使呼吸道黏膜损伤,导致炎症发生。长期吸烟者易引起支气管黏膜鳞状上皮化生;吸烟能使气道纤毛运动功能降低,肺泡巨噬细胞功能异常,分泌黏液腺体增生,还可以使支气管平滑肌收缩等。

### (二)大气污染

大气中的刺激性烟雾、有害气体,如二氧化硫、二氧化氮、氯气、臭氧等,对支气管黏膜慢性刺激,造成支气管黏膜损伤,纤毛清除功能下降,分泌增加,为细菌入侵创造条件。

### (三)感染

感染是促使慢性支气管炎发展的重要因素。主要病因多为病毒和细菌,病毒有鼻病毒、流感病毒、副流感病毒、腺病毒和呼吸道合胞病毒等。常见细菌有肺炎链球菌、流感嗜血杆菌、甲型链球菌和奈瑟球菌等。一般认为感染是慢性支气管炎病变加剧发展的重要因素。

### (四)气候寒冷

寒冷常为慢性支气管炎急性发作的重要诱因。寒冷空气刺激呼吸道,可减弱呼吸道黏膜局部防御功能,并通过反射引起支气管平滑肌收缩、黏膜血液循环障碍和气道分泌物排出障碍,因而有利于继发感染。

### (五)机体内在因素

多种机体内在因素可能促进慢性支气管炎的发病和病变进展,但具体机制尚不清楚。①过敏因素:伴有喘息症状的慢性支气管炎患者常有过敏史,对多种抗原激发的皮肤试验阳性率较高,在患者痰液中嗜酸性粒细胞数量与组胺含量都有增高。过敏反应可使支气管收缩或痉挛、组织损害和炎症反应,继而发生慢性支气管炎。②自主神经功能失调,主要表现为副交感神经功能亢进,气道反应性比正常人高。③老年人由于呼吸道防御功能下降,慢性支气管炎的发病率增加。④营养因素与慢性支气管炎的发病也有一定关系。⑤遗传因素也可能是慢性支气管炎的易患因素。

## 二、病理

病变开始于较大支气管,以后逐渐向深部延伸至较小支气管、细支气管。镜下,病变主要表现为气道上皮细胞的纤毛粘连、倒伏、脱失,上皮细胞空泡变性、坏死、增生、鳞状上皮化生;杯状细胞和黏液腺肥大和增生、分泌旺盛,大量黏液潴留;黏膜和黏膜下充血,浆细胞、淋巴细胞浸润。病情继续发展,炎症由支气管壁向周围扩散,黏膜下层平滑肌束断裂、萎缩。病变发展至晚期,黏膜有萎缩性改变,气管周围纤维组织增生,造成管腔的僵硬或塌陷。病变蔓延至细支气管和肺泡壁,导致肺组织结构破坏或纤维组织增生,进而发生阻塞性肺气肿和肺间质纤维化。这些变化在并发肺气肿和肺源性心脏病患者尤为显著。

## 三、病理生理

早期可无异常,但有些患者小气道(直径小于 2mm 的气道)的功能已发生异常,如有小气道阻塞时,最大呼气中期流速异常。随着病情加重,气道狭窄,阻力增加,常规通气功能检查可有不同程度的异常,如第 1 秒用力呼气容积($FEV_1$)、最大通气量下降,最大呼气中期流速减低。缓解期大多恢复正常。若疾病进一步发展,出现不可逆性气流受限,即可诊断为慢阻肺。

## 四、临床表现

### (一)症状

缓慢起病,病程长,反复急性发作而病情加重。主要症状为咳嗽、咳痰或伴有喘息。

1. 咳嗽　长期、反复、逐渐加重的咳嗽是慢性支气管炎的一个主要特点。开始时仅在气候变化剧烈时或接触有害气体后发病,病情发展后可表现为四季均有症状。一般以晨起咳嗽为主,晚间睡前有阵咳或排痰。咳嗽严重程度视病情而不同。

2. 咳痰　痰液一般为白色黏液或浆液泡沫性,偶可痰中带血。急性发作伴有细菌感染时,则变为黏液脓性,咳嗽和痰量亦随之增加。清晨排痰较多,起床后或体位变动引起刺激排痰。

3. 喘息或气促　部分患者有支气管痉挛而出现喘息,常伴有哮鸣音。若伴慢阻肺时,可表现为程度不等的气短。

### (二)体征

早期可无任何异常体征。急性发作期可有散在的干、湿啰音,多在背部及肺底部,咳嗽后可减少或消失。啰音的多寡或部位不定。喘息型者可听到哮鸣音及呼气延长。并发肺气肿、慢性肺源性心脏病时,可出现相应体征。

### (三)临床分型和分期

目前国内仍根据 1979 年全国支气管炎临床专业会议制定的标准对慢性支气管炎分型和分期。

1. 分型　分为单纯型和喘息型两型。单纯型主要表现为咳嗽、咳痰;喘息型除有咳嗽、咳痰外,尚有喘息和哮鸣音。

2. 分期　按病情进展分为 3 期。

(1)急性发作期:指在 1 周内出现脓性或黏液脓性痰,痰量明显增加,或伴有发热、白细胞计数增高等炎症表现,或 1 周内咳嗽、咳痰、喘息中任何一项明显加剧。急性发作期患者按其病情严重程度又分为 3 类。①轻度急性发作,指患者有气短、痰量增多和脓性痰等 3 项表现中的任意 1 项;②中度急性发作,指患者有气短、痰量增多和脓性痰等 3 项表现中的任意两项;③重度急性发作,指患者有气短、痰量增多和脓性痰等全部 3 项表现。

（2）慢性迁延期：指有不同程度的咳嗽、咳痰或喘息症状迁延不愈1个月以上者。

（3）临床缓解期：经治疗后或自然缓解，症状基本消失，或偶有轻微咳嗽和少量咳痰，维持两个月以上者。

## 五、辅助检查

### （一）X线检查

早期可无异常。长期反复发作者，可见肺纹理增粗、紊乱，呈网状或条索状、斑点状阴影，以双肺下野明显。

### （二）呼吸功能检查

早期无异常。如有小气道阻塞时，最大呼气流速-容量曲线在75%和50%肺容量时，流量明显降低。发展到有阻塞性通气功能障碍时，第1秒用力呼气容积占用力肺活量的比值减少（<70%），最大通气量减少（<预计值的80%），流速-容量曲线减低更为明显。

### （三）血液检查

细菌感染时可出现白细胞总数和中性粒细胞增高。喘息型者嗜酸性粒细胞可增高。缓解期白细胞多无明显变化。

### （四）痰液检查

可培养出致病菌。涂片可发现革兰氏阳性菌或革兰氏阴性菌，或大量中性粒细胞，喘息型者痰中可见较多的嗜酸性粒细胞。

## 六、诊断与鉴别诊断

### （一）诊断

根据咳嗽、咳痰或伴喘息，每年发病持续三个月，连续两年或两年以上，并排除其他心、肺疾患（如肺结核、肺尘埃沉着病、支气管哮喘、支气管扩张症、肺癌、心功能不全等）时，可作出诊断。如每年发病持续不足三个月，而有明确的客观检查依据（如胸部X线、呼吸功能等）亦可诊断。

### （二）鉴别诊断

慢性支气管炎的诊断属排他性诊断，做出诊断前必须排除其他可以引起慢性咳嗽、咳痰或喘息的疾病，常需要与下列疾病鉴别：

1. 支气管哮喘　单纯型慢性支气管炎与支气管哮喘的鉴别比较容易，支气管哮喘以发作性喘息为特征。发作时两肺满布哮鸣音，缓解后可无症状，常有家庭或个人过敏性疾病史。喘息型慢性支气管炎与支气管哮喘鉴别有时有一定困难，有人认为喘息型慢性支气管炎是慢性支气管炎与哮喘并存于同一患者，因此不需要对两者进行鉴别，两者在治疗上有很多相同之处。慢性支气管炎需要与咳嗽变异型哮喘鉴别，咳嗽变异型哮喘多表现为阵发性干咳、夜间症状较重，胸部影像无异常改变，支气管激发试验阳性。

2. 支气管扩张症　有咳嗽、咳痰反复发作的特点，常有反复咯血，合并感染时有多量脓性痰。胸部X线检查可见到双肺中下野肺纹理粗乱或呈卷发样，薄层高分辨CT检查有助诊断。

3. 肺结核　有发热、乏力、盗汗及消瘦等结核中毒症状，慢性咳嗽、咳痰等病史，痰液检查及胸部X线检查可助鉴别。

4. 间质性肺疾病　临床表现为进行性加重的呼吸困难，多伴有咳嗽、咳痰。肺功能检查为限制性通气功能障碍和弥散功能下降的特点，胸部X线片和胸部CT见间质性结节影和/或间质性网格影等，均有助于鉴别。

5. 肺癌　多数有数年吸烟史，刺激性咳嗽，常有反复发生或持续时间较长的痰中带血，或者慢性咳嗽性质发生改变，胸部X线检查和痰脱落细胞学及纤维支气管镜检查加以鉴别。

## 七、治疗

针对慢性支气管炎的病因、病期和反复发作的特点,采取防治结合的综合措施。治疗目的在于减轻或消除症状,防止肺功能受损,促进康复。

**(一)急性发作期的治疗**

1. 控制感染　初始治疗一般根据临床经验和本地区病原菌的耐药性流行病学监测结果选用抗菌药物,同时进行痰细菌学培养及药敏试验;对病原菌诊断明确者应依据药物敏感试验选用抗生素。病情轻者可口服,感染较重者,可静脉滴注抗菌药物。常用药物有青霉素类、头孢菌素类、大环内酯类、氟喹诺酮类等。

2. 止咳、祛痰　保持体液平衡可以使痰液变稀薄,有利于黏痰的排除,是最有效的祛痰措施。祛痰药可以使黏痰稀化,易于咳出,常用药物有:溴己新、乙酰半胱氨酸、盐酸氨溴索等。对老年体弱无力咳痰或痰量较多者,以祛痰为主。不主张用强镇咳药物,以防痰液不能排出而加重病情。

3. 解痉、平喘　对喘息型慢性支气管炎患者,常选用支气管舒张剂,如 $\beta_2$ 受体激动剂如沙丁胺醇,抗胆碱能药物如异丙托品,茶碱类如氨茶碱等,根据患者对药物的反应选择使用。

4. 雾化治疗　雾化吸入,可增加气道的湿化,有助于痰液排出。可用生理盐水或加入溴己新、异丙托溴铵等。

**(二)缓解期治疗**

加强体质锻炼,提高自身抗病能力。积极防治上呼吸道感染和消除对呼吸道的刺激因素。

1. 戒烟　吸烟是引起慢性支气管炎的重要原因,戒烟是治疗慢性支气管炎反复发作的主要环节。

2. 加强个人卫生,增强体质,预防感冒。

## 八、预后

慢性支气管炎如无并发症,预后良好,如病因持续存在,尤其是不能戒烟者,症状可迁延不愈或反复发作,使病情持续发展,易并发阻塞性肺气肿、慢阻肺,甚至肺源性心脏病,预后不良。

## 九、预防

主要措施包括戒烟,增强体质,加强耐寒锻炼,预防感冒,消除和避免各种刺激因素对呼吸道的影响等。

# 第二节　阻塞性肺气肿

阻塞性肺气肿(obstructive emphysema)简称"肺气肿",是由于吸烟、感染、大气污染等有害因素刺激,引起终末细支气管远端(呼吸性细支气管、肺泡管、肺泡囊和肺泡)的气道弹性减退、过度膨胀、充气和肺容积增大,并伴有肺泡壁和细支气管破坏,而无明显纤维化病变的病理状态。肺气肿是一种病理形态学的变化,这种病理变化使肺的弹性回缩力减低,呼气时由于胸膜腔压力增加而使气道过度萎陷,胸内气道狭窄,气流阻力增加,临床上多有气流受限的呼吸生理学异常。阻塞性肺气肿常与慢性支气管炎并存,一般病程较长,发展缓慢,当发生可逆性不大的气道阻塞和气流受限时即诊断为慢阻肺,可并发慢性肺源性心脏病。

## 一、病因与发病机制

阻塞性肺气肿的病因不清,一般认为是多种因素协同作用形成的。引起慢性支气管炎的各种因素如吸烟、呼吸道感染、大气污染、职业性粉尘和有害气体的长期吸入等,均可参与阻塞性肺气肿的发生,其中吸烟是已知的重要环境因素。多种机体内因也参与其发病。肺气肿的发病机制尚未完全阐明。蛋白酶与抗蛋白酶失平衡学说受到重视。该学说认为人体内存在着蛋白酶和蛋白酶抑制因子。蛋白酶能够分解肺组织,但在正常情况下,蛋白酶抑制因子可以抑制蛋白酶的活力,避免肺气肿的发生。如果蛋白酶增多或蛋白酶抑制因子减少,发生不平衡状态,即可引起肺气肿。吸烟、呼吸道感染、大气污染、职业性粉尘和有害气体的长期吸入等因素,都可以通过促使中性粒细胞在肺组织大量聚集并活化,释放弹性蛋白酶,当蛋白酶的含量或活性超过局部肺组织中抗蛋白酶的抑制能力,或蛋白酶对局部存在的拮抗剂有抵抗,使拮抗剂不能抑制蛋白酶的破坏作用,弹性蛋白酶被降解,肺组织消融,肺泡间隔破坏,气腔扩大,小气道在呼气时失去了周围肺泡间隔的支持而陷闭,发生肺气肿的病变。慢性支气管炎病程较长者常并发阻塞性肺气肿,其促进阻塞性肺气肿形成的机制包括:①由于支气管的慢性炎症,使管腔狭窄或不完全阻塞,呼气时由于胸膜腔压力增加而使气道闭塞,残留肺泡内气体过多;②慢性炎症破坏小支气管壁软骨,正常的支架作用丧失,呼气时管腔缩小、陷闭,肺泡内积聚过多气体,肺泡内压力逐渐升高,导致肺泡过度膨胀或破裂;③慢性炎症使白细胞和巨噬细胞释放的蛋白分解酶增加,损害肺组织和肺泡壁,致多个肺泡融合成肺大疱或气肿;④肺泡内压增高,肺泡壁毛细血管受压,血供减少,营养障碍,致使弹力减退。肺气肿的发生还与遗传因素有关,$\alpha 1$-抗胰蛋白酶($\alpha 1$-AT)缺乏性肺气肿是由于先天性遗传缺乏 $\alpha 1$-AT 所致。

## 二、病理

肉眼观,肺体积显著增大,颜色灰白,质软无弹性。镜下,肺泡扩张,间隔变薄、断裂,邻近肺泡相互融合可形成囊腔。肺泡间隔毛细血管减少,间质内小动脉内膜增厚。小支气管和细支气管可有慢性炎症表现。

按累及二级肺小叶的部位,将阻塞性肺气肿分为:①小叶中央型肺气肿,多见于肺的上部,病变主要侵及呼吸性细支气管,肺泡管、肺泡囊和肺泡相对完整,病变分布不均匀,在肺小叶中心部位为气肿;②全小叶型肺气肿,呈弥漫性改变,累及小叶的呼吸性细支气管、肺泡管、肺泡囊、肺泡,全小叶气腔扩大,肺组织结构破坏,正常的呼吸性细支气管和肺泡被不规则的气腔代替;③混合型,兼有全小叶型和小叶中央型改变。

## 三、病理生理

阻塞性肺气肿患者肺组织弹性回缩力明显降低,肺泡持续扩大,回缩障碍,功能残气量、残气量和肺总量都增加,残气量占肺总量的百分比增加。随肺气肿病变加重,肺毛细血管大量减少,肺泡间的血流量减少,肺区虽有通气,肺泡壁无血流,无效腔增大;部分肺区有血流灌注,但肺泡通气不良,气体交换障碍,通气与血流比例失调,换气功能障碍。通气和换气功能障碍可引起缺氧和二氧化碳潴留,继而发生呼吸衰竭。

## 四、临床表现

### (一)症状

早期可无明显症状。典型症状是劳力性气促,在原发病症状的基础上出现逐渐加重的呼吸困难。最初常在劳动、上楼时有气促。随病情发展,在平地活动甚至静息时也感气促,此时患者多已发生慢阻肺。

### (二)体征

早期体征不明显。典型的体征为桶状胸,呼吸运动减弱;语音震颤减弱,叩诊呈过清音,心浊音界缩小或消失,肝浊音界下移;听诊呼吸音减弱,呼气延长。并发感染时肺部可有干、湿啰音。如出现剑突下心脏冲动,该处的心音明显强于心尖区,常提示并发慢性肺源性心脏病。

## 五、辅助检查

### （一）胸部 X 线及 CT 检查

后前位 X 线片见胸廓扩张,肋骨平行,肋间隙增宽,肺透亮度增加,横膈下移,心影狭长。胸部 CT 检查对明确肺气肿病变比普通胸片更具敏感性与特异性,它可以估计肺气肿的严重程度,了解小叶中心型和全小叶型等病变,了解肺气肿病变分布的均匀程度。

### （二）肺功能检查

对肺气肿具有确诊意义,其特征性改变是功能残气量、残气量、肺总量均增加,残气量占肺总量的百分比增大($>40\%$)。病情发展到慢阻肺时,最大用力呼气流速、第 1 秒用力呼气量占用力肺活量的比值($FEV_1/FVC\%$)等反映气道阻塞和气流受限的指标均降低。

### （三）动脉血气分析

早期无变化,随病情发展,动脉血氧分压($PaO_2$)降低,二氧化碳分压($PaCO_2$)升高,可出现呼吸性酸中毒,pH 降低。

### （四）血液和痰液检查

一般无异常,继发感染时可出现白细胞、中性粒细胞增高;痰培养可出现致病菌。

## 六、并发症

### （一）自发性气胸

是阻塞性肺气肿常见并发症,其典型临床表现为突然加剧的呼吸困难,并伴有明显的胸痛、发绀,体检患侧叩诊为鼓音,听诊肺呼吸音减弱或消失。但伴发局限性气胸时体征不明显,易误诊。通过 X 线检查,可明确诊断。

### （二）呼吸衰竭

病情进展为慢阻肺后,在肺功能受损的基础上,可以由于呼吸道感染、痰液引流不畅和其他诱因使病情急性加重,导致呼吸衰竭。

### （三）慢性肺源性心脏病

参阅本章第四节。

## 七、诊断与鉴别诊断

### （一）诊断

阻塞性肺气肿的诊断要根据病史、临床症状、体征、实验室检查等综合分析。胸部 X 线表现及肺功能检查,对肺气肿诊断有重要意义。阻塞性肺气肿按其临床及病理生理特征可分为下列类型。

1. 气肿型(又称红喘型,PP 型)　其主要病理改变为全小叶型或伴小叶中央型肺气肿。临床上起病隐匿,常由于过度通气,可维持动脉血氧分压正常,呈喘息状,晚期可发生呼吸衰竭或伴右心衰竭。

2. 支气管炎型(又称紫肿型,BB 型)　其主要病理变化为慢性支气管炎伴小叶中央型肺气肿,易反复发生呼吸道感染,导致呼吸衰竭和右心衰竭。

以上两型的临床特征、X 线和病理生理特征见表 2-3-1。

3. 混合型　以上两型为典型的特征性类型,临床上两者常同时存在者,称为混合型。

### （二）鉴别诊断

阻塞性肺气肿应注意与以下疾病相鉴别:

1. 其他类型的肺气肿　①老年性肺气肿:由于肺组织生理性退行性改变所引起,不属于病理性;②间质性肺气肿:由于肺泡壁呼吸细支气管破裂,气体进入肺间质,严格地讲不属于肺气肿范畴,可产生皮下气肿；③代偿性肺气肿：由于肺不张、胸廓畸形或肺叶切除术后等原因引起部分肺组织失去呼吸功能，致使健康肺组织代偿性膨胀所致；④瘢痕性肺气肿（灶性肺气肿）：由于肺组织病变纤维化收缩，对其周围组织的牵拉作用，致使管腔扩大，在病灶旁发生瘢痕性肺气肿。根据病史、体征、X 线影像学资料可作出鉴别。

表 2-3-1 阻塞性肺气肿的临床分型及区别

| 鉴别点 | 支气管炎型 | 气肿型 |
| --- | --- | --- |
| 发病年龄 | 年龄较轻 | 老年多见 |
| 临床特征 | | |
| 体型 | 多肥胖 | 明显消瘦 |
| 咳嗽 | 较重 | 较轻 |
| 咳痰 | 黏液脓性，量多 | 黏液性，量少 |
| 喘气 | 较轻，急性感染时加重 | 气促明显，多呈持续性 |
| 发绀 | 有 | 无 |
| 桶状胸 | 不明显 | 多明显 |
| 呼吸音 | 正常或减低 | 减低 |
| 湿啰音 | 多密布 | 稀少 |
| X 线表现 | | |
| 肺野 | 肺气肿征不明显，肺纹理增加、增粗、紊乱 | 肺气肿征显著，肺纹理减少 |
| 心 | 心影扩大 | 心影狭长，垂直位 |
| 呼吸功能 | | |
| 肺总量 | 正常或轻度增加 | 增加 |
| 残气量 | 中度增加 | 显著增加 |
| 第 1 秒用力呼气容积 | 降低 | 显著降低 |
| 弥散量 | 不一 | 明显减少 |
| 血气分析 | | |
| 动脉血氧分压（$PaO_2$） | 显著降低 | 轻度减低 |
| 动脉血二氧化碳分压（$PaCO_2$） | 常明显升高 | 正常或降低，晚期升高 |
| 血细胞比容 | 常 >50% | 常 <45% |
| 右心衰竭 | 多发生 | 晚期发生 |

2. 心脏疾病 多种心脏疾病在发生左心功能不良时都可引起劳力性气促，应注意与阻塞性肺气肿相鉴别。通过详细询问病史，仔细进行体格检查，结合各种特殊检查资料，可作出鉴别。由于阻塞性肺气肿和多种心脏病多见于老年人，两者可以伴发于同一患者，临床应予注意。

## 八、治疗

目前对于已经形成的肺气肿病变尚无治疗方法可以使其逆转，各种治疗的目的在于延缓肺气肿病变的发展，改善呼吸功能，提高患者工作、生活能力，针对病因及并发症进行预防。主要包括：①解除气道阻塞中的可逆因素；②控制咳嗽和痰液的生成；③消除和预防气道感染；④控制各种合并症，如动脉低氧血症和血管收缩等；⑤避免吸烟和其他气道刺激物、麻醉和镇静剂、非必要的手术或所有可能加重本病的因素；⑥解除患者常伴有的精神焦虑和抑郁。对于阻塞性肺气肿早期无明显症状者治疗重点在于避免致病因素，并注意适当锻炼，增强体质。对于有慢性支气管炎症状者按慢性支气管炎治疗。对于已经出现不可逆气道阻塞诊断慢阻肺者按慢阻肺治疗。

## 九、预后

与病情的程度及合理的治疗有关。适当的治疗,尤其是长期家庭氧疗,可延长生存期。

## 十、预防

同慢性支气管炎,参见本章第一节。

# 第三节　慢性阻塞性肺疾病

慢性阻塞性肺疾病(chronic obstructive pulmonary disease,COPD),简称"慢阻肺",是一种常见的、可以预防和治疗的疾病,以持续呼吸症状和气流受限为特征,通常是由于明显暴露于有毒颗粒或气体引起的气道和/或肺泡异常所致。肺功能检查对确定气流受限有重要意义,是确诊慢阻肺的必备条件。在吸入支气管舒张剂后,第1秒用力呼气容积($FEV_1$)占用力肺活量(FVC)之比值($FEV_1$/FVC)降低(<70%)可确定患者存在持续气流受限。慢阻肺与慢性支气管炎和肺气肿有密切关系。在慢性支气管炎和/或肺气肿的早期,大多数患者虽有慢性咳嗽、咳痰症状,但肺功能检查尚无气流受限,此时不能诊断为慢阻肺;当患者病情严重到一定程度,肺功能检查出现气流受限并且不完全可逆时,即应诊断为慢阻肺。临床上,慢性支气管炎和肺气肿是导致慢阻肺的最常见的疾病。

## 一、病因

慢阻肺的确切病因尚不清楚,目前认为慢阻肺是遗传因素-环境因素经过复杂的相互作用导致的结果。所有与慢性支气管炎和阻塞性肺气肿发生的有关因素都可能参与慢阻肺的发病。已经发现的危险因素可以分为外因(环境因素)与内因(个体易患因素)。

(一)外因

1. 吸烟　吸烟是目前公认的慢阻肺已知危险因素中最重要者。与不吸烟者相比,吸烟者出现呼吸症状和肺功能异常的比例更高,每年$FEV_1$下降的速度更快,慢阻肺相关的死亡率更高。被动吸烟也会导致呼吸症状和慢阻肺。孕期吸烟,可能会影响宫内胎儿的肺脏生长发育及免疫系统的形成,进而使胎儿面临日后患病的风险。吸烟可以从多个环节上促进慢阻肺的发生,如能使支气管上皮纤毛变短,排列不规则,使纤毛运动发生障碍,降低气道局部的抵抗力;削弱肺泡吞噬细胞的吞噬功能;还可以引起支气管痉挛,增加气道阻力。

2. 吸入职业粉尘和化学物质　职业性暴露是一个被低估的慢阻肺危险因素,这些暴露包括有机与无机烟尘、化学物质、烟雾。横断面观察性研究显示,不论男性还是女性,由患者报告的工作间粉尘和烟雾暴露,不仅与气流受限和呼吸症状增加相关,而且CT上也显示更多的肺气肿和气道陷闭。

3. 空气污染　长期生活在室外空气受到污染的区域可能是导致慢阻肺发病的一个重要因素。严重的城市空气污染可以使慢阻肺患者病情加重,室内空气污染与慢阻肺易患性之间存在联系。有证据表明空气污染对肺成熟和发育有重要影响。

4. 生物燃料　研究证明,在厨房通风条件不好的前提下,使用木柴、农作物秸秆、煤等生物燃料作为生活燃料,可增加慢阻肺的患病风险。

5. 呼吸道感染　呼吸道感染是导致慢阻肺急性发作的一个重要因素,可以加剧病情进展。研究表明,幼年时有严重的呼吸道感染史与成年时肺功能下降和呼吸症状增加有关,对感染的易感性在慢阻肺急性加重期有重要作用,但对疾病发展的作用尚不清楚。

6. 社会经济地位　社会经济地位与慢阻肺的发病之间具有密切关系,已有充分证据表明,发生慢阻肺的风险与社会经济状态呈负相关,上述关联是否反映了较低的社会经济状态与暴露于室内和室外空气污染、居室拥挤、营养状态、感染或其他因素相关,尚不明确。

### (二)内因

尽管吸烟是引起慢阻肺最重要的危险因素,但并不是所有吸烟者都会发生慢阻肺,吸烟人群中只有少数个体最终发生慢阻肺,提示吸烟人群中慢阻肺的易患性存在个体差异,导致这种差异的原因还不清,可能与以下原因有关。

1. **遗传因素**　流行病学研究结果提示慢阻肺易患性与基因有关,但慢阻肺不是一种单基因疾病,其易患性涉及多个基因。

2. **哮喘和气道高反应**　研究结果表明,成人哮喘患者发生慢阻肺的风险显著高于无哮喘者,气道高反应是仅次于吸烟的重要的慢阻肺危险因素。

3. **肺发育、生长不良**　在妊娠期、新生儿期、婴儿期或儿童期由各种原因导致肺发育或生长不良的个体在成人后容易患有慢阻肺。

## 二、发病机制

气道、肺实质和肺血管的慢性炎症是慢阻肺特征性改变。中性粒细胞、肺泡巨噬细胞、淋巴细胞等多种炎性细胞参与了慢阻肺发病过程。这些炎症细胞、上皮细胞及其他结构细胞释放多种炎症介质,进一步吸引循环中的炎症细胞,放大炎症过程及诱导结构改变;肺部的蛋白酶和抗蛋白酶失衡、氧化和抗氧化失衡在慢阻肺发病中也起重要作用。慢阻肺气道阻塞和气流受限的机制主要与下列因素有关:①小气道炎症、小气道纤维组织形成、小气道管腔黏液栓等导致气道阻力增大;②肺气肿病变,导致肺泡对小气道的牵拉力减小,并导致肺泡弹性回缩力减低,小气道在呼气期容易发生闭合,进一步导致气道阻力上升。慢阻肺这种小气道病变与肺气肿病变共同作用,造成慢阻肺持续气流受限。

## 三、病理

慢阻肺的病理改变主要表现为慢性支气管炎和阻塞性肺气肿的病理改变,参见本章第一节和第二节。

## 四、病理生理

气道阻塞和气流受限是 COPD 最重要的病理生理改变,引起阻塞性通气功能障碍。患者还有肺总量、残气容积和功能残气量增多等肺气肿的病理生理改变。多种因素导致慢阻肺患者发生通气和换气功能障碍,引起缺氧和二氧化碳潴留,发生不同程度的低氧血症和高碳酸血症,最终导致呼吸衰竭的发生,继发慢性肺源性心脏病。

慢阻肺主要累及肺脏,也可引起全身的不良效应(或称肺外效应),主要包括全身炎症和骨骼肌功能不良。慢阻肺的全身不良效应诱发或加重共患疾病的发生,如缺血性心脏病、心力衰竭、骨质疏松、正细胞性贫血、糖尿病和代谢性疾病,显著影响其预后。

## 五、临床表现

### (一)症状

①起病缓慢,病程较长。②呼吸困难:是慢阻肺的主要症状,也是活动受限和焦虑的主要原因,最初仅在劳动、上楼、爬坡时有气短,休息后可以缓解。随病情发展,在平地活动时即可出现气促,晚期在日常活动时,甚至在静息时出现气促。③咳嗽:慢性咳嗽通常是慢阻肺的第一症状,最初的咳嗽可以是间歇性的、且表现为干咳,逐渐进展为持续性咳嗽,但也有少数病例虽有明显气流受限,但无咳嗽症状。④咳痰:通常在咳嗽时产生少量痰液,咳痰可加重与缓解交替。⑤急性加重期,支气管分泌物增多,进一步加重通气功能障碍,

使胸闷、气促加重。严重时出现呼吸衰竭的症状。晚期患者出现体重下降、食欲减退、营养不良等。

### （二）体征

早期可无异常体征,随疾病进展出现阻塞性肺气肿体征(见本章第二节)。听诊呼气延长常提示有明显的气流阻塞和气流受限。并发感染时肺部可有湿啰音,如剑突下出现心脏搏动,心音较心尖部明显增强,提示并发早期肺源性心脏病。

## 六、辅助检查

### （一）肺功能检查

是判断气道阻塞和气流受限的主要客观指标,对慢阻肺诊断、严重程度评价、疾病进展状况、预后及治疗反应判断等有重要意义。气流受限是以第 1 秒用力呼气容积占预计值百分比和第 1 秒用力呼气容积占用力肺活量百分比($FEV_1/FVC$)的降低来确定。$FEV_1/FVC$ 是慢阻肺的一项敏感指标,可检出轻度气流受限。$FEV_1$ 占预计值百分比是中、重度气流受限的良好指标,可作为慢阻肺患者肺功能检查的基本项目。吸入支气管舒张剂后 $FEV_1/FVC<70\%$者,可确定为不能完全可逆的气道阻塞和气流受限。采用固定 $FEV_1/FVC$ 比值定义气流受限,对于老年人,会导致过度诊断,对年龄<45 岁的人群,尤其是轻度慢阻肺患者,则会导致漏诊。

### （二）胸部 X 线检查

慢阻肺早期胸部 X 线片可无异常变化。随后可出现慢性支气管炎和肺气肿的影像学改变。X 线片检查对慢阻肺诊断特异性不高,但作为确定肺部并发症及与其他肺部疾病进行鉴别的一项重要检查,应常规使用。CT 检查对慢阻肺的鉴别诊断有较高价值,对预计行外科或支气管镜下肺减容术者,CT 检查很有必要。

### （三）血气分析

对确定发生低氧血症、高碳酸血症、酸碱平衡失调以及判断呼吸衰竭的类型有重要价值。

### （四）其他检查

慢阻肺合并感染时,外周血白细胞增高、中性粒细胞增高。痰培养可检出致病菌。

## 七、诊断

对任何有呼吸困难、慢性咳嗽或咳痰和/或有危险因素接触史的患者都应考虑到慢阻肺的临床诊断。肺功能检查是诊断慢阻肺的必备条件,如吸入支气管舒张药后 $FEV_1/FVC<70\%$,可确定存在持续气流受限,若患者有相应的症状和明显的危险因素接触,则可诊断慢阻肺。

## 八、评估和分期

### （一）慢阻肺的评估

在慢阻肺全球倡议(2011 年修订版)中,提出了慢阻肺综合评估的概念,2017 版对慢阻肺评估系统再次修订。评估的目的在于决定患者气流受限的水平及其对患者健康状况的影响,以及未来发生不良事件的风险,以最终指导治疗。为达到上述目标,慢阻肺的评估需分别考虑:①肺功能异常及其严重程度;②患者当前症状的性质和程度;③急性加重史和未来风险;④存在的共患疾病。

1. 肺功能评估　气流受限程度采用肺功能严重度分级,COPD 患者气流受限的肺功能分级分为 4 级,见表 2-3-2。

2. 症状评估　采用慢阻肺评估测试(COPD assessment test,CAT)或改良英国医学研究委员会(medical research council,mMRC)呼吸困难问卷,见表 2-3-3。CAT 包括 8 个常见临床问题,以评估 COPD 患者的临床症状,评分范围 0~40 分。

表 2-3-2　COPD 的肺功能严重程度分级（吸入支气管扩张剂后的 FEV₁）

| 分级 | 患者肺功能 FEV₁/FVC＜0.7 |
|---|---|
| GOLD1：轻度 | FEV₁%≥80%预计值 |
| GOLD2：中度 | 50%≤FEV₁%＜80%预计值 |
| GOLD3：重度 | 30%≤FEV₁%＜50%预计值 |
| GOLD4：极重度 | FEV₁%＜30%预计值 |

注：FEV₁%为第 1 秒用力呼气容积占预计值百分比；FEV₁/FVC 为第 1 秒用力呼气容积占用力肺活量百分比。

表 2-3-3　mMRC 问卷

| mMRC 分级 | 呼吸困难症状 |
|---|---|
| 0 级 | 剧烈活动时出现呼吸困难 |
| 1 级 | 平地快步行走或爬坡时出现呼吸困难 |
| 2 级 | 由于呼吸困难，平地行走时比同龄人慢或需要停下来休息 |
| 3 级 | 平地行走 100m 左右或数分钟后需要停下来呼吸 |
| 4 级 | 因严重呼吸困难而不能离开家，或在穿衣脱衣时即出现呼吸困难 |

3. 急性加重风险评估　采用急性加重病史评估急性加重的风险，上 1 年发生两次或 1 次以上导致住院的急性加重提示风险增加。研究表明，血嗜酸粒细胞对于有急性加重风险的患者而言，是一项急性加重的生物标志物。

4. 合并症评估　慢阻肺患者常常伴有合并症，包括心血管疾病、骨质疏松、焦虑和抑郁、肺癌、感染、代谢综合征和糖尿病等。治疗时应予兼顾。

5. 慢阻肺的综合评估　2017 年 GOLD 对 2011 年版的评估系统进行了改进，见图 2-3-1。

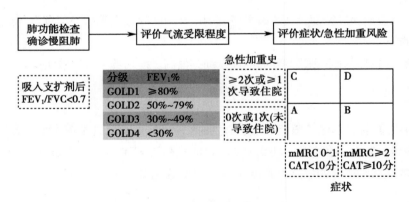

图 2-3-1　慢阻肺综合评估

FEV₁%. 第 1 秒用力呼气容积占预计值百分比；FEV₁/FVC. 第 1 秒用力容积占用力肺活量百分比。

## （二）慢阻肺的分期

依据患者的症状和体征的变化对慢阻肺病程进行分期。①急性加重期：是指患者呼吸症状急性恶化，导致需要额外的治疗；②稳定期：指患者咳嗽、咳痰、气短等呼吸道症状稳定或症状轻微。

## 九、鉴别诊断

与慢性支气管炎和肺气肿需要进行的鉴别诊断相似，见本章第一节和第二节。

## 十、并发症

参见本章第二节。

## 十一、治疗

### （一）稳定期的治疗

慢阻肺的治疗目标包括缓解患者的临床症状，其次降低患者未来健康恶化的风险。慢阻肺稳定期的治疗包括药物治疗和非药物治疗。

1. **慢阻肺稳定期治疗原则** ①慢阻肺稳定期的整体治疗是以改善症状和提高生活质量为目的的个体化治疗。②健康教育与管理在劝导慢阻肺患者戒烟、改善用药技巧、提高自身处理疾病能力等方面起着重要作用。③药物治疗可以帮助患者缓解症状，降低急性加重程度和频率，改善健康状况和运动耐力。但目前治疗慢阻肺的药物不能改变患者肺功能进行性下降的趋势，在药物治疗之前，首先应该对患者进行综合评估，根据症状的严重程度、气流受限和急性加重的差异，每例患者的治疗应个体化。④支气管扩张剂是控制慢阻肺症状的最主要的治疗措施，短期按需应用可缓解症状，长期规律应用可预防和减轻症状和急性发作。⑤吸入型糖皮质激素（ICS）联合长效 $\beta_2$ 受体激动剂（LABA）治疗用于中度到极重度的慢阻肺患者，以及合并急性加重的患者，避免长期全身应用糖皮质激素。⑥慢阻肺患者可以使用流感疫苗和肺炎疫苗以减少急性加重和肺炎的发生。⑦所有慢阻肺的患者均能从肺康复中获益。⑧慢阻肺慢性呼吸衰竭患者，长期氧疗可提高生存率。确定和减少危险因素暴露是重要的一步。应鼓励所有吸烟者戒烟。

2. **减少危险因素** 减少个体对烟草、职业或环境粉尘、刺激性气体、室内外环境污染的暴露，对于持续吸烟的患者，药物治疗和尼古丁替代疗法确实能提高长期戒烟率。

3. **治疗** 稳定期慢阻肺的治疗应做到个体化。2017 年 GOLD 报告依据症状和急性加重风险进行慢阻肺综合评估，即"ABCD 综合评估"，提出新的慢阻肺稳定期治疗方案，包括初始治疗及随后药物治疗的升级和/或降级。

（1）A 组患者：症状少和风险低。所有 A 组患者均需要使用支气管扩张剂（短效或者长效支气管扩张剂），评估疗效后可继续、停用或者更换其他支气管扩张剂。

（2）B 组患者：症状多，但急性加重的风险较低。起始用药为长效支气管扩张剂，长效支气管扩张剂优于按需使用的短效支气管扩张剂；如果单一支气管扩张剂治疗未缓解呼吸困难，推荐长效抗胆碱能药物（LAMA）/长效 $\beta_2$ 受体激动剂（LABA）联合治疗；如有重度呼吸困难，LAMA/LABA 可作为初始治疗；如果加用另外一种支气管扩张剂未能改善症状，建议降级治疗至使用一种支气管扩张剂。

（3）C 组患者：症状少，但急性加重的风险较高。起始用药为长效支气管扩张剂单药治疗，推荐 LAMA，LAMA 预防急性加重优于 LABA；如持续急性加重，可联合应用 LAMA/LABA，或 LABA/ICS；但 ICS 增加部分患者的肺炎风险，因此首选为 LAMA/LABA。

（4）D 组患者：症状多且伴有急性加重高风险。首选 LAMA/LABA 联合治疗，若 LAMA/LABA 未能预防急性加重时，一种方案可升级为 LAMA/LABA/ICS，第二种方案为 LABA/ICS，如 LABA/ICS 未改善急性加重或症状，可加用 LAMA；如 LAMA/LABA/ICS 仍无法控制急性加重，可考虑加用罗氟司特，但其针对 $FEV_1 < 50\%$ 预计值、有慢性支气管炎，尤其近 1 年至少 1 次急性加重住院的患者；其次可加用大环内酯类抗生素；也可降级治疗、停用 ICS。

1）支气管舒张药：主要包括 $\beta_2$ 受体激动剂、抗胆碱能药物及茶碱类药物，是控制慢阻肺症状的主要治疗药物，但并不能阻止疾病发展。短期按需应用可缓解症状，长期规律应用可预防和减轻症状。常用的支气管舒张药包括：①$\beta_2$ 肾上腺受体激动剂，短效制剂如沙丁胺醇气雾剂，长效制剂如沙美特罗、福莫特罗等。临床研究表明，沙美特罗和福莫特罗能够改善慢阻肺患者的肺功能，缓解症状，提高运动耐受能力，提高健康相关的生活质量。超长效 $\beta_2$ 受体激动剂作用时间可 >24h，如茚达特罗（indacaterol）等。$\beta_2$ 肾上腺受体激动剂不良反应：可引起静息时的心动过速。某些易感患者有时可诱发心律失常，但使用吸入剂型时很少见。②抗胆碱药，主要有短效抗胆碱能药物（SAMA）异丙托溴铵和长效抗胆碱能药物（LAMA）噻托溴铵。异丙托溴铵气雾剂定量吸入,持续6~8h,每次40~80μg,每日3~4次。噻托溴铵每日1次给药,能够降低急性加重和相关的住院率,改善症状和健康状态,并可以有效地提高肺康复治疗的效果。噻托溴胺在减少急性加重方面优于沙美特罗,但差别较小。③茶碱类,除舒张支气管外,还有强心、利尿、增强膈肌功能等多方面作用,有利于减轻患者症状,提高生活质量,常用制剂如茶碱缓释或控释片。注意使用的剂量,以免引起副作用。④支气管扩张剂的联合应用,联合应用不同药理机制和不同作用时间的支气管扩张剂可以增加支气管舒张的程度,并可以减少药物不良反应。

2）糖皮质激素:①单独应用吸入型糖皮质激素(ICS),单独应用 ICS 规律治疗慢阻肺,不能改变 $FEV_1$ 长期下降的趋势或降低病死率;②ICS 联合长效支气管扩张剂治疗,中度到非常严重的慢阻肺患者,以及合并急性加重的患者,ICS 联合 LABA 治疗比单用一种药物,对于改善肺功能、健康状况和减少急性加重更为有效;③口服糖皮质激素,口服糖皮质激素在治疗慢阻肺急性加重时起到一定疗效,但是在慢阻肺稳定期治疗中没有疗效,并且有显著的全身性不良反应。

3）其他药物:包括疫苗、祛痰药(对痰不易咳出者可应用)。具体药物与慢性支气管炎相同,可参阅本章第一节。

4）非药物治疗:①长期家庭氧疗,对慢阻肺并发慢性呼吸衰竭者可提高生活质量和生存率,其使用的指征为 $PaO_2 \leqslant 55mmHg$ 或 $SaO_2 \leqslant 88\%$,有或没有高碳酸血症;$PaO_2$ 55~70mmHg,或 $SaO_2 < 89\%$,并有肺动脉高压、右心衰竭或红细胞增多症(血细胞比容>0.55)。一般用鼻导管吸氧,氧流量1~2L/min,吸氧时间大于15h/d。②康复治疗,改善慢阻肺患者活动能力、提高生活质量,是慢阻肺患者在稳定期重要的治疗手段,具体包括呼吸生理治疗、肌肉训练、营养支持、心理治疗与教育等多方面措施。呼吸生理治疗可采取以下措施。①腹式呼吸,缩唇缓慢呼气,以加强呼吸肌的活动,增加膈肌的活动能力。②全身运动,如步行、踏车、广播操、呼吸操、太极拳等,锻炼呼吸循环功能。慢阻肺多数有营养不良,营养疗法有利于增强呼吸肌力及改善免疫功能,提高机体抗病能力。要求达到理想的体重,应按具体情况给以合理营养,同时避免过高碳水化合物和过高热量摄入,以免产生过多 $CO_2$ 会增加呼吸负荷。③通气支持,对于合并慢性高碳酸血症、曾因急性呼吸衰竭住院治疗的慢阻肺患者,长期无创通气治疗可降低死亡率,预防再入院风险。

5）外科治疗:慢阻肺主要依赖内科方法进行治疗,外科方法只适用于少数有特殊指征的患者。手术方式包括肺大疱切除术和肺减容手术。肺移植术为终末期慢阻肺患者提供了一种新的治疗选择。

**（二）急性加重期治疗**

慢阻肺急性加重的定义为呼吸系统症状的急性恶化,导致需要额外的治疗。急性加重分为轻度急性加重[仅仅需要短效支气管扩张剂治疗如短效 $\beta_2$ 受体激动剂(short-acting beta2-agonists,SABA)],中度急性加重(SABA 加上抗生素和/或口服糖皮质激素),重度急性加重(患者需要住院或急诊就医)。慢阻肺急性加重可由多种因素引起。虽然细菌感染和环境因素(如空气污染和环境温度)可以诱发和发生慢阻肺急性加重,但是慢阻肺急性加重主要是由于呼吸道病毒感染所触发。分离的病毒中最为常见的是人类鼻病毒。慢阻肺急性加重治疗的目标是:减轻目前急性加重症状和预防以后急性加重的发生。首先确定导致病情急性加重的原因,其次根据患者病情严重程度和/或伴随疾病严重程度的不同决定门诊或住院治疗。当患者急诊就诊时,要首先监测血氧饱和度或动脉血气分析,观察对氧疗的反应,并判断是否为威胁生命的急性加重。

1. 控制性氧疗　氧疗是慢阻肺加重期患者住院的基础治疗。一般吸入氧浓度为28%~30%,吸入氧浓度过高时引起二氧化碳潴留的风险加大,给氧途径包括鼻导管或 Venturi 面罩。氧疗30min 后应复查动脉血气以确认氧合是否满意而未引起二氧化碳潴留和/或呼吸性酸中毒。

2. 抗生素　由于多数慢阻肺急性加重由细菌感染诱发,故抗感染治疗在慢阻肺急性加重的治疗中具有重要地位。抗菌药物的应用指征:①在慢阻肺急性加重时,当具有3个症状即呼吸困难、痰量增加和脓性痰时推荐使用;②如果仅有2个症状,其中1个是脓性痰时也推荐使用;③在病情危重需要机械通气的患

者也推荐使用。抗菌药物类型应根据当地细菌耐药情况选择，并及时根据病原学检查结果及抗生素敏感试验调整药物。推荐治疗疗程为 5~7d。

3. 支气管舒张药　单一吸入短效 $\beta_2$ 受体激动剂或短效 $\beta_2$ 受体激动剂和短效抗胆碱能药物联合吸入，常在急性加重时为优先选择的支气管扩张剂。雾化吸入更适合于较重的患者，但不推荐长时间的、连续雾化吸入治疗。长效支气管扩张剂合并（不合并）ICS 在急性加重时的效果不确定，但是在急性加重期间推荐继续应用这些药物，或者出院后立即开始应用这些药物。

4. 糖皮质激素　慢阻肺急性加重时全身系统性应用糖皮质激素，可以缩短恢复时间和改善肺功能，并改善低氧血症及降低早期复发的风险，治疗呼吸衰竭以及缩短住院时间。推荐使用泼尼松 40mg/d，应用 5d。口服泼尼松与静脉应用效果相同。在某些急性加重的患者中，单独雾化吸入布地奈德可以替代口服糖皮质激素。近来研究提示，慢阻肺急性加重患者如果血嗜酸粒细胞水平较低，糖皮质激素疗效可能较差。

5. 机械通气　无创机械通气可以改善呼吸性酸中毒、减少气管插管、缩短住院日并降低死亡率。对于并发较严重的呼吸衰竭患者可使用有创机械通气治疗，具体见本篇第六章。

6. 其他治疗措施　注意补充营养，合理补充液体和电解质，积极排痰治疗，处理伴随疾病及合并症。

## 十二、预后

慢阻肺是慢性进行性疾病，目前尚无法使其病变逆转，但积极采取综合性治疗措施可以延缓病变进展。晚期常继发慢性肺源性心脏病。

## 十三、预防

同慢性支气管炎，参见本章第一节。

理论与实践

---

### 慢性阻塞性肺疾病全球策略（GOLD 报告）

慢性阻塞性肺疾病（慢阻肺，COPD）由于患病人数多、死亡率高、社会经济负担重，已成为一个重要的公共卫生问题。慢阻肺目前居全球死亡原因的第 4 位，世界银行/世界卫生组织公布，至 2020 年慢阻肺将位居世界疾病经济负担的第 5 位。鉴于此，1998 年 4 月，来自全球呼吸病学、流行病学、社会经济学、公共健康及健康教育等不同领域的杰出专家组成慢性阻塞性肺疾病全球倡议（Global Initiative for Chronic Obstructive Lung Disease，GOLD）执行小组，制订了"慢性阻塞性肺疾病全球策略"，旨在促进社会、政府和患者对慢阻肺的关注，提高慢阻肺的诊治水平，降低慢阻肺的患病率和病死率，其主要内容包括慢阻肺的定义和严重度分级、慢阻肺治疗等三个组成部分。整个文件共参考 210 篇文献。2001 年 4 月美国国立心肺血液研究所和 WHO 共同发表了《慢性阻塞性肺疾病全球策略》，慢阻肺全球策略的发表对各国慢阻肺的防治工作发挥了很大促进作用。我国也参照慢阻肺全球策略于 1997 年制定了《慢性阻塞性肺疾病诊治规范》（草案），并于 2002 年制定了《慢性阻塞性肺疾病诊治指南》，2007 年、2013 年对此指南重新修订，他们的制定对有关卫生组织和政府部门关注慢阻肺防治，提高医务人员对慢阻肺的诊治水平，促进慢阻肺的研究，从而降低慢阻肺在我国的患病率与病死率，起到很好的作用。慢阻肺全球策略自发表以来一直在不断更新和修订。发布 GOLD 2001 报告后，成立了科学委员会，通过回顾已发表的研究，评估这些研究对 GOLD 推荐建议的影响，并且在 GOLD 网站上公布这些文件的年度更新。GOLD 2011 于 2011 年 12 月发布，是近年来修改较多的一版。修订版更为简洁，并增加了急性加重和并发症两个章节。在 2011 年修订版中，强调了慢阻肺治疗的目标是既要关注慢阻肺患者的短期疗效，也要注意慢阻肺患者的长期疗效；同时修订版中,首次将急性加重风险和合并症写入定义中,其次是评估体系发生很大变化,不仅限于肺功能评估,而是从四个方面进行评估,即症状评估、肺功能评价气流受限的程度、急性加重风险评估和合并症评估,ABCD分类表被创建,突出了针对症状的治疗和急性加重这两个重要特征。这种新的评估策略能更多地反映患者个体化改变的因素,结合与之相对应的治疗策略,初步实现了 COPD 的个体化治疗。GOLD 2014 更新版提出了"哮喘-慢阻肺重叠综合征(asthma-COPD overlap syndrome,ACOS)"的基本理论。GOLD 2015 更新版增加了一节附录"ACOS",ACOS 相关资料由 GOLD 和 GINA 科学委员会联合起草。GOLD 2017 报告未将ACOS 相关内容纳入正文,但 ACOS 全文保留在 GOLD 网站中。GOLD 2017 报告提出了一种精确的 ABCD分级系统,将肺功能等级从 2011 版的四象限分类中分出,药物治疗建议完全基于症状和急性加重史,其次首次提出动态流程(升级或降级)来指导临床医生根据患者个体化的需要制定药物治疗方案。然而,GOLD科学委员会意识到,治疗升级尚未得到系统验证,降阶梯尝试也仅限于吸入性糖皮质激素。

## 相关链接

### 无创正压通气(NIPPV)在慢阻肺急性加重的应用

慢性阻塞性肺疾病急性加重,即慢阻肺急性加重(AECOPD),为呼吸症状急性恶化,导致需要额外的治疗。重度慢阻肺患者急性加重时往往伴发呼吸衰竭,常需要住院甚至加强监护治疗。NIPPV 是近 20 年来机械通气的重要进展之一,早期主要用来治疗睡眠呼吸暂停综合征,近 10 余年来,该技术已广泛用于治疗多种急、慢性呼吸衰竭。GOLD 2017 版推荐对重症慢阻肺急性加重患者出现急性呼吸衰竭或慢性呼吸衰竭急性加重,使用无创通气治疗。

NIPPV 与有创通气具有相同的正压通气原理。NIPPV 与有创通气的根本区别在于呼吸机与患者的连接方式不同,即是否建立有创人工气道。NIPPV 时呼吸机通过口/鼻面罩与患者相连,无须建立有创人工气道;而有创通气时则需行气管插管或气管切开。NIPPV 对慢阻肺急性加重的治疗最富于成功经验。当慢阻肺急性加重患者呼吸力学异常和呼吸肌疲劳问题明显,而痰液引流问题又相对次要时,是应用 NIPPV的最佳时机。这种情况主要见于慢阻肺急性加重合并呼吸衰竭的早期和应用序贯通气策略时。慢阻肺急性加重合并呼吸衰竭的早期,痰液引流问题并不十分突出,而呼吸肌疲劳是导致呼吸衰竭的主要原因,此时予以 NIPPV 可获得良好疗效。已有多项随机临床对照试验证实,对这部分患者,NIPPV 治疗组的后期接受有创通气例数、住 ICU 及普通病房时间、住院死亡率均低于仅行常规治疗的对照组,而且也有多中心前瞻性随机对照试验表明,在普通病房早期应用 NIPPV 对于需要气管插管的慢阻肺患者也可能达到类似有创通气的效果。慢阻肺急性加重患者进行有创通气时,当呼吸衰竭得到一定程度的缓解但尚未达到传统的撤机、拔管标准时予以拔管,代之以 NIPPV,直至完全脱离正压通气,称之为有创-无创序贯通气。序贯通气可以减少有创通气时间及相关并发症,并减少住院时间。序贯通气成功的关键是把握有创通气转化为无创通气的切换点。国外研究多以呼吸力学试验为依据,国内有学者提出"肺部感染控制窗"作为切换点。研究表明,"肺部感染控制窗"作为切换点行有创-无创序贯治疗慢阻肺急性加重所致呼吸衰竭患者行之有效,可显著降低呼吸机相关性肺炎的发生率,减少患者的住院死亡率。NIPPV 治疗慢阻肺急性加重是安全可行的,它不但能改善患者的病理生理状况,减少患者对气管插管的需求,而且对于需要气管插管的慢阻肺患者也可能达到类似有创通气的效果。

在慢阻肺急性加重中应用的适应证(至少符合其中两项):①中至重度呼吸困难,伴有辅助呼吸肌参与呼吸并出现胸腹矛盾运动;②中至重度酸中毒(pH 7.30~7.35)和高碳酸血症($PaCO_2$ 45~60mmHg);③呼吸频率>25 次/min。禁忌证(符合下列条件之一):①呼吸抑制或停止;②心血管系统功能不稳定(低血压、心律失常、心肌梗死);③嗜睡、意识障碍或不合作者;④易误吸者(吞咽反射异常、严重上消化道出血);⑤痰液黏稠或有大量气道分泌物;⑥近期曾行面部或胃食管手术;⑦头面部外伤,固有的鼻咽部异常;⑧极度肥胖;⑨严重的胃肠胀气。GOLD 2017 修订版关于慢阻肺无创正压通气具体的适应证包括:①呼吸性酸中毒(动脉血 pH≤7.35 和/或 $PaCO_2$>6.0kPa 或>45mmHg);②严重呼吸困难合并临床症状,提示呼吸肌疲劳、呼吸功增加,如应用辅助呼吸肌呼吸、出现胸腹矛盾运动或者肋间隙肌群收缩;③虽然持续氧疗,但仍然有低氧血症。

# 第四节　慢性肺源性心脏病

慢性肺源性心脏病(chronic pulmonary heart disease,chronic cor pulmonale)是由肺组织、肺动脉血管或胸廓的慢性病变引起肺组织结构和功能异常,产生肺血管阻力增加,肺动脉高压,使右心室肥厚、扩大,伴或不伴右心衰竭的心脏病。

在我国肺源性心脏病是呼吸系统的一种常见病、多发病。根据 20 世纪 70 年代全国 40 岁以上 500 余万人群抽样调查结果表明,本病的患病率为 0.46%。1992 年在北京、湖北、辽宁农村抽样调查 10 万余人,慢性肺源性心脏病患病率为 0.44%。一般特征为高原、寒冷地区、农村及吸烟人群患病率较高。患病年龄多在 40 岁以上,并随年龄增高而增加。近十余年来随着社会老龄化因素的影响,患者高峰年龄已向 60~70 岁推移。冬、春季节,气候骤然变化是肺源性心脏病急性发作的重要因素,急性呼吸道感染常为急性发作的诱因。

## 一、病因

按原发病发生部位一般可分为 4 类。

### (一)支气管、肺疾病

以慢性支气管炎并发阻塞性肺气肿引起的慢阻肺(COPD)最为多见,占 80%~90%,其次为支气管哮喘、支气管扩张症、重症肺结核、肺尘埃沉着病、弥漫性肺间质纤维化等。

### (二)胸廓运动障碍性疾病

较少见,严重的胸廓、脊柱畸形,如脊椎后凸、侧凸,脊椎结核、类风湿关节炎、胸膜广泛粘连,胸廓成形术后以及神经肌肉疾病如脊髓灰质炎等。

### (三)肺血管疾病

甚少见。累及肺动脉的过敏性肉芽肿病,广泛或反复发生的多发性肺小动脉栓塞及肺小动脉炎,以及原因不明的原发性肺动脉高压等。

### (四)其他

神经肌肉疾病如脊髓灰质炎、肌营养不良和肥胖通气不良综合征等,睡眠呼吸暂停综合征等亦可导致肺源性心脏病。

## 二、病理

### (一)肺部基础疾病病变

尽管导致慢性肺源性心脏病的病因多种多样,但我国慢性肺源性心脏病的基础疾病绝大多数为慢性支气管炎、阻塞性肺气肿及其并发的慢阻肺,其主要病理变化详见第三章第一、二节。

### (二)肺血管病变

慢性肺源性心脏病时,常可观察到:①肺血管构型重建,由慢性缺氧引起,是发生慢性缺氧性肺动脉高压最重要的原因。主要见于肺动脉内膜增厚,内膜弹性纤维增多,内膜下出现纵行肌束,弹性纤维和胶原纤维性基质增多,使血管变硬,阻力增加;中膜平滑肌细胞增生、肥大,导致中膜肥厚;无肌层肺小动脉出现明显肌层。②肺小动脉炎症:长期反复发作的 COPD 慢性气道炎症,可累及邻近肺小动脉,引起血管炎,管壁增厚、管腔狭窄,甚至完全闭塞。③慢性支气管炎并发肺气肿,肺泡过度膨胀,肺泡内压力增高,肺毛细血管受压,血管床减少。④肺泡壁的破裂造成毛细血管网的毁损,肺泡毛细血管床减损超过70%时则肺循环阻力增大,促使肺动脉高压的发生。⑤部分慢性肺源性心脏病急性发作期患者存在多发性肺微小动脉原位血栓形成,引起肺血管阻力增加,加重肺动脉高压。

### (三)心脏病变

表现为心脏重量增加,右心肥大,右心室肌肉增厚,心室腔扩大,肺动脉圆锥膨隆,心尖圆钝。光镜下观察,常见于心肌纤维不同程度的肥大性变化。心肌纤维出现灶性肌浆溶解,灶性心肌纤维坏死或纤维化,心肌间质水肿,炎性细胞浸润。电镜下可见,心肌细胞线粒体肿胀、内质网扩张、肌节溶解或长短不一,糖原减少或消失等。

## 三、发病机制

多种原因可以导致肺源性心脏病,虽发病机制不完全相同,但这些疾病均可造成肺结构和功能的不可逆性改变,发生反复的气道感染和低氧血症,导致一系列体液因子和肺血管的变化,使肺血管阻力增加,肺动脉血管构型重建,产生肺动脉高压。肺动脉高压使得右心室负荷加重,引起右心室扩大、肥厚,甚至发生右心功能衰竭。

### (一)肺动脉高压的形成

肺动脉高压(pulmonary hypertension,PH)指肺动脉压升高,静息状态下肺动脉平均压>25mmHg,运动状态下>30mmHg。由慢阻肺等慢性呼吸系统疾病所致的肺动脉高压,其主要发病机制包括:

1. 肺血管功能性改变  慢阻肺和其他慢性呼吸系统疾患发展到一定阶段,可以出现肺泡低氧和动脉血低氧血症。肺泡气氧分压下降可引起局部肺血管收缩和支气管舒张,以利于调整通气/血流比例,保证肺静脉的氧合作用,这是机体的一种正常的保护反应。但长期缺氧引起肺血管持续性收缩,即可导致肺血管病理性改变,产生肺动脉高压。主要机制包括:①体液因素。正常时,低度的肺动脉张力是由多种收缩血管物质和舒张血管物质共同维持的。缺氧可以使肺组织中多种生物活性物质的含量发生变化,其中包括具有收缩血管作用物质,也包括舒张血管作用物质。肺血管对低氧的收缩反应是多种物质共同变化的结果。缺氧时收缩血管的活性物质增多,使肺血管收缩,血管阻力增加,形成肺动脉高压。缺氧性肺血管收缩并非完全取决于某种血管收缩物质的绝对量,而很大程度上取决于局部收缩血管物质和扩张血管物质的比例。②神经因素。缺氧和高碳酸血症可刺激颈动脉窦和主动脉体化学感受器,反射性地引起交感神经兴奋,儿茶酚胺分泌增加,使肺动脉收缩。缺氧后存在肺血管肾上腺素能受体失衡,使肺血管的收缩占优势,也有助于肺动脉高压的形成。③缺氧对肺血管的直接作用。缺氧可直接使肺血管平滑肌收缩,其机制可能因缺氧使平滑肌细胞膜对$Ca^{2+}$通透性增加,细胞内$Ca^{2+}$的含量增高,肌肉兴奋收缩偶联效应增强,使肺血管收缩。④$H^+$使血管对缺氧收缩敏感性增强,肺源性心脏病患者常有高碳酸血症,$PaCO_2$增高,可产生过多的$H^+$。

2. 肺血管器质性改变  慢性缺氧不仅可以引起肺动脉收缩,还可以导致肺血管解剖结构的重塑形成肺循环血流动力学的障碍。具体机制尚不清楚,可能涉及肺内、外多种生长因子表达的改变以及由此产生的一系列生物学变化。

肺源性心脏病肺血管阻力增加、肺动脉高压的形成中肺血管功能性改变较器质性变化更为重要。临床上肺源性心脏病急性加重期,出现心力衰竭的加重,常常是由于各种基础疾病的急性加重,使动脉血氧分压进一步降低,或出现酸中毒从而使肺动脉压进一步增高,右心负荷加重所致。因此在急性加重期经过治疗,缺氧和高碳酸血症得到纠正后,肺动脉压可明显降低,部分患者甚至可恢复到正常范围。

3. 血容量增多和血液黏稠度增加  慢性缺氧产生继发性红细胞增多,血液黏稠度增加。血细胞比容超过0.55~0.60,血液黏稠度就明显增加,血流阻力随之增高。缺氧可使醛固酮增加,使水钠潴留;同时使肾小动脉收缩,肾血流量减少也加重水钠潴留,血容量增多。

理论与实践

### 肺动脉高压的临床分类

肺动脉高压(pulmonary hypertension,PH)是指肺动脉压力升高超过一定界值的肺循环血流动力学异常状态,其可引起右心功能衰竭甚至死亡,是一类严重威胁人类健康的常见疾病。随着肺动脉高压基础与临床研究的进展,2004年国外专科学会依据循证医学的证据制定了《肺动脉高压诊断治疗指南》,我国也在2007年公布了《中国肺动脉高压筛查诊断与治疗专家共识》。随着国内外对肺动脉高压流行病学、发病机制、病理学和病理生理学的研究进展,以及临床诊治研究的开展,2008年、2013年第4次和第5次世界肺动脉高压会议总结了肺动脉高压流行病学、发病机制、诊断和治疗进展,并对肺动脉高压进行重新定义和分类。此后,许多国家根据WHO肺动脉高压会议成果并结合自身特色,出台了各自的《肺动脉高压诊治指南》,我国于2014年由中华医学会心血管病学分会和《中华心血管病杂志》编辑委员会组织国内相关领域专家讨论,在2007年专家共识的基础上,结合国内外近年发表的肺动脉高压诊治研究成果,对国内肺动脉高压专家共识进行了修订。2014版指南具有以下特点:①临床分类的改变更体现了肺动脉高压病理、发病机制等研究进展;②肺动脉高压诊断流程中,诊断更简单明了;③强调了对病情严重程度的评估;④根据WHO功能分级决定治疗策略,治疗更为具体;⑤对一些特殊类型肺动脉高压进行了阐述。与前相比,作为工具的肺动脉高压新分类方法更全面,操作更容易,更有利于临床医师评估病情及制订规范化治疗和预防措施,也更便于推广。

新版肺动脉高压临床分类:

1. 动脉性肺动脉高压

1.1　特发性肺动脉高压

1.2　遗传性肺动脉高压

1.2.1　骨形成蛋白受体Ⅱ基因(*BMPR2*)突变

1.2.2　活化素受体样激酶(ALK-1)、转化生长因子-β受体Ⅲ(endoglin)(伴或不伴有遗传性毛细血管增多症)基因突变

1.2.3　未知基因突变

1.3　药物和毒物诱导的肺动脉高压

1.4　相关因素所致肺动脉高压

1.4.1　结缔组织疾病

1.4.2　人免疫缺陷病毒感染

1.4.3　门静脉高压

1.4.4　先天性心脏病

1.4.5　血吸虫病

1.5　新生儿持续性肺动脉高压

1.6　肺静脉闭塞病(PVOD)和/或肺毛细血管瘤样增生症

2. 左心疾病相关性肺动脉高压

2.1　收缩性功能障碍

2.2　舒张性功能障碍

2.3　心脏瓣膜疾病

2.4　左室流出道梗阻

3. 与呼吸系统疾病或缺氧相关的肺动脉高压

3.1 慢性阻塞性肺疾病

3.2 间质性肺疾病

3.3 其他同时存在限制性和阻塞混合性通气功能障碍的肺疾病

3.4 睡眠呼吸障碍

3.5 肺泡低通气综合征

3.6 慢性高原病

3.7 肺泡-毛细血管发育不良

4. 慢性血栓栓塞性肺动脉高压

5. 致病因素不明或多种致病因素所致的肺动脉高压

5.1 血液系统疾病：慢性溶血性贫血、骨髓增生性疾病、脾切除

5.2 系统性疾病：结节病、肺朗格汉斯细胞组织细胞增生症、肺淋巴管肌瘤病、多发性神经纤维瘤病、血管炎

5.3 代谢性疾病：糖原贮积病、戈谢病、甲状腺疾病

5.4 其他：肿瘤性阻塞、纤维素性纵隔炎、长期透析的慢性肾衰竭

**（二）心脏病变和心力衰竭**

①肺循环阻力增加时，右心发挥其代偿功能，以克服肺动脉压升高的阻力而发生右心室肥大。肺动脉高压早期，右心室尚能代偿，随着病情的进展，肺动脉压持续升高，超过右心室的负荷，右心失代偿，右心排血量下降，舒张末压增高，促使右心室扩大和右心室功能衰竭。②心肌缺氧、反复肺部感染、细菌毒素对心肌的毒性作用、酸碱平衡失调、电解质紊乱等所致的心律失常等均可影响心肌，促进心力衰竭。③肺源性心脏病时由于缺氧、高碳酸血症、酸中毒、相对血容量增多等因素，如持续性加重，则可发生左心室肥大，甚至导致左心衰竭。

**（三）其他重要器官的损害**

缺氧和高碳酸血症除对心脏有影响外，也会引起其他重要器官如脑、肝、肾、胃肠及内分泌系统、血液系统等发生病理改变，引起多脏器的功能损害。

# 四、临床表现

临床上除原有肺、胸疾病的各种症状和体征外，主要是逐步出现肺、心功能衰竭以及其他器官损害的征象。临床上往往表现为急性发作期与缓解期交替出现，肺、心功能不全亦随之进一步恶化。急性发作次数愈多，肺、心功能损害愈重。

**（一）肺、心功能代偿期（包括缓解期）**

此期主要是慢阻肺的表现。慢性咳嗽、咳痰、气促，活动后可感心悸、呼吸困难、乏力和劳动耐力下降。体检可有明显肺气肿征，听诊多有呼吸音减弱，偶有干、湿啰音，心音遥远。肺动脉瓣区第二心音亢进，提示有肺动脉高压存在。三尖瓣区出现收缩期杂音或剑突下心脏冲动，提示有右心室肥大。

**（二）肺、心功能失代偿期（包括急性加重期）**

本期以呼吸衰竭或心力衰竭为主，或两者兼有。

1. 呼吸衰竭 急性呼吸道感染为常见诱因，临床表现详见本篇第六章。

2. 心力衰竭 表现为劳力性呼吸困难、腹胀、食欲缺乏、恶心、呕吐等症状。主要为体循环淤血的体征，可有颈静脉怒张、肝大伴压痛、肝颈静脉回流征阳性、腹水及下肢水肿。三尖瓣区出现收缩期杂音，严重者心尖区可闻及奔马律，也可出现各种心律失常。

### 五、辅助检查

#### （一）X线检查

除肺、胸基础疾病及急性肺部感染的特征外，尚可有肺动脉高压，如右下肺动脉干扩张，其横径≥15mm，其横径与气管横径之比值≥1.07；肺动脉段明显突出或其高度≥3mm；肺动脉圆锥部显著凸出（右前斜位45°）或锥高≥7mm；右心室肥大征，皆为诊断肺源性心脏病的主要依据。

#### （二）心电图检查

主要表现右心室肥大的改变，如电轴右偏，额面平均电轴≥+90°重度顺钟向转位，$RV_1+SV_5 \geqslant 1.05mV$及肺型P波。也可见右束支传导阻滞及低电压图形，可作为诊断肺源性心脏病的参考条件。在$V_1$、$V_2$甚至延至$V_3$，可出现酷似陈旧性心肌梗死图形的QS波，应注意鉴别。

#### （三）超声心动图检查

通过测量右心室流出道内径（≥30mm）、右心室内径（≥20mm）、右心室前壁的厚度、右肺动脉内径或肺动脉干等指标，以诊断肺源性心脏病。

#### （四）血气分析

用以判断有无缺氧、二氧化碳潴留和酸碱平衡紊乱及严重程度，对肺源性心脏病急性发作期的治疗具有重要意义。急性发作期可出现低氧血症或合并高碳酸血症及多种酸碱失衡。

#### （五）血液检查

红细胞及血红蛋白可升高。全血黏度及血浆黏度可增加，合并感染时，白细胞总数增高，中性粒细胞增加。部分患者血清学检查可有肾功能或肝功能改变。

#### （六）其他

肺功能检查对早期或缓解期肺源性心脏病患者有意义。痰细菌学检查对急性加重期肺源性心脏病可以指导抗菌药物的选用。

### 六、诊断

患者有慢性支气管炎、肺气肿、其他肺胸疾病或肺血管病变，因而引起肺动脉高压、右心室肥大或右心功能不全表现，结合心电图、X线、超声心动图表现等，同时排除其他心脏病，可以作出诊断。

### 七、鉴别诊断

本病需与下列疾病相鉴别：

#### （一）冠状动脉粥样硬化性心脏病（简称"冠心病"）

冠心病患者可发生全心衰竭，并出现肝大、下肢水肿和发绀，这些表现均与肺源性心脏病相似，且肺源性心脏病患者心电图$V_1 \sim V_3$可呈QS型，酷似心肌梗死的心电图改变，两者易于混淆。但冠心病患者多有心绞痛或心肌梗死的病史，心脏增大主要为左心室大，常有左心衰竭的发作史、原发性高血压、高脂血症、糖尿病等病史，无慢性呼吸道疾病病史。体格检查、X线及心电图检查呈左心室肥大为主的征象。鉴别有困难时，应详细询问病史，体格检查和有关的心、肺功能检查有助鉴别。

#### （二）原发性心肌病

右心衰竭时肝大、肝颈静脉反流征阳性、下肢水肿和腹水，与肺源性心脏病相似，尤其是伴有呼吸道感染时，容易误诊为肺源性心脏病。但原发性心肌病多见于中青年，无明显慢性呼吸道疾病史、肺气肿体征，无突出的肺动脉高压，心电图无明显顺钟向转位及电轴右偏，而以心肌广泛损害多见。心脏大多呈普遍性增大。超声心动图检查有助于鉴别。

### （三）风湿性心脏病

多见于青少年，有风湿活动史，X 线表现以左心房扩大为主。无慢性呼吸道疾病史及肺气肿体征，结合 X 线、心电图、超声心动图有助于鉴别。

### （四）发绀型先天性心脏病

这类患者常有右心增大、肺动脉高压及发绀等表现，有时与肺源性心脏病混淆。先天性心脏病患者多于儿童和青年时发病，体检无肺气肿体征，心脏听诊可闻及特征性杂音。超声心动图有助于鉴别。

## 八、并发症

### （一）肺性脑病

是由于呼吸功能衰竭所致缺氧、二氧化碳潴留而引起精神障碍、神经系统症状的综合征。但必须除外脑动脉硬化、严重电解质紊乱、单纯性碱中毒、感染中毒性脑病等。肺性脑病是肺源性心脏病死亡的首要原因，详见本篇第六章。

### （二）酸碱失衡及电解质紊乱

肺源性心脏病出现呼吸衰竭时，因缺氧和二氧化碳潴留，可发生各种不同类型的酸碱失衡及电解质紊乱，使其病情更为恶化。详见本篇第六章。

### （三）心律失常

多表现为房性期前收缩及阵发性室上性心动过速，以紊乱性房性心动过速最具特征性，也可有心房扑动及心房颤动。少数病例由于急性严重心肌缺氧，可出现心室颤动以至心脏骤停。应注意与洋地黄中毒等引起的心律失常鉴别。

### （四）休克

是肺源性心脏病死因之一。发生原因有：①感染中毒性休克；②失血性休克，多由上消化道出血引起；③心源性休克，严重心力衰竭或心律失常所致。

### （五）消化道出血

详见第四篇第十五章。

### （六）弥散性血管内凝血

详见第六篇第十三章。

## 九、治疗

### （一）肺、心功能失代偿期

治疗原则：积极控制感染；通畅呼吸道，改善呼吸功能；纠正缺氧和二氧化碳潴留；控制呼吸和心力衰竭，处理并发症。

1. 呼吸衰竭的治疗　控制支气管、肺部感染，参考痰菌培养及药物敏感试验选择抗菌药物。在没有得到培养结果前，根据感染的环境及痰涂片革兰氏染色选用抗菌药物。院外感染以革兰氏阳性菌占多数；院内感染则以革兰氏阴性菌为主。或选用两者兼顾的抗菌药物。常用的有青霉素类、氨基糖苷类、氟喹诺酮类及头孢菌素类等抗菌药物。若真菌感染，应调节机体免疫功能，停用或调整抗菌药物，加用抗真菌药物如咪康唑或氟康唑。通畅呼吸道，纠正缺氧和二氧化碳潴留，纠正酸碱失衡和电解质紊乱。详见本篇第三章第三节和本篇第六章。

2. 右心功能衰竭的治疗　肺源性心脏病心力衰竭的治疗与其他心脏病心力衰竭的治疗不同之处在于：肺源性心脏病患者一般在积极控制感染、改善呼吸功能后，心力衰竭便能得到改善。但对治疗后无效或较重患者可适当选用利尿、正性肌力药或血管扩张药。

（1）利尿剂：有减少水钠潴留、减轻心脏前负荷的作用。原则上宜缓和、小量、联合应用排钾与保钾利尿剂,疗程不宜长。如氢氯噻嗪 25mg,1 次/d,3 次/d,可加用保钾利尿剂,如氨苯蝶啶 50~100mg,1~3 次/d。重度而急需利尿的患者可用呋塞米(furosemide,速尿)20mg 肌内注射或口服。应用利尿剂后应注意预防低钾低氯性碱中毒。

(2)正性肌力药:肺源性心脏病患者由于慢性缺氧及感染,对洋地黄类药物耐受性很低,疗效较差,且易发生心律失常,这与处理一般心力衰竭有所不同。如使用洋地黄类药物,应选用作用快、排泄快的制剂,其剂量宜小,一般约为常规剂量的 1/2 或 2/3,如毒毛花苷 K(毒毛旋花子苷 K)0. 125~0. 25mg 或毛花苷丙(西地兰)0. 2~0. 4mg 加于 10%葡萄糖液内静脉缓慢推注,或地高辛 0. 125mg,1 次/d,口服。低氧血症和感染等均可使心率增快,故不宜以心率快慢作为衡量洋地黄类药物应用和疗效考核指征。应用指征:①感染已控制,呼吸功能已改善,利尿剂不能得到良好的疗效而反复水肿的心力衰竭患者;②以右心衰竭为主要表现而无明显感染的患者;③出现急性左心衰竭者。

(3)血管扩张剂的应用:血管扩张剂可以改善右心室功能与右心室血流灌注,降低右心室后负荷及肺动脉压。对部分心力衰竭有一定效果,但并不像治疗其他心脏病那样效果明显。常用的药物有酚妥拉明、硝普钠、硝苯地平、氨力农等,川芎嗪、一氧化氮(NO)等,有一定降低肺动脉压的效果而无副作用。

3. 并发症的治疗　慢性肺源性心脏病除肺和心功能严重损伤外,全身其他器官均可累及,出现多种并发症,须及时发现并积极治疗,方可降低病死率。

4. 加强护理工作　严密观察病情变化,加强心肺功能的监护。翻身、拍背等方法排除呼吸道分泌物,改善通气功能。

(二)肺、心功能代偿期

采用中西医结合的综合措施,增强患者的免疫功能,去除诱发因素,减少或避免急性发作,使心、肺功能得到部分或全部恢复。继发于慢阻肺者具体方法可参阅第二章第三节。

# 十、预后

肺源性心脏病常反复急性发作,随肺功能的损害病情逐渐加重,多数预后不良,病死率在 10%~15%,但经积极治疗可以延长寿命,提高患者生活质量。

# 十一、预防

主要是防治引起本病的支气管、肺和肺血管等疾病。积极提倡戒烟,加强卫生宣教,增强抗病能力。防治原发病的诱因,如呼吸道感染、各种变应原、有害气体的吸入、粉尘作业等的防护工作等。

(聂秀红)

**学习小结**

慢性阻塞性肺疾病(慢阻肺)与慢性支气管炎和阻塞性肺气肿密切相关。慢阻肺是以持续呼吸症状和气流受限为特征,肺功能检查是确诊慢阻肺的必备条件,即吸入支气管扩张及后第 1 秒用力呼气容积占用力肺活量百分比(FEV$_1$/FVC)<70%。慢阻肺是遗传因素-环境因素经过复杂的相互作用导致的结果,吸烟是慢阻肺主要的环境危险因素,戒烟是影响慢阻肺自然病程的最有力的干预措施。慢阻肺稳定期患者的综合治疗措施包括以戒烟宣教为重点的教育和管理、药物治疗和非药物治疗。慢阻肺急性加重期患者的治疗目标是使本次急性加重的影响最小化,并预防再次急性加重的发生,主要措施包括短效支气管扩张剂的初始治疗、出院前尽早开始应用长效支气管扩张剂维持治疗、静脉或口服糖皮质激素,当有应用抗生素指征时,可应用抗生素治疗;当慢阻肺患者出现急性呼吸衰竭时,如无绝对禁忌,无创机械通气应为首选通气模式;急性加重后应开始预防急性加重的相应措施。慢性呼吸系统疾病导致慢性肺心病的

核心和关键环节是肺动脉高压，导致肺动脉高压的主要原因是肺泡内低氧，低氧性肺动脉高压的发生机制主要包括低氧性肺血管收缩和肺血管重构。 慢性肺心病的治疗主要在于原发病的治疗，继发于慢阻肺的肺心病，其失代偿期治疗的重点在于控制慢阻肺急性加重和呼吸衰竭。

## 复习参考题

1. 慢性支气管炎、支气管哮喘、慢阻肺之间关系如何？

2. 临床上如何诊断慢性阻塞性肺疾病？ 如何评估与治疗？

3. 临床上引起肺源性心脏病的常见病因有哪些？ 肺源性心脏病有哪些临床表现？

## 案例 2-3-1

患者，男性，69 岁。主诉"反复咳嗽、咳痰、气喘 20 年，加重 2d"。患者于 20 年前开始常反复出现咳嗽、咳痰，为白色泡沫样痰，每于晨起时明显。5 年前出现进行性加重的气喘、呼吸困难，上 3 层楼即出现呼吸困难，天气变化及秋冬季明显，着凉感冒可诱发或加重。近 3 年每年加重 2 次，均需住院诊治，诊断为慢阻肺，给予抗感染、解痉、平喘、止咳、化痰等治疗，症状可缓解。2d 前无明显诱因再次出现咳嗽，咳中等量黄白色黏痰，后出现喘憋症状加重，伴胸闷、大汗，自予沙丁胺醇雾化后无明显缓解，来院就诊。查体：神志清楚，喘息貌，口唇及甲床轻度发绀，桶状胸，双下肺可闻湿啰音及哮鸣音。

思考问题：

1. 如何考虑患者的诊断？

2. 哪些检查对患者的诊断有帮助？

3. 如何治疗该患者？

# 第四章　支气管哮喘

02第04章

**学习目标**

| 掌握 | 支气管哮喘临床表现、诊断标准、疾病分期、严重程度及控制水平分级；急性发作期及重症哮喘的处理、慢性持续期治疗原则。 |
|---|---|
| 熟悉 | 支气管哮喘的病因、发病机制、教育与管理。 |

支气管哮喘（bronchial asthma）简称"哮喘"，是由多种细胞（如嗜酸性粒细胞、肥大细胞、T淋巴细胞、中性粒细胞、平滑肌细胞、气道上皮细胞等）和细胞组分参与的气道慢性炎症性疾病。主要特征为气道慢性炎症、气道高反应性、广泛多变的可逆性气流受限和气道不可逆性结构改变（即气道重构）。临床表现为反复发作的喘息、气急、胸闷或咳嗽等症状，常在夜间和/或清晨发作、加剧，多数患者可自行缓解或经治疗缓解。

全球约有3亿哮喘患者，预计2025年将超过4亿。我国哮喘患者人数约3000万，平均患病率为0.5%~5.0%，且呈逐年上升趋势。发达国家患病率高于发展中国家，城市高于农村。约40%的患者有家族史。

## 一、病因

哮喘的病因有许多因素参与，主要影响因素为遗传因素和环境因素。

### （一）遗传因素

哮喘是一种多基因遗传病，其发病具有家族聚集倾向，亲缘关系越近，患病率越高。哮喘患者存在气道高反应性、IgE调节和特应性反应相关的基因。全基因组关联研究鉴定了多个哮喘易感基因位点，如$5q^{12,22,23}$、$17q^{12~17}$、$9q^{24}$等。哮喘的表观遗传学研究将进一步揭示哮喘发病的遗传机制。

### （二）环境因素

包括多种变应原因素，如室内变应原（尘螨、动物毛屑、蟑螂）、室外变应原（花粉、草粉）、职业变应原（油漆、饲料、染料）、食物（鱼、虾、蟹、蛋类、牛奶）、药物（阿司匹林、普萘洛尔、抗生素）和非变应原因素，如运动、大气污染、吸烟、肥胖等。

## 二、发病机制

哮喘的发病机制尚未完全阐明，目前可概括为气道免疫-炎症机制、神经调节机制及其相互作用等。

（一）免疫-炎症机制

1. 气道炎症形成机制　气道慢性炎症反应是由多种炎症细胞、炎症介质和细胞因子共同参与、相互作用的结果。

（1）当外源性变应原通过吸入、食入或接触等途径进入机体后，经抗原递呈细胞（如树突状细胞、巨噬细胞、嗜酸粒性细胞）内吞并激活T细胞，活化的辅助性T细胞（主要是Th2细胞）产生IL-4、IL-5、IL-10和IL-13等进一步激活B淋巴细胞，后者合成特异性IgE，并结合于肥大细胞和嗜碱性粒细胞等表面的IgE受体。若变应原再次进入体内，可与结合在细胞表面的IgE交联，使该细胞合成并释放多种活性介质导致平滑肌收缩、黏液分泌增加、血管通透性增高和炎症细胞浸润等，产生哮喘的临床症状，这是一个典型的变态反应过程。

根据变应原吸入后哮喘发生的时间，可分为速发型哮喘反应（IAR）、迟发型哮喘反应（LAR）和双相型哮喘反应（OAR）。IAR几乎在吸入变应原的同时发生，15～30min达高峰，2h后逐渐恢复正常。LAR 6h左右发病，持续时间长，可达数天，临床症状重，肺功能损害严重而持久。约半数以上患者出现LAR。

（2）活化的Th（主要是Th2）细胞分泌的细胞因子，可以直接激活肥大细胞、嗜酸性粒细胞及肺泡巨噬细胞等多种炎症细胞，使之在气道浸润和聚集。这些细胞相互作用可分泌多种炎症介质和细胞因子，并与炎症细胞相互作用，使气道收缩，黏液分泌增加，血管渗出增多。根据介质产生的先后可分为快速释放性介质，如组胺；继发产生性介质，如前列腺素（PG）、白三烯（LT）、嗜酸性粒细胞阳离子蛋白（ECP）、血小板活化因子（PAF）等。

（3）各种细胞因子及环境刺激因素亦可直接作用于气道上皮细胞，后者分泌内皮素-1（ET-1）及基质金属蛋白酶（MMP）并活化各种生长因子，特别是转化生长因子-β（TGF-β）。以上因子共同作用于上皮下成纤维细胞和平滑肌细胞，使之增殖而引起气道重构。

（4）由气道上皮细胞、血管内皮细胞产生的黏附分子（AMs）可介导白细胞与血管内皮细胞的黏附，白细胞由血管内转移至炎症部位，加重了气道炎症过程。

2. 气道高反应性（airway hyperresponsiveness，AHR）　表现为气道对各种刺激因子出现过强或过早的收缩反应，是哮喘的基本特征，也是哮喘发生发展的重要因素之一。气道炎症是导致AHR的重要机制之一，当气道受到变应原或其他刺激后，由于多种炎症细胞、炎症介质和细胞因子的参与，气道上皮的损害和上皮下神经末梢的裸露等导致AHR。AHR常有家族倾向，受遗传因素的影响。长期吸烟、接触臭氧、病毒性上呼吸道感染、慢性阻塞性肺疾病等也可出现AHR。

3. 气道重构　是哮喘重要的病理特征之一，与哮喘慢性化、持续化和严重程度密切相关。气道重构表现为气道组织不可逆性的损伤与修复，其特征包括：黏膜下成纤维细胞增殖，气道平滑肌增厚，细胞外基质沉积，支气管血管数目增加，杯状细胞增生和黏液的过度分泌。其中，平滑肌的增厚包括平滑肌肥大、增殖和功能异常，与哮喘患者AHR及肺功能进行性下降密切相关，也是哮喘激素治疗敏感性降低的重要原因。

（二）神经调节机制

神经因素也被认为是哮喘发病的重要环节。支气管受复杂的自主神经支配。除胆碱能神经、肾上腺素能神经外，还有非肾上腺素能非胆碱能（NANC）神经系统。支气管哮喘与β-肾上腺素受体功能低下和迷走神经张力亢进有关，并可能存在α-肾上腺素能神经的反应性增加。NANC能释放舒张支气管平滑肌的神经介质如血管活性肠肽、一氧化氮及收缩支气管平滑肌的介质如P物质、神经激肽，两者平衡失调，可引起支气管平滑肌收缩。

哮喘发病机制见图2-4-1。

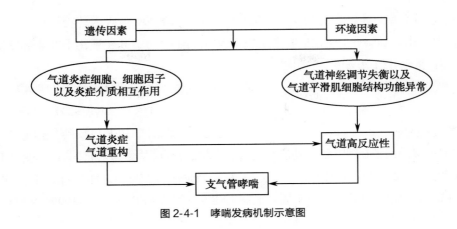

图 2-4-1 哮喘发病机制示意图

### 三、病理

气道慢性炎症作为哮喘的基本特征,表现为气道上皮下肥大细胞、嗜酸性粒细胞、巨噬细胞、淋巴细胞及中性粒细胞等的浸润,以及气道黏膜下组织水肿、微血管通透性增加、支气管平滑肌痉挛、纤毛上皮细胞脱落、杯状细胞增生及气道分泌物增加等病理改变。若哮喘长期反复发作,可见支气管平滑肌肥大/增生、气道上皮细胞黏液化生、上皮下胶原沉积和纤维化、血管增生以及基底膜增厚等气道重构的表现。

### 四、临床表现

#### (一)症状

为发作性伴有哮鸣音的呼气性呼吸困难或伴有咳嗽,常在夜间和/或凌晨发作和加重。严重者被迫采取坐位或呈端坐呼吸,干咳或咳白色泡沫痰,有时咳嗽或胸闷可为唯一症状。哮喘症状可在数分钟内发作,经数小时至数天,用支气管舒张药或自行缓解。某些患者在缓解数小时后可再次发作。

#### (二)体征

发作时胸部呈过度充气状态,有广泛的哮鸣音,呼气音延长。但在轻度或危重度哮喘急性发作时,哮鸣音可不出现。心率增快、奇脉、胸腹反常运动和发绀常出现在严重哮喘患者中。非发作期体检可无异常。

#### (三)并发症

严重发作时可并发气胸、纵隔气肿、肺不张;长期反复发作可并发感染、慢性阻塞性肺疾病、支气管扩张和肺源性心脏病。

#### (四)实验室检查

1. 血液检查　过敏性哮喘患者可有血嗜酸性粒细胞增高。

2. 痰液检查　可见较多嗜酸性粒细胞。通过诱导痰液中细胞因子和炎性介质含量的测定,有助于哮喘的诊断和病情严重程度的判断。

3. 呼吸功能检查

(1)通气功能检测:在哮喘发作时呈阻塞性通气功能改变,呼气流速指标均显著下降,第 1 秒用力呼气容积($FEV_1$)、第 1 秒用力呼气容积占用力肺活量比值($FEV_1/FVC\%$)、最大呼气中期流速(MMER)、25%与 50%肺活量时的最大呼气流速(MEF 25%与 MEF 50%)以及呼气峰流速(PEF)均减少。肺容量指标可见用力肺活量减少、残气量增加、功能残气量和肺总量增加,残气占肺总量百分比增高。缓解期上述通气功能指标可全部或部分恢复。病变迁延、反复发作者,其通气功能逐渐下降,气流受限变为不完全可逆。

(2)支气管激发试验(bronchial provocation test,BPT):用以测定气道反应性。常用吸入激发剂醋甲胆碱和组胺,其他激发剂包括变应原、甘露醇、高渗盐水等,也有用物理激发因素如运动、冷空气等作为激发剂。吸入激发剂后其通气功能下降、气道阻力增加。如 $FEV_1$ 占预计值百分比下降 ≥20%,可诊断为激发试验阳性。通过剂量反应曲线计算使 $FEV_1$ 占预计值百分比下降 20% 的吸入药物累积剂量（$PD20\text{-}FEV_1$）或累积浓度（$PC20\text{-}FEV_1$），可对气道反应性增高的程度作出定量判断。BPT 适用于非哮喘发作期，$FEV_1$ 占预计值百分比在正常预计值 70% 以上的患者。

（3）支气管舒张试验（bronchial dilation test，BDT）：用以测定气道可逆性。常用的吸入支气管舒张剂有沙丁胺醇、特布他林。$FEV_1$ 占预计值百分比较用药前增加 >12%，且其绝对值增加 >200ml 为舒张试验阳性。

（4）呼气峰流速（expiratory peak velocity，PEF）：及其变异率测定 PEF 可反映气道通气功能的变化。哮喘发作时 PEF 下降。由于哮喘有通气功能时间节律变化的特点，监测 PEF 日间、周间变异率有助于哮喘的诊断和病情评估。平均每日昼夜变异率（连续 7d，每日 PEF 昼夜变异率之和/7）>10%，或 PEF 周变异率{（2 周内最高 PEF 值−最低 PEF 值）/[（2 周内最高 PEF 值+最低 PEF）×1/2]×100%}>20%，提示存在可逆性的气道改变。

4. 动脉血气分析　哮喘发作时由于气道阻塞、通气/血流比值失衡，可致肺泡-动脉血氧分压差（A-a$DO_2$）增大；严重发作时可有缺氧，$PaO_2$ 降低，由于过度通气可使 $PaCO_2$ 下降，pH 上升，表现呼吸性碱中毒。病情进一步发展，气道阻塞严重，可有缺氧及 $CO_2$ 滞留，$PaCO_2$ 上升，表现呼吸性酸中毒。若缺氧严重，可合并代谢性酸中毒。

5. 胸部 X 线/CT 检查　哮喘发作时胸部 X 线可见两肺透亮度增加，呈过度通气状态；胸部 CT 在部分患者可见支气管壁增厚、黏液阻塞。注意肺不张、气胸或纵隔气肿等并发症的存在。

6. 特异性变应原检测　测定变应原并结合病史，有助于患者的病因诊断和脱离致敏因素的接触。

（1）体外检测：外周血变应原特异性 IgE 增高，结合病史有助于病因诊断；血清总 IgE 测定对哮喘诊断价值不大，但其增高的程度可作为重症哮喘使用抗 IgE 抗体治疗及调整剂量的依据。

（2）在体试验：皮肤变应原测试用于指导避免变应原接触和脱敏治疗，临床较为常用。可通过皮肤点刺等方法进行，皮试阳性提示患者对该变应原过敏。在体试验一般不在哮喘发作时进行。

## 五、诊断

### （一）诊断标准

1. 典型哮喘的临床症状和体征

（1）反复发作喘息、气急，伴或不伴胸闷或咳嗽，夜间及晨间多发，常与接触变应原、冷空气、物理、化学性刺激以及上呼吸道感染、运动等有关。

（2）发作时双肺可闻及散在或弥漫性哮鸣音，呼气相延长。

（3）上述症状和体征可经治疗缓解或自行缓解。

2. 可变气流受限的客观检查

（1）支气管舒张试验阳性（吸入支气管舒张剂后，$FEV_1$ 占预计值百分比增加 >12%，且 $FEV_1$ 绝对值增加 >200ml）。

（2）支气管激发试验阳性。

（3）呼气流量峰值（PEF）平均每日昼夜变异率 >10%，或 PEF 周变异率 >20%。

符合上述症状和体征，同时具备气流受限客观检查中的任一条，并除外其他疾病所引起的喘息、气急、胸闷和咳嗽，可以诊断为哮喘。

理论与实践

---

**不典型哮喘的诊断**

临床还存在无喘息症状及哮鸣音的不典型哮喘，患者仅表现为反复咳嗽、胸闷或其他呼吸道症状。

1. 咳嗽变异性哮喘　咳嗽作为唯一或主要症状，无喘息、气急等典型哮喘的症状和体征，同时具备可变气流受限客观检查中的任一条，除外其他疾病所引起的咳嗽。

2. 胸闷变异性哮喘　胸闷作为唯一或主要症状，无喘息、气急等典型哮喘的症状和体征，同时具备可变气流受限客观检查中的任一条，除外其他疾病所引起的胸闷。

3. 隐匿性哮喘　指无反复发作喘息、气急、胸闷或咳嗽的表现，但长期存在气道反应性增高者。随访发现有14%～58%的无症状气道反应性增高者可发展为典型哮喘。

### （二）哮喘的分期及控制水平分级

根据临床表现哮喘分为急性发作期、慢性持续期和临床缓解期。

1. 急性发作期　喘息、气急、咳嗽、胸闷等症状突然发生，或原有症状加重，并以呼气流量降低为特征，常因接触变应原、刺激物或呼吸道感染诱发。急性发作期哮喘严重程度分级见表2-4-1。

表2-4-1　急性发作期哮喘严重程度分级

| 临床特点 | 轻度 | 中度 | 重度 | 危重 |
|---|---|---|---|---|
| 气短 | 步行、上楼时 | 稍事活动 | 休息时 | — |
| 体位 | 可平卧 | 喜坐位 | 端坐呼吸 | — |
| 讲话方式 | 连续成句 | 单句 | 单词 | 不能讲话 |
| 精神状态 | 可有焦虑，尚安静 | 有时焦虑或烦躁 | 常有焦虑、烦躁 | 嗜睡或意识模糊 |
| 出汗 | 无 | 有 | 大汗淋漓 | — |
| 呼吸频率 | 轻度增加 | 增加 | 常>30 次/min | — |
| 辅助肌活动及三凹征 | 常无 | 可有 | 常有 | 胸腹矛盾呼吸 |
| 哮鸣音 | 散在，呼气末 | 响亮、弥漫 | 响亮、弥漫 | 减弱或无 |
| 脉率/（次·min⁻¹） | <100 | 100～120 | >120 | 脉率变慢或不规则 |
| 奇脉（深吸气时收缩压下降）/mmHg | 无，<10 | 可有，10～25 | 常有，10～25 | 无，提示呼吸肌疲劳 |
| 使用 β₂ 受体激动剂后 PEF 预计值或个人最佳值 | >80% | 60%～80% | <60%或绝对值<100L/min 或作用时间<2h | — |
| PaO₂（吸空气）/mmHg | 正常 | ≥60 | <60 | <60 |
| PaCO₂/mmHg | <40 | ≤45 | >45 | >45 |
| SaO₂（吸空气）/% | >95 | 90～95 | ≤90 | ≤90 |
| pH | — | — | — | 降低 |

注：1. 只要符合某一严重程度的某些指标，而不需满足全部指标，即可提示为该级别的急性发作。
2. 1mmHg=0.133kPa。
3. —：无反应或无变化。

2. 慢性持续期　每周均不同频度和/或不同程度地出现喘息、气急、咳嗽、胸闷等症状。可将慢性持续期的哮喘病情严重程度分为间歇状态、轻度持续、中度持续和重度持续4级（表2-4-2）。长期评估哮喘的控制水平对调整治疗的指导意义更大。哮喘控制水平分为良好控制、部分控制和未控制3个等级（表2-4-3）。

表2-4-2　慢性持续期哮喘严重程度分级

| 分级 | 临床特点 |
|---|---|
| 间歇状态（第1级） | 症状<每周1次<br>短暂出现<br>夜间哮喘症状≤每月2次<br>FEV₁占预计值百分比≥80%或PEF≥80%个人最佳值，PEF变异率<20% |
| 轻度持续（第2级） | 症状≥每周1次但<每日1次<br>可能影响活动和睡眠<br>夜间哮喘症状>每月2次但<每周1次<br>FEV₁占预计值百分比≥80%或PEF≥80%个人最佳值，PEF变异率20%～30% |

| 分级 | 临床特点 |
|---|---|
| 中度持续（第3级） | 每日有症状 |
| | 影响活动和睡眠 |
| | 夜间哮喘症状≥每周1次 |
| | FEV$_1$占预计值百分比为60%~79%或PEF为60%~79%个人最佳值，PEF变异率>30% |
| 重度持续（第4级） | 每日有症状 |
| | 频繁出现 |
| | 经常出现夜间哮喘症状 |
| | 体力活动受限 |
| | FEV$_1$占预计值百分比<60%或PEF<60%个人最佳值，PEF变异率>30% |

注：FEV$_1$为第1秒用力呼气容积；PEF为呼气峰流速。

表2-4-3 慢性持续期哮喘控制水平分级

| 哮喘症状控制 | 哮喘症状控制水平 | | |
|---|---|---|---|
| | 良好控制 | 部分控制 | 未控制 |
| 过去4周，患者存在（是/否） | 无 | 存在1~2项 | 存在3~4项 |
| 日间哮喘症状>2次/周 | | | |
| 夜间因哮喘憋醒 | | | |
| 使用缓解药次数>2次/周 | | | |
| 哮喘引起的活动受限 | | | |

3. 临床缓解期 是指症状和体征消失，肺功能恢复到急性发作前水平并维持3个月以上。

## 六、鉴别诊断

应除外其他可能引起喘息或呼吸困难的疾病，方可作出支气管哮喘的诊断（表2-4-4）。

表2-4-4 其他可能引起喘息的疾病

| 分类 | 疾病 | 分类 | 疾病 |
|---|---|---|---|
| 常见病 | 急性支气管炎（感染因素、化学因素） | 少见病 | 肿块阻塞气道 |
| | 异物吸入 | | 外压：中央型胸内肿瘤、上腔静脉压迫综合征、胸腺瘤 |
| | 支气管狭窄 | | 气道内：原发性肺癌、气管肿瘤、转移性乳腺癌 |
| | 慢性支气管炎 | | 类癌综合征 |
| | 心力衰竭 | | 肺栓塞 |
| | 嗜酸性粒细胞肺浸润症 | | 囊性纤维化 |
| | | | 全身血管炎（结节性多动脉炎） |

### （一）左心衰竭引起的呼吸困难

曾称为心源性哮喘，发作时的症状与哮喘相似。患者多有高血压、冠状动脉粥样硬化性心脏病、风湿性心脏病和二尖瓣狭窄等病史和体征。突发气急，端坐呼吸，阵发性咳嗽，常咳粉红色泡沫痰，两肺可闻及广泛的湿啰音和哮鸣音，心界向左下扩大，心率增快，心尖部可闻及奔马律。胸部X线检查可见心脏增大、肺淤血征。未明确诊断时忌用肾上腺素或吗啡。

### （二）慢性阻塞性肺疾病

多见于中老年人，有慢性咳嗽、气喘史，多有长期吸烟或接触有害气体的病史。有肺气肿体征，两肺或可闻及湿啰音。肺功能检查有助鉴别。慢性阻塞性肺疾病也可与哮喘合并存在。

### （三）上气道阻塞

中央型支气管肺癌、气管支气管结核、复发性多软骨炎等气道疾病或异物气管吸入，导致支气管狭窄或伴发感染时，可出现喘鸣或类似哮喘样呼吸困难，肺部可闻及哮鸣音。但根据临床病史，特别是出现吸气性呼吸困难,痰液细胞学或细菌学检查,胸部影像或支气管镜检查,常可明确诊断。

#### (四)变态反应性肺浸润

见于热带嗜酸性粒细胞增多症、肺嗜酸性粒细胞增多性浸润、变态反应性肺泡炎等。致病原为寄生虫、原虫、花粉、化学药品、职业粉尘等,多有接触史,症状较轻,患者常有发热,胸部 X 线检查可见多发性、此起彼伏的淡薄斑片浸润阴影,可自行消失或再发。肺组织活检等有助鉴别。

## 七、治疗

哮喘是一种慢性疾病,需要长期维持治疗,目标在于达到哮喘症状的良好控制,维持日常活动,同时尽可能减少急性发作、肺功能不可逆损害和药物相关副作用的风险,即达到所谓的"整体控制"。

#### (一)去除诱因

查找引起哮喘发作的变应原或其他非特异刺激因素,去除诱因是防治哮喘最有效的方法。

#### (二)药物治疗

1. 药物分类和作用特点　哮喘治疗药物分为控制药物和缓解药物。前者指需要每日使用并长期维持的药物,主要通过抗炎作用使哮喘维持临床控制,其中包括吸入性糖皮质激素(inhaled corticosteroids,ICS)、全身性激素、白三烯调节剂(leukotriene receptor antagonists,LTRA)、长效 $\beta_2$ 受体激动剂(long-acting β2-agonists,LABA)。后者指按需使用的药物,通过迅速解除支气管痉挛而缓解哮喘症状,包括速效吸入和短效口服 $\beta_2$ 受体激动剂、全身性激素、吸入性抗胆碱能药物、短效茶碱等。

(1)糖皮质激素:糖皮质激素是最有效的控制哮喘气道炎症的药物。可分为吸入、口服和静脉用药。

吸入用药:常用 ICS 有倍氯米松、布地奈德、丙酸氟替卡松等。通常需规律吸入 1~2 周方能生效。吸入治疗药物全身性不良反应少,少数患者可引起口咽念珠菌感染、声音嘶哑或呼吸道不适,吸药后用清水漱口可减轻局部反应和胃肠吸收。长期使用较大剂量($>1000\mu g/d$)者应注意预防全身性不良反应,如肾上腺皮质功能抑制、骨质疏松等。为减少吸入大剂量糖皮质激素的不良反应,可与 LABA、控释茶碱或 LTRA 联合使用。常用 ICS 的给药剂量及互换关系见表 2-4-5。

表 2-4-5　成人每日常用吸入激素剂量及互换关系　　　　　　　　　　　　　　　　　　　　　　　　单位:μg

| 常用激素 | 低剂量 | 中剂量 | 高剂量 |
| --- | --- | --- | --- |
| 二丙酸倍氯米松(CFC) | 200~500 | >500~1000 | >1000 |
| 二丙酸倍氯米松(HFA) | 100~200 | >200~400 | >400 |
| 布地奈德(DPI) | 200~400 | >400~800 | >800 |
| 环索奈德(HFA) | 80~160 | >160~320 | >320 |
| 丙酸氟替卡松(DPI) | 100~250 | >250~500 | >500 |
| 丙酸氟替卡松(HFA) | 100~250 | >250~500 | >500 |
| 糠酸莫米松 | 110~220 | >220~440 | >440 |
| 曲安奈德 | 400~1000 | >1000~2000 | >2000 |

注:CFC 为氯氟烃(氟利昂)抛射剂;HFA 为氢氟烷烃抛射剂;DPI 为干粉吸入剂。

口服用药:对于大剂量 ICS 联合 LABA 仍不能控制的持续性哮喘和激素依赖性哮喘,可以叠加小剂量口服激素维持治疗。一般使用半衰期较短的激素(如泼尼松、泼尼松龙或甲泼尼龙等),推荐采用每日或隔日清晨顿服给药的方式,以减少外源性激素对下丘脑-垂体-肾上腺轴的抑制作用。起始 30~60mg/d,症状缓解后逐渐减量至≤10mg/d。然后逐渐停用或改用吸入剂。

静脉用药:重度或严重哮喘发作时应及早应用琥珀酸氢化可的松,注射后 4~6h 起作用,常用量 100~400mg/d,或甲泼尼龙(80~160mg/d)起效时间更短(2~4h)。地塞米松因在体内半衰期较长、不良反应较多,宜慎用,一般10~30mg/d。无激素依赖倾向者,可在短期(3~5d)内停药;有激素依赖倾向者,应适当延长给药时间,症状缓解后逐渐减量,然后改口服和吸入制剂维持。

(2) β₂受体激动剂:β₂受体激动剂主要通过激动呼吸道的β₂受体,激活腺苷酸环化酶,使细胞内的环磷腺苷(cAMP)含量增加,游离$Ca^{2+}$减少,从而松弛支气管平滑肌,控制哮喘急性发作。根据药物作用维持时间长短可分为长效(LABA,维持≥12h)和短效β₂受体激动剂(short-acting β2-agonists,SABA),维持4~6h。根据药物平喘作用起效的快慢又可分为速效(数分钟起效)和缓慢起效(≥半小时起效)(表2-4-6)。

表2-4-6　β₂受体激动剂的分类

| 起效时间 | 作用维持时间 | |
| --- | --- | --- |
| | 短效 | 长效 |
| 速效 | 沙丁胺醇吸入剂<br>特布他林吸入剂<br>非诺特罗吸入剂 | 福莫特罗吸入剂 |
| 慢效 | 沙丁胺醇口服剂<br>特布他林口服剂 | 沙美特罗吸入剂 |

1) SABA:常用的药物如沙丁胺醇(salbutamol)和特布他林(terbutaline)等,应按需间歇使用,不能单一、长期应用SABA治疗哮喘。①吸入。吸入SABA通常在数分钟内起效,疗效可维持数小时,是缓解轻度至中度急性哮喘症状的首选药物,也可用于运动性哮喘。有定量气雾剂(MDI)、干粉吸入剂和雾化溶液三种剂型。对轻度或中度哮喘发作,可吸入沙丁胺醇100~200μg/次或特布他林250~500μg/次,必要时20min重复1次。SABA溶液经雾化泵吸入适用于轻度至重度哮喘发作,如沙丁胺醇5mg稀释在5~20ml溶液中雾化吸入。②口服。如沙丁胺醇、特布他林、丙卡特罗(procaterol)片等,一般口服用法为2.0~2.5mg,每日3次,通常在服药后15~30min起效,疗效维持4~6h。使用虽较方便,但心悸、骨骼肌震颤等不良反应比吸入给药时明显。缓释剂型和控释剂型的平喘作用维持时间可达8~12h,适用于夜间哮喘患者的预防和治疗。③注射。一般每次用量为沙丁胺醇0.5mg,滴速2~4μg/min,平喘作用迅速,但心悸等全身不良反应的发生率高,不推荐常规使用。

2) LABA:①沙美特罗(salmeterol)。30min起效,平喘作用维持12h以上。②福莫特罗(formoterol)。给药后3~5min起效,平喘作用维持8~12h以上。长期应用可引起β₂受体功能下调、气道反应性增高,增加哮喘死亡风险,故不推荐长期单独使用LABA。

3) ICS/LABA复合制剂:两者具有协同抗炎和平喘作用,适用于中度至重度持续哮喘患者的长期治疗。常用的ICS/LABA联合制剂有氟替卡松/沙美特罗吸入干粉剂、布地奈德/福莫特罗吸入干粉剂和倍氯米松/福莫特罗气雾剂等。

(3) 白三烯调节剂:包括半胱氨酰白三烯调节剂和5-脂氧合酶抑制剂,是目前除ICS外唯一可单独应用的哮喘控制药物,可作为轻度哮喘的一线治疗药物,联合应用可以减少中度至重度哮喘患者ICS的剂量,尤其适用于过敏性鼻炎哮喘、阿司匹林哮喘、运动性哮喘的治疗。常用药物如扎鲁司特(zafirlukast)20mg,每日2次;或孟鲁司特(montelukast)10mg,每日1次。不良反应较轻微,主要是胃肠道症状,少数有皮疹、血管性水肿、转氨酶升高,停药后可恢复正常。

(4) 茶碱:具有舒张支气管平滑肌及强心、利尿、兴奋呼吸中枢和呼吸肌等作用,低浓度茶碱具有一定的抗炎作用。口服用于轻-中度哮喘急性发作和哮喘的维持治疗,包括氨茶碱和控(缓)释茶碱,后者昼夜血药浓度平稳,治疗浓度维持较好,不良反应较少,平喘作用可持续12~24h,尤适用于控制夜间哮喘,一般剂量每日6~10mg/kg。静脉:氨茶碱首次剂量为4~6mg/kg,注射速度不宜超过0.25mg/(kg·min),维持量为 0.6~0.8mg/(kg·h)。每日注射量一般不超过 1.0g。静脉给药主要应用于重症哮喘。茶碱的主要副作用为胃肠道症状(恶心、呕吐)、心血管症状(心动过速、心律失常、血压下降),偶可兴奋呼吸中枢,严重者可引起抽搐乃至死亡。由于茶碱的有效血药浓度与中毒血药浓度接近,且血药浓度受多种因素的影响,用药中应监测其血浆浓度,安全浓度为 6~15mg/L。发热、妊娠、小儿或老年,患有肝、心、肾功能障碍及甲状腺功能亢进者尤须慎用。合用西咪替丁(甲氰咪胍)、喹诺酮类、大环内酯类药物等可影响茶碱代谢而使其排泄减慢,应减少用药量。

(5) 抗胆碱药:具有一定的支气管舒张作用,较 β$_2$ 受体激动剂弱,两者联合吸入有协同作用,尤其适用于夜间哮喘及多痰的患者,但对妊娠早期妇女、青光眼、前列腺肥大的患者慎用。抗胆碱药分为短效(SAMA,维持 4~6h)和长效(LAMA 维持 24h)。常用的 SAMA 如异丙托溴铵(ipratropine bromide)可用 MDI,每日 3 次,每次 25~75μg 或用 100~150mg/L 的溶液持续雾化吸入;不良反应少,少数患者有口苦或口干感。常用的 LAMA 如噻托溴铵(tiotropium bromide),是选择性 M1、M3 受体拮抗剂,作用更强、持续时间更久、不良反应更少,有干粉剂和软雾剂,主要用于哮喘合并慢阻肺以及慢阻肺患者的长期治疗。

(6) 抗 IgE 治疗:抗 IgE 单克隆抗体适用于需要 5 级治疗且血清 IgE 水平增高的过敏性哮喘患者。使用方法为每 2 周皮下注射 1 次,持续至少 3~6 个月。远期疗效与安全性有待进一步观察。

(7) 变应原特异性免疫疗法(allergen specific immuno therapy,AIT):通过皮下注射或舌下含服常见吸入变应原提取液(如尘螨、猫毛、豚草等),可减轻哮喘症状和降低气道高反应性,适用于变应原明确,且在严格的环境控制和药物治疗后仍控制不良的哮喘患者。其远期疗效和安全性有待于进一步评价。

(8) 其他药物:口服第二代抗组胺药物(H$_1$ 受体拮抗剂)如氯雷他定、阿司咪唑、特非那定等,其他口服抗变态反应药物如曲尼司特(tranilast)、瑞吡司特(repirinast)等,在哮喘治疗中作用较弱,可用于伴有变应性鼻炎的哮喘患者。

(9) 新的治疗方法

1) 生物制剂:①抗 IL-5 治疗,抗 IL-5 单抗(mepolizumab)可以减少哮喘患者体内嗜酸粒细胞浸润,减少哮喘急性加重和改善患者生活质量,对于高嗜酸粒细胞血症的哮喘患者效果好;②IL-4Rα 亚基治疗,dupilumab 是一种全人源化单克隆抗体,可减少中-重度持续性哮喘的发作。

2) 支气管热成形术(bronchial thermoplasty,BT):可减少哮喘患者的支气管平滑肌数量,降低支气管收缩能力和减轻气道高反应性。支气管热成形术的近期疗效较好,远期疗效尚待更大样本量的临床研究。

2. 急性发作期的治疗　治疗目的是尽快缓解症状,解除气流受限和改善低氧血症,同时还需要制订长期治疗方案以预防再次急性发作。

具有哮喘相关死亡高危因素的患者应尽早到医疗机构就诊。高危患者包括:①曾经有过气管插管和机械通气的濒于致死性哮喘的病史;②在过去一年中因哮喘而住院或看急诊;③正在使用或最近刚刚停用口服激素;④目前未使用吸入激素;⑤过分依赖 SABA,特别是每月使用沙丁胺醇超过 1 支的患者;⑥有心理疾病或社会心理问题,包括使用镇静剂;⑦有对治疗计划不依从的历史;⑧有食物过敏史。

(1) 轻度:经 MDI 吸入 SABA,在第 1h 内每 20min 吸入 1~2 喷。随后可调整为每 3~4h 吸入 1~2 喷。效果不佳时可加用茶碱控释片(200mg/d),或加用 SAMA 气雾剂吸入。

(2) 中度:吸入 SABA(常用雾化吸入),第 1h 内可持续雾化吸入。联合应用雾化吸入 SAMA、激素混悬液。也可联合静脉注射茶碱类。如果治疗效果欠佳,尤其是在控制性药物治疗的基础上发生的急性发作,应尽早口服激素(剂量见前),同时吸氧。

（3）重度至危重度:持续雾化吸入 SABA,联合雾化吸入 SAMA、激素混悬液以及静脉滴注茶碱类药物。吸氧。尽早静脉应用激素(剂量见前),待病情得到控制和缓解后(一般 3～5d),改为口服给药。注意维持水、电解质平衡,纠正酸碱失衡,当 pH<7.20,且合并代谢性酸中毒时,可适当补碱。如病情恶化缺氧不能纠正时,应及时予机械通气治疗,其指征主要包括:呼吸肌疲劳、$PaCO_2 \geqslant 45mmHg$、意识改变(需进行有创机械通气)。若并发气胸,在胸腔引流气体下仍可机械通气。如存在呼吸道和肺部感染的证据应酌情选用抗生素。

3. 慢性持续期的治疗　哮喘的治疗应以患者病情严重程度为基础,根据其控制水平选择适当的治疗方案。要为每个初诊患者制订哮喘防治计划,定期随访、监测,改善患者的依从性,并根据患者病情变化及时修订治疗方案。哮喘患者长期治疗方案分为 5 级(图 2-4-2)。

| | 第1级 | 第2级 | 第3级 | 第4级 | 第5级 |
|---|---|---|---|---|---|
| 首选控制性治疗措施 | | 低剂量的ICS | 低剂量的ICS加LABA | 中/高剂量ICS/LABA | 在第4级的基础上增加口服糖皮质激素或LAMA① |
| 其他可选的控制性治疗措施 | 考虑使用低剂量的ICS | LTRA | 中/高剂量的ICS | 中/高剂量ICS/LABA加LAMA① | 在第4级的基础上增加抗IgE治疗 |
| | | 低剂量茶碱 | 低剂量ICS/LTRA(或加茶碱) | 高剂量ICS/LTRA(或加茶碱) | |
| 缓解治疗 | 按需使用SABA | | 按需使用SABA或低剂量ICS加福莫特罗 | | |

①吸入仅用于 18 岁及以上成人。ICS. 吸入性糖皮质激素;LABA. 长效 $\beta_2$ 受体激动剂;SABA. 短效 $\beta_2$ 受体激动剂;LTRA. 白三烯调节剂;LAMA. 长效抗胆碱能药物。

**图 2-4-2　哮喘长期治疗方案**

对以往未经规范治疗的初诊患者一般可选择第 2 级治疗方案;症状明显者,可直接选择第 3 级治疗方案。从第 2 级到第 5 级的治疗方案中都有不同的控制药物可供选择,而在每一级中都应按需使用缓解药物,以迅速缓解症状。

哮喘症状控制且肺功能稳定至少 3 个月以上,可考虑降级治疗。推荐的药物减量方案通常是首先减少激素用量(口服或吸入),再减少使用次数(由每日 2 次减至每日 1 次),然后再减去与激素合用的控制药物,以最低剂量 ICS 维持治疗直到最终停止治疗。

一般情况下,初诊患者 2～4 周回访,以后 1～3 个月随访 1 次,每 3～6 个月对病情进行一次评估,然后再根据病情进行调整治疗方案,或升级或降级治疗。出现哮喘发作时应随时就诊,发作后 2 周～1 月进行回访。

重症哮喘是指在过去的一年中,需要使用《全球哮喘防治创议》( *Global Initiative for Asthma* ,GINA)建议的第 4 和 5 级哮喘药物治疗,才能维持控制或即使在上述治疗下仍表现为"未控制"哮喘。治疗包括:①首先排除患者治疗依从性不佳,并排除诱发加重或使哮喘难以控制的因素;②原治疗基础上加用口服激素、抗胆碱能药物、白三烯调节剂、抗 IgE 抗体联合治疗;③其他可选择的治疗包括免疫抑制剂、支气管成形术等。

### 全球哮喘防治创议（GINA）

1993 年，在世界卫生组织指导下，美国国立卫生研究院心肺血液研究所起草了全球哮喘管理和预防策略的报告，同时推行 GINA。其目标为：提高哮喘作为一个全球性的公共卫生问题的认识；提供诊断和治疗哮喘的关键性建议；为不同健康需求、不同的健康服务机构和卫生资源提供相应的策略；为全社会指明具有特殊意义的研究领域。

GINA 发展的重要事件回顾：

1993 年　GINA 专家组成立。

1995 年　发表 GINA 系列丛书。

1998 年　修订，对哮喘根据严重程度进行分类。

2002 年　此后每年内容更新。

2006 年　提出了以临床控制为目标的防治哮喘新策略，强调了通过对支气管哮喘患者病情的评估、治疗方案的选择和维持控制水平的监测等三个重要环节的循环往复，以便达到对支气管哮喘最大程度的临床控制。

2017 年　提出肺功能评估应在诊断或治疗开始时进行；控制治疗后的 3~6 个月后，评估个人最佳 $FEV_1$；并且此后定期（至少每 1~2 年）测量肺功能。

## 八、教育与管理

哮喘患者的教育与管理是促进疗效、减少复发、提高患者生活质量的重要措施。

### （一）教育

应为每个初诊哮喘患者制定防治计划，使患者了解或掌握以下内容：①通过长期规范治疗能够有效控制哮喘；②避免触发、诱发因素的方法；③哮喘的本质、发病机制；④哮喘长期治疗方法；⑤药物吸入装置及使用方法；⑥自我监测：哮喘日记、症状评分、PEF、哮喘控制测试（asthma control test，ACT）；⑦哮喘先兆、发作征象和自我处理方法、如何与何时就医；⑧哮喘防治药物知识。

### （二）评估和监测

哮喘治疗的目标是达到并维持哮喘控制。治疗调整是以哮喘患者的控制水平为依据。ACT 是近年来哮喘控制评估的常用工具（表 2-4-7），25 分为控制，20~24 分为部分控制，19 分以下为未控制。

表 2-4-7　哮喘控制测试（ACT）

| 问题 | 评分/分 | | | | |
|------|------|------|------|------|------|
| 问题 1 | 在过去 4 周内，在工作、学习或家中，有多少时候哮喘妨碍您进行日常活动？ | | | | |
| | 所有时间<br>1 | 大多数时间<br>2 | 有些时候<br>3 | 很少时候<br>4 | 没有<br>5 |
| 问题 2 | 在过去 4 周内，您有多少次呼吸困难？ | | | | |
| | 每日不止 1 次<br>1 | 每日 1 次<br>2 | 每周 3~6 次<br>3 | 每周 1~2 次<br>4 | 完全没有<br>5 |
| 问题 3 | 在过去 4 周内，因为哮喘症状（喘息、咳嗽、呼吸困难、胸闷及疼痛），您有多少次在夜间醒来或早上比平时早醒？ | | | | |
| | 每周 4 晚或更多<br>1 | 每周 2~3 晚<br>2 | 每周 1 次<br>3 | 1~2 次<br>4 | 没有<br>5 |
| 问题 4 | 在过去 4 周内，您有多少次使用急救药物治疗（如沙丁胺醇）？ | | | | |
| | 每日 3 次以上<br>1 | 每日 1~2 次<br>2 | 每周 2~3 次<br>3 | 每周 1 次或更少<br>4 | 没有<br>5 |
| 问题 5 | 您如何评价过去 4 周内，您的哮喘控制情况？ | | | | |
| | 没有控制<br>1 | 控制很差<br>2 | 有所控制<br>3 | 控制很好<br>4 | 完全控制<br>5 |

峰流速仪的临床应用

峰流速仪是一种能快速反映 PEF 的仪器,因其具有构造简单、便于携带、测定方法简单、重复性良好的优点,特别适合哮喘患者自我监测病情变化,并作为制订、调整治疗方案的客观指标。PEF 的预计值与身高、性别、人种和年龄有关,推荐用于评价治疗的 PEF 值应以哮喘患者个人最佳值为基准。个人最佳值是指患者的哮喘得到控制时的 PEF 测定值。理想的 PEF 测量应每日两次,早晨起床和 10~12h 后。除了测定 PEF 值以外,还要重视 PEF 的每日变异率和周变异率,一般说来,大多数哮喘患者 PEF 存在明显昼夜波动,清晨 PEF 最低,下午最高。以 PEF 为客观指标,世界卫生组织和美国国立心肺血液研究所推荐了一种哮喘患者自我监测分区管理方案,并仿照交通管理信号系统,分别设立了绿区、黄区和红区,每个患者可以根据自己的病情,结合 PEF 测定结果,找出自己目前对应区域以及应当采取的措施。

1. 绿区　哮喘控制满意,很少出现症状,活动和睡眠不受影响,PEF≥80% 个人最佳值,PEF 变异率<20%。患者持续在绿区至少 3 个月,应考虑慎重的降级治疗。

2. 黄区　警告区,有哮喘症状(如夜间症状、活动减少、咳嗽、喘息、活动或休息时胸闷)和/或 PEF 为60%~80% 个人最佳值,PEF 变异率 20%~30%,处于此区患者应小心,可能提示:①哮喘急性发作,需要短暂增加药物治疗,尤其是吸入 SABA 和口服激素;②哮喘加重,PEF 逐渐下降或症状加重,疗效不佳,提示药量不足或药物耐受,需加量或改换药物种类。

3. 红区　休息时也有哮喘症状,活动受限,PEF<60% 个人最佳值,PEF 变异率>30%,应该立即吸入SABA,如果用支气管扩张剂后,PEF 仍保持在 60% 以下,应及早就医。

## 九、预防和预后

### (一)预防

哮喘的预防分为 3 级。一级预防:旨在通过避免周围环境中的各种致喘因子,达到预防哮喘的目的;二级预防:在哮喘患者无临床症状时给予早期诊断和治疗,防止病情发展;三级预防:积极控制哮喘症状,防止病情恶化,减少并发症,改善哮喘患者的预后。

### (二)预后

哮喘的转归和预后因人而异,与正确的治疗方案关系密切。通过合理使用现有的哮喘防治药物,可以控制哮喘症状,避免急性发作。年轻、症状轻、血 IgE 较低且治疗正确及时的哮喘患者可达到临床治愈。相反,未经合理治疗的哮喘患者,反复发作,病情逐渐加重,可并发肺气肿、肺源性心脏病,预后较差。

(黄　茂)

**学习小结**

哮喘是由多种细胞和细胞组分参与的气道慢性炎症性疾病,临床表现为反复发作的喘息、气急、胸闷或咳嗽等症状,发作时双肺可闻及散在或弥漫性哮鸣音,呼气相延长,多数患者可自行缓解或经治疗缓解。诊断需符合上述症状和体征,同时具备气流受限客观检查中的任一条,并除外其他疾病。去除诱因是防治哮喘最有效的方法。药物治疗分为控制药物和缓解药物。治疗目标在于达到"整体控制"。

**复习参考题**

1. 简述哮喘的诊断标准。
2. 简述哮喘患者长期(阶梯式)治疗方案。
3. 简述哮喘急性发作的治疗原则。

患者，女，35 岁。反复咳嗽、喘息 4 年，每年春季、秋季易出现急性加重，多经静脉滴注氨茶碱、地塞米松、抗生素等好转。既往 10 余年来每于春秋季易感冒，表现为流清水样鼻涕、打喷嚏、鼻痒。患湿疹 15 年。家族中母亲、弟弟有类似症状。辅助检查：支气管舒张试验（+），$FEV_1$ 占预计值百分比为 60%，诊断：支气管哮喘。

思考问题：

1. 如何进行治疗？

2. 哮喘得到控制后，如何调整治疗方案？

3. 如何评价哮喘控制的水平？

# 第五章 支气管扩张症

| 学习目标 | |
|---|---|
| **掌握** | 支气管扩张症的临床表现、诊断要点和鉴别诊断、治疗。 |
| **熟悉** | 支气管扩张症的病因、发病机制和病理改变。 |

支气管扩张症(bronchiectasis)是指由支气管及其周围肺组织慢性炎症所导致的支气管壁组织破坏,管腔形成不可逆性扩张、变形。本病多数为获得性,患者多有童年麻疹、百日咳或支气管肺炎等病史。临床主要表现为慢性咳嗽,咳大量脓痰和/或反复咯血。

## 一、病因

多种原因可以引起支气管扩张。由支气管-肺感染所致的支气管扩张和由支气管-肺结核所致的支气管扩张病例数已明显减少,但仍然是各种原因中最多见的。由其他原因引起的支气管扩张虽然少见,但也不应忽视,如宿主防御功能缺失、一些系统性疾病等。

## 二、发病机制

支气管扩张发病机制的关键环节为支气管感染和支气管阻塞,两者相互影响,形成恶性循环,最终导致支气管扩张的发生和发展。此外,支气管外部的牵拉作用、支气管先天性发育缺损和遗传因素也可引起支气管扩张。

### (一)支气管-肺组织感染和支气管器质性阻塞

感染使支气管管腔黏膜充血、水肿,分泌物阻塞使管腔狭小,导致引流不畅而加重感染,两者相互影响,促使支气管扩张的发生和发展。幼儿百日咳、麻疹、支气管肺炎是支气管-肺组织感染所致支气管扩张最常见的原因。由于儿童支气管管腔细,管壁薄弱,易阻塞,反复感染破坏支气管壁各层组织,使弹性减退,或细支气管周围肺组织纤维化,牵拉管壁,致使支气管变形扩张。此外,肿瘤、异物吸入或管外肿大的淋巴结压迫,也可导致远端支气管-肺组织感染而致支气管扩张。

### (二)支气管外部的牵拉作用

肺组织的慢性感染或结核病灶愈合后的纤维组织牵拉,也可形成支气管扩张。

### (三)支气管先天性发育缺损和遗传因素

①支气管先天性发育障碍,如巨大气管-支气管症,可能是先天性结缔组织异常、管壁薄弱所致的扩张。②因软骨发育不全或弹性纤维不足,导致局部管壁薄弱或弹性较差,常伴有鼻窦炎及内脏转位(右位心),被称为卡塔格内综合征(Kartagener综合征),常伴支气管扩张。③与遗传因素有关的肺囊性纤维化,支气管黏液腺分泌大量黏稠黏液,血清内含有抑制支气管柱状上皮细胞纤毛活动物质,致分泌物潴留,引起阻

塞、肺不张和感染,诱发支气管扩张。④部分遗传性 α1 抗胰蛋白酶缺乏症患者也伴有支气管扩张。

### （四）机体免疫功能失调

目前已发现类风湿关节炎、克罗恩病、溃疡性结肠炎、系统性红斑狼疮、支气管哮喘和泛细支气管炎等疾病可同时伴有支气管扩张。有些不明原因的支气管扩张患者体液免疫和/或细胞免疫功能有不同程度的异常,提示支气管扩张可能与机体免疫功能失调有关。

## 三、病理

### （一）好发部位

继发于支气管-肺组织感染性病变的支气管扩张多见于下叶,左下叶较右下叶多见。左下叶支气管细长,与主气管的夹角大,且受心脏血管压迫,引流不畅,易发生感染。左舌叶支气管开口接近下叶背段支气管,易受下叶感染累及,故左下叶与舌叶支气管常同时发生扩张。支气管扩张位于上叶尖、后段少见,多为结核所致。

### （二）病理改变

支气管扩张依其形状改变可分为柱状和囊状两种,亦常混合存在。典型的病理改变为支气管壁组织的破坏所致的管腔变形扩大,并可凹陷,腔内含有多量分泌物。黏膜表面常有慢性溃疡,柱状纤毛上皮鳞状化生或萎缩,杯状细胞和黏液腺增生,支气管周围结缔组织常受损或丢失,并有微小脓肿。常伴毛细血管扩张,或支气管动脉和肺动脉的终末支气管扩张张与吻合,形成血管瘤,可出现反复大量咯血。支气管扩张易发生反复感染,炎症可蔓延到邻近肺实质,引起不同程度的肺炎、小脓肿或肺小叶不张,以及伴有慢性支气管炎的病理改变。

## 四、病理生理

支气管扩张的早期病变轻而且局限,呼吸功能测定可在正常范围。病变范围较大时,表现为轻度阻塞性通气障碍。当病变严重而广泛,且累及胸膜及心包时,则表现为以阻塞性为主的混合性通气功能障碍,吸入气体分布不均匀,而血流很少受限,使通气/血流比值降低,形成肺内动-静脉样分流,以及肺泡弥散功能障碍导致低氧血症。当病变进一步发展,肺泡毛细血管广泛破坏,肺循环阻力增加,以及低氧血症引起肺小动脉痉挛,出现肺动脉高压,右心负荷进一步加重,右心衰竭,并发肺源性心脏病。

## 五、临床表现

病程多呈慢性经过,发病多在小儿或青年。多数患者在童年有麻疹、百日咳或支气管肺炎迁延不愈病史,以后常有反复发作的下呼吸道感染。

### （一）症状

典型的症状为慢性咳嗽、大量脓痰和反复咯血。

1. 慢性咳嗽、大量脓痰　痰量与体位改变有关,常在晨起或夜间卧床转动体位时咳嗽、咳痰量增多。感染急性发作时,黄绿色脓痰明显增多,每日可达数百毫升,如痰有臭味,提示合并有厌氧菌感染。收集痰液于玻璃瓶中可为四层:上层为泡沫,下层为脓性黏液,中层为混浊黏液,底层为坏死组织沉淀物。

2. 反复咯血　反复咯血是支气管扩张的另一典型症状,咯血程度不等,咯血量与病情严重程度、病变范围有时不一致。部分患者以反复咯血为唯一症状,平时无咳嗽、咳脓痰等症状,临床上称为"干性支气管扩张",其支气管扩张多位于引流良好的部位。

3. 反复肺部感染　其特点是同一肺段反复发生肺炎并迁延不愈。常由上呼吸道感染向下蔓延,支气管感染加重、引流不畅时,炎症扩展至病变支气管周围的肺组织所致。感染重时,出现发热、咳嗽加剧、痰量增多、胸闷、胸痛等症状。

4. 慢性感染中毒症状　反复继发感染可有全身中毒症状,如发热、乏力、食欲减退、消瘦、贫血等,严重者可出现气促与发绀。

### (二)体征

早期或干性支气管扩张可无明显体征,病情严重或继发感染时病侧下胸部、背部常可闻及固定持久的湿啰音,有时可闻及哮鸣音,若合并有肺炎时,则可有叩诊浊音和呼吸音减弱等肺炎体征。随着并发症如支气管肺炎、肺纤维化、胸膜肥厚与肺气肿等的发生,可出现相应体征。病程较长的患者可有发绀、杵状指/趾等体征。

## 六、辅助检查

所有患者都要进行主要检查,当患者存在可能导致支气管扩张症的特殊病因时应进一步检查(表2-5-1)。

**表2-5-1　支气管扩张症的辅助检查**

| 项目 | 影像学检查 | 实验室检查 | 其他检查 |
| --- | --- | --- | --- |
| 主要检查 | 胸部X线检查、胸部高分辨率CT扫描 | 血炎性标志物、免疫球蛋白(IgG、IgA、IgM)和蛋白电泳、微生物学检查、血气分析 | 肺功能检查 |
| 次要检查 | 鼻窦CT检查 | 血IgE、烟曲霉皮试、烟曲霉沉淀素、类风湿因子、抗核抗体、抗中性粒细胞胞质抗体、二线免疫功能检查、囊性纤维化相关检查、纤毛功能检查 | 支气管镜检查 |

### (一)影像学检查

由于支气管扩张的本质特征是其不可逆的解剖学改变,故影像学检查对于诊断具有决定性作用。①后前位胸部X线片:诊断的特异性好,但敏感性不高。早期轻症患者一侧或双侧下肺纹理局部增多及增粗,典型的X线表现为粗乱肺纹理中有多个不规则的蜂窝状透亮阴影或沿支气管的卷发状阴影,感染时阴影内出现液平面。②胸部高分辨率CT检查:对于支气管扩张具有确诊价值,可明确支气管扩张累及的部位、范围和病变性质,初次诊断为支气管扩张的患者,如条件允许,均应进行本项检查。柱状扩张管壁增厚,并延伸至肺的周边;囊状扩张表现为支气管显著扩张,成串或成簇的囊样改变,可含气液面;扩张的支气管与伴行的支气管动脉在横截面上表现为印戒征;常见肺不张或肺容积缩小的表现。以往支气管碘油造影是确诊支气管扩张的金标准,但现在由于CT技术的不断发展,其成像时间短,能够薄层扫描,具有很高的空间分辨率和密度分辨率,对支气管扩张的诊断准确率很高;使用方便,没有支气管造影的不良反应,因此目前已基本取代了支气管造影检查。

### (二)纤维支气管镜检查

可发现出血、扩张或阻塞部位,还可进行局部灌洗做涂片、细菌学、细胞学检查,也可经纤维支气管镜做选择性支气管造影。

### (三)肺功能检查

支气管扩张的肺功能改变与病变的范围和性质有密切关系。病变局限者,肺功能一般无明显变化。病变严重者肺功能的损害表现为阻塞性通气功能障碍。随着病情进展,出现通气与血流比例失调及弥散功能障碍等,可导致动脉血氧分压降低和动脉血氧饱和度下降。病变严重时,可并发肺源性心脏病、呼吸衰竭、右心衰竭。

### (四)血液检查

白细胞总数和分类一般在正常范围,急性感染时白细胞及中性粒细胞增高。

### (五)微生物检查

痰涂片革兰氏染色、细菌培养及药物敏感试验有助于病原菌诊断及指导治疗。

### （六）其他

对怀疑由少见病因引起支气管扩张者应进行相应检查,如怀疑有免疫功能缺陷者应对体液免疫与细胞免疫功能进行检查;怀疑有纤毛功能障碍者,应取呼吸道黏膜活检标本进行电镜检查;怀疑囊性纤维化者应测定汗液中的钠浓度,并可进行基因检测。

## 七、诊断

根据典型的临床症状和体征,结合幼年有诱发支气管扩张的呼吸道感染病史,一般临床表现可作出初步诊断。依据胸部 CT 尤其是高分辨 CT 扫描结果可作出诊断。对于明确诊断支气管扩张症者还要注意基础疾病。

## 八、鉴别诊断

支气管扩张症应与下列疾病鉴别:

### （一）慢性支气管炎

多发生于中老年吸烟患者,多为白色黏液痰,很少或仅在急性发作时才出现脓性痰,反复咯血少见,两肺底有部位不固定的啰音。

### （二）肺脓肿

起病急,有高热、咳嗽、大量脓臭痰,X 线检查可见密度增高的阴影,其中有空腔伴液平面。经有效抗生素治疗后炎症可完全消退。

### （三）肺结核

常有低热、盗汗等结核性全身中毒症状,干湿啰音多位于上肺局部,胸部 X 线片和痰结核分枝杆菌检查可作出诊断。

### （四）支气管肺癌

多发生于 40 岁以上男性吸烟患者,可有咳嗽、咳痰、咯血等表现,行胸部 X 线检查、纤维支气管镜检查、痰细胞学检查等可作出鉴别。

### （五）先天性支气管囊肿

X 线检查肺部可见多个边界纤细的圆形或椭圆形阴影,壁较薄,周围组织无炎症浸润,胸部 CT 检查和支气管造影可助诊断。

## 九、治疗

支气管扩张症的治疗目的包括:确定并治疗潜在的病因以阻止疾病进展、维持或改善肺功能、减少急性加重以及减少日间症状进而改善生活质量。内科治疗主要是控制感染和促进痰液引流;必要时应考虑外科手术切除。

### （一）内科治疗

1. 一般治疗　根据病情轻重,合理安排休息。应避免受凉,劝导戒烟,预防呼吸道感染。

2. 控制感染　控制感染是支气管扩张症急性感染期的主要治疗措施。根据病情,参考细菌培养及药物敏感试验结果选用抗菌药物。轻症者可选用口服氨苄西林或阿莫西林 0.5g,每日 4 次,或第一、二代头孢菌素;氟喹诺酮类药物如环丙沙星 0.5g,每日 3 次;左旋氧氟沙星 0.2g,每日 3 次;重症患者,常需静脉联合用药。如有厌氧菌混合感染,加用甲硝唑或替硝唑(表 2-5-2)。

3. 去除痰液　包括稀释脓性痰和体位引流。

（1）稀释脓性痰,以利排出:①祛痰剂,可口服氯化铵 0.3~0.6g,或溴己新 8~16mg,每日 3 次;②生理盐水、超声雾化吸入可稀释痰液;③出现支气管痉挛,影响痰液排出时,在不咯血情况下,可应用支气管舒张药,如口服氨茶碱 0.1g,每日 3～4 次或其他缓释茶碱制剂。必要时可加用支气管舒张药喷雾吸入。

**表 2-5-2 支气管扩张症急性加重初始治疗推荐使用的抗菌药物**

| 分类 | 常见病原体 | 初始经验性治疗的抗菌药物选择 |
|---|---|---|
| 无假单胞菌感染高危因素 | 肺炎链球菌、流感嗜血杆菌、卡他莫拉菌、金黄色葡萄球菌、肺炎克雷伯菌、大肠埃希氏菌等 | 氨苄西林-舒巴坦、阿莫西林-克拉维酸<br>第二代头孢菌素<br>第三代头孢菌素<br>莫西沙星、左氧氟沙星 |
| 假单胞菌感染高危因素 | 上述病原体+铜绿假单胞菌 | 具有抗假单胞菌活性的 β-内酰胺类抗生素（如头孢他啶等）、氨基糖苷类、喹诺酮类（环丙沙星等），可单独应用或联合应用 |

（2）体位引流：根据病变的部位采取不同的体位,原则上应使患肺处于高位,引流支气管开口朝下,以利于痰液流入大支气管和气管排出。每日 2～4 次,每次 15～30min;体位引流时,间歇做深呼吸后用力咳痰,轻拍患部;痰液黏稠不易引流者,可先雾化吸入稀释痰液,易于引流;对痰量较多的患者,要防止痰量过多涌出而发生窒息。

（3）纤维支气管镜吸痰：如体位引流痰液仍难排出,可经纤维支气管镜吸痰,及用生理盐水冲洗稀释痰液,也可局部滴入抗生素。

4. 咯血的处理　如咯血量少,可以对症治疗,如口服云南白药等。若中等量咯血,可静脉给予垂体后叶素或 α 受体阻滞剂;若为大咯血,经内科治疗无效时,可考虑介入栓塞治疗或手术治疗。大咯血时,必须保持气道通畅,维持氧合,保持血流动力学稳定。

**（二）外科治疗**

反复感染或大咯血患者,其病变范围比较局限,在一叶或一侧肺组织,经药物治疗不易控制,全身情况良好,可根据病变范围作肺段或肺叶切除术。如病变较轻,且症状不明显,或病变较广泛累及双侧肺,或伴有严重呼吸功能损害者,则不宜手术治疗。

# 十、预防

防治麻疹、百日咳、支气管肺炎及肺结核等急慢性呼吸道感染,对预防支气管扩张症具有重要意义。支气管扩张症患者应积极预防呼吸道感染,坚持体位排痰,增强机体免疫功能以提高机体的抗病能力。

**相关链接**

成人支气管扩张症诊治专家共识

支气管扩张症是一种常见的慢性呼吸道疾病,病程长,病变不可逆转,由于反复感染,特别是广泛性支气管扩张可严重损害患者肺组织和功能,严重影响患者的生活质量,造成沉重的社会经济负担。然而,多年来对支气管扩张症的诊治停留在感染时应用抗菌药物,咯血时应用止血药物的对症治疗,对其病因、病程进展、预后认识不足,对其关注,远不如支气管哮喘或慢阻肺等疾病。2010 年,英国胸科协会公布了《非囊性纤维化支气管扩张指南》。我国呼吸界同仁在借鉴外国文献的基础上,结合我国国情,制订了《成人支气管扩张症诊治专家共识》,该共识从支气管扩张症的流行病学、发病机制、病理及病理生理、病因、临床评估与检查、诊断与鉴别诊断、治疗目的与治疗方法等多方面进行了阐述,目的在于提高临床医师对支气管扩张症的认识和重视,规范支气管扩张症的诊疗工作,促进支气管扩张症的临床及基础研究。

《成人支气管扩张症诊治专家共识》对支气管扩张症的诊断和治疗提出了较为详尽的建议,详细列举了引起支气管扩张症的潜在病因并推荐进行相关的检查以明确病因。治疗上强调了排痰、抗感染、扩张支气管、康复治疗等长期治疗的重要性,规范了初始经验性抗菌药物治疗选择。强调提高对该类患者气道定植菌及耐药状况监测意识，积极采取预防细菌耐药的策略。该共识也提出，由于支气管扩张症相关研究极为有限，大部分内容缺乏充分的循证医学证据，需要以此为基础进行大规模研究，了解我国支气管扩张症患者的病因分布、临床特征，并针对各种治疗手段开展循证医学研究，进一步规范支气管扩症状的诊治工作。

（聂秀红）

## 学习小结

支气管扩张症主要是指反复的气道感染与炎症所导致的支气管与细支气管不可逆的扩张，以慢性咳嗽、咳大量脓痰和/或反复咯血为主要表现。胸部高分辨率 CT 可清楚显示支气管扩张的各种征象，明确病变累及的部位、范围和性质，是确诊支气管扩张的金标准。治疗的关键是控制感染，促进痰液引流，降低气道微生物负荷和反复感染或急性加重的风险。

## 复习参考题

1. 何为干性支气管扩张？
2. 支气管扩张症的治疗原则是什么？

3. 支气管扩张急性加重时，如何经验性选择抗菌药物？

# 第六章　呼吸衰竭

**学习目标**

| | |
|---|---|
| **掌握** | 呼吸衰竭定义、分类、病因及发病机制；慢性呼吸衰竭临床表现、诊断、治疗原则和具体措施；急性呼吸窘迫综合征、多器官功能障碍综合征以及系统性炎症反应综合征的概念；急性呼吸窘迫综合征的病因和临床表现、诊断及治疗。 |
| **熟悉** | 急性呼吸窘迫综合征的发病机制、病理生理和治疗。 |
| **了解** | 了解呼吸支持技术，包括氧疗、人工气道的建立与管理和机械通气适应证、禁忌证及相关注意事项。 |

呼吸衰竭(respiratory failure)是由于呼吸道、肺组织、肺血管、胸廓等病变引起的肺通气和/或换气功能严重障碍,以致静息状态下也不能维持足够的气体交换,导致低氧血症伴(或不伴)高碳酸血症,进而引起一系列病理生理改变和相应临床表现的综合征。临床上主要表现为呼吸困难、发绀、神经精神症状等。诊断主要通过动脉血气分析,表现为在海平面大气压下,静息状况下呼吸室内空气时,动脉血氧分压($PaO_2$)低于8kPa(60mmHg),伴/不伴有二氧化碳分压($PaCO_2$)高于6.52kPa(50mmHg),排除心内解剖分流和原发性心排血量降低等情况,即诊断为呼吸衰竭(简称"呼衰")。

## 一、病因

呼吸系统任何部分(如气道、肺泡、呼吸肌、胸壁、肺血管、中枢神经系统或周围神经系统)的解剖或功能异常均可引起呼吸衰竭。

### (一)气道病变

如呼吸道肿瘤、支气管痉挛、异物、严重的气道炎症等原因阻塞气道,导致通气障碍。

### (二)肺组织病变

凡是能引起大面积肺泡或肺间质的病变,如严重肺部感染、肺气肿、肺水肿、急性呼吸窘迫综合征、弥漫性肺纤维化、肺尘埃沉着病等,导致气体交换障碍。

### (三)肺血管疾病

肺内异常动静脉分流、动静脉瘘以及大面积肺栓塞等,可使部分静脉血未经氧合直接流入肺静脉,降低动脉血氧分压,引起缺氧。

### (四)胸廓与胸膜病变

胸部手术、外伤、严重气胸和胸腔积液等因素限制胸廓活动和肺脏扩张,导致通气减少或吸入气体分布不均,发生呼吸衰竭。

### （五）神经肌肉疾病

脑炎、脑血管病变、脑外伤以及药物中毒等中枢神经系统病变,可直接或间接抑制呼吸中枢而引起通气不足。脊髓颈段或高位胸段损伤(肿瘤或外伤)、脊髓灰质炎、多发性神经炎、重症肌无力、有机磷中毒、破伤风以及严重的钾代谢紊乱,均可累及呼吸肌,造成呼吸肌无力、疲劳、麻痹,导致呼吸动力下降而引起肺通气不足。

## 二、分类

### （一）按动脉血气分析分类

1. Ⅰ型呼吸衰竭(缺氧性呼吸衰竭)　缺氧不伴有 $CO_2$ 潴留,$PaO_2<8kPa$（60mmHg）,$PaCO_2$ 正常或轻度降低。Ⅰ型呼吸衰竭主要是由于通气/血流比例失调、弥散功能损害或肺动-静脉样分流导致的换气功能障碍所致。

2. Ⅱ型呼吸衰竭(高碳酸血症性呼吸衰竭)　同时存在缺氧和二氧化碳潴留,即 $PaO_2<8kPa$（60mmHg）,伴有 $PaCO_2>6.6kPa$（50mmHg）。Ⅱ型呼吸衰竭主要由于肺泡通气不足所致。

### （二）按发病机制分类

可分为泵衰竭(pump failure)和肺衰竭(lung failure)。中枢神经系统、外周神经、神经-肌肉接头、呼吸肌以及胸廓共同参与呼吸运动全过程,上述任一部位功能障碍引起的呼吸衰竭称为泵衰竭。泵衰竭主要引起通气功能障碍,表现为Ⅱ型呼吸衰竭。气道阻塞、肺组织和肺血管病变造成的呼吸衰竭,称为肺衰竭,前者主要影响通气功能,形成Ⅱ型呼吸衰竭;肺组织和肺血管病变则主要引起换气功能障碍,通常表现为Ⅰ型呼吸衰竭,如病情非常严重,影响 $CO_2$ 排出时,也可表现为Ⅱ型呼吸衰竭。

### （三）按发病急缓分类

分为急性和慢性呼吸衰竭。急性呼吸衰竭是指由于突发原因,引起肺通气和/或换气功能严重损害,在短时间内突然发生呼吸衰竭;慢性呼吸衰竭是指在慢性呼吸系统疾病基础上,呼吸功能损害逐渐加重,形成呼吸衰竭。后者由于机体长期代偿适应,尽管血气分析提示存在低氧和/或 $CO_2$ 潴留,但对患者影响相对较小,患者甚至能保持一定的活动能力。

急性和慢性呼吸衰竭之间并无确切的时间界限,其区别可参考表 2-6-1。

表 2-6-1　急性和慢性呼吸衰竭的临床特征

| 项目 | 急性呼吸衰竭 | 慢性呼吸衰竭 |
| --- | --- | --- |
| 发病时间 | 数分钟或数小时 | 数天或更长 |
| 红细胞增多症 | 多无 | 常有 |
| 肺动脉高压 | 多无 | 常有 |
| pH | <7.3 | >7.3 |
| $HCO_3^-$ | 增高不明显 | 多代偿性增高 |

## 三、发病机制与病理生理

### （一）发病机制

各种原因导致的肺通气和/或肺换气功能障碍是引起呼吸衰竭的主要发病机制。

1. 肺通气功能障碍　肺泡通气不足是肺通气功能障碍的主要病理生理机制。健康人在静息状态下呼吸室内空气时,需 4L/min 肺泡通气量(VA)才能维持机体正常的肺泡氧分压($PaO_2$)和肺泡二氧化碳分压($PaCO_2$)。通气过程一般在呼吸中枢(脑干)、传出神经、前角细胞、神经肌肉接头、呼吸肌、肺和胸壁共同作用下完成。上述任一环节的功能异常都可影响呼吸运动,导致肺泡通气量下降,形成以缺氧伴 $CO_2$ 潴留为特征的 II 型呼吸衰竭。

2. 肺换气功能障碍 肺换气是指毛细血管内的二氧化碳扩散到肺泡内,肺泡内的氧气弥散到毛细血管内的过程,其受到通气/血流比例、动-静脉分流、弥散等因素影响。反映该过程的效率指标是肺泡-动脉血氧分压差($P_{A-a}O_2$)。$P_{A-a}O_2$ 通常<$1.33\sim2kPa(10\sim15mmHg)$,增高常表示存在有换气功能障碍。

(1)通气/血流比例失调:通气/血流(V/Q)是指每分钟进入肺泡的气体量与肺泡的毛细血管灌注量之比。正常通气/血流的比例为 0.8。当通气量减少,血流正常,如肺炎、肺不张及肺水肿时,V/Q<0.8,此时肺动脉血未经充分氧合就进入肺静脉,形成动-静脉样分流;若通气量正常,血供减少,如肺栓塞时,V/Q>0.8,肺泡内气体不能与血液进行有效的交换,形成无效腔样通气。通气/血流比例失调的后果主要是缺氧,严重通气/血流比例失调时也可出现二氧化碳潴留。

(2)动-静脉分流:常见于肺动-静脉瘘,肺动脉内的静脉血未经氧合直接流入肺静脉,导致动脉血 $PaO_2$ 降低。分流量越大,低氧血症就越明显;若分流量>30%,则仅通过提高吸氧浓度的方式对于改善低氧血症效果不理想。

(3)弥散障碍:肺泡内气体与肺泡壁毛细血管血液中气体(主要是指氧与二氧化碳)交换是通过弥散进行的。影响弥散的因素较多,如弥散面积、呼吸膜厚度和通透性、气体弥散系数、气体和血液接触的时间、气体分压差、血红蛋白含量等。由于二氧化碳通过呼吸膜的弥散速率约为氧的 20 倍,故弥散障碍时,二氧化碳几乎不受影响,主要影响氧的交换,形成 I 型呼吸衰竭。提高肺泡氧分压可增加肺泡与肺泡壁毛细血管血液间的氧分压差,促进氧气向血液弥散,因此提高吸氧浓度,能够改善弥散障碍所致的低氧血症。

3. 氧耗量增加 发热、寒战、抽搐、剧烈呼吸运动以及体力活动等均明显增加机体的氧耗量。正常人出现上述情况时,组织氧耗量增加,肺泡氧分压随之下降,可通过提高呼吸频率、增加潮气量等方式以保证肺泡和血液的氧分压水平;对于已经存在通气和/或换气功能障碍的患者,则可加重低氧及二氧化碳潴留。

(二)缺氧和二氧化碳潴留对机体的影响

1. 缺氧对机体的影响 缺氧对机体的危害程度不仅与缺氧程度有关,还与其发生速度、持续时间长短有关。

(1)缺氧对细胞代谢、电解质平衡的影响:缺氧时组织细胞无法充分氧化葡萄糖产生的能量,而主要通过葡萄糖的无氧酵解供能,相应大量乳酸代谢产物堆积,导致代谢性酸中毒。代谢性酸中毒导致的血 pH 下降同时,通过 $H^+$-$K^+$ 交换,导致血钾增高,另一方面,因能量供应不足导致钠泵功能失调,无法泵入 $K^+$ 及泵出 $Na^+$、$H^+$,进一步促进高钾血症及细胞内酸中毒形成。

(2)缺氧对神经系统的影响:中枢神经系统对缺氧十分敏感,缺氧程度及发生的速度不同,其影响也不同。通常而言,短时间(4～5min)停止供氧,脑组织会发生不可逆损伤。大脑皮质对缺氧最为敏感,缺氧可导致脑细胞功能障碍、毛细血管通透性增加、脑水肿,甚至脑细胞死亡。轻度缺氧表现为注意力不集中、记忆力减退,定向力差,严重缺氧则可出现烦躁不安、意识模糊、昏迷、抽搐等。缺氧引起的脑水肿与能量供应不足、钠泵功能失调及细胞内酸中毒、多种酶的功能丧失有关。

(3)缺氧对循环系统的影响:急性缺氧早期通过化学感受器兴奋交感神经,可出现心率增快,血压升高,心排血量增加。慢性缺氧可使肺小动脉收缩,肺动脉压升高导致右心负荷加重,以后可逐渐发展成为慢性肺源性心脏病、右心功能不全。身体不同部位血管对缺氧反应不一,脑动脉与冠状动脉扩张,肺血管、腹腔脏器血管、肾血管收缩,使血流重新分布。缺氧对心律的影响可出现较早,原有心脏病患者在 $PaO_2$ 接近 $8kPa(60mmHg)$ 时,即可发生心律不齐。在应用洋地黄及排钾利尿剂时这种心脏传导系统不稳定所致的心律不齐尤其容易出现。

(4)缺氧对呼吸系统的影响:缺氧主要通过刺激颈动脉窦和主动脉体的化学感受器,反射性引起呼吸加深加快,增加通气量;但通气过度,二氧化碳排出过多,$PaCO_2$ 下降反而对呼吸有抑制作用,可部分抵消外周感受器的兴奋作用。严重缺氧则影响中枢神经系统细胞能量代谢,直接抑制呼吸中枢,形成不规则呼吸或潮式呼吸。

（5）缺氧对血液系统的影响:慢性缺氧可刺激骨髓造血功能,增加了红细胞体积及数量,也增高了血液黏滞度,使血流阻力增加,加重心脏负担。

（6）缺氧对肾的影响:缺氧可使肾血管收缩,肾血流量减少,如再伴有低血压、DIC 等,极易产生肾衰竭,严重时可引起肾小管变性、坏死,甚至引起急性肾衰竭。

（7）缺氧对消化系统的影响:缺氧可引起肝细胞水肿、变性,甚至坏死,也可引起消化道应激性溃疡。

2. 高碳酸血症对机体的影响　高碳酸血症对机体的影响来自二氧化碳本身的直接作用及氢离子浓度升高两个方面。$PaCO_2$ 升高对机体的危害不仅与 $PaCO_2$ 增高的程度有关,与其增高的速度更为密切。

（1）对神经系统影响:$PaCO_2$ 升高可引起脑血管扩张,使脑血流量增加,脑血流过度增加可产生头痛、颅内压升高。在高碳酸血症时,二氧化碳容易通过血脑屏障,脑脊液 pH 下降,与二氧化碳本身作用一起共同刺激呼吸中枢,通气量增加。重度二氧化碳潴留则可抑制呼吸中枢,出现"二氧化碳麻醉",患者可出现嗜睡、昏迷,也可表现为扑翼样震颤、抽搐等。

（2）对循环系统影响:$PaCO_2$ 升高可直接刺激中枢神经系统,使交感神经兴奋,增强心肌收缩力、心排血量增加,血压轻微升高;心、脑、皮肤血管扩张,血流量增加;肺、肾、腹腔脏器血管收缩,血流量减少。

（3）对呼吸系统影响:二氧化碳是强有力的呼吸兴奋剂,$PaCO_2$ 增高兴奋呼吸中枢增加通气量。COPD 患者长期二氧化碳潴留,呼吸中枢对二氧化碳刺激逐渐适应。当 $PaCO_2 > 80mmHg$ 时,会对呼吸中枢产生抑制和麻醉效应,此时呼吸运动主要靠 $PaO_2$ 降低对外周化学感受器的刺激作用得以维持。因此对这种患者进行氧疗时,如吸入高浓度氧,由于解除了低氧对呼吸的刺激作用,反而造成呼吸抑制,故应采用持续低流量给氧。

（4）对肾脏的影响:轻度高碳酸血症对肾小球滤过率影响不大,当 $PaCO_2$ 大于 8kPa(60mmHg),pH 明显下降时,肾血流量可减少,引起少尿或肾衰竭。

# 第一节　慢性呼吸衰竭

## 一、病因

慢性呼吸衰竭最常见于由慢性支气管-肺疾患引起的疾病,如慢性阻塞性肺疾病、肺间质纤维化、严重肺结核等。此外,慢性神经、肌肉及胸廓病变,如胸廓畸形、广泛胸膜增厚等也均可导致慢性呼吸衰竭。

## 二、临床表现

除原发疾病的症状体征外,主要表现是缺氧和二氧化碳潴留所致的多脏器功能紊乱。

### （一）呼吸困难

呼吸困难是临床上最早出现的症状。主要表现为呼吸频率、节律和幅度的改变。中枢性呼吸衰竭以节律和频率改变为著,呈潮式呼吸或者比奥呼吸(Biot respiration)。周围性呼吸衰竭,由于呼吸肌疲劳,辅助呼吸肌参与呼吸活动,可表现为"三凹征"。

### （二）发绀

当动脉血氧饱和度低于 90%时,口唇、口腔黏膜、甲床甚至肢体的远端部位发绀。值得指出的是,发绀的程度还与还原血红蛋白的含量、局部血流情况、皮肤色素及心功能等状况密切相关,如贫血患者的发绀不明显;严重休克等原因引起末梢循环障碍的患者,即使动脉血氧分压正常,也可出现发绀表现,称为外周性发绀;动脉血氧饱和度降低引起的发绀则称为中央性发绀。

### （三）精神神经症状

缺氧时可出现头痛、眩晕、烦躁、记忆力和判断力障碍；严重时有神志恍惚、无意识动作、谵妄，甚至抽搐、昏迷以致死亡。二氧化碳潴留早期可有兴奋表现，如头痛、失眠、烦躁、精神错乱等，此时切忌用镇静或安眠药，以免抑制呼吸中枢，加重二氧化碳潴留。若 $PaCO_2$ 继续升高则可使大脑皮质处于抑制状态，表现为神志淡漠、肌肉震颤、间歇抽搐，昏睡、甚至昏迷等。

### （四）血液循环系统症状

轻度缺氧和二氧化碳潴留可出现心率加快、心排血量增加，血压上升等机体代偿的表现；严重缺氧、二氧化碳潴留和酸中毒可引起心肌损害，出现周围循环衰竭、血压下降、心律失常、心室颤动或心跳停搏等。长期慢性缺氧可导致心肌纤维化、心肌硬化。缺氧还能引起肺小动脉收缩而增加肺循环阻力，长期肺动脉高压将诱发右心衰竭，出现体循环淤血表现。

二氧化碳潴留可使外周血管扩张，故外周浅静脉充盈，皮肤温暖、红润、潮湿多汗，脑血管扩张时出现搏动性头痛。

### （五）消化和泌尿系统症状

缺氧可直接或间接损害肝细胞引起丙氨酸氨基转移酶升高，缺氧可引起肾血流量减少，肾小球滤过率、尿量和钠排出量减少，出现尿素氮升高、蛋白尿、尿中出现红细胞和管型。部分患者可出现胃肠道黏膜屏障功能损害，黏膜充血水肿、糜烂甚至应激性溃疡，可有腹痛、腹胀、腹泻及消化道出血。上述表现均可随缺氧和二氧化碳潴留的纠正而消失。

## 三、辅助检查

### （一）血气分析

动脉血气分析对呼吸衰竭具有确诊价值，不仅能反映其性质和程度，而且对指导临床氧疗、纠正酸碱紊乱和电解质紊乱、调节机械通气各种参数等具有重要价值。常用血气指标及其正常值如下：

1. pH　为血液中氢离子浓度的负对数值，正常值为 7.35～7.45。小于 7.35 提示酸血症（acidaemia），主要有组织缺氧，乳酸等酸性代谢产物积聚导致的代谢性酸中毒和二氧化碳潴留引起的呼吸性酸中毒；大于 7.45 提示碱血症（alkalemia），通常见于利尿剂过度使用所致的代谢性碱中毒和急性通气过度所致的呼吸性碱中毒。7.35～7.45 提示无酸碱失衡，也可能存在异常的酸碱状态但处于代偿阶段。

2. 动脉血二氧化碳分压（$PaCO_2$）　指血液中物理溶解的二氧化碳分子所产生的压力。正常值为 35～45mmHg。>45mmHg 表示通气不足，提示呼吸性酸中毒。<35mmHg 表示通气过度，提示呼吸性碱中毒或代谢性酸中毒的呼吸代偿。

3. 碳酸氢盐（$HCO_3^-$）　碳酸氢盐是反映机体酸碱代谢状况的指标，包括标准碳酸氢盐（SB）和实际碳酸氢盐（AB）。AB 是患者血浆中实际碳酸氢根的含量，SB 是体温 37℃、$PaCO_2$ 为 40mmHg、血红蛋白 100% 氧饱和的条件下，所测的碳酸氢根的含量，也就是排除了呼吸因素的影响。正常值 22～27mmol/L，平均 24mmol/L。$HCO_3^-$<22mmol/L 提示代谢性酸中毒或呼吸性碱中毒的肾脏代偿。$HCO_3^-$>27mmol/L 提示代谢性碱中毒或呼吸性酸中毒的肾脏代偿。SB 不受呼吸因素影响，为血液碱储备，受肾调节，能准确反映代谢性酸碱平衡。AB 则受呼吸性和代谢性双重因素影响，AB 升高可能是代谢性碱中毒或呼吸性酸中毒时肾脏代偿调节的反映。AB 与 SB 的差值反映了呼吸因素对 $HCO_3^-$ 的影响。AB>SB 提示存在呼吸性酸中毒，AB<SB 提示存在呼吸性碱中毒，AB=SB<正常值提示存在代谢性酸中毒，AB=SB>正常值提示存在代谢性碱中毒。

4. 动脉血氧分压（$PaO_2$）　指物理溶解于血液中氧分子所产生的压力。正常值受大气压和年龄的影响。在海平面预计值：$PaO_2$=100mmHg-年龄×1/3（1kPa=0.133mmHg）。若降低，但>60mmHg 为轻度低氧血症，45～59mmHg 为中度低氧血症，低于 45mmHg 为重度低氧血症。

5. 动脉血氧饱和度($SaO_2$)　是单位血红蛋白的含氧百分数。正常值为95%~98%。$SaO_2$ 与 $PaO_2$ 密切相关,两者的关系可用氧合血红蛋白解离曲线来表示。氧离曲线呈 S 形,分为平坦段和陡直段两个部分。陡峭部分是 $PaO_2$ 在 20~60mmHg。与平坦部分相比,在这个区域小的 $PaO_2$ 增加对 $SaO_2$ 的提高非常明显。

6. 动脉血氧含量($CaO_2$)　指 100ml 血液的含氧毫升数。$CaO_2 = 1.34 \times SaO_2 \times Hb + 0.003 \times PaO_2$,参考值为20%。

7. 剩余碱(BE)　在 37℃、二氧化碳分压为 40mmHg、血氧饱和度 100% 的条件下,将血液滴定至 pH 7.4 所需要的酸碱量。正常值($0\pm2.3$)mmol/L,正值增大系代谢性碱中毒,负值增大系代谢性酸中毒。

8. 缓冲碱(BB)　系血液中各种缓冲碱的总含量,正常值为45mmol/L。

9. 二氧化碳结合力($CO_2CP$)　代表体内的主要碱储备,正常值为22~29mmol/L。

**(二)血液常规及生化检查**

有助于评估机体的各脏器功能。慢性呼吸衰竭常伴有继发性红细胞增多。肝、肾功能检查有助于了解脏器受损状况。血电解质有助于酸碱平衡的判断(如阴离子间隙),血钾、磷、镁的异常会使呼吸衰竭趋于恶化。检测肌酸激酶和同工酶及肌钙蛋白有助于排除新近出现的心肌梗死。肌酸激酶异常但肌钙蛋白正常应注意排除肌炎等疾病。

**(三)胸部影像学检查**

有助于分析呼吸衰竭的病因。

**(四)超声心动图检查**

并非适合所有呼吸衰竭患者,但疑为心脏疾患时则是非常重要的检查项目。

**(五)心电图检查**

可了解是否存在心脏节律或心率的异常。

**(六)肺功能检查**

床旁肺功能检查有助于评价呼吸衰竭患者的肺功能状况。

## 四、诊断

呼吸衰竭的诊断主要根据:

1. 慢性呼吸系统疾病或其他导致呼吸功能障碍的病史。

2. 低氧及高碳酸血症引起全身多脏器功能紊乱的临床表现。

3. 血气分析提示低氧和/或伴高碳酸血症及酸碱平衡的紊乱等即可诊断。

## 五、治疗

呼吸衰竭的处理原则:通畅气道、改善通气和氧合功能,纠正缺氧和二氧化碳潴留以及代谢功能紊乱,防治多器官功能损害。

**(一)病因治疗**

病因治疗是纠正呼吸衰竭的关键环节,应采取积极措施治疗引起呼吸衰竭的基础疾病。呼吸道感染是慢性呼衰急性加重最为常见的诱因,积极控制感染是缓解呼衰的重要措施。

**(二)保持气道通畅**

是改善通气功能的重要措施。具体措施有:

1. 清除呼吸道异物、口咽分泌物或胃内反流物,预防误吸　痰多不易咳出者,可采用变换体位、拍背等物理方法协助患者排痰,意识不清者可经气管导管定期吸痰。

2. 扩张气道　主要适用于慢性气道疾病如慢性阻塞性肺疾病、重症哮喘等引起的呼吸衰竭。可通过局部用药的方式,如采用压力定量吸入装置(pMDI)、干粉吸入装置以及雾化治疗,常用药物包括抗胆碱能药物(如异丙托溴铵、噻托溴铵等),$\beta_2$受体激动剂(如沙丁胺醇、特布他林、沙美特罗及福莫特罗等)等,也可采用静脉或者口服茶碱类(茶碱、多索茶碱等)以及糖皮质激素等。

3. 祛痰　常用祛痰剂如盐酸溴己新片、氨溴索或强力稀化黏素等。

4. 重症患者　可建立人工气道,如气管插管或气管切开等。

**(三)氧疗**

氧疗可以提高肺泡内氧分压,增加氧气向血液内弥散,提高动脉血氧分压和血氧饱和度。合理的氧疗有利于减轻呼吸作功、降低肺动脉压、减轻右心负荷。

1. 缺氧不伴二氧化碳潴留(Ⅰ型呼吸衰竭)　可给予吸入较高浓度的氧,提高肺泡内氧分压,改善动脉血氧分压和血氧饱和度。

对肺内动静脉分流性缺氧,氧疗并不能增加分流静脉血的氧合,如分流量小于20%,吸入高浓度氧($FiO_2 > 50\%$)可纠正缺氧;若超过30%,其疗效差。

2. 缺氧伴二氧化碳潴留(Ⅱ型呼吸衰竭)　原则上应给予低浓度(<35%)持续给氧,主要是因为呼吸中枢对二氧化碳刺激的敏感性降低,其兴奋主要依靠缺氧对外周化学感受器的作用,吸入氧浓度过高可消除缺氧对呼吸中枢的刺激作用,反而抑制呼吸,加重二氧化碳潴留。

3. 氧疗的方法　可用鼻塞或鼻导管吸氧、面罩给氧等。鼻塞或鼻导管给氧流量一般小于6L/min,以免损伤鼻部黏膜。吸入氧浓度与吸入氧流量大致呈如下关系:吸入氧浓度(%) = 21 + 4 × 吸入氧流量(L/min),吸入氧浓度还与潮气量、呼吸频率、每分通气量和吸呼比等有关。

**(四)增加通气量、减少二氧化碳的潴留**

可适当使用呼吸兴奋剂,如尼可刹米、洛贝林、多沙普仑、都可喜等,通过兴奋呼吸中枢,使呼吸幅度及频率增加,改善通气,促进二氧化碳排出。该类药物主要适用于中枢抑制为主、通气量不足引起的呼吸衰竭。应用该类药物时,注意保持呼吸道通畅,否则会增加氧耗量,加重呼吸肌疲劳,促进二氧化碳潴留。

**(五)机械通气**

对于严重的呼吸衰竭患者,机械通气是抢救患者生命的重要措施。通过机械通气维持合适的通气量,改善肺的氧合功能,促进二氧化碳排出;同时减少呼吸肌作功,使呼吸肌得到充分休息。

凡是出现下列情况者,应尽早建立人工气道、进行机械通气:①意识障碍,呼吸不规则;②气道分泌物多、排痰障碍;③呕吐误吸可能性大,如延髓麻痹或腹胀呕吐者;④全身状况较差,极度疲乏者;⑤严重低氧血症和/或二氧化碳潴留达危及生命的程度。

对于pH<7.35的Ⅱ型呼吸衰竭患者以及急性肺水肿患者可采用无创正压通气治疗,其相关内容可参考呼吸支持技术。

## 六、水电解质酸碱失衡的处理及支持治疗

在呼吸衰竭的发生、发展过程中,容易发生水、电解质、酸碱平衡的紊乱,常见的有呼吸性酸中毒、呼吸性酸中毒合并代谢性酸中毒、呼吸性酸中毒合并代谢性碱中毒等。呼吸性酸中毒主要由二氧化碳潴留引起,应以改善通气、排出二氧化碳治疗为主,一般采用"宁酸勿碱"的原则,不宜应用碱性药物,只在严重酸血症、pH<7.20时才考虑少量给予碳酸氢钠;呼吸性酸中毒伴代谢性酸中毒时,pH下降显著者宜使用适当碱性药物给予纠正,如补充5%碳酸氢钠等,用量可按下述公式计算:5%碳酸氢钠(ml) = [正常 $HCO_3^-$(mmol/L) - 实测 $HCO_3^-$(mmol/L)] × 0.5 × 体重(kg),或先一次给予5%碳酸氢钠100~150ml静脉滴注。

此外,慢性呼吸衰竭患者往往存在摄入不足、消耗过多,因此给予补充营养支持非常重要,首选鼻饲高蛋白、高脂肪、低碳水化合物以及适量多种维生素,必要时予静脉营养治疗。

## 七、处理合并症

预防并尽早处理有关合并症,如慢性肺源性心脏病、右心功能不全。急性加重期可能会合并消化道出血、休克、全身多脏器功能衰竭等,应积极预防并及时治疗。

## 八、预后

原有疾病相对较轻、诱因易消除者,经采用上述方法积极治疗,呼吸衰竭多能缓解;若原有基础疾病严重,或反复发生呼吸衰竭,或合并有多种严重并发症者往往预后不良。

## 九、预防

加强原发病的防治,适当康复训练,提高机体抗病能力,预防感冒和呼吸道感染,阻止其向呼吸衰竭的发展。

# 第二节　急性呼吸衰竭

## 一、病因

各种原因引起突发肺通气和/或换气功能严重损害导致呼吸衰竭,如气道阻塞或窒息、重症哮喘发作、严重呼吸系统感染、急性肺栓塞、急性肺水肿、胸部外伤、急性颅脑和神经肌肉病变、药物中毒等。

## 二、治疗

急性呼吸衰竭的治疗以改善通气、纠正缺氧、防止重要脏器功能的损害为主。

### (一)改善通气

急性呼吸衰竭大多突然发生,进展较快,故应及时采取抢救措施,防止和缓解严重缺氧、二氧化碳潴留和酸中毒,注意保护心、脑、肾等重要系统和脏器的功能。纠正缺氧的主要方法是改善通气,迅速清理口腔分泌物,保持呼吸道通畅。必要时可采用人工呼吸、经面罩或气管插管连接简易人工呼吸器或者辅助机械通气进行呼吸支持,如发生心脏骤停,还应采取体外心脏按压等心肺复苏的抢救措施。

### (二)及时充分给氧

对于急性呼吸衰竭的患者,必须及时给氧,尽快缓解机体缺氧状态,是急救能否成功的关键,必要时可给予高浓度氧,但要注意吸氧浓度和持续时间,以避免长时间、高浓度给氧引起氧中毒。

### (三)其他治疗

去除急性呼吸衰竭的相关病因,纠正水电解质、酸碱失衡,预防及处理并发症等。

# 第三节　急性呼吸窘迫综合征

## 一、定义

急性呼吸窘迫综合征(acute respiratory distress syndrome,ARDS)是指由各种心源性以外的多种肺内外致病因素导致的急性、进行性呼吸衰竭。主要病理生理特征是肺毛细血管通透性增高,大量富含蛋白质的渗出液积聚于肺泡,导致肺水肿及透明膜形成,可有肺间质纤维化形成,主要引起肺内分流增加、通气/血流比例失调及肺顺应性降低。临床上表现为呼吸窘迫和顽固性低氧血症。

## 二、病因与发病机制

可能引起 ARDS 的疾病（或危险因素）包括严重感染与脓毒血症、休克、创伤、弥散性血管内凝血（DIC）、反流误吸、急性胰腺炎、有害气体吸入（高浓度氧等）、长期酒精滥用、肺部真菌及寄生虫感染、药物过量（如麻醉药）、溺水、多次大量输血、心肺复苏时大量输液等。多种疾病（或危险因素）合并存在有增加 ARDS 发生率的倾向。

ARDS 最常见的病因为间接性肺损伤，如脓毒血症、创伤及输血等，这些因素触发系统性炎症反应，成为 ARDS 的重要起始环节。在致病因子作用下，血液循环中中性粒细胞、巨噬细胞、血小板等炎症细胞活化，释放大量细胞因子、氧自由基、蛋白酶等，介导了肺部炎症反应，肺泡毛细血管通透性增高，富含蛋白质的水肿液进入肺泡，形成广泛肺间质及肺泡水肿和肺泡塌陷，最终引起肺泡膜损伤、毛细血管通透性增加和微血栓形成，导致肺氧合功能障碍，出现顽固性低氧血症。

近来研究表明，ARDS 的发生也与遗传因素有关，美国非洲裔黑色人种比白色人种有更高的患病率，其基因特征与患者易感性及严重程度密切相关。

## 三、病理

ARDS 主要病理改变是肺组织广泛性充血性水肿和肺泡内透明膜形成。病理过程可分为渗出期、增生期和纤维化期，这三个阶段常重叠存在。解剖可见肺呈暗红色肝样变、水肿、出血，重量明显增加。镜下可见肺微血管充血、出血、微血栓，肺间质和肺泡内有蛋白质水肿液及炎细胞浸润。约经 72h 后，由凝结的血浆蛋白、细胞碎片、纤维素及残余肺表面活性物质混合形成透明膜，伴灶性或大片肺泡萎陷。经 1~3 周以后，II 型肺泡上皮和成纤维细胞增生，胶原沉积，部分透明膜纤维化。

## 四、临床表现

除原发病症状和体征外，其临床特点主要表现为：①突发性，常在诱因激发后 12~48h 发病；②进行性呼吸窘迫、气促，呼吸频率可达 25~50 次/min，伴有发绀，难以用通常的氧疗方法改善，亦不能用其他原发心肺疾病（如气胸、肺气肿、肺不张、肺炎、心力衰竭等）解释；③患者往往表现为咳嗽、咳痰、烦躁、焦虑、出汗等；④早期体征可无异常，后可闻及双肺细湿啰音、干啰音和捻发音。

## 五、辅助检查

### （一）血气分析

ARDS 轻症早期动脉血气分析表现为 $PaO_2$ 降低，$PaCO_2$ 降低，pH 升高，如病变改善，则 $PaCO_2$ 和 pH 逐渐恢复正常，如病情进展，则可出现 $PaCO_2$ 增高和 pH 下降。根据动脉血气分析和吸入氧浓度可计算肺氧合功能指标，如肺泡-动脉血氧分压差（$P_{A-a}O_2$）、肺内静动脉血分流（Qs/QT）、呼吸指数（$P_{A-a}O_2/PaO_2$）、氧合指数（动脉血氧分压与吸入氧浓度的比值 $PaO_2/FiO_2$）等指标，目前以氧合指数最为常用。氧合指数低于 300mmHg 是 ARDS 诊断的必要条件，正常值为 400~500mmHg，上述指标对 ARDS 的诊断、严重性分级和疗效评价等均有重要的意义。

### （二）影像学检查

X 线检查早期可无异常，或呈轻度间质改变，随着病情的发展可出现两肺斑片状，以至融合成大片浸润阴影，伴有气管充气相，可形成"白肺"。胸部 CT 检查较 X 线片更准确，病变累及的范围（≥3/4 肺野）可能作为重度 ARDS 诊断的附加标准。1~2 周后，肺泡渗出可逐渐吸收，后期可出现肺间质纤维化的改变。

### （三）肺动脉楔压测定

往往用于与左心衰竭鉴别，这是反映左心房压的较可靠的指标。ARDS 患者肺动脉楔压一般

$<12cmH_2O$，左心衰竭时肺动脉楔压$>16cmH_2O$。

## 六、诊断

欧洲重症医学学会 2012 年制定的柏林标准如下：①高危者 1 周以内新发的症状或症状加重（如气促、呼吸窘迫等）。②无法用胸腔积液、肺不张或结节完全解释的双肺斑片状模糊影。③无法完全由心衰或容量负荷过重解释的呼衰，如果无危险因素，则需通过客观检测（如超声心动图）鉴别心源性肺水肿。④氧合：轻度患者 $200mmHg<PaO_2/FiO_2\leqslant300mmHg$，且 PEEP 或 $CPAP\geqslant5cmH_2O$；中度患者 $100mmHg<PaO_2/FiO_2\leqslant200mmHg$，且 $PEEP\geqslant5cmH_2O$；重度患者 $PaO_2/FiO_2\leqslant100mmHg$，且 $PEEP\geqslant5cmH_2O$。同时符合以上条件者，可以诊断 ARDS。

## 七、治疗

ARDS 治疗的目标包括：改善肺氧合功能，纠正缺氧，保护器官功能，以及并发症和基础病的治疗。

### （一）加强监护

应对 ARDS 患者进行特别监护。动态监测生命体征的变化，包括呼吸、血压、脉搏、体温以及神志改变等。

### （二）氧疗

氧疗是有效纠正缺氧的重要措施。一般采取高浓度面罩给氧，使患者 $PaO_2>60mmHg$ 或 $SaO_2>90\%$。经湿化高流量鼻导管吸氧（HFNC）是一种新型的无创支持模式，能够提供恒定的氧浓度，减少鼻咽部解剖无效腔，产生气道正压，提高呼气末肺容积。

### （三）机械通气

目前主张对 ARDS 患者应尽早应用机械通气治疗。当病情允许时可先采取无创正压通气的方法，病情严重或无创通气无效时可考虑气管插管或气管切开机械通气。机械通气一般采取肺保护性通气策略以避免发生气压伤。机械通气各项指标的调节可参考本章呼吸支持技术。其他的呼吸支持技术如反比通气、高频振荡通气、气管内吹气技术、俯卧位通气、液体通气、肺外气体交换技术等，对 ARDS 可能会有一定的临床应用价值。近来临床研究证实保护性低潮气量、低气道压力通气能有效降低 ARDS 患者死亡率。

**相关链接**

#### 保护性肺通气策略

ARDS 肺损伤的分布呈"非均一性"和重力依赖性，同时也存在肺容积的减少，通常受重力影响背侧及下肺区存在广泛性肺泡和肺间质水肿，而在上肺区存在通气较好的肺泡。传统的机械通气采取较大水平的潮气量 VT（$10\sim15ml/kg$），在促进萎缩肺泡复张的同时，也导致非重力依赖区顺应性较好的肺泡过度膨胀，引起肺容积伤或气压伤。因此，提出了以小潮气量（$5\sim8ml/kg$）、压力限制（平台压$<30mmHg$）和适当 PEEP（高于静态 P-V 曲线低位拐点 $2cmH_2O$ 的 PEEP）的肺保护性通气策略用以治疗 ARDS。潮气量为 $6mg/kg$ 时，如果 PEEP 值不足以维持肺泡开放，很可能在正常通气与不张肺泡交界区以及不张与实变交界区产生肺泡的周期性开放与陷闭而引发剪切力，从而造成肺损伤。有学者建议采用肺复张方法以减少剪切伤，肺复张方法有：①持续肺泡内正压（CPAP）法；②PC+CPAP 法。肺保护性通气策略还有液体通气疗法、高频震荡通气、俯卧位通气等方法。ARDS 机械通气患者在吸痰联合肺复张后，选择在原有 PEEP 水平上增加 $4\sim6cmH_2O$，有利于维持患者复张后肺气体交换功能。在工作中，应依据患者临床特征和病理生理改变，灵活应用这些方法。

## （四）体外膜氧合

体外膜氧合（extracorporeal membrane oxygenation，ECMO），其原理是将体内的静脉血引出体外，经过特殊材质人工心脏旁路氧合后注入患者动脉或静脉系统，起到部分心肺替代作用，又称人工肺。由血管内插管、连接管、动力泵（人工心脏）、氧合器（人工肺）、供氧管、检测系统构成，维持时间1~2周。

## （五）控制输入液体

肺水肿是ARDS的重要病理变化，液体管理是ARDS治疗的重要环节。有效血容量不足会加重低血压和休克，但过多的液体又会加重肺水肿。目前主张在血压稳定的前提下，出入液体量宜轻度负平衡（每日-500ml左右）。为防止胶体渗到肺间质，在ARDS早期不宜输入胶体液体。在血流动力学稳定的情况下，可酌情使用利尿剂以减轻肺水肿。

## （六）积极治疗原发病

尽早除去导致ARDS的原发病或诱因是ARDS治疗的重要措施，如抗感染治疗、休克的纠正、创伤的修复、弥散性血管内凝血（DIC）、反流误吸、溺水的及时抢救等。

## （七）支持治疗

ARDS患者处于高代谢状态，能量消耗大，必须补充必要的热量。通常成人每日供应热量20~40kcal/kg，其中蛋白1.5~2.5g/kg，脂肪热量占总热量的20%~30%。补充支链氨基酸可刺激呼吸中枢和改善肺功能。急性呼吸窘迫综合征患者静脉注射脂肪乳时，可能会引起氧合指数、肺的顺应性降低，肺血管阻力增高。ARDS患者宜尽早采取胃肠道补充营养。

## （八）ARDS的药物治疗

1. 肾上腺皮质激素的应用　由于肾上腺皮质激素有广泛的抗炎、抗休克、抗毒素及减少毛细血管渗出等作用，早期应用激素有助于改善心肺功能、减少呼吸机使用天数，但应用激素并不能改善ARDS的住院病死率，相反，若应用激素>14d则增加了死亡风险。激素治疗比较肯定的适应证有：①脂肪栓塞；②肺孢子菌肺炎；③BAL或血液嗜酸性粒细胞增多。相等剂量时，甲泼尼龙在肺组织中的浓度较其他糖皮质激素高，滞留时间也较长，故常是治疗的首选药物。用法：甲泼尼龙2~4mg/kg，1~2次/d，3~5d后逐渐减量停用。治疗疗程一般为1~2周。

2. 针对发病机制的药物　针对ARDS的发病机制可使用某些药物，其疗效还有待于进一步观察：①外源性表面活性物质；②抑制中性粒细胞活化药物如己酮可可碱；③清除氧自由基和抑制其生成的药物；④抑制诱导型一氧化氮合酶（iNOS）的功能或合成的药物如氨基胍；⑤抗内毒素和细胞因子抑制剂等。

## （九）其他

一氧化氮吸入治疗（INO）及亚低温疗法在ARDS治疗中进行了一定的尝试，可能取得了一定的效果。

# 八、预后

ARDS的预后与其严重程度及原发病有密切关系。一般来讲ARDS的死亡率在50%左右，且多数死于其原发病、多器官功能衰竭和顽固性低氧血症。部分患者恢复较好，可残留肺纤维化。

# 第四节　呼吸支持技术

呼吸支持技术是针对各种原因导致的呼吸功能不全或衰竭而采取的一系列治疗，包括常规呼吸支持技术和非常规呼吸支持技术。常规呼吸支持技术包括：①氧气治疗；②人工气道的建立与管理；③无创、有创机械通气技术；④气道净化；⑤气溶胶吸入技术；⑥肺康复等。非常规呼吸支持技术包括：①无效腔内气体置换；②体外膜肺和血管内氧合；③吸入、肺内灌注全氟化碳；④吸入一氧化氮；⑤吸入氢氧混合气等。

## 一、氧气疗法

氧气疗法是增加患者吸入气体中的氧浓度,提高肺泡内氧分压,促进氧气弥散进入血液,改善和纠正低氧血症。

### (一)吸氧方式

常用的吸氧方式有:①鼻导管给氧;②面罩给氧,包括简单面罩、储气囊面罩、文丘里面罩等;③高压氧;④经气管导管给氧;⑤机械通气给氧法。

### (二)适应证

原则上凡有缺氧者均应给予氧气治疗。

### (三)氧疗的原则和方式

氧疗的基本原则是尽量以较低浓度的氧使 $PaO_2$ 和 $SaO_2$ 回升到安全水平(即 $PaO_2$ 达到 60mmHg 及 $SaO_2$ 90%以上),而又不引起不良反应。

1. 鼻导管给氧　适用于轻度缺氧患者,吸氧浓度($FiO_2$)可用公式计算,$FiO_2\% = 21+4\times$给氧流速(L/min),但实际浓度还受多种因素影响,如潮气量、张口呼吸、咳嗽、说话和进食等因素影响。

2. 面罩给氧　简单面罩和储气囊面罩适用于缺氧严重但不伴有二氧化碳潴留的患者;文丘里面罩则可提供较为精确的持续低浓度给氧。

3. 湿化高流量鼻导管吸氧(HFNC)　是一种新型的无创支持模式,能够提供恒定的氧浓度,减少鼻咽部解剖无效腔,产生气道正压,提高呼气末肺容积。

4. 高压给氧　在高压氧舱里进行,适用于各种中毒,如急性一氧化碳中毒、急性氰化物中毒和各种药物中毒,以及各种原因引起的脑缺氧、脑水肿,各种意外事故如溺水、窒息、自缢、电击等经心肺复苏后等。

### (四)注意事项

1. Ⅱ型呼吸衰竭　即缺氧伴 $CO_2$ 潴留,须控制性氧疗。即低流量(1~3L/min)、低浓度(25%~35%)持续供氧。否则可能导致呼吸抑制,$CO_2$ 潴留加重。

2. 密切观察氧疗效果　氧疗中应密切观察患者。如呼吸困难和发绀是否减轻或缓解,心率是否降至正常或接近正常。一般而言,心率降至正常或接近正常,血氧饱和度>93%,血压稳定,尿量增多,则表明氧疗有效。否则应寻找原因,及时进行处理。

### (五)避免长时间高浓度吸氧

高浓度供氧不宜时间过长,否则会出现氧中毒,表现为胸骨后紧闷、胸痛、渐进性呼吸困难。临床上有时患者病情危重,降低吸氧浓度又不能保证基本的氧合,但长期高浓度氧疗又会增加氧中毒的风险,故需要临床医师根据病情进行适当的调整吸氧浓度,一般认为氧浓度60%以下相对比较安全。

### (六)氧疗注意加温和湿化

呼吸道内保持温度37℃和湿度95%~100%是黏液纤毛系统正常清除功能的必要条件,故吸入氧应通过湿化瓶和必要的加温装置,以防止吸入干冷的氧气刺激损伤气道黏膜,并致痰液干结,不易排出。

### (七)防止污染和导管堵塞

对鼻塞、输氧导管、湿化加温装置、呼吸机管道系统等应经常定时更换和清洗消毒,防止交叉感染。吸氧导管堵塞应随时注意检查有无分泌物堵塞,并及时更换,保证有效和安全的氧疗。

## 二、人工气道与气道净化技术

建立人工气道的目的是保持呼吸道通畅,保证足够的通气和充分气体交换,及时清除呼吸道分泌物,防止误吸。

## （一）建立人工气道的方法

1. 气道紧急处理　紧急情况下，应首先采取简单有效的气道管理措施以解除气道梗阻，保持气道通畅，保证患者有足够的通气及氧供，如：①立即清除呼吸道、口咽部分泌物和异物；②使患者头后仰，托起患者下颌；③放置口咽通气道或喉罩；④用简易呼吸器经面罩加压给氧。

2. 人工气道方式　建立人工气道的方式有：①经鼻或口气管插管；②气管切开，紧急情况下可行环甲膜穿刺；③经皮扩张气管切开术（PDT）利用特殊设计的导引钢丝和扩张钳撑开气管后插入气切套管，手术创伤小，并发症少。建立人工气道一般首先考虑气管插管，经喉插管1周仍然需要保持人工气道者则可考虑实施气管切开。上呼吸道完全阻塞或有严重创伤为气管插管的禁忌证。

## （二）气管插管的并发症

1. 插管常见并发症　①心跳、呼吸骤停；②机械性损伤；③气管导管误入一侧主支气管；④气管导管误入食管；⑤误吸。

2. 气管导管留置期间的并发症　①口、鼻腔溃疡；②口腔蜂窝织炎、鼻窦炎；③喉、气管损伤；④气管导管扭曲、阻塞；⑤支气管-肺部感染。

3. 拔管时常见并发症　①气管、喉痉挛；②声带损伤；③误吸；④拔管后气管塌陷导致窒息。

4. 拔管后延迟并发症　①喉或声门下水肿；②咽炎或喉炎；③喉、气管狭窄。

## （三）人工气道的管理

固定好插管，防止脱落移位。详细记录插管的日期、时间、插管型号、插管外露的长度、气囊的最佳充气值等。在拔管和气囊放气前必须清除气囊上滞留物，以防止误吸、呛咳及窒息。监测气囊有无漏气，加强口腔护理，做好胸部理疗，注意环境消毒。

## （四）气道净化技术

常用的气道净化技术有应用黏液促动剂、鼓励患者有效咳嗽、胸部物理治疗（体位引流、胸部叩击及振动治疗）、气管支气管吸引等。

# 三、机械通气支持

## （一）机械通气的目的、适应证、禁忌证和并发症

1. 目的　作为一种呼吸支持技术，机械通气（mechanical ventilation）的基本目的是：①改善通气功能；②改善氧合；③休息呼吸肌。

2. 适应证　机械通气的主要适应证是任何原因引起的缺氧和 $CO_2$ 潴留：①心肺脑复苏；②各种肺实质或呼吸道的病变引起的呼吸功能不全和呼吸衰竭；③中毒所致的呼吸抑制；④神经-肌肉系统疾病；⑤其他，如急性肺水肿、心脏等大手术后的机械通气支持等。此外，还应结合具体的病情和呼吸生理指标决定。

3. 禁忌证　没有充分引流的气胸、纵隔气肿，机械通气会导致张力性气胸而威胁生命，是机械通气的相对禁忌证。

4. 并发症　机械通气可引起全身各系统的并发症及人工气道所致的并发症：①通气所致的肺损伤（ventilator associated lung injury，VILI）；②呼吸机相关肺炎（ventilator associated pneumonia，VAP）；③通气过度、通气不足、肺不张、肺栓塞等；④血流动力学影响：胸腔内压力升高，心排血量减少，血压下降；⑤气囊压迫致气管-食管瘘。应及时调整机械通气参数和加强监护以避免这些并发症。

## （二）机械通气的连接

连接呼吸机和患者的方式主要有面罩、鼻罩、气管插管、气管切开造口置管等。气管插管分为经口和经鼻两种，经口插管使用最多，但不易固定，使用时间多为3～7d，经鼻插管可保留较长的时间，但易引起鼻窦炎。气管切开无效腔小，导管容易固定，便于湿化气道、清理分泌物，但气管切开创伤明显，易发生感染和出血等。上述两种方法将器具安置在呼吸道内，属于有创通气。使用面罩、鼻罩的机械通气称之为无创

通气,无创通气在临床上已获得广泛应用。

**（三）机械通气模式**

临床上把机械通气大致分为容量预置型(定压型)和压力预置型(定容型)两种。

1. 控制性机械通气(CMV)　通气若全部由呼吸机控制包括呼吸频率、潮气量、吸呼比等,称为指令呼吸(mandatory breathing)或控制通气,如容量控制通气(VCV)或压力控制通气(PCV),临床上一般用于无自主呼吸或呼吸微弱的患者,可完全替代患者呼吸,但与患者自主呼吸不同步,长期应用易致呼吸肌萎缩。

2. 辅助/控制通气(A/CMV)　自主呼吸触发呼吸机送气后,呼吸机按预置参数送气,患者无力触发或自主呼吸频率低于预置频率,呼吸机则以预置参数通气。与CMV相比,唯一不同的是需要设置触发灵敏度,其实际呼吸频率可大于预置频率。

3. 间歇指令通气(IMV)　按预置频率给予CMV,实际IMV的频率与预置相同,间隙期间允许自主呼吸存在。同步间歇指令通气(SIMV)是指IMV的每一次送气在同步触发窗内由自主呼吸触发,若在同步触发窗内无触发,呼吸机按预置参数送气,间隙期间允许自主呼吸存在,可降低平均气道压、有利于呼吸肌锻炼和撤机。

4. 压力支持通气(PSV)　PSV是患者触发吸气过程,呼吸机在吸气相提供一定的气道压力支持,患者可以自己控制吸气深度、呼吸切换、呼吸频率。

5. 持续气道正压通气(CPAP)　在呼吸机提供一定的正压下进行自主呼吸,能够增加功能残气量、改善通气血流比例失调,提高氧分压。

6. 双水平正压通气(BiPAP)　BiPAP为一种双水平CPAP的通气模式,自主呼吸在双相压力水平均可自由存在。高水平CPAP和低水平CPAP按一定频率进行切换,两者所占时间比例可调。该模式允许自主呼吸与控制通气并存,能实现从PCV到CPAP的逐渐过渡,具有较好的人机协调并在临床上获得了较广阔的应用。

其他的通气模式,如压力控制通气(PCV)、压力调节容量控制通气(PRVCV)、容量支持通气(VSV)、容量控制通气(VCV)、气道压力释放通气等,可参考有关专著。

**（四）机械通气参数调节**

机械通气常见的可调节参数包括:潮气量、呼吸频率、压力、气流模式的选择、吸呼比、触发敏感度、PEEP、通气模式等。

1. 潮气量(tidal volume,VT)的调节　一般为6~12ml/kg,常规机械通气一般宜<10ml/kg,实际应用时应依据血气和呼吸力学等监测指标不断调整。ARDS目前多建议采取6ml/kg(4~8ml/kg)的小潮气量进行机械通气。由于实行小潮气量,易出现高碳酸血症,对合并脑水肿、颅内高压及严重心功能不全的患者可能并不合适。通过监测肺压力-容积(P-V)曲线高位转折点,可指导潮气量调整。为防止肺泡过度膨胀,所应用的潮气量应低于高位转折点对应的容积,P-V曲线不出现高位转折点。如出现高位转折点,则提示部分肺泡过度充气,顺应性降低,易发生气压伤,此时应降低潮气量,直到高位转折点消失。因此,实现小潮气量通气的力学标准就是避免出现高位转折点,避免气道压过高。

2. 呼吸频率(respiratory rate,RR)的调节　一般12~20次/min,不宜大于30次/min,否则易加重肺损伤。RR应与VT配合以保证一定的分钟通气量(MV)。

3. 气道平台压的调节　气道平台压应<30cmH$_2$O。理论上跨肺压或气道平台压<35~40cmH$_2$O,由于有自主呼吸,将产生一定的胸腔负压,同等水平的平台压将使跨肺压增大,故气道平台压应以低于30cmH$_2$O水平为宜。

4. 气流模式的选择　呼吸机气流模式有恒流、减速气流、加速气流、正弦波气流。吸气流速一般采用减速气流,有利于减少气道峰压,改善气体分布。

5. 吸呼气时间比的调节　1:1.5比较适合,一般1:(1.2~1.6),可以根据具体情况调节,如希望改善氧合,可以适当延长吸气时间,而对COPD应适当延长呼气时间,以便排出二氧化碳。在特殊情况下也可考虑使用反比通气。

6. PEEP的调节　呼气末正压通气(positive end-expiratory pressure,PEEP)是指在呼吸末,气道压力高于大气压。PEEP主要作用是改善缺氧。但PEEP也能增加气道峰压和平均气道压,造成气压伤;PEEP还减少回心血量,增加静脉压和颅内压,降低心排血量和肝肾等重要脏器的血流供应。PEEP常用于以ARDS为代表的Ⅰ型呼吸衰竭。其调节一般以$3\sim5cmH_2O$为起点,逐渐上调,$8\sim12cmH_2O$(尽量$<10cmH_2O$)是可以接受的水平,$5\sim8cmH_2O$在一般情况下发生气压伤的概率不高。也可依据压力-容积(P-V)曲线调节PEEP,在低肺容量时可见吸气斜率陡然升高(低位拐点),该点代表原来闭合的肺单位大量开启,在拐点之上,较小的压力变化将引起更多容积改变,稍高于拐点的PEEP(高于低位拐点压力$2\sim3cmH_2O$)能显著减少分流而较少影响血流动力学,该拐点的压力一般为$8\sim12mmHg$。

7. 吸氧浓度的调节　在一般情况下,吸氧浓度宜$<0.4\sim0.6$,吸纯氧时间不宜超过24h,但具体情况应依据氧合改善情况而灵活变化。

8. 触发敏感度的调节　触发敏感度的理想情况下能最灵敏触发呼吸,但患者非呼吸的胸壁运动不至于引起触发,当加用PEEP或气道存在内源性呼气末正压(PEEPi)时,触发敏感度一般为"PEEP$-1.5cmH_2O$";无PEEP或PEEPi时,触发敏感度一般为"$-0.5\sim-2cmH_2O$"。

（五）机械通气的撤机时机

机械通气仅仅是提供呼吸支持,为病因治疗赢得一定的时间,因此其作用效果主要取决于原发病能否得到良好控制。当有效控制引起呼吸衰竭的病因后应尽快撤离机械性辅助通气。可采取由有创向无创通气过渡的序贯通气治疗。撤机前患者的基本条件包括:无呼吸窘迫,呼吸驱动良好,神志清醒,配合良好。$FiO_2<0.4$、$PEEP<5cmH_2O$时$PaO_2$保持在$60mmHg$以上,且血流动力学稳定,无需应用血管活性物质。呼吸生理学指标有助于预测是否能成功撤机,但也需要灵活掌握应用。对于有慢性通气功能不全的患者,如COPD患者,在撤机前尽量使其$PaO_2$和$PaCO_2$接近呼吸衰竭发生前的最佳状态(可能有一定程度的二氧化碳潴留或$PaO_2$偏低),而不宜维持在理想的无二氧化碳潴留和$PaO_2$在正常人的水平,否则,患者难以脱机而易形成呼吸机依赖。

（六）无创通气支持

无创通气有负压通气和正压通气两种形式,负压通气已很少应用于临床。目前无创通气一般是指不需要气管切开或气管插管而通过鼻面罩或口鼻面罩的方法连接患者。近年来由于硅胶面膜罩的出现、呼吸机性能的不断优化,无创正压通气在临床上得以广泛应用,成为治疗呼吸衰竭的重要手段。

1. 适应证　无创通气常用临床适应证有:①pH$<7.35$的Ⅱ型呼吸衰竭,如慢性阻塞性肺疾病(COPD)所致的呼吸衰竭;②急性心源性肺水肿合并低氧血症;③睡眠呼吸暂停综合征;④免疫功能受损合并呼吸衰竭;⑤有创通气辅助撤机;⑥拒绝气管插管的呼吸衰竭患者。

2. 禁忌证　无创通气一般是由患者自主呼吸触发,因此呼吸中枢驱动功能不全、呼吸停止不宜用无创通气。因此,主要禁忌证为:①心跳或呼吸停止;②意识障碍,误吸危险性高,呼吸道保护能力差,气道分泌物清除障碍;③合并多器官功能衰竭(血流动力学指标不稳定、不稳定的心律失常、消化道穿孔/大出血、严重脑部疾病等);④面部手术或者创伤;⑤不能配合者。

3. 无创通气方式　常见的无创通气方式采用持续气道正压通气(CPAP)或双水平持续气道正压通气(BiPAP)。目前CPAP仅用于睡眠呼吸暂停综合征。BiPAP是目前临床上常使用的无创通气方法。

4. 连接呼吸机的程序　①戴上头帽,面罩接上输氧管(氧流量$2\sim5L/min$),将系带固定面罩,处于舒适位置;②开BiPAP呼吸机(S或S/T),吸气压(IPAP)调至$8\sim12cmH_2O$,PEEP调至$4cmH_2O$;③将呼吸机管道接上面罩;④调系带拉力,使面罩刚好不漏气为止。

5. 调节参数　患者初次接受BiPAP呼吸机治疗时往往不适应,这主要是由于患者精神紧张及与呼吸机设置的初始压力较高有关。应事先向患者做解释工作,取得患者配合;同时要注意确保鼻面罩佩戴松紧适度,密闭不漏气,佩戴好鼻面罩后,再连接呼吸机。在临床实践中,应动态监测 RR、节律、IPAP、VT、EPAP 和 SPO$_2$。待稳定 20min 后抽动脉血气分析,据其结果,再调节各种参数。在使用无创通气治疗期间,应加强口腔护理,及时清除分泌物和呕吐物,防止窒息。重者插胃管(腹胀减压排气,预防反流性吸入肺炎,补充营养)。应持续口鼻面罩 24h 机械通气(除咳痰、说话、口腔护理暂停外),暂停间歇力争小于 30min,有条件可与 HFNC 交替。进食后床边观察 15min,防止患者进食后呕吐引起误吸。医务人员给患者首次上面罩机械通气,一般需要坚持观察 0.5~2h,乃至 4~6h,待患者适应后,才可离开,但仍需密切随访。①IPAP 的调节:IPAP 一般为 12~16cmH$_2$O。先从较低压力开始,如起始 IPAP 8~10cmH$_2$O,每隔 5~10min 逐渐上升 2~3cmH$_2$O,最初使用应嘱咐患者,跟着医师的口令,有规律地吸气和呼气,一般压力调节合适,几分钟后患者就会感觉轻松舒适,患者的辅助呼吸肌活动消失,胸腹协调呼吸。②EPAP 的调节:EPAP 一般为 3~5cmH$_2$O,可依据各种疾病而灵活掌握,如 COPD 和哮喘 3~5cmH$_2$O、肺水肿 5~10cmH$_2$O、ARDS 5~12cmH$_2$O,一般应<15cmH$_2$O,肺间质纤维化 2~3cmH$_2$O。③吸呼比的调节:阻塞性肺疾病为 1:(2~2.5),限制性肺疾病为 1:1.5。④呼吸频率(RR)的调节:RR 可根据病情调节,一般稍低于患者的 RR。⑤吸氧浓度(FiO$_2$)的调节:FiO$_2$ 可以脉氧饱和度(SPO$_2$)大于 90% 为调节参考。尽可能以较低的 FiO$_2$ 达到较理想的氧合。

6. 中止无创通气 下列情况,应中止无创通气,采用插管等有创通气或其他治疗:①不能耐受鼻面罩者;②无创通气治疗无效,病情进行性加重;③需建立人工气道处理大量分泌物;④生命体征极不稳定,需建立人工气道者;⑤需要的支持压力>30cmH$_2$O。

(时国朝)

## 学习小结

呼吸系统任何部分的解剖或功能异常均可引起呼吸衰竭,根据血气分析、发病缓急和发病机制可对呼衰进行具体分类,肺通气换气功能障碍导致缺氧和/或二氧化碳潴留是呼衰发生发展的病理生理基础。学习过程中应注意慢性呼吸衰竭和急性呼吸衰竭的病因,临床表现,治疗方式等的区别。急性呼吸窘迫综合征的柏林标准、临床表现,根据临床特征和诊断标准识别患者,及时给予合适的机械通气和药物治疗是逆转病情的关键,应了解常规呼吸支持技术。

## 复习参考题

1. 什么是呼吸衰竭,呼吸衰竭如何进行分类?

2. 慢性呼吸衰竭有哪些临床表现? 如何进行治疗?

3. 简述急性呼吸窘迫综合征定义及其诊断标准。

4. 简述氧疗的原则和方式。

# 第七章　　　肺　　炎

| 学习目标 | |
| --- | --- |
| **掌握** | 社区获得性肺炎的诊断及抗菌药物的选择；导致医院获得性肺炎的危险因素和防治方法。 |
| **熟悉** | 肺炎球菌肺炎、葡萄球菌肺炎、肺炎克雷伯菌肺炎、支原体肺炎的临床特点和治疗要点。 |
| **了解** | 病毒性肺炎和真菌性肺炎的临床诊治要点。 |

肺炎(pneumonia)是指包括终末气道、肺泡及肺间质等在内的肺实质炎症,可由病原微生物、理化因素、免疫损伤、过敏因素及药物等引起。病原微生物为最常见的致病因素,细菌性肺炎是最常见的肺炎,也是最常见的感染性疾病,值得注意的是病毒性肺炎的发病率近年来有增高的趋势,已引起了人们高度重视。肺炎可按解剖、病因或患病环境分类。由于病原学检查阳性率较低,培养结果滞后,病因分类在临床上应用有一定的困难;还由于肺炎感染途径或感染获得方式的不同、不同宿主的肺炎在病原学、危险因素和治疗上均存在很大的不同,临床上常依照肺炎的获得环境分为社区获得性肺炎和医院获得性肺炎,也可细分为社区获得性肺炎、医院获得性肺炎、呼吸机相关肺炎等,以利于指导临床经验治疗。

## 第一节　社区获得性肺炎

社区获得性肺炎(community acquired pneumonia,CAP)是指在医院外罹患的感染性肺实质(含肺泡壁,即广义上的肺间质)炎症,包括具有明确潜伏期的病原体感染而在入院后于潜伏期内发病的肺炎。CAP流行病学在不同国家、不同地区之间存在着明显差异。由于社会人口的老龄化、HIV和非HIV免疫损害宿主增加、病原体变迁和抗生素耐药率上升等原因,使CAP的诊治成为临床上重要的医学问题。戒烟、避免酗酒有助于预防肺炎的发生。预防接种肺炎链球菌疫苗和/或流感疫苗可减少某些特定人群罹患肺炎的机会。

### 一、病原学

在广泛应用抗生素前的时代,大多数CAP主要由肺炎链球菌感染引起。据流行病学调查结果,目前CAP主要由肺炎链球菌、流感嗜血杆菌、肺炎支原体、肺炎衣原体及呼吸道病毒所引起,其他导致CAP的病原体有葡萄球菌、军团菌、阴性杆菌及真菌等。尽管进行了培养、血清学及尿抗原的检查,仍有30%~60% CAP病因未明,CAP的病原学诊断依然是目前诊断的难题。

## 二、诊断与病原学检查

### （一）诊断

CAP 应是在社区内发病,且必须符合肺炎的诊断标准。肺炎的临床诊断(表 2-7-1),除了有胸部 X 线检查显示新出现斑片状浸润影、叶/段实变影或间质性改变外,还应有次要标准中的一项并除外肺结核、肺部肿瘤、非感染性肺间质性疾病、肺水肿、肺不张、肺梗死或栓塞、异物、肺嗜酸性粒细胞浸润症及肺血管炎等疾病后,方可建立肺炎临床诊断。

**表 2-7-1　肺炎的临床诊断标准**

| 分类 | 标准 |
| --- | --- |
| 主要标准 | 胸部 X 线显示新出现斑片状浸润影、叶/段实变影,或间质性改变 |
| 次要标准 | 新近出现的咳嗽、咳痰或原有呼吸道症状加重,色或不伴脓痰/呼吸困难/胸痛/咯血 |
| | 发热 |
| | 肺实变体征和/或闻及湿啰音 |
| | 白细胞计数>10×10$^9$/L 或<4×10$^9$/L |

### （二）重症肺炎的诊断

CAP 患者符合表 2-7-2 中 1 项主要标准或≥3 项次要标准者可诊断为重症肺炎。

### （三）病原学检查

门诊 CAP 并非需要常规进行病原学检查,但住院患者应争取获取病原学诊断。

1. 痰病原学检查　自然咳痰法是收集呼吸道标本最简单实用的方法,应尽量在抗生素治疗前采集标本。由于痰易被口咽部细菌污染,送痰病原学检查前应确定痰标本是否合格,合格的痰标本可送病原学检查,否则应重新留取标本。

**表 2-7-2　重症肺炎的诊断标准**

| 分类 | 标准 |
| --- | --- |
| 主要标准 | 需要气管插管行机械通气 |
| | 脓毒症休克积极液体复苏后仍需血管活性药物治疗 |
| 次要标准 | 呼吸频率≥30 次/min |
| | 氧合指数≤250mmHg |
| | 多肺叶受累 |
| | 意识障碍和/或定向障碍 |
| | 血尿素氮≥7.14mmol/L |
| | 收缩压<90mmHg,需要积极的液体复苏 |

（1）采集:咳痰前应嘱患者用3%过氧化氢溶液(双氧水)或无菌生理盐水漱口,指导或辅助其深咳嗽,用力咳出气管支气管深部痰液置于无菌容器中立即送检。无痰患者检查分枝杆菌或肺孢子菌可用高渗盐水雾化吸入导痰。

（2）送检:应尽快送检,痰标本存放不得超过 2h。延迟送检或待处理标本应置于 4℃ 保存(疑为肺炎链球菌感染不在此列),保存的标本应在 24h 内处理。

（3）实验室处理:痰标本需进行初步筛选以了解是否为合格的痰标本,挑取脓性部分涂片做革兰氏染色,镜检显示白细胞<10 个/低倍视野,鳞状上皮细胞>25 个/低倍视野,则不宜做痰培养而应重新留取标本;若鳞状上皮细胞<10 个/低倍视野,多核白细胞>25 个/低倍视野,或两者比例<1∶2.5,则为合格标本。以合格标本接种于血琼脂平板和巧克力平板两种培养基,必要时加用选择性培养基或其他培养基。用标准 4 区划线法接种做半定量培养。

（4）判断:已确认来自下呼吸道标本时,可通过观察细菌形态、染色特征作出初步病原学诊断。如涂片油镜检查见到典型形态肺炎链球菌或流感嗜血杆菌有诊断价值。抗酸染色应是检查分枝杆菌最简单而又有价值的检查。军团菌属染色有 80%~90% 的灵敏度和 100% 的特异性,应引起微生物学人员的注意。

合格痰标本培养优势菌中度以上生长(≥+++);或合格痰标本细菌少量生长,但与涂片镜检结果一致(肺炎链球菌、流感嗜血杆菌、卡他莫拉菌);或 3d 内多次培养到相同细菌则对 CAP 病原学诊断有较大的参考意义。

若痰培养有上呼吸道正常菌群的细菌（如草绿色链球菌、表皮葡萄球菌、非致病奈瑟菌、类白喉杆菌等）或痰培养为多种病原菌少量（<+++）生长均提示无临床意义。

2. 血、尿及胸腔积液病原学检查

（1）培养：少数 CAP 患者在未用药前血培养是阳性，其中 2/3 是肺炎链球菌。不同时间、不同部位获取的血或胸腔积液标本培养出同一病原体，以及胸腔积液和血培养出相同的病原体对 CAP 的病原学诊断有确诊价值。呼吸道标本培养出肺炎支原体、肺炎衣原体、嗜肺军团菌均有较大的病原学诊断价值。

（2）血清学：采集间隔 2~4 周急性期及恢复期的双份血清标本，检测非典型病原体或呼吸道病毒特异性抗体的滴度有助于相对应的病原学诊断。抗体滴度增加呈 4 倍或以上改变时提示近期感染。

（3）尿：嗜肺军团菌 I 型尿抗原检测（酶联免疫测定法）阳性及肺炎链球菌尿抗原检测（免疫层析法）阳性（儿童除外）对 CAP 的病原学诊断有较大的参考价值。

3. 纤维支气管镜检或经皮肺穿刺肺活检　凡诊断为肺炎的住院患者应立即送痰培养。门诊治疗的轻、中度患者不必普遍进行病原学检查，只有当初始经验性治疗无效时才需进行病原学检查。经气管插管或气管切开者可经人工气道采集下呼吸道标本。必要时可经纤维支气管镜采集下呼吸道分泌物，防污染标本毛刷经纤维支气管镜采样是获得下呼吸道标本比较好的方法。有指征时也可采用经皮肺穿刺活检技术以明确病原学或病因诊断。下列情况是采取以上诊断技术的适应证：①经验性治疗无效或病情仍然进展者，特别是已经更换抗菌药物 1 次以上仍无效时；②怀疑特殊病原体感染，而采用常规方法获得的呼吸道标本无法明确致病原时；③免疫抑制宿主罹患 CAP 经抗菌药物治疗无效时；④需要与非感染性肺部浸润性病变鉴别诊断者。

经纤维支气管镜或人工气道吸引的标本培养的病原菌浓度 ≥$10^5$CFU/ml（半定量培养++），BALF 标本 ≥$10^4$CFU/ml（+~++），防污染毛刷或防污染 BALF 标本 ≥$10^3$CFU/ml（+）对 CAP 的病原学诊断有较高的特异度和敏感度。

（四）辅助检查

1. 实验室检查　CAP 患者基本的实验室检查包括血常规、肝肾功能、血清电解质、血糖和动脉血气分析。这些非特异性检查有助于判断肺炎的严重程度和监测肺外组织器官的功能紊乱情况，增加 CAP 死亡率和并发症的危险因素见表 2-7-3。白细胞计数或分类、C 反应蛋白（CRP）、降钙素原（PCT）等有助于感染性疾病的判断和对治疗反应的监测。血清谷丙转氨酶、谷草转氨酶、磷酸肌酸激酶、乳酸脱氢酶等酶学显著异常提示可能存在严重的免疫异常或为感染因子导致的全身免疫反应；结缔组织疾病相关检查如类风湿因子、抗核抗体、抗双链 DNA 抗体以及抗中性粒细胞胞质抗体或肿瘤标志物等在必要时可考虑进行相关检查，肺浸润影合并肾或皮肤等其他脏器损害时或疑为系统性疾病时是送检上述检查的强烈指征；动脉血气分析或脉冲血氧测定可了解是否需要吸氧以及判别患者是否有呼吸衰竭。

表 2-7-3　增加 CAP 死亡率和并发症的危险因素

| 分类 | 危险因素 |
| --- | --- |
| 既往因素 | 年龄大于 65 岁 |
| | 可疑误吸 |
| | 心衰 |
| | 慢性阻塞性肺疾病 |
| | 糖尿病 |
| | 慢性酗酒 |
| | 慢性肾衰竭 |
| | 慢性肝炎 |
| | 脾切除术后 |
| | 近 1 年住院史 |
| | 精神状态异常 |
| 体格检查 | 体温大于 38.3℃ |
| | 呼吸频率大于 30 次/min |
| | 收缩压小于 90mmHg |
| | 存在肺外感染灶 |
| 实验室检查 | 白细胞计数>$30 \times 10^9$/L 或<$4 \times 10^9$/L |
| | 血细胞比容<30 |
| | 呼吸空气时 $PaO_2$<60mmHg，或 $PaCO_2$>50mmHg |
| | 尿素氮或肌酐增高 |
| | 胸部 X 线片病变累及多个肺叶或病灶迅速进展 |

2. CAP 影像学评估 对疑为 CAP 的患者胸部 X 线片检查是最基本的检查,常规的放射学检查对于明确肺部浸润影的病因学诊断价值有限,但有助于发现新出现的肺部病灶和监测治疗反应。若临床症状持续或病情恶化,应及时进行胸部 X 线复查。若病情改善明显,一般不建议短期内多次复查胸部 X 线检查。当病情进展或肺部浸润影吸收不理想或需要排除其他疾病时应考虑胸部 CT 检查。

## 三、CAP 的抗菌药物治疗

诊断肺炎后如何选择抗菌药物? 在用药前应依据病情需要决定是否采样进行病原学检查,根据当地肺炎的病原谱和药敏结果、借鉴 CAP 指南和抗感染指导原则制订用药方案。用药 48~72h 后应进行临床评价,如无效应认真分析原因,并采取适当的处理方法;有效则可维持原治疗方案,并完成相应的疗程。

（一）初始治疗

1. 青壮年、无基础疾病或无危险因素 CAP 肺炎链球菌、流感嗜血杆菌和非典型病原体为这类 CAP 患者常见的病原菌,可选用青霉素类、多西环素(强力霉素)、大环内酯类、第一代或第二代头孢菌素、呼吸喹诺酮类(如左旋氧氟沙星、莫西沙星)等。当有实验室检查能明确排除非典型病原体感染时可单独使用青霉素或头孢菌素,若无有力证据排除非典型病原体感染且病情较重时建议头孢菌素或青霉素联合大环内酯类药物治疗 CAP,也可单独使用呼吸喹诺酮类如莫西沙星。

2. 有基础疾病或有危险因素 CAP

（1）无铜绿假单胞菌感染危险因素:与无基础疾病或有危险因素 CAP 患者比较,有基础疾病或有危险因素 CAP 的需氧革兰氏阴性杆菌感染概率增高,也易出现金黄色葡萄球菌的感染。β-内酰胺类联合大环内酯或应用呼吸氟喹诺酮药物均是临床上常用的治疗方案。

（2）有铜绿假单胞菌感染危险因素:当有铜绿假单胞菌感染危险因素时(如结构性支气管异常),可选用抗铜绿假单胞菌的药物,如抗铜绿假单胞菌 β-内酰胺(如头孢吡肟、头孢他啶)、碳青霉烯类、β-内酰胺/β-内酰胺酶抑制剂(如哌拉西林钠/他唑巴坦、头孢哌酮/舒巴坦)等药物联合环丙沙星或联合氨基糖苷,也可联合呼吸氟喹诺酮或大环内酯等作为这类患者的初始治疗方案。

（3）重症 CAP 的起始抗菌药物的选择:对于危及生命的重症肺炎,建议早期采用广谱强效的抗菌药物治疗,待病情稳定后可根据病原学进行针对性治疗,或降阶梯治疗。抗生素治疗要尽早开始,首剂抗生素治疗争取在诊断 CAP 后 4h 内使用,以提高疗效,降低病死率,缩短住院时间。

（二）初始治疗无应答的应对策略

1. 概念 经过 48~72h 经验治疗后无反应或临床恶化,需要调整抗生素治疗,或需要进一步检查的 CAP 称之为 CAP 治疗无效。治疗无效的肺炎有 2 种情况:①无反应性肺炎,对 CAP 经验治疗 72h 后仍发热(T>38℃)或临床症状(不适、咳嗽、咳痰)持续存在;②进展性肺炎,对 CAP 经验治疗经 24h 治疗后临床症状恶化伴影像学病灶进展>50%或 72h 后出现临床恶化,病灶进展,发展为急性呼吸衰竭需要通气支持或出现脓毒休克,某些进展性肺炎发生急性呼吸衰竭的时间可能超过了 72h,进展性肺炎的预后往往较差,需要入住 ICU 进行治疗。

2. CAP 治疗无效原因 抗菌药物治疗 48~72h 应对治疗的效果给予评价,治疗无效或病情恶化时应分析治疗无效的原因。CAP 治疗无效的原因可能有:①宿主因素;②病原体因素;③非感染因素。

（1）宿主因素:高龄和基础病是影响 CAP 疗效非常重要的原因。高龄患者可能由于无效咳嗽增加,肺弹性下降,膈肌扁平,功能残气量增加,纤毛清除功能降低,以及 IL-1、IL-2、IgM 水平下降影响肺炎吸收。在老年人肺炎球菌感染有很高的死亡率;有基础病者(如心衰、糖尿病、慢性阻塞性肺疾病、肾衰竭、脑血管疾病、肝脏疾病、急慢性酒精中毒、接受皮质醇激素治疗、免疫受损者、恶性疾病等)与 CAP 的死亡率密切相关。其他如吸烟、反复感染等均使纤毛清除功能降低而影响肺炎吸收,导致 CAP 治疗无效。

（2）病原体因素:细菌耐药、不常见病原体感染和混合感染是 CAP 治疗无效和病原体相关因素的主要原因。是否存在细菌耐药的重要依据取决于病原学流行病学资料和细菌培养结果。不常见的病原体可能有结核分枝杆菌、新型隐球菌、组织胞浆菌、放线菌、肺孢子菌等。通常在治疗无效后往往会考虑到是否有不常见的病原体感染。对于 HIV 或非 HIV 免疫受损宿主，当初始治疗无效时更应考虑是否有不常见病原体感染。

（3）非感染性因素：诊断错误是 CAP 治疗失败的另一原因。某些累及肺实质与 CAP 相似的疾病因伴有发热、咳嗽而被误诊为 CAP，如肿瘤、肺出血、肺栓塞、隐源性机化性肺炎（cryptogenic organizing pneumonia，COP）、坏死性肉芽肿性血管炎（Wegener 肉芽肿）、过敏性肺泡炎、急性白血病、急或慢性嗜酸性粒细胞肺炎、狼疮性肺炎、急性间质性肺炎、药物引起的肺浸润、职业因素引起的肺疾病（吸入有机或无机粉尘）等。

抗生素剂量不足，吸收不良以及药物间的相互作用也常是 CAP 治疗失败的原因。

3. 应对策略

（1）治疗基础疾病：肺部感染性疾病的发生往往与机体抵抗力降低有着密切的关系，积极治疗基础疾病有助于提高机体抗感染的效能，如积极治疗心功能不全，改善慢性阻塞性肺疾病患者的肺功能，减少免疫抑制剂或激素的使用等均有助于改善肺部感染患者的预后。适当的使用免疫增强药物是否能有效改善 CAP 患者的预后，尚有待于更多循证医学的证据。

（2）明确病因：对于中重度 CAP 患者，尤其是重度 CAP 患者、老年 CAP 患者或有基础疾病的 CAP 患者，在起始抗感染治疗前应进行痰和血的病原学检测，强调多学科（如临床、放射、微生物检验、病理等科室）的协作，争取早期获得较为明确的病原学诊断，以利于获得适当的有针对性的药物治疗。

除了注意感染性疾病的诊断外，还应注意某些非感染性疾病的鉴别。临床上若无非感染性疾病的依据，常规抗感染无效，应注意是否为特异性的肺部感染，如结核病、真菌、诺卡菌、肺孢子菌肺炎等，当常规检查未能获得病因学诊断时，可考虑有选择性地采取侵袭性的检查，如纤维支气管镜检查，经皮肺穿刺检查，或开胸肺活检等取材送检以明确肺部浸润影的诊断（图 2-7-1）。

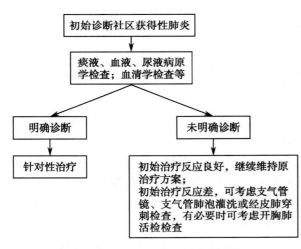

**图 2-7-1　社区获得性肺炎诊疗流程**

（3）调整抗菌药物：当 CAP 初始治疗无效时，可依据患者的临床特征，选择起始治疗对某些病原菌未能覆盖的药物，如初始治疗选择头孢菌素或青霉素类药物，更换药物时应选择兼顾能治疗非典型病原体感染的药物（如氟喹诺酮或大环类酯类抗菌药物）。避免在同一类药物中更换，如用头孢克洛无效，换用头孢呋辛等。

若有病原学诊断结果，还应结合其结果选择适当的药物。另外，还应评价所选择药物的用法、用量、给药间隔时间等是否合理，所选择的药物是否有较为理想的局部浓度，是否存在引流不通畅等因素影响抗菌药物的效果。

总之，CAP 疗效不理想时，应及时重新评价诊断和治疗等相关问题，及时处理，争取准确选择适当的抗菌药物，以提高 CAP 的诊治水平。

# 第二节　医院获得性肺炎

医院获得性肺炎（hospital acquired pneumonia，HAP）指的是入院时不存在、也不处于感染潜伏期，而于入院 48h 后在医院内发生的肺炎。HAP 的病死率为 30%~70%。菌血症（尤其是由铜绿假单胞菌或不动杆菌属细菌引起的菌血症),合并其他内科疾病,不适当的抗菌药物治疗以及多重耐药(multidrug-resistant,MDR)病原菌感染等因素均与 HAP 病死率有关。HAP 与 CAP 的病原谱有非常大的差异,口咽部细菌定植和含菌分泌物的吸入是引起 HAP 的主要发病机制,因此,HAP 的病原谱与患者口咽微生物病原谱密切相关。

## 一、病原微生物学

### (一)HAP 常见病原体

铜绿假单胞菌、大肠埃希氏菌、肺炎克雷伯菌、不动杆菌属、葡萄球菌属尤其是耐甲氧西林金葡菌(MRSA)是 HAP 的常见病原体。当无 MDR 危险因子时应注意肺炎链球菌、流感嗜血杆菌、甲氧西林敏感金黄色葡萄球菌、抗生素敏感的肠道阴性杆菌等也可成为 HAP 的病原菌。

### (二)HAP 的 MDR 病原菌

铜绿假单胞菌、不动杆菌属、肺炎克雷伯菌、MRSA 是常见的 MDR 病原菌,MDR 病原菌是 HAP 治疗的难点。引起 MDR 病原菌的危险因素有:①既往曾应用抗菌药物,如发病前 90d 内应用抗生素;②迟发VAP;③入住 ICU 或长期住院(如住院大于 5d);④所在社区或病房高频率的出现耐药菌;⑤免疫抑制患者或应用免疫抑制剂等。尤其是这些 MDR 病原菌在亚洲地区具有较高的发病率,应引起亚洲地区医务人员的高度重视。

军团菌、真菌(如曲霉菌、念珠菌)和病毒(如单纯疱疹病毒、巨细胞病毒)感染也有可能成为 HAP 重要的医疗问题。

## 二、危险因素

### (一)HAP 的危险因素

引起 HAP 的危险因素有:气管插管和/或机械通气(入住 ICU 者 HAP 的发病增加了 5~10 倍,而进行机械通气治疗的 HAP 则增加了 6~20 倍)、胸腹部手术、昏迷(尤其是闭合性颅脑损伤者)、患有 COPD 及高龄者(年龄>70 岁)、呼吸机管道更换不及时、秋冬季节、应激性溃疡出血、预防性制酸剂、滥用抗生素、仰卧、留置胃管、严重创伤、近期内纤维支气管镜检查等。

### (二)减少 HAP 危险因素的措施

1. 一般措施　①加强医务人员防控院内感染的教育,强调手消毒,避免交叉感染;②半卧位与勤翻身;③优先肠内营养以减少中心静脉导管相关的并发症,预防小肠黏膜绒毛萎缩,减少细菌定植转移;④尽量减少镇静剂等药物的使用,加速脱机等均有助于减少 HAP 的发生。

2. 插管与机械通气　①应尽可能避免插管及反复插管,必须机械通气时,尽量选择无创通气治疗;②经口插管优于经鼻插管,以避免鼻窦感染分泌物的吸入;③气管内插管的水囊压力应保持在 $20cmH_2O$ 以上或采用声门下分泌物持续吸引技术,以防止水囊周围的病原菌漏入下呼吸道;④及时清除呼吸机循环中污染的冷凝剂。

3. 选择性消化道去污染　①加强口腔护理,采用口咽消毒脱污技术(如用氯己定)调节细菌定植;②口服胃肠不能吸收的抗菌药(如多黏菌素、妥布霉素、两性霉素、制霉菌素)以进行肠道脱污,能减少 ICU 患者 HAP 的发生,帮助抑制 MDR 病原菌的暴发,但不推荐常规使用,尤其是有 MDR 病原菌定植者。

## 三、诊断

HAP 的诊断依据与 CPA 相同,起病时间、地点符合院内感染再结合肺炎的临床表现,实验室检查和影像学所见作出初步判断。痰液、气管吸出物半定量培养操作简便,有助于筛查病原体和最初的抗病原微生物药物的选择,但敏感性和特异性均相对不足。支气管肺泡灌洗、防污染毛刷采样可提高培养的敏感性和特异性,必要时可采用。疑为军团菌、支原体、衣原体感染、病毒或真菌等感染时应做相对应的检查,以尽快明确病原学诊断。通过上述方法均未获得病原学结果,初始的抗病原学微生物治疗也未显示出良好的疗效,应对初始诊断进行重新评估,仔细进行鉴别诊断,选择适当的治疗方案。

## 四、抗菌药物治疗

由于 HAP 病情严重,初始抗病原微生物的药物选择对患者的预后影响极大。早期、适当、广谱和足量的使用抗菌药物是改善 HAP 预后的关键环节。初始药物选择适当,有助于改善患者的预后;初选药物不正确,即使以后根据药敏结果选用敏感的药物也不一定能改善患者的预后。有无引起 MDR 的危险因子以及 HAP 病原学和耐药谱等流行病学资料是选择抗菌药物的基础。

### (一)无 MDR 危险因子

无 MDR 危险因子的轻、中度 HAP 可选择头孢曲松、第三至四代氟喹诺酮或 β-内酰胺/β-内酰胺酶复方制剂等药物。

### (二)有 MDR 危险因子或重度 HAP

1. 药物选择  有 MDR 危险因子或重度 HAP 则应选择抗铜绿假单胞菌 β-内酰胺抗生素(如头孢他啶、头孢吡肟)、哌拉西林钠/他唑巴坦、头孢哌酮/舒巴坦、碳青霉烯类,也可考虑使用 β-内酰胺/β-内酰胺酶抑制剂加抗铜绿假单胞菌氟喹诺酮药物(如环丙沙星),疑为 MRSA 感染时可应用利奈唑胺或万古霉素。肠杆菌科细菌感染如肺炎克雷伯菌疑为产超广谱 β-内酰胺酶的细菌株,可考虑选用碳青霉烯类;如疑为嗜肺军团菌,联合用药方案中应包括大环内酯类,或氟喹诺酮类。

2. 药物剂量  成年人在肝肾功能正常的情况下,应使用适当的剂量以能达到最佳治疗效果。如头孢吡肟,1~2g,每 8~12h 1 次;亚胺培南,0.5g,每 6h 1 次或 1g,每 8h 1 次;美罗培南,1g,每 8h 1 次;哌拉西林钠/他唑巴坦,4.5g,每 6h 1 次等。

3. 降阶梯治疗  对初始治疗有良好的疗效反应和病原学诊断结果是进行降阶梯治疗的基础。在此基础上可将广谱抗病原微生物药物换成窄谱药物,效果非常显著者还可将静脉用药改成口服用药。

4. 疗程  至于抗菌药物的疗程,应取决于病原体、病情严重程度、原有基础疾病和治疗反应等因素,即疗程应个体化。对初始治疗反应良好的无并发症的非发酵菌的感染可考虑短疗程(7~8d)抗病原微生物治疗,而对 MRSA 或非发酵菌感染的抗菌药物的疗程应适当延长。

# 第三节  常见病原微生物肺炎

## 一、肺炎球菌肺炎

肺炎链球菌肺炎(pneumococcal pneumonia)或称肺炎球菌肺炎由肺炎链球菌(肺炎球菌)引起的肺实质的急性炎症,是 CAP 重要的病原微生物。肺炎球菌为上呼吸道正常寄居菌群,只有当免疫力降低时才能侵入机体。由于肺炎球菌不产生毒素,故不会导致原发性组织坏死形成空洞。依据肺炎球菌荚膜多糖体的特异抗原特性,将该菌分为 86 个亚型,成人致病菌多属 1~9、12 型,其中第三型毒力最强,儿童以 6、14、19 及 23 型多见。本病好发于冬、春两季。青壮年、老年人和婴幼儿患病率较高,男性发病率约为女性 2 倍。

### (一)临床表现

1. 症状  有些患者有受凉、疲劳、醉酒或病毒感染史,半数有上呼吸道感染的先驱症状。常起病急骤、多数伴寒战,高热,体温可达 39~40℃,呈稽留热,可有全身肌肉酸痛不适、头痛、食欲缺乏等。发病后数小时内出现咳嗽、咳痰、胸痛、呼吸困难。部分患者为血痰或"铁锈色"痰,少数呈黏液脓性。胸部刺痛多局限于病变部位,是炎症累及胸膜所致,深呼吸或咳嗽时明显,有时可引起上腹部疼痛,或放射到肩部,有时因伴恶心、呕吐、腹痛或腹泻,易被误诊为急腹症。

2. 体征　体检可见急性病容,口角和鼻周可出现单纯性疱疹,呼吸浅快,发绀,脉搏增快、脉压增大,心率快,有时心律不齐。体检早期肺部无明显异常,仅有胸廓运动幅度减小,轻度叩浊,异常支气管呼吸音和听觉语音的增强。实变期则可出现典型的肺实变体征,消散期可闻及湿啰音。

3. 其他　重症可伴肠胀气。并发心肌炎时心动过速,也可出现心律失常,如期前收缩、阵发性心动过速或心房纤颤。并发胸膜炎时,胸腔积液为浆液纤维蛋白性渗出液。有败血症时可出现皮肤黏膜出血点,巩膜黄染,肝脾大;严重感染可伴发休克、弥散性血管内凝血、ARDS 和神经精神症状,须严密观察,积极救治。

（二）实验室及影像学检查

1. 血液常规　白细胞计数多数在$(10\sim30)\times10^9/L$,中性粒细胞多在 80% 以上,年老体弱、免疫低下者白细胞计数常不增高,但中性粒细胞百分比仍高。

2. 病原学检测　血培养 20% 可呈阳性。部分患者痰涂片有大量中性粒细胞和革兰氏阳性成对或短链状球菌,在细胞内者有助于病原学诊断。应用聚合酶链反应技术或荧光标记抗体检测有助于提高病原学诊断阳性率。

3. X 线检查　早期肺纹理增粗或模糊。实变期可见大片均匀致密阴影,典型的呈段、叶分布,可见支气管气道征。消散期阴影密度逐渐减低,多数在起病 3~4 周后才完全消散,少数可演变为机化性肺炎,X 线征象为外形不整齐,内容不均匀的致密阴影。部分患者可伴有胸腔积液的征象。

（三）诊断与鉴别诊断

1. 诊断　依据诱因、典型症状、体征,再经胸部 X 线检查,可获得初步诊断,确诊需要获得病原学的依据。

2. 鉴别诊断　老年患者,或继发于其他疾病者,或呈灶性肺炎改变者,其临床表现往往不典型,应与下列疾病进行鉴别:如干酪性肺炎、其他病原体引起的肺炎、病毒性肺炎、急性肺脓肿、肺癌、肺梗死或渗出性胸膜炎等疾病,有腹部症状时应与膈下脓肿、胆囊炎、胰腺炎等进行鉴别。

（四）治疗

1. 抗菌药物治疗　一经诊断应尽快进行抗感染治疗。对青霉素敏感的菌株,首选青霉素 G 或阿莫西林,亦可用第一代或第二代头孢菌素。对青霉素过敏者可用林可霉素、大环内酯或氟喹诺酮类抗菌药物。注意头孢菌素有时与青霉素有交叉过敏。肺炎链球菌对青霉素耐药株若为中介水平（MIC 0.1~1.0mg/L）,仍可选择青霉素,但需提高剂量,如青霉素 G 240 万 IU 静脉滴注,每 4~6h 1 次。高耐药株或存在耐药高危险因素时应选择头孢曲松、头孢噻肟、厄他培南、呼吸喹诺酮类或万古霉素。由于我国肺炎链球菌对大环内酯类耐药率普遍在 60% 以上,且多呈高水平耐药,因此,疑为肺炎链球菌所致 CAP 时不宜单独应用大环内酯类,尤其是有基础疾病者因肺炎球菌对大环内酯类耐药有可能导致侵袭性肺炎球菌感染。

抗菌药物疗程一般为 5~7d,或在退热后 3d 停药或由静脉用药改为口服,维持数日。

2. 支持疗法　患者应卧床休息,摄入足够的蛋白质、热量和维生素等,胸痛明显时可给少量镇痛药,如可待因 15mg 可缓解。不用阿司匹林或其他退热剂,以免患者大量出汗、脱水,且干扰热型。鼓励多饮水,确有失水者可输液。若 $PaO_2<8.0kPa（60mmHg）$或有发绀时应吸氧;气道不畅或病情进行性加重时可考虑气管插管、气管切开及机械呼吸。腹胀可用热敷或肛管排气。烦躁、失眠者可用地西泮或水合氯醛,禁用含有呼吸抑制作用的镇静药物。

3. 并发症的处理　经及时、有效的抗感染治疗,高热一般可在 24h 内消退或呈逐渐下降趋势。若体温不降或降低后再升,应考虑肺外感染、脓胸、心包炎、关节炎或混合细菌感染等存在的可能。10%~20% 的肺炎球菌肺炎伴发胸腔积液,不做胸部 X 线检查易被忽略,应抽出胸腔积液做常规检查以明确其性质。慢性包裹性脓胸应考虑外科肋间切开水封瓶闭式引流。

4. 感染性休克的治疗　严重的肺部感染患者有时可出现感染性休克,治疗时应注意以下几个方面:

（1）补充血容量:一般先输给低分子右旋糖酐或平衡盐以维持有效血容量,减低血液黏稠度,防止 DIC 的发生。酸中毒明显时,可适当加用 5% 碳酸氢钠。出现下列情况表明血容量已补足:神志清楚,口唇红润,肢端温暖,尿量>20ml/h,收缩压>11.97kPa（90mmHg）,脉压>3.989kPa（30mmHg）,脉率<100 次/min,血红蛋白和血细胞比容恢复正常。

（2）应用血管活性药物:血容量得到适当补充后,血管活性药物的作用才能有效地发挥。适量加入血管活性药物如去甲肾上腺素、多巴胺等,可使收缩压维持在 12～13kPa（90～100mmHg）,然后根据病情逐渐减量。出现肾衰竭、少尿时,可用利尿剂;心衰时可酌用强心剂。

（3）加强抗感染:加大抗生素用量,如青霉素 G 800 万～1600 万 IU/d 静脉滴注;也可用广谱头孢菌素（如头孢哌酮钠/舒巴坦等）,或联用 2～3 种广谱抗生素,如联合应用氨基糖苷类抗生素等,待药敏结果出来后再适当调整。

（4）糖皮质激素的应用:对病情严重、中毒症状明显,经上述治疗病情仍不能控制时,可短期应用糖皮质激素,如静脉滴注氢化可的松 100～200mg。

（5）纠正水、电解质和酸碱紊乱:随时监测和纠正钾、钠和氯紊乱以及酸、碱中毒。注意输液速度不能过快,否则容易导致心力衰竭及肺水肿的发生,若血容量已补足而 24h 尿量仍<400ml,比重<1.018 时,应考虑合并急性肾衰竭。

## 二、葡萄球菌肺炎

葡萄球菌主要有凝固酶阳性葡萄球菌和凝固酶阴性葡萄球菌。凝固酶阳性葡萄球菌以金黄色葡萄球菌最为常见,是引起肺化脓性感染的主要病原体。凝固酶阴性葡萄球菌如表皮葡萄球菌和腐生葡萄球菌,凝固酶阴性者是医院获得性肺炎的重要病原体之一。葡萄球菌可产生溶血毒素、杀白细胞毒素、肠毒素。葡萄球菌的致病力可用血浆凝固酶测定,阳性者致病力强,如金葡菌,是化脓性感染的主要原因。临床上常依据对甲氧西林是否耐药区分为耐甲氧西林葡萄球菌（MRS）或甲氧西林敏感葡萄球菌（MSS）,如耐甲氧西林金葡菌（MRSA）或甲氧西林敏感金葡菌（MSSA）等,由于 MRS 具有多重耐药的特点,构成了临床治疗的难题。

葡萄球菌肺炎可有吸入和血源感染两种类型,吸入者常呈大叶性分布或广泛融合性的支气管肺炎,可形成肺气囊肿或脓胸。血源感染常因皮肤疖痈、毛囊炎、骨髓炎和伤口等感染灶的葡萄球菌经血液循环到达肺部所引起的肺化脓性感染,常表现为两肺多发性肺脓肿。

### （一）临床表现

1. 基础疾病或诱因　发病前常有急性上呼吸道感染或基础疾病、不适当应用抗生素、创伤性诊疗操作等病史。血源性葡萄球菌感染常有皮肤感染,中心静脉导管置入或静脉吸毒史。

2. 临床特征　起病急,进展迅速,常有寒战、高热,呈稽留热;咳嗽、咳黄色黏稠痰,随后转为脓性或脓血性痰;胸痛、呼吸困难、发绀、全身中毒症状或并发循环衰竭。两肺可闻及散在湿啰音,病变融合出现肺实变体征;脓胸或脓气胸可出现相应的体征。血源性者应注意肺外病灶,静脉吸毒者应注意有无心瓣膜赘生物。

### （二）实验室及其他检查

1. 血液常规　血白细胞计数增高,常大于 $15×10^9/L$,中性粒细胞比例增加,核左移并有中毒颗粒。

2. X 线检查　胸部 X 线常可表现为小片状肺浸润,广泛融合的支气管肺炎或大叶性肺炎改变,并伴有空腔性改变或肺气囊肿的形成。肺部 X 线的易变性是金葡菌肺炎的重要特征,即在短期内（数小时或数天）不同部位的病灶可发生显著的变化,表现为一处炎性浸润消失而在另一处出现新的病灶,或很小的单一病灶发展为大片状阴影。因此,短期胸部 X 线片随访对本病的诊断有重要价值。血源性肺脓肿早期在两肺周边出现大小不等斑片或团块状阴影,边缘清楚,直径1~3cm,病灶周围出现肺气囊肿,并可发展为肺脓肿。

3. 病原学检查　痰涂片可见大量脓细胞、革兰氏阳性球菌。胸腔积液、下呼吸道深部取痰、肺穿刺标本和血培养分离到葡萄球菌有助于病原学诊断。

**（三）诊断**

根据上述症状、体征及血常规检查,X 线显示片状阴影伴有空洞和液平可初步诊断,确诊有赖于细菌培养。

**（四）治疗**

在引流、清除原发病灶的同时选用敏感抗菌药物进行治疗。

1. MSSA　首选耐酶青霉素如苯唑西林或氟氯西林或萘夫西林等。第一代头孢菌素、氨苄西林/舒巴坦、克林霉素、万古霉素、替考拉宁则可作为次选药物。

2. MRSA　静脉滴注糖肽类抗生素,如万古霉素或去甲万古霉素治疗,或每日 2 次口服/静脉滴注利奈唑胺 600mg,均是可以考虑的选择。糖肽类存在潜在性耳肾毒性,疗程中应定期复查肾功能并注意平衡功能和听力监测。2011 美国《耐甲氧西林金黄色葡萄球菌感染治疗临床治疗指南》建议,对于 MRSA 引起的严重感染,如菌血症、感染性心内膜炎、骨髓炎、脑膜炎、肺炎以及严重的皮肤和软组织感染(例如坏死性筋膜炎),万古霉素的最低血药浓度需要为 15~20mg/L。其他可选择的药物有奎奴普丁/达福普汀、达托霉素等。

## 三、肺炎克雷伯菌肺炎

肺炎克雷伯菌肺炎(Klebsiella pneumoniae pneumonia)是由肺炎克雷伯菌引起的肺部急性炎症。肺炎克雷伯菌常存在于人体上呼吸道和肠道,系革兰氏阴性杆菌。当机体抵抗力降低时,便经呼吸道进入肺内而引起大叶或小叶融合性实变,病变以上叶较为多见。病变部位渗出液黏稠而重,致使肺间隙下坠。并可引起组织坏死、液化,形成单个或多发性脓肿。是 HAP 重要的病原菌。

**（一）临床表现**

本病多见于中老年人,男性多于女性,起病急,有寒战、高热、咳嗽、咳痰、痰量较多,呈黏稠脓性、有时带血、灰绿色或砖红胶冻状,但此典型的痰液临床并不多见。患者可有胸痛、发绀、心悸、并可出现休克。

胸部 X 线检查呈多样性改变,以右肺上叶、两肺下叶多见,可出现肺叶或小叶实变,叶间隙下坠,可形成蜂窝状肺脓肿。

**（二）诊断**

若中老年患者有急性肺部感染、中毒性症状明显,痰为血性胶冻状者须考虑本病,确诊有待于细菌学检查,并应与其他革兰氏阴性细菌肺炎、金葡菌肺炎等进行鉴别。

**（三）治疗**

选择敏感的抗生素是治愈肺炎克雷伯菌肺炎的关键,第二、第三代头孢菌素联合氨基糖苷类抗生素是较为常用的方案,头孢菌素如头孢孟多(cefamandole)、头孢西丁(cefoxitin)、头孢噻肟(cefotaxime)等,氨基糖苷类抗生素如奈替米星、阿米卡星,卡那霉素,妥布霉素、庆大霉素等。部分病例使用氯霉素、SMZ-TMP 亦有效果,必要时可联合应用有关药物。对产超广谱 β-内酰胺酶(extended-spectrum lactamases, ESBLs)的细菌株,可选择碳青霉烯类、头孢哌酮/舒巴坦、哌拉西林/三唑巴坦等药物。碳青霉烯类耐药肺炎克雷伯菌(carbapenem-resistant Klebsiella pneumoniae, CRKP)是近年来备受关注的耐药菌株,CRKP 对碳青霉烯类、青霉素类、广谱头孢菌素及单环类等抗生素的耐药性,构成了极为严峻的临床问题,应引起足够重视。

## 四、军团菌肺炎

军团菌肺炎(legionnaires pneumonia)是由革兰氏阴性的嗜肺军团杆菌引起的一种以肺炎为主的全身性

疾病。军团菌存在于水和土壤中,在含有 L-半胱氨酸亚铁盐酵母浸膏及活性酵母浸液琼脂培养基上才能生长,其菌株分有 42 种、64 个血清型,军团菌属中与人类疾病关系最密切的为嗜肺军团菌。污染的水和土壤以气溶胶形式被人体吸入可能是感染的主要途径,直接吸入或饮入被污染的水也可能为感染途径。流行病学调查发现军团病暴发与冷却塔、热水系统、温泉浴等水装置或花盆肥料有关。

（一）临床表现

易感人群为年老体弱、患有慢性疾病者,如糖尿病、血液病、恶性肿瘤、艾滋病或接受免疫抑制剂者。军团菌肺炎的典型患者常为亚急性起病,全身乏困无力、肌肉疼痛、发热等。部分患者有 2~10d 的潜伏期,此后起病急骤,寒战、高热、胸痛、咳嗽,痰中带少量血丝或血痰。患者可伴有消化道症状,如腹痛、腹泻与呕吐,水样便,一般无脓血便。可有心动过缓或头痛。少数患者也可表现为:①浅表淋巴结普遍肿大伴肝、脾增大;②皮疹、关节肿痛、球蛋白升高及类风湿因子阳性;③哮喘持续状态;④焦虑不安或反应迟钝或步态异常、共济失调、口齿不清及精神错乱等神经精神症状。病情严重者可发生呼吸衰竭。个别患者可同时患有大肠埃希氏菌、铜绿假单胞菌、念珠菌等混合感染,形成"难治性肺炎"。

（二）实验室及胸部 X 线检查

患者白细胞总数和中性粒细胞增高。实验室检查还可见:①血尿;②低钠血症、低磷血症;③肝功能异常;④血清乳酸脱氢酶升高。

多变性、多形性、多发性是军团菌的 X 线特征。病变部位多见于下叶,单侧或双侧,可表现为大片状实变影、斑片状模糊阴影、纱网状阴影、边界清楚的小结节样增殖影、条索状阴影、肺纹理增多、紊乱、模糊等。在肺炎基础上可伴发胸腔积液、胸膜增厚及肺脓肿。肺部阴影多变的情况下伴有胸腔积液形成应高度怀疑军团菌感染的可能。胸腔积液均较一般的结核性胸膜炎吸收迅速,胸膜增厚亦能恢复正常。少数患者有空洞形成,空洞具有形成快、闭合慢的特点。

（三）诊断

痰液或胸腔积液涂片做吉姆萨染色(Giemsa 染色)可见细胞内的军团杆菌。军团菌培养阳性率甚低,应用聚合酶链式反应(PCR)技术扩增杆菌基因片段,能快速诊断。间接免疫荧光抗体检测、血清试管凝集试验及血清微量凝集试验时,前后两次抗体滴度呈 4 倍增长,分别达 1:128、1:160 或更高者,均有诊断意义。尿液酶联免疫吸附(ELISA)检测嗜肺军团菌 I 型尿抗原阳性亦具有较强特异性。应用核酸探针方法检测与鉴定军团菌,具有简捷、特异等优点,并可克服军团菌生长缓慢以及抗原多态性等问题。

（四）治疗

军团菌为细胞内寄生菌,治疗本病应采用既有良好抗菌力又能进入细胞内的抗生素。大环内酯类(红霉素、阿奇霉素)和氟喹诺酮类药物(左氧氟沙星、莫西沙星)均有效。由于氟喹诺酮类药物不影响排斥反应抑制剂的疗效,故可作为器官移植后的军团病患者的首选药。疗程 2~3 周。肺炎急性期尤其是重症者主张静脉用药,在重症、严重免疫抑制患者或单用大环内酯类治疗无效的病例可加用利福平。利福平不宜单独使用,一般仅用 3~5d。氨基糖苷类及青霉素、头孢菌素类抗生素对本病无效。

（五）预防

应加强医院、工地、矿区的环境及水源的监控,对上述区域肺部感染的老年患者、免疫力低下的患者等易感人群,应注意本病发生的可能,及时进行有关检查。

## 五、肺炎支原体肺炎

肺炎支原体肺炎(mycoplasmal pneumoniae pneumonia)是由肺炎支原体引起的急性肺部感染,可同时伴有咽炎、支气管炎。秋、冬季节发病较多,其发病率近年有所增加,是 CAP 重要的病原微生物之一。主要通过呼吸道传播,可引起散发呼吸道感染或小流行。支原体肺炎以儿童及青年人居多,发病前 2~3d 直至病愈数周,皆可在呼吸道分泌物中发现肺炎支原体。

**（一）临床表现**

本病潜伏期2~3周,起病缓慢,可有乏力、发热、咽痛、咳嗽、食欲缺乏、肌肉疼痛等表现。发热可持续2~3周。咳嗽多为阵发性刺激性呛咳,少量黏液。一般无呼吸困难。

在呼吸道症状出现10d后,可出现胃肠炎、溶血性贫血、关节炎和周围神经炎、脑膜炎等神经系统等肺外症状。儿童偶可并发中耳炎。

体格检查咽部充血,颈淋巴结肿大,结节红斑、多形红斑等。胸部体格检查与肺部病变程度不相称,可无明显体征,或少量干湿啰音,少有实变体征。

**（二）实验室检查和其他检查**

白细胞总数正常,少数增高。约2/3的患者起病2周后冷凝集试验阳性,效价大于1:32,特别是滴度逐步升高更有助于诊断。血清肺炎支原体抗体滴度呈4倍或4倍以上变化,同时肺炎支原体抗体滴度(补体结合试验)≥1:64,对确诊有重要的价值。培养分离出肺炎支原体对诊断有决定性意义,但其检出率较低,技术条件要求高,所需时间长。

X线检查多样化,无特异性。早期呈间质性肺炎改变,纹理增多及网格阴影。也可见多种形态的浸润影,呈节段性分布,以两肺下野为多见。3~4周后病变可自行消散。早期治疗可减轻症状及缩短病程。

**（三）诊断**

综合临床表现、X线特征及血清学结果作出初步诊断。应与病毒性肺炎、军团菌肺炎、肺嗜酸性粒细胞浸润症等进行鉴别。

**（四）治疗**

首选大环内酯类抗生素,如红霉素,或罗红霉素、阿奇霉素。青霉素或头孢菌素类抗生素无效。喹诺酮类药物如左氧氟沙星、莫西沙星对支原体也有效。若继发细菌感染,可根据痰病原学检查结果,选用敏感的抗生素治疗。

## 六、病毒性肺炎

病毒性肺炎(viral pneumonia)是由上呼吸道病毒感染,向下蔓延引起肺组织炎症。本病多发生于冬春季节,可暴发或散发流行。引起成人常见病毒有甲、乙型流感病毒、腺病毒、副流感病毒、呼吸道合胞病毒、冠状病毒、SARS病毒及高致病性禽流感病毒等。病毒性肺炎可发生在免疫功能正常或受抑制的儿童和成人,但骨髓移植或器官移植受者易患疱疹病毒和巨细胞病毒肺炎。

**（一）流行病学**

过去认为病毒性肺炎约占住院CAP的8%,近年来的流行病学调查显示病毒性肺炎的发病有增高的趋势,有13%~50%是引起CAP的原因,其中8%~27%为病毒细菌混合感染。流感病毒是引起成人病毒性CAP最主要的病原体,甲型H1N1和甲型H3N2流感亚型是目前人间传播的重要流感病毒,每年有300万~500万严重病例,25万~50万死亡病例。流感病毒可引起世界性大流行,加强国家级别的流感防控是应对流感大流行的重要策略。

**（二）临床表现及实验室检查**

1. 临床表现　病毒性肺炎好发于流行季节,往往急性起病,发热、头痛、全身酸痛、肌痛和乏力的症状一般比较突出,可伴有呼吸道症状和/或消化道症状,老年人和儿童容易发生重症病毒性肺炎,甚至出现急性呼吸衰竭和多器官功能衰竭。

2. 实验室检查　白细胞总数正常,或稍高或减少,常有淋巴细胞减少。部分病例可有血小板减少。病毒感染常伴有酶学异常,如人感染高致病性禽流感常伴有明显的酶学异常,如血清肌酸激酶(CK)、乳酸脱氢酶(LDH)、天门冬氨酸氨基转移酶(AST)、丙氨酸氨基转移酶(ALT)等均明显增高。

3. 胸部 X 线检查　病毒性肺炎的胸部 X 线检查可见片状间质性和/或肺泡性浸润影,可累及双侧肺野或多叶;其他的表现可有支气管周围增厚、肺实变、胸腔积液等。

4. 病原学检测　尽管病毒培养是病原学诊断的金标准,但获取结果时间较长,对快速诊断的价值有限;利用免疫荧光或酶联免疫方法检测呼吸道分泌物中的病毒抗原因敏感度和特异度均较低,限制了该检测方法的广泛应用;核酸扩增技术具有快速、高敏感性和高特异性的特点,逐渐成为呼吸道病毒检测的标准方法,但易受到污染则是该检测方法的不足;血清学检查急性期和缓解期病毒的特异性抗体呈 4 倍或以上的增高对病因诊断有重要的意义,但其意义仅在于回顾性诊断。因此,如何快速、准确获取病原学依据还需要进一步研究。

（三）治疗

1. 对症支持治疗　密切监护、休息、退热、氧疗、营养支持是病毒性肺炎的基础治疗。氧疗和机械通气是生命支持的重要手段,需机械通气者应按照急性呼吸窘迫综合征(ARDS)的治疗原则,可采取低潮气量(6ml/kg)、压力限制并加用适当呼气末正压(PEEP)的肺保护性通气策略。同时加强呼吸道管理,防止机械通气的相关合并症。

2. 抗病毒治疗　各型病毒性肺炎的病因治疗价值非常有限,即使是使用有效的针对性治疗药物也因难以获得早期诊断也失去了最佳治疗时间。在流感流行季节,对高龄、肥胖、有基础疾病或妊娠等高危人群,在有发热等流感样症状时即可给予磷酸奥司他韦治疗而无需等待病原学诊断结果,对减少重症病例的发生可能有一定的益处。

3. 抗菌治疗　理论上病毒性肺炎无需给予抗生素治疗,但病毒性肺炎常常合并有细菌感染且病毒性肺炎与细菌性肺炎难以鉴别,故可参考 CAP 指南选择抗菌药物。

# 七、真菌性肺炎

真菌性肺炎是由地方流行或机会性真菌所致的肺部感染性疾病。夹膜组织胞浆菌、粗球孢子菌、皮炎芽生菌、巴西副球孢子菌等具有地方流行特点的真菌性肺炎既可发生于免疫功能正常宿主,也发生于免疫受损宿主。机会性真菌病原体如念珠菌、曲霉菌、毛霉菌、新型隐球菌及肺孢子菌等主要发生于免疫受损宿主,也见于先天性免疫功能不全的患者。目前侵袭性肺真菌病(invasive pulmonary fungal disease,IPFD)的发病率明显上升,IPFD 日益成为导致器官移植受者、恶性血液病和恶性肿瘤患者以及其他危重病患者的死亡原因之一。基础疾病的严重程度和结局以及免疫受损状况是否能逆转是影响真菌性肺炎重要的预后因子。

（一）临床表现

1. 念珠菌感染　可有畏寒、发热、咳嗽、咳痰、胸痛及咯血等呼吸道症状,其临床表现与支气管炎、肺炎或肺结核相似、并无特异性。胶冻状痰,痰液有酵母样臭味可能是考虑念珠菌感染的线索。严重时也可引起机体各系统念珠菌感染(如肝、脾、肾、肌肉、眼念珠菌病等)。

2. 曲霉菌感染　曲霉菌可引起变应性支气管肺曲霉病(ABPA)、曲霉肿、侵袭性肺曲霉病等临床类型。ABPA 常由烟曲霉所致,低热、呼吸困难、喘鸣和咳嗽是常见症状,可咳出褐色黏痰。曲霉肿常在肺内已形成的空洞里增殖,主要症状是咯血,甚至是危及生命的咯血。侵袭性肺曲霉病常见于免疫受损宿主或中性粒细胞减少者,死亡率高。常见发热、咳嗽、胸痛、呼吸困难和缺氧,也可引起中枢神经系统感染或鼻窦炎的临床表现。

3. 其他　新型隐球菌除可引起肺部感染外,也可同时伴发真菌性脑膜炎的改变;毛霉菌也可引起真菌性脑脓肿、鼻道或鼻窦的病变。

（二）胸部影像学检查

可见斑片状或结节样阴影、实变、空洞、胸腔积液、粟粒状浸润影等多种 X 线改变,其表现尽管有一定的特征,但诊断价值有限。若出现典型的下述动态变化则有助于侵袭性肺曲霉病的诊断,早期出现胸膜下密度增高的结节实变影,数日后病灶周围可出现晕轮征,10～15d后肺实变区液化、坏死,出现空腔阴影或新月征。肺孢子菌肺炎多表现为两肺毛玻璃样肺间质病变,常伴有低氧血症。

（三）病原学检查

1. 真菌培养　合格的呼吸道分泌物标本的微生物学检查应该是临床诊断真菌性肺炎的重要依据之一。但临床最常用的痰液真菌培养阳性并不能区分真菌污染、定植和感染,所以不能作为确诊的依据,但多次培养阳性结合临床资料也有一定的参考价值。合格痰液或支气管肺泡灌洗液直接镜检,或培养新生隐球菌阳性,或发现肺孢子菌包囊、滋养体及囊内小体则有临床意义,因为在气道内很少有隐球菌和肺孢子菌的定植。正常无菌腔液(如血液、胸腔积液、肺穿刺抽吸液等)真菌培养阳性则是确诊IPFD的重要依据。

2. 组织学检查　肺组织活检的病理学检查,有真菌侵袭和相应炎症反应与肺损害的证据(如HE染色、PAS反应、嗜银染色等)也是确诊IPFD的重要依据。

3. 其他　与真菌病原学检测相关的其他检查有真菌抗原检测和DNA检测,为间接真菌检测。真菌抗原检测如半乳甘露聚糖(GM试验)、(1,3)-β-D-葡聚糖抗原(G试验)和隐球菌抗原检测。血清GM试验和G试验已公认为肺真菌感染的血清学依据,尤其是GM试验对血液恶性肿瘤和造血干细胞移植患者的肺曲霉病的诊断价值非常大,但对非粒细胞缺乏患者的诊断价值有限,尚需要获得更多的循证医学证据,当检测结果阴性时并不能作为排除诊断的标准。G试验的特点是具有筛查真菌感染的价值,其阳性提示为除了隐球菌和结合菌之外所有真菌感染皆有可能;血液或是脑脊液中的隐球菌抗原对隐球菌感染均有非常好的诊断特异性。应用PCR方法检测各种真菌特异性DNA,具有较高的敏感性和特异性,但易污染,且缺乏标准化,其临床诊断价值还有待进一步研究。

（四）诊断

真菌性肺炎的诊断有相当大的难度,微生物学检查或组织病理学检查对真菌性肺炎的诊断有确诊意义,诊断时应结合宿主免疫状况和临床特点综合判断。应注意排除引起肺浸润影的其他疾病,还应注意真菌和其他病原体所致的肺炎同时存在。

（五）治疗

白念珠菌感染可应用氟康唑,亦可选择伊曲康唑、两性霉素B(或含脂制剂)。非白念珠菌属感染则依据培养结果可选择两性霉素B、伏立康唑、伊曲康唑、卡泊芬净等。侵袭性肺曲霉病可选用伊曲康唑、两性霉素B、伏立康唑或卡泊芬净,必要时可联合两种不同类型的抗真菌药物治疗。肺隐球菌病可用两性霉素B或氟康唑,播散型肺隐球菌病或病变虽然局限但宿主存在免疫损害时,推荐两性霉素B联合氟胞嘧啶或氟康唑治疗。肺毛霉病可用两性霉素B联合氟胞嘧啶治疗。

# 第四节　抗微生物化学治疗的一般原则和合理应用

抗菌药物的应用涉及感染性疾病的各个领域,如细菌、真菌、结核分枝杆菌、非结核分枝杆菌、支原体、衣原体、螺旋体、立克次体及部分原虫等病原微生物所致的感染。正确合理应用抗微生物药物是提高疗效、降低不良反应发生率以及减少或减缓病原微生物产生耐药性发生的关键。2004年我国颁布了《抗菌药物临床应用指导原则》,2008年为进一步加强外科围术期的抗菌药物预防应用和氟喹诺酮类等药物的管理,逐步建立抗菌药物临床应用预警机制,卫生部颁布进一步加强抗菌药物临床应用的管理的通知,2012年颁布了《抗菌药物临床应用管理办法》。通过一系列的干预措施和行政管理手段,规范抗菌药物临床应用行为,促进临床合理应用抗菌药物,控制细菌耐药,保障医疗质量和医疗安全,以达到抗菌药物合理应用的目的,提高医疗机构抗菌药物临床应用管理的水平。

在临床实践过程中,当选择抗菌药物时,应考虑诊断是否正确、治疗是否规范、医疗过程是否完善。抗菌药物临床应用是否正确、合理,主要基于以下两方面:①有无指征应用抗菌药物;②选用的品种及给药方案是否正确、合理。

# 一、抗菌药物临床应用的基本原则

## (一)抗菌药物治疗性应用的基本原则

1. 诊断为细菌性感染者,方有指征应用抗菌药物  抗菌药物主要用于细菌、真菌、结核分枝杆菌、非结核分枝杆菌、支原体、衣原体感染,螺旋体、立克次体及部分原虫等病原微生物所致的感染。如缺乏细菌及上述病原微生物感染的证据及病毒性感染者,均无应用抗菌药物的指征。无指征应用抗生素是目前滥用抗菌药物的主要问题,滥用抗菌药物不仅导致药物浪费,还可导致细菌耐药的产生,严重影响感染性疾病的治疗效果,因此,一定要有明确的指征方可使用抗菌药物,坚决杜绝无指征使用抗生素。

2. 尽早查明感染病原,根据病原种类及细菌药物敏感试验结果选用抗菌药物  应用抗微生物化学药物治疗感染性疾病的目的是清除病原微生物,治愈患者,避免病原微生物耐药的产生和扩散,为此,应尽早查明感染病原菌,根据病原种类及细菌药物敏感试验结果选用抗菌药物。因此,在应用抗微生物药物治疗前,先留取相应标本,立即送细菌培养,以尽早明确病原体和药敏结果。

3. 按照药物的抗菌作用特点及其体内过程特点选择用药  各种抗菌药物的药效学和人体药代动力学均有各自不同的特点,不仅要掌握抗菌药物适应证、抗菌活性、后效性等,还应掌握药物的吸收、分布、排泄和半衰期及生物利用度以及药动学参数和微生物参数之间的定量关系等基本知识,以提高抗菌药物的应用水平。

4. 机体生理、病理及免疫状态与合理应用抗病原微生物药物  在选择抗病原微生物药物时,应对患者的病理生理和机体基础状况进行适当的评估,经验治疗前应尽快判断感染性质,病情的严重程度,结合肝、肾功能和免疫功能状况选择的抗菌药物和治疗方案;还应动态监测肝、肾功能及机体免疫功能变化适当调整抗菌药物的给药方案。

(1)肾功能:对有肾功能减退的感染患者应尽量选用无肾毒性或肾毒性低的敏感的抗菌药物;避免使用肾毒性抗菌药物,确有应用指征时,应按照肾功能减退程度(以内生肌酐清除率为准)减量给药,有条件时应进行血药浓度监测,以调整给药方案,达到个体化给药;在疗程中需严密监测患者肾功能。

(2)肝功能:肝功能减退患者应避免氯霉素、利福平、红霉素酯化物等药物,慎用红霉素等大环内酯类(不包括酯化物)、林可霉素、克林霉素等药物。

(3)妊娠及哺乳:妊娠期使用抗菌药物应考虑药物对胎儿的影响,应注意避免不必要的用药,选择其风险/效果之比最小的药物。哺乳期妇女使用抗菌药物应使用最安全的药物,调整用药与哺乳时间,如哺乳结束后立即用药,或在婴儿较长睡眠前用药,将婴儿可能接触药物的量降至最低。哺乳期妇女禁忌使用的药物有氯霉素、异烟肼、呋喃妥因、甲硝唑、替硝唑、氟喹诺酮类等。

(4)老年人:老年人肾功能呈生理性减退,使用抗菌药物时应尽量使用毒性低并具有杀菌效果的抗菌药物(如青霉素类、头孢菌素等),必要时可依据肾功能(肾清除率)调整用药剂量及给药间隔时间,避免选择肾毒性大的药物,如氨基糖苷类、万古霉素、两性霉素 B 等,有明确应用指征时应严密监测肾功能的变化,有条件时应检测血药浓度的变化,以调整药物的剂量、给药间期,使给药个体化,达到用药有效、安全的目的。

## (二)抗菌药物预防性应用的基本原则

1. 内科及儿科预防用药  通过预防性用药以达到预防某种感染的目的尚缺乏足够的循证依据的支撑。但用于预防一种或两种特定病原菌入侵体内引起的感染,可能有效;预防在一段时间内发生的感染可能有效;患者原发疾病可以治愈或缓解者,预防用药可能有效。

2. 外科手术预防用药  外科手术预防用药目的在于预防手术后切口感染,以及清洁-污染或污染手术后手术部位感染及术后可能发生的全身性感染。应根据手术野有否污染或污染可能,决定是否预防用抗菌药物。

## 二、抗菌药物的经验性应用

### (一)感染性疾病的诊疗程序

对于临床诊断为细菌性感染的患者,在未获知病原体及药敏结果前,或无法取材获取培养标本者,可根据患者的感染部位、发病情况、发病场所、原发病灶、基础疾病及先前抗菌药物的应用情况及治疗反应等推断最可能的病原体,并结合当地细菌耐药状况先针对该类病原体给予抗菌药物经验治疗,获知细菌培养及药敏结果后,对疗效不佳的患者调整给药方案,对治疗反应良好者则可维持原治疗方案或依据病情降阶梯治疗。抗微生物化学治疗的起始治疗往往是经验性的,其诊疗程序见图2-7-2。

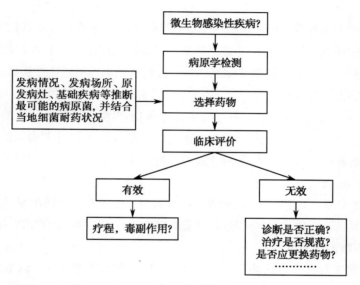

图 2-7-2　感染性疾病的诊疗程序

### (二)在未获知病原体及药敏结果前感染性疾病病原学的推断

如何根据患者的发病情况、发病场所、原发病灶、基础疾病等推断最可能的病原体,本节以呼吸道感染为例简要说明。在未获知病原体及药敏结果前呼吸道感染病原学可以通过临床特点、影像学特征、呼吸道感染病原谱和耐药谱流行病学变化等推测可能的病原体感染并选择相对应的药物。

1. 临床特点与呼吸道感染的病原学　依据临床特点,初步推断肺部感染可能的病原学见表2-7-4。

表2-7-4　临床特点与可能的病原学

| 病史 | 可能的病原学 | 病史 | 可能的病原学 |
|---|---|---|---|
| 青年人 | 肺炎球菌 | 吸入 | 需氧菌和厌氧菌混合感染 |
| | 流感嗜血杆菌 | 肺结构破坏者(如支气管扩张) | 铜绿假单胞菌 |
| | 非典型病原体 | | 金黄色葡萄球菌 |
| | 金黄色葡萄球菌 | 静脉滥用者 | 金黄色葡萄球菌 |
| 慢性阻塞性肺疾病 | 肺炎球菌 | | 厌氧菌 |
| | 流感嗜血杆菌 | | 结核分枝杆菌 |
| | 卡他莫拉菌 | | 肺炎球菌 |
| | 嗜肺军团菌 | 监禁 | 结核分枝杆菌 |
| | 革兰氏阴性杆菌 | 中性粒细胞减少症 | 细菌 |
| 病毒感染后 | 肺炎球菌 | | 曲菌 |
| | 金黄色葡萄球菌 | 脾切除者 | 肺炎球菌 |
| | 化脓链球菌 | | 流感嗜血杆菌 |
| | 流感嗜血杆菌 | | |

2. X 线特征与病原学 肺部感染的影像学改变并无非常显著的特点,炎症、结核、肿瘤性疾病在胸部 X 线片的改变上常有异病同像,同病异像的情况,尽管如此,从影像学的特征,结合临床表现,往往也可初步推断肺部感染可能的病原学,见表 2-7-5。

表 2-7-5　胸部 X 线特征与可能的病原学

| X 线特征 | 可能的病原学 | X 线特征 | 可能的病原学 |
| --- | --- | --- | --- |
| 局部渗出伴随大量胸腔积液 | 细菌 | 进展迅速或多叶改变 | 军团菌 |
| 空洞性病变 | 肺脓肿 | | 肺炎球菌 |
| | 结核分枝杆菌 | | 金黄色葡萄球菌 |
| | 真菌 | 间质性改变 | 病毒 |
| | 诺卡菌 | | 支原体 |
| 粟粒性病变 | 结核分枝杆菌 | | 衣原体 |
| | 真菌 | | 肺囊虫 |

3. 肺部感染病原学的流行病学动态监测 成功的经验性用药有赖于病原谱和耐药性的动态监测,因此,应建立感染性疾病的病原学和耐药性的监测网络。临床医师应随时了解本专业感染性疾病病原学的动态变化以及耐药谱的变化,尤其要熟悉本地区、本单位,特别是本科室感染性疾病病原学的动态变化,以利于尽最大的可能准确选择抗菌药物。

简言之,在未获取病原学资料前,可以通过临床特点、胸部影像学特征以及肺部感染病原学的流行病学特点,再结合实验室检查,综合分析,初步推断可能的病原学及选择相对应的抗菌药物。在进行药物治疗之前应及时送检痰培养和血培养,当初次治疗效果不明显时,可依据临床资料进行评价和根据病原种类及细菌药物敏感试验结果选用抗菌药物。

提高病原学诊断的关键是思想重视,正确、规范、准确获取标本并及时送检是获得病原学诊断的关键环节,临床科室、检验科、病理科的通力合作是获得疑难感染患者病原学诊断的重要措施。

### (三)制订抗菌药物治疗方案

抗菌药物治疗方案应综合患者病情、病原体种类及抗菌药物特点制订。依据临床特征明确感染的部位和推断可能的病原菌后,结合感染严重程度和患者的生理、病理情况是制订抗菌药物治疗方案的前提。抗菌药物治疗方案涉及以下若干方面,如抗菌药物的种类、剂量、给药次数、给药途径、疗程及联合用药等。

1. 种类选择 根据病原菌种类及药敏结果选用抗菌药物。

2. 给药剂量 剂量过小疗效不佳,且易诱发细菌耐药。剂量过大不仅增加毒副作用,且造成药物浪费。若能根据药物敏感试验测得的最低抑菌浓度(MIC)和药代动力学及其组织的分布,以获得合适的剂量实行个体化用药则是理想的用药方式。抗菌药物剂量的建议参考说明书,依据抗菌药物的治疗剂量范围给药。

3. 给药途径 轻症感染可接受口服给药者,应选用口服吸收完全的抗菌药物。重症感染、全身性感染患者初始治疗应予静脉给药,以确保疗效;病情好转能口服时应及早转为口服给药。

4. 给药次数 应根据药物代谢动力学、药效动力学参数制订给药次数,以保证药物在体内能最大地发挥药效,杀灭感染灶病原菌。

5. 疗程 抗菌药物疗程因感染不同而异。

6. 抗菌药物的联合应用 抗菌药物的联合应用要有明确指征:单一药物可有效治疗的感染,不需联合用药。仅在下列情况时联合用药:①病原菌尚未查明的严重感染,包括免疫缺陷者的严重感染;②单一抗菌药物不能控制的需氧菌及厌氧菌混合感染,两种或两种以上病原菌感染;③单一抗菌药物不能有效控制的感染性心内膜炎或败血症等重症感染;④需长程治疗,但病原菌易对某些抗菌药物产生耐药性的感染,如结核病、深部真菌病;⑤由于药物协同抗菌作用,联合用药时应将毒性大的抗菌药物剂量减少,如两性霉素 B 与氟胞嘧啶联合治疗隐球菌脑膜炎时,前者的剂量可适当减少,从而减少其毒性反应。联合用药时宜选用具有协同或相加抗菌作用的药物联合,如青霉素类、头孢菌素类等其他 β-内酰胺类与氨基糖苷类联合,两性霉素 B 与氟胞嘧啶联合。联合用药通常采用两种药物联合,3 种及 3 种以上药物联合仅适用于个别情况,如结核病的治疗。此外,必须注意联合用药后药物不良反应将增多。

## 三、抗病原微生物药物 PK/PD 参数与临床合理用药

### （一）基本概念

1. 药物代谢动力学(pharmacokinetic,PK)　PK 是定量研究药物在生物体内吸收、分布、代谢和排泄规律,并运用数学原理和方法阐述血药浓度随时间变化的规律的一门学科。抗菌药物的药代学参数主要有:①生物利用度;②血药峰浓度($C_{max}$);③达峰血药浓度时间($T_{max}$);④分布容积($V_d$);⑤药时曲线下面积(AUC);⑥消除半衰期($t_{1/2}$)等。

2. 药效动力学(pharmacodynamics,PD)　PD 是研究药物对机体的作用原理与规律的科学,包括药物作用的基本规律、药物的量效关系和药物的作用机制。抗菌药物的药效学参数主要有:①最低抑菌浓度和最低杀菌浓度(MIC 和 MBC);②抗菌药物后效应(PAE);③亚抑菌浓度下的抗菌药物后效应(PASME);④抗菌药物后白细胞活性增强效应(PALE);⑤杀菌曲线(time-kill curves);⑥防耐药突变浓度(MPC)和突变选择窗(MSW)。

3. PK/PD 参数　药动学和药效学参数之间的定量关系称为 PK/PD 参数。抗菌药物的 PK/PD 主要参数有 T>MIC、$C_{max}$/MIC、AUIC(指 AUC 图中 MIC 以上的 AUC 部分,一般以 24h AUC 与 MIC 比值表示)。

### （二）抗菌药物的 PK/PD 分类

1. 浓度依赖性抗菌药物　浓度依赖性抗菌药物的作用决定于药物的峰浓度,峰浓度和 MIC 的比值越大,药物的抗菌作用越强。持续后效应、AUIC、$C_{max}$/MIC 是与疗效相关的主要参数。因此,使用浓度依赖性抗菌药物时,药物浓度越高,杀菌率及杀菌范围也越大,但不能超过最低毒性剂量。由于其持续性后效应及浓度依赖性的特性,在临床上应用该药物时应高剂量每日 1 次给药。如氨基糖苷类、氟喹诺酮类、酮内酯类和两性霉素 B 等。

2. 时间依赖性 PAE 较短抗菌药物　时间依赖性抗菌药物的作用决定于血药浓度超过 MIC 时间(T>MIC),其作用依赖于血清浓度超过 MIC 的时间,超过 MIC 的时间越长,抗菌作用越好。T>MIC 是时间依赖性抗菌药物与临床疗效相关的主要参数,血药浓度在 MIC 4~5 倍时杀菌率即处于饱和,如 β-内酰胺类抗生素或克林霉素等。使用这类药物时,每日应有规律的间隔一定时间用药。

3. 时间依赖性 PAE 较长抗菌药物　这类药物的主要评价指标是 AUIC,如阿奇霉素。这类药物呈时间依赖性,但 PAE 较长,因此给药间隔可适当延长。

（马万里）

## 学习小结

肺炎是指包括终末气道、肺泡及肺间质等在内的肺实质炎症,细菌性肺炎是最常见的肺炎。临床上常依照肺炎的获得环境分为社区获得性肺炎（CAP）和医院获得性肺炎（HAP）,导致 CAP 与 HAP 的常见病原体不同。依据病史、症状、体征、血检及影像学检查等明确肺炎诊断;早期识别重症肺炎十分重要。抗感染是治疗肺炎的关键,在未获取病原学资料前,可以通过临床特点、胸部影像学特征,以及流行病学等初步推断可能的病原体并选择相对应的抗菌药物;其后根据获得的病原体检查结果调整抗菌药物。

1. 简述 CAP 的诊断标准和初始治疗原则。

2. 减少 HAP 危险因素有哪些措施？

3. 导致 MDR 病原菌产生的危险因素有哪些？

4. HAP 应怎样选择抗菌药物？

5. 肺炎球菌肺炎、金葡菌肺炎、肺炎克雷伯菌肺炎的临床特点和诊治要点是什么？

# 第八章　肺　脓　肿

| 学习目标 | |
|---|---|
| **掌握** | 肺脓肿的分类、临床表现、诊断和治疗。 |
| **熟悉** | 肺脓肿的病因及鉴别诊断。 |
| **了解** | 肺脓肿的发病机制、病理和肺脓肿外科治疗的适应证。 |

肺脓肿(lung abscess)是肺部化脓性感染发生坏死、液化形成的脓腔。临床特征为高热、咳嗽、咳大量脓臭痰。胸部 X 线显示含气液平面的空洞。多发生于壮年,男多于女。自广泛使用抗生素以来,发病率已明显降低。

## 一、病因

引起肺脓肿的病原体多为口咽部、上呼吸道的定植菌,包括需氧、厌氧和兼性厌氧菌。其中厌氧菌感染达 90%,其他如金黄色葡萄球菌、化脓性链球菌、肺炎克雷伯菌和铜绿假单胞菌等感染也较为常见。也可见奴卡菌、军团菌、曲霉菌和隐球菌等感染。

## 二、分类

根据感染途径,肺脓肿可分为以下三种类型。

### (一)吸入性肺脓肿

病原体经口、鼻咽腔吸入致病。也可因吸入鼻窦炎、牙槽脓肿等脓性分泌物致病。致病菌多为厌氧菌。脓肿常为单发,好发部位与支气管解剖和体位有关。右主支气管陡直、粗短,故吸入物易进入右肺。仰卧位时好发于右肺上叶后段或下叶背段;坐位时好发于下叶后基底段;右侧卧位时好发于上叶前段或后段(图 2-8-1)。

### (二)继发性肺脓肿

肺部病变如金黄色葡萄球菌、肺炎克雷伯菌和铜绿假单胞菌等细菌性肺炎、支气管扩张、支气管囊肿、支气管肺癌、肺结核空洞等继发感染可导致肺脓肿;邻近器官的化脓性病灶如肝脓肿、膈下脓肿、肾周脓肿、脊柱脓肿等波及肺部可引起肺脓肿;支气管异物阻塞也可导致肺脓肿。

### (三)血源性肺脓肿

因皮肤感染、疖、痈、骨髓炎等所致的脓毒血症,菌栓经血行播散到肺,引起小血管栓塞、炎症、坏死而形成肺脓肿。致病菌以金黄色葡萄球菌、表皮葡萄球菌及链球菌多见。病变常为两肺外带的多发性脓肿(图 2-8-2)。

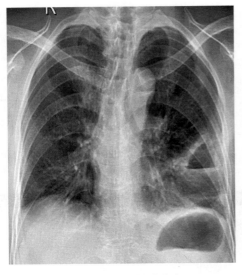

图 2-8-1　吸入性肺脓肿

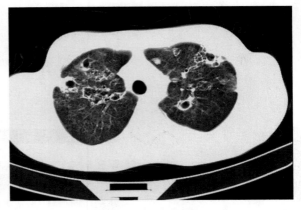

图 2-8-2　血源性肺脓肿

## 三、病理

感染物阻塞细支气管、小血管导致炎性栓塞,肺组织化脓性炎症、坏死、形成脓肿,继而坏死组织液化破溃到支气管,部分坏死组织被咳出,形成有液平面的脓腔。如脓肿靠近胸膜,可发生局限性纤维蛋白性胸膜炎、胸膜粘连;如为张力性脓肿,破溃到胸腔可形成脓胸、脓气胸、支气管胸膜瘘。

急性肺脓肿经积极抗感染治疗,脓腔逐渐消失而痊愈。若急性期治疗不彻底或支气管引流不畅,坏死组织残留脓腔,使肉芽组织增生、脓腔壁增厚,经久不愈达 3 个月以上的肺脓肿称为慢性肺脓肿。

## 四、临床表现

### (一)吸入性肺脓肿

多有口腔及鼻咽部化脓性病灶,或有手术、醉酒、受凉、昏迷、全身麻醉及异物吸入等病史。急性起病,寒战、高热、咳嗽、咳痰。初起痰量不多,如感染不能及时控制,10~14d 可突然咳出大量脓臭痰。静置后可分三层,上层为泡沫、中层为混浊黏液、底层为脓性坏死组织沉淀物。大量脓痰咳出后体温下降。约 1/3 的患者有咯血。炎症累及胸膜可有胸痛。病变范围小且位置深时不易发现体征。病变范围较大时,胸部叩诊呈浊音,语颤增强,呼吸音减弱,可闻及支气管呼吸音或湿啰音,病变累及胸膜可闻及胸膜摩擦音或出现胸腔积液体征。

### (二)血源性肺脓肿

有皮肤感染、疖、痈、骨髓炎、细菌性心内膜炎等病史。多先有畏寒、高热等全身脓毒症的表现,后出现咳嗽、咯痰等,痰量不多,极少咯血。肺部大多无阳性体征,脓肿破溃到支气管时可闻及湿啰音。

### (三) 慢性肺脓肿

常有咳嗽、咳脓痰、反复发热、咯血、贫血及消瘦等表现。肺部多无异常体征,常有杵状指/趾。

## 五、实验室和辅助检查

### (一)血常规检查

急性肺脓肿血白细胞计数达($20 \sim 30$)×$10^9$/L,中性粒细胞百分比显著升高,可出现核左移及中毒颗粒。慢性肺脓肿白细胞可稍升高或正常,红细胞及血红蛋白降低。

### (二)细菌培养

痰、血及胸腔积液进行需氧和厌氧菌培养和药物敏感试验,明确致病菌并指导用药。

### （三）X线检查

早期X线呈大片浓密模糊、边界不清的浸润阴影；脓液经支气管排出后，圆形透亮的脓腔及液平形成，周围环绕着浓密的浸润阴影。经脓液引流和抗生素治疗后，脓腔周围炎症吸收，脓腔逐渐缩小以至消失，最后仅残留纤维条索阴影。慢性肺脓肿腔壁增厚且内壁不规则，有时可呈多房性，周围有纤维组织增生及胸膜增厚，纵隔可向患侧移位。脓肿破溃到胸腔可形成脓胸、脓气胸。血源性肺脓肿病灶分布在一侧或两侧肺，呈散在的边缘整齐的类圆形病灶，中央有脓腔和液平，炎症吸收后，可有局限性纤维化或小气囊影。

胸部CT能更准确地定位及区别肺脓肿和有气液平的局限性脓胸，发现体积较小的脓肿和葡萄球菌肺炎引起的肺气囊。

### （四）支气管镜检查

可发现并明确病因，有利于病原学诊断，可行异物取出和活组织检查，进行鉴别诊断，可通过纤支镜吸引脓液、冲洗支气管及注入抗生素，以提高疗效、缩短疗程。

## 六、诊断与鉴别诊断

### （一）诊断

对有口腔手术、昏迷呕吐或异物吸入后，突发寒战、高热、咳嗽和咳大量脓臭痰、咯血等症状者，白细胞总数及中性粒细胞显著增高，胸部X线示浓密的炎性阴影中有空腔、液平面，即可做出急性肺脓肿的诊断。对于有皮肤创伤感染、疖、痈等化脓性感染病灶患者，或静脉吸毒者患心内膜炎，出现畏寒、高热、咳嗽和咳痰等症状，胸部X线示两肺多发性脓肿者，可诊断为血源性肺脓肿。痰和血的细菌培养及药敏试验对病因诊断及选用抗菌药物有重要意义。

### （二）鉴别诊断

1. 细菌性肺炎  早期两者临床表现及胸部X线片很相似，但肺炎链球菌肺炎多伴有口唇疱疹、痰呈铁锈色而无大量脓臭痰，胸部X线片示肺实变或片状淡薄炎症病变，边缘模糊不清，没有空洞形成。

2. 空洞性肺结核继发感染  肺结核起病缓慢，病程长。有午后低热、盗汗、乏力、食欲减退等结核中毒症状；咳嗽、咳痰、无臭味。痰找结核分枝杆菌阳性。胸部X线片所见空洞多无液平，空洞周围炎性病变较少，常有增殖、渗出病变并存。

3. 支气管肺癌  支气管肺癌阻塞支气管可引起肺化脓性感染，但其病程相对较长，中毒症状多不明显，脓痰量也较少。抗生素不易控制。鳞癌中心部位也可发生坏死形成空洞，但洞壁较厚，多呈偏心空洞，内壁凹凸不平，空洞周围多无炎性浸润，局部淋巴结可肿大。经支气管镜活检或痰中找癌细胞可确诊。

4. 肺囊肿继发感染  肺脓肿继发感染炎症相对较轻，多无明显中毒症状，脓痰较少，炎症吸收后可见光洁整齐的囊肿壁。

## 七、治疗

### （一）抗感染治疗

吸入性肺脓肿多为厌氧菌感染，对青霉素敏感。疗效不佳可用林可霉素、克林霉素或甲硝唑等静脉滴注。血源性肺脓肿多为球菌感染，可选耐β内酰胺酶的青霉素或头孢菌素。耐甲氧西林金黄色葡萄球菌感染者应选用万古霉素或替考拉宁或利奈唑胺。如为革兰氏阴性杆菌感染可选用二代或三代头孢菌素、氟喹诺酮类，可联用氨基糖苷类抗生素。抗生素治疗疗程6~8周，至胸部X线片上空洞和炎症消失，或仅有少量稳定的纤维化。

## 厌氧菌感染的诊断与治疗

厌氧菌是一种在低氧环境下才能生长的微生物,广泛存在于人体皮肤和腔道(如口腔、肠道、外生殖器、尿道和阴道等)的深部黏膜表面。包括有芽孢和无芽孢两类,无芽孢厌氧菌临床价值更大。与厌氧菌感染有关的呼吸系统疾病主要有吸入性肺炎、肺脓肿和脓胸等,与口咽部内容物吸入有关,多见于因神志改变以及局部防御功能减弱致分泌物或脓液吸入而引起,也可由远处感染灶或脓毒性血栓脱落播散而来。感染大多为混合性,包括需氧菌和兼性菌,厌氧菌中以产黑色素 P 杆菌、核梭杆菌、梭杆菌和消化链球菌为多见,其次为脆弱类杆菌。

厌氧菌接触空气后很快死亡,故标本采集后不要接触空气,最好在床旁立即接种。培养基于接种前必须处于无氧状态,采用厌氧菌培养袋运送。除常规鉴定厌氧菌的方法之外,气相色谱通过分析厌氧菌代谢产物、荧光抗体技术、PCR 技术能快速识别各种厌氧菌。

厌氧菌中的消化球菌、产气荚膜杆菌、梭杆菌、放线菌等对青霉素和头孢菌素类常敏感,而脆弱类杆菌因存在 β-内酰胺酶,对青霉素不敏感,应选择耐 β-内酰胺酶的青霉素或头孢菌素治疗。治疗厌氧菌感染的药物还有甲硝唑、克林霉素、莫西沙星等。甲硝唑为杀菌剂,被还原的中间产物对氧十分敏感,在有氧环境下易失活,故只对厌氧菌发挥作用,对微需氧菌的作用不稳定,对兼性菌和需氧菌无效。克林霉素是林可霉素的半合成衍生物,其抗菌作用优于林可霉素,对大多数厌氧菌都有良好抗菌活性。其对大肠埃希氏菌和兼性革兰氏阴性菌很少有活性,故在治疗混合感染时应加用氨基糖苷类抗生素。氟喹诺酮类抗生素对厌氧菌有一定的作用。故针对呼吸系统厌氧菌感染应首选克林霉素,次选甲硝唑或莫西沙星,均宜与氨基糖苷类抗生素联合。

### (二)脓液引流

痰液黏稠者可用祛痰药或雾化吸入,以利痰液引流。身体状况较好者可采用体位引流排痰。选择的体位应使脓肿位于最高位,每日 2~3 次,每次 15~20min。经支气管镜冲洗及吸痰也是有效的引流方法。

### (三)外科治疗

病程超过 3 个月,不能闭合的慢性肺脓肿;反复大咯血内科治疗难以控制者;伴有支气管胸膜瘘或脓胸经抽脓、冲洗等治疗效果不佳者;有异物或癌肿阻塞支气管引流不畅者,可考虑手术治疗。

# 八、预防

避免诱发因素,普及口腔卫生保健知识,及时治疗口腔、上呼吸道感染等慢性感染病灶,增强机体的抗病能力,有助于预防肺脓肿的发生。

(刘晓菊)

## 学习小结

肺脓肿是肺部化脓性感染发生坏死、液化形成的脓腔。 分为原发性肺脓肿、继发性肺脓肿及血源性肺脓肿,各有其病因及临床特点。 掌握不同类型肺脓肿的特点,熟悉肺脓肿的诊断与鉴别诊断,及时抗感染治疗及脓液引流,可显著改善肺脓肿的预后。

## 复习参考题

1. 肺脓肿分哪几种类型? 各型有什么特点?

2. 肺脓肿应与哪些疾病进行鉴别?

3. 肺脓肿外科治疗的适应证是什么?

# 第九章　　肺　结　核

## 学习目标

**掌握**　肺结核的临床表现、实验室检查、诊断及治疗方案；各种结核化学治疗药物的特点、常见副作用。

**熟悉**　肺结核不同的分型及其特点。

**了解**　肺结核的病因和发病机制、病理学特点。

结核病是由结核分枝杆菌引起的、可累及全身各个脏器的慢性传染性疾病，其中肺结核（pulmonary tuberculosis）是最常见的结核病，占各器官结核病总数的 80%~90%。

世界卫生组织（WHO）统计表明，全世界每年发生结核病 800 万~1000 万，每年约有 300 万人死于结核病，是造成死亡人数最多的单一传染病。我国是世界上结核疫情最严重的国家之一。新中国成立以来，在大力开展防治工作的情况下，我国结核病的流行趋势有所下降，但目前全国结核分枝杆菌感染者近 3.3 亿，现有肺结核患者 590 余万，每年因结核病死亡的人数每年高达 25 万，各地区疫情控制不平衡，仍是全球结核病流行严重的国家之一。当前，结核病仍是一个十分突出的公共卫生问题，是全国十大死亡原因之一，因此结核病的控制工作还面临严峻的挑战。

## 一、病因与发病机制

### （一）结核分枝杆菌

结核分枝杆菌属于分枝杆菌，生长缓慢，在改良的罗氏培养基上需培养 4~6 周，才能繁殖成明显的菌落。镜下呈细长稍弯的杆菌，涂片染色具有抗酸性。此菌为需氧菌，对外界抵抗力较强，在阴冷潮湿处能生存 5 个月以上，但在烈日下暴晒 2h，5%~12% 来苏接触 2~12h，70% 酒精接触 2min，或煮沸 1min，均能被杀灭。痰吐在纸上直接烧掉是最简单的灭菌方法。

结核分枝杆菌分为人型、牛型和鼠型等种类。前两型为人类结核病的主要病原菌。结核分枝杆菌菌体含有：①类脂质，可引起单核细胞、上皮样细胞和淋巴细胞浸润而形成结核结节；②蛋白质，可引起过敏反应及中性粒细胞和大单核细胞浸润；③多糖类，能引起某些免疫反应（如凝集反应）。

结核病灶中的结核分枝杆菌依其生长速度的不同分为：A 群，生长代谢旺盛，不断繁殖的结核分枝杆菌，其特点为致病力强，传染性大，是引起结核病传染的重要菌群。采用抗结核的杀菌剂可杀灭此类细菌。异烟肼效果最佳，其次为链霉素、利福平。B 群，在巨噬细胞内的酸性环境中能够生存，但生长缓慢，吡嗪酰胺的杀菌效果较好。C 群，存在于干酪样坏死灶内，偶尔繁殖的细菌，利福平最为有效，常为日后复发的根源。D 群，处于休眠状态的细菌，一般可逐渐被巨噬细胞吞噬杀死或自然死亡，很少引起疾病的复发。

结核病治疗中的关键问题是结核分枝杆菌的耐药情况。结核分枝杆菌可分为天然耐药菌和继发性耐药菌两种。在结核分枝杆菌的繁殖过程中其染色体上的基因突变，出现极少数的天然耐药菌，此种耐药也称为原始耐药。继发性耐药是指由于结核分枝杆菌与抗结核药物接触后，某些结核分枝杆菌发生诱导变异，逐渐适应在有药环境中继续生存、繁殖。多因长期不合理用药，经淘汰或诱导机制出现的耐药。近年来继发性耐药菌逐渐增多，给结核病的治疗和预防带来了很大的困难。因此，加强对初治患者的管理，避免单一用药、剂量不足、用药不规则、疗程不够等因素，坚持诱导化疗，尽量减少耐药结核分枝杆菌的出现，结核病的化疗才会取得满意的效果。

结核分枝杆菌侵入人体后是否患病，取决于入侵结核分枝杆菌的数量、毒力与人体免疫、变态反应的高低，并决定感染后结核病的发生、发展与转归。

**（二）感染途径**

结核分枝杆菌主要通过呼吸道传播，排菌的肺结核患者（尤其是痰涂片阳性，未经治疗者）是重要的传染源。当排菌的肺结核患者咳嗽、打喷嚏时形成含有结核分枝杆菌的微滴或吐痰将细菌排出，细菌可在大气中存活一定时间，健康人吸入后可造成感染。传染的次要途径是经消化道进入体内，如进食被结核分枝杆菌污染的食物。其他感染途径，如通过皮肤、泌尿生殖道，则很少见。感染结核分枝杆菌后，如果细菌多、毒力强、机体营养不良、免疫力低下则易患肺结核；反之，菌量少、毒力弱、机体抵抗力强，结核分枝杆菌可被人体免疫防御系统监视并杀灭，而不易患病。

**（三）人体的反应性**

1. 免疫力　人体对结核分枝杆菌的免疫力有两种。

（1）非特异性免疫力：是指人体对结核分枝杆菌的自然免疫力，为先天性，无特异性，对任何感染均有抵抗能力，但抗病能力较弱。

（2）特异性免疫力：是接种卡介苗或经过结核分枝杆菌感染后所获得的免疫力，为后天性，具有特异性，其抗病能力较非特异性免疫力强。但两者对防止结核病的保护作用都是相对的。由于受免疫力的影响，对免疫力强的人，感染后不易发展为结核病；而对于老年人、糖尿病、艾滋病、长期使用免疫抑制剂或严重营养不良等引起免疫状态低下的患者，易患肺结核。生活贫困、居住条件差，以及营养不良是经济落后社会中人群结核病高发的原因。越来越多的证据表明，除病原体、环境和社会经济等因素外，宿主遗传因素在结核病的发生发展中扮演着重要角色，个体对结核病易感性或抗性的差异与宿主某些基因相关。现已筛选出多种人的结核病相关候选基因，例如三类 *HLA* 基因区多态性与结核病易感性的关系在国内外均有报道，以 II 类基因为多；在非洲和亚洲人群中的研究表明人类 *SLC11A1* 基因多态性与结核病易感性相关。所以，并非所有传染源接触者都可能被感染，被感染者也并不一定都发病。

结核病的免疫主要是细胞免疫，当入侵的结核分枝杆菌被吞噬细胞吞噬后，随之将信息传递给淋巴细胞，使之致敏。当结核分枝杆菌再次与致敏的 T 淋巴细胞相遇时，T 淋巴细胞释放一系列淋巴因子，如巨噬细胞移动抑制因子、趋化因子、巨噬细胞激活因子等，使巨噬细胞聚集在细菌周围，吞噬并杀灭细菌形成类上皮细胞及朗汉斯巨细胞，最终形成结核结节，使病变局限，并趋于好转、治愈。因此，结核病的细胞免疫表现为淋巴细胞的致敏和吞噬细胞作用的加强。

2. 变态反应　结核分枝杆菌侵入人体后 4~8 周，机体对结核分枝杆菌及其代谢产物所发生的敏感反应称为变态反应，属于 IV 型（迟发型）变态反应。变态反应同样以 T 淋巴细胞介导、以巨噬细胞为效应细胞，但它是另一亚群 T 淋巴细胞释放炎性介质、皮肤反应因子及淋巴细胞毒素等，使局部组织出现渗出性炎症甚至干酪样坏死，病理表现为病灶恶化、浸润、进展，空洞形成。临床表现为发热、乏力及食欲减退等全身症状，还可发生多发性关节炎、皮肤结节性红斑及疱疹性结膜炎等结核病变态反应的表现。

结核分枝杆菌不像许多细菌有内毒素、外毒素，能防止吞噬作用的荚膜，以及与致病能力相关的细胞外侵袭性酶类。其毒力基础不十分清楚，可能与其菌体的成分有关。其他类脂质如硫脂质也与结核分枝杆菌的毒力有关，它不仅增加了索状因子的毒性，且抑制溶酶体-吞噬体的融合，促进结核分枝杆菌在巨噬细胞内的生长繁殖。磷脂能够刺激机体内单核细胞的增殖、类上皮细胞化、朗汉斯巨细胞的形成。蜡质 D 是分枝菌酸阿糖阈乳聚糖和黏肽相结合的复合物,具有佐剂活性,刺激机体产生免疫球蛋白,对结核性干酪病灶的液化、坏死、溶解和空洞的形成起重要作用。除了以上类脂质成分外,多糖类物质是结核分枝杆菌细胞中的重要组成物质,多糖类物质在和其他物质共存的条件下才能发挥对机体的生物学活性效应。多糖是结核分枝杆菌菌体完全抗原的重要组成成分,具有佐剂活性作用,能对机体引起嗜中性多核白细胞的化学性趋向反应。结核分枝杆菌的菌体蛋白是以结合形式存在于菌细胞内,是完全抗原,参与机体对结核菌素的反应。

3. 初感染与再感染　将同等量的结核分枝杆菌接种给两组豚鼠,一组在接种前 6 周已接种过小量的结核分枝杆菌,另一组从未接触过结核分枝杆菌。结果前一组豚鼠迅速出现局部炎性反应,红肿、溃烂及坏死,局部淋巴结受累,但坏死灶迅速愈合,病灶无全身播散,这说明豚鼠对结核分枝杆菌具有免疫力;而后一组局部反应于 2 周后才出现,逐渐形成溃疡,经久不愈,同时细菌大量繁殖,经淋巴和血液循环播散到全身,易于死亡,这说明豚鼠对结核分枝杆菌无免疫力。这种机体对结核分枝杆菌再感染与初感染不同反应的现象称为科赫现象(Koch phenomenon)。

## 二、病理

### (一)结核病的基本病理变化

1. 渗出性病变　发生在结核病的早期、机体免疫力低下,菌量多,毒力强或变态反应较强时,为浆液性和浆液纤维素性炎症,表现为组织的充血、水肿和白细胞浸润,但很快被巨噬细胞所取代,在巨噬细胞和渗出液内易查见结核分枝杆菌。病情好转时,渗出性病变可以完全消散吸收,不留痕迹或转为以增生为主或以坏死为主的病变。

2. 增生性病变　增生为主的病变发生在菌量较少,毒力较低或人体免疫反应较强时,形成类上皮细胞(为大单核细胞吞噬结核分枝杆菌后,形态变为大而扁平的细胞)聚集成团,中央可有多核巨细胞(朗汉斯巨细胞,朗格汉斯细胞),外周有淋巴细胞聚集的典型结核结节的特征。当有较强的变态反应时,结核结节中便可出现干酪样坏死。

3. 干酪样坏死　常发生在渗出或增生性病变的基础上。当人体抵抗力降低或菌量过多,变态反应过于强烈时,上述渗出性病变和结核结节连同原有的组织结构一起坏死。这是一种彻底的组织凝固性坏死。大体标本的坏死区呈灰白略带黄色,质松而脆,状似干酪,故名干酪样坏死。干酪样坏死灶中大多含有一定量的结核分枝杆菌。有时坏死灶可发生软化和液化,随着液化,结核分枝杆菌大量繁殖,进一步促进液化的发生。液化虽有利于干酪样坏死物的排出,但更严重的是造成结核分枝杆菌在体内蔓延扩散,是结核病恶化进展的原因。

上述三种病变可同时存在于一个病灶中,但往往以一种病变为主,而且可以相互转变。

### (二)结核病的转归

结核分枝杆菌侵入人体后,在机体免疫力、变态反应及细菌的致病力几种因素的较量中,人体抵抗力处于优势,结核病变部位可吸收、缩小、纤维化、钙化等。反之,病灶则扩散、增多、溶解、干酪样坏死及空洞形成,造成全身播散,其播散的途径有:①支气管播散,肺内结核分枝杆菌经支气管播散到其他肺叶;②经淋巴管播散,细菌被细胞吞噬进入淋巴道,引起淋巴结结核;③血行播散,肺内、外干酪性结核病灶液化破溃到血管,引起血行播散;④直接播散,肺结核病灶向邻近肺组织或胸膜直接蔓延。

## 三、分类

为适应我国结核病控制和临床工作的实际,中华医学会结核病学分会于 1998 年颁布肺结核分型标准,共分为 5 类。

1. 原发型肺结核　原发型肺结核为原发结核感染所致的临床病症。包括原发综合征及胸内淋巴结结核。

2. 血行播散型肺结核　包括急性血行播散型肺结核(急性粟粒型肺结核)及亚急性、慢性血行播散型肺结核。

3. 继发型肺结核　继发型肺结核是肺结核中的一个主要类型,包括浸润性、纤维空洞性肺结核及干酪性肺炎等。

4. 结核性胸膜炎　包括结核性干性胸膜炎、结核性渗出性胸膜炎、结核性脓胸。

5. 其他肺外结核　其按部位及脏器命名,如骨关节结核、结核性脑膜炎、肾结核、肠结核等。

## 四、临床表现

肺结核的症状和体征与疾病的分型、病期有一定的关系,所以临床表现多样化,典型表现常呈慢性经过,长期咳嗽、咳痰,有时咯血,伴有低热、盗汗、消瘦等全身中毒症状。有时患者无症状,仅于健康查体或就诊其他疾病时偶然发现。少数因突然咯血而就诊被确诊为肺结核。重者则可出现高热,甚至发展为败血症或呼吸衰竭。

### (一)症状

1. 全身症状　可出现午后低热、乏力、食欲减退、体重减轻、盗汗等结核中毒症状,女性可出现月经失调或闭经,少数患者可出现结节性红斑。当肺部病变急剧进展或播散时,常起病突然,持续高热、大汗、衰弱。

2. 呼吸系统症状

(1) 咳嗽和咳痰:一般呈慢性咳嗽、咳痰,多为干咳或咳少量白色黏液痰。当继发感染时痰呈黏液性或黏液脓性,合并慢性支气管炎时,白色黏液痰量可增加。

(2) 咯血:1/3~1/2 的患者有不同程度的咯血。咯血量以痰中带血到大咯血不等,甚至危及生命。结核炎性病灶中的毛细血管扩张常引起痰中带血;小血管损伤或来自空洞的血管瘤破裂多引起中等量以上的咯血;有时硬结钙化的结核病灶可因机械性损伤血管或合并支气管扩张而发生大咯血。咯血的症状与咯血的量有关,但更重要的是与气道的通畅有关。对于大咯血的患者,要高度警惕血凝块阻塞大气道引起的窒息。

(3) 胸痛:当肺结核炎性病灶累及壁层胸膜时,相应部位的胸壁有针刺样疼痛。随深呼吸和咳嗽其胸痛加剧。

(4) 胸闷、气短:结核病引起严重毒血症及高热可出现呼吸频率加快。慢性重症肺结核时,呼吸功能减退,可出现进行性呼吸困难,甚至呼吸衰竭。并发气胸或大量胸腔积液时,则有急性出现的呼吸困难,其呼吸困难的程度与胸腔积液、气胸出现的速度、气液量的多少有关。

### (二)体征

肺结核患者多呈无力型,营养不良;重症者可出现呼吸困难,多为混合型呼吸困难,可伴有发绀;高热者呈热病容。大部分患者呈扁平胸,当病灶小或位于肺组织深部,多无异常体征。若病变范围较大,患侧胸部呼吸运动减弱,叩诊呈浊音,听诊有时呼吸音减低,或为支气管肺泡呼吸音。因肺结核好发生在上叶的尖后段和下叶背段,故锁骨上下、肩胛间区叩诊略浊,咳嗽后闻及湿啰音,对诊断有参考意义。当肺部病变发生广泛纤维化或胸膜增厚粘连时,则患侧胸廓下陷,肋间隙变窄,气管移向患侧,叩诊浊音,而对侧可有代偿性肺气肿征。

## 五、辅助检查

### (一)结核分枝杆菌检查

痰中找到结核分枝杆菌是确诊肺结核的依据。其检查方法有:①直接涂片法。适用于痰含菌量多时(每毫升 1 万~10 万以上)。此方法快速简便易行,抗酸染色较易掌握。②集菌法。收集 12~24h 痰,检出率较高,每毫升含 1000 个结核分枝杆菌便可获阳性结果。③培养法。较上述 2 种方法更为精确。当每毫升痰含 100 个结核菌可获阳性结果,但需时间较长。因为结核分枝杆菌的生长缓慢,使用改良的罗氏培养基,通常需要2~8周才能获得结果,虽然培养较费时,但精确可靠,特异性强,并且可对培养菌株做药物敏感性测定。近期采用的液体培养基和测定细菌代谢产物的BACTEC-TB 960法阳性报告时间较普通培养缩短10d左右,在培养阳性后4~6d即可完成。④分子生物学检测。将痰标本在体外用聚合酶链反应(PCR)方法、使所含微量结核分枝杆菌DNA得到扩增,用电泳法检出。40个结核分枝杆菌就可有阳性结果,而且快速、简便,还可做菌型鉴定,但时有假阳性或假阴性。

**(二)影像学检查**

1. 胸部X线检查 是早期发现肺结核,并对病灶部位、性质、范围以及治疗效果进行判断的重要检查方法。目前,在临床上有相当一部分肺结核是依据胸部X线来诊断的,因此,在诊断肺结核的同时,一定要排除其他肺部疾病,特别是注意与肺部肿瘤的鉴别,避免和减少误诊。常见的X线检查方法有透视、X线片、断层、特殊体位摄片(如前弓位有利于肺尖的暴露)。肺结核的常见X线表现有:①纤维钙化的硬结病灶,斑点、条索、结节状,密度较高、边缘清晰;②浸润性病灶,呈云雾状、密度较淡、边缘模糊等;③干酪性病灶,病灶密度较高,浓度不一;④空洞,为环形透亮区,有薄壁、厚壁等空洞。

肺结核的好发部位多见于双肺上叶、锁骨上下,其次为下叶背段、下叶后段,且有多种不同性质的病灶混合存在肺内的迹象。渗出性、增殖并渗出性、干酪性病灶、空洞,或动态观察好转和恶化均属于活动性病灶,是化疗的对象;而斑块、条索、硬结钙化、结节性病灶,经动态观察稳定不变的属于非活动性病灶。

2. 胸部CT检查 对于发现微小或隐蔽病灶,如纵隔病变、肺脏被心脏掩盖的部分等,了解病变范围及组成,对诊断均有帮助。

(1)原发综合征:典型的病变表现为哑铃状双极现象,一端为肺内原发灶,另一端为同侧肺门和纵隔肿大的淋巴结,中间为发炎的淋巴管。肺部原发结核病灶一般为单个,开始时呈现软性、均匀一致、边界比较明确的浸润改变,如果病变再行扩大,则可累及整个肺叶。淋巴管炎为一条或数条自病灶向肺门延伸的条索状阴影。同侧肺门和纵隔肿大的淋巴结,边缘光整或呈分叶状。肿大淋巴结压迫支气管使之狭窄阻塞时,则在肺门附近呈基底向肺门、尖端向肺边缘的三角形阴影。这种肺段或肺叶不张多见于右肺中叶,有时在右上叶前段发生(图2-9-1)。

(2)血行播散性肺结核:表现为两肺广泛均匀分布的密度和大小相近的粟粒状阴影,即所谓"三均匀"X线征。亚急性和慢性血行播散性肺结核的粟粒状阴影则分布不均匀,新旧不等,密度和大小不一(图2-9-2)。

(3)继发性肺结核:病灶多发生在肺上叶尖后段、肺下叶背段,病变可局限,可多肺段侵犯,X线影像可呈多形态表现(即同时呈现渗出、增殖、纤维和干酪性病变),也可伴有钙化。可伴有支气管播散灶和胸腔积液、胸膜增厚与粘连(图2-9-3)。继发性肺结核易合并空洞,典型的结核空洞表现为薄壁空腔影,内壁光整,有时有液平面,可见引流支气管;不典型的结核空洞可分无壁、张力、干酪厚壁或椭圆形,其周围可以没有或有多少不等的周围炎和纤维性变。干酪性肺炎病变往往限于一个肺段或一个肺叶。初期病变呈毛

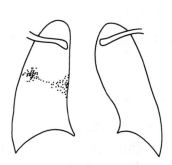

图2-9-1 原发综合征胸部CT示意图

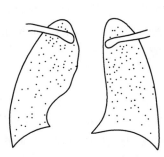

图2-9-2 血行播散性肺结核胸部CT示意图

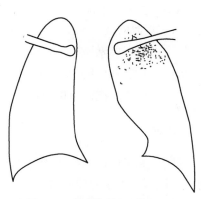

图2-9-3 继发性肺结核胸部CT示意图

玻璃样、弥漫性的炎性阴影,其密度较一般肺炎的单纯渗出性阴影更高。在大块炎性阴影中隐约可见密度高的干酪性病灶。病变溶解后,可在浓密的炎性阴影中出现形态不一、大小不等的透明区。小叶性干酪性肺炎的溶解则不明显。呈球形病灶时(结核球)直径多在3cm以内,周围可有卫星病灶,内侧端可有引流支气管征,病变吸收慢(1个月以内变化较小)。晚期肺结核可见蜂窝肺、毁损肺,常表现为两肺或一侧肺的广泛纤维性变、厚壁纤维空洞和沿支气管播散灶,可发生由大量纤维组织和肺气肿所致的胸廓畸形、纵隔移位、膈肌下降、垂位心、垂柳状肺纹和胸膜增厚等种种不同影像。

3. 胸部 MRI 扫描　对肺结核的诊断价值不如胸部 CT,但可作为 X 线和胸部 CT 扫描的补充。

### (三)支气管镜检查

常用方法包括:

1. 支气管镜直视下观察病变部位。

2. 直视下病变或可疑病变部位的活检和刷检。

3. 支气管镜介导下可疑病变区域行支气管肺泡灌洗术。

通过这些方法获取病原学和组织病理学依据,从而提高肺结核的诊断敏感性和特异性。支气管镜检查尤其适用于痰涂片阴性和伴有支气管结核堵塞支气管的病例。

### (四)结核菌素试验

结核菌素是从生长过结核分枝杆菌的液体培养基中提炼出来的结核分枝杆菌的代谢产物,主要含有结核蛋白。目前临床上均采用结核菌素的纯蛋白衍化物(PPD)。PPD 0.1ml(5IU)做皮内注射,72h 后观察硬结,小于 5mm 为阴性,5~9mm 为弱阳性,10~19mm 为阳性反应,20mm 以上或局部发生水疱与坏死者为强阳性反应。临床诊断常采用 5IU,如无反应,可在 1 周后,再用 5IU(产生结核菌素增强效应),如仍为阴性,可排除结核感染。

结核菌素试验阳性反应仅表示结核感染,并不一定患病。故用 5IU 结核菌素进行检查,其一般阳性结果意义不大。但如用高稀释度(1IU)做皮试呈强阳性者,常提示体内有活动性结核灶。结核菌素试验对婴幼儿的诊断价值比成年人大,3 岁以下强阳性反应者,应视为有新近感染的活动性结核病,须给予治疗。

结核菌素试验阴性反应除提示没有结核分枝杆菌感染外,还见于:①结核分枝杆菌感染后 4~8 周内变态反应未充分建立时;②应用糖皮质激素等免疫抑制剂者,或营养不良及麻疹、百日咳等患者,结核菌素反应也可暂时消失;③严重结核病和各种危重患者对结核菌素无反应,或仅为弱阳性;④淋巴细胞免疫系统缺陷(如淋巴瘤、白血病、结节病、艾滋病等)患者和老年人的结核菌素反应也常为阴性。

### (五)γ-干扰素释放试验

通过特异性抗原 ESAT-6 和 CFP-10 与全血细胞共同孵育、通过检测 γ-干扰素水平或测量计数分泌 γ-干扰素的特异性 T 淋巴细胞,来判断是否存在结核分枝杆菌的感染。γ-干扰素释放试验的特异性明显高于 PPD 试验。

### (六)其他检查

血常规检查可无异常。但长期严重病例可有继发性贫血,合并感染时白细胞升高。红细胞沉降率(以下简称血沉)在活动性肺结核时常加快,但无特异性。还可用 ELISA 法检测血清、痰标本或支气管灌洗液中人结核分枝杆菌抗体(TB-IgG),为结核病的诊断提供更多的依据。

## 六、诊断

诊断依据包括:①全身结核中毒症状、呼吸系统症状、体征;②X 线检查为诊断、分型、确定病灶活动性、部位、范围等提供重要依据,尤其是早期无症状的肺结核,X 线的诊断更为重要;③痰菌阳性是确诊肺结核的依据,也是观察疗效,确定传染性,随访病情的重要指标;④结核菌素试验、血沉以及 γ-干扰素释放试验等检查对诊断具有参考意义。

在临床诊断工作中,诊断包括四个部分,即肺结核分型、病变部位及范围、痰菌检查及治疗史。

1. 肺结核分型　同前。

2. 病变部位及范围　肺结核病变部位按左、右侧、双侧,范围按上、中、下记录。

3. 痰菌检查　痰菌检查阳性以(+)表示,阴性以(-)表示。需注明痰检方法,如涂片(涂)、培养(培)等,以涂(+)、涂(-)、培(+)、培(-)表示。当患者无痰或未查痰时,则注明(无痰)或(未查)。

4. 化疗史　分为初治与复治。①初治:凡既往未用过抗结核药物治疗或用药时间少于1个月的新发病例;②复治:凡既往应用抗结核药物1个月以上的新发病例、复发病例、初治治疗失败病例等。

5. 记录格式　按结核病分类、病变部位、范围、痰菌情况、化疗史程序书写。如:原发性肺结核右中涂(-)初治;继发性肺结核双上涂(+)复治;原发性肺结核左中(无痰)初治;继发性肺结核右上(未查)初治;结核性胸膜炎左侧涂(-)、培(-)初治。

血行播散性肺结核可注明(急性)或(慢性),并发症(如自发性气胸、肺不张等),并存病(如硅沉着病、糖尿病等),手术(如肺切除术后、胸廓成形术后等)可在化疗史后按并发症、并存病、手术等顺序书写。

## 七、鉴别诊断

肺结核的临床表现和胸部X线表现可类似任何肺部疾病,容易误诊。因此,必须详细搜集临床、实验室和辅助检查资料,进行综合分析,并根据需要可采取侵袭性诊断措施,必要时允许进行有限期的动态观察,以资鉴别。

### (一)肺癌

肺癌多发生在40岁以上男性,有长期吸烟史,可出现刺激性咳嗽,持续和间断性痰中带血,明显胸痛和进行性消瘦。其X线特点为肺门附近肿块阴影,边界常不规则,有分叶、毛刺。周围型肺癌多呈球形病灶或分叶状块影,有切迹或毛刺,如发生癌性空洞,其特点为壁较厚,内壁凹凸不平,成偏心性,行纤维支气管镜检查、痰结核分枝杆菌检查等可资鉴别。

### (二)肺炎

常见于身体健康的中青年,起病急骤,呈稽留热,可有口唇疱疹,咳铁锈色痰,痰培养肺炎球菌等病原菌阳性,痰中无结核分枝杆菌,在有效抗生素治疗下,一般在3周左右肺部炎症完全消失。

### (三)肺脓肿

起病急,患者有高热,在病程的10~14d剧咳后出现大量脓臭痰是其特征,胸部X线病变多见于下叶背段及后段,可见周围环绕着浓密渗出性病灶的向心性空洞,内壁光滑,病灶周围边界不清,抗生素治疗有效。

### (四)慢性阻塞性肺疾病

多发生于老年男性,长期吸烟史,慢性咳嗽、咳痰、气短,咯血少见。肺功能检查及胸部X线鉴别。

### (五)支气管扩张

多表现为慢性咳嗽、大量脓痰和反复咯血,支气管扩张胸部X线片多无异常发现或仅见双肺下野肺纹理增粗或典型的蜂窝状、卷发状阴影,痰结核分枝杆菌阴性,胸部CT和支气管造影检查可以确诊。

### (六)其他

发热性疾病如伤寒、败血症、白血病、纵隔淋巴瘤等应与结核病相鉴别。特别是在急性血行播散性肺结核的早期,肺部的粟粒样病灶小而密度淡薄,胸透不易发现,易于混淆,应高度重视,早期诊断。如伤寒早期时应注意和血行播散性肺结核鉴别,其特点为稽留高热,相对缓脉,玫瑰疹,血清伤寒凝集试验阳性,血、粪伤寒杆菌培养阳性;纵隔淋巴瘤和结节病应注意与肺门淋巴结结核鉴别。淋巴瘤患者可有发热,常有浅表淋巴结肿大,有时肝脾大,活组织检查可确诊;结节病肺门淋巴结肿大多为双侧对称性,不发热,结核菌素试验弱阳性,血管紧张素转换酶活性测定阳性,活组织检查有助确诊。

## 八、预防

### （一）控制和消灭传染源

控制和消灭传染源是肺结核预防的中心环节。排菌的肺结核患者是主要传染源,治疗和管理这些患者是肺结核预防成功与否的关键。

1. 早期发现,彻底治疗患者 应在人群中,特别是在易感人群中进行定期健康查体,通过胸部 X 线检查,早期发现患者,使控制及消灭传染源成为可能。对因症状就诊的可疑肺结核患者应及时进行痰结核分枝杆菌涂片、胸部 X 线检查,一经诊断,就应给予正规合理治疗,定期随访,使疾病彻底治愈,有助于消灭传染源,切断播途径及改善疫情。

2. 化学药物预防 开放性肺结核患者家庭中结核菌素试验阳性且与患者密切接触的成员,结核菌素试验新近转为阳性的儿童,以及患非活动性结核病而正在接受长期大剂量皮质激素或免疫抑制剂者,可服用异烟肼(每日 5mg/kg)半年至 1 年,以预防发生结核病。为了早期发现药物引起的肝功能损害,在服药期间宜定期复查肝功能。

3. 管理患者,切断传染途径 建立和健全各级防结核组织是防治结核病工作的关键环节。抓紧对结核病的流行情况、防治规划、宣传教育工作,使人民群众对结核病的传染途径、临床表现等有一定认识,提高全民的预防意识。组织专业人员对肺结核患者进行登记,掌握病情,加强管理。定期随访,动态观察病情变化,监督化疗方案的切实执行,加强消毒隔离,卫生教育,防止传染他人。正如世界卫生组织指出的那样,"结核病控制工作是一项最符合成本效益原则的公共卫生干预活动",只要正确实施以"短程督导化疗"为主的一系列结核病控制措施,就能有效地控制其流行。

### （二）卡介苗接种

卡介苗(BCG)是活的无毒力牛型结核分枝杆菌疫苗。接种卡介苗可使人体产生对结核分枝杆菌的获得性免疫力,提高其对结核病的抗病能力。接种对象是未受感染的人,主要是新生儿、儿童和青少年。已受结核分枝杆菌感染的人(结核菌素试验阳性)不必接种,否则有时会产生某种程度的反应(科赫现象)。

卡介苗并不能预防感染,但能减轻感染后的发病和病情。新生儿和婴幼儿接种卡介苗后,比没有接种过的同龄人群结核病发病率减少 80% 左右,其保护力可维持 5～10 年。故隔数年后对结核菌素反应阴性者还须复种。复种对象为城市中 7 岁、农村中 7 岁及 12 岁的儿童。

## 九、治疗

结核病治疗中的关键问题在于化学药物的应用。抗结核治疗适用于所有的活动性肺结核患者。其目的:在最短的时间内提供最安全和最有效的方法。治疗的目标包括:①杀菌以达到控制疾病,临床细菌学转阴;②防止耐药以保证药效;③灭菌以杜绝和防止复发。目前认为化疗不仅是治疗肺结核病的手段,而且还是消灭传染源、控制结核病流行的重要措施。同时根据患者的病情,必要时亦可选用手术,并给予对症支持治疗以提高患者的抗病能力。

### （一）化学治疗

1. 抗结核药物 对于结核病的治疗,理想的抗结核药物应在血液中能达到有效的血药浓度,渗入吞噬细胞内、浆膜腔和脑脊液中,具有高效的杀菌、抑菌作用,毒副作用小,使用方便,价格便宜。目前临床常用的抗结核药物约有十余种,其种类、剂量与主要不良反应详见表 2-9-1。

（1）异烟肼(isoniazid,H):是应用最广泛的抗结核药,它具有杀菌、相对低毒、易吸收和价廉等特点。通过抑制结核分枝杆菌脱氧核糖核酸(DNA)的合成,阻碍细胞壁的合成而达到杀菌的作用,并具有较好的组织渗透性,易通过血脑屏障,可渗透到全身体液和腔隙中,其药物浓度与血液中浓度近似,是一种杀菌力强的抗结核药物。剂量:成人 300mg/d(或每日 4～8mg/kg),1 次口服;小儿每日 5～10mg/kg(每日不超过 300mg)。对于急性血行播散性肺结核、结核性脑膜炎可适当加大剂量,但应严密观察其毒副作用的出现。异烟肼在常规剂量很少发生不良反应,肝功损害是其主要的毒性反应,偶见末梢神经炎、中枢神经系统中毒(抑制和兴奋)。

表2-9-1 常用抗结核药物成人剂量和主要不良反应

| 药名 | 缩写 | 每日剂量/g | 间歇疗法—日量/g | 制菌作用机制 | 主要不良反应 |
|---|---|---|---|---|---|
| 异烟肼 | H, INH | 0.3 | 0.6~0.8 | DNA合成 | 周围神经炎、偶有肝功能损害 |
| 利福平 | R, RFP | 0.45~0.6① | 0.6~0.9 | mRNA合成 | 肝功能损害、过敏反应 |
| 链霉素 | S, SM | 0.75~1.0 | 0.75~1.0 | 蛋白合成 | 听力障碍、眩晕、肾功能损害 |
| 吡嗪酰胺 | Z, PZA | 1.5~2.0 | 2~3 | 吡嗪酸抑菌 | 胃肠道不适,肝功能损害、高尿酸血症、关节痛 |
| 乙胺丁醇 | E, EMB | 0.75~1.0② | 1.5~2.0 | RNA合成 | 视神经炎 |
| 对氨基水杨酸钠 | P, PAS | 8~12③ | 10~12 | 中间代谢 | 胃肠道不适、过敏反应、肝功能损害 |
| 丙硫异烟胺 | 1321Th | 0.5~0.75 | 0.5~1.0 | 蛋白合成 | 胃肠道不适、肝功能损害 |
| 卡那霉素 | K, KM | 0.75~1.0 | 0.75~1.0 | 蛋白合成 | 听力障碍、眩晕、肾功能损害 |
| 卷曲霉素 | Cp, CPM | 0.75~1.0 | 0.75~1.0 | 蛋白合成 | 听力障碍、眩晕、肾功能损害 |

注:①体重<50kg用0.45g,≥50kg用0.6g;S、Z、Th用量亦按体重调整;S老年人每次用量为0.75g。②前2个月25mg/kg;其后减至15mg/kg。③每日分2次服用(其他药均为每日1次)。

(2)利福平(rifampin,R):是一种广谱抗生素,为利福霉素的半合成衍生物。通过抑制结核分枝杆菌的RNA聚合酶,阻碍mRNA合成,对细胞内外的A、B、C群结核分枝杆菌均有作用。常与异烟肼联合应用,成人450~600mg/d,1次口服。利福霉素最常见的副作用是胃肠道不适,其他反应包括皮疹、肝功能损害,偶尔有血小板减少症或胆汁淤积性黄疸,一般这些反应发生率较低。长效利福霉素衍生物如利福喷汀(rifapentine,DL473)在体内半衰期长,每周口服1~2次,疗效与每日口服利福平相仿。

(3)吡嗪酰胺(pyrazinamide,Z):该药在酸性环境中对结核分枝杆菌有杀菌作用。药物在巨噬细胞中具有抗菌活性。剂量:1500mg/d,分3次口服,当血药浓度维持在30~60mg/L,它能很好地渗透到许多组织,包括脑脊液中。副作用主要是肝损害、高尿酸血症、关节痛,胃肠道不适偶见。

(4)链霉素(streptomycin,S):该药在碱性环境中具有较强的杀菌作用,对细胞内的结核分枝杆菌作用较小。杀菌机制是通过干扰结核分枝杆菌酶的活性,阻碍蛋白合成。剂量:成人1g/d,肌内注射,对于老年人或有肾功能减退者可用0.5~0.75g/d,间歇疗法为每周2次,每次肌内注射1g,孕妇慎用。其主要副作用为耳毒性,表现为眩晕、耳鸣、耳聋;还有肾毒性,肾衰竭者慎用或不宜使用。耳毒性和肾毒性的危险性与蓄积剂量和高峰血药浓度两种因素有关。其他过敏反应有皮疹、剥脱性皮炎、药物热等。

(5)乙胺丁醇(ethambutol,E):该药对结核分枝杆菌有抑菌作用,与其他抗结核药物联用时,可延缓细菌对其他药物产生耐药性。剂量:25mg/kg,每日1次口服,8周后改为15mg/kg。剂量大时可引起球后视神经炎、视力减退、视野缩小、中心盲点等,一旦停药多能恢复。

(6)对氨基水杨酸钠(sodium para-aminosalicylate,P):也是一种抑菌剂,与其他抗结核药物联用可延缓对这些药物发生耐药性。作用机制为在结核分枝杆菌叶酸合成过程中与对氨苯甲酸(PABA)竞争,影响结核分枝杆菌的代谢。剂量:成人8~12g/d,分2~3次口服。静脉滴注时应避光。常见的不良反应有食欲减退、恶心、呕吐、腹泻等。如胃肠道反应严重可改为饭后服用。

由于抗结核药的作用不同,分为:

1)杀菌药物,又可分为:①杀菌剂。对代谢活跃、生长繁殖旺盛的结核分枝杆菌群(如A菌群)具有杀灭作用,如异烟肼(INH)、利福平(RFP)、链霉素(SM)、吡嗪酰胺(PZA)等。既能杀灭细胞内又能杀灭细胞外结核分枝杆菌的药物,称全价杀菌剂,如INH、RFP。若只能杀灭细胞外,碱性环境的抗结核药(如SM),或只能杀灭细胞内,酸性环境的抗结核药(如PZA),均称为半价杀菌剂。②灭菌剂。对代谢低下,生长繁殖迟缓的顽固菌群(如 B、C 菌群)具有杀菌作用,如 RFP、PZA 等。RFP 是全价杀菌剂。又是灭菌剂,短程化疗必须包含 RFP。

2) 抑菌药物:包括对氨基水杨酸钠(PAS)、乙胺丁醇(EMB)、氨硫脲(TB1)、乙硫异烟胺等。

2. 化疗方法　化疗的原则为早期、联合、规律、足量、全程。合理化疗是缩短传染期、降低死亡率、感染率及患病率的一个根本性的措施。整个治疗方案分为强化和巩固 2 个阶段。目前采用的短程化疗通常为 6~9 个月。

(1) 间歇疗法:结核分枝杆菌短时间(12~24h)接触抗结核药物可使细胞生长延缓,繁殖抑制。因此,有规律地每周 3 次用药,能达到每日用药的效果。在前 1~3 个月强化阶段每日用药,其后巩固阶段采用间歇给药。

(2) 督导化疗:抗结核治疗的重要环节是患者应将药物服用,促进和检测按方案用药对治疗获得成功至关重要。由于用药时间长,患者往往不能坚持,所以应加强宣传,使患者理解坚持治疗的重要性,取得患者的合作。应常规地询问所有患者坚持服药的情况,抽检血液及数药片均可监测患者用药情况。以上都是化疗中应随时掌握的情况,以保证化疗的实施。

3. 化疗方案

(1) 初治:应该治疗而从未经过抗结核药物治疗者或化疗未满 1 个月者为初治者。国内常用的初治化疗方案有:①强化阶段用异烟肼、利福平、吡嗪酰胺及链霉素(或乙胺丁醇),每日用药,共 2 个月。②巩固阶段 4 个月,只口服异烟肼、利福平。即 2HRZS(或 E)/4HR,斜线上方为强化阶段,下方为巩固阶段,药物前的数字为用药月数,也可在巩固阶段每周用药 3 次,即 $2HRZS/4H_3R_3$,右下角数字为每周用药次数,或用 $2S_3($ 或 $E_3)H_3R_3Z_3/4H_3R_3$。

(2) 复治:凡有下列情况之一者均应复治。①初治失败或正规化疗已超过 6 个月,痰菌仍为阳性,病灶恶化者。②临床治愈后复发者。③不正规治疗累计超过 3 个月者。复治病例应该选择联用敏感药物。根据以往的治疗方案,调整用药,组成最有效或最佳治疗方案进行复治。复治病例应该选择联用敏感药物。复治方案的制订:①初治是用 2SHP/10HP(标准化疗方案),规则治疗、全程治疗后,痰菌仍为阳性,病灶具有活动性,估计仍对化疗药物敏感,只是疗程还不够长,故可用此方案继续治疗到 18 个月。②初治时虽用标准化疗方案,但治疗不正规,痰菌阳性,病灶仍具活动性或恶化扩展,估计结核分枝杆菌对标准化疗方案中的诸药均已耐药,可换用 2HRZE/7HRE 或 $2S_3H_3R_3Z_3E_3/6H_3R_3E_3$。慢性排菌者可用敏感的一线与二线药联用,如卡那霉素、丙硫异烟胺、卷曲霉素等。

**(二) 对症治疗**

1. 结核中毒症状　在强有力的化疗后,结核中毒症状均可较迅速控制,急性粟粒型肺结核及结核性渗出性胸膜炎患者,如结核中毒症状较重,可用泼尼松(强的松)或泼尼松龙(强的松龙)20mg/d,但必须在有效的化疗控制下使用。

2. 咯血　咯血患者应卧床休息,取患侧卧位,患侧可置冰袋,患者要安静,情绪紧张者可给予安定剂。剧咳者可给予喷托维林等,必要时可用可待因。并嘱患者轻轻把血咯出,严密监护,防止大咯血而窒息。

垂体后叶素止血作用确切,可 5~10IU 稀释于 20~40ml 葡萄糖或生理盐水中,缓慢静脉注射,也可静脉滴注,其副作用有恶心、面色苍白、心悸、头痛及腹痛、有便意。高血压、冠心病及孕妇忌用。其他的止血药有普鲁卡因、酚妥拉明、巴曲酶等。大咯血治疗不止者,可行支气管动脉栓塞或经支气管镜确定出血部位后,用稀释的肾上腺素海绵压迫或填塞于出血部位等,必要时在明确出血部位的情况下行肺段、叶切除。

**(三) 外科治疗**

随化疗的进展,极少病灶采用外科手术治疗。经合理化学治疗后无效、多重耐药的厚壁空洞、大块干酪灶、结核性脓胸、支气管胸膜瘘、大咯血保守治疗无效以及与肺癌难以鉴别时,可考虑手术治疗。

(朱　柏)

肺结核是由结核分枝杆菌引起的、累及肺部的慢性传染性疾病，结核分枝杆菌主要的感染途径是呼吸道传播，侵入人体后是否患病，取决于入侵结核分枝杆菌的数量、毒力与人体免疫、变态反应的高低，并决定感染后结核病的发生、发展与转归。肺结核的患者表现为低热、盗汗、食欲缺乏、乏力等结核中毒症状以及呼吸系统症状，体征因病变性质、范围而不同。肺结核的诊断依据临床表现、影像学检查、痰检等实验室检查，其中痰菌阳性是确诊肺结核的依据，也是观察疗效、确定传染性、随访病情的重要指标，治疗包括针对结核分枝杆菌的化疗、对症治疗，必要时可采取外科手术治疗，目前常用的抗结核药物有异烟肼、利福平、吡嗪酰胺、乙胺丁醇及链霉素等，疗程为 6~9 个月。

## 复习参考题

1. 肺结核的病因和发病机制、病理学特点是什么？

2. 肺结核分型及各型肺结核的特点是什么？

3. 肺结核的临床表现有哪些？

4. 结核性胸膜炎的影像学表现是什么？

5. 胸腔穿刺术对于结核性胸膜炎患者来说意义如何？

6. 肺结核如何诊断及治疗？

7. 抗结核药物的特点及常见副作用有哪些？

8. 原发性肺结核的 X 线表现为什么呈哑铃状改变？

9. 小儿 PPD 试验阳性的意义是什么？

## 案例 2-9-1

患者，男，26 岁，以"发热、咳嗽 2 周"入院。2 周前受凉后发热，午后及夜间为著，体温 37.5~38.5℃，无寒战，无皮疹及关节疼痛，晨起体温可自行降至正常。伴咳嗽，为阵发性刺激性咳嗽，咳少量白色泡沫样痰。查体：右上肺呼吸音稍粗，余正常。胸部 X 线：右上肺点片状渗出影。

思考问题：

1. 初步诊断是什么？

2. 还需要进行哪些检查？

3. 须与哪些疾病相鉴别，鉴别要点是什么？

4. 最可能给予何种治疗方案？

5. 出院后需注意什么？何时复查？复查时需要何种检查？

# 第十章　肺血栓栓塞症

| 学习目标 | |
| --- | --- |
| **掌握** | 肺血栓栓塞症的临床表现、诊断与鉴别诊断。 |
| **熟悉** | 肺血栓栓塞症的相关概念、危险因素和肺栓塞的治疗。 |
| **了解** | 肺栓塞的病理生理。 |

　　肺栓塞(pulmonary embolism,PE)是指各种栓子阻塞肺动脉或其分支而造成的一组疾病或临床综合征的总称,包括肺血栓栓塞(pulmonary thromboembolism,PTE)、脂肪栓塞、羊水栓塞、空气栓塞和肿瘤栓塞等。

　　肺血栓栓塞症是来自静脉系统或右心的血栓阻塞肺动脉或其分支所致的疾病,以肺循环和呼吸功能障碍为主要临床和病理生理特征。PTE 为 PE 的最常见类型。引起 PTE 的血栓主要来源于深静脉血栓形成(deep venous thrombosis,DVT)。PTE 与 DVT 是同一种疾病病程中两个不同阶段的临床表现,统称为静脉血栓栓塞症(venous thromboembolism,VTE)。

　　PET 和 DVT 的发病率及病死率较高,已成为世界性的重要医疗保健问题。近年来随着对该病认识的提高及诊断技术的进步,国内外 VTE 的诊断率明显提高。但是由于 PTE 的症状缺乏特异性,确诊需要特殊的检查技术,临床实践中仍存在较严重的误诊、漏诊或诊断不及时现象。

## 一、易患因素

　　VTE 的危险因素包括任何可以导致静脉淤滞、静脉系统内皮损伤和血液高凝状态的因素,即 Virchow 三要素,包括原发性和继发性危险因素。原发性危险因素多与遗传相关,包括抗凝血酶缺乏、蛋白 C 缺乏、蛋白 S 缺乏、凝血因子XII缺乏、异常纤维蛋白原血症、高同型半胱氨酸血症、抗心磷脂抗体综合征等。常引起患者反复静脉血栓形成和栓塞。继发性危险因素是后天获得的易发生 DVT 和 PTE 的多种因素。上述危险因素可以单独存在,也可以同时存在、协同作用。常见的易患因素见表 2-10-1。

表 2-10-1　静脉血栓栓塞症的易患因素

| 分类 | 因　　素 |
| --- | --- |
| 强易患因素(*OR* >10) | 下肢骨折;3 个月内因心力衰竭住院;3 个月内因心房颤动住院;3 个月内因心房扑动住院;3 个月内发生过心肌梗死;严重创伤;既往静脉血栓栓塞症;脊髓损伤;髋关节或膝关节置换术 |
| 中等易患因素(*OR* 2~9) | 膝关节镜手术;自身免疫疾病;输血;中心静脉置管;化疗;慢性心力衰竭或呼吸衰竭;应用促红细胞生成;激素替代治疗;体外受精;呼吸、泌尿系或 HIV 感染;炎症性肠道疾病;肿瘤;口服避孕药;卒中瘫痪;产后;浅静脉血栓;遗传性血栓形成倾向 |
| 弱易患因素(*OR* <2) | 卧床 >3d;糖尿病;高血压;久坐不动;年龄增长;腹腔镜手术;肥胖;妊娠;静脉曲张 |

注:*OR* 为相对危险度。

## 恶性肿瘤与PTE

近年来肿瘤和PTE间的关系受到人们的重视,癌症患者血液凝固异常,特别易并发血栓栓塞症,尤其是肺癌,也见于前列腺癌、肾癌、脑瘤、结肠癌、乳腺癌、肉瘤、白血病等。其发生的机制主要有:①肿瘤细胞直接激活凝血系统产生凝血酶或间接通过刺激单个核细胞合成或表达各种促凝物质(如组织因子、第X因子激活素等),激活凝血酶,形成潜在的高凝状态,尤其是黏液分泌性腺癌,其唾液酸部分能引起第X因子非酶性激活,故肺腺癌、胰腺癌、胃肠道癌、卵巢癌等常合并有血栓形成;②肿瘤细胞本身因化疗药物(尤其是博莱霉素、长春碱、卡莫司汀、阿霉素等)可导致血管内皮细胞损伤,进一步激活凝血过程的链式反应,下调其负调节机制;③某些肿瘤患者凝血过程激活的标志物如纤维蛋白肽A(FPA)、凝血酶原碎片1+2(F1+2)、血浆凝血酶-抗凝血酶复合体(TAT)和D-二聚体水平增高,提示处于高凝状态。

## 二、病理生理

肺栓塞发生后,肺血管被完全或部分阻塞,通向远端肺组织的血流可全部阻断或减少,引起明显的呼吸生理和血流动力学改变。病情的严重程度与血管阻塞的部位、面积、肺循环原有的储备能力、肺血管痉挛的程度以及患者栓塞前的心肺功能状态有关,而且与伴随的神经反射、神经体液作用有关。

肺栓塞对呼吸生理的影响包括肺泡无效腔增大;通气/血流比例失调;肺泡表面活性物质减少;肺泡萎陷、呼吸面积减少;肺顺应性下降等,导致呼吸功能不全,出现低氧血症和代偿性过度通气或相对性肺泡低通气。血流动力学改变表现为肺血管床减少,肺毛细血管血流阻力增加,肺动脉高压,急性右心衰竭,心率加快,心排血量骤然降低,血压下降等。此外,可因回流左心血液减少,左心排血量突然减少,血压下降,冠状动脉供血不足等影响左心功能。肺栓塞后若其支配区的肺组织因血流中断或受阻而发生坏死,称为肺梗死(pulmonary infarction)。急性肺栓塞后肺动脉内血栓未完全溶解,或PTE反复发生,出现血栓机化、肺血管管腔狭窄甚至闭塞,则导致慢性血栓栓塞性肺动脉高压(chronic thromboembolic pulmonary hypertension,CTEPH)。

## 三、临床表现

### (一)症状

PTE的临床症状常缺乏特异性,表现千差万别,可以从无症状到血流动力学不稳定,甚或发生猝死。常见的症状有:①呼吸困难及气促,尤以活动后明显,为PTE最常见的症状;②胸痛,为胸膜炎样胸痛或心绞痛样胸痛;③晕厥,可为PTE的唯一或首发症状;④烦躁不安、惊恐和濒死感;⑤咯血,常为小量咯血,大咯血甚少见;⑥咳嗽,多为干咳或伴有少量白痰,也可伴有喘息;⑦心悸,多于栓塞后即刻出现。需注意临床上出现所谓"肺梗死三联征"(呼吸困难、胸痛、咯血)者仅见于20%。

### (二)体征

1. 呼吸系统体征 呼吸频率增快最常见,可有发绀、肺部哮鸣音和/或细湿啰音、胸膜摩擦音,或胸腔积液的相应体征。

2. 循环系统体征 心动过速是肺栓塞的唯一及持续的体征,严重时可出现血压下降甚至休克。肺动脉瓣区第二心音亢进,$P_2>A_2$,三尖瓣区收缩期杂音。右心衰竭时,有颈静脉怒张或搏动,肝大并有压痛,可出现黄疸,双下肢水肿。

3. 其他体征 发热,多为低热,少数患者可有中度以上的发热。

### (三)DVT的症状和体征

患肢肿胀、周径增粗、疼痛或压痛、浅静脉扩张、皮肤色素沉着、行走后患肢易疲劳或肿胀加重。

## 四、辅助检查

### （一）血气分析

常表现为低氧血症和低碳酸血症,肺泡-动脉血氧分压差增大,在较小肺栓塞或慢性肺栓塞时,动脉血氧分压和二氧化碳分压亦可正常。

### （二）血浆 D-二聚体

D-二聚体是交联纤维蛋白在纤溶系统作用下产生的可溶性降解产物。在临床应用中 D-二聚体对急性 PTE 有较大的排除诊断价值,若其含量低于 $500\mu g/L$,可基本除外急性 PTE。

### （三）心电图

PTE 典型的心电图改变为电轴右偏、顺钟向转位、完全或不完全右束支传导阻滞、典型的 $S_I Q_{III} T_{III}$ 波形（I 导 S 波深,ST 段压低,III 导 Q/q 波显著和 T 波倒置）、心前区导联 $V_1 \sim V_4$ 的 T 波倒置、ST 段异常、肺型 P 波等。需动态观察,注意与急性冠脉综合征相鉴别。

### （四）胸部 X 线片

PTE 的胸部 X 线片表现多样。包括:①肺动脉阻塞征,区域性肺纹理变细、稀疏或消失,肺野透亮度增加;②肺动脉高压及右心扩大征,右下肺动脉干增宽或伴截断征、肺动脉段膨隆及右心室扩大;③肺组织继发改变,肺野局部浸润性阴影,尖端指向肺门的楔形阴影,肺不张或膨胀不全;肺不张侧横膈抬高;少至中量胸腔积液征。

### （五）超声心动图

对提示 PTE 诊断和除外其他心血管疾患及进行急性 PTE 危险度分层有重要价值。若在右心房或右心室发现血栓,或偶在肺动脉近端发现血栓,患者有 PTE 的临床表现,即可作出诊断。对于严重的 PTE 病例,超声心动图检查可以发现右心室功能障碍的表现:①右心室扩张;②右心室壁运动幅度降低;③下腔静脉扩张,吸气时不萎陷;④三尖瓣反流压差>30mmHg。右心室壁增厚（>5mm）对提示 CTEPH 有重要意义。

### （六）下肢深静脉超声检查

下肢为 DVT 最常见的部位,超声检查为 DVT 最简单的方法,若 DVT 阳性,对 PTE 有重要提示意义。

### （七）螺旋 CT

CT 肺动脉造影（CTPA）能够发现段以上肺动脉内的栓子,是 PTE 的一线确诊手段。直接征象:肺动脉内低密度充盈缺损,部分或完全包围在不透光的血流之间（轨道征）或呈完全充盈缺损,远端血管不显影。间接征象:楔形肺实质致密影、肺叶不张、中心肺动脉扩张和远端血管分支减少或消失等。

### （八）放射性核素肺通气/灌注（V/Q）显像

是 PTE 的重要诊断方法之一。典型征象是呈肺段分布的肺灌注缺损,并与通气显像不匹配。一般可将显像结果分为三类。①高度可能:至少 2 个或更多肺段的局部灌注缺损而该部位通气良好或胸部 X 线片无异常;②正常或接近正常;③低度可能:介于高度可能与正常之间。V/Q 显像对于远端 PTE 诊断价值更高,且可用于肾衰竭和对碘造影剂过敏患者。

### （九）磁共振成像（MRI）

可直接显示动脉内的栓子及 PTE 所致的低灌注区,对段以上肺动脉内栓子诊断的敏感性和特异性均较高,但对段以下水平的 PTE 诊断价值有限。

### （十）肺动脉造影

为 PTE 诊断的经典方法。直接征象是肺动脉内造影剂充盈缺损,伴或不伴轨道征的血流阻断。间接征象是肺动脉造影剂流动缓慢,局部低灌注,静脉回流延迟或消失等。肺动脉造影是一种有创检查,需严格掌握适应证。

## 五、诊断与鉴别诊断

### （一）诊断

PTE 易患因素的患者，如出现不明原因、与肺部体征不相称的呼吸困难、胸痛、晕厥和休克，或伴有单侧或双侧不对称性下肢肿胀，对诊断具有重要的提示意义。结合血气分析、心电图和 X 线片检查的结果可以初步疑诊 PTE 或排除其他诊断。常规行 D-二聚体检测、超声心动图检查，做出可能的排除诊断。对疑诊病例行 CTPA、V/Q 显像、MRI 检查等可以确诊栓塞的部位和范围。

### （二）鉴别诊断

1. 肺炎　当急性 PTE 患者出现咳嗽、胸痛、咯血、呼吸困难，胸部 X 线片提示肺部阴影时，尤其同时出现发热者，易误诊为肺炎。肺炎有全身感染中毒表现，寒战、高热、咳铁锈色或脓性痰，白细胞总数及中性粒细胞比例增高，抗生素治疗有效等。

2. 冠状动脉粥样硬化性心脏病（冠心病）　部分 PTE 患者因血流动力学变化，致冠状动脉供血不足，心肌缺氧，出现胸闷、心绞痛样胸痛，心电图有心肌缺血样改变，易误诊为冠心病所致的心绞痛或心肌梗死。急性心肌梗死患者常有心绞痛病史，可出现急性心肌梗死的心电图及相应的心肌酶学演变，心律失常的发生率较高，冠状动脉造影可资鉴别。而 PTE 出现胸膜炎性胸痛、咳嗽、呼吸困难、发绀的比率较高。需注意，PTE 与冠心病可合并存在。

3. 主动脉夹层　急性 PTE 患者剧烈胸痛，需与主动脉夹层相鉴别。后者多有高血压病史，疼痛较剧烈，肢体脉搏改变，发绀不明显，胸部 X 线片常提示上纵隔影增宽，超声心动图或 CT 检查可见主动脉夹层征象。

4. 其他原因所致的胸腔积液　PTE 患者可出现胸膜炎样胸痛、胸腔积液，需与结核、肺炎、肿瘤、心力衰竭等其他原因所致的胸腔积液鉴别。并发胸腔积液的 PTE 患者积液多为血性，量少，吸收较快（1～2 周内自然吸收）。

5. 其他原因所致的晕厥　PTE 有晕厥时，需与迷走反射性、脑血管性晕厥及心律失常等其他原因所致的晕厥鉴别。

6. 其他原因所致的休克　PTE 所致的休克，需与心源性、低血容量性、血容量重新分布性休克等相鉴别。

7. 特发性肺动脉高压　CTEPH 有肺动脉高压、右心肥厚与右心衰竭，需与特发性肺动脉高压相鉴别。后者较年轻，女性较多，呈进行性恶化，无间断稳定期，肺灌注显像正常或呈普遍放射性稀疏，肺动脉收缩压多大于 60mmHg，肺动脉造影无"剪枝"样改变。

## 六、临床分型

### （一）急性 PTE

1. 高危（大面积）PTE　临床上以休克和低血压为主要表现，即体循环动脉收缩压<90mmHg，或较基础值下降幅度≥40mmHg，持续 15min 以上。除外新发生的心律失常、低血容量或感染中毒症所致血压下降。患者病情变化快，预后差，临床病死率>15%，需积极抢救或治疗。

2. 中危（次大面积）PTE　血流动力学稳定，但存在右心功能不全和/或心肌损伤。患者可能出现病情恶化，临床病死率 3%～15%，需密切监测病情变化，积极治疗。

3. 低危（非大面积）PTE　血流动力学稳定，无右心功能不全和心肌损伤。临床病死率<1%。

### （二）慢性血栓栓塞性肺动脉高压

CTEPH 常表现为呼吸困难、乏力、运动耐量下降。多可追溯到慢性、进行性发展的肺动脉高压的相关临床表现，如进行性呼吸困难、反复晕厥、胸痛、低氧血症、发绀、双下肢水肿等。影像学检查证实多部位、较广泛的肺动脉阻塞,并可见慢性肺动脉血栓栓塞的征象,如:①肺动脉内偏心分布、有钙化倾向的团块状物,贴近血管壁;②部分叶或段的肺动脉呈截断现象;③肺动脉管径不规则。心电图、超声心动图提示右心室壁增厚,符合慢性肺源性心脏病诊断标准。右心导管检查示静息肺动脉平均压>25mmHg。

## 七、治疗

### (一)一般治疗

对高度疑诊或确诊的 PTE 患者,应严密监测呼吸、心率、血压、心电图及血气的变化,绝对卧床休息,保持大便通畅,避免用力,以防深静脉血栓脱落。予以鼻导管或面罩吸氧,可适当镇静、镇痛、镇咳等对症治疗。对于出现右心功能不全并血压下降者,可选用多巴胺、多巴酚丁胺、去甲肾上腺素等血管活性药物。

### (二)抗凝治疗

为 PTE 和 DVT 的基本治疗方法。抗凝治疗的目的是阻止已形成血栓的延伸及新血栓的形成。疑诊 PTE 而又无强烈禁忌证者即可开始抗凝治疗。常用的抗凝药物有普通肝素、低分子量肝素、磺达肝癸钠和华法林。

1. 普通肝素　为没有严重循环障碍的肺栓塞的首选治疗及溶栓后的继续抗凝治疗,有溶栓禁忌证的病例仍可考虑肝素抗凝治疗。予以负荷量 3000～5000IU 或 80IU/kg 静脉注射,继之以 18IU/(kg·h)持续静脉滴注,测定活化部分凝血活酶时间(APTT),根据 APTT 调整剂量,目标是 APTT 达到并维持在正常对照值的 1.5～2.5 倍。肝素也可皮下注射,一般先予以负荷量 3000～5000IU 静脉注射,然后按 250IU/kg 剂量皮下注射,每 12h 1 次,根据 APTT 调节剂量,使注射后 6～8h 的 APTT 达到治疗水平。

肝素应用期间应注意监测血小板,以防肝素诱导的血小板减少症。肝素半衰期为 1～6h,平均 1.5h,停药后凝血功能很快恢复,需紧急终止其抗凝作用时可考虑用鱼精蛋白,鱼精蛋白 1mg 能中和肝素不少于 100IU。

2. 低分子量肝素　是将长链普通肝素切割成短链,提取其中有效成分而获得,保留了普通肝素的抗凝作用,避免了普通肝素的副作用,适应证较普通肝素扩大。低分子量肝素与血浆蛋白结合很少,皮下注射生物利用率高,半衰期长,且用药时无需监测 APTT,治疗非大面积肺栓塞时,其疗效和安全性均不亚于普通肝素。用法为根据体重给药,皮下注射,每日 1～2 次。

3. 磺达肝癸钠　是一种小分子的合成戊糖,通过与抗凝血酶特异结合,介导对 Ⅹa 因子的抑制作用。可用于 VTE 的初始治疗,也可替代肝素用于出现肝素诱导的血小板减少症患者的抗凝治疗。用法为 5mg(体重<50kg)、7.5mg(体重 50～100kg)、10mg(体重>100kg),皮下注射,每日 1 次。

4. 华法林　适用于抗凝治疗的维持阶段。在肝素开始应用后的第 1 天即可加华法林,初始剂量 3～5mg/d。必须与肝素或低分子量肝素重叠应用 5d,使国际标准化比值(internation normalized ratio,INR)达到 2.0～3.0 时,或凝血酶原时间(prothrombin time,PT)延长至正常值的 1.5～2.5 倍时,持续至少 24h,方可停用肝素,单用华法林抗凝治疗,根据 INR 或 PT 调整华法林用量。华法林能透过胎盘,故妊娠期间需要抗凝时应使用肝素或低分子量肝素,产前 6 周内也不宜使用华法林,产后和哺乳期妇女可用华法林。华法林的半衰期约 42h,停药 2d 后凝血功能可恢复,华法林的主要并发症是出血。华法林所致出血可以用维生素 K 拮抗。

5. 新型口服抗凝药物　包括直接凝血酶抑制剂阿加曲班、达比加群酯以及直接 Ⅹa 因子抑制剂利伐沙班、阿哌沙班等。

抗凝治疗的疗程需根据危险因素情况决定。如果导致血栓的危险因素是临时性的,危险因素去除后继续抗凝 3 个月即可停药;如果初次发病,而且找不到明确的血栓危险因素,则治疗 6 个月以上;危险因素不能去除的病例,则应当更长期甚至终生抗凝;放置下腔静脉滤器者应终生抗凝。

抗凝治疗的主要禁忌证为活动性出血、凝血机制障碍、严重的未控制的高血压以及近期手术史等。当确诊 PTE 时,上述情况大多属于相对禁忌证。抗凝治疗的主要并发症有出血、肝素导致的血小板减少、皮肤坏死和骨质疏松。

### (三) 溶栓治疗

主要适用于高危(大面积)PTE 病例。对于部分中危(次大面积)PTE,若无禁忌证可考虑溶栓。对于血压和右室运动均正常的低危病例,不推荐溶栓。溶栓的时间窗一般定为 14d 以内,但若近期有新发 PTE 征象可适当延长。溶栓应尽可能在 PTE 确诊的前提下慎重进行。对有溶栓指征的病例宜尽早开始溶栓。用于 PTE 溶栓治疗的主要药物有尿激酶、链激酶和重组组织型纤溶酶原激活物。

1. 尿激酶(UK) 无抗原性,对血栓中纤溶酶原亲和力大。负荷量 4400IU/kg,静脉注射 10min,随后 2200IU/(kg·h)持续静脉滴注 12h。

2. 链激酶(SK) 是由乙类溶血链球菌分离的细菌蛋白纯化而得。与纤溶酶原结合,使其转变为纤溶酶,发挥溶栓作用。负荷量 25 万 IU,静脉注射 30min,随后以 10 万 IU/h 持续静脉滴注 24h。SK 有抗原性,用药后 6 个月内不能重复使用。

3. 重组组织型纤溶酶原激活物(rt-PA) 无抗原性,与 UK 和 SK 相比更具对血栓的纤维蛋白特异性。50~100mg 持续静脉滴注 2h,同时应用肝素治疗。

使用尿激酶、链激酶溶栓期间不同时使用肝素治疗,但是用 rt-PA 溶栓,在 rt-PA 注射结束后即可使用肝素。溶栓治疗后,应每 2~4h 测定一次 APTT,当其水平降至正常值的 2 倍时,即应启动规范的肝素治疗。

溶栓治疗的绝对禁忌证为活动性内出血或近期自发性颅内出血。相对禁忌证:2 周内的大手术、分娩、器官活检或不能压迫止血部位的血管穿刺;10d 内的胃肠道出血;15d 内的严重创伤;1 月内的神经外科或眼科手术;难以控制的重度高血压(收缩压>180mmHg,舒张压>110mmHg);3 月内的缺血性卒中;创伤性心肺复苏;血小板计数低于 $100 \times 10^9$/L;抗凝治疗过程中;心包炎或心包积液;妊娠;细菌性心内膜炎;严重肝肾功能衰竭;糖尿病出血性视网膜病变;高龄(年龄>75 岁)等。对于致命性大面积 PTE,上述绝对禁忌证亦应被视为相对禁忌证。

溶栓治疗的主要并发症是出血,最常见的是血管穿刺部位的出血。最严重的并发症是颅内出血,发生率 1%~2%,发生者近半数死亡。用药前应充分评估出血的危险性,必要时应配血,做好输血准备。溶栓治疗的其他并发症包括发热、皮疹、低血压、恶心、呕吐等。后述的并发症常与使用 SK 有关,可给予糖皮质激素和抗组胺药物治疗。

### (四) 介入治疗

1. 经导管植入腔静脉滤器 对于急性 PTE 存在抗凝禁忌的患者,为防止下肢深静脉大块血栓再次脱落阻塞肺动脉,可考虑安装下腔静脉滤器。对于上肢 DVT 患者,还可应用上腔静脉滤器。植入滤器后如无禁忌证,建议常规抗凝治疗。

2. 肺动脉导管溶栓和抽吸血栓 适用于肺动脉主干或主要分支高危(大面积)PTE,并存在以下情况者:溶栓和抗凝治疗禁忌;经溶栓或积极的内科治疗无效;在溶栓起效前很可能会发生致死性休克。一般局部小剂量溶栓和机械碎栓联合应用。

### (五) 肺动脉血栓摘除术

主要用于高危(大面积)PTE 并伴有严重休克或低氧血症经内科或介入治疗不改善,抗凝或溶栓治疗有禁忌证者。由于该手术风险大、死亡率高,故应作为有溶栓治疗绝对禁忌证或患者情况不允许进行溶栓治疗时的最后选择。

### (六) CTEPH 的治疗

口服华法林抗凝治疗。若阻塞部位处于手术可及的肺动脉近端,可考虑行肺动脉血栓内剥脱术;反复下肢深静脉血栓脱落者,可放置下腔静脉滤器。

## 八、预防

积极防治静脉血栓形成或血栓性静脉炎。长期卧床患者应经常翻身、活动肢体,以助静脉回流通畅。术后患者早期下床活动,腹带或肢体绷带勿过紧或压迫过久,以免妨碍膈肌运动及下肢静脉回流。药物如低分子量肝素、磺达肝癸钠、低剂量普通肝素、华法林等预防血栓形成。

(刘晓菊)

## 学习小结

肺栓塞是一种"多发而少见"的疾病。易患因素多,而临床表现缺乏特异性,所以容易被漏诊或误诊,死亡率高。D-二聚体是初步排除肺栓塞的基本检查,CTPA是目前诊断肺栓塞的一线确诊手段。抗凝治疗是肺栓塞的基本治疗,对于高危大面积肺栓塞必要时需溶栓治疗,对于内科治疗效果不好或有潜在休克风险的高危大面积肺栓塞亦可选择介入或手术治疗。熟悉肺栓塞的易患因素,掌握肺栓塞的临床特点,熟悉肺栓塞相应的辅助检查手段,及时做出诊断及治疗,对降低肺栓塞死亡率,改善预后至关重要。

## 复习参考题

1. 肺栓塞常见的获得性易患因素有哪些?

2. 肺栓塞如何诊断?

3. 肺栓塞需要与哪些常见疾病进行鉴别?

4. 肺栓塞抗凝与溶栓治疗的适应证与禁忌证有哪些?

# 第十一章　间质性肺疾病

| 学习目标 | |
| --- | --- |
| 掌握 | 间质性肺疾病的定义、分类、诊断要点与治疗原则。 |
| 熟悉 | 特发性肺纤维化的临床表现、影像学特征、诊断标准和治疗要点。 |
| 了解 | 结节病及其他主要间质性肺疾病的主要临床诊治要点。 |

## 第一节　概述

间质性肺疾病(interstitial lung disease,ILD)是一组肺泡炎症和肺间质纤维化为基本病变的非肿瘤、非感染性疾病群。ILD 不是一种独立疾病,而是包括 200 多个病种的一组异质性疾病,病变可波及细支气管和肺泡实质,亦称为弥漫性实质性肺疾病(diffuse parenchymal lung disease,DPLD)。基本病理改变是肺泡损伤、炎症和间质纤维化。所谓间质是指肺泡上皮细胞和毛细血管内皮细胞基底膜之间的微小间隙,主要包括微血管、淋巴管组织以及细支气管周围组织。由细胞成分和细胞外基质成分组成。前者包括成纤维细胞、白细胞和吞噬细胞等,后者有弹力纤维、胶原纤维和基质等。ILD 临床上以活动性呼吸困难、影像学呈两肺弥漫性分布的阴影、肺功能以限制性通气障碍、弥散功能降低和低氧血症为特征。可呈急性、亚急性及慢性经过。急性期以损伤或炎症病变为主,慢性期以纤维化病变为主。

### 一、发病机制

ILD 的发病机制尚未完全清楚,但不同病种的肺间质纤维化改变都是从肺泡损伤和/或肺泡炎症开始。

肺泡炎症、免疫细胞分泌介质、成纤维细胞增生并分泌大量胶原蛋白,在引起肺间质纤维化的发病上起着重要作用。如肺泡巨噬细胞释放的中性粒细胞趋化因子、各种蛋白酶、肺泡巨噬细胞源性生长因子、黏附因子及 IL-1、IL-8、IL-10、IL-13 等,中性粒细胞分泌胶原酶、弹性蛋白酶及引起肺组织损伤的氧自由基,T 淋巴细胞分泌单核细胞趋化因子、巨噬细胞移行抑制因子、IL-2 等。肺实质细胞在某些致病因素的直接作用和/或通过氧化损伤、炎症及免疫细胞的间接作用而发生肺泡炎,在病变初期如去除有关致病因素或进行有效治疗,病变可以得到逆转或控制;若治疗不及时则转为肺泡壁破坏,间质内胶原合成与分解代谢紊乱,大量纤维组织增生,形成不可逆的广泛纤维化,肺泡及部分细支气管结构完全损害。

## 二、分类

自从 1935 年 Hamman 和 Rich 首次报道弥漫性肺间质纤维化病例以来,至今已有 200 多个病种归于 ILD,如何进行合理分类一直是临床医师与疾病研究者面临的挑战。2002 年以来,美国胸科协会(ATS)和欧洲呼吸学会(ERS)将 ILD/DPLD 分为 4 大类:①已知原因的 DPLD,如药物、结缔组织病相关和环境相关的间质性肺病等;②肉芽肿性 DPLD,如结节病、外源过敏性肺泡炎即 HP 等;③罕见的但具有临床病理特征的 DPLD,如淋巴管平滑肌瘤病即 LAM、朗格汉斯组织细胞增生症即 LCG、肺泡蛋白沉着症即 PAP 等;④特发性间质性肺炎(idiopathic interstitial pneumonias,IIP)。IIP 再进一步分为两组(7 种):寻常性间质性肺炎/特发性肺纤维化,即 UIP/IPF 和非 UIP/IPF 2 组,后者又分为脱屑性间质性肺炎(DIP)、呼吸性细支气管炎性间质性肺病(RB-ILD)、急性间质性肺炎(AIP)、隐源性机化性肺炎(COP)、淋巴细胞性间质性肺炎(LIP)和非特异性间质性肺炎(NSIP)6 种(图 2-11-1)。

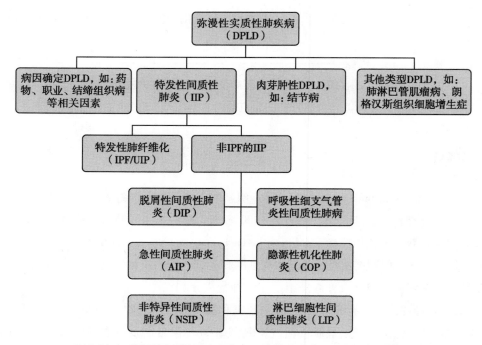

图 2-11-1 弥漫性实质性肺疾病(DPLD)的分类(ATS/ERS,2002)

ATS 和 ERS 于 2013 年发布了特发性间质性肺炎的国际多学科分类(表 2-11-1)。

表 2-11-1 美国胸科学会/欧洲呼吸学会 IIP 国际多学科分类(2013)

| 分类 | 临床-影像-病理诊断 | 影像和/或组织病理形态学类型 |
| --- | --- | --- |
| 主要的 IIP | (1) 慢性纤维化性间质性肺炎 | |
| | ①特发性肺纤维化(IPF) | ①普通性间质性肺炎(UIP) |
| | ②特发性非特异性间质性肺炎(iNSIP) | ②非特异性间质性肺炎(NSIP) |
| | (2) 吸烟相关性间质性肺炎 | |
| | ①呼吸性细支气管炎性间质性肺疾病(RB-ILD) | ①呼吸性细支气管炎(RB) |
| | ②脱屑性间质性肺炎(DIP) | ②脱屑性间质性肺炎(DIP) |
| | (3) 急性/亚急性间质性肺炎 | |
| | ①隐源性机化性肺炎(COP) | ①机化性肺炎(OP) |
| | ②急性间质性肺炎(AIP) | ②弥漫性肺泡损伤(DAD) |
| 罕见的 IIP | (1) 特发性淋巴细胞性间质性肺炎(iLIP) | (1) 淋巴细胞性间质性肺炎(LIP) |
| | (2) 特发性胸膜肺实质弹力纤维增生症(iPPFE) | (2) 胸膜肺实质弹力纤维增生症(PPFE) |
| 未分类的 IIP | | |

（1）主要的特发性间质性肺炎：①慢性纤维化性间质性肺炎，包括特发性肺纤维化（IPF）和特发性非特异性间质性肺炎（iNSIP）；②吸烟相关性间质性肺炎，包括呼吸性细支气管炎性间质性肺病（RB-ILD）和脱屑性间质性肺炎（DIP）；③急性/亚急性间质性肺炎，包括急性间质性肺炎（AIP）和隐源性机化性肺炎（COP）。

（2）罕见的特发性间质性肺炎：包括特发性淋巴细胞性间质性肺炎（iLIP）和特发性胸膜肺实质弹力纤维增生症（iPPFE）。

（3）未分类的特发性间质性肺炎。

## 三、诊断

### （一）病史

临床症状、发病过程、既往病史、职业接触史、用药史及诊疗经过等资料，都是 ILD/DPLD 诊断的重要线索。

### （二）胸部影像学检查

胸部 X 线片检查典型的表现为弥漫性细小结节状、网格状或网格结节状改变。早期可呈弥漫性磨砂玻璃状改变，后期可见区域性囊性改变或蜂窝肺的形成。胸部 X 线片一般不能区分某种特定的 ILD。高分辨率 CT（high resolution computed tomography，HRCT）检查是目前诊断间质性肺病最主要的成像方法。间质性肺病在 HRCT 上可分为以下表现：①不规则线状和网状影；②弥漫性小结节样致密影；③肺密度增加，如"磨玻璃"影；④广泛分布的斑片状实变影；⑤多发性肺内钙化影；⑥牵引性支气管或细支气管扩张；⑦肺密度减低伴蜂窝肺形成等。

### （三）肺功能

肺功能检查主要表现为限制性通气功能障碍和弥散功能降低。典型的改变有第 1 秒用力呼气容积（$FEV_1$）和用力肺活量（FVC）等比例下降，$FEV_1$/FVC 正常或增加；肺总量（TLC）减少；肺一氧化碳弥散量（$DL_{CO}$）下降；静息或运动时肺泡气-动脉血氧分压差（$P_{A-a}O_2$）可正常或增加。动脉血气分析可出现不同程度的低氧血症，但二氧化碳潴留罕见。

### （四）支气管-肺泡灌洗检查

通过纤维支气管镜用生理盐水对右肺中叶或左肺舌叶进行支气管肺泡灌洗（bronchoalveolar lavage，BAL），获取支气管肺泡灌洗液（bronchoalveolar lavage fluid，BALF）进行细胞学与非细胞学成分检测分析，BALF 在诊断 ILD 中有两方面的意义：一是可以排除某些病因明确的 ILD/DPLD，如细支气管肺泡癌、肺部感染性疾病（如细菌、病毒、寄生虫、真菌）等；二是可以找到某些特异性物质及成分如淋巴细胞亚群，可以确诊或提示病因类别。如根据灌洗液中炎性效应细胞的比例，可将 ILD 分为：①淋巴细胞增多型（如结节病、过敏性肺泡炎、铍尘肺、药物性肺病等）；②中性粒细胞增多型（如特发性肺纤维化、石棉肺和 ARDS 等）。如呈白色乳状、PAS 反应阳性，提示肺泡蛋白沉积症；肺泡巨噬细胞吞噬红细胞，提示肺含铁血黄素沉着症；石棉小体计数>1 个/ml，提示石棉肺等。

### （五）肺活检

经综合分析仍不能对 ILD/DPLD 作出临床诊断时，应进行肺活体组织检查，肺活检方法包括经支气管肺活检术（transbronchial lung biopsy，TBLB）、电视胸腔镜外科手术（video-assisted thoracic surgery，VATS）肺活检和开胸肺活检（open lung biopsy，OLB）。经支气管肺活检是诊断 ILD 的重要手段，20%~40%的 ILD 患者经肺活检可以确诊，如对结节病的诊断率高达 80%。

### （六）诊断思路

主要通过询问病史、体格检查、胸部影像学检查、肺功能（包括动脉血气分析）、BALF 等检查确定。

1. 确定 ILD　病史中最重要的症状是进行性加重的呼吸困难，干咳与乏力也较多见。多数 ILD 患者体格检查可在双侧肺底部闻及 Velcro 啰音。低氧严重者可见发绀。胸部 X 线检查,尤其是胸部 HRCT 检查的影像学特征及限制性通气功能障碍和弥散功能降低的肺功能改变。符合上述临床特点者应考虑间质性肺疾病。

2. 除外非特发性间质性肺炎(non-IIP)  在确定 ILD 之后,须根据环境接触史、职业史、用药史及家族史,其他疾病与必要的实验室检查、BALF 分析等进一步除外非特发性间质性肺炎。

3. IIP 的进一步鉴别  如经上述详细病史询问、实验室检查、BALF 结果分析及胸部影像学检查仍不能明确病因,须考虑 IIP。进而对典型 HRCT 表现者,可临床诊断 IIP 的某一种疾病,如特发性肺纤维化(IPF)、隐源性机化性肺炎(COP)等,否则,需进行外科肺活检进一步鉴别 IIP 的其他亚型。

## 四、治疗

弥漫性间质性肺疾病病因不同、病变特征不一,治疗方法各异。有明确病因的 ILD/DPLD 须以病因治疗为主,辅以对症治疗。IIP 及多数其他类型的 ILD/DPLD,如无明确禁忌证,可以考虑使用糖皮质激素联合或不联合免疫抑制剂,并辅以抗氧化制剂,如 N-乙酰半胱氨酸。

理论与实践

支气管肺泡灌洗液(BALF)检测技术规范

操作方法:

1. 术前准备  同纤维支气管镜(纤支镜)术前准备。局部麻醉剂为 2% 利多卡因。

2. 操作技术

(1) 部位选择:弥漫性间质性肺疾病选择右肺中叶或左肺舌段,局限性肺病变则在相应肺段进行 BAL。

(2) 操作步骤:①在灌洗肺段作局部麻醉;②将纤支镜顶端紧密楔入段或亚段支气管开口处,再经活检孔快速注入 37℃ 灭菌生理盐水。每次 25~50ml,总量 100~250ml;③立即用 50~100mmHg 负压吸引回收灌洗液,回收率为 40%~60%;④回收液立即用双层无菌纱布过滤除去黏液,并记录总量;⑤装入容器并置于含有冰块的保温瓶中,立即送往实验室检查。

BALF 实验室检查包括:

1. 细胞总数和分类计数:细胞悬液在改良的 Neubauer 计数台上计数 BALF 中细胞总数,一般以 $1×10^9/L$ 表示;细胞分类计数:采用 Wright 或 HE 染色,在 40 倍光学显微镜下计数 200 个细胞,进行细胞分类计数。

2. T 淋巴细胞亚群的检测:采用间接免疫荧光法,在荧光显微镜下计数 200 个淋巴细胞并计算出标有荧光细胞 CD3、CD4、CD8 的阳性率。

3. 上清液(原液或 10 倍浓缩)-70℃ 储存,用作可溶性成分的检测。

## 第二节  特发性肺纤维化

特发性肺纤维化(idiopathic pulmonary fibrosis,IPF)是一种病因不清,慢性、进行性、纤维化性间质性肺疾病,病变局限在肺脏,好发于中老年人群,其肺组织学和/或胸部高分辨率 CT(HRCT)特征性表现为普通型间质性肺炎(usual interstitial pneumonia,UIP),为 IIP 中最常见的一种疾病,占 IIP 的 50%~70%。患病率随着年龄增加而增加,近年 IFP 发病率呈上升趋势,美国 2005 年的资料显示为(14~42)/10 万,欧洲国家(6.5~24)/10 万,英国 1991—2003 年的总体年发病率 4.3/10 万,但以每年 11% 的幅度增长,引起高度关注。亚洲国家尚无报道。男性多于女性，男女比例为 1.4 : 1。平均存活时间为 2.8~3.6 年。

## 一、病因和发病机制

IPF 的病因及发病机制尚不清楚，由于部分患者出现自身抗体，肺泡毛细血管壁上有免疫复合物的沉积，故有人认为可能是自身免疫性疾病。目前认为肺泡损伤修复障碍可能是 IPF 的主要发病机制。

## 二、病理

IPF 的病理变化以肺泡壁细胞浸润、增厚、间质纤维化为特点。

大体病理改变：肺容积缩小，质地变韧硬，脏层胸膜可见局限性瘢痕，纤维化区与相对正常肺结构相间存在，严重之处可见蜂窝肺。

组织病理学表现：

1. 典型 UIP　满足下述 4 个条件：①明显的结构破坏和纤维化，伴或不伴胸膜下蜂窝肺；②肺实质可见斑片状纤维化；③成纤维细胞灶形成；④无不符合 UIP 诊断的特征。

2. 可能 UIP　满足下述 3 个条件：①明显的结构破坏和纤维化，伴或不伴胸膜下蜂窝肺；②仅有斑片状纤维化和成纤维细胞灶之一者；③无不符合 UIP 诊断的特征。

3. 疑似 UIP　满足下述 3 个条件：①斑片或弥漫的肺实质纤维化，伴或不伴肺间质炎症；②缺乏 UIP 其他诊断条件；③但无不符合 UIP 诊断的特征。

4. 非 UIP　符合以下任何 1 项：①透明膜形成；②机化性肺炎；③肉芽肿病变；④远离蜂窝区有明显的炎性细胞浸润；⑤病变以气道为中心分布；⑥提示另一种疾病诊断特征。

## 三、临床表现

本病好发年龄为 50 岁以后，年龄大于 60 岁的患者占三分之二。男性稍多于女性，以隐袭性进行性呼吸困难为其突出症状，活动后呼吸困难更为常见。可有干咳、少量白色黏痰，继发感染时痰量增多并呈黄色脓痰，偶有血痰。部分患者还可伴有胸痛、食欲减退、体重减轻、无力等症状。疾病早期可无肺部异常体征，随病情进展，查体可见患者呼吸浅快，双肺底可闻及吸气相 Velcro 啰音，40%~80% 的患者有杵状指/趾，疾病晚期可出现发绀，易出现自发性气胸。部分患者可发展为肺心病。

本病病程多为慢性，部分患者可出现急性加重。

## 四、辅助检查

### （一）胸部 X 线片（高千伏摄片）

常表现为网状或网状结节影伴肺容积减小。随着病情进展，可出现多发性囊状透光影（蜂窝肺），囊状区的直径为 3~15mm，平均 10mm，有边缘清楚的厚 1~3mm 的壁。病变分布多为双侧弥漫性，相对对称，单侧分布少见。多分布于基底部，周边部或胸膜下区。少数患者出现症状时，胸部 X 线片可无异常改变。

### （二）HRCT 是诊断 IPF 的重要依据

1. 典型 UIP 型符合以下 4 个条件　①病变主要位于胸膜下和肺基底部；②异常的网织状阴影；③蜂窝样改变，伴或不伴牵张性支气管扩张；④无不符合 UIP 型的任何一项。

2. 可能 UIP 型符合以下 3 项条件　①病变主要位于胸膜下和肺基底部；②异常的网织状阴影；③无不符合 UIP 型的任何一项。

3. 不符合 UIP 型的表现（只要符合其中任何一项）　①病变主要分布于中、上肺野；②病变主要沿着支气管血管束分布；③广泛磨玻璃阴影；④大量微结节影（两侧，上肺叶为主）；⑤散在囊状病变（多发、双侧、远离蜂窝肺区）；⑥弥漫性马赛克征/气体闭陷（双侧、多肺叶）；⑦支气管肺段、肺叶实变阴影。

### （三）肺功能检查

肺功能改变为限制性通气功能障碍，表现为肺总量（TLC）、功能残气量（FRC）和残气量（RV）下降。第1秒用力呼气容积/用力肺活量（$FEV_1$/FVC）正常或增加。单次呼吸法—氧化碳弥散（$DL_{CO}$）降低，即在通气功能和肺容积正常时，$DL_{CO}$也可降低。通气/血流比例失调，$PaO_2$下降，肺泡-动脉血氧分压差（$PA-aO_2$）增大。

### （四）纤维支气管镜检查

通过纤维支气管镜作 TBLB 和 BAL 检查的意义在于缩小 ILD 诊断范围，即排除其他肺疾病（如肿瘤、感染、嗜酸粒细胞肺炎、外源性过敏性肺泡炎、结节病和肺泡蛋白沉积症等），但对诊断 IPF 价值有限。IPF患者的 BALF 中中性粒细胞（PMN）数增加，占细胞总数 5% 以上，晚期部分患者同时出现嗜酸性粒细胞增加。BALF 中胶原基质成分、炎性介质、细胞因子及一些酶活性成分的检测可能有助于探索 IPF 发病机制、辅助诊断疾病活动性。

### （五）血液检查

IPF 的血液检查结果缺乏特异性。部分可见血沉增快，丙种球蛋白、乳酸脱氢酶（LDH）水平升高。可出现某些自身抗体阳性或滴度增高，如抗核抗体（ANA）和类风湿因子（RF）等可呈弱阳性反应。

### （六）组织病理学改变

开胸/胸腔镜肺活检的组织病理学呈 UIP 改变，病变分布不均匀，以下肺为重，胸膜下、周边部小叶间隔周围的纤维化常见。对于 HRCT 非典型 UIP 型患者的确诊有重要意义。也可以排除其他已知原因的 ILD 和其他类型的 IIP。但由于系创伤性检查，因此，对于年老体弱、呼吸功能很差不适合或拒绝检查者，以及 HRCT 呈典型 UIP 型表现者不推荐开胸/胸腔镜肺活检。

## 五、诊断

IPF 的诊断标准：①除外已知病因所致的间质性肺疾病，如职业接触、室内外环境暴露、结缔组织病和药物性肺损害等；②未行外科肺活检的患者，胸部 HRCT 表现为 UIP 型；③行外科肺活检的患者，结合 HRCT 和外科肺活检符合特定的类型。

## 六、自然病程与急性加重

### （一）自然病程

IPF 是一类慢性进行性加重的疾病，肺功能逐渐恶化，因呼吸衰竭或合并症而死亡。IPF 患者的自然病程呈现异质性，大多数患者表现为数年内缓慢渐进性病程。其中部分患者数年内病情可保持稳定，部分患者病情进展较为迅速。还有部分患者经历一次或几次急性加重，进展为呼吸衰竭。合并肺气肿和肺动脉高压可能影响 IPF 疾病病程。

### （二）IPF 急性加重

IPF 急性加重（acute exacerbation of IPF，AEIPF）是指在无明确诱因时出现的病情急剧恶化，呼吸困难加重和肺功能下降，导致呼吸衰竭甚至死亡。IPF 急性加重的诊断标准：①具有 IPF 病史，或目前临床、影像和/或组织学符合 IPF 的诊断标准；②近 30d 内呼吸困难加重或肺功能恶化，不能用其他原因解释；③胸部 HRCT 显示双肺网格或蜂窝影，符合 UIP 的表现，在此基础上出现新的磨玻璃影和/或实变影；④气管内分泌物或 BALF 检查没有肺部感染的证据；⑤排除其他原因，包括左心衰竭、肺血栓栓塞症和其他原因引起的急性肺损伤。IPF 急性加重组织病理学通常表现为 UIP 和弥漫性肺泡损伤（DAD）同时存在，可以出现机化性肺炎和显著的成纤维细胞灶。急性加重能够使 IPF 患者的肺功能加剧恶化，缩短生存时间，增加病死率。

## 七、治疗

迄今,除了吸氧和肺移植之外,对 IPF 尚无一种令人满意的治疗方法。

### (一)非药物治疗

1. 戒烟　大多数 IPF 患者是吸烟者,吸烟与疾病的发生具有一定的相关性。吸烟者,必须劝导和帮助患者戒烟。

2. 氧疗　氧疗可以改善患者的缺氧情况。静息状态低氧血症($PaO_2 \leqslant 55mmHg$ 或 $SaO_2 \leqslant 88\%$)的 IPF 患者应该接受长程氧疗,氧疗每日大于 15h。

3. 机械通气　机械通气可能是极少数 IPF 患者与肺移植之间的过渡方式。无创正压通气可能改善部分 IPF 患者的缺氧,延长生存时间。对于预后不良的终末期肺纤维化患者,一般不主张气管插管机械通气治疗。

4. 肺康复　肺康复是针对有症状及日常活动能力下降的慢性肺病患者的一项全面干预治疗手段,旨在减轻症状,改善机体功能,稳定或延缓疾病发展,从而降低医疗费用。肺康复的内容包括呼吸生理治疗、肌肉训练(全身性运动和呼吸肌锻炼)、营养支持、精神治疗和教育。

5. 肺移植　不断发展的肺移植技术已经成为各种终末期肺疾病的主要治疗手段。IPF 患者接受肺移植可以提高生存率,改善生活质量,5 年生存率达 50%~56%。IPF 接受肺移植的时机,以及单肺或双肺移植对 IPF 患者预后的影响,需要进一步研究。

### (二)药物治疗

1. 酌情使用的药物　IPF 尚无肯定有效的治疗药物。根据近年来的随机对照试验的结果,结合我国临床实际情况,可以酌情使用下列药物。

(1)吡非尼酮:吡非尼酮是一种多效性的吡啶化合物,具有抗感染、抗纤维化和抗氧化特性。推荐轻到中度肺功能受损的 IPF 患者应用吡非尼酮治疗。鉴于药物的有限疗效、副作用和药品价格昂贵,医生应该与患者商量是否接受治疗。

(2)尼达尼布:是一种多靶点酪氨酸激酶抑制剂,能够抑制血小板衍化生长因子受体(PDGFR)、血管内皮生长因子受体(VEGFR)以及成纤维细胞生长因子受体(FGFR)。尼达尼布能够显著地减少用力呼气肺活量(FVC)绝对值降低超过 10% 的 IPF 患者数量,一定程度上地降低病死率和急性加重频率,副作用较低,无严重不良事件发生。推荐轻到中度肺功能受损的 IPF 患者应用尼达尼布治疗。

(3)抗酸药物:IPF 合并高发的胃食管反流病,包括临床无症状的酸反流。胃食管反流是慢性微吸入的危险因素,可能继发肺脏炎症,引起或加重 IPF。应用抗酸治疗包括质子泵抑制剂(PPI),或 $H_2$ 受体激动剂($H_2RA$),可能降低微吸入相关性肺损伤的风险。鉴于胃食管反流和慢性微吸入可能的肺损伤作用,推荐 IPF 患者应用抗酸治疗。

(4)N-乙酰半胱氨酸:N-乙酰半胱氨酸能够打破黏蛋白的二硫键,降低黏液的黏稠度;高剂量(1800mg/d)时,N-乙酰半胱氨酸在 IPF 患者体内可以转化为谷胱甘肽前体,间接提高肺脏上皮细胞衬液中谷胱甘肽水平,起到抗氧化作用。N-乙酰半胱氨酸单药治疗可以改善 IPF 患者的咳痰症状,长期服用安全性高。

2. 不推荐使用的药物

(1)泼尼松、硫唑嘌呤和 N-乙酰半胱氨酸联合治疗:糖皮质激素(以下简称"激素")联合硫唑嘌呤和 N-乙酰半胱氨酸曾经被认为是 IPF 的"标准治疗"。IPF 以纤维化改变为主,激素联合免疫抑制剂治疗缺乏理论依据。

(2)抗凝药物:肺纤维化形成中伴随着血管内皮的损伤,凝血系统激活、纤维蛋白沉积和纤溶异常。对于没有合并静脉血栓栓塞症或心房颤动的 IPF 患者,不推荐应用抗凝药物治疗。

（3）西地那非：西地那非是一种磷酸二酯酶 5 抑制剂，能够改善 IPF 患者的生活质量，但是不能延缓 IPF 疾病进展，也不能降低 IPF 急性加重频率或病死率，可能带来副作用和高昂的医疗花费。

（4）波生坦和马西替坦：波生坦和马西替坦是双重内皮素-A、内皮素-B 拮抗剂，用于肺动脉高压的治疗，均不能延缓 IPF 疾病进展，或降低病死率。

（5）伊马替尼：伊马替尼是一种酪氨酸激酶抑制剂，口服伊马替尼不能延缓 IPF 疾病进展或降低病死率，可能带来副作用和高昂的医疗花费。不推荐 IPF 患者应用伊马替尼治疗。

### （三）IPF 急性加重的治疗

由于 IPF 急性加重病情严重，病死率高，虽然缺乏随机对照试验，临床上仍然应用激素冲击（500～1000mg/d）或高剂量激素治疗（≥1mg/kg）。激素的剂量、使用途径和疗程尚没有形成一致的意见。也可以联用免疫抑制剂，如环磷酰胺、环孢素 A 等。氧疗、机械通气、抗氧化制剂和对症治疗是 IPF 急性加重患者的主要治疗手段。

### （四）姑息治疗

姑息治疗的目的是减轻患者的症状和减轻心理的焦虑和痛苦，给患者和家属精神上的支持。根据不同患者的情况和需要，进行个性化的治疗。对于终末期 IPF 患者，应给予临终关怀。针对 IPF 目前尚无特效治疗药物现状和缺乏中医药治疗循证医学依据，可以酌情考虑以辨证施治的原则，减轻 IPF 患者症状。

## 相关链接

### 特发性肺纤维化急性加重的诊断和治疗（2016）

特发性肺纤维化(IPF)的定义为原因不明、出现在成人、局限于肺、进行性致纤维化的间质性肺炎，其组织病理学和放射学表现为普通型间质性肺炎（UIP）。根据 HRCT 的 UIP 型特点可作为独立的 IPF 诊断手段。将 IPF 的 HRCT 表现具体分为典型 UIP 型、可能 UIP 型和不符合 UIP 型三种，对其进行了详细的描述及界定，提出 HRCT 具体的分级诊断标准。《特发性肺纤维化诊断与治疗中国专家共识》（2016 年）指出本病多为慢性，部分可出现急性加重。IPF 急性加重是指在无明确诱因时出现的病情急剧恶化，呼吸困难加重和肺功能下降，导致呼吸衰竭甚至死亡。IPF 急性加重的诊断标准：

（1）具有 IPF 病史，或目前临床、影像和/或组织学符合 IPF 的诊断标准。

（2）近 30d 内呼吸困难加重或肺功能恶化，不能用其他原因解释。

（3）胸部 HRCT 显示双肺网格或蜂窝影，符合 UIP 的表现，在此基础上出现新的磨玻璃影和/或实变影。

（4）气管内分泌物或 BALF 检查没有肺部感染的证据。

（5）排除其他原因，包括左心衰竭、肺血栓栓塞症和其他原因引起的急性肺损伤。

IPF 急性加重组织病理学通常表现为 UIP 和弥漫性肺泡损伤(DAD)同时存在，可以出现机化性肺炎和显著的成纤维细胞灶。急性加重能够使 IPF 患者的肺功能加剧恶化，缩短生存时间，增加病死率。当临床资料不完整，不符合上述全部 5 项诊断标准时，定义为疑似 IPF 急性加重。本病根据脓毒症、创伤、再灌注性肺水肿、肺挫伤、脂肪栓塞、吸入性损伤、心脏搭桥术、药物中毒、急性胰腺炎、输血，以及干细胞抑制等病史与急性肺损伤相鉴别。由于 IPF 急性加重病情严重，病死率高，虽然缺乏随机对照试验，临床上仍然应用激素冲击（500～1000mg/d）或高剂量激素治疗（≥1mg/kg）。激素的剂量、使用途径和疗程尚没有形成一致的意见。也可以联用免疫抑制剂，如环磷酰胺、环孢素 A 等。氧疗、机械通气、抗氧化制剂和对症治疗是 IPF 急性加重患者的主要治疗手段。

# 第三节　其他弥漫性肺间质疾病

## 一、结节病

结节病(sarcoidosis)是一种原因不明、多系统器官受累并有自愈倾向的肉芽肿性疾病,其特征是发生广泛的非干酪性上皮样细胞肉芽肿。以中青年发病为主,最常侵犯部位是双侧肺门和纵隔淋巴结,其次是肺脏、皮肤、眼睛、浅表淋巴结、肝脏、脾脏、肾脏、骨髓、神经系统、心脏等。全身各系统均可受侵犯。临床表现多种多样,早期常无明显症状和体征,有时有乏力、发热、盗汗、食欲减退、体重减轻等,可有咳嗽、咳痰、偶有少量咯血,病变广泛时可出现胸闷、进行性加重的呼吸困难等。90%患者可出现肺门、纵隔淋巴结及肺部损害。约有30%的患者可出现皮肤损害,如结节性红斑等;约有15%累及眼部,可出现虹膜睫状体炎、角膜-结膜炎等表现眼痛、视力模糊等。肺门纵隔淋巴结肿大以双侧对称性肿大为特征,肺内改变早期为肺泡炎表现,继而发展为肺间质浸润,晚期出现肺间质广泛纤维化。根据胸部X线表现,结节病的胸内改变可分为5期。0期:无异常胸部X线表现;Ⅰ期:两侧肺门和/或纵隔淋巴结肿大,而肺部无异常;Ⅱ期:肺部弥漫性病变并伴有肺门淋巴结肿大;Ⅲ期:肺部弥漫性病变但不伴肺门淋巴结肿大;Ⅳ期:肺纤维化伴有蜂窝肺形成。结节病的诊断应根据临床表现、胸部X线征象、血清生化检查(如血管紧张素转换酶活性增高)、免疫学指标(白介素-2)、支气管肺泡灌洗液(BALF)、67Ga(镓)肺扫描等检查进行综合判断,最后确诊依赖于病理组织学检查。组织学活检证实有非干酪样坏死性肉芽肿,且抗酸染色阴性。胸部结节病的CT诊断应与以下疾病相鉴别:有淋巴结肿大的淋巴瘤、淋巴道转移瘤、纵隔淋巴结结核,有肺部表现的肺结核、肺转移癌、肺部炎症、肺癌、慢性阻塞性肺疾病及胸膜病变等。由于绝大部分结节病患者不经治疗可获自行缓解,而且治疗本身也会带来许多不良反应,一般认为,在出现以下指征时可考虑给予治疗,首选口服肾上腺皮质激素,或者联合使用细胞毒药物(如甲氨蝶呤、硫唑嘌呤、环孢素等)。目的在于控制结节病活动,保护重要脏器功能。具体指征为:严重的眼、神经或心脏结节病,恶性高钙血症,有症状的Ⅱ期以上结节病,肺功能进行性下降者。

## 二、肺泡蛋白质沉积症

肺泡蛋白质沉积症(pulmonary alveolar proteinosis,PAP)以肺泡和细支气管腔内充满过碘酸希夫反应(PAS反应)阳性、不可溶性的富磷脂蛋白质物为其特征。好发于青中年,男性发病约为女性的2倍。病因未明,可能与感染因素、免疫功能障碍、肺表面活性物质清除异常与吸入粉尘产生异常损伤反应有关。临床发病隐袭,典型症状为活动后气促,以后进展至休息时亦感气促,咳白色痰,乏力,消瘦。少数病例可无症状,仅X线有异常表现。体征常不明显,肺底偶可闻少量捻发音,重症病例可能有杵状指/趾及发绀。X线胸片表现为从两侧肺门向外放散的边缘模糊的羽毛状或细小结节样阴影,常融合成片状,病灶之间有代偿性气肿或形成小透亮区。诊断主要根据支气管肺泡灌洗液检查或肺活检作出诊断,咳痰可查到PAS反应阳性物质及双折射晶体。治疗主要采用双腔气管导管(Carlen导管)作一侧全肺或肺叶的灌洗,交替进行。近期疗效显示,患者呼吸困难和肺功能均有改善,半数患者胸部X线片可变清晰。远期效果则多数保持缓解状态。靶向治疗已显示较好前景。

## 三、肺朗格汉斯组织细胞增生症

肺朗格汉斯组织细胞增生症(pulmonary Langerhans cell histiocytosis,PLCH)是一组单核-吞噬细胞异常增生的罕见肺部疾病,以朗格汉斯细胞(Langerhans cell,LCs)增生和浸润为特征,形成双肺多发的细支气管旁间质结节和囊腔。其中有Hand-Schuler-Christian病、Letter-Siwes病和嗜酸细胞肉芽肿病,组织学均表现为单核-吞噬细胞异常增生和嗜酸性粒细胞浸润而形成的间质性肉芽肿。本病好发年龄为 20~40 岁,吸烟、病毒感染可能与 PLCH 发病密切相关。约 20% 患者无症状,仅在胸部 X 线体检时发现。多数发病缓慢,常见的症状为干咳、活动后呼吸困难及胸痛(因气胸引起)。15%~30% 患者伴有全身症状,如发热、乏力、消瘦、食欲减退。约 20% 患者并发单个或多发性长骨肉芽肿。10% 患者可出现尿崩症,10% 患者可出现自发性气胸。肺内囊性改变是本病的特征性改变,常与结节同时存在,自行缓解,但常反复发作,最后形成肺纤维化,严重时可导致呼吸衰竭及右心衰竭。血常规检查常无嗜酸性粒细胞增多。胸部 X 线片示弥漫性、边缘不清斑点状阴影,HRCT 早期病变以小叶中心性结节为主,伴少量囊腔改变,随着疾病进展,出现囊腔、纤维化和蜂窝肺。诊断主要依靠肺组织活检。使用糖皮质激素治疗疗效不一,早期使用可有一定效果,长春新碱、甲氨蝶呤亦有部分疗效,对于孤立病灶可采用手术切除或放射治疗。

## 四、慢性嗜酸粒细胞性肺炎

慢性嗜酸粒细胞性肺炎(chronic eosinophilic pneumonia,CEP)是一种肺部嗜酸性粒细胞浸润性疾病,发病原因不明,可能与寄生虫(钩虫、蛔虫等)和药物(呋喃妥因等)所致的变态反应有关。病理改变主要为肺泡、间质、细支气管内有嗜酸性粒细胞为主的白细胞浸润,可以形成嗜酸性脓肿。病程一般 2~6 个月或更长,多见于中青年女性,临床表现为慢性病程,可有发热,咳嗽、咳黏痰,伴胸闷气短、咯血,部分患者出现消瘦、盗汗等。化验检查周围血嗜酸性粒细胞比例多在 20%~70%。胸部 X 线片显示不呈段或叶性分布的周围片状阴影,常为双侧分布。糖皮质激素治疗后 48h 内症状和 X 线表现可迅速消失。在同一局部可反复发生,数年后变为纤维化或蜂窝状改变。本病应用糖皮质激素(如泼尼松 30~40mg/d)治疗效果显著,常可恢复正常,停药较易复发,故全疗程需在 1 年以上。

## 五、药物性肺纤维化

引起弥漫性间质性肺炎和肺纤维化药物日益增多。肺纤维化可因使用六烃季胺、麦角新碱、肼屈嗪(肼苯达嗪)、苯妥英钠(大仑丁)、呋喃妥因(呋喃旦啶)、胺碘酮(乙胺碘呋酮)及细胞毒药物(甲氨蝶呤、白消安、博莱霉素等)而引起。用药到发病间隔的时间不一,可为急性型或慢性型。多数表现为慢性型。患者感气促或胸部 X 线片示肺间质炎性改变。停服药后大多可恢复,但发展到纤维化则吸收困难加重。至今对发生肺纤维化机制还不很清楚。如博莱霉素通过自由基作用肺脏上皮细胞和内皮细胞,引起 II 型上皮细胞增生及嗜中性粒细胞、嗜酸性粒细胞和巨噬细胞的肺泡炎。肺泡巨噬细胞等炎症细胞可释放肿瘤坏死因子(TNF)、血小板衍化生长因子(PDGF)、转化生长因子-β(TGF-β)等细胞因子,促使成纤维细胞增生、活化,胶原蛋白产生增多,导致肺纤维化的形成。糖皮质激素治疗可收到一定效果。

## 六、结缔组织疾病相关肺间质疾病

弥漫性结缔组织病简称"结缔组织病",是风湿性疾病中的一类免疫反应等引起的发生于疏松结缔组织的疾病,是一组累及多个系统的异质性疾病。包括类风湿关节炎、系统性硬化病、系统性红斑狼疮、混合性结缔组织病、结节性多动脉炎、Wegener 肉芽肿等。血管和结缔组织的慢性炎症是基本病理改变。因而在病情发展过程中均可累及肺,产生肺间质纤维化和呼吸功能障碍等病理、生理和临床表现。参阅第八篇第三章。

## 七、肺出血-肾炎综合征

肺出血-肾炎综合征(Goodpasture syndrome)以肺弥散性出血、肺泡内纤维素沉积、引起肾小球肾炎为特征。原因不明。多数学者认为本病与自身免疫有关。由于呼吸道病毒感染,吸入化学物质(烃或一氧化碳)等因素,引起患者肺泡基底膜抗原变性,产生抗基底膜抗体,因为肾小球基底膜和肺泡毛细血管基底膜有交叉抗原性,因此,抗肺泡基底膜抗体在肺泡毛细血管基底膜和肾小球基底膜起作用引发肺出血和肾炎。本病好发于年轻人,男女之比为4:1,病程长短不一。咯血常为首发症状,伴有咳嗽、气促,多数在咯血后数周出现血尿、蛋白血、贫血等。免疫学检测提示血清中抗肾小球基底膜抗体和抗中性粒细胞胞质抗体滴度升高。病程较短的患者多数死于咯血、呼吸衰竭或尿毒症。胸部X线片显示弥散性点状浸润阴影,从肺门向外围散射,肺尖常清晰。本病的治疗与急进性肾小球肾炎相同,应尽早使用糖皮质激素,具体参看第五篇第三章。

## 八、特发性肺含铁血黄素沉着症

特发性肺含铁血黄素沉着症(idiopathic pulmonary hemosiderosis,IPH)为病因未明的少见病,以弥散性肺泡出血和继发性缺铁性贫血为特征,无其他器官受累,多见于儿童(1~2岁),也可见于30岁以下青年人。病理见肺重量增加,切面有广泛棕色色素沉着。镜检肺泡和间质内可见含有红细胞及含铁血黄素的巨噬细胞,肺内有程度不等的弥漫性纤维化,肺泡间质及血管弹性纤维变性,含铁血黄素沉着。电镜见弥散性毛细血管损害,伴内皮细胞水肿、Ⅱ型肺泡上皮增生及蛋白沉着于基底膜上。临床症状与肺出血的时相有关。急性期呈阵发性或持续性咳嗽、咯血和气促。咯血持续数小时或数天,部分患者可自行缓解,患者除脸色苍白、疲乏无力外,基本无症状,但数周、数月后又可复发。胸部体征多无异常。由于贫血,发绀常被掩盖。病程后期常伴肺心病或杵状指/趾。大咯血是致死的常见原因。胸部X线片示两肺门或中下肺野内散在小结节阴影,严重者可融合成毛玻璃状阴影。用糖皮质激素治疗可控制出血,但不能长期稳定病情和预防复发,对慢性病例疗效不显著。铁剂可缓解严重贫血。

## 九、外源性变应性肺泡炎

外源性变应性肺泡炎(extrinsic allergic alveolitis,EAA)是指吸入外界有机粉尘所引起的过敏性肺炎(hypersensitivity pneumonia,HP),为免疫介导的肺部疾病。本组疾病近年来有增多的趋势,如农民肺(吸入发霉的干草、谷物)、蘑菇肺、甘蔗渣肺、饲鸽子(鸟)肺、空调机肺(如嗜热放线菌)、皮毛工人肺等。本病急性期的病理变化以肺泡炎和间质性肺炎为特征。肺泡壁有淋巴细胞、多形核白细胞、浆细胞和巨噬细胞浸润,肺泡腔内有蛋白渗出。亚急性期的特征为肉芽肿的形成,非干酪性肉芽肿分散于肺实质中;慢性期呈弥漫性间质纤维化,严重者出现"蜂窝肺"。临床上表现为接触抗原后立即出现发热、呼吸困难、干咳、全身或胸部不适等症状;亦可因反复或持续接触抗原而起病缓慢,呼吸困难呈进行性加重,体重减轻,重者出现发绀等。急性期胸部X线片表现为两中、下肺野呈弥漫性、细小、边缘模糊的结节状阴影,如脱离病原体或用糖皮质激素治疗可以吸收。慢性期呈肺部弥漫性间质纤维化,伴多发性小囊状透明区的"蜂窝肺"。诊断主要依靠病史、症状及典型胸部X线片表现。血清特异抗体阳性、变应原激发试验对诊断有一定帮助。离开工作环境、脱离变应原、同时应用糖皮质激素治疗(泼尼松30~60mg/d,用药1~2周)是终止急性发作的最好方法。对于慢性已形成纤维化的病例,需延长糖皮质激素治疗疗程,且疗效较差。

(郑金旭)

### 学习小结

ILD是一组异质性疾病,包括200个病种,又称弥漫性实质性肺疾病(DPLD)。可分为四大类。①已知原因的DPLD:如药物、结缔组织病相关和环境相关的间质性肺病等;②肉芽肿性DPLD:如结节病、外源过敏性肺泡炎(HP)等;③罕见的但具有临床病理特征的DPLD:如淋巴管平滑肌瘤病(LAM)、朗格汉斯组织细胞增生症(LCG)、肺泡蛋白沉着症(PAP)等;④特发性间质性肺炎(IIP)。IIP再进一步分为两组(7种):寻常性间质性肺炎/特发性肺纤维化,即UIP/IPF和非UIP/

IPF 两组。

2013 年 IIP 国际多学科分类：①主要的特发性间质性肺炎。 a. 慢性纤维化性间质性肺炎，包括特发性肺纤维化（IPF）和特发性非特异性间质性肺炎（iNSIP）；b. 吸烟相关性间质性肺炎，包括呼吸性细支气管炎性间质性肺病（RB-ILD）和脱屑性间质性肺炎（DIP）；c. 急性/亚急性间质性肺炎，包括急性间质性肺炎（AIP）和隐源性机化性肺炎（COP）。 ②罕见的特发性间质性肺炎。 包括特发性淋巴细胞性间质性肺炎（iLIP）和特发性胸膜肺实质弹力纤维增生症（iPPFE）。 ③未分类的特发

性间质性肺炎。 咳嗽和进行性呼吸困难是临床主要症状。 体格检查部分患者两肺底可闻及 Velcro 啰音，可见杵状指。 HRCT 是目前诊断间质性肺病最主要的成像方法。 肺功能检查主要表现为限制性通气功能障碍和弥散功能降低。 采用支气管肺泡灌洗液检测、经支气管肺活检（TBLB）20%~40% 的ILD 患者可以确诊。 经综合分析仍不能对 ILD/DPLD 作出临床诊断时，应进行胸腔镜肺活检和开胸肺活检等。 根据 ILD 的不同病种，治疗方案虽然各自不一，但常见的治疗药物主要为糖皮质激素、免疫抑制剂、抗氧化及细胞因子调节剂、中医中药等。

## 复习参考题

1. 间质性肺病的分类有哪些?

2. 特发性间质性肺炎最新分类有哪些?

3. 特发性肺纤维化的诊断标准是什么?

4. 结节病的病理组织学特征与影像学分期是什么?

# 第十二章　原发性支气管肺癌

| 学习目标 | |
| --- | --- |
| **掌握** | 支气管肺癌的临床表现、诊断方法、治疗方案。 |
| **熟悉** | 支气管肺癌的分类。 |
| **了解** | 支气管肺癌的病因和发病机制。 |

原发性支气管肺癌（primary bronchogenic carcinoma）是原发于支气管黏膜或腺体的肺部恶性肿瘤，亦称支气管肺癌，简称"肺癌"，是严重威胁人民生命和健康的常见病。据估计，全世界每年有 138 万左右的新患者，其中男性 99 万，女性 39 万。在很多国家中，肺癌在男性常见恶性肿瘤中占首位，在女性常见肿瘤中居 2~3 位，发病率有明显的上升趋势。其中以英国、芬兰和美国黑色人种发病率最高，超过 100/10 万，肺癌发病率居各种恶性肿瘤之首。在过去 30 年里，肺癌死亡率上升了 465%，发病率每年增长 26.9%，已代替肝癌成为我国首位恶性肿瘤死亡原因。目前我国肺癌发病率每年增长 26.9%，如不及时采取有效控制措施，预计到 2025 年，我国肺癌患者将达到 100 万，成为世界第一肺癌大国。

## 一、病因与发病机制

肺癌的病因和发病机制有很多的研究，但迄今尚未明确，一般认为肺癌的发病与下列因素有关。

### （一）吸烟

吸烟是肺癌的重要危险因素，与吸雪茄、烟斗比较，吸纸烟与肺癌的关系更为密切。吸过滤嘴的纸烟虽可在一定程度上降低肺癌的发病，但仍远高于不吸烟者。有研究表明，在我国 80%~90% 的肺癌发病与吸烟有关，女性为 19.3%~40%。WHO 1999 年报告表明几乎所有肺癌患者的发病都与吸烟有关。吸烟者肺癌的死亡率比不吸烟者高 10~13 倍。吸烟量越多，吸烟年限越长，开始吸烟年龄越早，肺癌死亡率越高。从流行病学调查资料说明，戒烟后 1~2 年可见呼吸道上皮不典型改变向正常逆转的表现，但肺癌的发病率下降要在戒烟 5 年后才有统计学意义，戒烟坚持 15 年后，肺癌发病率才降到与不吸烟人群相近的水平。

大量研究表明，吸烟是肺癌死亡率进行性增加的首要原因。烟雾中的苯并芘、尼古丁、亚硝胺和少量放射性元素钋等均有致癌作用，尤其易致鳞状上皮细胞癌和未分化小细胞癌。与不吸烟者比较，吸烟者发生肺癌的危险性平均高 4~10 倍，重度吸烟者可达 10~25 倍。吸烟量与肺癌之间存在着明显的量-效关系，开始吸烟的年龄越小，吸烟时间越长，吸烟量越大，肺癌的发病率越高。被动吸烟或环境吸烟也是肺癌的病因之一。丈夫吸烟的非吸烟妻子中，发生肺癌的危险性为夫妻均不吸烟家庭中妻子的 2 倍，而且其危险性随丈夫的吸烟量而升高。

## （二）空气污染

包括室内微小环境的污染和室外大环境的污染。微小环境的污染包括室内香烟的烟雾、煤烟、烹调的油烟、室内中氡气与氡子体等所导致的污染，研究证实，在上述室内环境中肺癌的相对危险度增加，同时也提示女性肺癌的发病率增加与上述因素有关。城市中汽车废气、工业废气、公路沥青等都有致癌物质存在。其肺癌死亡率与空气中苯并芘的含量相关。大气污染越重，肺癌患病率越高。城市肺癌发病率明显高于农村，大城市发病率高于中、小城市，市区发病率高于郊区，这些都说明肺癌的发病率、死亡率与空气污染的相关性。

## （三）职业致癌因素

已被确认的致人类肺癌的职业因素包括石棉、砷、铬、镍、铍、煤焦油、芥子气、三氯甲醚、氯甲甲醚、烟草的加热产物以及铀、镭等放射性物质衰变时产生的氡和氡子气，电离辐射和微波辐射等。这些因素可使肺癌发生危险性增加 3～30 倍。其中石棉是公认的致癌物质，接触者肺癌、胸膜和腹膜间皮瘤的发病率明显增高，潜伏期可达 20 年或更久。接触石棉的吸烟者的肺癌死亡率为非接触吸烟者的 8 倍。此外，铀暴露和肺癌发生之间也有很密切的关系，特别是小细胞肺癌，吸烟可明显加重这一危险。有报道，约 15% 的美国男性肺癌和 5% 的女性肺癌的发生与职业因素密切相关。

## （四）电离辐射

大剂量电离辐射可引起肺癌，不同射线产生的效应也不同，如在日本广岛原子弹释放的是中子和 α 射线，长崎则仅有 α 射线，前者患肺癌的危险性高于后者。美国 1978 年报告一般人群中电离辐射的来源约 49.6% 来自自然界，44.6% 为医疗照射，其中来自 X 线诊断的电离辐射可占 36.7%。

## （五）饮食与营养

目前应该重视的是营养与肺癌的关系。据估计癌症中约 1/3 的患者与营养因素有关。动物实验证明维生素 A 及其衍生物、胡萝卜素能抑制化学致癌物诱发的肿瘤。维生素 A 与上皮分化有关，当食物中缺少维生素 A 类，实验动物对致癌物质的敏感性增强，而补充维生素 A 类，实验动物的上皮组织均有预防化学致癌的能力。维生素 A 可作为抗氧化剂直接抑制甲基胆蒽、苯并芘、亚硝胺的致癌作用和抑制某些致癌物与 DNA 结合拮抗促癌物的作用，直接干扰癌变过程。因此，应重视饮食与营养在肺癌发生、发展中的作用。

## （六）既往肺部疾病

慢性肺部疾病，如肺结核、慢性支气管炎、支气管扩张、肺间质性纤维化等疾病，与肺癌并发的概率比无肺部疾病的人群高，因此认为肺癌的发生与肺部的基本状况有关，但其机制还不十分清楚。美国癌症学会将肺结核列为肺癌发病因素之一，不少资料说明，在肺内结核瘢痕处易发生肺癌，而且女性多见，病理类型主要为腺癌。慢性阻塞性肺疾病与肺癌亦具有一定的关系。

## （七）遗传和基因的改变及其他

经过长期探索和研究，现在已经逐步认识到肺癌可能是一种外因通过内因发病的疾病。上述的外因可诱发细胞的恶性转化和不可逆的基因改变，包括原癌基因的活化、抑癌基因的失活、自反馈分泌环的活化和细胞凋亡的抑制，从而导致细胞生长的失控。这些基因改变是长时间内多步骤、随机地产生的。许多基因发生癌变的机制还不清楚，但这些改变最终涉及细胞关键性生理功能的失控，包括增殖、凋亡、分化、信号传递与运动等。与肺癌关系密切的癌基因主要有 *ms* 和 *myc* 基因家族、*c-erbB-2*、*Bcl-2* 以及 *UYI* 基因等。相关的抑癌基因包括 *p53*、*Rb*、*CDKN2*、*FHJT* 基因等。与肺癌发生、发展相关的分子改变还包括错配修复基因的异常、端粒酶的表达。此外，病毒的感染、真菌毒素（黄曲霉毒素）、机体免疫功能的低下、内分泌失调及家族遗传等因素对肺癌的发生也可能起一定的综合作用。

## 二、分类

### （一）解剖部位分类

1. 中央型肺癌　指发生在段及段以上支气管至主支气管的肿瘤,约占 3/4,以鳞状上皮细胞癌和小细胞未分化癌较多见。临床症状出现较早。

2. 周围型肺癌:指发生在段支气管以下的癌肿,约占 1/4,以腺癌多见。临床症状出现较晚。

### （二）组织学分类与临床特点

目前对肺癌的组织学分类分为两大类:非小细胞肺癌(non-small cell lung cancer,NSCLC)和小细胞肺癌(small cell lung cancer,SCLC)。

1. 非小细胞肺癌

（1）鳞状细胞癌(简称"鳞癌"):细胞学研究显示由鳞状细胞化生逐渐演变而来,胞体大,呈多形性,胞质丰富,核畸形,染色深。组织学特点是癌巢内可见角化现象,细胞间桥。以中央型肺癌多见,有向管腔内生长的倾向,常引起支气管狭窄导致肺不张或阻塞性肺炎。癌组织易变性、坏死,形成空洞或癌性肺脓肿。癌组织生长缓慢,转移较晚,手术切除率较高,5 年生存率高,对放疗、化疗不如小细胞癌敏感。

（2）腺癌:肿瘤来源于支气管腺体。可分为腺泡癌、乳头状癌、细支气管肺泡癌和实性黏液腺癌。癌细胞为立方形或柱状,细胞核不规则、核仁明显染色深,胞质丰富,常含有黏液,核膜比较清楚。腺癌早期即可侵犯血管、淋巴管,易发生肝、脑、骨等的转移,常在原发瘤引起症状前即已转移,周围型多见,易发生局部浸润而累及胸膜引起胸腔积液。

（3）大细胞癌:包括大细胞神经内分泌癌、复合性大细胞神经内分泌癌、基底细胞样癌、淋巴上皮瘤样癌、透明细胞癌、伴横纹肌样表型的大细胞癌。可发生在肺门附近或肺边缘的支气管。细胞较大,但大小不一,常呈多角形或不规则形,呈实性巢状排列,常见大片出血性坏死;癌细胞核大,核仁明显,核分裂象常见,胞质丰富,可分巨细胞型和透明细胞型。其诊断准确率与送检标本是否得当和病理学检查是否全面有关,电镜研究常会提供帮助。大细胞癌发病率低,恶性程度高,治疗效果差。但转移较小细胞未分化癌晚,手术切除机会较大。

（4）鳞腺癌:近年来组织学的研究证明各类型的肺癌细胞均来自呼吸道黏膜的干细胞,并发现癌组织可由两种或两种以上不同分化的细胞构成,称混合型肺癌,如鳞腺癌,这对临床评价治疗及估计预后都有重要意义。

2. 小细胞肺癌　是肺癌中恶性程度最高的一种类型,包括燕麦细胞型、中间细胞型及复合燕麦细胞型。癌细胞体积较小,呈类圆形或梭形、胞质少、类似淋巴细胞。燕麦细胞型和中间型可能起源于 Kulchitsky 细胞或嗜银细胞。电镜下见癌组织无基膜,桥粒少或无,胞质内有神经分泌颗粒,可引起副癌综合征。中央型多见,多发生于肺门附近的大支气管,有沿着支气管壁浸润性生长的特点,易与肺门、纵隔淋巴结融合成块,癌组织生长快、转移早、恶性程度高,易发生远处转移,初诊时 60%～80% 的患者有转移,对放疗、化疗较敏感。

## 三、临床表现

肺癌的临床表现复杂,多样化,症状可有可无,可轻可重,可有呼吸道的症状,也可无呼吸道症状,而由压迫症状、肺外症状或转移表现而引起。临床表现与肺癌发生的部位、大小、类型、发展阶段、有无并发症或转移有密切关系。主要临床表现包括以下几个方面。

### （一）原发肿瘤引起的症状

1. 咳嗽、咳痰　肺癌早期常见的症状,以中央型肺癌更常见。常以阵发性的刺激性干咳为首发症状,无痰或少量黏液性痰,当肿瘤引起远端支气管狭窄,则咳嗽加重,多呈持续性,且呈高音调金属音,是一种特征性的阻塞性咳嗽。当继发感染时,咳嗽、咳痰量增加,多呈黏液脓性。细支气管肺泡癌是腺癌的一种类型,其特点为咳大量稀薄的浆液泡沫痰。

2. 咯血　咯血是中央型肺癌常见的症状,以持续性或间断性痰中带血为多见,而且相当一部分患者以痰中带血而就诊。这是由于癌肿组织血管丰富,其咯血程度因损伤血管的程度不同而异,如侵蚀大血管,可引起大咯血,但较少见。

3. 胸闷、气短　此症状的出现可因肿瘤直接引起,也可由肿瘤压迫、转移、局部浸润而引起。如肿瘤的进展造成支气管狭窄或压迫大气道,胸膜转移或局部浸润心包膜,发生大量胸腔积液或心包积液,或引起膈肌麻痹及肿瘤使肺部广泛受累,均可发生胸闷、气短。

4. 发热　可由于肿瘤并发肺部感染所引起,体温升高较显著,伴热病容,全身无力等症状,抗感染治疗往往有效。也可由肿瘤坏死物吸收引起发热,一般为中、低热,很少超过 39℃,抗感染治疗无效,称之为"癌热",可用非甾体抗炎药缓解症状。

5. 喘鸣　当肿瘤组织引起支气管部分阻塞可出现局限性、固定性的喘鸣。此体征对腔内型肺癌的早期诊断有重要意义。

6. 体重下降　体重下降为恶性肿瘤常见的症状之一。肿瘤毒素和机体消耗是消瘦的主要原因,其次为感染、疼痛所致的食欲减退,可表现为消瘦或恶病质。

### (二)肿瘤局部扩展引起的症状

1. 胸痛　肿瘤直接侵犯胸膜、肋骨、胸壁及肋间神经可引起不同程度的疼痛,约占肺癌的 30%,早期胸痛轻微,而不引起患者的重视,若肿瘤位于胸膜附近,则产生不规则的钝痛或隐痛,深呼吸和咳嗽时胸痛加重,如出现胸腔积液时,胸痛不随着胸腔积液的出现而变化,胸痛往往呈持续性,进行性加重。当肋骨、脊柱受侵犯时,胸痛固定,有压痛点,而与呼吸、咳嗽无关。癌肿压迫肋间神经,可产生放射性疼痛,胸痛可累及其分布区域。

2. 呼吸困难　肺癌引起的呼吸困难,可由于:①管腔外的压迫,肿瘤本身或肿瘤转移造成肺门及纵隔淋巴结肿大等压迫大气管,常出现吸气性呼吸困难;②管腔内阻塞,主要由于肿瘤阻塞气道所引起,阻塞大气道,则可出现吸气性呼吸困难;③其他,如肿瘤转移到胸膜或心包膜,产生大量胸腔积液或心包积液,膈肌麻痹造成矛盾运动等均可引起呼吸困难。

3. 吞咽困难　癌肿直接侵犯或压迫食管,或转移的肿大纵隔淋巴结压迫食管均可引起吞咽困难,癌肿侵犯食管尚可引起食管-气管瘘,导致肺部继发感染。

4. 声音嘶哑　少数患者以声音嘶哑为首发症状而就诊,是由于癌肿直接压迫或转移至纵隔淋巴结压迫喉返神经(多见于左侧),造成左侧声带麻痹,而发生声音嘶哑。

5. 上腔静脉综合征　癌肿直接压迫或转移的肿大纵隔淋巴结压迫上腔静脉(右上叶肺癌多见),上腔静脉回流受阻,表现为头面部、颈部和上肢水肿,颈静脉怒张,胸部静脉曲张,头痛、头晕或眩晕,唇发绀,球结膜充血等。

6. 霍纳综合征　常由于肺尖部的肿瘤引起。位于肺尖部的肺癌称肺上沟瘤(Pancoast 瘤)常压迫颈部交感神经,引起病侧眼睑下垂、瞳孔缩小、眼球内陷,同侧额部与胸壁无汗或少汗。也常有肿瘤压迫臂丛神经造成以腋下为主,向上肢内侧放射的烧灼样疼痛,在夜间尤其明显。

### (三)肿瘤远处转移引起的症状

1. 转移至脑、中枢神经系统　因病变部位的不同,可出现相应的症状,可发生头痛、呕吐、眩晕、复视、共济失调、脑神经麻痹、一侧肢体无力,甚至瘫痪等神经系统症状,严重时可出现颅内高压的症状。个别患者无呼吸道症状,而以神经系统症状就诊,要高度重视,以免漏诊和误诊。

2. 转移至骨骼　则有局部疼痛和压痛,甚至出现病理性骨折,限制患者活动。

3. 肝脏是常见的转移部位　转移至肝时,可有厌食、肝区疼痛、肝大、黄疸和腹水等。

4. 转移至淋巴结　锁骨上淋巴结是肺癌转移的常见部位,多位于前斜角肌区,固定而坚硬,逐渐增大、增多,可以融合,多无痛感。淋巴结的转移可以在呼吸道症状出现之后,也可无任何呼吸道症状,而患者发现肿大淋巴结而来就诊。有时通过仔细的体格检查可发现皮下结节,为临床获取病理资料,确定诊断提供可靠的依据。

**（四）癌肿作用于其他系统引起的肺外表现**

某些肺癌患者可出现一些不是由肺癌直接作用或转移所引起的少见症状和体征,可发生在肺癌发现之前或之后,包括内分泌、神经肌肉、结缔组织、血液系统和血管的异常改变,又称副癌综合征。有下列几种表现:

1. 异位内分泌综合征　系指某些肿瘤分泌一些具有生物活性的多肽或胺类激素,从而表现出特殊的内分泌障碍,称之为异位内分泌综合征。多见于小细胞未分化癌,尤其是燕麦细胞型的这种特性突出。内分泌变化常见的有:

（1）分泌促肾上腺皮质样物质:引起库欣综合征,表现为水肿、肌力减退、肌萎缩、低钾血症、代谢性碱中毒、高血糖、尿糖增多等。

（2）分泌甲状旁腺样物质:引起高钙血症及低血磷,患者出现恶心、呕吐、嗜睡、烦渴、多尿和精神紊乱等症状,多见于鳞癌。肺癌手术切除后,血钙可恢复正常,癌肿复发又可引起血钙增高。

（3）分泌促性腺激素样物质:引起男性乳房发育,伴肥大性肺性骨关节病。

（4）分泌抗利尿激素样物质:引起稀释性低钠血症,表现为食欲不佳、恶心、呕吐、乏力、全身水肿、嗜睡和定向力障碍等水中毒综合征。

2. 肥大性肺性骨关节病　多侵犯上、下肢长骨远端,发生杵状指/趾和肥大性骨关节病。杵状指/趾的特点为发生快、指端疼痛,甲床周围环绕红晕。肥大性骨关节病表现为长骨端疼痛、骨膜增生、新骨形成、关节肿胀疼痛为特点,但无关节畸形、强直。杵状指/趾和肥大性骨关节病两者常同时存在,多见于鳞癌。肺癌切除后,疼痛症状很快减轻、消失,杵状指/趾消失缓慢,肺癌复发可再发出现。

3. 神经肌肉综合征　肺癌患者中有 4%～15% 的患有除外转移引起的神经肌肉病变,如重症肌无力、小脑运动性失调、眼球震颤、多发性周围神经炎及精神病变,多见于小细胞未分化癌。

4. 其他　包括皮肌炎、黑棘皮病、游走性血栓静脉炎、血小板减少性紫癜、不明原因的贫血、粒细胞增多症、红细胞增多症等肺外表现。

# 四、辅助检查

**（一）胸部 X 线检查**

此项检查在确定肺癌的诊断和普查中具有十分重要的作用,是肺癌诊断、鉴别诊断、确定部位、选择治疗、判断预后的重要手段。检查方法包括胸部透视、正侧位胸部 X 线片、支气管及血管造影等。通过上述检查最终达到明确病灶的部位、形态,与心脏大血管的关系,肺门及纵隔淋巴结的情况,支气管有无阻塞等。

1. 中央型肺癌　肿瘤发生于叶、段支气管,X 线的表现可分为:

（1）直接征象:当肿瘤长大到一定程度,可在平片看到一侧肺门类圆形肿块,肿块边缘大多毛糙,有毛刺,有时有分叶,或由肿块与转移至肺门或纵隔淋巴结融合成不规则的肺门肿块影,使肺门结构发生变化。

（2）间接征象:由于肿瘤造成支气管阻塞程度不同,早期可引起局限性肺气肿,病变继续发展可引起阻塞性肺炎,支气管完全阻塞则可形成肺不张。当肿块与肺不张并存时,可形成所谓倒"S"形的典型的肺癌X线间接征象(图2-12-1)。局限性肺气肿、阻塞性肺炎及肺不张均为肺癌的间接征象,临床应高度重视,特别是出现局限性肺气肿时,肿瘤还相对比较小,不应漏诊,以免延误治疗时机。

（3）其他:胸部CT、支气管造影可见支气管壁不规则增厚、狭窄、中断或腔内肿物,或支气管狭窄呈鼠尾状、杯口状或截平状中断。肿瘤进展转移至肺门、纵隔淋巴结,可见肺门淋巴结肿大及纵隔淋巴结肿大,胸部X线可表现肺门增大,纵隔影增宽,纵隔肿块影,隆突嵴变钝、增宽,左、右支气管及食管的压迹等。肿块累及或转移压迫膈神经引起膈肌麻痹,X线表现膈肌位置升高和矛盾运动。侵及心包时,可出现心包积液的征象。

2. 周围型肺癌　主要发生在段以下支气管。早期病灶容易发现,常呈局限性斑片状阴影,边界不清,密度较淡,但不易与肺炎及结核相鉴别,应进行动态观察,以免误诊。病灶逐渐增大,密度增高呈圆形或类圆形肿块后,边界清楚,不规则,可有毛刺、分叶等,尤其细毛刺或长短不等的毛刺(图2-12-2)。说明肿瘤局部的浸润能力强,对诊断帮助更大。

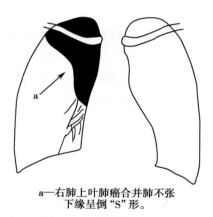

a—右肺上叶肺癌合并肺不张
下缘呈倒"S"形。

图2-12-1　中央型肺癌X线间接征象

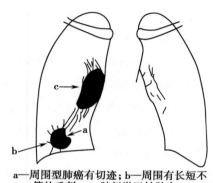

a—周围型肺癌有切迹;b—周围有长短不
等的毛刺;c—肺门淋巴结肿大。

图2-12-2　周围型肺癌X线特点

如癌肿向肺门淋巴结蔓延,可见其间的引流淋巴管增粗呈条索状,亦可引起肺门淋巴结肿大。病灶累及胸膜,可有胸膜被牵拉,称胸膜皱缩征,也可引起胸腔积液。如肿块中央发生坏死,可形成偏心性、厚壁、内壁不规则、凹凸不平的癌性空洞,当继发感染时可伴有液平。癌肿累及心包,可引起心包积液,典型的X线征象为烧瓶样心影。病灶侵犯肋骨,造成肋骨溶骨性破坏。

3. 细支气管肺泡癌　根据其X线特点分为结节型和弥漫型两类。结节型多呈圆形或类圆形阴影,常与周围型肺癌在X线片上不易区别,有时还需与结核球相鉴别。弥漫型X线表现为双肺弥漫性存在、大小不等、密度较高、边界清楚的结节样病灶,随着病情发展结节灶逐渐增多和增大,常伴有增强的网织状阴影,极易误诊为血行播散型肺结核,应注意鉴别。

（二）胸部CT

CT在肿瘤的诊断中应用较为广泛,其优点在于:①具有较高的分辨率,可发现较小的病灶;②能发现一些平片不易发现部位的病灶,如心脏后、脊椎旁、肺尖、近膈面等病灶;③较清楚地显示病灶对周围脏器、组织的侵犯程度;④清楚显示纵隔、肺门淋巴结肿大的情况。CT的上述优点有利于肺癌的诊断、分期及治疗方法的选择。

（三）MRI

MRI对肺癌的诊断价值与CT基本相似,但在区分病灶是血管阴影还是肿大的淋巴结或肿块方面优于CT,在发现小病灶方面又远不如螺旋CT。适用于:①了解癌肿部位、范围及其与心脏、大血管、支气管和胸壁的关系,评估手术的可能性;②疑为肺癌而胸部X线片及CT均为阴性者;③了解肺癌放疗后肿瘤复发与肺纤维化的情况。

### （四）PET/CT

PET 是正电子发射体层成像，是一种进行功能代谢显像的分子影像学设备。PET 检查采用正电子核素作为示踪剂，通过病灶部位对示踪剂的摄取了解病灶功能代谢状态，从而对疾病作出正确诊断；但是，PET 对解剖结构的分辨不如 CT。PET/CT 将 PET 与 CT 完美融为一体，由 PET 提供病灶详尽的功能与代谢等分子信息，而 CT 提供病灶的精确解剖定位，一次显像可获得全身各方位的断层图像，具有灵敏、准确、特异及定位精确等特点，可一目了然地了解全身整体状况，达到早期发现病灶和诊断疾病的目的。

### （五）痰脱落细胞检查

此项检查是最简便有效的早期诊断方法，但其阳性率取决于送检标本的质量和送检次数，一般 4~6 次为宜，阳性率可达 70%~80%。中央型肺癌痰检阳性率高于周围性肺癌。

### （六）支气管镜检查

目前诊断肺癌最重要的手段之一，对明确肿瘤的部位、大小、气管的阻塞、隆突情况及获取组织提供病理学诊断均具有重要意义。阳性率可达 80%~90%。其优点是：①可视范围大，直接窥视气管、隆突、主支气管、叶支气管、段及亚段支气管的情况，不但能确定诊断，而且对于下一步的治疗，如手术的可能性、切除的范围、纵隔淋巴结的转移情况也可有一个客观、准确的评价；②可进行活检钳取组织，经刷检、针吸活检获得细胞，以便病理学诊断；③对病变部位进行摄影，可做治疗前后的对比，留做诊断、教学、科研资料；④操作方便、安全、患者痛苦小；⑤可行镜下的治疗，如止血、激光及局部放疗等；⑥对周围性病变未能窥视者可采取 X 线定位下的活检；⑦对于早期肺癌，如癌前病变等可采用肺成像荧光内镜分辨出支气管黏膜腔内的原位癌和癌前病变，以便进行病变部位活检，提高原位癌的检出率。

### （七）活组织检查

活组织检查是确诊肺癌并进行组织学分型的唯一手段。在肺癌的诊断中，病理学的诊断是确诊依据，并且是选择治疗方法、估计预后的依据。活组织检查可通过以下途径获取：①肿大淋巴结穿刺针吸活检和淋巴结活检；②对周围型肿块可在 X 线、超声、CT 引导下经皮肺活检；③有胸腔积液者可行胸膜活检；④必要时可行胸腔镜或纵隔镜检查，了解胸腔、纵隔情况；⑤经支气管镜肺活检。

### （八）放射性核素扫描检查

目前应用的有两种方法：一种是放射性核素肿瘤阳性显像，是以某肿瘤的标记化合物作为显像剂进行肿瘤显像，性能稳定，特异性差；另一种是放射免疫肿瘤显像，以放射性核素标记肿瘤抗原或其相关抗原制备的特异性抗体为显像剂进行肿瘤定位诊断，它的特异性高，但制备过程复杂，影响因素多，稳定性不如前者。两者的原理均是利用肿瘤细胞摄取放射性核素的数量与正常组织之间的差异，进行肿瘤的定位、定性诊断，方法简便无创。采用放射性核素扫描可检查肺部的原发病灶，此项检查对诊断全身骨转移，有一定的意义。

### （九）化验检查

癌相关抗原检查，如癌胚抗原（CEA）、神经肽类和神经源类检查，对肺癌的诊断缺乏特异性。

### （十）胸腔镜检查

胸腔镜手术是电视胸腔镜外科手术（video-assisted thoracic surgery，VATS）的简称。可进行肺实质病变组织切片探查、肺结节组织切片检查、肺癌及淋巴结分期、纵隔腔肿瘤切片探查等，为有些难以诊断的肺癌提供了新的诊断方法，近年来在临床开展的愈加广泛。

### （十一）开胸手术探查

经上述各种检查均未能确定细胞学诊断者，如身体状况适宜手术，可剖胸探查，但须仔细权衡利弊后决定。

## 五、诊断

肺癌疗效的关键在于早期发现、早期诊断、早期治疗。肺癌的早期诊断是肺癌获得根治性治疗的基本条件。一般依靠详细的病史询问、体格检查和有关的辅助检查,进行综合判断,80%~90%的患者可以得到确诊。对40岁以上长期重度吸烟(吸烟支数>400支/年)有下列情况者应作为可疑肺癌对象进行有关肺癌筛查:①无明显诱因的刺激性咳嗽,咳嗽持续2~3周,治疗无效;②原有慢性呼吸道疾病,咳嗽性质改变者;③持续或反复在短期内痰中带血而无其他原因可解释者;④反复发作的同一部位的肺炎、特别是段性肺炎;⑤原因不明的肺脓肿,无中毒症状、无大量脓痰、无异物吸入史,抗感染治疗效果不显著者;⑥原因不明的四肢关节疼痛及杵状指/趾;⑦X线上的局限性肺气肿或段、叶性肺不张;⑧孤立性圆形病灶和单侧性肺门阴影增大者;⑨原有肺结核病灶已稳定,而形态或性质发生改变者;⑩无中毒症状的胸腔积液,尤以血性、进行性增加者;尚有一些前述的肺外表现症状,皆值得怀疑,需进行检查。

## 六、鉴别诊断

肺癌常与某些肺部疾病共存,或其影像学形态表现与某些疾病相类似,必须及时进行鉴别,以利早期诊断。常需与下列疾病鉴别:

### (一)肺结核

肺结核表现多种多样,胸部X线及临床表现与肺癌相类似,常需进行鉴别。

1. 结核球　常见于年轻患者,上叶尖后段和下叶背段多为好发部位。病灶边界清楚,密度高,可有钙化点,病灶周围有纤维硬结灶。如有空洞,多呈薄壁,内壁光滑的向心性空洞,可经纤维支气管镜或经皮肺活检而确定诊断。

2. 肺门淋巴结结核　肺门淋巴结结核多见于儿童或老年,常有结核中毒症状,结核菌素试验多呈强阳性,抗结核药物治疗有效。中央型肺癌多见于老年人,常痰中带血,肿块不规则、有分叶及毛刺等。可通过体层摄片、CT、MRI和纤维支气管镜检查等加以鉴别。

3. 急性粟粒型肺结核　其X线表现为双肺的粟粒样病灶,主要与弥漫性肺泡癌相鉴别。粟粒型肺结核发病年龄相对较轻。有高热等全身中毒症状。胸部X线片上病灶为大小一致,分布均匀,密度较淡的粟粒结节。肺泡细胞癌患者有时咳大量稀薄的痰液,病灶密度较高,呈进行性增大,患者逐渐出现呼吸困难。痰脱落细胞、纤维支气管镜活检等有助于鉴别。

### (二)肺炎

肺炎起病急骤,先有寒战、高热等毒血症状,然后出现呼吸道症状,抗菌药物治疗多有效,病灶吸收迅速而完全;而癌性阻塞性肺炎炎症吸收较缓慢,或抗感染治疗炎症吸收后出现块状阴影。纤维支气管镜检查、细胞学检查学等有助于鉴别。

### (三)肺脓肿

原发性肺脓肿起病急,中毒症状明显,常有寒战、高热、呈弛张热,咳嗽、咳大量脓臭痰,血常规白细胞总数和中性粒细胞分类计数增高。胸部X线片上空洞壁厚,内有液平,周围环绕着浓密的渗出性炎性病灶。而癌性空洞继发感染时,常全身中毒症状不显著,痰量较肺脓肿少,空洞多呈偏心性,内壁不规则,凹凸不平,结合胸部X线、纤维支气管镜检查和痰脱落细胞检查可以鉴别。

### (四)结核性渗出性胸膜炎

应与癌性胸腔积液相鉴别。参见本篇第十二章。

## 七、临床分期

国际肺癌研究协会(IASLC)制订了统一的肺癌分期(第8版,2017)以便正确地观察疗效和比较治疗结果,具体见表 2-12-1、表 2-12-2。

**表 2-12-1　国际肺癌研究协会第 8 版肺癌分期 TNM 定义**

| 分期 | 临床特征 |
|---|---|
| T | 原发肿瘤 |
| $T_x$ | 原发肿瘤无法评估,痰中或支气管灌洗液中发现恶性细胞,但影像学或纤维支气管镜检查没有发现 |
| $T_0$ | 无原发肿瘤的证据 |
| $T_{is}$ | 原位癌 |
| $T_1$ | 肿瘤最大径≤3cm,周围包绕肺组织及脏层胸膜,支气管镜见肿瘤侵及叶支气管,未侵及主支气管 |
| $T_{1a(mi)}$ | 微浸润腺癌 |
| $T_{1a}$ | 肿瘤最大直径≤1cm |
| $T_{1b}$ | 肿瘤最大直径 >1cm 且≤2cm |
| $T_{1c}$ | 肿瘤最大直径 >2cm 且≤3cm |
| $T_2$ | 肿瘤最大直径 >3cm 且≤5cm,或肿瘤累及脏层胸膜累及主支气管(未及隆突)及肺不张 |
| $T_{2a}$ | 肿瘤最大直径 >3cm 且≤4cm |
| $T_{2b}$ | 肿瘤最大直径 >4cm 且≤5cm |
| $T_3$ | 肿瘤最大直径 >5cm 且 <7cm,或侵犯胸壁、心包、膈神经;同一肺叶内出现其他肿瘤结节 |
| $T_4$ | 肿瘤最大径 >7m,或侵及纵隔、膈肌、心脏、大血管、喉返神经、隆突、气管、食管、脊柱;任何肿瘤凡侵及纵隔、心脏、大血管、气管、食管、喉返神经、椎体、隆突,或同侧其他肺叶出现肿瘤结节 |
| N | 局部淋巴结 |
| $N_0$ | 未发现局部淋巴结侵犯 |
| $N_1$ | 支气管周围的或同侧肺门淋巴结,或两者均有 |
| $N_2$ | 肿瘤转移至同侧纵隔淋巴结和隆凸下淋巴结 |
| $N_3$ | 肿瘤转移到对侧纵隔淋巴结,对侧肺门淋巴结,或锁骨上淋巴结 |
| M | 远处转移 |
| $M_x$ | 远处转移不能被判定 |
| $M_0$ | 没有远处转移 |
| $M_1$ | 远处转移 |
| $M_{1a}$ | 局限于胸腔内,包括胸膜播散（恶性胸腔积液、心包积液或胸膜结节）以及对侧肺叶出现癌结节 |
| $M_{1b}$ | 胸腔外单发转移灶 |
| $M_{1c}$ | 多个或单个器官多发胸腔外转移 |

**表 2-12-2　国际肺癌研究协会第 8 版肺癌 TNM 分期**

| 分期 | $N_0$ | $N_1$ | $N_2$ | $N_3$ |
|---|---|---|---|---|
| $T_{1a}$ | ⅠA1 | ⅡB | ⅢA | ⅢB |
| $T_{1b}$ | ⅠA2 | ⅡB | ⅢA | ⅢB |
| $T_{1c}$ | ⅠA3 | ⅡB | ⅢA | ⅢB |
| $T_{2a}$ | ⅠB | ⅡB | ⅢA | ⅢB |
| $T_{2b}$ | ⅡA | ⅡB | ⅢA | ⅢB |
| $T_3$ | ⅡB | ⅢA | ⅢB | ⅢC |
| $T_4$ | ⅢA | ⅢA | ⅢB | ⅢC |
| $M_{1a}$ | ⅣA | ⅣA | ⅣA | ⅣA |
| $M_{1b}$ | ⅣA | ⅣA | ⅣA | ⅣA |
| $M_{1c}$ | ⅣB | ⅣB | ⅣB | ⅣB |

## 八、治疗

采用综合治疗的原则:依据患者的身体状况、肿瘤的病理类型、分期,制订合理的治疗计划,以期达到提高治愈率和患者生活质量的目的。

目前临床上在治疗肺癌时,根据肺癌的生物学特性,SCLC 与 NSCLC 治疗方案不同,过去人们认为小细胞癌的治疗原则:以化疗为主,辅以放疗和手术。近年来的临床研究证实,早期 SCLC 手术可以获得更好的生存,因此对于 $T_{1\sim2}N_0$ 的局限期患者采用手术辅以放化疗的策略,不能手术的局限期及广泛期行放化疗综合治疗。非小细胞肺癌首选手术,根据分期情况在术后再施行综合治疗,不可切除的 Ⅲa 期和 Ⅲb 期采取放化疗结合综合治疗,Ⅳ期以靶向治疗和化疗为主。

**(一)手术治疗**

从目前情况来看,外科手术治疗仍是肺癌的主要和最有效的治疗方法,可提高肺癌患者的 5 年生存率。手术目的:切除早期局限性癌肿,达到临床根治目的;相对彻底切除全部癌组织及胸内之淋巴结,争取临床治愈;切除大部分癌组织,为放疗、化疗、免疫治疗和中医中药等治疗创造有利条件;缓解患者继发症状、减少痛苦、改善生活质量。目前手术切除的方法一般推荐肺叶切除术,对于肺周围性病变或肺功不良者可采用肺段切除术或楔形切除术等范围较小的手术,扩大手术适应证,缩小手术切除范围以及气管隆嵴的成形术视为当前手术治疗新进展。

凡已确诊的非小细胞肺癌,临床分期 Ⅰ~Ⅱ 期以及部分可完全切除的 Ⅲa 期($T_{1\sim2}N_2M_0$;$T_3N_{1\sim2}M_0$;$T_4N_{0\sim1}M_0$)者,或经多种检查不能排除肺癌的肿块,又无肯定的手术禁忌证,如全身衰竭,心、肺、肝肾功能衰竭等,均应手术切除。一般鳞癌切除率最高。手术后 5 年生存率较高,鳞癌比腺癌和大细胞癌术后效果好,肿瘤直径小于 3.5cm 者,术后 5 年生存率为 50% 左右,原位癌术后 5 年生存率 70%~80%。对于伴肺外孤立转移灶的肺部病变可切除的 Ⅳ期 NSCLC 采取局部治疗+肺部病变手术切除辅以放化疗等综合治疗。

小细胞肺癌患者对于行系统的分期检查后提示无纵隔淋巴结转移的 $T_{1\sim2}N_0$ 患者可考虑手术切除,术后给予辅助化疗,对于术后 $N_{1\sim2}$ 的患者加用放疗可提高生存期。

**(二)放射治疗(简称"放疗")**

放射线对癌细胞有杀伤作用。癌细胞受照射后,射线可直接作用于 DNA 分子,引起断裂;射线引起的电离物质又可使癌细胞发生变性,并停止分裂,被吞噬细胞吞噬,最后被成纤维细胞所代替。常用 Co-60、电子束 β 射线和直线加速器等。

放疗可分为根治性和姑息性两种,根治性对于病灶局限、因解剖原因不便手术或患者不愿意手术者,若辅以化疗,则可提高疗效。姑息性放疗目的在于抑制肿瘤的发展,延迟肿瘤扩散和缓解症状。对控制骨转移性疼痛、骨髓压迫、上腔静脉综合征和支气管阻塞及脑转移引起的症状有肯定的疗效。

一般采用 5~7 周照射 40~70Gy,由于各型肺癌对放疗的敏感性有很大差异,小细胞癌最敏感,其次鳞癌、腺癌较差,故后者放射量应增大。放疗的主要并发症有白细胞减少、消化道症状、放射性肺炎、放射性食管炎和肺纤维化,应严密观察及时处理。对于全身一般状况差,有严重心、肺、肝、肾功能衰竭者应禁忌此项治疗。对重度肺功能障碍,宜慎重应用。

**(三)化学治疗(简称"化疗")**

化疗是当前治疗肿瘤的一种全身治疗手段。随着新的化疗药物的不断问世,化疗效果也在不断地改善。小细胞未分化癌对化疗最敏感,鳞癌次之,腺癌最差。目前肿瘤化疗的地位愈来愈受到重视。化疗药物种类很多,应结合细胞类型及细胞动力学合理选择药物,一般多采用间歇、短程、联合的方案,可提高疗效,减少副作用。

小细胞肺癌对化疗的敏感性强,主张化疗为小细胞癌的首选方法。化疗加放疗其疗效较单用化疗为优。化疗的有效率可达 60%,缓解率提高到 50%~90%,完全缓解率为 25%,因此,化疗已成为当前治疗小细胞癌的主要方法。对小细胞癌敏感的药物有:依托泊苷(VP-16)、卡铂(CBP)、顺铂(DDP)、托泊替康、伊立替康。目前 EP(依托泊苷+顺铂)方案、EC(依托泊苷+卡铂)方案、IP(伊立替康+顺铂)方案、IC(伊立替康+卡铂)以及 EL(依托泊苷+洛铂)为广泛期小细胞肺癌一线治疗的标准方案。

1. 依托泊苷 $100mg/m^2$,d1~3,顺铂 $75\sim80mg/m^2$,d1,每 21d 一个周期,4~6 个周期。

2. 依托泊苷 $100mg/m^2$,d1~3,卡铂 AUC=5~6,d1,每 21d 一个周期,4~6 个周期。

3. 伊立替康 $65mg/m^2$,d1,8,顺铂 $30mg/m^2$,d1,8,每 21d 一个周期,4~6 个周期。

4. 伊立替康 $50mg/m^2$,d1,8,15,卡铂 AUC=5,d1,每 28d 一个周期,4~6 个周期。

5. 依托泊苷 $100mg/m^2$,d1~3,洛铂 $30mg/m^2$,d1,每 21d 一个周期,4~6 个周期。

非小细胞肺癌对化疗的敏感性较小细胞肺癌差。主要用于转移不能手术者,或手术前后配合化疗以提高切除率,减少转移及复发;放疗间期配合化疗可提高疗效。常用的化疗方案如下:

1. 长春瑞滨 $25mg/m^2$,d1,8,顺铂 $75mg/m^2$,d1。

2. 紫杉醇 $135~17mg/m^2$,d1,顺铂 $75mg/m^2$ 第 1 天或卡铂 AUC=5~6,d1。

3. 吉西他滨 $1000~1250mg/m^2$,d1,8,顺铂 $75mg/m^2$ 第 1 天或卡铂 AUC=5~6,d1。

4. 多西他赛 $75mg/m^2$ 或 $60mg/m^2$,d1,顺铂 $75mg/m^2$,d1 或卡铂 AUC=5~6,d1。

5. 培美曲塞 $500mg/m^2$,顺铂 $75mg/m^2$ 第 1 天或卡铂 AUC=5~6,d1。

以上方案均为每 21d 一个周期,4~6 个周期,其中培美曲塞+顺铂或卡铂用于非鳞非小细胞肺癌。

### (四)分子靶向治疗

对于晚期非小细胞肺癌患者,所有含腺癌成分的 NSCLC,应在诊断的同时常规进行表皮生长因子受体(epidermal growth factor receptor,EGFR)基因突变和间变性淋巴瘤激酶(anaplastic lymphoma kinase,ALK)融合基因检测。*EGFR* 基因敏感突变并且不存在耐药基因的晚期 NSCLC 患者推荐 EGFR-TKIs(tyrosine kinase inhibitors,TKIs)一线治疗,*ALK* 融合基因阳性患者推荐克唑替尼一线治疗。对于 *EGFR* 基因敏感突变的晚期 NSCLC 患者,与标准的一线化疗方案相比,EGFR-TKIs(吉非替尼、厄洛替尼、阿法替尼)在 PFS、生活质量以及耐受性方面都具有显著的优势,已成为 *EGFR* 基因敏感突变晚期 NSCLC 患者一线治疗的标准选择。

### (五)免疫疗法及中医中药治疗

作用为提高机体免疫功能,提高疗效及对化疗、放疗的耐受性和减少复发。常用于临床的有干扰素、转移因子、胸腺素、左旋咪唑、短小棒状杆菌等,均尚无肯定结论。

## 九、预后

肺癌的预后与诊断早晚、治疗是否及时密切相关。早期肺癌手术切除可获痊愈,晚期肺癌 5 年生存率极低。鳞癌预后较好,腺癌次之,小细胞未分化癌恶性度高,预后最差,但近年采用放疗化疗为基础的综合治疗,预后得到改善。

## 十、预防

1. 戒烟　吸烟与肺癌的发生密切相关已众所周知,故应广泛宣传不吸烟。提倡戒烟,对预防肺癌的发生有重要意义。

2. 控制和降低环境污染,加强劳动保护,以防止致癌因子入侵机会。

3. 普及防癌知识,出现有关症状及早就诊检查,防痨、职业病防治网与防癌相结合,一网多用,以早期发现、早期诊断,尤其对高发地区,有关职业、高发人群应定期查体,发现可疑迹象应进一步检查。

4. 保持乐观,生活充实,避免精神创伤和长期抑郁。

(朱　柏)

**学习小结**

原发性支气管肺癌指原发于支气管黏膜或腺体的肺部恶性肿瘤,亦称支气管肺癌,发病机制尚不明确,可分为中心型肺癌和周围型肺癌、非小细胞肺癌和小细胞肺癌。临床症状分为原发肿瘤引起的症状、肿瘤局部扩展引起的症状、肿瘤远处转移引起的症状以及副癌综合征。体征随病变性质及范围而不同。肺癌的诊断依据临床表现、体征、影像学检查以及活检病理确诊，治疗包括手术、化疗、放疗等，对于不能手术的非小细胞肺癌应进行分子检测，如有相关基因突变可以行靶向药物治疗。

## 复习参考题

1. 支气管肺癌是如何分类的？

2. 支气管肺癌常见的临床表现有哪些？

3. 支气管肺癌的 X 线直接征象与间接征象有哪些？

4. 如何对非小细胞肺癌进行 TNM 分期？

5. 小细胞肺癌与非小细胞肺癌的治疗原则有哪些？

## 案例 2-12-1

患者，男，55 岁，以"刺激性干咳 2 个月"就诊。查体：右上肺固定干啰音，杵状指，余无异常。胸部 X 线：右上肺软组织影，边缘不规则，可见分叶及毛刺征。行胸部 CT 可见右肺上叶软组织肿块影，约 3cm× 5cm，边缘不规则，可见分叶及毛刺，右上肺膨胀不良，纵隔内无肿大的淋巴结。行支气管镜可见右肺上叶前段管口狭窄，菜花样新生物。病理活检：低分化鳞状细胞癌。行头颅 CT、全腹 CT、骨转移相关检查均无异常。

思考问题：

1. 该患者可能的诊断是什么？应与何种疾病进一步鉴别诊断？鉴别诊断要点是什么？

2. 诊断明确，选择何种治疗方案？选择治疗方案前还应做何种检查明确肺癌临床分期？

3. 此种肺癌的特点是什么？

4. 应如何分期？

# 第十三章　胸腔积液

| 学习目标 | |
|---|---|
| 掌握 | 胸腔积液的诊断、鉴别诊断和治疗原则。 |
| 熟悉 | 胸腔积液的病因和临床表现。 |
| 了解 | 胸腔积液的产生机理。 |

胸膜腔是位于肺和胸壁之间的一个潜在腔隙。在正常情况下人体胸膜腔内约有 3 ~15ml 液体,在呼吸运动中起润滑作用。因全身或局部病变致使胸膜腔内液体生成过多或吸收障碍,胸腔内液体积聚,即产生胸腔积液(pleural effusion),又称"胸水"。

## 一、胸腔积液形成机制

胸腔积液的生成及吸收与胸膜腔内的胶体渗透压、胸膜毛细血管内渗透压和静水压有密切关系。过去认为胸腔积液的交换完全取决于流体静水压和胶体渗透压之间的压力差,受压力的驱动,胸腔内液体由壁层胸膜渗出进入胸膜腔,并从脏层胸膜以同等的速度被吸收。自从发现人类壁层胸膜间皮细胞间存在淋巴微孔,脏层胸膜由体循环的支气管动脉和肺循环供血后,对胸腔积液产生和吸收的机制达成共识,即从壁层胸膜和脏层胸膜的体循环血管进入胸膜腔,然后通过壁层胸膜的淋巴管微孔经淋巴管回吸收(图2-13-1)。

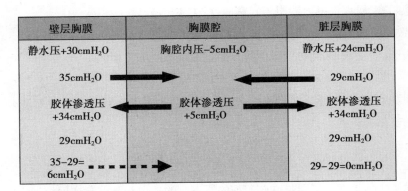

图 2-13-1　人体正常情况下影响液体进出胸膜腔的压力对比

人类壁层胸膜的流体静水压约 30cmH_2O,胸腔内压约−5cmH_2O,其流体静水压差等于 $30-(-5)=35cmH_2O$,故液体从壁层胸膜的毛细血管向胸腔内移动。与流体静水压相反的压力是胶体渗透压梯度。血浆胶体渗透压约 34cmH_2O,胸腔内胶体渗透压约 5cmH_2O,产生的胶体渗透压梯度为 $34-5=29cmH_2O$。因此,壁层胸膜的流体静水压与胶体渗透压的梯度差为 $35-29=6cmH_2O$,故液体从壁层胸膜的毛细血管进入胸腔(图 2-13-2)。脏层胸膜的流体静水压约 $24cmH_2O$,其流体静水压差等于 $24-(-5)=29cmH_2O$,脏层胸膜的流体静水压与胶体渗透压的梯度差为 $29-29=0cmH_2O$,故脏层胸膜液体移动的压力梯度接近零,故胸腔积液主要由壁层淋巴管微孔重吸收。

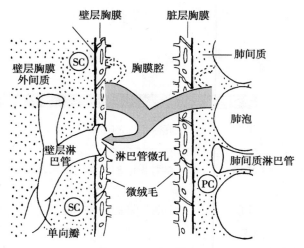

图 2-13-2　胸膜腔结构模拟图
SC.体循环毛细血管;PC.肺毛细血管。

## 二、病因与发病机制

### (一)胸膜毛细血管内静水压增高

如充血性心力衰竭、缩窄性心包炎、上腔静脉或奇静脉受阻、血容量增加等,产生漏出液。

### (二)胸膜通透性增加

如胸膜炎症(结核、肺炎)、胸膜肿瘤(恶性肿瘤转移、胸膜间皮瘤)、结缔组织病(系统性红斑狼疮、类风湿关节炎)、肺梗死、膈下炎症(膈下脓肿、肝脓肿、急性胰腺炎)等,产生渗出液。

### (三)胸膜毛细血管内胶体渗透压降低

如低蛋白血症、肝硬化、肾病综合征、急性肾小球肾炎、黏液性水肿等,产生漏出液。

### (四)壁层胸膜淋巴引流障碍

如癌性淋巴管阻塞、发育性淋巴管引流异常等,产生渗出液。

### (五)外伤导致胸腔内出血

如主动脉瘤破裂、食管破裂、胸导管破裂等,导致血胸、脓胸和乳糜胸。

### (六)医源性

药物(如甲氨蝶呤、胺碘酮、苯妥英钠等)、放疗、卵巢过度刺激综合征、液体负荷过大、冠状动脉旁路移植术或冠状动脉内支架植入术等,均可引起渗出或漏出液。

## 三、临床表现

胸腔积液的临床表现主要包括引起胸腔积液的原发病的表现和胸腔积液局部的症状与体征。

### (一)症状

呼吸困难最常见,可伴有胸痛和咳嗽。病因不同,其症状有所差别。

1. 结核性胸膜炎　多见于青中年人,患者可有午后低热、咳嗽,无或少量黏痰,常有乏力、食欲减退、盗汗等结核中毒症状。

2. 炎性胸腔积液 常有胸痛及发热,胸痛多为单侧性锐痛,随呼吸或咳嗽加重,也可向肩部、颈部或腹部放射,也可出现脓胸。

3. 心衰所致胸腔积液 多同时伴有心衰的症状与体征。

4. 恶性胸腔积液多 见于中年以上,一般无发热,胸部隐痛,可有疲乏、消瘦和原发部位肿瘤的表现。

## （二）体征

与积液量有关。少量积液时,可无阳性体征,或可触及胸膜摩擦感或闻及胸膜摩擦音。中等量至大量积液时,患者常患侧卧位,患侧胸廓饱满,触觉语颤减弱或消失,局部叩诊浊音,呼吸音减弱或消失,可伴有气管、纵隔向健侧移位。肺外疾病时,多伴有原发病的体征。

## 四、影像学检查

### （一）X线检查

表现与积液量多少、是否包裹或与粘连有关。积液量在300~500ml时,可见肋膈角变钝(图2-13-3);中等量积液可见密度均匀阴影,其上缘呈外高内低的弧形,平卧时积液散开,患侧整个肺野透亮度减低;大量积液时,患侧胸部为致密阴影,仅肺尖透亮,气管和纵隔移向健侧。液气胸时可见气液平面。肺底积液可仅有膈肌升高或形状改变。有胸膜粘连时,积液被包裹局限,液体不随体位改变而移动,阴影边缘多光滑、饱满,多局限于叶间或侧胸壁或肺与膈之间。胸部CT易检出X线片上难以显示的少量积液。可从横断面上显示纵隔、气管旁淋巴结、肺内肿块以及胸膜间皮瘤及胸内转移性肿瘤等情况,有助于病因诊断。

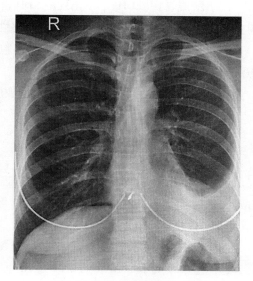

图2-13-3 胸腔积液（左）X线

### （二）超声检查

可探查胸腔积液的多少和积液的深度,协助胸腔穿刺准确定位,并可鉴别胸腔积液、胸膜增厚、液气胸等。

## 五、实验室检查

胸腔积液的实验室检查对明确积液性质及病因诊断至关重要。

### （一）外观和气味

漏出液透明清亮,静置不凝固,比重<1.016~1.018。渗出液多呈黄色、混浊,比重>1.018。血性胸腔积液呈洗肉水样或血样,多见于肿瘤、结核和肺栓塞。巧克力色胸腔积液则应考虑阿米巴肝脓肿破溃入胸腔的可能,乳状胸腔积液多为乳糜胸。黑色胸腔积液可能为曲菌感染。厌氧菌感染胸腔积液常有臭味。

### （二）细胞

胸膜炎症时,胸腔积液中可见各种炎症细胞及间皮细胞。漏出液细胞数常<100×10⁶/L,以淋巴细胞和间皮细胞为主。渗出液白细胞常>500×10⁶/L。脓胸时白细胞高达10×10⁹/L以上。中性粒细胞增多提示急性炎症;淋巴细胞为主则多为结核性或肿瘤性;寄生虫感染或结缔组织病时嗜酸性粒细胞常增多。红细胞超过5000×10⁶/L时,胸腔积液可呈淡红色,多由结核或恶性肿瘤所致。红细胞超过100×10⁹/L时应考虑创伤、肿瘤或肺梗死。

### （三）pH

正常胸腔积液pH接近7.6。pH降低见于脓胸、食管破裂、类风湿关节炎、结核性和恶性积液。pH<7.00仅见于脓胸及食管破裂所致的积液。

### （四）葡萄糖

漏出液与大多数渗出液的葡萄糖含量与血中葡萄糖含量相近,脓胸和类风湿关节炎积液葡萄糖明显降低,结核性、恶性及系统性红斑狼疮积液葡萄糖含量<3.3mmol/L。

### （五）蛋白质

渗出液的蛋白含量>30g/L,胸腔积液/血清蛋白比值>0.5。漏出液蛋白含量常<30g/L,以白蛋白为主,黏蛋白试验(Rivalta试验)阴性。

### （六）类脂

乳糜胸腔积液甘油三酯含量较高(>1.24mmol/L),苏丹Ⅲ染色为红色,胆固醇含量不高,多见于胸导管破裂。假性乳糜胸胆固醇多大于>5.18mmol/L,多见于陈旧性结核性胸膜炎,也可见于恶性肿瘤、肝硬化和类风湿关节炎所致积液等。

### （七）酶

1. 乳酸脱氢酶(LDH)　渗出性液LDH含量>200IU/L、胸腔积液/血清LDH比值>0.6,LDH值越高,表明炎症越明显。LDH>500IU/L时,常提示恶性胸水或胸水并发细菌感染。

2. 腺苷脱氨酶(ADA)　ADA在淋巴细胞内含量较高。结核性胸膜炎时ADA水平多超过45IU/L,且积液中ADA水平多高于血清浓度。

3. 淀粉酶　急性胰腺炎及恶性肿瘤所致胸腔积液淀粉酶升高。

### （八）病原体

胸腔积液涂片查找细菌并进行培养,有助于病原学诊断。巧克力色脓液应镜检阿米巴滋养体。

### （九）肿瘤标志物

胸水癌胚抗原(CEA)>10~15μg/L或胸腔积液/血清CEA比值>1,常提示为恶性胸腔积液。其他肿瘤标志物包括CA50、CA19-9、CA12-5、Cyfra211等,显著增高有助于恶性胸腔积液的判断。

### （十）免疫学检查

结核性胸腔积液中γ-干扰素增高,系统性红斑狼疮和类风湿关节炎引起的胸腔积液补体C3、C4降低,并且检测血清及胸水中ANA、dsDNA及RF很有意义。

## 六、胸膜活检

对原因不明的渗出液经一般检查方法未能确诊者,可行胸膜活检以明确诊断。可发现肿瘤、结核和其他胸膜肉芽肿性病变。胸膜活检的禁忌证:漏出液、脓胸、胸膜粘连胸膜腔消失、出凝血机制障碍、肺功能严重损害者。

## 七、支气管镜检查

对胸部X线片或胸部CT提示肺实质内存在病变的胸腔积液,尤其是怀疑肺癌者,应行支气管镜检查。

## 八、胸腔镜检查或开胸活检

对上述检查不能确诊的胸腔积液,必要时可行胸腔镜或开胸活检。

## 九、诊断与鉴别诊断

### （一）诊断

胸腔积液首先鉴别渗出液与漏出液,漏出液应寻找全身性因素,如心力衰竭、心包疾病、低蛋白血症、肝肾功能衰竭等。心力衰竭引起的胸腔积液多为双侧,且右侧多于左侧;心包疾病引起的胸腔积液多为双侧,且左侧多于右侧;低蛋白血症引起的胸腔积液多伴有全身水肿;肝硬化胸腔积液多伴有腹水;肾病综合征引起的胸腔积液多为双侧,可表现为肺底积液。

渗出液除与胸膜本身病变有密切关系外,也有可能由全身性疾病引起。最常见的病因是结核性胸膜炎。结核性胸膜炎多见于青壮年,干咳、胸痛(积液增多后胸痛减轻或消失,但出现气促),常伴有午后低热、盗汗、消瘦等结核中毒症状,胸腔积液检查以淋巴细胞为主,间皮细胞<5%,蛋白质多>40g/L,ADA 及 γ-干扰素增高,胸腔积液沉渣找结核分枝杆菌或培养可阳性。

**(二)结核性胸膜炎需与以下疾病鉴别**

1. 恶性胸腔积液　恶性肿瘤如肺癌、乳腺癌、淋巴瘤、胃肠道及泌尿生殖系统等或直接侵犯或转移到胸膜可产生胸腔积液。除具有肿瘤本身的表现外,一般具有以下特点:①年龄在 45 岁以上者,结核中毒症状不明显,诊断性抗结核治疗无效;②胸水常为血性、量大、增长快;③胸腔积液 CEA 或其他肿瘤标志物增高,LDH>500IU/L;④胸腔积液细胞学检查、胸膜活检、支气管镜及胸腔镜等检查有助于明确诊断。

2. 类肺炎性胸腔积液　系指肺炎、肺脓肿、支气管扩张等感染性疾病所致的胸腔积液。患者多有发热、咳嗽、咳痰、胸痛等症状,血白细胞总数和中性粒细胞增高,伴中性粒细胞核左移。胸腔积液呈草黄色,胸腔积液中白细胞明显增高,以中性粒细胞为主,pH 和葡萄糖降低。脓胸是胸腔内致病菌感染造成积脓。常见致病菌为金黄色葡萄球菌、肺炎链球菌、化脓性链球菌、大肠埃希氏菌、肺炎克雷伯菌、铜绿假单胞菌等,且多合并厌氧菌感染,少数可由结核分枝杆菌或真菌、放线菌、奴卡菌所致。胸腔积液呈脓性,白细胞>10 000×$10^6$/L,中性粒细胞>90%,涂片革兰氏染色找到细菌或脓液细菌培养阳性。

3. 其他原因引起的胸腔积液　结核性胸膜炎有时还须和下列少见疾病引起的胸腔积液相鉴别,如结缔组织病,药物诱发的胸膜病变等,上述各类病症有相应的临床特点可借以鉴别。

# 十、治疗

胸腔积液的治疗包括全身治疗和局部治疗两个方面。

**(一)结核性胸膜炎**

1. 一般治疗　休息,加强营养,对症治疗。

2. 抗结核治疗　治疗原则及方法与肺结核治疗相同。坚持早期、联合、适量、规律、全程。结核性胸膜炎全身毒性症状严重、胸腔积液较多者,在抗结核药物治疗的同时,可加用糖皮质激素以减轻机体的变态反应,改善中毒症状,加速胸水吸收,减少胸膜肥厚粘连。

3. 抽液治疗　为减轻胸腔积液所致呼吸困难,减轻结核中毒症状,促进肺复张,防止纤维蛋白沉积引起的胸膜粘连增厚,应尽快胸腔穿刺抽液或置管引流胸腔积液。需注意首次抽液不要超过 700ml,以后每次抽液量不宜超过 1000ml,速度不能过快,以防止胸腔内压力骤降引起的复张性肺水肿。表现为剧咳、气促、咳大量泡沫状痰,双肺满布湿啰音,$PaO_2$ 下降,X 线显示肺水肿征。治疗应立即吸氧,酌情应用糖皮质激素及利尿剂,控制入液量,严密监测病情与酸碱平衡。抽液过程中也有可能发生"胸膜反应",表现为头晕、冷汗、心悸、面色苍白、脉搏细速、四肢发凉,应立即停止抽液,使患者平卧,必要时皮下注射 0.1%肾上腺素 0.5ml,密切观察病情,注意血压,防止休克。

---

理论与实践

结核性胸膜炎治疗及评价

一、结核性胸膜炎的抗结核治疗与疗程

结核性胸膜炎应按活动性结核病全程治疗。含 HRE 的疗程为 9~12 个月,如在高耐药地区则宜采用 HRZE 方案,免疫功能低下包括 HIV 感染者疗程宜 12 个月或以上。同时并发活动性肺结核或肺外结核、胸椎结核、肺门纵隔淋巴结结核或全身播散性结核病时疗程也宜长至 12 个月或以上。

## 二、糖皮质激素使用问题

结核性胸膜炎为使用糖皮质激素的相对适应证,如并发心包炎、脑膜炎、大量胸腔积液和/或胸腔积液增长迅速、中毒症状重者在有效抗结核治疗基础上并用,但HIV感染者或危险人群不应采用。通常用泼尼松或泼尼松龙30mg/d,待体温正常、全身毒性症状减轻或消退、胸腔积液明显减少时,即逐渐减量以至停用。停药速度不宜过快,否则易出现反跳现象(胸腔积液复现),一般疗程4~6周。

## 三、胸腔内注药问题

一般多数急性结核性胸膜炎在抗结核治疗、积极抽液、卧床休息等条件下疗效是满意的,急性炎症阶段无需胸腔内注药,而且链霉素、卡那霉素等局部注入还易引起胸膜粘连增厚。对包裹性胸腔积液,胸腔内注入尿激酶可使胸腔积液引流量增加,胸膜增厚、粘连减少。但需注意出血风险。

### (二)类肺炎性胸腔积液和脓胸

类肺炎性胸腔积液一般积液量少,经有效的抗生素治疗后可吸收,积液量多者需行胸腔穿刺抽液。

脓胸应尽早全身及局部应用足量的抗生素控制感染,体温恢复正常后再持续用药2周以上,以防复发。胸腔引流是脓胸最基本的治疗方法,可反复抽脓或行胸腔闭式引流。可用2%碳酸氢钠或生理盐水反复冲洗胸腔,然后注入适量抗生素及尿激酶,以便使脓液稀薄便于引流。对有支气管胸膜瘘者不宜冲洗胸腔,以免引起细菌播散。慢性脓胸有胸膜增厚、胸廓塌陷等,应考虑外科胸膜剥脱术等治疗。

### (三)恶性胸腔积液

全身抗肿瘤化疗对于部分小细胞肺癌所致的胸腔积液有一定疗效。恶性胸腔积液增长迅速,反复抽液可使蛋白质大量丢失,效果不理想。可选择化学性胸膜固定术。即在抽吸或引流胸腔积液后,胸腔内注入包括博来霉素、顺铂、丝裂霉素等抗肿瘤药物可减缓胸腔积液产生。也可胸腔内注入生物免疫调节剂,如短小棒状杆菌疫苗、白介素-2、干扰素、淋巴因子激活的杀伤细胞、肿瘤浸润性淋巴细胞等,可抑制恶性肿瘤细胞、增强淋巴细胞局部浸润及活性,并使胸膜粘连。此外,为封闭胸膜腔,可将胸水引流完后,注入胸膜粘连剂,如米诺环素、多西环素、滑石粉,使胸膜粘连,以减少胸腔积液再度形成。若同时注入少量利多卡因及地塞米松,可减轻疼痛及发热等不良反应。

(刘晓菊)

## 学习小结

胸腔积液由壁层胸膜的毛细血管产生,再从壁层胸膜的淋巴管回吸收。任何因素导致胸腔积液的产生增多或回吸收减少,即产生胸腔积液。临床上引起胸腔积液原因很多,漏出液多见于全身因素,渗出液最常见的是结核性渗出性胸膜炎、类肺炎性胸腔积液和恶性胸腔积液。胸腔积液的诊断步骤为首先确定有无胸腔积液,其次区别渗出液和漏出液,再进行胸腔积液的病因诊断。胸腔积液的治疗主要是原发病的治疗和胸腔积液的处理。理解胸腔积液的循环机制,熟悉胸腔积液形成的常见原因和临床表现,掌握胸腔积液的分步诊断方法,积极寻找胸腔积液的病因,做到合理治疗。

## 复习参考题

1. 常见胸腔积液的原因有哪些?

2. 如何鉴别良恶性胸腔积液?

3. 结核性胸膜炎、类肺炎性胸腔积液及恶性胸腔积液如何治疗?

# 第十四章　气　胸

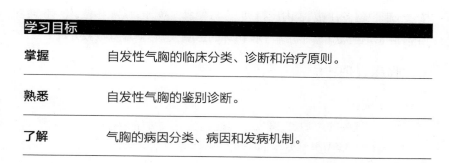

| 学习目标 | |
|---|---|
| **掌握** | 自发性气胸的临床分类、诊断和治疗原则。 |
| **熟悉** | 自发性气胸的鉴别诊断。 |
| **了解** | 气胸的病因分类、病因和发病机制。 |

　　胸膜腔是不含空气的密闭潜在性腔隙。气体进入胸膜腔,造成积气状态,称为气胸(pneumothorax)。

## 一、病因和发病机制

　　气胸按其病因可分为创伤性气胸和自发性气胸两大类。

### (一)创伤性气胸

　　分为外伤性和医源性气胸,前者系由于胸部刺伤、挫伤、肋骨骨折等直接或间接胸壁损伤所致,后者由诊断及治疗所进行的各种手术、穿刺等操作引起。

### (二)自发性气胸

　　是在无外伤或人为因素情况下,脏层胸膜自发破裂,空气进入胸膜腔引起的气胸。自发性气胸分为两型。

　　1. 原发性自发性气胸　也称为特发性气胸,多见于瘦高体型的男性青壮年。常规 X 线检查肺部未发现明显病变,但可有胸膜下肺大疱(多在肺尖部),一旦破裂即形成气胸。引起胸膜下肺大疱的原因不清,可能与非特异性炎症瘢痕、肺泡先天性发育不良、小气道炎症和吸烟等有关。

　　2. 继发性自发性气胸　继发于肺部各种疾病。由于病变引起细支气管不完全阻塞,形成肺大疱破裂。常见的原因有慢性阻塞性肺疾病、肺结核、肺癌、肺脓肿等。一些少见肺部疾病如肺淋巴管平滑肌瘤病、肺囊性纤维化、弥漫性肺纤维化、先天性肺囊肿等也可引起气胸。偶因胸膜上有异位的子宫内膜,在月经期可以破裂而发生气胸(月经性气胸)。

　　气胸发病诱因常与体力活动、剧咳、屏气、排便、打喷嚏、甚至大笑等用力动作时气道压力突然增高有关。航空、潜水作业无适当防护措施时,从高压突然进入低压环境,以及机械通气压力过高时,均可发生气胸。气胸时失去了负压对肺的牵引作用,甚至因正压对肺的压迫,使肺容积缩小、肺活量降低、最大通气量降低,出现限制性通气功能障碍。大量气胸时,由于吸引静脉回心的负压消失,甚至胸膜内正压对心脏和血管的压迫,使心脏充盈减少,心每搏输出量降低,引起心率增快、血压下降,甚至休克。张力性气胸可引起纵隔移位、呼吸循环衰竭,甚至死亡。

## 二、临床类型

　　自发性气胸通常分为以下三种类型,三类气胸在发展过程中可以相互转变。

### （一）闭合性（单纯性）气胸

胸膜破裂口较小，随肺萎陷而闭合，空气不再进入胸膜腔。胸膜腔内压力可升高，测定时可为正压亦可为负压，视气体量多少而定。抽气后压力下降而不再上升。

### （二）交通性（开放性）气胸

破裂口较大或因胸膜间有粘连或牵拉妨碍肺脏回缩，使破口持续开启，气体经破口自由进出胸膜腔。抽气后胸膜腔内压力很快恢复至零，并随呼吸上下波动。

### （三）张力性（高压性）气胸

破裂口形成单向活瓣，吸气时破口张开，空气进入胸膜腔，呼气时破口关闭，气体不能排出，使胸膜腔内空气越积越多，胸膜腔内压持续升高，使肺脏受压，纵隔移位，影响心脏血液回流。抽气后胸膜腔内压可下降，但又迅速复升，对机体呼吸循环的影响大，必须紧急抢救处理。

## 三、临床表现

### （一）症状

取决于气胸的类型、气胸发生的速度、胸腔积气的多少和胸腔内压力以及原有基础肺功能等。

1. 胸痛　常为突然发生的一侧针刺样或刀割样胸痛，可放射至肩背、腋部或前臂，因咳嗽及深吸气而加剧。

2. 呼吸困难　轻者可无明显的呼吸困难，积气量大或原有较严重的基础肺病者呼吸困难明显，甚至不能平卧。

3. 咳嗽　常为刺激性干咳。

4. 心肺衰竭　张力性气胸因胸膜腔内压力骤然增高，使肺被压缩，纵隔移位，可出现表情紧张、烦躁不安、发绀、冷汗、脉速、心律失常，甚至发生意识不清、呼吸衰竭。

5. 休克　血气胸如失血量过多，可使血压下降，甚至休克。

### （二）体征

取决于胸腔积气的多少和是否伴有胸腔积液。小量气胸可无明显体征或仅有呼吸音减低，大量气胸时可出现患侧胸廓饱满，呼吸动度和触觉语颤减弱，叩诊过清音或鼓音，心或肝浊音界缩小或消失，呼吸音减弱或消失。气管向健侧移位。液气胸时，胸内有振水声。

## 四、影像学检查

胸部 X 线检查是诊断气胸的重要方法，可显示肺受压程度，肺内病变情况以及有无胸膜粘连、胸腔积液及纵隔移位等。表现为外凸弧形的细线影，称为气胸线，线外透亮度增高，无肺纹理，线内为压缩的肺组织（图 2-14-1）。大量气胸或张力性气胸常显示纵隔及心脏移向健侧。合并纵隔气肿在纵隔旁可见透光带。

气胸合并胸腔积液时，可见气液平面。局限性气胸在后前位胸部 X 线片检查时易遗漏，侧位 X 线片可协助诊断。肺结核或肺部慢性炎症使胸膜粘连时，气胸呈局限性包裹。

CT 对于小量气胸、包裹性气胸及肺大疱与气胸鉴别比 X 线片更准确。表现为胸膜腔内出现极低密度的气体影，伴有肺组织不同程度的压缩萎陷改变。

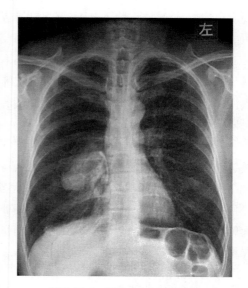

图 2-14-1　气胸（右）X线表现

### 五、诊断与鉴别诊断

#### （一）诊断

根据临床症状、体征及 X 线表现，可确定气胸的诊断。X 线或 CT 显示气胸是确诊依据。若病情十分危重无法搬动作 X 线检查，应迅速在患侧胸腔积气体征最明显处试穿。如能抽出气体，即可确立气胸的诊断。

#### （二）鉴别诊断

1. 支气管哮喘与慢性阻塞性肺疾病  两者均有不同程度的气促及呼吸困难，又有肺内过度充气的体征，可与自发性气胸相混淆。但既往有支气管哮喘或慢阻肺病史，无突发胸痛，肺部体征如语颤减弱、呼吸音减低和叩诊呈鼓音等改变，均为两侧对称性。当哮喘及慢阻肺患者突发严重呼吸困难、冷汗、烦躁，支气管扩张剂治疗效果不好，且症状加剧，应考虑并发气胸的可能。X 线检查有助鉴别。

2. 急性心肌梗死  患者亦有突然胸痛、胸闷、甚至呼吸困难、休克等临床表现。但常有高血压、冠状动脉粥样硬化性心脏病史。体征、心电图、X 线检查、血清心肌酶学检查有助于诊断。

3. 肺血栓栓塞症  有突发胸痛、呼吸困难、烦躁不安、惊恐甚或濒死感等类似气胸表现。但患者可有咯血、低热或晕厥。常有下肢或盆腔栓塞性静脉炎、骨折、手术后、心房颤动等病史，或发生于长期卧床的老年患者。体检、胸部 X 线检查可鉴别。

4. 肺大疱  位于肺周边的肺大疱尤其是巨大肺大疱在 X 线下可被误认为气胸。肺大疱通常起病缓慢，无突发胸痛，呼吸困难并不严重。肺大疱影像表现为圆形透光区，在大疱的边缘看不到发丝状气胸线，疱内有细小的肺纹理，在肺尖或肋膈角可看到肺组织。胸部 X 线片不易鉴别时，应从不同角度作胸部透视。

5. 其他  如消化性溃疡穿孔、胸膜炎、肺癌、膈疝、主动脉夹层动脉瘤等，偶可有急起的胸痛、上腹痛及气促等，亦应注意与自发性气胸鉴别。

## 六、治疗

自发性气胸治疗目的是促进患侧肺复张、消除病因及避免并发症和预防复发。

#### （一）一般治疗

卧床休息，必要时给予吸氧、镇痛和镇咳治疗。若有继发感染时，适当应用抗菌药物治疗。

#### （二）排气疗法

1. 闭合性气胸  气胸量较小，肺压缩<20%，症状较轻者，不需抽气，可观察待其自行吸收。吸氧可提高积气的吸收率。应动态观察积气量的变化。如气量较多，肺压缩>20%或呼吸困难明显者，宜胸腔穿刺抽气治疗。通常选择患侧胸部锁骨中线第 2 肋间为穿刺点，皮肤消毒后用气胸针或胸腔置细管，连接于50ml 注射器或气胸机抽气并测压。可每日或隔日抽气一次，每次抽气不宜超过 1000ml，余下积气常可待其自行吸收。肺复张能力差者，常需反复多次抽气才能使肺完全复张。

2. 交通性气胸  应行胸腔闭式引流。通过持续、有效的排气，促进胸膜破口闭合和气体排出。若破口较大或因胸膜粘连长期不能愈合，可经胸腔镜窥视下作粘连烙断术或开胸修补破口。

3. 张力性气胸  为迅速降低胸腔内压以避免发生严重并发症，需立即胸腔穿刺排气。紧急情况下如无抽气设备时，可采用简易排气法，于患侧锁骨中线第 2 肋间或腋前线第 4、5 肋间用注射器穿刺抽气，直至气急缓解。亦可用粗注射针，在其尾部接橡皮指套，指套末端剪一小裂缝，将针头刺入胸腔排气，气体便从小裂缝排出。当胸膜腔内压减为负压时，套囊自然塌陷，小裂缝关闭，外界空气不能进入胸腔。有条件时宜立即行胸腔闭式引流，必要时可加用负压持续吸引。

张力性、交通性气胸或肺组织压缩程度较重、心肺功能较差、呼吸困难重的闭合性气胸及反复发生的气胸,无论其肺压缩多少,均应尽早行胸腔闭式引流。对胸腔穿刺抽气效果不佳者,宜应行胸腔闭式引流。

胸腔闭式引流的方法:插管部位一般多在患侧锁骨中线外侧第2肋间或腋前线第4、5肋间,如为局限性气胸或尚需引流胸腔积液,则应在X线透视下选择适当部位插管。插管前,在选定部位局麻下沿肋骨上缘平行作1.5~2cm皮肤切口,用套管针穿刺进入胸膜腔,拔去针芯,通过套管将无菌胶管插入胸腔,再将外套管退出,固定导管后,另端置于水封瓶的水面下1~2cm(图2-14-2)。插管成功则导管持续逸出气泡,呼吸困难迅速缓解,压缩的肺可在几小时至数天内复张。对肺压缩严重,时间较长的患者,插管后应夹住引流管分次引流,以免胸腔内压骤降引起复张性肺水肿。如无气泡逸出24~48h,患者呼吸困难症状消失,胸部X线片显示肺已完全复张,可拔管。如虽无气泡冒出,但患者症状缓解不明显,可能为导管不通畅或部分滑出胸膜腔,需及时更换导管或作其他处理。水封瓶应放在低于患者胸部的地方,以免瓶内的水反流进入胸腔。引流排气过程中,应注意严格消毒,防止发生感染。

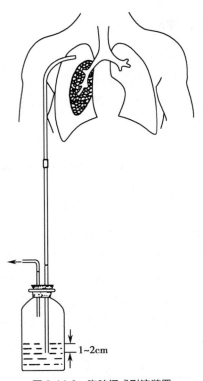

图2-14-2 胸腔闭式引流装置

### (三)化学性胸膜固定术

气胸复发率高,为预防复发,可在漏气停止,肺复张后经胸腔引流管注入化学药物产生无菌性胸膜炎症,使脏层和壁层胸膜粘连,从而消灭胸膜腔间隙。适合于持续性或复发性气胸、双侧气胸、合并肺大疱以及肺功能不全不能耐受手术者。常用的硬化剂有米诺环素、多西环素和滑石粉。以干粉喷洒或混悬剂注入胸腔,可经胸腔引流管注入或经胸腔镜直视下给药。为避免药物引起的局部剧痛,先注入适量利多卡因,并让患者转动体位,充分麻醉胸膜15~20min后注入硬化剂。若一次无效,可重复注药。不良反应包括发热、胸痛,滑石粉剂量过大可能引起急性呼吸窘迫综合征。

### (四)胸腔镜和外科治疗

1. 胸腔镜治疗　直视下粘连带烙段术可促进受牵连的胸膜破口闭合。对肺大疱或破裂口喷涂纤维蛋白胶或医用ZT胶。可用激光烧灼<20mm的肺大疱。电视胸腔镜外科手术可行肺大疱结扎、肺叶或肺段切除,具有微创、安全、不易复发等优点。

2. 手术治疗适应证　包括持续漏气、复发性气胸、自发性双侧气胸、首次发生气胸以及从事高危职业者,如潜水员或飞行员。可行开胸修补破口,肺大疱结扎。若肺内原有明显病变,可考虑切除肺叶或肺段。手术治疗远期效果最好,复发率最低。

### (五)并发症及其治疗

1. 纵隔气肿和皮下气肿　多见于张力性气胸。由于肺泡破裂逸出的气体进入肺间质,肺间质内的气体沿着血管鞘进入纵隔,甚至进入皮下组织,导致皮下气肿。张力性气胸抽气或闭式引流后,也可沿针孔或切口出现皮下气肿。单纯皮下气肿可暂不处理,但应密切观察病情变化。吸入浓度较高的氧可增加纵隔内氧浓度,有利于气体吸收,严重者可作胸骨上窝穿刺或切开排气。

2. 血气胸　气胸伴胸膜腔出血,多由于胸膜粘连带内血管撕裂所致。肺完全复张后出血多能自行停止,若出血不止,除抽气排液及适当输血外,应采取手术治疗结扎出血的血管。

3. 脓气胸　由金黄色葡萄球菌、肺炎克雷伯菌、铜绿假单胞菌、结核分枝杆菌及厌氧菌引起的坏死性肺炎、肺脓肿及干酪样肺炎可并发脓气胸。也可因胸腔穿刺或肋间插管引流医源性感染所致。需插管引流,胸腔内生理盐水冲洗,根据细菌学检查及药敏试验选择有效抗菌药物,必要时根据具体情况考虑手术治疗。

## 七、预防

气胸患者禁止乘坐飞机,如肺完全复张1周后可乘坐飞机。有巨大肺大疱患者需避免重体力活动、剧咳、屏气、用力大便等诱发气胸的因素。航空、潜水作业时予以适当防护措施。

(刘晓菊)

### 学习小结

正常胸膜腔内无气体,任何原因导致胸膜产生破口,气体自肺泡进入胸膜腔则引起气胸。临床上分闭合性、交通性和张力性气胸三类。症状的严重程度取决于气胸的类型、气胸发生的速度、积气量的大小和胸腔压力以及有无基础心肺疾病及功能状态。

通过本章学习掌握气胸的临床类型和表现,熟悉气胸的病因及诱发因素,掌握其X线及CT检查特征,及时诊断,对不同类型的气胸视症状轻重、基础疾病及心肺功能状况选择合适的治疗方法,并积极防范或及时处理并发症。

### 复习参考题

1. 气胸如何分类?

2. 气胸需要与哪些疾病鉴别?

3. 气胸常见的并发症有哪些?如何处理?

# 第十五章　睡眠呼吸暂停综合征

**学习目标**

| | |
|---|---|
| **掌握** | 阻塞型睡眠呼吸暂停低通气综合征的临床表现、诊断及治疗原则。 |
| **熟悉** | 阻塞型睡眠呼吸暂停低通气综合征对各个脏器功能的影响。 |
| **了解** | 阻塞型睡眠呼吸暂停低通气综合征的发病机制。 |

睡眠呼吸暂停综合征(sleep apnea syndrome,SAS)是指各种原因导致睡眠状态下反复发生呼吸暂停、间歇性低氧、睡眠结构紊乱和反复微觉醒,伴或不伴低通气,从而导致机体发生一系列病理生理改变的临床综合征。SAS 分为三型:阻塞型睡眠呼吸暂停低通气综合征(obstructive sleep apnea-hypopnea syndrome,OSAHS)、中枢型睡眠呼吸暂停低通气综合征(central sleep apnea syndrome,CSAS)及混合型呼吸暂停低通气综合征。其中 OSAHS 是各种原因导致睡眠状态下反复出现呼吸暂停和/或低通气的一种睡眠呼吸障碍性疾病,以睡眠时反复发作性的上气道塌陷为特征,OSAHS 不仅影响睡眠质量,也与多种疾病相关,是高血压和心血管疾病的独立危险因素。

## 一、流行病学

现代社会,无论成人还是儿童,阻塞型睡眠呼吸暂停的发病率均有增高的趋势,据估计,阻塞型睡眠呼吸暂停的发病率女性为 2%~4%,男性为 4%~9%,发病率随着年龄的增长而增加。

## 二、相关术语

### (一)睡眠呼吸暂停(sleep apnea,SA)

SA 系指睡眠过程中口鼻呼吸气流消失或明显减弱(较基线幅度下降≥90%)持续时间≥10s。可分为中枢型睡眠呼吸暂停(CSA)、阻塞型睡眠呼吸暂停(OSA)和混合型睡眠呼吸暂停(MSA)。

### (二)低通气(hypopnea)

睡眠过程中口鼻气流较基线水平降低≥30%并伴有 $SaO_2$ 下降≥4%,持续时间≥10s;或者口鼻气流较基线水平降低≥50%并伴 $SaO_2$ 降≥3%,持续时间≥10s。

### (三)呼吸努力相关微觉醒(respiratory effort related arousal,RERA)

指虽未达到呼吸暂停或低通气标准,但出现时间≥10s 的异常呼吸努力并伴有相应微觉醒,当出现睡眠片段时 RERA 仍具有临床意义。

### （四）呼吸暂停低通气指数（apnea hypopnea index，AHI）

平均每小时呼吸暂停、低通气的次数之和。

### （五）呼吸紊乱指数（respiratory disturbance index，RDI）

平均每小时呼吸暂停、低通气和呼吸努力相关微觉醒的次数之和。

### （六）睡眠呼吸暂停综合征判断指标

是指 7h 睡眠中呼吸暂停及低通气反复发作在 30 次以上，或 AHI≥5 次/h，若有条件则以 RDI 为准。

## 三、病因

### （一）OSAHS 的病因

1. 解剖学因素　肥胖者上气道狭窄、鼻部结构的异常、咽壁肥厚、扁桃体肥大、肢端肥大症、巨舌、先天性小颌畸形、咽部和喉的结构异常等。

2. 功能性因素　饮酒、服用安眠药、妇女绝经后、甲状腺功能减退、老年等。

### （二）CSAS 的病因

主要由呼吸调节紊乱所致。下列疾病均可出现呼吸调节异常：脑血管意外、神经系统病变、脊髓前侧切断术、血管栓塞或变性引起的双侧脊髓病变、家族性自主神经异常、与胰岛素相关的糖尿病、脑炎，其他如肌肉疾患、枕骨大孔发育畸形、脊髓灰质炎、充血性心力衰竭等。

## 四、发病机制与病理生理

### （一）发病机制

1. 阻塞型睡眠呼吸暂停　上气道的气流阻力增大是阻塞型睡眠呼吸异常的重要原因。睡眠时气道塌陷（阻塞性窒息）是产生阻塞型睡眠呼吸暂停的重要机制。OSA 的阻塞部位在咽腔。咽腔是上呼吸道和上食管的交叉路口，在生理上有重要意义。作为上气道的咽腔，从后鼻孔至会厌，缺乏完整的骨性结构支撑，主要靠咽腔周围肌的收缩来调节咽腔大小，肌肉收缩倾向于引起咽腔开放。由觉醒转入睡眠时，咽腔周围肌紧张性降低，加之平卧睡眠时重力因素引起舌根与软腭后移，咽腔相对狭小。在有解剖学上的气道狭窄时（如咽壁增厚、扁桃体肥大、巨舌、下颌后缩、颈部受压等），清醒时因为气道抬高故能保证气道开放，入睡后咽舌部肌群松弛使咽部狭窄，舌根后坠，吸气时在胸腔负压的作用下，软腭、舌坠入咽腔紧贴咽后壁，造成上气道闭塞、呼吸暂停。上气道塌陷主要发生在两个部位：软腭区和舌根区。舌根区的塌陷性与呼吸紊乱指数（RDI）密切相关，舌根区的塌陷是睡眠呼吸紊乱、低氧血症、高碳酸血症的重要危险因素。OSAS 患者由于睡眠中出现反复的呼吸停止会导致低氧血症、高碳酸血症、睡眠质量低下及睡眠中断，Ⅰ 期睡眠增多，而 Ⅲ、Ⅳ 期睡眠和快速眼动（REM）睡眠减少。还可引起呼吸、心血管、精神神经、血液、内分泌等多系统的病理生理变化。

2. 中枢型睡眠呼吸暂停　中枢型呼吸暂停（CSA）是指鼻和口腔气流与胸腹式呼吸运动同时停止。有许多原因导致中枢型睡眠呼吸暂停，但都与呼吸控制系统相关（如脑干功能障碍、充血性心力衰竭和高原呼吸）。呼吸中枢位于延髓和脑干，并受控制意识和情绪的高级中枢影响，亦受体液和感受神经反射调节。位于延髓的呼吸神经元可产生呼吸的基本节律，位于脑干的呼吸中枢对调节和维持正常的节律性呼吸有重要作用。由醒觉转入睡眠时，高级中枢对呼吸的影响减弱，呼吸中枢对各种不同的刺激（如对高碳酸血症、低氧血症、上气道及肺和胸壁的反射性调节信号）反应性也减低。这样在呼吸中枢及神经-呼吸肌系统出现病变时，虽然醒觉时可维持正常节律呼吸，睡眠时即可出现呼吸停顿。

在某些情况下（如高原性低氧）使呼吸增快，可引起 $PaCO_2$ 下降，入睡后可因 $PaCO_2$ 低于维持呼吸冲动的阈值而导致呼吸停止。心力衰竭患者睡眠时发生呼吸停顿的原因，可能是循环时间变慢而造成体液调节出现时间差而引起。OSA 患者行气管切开或腭咽成形术后，部分患者出现 CSA，可能与感受性神经反射调节作用减弱有关。

### （二）呼吸停顿引起睡眠中断的机制

呼吸停顿引起睡眠中断，对 SAS 患者具有重要的保护意义。觉醒反应可以刺激扩咽肌收缩，恢复气道通畅，提高呼吸中枢兴奋性或补偿其缺陷，从而恢复正常节律呼吸。尽管觉醒、微觉醒（microarousal）可通过脑电分析得以判断，但患者可能并无明显可记忆的失眠。由于导致睡眠的化，破坏睡眠结构，对睡眠质量产生不良的影响。呼吸暂停引起觉醒的机制可能是：①由于低氧血症和高碳酸血症刺激化学感受器，传入神经将刺激信号传递到呼吸中枢的同时，刺激网状激活系统。当超过醒觉阈时即引起觉醒；②上气道阻力增加和呼吸驱动力的增加，躯体机械性感受器传入冲动刺激网状系统，当超过醒觉阈时即引起觉醒。呼吸驱动力增加的原因又可能是低氧或高碳酸血症的刺激或上气道阻力的增加。长期反复的呼吸暂停会使醒觉阈值提高，这样，虽然觉醒的次数可能减少，但呼吸停顿的时间会延长，低氧血症和高碳酸血症所导致的病理损害也会加重。

### （三）病理生理

由于 SAS 患者反复发作呼吸暂停及低通气，导致慢性间歇低氧、高碳酸血症，严重者可导致神经调节功能失衡，儿茶酚胺、肾素-血管紧张素、内皮素分泌增加，微血管收缩，内分泌功能紊乱及血流动力学和微循环异常等改变，引起组织器官缺血、缺氧，导致多系统器官功能损害。

## 五、临床表现

### （一）OSAHS 的临床表现

1. 症状

（1）夜间症状：打鼾是 OSAHS 典型的夜间症状，打鼾伴呼吸暂停是 OSAHS 重要的提示性症状。其他症状可有睡眠中断或失眠，夜尿、遗尿和勃起功能障碍等。

（2）白天症状：白日嗜睡、困倦，患者在清醒状态下也有相应表现，可为轻度的工作或学习注意力下降，也可表现为在驾驶或操作仪器时因嗜睡而威胁生命。还可有抑郁、易怒和性格改变。白天的症状逐步加重，患者可能意识不到这种变化。晨起头痛、口干、咽喉痛。

2. 体征

（1）身高、体重、体重指数：60% 的患者体重指数大于 $28kg/m^2$，睡眠呼吸异常的患者常超重。

（2）颈围：肥胖、颈围超过 43cm 的男性是发生 OSAHS 的前兆。

（3）评定颌面形态：应注意有无颌面形态异常，如下颌后缩、下颌畸形，颏后缩以及小颌均可致使气道狭窄。

（4）鼻腔、咽喉部的检查：此类患者常有上呼吸道的异常，如悬雍垂肥大、软腭低垂和咽外侧壁的狭窄、扁桃体肿大、舌体肥大及腺样体肥大等。鼻塞、巨舌、扁桃体肥大常是儿童气道狭窄的重要原因。

### （二）CSAS 的临床表现

CSAS 的患者常主诉睡眠中断，因窒息感而觉醒，有白日困倦及嗜睡的症状，也可有睡眠呼吸暂停。当 CSA 患者合并其他病症，如充血性心力衰竭、神经障碍、肺泡通气不足时，可主要表现为与此相应的症状，如运动耐力下降、活动时呼吸困难、周围性水肿、肌无力和体位性头晕。

### （三）SAS 对全身器官的影响

1. 高血压　尽管在许多 OSAHS 患者中，高血压与肥胖有关，但 OSAHS 是血压升高的独立危险因素。血压随 AHI 的升高而升高，OSAHS 经治疗后血压相应有了好转。

2. 心脑血管疾病　睡眠健康研究表明 AHI>11 次/h 的患者，心血管疾病的发生率增加，另一项试验证明心肌梗死的患者易患 OSAHS，AHI 升高时还易患脑血管疾病。总而言之，OSAHS 是心血管疾病独立的危险因素。

3. **SAS 相关内分泌功能紊乱** SAS 可致甲状腺功能减退、胰岛素代谢紊乱、性激素代谢异常、生长激素减少等变化而引起相应的病理生理改变。

4. **其他** 如精神异常、认知障碍,肺源性心脏病和呼吸衰竭等均与 SAS 有不同程度的相关性。

## 六、辅助检查

### （一）实验室检查

生化和血液检查多正常,部分患者可出现红细胞和血红蛋白增高,亦可见血糖增高。动脉血气分析可有不同程度的低氧血症和二氧化碳潴留。

### （二）心电图

可出现心律失常。如有高血压、肺动脉高压,则有相应心电图表现。

### （三）肺功能

部分可表现为限制性通气功能障碍。

### （四）多导睡眠图

多导睡眠图(polysomnography,PSG)是确诊本病的检查手段。该项检查同步记录患者睡眠时的脑电图、肌电图、口鼻气流、胸腹呼吸运动、眼动图、动脉血氧饱和度、心电图等多项指标,可准确了解患者睡眠时呼吸暂停的情况。

### （五）影像学检查

头颅 X 线片、CT 及 MRI 等影像学检查可提供上气道的形态学分析,CT 和 MRI 可在患者睡眠呼吸暂停时行上气道的动态扫描,有助于对上气道阻塞部位作出正确的评估。

## 七、诊断与鉴别诊断

### （一）诊断

1. **Epworth 嗜睡量表评分(ESS 评分)≥9 分** 临床有典型的夜间睡眠打鼾伴呼吸暂停、日间嗜睡(ESS 评分≥9 分)等症状、查体可见上气道任何部位的狭窄及阻塞,AHI≥5 次/h 者可诊断 OSAHS。

2. **ESS 评分<9 分** 对于日间嗜睡不明显(ESS 评分<9 分)者,AHI≥10 次/h 或 AHI≥5 次/h,存在认知功能障碍、高血压、冠心病、脑血管疾病、糖尿病和失眠等 1 项或 1 项以上 OSAHS 合并症也可诊断 OSAHS。

### （二）病情严重程度分级

根据 AHI 和夜间血氧饱和度可将 OSAHS 分为轻、中、重度(表 2-15-1)。一般建议以 AHI 病情程度作为主要判断标准,并注明夜间最低血氧饱和度。

表 2-15-1 成人阻塞型睡眠呼吸暂停低通气综合征病情程度分级

| 程度 | AHI/(次·h$^{-1}$) | 程度 | 最低 SaO$_2$/% |
|---|---|---|---|
| 轻度 | 5~15 | 轻度 | 85~90 |
| 中度 | >15~30 | 中度 | 80~<85 |
| 重度 | >30 | 重度 | <80 |

注: AHI 为睡眠呼吸暂停低通气指数；SaO$_2$ 为动脉血氧饱和度。

### （三）合并症和并发症的诊断

临床诊断时应明确合并症和并发症的发生情况,如心脑血管疾病、糖尿病等。

### （四）鉴别诊断

应与单纯鼾症、上气道阻力综合征、肥胖低通气综合征、发作性睡病、不宁腿综合征和睡眠中周期性腿动等疾病相鉴别。

## 八、治疗

### （一）OSAHS 的治疗

治疗的目的是消除睡眠时异常的呼吸,改善睡眠质量,减轻白天症状以及降低心血管疾病的危险性。治疗因症状严重程度而不同,即使 PSG 仅反映有轻度异常,若白天功能障碍表现明显,同样需要治疗。

1. 病因治疗　纠正引起 OSAHS 或使之加重的基础疾病,如甲状腺功能减退应用甲状腺素、抑酸药及胃动力药治疗胃食管反流、生长抑素类药物治疗肢端肥大症等。

2. 行为疗法

（1）减肥:坚持减肥能显著改善睡眠时的呼吸。体重减轻 10% 能使 AHI 下降 25%。对肥胖伴 OSAHS 患者治疗研究表明,肥胖伴 OSAHS 患者进行减肥治疗后,OSA 的症状如呼吸暂停的次数、憋醒、打鼾、白天嗜睡、低氧血症、水肿等均得到明显改善,同时减肥治疗还可以改善咽、喉部功能,AHI 减少与体重减轻程度相关,体重减少越多,病情改善越明显。

（2）戒烟酒、避免服用安眠镇静药物:酒精会加重现有的 OSA 的症状。应避免接触烟雾和其他气道刺激物以免加重气道炎症和 OSA。

（3）睡眠体位调整:若 PSG 证实仰卧位加重睡眠病态呼吸,则在睡眠时应避免仰卧位,可在患者侧卧位时背部放置物体如网球以阻止患者仰卧,且侧卧位的 AHI 与仰卧位的差值越大,侧卧位改善患者睡眠的效果会越明显;另外睡觉时可把头部抬高 30°~60°。

（4）健康教育:应告知患者白天嗜睡的危险性,症状改善前不宜驾驶或操作危险机械。

3. 药物治疗　疗效不肯定,临床上较少应用。

4. 无创气道正压通气治疗　是成人 OASHS 患者首选的治疗方法。包括持续气道正压通气（continuous positive airway pressure,CPAP）、智能型 CPAP（Auto-CPAP）和双水平气道正压（bi-level positive airway pressure,BiPAP）通气。不同患者受体型、上气道及颌面部解剖结构等因素影响,其所需要的维持上气道开放的最低有效治疗压力不一样;另外即使为同一患者在不同睡眠阶段、睡眠体位,其所需要的治疗压力也是不一样的。因此,在患者开始接受无创正压通气治疗前,需进行压力滴定选取合适的压力水平进行治疗,同时建立良好的医患沟通,嘱其定期复查,并根据患者实际病情变化调整治疗所需压力。

（1）CPAP 是现今治疗 OSAHS 最基本、最常用的通气策略:CPAP 是在整个呼吸过程中施以一定程度气道正压,使患者功能残气量增加,上气道阻力降低,刺激机械受体,增加上气道肌张力,防止睡眠时上气道塌陷,从而使上气道狭窄部分开放,提高氧饱和度和睡眠质量、减轻症状,减少心血管系统、呼吸系统、内分泌系统等并发症的发生,有利于改善患者的预后,降低病死率。有关无创正压通气的适应证可参考表 2-15-2,CPAP 治疗 OSAS 疗效的评价可参考表 2-15-3。

表 2-15-2　无创正压通气适应证

| 序号 | 适 应 证 |
|---|---|
| 1 | 中、重度 OSAHS 患者（AHI>15 次/h） |
| 2 | 轻度 OSAHS（AHI>5~15 次/h）患者,但症状明显（如白天嗜睡、认知障碍、抑郁等）,合并或并发心脑血管病和糖尿病等 |
| 3 | 经过其他治疗（如 UPPP 手术、口腔矫正器）后仍存在的 OSA |
| 4 | OSAHS 合并 COPD 者,即重叠综合征 |
| 5 | OSAHS 患者的围术期治疗 |

注: OSAHS 为阻塞型睡眠呼吸暂停低通气综合征;COPD 为慢性阻塞性肺疾病;OSA 为阻塞型睡眠呼吸暂停;UPPP 为悬雍垂腭咽成形术。

表 2-15-3　持续气道正压通气治疗阻塞性睡眠呼吸暂停综合征疗效的评价

| 序号 | 疗 效 评 价 |
|---|---|
| 1 | 睡眠期鼾声、憋气消退,无间歇性缺氧,动脉血氧饱和度（$SaO_2$）正常 |
| 2 | 白天嗜睡明显改善或消失,其他伴随症状如抑郁症显著好转或消失 |
| 3 | 相关并发症,如高血压、冠心病、心律失常、糖尿病和脑卒中等得到改善 |

以下情况时慎用:肺大疱;气胸或纵隔气肿;血压明显降低(<90/60mmHg),或休克时;急性心肌梗死患者血流动力学不稳定者;脑脊液漏、颅脑外伤或颅内积气;急性中耳炎、鼻炎、鼻窦炎感染未控制时;青光眼。

(2) Auto-CPAP:根据患者睡眠时气道阻塞的程度及阻力的变化,呼吸机自动感知患者气道阻力的大小,并调整呼吸机送气的压力。对部分患者,尤其是重度 OSAHS 患者,其效果可能优于 CPAP 治疗。

(3) BiPAP:其工作原理为使用呼吸机时,在吸气相,呼吸机提供一较高水平的压力;在呼气相,呼吸机提供相对应的较低水平压力。因此,该通气策略既保证上气道开放,又可以提供一定的通气支持来改善患者通气,排除 $CO_2$。其适用于 OASHS 合并 $CO_2$ 潴留患者以及较高 CPAP 压力需求的患者和不能耐受 CPAP 治疗的患者。

5. 口腔内矫治器　口腔内矫治器作用原理是抬高下颌骨使上气道增宽,下颌骨前移的距离是决定疗效的重要因素,推荐运用 PSG 前后监测对比。通过口腔内矫治器提供稳定的下颌前移装置,使舌和软腭前移,使颏舌肌等肌肉活动功能改变,适用于轻度 OSAHS 者及不能耐受 CPAP、不能手术者。

6. 氧疗　虽然吸氧不能改善患者的睡眠,但对于不能耐受其他治疗的患者仍有意义。对合并肺部疾病如 COPD 的 OSA 患者,氧疗和 CPAP 治疗应同时进行。

7. 外科治疗　有许多手术疗法可用于治疗 OSAHS,如:①悬雍垂腭咽成形术(UPPP)及其改良术;②下颌骨前移;③颌面部前突加舌骨肌切断悬吊术。有手术适应证者可考虑手术,但多数患者并无手术的必要,术前和术中应严密监测,术后应定期随访。

### (二)CSAS 的治疗

治疗中枢型睡眠呼吸暂停之前应对患者进行分类,有三类:合并有阻塞型睡眠呼吸暂停者;有憋醒或白天肺泡通气不足者;没有憋醒也没有 OSAHS 的患者。

对合并有 OSAHS 或有气流受限的 CSA 患者应按单纯 OSAHS 治疗,通常在解除气道阻塞后,中枢问题也相应解决,应进行 PSG 检查以评定是否需要进一步的治疗。

低通气而无气流受限的患者,睡眠时因为通气量的减少而常表现为 CSA,这类患者可进行鼻面罩的通气治疗,有时甚至需要气管插管。

没有低通气的患者应检查有无鼻塞、充血性心力衰竭或神经性疾病,若有则应选择合适的压力和氧气水平。少数患者服用乙酰唑胺在短期内有效。

(马万里)

---

**学习小结**

睡眠呼吸暂停综合征(SAS)是指各种原因导致睡眠状态下反复发生呼吸暂停、间歇性低氧、睡眠结构紊乱和反复微觉醒,伴或不伴低通气,从而导致机体发生一系列病理生理改变的临床综合征。SAS 分为三型:阻塞型睡眠呼吸暂停低通气综合征(OS-AHS)、中枢型睡眠呼吸暂停低通气综合征(CSAS)及混合型呼吸暂停低通气综合征。依据病史、症状、体征及多导睡眠图(PSG)等明确诊断;根据 AHI 和夜间血氧饱和度可将 OSAHS 分为轻度、中度、重度。无创气道正压通气治疗是成人 OASHS 患者首选的治疗方法。

---

**复习参考题**

1. 哪些临床表现提示 OSAHS?

2. 简述 OSAHS 的诊断标准。

3. 为何 CPAP 是成人 OSAHS 的首选治疗方法?

# 第十六章　咯血的诊断与治疗

| 学习目标 | |
| --- | --- |
| **掌握** | 咯血的定义，引起咯血的病因，咯血的诊断与鉴别诊断，大咯血的处理原则。 |
| **熟悉** | 咯血的临床表现，针对咯血所做的常规检查及其意义，咯血的处理方法和常用药物。 |
| **了解** | 不同咯血的机制，止血药物的副反应。 |

咯血（hemoptysis）系指喉以下呼吸道任何部位的出血经口咳出。呼吸系统疾病是咯血的主要病因，此外，心血管、血液系统等病变也都可以引起咯血。由于咯血严重者可引起窒息、失血性休克等危及患者生命，因此，即便是初期咯血量很少，临床上也应该予以高度重视。

## 一、病因、发病机制与分类

据文献报道，引起咯血的疾病有 100 多种，其中主要是呼吸系统疾病，多见于支气管扩张、结核和肺癌；近年来，肺癌所致咯血发生率较以往显著增加。

**（一）支气管-肺疾病**

1. 支气管、气管疾病　慢性支气管炎、支气管扩张、支气管结核、支气管结石、支气管肺癌及气管肿瘤等。

2. 肺部疾病　肺结核、肺炎、肺脓肿、肺真菌病、肺寄生虫病、肺肿瘤或转移性肿瘤等。

3. 肺血管疾病　肺栓塞、肺动脉高压、肺动静脉瘘、肺隔离症、肺动脉发育不全、肺动脉瘤或畸形等。

4. 其他肺部疾病　肺囊肿、肺尘埃沉着病、放射性肺炎、含铁血黄素沉着症等。

**（二）心脏疾病**

二尖瓣狭窄、心内膜炎、左-右分流先天性心脏病、左心衰竭等。

**（三）血液系统疾病**

出凝血疾病、血小板减少症、血小板功能异常、白血病、再生障碍性贫血、弥散性血管内凝血等。

**（四）系统性疾病**

肺出血-肾炎综合征、系统性红斑狼疮、血管炎等。

**（五）血管疾病**

主动脉瘤、动静脉畸形等。

**（六）药物或毒素**

抗凝药、阿司匹林、青霉胺等。

## （七）其他

医源性,如支气管镜检查、肺活检等。

## 二、临床表现

临床上常根据咯血量分为:痰中带血、少量咯血(<100ml/d)、中量咯血(100～500ml/d)和大量咯血(>500ml/d 或一次咯血 300ml 以上)。

大咯血主要见于空洞型肺结核、支气管扩张症和慢性肺脓肿,可以有以下临床表现:

### （一）呼吸困难和发绀

因血块阻塞支气管或血液、支气管分泌物在气道内潴留,可引起全肺、肺叶或肺段不张,导致不同程度的呼吸困难和缺氧表现,体检可发现相应区域的呼吸音减弱或消失,X 线检查可显示肺不张征象。

### （二）发热

咯血后体温可轻度升高(≤38℃),如出现寒战、高热、剧烈咳嗽、咳脓痰,常提示继发肺部感染。

### （三）休克

咯血导致失血性休克并不常见。

### （四）窒息

其先兆为胸闷、憋气、冷汗、喉头咕噜作响,大量咯血,继而烦躁、发绀、呼吸窘迫,甚至昏迷。

值得指出的是,肺结核、支气管扩张、肺脓肿及出血性疾病所致咯血常为鲜红色;铁锈色血痰可见于典型的肺炎球菌肺炎,也可见于肺吸虫病和肺泡出血;典型的肺炎克雷伯菌肺炎可见砖红色胶冻样痰。二尖瓣狭窄所致咯血多为暗红色;左心衰所致咯血一般为浆液性粉红色泡沫痰;肺梗死引起的咯血多为黏稠暗红色血痰。

## 三、辅助检查

咯血患者除进行物理检查外,还要进行实验室和其他特殊检查。

### （一）实验室检查

包括血液学检查、血液生化分析、血气分析、尿液分析、痰液检查、痰细胞学检查、出凝血功能有关试验等。

血液学检查外周血白细胞计数或中性粒细胞比例增高,伴或不伴核左移提示感染性疾病或合并感染。如发现大量幼稚白细胞则考虑白血病可能。血小板计数、凝血时间、凝血酶原时间异常等均须考虑凝血系统功能异常。

### （二）心电图检查

有助于发现部分心血管系统疾病。

### （三）X 线及 CT 检查

对明确肺疾病均有重要价值。胸部 CT 尤其是高分辨率 CT 可发现明确气管、支气管和肺部病变,有助于确定咯血原因;肺部血管造影(CTA)有助于发现肺栓塞及肺血管畸形等病变引起的咯血。如胸部 X 线片及 CT 检查无异常发现,并不能完全排除支气管结核和早期肺癌引起的咯血。

### （四）支气管镜检查

支气管镜有助于确定咯血部位,并可通过活检及肺泡灌洗等方式获得病理学和病原学依据,进一步明确咯血病因;也可以直接对出血部位进行局部止血。

### （五）放射性核素检查

疑有肺栓塞者,行通气/灌注扫描有诊断价值。

## （六）支气管动脉和肺动脉造影

大咯血经初步保守治疗后无好转者，或出血危及生命的大咯血应行血管造影。由于大咯血多由支气管动脉引起，因此首选支气管动脉造影。对于肺循环异常，例如肺动静脉瘘、医源性肺动脉破裂或肺栓塞引起的咯血，则应进行肺动脉造影。

## （七）其他检查

如超声心动图，骨髓及免疫系统的相关检查等，有助于咯血的诊断。

# 四、诊断与鉴别诊断

尽快判断咯血的病因和出血部位是合理治疗和抢救的关键。

## （一）鉴别呕血与咯血

咯血与呕血的鉴别见表 2-16-1。

表 2-16-1　咯血与呕血的鉴别

| 鉴别内容 | 咯血 | 呕血 |
|---|---|---|
| 病史 | 肺结核、支气管扩张等呼吸疾病，心脏病史 | 溃疡病、肝硬化等消化道疾病史 |
| 前驱症状 | 咳嗽、喉痒、胸闷等 | 上腹不适、恶心、呕吐等 |
| 出血方式 | 咯出 | 呕出 |
| 血液性状 | 鲜红，混有痰液，呈泡沫状，碱性 | 咖啡色，混有食物残渣，酸性 |
| 柏油样便 | 无 | 有 |
| 出血后症状 | 痰中常带血 | 黑粪或大便潜血阳性 |

## （二）病史、症状和体征

患者的年龄与性别、既往史、咯血量、咯血的诱因、咯血的伴随症状等详尽的病史可能为咯血的原因提供线索。如幼儿发生咯血，需要考虑先天性心脏病所导致的咯血；少年儿童慢性咳嗽伴少量咯血和低色素性贫血须注意特发性肺含铁血黄素沉着症；青壮年的反复咳嗽、咳脓性痰和咯血，多为支气管扩张；年轻患者出现低热、乏力、盗汗伴咳嗽、咯血者则肺结核病可能性大；40 岁以上男性吸烟者，新近出现咳嗽伴痰中带血者，要考虑支气管肺癌可能；成年女性月经期呈周期性咯血，须考虑呼吸道子宫内膜异位症；近期胸部外伤病史则需要考虑肺挫伤的可能性；起病急、高热、胸痛、咳嗽伴咯血，多为急性肺部炎症或脓肿；除咯血外伴有皮肤、黏膜等其他部位的出血者，要排除血液系统疾病或流行性出血热等；痰中带血，经数周治疗无效者，应警惕支气管肺癌；反复大量咯血要考虑肺结核空洞、支气管扩张、肺脓肿和二尖瓣狭窄；咯血伴胸痛和呼吸困难应注意肺梗死。

详尽、准确的体格检查也有助于诊断。要注意检查体温、脉搏、呼吸、血压等以了解病情的严重程度。皮肤、黏膜有出血提示血液系统疾病。颈部、锁骨上淋巴结肿大者要考虑肺癌及淋巴结结核的可能。检查鼻咽部及口腔有无出血，以判断有无上呼吸道出血。肺部有异常体征则可能存在肺部疾病，如局限性哮鸣音常见于肿瘤、支气管异物引起的气道不完全梗阻；胸膜摩擦音见于累及胸膜的病变如肺炎、肺脓肿、肺栓塞等。心脏增大、震颤、杂音、心音及心律等改变，常提示有心脏疾病存在。杵状指/趾常见于支气管扩张、肺脓肿、肺癌、先天性心脏病等。

胸部 X 线片及 CT 可发现新老病灶、血管异常或肿瘤等；血液学及骨髓检查以排除血液病等；痰的微生物学、细胞学检查等更有助于诊断。纤维支气管镜检查、支气管动脉和肺动脉造影等检查可有助于确定出血的部位和原因。

# 五、治疗

原则：迅速止血，解除气道梗阻，保持呼吸道通畅，防止窒息和继续出血，维护正常生命体征和病因治疗等。

**（一）一般治疗**

1. 静卧休息　对于咯血，特别是大咯血患者应静卧休息。中到大量咯血患者，如明确出血侧，则采取患侧卧位，以免血液呛入健侧，出血部位不明者可取平卧位，不宜随意搬动。

2. 保持安静　避免过度紧张，可对患者进行心理疏导，必要时药物镇静，可适当应用地西泮，但禁用强镇静剂，如吗啡，防止抑制咳嗽反射而致血液咳不出，导致窒息。

3. 处理咳嗽　鼓励患者将存留在气管内的积血轻轻咳出，防止窒息；但咳嗽剧烈不利于咯血停止，可予以适当镇咳治疗，如复方可待因糖浆或者口服可待因 15～30mg。

4. 治疗原发病　对于病因明确的咯血，则应针对病因进行治疗。如肺血管炎引起的弥漫性肺泡出血，则应进行血浆置换和肾上腺皮质激素冲击治疗；感染因素引起的咯血则应积极控制感染。痰中带血或小量咯血，以对症治疗为主。

**（二）药物止血治疗**

1. 垂体后叶素　是大咯血的首选止血药。一般以 5～10IU 垂体后叶素，加 25% 葡萄糖液或生理盐水 20～40ml，缓慢静脉注射，一般 15～20min；再以 10～20IU 垂体后叶素，加入 5% 葡萄糖液 250～500ml，以 0.1IU/（kg·h）静脉滴注维持，至咯血停止 1～2d 后停用。用药期间需严格掌握药物剂量和滴速，并观察患者有无头痛、面色苍白、出汗、心悸、胸闷、腹痛、便意、血压升高等不良反应，并予以相应处理。对患有冠心病、高血压、动脉粥样硬化症、心力衰竭者及妊娠妇女均应慎用或不用。

2. 普鲁卡因　通过神经阻滞作用达到扩张血管，降低肺循环压力的作用。不能使用垂体后叶素者，常用 150～300mg 普鲁卡因溶于 5% 葡萄糖液 500ml 内静脉滴注，每日 1 次。少数人对此药过敏，首次应用时应皮试。

3. 酚妥拉明　为 α 受体阻滞剂，直接扩张血管平滑肌，降低肺动、静脉压，减轻肺淤血达到止血目的。常用酚妥拉明 10～20mg 加 5% 葡萄糖液 250～500ml，缓慢静脉持续滴注，用药过程中注意监测血压。

4. 巴曲酶　含有类凝血酶和类凝血激酶两种有效成分。主要作用为促进出血部位的血小板聚集，促进凝血过程。一般先肌内注射 1kIU，然后静脉注射 1kIU，如出血不止，可 4～6h 重复 1 次。

5. 浸润性肺结核、肺炎所致的咯血　经上述治疗效果不佳时，在充分抗结核、抗炎基础上，可考虑适当应用小剂量糖皮质激素。可口服泼尼松 20mg/d，或静脉注射氢化可的松 100～300mg/d，见效后减量，使用时间不宜超过 2 周。

6. 其他促进凝血的药物　如氨甲环酸、卡巴克络（安络血）、酚磺乙胺、5-氨基己酸、维生素 K、云南白药均可试用。对于肝素抗凝治疗引起的咯血或存在凝血功能障碍或肝功能不全者可用鱼精蛋白 50～100mg 加入 25% 葡萄糖注射液 40ml 缓慢静脉滴注，2 次/d，不能超过 3d。

**（三）支气管镜治疗**

1. 可通过支气管镜局部给予止血药物，如去甲肾上腺素、冰盐水、巴曲酶或凝血酶溶液等。

2. 对于大咯血患者，可通过放置球囊导管的方式进行局部止血，并防止血液进入其他气道，保证通气，避免窒息。

3. 通过电凝、冷冻、激光等技术，对出血病变进行直接处理，从而达到止血的目的。

**（四）支气管动脉栓塞术**

支气管动脉栓塞术对绝大多数的大咯血患者治疗有效。对于保守治疗无效、无法手术治疗的大咯血者，或者部分保守治疗无效、严重影响患者生活质量的长期咯血患者可行支气管动脉栓塞术。

**（五）外科手术治疗**

对于反复大咯血经积极保守治疗无效、出血部位明确的局部病变引起的咯血患者，如一般情况尚可，能够承受手术者可考虑外科手术治疗。

## （六）其他治疗

经各种上述治疗方法咯血仍不能控制者,可试行萎陷疗法(人工气胸、人工气腹)及局部放疗等方法。

## （七）大咯血的治疗

如患者原先咯血突然减少或停止,出现胸闷、气憋、唇甲发绀、烦躁不安、面色苍白、神志不清等症状,则高度提示患者出现了窒息,是导致患者死亡的主要原因,需要紧急处理。

1. 加强监护,做好抢救准备如吸引器、导管、气管插管、呼吸机等。

2. 立即将患者置于俯卧位,头低足高45°位,同时轻拍健侧背部,迅速排出积血;同时清除口、咽、喉、鼻部血块,必要时采用气管插管或气管切开,以便迅速解除呼吸道梗阻。如呼吸道通畅后,仍然无法恢复自主通气者,可行机械通气。

3. 给予高流量吸氧,同时建立一条大口径静脉输液管道,以便静脉滴注药物及输血。有条件时可行气管插管,硬质支气管镜吸引或气管切开。

4. 纠正缺氧导致的酸中毒、补充血容量、防治脑水肿、处理呼吸道继发感染、肺不张等。

（时国朝）

## 学习小结

咯血可由全身系统性疾病或心肺疾病导致,临床上常根据咯血量进行分类。 大咯血导致窒息,危及生命,是呼吸科常见临床急症,主要见于空洞型肺结核、支气管扩张症和慢性肺脓肿,近年来随着肺癌发病率升高,肿瘤引起的咯血也很常见。 面对咯血患者,尽快完善鉴别诊断,准确判断咯血的病因和出血部位是合理治疗和抢救的关键。 治疗过程中,除对症支持外,合理应用止血药物,纤维支气管镜治疗、血管介入、外科手术等都是常用方法。

## 复习参考题

1. 咯血的常见病因有哪些?

2. 咯血与呕血鉴别诊断要点有哪些?

3. 大咯血的处理原则是什么?

# 第十七章　介入肺脏病学的诊治进展

　　介入肺脏病学(interventional pulmonology)是肺脏病学的一个新领域,是一门涉及呼吸系统疾病的侵入性诊断和治疗操作的医学科学。它着重将先进的支气管镜和胸膜腔镜技术应用于气道和胸膜疾病的诊治,以及人工气道的建立和管理。主要涉及的技术包括硬质支气管镜检术、经支气管针吸活检术、荧光支气管镜、电磁导航支气管镜、超声气管镜检查、经皮针吸肺活检、支气管镜介导下激光、高频电灼、氩离子束凝固术、冷冻、气道内支架植入、支气管栓塞肺减容、气管内近距离后装放疗、经皮扩张气管造口术、支气管热成形术、内科胸腔镜以及影像引导的胸腔介入诊疗等。

## 一、气管镜下介入诊断技术

　　气管镜检查通过可视管道观察气管和支气管病变,进一步明确诊断。可分为硬质气管镜和软质气管镜,后者包括普通纤维支气管镜和电子气管镜,近年来荧光支气管镜和支气管镜下超声也得到了较为广泛的应用。

### (一)硬质气管镜(简称"硬镜")

　　硬镜可作为介入通道允许各种器械进入气道内,特别适用于处理复杂性大气道异物、发生大咯血时气道积血的排出和血凝块清除、重度气道狭窄的扩张、气道支架植入以及腔内肿瘤的切除等。同纤维支气管镜相比,硬镜检查过程中能保持气道通畅,可提供呼吸支持,因此该操作更为安全可靠,效果确切,但一般均在全麻下进行。

### (二)经支气管肺活检术

　　经支气管肺活检术(transbronchial lung biopsy,TBLB)是指常规支气管镜检不能窥见肺外周部位病变时,将活检钳通过相应支气管到达远端病灶部位进行活检,是诊断肺实质局灶性病变和弥漫性肺部疾病,如肺泡细胞癌和结节病等疾病的有效手段。但受检患者应无出血体质,且心肺功能可耐受。肺动脉高压和肺大疱患者禁用。

### (三)经支气管针吸活检术

　　经支气管针吸活检术(trans bronchial needle aspiration,TBNA)通过穿刺针吸或切割,获取气管壁、肺实质以及气管、支气管相邻部位纵隔内病变(如肿大的淋巴结等)的细胞或组织样本进行细胞和组织病理学检查。作为经支气管镜检查的一项新技术,TBNA可以明确常规纤维支气管镜检查不能明确诊断的纵隔及肺门肿大淋巴结以及黏膜下病灶的性质。

### (四)超声支气管镜

　　超声支气管镜(endobronchial ultrasound,EBUS)是将超声支气管镜或超声小探头通过支气管镜进入气管、支气管管腔，通过实时超声扫描，显示气道壁的各层组织结构，并且能够区分邻近的肿块、淋巴结和血管等结构，进一步明确肺部及纵隔病变的性质，并可以实时引导 TBNA，提高了 TBNA 诊断的敏感性和准确性，同时也降低了穿刺的风险。由于 EBUS 创伤小，并发症少，诊断范围广，在气道、纵隔及邻近气道的肺周围占位性病变等诊断方面有重要价值。

### （五）荧光支气管镜

荧光支气管镜（fluorescence bronchoscopy，FB）一般包含白光部分（普通白光支气管镜：white light bronchoscopy，WLB）和荧光部分，使用时可以交替观察气道黏膜在白光下的表现及荧光影像。普通白光支气管镜工作原理与普通支气管镜相同，荧光部分按其采用的不同技术分为激光成像荧光支气管镜（laser imaging fluorescence endoscopy，LIFE）及自荧光支气管镜（autofluorescence bronchoscopy，AFB）。AFB 是一种主要利用细胞自发性荧光和电脑图像分析技术进行内镜检查的新技术。在荧光光源照射下，黏膜下的早期肿瘤组织和正常组织发射的荧光不同，因此，AFB 有助于提高气管镜对肺癌及癌前病变的定位和诊断率，并且有助于发现肺癌切除后的肿瘤残余、肺癌术后复发等。

### （六）内科胸腔镜

内科胸腔镜是一项侵入性微创诊疗技术，主要用于常规方法无法确诊的胸腔积液患者的诊断。内科胸腔镜能够直接观察胸膜病变情况，并可直接对胸膜壁层和/或脏层的病变进行针对性活检，大大提高了胸膜疾病的诊断率。

### （七）经皮肺细针活检术

经皮肺细针活检术（transthoracic needle aspiration/biopsy，TTNA/B）是一种经皮穿刺获取包括胸壁、肺实质及纵隔在内的病变标本，从而进行细胞学、组织学及微生物学检查的技术。通常需电视透视或 CT 引导。TTNA/B 可以较准确获得肺内结节病灶的组织标本，使一些患者避免不必要的开胸手术，节约大量的医疗费用。

### （八）其他

电磁导航支气管镜是现代电磁导航技术，模拟支气管镜和三维 CT 成像技术的新一代支气管镜检术。在电磁导航系统实时导引下，通过支气管镜对肺外周无法直视的病变进行活检，可显著提高肺外周病灶的支气管镜检查阳性率。光学相干断层成像（optical coherence tomography，OCT）是近年来迅速发展起来的一种成像技术，利用光的反射原理，显示气道上皮及其下方的黏膜固有层、腺体的显微结构，使气管镜具有病理显微镜的功能，可对荧光支气管镜检出的支气管上皮癌前病变进一步定性，甚至能判断气道内肿瘤的侵犯深度。窄谱成像支气管镜可以检测支气管黏膜内血管分布和增生，对于支气管肺癌早期诊断有一定的作用。

## 二、介入治疗

主要通过介入的方式处理大气道内良恶性肿瘤以及各种原因导致的气道狭窄。

### （一）气道内支架植入

主要适用于中央气道（包括气管和段以上的支气管）器质性狭窄的管腔重建，气管、支气管软化症软骨薄弱处的支撑，以及气管、支气管瘘口或裂口的封堵。出血、感染及再狭窄是支架植入常见的并发症。尽管目前对于良性气道狭窄的支架植入治疗仍持审慎态度，但是新型材料支架的出现，气道内支架植入治疗有望能得到更好的远期疗效，并降低并发症的发生率。

### （二）经气管镜局部激光及高频电刀治疗

激光和高频电刀的局部作用使肿瘤组织灼烧分解，其穿透性强，可解除肿瘤造成的气道狭窄、阻塞。手术时热扩散效应小，能量集中，对周围组织损伤程度轻，组织瘢痕收缩小，适用于良、恶性气道病变，如支气管恶性肿瘤、良性肿瘤及炎性肉芽肿等引起的气道阻塞。

### （三）经气管镜氩气刀

又称氩离子束凝固术（argon plasma coagulation，APC），治疗氩气刀是一种应用高频电流将电离的氩气流进行非接触性的热凝固组织的方法，其适应证同高频电刀相比，还可用于气管、支气管的局部出血，特别是弥漫性出血。其优点在于：非接触性使用，避免了因接触治疗而引起的探头粘连；凝固深度约为高频电刀的1/3，不易发生穿孔；可大面积迅速止血，减少操作时间。

### （四）冷冻疗法

冷冻疗法是在支气管镜引导下，使用液氮将温度降至-80℃来治疗恶性肿瘤，最适用于气道内良、恶性病变以及可视的、较小的远端支气管内息肉样病变，也可用于异物的取出。其主要优势在于容易控制病变部位的治疗深度，气道壁穿孔危险性小，同时不易损伤气道软骨及支架。由于不能立刻去除病变组织，所以需反复多次进行。

### （五）近距离放疗和光动力疗法

近距离放疗是在支气管管腔内应用放射疗法治疗腔内恶性肿瘤。光动力疗法是静脉注入一定剂量光敏感剂，间隔一定时间后做支气管镜，给予病变区域适当波长光照射，产生毒性氧自由基导致恶性肿瘤细胞死亡，用于治疗小的（<3cm）、不适合手术或放疗的气道浅表以及恶性肿瘤引起的气道阻塞。

### （六）支气管镜下肺减容

支气管镜下肺减容（bronchoscopic lung volume reduction，BLVR）是治疗重度肺气肿的一种微创手段，改善重度肺气肿患者的症状和提高患者的生活质量，主要通过支气管镜在病变区域安置单向阀、向病变支气管内注入纤维蛋白胶封堵诱发局限肺不张和纤维化；行支气管开窗以增加呼出气流；经胸腔镜肺组织折叠或压缩术，以达到肺减容手术的治疗效果。该方法可减少或避免开放手术的高创伤和高风险，并缩短了患者的康复时间。

### （七）支气管热成形术

支气管热成形术（bronchial thermoplasty，BT）是一项通过高温消融气道平滑肌的技术，是近年研究用于中重度哮喘治疗的一种新方法。它通过射频探针释放控制的低能量对气道平滑肌进行消融，以减少气道平滑肌数量，降低气道平滑肌的异常收缩能力，从而缓解哮喘发作和改善肺功能。支气管热成形术作为一种独特的有效非药物治疗手段，目前已经开始在临床上得到推广和应用。

### （八）支气管动脉插管化疗与栓塞治疗

经支气管动脉灌注化疗（bronchial arterial infusion，BAI）和支气管动脉栓塞（bronchial artery embolization，BAE）是支气管肺癌及处理大咯血的主要介入手段。BAI与静脉化疗相比，其局部药物浓度高2~6倍，同时还可减少药物与血浆蛋白结合，降低药物的细胞毒作用。但有研究认为，除化疗反应较小外，两者疗效并不优于静脉化疗，临床应用应持谨慎态度。BAE可采用高密度碘油、明胶海绵或者聚乙烯醇微粒（PVA）等栓塞材料，其中明胶海绵为中期栓塞剂，栓塞后易吸收致血管再通，导致咯血复发；PVA颗粒为合成材料，栓塞血管后不被吸收，纤维组织侵入后发生纤维化，能持久闭塞血管，咯血复发率低。

（时国朝）

    介入肺脏病学是一门涉及呼吸系统疾病侵入性诊断和治疗操作的医学科学,着重将先进的支气管镜和胸膜腔镜技术应用于气道和胸膜疾病的诊治。 随着现代光学、医用电子、医学影像及生物技术的发展,介入肺脏病学也在迅速发展,在呼吸系统疾病的诊断和治疗中发挥着越来越重要的作用。

1. 气管镜下介入常用诊断技术有哪些?

2. 气管镜下介入常用治疗技术有哪些?

# 第十八章　烟草依赖

## 学习目标

| | |
|---|---|
| **掌握** | 烟草依赖的定义、临床表现、诊断与治疗。 |
| **熟悉** | 烟草依赖的发病机制。 |

　　烟草的流行是危害人类健康甚至导致死亡的重要因素之一。吸烟危害健康是不争的医学结论,来自世界卫生组织、美国、加拿大等多国监测部门的科学数据显示,一根香烟燃烧释放的烟雾中含有4000多种化学物质,其中有200多种有毒有害物质和69种明确的致癌物,吸烟者的平均寿命比不吸烟者短10年。吸烟可以成瘾,称为烟草依赖(tobacco dependence)。烟草依赖是造成吸烟者持久吸烟的重要原因。世界卫生组织已将烟草依赖作为一种慢性疾病[国际疾病分类(ICD)-10编码为F17.2]列为国际疾病分类之中。

## 一、定义

　　ICD-10对依赖的定义:这是一种生理、行为、认知症候群,用药者将用药作为第一需要,其中心特征是使用者具有非常强烈的、难以抑制的使用成瘾药物、酒精或烟草的欲望,使用个体尽管知道成瘾物质可能会造成明显的不良后果,但仍旧坚持使用。自我用药的结果导致个体耐受性增加,强制性觅药行为,如果中止用药就会出现戒断症状。从上述定义可以看出依赖行为的特征是行为失控。表现出对于药物的强烈渴求,将药物作为生活的第一需要,为了达到这个目的可以不顾一切、不计后果。这种依赖包括心理依赖(失控)和躯体依赖(耐受性增加、戒断症状)。从心理角度来讲,任何可以使人产生快感的活动、物质都可能具有成瘾性或依赖性,包括药物、酒精、香烟等。烟草依赖常表现为躯体依赖和心理依赖两个方面。

## 二、发病机制

　　影响成瘾行为的相关因素很多,不能用单一的模式来解释。社会、心理、生理学因素相互交织,在成瘾物质开始使用、持续使用、依赖的形成、复发、康复等方面均起了重要作用。社会因素包括家庭、社会影响和文化背景等。心理因素是指多数精神活性物质都有增加正性情绪的作用,同样成瘾物质有强烈负性强化作用。成瘾后由于戒断症状使成瘾物质使用者不能自拔,必须反复使用所成瘾的物质以解除戒断症状。这是失去自我控制的最强烈的负性强化作用。生物因素:遗传因素在成瘾中起到重要的作用。成瘾的形成存在物质基础,对成瘾性物质的渴求这一心理现象同样有物质基础。中脑腹侧被盖区、伏隔核、前额叶皮质和纹状体的多巴胺能神经通路,以及从前额叶皮质、杏仁核和海马向伏隔核的谷氨酸能神经投射,共同构成依赖的伏隔核相关的神经通路,这是介导与成瘾药物使用相关的犒赏、动机和学习等的重要神经通路。其作用于伏隔核相关神经通路可增加中脑腹侧被盖区内多巴胺神经元的冲动,使伏隔核以及其他区域,如前额叶皮质中多巴胺的释放增加。尼古丁与中枢神经系统的尼古丁乙酰胆碱受体结合,使乙酰胆碱受体构象发生变化,打开通道,阳离子通过,发生信号转导变化,引起伏隔核多巴胺释放,这导致吸烟后短暂的奖赏和/或满足感。另外,乙酰胆碱受体部分激动剂,如酒石酸伐尼克兰能部分机动受体,改善戒断症状,同时部分拮抗受体,阻止烟草中的尼古丁与受体结合而带来吸烟的快感。

## 三、临床表现

烟草依赖表现在躯体依赖和心理依赖两方面。躯体依赖表现为,吸烟者在停止吸烟或减少吸烟量后,出现一系列难以忍受的戒断症状,包括吸烟渴求、焦虑、抑郁、不安、头痛、唾液腺分泌增加、注意力不集中、睡眠障碍等。心理依赖又称精神依赖,表现为主观上强烈渴求吸烟。烟草依赖者出现戒断症状后若再吸烟,会减轻或消除戒断症状,破坏戒烟进程。吸烟者在开始阶段吸烟量并不是很大,因而不存在依赖问题。后来随着烟龄的增长,烟量逐渐增加,机体耐受性增加,吸烟量逐渐增加。一旦成瘾或发生依赖,吸烟者每日必须保证足够的吸烟量,每日随身携带足够的香烟及点燃香烟的用具。每日清晨起床第一要务则是吸烟以补充体内的尼古丁,上飞机或其他长途旅行前,常常预先吸上一支香烟(尼古丁储备),下飞机后第一件事就是立即吸烟。吸烟成瘾后,如让其不吸烟则是十分痛苦的,会出现各种戒断症状,注意力不集中,心率及血压下降,唾液分泌增加,头痛、失眠、易怒、烦躁、食欲增加,整天若有所失,什么也不想干,行为上常常表现为失控、自制力下降。

## 四、诊断

### (一)烟草依赖的诊断标准

参照 ICD-10 中关于药物依赖的诊断条件,烟草依赖的临床诊断标准为:在过去 1 年内体验过或表现出下列 6 项中的至少 3 项,可做出诊断。①强烈渴求吸烟;②难以控制吸烟行为;③当停止吸烟或减少吸烟量后,出现戒断症状;④出现烟草耐受表现,即需要增加吸烟量才能获得过去吸较少烟量即可获得的吸烟感受;⑤为吸烟而放弃或减少其他活动及喜好;⑥不顾吸烟的危害而坚持吸烟。

### (二)烟草依赖的评估

可以通过烟草依赖评估量表(FTND)和吸烟严重度指数进行评估,见表 2-18-1 和表 2-18-2。

表 2-18-1　烟草依赖评估量表

| 评 估 内 容 | 0分 | 1分 | 2分 | 3分 |
|---|---|---|---|---|
| 您早晨醒来后多长时间吸第一支烟 | >60min | 31~60min | 6~30min | ≤5min |
| 您是否在许多禁烟场所很难控制吸烟 | 否 | 是 | | |
| 您认为哪一支烟最不愿意放弃 | 其他时间 | 晨起第一支 | | |
| 您每日吸多少支烟 | ≤10支 | 11~20支 | 21~30支 | >30支 |
| 您早晨醒来后第 1 个小时是否比其他时间吸烟多 | 否 | 是 | | |
| 您患病在床时仍旧吸烟吗 | 否 | 是 | | |

注:0~3 分为轻度烟草依赖;4~6 分为中度烟草依赖;≥7 分为重度烟草依赖。

表 2-18-2　吸烟严重度指数

| 评 估 内 容 | 0分 | 1分 | 2分 | 3分 |
|---|---|---|---|---|
| 您早晨醒来后多长时间吸第一支烟 | >60min | 31~60min | 6~30min | ≤5min |
| 您每日吸多少支烟 | ≤10支 | 11~20支 | 21~30支 | >30支 |

注:≥4 分为重度烟草依赖。

## 五、治疗

目前公认香烟依赖是一种疾病,必须对其进行干预治疗——戒烟。而且这种干预措施应当是在医师的适当建议、指导、监督下,必要时给予一定辅助药物治疗。戒烟的方法层出不穷,其证据强度不一,其中目前已显示出明显优势,并且有充足证据证实的戒烟方法,包括尼古丁替代疗法,1个月以上的住院干预,个体电话预约,针对青少年戒烟的各种方法联合使用。此外,医护的戒烟劝导、戒烟咨询、传媒干预、个体或群体行为治疗等可能有效,但是需要更多的大样本研究证实。医师在控制烟草使用,维护人群健康方面起了不可或缺的作用。医师是帮助吸烟者戒烟的最佳人选。医师关于健康方面的建议更加令人信服;人们最容易在就诊时接受有关健康方面的建议;医师可以根据患者的健康状况提出个体化的建议,这比任何其他人的劝告及任何其他形式的宣传教育均有效得多。英国 Cochrane Library 进行的循证医学文献研究表明,由医师劝导戒烟是非常有效的,而且效果与医师劝导的深度或努力度成正比。3min 以内的简短咨询建议可以使戒烟成效增加30%;3~10min 的简短咨询建议可使成效增加60%;10min 以上的详细咨询建议可使成效增加130%;4 次以上的咨询建议,成功率会加倍;如果再加上护理人员的协助,效果会更佳。

医师首先应该了解吸烟者戒烟的意愿,再针对不同戒烟意愿者采取不同的模式来帮助他们戒烟,即"5A"模式和"5R"模式:对愿意戒烟者采用"5A"模式,即询问(ask)、建议(advice)、评估(appraise)、帮助(assistance)和安排随访(arrangement)。对不愿意戒烟的患者采用"5R"模式,即相关(relevancy)、风险(risks)、奖励(rewards)、障碍(roadblocks)和重复(repetition),这是为了增强不愿意戒烟患者的戒烟动机而采取的模式。一个医师在患者就诊过程中只要多花 6min,就很可能改变患者的吸烟行为,给患者带来健康。为了评价保健医师对吸烟者的劝导的有效性,一项包括了 31 项试验的系统评价结果显示,与一般性劝导相比,强化劝导显示了明确的优越性。同时有充足的证据表明,卫生职业人员的短期干预可提高戒烟率,特别是对于卫生职业人员进行培训能进一步提高戒烟率。评价结果表明,与未经培训的对照组人员相比,接受过培训的医疗保健人员能更有效地劝导吸烟者戒烟。另外,在患者住院期间提供系统戒烟服务,特别是加强干预(干预 1 个月以上)可使戒烟率明显提高,提示至少 1 个月的高强度干预能有效促进住院患者戒烟。吸烟作为一种慢性成瘾性疾病,完全靠自己戒烟成功率很低,一般情况下,吸烟者仅靠自己戒烟,一年内成功率只有 5%~7%,而使用药物辅助戒烟可使成功率提高 2~3 倍。已有研究显示,普通人FTND 评分<4 分为低度依赖,基本可以自行戒烟,临床上常将 FTND>4 分作为需要进行药物干预的标准。具有烟草依赖的吸烟者通常需要反复干预和多次努力才能实现有效戒断。2008 年 5 月,美国公共卫生署颁布的有关烟草使用和依赖治疗的新版临床实践指南,在总结 8000 余篇文献的基础上推荐 7 种临床一线戒烟药物,包括 5 种尼古丁替代疗法(NRT)戒烟药,具体为尼古丁咀嚼胶、尼古丁吸入剂、尼古丁口含片、尼古丁鼻喷剂和尼古丁贴剂,两种非尼古丁类戒烟药,为盐酸安非他酮缓释片和伐尼克兰。指南还推荐两种二线戒烟药物——可乐定和去甲替林。NRT 和盐酸安非他酮在国外应用已多年,伐尼克兰则为新型戒烟药,2006 年被美国食品药品监督管理局(FDA)批准上市。NRT 药物通过向人体提供尼古丁以达到代替或部分代替尼古丁作用,从而减轻尼古丁戒断症状,NRT 安全,符合成本效益,证据表明 NRT 疗法主要对于每日吸烟≥10 支的人群效果显著,可使长期戒烟的可能性加倍。盐酸安非他酮(缓释剂)是一种可有效帮助戒烟的非尼古丁戒烟药物,1997 年被用于戒烟,推荐使用的证据等级为 A 级。伐尼克兰是一种新型非尼古丁类戒烟药物,2006 年被用于烟草依赖的治疗,推荐使用的证据等级为 A 级。联合使用一线药物是一种有效的戒烟治疗方法,可提高戒烟率。有效的联合药物治疗包括:①长程尼古丁贴片(>14 周)+其他 NRT药物(如咀嚼胶和鼻喷剂);②尼古丁贴片+尼古丁吸入剂;③尼古丁贴片+盐酸安非他酮(证据等级为 A)。一项系统评价纳入 103 项临床试验将 NRT 与安慰剂或非 NRT 组对比,结果发现与对照组相比,NRT 组戒烟率 *OR* 为 1.72(95%可信区间为 1.66~1.88),高剂量透明贴片可使戒烟率稍有提高,安非他酮的戒烟率高于尼古丁透皮贴剂及安慰剂,结论认为所有的 NRT 剂型在促进戒烟中均有效,可使戒烟率提高 1.5~2 倍。香烟依赖是一种疾病,则需要进行治疗,而药物治疗又是其中重要的部分,在当前情况下,应在更高的层面思考和处理戒烟药物的卫生经济学问题,即理性地认识和权衡用于支付戒烟药物的费用和戒烟后带来的全面的社会经济效益。

## 六、戒烟后复吸

在美国约有 75% 的吸烟者愿意戒烟,但是 1/3 的吸烟者戒烟后复吸。据报道 90% 以上复吸的原因是吸烟的渴求,尼古丁生理依赖或心理依赖程度高,具有烟草依赖的患者通常需要反复干预、多次努力才能实现戒烟。因此不能笼统地认为戒烟失败都是吸烟者缺乏毅力、自控力不强。既然承认香烟依赖是一种疾病,戒烟则是一种重要治疗手段。复吸(戒烟失败)则应当视为疾病状态的一种反复。旧病复发不仅是正常的,而且在某种程度上是难以避免的,我们应当以这种心态来认识这个问题,正确对待复吸者。丁荣晶等报道急性冠脉综合征(ACS)患者 6 个月持续戒烟率为 64.6%,而 6 个月复吸率达 36.4%。他们根据 FTND 评分对于 ACS 复吸相关因素进行分析,结果表明 FTND 评分<4 分者戒烟成功率是>4 分者的 5.167 倍。FTND 评分每升高 1 分,复吸者危险性增加 20.5%,而患者吸烟指数、吸烟年数、吸烟支数并没有进入回归方程。从而认为尼古丁依赖评分>4 分可以作为复吸的预测指标,对于这些吸烟者仅仅给予简单戒烟干预并不能增加其戒烟成功率,需要强化干预,包括应用戒烟药物。

(聂秀红)

**学习小结**

吸烟可以成瘾,称为烟草依赖。 烟草依赖是一种慢性高复发性疾病。 对吸烟者应做出是否患有烟草依赖及其严重程度的评估。 戒烟是减轻吸烟危害的唯一方法,烟草依赖患者戒烟常需依靠专业化的戒烟治疗。

**复习参考题**

1. 烟草依赖的临床表现是什么?如何评价烟草依赖的程度?

2. 烟草依赖如何诊断?

3. 如何治疗烟草依赖?

# 第三篇　循环系统疾病

## 第一章　总　　论

03篇01章

| 学习目标 | |
| --- | --- |
| 掌握 | 心血管病的分类、常见症状和体征。 |
| 熟悉 | 心血管病的侵入性和非侵入性检查以及防治措施。 |
| 了解 | 心血管病的发病机制、诊断学和治疗学研究进展。 |

　　随着社会经济的发展和人民生活水平的不断提高,尤其是人口老龄化及城镇化进程的加速,我国心血管病危险因素流行趋势明显,导致了心血管病的发病人数持续增加。近20年来,我国循环系统疾病的构成也发生了很大的变化,风湿性心脏病逐年减少,而高血压、冠状动脉粥样硬化性心脏病则逐年增加。推算心血管病现患人数2.9亿,其中脑卒中1300万,冠心病1100万,心力衰竭450万,肺源性心脏病500万,风湿性心脏病250万,先天性心脏病200万,高血压2.7亿。心血管病死亡率居首位,高于肿瘤和其他疾病,占居民疾病死亡构成的40%以上,特别是农村,近几年来心血管病死亡率持续高于城市水平。我国最近的调查结果显示心血管病死亡率农村为298.42/10万,城市为264.84/10万。

## 一、分类

　　心血管病包括先天性心脏病和后天性心血管病。先天性心脏病(简称"先心病")是心脏大血管在胎儿期发育异常所致;后天性心血管病是由于出生后心脏受各种外来或机体内在因素作用而致病,有以下几种类型:①动脉粥样硬化,主要累及弹力动脉,冠状动脉粥样硬化引起血供障碍时,称冠状动脉粥样硬化性心脏病;②风湿性心脏病(简称"风心病"),又可进一步分为风湿性心脏炎和风湿性心瓣膜病;③高血压及高血压心脏病;④感染性心脏病:为病毒、细菌、真菌、立克次体、寄生虫等感染侵犯心脏或心包而导致的心脏病;⑤原因不明的心肌病;⑥全身疾病的心脏损害,包括内分泌性心脏病、血液病性心脏病、营养代谢性心脏病、结缔组织病心脏损害等;⑦心脏神经症;⑧其他,如药物或化学制剂中毒、神经肌肉疾病、放射线、高原环境或其他地域因素所引起的心脏病和心脏肿瘤等。此外,遗传性疾病除常伴有先心病外,也可在后天发生心血管病变。肺源性心脏病已划归到呼吸系统。

　　不同病因可累及心血管不同的解剖部位,归纳起来可以分为:①心内膜,如心内膜炎、纤维弹性组织增生,引起心脏瓣膜狭窄、关闭不全及心脏限制；②心肌，心肌炎症、变性、肥大、坏死、凋亡、纤维化（硬化）等，引起心脏肥厚、扩大、破裂、乳头肌损伤、腱索断裂、室壁瘤；③心包，如心包炎症、心包积液、积血或积脓、引起心脏压塞、心包缩窄。此外，尚有先天性及心脏直视手术后心包缺损等；④血管病，如动脉粥样硬化、动脉瘤、中层囊样变性、夹层分离、血管炎症、血栓形成、栓塞等；⑤各组织结构的先天性畸形。

不同病因的心血管病可引起相同或不同的病理生理变化，归纳起来可分为：①心力衰竭；②休克；③冠状循环功能不全；④乳头肌功能不全；⑤心律失常；⑥高动力循环状态；⑦心脏压塞；⑧其他：体动脉或肺动脉、体静脉或肺静脉压力的增高或降低；体循环与肺循环之间、动脉与静脉之间的血液分流等。

## 二、诊断

诊断心血管病应根据病史、临床症状和体征、实验室检查和器械检查等资料作出综合分析。

心血管病常见的症状有：呼吸困难、心悸、水肿、胸痛、发绀、咯血、头昏或眩晕、晕厥和抽搐、上腹胀痛、恶心、呕吐等。多数症状也可见于其他系统的疾病，因此分析时要进行仔细鉴别。

心血管病常见的体征有：心界扩大、心脏杂音、心音的异常变化、额外心音、心包摩擦音、心律、脉搏的异常变化、动脉杂音和"枪击音""毛细血管搏动"、静脉充盈或异常搏动、肝大和肝脏搏动等。这些体征对诊断心血管病具有重要意义，尤其有助于心脏瓣膜病、先心病、心包炎、心力衰竭和心律失常的诊断。环形红斑、皮下结节等有助于诊断风湿热，两颧呈紫红色有助于诊断二尖瓣狭窄和肺动脉高压，皮肤黏膜瘀点、Osler结节、Janeway点、Roth斑、脾大、杵状指/趾等有助于诊断感染性心内膜炎，发绀和杵状指/趾有助于诊断右向左分流的先天性心脏病。

实验室检查除血、尿常规检查外，多种生化、微生物和免疫学检查有助于心血管病的诊断或提供诊断线索。体液的微生物培养、血液的抗体检查、体液及细胞的病毒核酸检查等，有助于感染性心脏病的诊断，如：病毒性心肌炎、感染性心内膜炎等；风湿性心脏病时可进行有关链球菌抗体和炎症反应的血液检查；动脉粥样硬化时可行血液各种脂质检查；血清心肌酶、肌红蛋白、肌钙蛋白等心肌损伤标志物的检查有助于急性心肌梗死和急性心肌炎的诊断；脑钠肽测定有助于心力衰竭的诊断及鉴别诊断。

随着科学技术的发展，心血管系统新的检查方法不断推出，极大提高了心血管病的诊断水平，可分为侵入性和非侵入性两大类：

1. 侵入性检查　主要指心导管检查和以此为基础的其他相关检查。心导管检查根据进入路径不同分为左心导管和右心导管检查，主要解决心脏大血管压力、容量、功能、结构（如有无异常交通、狭窄）等问题。心腔内心电生理检查包括希氏束电图检查、心内膜心电标测等，主要解决心律失常的类型、发生机制及激动起源标测等问题，目前三维立体心电生理标测装置已用于临床心律失常的检查与治疗。心内膜心肌活组织检查主要解决病理诊断问题。新近发展的血管内超声成像（intravenous ultrasound，IVUS）、光学相干断层成像（optical coherence tomography，OCT）和冠脉血流储备分数（fractional flow reserve，FFR）主要用于血管腔内结构及血流特点的诊断。这些检查对患者带来一些创伤，但可得到比较直接的诊断资料，诊断价值较大。

2. 非侵入性检查　包括常规心电图及在此基础上发展起来的各种类型的心电图检查（动态心电图、心电图负荷试验、遥测心电图、QT离散度测定、心室晚电位和心率变异性分析等），主要观察心脏电活动情况。动态血压监测观察24h血压变化规律。超声心动图（M型超声、二维超声、经食管超声、实时三维心脏超声、心肌声学造影等）和超声多普勒（彩色多普勒、脉冲波多普勒、连续波多普勒、组织多普勒）检查，主要观察心脏形态和功能活动。胸部X线片、CT、核素断层显像（SPECT和PET/CT）、MRI等影像学技术主要解决心脏形态、结构、功能学问题。这些检查对患者无创伤性，且随着技术的提高，它们的诊断价值也在提高。

## 三、防治

预防心血管病主要在于消除病因和针对发病机制的治疗。针对病因如消除梅毒感染、维生素 $B_1$ 缺乏和贫血，可预防梅毒性心脏病、维生素 $B_1$ 缺乏性和贫血性心脏病；针对发病机制的治疗如他汀类药物对心脑血管病事件的预防作用。心血管病治疗方法有：

1. 病因治疗　对病因已明确者积极治疗病因，可收到良好效果。但有些疾病即使积极治疗病因也不能逆转其已形成的损害，或只能预防病变的发展。

2. 解剖病变的治疗　用介入或外科手术治疗可纠正病理解剖改变。目前大多数先心病可用外科手术或介入治疗根治。某些心脏瓣膜病，可用介入性球囊扩张或瓣膜交界分离、瓣膜修复或人工瓣膜置换等手术纠治。目前发展最迅速的是针对高危主动脉瓣狭窄患者的经皮主动脉瓣植入术（transcatheter aortic valve replacement，TAVR）和二尖瓣关闭不全患者的经皮修补术。动脉粥样硬化所致的血管狭窄，尤其是冠状动脉狭窄，可应用经皮冠状动脉介入治疗（球囊成形术和支架植入术）和外科血管旁路移植术进行血管重建治疗。

3. 病理生理的治疗　射频消融术治疗快速性心律失常、心脏起搏器治疗缓慢性心律失常、心脏再同步化治疗（cardiac resynchronization therapy，CRT）改善患者心功能、植入型心脏转复除颤器（implantable cardio-verter defibrillator，ICD）预防心脏性猝死。对目前尚无法或难于根治的心血管病，主要是纠正其病理生理变化。

4. 康复治疗　根据患者的心脏病变、年龄、体力等情况，采用动静结合的办法，在恢复期尽早进行适当的体力活动，对改善心脏功能，促进身体康复有良好的作用，但不宜过度。

5. 心理治疗　解除患者的思想顾虑，对患者的工作、学习和生活安排提出建议，加强患者与疾病斗争的信心。

6. 基因治疗　分子生物学研究的进展使基因治疗在临床中应用成为可能。

## 四、研究进展

随着科学技术的进步，心血管病进展主要得力于分子生物学和细胞生物学在医学领域的应用、生物物理学和生物化学的进步，以及循证医学结果对传统观念的冲击。具体有以下几个方面：

1. 发病机制　初步阐明了肾素-血管紧张素生理和病理作用；证明了内皮细胞的分泌功能，如收缩血管的内皮素和舒张血管的一氧化氮（nitric oxide，NO）的生理、病理作用及其调节机制；认识了神经体液因素的激活，信号的细胞内转导，受体调节等对心力衰竭和心肌梗死不同阶段的利弊；深入探讨了细胞膜离子通道的结构、功能、表达的影响因素及其在心律失常、心肌收缩中的作用；发现了许多与心血管病发病的致病基因和相关基因；发现了胰岛素、瘦素抵抗现象及其与心血管病的初步关系；建立了动脉粥样硬化形成的损伤反应学说和粥样硬化斑块活动的炎症学说及其与急性冠脉综合征的关系；提出了心脏重构和血管重构的概念。血管生成机制研究进一步深入，并已在临床初步应用。以上都促进了心血管病治疗效果及其观念的转变。

2. 诊断学进展　在影像学方面有实时三维超声显像、多普勒超声血流显像、心脏血管内超声成像、核素断层成像、磁共振成像、CT 等进步和发展；心血管内镜检查使得人们能更直观地了解心血管结构；动态血压、心率变异性及 QT 离散度的测定对血压的变化规律及自主神经对心电的影响和疾病预后判断有更深入的了解。新的心肌损伤标志物（肌钙蛋白、肌凝蛋白重链和轻链）的检测大大提高了心肌梗死的早期诊断符合率。细胞和体液中病毒和细菌的 DNA 和 RNA 测定对心血管系统的感染诊断提供了新的手段。上述辅助检查的应用大大提高了心血管病的诊断水平，确诊率几乎接近 100%。

3. 治疗学进展　介入治疗是近年心血管治疗最引人注目的进展，绝大部分技术已经成熟，大大提高了冠心病、先心病、心肌病、心律失常、心脏瓣膜病等的治疗水平,永久起搏器的应用基本解决了缓慢性心律失常问题,而植入式体内除颤器的应用大大减少了心室颤动高危患者的死亡率。溶栓、抗凝、调脂治疗在冠心病治疗中的成功,β受体阻滞剂在心力衰竭治疗中的成功不仅减少了患者死亡率,而且改变了治疗的观念。脑啡肽酶抑制剂(sacubitril)和血管紧张素受体阻滞剂(缬沙坦)合剂可明显改善心力衰竭患者预后,成为心力衰竭治疗发展史中的重要转折点。窦房结 If 电流抑制剂(伊伐布雷定)亦可改善心衰患者的预后。基因治疗已成为当前研究的热点领域,但尚未取得突破性进展。干细胞移植和血管新生治疗在动物实验中的许多进展,具有良好的应用前景。

(曲　鹏)

## 学习小结

随着社会经济的发展和人民生活水平的不断提高,尤其是人口老龄化及城镇化进程的加速,我国心血管病的发病人数持续增加。近20年来,我国循环系统疾病的构成也发生了很大的变化,风湿性心脏病逐年减少,而高血压、冠状动脉粥样硬化性心脏病则逐年增加。心血管病按照病因、发病机制、病理生理及累及的解剖部位可分为不同的类型。诊断心血管病应根据病史、临床症状与体征、实验室检查和器械检查等资料作出综合分析。心血管病的治疗包括病因治疗、解剖病变治疗、病理生理治疗、康复治疗、心理治疗和基因治疗。随着科学技术的进步,心血管病在发病机制、诊断及治疗方面均取得了重大的进展。

## 复习参考题

1. 心血管病的常见症状包括哪些?

2. 心血管病的常见体征包括哪些?

心力衰竭(heart failure)是指在足够静脉回流前提下,心脏的收缩和/或舒张功能下降,心排血量减少、组织器官灌流不足,不能满足机体代谢需要,伴肺循环和/或体循环淤血的一种临床病理生理综合征。这个概念最少含下述几个方面的内容:①由于静脉回流量减少而导致的心脏泵血下降不属心力衰竭的范畴。②心脏泵血与机体代谢需要成匹配关系,心脏泵血功能下降可以是绝对的,也可以是相对的。只要不能满足增加的机体代谢需要均应认为有心力衰竭存在,前者称低心排血量心力衰竭,后者称高心排血量心力衰竭;低心排血量心力衰竭时心脏泵血功能绝对下降,是绝大多数类型心力衰竭的特征。高心排血量心力衰竭时心脏泵血功能相对下降,如甲状腺功能亢进、动静脉瘘、维生素 $B_1$ 缺乏症、贫血、妊娠。③心力衰竭导致的前向灌注不足(前向衰竭)和后向淤血(后向衰竭)是心力衰竭临床表现的基础。前向衰竭是指心排血量减低,导致重要器官灌注减少。后向衰竭是指左室舒张压力、左房和肺静脉压力升高表现出的肺循环淤血,各种原因(右心衰竭或者右心舒张受限)导致的右室舒张压力升高,压力向后传递,表现为体循环淤血。

充血性心力衰竭(congestive heart failure):心力衰竭的主要临床表现是引起运动耐量受限、呼吸困难、乏力以及液体潴留导致的肺淤血、肺水肿与肢体水肿、全身水肿等。但是这两种表现不一定同时出现,并非所有患者都有肺循环淤血、体循环淤血容量负荷过重表现,因此应用心力衰竭这一术语替代老的术语充血性心力衰竭更为符合临床实际。

# 第一节　心力衰竭的病因与发病机制

## 一、病因

从引起心脏损伤、心脏重建、心力衰竭的作用环节和临床药物治疗靶点、疗效来讲,心力衰竭的病因可分为基本病因、继发心脏损伤因素和诱因三大类。

（一）基本病因

是引起心脏损伤的初发因素,分为原发性心肌损害和心脏负荷过重两大类。

1. 原发性心肌损害　是引起心力衰竭最常见的原因。

（1）心肌缺血和/或心肌梗死:是心力衰竭最常见的原因之一,见于冠状动脉粥样硬化性心脏病、冠状动脉栓塞和冠状动脉炎等。

（2）心肌疾病:见于各类型心肌炎和心肌病,病毒性心肌炎和原发性扩张型心肌病较常见。

（3）心肌代谢障碍:见于糖尿病性心肌病、维生素 $B_1$ 缺乏症、心脏淀粉样变性、甲状腺功能亢进症等。

2. 心脏负荷过重

（1）后负荷(压力负荷)过重:指心脏收缩时所承受的阻抗增加。左心室后负荷过重常见于高血压、主动脉瓣狭窄等;右心室后负荷过重见于肺动脉高压和肺动脉瓣狭窄等。

（2）前负荷(容量负荷)过重:指心脏舒张末期所承受的容量增加。见于心脏瓣膜关闭不全、心脏水平和/或血管水平左向右分流及高动力循环状态。左心室前负荷过重见于主动脉瓣关闭不全、二尖瓣关闭不全、右向左或左向右分流的先天性心脏病;右心室前负荷过重见于房间隔缺损、肺动脉瓣关闭不全、三尖瓣关闭不全;双心室前负荷过重见于慢性贫血、甲状腺功能亢进症、动静脉瘘等。

（二）继发心脏损伤因素

是指继发于心脏初发损伤后的因素,本质是过代偿因素。心力衰竭时由于心脏器官水平代偿不全,需要激活全身代偿因素参与完成心脏的代偿过程,如:①RAS 系统;②交感神经儿茶酚胺系统;③多种细胞因子;④其他器官系统,例如肾脏等。这些全身代偿因素一方面可以临时增加心脏泵血和/或充盈功能;另一方面这些因素也是促进心肌损伤的因素。

（三）诱因

凡是能够增加心脏负担、抑制心脏泵血和/或充盈功能的因素都可作为心力衰竭的促发因素,即诱因。

1. 心脏负荷增加　静脉输液过多过快,钠摄入过多,过度体力活动或情绪激动等。

2. 心律失常　快速性心律失常和缓慢性心律失常均可诱发心力衰竭,如心房颤动、室上性心动过速、室性心动过速、严重的窦性心动过缓、房室传导阻滞等。

3. 治疗不当　恰当地应用有负性肌力的药物,如β受体阻滞剂、钙通道阻滞剂;不恰当地停用利尿剂或降压药。

4. 合并其他疾病或原有疾病突然加重　感染是心力衰竭最常见的诱发因素,尤其是呼吸道感染和感染性心内膜炎。此外,缺血加重或心肌梗死、心衰长期卧床致肺栓塞、风湿活动、甲状腺功能亢进症、甲状腺功能减退症、贫血和电解质、酸碱平衡紊乱等。

## 二、病理生理

心力衰竭病理生理机制十分复杂,心脏在基本病因的损伤下,依赖许多代偿机制维持其收缩和舒张功能,这些代偿因素作为心脏损伤的继发因素参与心脏的损伤,其中最重要的有:①Frank-Starling 机制,心力衰竭时前负荷增加,增加的前负荷有助于维持心功能;②心脏重建,伴或不伴心室扩张的心肌肥厚,使心脏收缩单元体积增大,心脏作功、心排血量增加;③神经、体液、细胞因子激活,使心肌收缩力加强,血管收缩、水钠潴留等。有些变化既具有代偿意义,亦是心脏的损伤因素,各种变化间形成复杂的网络调节及互动关系。此外,心力衰竭时,某些原有代偿机制减弱或消失,如 Frank-Starling 机制在心肌收缩性能正常时具有重要代偿作用,但心力衰竭时这种代偿作用明显减弱,甚至消失。

（一）心力衰竭的血流动力学变化

1. 收缩性心力衰竭　以心脏收缩性能下降为主。

（1）容量指标:包括射血分数(ejection fraction, EF)下降(正常>50%),每搏量(stroke volume, SV)下

降,心排血量(cardiac output,CO)下降和舒张末期及收缩末期容量增加。容量指标主要反映心脏收缩功能,其中以 EF 值最为敏感。

（2）压力指标:以左心室舒张末期压力升高最为特异。由于左心室舒张末期压力测量较困难,在无二尖瓣病变及肺静脉疾病的情况下肺动脉楔压(pulmonary arterial wedge pressure,PAWP)可以间接反映左心室舒张末期压力。压力指标主要反映心脏的舒张功能,由于收缩功能下降必然伴有舒张功能下降,故压力指标亦可间接反映心脏的收缩功能。PAWP 的正常值为 6~15mmHg,与左心房压接近。

2. 舒张性心力衰竭　以心脏舒张性能下降为主,舒张性心力衰竭时容量指标大多数正常或偏低,主要是左室和/或右室舒张末期压力增高。

3. 外周阻力增加　由于神经内分泌增加,血管收缩和顺应性下降,心力衰竭时外周阻力增加。

4. 血流重新分布　当心排血量下降时,皮肤、骨骼肌及肾脏等器官血流量减少以保证脑、心的血流供应。

### （二）神经、体液及细胞因子改变

1. 交感神经激活、体内儿茶酚胺浓度增加　心力衰竭患者交感神经-儿茶酚胺的激活,一方面通过正性肌力,正性频率及收缩血管作用维持心排血量、血压及血流再分配;另一方面通过增加外周血管阻力、诱发心律失常、直接损伤心肌细胞等途径增加心力衰竭患者死亡率。

2. 肾素-血管紧张素-醛固酮系统(renin-angiotensin-aldosterone system,RAAS)　由于心力衰竭时心排血量降低,交感儿茶酚胺系统激活,肾血流量减少,RAAS 激活。一方面可增强心肌收缩力、收缩血管引起水钠潴留从而增加心脏前、后负荷,以维持心排血量、血压及血流再分布,发挥代偿作用;另一方面,血管紧张素Ⅱ可促进心肌肥大及胶原合成,醛固酮刺激成纤维细胞合成胶原,使心肌间质纤维化。二者均能使血管平滑肌细胞增生,胶原合成增加,血管腔径变小,同时使内皮细胞合成一氧化氮(NO)能力下降,共同作用使血管阻力增加。

3. 扩血管肽(vasodilator peptides)　心脏可分泌多种具血管扩张作用的肽类物质。主要有心房钠尿肽(atrial natriuretic peptide,ANP)、脑钠肽(brain natriuretic peptide,BNP)和 C 型利尿钠肽。ANP 主要储存在右心房,心房肌牵张时分泌 ANP。BNP 主要储存在心室肌,心室肌牵张时分泌 BNP。C 型利尿钠肽主要位于血管系统内,生理作用尚不清楚。ANP、BNP 二者有较高的同源性,具有利钠、利尿、扩张血管、抑制肾素和醛固酮分泌等作用,是心力衰竭的重要代偿机制之一。BNP 已作为心力衰竭鉴别诊断和判断心衰程度的一个重要生化指标。

4. 抗利尿激素　又称血管升压素,心力衰竭时心排血量降低,经神经反射作用刺激下丘脑分泌抗利尿激素,其具收缩血管、保水(抗利尿)作用,从而维持血压和增加血容量,是心力衰竭代偿机制之一。但如分泌过多则造成稀释性低钠血症。

5. 缓激肽(bradykinin)　缓激肽的分泌与 RAAS 激活有关。心力衰竭时 RAAS 激活,缓激肽分泌增加,后者刺激内皮细胞分泌 NO,参与血管的舒缩调节。

6. 内皮素(endothelin)　心力衰竭时血浆内皮素浓度明显增加,具有强烈的收缩血管和促进心肌细胞肥厚作用。

7. 肿瘤坏死因子-α(tumor necrosis factorα,TNF-α)　心力衰竭时心脏及血浆肿瘤坏死因子-α 增加,与心力衰竭程度正相关,其意义正在探索之中。

### （三）心室重塑

在致病因素作用下,心脏的几何形态、心肌细胞及其间质成分、心肌细胞的表型发生一系列改变和重组的病理及病理生理过程称心室重塑(ventricular remodeling)。引起心室重塑的原因很多,常见的有如上所述的心力衰竭基本病因、神经体液因素及心动过速等。这些损伤因素经不同途径转入细胞内,引起心肌细胞肥大、变性、坏死、凋亡及间质胶原合成增加,心室腔几何形态改变,逐渐球形化,心室壁肥厚或变薄,心肌纤维化、瘢痕形成等。心室重塑的过程是心脏从代偿走向失代偿的过程,与疾病的进展有关,是长期预后的一项重要判断指标。心脏早期重塑具代偿意义,晚期则恶化发生心力衰竭。

### (四)衰竭心肌生化异常

肥大衰竭的心肌细胞,可出现一系列生化异常。主要有以下几种:

1. 能量代谢改变、能量转化效能下降　肥大衰竭心肌由于存在绝对或相对供血不足,心肌细胞内能量储存减少。与正常心肌细胞比较,衰竭心肌细胞脂肪酸 β 氧化能力下降,存在能量产生障碍,同时不能有效地将高能磷酸键上的化学能转化成机械能以用于心脏作功、排血,故存在能量转化障碍。

2. 调节蛋白改变　主要是肌凝蛋白 ATP 酶活性下降,肌钙蛋白 T 及肌凝蛋白轻链激酶改变,从而使心肌收缩力下降。

3. 兴奋收缩偶联异常　$Ca^{2+}$ 是兴奋收缩偶联关键的中介物质,心力衰竭时,心肌细胞 $Ca^{2+}$ 代谢障碍,表现为胞质收缩期 $Ca^{2+}$ 峰浓度减低,舒张期胞质 $Ca^{2+}$ 下降延迟,甚至不完全。造成收缩期心肌收缩力下降,舒张期心肌舒张不完全,顺应性下降。其原因主要是细胞膜 $Ca^{2+}$ 通道、肌浆网 $Ca^{2+}$ 释放通道和二者上的 $Ca^{2+}$ 泵减少。

4. 心脏电重建与恶性心律失常　心力衰竭患者几乎都有心律失常的发生,是其主要死因之一。与正常心脏比较,心力衰竭时心电异质性明显增加,其主要原因是离子通道谱的表达发生了改变,导致心力衰竭时电重建的发生。

5. 衰竭心肌分子生物学异常　心力衰竭时各种原因引起心肌细胞表型发生改变,包括收缩蛋白、调节蛋白、各种酶类等。大多表现为向胎儿型同功体转变,如肌凝蛋白重链、肌凝蛋白轻链、肌钙蛋白 T 等。

## 三、心力衰竭的分类

1. 按心力衰竭发生的部位分类

(1)左心衰竭:左心衰竭是左心室失代偿而发生的心力衰竭,为临床上较常见的心力衰竭,可与右心衰竭同时存在。主要特征是肺循环淤血和肺水肿。

(2)右心衰竭:单纯右心衰竭较少见,主要见于肺源性心脏病、右心室梗死、原发性(继发性)肺动脉高压、某些先天性心脏病,如艾森门格综合征等。大多数为左心衰竭后肺动脉压力增高合并的右心衰竭。主要特征是体循环静脉压增高与淤血、水肿。

(3)全心衰竭:同时存在左、右心力衰竭者称为全心衰竭,为临床上最常见的心力衰竭。

2. 按心力衰竭发生的速度分类

(1)急性心力衰竭:急性心力衰竭系因心脏负荷突然加重(如血压突然升高、输液速度过快等)或严重的急性心肌损害(如急性心肌梗死),使心功能正常或处于代偿的心脏短期内发生衰竭或慢性心衰急剧恶化。

(2)慢性心力衰竭:有一个缓慢的发生过程,一般是由心功能代偿走向失代偿发展而来,亦可由急性心力衰竭演变而来。

3. 按射血分数分类

(1)射血分数减低的心力衰竭:为最常见的心力衰竭类型,由收缩功能异常,心排血量减少造成的心力衰竭称为收缩性心力衰竭,亦称为 EF 减低的心力衰竭(heart failure with reduced ejection fraction, HFrEF),往往同时存在心脏扩大及体循环和/或肺循环淤血的表现。

(2)射血分数保留的心力衰竭:由舒张功能异常、心室充盈减少造成的心力衰竭称为舒张性心力衰竭,亦称 EF 保留的心力衰竭(heart failure with preserved ejection fraction, HFpEF),收缩功能基本正常或轻度减低。多见于高血压、冠心病的某一阶段。

4. 按心脏泵血能力的变化分类

(1)低心排血量心力衰竭:低心排血量心力衰竭时心脏泵血功能绝对下降,是绝大多数类型心脏病心力衰竭的特征。低心排血量心力衰竭的特征是有外周循环异常的临床表现,如全身血管收缩、发冷、苍白,偶见四肢发绀,晚期每搏血量下降使脉压变小。

(2)高心排血量心力衰竭:高心排血量心力衰竭时心脏泵血功能相对下降,如甲状腺功能亢进、动静脉瘘、维生素 $B_1$ 缺乏症、贫血、妊娠。高心排血量心力衰竭的特征是患者通常四肢温暖和潮红,脉压增大或正常。

**相关链接**

---

EF 保留的心力衰竭

EF 保留的心力衰竭(HFpEF)是由于左心室舒张期主动松弛能力受损和心肌顺应性降低,导致左心室在舒张期的充盈受损,左室舒张末期压增高而发生的心衰。多见于老年女性、高血压、糖尿病、左室肥厚者,并常有冠脉疾病或心房颤动,这一类病变将明显影响心室的充盈压,当左室舒张末压过高时,肺循环静脉压增高和淤血,即舒张性心功能不全,此时心肌的收缩功能尚可保持较好,心室射血分数正常,舒张性心力衰竭可与收缩功能障碍同时出现,亦可单独存在。

一、HFpEF 的诊断

符合下列条件者可作出诊断:①有典型心衰的症状和体征;②LVEF 正常(>50%,欧洲和美国的标准),左心腔大小正常;③超声心动图有左室舒张功能异常的证据;④超声心动图检查无心瓣膜疾病,并可排除心包疾病、肥厚型心肌病、限制性(浸润性)心肌病等;⑤血浆脑钠肽(BNP)和/或氨基末端脑钠肽前体(NT-proBNP)增加。

二、治疗要点

1. 积极控制血压 舒张性心衰患者的达标血压宜低于单纯高血压患者的标准,即收缩压<130mmHg,舒张压<80mmHg。

2. 控制心房颤动心率和心律 心动过速时舒张期充盈时间缩短,每搏量降低。建议:①慢性心房颤动应控制心室率;②心房颤动转复并维持窦性心律,可能有益。

3. 应用利尿剂 可缓解肺淤血和外周水肿,但不宜过度。

4. 血运重建治疗 由于心肌缺血可以损害心室的舒张功能,冠心病患者如有症状或可证实的心肌缺血,应考虑冠脉血运重建。

5. 逆转左室肥厚,改善舒张功能 可用 ACEI、ARB、β 受体阻滞剂等。维拉帕米有益于肥厚型心肌病。

6. 地高辛 不能增加心肌的松弛性,除非合并快速心房颤动不推荐应用于舒张性心衰。

## 四、心功能的分期与分级

### (一)心功能分期

在 2001 年美国心力衰竭诊断治疗指南中,提出一种新的心力衰竭分期方法,根据心衰发生发展的过程,分成 A、B、C、D 四个阶段,具体分期为:A 期(前心衰阶段),有发展为心力衰竭可能的高度危险的患者,但没有心脏结构性病变;B 期(前临床心衰阶段),有心脏结构性病变,但从来没有出现心力衰竭症状的患者;C 期(临床心衰阶段),过去或目前有心力衰竭症状并有心脏结构病变的患者;D 期(难治性终末期心衰阶段),终末期患者,往往需要特殊治疗,如机械循环装置、持续静脉使用正性肌力药物、心脏移植或临终关怀。

### (二)纽约心脏病学会(NYHA)心功能分级

1994 年重新修订的纽约心脏病学会(NYHA)心功能分级方案,按患者主观症状将心功能分为 Ⅰ ~ Ⅳ级。

Ⅰ级　心脏病患者日常活动不受限制,即心功能代偿期。

Ⅱ级　心脏病患者活动量轻度受限制,休息时无自觉症状,重体力活动时患者出现疲乏、心悸、呼吸困难。

Ⅲ级　心脏病患者活动量重度受限制,轻度体力活动时患者即出现心衰症状。

Ⅳ级　患者不能从事体力活动,休息状态下亦有心衰症状。

### （三）Killip 分级

Killip 分级仅适用于急性心肌梗死心功能分级。

Ⅰ级　双肺底清晰,血压不低。

Ⅱ级　双肺底细湿啰音,血压不低。

Ⅲ级　湿啰音超过中肺野,血压不低。

Ⅳ级　湿啰音超过中肺野,血压降低,心源性休克。

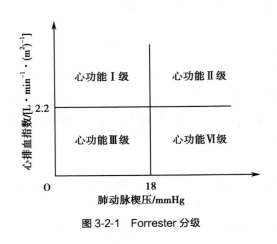

图 3-2-1　Forrester 分级

### （四）Forrester 分级

Forrester 分级亦主要适用急性心肌梗死心功能分级,根据血流动力学分级方法如下（图 3-2-1）：

Ⅰ级　$CI > 2.2L/(min \cdot m^2)$,$PAWP < 18mmHg$（无灌注不足及肺淤血）。

Ⅱ级　$CI > 2.2L/(min \cdot m^2)$,$PAWP > 18mmHg$（无灌注不足、有肺淤血）。

Ⅲ级　$CI < 2.2L/(min \cdot m^2)$,$PAWP < 18mmHg$（有灌注不足、无肺淤血）。

Ⅳ级　$CI < 2.2L/(min \cdot m^2)$,$PAWP > 18mmHg$（有灌注不足、有肺淤血）。

### （五）6min 步行试验

要求患者在平直走廊尽可能快地走,测定 6min 患者的步行距离。用以评定慢性心力衰竭患者的运动耐力的方法,对于预后具有意义。6min 步行距离>450m、150~450m、<150m 分别为轻度、中度、重度心功能不全。

# 第二节　慢性心力衰竭

慢性心力衰竭(chronic heart failure, CHF)是大多数心血管病的最终归宿,也是最主要死亡原因。2003 年我国流行病学调查成人心衰患病率 0.9%,其中男性 0.7%,女性 1.0%。西方国家患病率 1%~2%,男性高于女性,性别患病率的差别源于心衰的病因不同。尽管心力衰竭的治疗有很大的进展,但死于心力衰竭的患者数目还在逐步上升,其部分原因是由于冠心病患病人群的增加和急性心肌梗死治疗的进步,存活者增多所导致的缺血性心肌病患者显著增加;同时人口的老龄化也是心力衰竭发生率增加的原因。冠心病、高血压和扩张型心肌病是心力衰竭的主要原因,瓣膜病仍是心力衰竭的常见原因。

## 一、临床表现

左心衰竭和全心衰竭常见,单纯右心衰竭较少见。心力衰竭临床表现主要有四个方面:心排血量减低、肺淤血(左心衰竭)、体循环淤血(右心衰竭)、原发心脏病本身的表现。

（一）左心衰竭

1. 症状

（1）不同程度的呼吸困难：①劳力性呼吸困难。最早出现的症状，最先出现在重体力活动时。主要原因是运动时回心血量增加，衰竭心脏不能等量将血液泵入主动脉，加重肺淤血。②端坐呼吸。休息时亦有肺淤血，患者不能平卧，需端坐以减少静脉回心血量和膈肌上抬，从而减轻呼吸困难程度。③夜间阵发性呼吸困难。患者入睡后突然憋气而惊醒，被迫采取端坐位，呼吸深快，严重的可伴哮鸣音，称为"心源性哮喘"。常于端坐休息后自行缓解。其发生机制与平卧时回心血量增加、膈肌高位致肺活量减少、夜间迷走神经张力增高、小支气管收缩以及熟睡后对肺淤血的感知能力下降等因素有关。④急性肺水肿。见急性心力衰竭。

（2）咳嗽、咯痰：初期常于卧位发生，坐位或立位可减轻。晚期坐位、立位也可发生，白色浆液性泡沫痰为其特点。为肺泡和支气管黏膜淤血所致。

（3）咯血：痰中带血丝多为支气管黏膜毛细血管破裂所致。长期肺淤血可在肺循环和支气管循环之间形成侧支循环，支气管黏膜下血管扩张，一旦破裂可引起大咯血，多见于风心二尖瓣狭窄及左向右分流的先天性心脏病。咳粉红色泡沫血痰是急性左心衰竭、急性肺水肿的特异性表现。

（4）乏力、疲倦、头昏、心悸：这些症状与心排血量下降，组织器官灌注不足及代偿性心率加快有关。

（5）少尿、水肿及肾功损害症状：严重左心衰竭时，血流再分配，肾血流量减少，故尿量减少、水钠潴留而出现水肿，此即所谓"前向衰竭"。严重时可引起肾前性肾衰竭及相应症状。

2. 体征

（1）肺部湿啰音：肺淤血致肺毛细血管静水压增高，血浆成分可渗出到肺泡而引起湿啰音。心力衰竭由轻到重，其湿啰音可从局限肺底到全肺。如侧卧位则先发生在下垂的一侧。

（2）心脏体征：①基础心脏病的体征；②与心力衰竭有关的体征，心脏扩大（舒张性心力衰竭除外），心率加快，奔马律，部分患者有肺动脉瓣第二音亢进，特别是风湿性心脏病二尖瓣狭窄、左向右分流的先天性心脏病引起的心力衰竭明显。

（二）右心衰竭

1. 症状

（1）消化道症状：腹胀、食欲缺乏常见，偶有恶心，呕吐，系胃肠淤血所致。肝淤血肿大可导致右上腹饱胀不适、肝区疼痛，长期肝淤血可发生心源性肝硬化。

（2）劳力性呼吸困难：继发于肺部疾病及左心衰竭者呼吸困难明显。单纯右心衰竭常见于某些先天性心脏病（如埃布斯坦畸形等）以及右心室心肌梗死，可出现劳力性呼吸困难，但仍可平卧。其原因主要是心排血量下降，缺氧引起。与左心衰竭肺淤血引起的呼吸困难不同。

2. 体征

（1）颈静脉怒张及肝颈静脉回流征阳性：颈静脉怒张及肝颈静脉回流征阳性为体循环静脉压增高引起。

（2）肝肿大：肝淤血肿大常伴压痛，持续慢性右心衰竭可引起心源性肝硬化。

（3）水肿：其特征为首先出现于下垂部位，常为对称性，可压陷。

（4）胸腔积液和腹水：胸腔积液为漏出液，双侧多见，如为单侧，则首先出现于右侧。由于胸膜静脉部分回流到肺静脉，故胸腔积液多见于全心衰竭时。严重右心衰竭，由于肝静脉回流受阻，可出现腹水。

（5）心脏体征：①基础心脏病的体征；②右心衰竭心脏体征，如心率增快、右心室舒张期奔马律、右心扩大、三尖瓣相对关闭不全反流性杂音。

（三）全心衰竭

全心衰竭同时表现为左心衰竭和右心衰竭的相关症状及体征。大多数全心衰竭的右心衰竭是由左心衰竭发展而来,此时右心排血量减少,呼吸困难等肺淤血症状反而有所减轻。原发性扩张型心肌病左右心室同时衰竭者,肺淤血表现往往不严重。

## 二、实验室及辅助检查

### (一)X线检查

1. 心影大小及外形　心力衰竭时心影常扩大,心影增大的程度取决于原发的心血管病。此外,心影大小及外形还可为心脏病的病因诊断提供重要线索。

2. 肺淤血及肺水肿表现　肺淤血的程度可判断左心衰竭的严重程度,典型者上肺静脉影增粗,较下肺静脉影明显,呈鹿角样;当肺静脉压>25~30mmHg时可见 Kerley B 线,为肺野外侧水平线状影,是肺小叶间积液的表现,为肺淤血的特征性 X 线征象;急性肺泡性肺水肿时,肺门呈蝴蝶状阴影,肺野可见大片融合的模糊、毛玻璃样阴影;严重时可见右侧胸腔积液或双侧胸腔积液。

### (二)超声心动图

1. 更准确地提供心脏病的病因及心腔大小、瓣膜结构和功能等资料。

2. 估计心脏功能

(1) 收缩功能:主要有 EF、周径缩短速度和短径缩短率等指标,以 EF 最常用,正常值>50%。

(2) 舒张功能:超声多普勒是临床上最常用的判断舒张功能的方法。舒张早期心室充盈形成 E 峰,舒张晚期心房收缩形成 A 峰,正常 E 峰>A 峰,E/A 比值>1.2。当舒张功能下降时,E 峰下降,A 峰增加,E/A 比值降低。如舒张功能下降是继发于收缩功能下降,随着收缩功能的恶化,E/A 比值可假性正常化,最后 A 峰极小甚至消失。

### (三)血浆脑钠肽(BNP)和氨基末端脑钠肽前体（NT-proBNP）测定

有助于心衰诊断和预后、治疗效果的判断,见下文中相关链接。

### (四)$^{99}Tc^m$-RBC 核素心血池显像

利用放射性核素$^{99}Tc^m$结合在人红细胞上,通过单光子发射计算机体层成像(SPECT)技术,可以测定左右心室收缩末期和舒张末期期容积,据此可计算 EF 及 SV 等容量指标,并可通过记录放射活性-时间曲线,计算左心室舒张期最大充盈率和充盈分数,以及收缩期最大射血率等。

### (五)MRI 检查

MRI 的三维成像技术,可克服心室几何形态对体积计算的影响,故能更精确计算收缩末期和舒张末期心室容积、心功能、阶段性室壁运动障碍、心脏肿瘤、瓣膜、心包疾病。此外,MRI 可清晰分辨心内膜和心外膜边缘,故还可测定左室重量。

### (六)心-肺吸氧运动试验

运动时机体耗氧量增加,心排血量相应增加,耗氧量是动-静脉氧差与心排血量的乘积,正常人氧耗量增加 100ml/(min·m²),心排血量增加 0.6L/(min·m²)。当心排血量不能满足机体需要,组织就会从流经的血液中摄取更多的氧,以满足代谢需要,结果使动-静脉氧差增大。仍不能满足代谢需要时,出现无氧代谢,血乳酸含量增加,呼气中 $CO_2$ 含量增加。当运动量继续增加,氧耗量不再增加,此时的氧耗量即为最大氧耗量[$VO_2$ max,单位 ml/(min·kg)],表明心排血量已不能再增加,故可反映心脏的排血功能。心功能正常时,此值应大于 20,轻中度心功能损害(相当于 NYHA Ⅱ级)为 16~20,中重度损害(NYHA Ⅲ级)为 10~15,极重度损害(NYHA Ⅳ级)为小于 10。

### (七)创伤性血流动力学检查

常用漂浮导管(Swan-Ganz 导管)床旁测定的方法,此外亦可通过左心导管,左室造影的方法。漂浮导管可测量心排血量(cardiac output,CO)、心排血指数(cardiac index,CI)、PAWP、肺动脉压、右室压、右房压及各压力曲线。PAWP 在无二尖瓣及肺静脉病变的前提下,间接反映左室舒张末期压力。左心导管可测左室压和主动脉压及其压力曲线;左室造影可测左室舒张末期容积、左室收缩末容积以及据此计算出的EF、CO、CI、SV等。常用正常值:CI 2.6~4L/(min·m²),当低于2.2L/(min·m²)即出现低排血量症状。PAWP 6~12mmHg,PAWP>18mmHg出现轻度肺淤血,PAWP>30mmHg出现肺水肿(表3-2-1)。

表3-2-1 常用血流动力学参数及临床意义

| 参数 | 正常值 | 临床意义 |
|---|---|---|
| 中心静脉压(CVP) | 6~12cmH₂O | ↑血容量增多、右心衰竭 |
| 肺动脉压(PAP) | 12~30/4~13mmHg | ↑肺动脉高压、左心衰竭 |
| 肺动脉楔压(PAWP) | 6~12mmHg | ↑肺淤血、左心衰竭 |
| 每搏输出量(SV) | 60~70ml | ↓前负荷不足、心脏压塞、心肌收缩力下降、心排阻力上升 |
| 心搏指数(SI) | 41~51ml/m² | ↓前负荷不足、心脏压塞、心肌收缩力下降、心排阻力上升 |
| 心排血量(CO) | 5~6L/min | ↓心力衰竭 |
| 心排血指数(CI) | 2.6~4.0L/(min·m²) | ↓心肌收缩力减低、心力衰竭 |
| 射血分数(EF) | >0.5 | ↓心室收缩力减低 |

## 相关链接

### 血浆BNP和NT-proBNP

血浆BNP测定有助于心衰诊断和预后判断。症状性和无症状性左室功能障碍患者血浆BNP水平均升高,BNP诊断心衰的敏感性、特异性、阴性预测值和阳性预测值分别为97%、84%、97%和70%。血浆BNP可用于鉴别心源性和肺源性呼吸困难,BNP正常的呼吸困难,基本可除外心源性。血浆高水平BNP预示严重心血管事件,包括死亡的发生。心衰经治疗,血浆BNP水平下降提示预后改善。

NT-proBNP是BNP激素原分解后没有活性的N-末端片段,与BNP相比,半衰期更长,更稳定,其浓度可反映短暂时间内新合成的而不是贮存的BNP释放,因此更能反映BNP通路的激活。血浆NT-proBNP水平与年龄、性别和体重有关,老龄和女性升高,肥胖者降低,肾衰竭时升高。血浆NT-proBNP水平也随心衰程度加重而升高,在伴急性冠脉综合征、慢性肺部疾病、肺动脉高压、高血压、心房颤动(AF)时也会升高。NT-proBNP临床应用中国专家共识推荐:采用"双截点"策略,如就诊时NT-proBNP<300ng/L,则该患者急性心力衰竭的可能性很小。如高于相应年龄层次的截点(50岁以下、50岁和75岁以上者分别为450ng/L、900ng/L和1800ng/L),则该患者急性心力衰竭的可能性很大。如检测值介于上述两截点之间的"灰区",可能是程度较轻的急性心力衰竭或是非急性心力衰竭原因所致的原因,此时应结合其他检查结果进一步鉴别诊断。

## 三、诊断与鉴别诊断

### (一)诊断

根据病史、症状、体征、BNP/NT-proBNP及其他辅助检查综合判断对心力衰竭的诊断并不难。确定器质性心脏病是诊断的前提及线索。肺淤血的临床表现,如呼吸困难、肺部湿啰音,X线肺淤血表现是诊断左心衰竭的重要依据。体循环淤血的临床表现,如颈静脉怒张,肝大,下肢凹陷性水肿是诊断右心衰竭的重要依据。临床诊断应包括心脏病的病因(基本病因和诱因)、病理解剖、病理生理、心功能分级等诊断。

### (二)鉴别诊断

1. 左心衰竭引起呼吸困难应与肺部疾病鉴别,如慢性阻塞性肺气肿、支气管哮喘等。根据病史、体征鉴别并不难。心源性哮喘与支气管哮喘鉴别,见"支气管哮喘"章。

2. 右心衰竭引起的水肿、腹水应与肾性水肿、肝性水肿及心包缩窄鉴别。

3. 心脏扩大应与心包积液鉴别。

# 四、治疗

慢性心衰的治疗自 20 世纪 90 年代以来有了重大的转变:从短期血流动力学(药理学)措施转为长期的、修复性的策略,目的是改变衰竭心脏的生物学性质。心衰的治疗目标不仅仅是改善症状、提高生活质量,更重要的是针对心肌重构的机制,防止和延缓心肌重构的发展,从而降低心衰的死亡率和住院率。

1. 治疗目的　①防止心肌损害的进一步恶化;②延长寿命、降低死亡率;③提高运动耐量,改善生活质量。

2. 治疗原则　①引起心力衰竭基本病因及诱因的防治;②改善血流动力学;③拮抗过度激活的神经内分泌系统;④改善心肌能量代谢,保护心肌细胞。

3. 治疗方法　在治疗目的和治疗原则的指导下结合心力衰竭病因及发病机制制订总的方案,根据患者的具体实际情况(如心力衰竭的基本病因和诱因、心功能状态等个体特点)选择、调整治疗方案。

## (一)病因治疗

1. 基本病因治疗　大多数心力衰竭基本病因明确,如高血压、冠心病、瓣膜病、先天性心脏病等。基本病因的治疗一定要强调一个"早"字,积极的控制血压、改善冠脉血供、慢性心瓣膜病以及先天畸形的介入或换瓣。有些心力衰竭基本病因不明确,如原发性心肌病,或者是纵使病因明确,目前尚缺乏针对性治疗方法,如遗传性心肌病等,基本病因治疗无法实施。

2. 诱因治疗　最常见的诱因为肺部感染,应选择适当的抗生素。对于有基础心脏病变尤其是瓣膜病和先心病者,如果出现一周以上的发热,应警惕感染性心内膜炎。心律失常者抗心律失常,纠正电解质、酸碱平衡紊乱等。潜在的甲状腺功能亢进、贫血、肺梗死等也是心力衰竭加重的诱因,均应一一针对性治疗。

## (二)改善血流动力学

其本质是慢性心力衰竭的急性血流动力学恶化期的治疗。慢性心力衰竭的临床过程多表现为血流动力学恶化阶段和稳定阶段交替出现,血流动力学恶化往往是诱因引起,部分患者去除诱因后血流动力学又转为稳定阶段,但一部分患者心功能状态极差,如不及时改善恶化的血流动力学,则无机会去除诱因,而因血流动力学恶化致死,或恶化的血流动力学是促使诱因出现的原因,如肺淤血加重易引起肺部感染或感染难控制。因此,改善血流动力学是大多数慢性心力衰竭患者住院首要解决的问题,亦是改善心脏重(再)建治疗措施落实的前提保障。其方法有减轻心脏负荷和增加心脏收缩功能。

1. 减轻心脏负荷

(1) 休息:控制体力活动,避免精神紧张均能减低心脏负荷,有利于血流动力学紊乱的改善。但长期卧床易发生静脉血栓形成、肺栓塞、消化功能减退等并发症,同时引起肌肉萎缩、肌肉血供进一步减少而致运动耐量下降,因此,心力衰竭患者适量运动,有利于提高患者的生活质量,甚至延长生存时间。

(2) 监测体重:每日测定体重以早期发现液体潴留非常重要。如在 3d 内体重突然增加 2kg 以上,应考虑患者有水钠潴留(隐性水肿)。

(3) 限盐:适当限盐有利于减轻水肿及心脏负荷,但过分严格限盐同时应用强效排钠利尿剂易导致低钠血症。正常成年人钠的摄入量约为 $3\sim6g/d$,钠盐摄入轻度心衰患者应控制在 $2\sim3g/d$,中到重度心衰患者应 $<2g/d$。

(4) 利尿剂:是治疗心力衰竭最常用的药物,可减少血容量、减轻周围组织和内脏水肿、减轻心脏前负荷、减轻肺淤血;利尿后大量排钠,使血管壁张力降低,减轻心脏后负荷,增加心排血量而改善左室功能。对有液体潴留的心衰患者,利尿剂是唯一能充分控制心衰患者液体潴留的药物。合理使用利尿剂是其他治疗心衰药物取得成功的关键因素之一。如利尿剂用量不足造成液体潴留,会降低对 ACEI 的反应,增加使用 β 受体阻滞剂的风险;另一方面,不恰当的大剂量使用利尿剂则会导致血容量不足,增加 ACEI 和血管扩张剂发生低血压的危险,以及 ACEI 和 ARB 出现肾衰竭的风险。主要利尿剂有:①噻嗪类利尿剂。以氢氯噻嗪(双氢克尿噻)为代表。作用于远曲肾小管,抑制钠的重吸收,通过钠-钾交换作用,使钾重吸收减少,同时抑制尿酸排泄,干扰糖及胆固醇代谢,故长期大量使用有引起低钾、血尿酸增加、糖尿病、高胆固醇血症等副作用。氢氯噻嗪为中效利尿剂,轻中度心力衰竭首选。可以 25mg,每周 2 次、隔日一次、每日 1~3 次等不同剂量应用,最大剂量可用到每日 100mg,分 3 次口服。如无效,再加大剂量很少能增加疗效。②袢利尿剂。以呋塞米为代表,作用于 Henle 袢的升支,在排钠的同时亦排钾。为强效利尿剂,口服剂量 20~200mg/d,分 2~3 次。效果不佳或病情危急可用 20~40mg 静脉注射。低血钾为其主要副作用,故必须注意补钾。③保钾利尿剂。为醛固酮拮抗剂,作用于远曲小管,排钠保钾。尽管利尿作用不强,但由于其能拮抗醛固酮,可改善心室重塑,延长患者生存时间。多与噻嗪类及袢利尿剂同时应用。代表药物氨苯蝶啶、阿米诺利(amiloride),保钾利尿剂一般应与排钾利尿剂合用,否则会引起高钾血症,特别同时应用转化酶抑制剂(ACEI)者更易引起高钾血症,亦不宜同时服用钾盐,应注意监测血钾和肾功。④AVP 受体拮抗剂。与 $V_2$ 受体结合减少水的重吸收,不增加钠的排泄,用于低钠重症的心衰。

### 理论与实践

#### 心力衰竭时利尿剂的应用要点

1. 所有心力衰竭患者,有液体潴留的证据,均应给予利尿剂。

2. 应用利尿剂后心力衰竭症状得到控制,临床状态稳定,亦不能将利尿剂作为单一治疗。一般应与 ACEI 和 β 受体阻滞剂联合应用。

3. 氢氯噻嗪适用于轻度液体潴留、肾功能正常的心力衰竭患者,如显著液体潴留,特别当有肾功能损害时,宜选用袢利尿剂如呋塞米。

4. 利尿剂通常从小剂量开始(呋塞米每日 20mg,或托拉塞米每日 10mg,氢氯噻嗪每日 25mg)并逐渐增加剂量直至尿量增加,体重每日减轻 0.5~1.0kg。氯噻嗪 100mg/d 已达最大效应,呋塞米剂量不受限制。

5. 一旦病情控制(肺部啰音消失、水肿消退、体重稳定),即可以最小有效量长期维持,一般需无限期使用。在长期维持期间,仍应根据液体潴留情况随时调整剂量。

6. 每日体重的变化是最可靠的监测利尿剂效果和调整利尿剂剂量的指标。

7. 在应用利尿剂过程中,如出现低血压和氮质血症而患者已无液体潴留,则可能是利尿过量、血容量减少所致,应减少利尿剂剂量。如患者有持续液体潴留,则低血压和氮质血症很可能是心力衰竭恶化,终末器官灌注不足的表现,应继续利尿,并短期使用能增加肾灌注的药物如多巴胺或多巴酚丁胺。

8. 出现利尿剂抵抗时(常伴有心力衰竭恶化),可用以下方法:①静脉给予利尿剂,如呋塞米持续静脉滴注;②2 种或 2 种以上利尿剂联合应用;③应用增加肾血流的药物,如短期应用小剂量的多巴胺或多巴酚丁胺 3~5μg/(kg·min)。

2. 血管扩张剂 可一过性地改善血流动力学,但并不改善心衰死亡率,表明血流动力学的改善并不完全与心力衰竭预后一致。在以血管扩张为主要作用的药物中,仅能提供 NO 的药物不增加或减少心力衰竭死亡率。

(1) 供 NO 类药物:①硝普钠。在体内直接经化学反应提供 NO,从而同时扩张小动脉和小静脉,减轻心脏前、后负荷。用法用量:20μg/min 开始,根据血压和心率调整用量,每 5min 可增加 5~10μg/min,直到产生疗效。最大量可用到 300μg/min。由于硝普钠见光易氧化,故应避光使用,且每次配制后不能超过 8h。长期大量使用可使高铁血红蛋白增加,但很少出现氰化物中毒。②硝酸酯类。体内经酶促反应提供 NO,小剂量扩张小静脉为主,大剂量动静脉同时扩张。按给药方法分为静脉给药和口服或舌下含服两种剂型,按作用时间长短分为短效、中效及长效三类。常用的有硝酸甘油、硝酸异山梨酯、戊单硝基异山梨酯等。

硝酸甘油静脉滴注 10μg/min 开始,逐渐加量,维持量 50~100μg/min。硝酸酯类药物由于提供 NO 需巯基酶,故易耐药。供 NO 类药物,由于有较强的扩血管作用,对严重二尖瓣狭窄(尤其是无右心衰的)、主动脉瓣狭窄及梗阻性肥厚型心肌病应慎用。

(2)其他:α 受体阻滞剂可短期用于改善症状,对非洲裔美国人有益。

3. 增加心肌收缩性  增加心肌收缩性药物主要有洋地黄和非洋地黄类,可通过提高心肌收缩性能而提高心排血量。

(1)洋地黄类药物:前瞻性研究结果表明洋地黄不减少也不增加心力衰竭患者死亡率,可明显改善患者的生活质量,故仍然是目前治疗心力衰竭的主要药物。它是正性肌力药中唯一的长期治疗不增加死亡率的药物,且可降低死亡和因心衰恶化住院的复合危险。

1)药理作用:①正性肌力作用,通过抑制细胞膜上 $Na^+$-$K^+$-ATP 酶,使细胞内 $Na^+$ 浓度增高,$K^+$ 浓度降低,经 $Na^+$-$Ca^{2+}$ 交换,细胞 $Ca^{2+}$ 增加而发挥正性肌力作用;②负性频率作用,通过直接或兴奋迷走神经抑制心脏的传导系统,使心力衰竭心率减慢。迷走神经兴奋尚可对抗心力衰竭时交感神经过度激活的不利影响。

2)适应证:用于中、重度心力衰竭,心脏扩大或伴有快速心房颤动者疗效更佳。

3)禁忌证:①洋地黄中毒者;②预激综合征伴心房颤动;③病态窦房结综合征;④Ⅱ度或高度房室传导阻滞;⑤单纯舒张性心力衰竭;⑥窦性心律的单纯二尖瓣狭窄无右心衰竭者;⑦急性心肌梗死,心脏不大且无心房颤动,或心肌梗死前已用过洋地黄,在 24h 内不宜使用;⑧肥厚性梗阻型心肌病。

4)洋地黄制剂及选择:地高辛是唯一经过安慰剂对照临床试验评估的洋地黄制剂,服用后经小肠吸收,2~3h 血清浓度达高峰,4~8h 获最大效应,85% 由肾脏排出,半衰期为 36h,连续口服相同剂量经 5 个半衰期(约 7d 后)血清浓度可达稳态。目前多采用维持量疗法(0.125~0.25mg/d),即自开始便使用固定的剂量,并继续维持;对于 70 岁以上或肾功能受损者,地高辛宜用小剂量 0.125mg 每日 1 次或隔日 1 次。毛花苷 C(西地兰)为静脉注射制剂,注射后 10min 起效,1~2h 达高峰,每次 0.2~0.4mg,24h 总量 0.8~1.2mg。适用于急性心力衰竭或心衰伴快速心房颤动者。

5)洋地黄中毒及处理:①洋地黄中毒表现。包括心脏表现、胃肠道表现和中枢神经系统表现。心脏表现主要是各类心律失常,快速心律失常几乎所有类型均可发生,最常见的是室性期前收缩,最严重的是心室扑动、心室颤动。对洋地黄中毒诊断特异性最高的是室性期前收缩二联律、非阵发性房室交界性心动过速和伴房室传导阻滞的房性自律性增加的心动过速。缓慢性心律失常以房室传导阻滞多见,亦具诊断价值。胃肠道表现主要是恶心、呕吐,需与心力衰竭加重、胃肠淤血的症状鉴别。神经系统表现有视力模糊、倦怠、黄视、绿视等。②洋地黄中毒处理。快速心律失常处理需停用洋地黄,补充钾及应用利多卡因或苯妥英钠。除心室扑动、心室颤动外,一般不主张电复律。如为室性心动过速,上述处理收效不大,且有血压下降者亦可考虑同步直流电复律;缓慢性心律失常处理需停药,但不宜补钾,阿托品 0.5~1mg 静脉注射或皮下注射。效果不佳者可考虑安装临时起搏器。

(2)非洋地黄类正性肌力药物:主要有肾上腺素能受体兴奋剂和磷酸二酯酶抑制剂。前者通过 β 受体兴奋,经 G 蛋白-腺苷环化酶使 cAMP 生成增多,后者通过抑制 cAMP 分解而使 cAMP 增多,通过下游激酶使细胞内效应分子磷酸化而发挥强心、扩张血管作用。二者均有良好的改善血流动力学功效,使外周阻力下降,心肌收缩力增强,心排血量增加,心力衰竭症状改善。但长期应用后均使心力衰竭死亡率增加,因此,仅能短期应用于难治性心力衰竭和心脏直视手术后低排状态。此外,$Ca^{2+}$ 增敏剂左西孟旦,具 $Ca^{2+}$ 浓度依赖性结合 TnC 和轻度抑制磷酸二酯酶的效应,增强心肌收缩力,并激活血管平滑肌的 ATP 敏感 $K^+$ 通道,扩张组织血管,能改善失代偿性心衰症状及血流动力学,不增加死亡率。

1)肾上腺素能受体兴奋剂:多巴胺小剂量 2~5μg/(kg·min)静脉滴注,兴奋 β 受体和多巴胺受体,心肌收缩力增强,肾动脉扩张;大剂量 5~10μg/(kg·min)同时兴奋 α 受体,外周阻力增加,故一般应用小剂量。多巴酚丁胺对心脏选择作用较强,对血管作用较弱,用法用量与多巴胺相同。

2)磷酸二酯酶抑制剂:目前临床应用较多的制剂为米力农,静脉负荷量为 $25\sim75\mu g/kg$,$5\sim10min$ 缓慢静脉注射,继以 $0.25\sim1.0\mu g/(kg\cdot min)$,静脉给予维持。

3)左西孟旦(levosimendan):在欧美国家应用近十年,已经被指南推荐为慢性心力衰竭急性失代偿和心肌梗死等所致急性心力衰竭的治疗药物。负荷量 $12\mu g/kg$,$10min$ 内静脉注射,随后 $0.1\mu g/(kg\cdot min)$ 静脉滴注 $50min$,耐受者剂量增加 $0.2\mu g/(kg\cdot min)$,继续静脉滴注 $23h$,最大不超过 $0.5\mu g/kg$。

### (三)拮抗过度代偿神经内分泌

拮抗过度代偿的神经、内分泌和生物因子已成为改善心室重塑、心力衰竭血流动力学稳定期重要治疗方法。目前已经证实其不仅能提高患者的生活质量,同时可延长患者寿命。此外,血管紧张素转换酶抑制剂(ACEI)/血管紧张素Ⅱ受体阻滞剂(ARB)和β受体阻滞剂尚可预防和延缓心力衰竭的发生。其他神经内分泌及其细胞因子拮抗剂和补充剂尚在研究。

1. 拮抗 RAAS 药物

(1) ACEI 的应用:ACEI 有益于心衰主要通过两个机制。①抑制 RAAS。ACEI 能竞争性地阻断血管紧张素(Ang)Ⅰ转化为 AngⅡ,降低循环和组织的 AngⅡ水平,从而起到改善心室及血管重构、抑制交感神经兴奋性、抑制醛固酮产生、扩张小动脉、减轻心脏负荷的作用。②作用于激肽酶Ⅱ,抑制缓激肽的降解,提高缓激肽水平,通过缓激肽-前列腺素-NO 通路而发挥扩张血管、抗组织增生的作用。所有慢性收缩性心衰患者,都必须使用 ACEI,而且需要终身使用,除非有禁忌证或不能耐受。治疗应从小剂量开始,逐渐增加剂量至最大耐受量或靶剂量。副作用相对较少,可有干咳、低血压、肾功能恶化、高血钾、血管性水肿。双侧肾动脉狭窄、血肌酐升高>265.2μmol/L(3mg/dl)、高血钾>5.5mmol/L 及有症状性低血压者不宜适用本药。在慢性心衰的治疗中,不能耐受 ACEI 副作用的可选用 ARB 替代。

制剂和剂量:ACEI 治疗慢性收缩性心衰是一类药物的效应。在已经完成的临床试验中几种不同的 ACEI 并未显示对心衰的生存率和症状的改善有所不同,也没有临床试验表明某些组织型 ACEI 优于其他 ACEI。然而,仍应尽量选用临床试验中证实有效的制剂(表 3-2-2)。

表 3-2-2 治疗慢性心衰的血管紧张素转换酶抑制剂及其剂量

| 药物 | 起始剂量 | 目标剂量 |
|---|---|---|
| 卡托普利 | 6.25mg, 3 次/d | 50mg, 3 次/d |
| 依那普利 | 2.5mg, 2 次/d | 10~20mg, 2 次/d |
| 福辛普利 | 5mg, 1 次/d | 20~30mg/d |
| 赖诺普利 | 5mg/d | 20~30mg/d |
| 培哚普利 | 2mg/d | 4~8mg/d |
| 雷米普利 | 2.5mg/d | 10mg/d |
| 贝那普利 | 2.5mg/d | 10~20mg, 2 次/d |

(2) ARB 的应用:作为 ACEI 替代治疗,研究证据其临床疗效与 ACEI 相近,但是未能超过 ACEI。但是其咳嗽副作用明显少于 ACEI,临床依从性优于 ACEI,可代替 ACEI。推荐的制剂和剂量见表 3-2-3。

表 3-2-3 治疗慢性心衰的血管紧张素Ⅱ受体阻滞剂及其剂量

| 药物 | 起始剂量 | 目标剂量 |
|---|---|---|
| 坎地沙坦 | 4mg/d | 32mg/d |
| 缬沙坦 | 20~40mg/d | 80~160mg, 2 次/d |
| 氯沙坦 | 25mg/d | 100~150mg/d |

(3) 醛固酮拮抗剂:醛固酮有独立于 AngⅡ和相加于 AngⅡ的对心肌重构的不良作用,特别是对心肌细胞外基质。ACEI 或 ARB 均可以降低循环中醛固酮水平,但长期应用时可出现"醛固酮逃逸现象"。因此,如能在 ACEI 基础上加用醛固酮受体拮抗剂,可进一步抑制醛固酮的有害作用。改善心脏及血管重构,

明显延长患者寿命。螺内酯(安体舒通)是应用最广泛的醛固酮拮抗剂,每次20mg,每日1～2次口服。依普利酮起始剂量25mg/d,最大剂量50mg/d。治疗适用于中、重度心衰,NYHA Ⅲ、Ⅳ级患者。AMI后并发心衰,且LVEF<40%的患者亦可应用。高钾血症和肾功能异常为禁忌,如血 $K^+$ >5.5mmol/L,应停用或减量。

2. β受体阻滞剂  β受体阻滞剂能拮抗过度代偿交感、儿茶酚胺系统,改善心脏重构,保护心肌细胞。β受体阻滞剂主要阻滞心衰患者的交感神经系统,这些作用远远重要于它们的负性肌力作用。对于高血压、冠心病、原发性扩张型心肌病等原因引起的慢性心力衰竭疗效肯定,但对于瓣膜病、先天性心脏病等以血流动力学紊乱为始因的心力衰竭临床资料较少,应用时应谨慎。由于β受体阻滞剂对于生存和疾病进展的有益作用,应该在 LV 功能下降诊断明确后,尽快开始使用。有体液潴留史,β受体阻滞剂应在利尿剂使用下应用。从小剂量开始,逐渐加量。常用药物药理学特点见表3-2-4。

表3-2-4  用于心衰患者的 β 受体阻滞剂的药理学特点表

| 药物 | $β_1$-阻滞作用 | $β_2$-阻滞作用 | ISA | β-上调作用 | $α_1$-阻滞作用 | 扩血管 | 抗氧化作用 |
|---|---|---|---|---|---|---|---|
| 比索洛尔 | + - | 0 | 0 | + | 0 | 0 | 0 |
| 布新洛尔 | + + | + + | 0 | 0 | 0 | + | 0 |
| 卡维地洛 | + + | + + | 0 | 0 | + | + | + + |
| 塞利洛尔 | + + | 0 | + | 0 | 0 | + | 0 |
| 拉贝洛尔 | + + | + + | 0 | + | + + | + | 0 |
| 美托洛尔 | + + | 0 | 0 | + | 0 | 0 | 0 |
| 奈必洛尔 | + + | 0 | 0 | + | 0 | + | 0 |
| 品托洛尔 | + + | + + | + | 0 | 0 | 0 | 0 |
| 普萘洛尔 | + + | + + | 0 | + | 0 | 0 | + - |
| 奈必洛尔 | + + | 0 | + + | 0 | 0 | 0 | 0 |
| 阿替洛尔 | + + | 0 | 0 | + | 0 | 0 | 0 |

注: 0 无作用; + -轻度作用; +轻到中度作用; + +显著作用; ISA 内在拟交感活性。

### (四)伊伐布雷定(ivabradine)

选择性、特异性 If 电流抑制剂,减慢窦房结心率,减慢心率作用具有基础心率依赖性,不影响心脏电传导,无负性肌力作用。对于 EF≤35%、心功能 Ⅱ～Ⅳ级、窦性心律、心率≥75 次/min 的慢性心力衰竭患者,在常规治疗基础上加伊伐布雷定,可改善心衰预后,显著降低慢性心力衰竭患者住院率。

### (五)HFpEF 的治疗

见本章第一节。

### (六)难治性心力衰竭的治疗

又称顽固性心力衰竭,是指经正规抗心力衰竭治疗无效,甚至恶化,但心力衰竭尚未进入终末期而不能逆转者。这类心力衰竭多是存在需手术治疗的血流动力学障碍,如严重二尖瓣狭窄、急性腱索断裂、乳头肌断裂、弗氏窦瘤破入右或左心室等,或者是存在加重心力衰竭的诱因,如风湿活动、不典型感染性心内膜炎、贫血、甲状腺功能亢进、维生素 $B_1$ 缺乏、电解质紊乱、反复多发小面积肺栓塞等。认真寻找诱因,予以纠正后一般心力衰竭可获改善。此外,应严格检查治疗方案的落实情况及是否恰当,特别是洋地黄、利尿剂及供 NO 类药物应用的剂型、剂量合适与否,是决定血流动力学紊乱能否稳定的关键,应及时调整,必要时可加用多巴胺类药物。严重低氧的患者可考虑呼吸机辅助呼吸。

### (七)心力衰竭的非药物治疗

1. 血液净化治疗  有助于心力衰竭患者维持水、电解质和酸碱平衡,稳定内环境,清除尿毒症毒素、细胞因子、炎症介质以及心脏抑制因子等。治疗中的物质交换可通过血液滤过(超滤)、血液透析、连续血液净化和血液灌流等来完成。适应证:高容量负荷如肺水肿或严重的外周组织水肿,且对袢利尿剂和噻嗪类利尿剂抵抗；低钠血症（血钠<110mmol/L）且有相应的临床症状，在上述两种情况应用单纯血液滤过即可；肾功能进行性减退，血肌酐>500μmol/L或符合急性血液透析指征的其他情况。

2. 心室辅助装置（ventricular assist device，VAD）　是将人工制造的血泵植入体内，将心房或心室的血液引出，通过血泵升压后，将血液再输入到动脉系统，起到部分或全部替代左心室作功，维持循环。近年来，随着设备和技术的完善与成熟，心室辅助装置已开始用于急性心肌梗死伴心源性休克、瓣膜病、心肌炎、心肌病伴顽固性心力衰竭的治疗以及作为其他等待心脏移植患者移植术前的过渡措施。

3. 机械通气　心力衰竭的患者行机械通气的指征：

（1）出现心跳呼吸骤停而进行心肺复苏时。

（2）合并Ⅰ型或Ⅱ型呼吸衰竭。机械通气的方式有两种。①无创呼吸机辅助通气：这是一种无需气管插管、经口/鼻面罩给患者供氧、由患者自主呼吸触发的机械通气治疗。分为持续气道正压通气（CPAP）和双相间歇气道正压通气（BiPAP）两种模式。通过气道正压通气可改善患者的通气状况，减轻肺水肿，纠正缺氧和$CO_2$潴留，从而缓解Ⅰ型或Ⅱ型呼吸衰竭。适用于Ⅰ型或Ⅱ型呼吸衰竭患者经常规吸氧和药物治疗仍不能纠正时应及早应用。主要用于呼吸频率≤25次/min、能配合呼吸机通气的早期呼吸衰竭患者。②气道插管和人工机械通气：为心肺复苏时、严重呼吸衰竭经常规治疗不能改善，尤其是出现明显的呼吸性和代谢性酸中毒并影响到意识状态的患者。

4. 心脏再同步化治疗（cardiac resynchronization therapy，CRT）　CRT可以通过改善房室、室间和室内收缩的同步性增加心排血量，改善心功能及预后。对于已经接受药物规范治疗的心衰患者，NYHA Ⅲ～Ⅳ级患者，LVEF<35%，完全性左束支传导阻滞（complete left bundle branch block，CLBBB）QRS≥120ms，非CLBBB≥150ms；NYHA Ⅱ级患者，LVEF<30%，CLBBB，QRS≥130ms可以考虑CRT。部分患者对CRT治疗反应不佳。

5. 心脏移植　国内已有多家医院开展心脏移植，是目前终末期心力衰竭唯一的治疗方法。但医疗费用昂贵，技术条件要求严格，尚不能大规模应用。

**相关链接**

---

慢性心力衰竭的药物治疗要点

**按心力衰竭的发展阶段：**

A期：治疗可能导致心力衰竭发生的病因（控制血压、血脂、血糖），对于有动脉粥样硬化，糖尿病，伴心血管相关危险因素的高血压的心衰高危患者，可使用ACEI。

B期：A期所有治疗对有心脏结构异常而无心衰的患者适用。有心脏结构异常或重构的患者，应用ACEI及β阻滞剂，用或不用醛固酮拮抗剂。

C期：A及B期患者治疗的方法对C期患者适用，当前或以前有心衰症状和有体液潴留而LVEF减少的患者，需给予利尿剂，加用醛固酮拮抗剂。可以使用洋地黄。

D期：C期的所有治疗对D期的患者适用，密切观察和控制顽固性终末期心衰患者的体液潴留，因接受药物治疗的顽固性终末期心衰患者一年内的死亡率大于50%，对于处于心衰终末期的患者应当给予特殊治疗，包括机械辅助循环、持续静脉注射正性肌力药物、心脏移植或长期住院治疗。为确保诊断的准确，在患者被确诊为顽固性心衰前，医生应进一步识别患者有无其他引起心衰的潜在因素，患者是否接受了最好的治疗方案。

# 第三节　急性左心衰竭

急性心力衰竭（acute heart failure，AHF）是指由于急性心脏病变引起心脏前向排血量显著、急骤下降导致组织器官灌注不足和后向急性淤血的临床综合征。根据解剖部位分两大类型,即急性左心衰竭和急性右心衰竭。急性心衰可以突然起病或在原有慢性心衰基础上急性加重。急性右心衰竭主要病因是大面积肺栓塞和急性右室心肌梗死,在有关章节讨论。急性左心衰竭较常见,是本节的主要内容。

## 一、病因

心脏解剖和功能突发异常均可作为急性左心衰竭的病因。

### (一) 心肌急剧损伤、坏死
急性广泛前壁心肌梗死、重症病毒性心肌炎、药物和毒物所致的心肌损伤与坏死等。

### (二) 快速而严重负荷增加
血压急剧增高、过快过多输液、瓣膜穿孔、腱索断裂,严重瓣膜脱垂、乳头肌断裂、室间隔穿孔等。

### (三) 突然发生严重诱因
严重感染、大量负性肌力药物、快速或严重过缓型心律失常等。

## 二、病理生理

主要病理生理改变是心排血量急剧减少和左室舒张末期压力迅速增加。前者反射性引起交感神经兴奋,后者则通过肺静脉传递引起肺毛细血管静水压增高,血管内液体渗入到肺间质及肺泡形成急性肺水肿。

## 三、临床表现

突发急性重度呼吸困难,严重时张口呼吸,呼吸频率常达 $30\sim40$ 次/min,被迫端坐、面色灰白、发绀;大汗、烦躁不安并有恐惧感,同时频繁咳嗽,咯粉红色泡沫状痰。极重者因脑缺氧而神志模糊。肺水肿早期可因交感神经兴奋而血压一度升高,但随病情的进展,血管反应和心排血量下降,血压下降,终致心源性休克。心源性休克时可有组织低灌注的表现。听诊双肺满布大、中、细湿啰音和哮鸣音,有时不用听诊器亦可听见。心尖部第一心音减弱,心率加快,可闻及室性奔马律,有时肺动脉瓣第二音可增强。

## 四、诊断与鉴别诊断

根据病史、典型症状与体征,一般诊断并不困难。BNP 或 NT-proBNP 有助于既往心脏病史不明突发呼吸困难的鉴别诊断,当心脏体征被肺部体征掩盖时,应与支气管哮喘鉴别;当出现休克时应与其他原因的休克鉴别。

## 五、治疗

急性左心衰竭严重威胁患者生命,一旦确诊应立即予以治疗。缓解缺氧、严重呼吸困难和纠正心力衰竭时血流动力学障碍是急性左心衰竭治疗的关键。

### (一) 患者取坐位或半卧位
下垂双腿以减少静脉回流,减轻心脏负荷。

### (二) 高流量给氧
立即鼻管给氧,需要时予面罩加压给氧,使患者 $SaO_2 \geqslant 95\%$(伴 COPD 者 $SaO_2 > 90\%$)。严重者可采用无创性或气管插管呼吸机正压给氧使肺泡内压在吸气时增加,气体交换加强,亦可以对抗组织液向肺泡内渗透。应用酒精吸氧(50%~70%酒精湿化瓶)或有机硅消泡剂,使泡沫表面张力降低,有利于肺泡通气的改善。

### （三）吗啡

3.0~5.0mg 静脉缓慢注射,亦可皮下或肌内注射,具有镇静、减少肺牵张反射和舒张小血管功能,可减少躁动对心脏造成的额外负荷和静脉回流,同时缓解呼吸困难。必要时 15min 可重复一次,共 2~3 次。老年患者静脉注射每次不宜超过 3mg。严密观察呼吸抑制的不良反应,慢性肺部疾病、神志障碍、晚期危重患者伴有呼吸抑制者禁用吗啡。

### （四）快速利尿

首选呋塞米,先静脉注射 20~40mg,继以静脉滴注 5~40mg/h,其总剂量在起初 6h 不超过 80mg,起初 24h 不超过 160mg。具利尿、扩张血管作用,肺水肿缓解常在利尿作用之前发生。亦可应用托拉塞米 10~20mg 或依那尼酸 25~50mg 静脉注射。

### （五）血管扩张剂

减轻心脏负荷,以静脉注射为主。

1. 硝普钠　扩张动、静脉,同时减轻心脏前、后负荷。静脉注射后 2~5min 起效,一般起始剂量 0.3μg/（kg·min）,根据血压逐渐调整剂量,收缩压维持在 100mmHg 左右,原有高血压患者收缩压降低幅度不得超过 80mmHg,否则会引起心、脑、肾等重要器官灌流不足。

2. 硝酸甘油　扩张小静脉,降低回心血量。起始剂量 10μg/min,根据血压逐渐调整剂量。维持量多为 50~100μg/min,但该药个体差异大,故应根据具体情况而定。

3. 重组人脑钠肽（rhBNP）　内源性激素物质,与人体内产生的 BNP 完全相同。其主要药理作用是扩张静脉和动脉（包括冠状动脉）,从而降低前、后负荷;同时可以促进钠的排泄,有一定的利尿作用;还可抑制 RAAS 和交感神经系统。先给予负荷剂量 1.500μg/kg,静脉缓慢推注,继以 0.0075~0.0150μg/（kg·min）静脉滴注;也可以不用负荷剂量而直接静脉滴注。疗程一般 3d,不超过 7d。

### （六）正性肌力药物

适用于低心排血量的急性心衰患者,可缓解组织低灌注所致的症状,保证重要脏器的血液供应。

1. 毛花苷 C　对于快速心房颤动且有心室扩大最为合适,首剂给 0.2~0.4mg,2h 后可再给 0.2~0.4mg。

2. 多巴胺和多巴酚丁胺　见慢性心力衰竭治疗。

3. 磷酸二酯酶抑制剂　米力农,首剂 25~50μg/kg 静脉注射（大于 10min）,继以 0.25~1.0μg/（kg·min）静脉滴注。

4. 左西孟旦　见慢性心力衰竭治疗。

### （七）氨茶碱

可解除支气管痉挛,并有一定正性肌力及利尿作用。0.25g 加 5% 葡萄糖 20ml,缓慢静脉注射。

### （八）其他

主动脉内球囊反搏术对药物治疗无效或伴有低血压及休克的冠心病急性左心衰竭者可取得较好的疗效。机械辅助通气治疗有效缓解肺淤血所致的低氧血症。急危重心衰,有条件的医院可采用 LVAD 和临时心肺辅助装置。急性左心衰竭缓解后,应针对诱因和基本病因治疗。

（白　玲）

## 学习小结

心力衰竭是一种临床综合征,在基本病因存在下,继发心肌损伤因素进一步加速心功能恶化。心力衰竭的本质是神经内分泌体液因素过度激活促进心脏从代偿向失代偿进展。心力衰竭分为左心衰竭、右心衰竭、全心衰竭;急性心力衰竭、慢性心力衰竭以及 HFrEF、HFpEF。左心衰竭表现为灌注不足和肺循环淤血的症状体征，右心衰竭表现为体循环淤血症状体征。病史、症状、体征、生化、心电和影像学资料可以诊断心衰的病因、解剖、病理生理。

去除病因和诱因，改善存在的血流动力学异常，拮抗过度激活的神经内分泌因素是心力衰竭治疗的基本原则。

## 复习参考题

1. 简述心力衰竭的概念以及射血分数减低和射血分数保留心力衰竭的诊断。

2. 心力衰竭时能够拮抗交感-RAS 系统活性、延缓心室重塑的药物有哪些？

3. 简述急性心力衰竭的抢救措施。

## 案例 3-2-1

患者，男，78 岁，10 年前曾因急性广泛前壁心肌梗死住院治疗，1 月后好转出院。9 年前因受凉出现咳嗽、少量白痰，无发热，伴轻度胸闷、心悸和气短，在当地医院就诊，心率 110 次/min，两肺下部有湿啰音，考虑"心功能不全"，经治疗后好转。此后间断服用美托洛尔、地高辛和利尿剂。10 年间反复出现胸闷、憋气，多于快走或一般家务劳动时出现，偶有双下肢水肿及夜间阵发性呼吸困难，经休息、口服地高辛和呋塞米等药物后可逐渐缓解。1 周前，患者受凉后出现咳嗽，咳黄色黏痰，痰中少量血丝，无发热。4d 前突然出现喘憋、夜间不能平卧，自觉尿量减少，约 1200ml/d，伴双下肢水肿，患者自行服用地高辛和呋塞米后效果不明显，一天前来医院急诊。体格检查：T36.3℃，R25 次/min，P100 次/min，BP110/70mmHg。神志清楚，高枕卧位。呼吸急促，口唇轻度发绀，颈静脉无怒张。双肺呼吸音粗，双肺散在干湿啰音。心率 100 次/min，律齐，心音低钝，各瓣膜区未闻及杂音。腹软，肝肋下触及 1cm，质韧，边缘钝，无压痛。双下肢水肿（+）。辅助检查：血常规示，白细胞 $12.9×10^9$/L，中性粒细胞百分比 72%，血红蛋白 120g/L，血小板 $297×10^9$/L。心肌酶（-），肝肾功能（-）。心电图示窦性心律，陈旧性前壁心肌梗死，偶发室性期前收缩。X 线检查示心影增大，肺门影增大，右下肺可见斑片状影，考虑右下肺感染。超声心动图显示左室后壁厚度增加，左室射血分数 36%。

思考问题：

1. 结合该患者的情况分析其发生心力衰竭的原因和诱因？此次心功能恶化的诱因是什么？

2. 该患者发生的是哪种类型的心力衰竭？

3. 该患者发生心力衰竭的主要机制是什么？

4. 该患者的长期治疗原则应该是什么？

# 心 律 失 常

| 学习目标 | |
|---|---|
| **掌握** | 常见心律失常的临床表现和心电图诊断，抗心律失常药物的分类和临床应用。 |
| **熟悉** | 常见心律失常的分类和非药物治疗方法。 |
| **了解** | 心律失常的病因、发生机制。 |

## 第一节　概述

### 一、心脏传导系统的解剖

心脏传导系统由特殊分化的心肌细胞组成，它包括窦房结、结间束与房间束、房室结、希氏束、左右束支以及浦肯野纤维等(图 3-3-1)。

窦房结位于上腔静脉入口与右心房后壁的交界处，长 10~20mm，宽 2~3mm。窦房结具有自律性，是维持心脏窦性节律的起搏点。窦房结由 P 细胞(起搏细胞)和 T 细胞(移行细胞)组成。

结间束连接窦房结与房室结，分为前结间束、中结间束和后结间束。房间束负责将窦房结的冲动由右心房传向左心房。

房室结位于房间隔的右后下方、冠状窦开口前方、三尖瓣环的上方，长约 7mm，宽约 4mm。其上部为移行细胞区，与心房肌接续，中部为致密部，下部延续为希氏束。

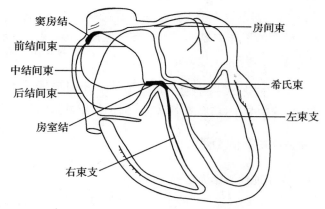

图 3-3-1　心脏传导系统示意图

希氏束发自房室结前下缘，穿越中央纤维体后走行于室间隔嵴上，然后分成左、右束支，左束支又分为左前分支和左后分支。左右束支的终末部分呈树枝状分布，组成浦肯野纤维网，在心内膜下与心室肌细胞相连接。

窦房结激动形成后，经房间束、结间束和心房肌传导抵达左心房和房室结，经过房室结缓慢传导区抵达希氏束，向下加速传导至左右束支、浦肯野纤维激动心内膜下心肌，最后向外传导至心外膜下心肌。

窦房结、房间束、结间束、冠状窦口附近、房室结远端以及希氏束-浦肯野纤维等处的心肌细胞均具有自律性,其自律性按上述顺序依次由高减低。当心脏的上位起搏点的自律性下降时,下位起搏点即接替发放激动,使心脏不致停搏。

## 二、心肌细胞电活动的形成

心脏的节律性电活动由心肌细胞跨膜电位的周期性变化所形成。心肌细胞膜上存在多种离子通道,离子通道由通道蛋白构成,离子通道的开放与关闭是跨膜电位变化的基础。目前已知的离子通道包括 $Na^+$ 通道、$Ca^{2+}$ 通道、$Ca^{2+}$ 激活的非特异通道、起搏电流通道等内向电流通道和内向整流性 $K^+$ 通道、ATP 敏感性 $K^+$ 通道、乙酰胆碱激活的 $K^+$ 通道、延迟整流性 $K^+$ 通道、瞬时外向 $K^+$ 通道、$Na^+$ 和 $Ca^{2+}$ 激活性 $K^+$ 通道等外向电流通道。

静息状态下,心肌细胞内 $K^+$ 离子浓度为细胞外的 30 倍,细胞外 $Na^+$ 离子浓度为细胞内的 15 倍。而静息时心肌细胞膜对 $K^+$ 保持通透,$K^+$ 顺浓度差外流。达到电化学平衡时,膜内电位相对于膜外约为 $-90mV$,此即为心肌细胞的静息电位。

当心肌细胞膜受到适宜的刺激,$Na^+$ 通道开放,$Na^+$ 迅速内流,膜内电位上升形成动作电位 0 相,在上升后期,$Ca^{2+}$ 通道激活,$Ca^{2+}$ 与 $Na^+$ 内流共同构成 0 相除极后半段。膜内电位继续上升达到 $+30mV$ 时,$Na^+$ 通道失活,$K^+$ 外流形成动作电位 1 相。随后慢 $Ca^{2+}$ 通道激活,$Ca^{2+}$ 内流与 $K^+$ 外流达到平衡,形成动作电位 2 相。当 $Ca^{2+}$ 通道失活,外流的 $K^+$ 使膜内电位快速下降,形成了动作电位 3 相。当膜电位再次达到 $K^+$ 平衡电位时,进入动作电位 4 相。在此期间通过膜上 $Na^+$-$K^+$ 泵的工作恢复静息时的离子浓度差,保持舒张期静息电位恒定(图 3-3-2)。

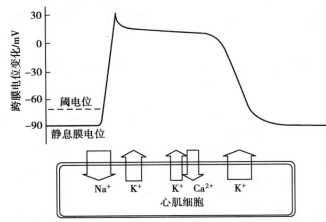

图 3-3-2　心肌细胞动作电位与离子流示意图
动作电位 0 相由 $Na^+$ 快速内流形成,1 相由 $K^+$ 外流形成,2 相为 $Ca^{2+}$ 内流与 $K^+$ 外流达到平衡所形成,3 相由 $K^+$ 外流形成,4 相为 $K^+$ 的平衡电位(静息电位)。

自律性心肌细胞的动作电位 4 相舒张期电位存在变化,主要由于慢 $Ca^{2+}$ 通道开放,$Ca^{2+}$ 缓慢内流所致。当膜电位逐渐减小,达到阈电位水平时即形成舒张期自动除极。

## 三、心律失常的分类

### (一)快速性心律失常

1. 窦性心动过速　①窦性心动过速;②窦房结折返性心动过速。

2. 异位性快速性心律失常

(1) 期前收缩:①房性期前收缩;②交界性期前收缩;③室性期前收缩。

(2) 心动过速

1) 房性心动过速:①自律性房性心动过速;②折返性房性心动过速;③紊乱性房性心动过速。

2) 交界性心动过速:①房室结折返性心动过速;②房室折返性心动过速;③非阵发性交界性心动过速。

3) 室性心动过速:①非持续性室性心动过速;②持续性室性心动过速;③尖端扭转型室速;④加速性心室自主节律。

（3）扑动与颤动：①心房扑动；②心房颤动；③心室扑动；④心室颤动。

3. 房室间传导途径异常　预激综合征。

**（二）缓慢性心律失常**

1. 窦性缓慢性心律失常　①窦性心动过缓；②窦性心律不齐；③窦性停搏。

2. 传导阻滞　①窦房传导阻滞；②房内传导阻滞；③房室传导阻滞；④室内传导阻滞。

3. 逸搏与逸搏心律

（1）逸搏：①房性逸搏；②交界性逸搏；③室性逸搏。

（2）逸搏心律：①房性逸搏心律；②交界性逸搏心律；③室性逸搏心律。

# 四、心律失常的发生机制

## （一）冲动形成异常

1. 自律性增高（ectopic enhanced automaticity）　在体内儿茶酚胺活性增加或病理状态下，如心肌缺血、炎症、电解质紊乱、药物等，可使具有自律性的心肌细胞不适当地发放激动，亦可使原来无自律性的心肌细胞出现异常自律性而发放异常激动引发心律失常。

2. 触发活动（triggered activity）　心肌局部儿茶酚胺浓度增加、低血钾、QT间期延长和洋地黄中毒时，心肌细胞可在动作电位后产生早期后除极和延迟后除极，当后除极的电位振幅达到阈值时便可引起反复激动，从而引发快速性心律失常。

## （二）冲动传导异常

折返（reentry）是快速性心律失常中最常见的发生机制，产生折返的基本条件是：①心脏某一部位存在解剖性或功能性环形通路（折返环）；②环形通路内传导速度和不应期各不相同，其中一条通路存在单向传导阻滞；③另一条通路传导足够缓慢，使环形通路的其他部分有时间恢复兴奋性，从而使激动在折返环内往复折返，产生持续的快速性心律失常（图3-3-3）。

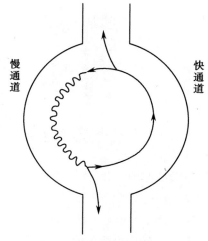

慢通道　　快通道

**图3-3-3　折返机制示意图**

激动传导至某处心肌时，如适逢生理性不应期，可形成生理性阻滞或干扰性脱节现象。病理状态下，激动的传导异常称为病理性传导阻滞。

# 五、心律失常的诊断

1. 病史　心律失常发生时，由于舒张期缩短、心室充盈不足或心跳缓慢、每搏输出量增加而引起心搏增强，多数患者能感受到心悸，因此心律失常的诊断应从采集详尽的病史入手。应尽量让患者描述发生心悸的诱因，发作时的症状，发作的频率、频度、持续时间、起止方式以及对治疗的反应等。例如，折返性心动过速具有突然发生、突然终止的特点。

2. 体格检查　应注意检查心率与节律，某些体征有助于心律失常的诊断。发生期前收缩时，心脏听诊第一心音增强，而第二心音减弱；折返性心动过速发作时，心律绝对规则，第一心音强度一致；心房颤动时心律绝对不规则，第一心音强弱不等；三度房室传导阻滞时可听到"大炮音"，并在颈静脉可见巨大a波；房性心动过速或心房扑动伴2∶1或4∶1传导阻滞时，心率与颈静脉搏动的频率呈倍数关系；完全性右束支传导阻滞时，肺动脉瓣第二心音分裂明显；完全性左束支传导阻滞时，可出现第二心音反常分裂。

3. 心电图检查　是诊断心律失常的主要方法。应记录12导联心电图，并应选择能清楚显示P波的心电图导联（通常选择Ⅱ或V₁导联）记录足够长时间的心电图供分析用。分析心电图时应注意：P波和QRS

波群的频率、节律和形态,P 波与 QRS 波群的相互关系,PR 间期是否恒定等。

4. 动态心电图检查　动态心电图(Holter ECG monitoring)可以记录24h 或更长时间的心电图,由于采用便携式记录装置,患者的日常工作与活动均不受限制。这便于了解患者的心悸、晕厥等症状与心律失常是否有关,心律失常与日常活动的关系和昼夜分布特征,评价抗心律失常药物的疗效等。

5. 心电图信号平均技术(ECG signal-averaging technique)　应用信号平均技术可以记录到微伏(μV)级的心电信号,在体表检测来自窦房结、房室结、希氏束、左右束支等处的电活动,并可检测心室晚电位(late ventricular potential)。心室晚电位发生于 QRS 波群终末部分,振幅仅 5~25μV,其产生机制与心室内传导的延迟和断续有关。心肌梗死后检测出心室晚电位,认为可能是发生室性心动过速和心脏性猝死的一项独立的危险因素。

6. 临床心脏电生理检查

(1) 食管心电图与食管电生理检查:由于解剖上食管毗邻左心房后壁,将食管电极导管置于心房水平时,可记录到清晰的心房电活动(图 3-3-4)。

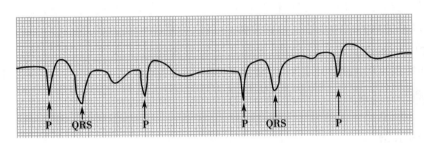

**图 3-3-4　食管心电图(纸速 50mm/s)**
P 波振幅增大,几乎与 QRS 波群振幅相同,第 2、4 个 P 波后无 QRS 波群,提示为 2∶1房室传导阻滞。

食管心电图结合食管心房快速心房起搏和程序电刺激,能诱发或终止折返性室上性心动过速,确定心动过速的机制是否为房室结双径路折返、房室旁路折返抑或心房内折返。食管心电图还可鉴别宽 QRS 波群室上性心动过速与室性心动过速。食管心房调搏还可以测定窦房结和房室结功能。

(2) 心腔内电生理检查(electrophysiological study, EPS):将几根多电极导管经外周静脉和/或动脉分别放置在右心房、希氏束、冠状窦(左心房)、右心室或左心室等心腔内不同部位,记录局部的电活动,结合应用快速心房或心室起搏和程序电刺激,测定心脏各部分的电生理功能,诱发临床上出现的心动过速进行分析,确定心动过速的发生机制。也可评价各种治疗心律失常方法的效果,如药物治疗、射频导管消融治疗、手术治疗、起搏器治疗和植入型心律转复除颤器等。临床心脏电生理检查的适用范围为:①窦房结功能检查;②房室传导功能检查;③心动过速的诊断与鉴别诊断;④不明原因的晕厥诊断;⑤抗心律失常药物与非药物治疗效果的评价。

**相关链接**

---

### 植入式 Holter

植入式 Holter 是一种埋藏式长程动态心电图的记录装置,可视为心电事件的长程监测系统。经创伤很小的手术将其植入在胸骨左缘 2~4 肋间的皮下,其通过表面相距 3.7cm 的两个探查电极滚筒式持续记录单导联"体表心电图",需要时可经系统内自动或体外手动触发冻结并存储心电资料,随时再经程控仪将冻结的资料调出并打印,供医生分析诊断时应用。近十年的临床应用表明,这一检测方法已成为心律失常相关晕厥评估的金标准,是不明原因晕厥的病因学诊断技术的突破性进展。

# 第二节 快速性心律失常：窦性快速性心律失常

## 一、窦性心动过速

正常窦性心律的激动起源于窦房结，其 P 波在心电图 II 导联直立，aVR 导联倒置，频率在 60~100 次/min，PR 间期 0.12~0.20s。窦性心律的频率超过 100 次/min 时，称为窦性心动过速（sinus tachycardia）。

### （一）病因

健康人在吸烟、饮酒、饮茶或咖啡、体力活动或情绪激动时均可发生。发热、贫血、甲状腺功能亢进、休克、心肌缺血和心力衰竭等病理状态下亦可发生。某些药物（如阿托品、肾上腺素等）也可引起窦性心动过速。近来有学者提出静息状态下心率持续保持在 80 次/min 以上，应称为"慢性心率增快"。流行病学调查表明，这部分人群的心力衰竭、心脏性猝死的发生率均高于心率低于 80 次/min 的人群。

### （二）心电图检查

窦性心动过速具备窦性心律的心电图特征，频率在 100~180 次/min。窦性心动过速发生和终止时通常逐渐加快和逐渐减慢（图 3-3-5）。本型心律失常应与窦房结折返性心动过速相鉴别，后者具有突然发生、突然终止的临床特点。

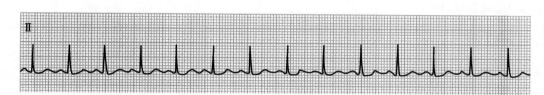

**图 3-3-5 窦性心动过速心电图**
II 导联的 P 波直立，PR 间期 0.14s，心率 110 次/min。

### （三）治疗

窦性心动过速一般不必治疗，应针对原发疾病和诱发因素进行治疗，必要时可应用 β 受体阻滞剂（如普萘洛尔等）减慢心率。

**相关链接**

---

不适当的窦性心动过速（inappropriate sinus tachycardia，IST）是一种临床上相对少见的综合征，主要表现为休息时心率无法解释的持续性增快，在静息时甚至在仰卧位时心率常超过 100 次/min，轻微的活动即引起心率快速增加，从而引起一系列的症状，包括心悸、气短、乏力、胸痛、胸闷、头晕甚至近乎晕厥。IST 患者中大约 90% 为女性，且常见于年轻女性，年龄一般在 20~45 岁之间，通常没有器质性心脏病和其他导致窦性心动过速的继发原因。诊断 IST 需排除引起交感神经兴奋性增加的相关性疾病。IST 患者还需评估体位性心动过速综合征（POTS）的可能性，因为 β 受体阻滞剂可能加重 POTS，而对 IST 是有益的。伊伐布雷定减弱窦房结自主性，可有效治疗 IST。

## 二、窦房结折返性心动过速

窦房结折返性心动过速（sinus node reentry tachycardia，SNRT）是较少见的折返性心动过速类型，其折返环位于窦房结及其周围的心房组织。临床上具备折返性心动过速的突然发作、突然终止的特点，心电图表现同窦性心动过速，应注意与之鉴别。心脏电生理检查时，程序电刺激可诱发与终止本型心动过速。治疗

可应用 β 受体阻滞剂、钙通道阻滞剂等药物,频繁发作者可进行射频导管消融治疗。

# 第三节　快速性心律失常:期前收缩

期前收缩( premature beats )是临床上最常见的心律失常,它可以起源于窦房结以外心脏的任何部位,根据发生部位分为房性、交界性和室性期前收缩,临床上以室性期前收缩最为常见。

## 一、病因

正常人和各种器质性心脏病患者均可发生期前收缩。对正常人群进行 24h 心电图监测表明,约 60%的正常人可检出房性期前收缩。吸烟、饮酒、咖啡、情绪激动也可诱发期前收缩。各种器质性心脏病、心肌缺血、心力衰竭、缺氧、炎症、麻醉和手术等因素也可使心肌受刺激而发生期前收缩。此外,某些抗心律失常药物、洋地黄类、三环类抗抑郁药物和电解质紊乱亦能诱发期前收缩。

## 二、临床表现

期前收缩发生时患者可感到心悸不适。体格检查时可听到期前收缩的心音提前出现,伴有第一心音增强与第二心音减弱,有时仅能听到第一心音,并在期前收缩后听到一较长的间歇。期前收缩的心动周期,桡动脉搏动减弱或消失。

## 三、心电图检查

### （一）房性期前收缩（premature atrial beat ）

房性期前收缩的 P 波提前发生,与窦性心律的 P 波形态相异,发生于心房下部的房性期前收缩的 P 波可呈倒置,但 PR 间期≥0.12s,有时房性期前收缩的 P 波与前一心动周期的 T 波重叠,不易辨认。房性期前收缩其后的 QRS 波群形态通常正常,但如房性期前收缩发生较早,有时亦可出现宽而畸形的 QRS 波群称为房性期前收缩伴室内差异性传导。如房性期前收缩发生过早,适逢房室结尚未脱离前次心搏的不应期,可因生理性房室干扰使传导中断(未下传的房性期前收缩)或传导缓慢(PR 间期延长)现象。房性期前收缩可逆传至窦房结,使之提前发生除极(窦房结重整),此时,包括房性期前收缩在内的前后两个窦性 P 波的间期短于基本窦性 PP 间期的两倍,称为不完全性代偿间歇。如房性期前收缩发生较晚,或窦房结周围组织的不应期较长,窦房结未被重整,包含期前收缩在内的前后两个 PP 间期恰为窦性 PP 间期的两倍,称为完全性代偿间歇。房性期前收缩以不完全性代偿间歇居多(图 3-3-6)。

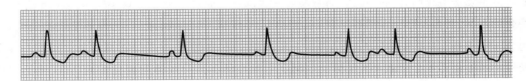

图 3-3-6　房性期前收缩心电图

第 2、6 个 P 波为房性期前收缩,P 波提前出现,形态与窦性 P 波不同,PR 间期正常,QRS 波群正常,其后为不完全性代偿间歇。

发生于心房下部的房性期前收缩应注意与房室交界性期前收缩相鉴别,伴有室内差异性传导的房性期前收缩应与室性期前收缩鉴别。未下传的房性期前收缩应注意与窦性停搏或房室传导阻滞相鉴别。

### （二）房室交界性期前收缩（junctional premature contraction ）

激动起源于房室交界区,可同时向心室下传和向心房逆传,心电图表现为提前发生的 QRS 波群与逆行 P 波。逆行 P 波可位于 QRS 波群之前( PR 间期<0.12s)、之中或之后( RP 间期<0.20s),取决于交界性激

动前传与逆传的相对速度。房室交界性期前收缩的 QRS 波群形态一般正常,伴有室内差异性传导时其 QRS 波群形态可出现变化(图 3-3-7)。房室交界性期前收缩应注意与发生于心房下部或房性 P 波与 T 波重叠的房性期前收缩鉴别,伴有室内差异性传导时,应与室性期前收缩鉴别。

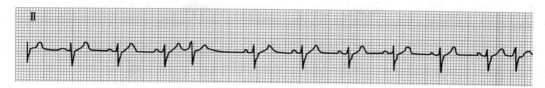

**图 3-3-7  房室交界性期前收缩心电图**
第 4、11 个 QRS 波群为房室交界性期前收缩,QRS 波群提前出现,形态正常,其后可见逆行 P 波,RP 间期<0.20s。

### (三)室性期前收缩(premature ventricular beat)

为最常见的心律失常之一,可发生于心室任何部位。心电图的特征如下:①提前发生的、宽大畸形的 QRS 波群,时限常常超过 0.12s;②ST 段与 T 波的方向与 QRS 波群的主波方向相反;③室性期前收缩一般不逆传至心房提前激动窦房结,故窦房结激动的发放不受干扰,室性期前收缩后多出现完全性代偿间歇。

室性期前收缩可孤立或规律出现,室性期前收缩每分钟少于 5 次或每小时少于 30 次,称为偶发性室性期前收缩;每分钟超过 5 次或每小时超过 30 次,称为频发性室性期前收缩。同一导联内室性期前收缩形态相同者,为单形性室性期前收缩;同一导联内形态不同者,为多形性或多源性室性期前收缩。每个窦性搏动后跟随一个室性期前收缩,称为二联律(图 3-3-8);每两个窦性搏动后跟随一个室性期前收缩,称为三联律。

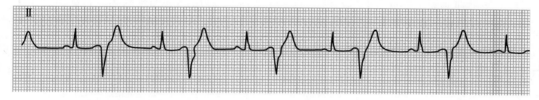

**图 3-3-8  室性期前收缩二联律**
第 2、4、6、8、10 个 QRS 波群提前出现,明显宽大畸形,其前无 P 波,与前一窦性激动的配对间期相等,室性期前收缩的 T 波与 QRS 波群主波方向相反。

连续发生 2 个室性期前收缩称为成对室性期前收缩;连续 3 个或 3 个以上的室性期前收缩称为室性心动过速。如果室性期前收缩恰巧插入 2 个窦性搏动之间,不伴有代偿间歇,称为间位性室性期前收缩。如室性期前收缩的发生过于提前,落在前一个心动周期的 T 波上,称为 R-on-T 室性期前收缩,此种情况容易诱发恶性室性心律失常(图 3-3-9)。

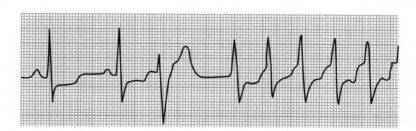

**图 3-3-9  R-on-T 室性期前收缩**
第 3 个 QRS 波群提前出现落在 T 波顶峰之后,形态宽大畸形,其前无 P 波,室性期前收缩的 T 波与 QRS 波群主波方向相反。其后引发室性心动过速。

室性并行心律为心室异位起搏点规律地自行发放冲动,并由于异位兴奋灶周围存在传入阻滞,可防止窦房结的激动侵入。心电图特征为:①室性期前收缩的配对间期(即从室性期前收缩前一次窦性心搏的 QRS 波群起始至室性期前收缩的 QRS 波群起始的间期)不恒定;②较长的两个室性期前收缩的间距与最短的两个室性期前收缩的间距成整倍数关系;③窦性激动与心室异位起搏点的激动同时抵达心室时,可产生室性融合波,其形态介于窦性激动和室性期前收缩的形态之间。

室性期前收缩需注意与伴有室内差异性传导的房性和房室交界性期前收缩鉴别,发生较晚的室性期前收缩还应与间歇性预激综合征和间歇性左或右束支传导阻滞鉴别。

## 四、治疗

### (一)房性期前收缩

通常无需治疗,症状明显时应给予治疗。治疗包括去除吸烟、饮酒、咖啡等诱发因素,给予镇静药物,β受体阻滞剂和钙通道阻滞剂,如过于频发影响生活质量,且心电图记录期前收缩为单一形态,也可考虑射频消融治疗。

### (二)交界性期前收缩

通常无需治疗,必要时可参照房性期前收缩的治疗。

### (三)室性期前收缩

1. 无器质性心脏者 室性期前收缩不增加心脏性猝死的危险性,如无明显症状不必使用药物治疗。症状明显者,治疗以消除症状为目的,以 β 受体阻滞剂和去除吸烟、饮酒、应激等诱发因素为主,如过于频发影响生活质量,且心电图记录期前收缩为单一形态,也可考虑射频消融治疗。

2. 急性心肌缺血患者 急性心肌梗死发生后 24h 内,心室颤动的发生率较高。目前虽然不主张对所有的患者预防性应用抗心律失常药物,但当频发性室性期前收缩、多源性室性期前收缩、成对或连续出现的室性期前收缩、R-on-T 室性期前收缩发生时,应立即给予治疗。急性暂时性心肌缺血时,如心绞痛发作时、溶栓治疗和经皮穿刺腔内冠状动脉成形术中与术后的再灌注性心律失常,亦应进行治疗。治疗药物首选利多卡因静脉注射,无效时改用普鲁卡因胺静脉注射,亦可选用 β 受体阻滞剂静脉注射。

3. 慢性心脏病变患者 二尖瓣脱垂患者伴发室性期前收缩时,可首选 β 受体阻滞剂治疗。心肌梗死后或心肌病患者并发室性期前收缩,尤其是伴有左心室射血分数明显减少时,心脏性猝死的危险性显著增加,此时给予 β 受体阻滞剂虽然不能消除室性期前收缩,但能降低心脏性猝死的发生率。低剂量胺碘酮亦能有效地降低心律失常的发生率和心脏性猝死的死亡率。Ⅰ类,尤其是ⅠC类抗心律失常药物虽能减少室性期前收缩的发生率,但增加患者的总死亡率,因此应避免长期应用。

## 第四节 快速性心律失常:房性心动过速

房性心动过速(atrial tachycardia)简称"房速",根据房性心动过速的发生机制分为:自律性房性心动过速(automatic atrial tachycardia, AAT)、心房内折返性心动过速(intra-atrial reentrant tachycardia, IART)与紊乱性房性心动过速(chaotic atrial rhythm)。

### 一、自律性房性心动过速

自律性房性心动过速的发作可呈阵发性或持续性,多数伴有房室传导阻滞的房性心动过速系因自律性增高所致,常见于洋地黄中毒、急性心肌梗死、急性心肌炎、心肌病、慢性肺部疾病以及各种代谢障碍等。当伴发房室传导阻滞时,可见颈静脉搏动次数超过心率次数。

（一）**心电图与心脏电生理检查**

心电图表现包括：①心房率一般为 150～200 次/min；②P 波与窦性 P 波形态不同；③可伴有二度 Ⅰ 型或 Ⅱ 型房室传导阻滞，房室传导呈 2∶1比例者常见；④心动过速不能被刺激迷走神经终止；⑤心动过速开始时和终止前存在"加温现象"。

本型心动过速应与心房内折返性心动过速、心房扑动或窦性心动过速鉴别，前两者具有突然发生、突然终止的临床特点。

心脏电生理检查特点为：①心房超速起搏可抑制心动过速，但不能终止发作；②心房程序电刺激通常不能诱发和终止心动过速；③心房激动顺序与窦性心律激动顺序不同；④心动过速的第一个 P 波与随后的 P 波形态一致。

（二）**治疗**

1. 洋地黄中毒引起者　①立即停用洋地黄药物；②补充钾盐；③应用 β 受体阻滞剂、苯妥英钠或 Ⅰ A、Ⅰ C 类和Ⅲ类抗心律失常药物。

2. 非洋地黄药物引起者　①减慢心室率可应用洋地黄、β 受体阻滞剂、钙通道阻滞剂等；②Ⅰ A、Ⅰ C 类和Ⅲ类抗心律失常药物可用于转复自律性房性心动过速，恢复窦性心律；③药物治疗无效时，可考虑射频导管消融治疗。

## 二、心房内折返性心动过速

亦称折返性房性心动过速，较少见。折返常发生于手术瘢痕或解剖缺陷的邻近部位。具有折返性心动过速的临床特点，心动过速可突然发生、突然终止。

（一）**心电图与心脏电生理检查**

心电图表现为心动过速的 P 波与窦性者形态不同，PR 间期通常延长。应注意与窦性心动过速、非典型性房室结折返性心动过速和慢旁路引起的房室折返性心动过速鉴别，后两者心动过速发作时 RP 间期＞PR 间期。

心脏电生理检查特征为：①心房程序电刺激可诱发与终止心动过速；②心动过速的心房激动顺序与窦性者不同；③心动过速发生前必先发生房内传导阻滞。

（二）**治疗**

治疗见本章第五节"阵发性室上性心动过速"。房性心动过速患者应参照心房颤动抗凝原则接受口服抗凝药治疗，评分按照心房颤动危险分层工具计算。具体见本章第七节"心房颤动"。

## 三、紊乱性房性心动过速

亦称多源性房性心动过速（multifocal atrial tachycardia）。常见于慢性阻塞性肺疾病、心力衰竭、洋地黄中毒与低血钾。

1. 心电图检查　①心房率通常为 100～130 次/min；②通常有三种或以上形态各异的 P 波；③可因房性期前收缩过早发生而被阻滞，心室率不规则（图 3-3-10）。本型心动过速应与房性期前收缩、心房颤动鉴别。

2. 治疗　因本型心律失常最终可能发展为心房颤动，治疗应针对原发疾病。常用的抗心律失常药物为维拉帕米、胺碘酮等。

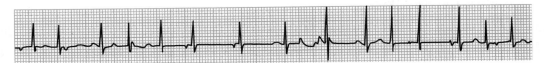

**图 3-3-10　紊乱性房性心动过速**
图中可见多种形态不同的 P 波，PP 间期、PR 间期均不一致。

# 第五节　快速性心律失常：交界性心动过速

## 一、阵发性室上性心动过速

阵发性室上性心动过速（paroxysmal supraventricular tachycardia，PSVT）简称"室上速"。其发生机制为折返，折返可发生于窦房结及其周围组织、心房内、房室结内或房室之间，分别称为窦房结折返性心动过速（SNRT）、心房内折返性心动过速（IART）、房室结折返性心动过速（atrioventricular nodal reentrant tachycardia，AVNRT）和房室折返性心动过速（atrioventricular reentrant tachycardia，AVRT）。其中房室结折返性心动过速和房室折返性心动过速约占 90% 以上。2016 年美国心脏病学会发布了室上性心动过速管理指南，指南中定义室上速包括了除心房颤动以外起源于希氏束及以上的任何心动过速。

室上性心动过速多具有折返性心动过速的临床特点：心动过速的发作与终止表现为突然发生和突然终止，持续时间长短不定。症状包括心悸、头晕、晕厥、心绞痛等，严重时可发生心力衰竭与休克。症状轻重取决于发作时心室率快速的程度和持续时间、是否同时伴有器质性心脏病。体检心律绝对规则，第一心音强度一致。程序电刺激可诱发与终止心动过速（图 3-3-11）。

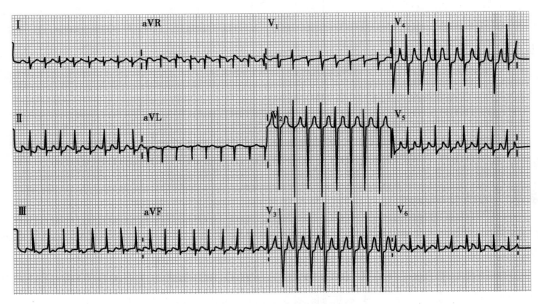

**图 3-3-11　阵发性室上性心动过速**
图中各导联均可见连续快速 QRS 波群，其形态正常，RR 间期规则，心率 184 次/min，其中 Ⅱ、Ⅲ、aVF导联的 QRS 波群后可见逆行 P 波、房室结折返性心动过速。

### （一）心电图检查

心电图表现为：①心率 150~250 次/min，节律规则；②QRS 波群形态通常正常，存在束支传导阻滞或发生室内差异性传导时，QRS 波群形态可异常；③伴有逆行 P 波（Ⅱ 导联倒置，aVR 导联直立），逆行 P 波常埋藏于 QRS 波群终末部分，与 QRS 波群关系恒定；非典型性房室结折返性心动过速（atypical AVNRT）的 P 波清楚可见,RP 间期较长;④心动过速通常由期前收缩触发,下传的 PR 间期显著延长,其后引发心动过速。

本型心动过速与房室折返性心动过速鉴别较困难,需进行心脏电生理检查确定。非典型性房室结折返性心动过速需与慢旁路所致的房室折返性心动过速、房性心动过速、窦性心动过速鉴别。

**（二）心脏电生理检查**

本型心动过速的发生机制是房室结双径路折返。当存在房室结双径路时,快(β)径路传导速度快而不应期长,慢(α)径路传导速度缓慢而不应期短。正常时,窦性激动沿快径路下传,PR 间期正常。发生典型的房室结折返性心动过速时,激动沿慢径路下传,快径路逆传。即当房性期前收缩发生于折返窗口时,激动沿快径路下传,因不应期较长而被阻滞;而沿慢径路下传的激动,由于传导缓慢,当传导至心室时快径路已恢复兴奋性,激动经快径路返回心房,产生单次心房回波,如反复折返,则形成心动过速。因此,心房和心室不参与形成折返回路。非典型性房室结折返性心动过速的折返方向与之相反,即激动沿快径路下传,慢径路逆传,比较少见(图 3-3-12)。

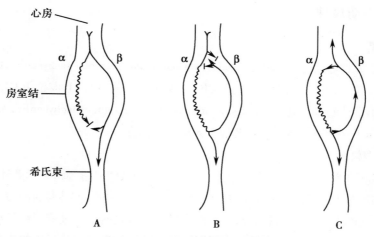

**图 3-3-12　房室结双径路折返示意图**

图示房室结内 α 与 β 路径。α 路径传导速度慢,不应期短;β 路径传导速度快,不应期长。A. 窦性激动沿 β 路径下传至希氏束,PR 间期正常;窦性激动同时沿 α 路径下传,但遭遇不应期而未能抵达希氏束。B. 房性期前收缩受阻于 β 路径,沿 α 路径缓慢传导至希氏束,PR 间期延长;由于传导缓慢,使 β 路径有足够时间恢复兴奋性,激动经 β 路径逆向传导返回心房,完成单次折返,产生一个心房回波。C. 心房回波再循 α 路径下传,形成持续折返,引起房室结折返性心动过速。

心脏电生理检查特征为:①心动过速可为期前刺激诱发和终止;②心房程序电刺激存在"跳跃现象"(传导由快径路向慢径路移行的特征);③心动过速起始时伴有房室传导延缓(A-H 间期延长);④前传心室激动顺序和逆传心房激动顺序正常。

**（三）治疗**

1. 终止发作

（1）刺激迷走神经方法:迷走神经兴奋性增强可抑制房室结功能,使激动在房室交界区传导减慢,从而终止室上速发作。可采用瓦尔萨尔瓦动作(Valsalva 动作)(深吸气后屏息,然后用力做呼吸动作)、刺激咽部诱发恶心、颈动脉窦按摩(取仰卧位,按摩一侧颈动脉窦 5~10s,切忌双侧同时按摩)、压迫双侧眼球等兴奋迷走神经的方法。本方法适用于血压和心功能良好的患者。

（2）钙通道阻滞剂:为终止室上速的首选药物。首选维拉帕米,剂量为 5mg,稀释后静脉注射,如无效 10min 后可重复注射。也可选用地尔硫䓬 0.25~0.35mg/kg 稀释后静脉注射。

（3）腺苷:亦为首选药物,6~12mg 快速静脉注射,起效迅速,副作用有短暂的胸部压迫感、呼吸困难、面部潮红、窦性心动过缓、一过性房室传导阻滞等。

（4）洋地黄:伴有心力衰竭者首选。毛花苷 C 0.4~0.8mg 静脉注射,以后每 2~4h 0.2~0.4mg,24h 总

（5）β受体阻滞剂：普萘洛尔0.25~0.5mg静脉注射，或艾司洛尔50~200μg/（kg·min）静脉注射。应避免用于支气管哮喘、心力衰竭患者。

（6）ⅠA、ⅠC类和Ⅲ类抗心律失常药物：普鲁卡因胺、普罗帕酮、索他洛尔、胺碘酮均可终止心动过速发作，但其起效快捷和安全性较上述药物为差，临床不作为首选药物。

（7）直流电复律：当患者出现严重心绞痛、低血压和心力衰竭时，应立即电复律。不宜电复律者可试用食管心房快速起搏终止发作。

2. 预防发作 发作频繁或发作时伴血流动力学障碍者，应首选射频导管消融治疗，消除折返环达到根治心动过速的目的。药物预防心动过速发作常常难以长期坚持，可选择洋地黄（地高辛0.125~0.25mg/d）、钙通道阻滞剂（缓释维拉帕米240mg/d，或长效地尔硫䓬90~120mg/d）或β受体阻滞剂（长效普萘洛尔80~120mg/d或比索洛尔5mg/d）等，其他预防性药物有普鲁卡因胺、普罗帕酮、胺碘酮等。

## 二、房室折返性心动过速

### （一）心电图检查

1. 顺向型房室折返性心动过速（ortho-dromic atrioventricular reentrant tachycardia，OAVRT） 约占90%以上，心率通常超过200次/min，节律绝对匀齐，QRS波群形态正常，逆行P波位于QRS波群之后。

2. 逆向型房室折返性心动过速（anti-dromic atrioventricular reentrant tachycardia，AAVRT） 较少见，心率为150~240次/min，节律绝对规则，QRS波群宽大畸形，可见逆行P波。

### （二）心脏电生理检查

本型心动过速的发生机制为房室旁路折返，房室旁路分为显性房室旁路和隐匿性房室旁路，显性房室旁路具有前向传导和逆向传导功能，隐匿性房室旁路无前向传导功能，仅具有逆向传导功能。顺向型房室折返性心动过速见于隐匿性房室旁路和大部分显性房室旁路所致的心动过速，其折返环路顺序为：心房→房室结→心室→房室旁路→心房。逆向型房室折返性心动过速仅见于部分显性房室旁路所引起的心动过速，其折返环路顺序为：心房→房室旁路→心室→房室结→心房。此外，尚有一种少见的特殊的隐匿性旁路，即慢旁路，其逆向传导速度较慢。心动过速发作时的心率亦相对较慢，并且RP间期>PR间期。

心脏电生理检查特征有：电刺激可诱发和终止心动过速。心房递增刺激可见前向心室激动顺序异常（显性房室旁路）；心室递增刺激可见逆向心房激动顺序异常。

需与顺向型房室折返性心动过速相鉴别的心动过速有：房室结折返性心动过速、P波与T波重叠的房性心动过速。逆向型房室折返性心动过速应注意与室性心动过速鉴别。慢旁路所致的房室折返性心动过速需与房性心动过速、非典型性房室结折返性心动过速、窦性心动过速鉴别。

### （三）治疗

房室折返性心动过速可参照房室结折返性心动过速处理。钙通道阻滞剂、腺苷、β受体阻滞剂、洋地黄作用于房室结而终止心动过速，ⅠA、ⅠC类和Ⅲ类抗心律失常药物同时作用于房室结和旁路终止心动过速发作。逆向型房室折返性心动过速时，虽然折返激动沿旁路下传心室，但此时房室结仍为折返环路的组成部分，故仍可单独使用作用于房室结的药物终止心动过速发作。因洋地黄可缩短旁路不应期，不应单独用于曾经发作心房颤动或扑动的患者。如心动过速的心率过快，发生晕厥或低血压，应立即电复律。本型心动过速同样适用于射频导管消融治疗。

## 三、预激综合征

预激综合征（preexcitation syndrome）又称"WPW综合征（Wolff-Parkinson-White syndrome）"，指心电图呈预激表现，临床上有心动过速发作。

预激是指心房激动经旁路提前激动部分心室肌,或心室激动经旁路提前激动部分心房肌。在预激综合征患者中,除房室交界区外,房室之间还存在由普通心肌细胞组成的肌束,连接心房与心室之间者称为房室旁路(accessory atrioventricular pathways),亦称肯特束(Kent 束)。房室旁路可位于房室环的任何部位(图 3-3-13)。另外房室折返性心动过速可发生于静息心电图无预激的患者,这些患者可能不存在顺向性传导旁路或旁路传导非常慢,该旁路被称为隐性旁路。房室之间还存在三种较少见的旁路:①房-希氏束(atriohisian tracts);②结室纤维(nodoventricular fibers);③分支室纤维(fasciculoventricular fibers)。

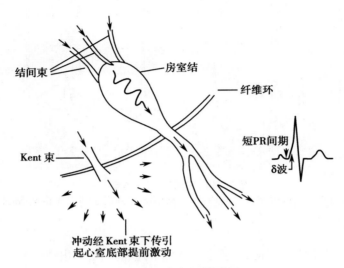

**图 3-3-13　房室旁路示意图**

窦性激动同时沿房室结和房室旁路(Kent 束)下传,由于房室旁路无生理性传导延迟,提前激动部分心室肌,导致 PR 间期缩短,QRS 波群起始部粗钝(δ 波)。房室结经过生理性传导延迟后,激动沿心室内传导系统传导远较经普通心室肌细胞传导快,激动其余心室部分,因此 QRS 波群后半部分形态正常。

**（一）病因**

预激综合征的人群发生率约为 1.5%。绝大多数预激综合征患者无器质性心脏病,仅少数患者可同时合并先天性心脏病,如三尖瓣下移畸形、二尖瓣脱垂等。

**（二）临床表现**

预激综合征的心动过速发生率为 1.8%,并随年龄增长而增加。其中 80% 以上的心动过速发作为房室折返性心动过速,15%~30% 为心房颤动,约 5% 为心房扑动。频率过快的心动过速,特别是心房颤动,如持续时间较长,可导致心力衰竭、低血压、晕厥,甚至死亡。

**（三）心电图检查**

典型预激综合征的心电图表现为:①PR 间期<0.12s;②QRS 波群起始部粗钝(称 δ 波),终末部分正常,QRS 波群时限常常超过 0.12s;③伴有继发性 ST-T 改变,即 ST 段和 T 波与 QRS 波群主波方向相反。

根据胸前导联 QRS 波群方向,预激综合征分为两型。A 型:QRS 波群均向上,房室旁路位于左侧房室环或间隔部(图 3-3-14);B 型:QRS 波群在 $V_1$ 导联向下,$V_{5-6}$ 向上,房室旁路位于右侧房室环。

预激综合征伴发的心动过速最常见的类型为顺向型房室折返性心动过速,心动过速时的 QRS 波群形态正常。约 5% 的患者为逆向型房室折返性心动过速,QRS 波群宽大畸形,应注意与室性心动过速加以鉴别。

**（四）治疗**

无心动过速发作的患者,无需治疗。如心动过速发作频繁,应给予治疗。预激综合征伴发房室折返性心动过速时,可参照房室结折返性心动过速处理。

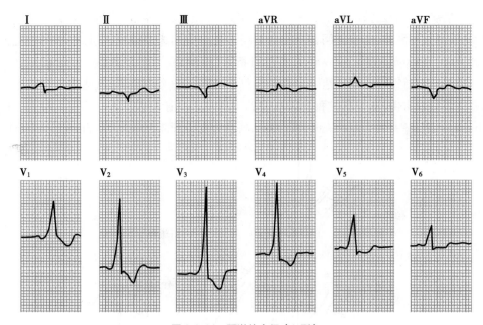

**图 3-3-14　预激综合征（A 型）**

图中各导联可见窦性心律时，PR 间期<0.12s，QRS 波群起始部明显粗钝（δ 波），V₁~V₆
导联 QRS 波群主波均向上。

预激综合征伴发心房扑动与颤动时，严重者可导致昏迷和猝死，如出现晕厥或低血压等症状，应立即施行电复律。治疗药物宜选择延长房室旁路与房室结不应期的药物，如普鲁卡因胺、普罗帕酮、胺碘酮、索他洛尔，还可给予降低窦房结自律性的药物，如伊布利特。应注意，洋地黄、胺碘酮、维拉帕米、普萘洛尔等药物可使房室结的不应期延长，而对旁路不应期无影响，单独使用时可抑制激动经房室结隐匿性传导对旁路的抑制作用而加快心室率，甚至诱发心室颤动，因此应避免使用这些药物。

近年来，射频导管消融治疗预激综合征已成为临床上常用的治疗方法，可以永久性阻断房室旁路消除折返环，从而达到根治心动过速的目的。其适应证为：①心动过速发作频繁；②合并心房颤动或扑动；③心动过速发作频率过快；④药物不能充分控制的心动过速；⑤心脏电生理检查显示伴发心房颤动者，旁路的前向传导不应期<250ms。

心电图表现为预激但无症状称为 WPW 模式，静息心电图表现为间歇性预激或运动试验时预激突然消失的患者发生致命性心律失常的风险较低，其他患者危险分层需行电生理检查。若电生理检查发现高危特性应行旁路射频消融术。WPW 模式患者可随访观察，不需要进一步检查，若患者由于 WPW 模式无法应聘身体健康要求较高的工作（例如飞行员等）时，可考虑行射频消融。

## 四、非阵发性交界性心动过速

非阵发性交界性心动过速（nonparoxysmal atrioventricular junctional tachycardia）又称"加速性交界性自主心律（accelerated junctional rhythm）"，其发生机制与房室交界区自律性增高或触发活动有关。最常见的病因为洋地黄中毒，急性心肌梗死、急性心肌炎、急性风湿热或心脏外科手术后房室交界区受激惹时亦可见到。偶可见于正常人。

### （一）心电图检查

心率 70~150 次/min，节律规则，QRS 波群形态正常。心动过速开始与终止时心率逐渐变化，有别于阵发性心动过速。如心房由窦房结或异位心房起搏点控制，可出现房室分离。洋地黄中毒引起者，常因合并房室传导阻滞而使心室率变得不规则（图 3-3-15）。

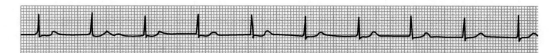

**图 3-3-15　非阵发性交界性心动过速**

图示 QRS 波群形态正常,其前无 P 波,心率 68 次/min。

## (二)治疗

因心动过速的频率接近正常窦性心律的频率,对血流动力学影响较小,且常常能自行消失,治疗主要针对基本病因进行。

# 第六节　快速性心律失常:室性心动过速

自发的连续 3 个室性期前收缩称为室性心动过速(ventricular tachycardia,VT),简称"室速"。通常分为非持续性室速(nonsustained VT,发作时间<30s,可自行终止)和持续性室速(sustained VT,发作时间>30s,常伴随血流动力学障碍,需药物或电复律始能终止)。

## 一、病因

室速常发生于各种器质性心脏病患者。最常见为冠心病,尤其是心肌梗死患者,其次为心肌病、心力衰竭、二尖瓣脱垂、心脏瓣膜病等。亦可见于电解质紊乱、药物中毒、QT 间期延长综合征等。发生于无器质性心脏病的室速称为特发性室速(idiopathic VT),包括维拉帕米敏感性室速(verapamil-sensitive reentry VT)。

## 二、临床表现

室速的临床表现与发作时的心室率、持续时间、基础心脏病变有关。症状包括心悸、低血压、晕厥、气促、心绞痛等。听诊心律轻度不规则,第一心音强度经常变化,颈静脉间歇出现巨大 a 波。

## 三、心电图检查

室速的心电图特征为(图 3-3-16):①连续出现 3 个或以上的室性期前收缩;②QRS 波群形态畸形,时限超过 0.12s;③继发性 ST-T 改变(与 QRS 波群主波方向相反);④心室率通常为 100~250 次/min,节律规则或略不规则;⑤P 波与 QRS 波群关系不恒定,形成房室分离,偶有心室激动逆传夺获心房;⑥心室夺获与室性融合波,室速发作时少数室上性激动可下传心室,产生心室夺获,心电图表现为 P 波之后,跟随一次形态正常的 QRS 波群。室性融合波的 QRS 波群形态介于窦性与室速波形之间,其意义为部分夺获心室。心室夺获与室性融合波是诊断室速的重要依据。

按室速发作时 QRS 波群的形态,将室速分为单形性室速(QRS 波群形态恒定)和多形性室速(QRS 波群形态多变)。QRS 波群方向呈交替变换者,为双向性室速。

室速需与逆向型房室折返性心动过速、伴有束支传导阻滞或室内差异性传导的阵发性室上性心动过速、预激综合征合并心房扑动与颤动相鉴别。

## 四、心脏电生理检查

室速与伴有宽 QRS 波群的室上性心动过速的心电图表现十分相似,有时鉴别很困难,因此心脏电生理检查对室速的诊断有重要价值,亦作为选择抗心律失常药物和评价治疗效果手段。

心动过速发作时,室上性心动过速的 HV 间期恒定,等于或大于窦性心律时的 HV 间期;室速的 HV 间

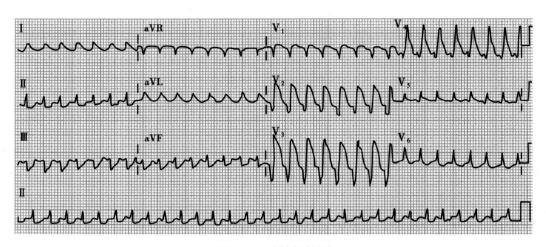

**图 3-3-16 室性心动过速**
图示各导联连续快速的 QRS 波群均宽大畸形,ST-T 与 QRS 波群主波方向相反,RR 间期轻度不规则。

期则小于窦性心律时的 HV 间期,或为负值。室速发作时,给予心房超速起搏,随着刺激频率的增加,QRS 波群形态变为正常(心室夺获)。应用心室程序电刺激技术,约 95% 的持续性单形性室速患者能诱发出与临床相同的室速,持续性室速、冠心病所致的室速,较非持续性室速、其他原因引起的室速更容易诱发。心室程序电刺激或快速起搏能使 75% 的持续性单形性室速发作终止。

## 五、治疗

1. 终止发作  室速伴有血流动力学障碍,已发生低血压、休克、心绞痛、心力衰竭或脑灌注不足等症状,应迅速施行直流电复律。洋地黄中毒引起的室速,不宜用电复律。无显著血流动力学障碍的室速,可选择药物治疗。首先静脉注射利多卡因 1~3mg/kg,随后持续静脉滴注 1~4mg/min 维持;或静脉注射普鲁卡因胺 6~13mg/kg,然后持续静脉滴注 2~6mg/min 维持。静脉应用普罗帕酮、索他洛尔和胺碘酮亦十分有效。药物治疗无效时,改用直流电复律。

2. 预防复发  尽可能地控制室速的诱因,如心肌缺血、低血压、低血钾和充血性心力衰竭等。窦性心动过缓或房室传导阻滞时,心室率过于缓慢有利于室性心律失常的发生,可给予阿托品治疗,或应用人工心脏起搏。

β 受体阻滞剂能降低心肌梗死后猝死发生率,其机制可能主要是降低交感神经活性与改善心肌缺血。胺碘酮亦可显著减少心肌梗死后和充血性心力衰竭患者的心律失常与猝死的发生率。维拉帕米虽然对大多数室速的预防无效,但可应用于无器质性心脏病的维拉帕米敏感性室速患者。ⅠA、ⅠC 类抗心律失常药物可增加心肌梗死后患者的死亡率,不宜长期应用。

单一药物治疗无效时,可选用作用机制不同的药物联合应用,各自药量均可减少。不宜使用单一药物大剂量治疗,以免增加药物的不良反应。药物的组合方式可依据临床经验、心脏电生理检查药物试验和动态心电图疗效评价进行选择。

目前已证实射频导管消融和植入型心律转复除颤器可明显地降低室速的死亡率,成为临床治疗室速的常规之一。冠状动脉旁路移植术对部分冠心病合并室速的患者有效。

## 六、特殊类型的室速

1. 尖端扭转型室速(torsades de pointes,TDP)  为多形性室速的一个特殊类型,室速发作时,QRS 波群的方向与振幅环绕心电图的等电位线呈周期性改变,心率 200~250 次/min。室速发作前或后的窦性心律间歇中可见 QT 间期延长,通常超过 0.5s,U 波显著(图 3-3-17)。本型室速可自行终止,亦可进展为心室颤

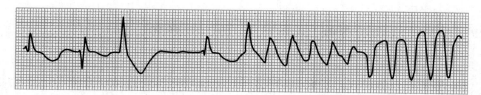

**图 3-3-17　尖端扭转型室性心动过速**

图示第 1、4 个 QRS 波群为基础心搏,其 QT 间期延长(0.76s);第 5 个 QRS 波群为室性心动过速发作,其 QRS 波群的波峰连续在等电位线一侧出现(向上),然后转向另一侧(向下),围绕等电位线进行扭转。

动和猝死。

病因可为先天性或获得性 QT 间期延长综合征、电解质紊乱(如低钾血症、低镁血症等)、应用某些 ⅠA、ⅠC 类抗心律失常药物、吩噻嗪与三环类抗抑郁药物、心动过缓、颅内病变等。

治疗应积极寻找和去除引起 QT 间期延长的诱因,停用相关的药物。首先给予硫酸镁 2g 稀释后静脉注射,随后 8mg/min 静脉滴注,并补充钾盐。伴有心动过缓时可试用异丙肾上腺素或阿托品静脉滴注,亦可试用临时心房或心室起搏。也可试用利多卡因、美西律或苯妥英钠。先天性 QT 间期延长综合征的治疗应选用 β 受体阻滞剂,亦可施行心房、心室起搏治疗。药物治疗无效者,可考虑颈胸交感神经切断术。

2. 加速性心室自主心律(accelerated ventricular rhythm)　亦称缓慢型室性心动过速或非阵发性室性心动过速(nonparoxysmal ventricular tachycardia),其发生机制为自律性增高。心率通常为 60～110 次/min,心动过速的开始与终止呈渐进性,窦房结与心室异位起搏点轮流控制心室,室性融合波与心室夺获较常见。

加速性心室自主心律常见于急性心肌梗死再灌注期、洋地黄中毒、心脏外科手术后、心肌病、急性风湿热等。患者一般无症状、亦不影响预后,通常无需治疗。但出现血流动力学障碍、心室率过快、发生心室颤动时应予以治疗。治疗可参照室速处理,应用阿托品加快窦性频率或心房起搏可消除加速性心室自主心律。

# 第七节　快速性心律失常:扑动与颤动

## 一、心房扑动

心房扑动(atrial flutter)简称"房扑"。

### (一)病因

阵发性心房扑动可发生于无器质性心脏病者,其折返环通常位于三尖瓣环峡部。持续性心房扑动的病因包括风湿性心脏病、冠心病、高血压心脏病、心肌病、甲状腺功能亢进、心包炎、酒精中毒等。肺栓塞,慢性充血性心力衰竭,二、三尖瓣狭窄与关闭不全等引起心房扩大,亦可导致心房扑动。

### (二)临床表现

心房扑动常常有不稳定的倾向,可恢复窦性心律或进展为心房颤动。心室率慢的心房扑动患者,可无明显症状。心室率较快者,常产生心悸、眩晕、低血压、心绞痛或心力衰竭。体格检查可见快速的颈静脉搏动,心律规则与否取决于房室传导比率是否恒定。当房室传导比率发生变动时,第一心音强度亦随之变化。按摩颈动脉窦能突然减慢心房扑动的心室率。心房扑动时仍具备心房收缩功能,因此栓塞的发生率远较心房颤动为低。

### (三)心电图检查

心电图特征为(图 3-3-18):①P 波消失,代以规律的锯齿状扑动波(F 波),在 Ⅱ、Ⅲ、aVF 和 V$_1$ 导联最为明显,常呈倒置,扑动波之间的等电位线消失;②心房率通常为 250～350 次/min,扑动波节律匀齐;③心室率规则或不规则,取决于房室传导比率是否恒定;④QRS波群形态正常,当出现室内差异性传导或伴有束支传导阻滞时,QRS波群增宽、形态异常。此时,应与室性心动过速相鉴别。

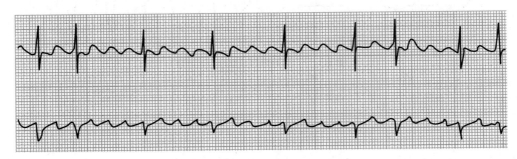

**图3-3-18　心房扑动**
图中各导联可见快速而规则的锯齿状扑动波(F波),频率300次/min,QRS波群形态正常。第1至第2、第6至第7、第8至第9个QRS波群间为2:1房室传导,其余的QRS波群间的房室传导比例为4:1。

### (四)治疗

首先应治疗原发疾病。钙通道阻滞剂、β受体阻滞剂和洋地黄可有效地减慢心房扑动的心室率,亦可使少部分新近发生的心房扑动转复为窦性心律。ⅠA、ⅠC类和Ⅲ类抗心律失常药物可转复心房扑动,并预防复发,但因其促心律失常作用,长期应用受到限制。

最有效的终止心房扑动的方法是直流电复律,通常应用很低的电能(低于50J),便可迅速将心房扑动转复为窦性心律。食管和心腔内心房超速起搏能使大多数心房扑动转复为窦性心律或转变为心室率较慢的心房颤动。近来,射频导管消融也已成为临床上治疗房扑的重要方法之一,且治疗地位越来越显著,症状性房扑或药物无法控制心率的患者应考虑行射频消融,房扑消融术后可能发生心房颤动的风险。根据患者危险因素给予口服相应抗凝药预防血栓栓塞(具体参照心房颤动抗凝评分原则)。

## 二、心房颤动

心房颤动(atrial fibrillation)简称“房颤”,其发生可分为阵发性或持续性,是常见的心律失常之一。目前将心房颤动分为阵发性心房颤动(paroxysmal atrial fibrillation,心房颤动发生后可自行终止)、持续性心房颤动(persistent atrial fibrillation,经过治疗后可恢复窦性心律)和慢性心房颤动(chronic atrial fibrillation,对治疗无反应或电复律后不能维持窦性心律者)。

### (一)病因

阵发性心房颤动可见于正常人,在情绪激动、运动、外科手术后或急性酒精中毒时发生。心脏病与肺部疾病患者发生急性缺氧、高碳酸血症、电解质紊乱或血流动力学障碍时亦可发生心房颤动。大部分心动过缓-心动过速综合征患者伴有阵发性心房颤动。持续性心房颤动发生于器质性心脏病患者,常见于风湿性心脏病、冠心病、高血压心脏病、甲状腺功能亢进、缩窄性心包炎、心肌病、感染性心内膜炎、心力衰竭以及慢性肺源性心脏病等。慢性心房颤动为持续性心房颤动发展而来,常伴有严重的器质性心脏病。无心脏病变基础者发生的心房颤动,称为孤立性心房颤动(focal atrial fibrillation)。目前认为其起源于左心房肺静脉开口处的心肌纤维。

**相关链接**

心房颤动的电生理学发生机制

心房颤动的电生理学发生机制包括异位局灶自律性增强、多个子波折返激动学说、触发学说。早在1953年Scherf等就提出了异位局灶自律性增强是心房颤动发生机制的假说。Haissaguerre等首先采用射频导管消融异位局灶和/或其冲动引起的房性期前收缩来治疗阵发性心房颤动取得成功,并发现肺静脉的异位兴奋灶可通过触发和驱动机制发动和维持心房颤动,而绝大多数异位兴奋灶(90%以上)在肺静脉内,尤其左、右上肺静脉多见。肺静脉内心肌袖是产生异位兴奋的解剖学基础。心房颤动的电生理学基础是心房内存在多个微折返子环,波阵面在心房内传布过程中分裂成几部分,从而各自产生具有自我复制能力的"子波"。任一时刻微波的数量取决于心房不同部位的不应期、质量以及传导速度。异位局灶快速冲动发放引起的单个或成对的房性期前收缩或房性心动过速是心房颤动最常见的一个触发因素。当心房内的折返子波数目达4~6个时,心房颤动即可持续发生。波长愈短,心房颤动愈容易持续;相反,波长愈长,心房内可容纳的折返子波的数量则越少,心房颤动则难以维持。动物实验表明,心房颤动持续数小时已有心房电重构及心房内血栓形成的可能,而且由于心房颤动的连缀作用,心房颤动持续时间愈长转复窦性心律就愈困难,故对阵发性和持续性心房颤动目前多主张尽早采取积极的复律措施。

### (二)临床表现

心房颤动的症状取决于心室率的快慢和心功能状况,心房颤动时,心房的有效收缩消失,心排血量减少25%,甚至更多。患者可产生心悸、胸闷、气短,严重时可出现心绞痛与充血性心力衰竭。

心脏听诊心律极不规则,第一心音强度变化不定。心室率较快时可出现脉搏短绌,其原因为心动周期过短,心室充盈不足或心室搏动较弱以致每搏输出量过少,不能传导至外周动脉。

心房颤动有较高的发生体循环栓塞的危险。栓子来自左心房或心耳部,因心房失去有效的收缩,血流淤滞,容易在心房内形成血栓。据统计,无心脏瓣膜病者合并心房颤动,发生脑栓塞的机会较无心房颤动者高5~7倍。二尖瓣狭窄或二尖瓣脱垂合并心房颤动时,脑栓塞的发生率更高。

### (三)心电图检查

心电图表现(图3-3-19)包括:①P波消失,代以细小而不规则的基线波动,其形态与振幅均变化不定,称为f波;②f波频率为350~600次/min;③心室率极不规则,房室传导正常者未接受药物治疗时,心室率通常在100~160次/min;④QRS波群形态正常,当心室率过快发生室内差异性传导时,QRS波群增宽变形。此时,应注意与室性期前收缩和室性心动过速鉴别。

### (四)治疗

应积极治疗心房颤动的原发疾病与诱发因素。

1. 阵发性心房颤动 首先应积极治疗使患者恢复窦性心律,ⅠA类(奎尼丁、普鲁卡因胺)、ⅠC类(普

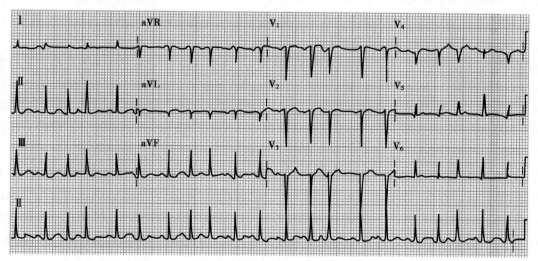

图 3-3-19 心房颤动

图中各导联P波消失,代之以一系列快速、大小不等、形态各异的心房颤动波(f波),QRS波群的形态与时限正常,RR间期绝对不规则,平均心率约120次/min。

罗帕酮)和Ⅲ类(胺碘酮、伊布利特)抗心律失常药物均能有效地转复心房颤动。阵发性心房颤动通常可在24～48h自行转复,如药物转复无效,未能恢复窦性心律者,或伴有急性心力衰竭或血压下降明显者,应给予直流电复律。

如心房颤动的心室率过快,应给予洋地黄、钙通道阻滞剂或β受体阻滞剂静脉注射减慢心室率,使安静时心室率保持在60～80次/min,一般活动后不超过100次/min。必要时洋地黄可与钙通道阻滞剂或β受体阻滞剂合用。

预激综合征合并心房颤动时,禁用洋地黄、钙通道阻滞剂和β受体阻滞剂。心房颤动伴低血压、心力衰竭时,禁忌单独使用钙通道阻滞剂或β受体阻滞剂。奎尼丁可诱发致命性心律失常,应慎用。ⅠC类抗心律失常药物亦可促室性心律失常发生,对伴有严重器质性心脏病的患者应慎重使用。

2. 持续性心房颤动　在选择复律治疗前,应充分考虑心房颤动转复为窦性心律后能否长久维持。心房颤动持续时间的长短、左心房的大小和年龄均是影响复律后窦性心律能否维持的重要因素。

常用的复律药物为胺碘酮、奎尼丁、普罗帕酮、索他洛尔。上述药物亦可用做预防复发。胺碘酮复律起效较慢,需数日至数周。第一周每次200mg,每日3次;第二周每次200mg,每日2次;转复窦性心律后改为低剂量维持(200mg/d)。

如选用直流电复律治疗,应在电复律前几日给予上述药物,其目的为预防复律后心房颤动复发。

3. 慢性心房颤动　亦称永久性心房颤动(permanent atrial fibrillation)。治疗以减慢心室率、抗凝为目的。对于射血分数≥40%的心房颤动患者,推荐β受体阻滞剂、地高辛、地尔硫䓬或者维拉帕米控制心室率;对于射血分数<40%的患者,推荐β受体阻滞剂和/或地高辛控制心室率。若单药不能有效控制心室率,应采用药物联合治疗。血流动力学不稳定或者射血分数严重下降者,可给予胺碘酮用于急性心室率控制。

近年来,针对发作频繁、影响生活质量,无器质性心脏病的阵发性房颤、持续性房颤患者,可采用经导管环肺静脉前庭消融术治疗心房颤动,取得令人满意的结果,心房颤动转复为窦性心律的成功率达60%～80%,且逐年增高,国内成熟的大中心成功率可达到80%以上。最新开展的心房颤动球囊冷冻消融术,也取得了可喜的成绩,可作为心房颤动治疗的重要补充,且前景良好。

4. 预防栓塞　慢性心房颤动患者有较高的栓塞发生率。既往有栓塞病史、严重的心脏瓣膜病、冠心病、左心房扩大、高血压及老年患者均属发生栓塞的危险因素,应接受长期抗凝治疗。一般主张口服华法林,华法林可作用于凝血瀑布中的Ⅸ、Ⅶ、Ⅹ和Ⅱ因子。使凝血酶原时间国际标准化比值(INR)维持在2.0～3.0,能安全而有效地预防脑栓塞发生。但其也有不足,比如起效减慢,抗凝效果影响因素多,安全窗窄,出血率高以及经常需要检测INR等因素,临床应用经常受限。

针对非瓣膜性心房颤动的患者(非瓣膜性心房颤动为二尖瓣中重度狭窄、机械瓣膜置换术后的心房颤动),新型口服抗凝药物(NOAC)近来逐渐在临床中代替华法林成为心房颤动领域研究的重点之一。2016年欧洲心律协会公布指南规范心房颤动患者NOAC的适用人群。NOAC跟华法林相比,优势明显:药代动力学和药效学可预测,无需调整剂量,无须监测抗凝活性,与药物、食物相互作用少,治疗窗宽。目前包括Ⅱ因子抑制剂(达比加群酯)、Ⅹ因子抑制剂(利伐沙班、阿哌沙班和依度沙班)等NOAC在卒中预防领域已相继进入临床,并广泛使用,并且在欧美国家得到循证医学的支持,疗效及安全性好于华法林,临床上已呈现广泛取代华法林的势头。2016年欧洲心房颤动管理指南更是指出,除外禁忌证,凡是适宜应用NOAC的患者,均推荐使用NOAC,具体评分原则及推荐药物见表3-3-1、表3-3-2。NOAC尚有不足之处,仍然需要谨慎使用,例如,高龄≥75岁、肾功能减退、体质虚弱以及存在其他出血高危因素者需减小剂量并加强监测,以免引起严重出血事件。此外,多数NOAC没有特异性的拮抗剂,一旦发生过量和或出血时,难以评估和逆转,只能采用非特异性的止血方法,例如输注凝血酶原复合物或凝血因子。NOAC的费用也较为昂贵。

总体来说,新型口服抗凝药物的出现,改善了心房颤动抗凝的有效性,提高了治疗的安全性,增加了给药的便捷性,为心房颤动卒中预防带来了新的、更好的治疗选择。需要指出的是,栓塞高危人群大多同时为出血高危人群,有14%~44%的患者因存在禁忌证而无法接受长期药物抗凝治疗,近些年才发展起来的左心耳切除或者封堵术已在国内迅速得以应用,成为心房颤动抗凝治疗的重要补充。

**相关链接**

### 心房颤动患者 NOAC 治疗适应证

非瓣膜病心房颤动、轻中度其他原发性心脏瓣膜病、重度主动脉瓣狭窄(数据有限,大多数经介入治疗)、生物瓣(除外术后前3个月)、二尖瓣修复(除外术后前3~6个月)、经导管主动脉瓣植入(可能需要联合单一或双联抗血小板药物:考虑出血风险)和肥厚型心肌病(无前瞻性数据支持)。

### 心房颤动患者 NOAC 治疗禁忌证

机械人工瓣和中重度二尖瓣狭窄(通常见于风湿性心脏病)。

治疗原则参照 CHA2-DS2-VASc 评分原则(表3-3-1),药物选择参照表3-3-2。

表 3-3-1　CHA2-DS2-VASc 评分原则

| 危险因素 | 评分/分 | 危险因素 | 评分/分 |
| --- | --- | --- | --- |
| 充血性心力衰竭/左心功能不全 | 1 | 血管病变 | 1 |
| 高血压 | 1 | 年龄 65~74 岁 | 1 |
| 年龄≥75 岁 | 2 | 性别(女性) | 1 |
| 糖尿病 | 1 | 总分 | 9 |
| 卒中/TIA/血栓史 | 2 | | |

表 3-3-2　心房颤动患者预防血栓的药物选择

| 危险因素 | CHA2-DS2-VASc 评分/分 | 推荐药物 |
| --- | --- | --- |
| 一个危险因素后者两个以上临床相关非主要危险因素 | ≥2 | 口服抗凝药物(女性≥3分,男性≥2分) |
| 一个临床相关非主要危险因素 | 1 | 可根据个体化因素和患者本身意愿给予抗凝(女性如果2分,则也参照此方案) |
| 无危险因素 | 0 | 无论男性女性,不建议使用抗凝或者抗血小板药物 |

注:1. 主要危险因素为既往有卒中、TIA、血栓史,年龄≥75岁。
2. 临床相关非主要危险因素为心力衰竭(尤其是中重度收缩期左心功能不全,即左心功能射血分数≤40%)、高血压或者糖尿病、女性、65~74岁、血管病变(尤其是心肌梗死、复合型主动脉弓粥样硬化斑块以及外周动脉疾病)。

## 三、心室扑动与心室颤动

心室扑动(ventricular flutter)与心室颤动(ventricular fibrillation)为致命性心律失常。

**(一)病因**

常见于缺血性心脏病(如急性心肌梗死)和心肌病。此外,抗心律失常药物(特别是引起 QT 间期延长的药物)、严重缺氧、缺血、电解质紊乱、预激综合征合并心房颤动、电击伤等亦可引起。

**(二)临床表现**

患者突发意识丧失、抽搐、呼吸停止甚至死亡。听诊心音消失、脉搏触不到、血压亦无法测到。

**(三)心电图检查**

心室扑动呈正弦波图形,波幅大而节律规则,频率150~250次/min,不能区分 QRS-ST-T 各波段。心室颤动波幅较小、节律极不规则,频率150~300次/min,无法识别 QRS 波群、ST 段与 T 波。随着持续时间延长,心室颤动波幅逐渐变小,最终成为直线。

**(四)治疗**

心室扑动与心室颤动的治疗参阅本篇第五章"心脏骤停与心脏性猝死"。

### （五）预后

抢救治疗成功的心室颤动，一年内复发率高达 20%～30%。但急性心肌梗死发生的心室颤动预后较佳，年复发率与猝死率均很低。目前推荐应用植入型心律转复除颤器预防复发，具体见第四章"人工心脏起搏与心脏电复律"。

## 第八节　缓慢性心律失常：窦性缓慢性心律失常

### 一、窦性心动过缓

#### （一）病因

窦性心动过缓（sinus bradycardia）常见于健康的青年人、运动员与睡眠状态。窦房结病变、急性下壁心肌梗死、颅内病变、严重缺氧、低温、甲状腺功能减退、阻塞性黄疸，以及应用拟胆碱能药物与某些抗心律失常药物，如 β 受体阻滞剂、胺碘酮、普罗帕酮、钙通道阻滞剂等均可引起窦性心动过缓。

#### （二）临床表现

一般无症状。心率过慢时可出现心排血量不足与组织灌注不足症状，如心悸、心绞痛、头晕、乏力等。

#### （三）心电图检查

心电图表现为窦性心律低于 60 次/min，常同时伴随窦性心律不齐（即 PP 间期之间的差异大于 0.12s）（图 3-3-20）。

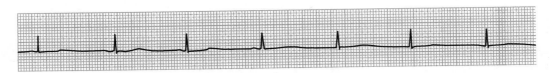

**图 3-3-20　窦性心动过缓**
心率 48 次/min，PR 间期正常，QRS 形态正常。

#### （四）治疗

无症状者通常无需治疗。如心率过慢，可应用阿托品、麻黄碱或异丙肾上腺素等药物，长期应用易发生严重副作用，应考虑心房起搏治疗。

### 二、窦性停搏

#### （一）病因

窦性停搏（sinus pause）亦称窦性静止（sinus arrest），系由于各种原因使窦房结不能按时产生激动。常见于窦房结变性与纤维化、急性心肌梗死、脑血管意外和应用奎尼丁、钾盐、乙酰胆碱、洋地黄等药物。迷走神经张力增高或颈动脉窦过敏亦可引起窦性停搏。

#### （二）临床表现

患者可出现眩晕、黑矇或晕厥，严重者可发生阿-斯综合征（Adams-Stokes 综合征），甚至死亡。

#### （三）心电图检查

心电图表现为较长的时间内无 P 波发生，长的 PP 间期与基本窦性 PP 间期无整倍数关系，长 PP 间期内可见房室交界性和室性逸搏或逸搏心律，亦可无任何心脏电活动产生（图 3-3-21）。本型心律失常应与未下传的房性期前收缩、窦房传导阻滞、房室传导阻滞鉴别。

#### （四）治疗

治疗可参照窦性心动过缓。

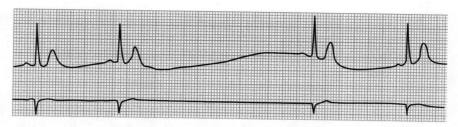

**图 3-3-21　窦性心动过缓、窦性心律不齐与窦性停搏**

图中基本节律为窦性心律,心率 38 次/min,PR 间期正常,QRS 波群形态正常。基本窦性 PP 间期的差距>0.12s。第 2 与第 3 个 P 波的 PP 间期长达 4.16s,与基本窦性 PP 间期不成倍数。

### 三、窦房传导阻滞

#### (一)病因

窦房传导阻滞(sinoatrial block)简称"窦房阻滞",为窦房结与心房之间的传导发生障碍。常见于迷走神经张力增高、颈动脉窦过敏、急性下壁心肌梗死、心肌病、奎尼丁或洋地黄中毒、高血钾等。

#### (二)心电图检查

由于体表心电图不能记录窦房结电活动,故无法确立一度窦房阻滞的诊断,三度窦房阻滞与窦性停搏鉴别诊断亦困难。二度窦房阻滞分为两型:Ⅰ型窦房阻滞即文氏型阻滞(Wenckebach block),心电图表现为 PP 间期进行性缩短,直至出现一次长 PP 间期(长 PP 间期短于最短 PP 间期的两倍),周而复始;Ⅱ型窦房阻滞时,长 PP 间期为基本 PP 间期的整数倍。窦房阻滞时可出现逸搏或逸搏心律。窦房阻滞需与窦性停搏、未下传的房性期前收缩、房室传导阻滞相鉴别。

#### (三)治疗

治疗可参照窦性心动过缓。

### 四、病态窦房结综合征

病态窦房结综合征(sick sinus syndrome,SSS)是由窦房结及其周围组织病变所导致的窦房结功能减退,产生多种心律失常的综合征。临床上可出现一系列与心动过缓有关的心、脑等重要脏器供血不足的症状。

#### (一)病因

窦房结及其周围组织发生缺血、纤维化、硬化与退行性变、淀粉样变性、脂肪浸润、炎症等均可损害窦房结功能。此外,迷走神经张力增高、甲状腺功能减退和某些抗心律失常药物,亦可引起窦房结功能障碍。

#### (二)临床表现

表现为以心动过缓为主的多种心律失常,伴随心、脑等重要脏器供血不足的症状,如心悸、心绞痛、心力衰竭、头晕、乏力、黑矇等,严重者可发生晕厥与 Adams-Stokes 综合征,甚至死亡。

#### (三)心电图检查

心电图表现为:①持续而显著的窦性心动过缓(低于 50 次/min);②窦性停搏与窦房阻滞;③窦房阻滞与房室传导阻滞同时并存;④心动过缓-心动过速综合征,又称"慢-快综合征",指在心动过缓基础上交替发生房性快速性心律失常,后者通常为心房扑动、心房颤动或房性心动过速(图 3-3-22)。

#### (四)诊断

根据典型的心电图表现,结合临床相关症状,可确定诊断。对于可疑者,下列检查有助于建立诊断。

1. 阿托品试验　静脉注射阿托品 2mg,记录注射即刻、3、5、7、10、15min 的心电图,如心率不能达到 90 次/min,为阿托品试验阳性。迷走神经张力增高者,注射阿托品后心率多能增加到 90 次/min 以上。

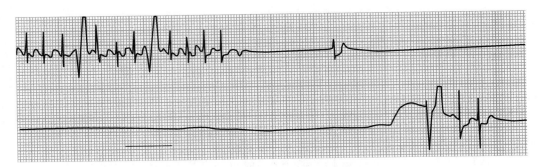

**图 3-3-22　心动过缓-心动过速综合征**

连续描记的心电图显示起始为心房颤动,随后为一长时间的窦性停搏,其间可见交界性逸搏。第4、第 8 个 QRS 波群宽大畸形,为室性期前收缩,第 13 个 QRS 波群为交界性逸搏。长间歇后第 1 个 QRS 波群为室性逸搏,其后跟随一窦性心搏。

2. 固有心率(intrinsic heart rate)测定　应用药物完全阻断自主神经系统对心脏支配,测定窦房结自身发放的激动频率。方法是静脉注射普萘洛尔(0.2mg/kg)10min 后,再静脉注射阿托品(0.04mg/kg),然后检测心率。固有心率正常值计算如下:118.1-(0.57×年龄)。病态窦房结综合征患者的固有频率低于正常值。

3. 窦房结恢复时间(sinus node recovery time,SNRT)测定　应用食管心房调搏或心内电生理技术,起搏心房,起搏频率逐级增加,然后骤然终止起搏,观察最后一个起搏心房波至第一个恢复的窦性心房波的时限,即为 SNRT,正常人不应超过 2000ms。如将 SNRT 减去起搏前的基本窦性周期,称为校正的窦房结恢复时间(corrected SNRT,CSNRT),正常人不超过 525ms。

4. 窦房传导时间(sinoatrial conduction time,SACT)测定　应用心房程序期前刺激,可测定 SACT。正常人不超过 147ms。

**(五)治疗**

如患者没有与心动过缓有关的症状,可不必治疗。对于有症状的病态窦房结综合征患者,应接受心脏起搏器治疗。如不伴有房室传导障碍,宜选用心房按需型起搏器,否则选用双腔起搏器以维持正常的房室激动顺序。

心动过缓-心动过速综合征患者发生心动过速时,单独应用抗心律失常药物治疗可能加重心动过缓。宜在心脏起搏治疗基础上,应用抗心律失常药物治疗。

# 第九节　缓慢性心律失常:房室传导阻滞

房室传导阻滞(atrioventricular block,AVB)简称"房室阻滞",是指房室交界区脱离生理不应期后,房室之间的传导障碍。房室传导阻滞可发生于房室结、希氏束或左右束支。房室传导阻滞按严重程度分成三度:一度房室传导阻滞的特征为房室传导延缓;二度房室传导阻滞的特征为仅部分心房激动可传导至心室;三度房室传导阻滞又称"完全性房室传导阻滞",其特征为所有的心房激动均不能传导至心室。

## 一、病因

运动员或正常人睡眠中因迷走神经张力增高,可发生文氏型阻滞。其他原因有:急性心肌梗死、严重心肌缺血、心肌炎、心肌病、急性风湿热、先天性心脏病、钙化性主动脉瓣狭窄、心脏手术、列夫病(Lev 病)(心脏纤维支架的钙化与硬化)、勒内格尔病(Lenegre 病)(传导系统本身的原发性硬化变性疾病)、莱姆病(Lyme 病)(螺旋体感染,可致心肌炎)、Chagas 病(原虫感染,可致心肌炎)、电解质紊乱、药物中毒、黏液性水肿、心脏肿瘤等。

## 二、临床表现

一度房室传导阻滞患者通常无症状。听诊时,因 PR 间期延长,第一心音强度减弱。二度房室传导阻滞患者可有心悸、脉搏脱落感,听诊有长间歇。三度房室传导阻滞的症状取决于心室率的快慢,患者可出现疲倦、乏力、眩晕、晕厥、心绞痛、心力衰竭等。突然发生的三度房室传导阻滞,患者可出现晕厥与 Adams-Stokes 综合征,严重者甚至猝死。体格检查时,可听到心房音与异常响亮的第一心音(大炮音),颈静脉亦可见到巨大的 a 波。

## 三、心电图检查

1. 一度房室传导阻滞　心房激动均可传导至心室,心电图表现为 PR 间期延长,超过 0.20s。

2. 二度房室传导阻滞　心房激动仅部分能传导至心室,心电图表现为部分 P 波后无 QRS 波群。通常分为Ⅰ型和Ⅱ型,Ⅰ型又称为文氏型阻滞。

(1) 二度Ⅰ型房室传导阻滞(图 3-3-23):①PR 间期进行性延长,直至一个 P 波受阻不能传导至心室,周而复始;②RR 间期进行性缩短,直至出现一长 RR 间期;③包含受阻 P 波在内的长 RR 间期小于基本窦性 RR 间期的两倍。最常见的房室传导比率为 3:2 或 5:4。本型传导阻滞可发生于心脏任何部位,绝大多数发生于房室结,很少发展成为完全性房室传导阻滞。

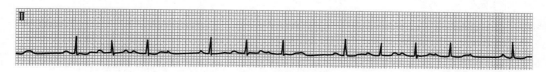

**图 3-3-23　二度Ⅰ型房室传导阻滞**
Ⅱ导联 P 波规律出现,第 1 个 P 波后 PR 间期正常,从第 2 个 P 波起 PR 间期逐渐延长,第 4 个 P 波后未跟随 QRS 波群,出现长间歇,房室传导比较 4:3。第 5、9、14 个 P 波分别为另外文氏周期的起始。

(2) 二度Ⅱ型房室传导阻滞:心电图表现为部分 P 波后无 QRS 波群,下传的 PR 间期恒定不变,PR 间期时限可正常或延长。本型传导阻滞部位多位于希氏束或以下,可进展为完全性房室传导阻滞。

Ⅰ型和Ⅱ型房室传导阻滞均可呈现 2:1 房室传导,但一般认为,2:1 房室传导阻滞多见于Ⅱ型房室传导阻滞。

3. 三度房室传导阻滞　心房激动完全不能传导至心室,心电图特征为:①心房与心室的电活动完全脱节,互不相关。②心房率快于心室率,心房可为窦房结或异位心房节律(心房扑动或颤动、房性心动过速)所控制。③心室逸搏节律点位于希氏束及邻近时,QRS 波群形态正常,心室率为 40~60 次/min;逸搏节律点位于希氏束-浦肯野系统远端时,QRS 波群增宽变形,心室率低于 40 次/min(图 3-3-24)。

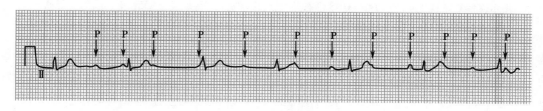

**图 3-3-24　三度房室传导阻滞**
Ⅱ导联中可见 P 波与 QRS 波群互不相关,P 波规则出现,频率 76 次/min。QRS 波群形态与时限正常,心率 42 次/min,第 3 个 QRS 波群与 P 波重叠在一起。

## 四、治疗

一度房室传导阻滞与二度Ⅰ型房室传导阻滞通常无需治疗。二度Ⅱ型房室传导阻滞和三度房室传导阻滞大多数需要给予适当治疗。阿托品（0.5~2.0mg，静脉注射）可提高阻滞部位位于房室结患者的心室率。异丙肾上腺素（1~4μg/kg，静脉滴注）适用于阻滞位于任何部位的房室传导阻滞。上述药物使用超过数日，往往出现疗效不佳，并易产生严重的不良反应。因此，根据发病原因，应及早给予临时性或永久性心脏搏起治疗（参见本篇第四章）。

**相关链接**

心房内传导阻滞是指左右心房之间传导障碍，心电图表现为 P 波增宽，时限大于 0.12s。常常在某些导联可见 P 波呈双峰样改变。其临床意义可能是某些类型心房颤动折返子环的基础。

# 附：室内传导阻滞

室内传导阻滞（intraventricular block）简称"室内阻滞"，系指希氏束分叉以下的左或右束支、左前分支、左后分支发生传导阻滞，根据心电图可作出诊断。

## （一）心电图检查

1. 右束支传导阻滞（right bundle branch block，RBBB）　QRS 波群增宽，时限超过 0.12s。QRS 波群在 $V_{1~2}$ 导联呈 rsR′（不对称 M 形），$V_{5~6}$ 导联 S 波宽而深。伴有继发性 ST-T 改变，即 T 波与 QRS 波群主波方向相反（图 3-3-25）。不完全性右束支传导阻滞的 QRS 波群形态与上述相似，但时限小于 0.12s。

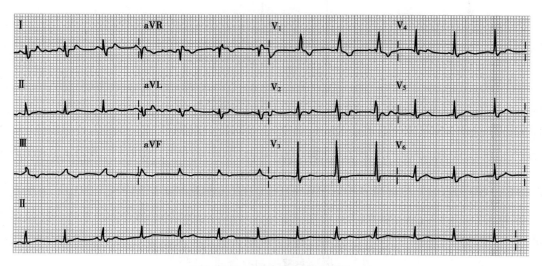

**图 3-3-25　完全性右束支传导阻滞**

图示窦性心律，PR 间期 0.14s。QRS 形态异常，时限增宽，$V_1$ 导联呈 rsR′型，Ⅰ、Ⅱ、$V_{5~6}$ 导联 S 波增宽粗钝。aVR 导联 R 波宽钝。

2. 左束支传导阻滞（left bundle branch block，LBBB）　QRS 波群增宽，时限超过 0.12s。QRS 波群在 $V_{1~2}$ 导联呈 QS 波，$V_{5~6}$ 导联 R 波宽大，顶部有切迹或粗钝。伴有继发性 ST-T 改变（T 波与 QRS 波群主波方向相反）（图 3-3-26）。不完全性左束支传导阻滞的 QRS 波群形态与上述相似，但时限小于 0.12s。

3. 左前分支传导阻滞（left anterior fascicular block）　QRS 波群的额面平均电轴左偏达 −45°~−90°，Ⅰ、aVL 导联呈 qR 波，Ⅱ、Ⅲ、aVF 导联呈 rS 波，QRS 波群时限小于 0.12s。

4. 左后分支传导组滞（left posterior fascicular block）　QRS 波群的额面平均电轴右偏达 +90°~+120°，Ⅰ 导联呈 rS 波，Ⅱ、Ⅲ、aVF 导联呈 qR 波，且 RⅢ>RⅡ，QRS 波群时限小于 0.12s。左后分支传导阻滞应与其他引起电轴右偏的病变相鉴别。

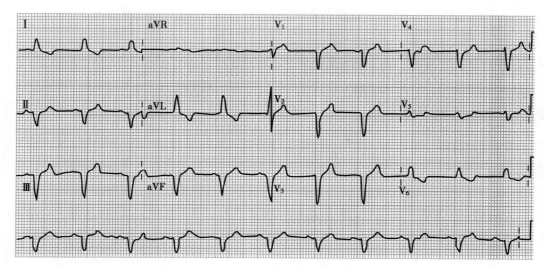

**图 3-3-26 完全性左束支传导阻滞**

图示窦性心律,PR 间期 0.16s。QRS 形态异常,时限增宽,V$_{5~6}$、I 、aVL 导联 R 波增宽,顶部粗钝,V$_1$ 导联呈 QS 波型。

5. **双分支传导阻滞与三分支传导阻滞** 前者指室内传导系统三分支中的任何两分支同时发生阻滞,后者指三分支同时发生阻滞。因发生阻滞的分支的数量、程度、是否间歇发生等组合,可出现不同的心电图表现。最常见为右束支传导阻滞合并左前分支阻滞。如三分支阻滞均为完全性,则心电图表现为完全性房室传导阻滞。

**(二)临床意义**

右束支传导阻滞较为常见,急性心肌梗死、心肌病、先天性心脏病、风湿性心脏病、高血压心脏病等均可引起。正常人亦可发生右束支传导阻滞。左束支传导阻滞常见于充血性心力衰竭、急性心肌梗死、风湿性心脏病、高血压心脏病、梅毒性心脏病及奎尼丁、普鲁卡因胺中毒等。左前分支传导阻滞较为常见,左后分支传导阻滞较少见。室内传导阻滞通常无症状,不需治疗。双分支传导阻滞与三分支传导阻滞有进展为完全性房室传导阻滞的可能,如发生晕厥或 Adams-Stokes 综合征,应及早考虑心脏起搏器治疗。

# 第十节 缓慢性心律失常:逸搏与逸搏心律

## 一、房室交界性逸搏与逸搏心律

正常情况下,房室交界区组织的自律性为窦性心律所掩盖。当窦房结发放激动频率减慢低于房室交界区固有频率,或窦房与房室之间出现传导障碍时,产生房室交界性逸搏(atrioventricular junctional escape beats)。心电图表现为长 PP 间期内出现一个形态正常的 QRS 波群,其前无窦性 P 波,可伴有逆行 P 波。逆行 P 波可位于 QRS 波群之前(PR 间期<0. 12s)、之中(不可见)或之后(RP 间期<0. 20s)。

房室交界性心律(atrioventricular junctional rhythm)为连续发生的房室交界性逸搏所形成的节律。心电图表现为形态正常的 QRS 波群,频率为 35~60 次/min,可伴有或不伴有逆行 P 波。

房室交界性逸搏或房室交界性心律的出现是一种防止心室停顿的生理性保护机制,其本身无需治疗。治疗应针对改善窦房结或房室结功能进行,必要时应给予心脏起搏器治疗。

## 二、室性逸搏与逸搏心律

心室逸搏节律点位于希氏束-浦肯野系统。室性逸搏(ventricular escape beats)的频率为 20~40 次/min,心电图表现为宽大畸形的 QRS 波群。其临床意义和治疗同房室交界性逸搏与逸搏心律。

# 第十一节　心律失常的药物与非药物治疗

## 一、心律失常的药物治疗

### （一）心律失常药物分类

目前临床常用的抗心律失常药物分类，是根据药物作用的电生理效应作为分类依据的 Vaughan Williams 分类。抗心律失常药物被分为四大类，其中第 I 类又分为三个亚类。

I 类药物的作用机制为阻断快速钠离子通道。I A 类药物减慢动作电位 0 相上升速度（Vmax），延长动作电位时程，包括奎尼丁、普鲁卡因胺、丙吡胺等；I B 类药物缩短动作电位时程，不减慢 Vmax，包括利多卡因、美西律、苯妥英钠等；I C 类药物减慢 Vmax，减慢传导，轻度延长动作电位时程，包括普罗帕酮、氟卡尼、恩卡尼等。

II 类药物的作用机制为阻断 β 肾上腺素能受体。普萘洛尔、美托洛尔、比索洛尔均属此类药物。

III 类药物的作用机制为阻断钾离子通道，延长复极（延长动作电位时程）。胺碘酮、索他洛尔、伊布利特、溴苄铵等属于此类药物。

IV 类药物的作用机制为阻断钙离子通道，包括维拉帕米、地尔硫䓬等。

### （二）常用抗心律失常药物

临床常用的抗心律失常药物的适应证、不良反应、常用剂量和用法见表 3-3-3。

表 3-3-3　常用抗心律失常药物的适应证、不良反应、用法与用量

| 药物 | 分类 | 适应证 | 不良反应 | 用法与用量 |
|---|---|---|---|---|
| 奎尼丁（quini-dine） | I A | 房性与室性期前收缩，心房扑动与颤动，室上性、室性心动过速，预防上述心律失常复发 | 头晕、耳鸣、胃肠道反应、视觉障碍、意识模糊、皮疹、发热、血小板减少、溶血性贫血。心脏方面：窦性停搏、房室传导阻滞、QT 间期延长与尖端扭转型室速、晕厥、抑制心肌收缩力 | 复律：0.2g 口服，1 次/2h,5 次/d，如无效，第 2 天增至 0.3g，1 次/2h,5 次/d。维持量：0.2g 口服，每日 2～3 次。治疗期前收缩：0.2g，1 次/6～8h，口服 |
| 普鲁卡因胺（pro-cai-namide） | I A | 房性与室性期前收缩，心房扑动与颤动，室上性、室性心动过速，预防上述心律失常复发 | 对血流动力学的不良反应，与奎尼丁相似，过量可引起心排血量和血压减低、传导阻滞、QT 间期延长与尖端扭转型室速等。恶心、呕吐、皮疹、粒细胞减少症、红斑狼疮样反应 | 复律：静脉注射 50～100mg（不少于 5min），可重复，总量≤1000mg，复律后 2～6mg/min，静脉滴注维持。预防：0.25～0.5g，1 次/6～8h,口服 |
| 利多卡因（lido-caine） | I B | 治疗和预防期前收缩、室速、心室颤动，多在心肌梗死早期应用 | 神经系统不良反应：意识障碍、谵妄、抽搐等。心脏方面：心肌抑制、窦房结抑制、室内传导阻滞 | 静脉注射：每次 50～100mg，每 5～10min 1 次，共 250～300mg，维持量 1～4mg/min 静脉滴注 |
| 美西律（mexile-tine） | I B | 室性期前收缩，室速，特别是 QT 间期延长者 | 胃肠反应：恶心、呕吐。神经系统：震颤、步态障碍、运动失调、抽搐。心脏方面：低血压（静脉注射时）、心动过缓、皮疹 | 静脉注射负荷量为 100～200mg（5min 内），维持量 0.5～1.0g/24h。口服负荷量 400～600mg，维持量为 100～150mg，1 次/6～8h |
| 苯妥英钠（pheny-toin） | I B | 洋地黄中毒引起的房性、室性心律失常 | 震颤、视力障碍、共济失调、昏迷。胃肠道反应，皮疹，牙龈增生 | 复律：静脉注射 100mg，5min 1 次，总量≤1000mg。本药对组织刺激较大，不宜肌内注射或长期静脉滴注。治疗期前收缩：100～200mg，1 次/6～8h,口服 |
| 莫雷西嗪（mori-cizine） | I B | 室上性、室性期前收缩，室性心动过速的预防 | 震颤、头痛、眩晕、视力障碍；恶心、呕吐、腹泻 | 口服负荷量为 300mg，维持量 100～200mg，1 次/6～8h |

| 药物 | 分类 | 适应证 | 不良反应 | 用法与用量 |
|---|---|---|---|---|
| 普罗帕酮（propafe-none） | ⅠC | 各种类型室上性心动过速、室性期前收缩、室性心动过速 | 头晕、定向障碍；胃肠道不适；窦房结抑制、房室传导阻滞、抑制心肌收缩力、加重心力衰竭、促心律失常 | 静脉注射负荷量为 1~1.5mg/kg。口服：负荷量为 600~900mg，维持量为 150~300mg，1 次/8~12h |
| 普萘洛尔（propra-nolol） | Ⅱ | 窦性心动过速，室上速、心房颤动、心房扑动的预防及辅助复律，减慢心室率；期前收缩，降低心肌梗死后心脏性猝死与总死亡率 | 加剧哮喘与慢性阻塞性肺疾病；窦性心动过缓、房室传导阻滞、抑制心肌收缩力 | 静脉注射：每次 0.25~0.5mg。口服：10~20mg，1 次/6~8h |
| 胺碘酮（amioda-rone） | Ⅲ | 各种室上性与室性快速性心律失常，预激综合征所致的室上性心律失常，心房颤动复律及预防 | 肺纤维化，可致死亡；肝功能损害；甲状腺功能障碍；光过敏；角膜微粒沉着；胃肠道反应。心脏方面：心动过缓、室性快速性心律失常、QT 间期延长与尖端扭转型室速 | 静脉滴注：负荷量为 5mg/kg，30min 内，然后 10mg/（kg·d）。口服：200mg，3 次/d，1 周后，改为 2 次/d，有效后维持量为 100~400mg/d |
| 维拉帕米（vera-pamil） | Ⅳ | 各种折返性室上速，预激综合征合并房室折返性心动过速，心房扑动与颤动时减慢心室率，某些特殊类型室速 | 低血压、心动过缓、房室传导阻滞、抑制心肌收缩力。禁用于严重心力衰竭、二度以上房室传导阻滞、心房颤动经房室旁路前向传导、严重窦房结病变、心源性休克以及其他低血压状态 | 静脉注射：每次 5mg（2min 内），可重复；口服：40~80mg，1 次/6~8h |
| 腺苷（adeno-sine） | | 房室结与房室折返性心动过速，鉴别室上速伴室内差异性传导与室速，心力衰竭、严重低血压者及新生儿均适用 | 面部潮红、呼吸困难、胸部压迫感、一过性房室传导阻滞，通常持续时间十分短暂 | 6~12mg，快速静脉注射 |

### （三）抗心律失常药物的促心律失常作用

抗心律失常药物治疗导致新的心律失常发生或使原有的心律失常恶化，称为促心律失常作用。其发生率为 5%~10%。1987 年北美和欧洲多中心大规模心律失常抑制试验（cardiac arrhythmia suppression trial，CAST），选用恩卡尼、氟卡尼与莫雷西嗪治疗心肌梗死后无症状的室性期前收缩患者，研究结果显示恩卡尼、氟卡尼治疗组死亡率显著高于对照组，莫雷西嗪增加早期死亡率，对长期死亡率无影响。

促心律失常作用的发生机制与复极延长和早期后除极有关，充血性心力衰竭、应用洋地黄与利尿剂、QT 间期延长者更易发生。临床表现为持续性室速、长 QT 间期与尖端扭转型室速，大多数促心律失常现象发生于治疗开始后数日或改变剂量时。

目前认为，除上述三种药物外，ⅠA、ⅠC 类和Ⅲ类抗心律失常药物易发生促心律失常作用。如普罗帕酮增加心脏骤停存活者的死亡率，奎尼丁可诱发致命性心律失常，增加死亡率。

## 二、心律失常的非药物治疗

心律失常的非药物治疗包括心脏电复律与植入心脏起搏器（参见本篇第四章）、射频导管消融治疗和外科手术治疗。

1. **快速性心律失常**　射频导管消融治疗和外科手术治疗快速性心律失常的目的是离断、隔置、切除参与心律失常产生、维持与传播的组织，改善心脏功能。

（1）射频导管消融治疗：射频导管消融（radiofrequency catheter ablation）是通过心导管将射频电流传导至心脏的特定部位，造成心肌细胞凝固性坏死，借以隔断折返环路或消除病灶。目前主要适用于：①预激综合征伴发心房颤动或心室率过快的房室折返性心动过速；②发作频繁或药物治疗不佳的房室结与房室折返性心动过速;③心房内折返性心动过速;④顽固性心房扑动;⑤特发性频发室早、室速与心肌梗死后室速;⑥药物不能满意控制的阵发性、持续性和慢性心房颤动。射频导管消融治疗的并发症有完全性房室传导阻滞、血栓形成、心脏压塞等。

（2）植入型心律转复除颤器:具有抗心动过速起搏、低能量心脏转复和高能量除颤等作用,快速识别患者的快速室性心律失常并能自动放电除颤,明显减少恶性室性心律失常的猝死发生率,进一步降低死亡率。具体参见第四章。

（3）外科治疗:直接针对心律失常本身的外科治疗包括心房迷宫术、心房走廊术治疗心房颤动等。冠心病室速的外科治疗包括室速病灶切除术、室壁瘤切除术、梗死病灶切除术、冠状动脉旁路移植术、心脏胸交感神经切断术等。先天性 QT 间期延长综合征患者可行左侧星状神经节切除术。某些心脏瓣膜病或二尖瓣脱垂患者施行心脏瓣膜置换术后,因血流动力学状况改善,可消除心律失常。

2. 缓慢性心律失常　缓慢性心律失常的非药物治疗主要为植入心脏起搏器(见本篇第四章)。

（于　波）

## 学习小结

心律失常是由于窦房结激动异常或激动产生于窦房结以外,激动的传导缓慢、阻滞或经异常通道传导,即心脏活动的起源和/或传导障碍导致心脏搏动的频率和/或节律异常。心律失常是心血管病中重要的一组疾病。应根据心律失常患者的症状、心律失常的类型及其对血流动力学的影响,来判断是否需要治疗。治疗包括发作时心律失常的控制、去除病因病灶、改良基质、预防复发等几个方面,通过药物治疗和非药物治疗达到目的。

## 复习参考题

1. 快速终止室上性心动过速的方法包括哪些?

2. 心房扑动的临床表现和心电图特点是什么?

3. 病态窦房结综合征的心电图表现有哪些?

4. 试论述房室传导阻滞的病因及分类?

5. 心房颤动如何选择抗凝治疗?

6. 室上性心动过速有哪些非药物治疗方法?

## 案例 3-3-1

患者,男,57 岁,3 个月前因剧烈胸痛入我院急诊,行心电图示急性广泛前壁心肌梗死。行急诊冠状动脉造影及支架植入术,成功放入支架一枚,术后感觉尚可,偶有胸闷气短不适。今日在家突然出现心悸,拨打 120,经救护车送入我院。查体:血压 120/60mmHg,脉率 150 次/min,律齐。立即吸氧行心电监护。心电图示:心率 155 次/min,宽 QRS 波群心动过速,QRS 波稍有不齐,偶见融合波。正在准备建立静脉通路给予药物治疗准备期,患者突然失去意识,血压消失,听诊心音消失,心电监护示波幅较小、节律极不规则,频率 300 次/min,无法识别 QRS 波群、ST 段与 T 波。经过抢救治疗,患者恢复意识,血压回升至 120/60mmHg,转入心脏监护室病房进一步观察诊治。

思考问题:

1. 患者刚入院时心电图考虑什么诊断?

2. 如血流动力学稳定,针对此心律,急诊最先应给予什么处置?

3. 突然意识不清,考虑什么诊断? 应立即如何处置?

4. 经过治疗,患者病情相对稳定,为预防再次出现上述病情,应如何治疗?

| 学习目标 | |
| --- | --- |
| **掌握** | 心脏起搏器与电复律的适应证。 |
| **熟悉** | 心脏起搏器命名代码、电复律方法及注意事项。 |
| **了解** | 心脏起搏器的分类和心脏电复律的原理。 |

# 第一节　人工心脏起搏

　　人工心脏起搏（artificial cardiac pacing）是通过人工心脏起搏器发放脉冲电流刺激心脏，使心脏产生兴奋收缩的治疗方法。主要用于治疗缓慢性心律失常，亦适用于部分快速性心律失常的治疗。人工心脏起搏器简称"起搏器"（pacemaker），由脉冲发生器、电源和起搏电极导管组成。临时性心脏起搏治疗采用体外式起搏器，又称"携带式起搏器"，体积较大。永久性心脏起搏治疗采用体内植入式起搏器，体积小巧。

## 一、作用机制

　　发生缓慢性心律失常的心脏，尽管心率十分缓慢，但心脏的兴奋性、收缩性和心肌纤维间的传导功能仍然存在。如使用脉冲发生器发放刺激电流，经起搏电极导管传递至心肌，则兴奋可沿与之接触的心肌向四周传导扩散，继而使心房或心室产生兴奋和收缩。因此，人工心脏起搏器的作用实际上是人为制造一个心脏的异位兴奋灶，相当于"电窦房结"，以替代自身有病变的起搏点来激动心脏。

## 二、起搏器命名代码

　　1987 年北美心脏起搏和电生理学会（NASPE）与英国心脏起搏和电生理学会（BPEG），在心脏病学会国际委员会（ICHD）的起搏器代码基础上制订 NBG 代码命名（表 3-4-1）。

表 3-4-1　起搏器 NBG 代码命名

| 项目 | I | II | III | IV | V |
| --- | --- | --- | --- | --- | --- |
| 功能 | 起搏心腔 | 感知心腔 | 反应方式 | 程控、频率适应和遥测功能 | 抗心动过速和电复律功能 |
| 代码 | A<br>V<br>D | O<br>A<br>V<br>D | O<br>T<br>I<br>D | O<br>P<br>M<br>C<br>R | O<br>P<br>S<br>D |

　　注：起搏器代码共由 5 位字母组成。第一位字母代表起搏的心腔，分别由 A、V 和 D 代表心房、心室和双心腔起搏。第二位字母代表感知的心腔，亦分别由 A、V 和 D 来代表，O 代表无感知功能。第三位字母代表起搏器感知自身心搏后的反应方式，T 代表触发型，I 代表抑制型，D 代表兼有触发和抑制型，O 代表对感知无反应。第四位字母代表简单程控功能（P）或多功能程控（M）、遥测功能（C）、频率适应功能（R），O 仍代表无功能。第五位字母代表抗心动过速功能（P）、电复律功能（S）或前述两种功能（D）。对于无第四、第五种功能的起搏器，可只用前三位字母编码。

### 三、起搏器类型

1. 按起搏的心腔分类

（1）单腔起搏器：采用一根起搏电极导管植入右心房或右心室，仅能起搏和感知一个心腔，包括心房单腔起搏器和心室单腔起搏器，其中心房单腔起搏器因能保持正常的房室传导顺序，属于生理性起搏。

（2）双腔起搏器：采用两根起搏电极导管分别植入右心房和右心室，按房室顺序起搏，并分别感知右心房与右心室，亦属于生理性起搏。

（3）三心腔起搏器：即双心室同步起搏器（CRT），主要用于治疗心力衰竭。采用三根起搏电极导管分别植入右心房、右心室和冠状静脉窦分支（左心室），进行房室顺序起搏和左右心室同步起搏。其机制为使左右心室不同步的心力衰竭或心肌病患者的心室同步收缩，从而提高射血分数，改善心脏功能。

（4）三心腔除颤起搏器（CRT-D）：植入适应证与 CRT 一样，也是用于治疗心力衰竭。与 CRT 不同的是，右心室电极被替代为除颤电极，具有支持性起搏和抗心动过速起搏、低能量心脏转复和高能量除颤等作用，能提高心功能同时，快速识别患者的快速室性心律失常并能自动放电除颤，明显减少恶性室性心律失常的猝死发生率，进一步降低死亡率。

2. 按起搏器的工作方式和作用分类

（1）固定频率起搏器：又称"非同步型起搏器"，为最早期的起搏器。起搏器代码为 VOO（心室起搏）或 AOO（心房起搏）。起搏器按固定频率发放脉冲，不受心脏自身搏动的影响。如患者出现自身心搏，将会与起搏心律形成竞争心律而影响心脏功能，甚至引起严重的心律失常，目前临床上已不用。

（2）按需抑制型起搏器：起搏器虽按固定频率发放起搏脉冲，但可感知患者的自身心搏而自动进行调整。当患者的自身心率超过起搏心率或发生期前收缩时，起搏器可通过起搏电极导管感知自身心搏，自动抑制起搏脉冲发放，从而避免产生竞争心律。当自身心率低于起搏心率或期前收缩消失时，起搏器重新按起搏心律周期发放脉冲。起搏器代码为 VVI（心室按需抑制型）或 AAI（心房按需抑制型）（图 3-4-1）。

（3）按需触发型起搏器：起搏器工作方式同按需抑制型起搏器，所不同的是当感知自身心搏时，起搏脉冲不是被抑制而是提前发放落在自身心搏的绝对不应期内，因而心脏不产生兴奋与收缩。起搏器代码为 VVT（心室按需触发型）或 AAT（心房按需触发型）。

（4）P 波触发心室起搏器：又称"心房同步型起搏器"。为双腔起搏器，起搏器代码为 VAT。其中心房

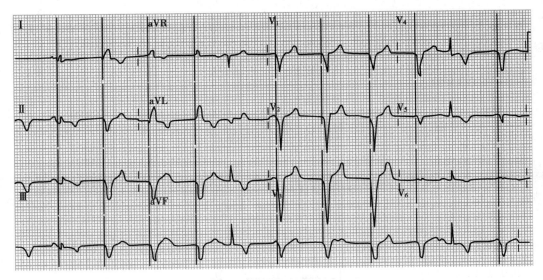

**图 3-4-1 VVI 起搏器心电图**

图中各导联均可见起搏信号后跟随宽大畸形的 QRS 波群，与 P 波不同步，其中第 5、第 10 个 QRS 波群形态正常，其前可见 P 波，PR 间期 0.20s，为正常窦性心搏。

起搏电极导管只具有感知功能而无发放脉冲功能,心室起搏电极导管则只具有起搏而无感知功能。当感知患者的自身 P 波后,经适当延迟,经心室起搏电极导管发放起搏脉冲。属于生理性起搏,适用于窦房结功能正常的房室传导阻滞患者。

（5）R 波抑制型房室顺序起搏器:又称双腔按需型起搏器,其代码为 DVI。心房起搏电极导管只具备起搏功能而无感知功能,心室起搏电极导管具备起搏与感知两种功能。当自身的心房激动下传引起心室激动或出现自身心室心搏时,起搏脉冲被抑制。亦为生理性起搏,适用于窦房结与房室结功能均有障碍的患者。

（6）心房同步心室抑制型起搏器:为双腔起搏器,起搏器代码为 VDD。该起搏器只有一根起搏电极导管起搏心室,但可同时感知心房和心室两个心腔。其功能相当于 VAT+VVI 起搏器,亦为生理性起搏。适用范围同 VAT 起搏器。

（7）全自动型起搏器:为目前应用最广的双腔生理性起搏器,起搏器代码为 DDD。具有心房或心室双腔顺序起搏、双腔感知功能,触发和抑制双重反应。包含 AAI、VAT、VDD、DVI、DDI 和 VVI 等多种起搏方式,功能复杂(图 3-4-2)。

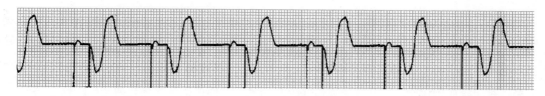

**图 3-4-2　DDD 起搏器心电图**
P 波与 QRS 波群关系恒定,其前均可见起搏信号,QRS 波群宽大畸形,AV 间期 0.20s。

（8）频率适应型起搏器:上述各类型起搏器尽管功能繁多,但起搏频率固定。频率适应型起搏器可根据患者自身的生理需要自动增快起搏频率,使之更接近生理性起搏。目前常用的有频率适应型单腔按需起搏器(SSIR)、频率适应型双腔起搏器(DDDR)。

（9）抗心动过速起搏器:此类型起搏器能自动地检测和利用超速抑制原理治疗快速性心律失常。适用于频繁发作的、伴有血流动力学障碍的室上速、室速。

（10）植入型心律转复除颤器(implantable cardioverter defibrillator,ICD):该装置能自动检测出室性心动过速和心室颤动,并经置于心腔内或心脏表面的电极自动释放电能除颤。此外,它还具有编程起搏终止快速性心律失常的功能。新一代的 ICD 还具备抗心动过缓起搏功能。近年来,已有集心脏起搏、ICD 与 CRT 功能合为一体的体内植入式起搏除颤器问世。ICD 的适应证参见本章相关链接(ICD Ⅰ类适应证)。

一般来说,单纯窦房结功能障碍者宜选用心房按需型起搏器(AAI)治疗;单纯房室结功能障碍而窦房结功能正常者可选用 VDD 或 DDD 起搏器治疗;窦房结与房室结功能均有障碍者选用 DDD 起搏器治疗;房室传导阻滞伴有心房颤动患者可选用心室按需型起搏器(VVI)。儿童、青少年和日常活动量较大的患者,宜选用频率适应型起搏器。

## 四、适应证

1. 临时性起搏

（1）急性心肌梗死或急性心肌炎引起的二度Ⅱ型或三度房室传导阻滞。

（2）药物中毒(如洋地黄、抗心律失常药物)、电解质紊乱(如高血钾)等引起的窦性心动过缓、窦性停搏或三度房室传导阻滞。

（3）心脏外科手术后的三度房室传导阻滞。

（4）药物治疗不佳，且与心动过缓有关的快速性心律失常，如尖端扭转型室速等。

（5）心动过缓患者外科手术前后的预防性应用。

（6）心脏电生理检查中的应用。

2. 永久性起搏器

（1）窦房结功能不全的永久性起搏器植入推荐：明确证实为症状性心动过缓，建议植入永久起搏器（Ⅰ，B）。

（2）成人获得性房室传导阻滞的起搏器植入推荐：Ⅱ度Ⅱ型或者Ⅲ房室传导阻滞患者无论是否有临床症状，均建议植入永久起搏器（Ⅰ，C）。

（3）阵发性缓慢性心律失常的起搏器植入推荐

1）有心电图记录的缓慢性心律失常：①平素无症状但心电图表现为持续性缓慢性心动过缓（心率40~50次/min），如记录到有窦性停搏或者窦房传导阻滞并伴有相关临床症状，建议植入永久起搏器（Ⅰ，B）。②快慢综合征：快速心律失常终止后的长间歇，通常认为停搏>3s即可引起晕厥。症状与记录到的心动过缓相关，建议植入永久起搏器（Ⅰ，B）。③间歇性的三度或二度Ⅱ型房室传导阻滞，建议植入永久起搏器（I，C）。

2）无明确心电图记录的可疑缓慢性心律失常：①束支传导阻滞、不明原因的晕厥和电生理异常。对于晕厥、束支传导阻滞和电生理检查阳性结果（定义为HV间期>70ms，在心房递增起搏期间或通过药物激发证实为二度或三度的希氏束-浦肯野纤维传导阻滞）的患者，建议植入永久起搏器（Ⅰ，B）。②交替性束支传导阻滞。有症状或无症状的交替性束支传导阻滞的患者均建议植入永久起搏器（Ⅰ，C）。③心脏抑制型颈动脉窦综合征患者，无征兆的晕厥反复发作，建议进行起搏治疗（Ⅰ，B）。

## 相关链接

### 美国心脏病学会基金会/美国心脏协会/美国心律学会（ACCF/AHA/HRS）
### 2016年心律失常器械治疗指南推荐

心脏再同步化治疗（CRT）Ⅰ类适应证：

1. LVEF≤35%，窦性心律，LBBB且QRS间期≥150ms，经药物治疗后NYHA心力衰竭分级中Ⅱ级、Ⅲ级或可活动的Ⅳ级症状性收缩性心力衰竭患者（Ⅰ，A）。

2. LVEF≤35%，窦性心律，LBBB且QRS间期130~149ms，药物治疗后NYHA心肌衰竭分级中Ⅱ级、Ⅲ级或可活动的Ⅳ级症状性心力衰竭患者（Ⅰ，B）。

3. 对于射血分数<40，且存在症状加体征的患者，若存在心室起搏适应证或者高度房室传导阻滞，建议CRT而不是右心室起搏，以降低发病率。包括心房颤动患者（Ⅰ，A）。

植入型心律转复除颤器（ICD）Ⅰ类适应证：

二级预防：

1）对于从室性心律失常所致血流动力学不稳定中恢复者以及预期良好功能状态生存>1年者，推荐ICD以降低猝死和全因死亡风险（Ⅰ，A）。

2）对于无可逆性病因导致，或心肌梗死后接受最佳药物治疗且预期存活时间>1年但48h之内发生心室颤动或血流动力学不稳定室速的患者，推荐植入ICD（Ⅰ，A）。

一级预防：对于符合以下条件患者推荐ICD以降低猝死和全因死亡风险。

1）症状性心衰（NYHAⅡ~Ⅲ级）。

2）尽管接受≥3个月最佳药物治疗（OMT），但LVEF≤35%，预期良好功能生存状态大于1年的缺血性心肌病（除非40d内有心肌梗死发生）（Ⅰ，A）或者扩张型心肌病（Ⅰ，B）。

## 五、并发症

起搏器的并发症包括:起搏电极导管移位,起搏阈值增高,起搏器感知功能障碍,起搏电极导管损坏或断裂,心脏穿孔,肌肉刺激,血栓栓塞,局部感染等。此外,长期心室起搏(VVI)因房室收缩不同步,可引起部分患者肺毛细血管静水压和肺动脉压力升高、心排血量下降,引起心悸、气短、胸闷、头晕、乏力等症状,严重者甚至出现低血压和心力衰竭,称之为起搏器综合征。

# 第二节　心脏电复律

心脏电复律(cardioversion)又称心脏电除颤(defibrillation),是应用直流电转复异位快速性心律失常,使之恢复为窦性心律的治疗方法。

## 一、作用机制

某些异位快速性心律失常发生时,心房或心室各部分心肌纤维的电活动位相不一致,易于产生自律性增高、折返或触发活动而使异位快速性心律失常持续存在。此时如人为地向心脏释放较强的直流电流,可使所有的心肌细胞在瞬间同时除极,消除异位心律,使心脏传导系统中自律性最高的窦房结能够重新发放激动控制心脏。

## 二、心脏电复律装置

心脏电复律装置称为(电)除颤器(defibrillator)。由除颤电极板、心电示波器、同步触发装置、电容和电源组成。其瞬间(2~4ms)释放的直流电功率可达360~400J。

心脏电复律分为体外电复律与体内电复律两种方法。体外电复律方法为经胸壁释放直流电能至心脏。体外电极板面积较大,需涂抹导电糊或使用生理盐水浸湿的纱布包裹,以减少放电时的阻抗。一般将两个电极板分别置于心尖部与胸骨右缘第2~3肋间处,亦可置于心尖部与左背部(右侧卧位时),确认电极板与皮肤表面接触良好后即可放电。

体内电复律包括外科开胸手术时心外膜电复律和心腔内电复律。目前临床上应用的植入型心律转复除颤器(ICD)属于心腔内电复律。体内电复律所需的直流电功率很小,仅为体外电复律的1/5~1/10,或更小。

## 三、临床应用

1. 非同步电复律　仅用于转复心室扑动与颤动。放电时不启用R波同步触发装置,可在任意时间内放电。一般选择300J以上的功率。

2. 同步电复律　放电时采用R波同步触发,直流电流在心室的绝对不应期内释放(一般在R波的下降支放电),以避免诱发心室颤动。适用于转复除心室扑动与颤动以外的各种异位快速性心律失常,尤其是伴有血流动力学障碍或药物治疗无效者。电复律治疗异位快速性心律失常较药物治疗安全、有效、快捷。在转复室速和心房扑动时,即时成功率几乎达到100%;治疗室上性心动过速和心房颤动时,分别可达90%和80%左右。

同步电复律时,因患者多处于清醒状态,为减轻患者的恐惧和痛苦,需静脉给予麻醉药物,达到睫毛反射开始消失的深度。电复律前亦应给予适当的抗心律失常药物,以预防转复后异位快速性心律失常复发。放电前应检查同步信号是否落在R波顶峰上。转复为窦性心律后,应继续密切观察患者的呼吸、心率和血压直至苏醒。

同步电复律术后,仍应心电血压监护一段时间,室速复律后继续静脉利多卡因或者胺碘酮,同时开始口服药物 1~2 周;室上速:酌情抗心律失常药物治疗;心房扑动:抗心律失常药物继续治疗 2~4 周;心房纤颤:抗心律失常药物继续口服 3 个月,抗凝药物治疗 4 周以上。

**相关链接**

### 电复律/除颤的适应证

1. 非同步直流电转复适应证(紧急适应证)
   - 心室颤动
   - 心室扑动
   - 无脉性室速
2. 同步直流电复律适应证(选择适应证)
   - 心房颤动
   - 心房扑动
   - 室上性心动过速
   - 室性心动过速

### 电复律/除颤的禁忌证

1. 洋地黄过量、严重低钾血所致的心律失常:电击阈值下降电击可引起心室颤动等严重的心律失常发生。
2. 有严重缓慢性心律失常,如心房颤动、心房扑动伴高度或完全性房室传导阻滞;确诊或可疑病态窦房结综合征。
3. 心房纤颤超过 48h 未经过系统抗凝治疗,近期有栓塞史,有心脏血栓的患者,电击可能致栓子脱落。
4. 已用大量抗心律失常药物者:电击后可影响正常心律的恢复。
5. 非同步直流电复律无绝对禁忌证。

## 四、并发症

一般较轻微。可有心律失常、局部皮肤轻度灼伤、血清心肌酶升高等。偶有肺水肿、低血压、呼吸抑制甚至栓塞。

(于　波)

**学习小结**

人工心脏起搏通过人工心脏起搏器发放脉冲电流刺激心脏,使心脏产生兴奋收缩的治疗方法。主要用于治疗缓慢性心律失常,亦适用于部分快速性心律失常的治疗。心脏电复律是应用直流电转复异位快速性心律失常,使之恢复为窦性心律的治疗方法。起搏器按照工作方式的不同用不同的代码来命名。不同的起搏器具有不同的适应证和治疗方式。特别是 ICD 和 CRT 在临床中发挥巨大的治疗作用。

**复习参考题**

1. 持续性缓慢性心律失常安装起搏器的指征?
2. 心脏同步与再同步电复律分别在什么情况下应用?　如何进行电复律?

# 第五章

# 心脏骤停与心脏性猝死

**学习目标**

| | |
|---|---|
| **掌握** | 心脏骤停的判定方法和心肺复苏的方法与步骤。 |
| **熟悉** | 心脏性猝死的病因和发生机制。 |
| **了解** | 心脏性猝死的预防。 |

心脏性猝死（sudden cardiac death，SCD）定义为由于无法预料的心脏原因引起的突然的自然死亡。患者常常在症状出现 1h 内发生心脏骤停（cardiac arrest），心脏射血功能突然终止，出现意识丧失。既往可有或无心脏病史。心脏性猝死的患者如及时救治可望存活，否则将发生不可逆性的生物学死亡。

## 一、病因与病理

冠心病是心脏性猝死的主要原因。在西方国家，80%以上的心脏性猝死是由冠心病及其并发症所致，20%～25%的冠心病患者以心脏性猝死为首发临床表现。病理解剖发现，81%的心脏性猝死由冠心病所致。常见的病理改变为广泛的多支冠状动脉粥样硬化、急性冠状动脉血栓形成，偶见冠状动脉痉挛。冠心病伴左心室射血分数显著下降者（≤30%）发生心脏性猝死的风险明显增加。此外，心肌病引起的心脏性猝死占 10%～15%。其他引起心脏性猝死的原因有心室肥厚、心力衰竭、心脏瓣膜病、心肌炎、先天性心脏病、先天性 QT 间期延长综合征、传导系统病变、原因不明的心室颤动、神经内分泌因素所致的心肌电生理稳定性丧失、急性心脏压塞、主动脉夹层动脉瘤等。

## 二、病理生理

引起心脏骤停最常见的病理生理机制是心室颤动，其次为缓慢性心室自搏心律或心搏停止（asystole）和持续性室性心动过速。电机械分离（electro mechanical dissociation，EMD）较少见，其他少见的机制为心脏破裂、心脏压塞、急性机械性血流梗阻和大血管破裂。

急性心肌缺血导致致命性快速性心律失常的机制尚不清楚。可能为冠状动脉血流量急剧减少，缺血损伤后心肌细胞代谢改变、心肌细胞膜破坏，引起钾离子外流、钙离子内流、细胞内酸中毒，加之神经内分泌等因素变化导致心肌复极离散度增加，引起心肌电生理稳定性丧失，最终导致心室颤动。

## 三、临床表现

1. 前驱症状　在猝死前数周至数月，有些患者可出现胸痛、气促、疲倦、心悸、晕厥等非特异性症状，亦可无前驱症状。

2. 终末事件发作　为发生心脏骤停前 1h 内出现的心血管急剧变化状态。表现为心率加快、室性心律失常恶化、血流动力学异常等。

3. 心脏骤停　临床上表现为意识突然丧失,颈动脉和股动脉搏动消失,呼吸断续或停止,心音消失,皮肤苍白或发绀。

4. 生物学死亡　从心脏骤停的发生至生物学死亡的时间进程与心脏骤停的发生机制、原有心脏病的性质和开始心肺复苏的时间有关,其中心肺复苏的时机尤为重要。一般认为,发生心室颤动后 4~6min 将出现不可逆性脑损害,随后在数分钟内进入生物学死亡。在持续性室速导致的心脏骤停中,发生不可逆性脑损害和生物学死亡的时间略长些,但如不能及时进行心肺复苏或自动转复,最终亦会转变为心室颤动或心搏停止。心搏停止或缓慢性心律失常所引起的心脏骤停进展至生物学死亡的时间更短。

## 四、诊断

根据意识突然丧失、大动脉搏动消失、呼吸断续或停止、心音消失即可进行诊断。此时进行心电图监测可表现为心室颤动、心脏停搏或缓慢性心室自搏心律。

## 五、治疗

一旦确诊为心脏骤停,首先应立即尝试捶击复律(thump version)。捶击的方法为用手拳从 20~25cm 高度捶击患者胸骨中下 1/3 段 1~2 次,如未能转复,应停止捶击转用其他方法复苏。其次应立即清除患者的口腔异物,保持气道通畅,施行人工呼吸。方法为:操作者用一只手的示、中两指抬起患者下颌,使下颌角-耳垂的连线与地面垂直,另一只手置于患者前额用力加压使头后仰,以畅通气道。

1. 胸按压　胸按压是基于胸腔内压改变使心腔排空与充盈,从而带动心脏瓣膜的开启与关闭使血流产生前向流动,来维持冠状动脉和全身重要器官的血液灌注。胸按压的方法:将一只手掌置于患者的胸骨下段,另一只手平行重叠放在前一只手背上,双侧肘关节伸直,利用操作者肩背部的力量,垂直用力向下按压 3~5cm,然后突然放松。胸按压的频率为 80~100 次/min。有效的胸按压可使患者的心排血指数接近正常的 40%。胸按压的并发症主要为肋骨骨折、心包积血、血胸、气胸、肺挫伤等。

2. 人工呼吸　人工呼吸包括口对口、面罩-气囊和气管内插管-气囊或呼吸机人工呼吸。紧急情况下,口对口呼吸是简易而有效的人工通气方法。其方法为:在患者口唇垫 1~2 层纱布(或手帕),操作者深吸一口气,以置于前额的手的拇指与示指捏紧患者鼻孔,向患者口腔用力吹气,直至患者的胸部起伏,然后松开拇、示指,让患者自然呼气。气管内插管是建立人工通气最有效的方法,应争取尽早进行。人工呼吸的频率为 10~12 次/min。单人施行复苏时,胸部按压每 30 次应给予人工呼吸 2 次。

3. 除颤与复律　迅速转复有效的心律是复苏成功的关键。一旦心电监测发现心室颤动或快速性室性心动过速,应立即应用 200J 以上非同步直流电除颤,如未成功,应增加除颤功率至最大,即应用 300J 或 360J 进行除颤。同时改善通气、纠正酸中毒和血液生化指标的异常,应用肾上腺素每次 1mg 静脉注射,每 3~5min 重复注射 1 次,或静脉给予碳酸氢钠(1mmol/kg),可增加除颤的成功率。

4. 药物治疗　复苏时应用利多卡因有利于保持心脏的电稳定性,一般 1~1.5mg/(kg·次)静脉注射,每 3~5min 可重复应用。利多卡因无效时,可选用胺碘酮(15mg/kg)或普鲁卡因胺(30mg/min)静脉注射。对于难治性室性心动过速与心室颤动,亦可应用 β 受体阻滞剂(普萘洛尔 1mg 或美托洛尔 5mg)静脉注射和硫酸镁 1~2g 静脉注射。高钾血症、低钙血症或钙通道阻滞剂中毒所引起的心室颤动可应用 10% 葡萄糖酸钙 5~20ml 静脉注射,注射速度为 2~4ml/min。

缓慢性心室自搏心律、心搏停止或电机械分离的处理与心室颤动不同。首先应用肾上腺素 1mg 静脉注射,3~5min 后可重复静脉注射和阿托品 1~2mg 静脉注射,亦可用异丙肾上腺素每分钟 15~20μg 静脉滴注。如有条件,应尽早争取临时心脏起搏治疗。电机械分离者主要应用肾上腺素与氯化钙治疗,但复苏成功率极低。

5. 复苏后处理　复苏成功后,患者应转移至心脏监护室(CCU)或有监护条件的病房内连续密切监测生命体征至少48~72h,积极处理与治疗导致心脏骤停的原发疾病,维持生命指征的平稳,预防再次发生心脏骤停。

(1) 维持心电生理与血流动力学状态稳定:复苏成功后,应维持有效的心律和心脏电生理状态的稳定,并争取使心功能与血流动力学状态恢复正常。心律缓慢者应及时给予临时心脏起搏治疗,利多卡因、胺碘酮、普鲁卡因胺持续静脉滴注有助于保持心脏电生理状态的稳定。当血流动力学状态不稳定时,因肾上腺素具有良好的正性肌力和外周血管作用,建议首选应用。亦可应用多巴胺或多巴酚丁胺改善血流动力学状态。

(2) 保持体内环境稳定:心脏骤停时因全身组织处于无氧代谢过程,常常引起电解质紊乱和酸中毒。复苏成功后应密切监测血液生化指标,维持水、电解质和酸碱平衡,并补充血容量。

(3) 防治脑缺氧和脑水肿:心脏骤停时,脑组织因急性缺血导致缺氧性脑损伤,进而发生脑水肿。因此,维持一定的脑灌注压、降低颅内压十分重要。主要措施有:①降温。降低体温可降低脑组织代谢,提高脑细胞对缺氧的耐受能力,预防或减轻脑水肿。一般以头部降温为主,可用冰帽、冰袋物理降温,同时加用冬眠药物。通常体温降至32℃为宜,过低容易诱发心室颤动。②降低颅内压。主要应用渗透性利尿剂脱水,减轻脑水肿,降低颅内压。常选用20%甘露醇100~250ml静脉滴注,每6~8h 1次,或联合应用呋塞米20~40mg静脉注射,每6~8h 1次,亦可选用25%白蛋白20~40ml静脉滴注或地塞米松5~10mg静脉注射,每6~12h 1次。③防治抽搐。对于缺氧性脑损害引起的抽搐,可选用异丙嗪、双氢麦角碱静脉滴注或地西泮静脉注射。④高压氧治疗。可增加血氧含量,改善脑组织缺氧状态。

(4) 防治急性肾衰竭:复苏后早期发生的肾衰竭多为急性肾缺血所致。维持正常的心功能和血流动力学状态稳定,避免使用可能损害肾功能的药物,有助于预防急性肾衰竭的发生。如已发生,应按急性肾衰竭处理。

## 六、预防

心肌梗死后、充血性心力衰竭、室性心动过速、心室颤动或心脏骤停的存活者发生心脏性猝死的危险性较高。目前用于检测心脏性猝死危险性的方法有:动态心电图、信号平均心电图、心率变异性分析、QT间期离散度、心脏电生理检查和左心室功能测定等。长期预防致命性心律失常的方法有:①抗心律失常药物治疗。β受体阻滞剂可显著减少心肌梗死后心律失常所致的死亡率和总死亡率;β₁受体阻滞剂美托洛尔可显著降低充血性心力衰竭患者的总死亡率和猝死率;胺碘酮可降低心肌梗死后合并左心室功能不全或心律失常患者的心律失常死亡率,但对总死亡率无影响。但是,某些抗心律失常药物(ⅠA、ⅠC类)可增加死亡率。②植入型心律转复除颤器(ICD)的临床应用表明,其预防心脏性猝死的疗效优于抗心律失常药物;对部分患者(常规治疗无效或者有禁忌证),谨慎使用新技术,如可穿戴式ICD用于左室收缩功能不良、具有室性心律失常猝死风险而又不适合植入ICD的成年患者;对于静脉不通畅,因感染取出除颤仪,或需长期使用ICD治疗的年轻患者,皮下ICD可替代传统静脉ICD。③外科手术切除病灶、冠状动脉血运重建术亦有助于预防心脏性猝死。另外,有研究证实,在公共场所备用自动体外除颤器对于提高猝死复苏的抢救成功率具有重大意义。目前国内一些城市的机场,人群密集区开始配备自动体外除颤器。

（于　波）

**学习小结**

心脏性猝死发病突然,往往跟冠心病有关,一旦出现猝死,应迅速诊断并通过心脏按压、人工呼吸、电除颤及规范药物治疗,挽救生命。 应重视对于高危患者的预防治疗,对此类患者应及早诊断可能导致心脏性猝死的疾病，可在相关疾病患者或者心脏性猝死的死者亲属中进行相关筛查。

复习参考题

1. 心脏性猝死的定义是什么？

2. 如何判定心脏骤停？

3. 心肺复苏包括哪些方法与步骤？

# 第六章  高 血 压

## 学习目标

**掌握**　高血压的临床表现、并发症、危险分层、诊断标准、实验室检查、治疗原则、常用降压药物。

**熟悉**　继发性高血压的鉴别诊断，特殊类型高血压的特点与诊治。

**了解**　原发性高血压的病因、发病机制。

## 第一节　原发性高血压

高血压（hypertension）是以体循环动脉收缩压和/或舒张压持续增高为主要表现的临床综合征，是我国最常见的心血管疾病。可分为原发性及继发性两大类。在绝大多数患者中，高血压的病因不明，称之为原发性高血压（essential hypertension），占总高血压患者的 90%～95%；其余 5%～10% 的患者，血压升高是某些疾病的一种临床表现，本身有明确而独立的病因，称为继发性高血压（secondary hypertension）。

原发性高血压，又称高血压病，患者除了高血压本身的症状外，长期血压升高可影响重要脏器如心、脑、肾的结构与功能，最终可导致这些器官的功能衰竭，出现相应症状。

### 一、血压的测量与高血压的分类

血压测量时，要求受试者坐位安静休息 5min 后开始测量，使用符合计量标准的水银柱血压计，或者经过验证的电子血压计。成人使用气囊长 22～26cm、宽 12cm 的袖带，测量坐位时的上臂血压，上臂应置于心脏水平，以柯氏第 1 音和第 5 音（消失音）确定收缩压与舒张压水平，连续测量 2 次，每次至少间隔 1～2min，若 2 次测量结果差别较大（5mmHg 以上），应再次测量。由于血压波动性较大，诊断高血压必须根据在非药物状态下至少非同日测定血压 3 次以上符合诊断标准才可诊断，偶然测得一次血压增高不能诊断为高血压，必须重复测定和进一步观察。

流行病学调查证明，人群中血压水平呈连续性分布，正常血压与高血压并无明显界线，血压水平也是根据临床及流行病学资料人为界定的。根据血压水平，将高血压分为 3 级（表 3-6-1）。

表 3-6-1　血压水平的定义和分类　　　　　　　　　　　　　　　　　　　　　　　　　　单位：mmHg

| 类　别 | 收缩压 | | 舒张压 |
|---|---|---|---|
| 正常血压 | ＜120 | 和 | ＜80 |
| 正常高值血压 | 120～139 | 和/或 | 80～89 |

| 类　别 | 收缩压 | | 舒张压 |
|---|---|---|---|
| 1 级高血压（轻度） | 140~159 | 和/或 | 90~99 |
| 2 级高血压（中度） | 160~179 | 和/或 | 100~109 |
| 3 级高血压（重度） | ≥180 | 和/或 | ≥110 |
| 单纯收缩期高血压 | ≥140 | 和 | <90 |

注：当收缩压和舒张压分属于不同分级时，以较高的级别作为标准，以上诊断标准仅适用于成人。

## 二、流行病学

不同地区、种族及年龄高血压发病率不同。工业化国家较发展中国家高，同一国家不同种族之间也有差异，例如美国黑色人种的高血压约为白色人种的两倍。血压水平随年龄而增高，尤其是收缩期高血压，老年人较常见。我国人群高血压从南方到北方，患病率呈递增趋势，可能与北方年平均气温较低以及北方人群盐摄入量较高有关；不同民族之间高血压患病率也有一些差异。自新中国成立以来我国进行了 4 次全国性高血压抽样调查，结果显示：高血压患病率 1959 年为 5.1%，1979 年为 7.7%，1991 年为 13.6%，2002 年 18.2%，呈明显上升趋势。2012 年国民营养与慢性病状况调查报告显示，中国 18 岁以上居民高血压患病率为 25.2%，农村为 23.5%，城乡居民高血压患者率均为男性高于女性。根据 2017 年全国 15 岁以上人群抽样调查结果，高血压患者总体的患病率、知晓率和控制率分别为 23%、42.7% 和 14.5%。据第六次全国人口普查数据测算，我国高血压患病人数为 2.4 亿。

## 三、病因与发病机制

原发性高血压的病因尚未完全阐明，目前认为是在一定的遗传背景下，由于多种环境因素作用使正常血压调节机制失衡所致。

1. 遗传学说　原发性高血压有群集于某些家族的倾向。双亲均有高血压的正常血压子女，以后发生高血压的比例增高。遗传基因主要决定高血压发生的易感性，已发现的与高血压相关的遗传基因有十几种，如肾脏排钠的先天性缺陷、细胞膜先天性功能异常、血管平滑肌对加压物质的敏感性高等。

2. 肾素-血管紧张素-醛固酮系统（renin-angiotensin-aldersterone system，RAAS）过度激活　肾小球入球动脉的球旁细胞可分泌肾素，后者可作用于肝合成的血管紧张素原而生成血管紧张素 I，然后经血管紧张素转换酶（angiotensin converting enzyme，ACE）的作用转变为血管紧张素 II（AT II）。AT II 可通过其效应受体使小动脉平滑肌收缩，外周血管阻力增加；并可刺激肾上腺皮质球状带分泌醛固酮，使水钠潴留，继而引起血容量增加；此外，AT II 还可通过交感神经末梢突触前膜的正反馈使去甲肾上腺素分泌增加。以上作用均可使血压升高，是参与高血压发病并使之持续的重要机制。

3. 盐敏感性　食盐摄入量与血压关系密切，高钠摄入可使血压升高，而低钠饮食可降低血压。相对高盐摄入所引起的血压升高称之为盐敏感性。盐敏感者在血压正常人群中的检出率为 15%~42%；在高血压人群为 28%~74%。但是，改变钠盐摄入并不能影响所有患者的血压水平。因此，寻找盐敏感性的标志，确定盐敏感者是揭示盐与高血压之间的关系并进行有效防治的关键。

4. 神经调节异常　反复的过度紧张与精神刺激可以引起高血压。当大脑皮质兴奋与抑制过程失调时，皮质下血管运动中枢失去平衡，肾上腺素能活性增加，使节后交感神经释放去甲肾上腺素增多，而引起外周血管阻力增高和血压上升，其他神经递质如 5-羟色胺、多巴胺等也可能参与这一过程。交感神经活动增强是高血压发病机制中的重要环节。

5. 血管内皮功能异常　血管内皮通过代谢、生成、激活和释放各种血管活性物质而在血液循环、心血管功能的调节中起着极为重要的作用。内皮细胞生成血管舒张及收缩物质，前者包括前列环素（prostacyclin，PGI2）、内皮源性舒张因子（endothelium-derived relax factor，EDRF）等；后者包括内皮素（endothelin，

ET)、血管收缩因子、血管紧张素Ⅱ等。高血压时,一氧化氮(nitric oxide,NO)生成减少,而ET-1增加,血管平滑肌细胞对舒张因子的反应减弱而对收缩因子反应增强。

6. 胰岛素抵抗　指必须以高于正常的胰岛素释放水平维持正常的糖耐量,代表机体组织对胰岛素处理葡萄糖的能力减弱。约50%的高血压患者存在有胰岛素抵抗,但其在高血压发病机制中的具体意义尚不清楚。

7. 其他　肥胖、吸烟、精神应激、过量饮酒、饮食中低钙、低镁及低钾等亦可能与高血压的发病相关。

## 四、病理

高血压早期仅表现为心排血量增加和全身小动脉张力的增加,并无明显病理学改变。高血压持续及进展即可引起全身小动脉病变,表现为小动脉玻璃样变、中层平滑肌细胞增殖、管壁增厚、管腔狭窄,使高血压维持和发展,进而导致重要靶器官如心、脑、肾和动脉血管损伤。

1. 心　长期外周血管阻力升高,使左心室肥厚扩大。高血压发病过程的儿茶酚胺、血管紧张素Ⅱ等物质也可刺激心肌细胞肥大,最终可致心力衰竭。持久的高血压可引起冠状动脉粥样硬化,而发生冠心病。

2. 脑　脑部小动脉硬化及血栓形成可致腔隙性脑梗死。脑血管结构薄弱,易形成微动脉瘤,当压力升高时可引起破裂、出血。长期高血压也可导致脑中型动脉的粥样硬化,可并发脑血栓。急性血压升高时可引起脑小动脉痉挛、缺血、渗出,致高血压脑病。

3. 肾　肾小动脉硬化。肾小球入球动脉玻璃样变性和纤维化,引起肾单位萎缩、消失,病变重者致肾衰竭,同样可引起肾动脉粥样硬化,肾动脉狭窄。

4. 动脉　高血压可促进动脉粥样硬化的形成及发展,该病变主要累及中、大动脉,如冠状动脉粥样硬化斑块形成导致冠状动脉狭窄,大动脉僵硬度增加,血管弹性下降,同时动脉壁可有溃疡形成、动脉夹层及附壁血栓等。

5. 视网膜　视网膜小动脉痉挛、硬化,可引起视网膜出血和渗出。

## 五、临床表现

1. 症状　原发性高血压通常起病缓慢,早期常无症状,偶于体检时发现血压升高。部分患者可有头痛、眩晕、疲劳、心悸、耳鸣、困乏等症状,但并不一定与血压水平相关,且常在患者得知患有高血压后才注意到。也可出现视力模糊、鼻出血等较重症状,典型的高血压头痛在血压下降后即可消失。

部分患者高血压初期只是在精神紧张、情绪波动后血压暂时性升高,随后可恢复正常,以后血压升高逐渐趋于明显而持久。高血压后期的临床表现常与心、脑、肾功能衰竭或器官并发症有关。

2. 体征　通常体征较少。部分患者体检时可听到主动脉瓣第二心音亢进、主动脉瓣区收缩期杂音或收缩早期喀喇音。长期持续高血压可有左心室肥厚并可闻及第四心音。如果检出特异性体征,如血管杂音、向心性肥胖等时,应警惕继发性高血压可能。

## 六、并发症

1. 心脏　主要包括充血性心力衰竭、冠状动脉粥样硬化性心脏病。长期高血压可致左心室肥厚、扩大,最终导致心力衰竭。高血压可促使冠状动脉粥样硬化的形成及发展并使心肌氧耗量增加,可出现心绞痛、心肌梗死、心力衰竭及猝死。

2. 脑　主要是脑血管损伤的表现,包括脑出血、脑动脉血栓形成、短暂性脑缺血发作及高血压脑病等。

3. 肾　肾小管、肾小球功能损害表现,进一步导致肾小球硬化,临床上出现夜尿、多尿、蛋白尿、肾衰竭等表现。

4. 血管　主动脉夹层、溃疡、动脉硬化和粥样硬化等。

## 七、辅助检查

1. **基本项目** 进行原发性高血压的诊断、评估靶器官损伤,进行危险分层,并指导选择治疗药物,常规进行下列检查:血常规、尿常规、肾功能、血尿酸、血脂、血糖、电解质、心电图。早期患者上述检查可无特殊异常,后期高血压患者可出现蛋白尿、肾功能损伤,胸部 X 线可见主动脉弓纡曲延长、左心室增大,心电图可见左心室肥厚。

2. **推荐项目** ①动态血压监测(ambulatory blood pressure monitoring,ABPM):动态血压测定结果更接近患者真实血压,对用药后血压的评估价值较大,同时可筛查隐蔽性高血压和白大衣高血压,了解血压昼夜节律及血压变异性,发现清晨高血压;②超声心动图:评价高血压导致的心脏重构和心脏舒缩功能;③颈动脉超声:评价颈动脉内-中膜厚度(carotid intima-media thickness,cIMT)和动脉斑块,评估动脉血管损害;④脉搏波传导速度(pulse wave velocity,PWV):评价血管僵硬度;⑤血同型半胱氨酸:判断是否合并高同型半胱氨酸血症;⑥血浆肾素活性:筛查继发性高血压,并指导降压药物选择;⑦血浆醛固酮:筛查是否为醛固酮增多症;⑧踝臂指数(ankle-brachial index,ABI):筛查外周动脉疾病。

## 八、心血管危险分层

原发性高血压的严重程度并不单纯与血压升高的水平有关,必须结合患者总的心血管疾病危险因素及合并的靶器官损害做全面的评价,即进行危险分层,并据此制定治疗目标和方案,判断预后。根据血压水平、心血管危险因素、靶器官损害、临床并发症和糖尿病,将高血压患者分为低危、中危、高危和很高危四个层次。治疗时不仅要考虑降压,还要考虑危险因素的控制及靶器官的保护(表 3-6-2、表 3-6-3)。

表 3-6-2 高血压患者心血管风险水平分层

| 其他危险因素和病史 | 高血压 | | |
| --- | --- | --- | --- |
| | 1 级 | 2 级 | 3 级 |
| 无 | 低危 | 中危 | 高危 |
| 1~2 个其他危险因素 | 中危 | 中危 | 很高危 |
| ≥3 个其他危险因素或靶器官损害 | 高危 | 高危 | 很高危 |
| 临床并发症或合并糖尿病 | 很高危 | 很高危 | 很高危 |

表 3-6-3 影响高血压患者心血管预后的重要因素

| 分类 | 因素 |
| --- | --- |
| 心血管危险因素 | • 高血压(1~3 级)<br>• 年龄>55 岁(男性);>65 岁(女性)<br>• 吸烟<br>• 糖耐量受损(餐后 2h 血糖 7.8~11.0mmol/L)和/或空腹血糖受损(6.1~6.9mmol/L)<br>• 血脂异常:总胆固醇 ≥5.7mmol/L(220mg/dl)或 LDL-C>3.3mmol/L(130mg/dl)或 HDL-C<1.0mmol/L(40mg/dl)<br>• 早发心血管病家族史:一级亲属发病年龄<55 岁(男性),<65 岁(女性)<br>• 向心性肥胖:腰围≥90cm(男性),≥85cm(女性)或肥胖(BMI≥28kg/m²)<br>• 血同型半胱氨酸升高:≥10μmol/L |
| 靶器官损害 | • 左心室肥厚<br>　心电图:Sokolow-Lyon>38mm 或 Cornell>2440mm·ms;超声心动图左心室质量指数(LVMI)≥125g/m²(男性),≥120g/m²(女性)<br>• 颈动脉超声颈动脉内膜中层厚度(IMT)≥0.9mm 或动脉粥样硬化斑块<br>• 颈股动脉脉搏波速度(PWV)≥12m/s<br>• 踝/肱指数 ABI<0.9<br>• 预估的肾小球滤过率(eGFR)降低[eGFR<60ml/(min·1.73m²)],或血清肌酐轻度升高:男性 115~133μmol/L(1.3~1.5mg/dl),女性 107~124μmol/L(1.2~1.4mg/dl)<br>• 尿微量白蛋白 30~300mg/24h 或白蛋白/肌酐≥30mg/g |

| 分类 | 因素 |
|------|------|
| 伴临床疾病 | • 脑血管病：脑出血、缺血性脑卒中、短暂性脑缺血发作<br>• 心脏疾病：心肌梗死史、心绞痛、冠状动脉血运重建史、慢性心力衰竭<br>• 肾脏疾病：糖尿病肾病、肾功能受损，肌酐男性≥133μmol/L（1.5mg/dl），女性≥124μmol/L（1.4mg/dl）；尿蛋白≥300mg/24h<br>• 外周血管疾病<br>• 视网膜病变：出血或渗出，视神经乳头水肿<br>• 糖尿病：空腹血糖≥7.0mmol/L（126mg/dl），餐后2h血糖≥11.0mmol/L（200mg/dl），糖化血红蛋白≥6.5% |

## 九、诊断与鉴别诊断

高血压诊断有赖于血压的正确测定。通常采用间接方法在上臂肱动脉部位测量血压，可用水银柱（或电子）血压计方法或用动态血压监测方法。目前仍以规范方法下水银柱血压计（或电子）测量作为高血压诊断的标准方法。非同日测量血压三次，收缩压≥140mmHg和/或舒张压≥90mmHg可诊断高血压；既往有高血压病史，正在服用降压药者，即使血压正常，也诊断为高血压。同时，目前亦推荐家庭自测血压与动态血压监测，若自测血压收缩压≥135mmHg和/或舒张压≥85mmHg；24h动态血压收缩压平均值≥130mmHg和/或舒张压平均值≥80mmHg，日间收缩压平均值≥135mmHg和/或舒张压平均值≥85mmHg，夜间平均收缩压平均值≥120mmHg和/或舒张压平均值≥70mmHg，可考虑诊断为高血压。原发性高血压主要与继发性高血压进行鉴别，详见继发性高血压相关内容。

## 十、治疗

大量临床研究证实高血压经过治疗使血压达标后，可使脑卒中、心力衰竭及冠心病发生率和病死率降低，使肾功能得以保持甚至改善。中国人高血压的主要危害是脑卒中，血压下降10/5mmHg，可降低卒中30%以上。因此，对原发性高血压治疗的目标应该是：在患者能耐受的情况下，逐步降压达标；最大限度地降低心血管并发症发生与死亡的总体危险。需要治疗所有可逆性心血管危险因素，并对检出的亚临床靶器官损害和临床疾患进行有效干预，降低心脑血管疾病终点事件。

降压目标值：一般高血压患者应将血压降至140/90mmHg以下；65岁及以上的老年人的收缩压应控制在150mmHg以下，如能耐受，还可进一步降低；伴有肾脏疾病、糖尿病或病情稳定的冠心病的高血压患者治疗宜个体化，一般可将血压将至130/80mmHg以下，脑卒中后的高血压患者一般降压目标为<140/90mmHg。急性冠脉综合征或脑卒中患者，应按照相关指南进行血压管理。一般舒张压不应低于60mmHg，特别是合并冠心病患者。

治疗包括非药物及药物治疗两大类。

1. 非药物治疗　适用于各级高血压患者。非药物治疗方法可通过干预高血压发病机制中的不同环节使血压有一定程度的降低并可减少高血压靶器官损伤。

（1）合理膳食

1）限制食盐摄入，每人每日食盐量以不超过6g为宜，增加钾的摄入。钠盐可显著升高血压以及高血压的发病风险，而钾盐则可对抗钠盐升高血压的作用。我国居民的盐摄入量均显著高于目前世界卫生组织每日应少于6g的推荐，而钾盐摄入则严重不足，因此，所有高血压患者均应采取各种措施，尽可能减少钠盐的摄入量，并增加食物中钾盐的摄入量。

2）减少膳食脂肪，多吃蔬菜和水果。

3）戒烟、限制饮酒：吸烟可导致血管内皮损害，显著增加高血压患者发生动脉粥样硬化性疾病的风险，故高血压患者应戒烟。酒精摄入量与血压水平及高血压患病率相关，高血压患者应限酒（每日饮用的酒精量应少于20g）。

（2）控制体重：超重和肥胖是导致血压升高的重要原因之一，而以腹部脂肪堆积为典型特征的向心性肥胖还会进一步增加高血压等心血管与代谢性疾病的风险。成年人正常 BMI 为 $18.5\sim23.9kg/m^2$，BMI $24\sim27.9kg/m^2$ 为超重，$BMI\geqslant28kg/m^2$ 为肥胖。超重或肥胖的高血压患者应减轻体重。适当减轻体重，减少体内脂肪含量，可降低血压，对改善胰岛素抵抗、糖尿病、高脂血症和左心室肥厚均有益。高血压患者减重可通过降低每日热量的摄入、增加体力活动量、加大热量的消耗等方法达到。

（3）适量运动：运动不仅可以降低血压，而且也是控制体重的重要措施。可根据年龄、身体状况及爱好选择适宜的运动项目，如慢跑、快步走、游泳、健身操、太极拳等，但不宜选择过于剧烈的运动项目。每周至少要锻炼 $3\sim4$ 次，每次持续 30min 左右。

（4）心理平衡：高血压患者应保持良好的心理状态，要心胸开阔，避免紧张、急躁和焦虑状态，同时还要劳逸结合，心情放松。

2. 药物治疗　降压治疗的主要目的是减少脑卒中及心肌梗死等心血管事件。为达此目的，通过降压药物使血压达标是必不可少的治疗手段。理想的降压药物应具备以下几个条件：①有效平稳的降压作用；②预防和逆转由高血压引起的心、脑、肾、动脉等靶器官损伤；③副作用少、依从性高。目前常用的降压药物有五大类，即利尿剂、β 受体阻滞剂、钙通道阻滞剂、血管紧张素转换酶抑制剂、血管紧张素 Ⅱ 受体阻滞剂。其他的还有 α 受体阻滞剂、醛固酮受体拮抗剂、中枢性降压药物和直接血管扩张剂等（表 3-6-4）。降压药物的选择以血压达标为标准，同时根据不同患者的临床特点可单用或联合应用各类降压药。

表 3-6-4　常用降压药名称、剂量及用法

| 药物分类 | 药物名称 | 单次剂量/mg | 用法/（次·d⁻¹） | 主要不良反应 |
|---|---|---|---|---|
| 利尿剂 | | | | 低钾血症 |
| 噻嗪类和噻嗪样 | 氢氯噻嗪 | $6.25\sim25$ | 1 | 低钠血症 |
| | 氯噻酮 | $12.5\sim25$ | 1 | 血尿酸升高 |
| | 吲达帕胺 | $0.625\sim2.5$ | 1 | |
| | 吲达帕胺缓释片 | $1.5\sim2$ | 1 | |
| 袢利尿剂 | 呋塞米 | $20\sim80$ | $1\sim2$ | 低钾血症 |
| | 托拉塞米 | $10\sim40$ | $1\sim2$ | |
| 保钾利尿剂 | 阿米洛利 | $5\sim10$ | $1\sim2$ | 血钾升高 |
| | 氨苯蝶啶 | $25\sim100$ | $1\sim2$ | |
| 醛固酮受体拮抗剂 | 螺内酯 | $20\sim60$ | $1\sim3$ | 血钾增高 |
| | 依普利酮 | $50\sim100$ | $1\sim2$ | 男性乳房发育 |
| 钙通道阻滞剂 | | | | |
| 二氢吡啶类 | 硝苯地平 | $10\sim30$ | 3 | 踝部水肿 |
| | 硝苯地平缓释片 | $10\sim80$ | 2 | 头痛 |
| | 硝苯地平控释片 | $30\sim60$ | 1 | 心悸 |
| | 尼群地平 | $20\sim60$ | $2\sim3$ | 潮红 |
| | 尼卡地平 | $40\sim80$ | 2 | |
| | 氨氯地平 | $2.5\sim10$ | 1 | |
| | 左旋氨氯地平 | $1.25\sim5$ | 1 | |
| | 非洛地平缓释片 | $2.5\sim10$ | 1 | |
| | 拉西地平 | $2\sim8$ | 1 | |
| | 贝尼地平 | $2\sim8$ | 1 | |
| | 乐卡地平 | $10\sim20$ | 1 | |
| 非二氢吡啶类 | 维拉帕米 | $80\sim480$ | $2\sim3$ | 除上述二氢吡啶类副 |
| | 维拉帕米缓释片 | $120\sim480$ | $1\sim2$ | 作用外，还包括： |
| | 地尔硫䓬 | $30\sim90$ | $3\sim4$ | 房室传导阻滞 |
| | 地尔硫䓬缓释片 | $90\sim360$ | $1\sim2$ | 心功能抑制 |

| 药物分类 | 药物名称 | 单次剂量/mg | 用法/(次·d$^{-1}$) | 主要不良反应 |
|---|---|---|---|---|
| β 受体阻滞剂 | 美托洛尔 | 6.25~100 | 2 | 支气管痉挛 |
| | 美托洛尔缓释片 | 47.5~95 | 1 | 影响糖脂代谢 |
| | 比索洛尔 | 2.5~10 | 1 | 心功能抑制 |
| | 阿替洛尔 | 12.5~50 | 1~2 | 血管痉挛 |
| | 普萘洛尔 | 20~90 | 2~3 | |
| | 倍他洛尔 | 5~20 | 1 | |
| α β 受体阻滞剂 | 拉贝洛尔 | 50~400 | 2~3 | 直立性低血压 |
| | 卡维地洛 | 6.25~50 | 1~2 | 支气管痉挛 |
| | 阿罗洛尔 | 2.5~15 | 2 | |
| 血管紧张素转换酶抑制剂 | 卡托普利 | 12.5~300 | 2~3 | 干咳 |
| | 依那普利 | 10~20 | 2 | 血钾升高 |
| | 贝那普利 | 10~20 | 1 | 血管神经性水肿 |
| | 赖诺普利 | 10~20 | 1 | |
| | 雷米普利 | 2.5~10 | 1 | |
| | 福辛普利 | 10~20 | 1 | |
| | 西拉普利 | 2.5~5 | 1 | |
| | 培哚普利 | 4~8 | 1 | |
| 血管紧张素受体阻滞剂 | 氯沙坦 | 25~100 | 1 | 血钾升高 |
| | 缬沙坦 | 80~160 | 1 | 血管神经性水肿 |
| | 厄贝沙坦 | 75~300 | 1 | |
| | 替米沙坦 | 20~80 | 1 | |
| | 奥美沙坦 | 10~40 | 1 | |
| | 坎地沙坦 | 2~16 | 1 | |
| α 受体阻滞剂 | 多沙唑嗪 | 1~16 | 1 | 直立性低血压 |
| | 哌唑嗪 | 1~10 | 1 | |
| | 特拉唑嗪 | 1~20 | 1~2 | |
| 直接肾素抑制剂 | 阿利吉仑 | 150~300 | 1 | 高钾血症 |

注：血管紧张素转换酶抑制剂与血管紧张素受体阻滞剂不可联合使用。

（1）利尿剂（diuretics）：通过降低血容量，促进钠排泄而降低血压。降压作用缓和，服药2~3周后作用达高峰，适用于轻、中度高血压，尤其适宜于老年收缩期高血压及伴有心力衰竭的高血压的治疗。可单独用，更适宜与其他类降压药合用。可分为噻嗪类利尿剂、袢利尿剂和保钾利尿剂三类，噻嗪类应用最普遍。少数患者长期应用可引起血钾降低，另外可引起轻度代谢紊乱，如血糖、血尿酸、血胆固醇增高，痛风患者禁用；保钾利尿剂可引起高血钾，不宜与 ACE 抑制剂或 ARB 类药物合用，肾衰竭者禁用；袢利尿剂利尿迅速，多用于合并心力衰竭或肾衰竭时，副作用主要有可致低血钾、低血压，诱发痛风发作。

（2）β 受体阻滞剂（beta blockers）：β 受体阻滞剂通过阻断交感神经兴奋性，抑制心肌收缩、减慢心率使心排血量降低而降低血压。适用于轻、中度高血压，尤其是合并冠心病、慢性心力衰竭等的高血压患者。其副作用可诱发支气管哮喘发作，特别是非选择性或 β$_1$ 受体选择性差的 β 受体阻滞剂；因其对心肌收缩力、房室传导及窦房结均有抑制作用，心力衰竭急性期、心动过缓、高度房室传导阻滞、严重周围动脉硬化闭塞症患者应慎用。长期大量用药后不宜突然停用，以免出现"反跳"。

（3）钙通道阻滞剂（calcium channel blocker, CCB）：通过阻滞血管平滑肌和心肌细胞外钙离子进入细胞膜钙通道，直接舒张血管平滑肌、降低血压，部分降低心肌收缩力。常用药物可分非二氢吡啶类与二氢吡啶类两种。前者主要包括维拉帕米与地尔硫䓬；后者各类繁多，以硝苯地平为代表，应用更为广泛。主要副作用包括心率增快、颜面潮红、头痛、下肢水肿等，极少数病例可有齿龈增生。

（4）血管紧张素转换酶抑制剂（angiotensin converter enzyme inhibitor, ACEI）：通过抑制血管紧张素转

化酶(ACE)使血管紧张素Ⅱ生成减少,并抑制激肽酶使缓激肽降解减少,发挥降压作用。ACEI 有良好的靶器官保护作用,特别适用于伴有心力衰竭、心肌肥厚、心肌梗死、糖代谢异常等合并症的患者。血肌酐>3mg/dl、高钾血症、妊娠、双侧肾动脉狭窄等患者禁用;常见不良反应为是干咳(约10%),可于停药后数日后消失;罕见血管神经性血肿。

(5)血管紧张素Ⅱ受体阻滞剂(angiotensin Ⅱ receptor blocker,ARB):通过直接血管紧张素Ⅱ受体发挥降压作用。适应证和禁忌证与 ACEI 相似,但不引起干咳,耐受性较好。

(6)α 受体阻滞剂(alpha receptor blocker):分为选择性及非选择性两类。非选择性代表药物为酚妥拉明,除特殊情况外,一般不用于普通高血压的治疗。选择性 $\alpha_1$ 受体阻滞剂通过阻断突触后膜 $\alpha_1$ 受体,舒张血管,降低血压,主要包括特拉唑嗪、乌拉地尔等。本类药物降压作用明确,对血糖、血脂代谢影响小为其优点,同时可改善前列腺肥大患者的排尿困难。主要不良反应为直立性低血压。

(7)其他:中枢降压药具有一定的降压作用,但因副作用较多,目前应用较少;中草药制剂成分、降压机制复杂,多与西药共同制成复方制剂,在轻、中度高血压患者有一定的应用。

3. 降压药物的选择和应用

(1)药物治疗原则:原发性高血压诊断一旦确立,通常需要终身治疗(包括非药物治疗)。经过降压药物治疗后血压得到满意控制,仍需长期用药,中止治疗后高血压仍将升高。此外,长期服药治疗者突然停药可发生“停药综合征”,即出现血压迅速升高,交感神经活性增高等表现,如心悸、烦躁等。治疗时:①应遵循“个体化”的原则,根据患者年龄、性别、合并症情况和药物耐受性、经济承受能力等,选择适合患者的降压药物;②治疗起始时,应采用较小的有效治疗剂量,并根据需要,逐步增加剂量;③尽量应用长效制剂(1 次/d),以有效控制夜间血压与清晨高血压,增加治疗依从性。

(2)联合用药:在单药疗效不满意时,可以采用两种或多种降压药物联合治疗。2 级以上高血压为达到目标血压常需联合治疗。对联合治疗血压已稳定者,可考虑选用固定剂量单片复方制剂。常用二种药物联合方案包括:①CCB+ACEI 或 ARB;②ACEI 或 ARB+利尿剂;③CCB(二氢吡啶类)+β 受体阻滞剂;④CCB+利尿剂;⑤利尿剂和 β 受体阻滞剂。当疗效不满意时,可考虑三种或三种以上不同作用机制的药物联合,治疗流程如图 3-6-1 所示。

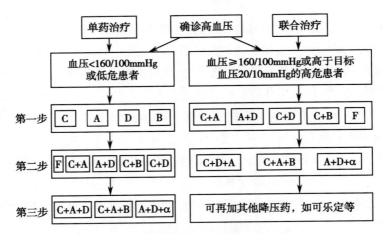

图 3-6-1　选择单药或联合降压治疗流程图

A. ACEI 或 ARB;B. β 受体阻滞剂;C. 钙通道阻滞;D. 噻嗪类利尿剂;α. α 受体阻滞剂;F. 低剂量固定复方制剂。

4. 特殊人群的降压治疗

(1)心力衰竭:首选用血管紧张素转换酶抑制剂和/或 β 受体阻滞剂,血压控制不理想可加用其他类降压药,具体参照心力衰竭章节。

（2）冠心病：首选 β 受体阻滞剂和/或 ACEI（无法耐受者选用 ARB）；血压控制不达标或考虑血管痉挛者，加用 CCB，后者禁用 β 受体阻滞剂。

（3）糖尿病：首选 ACEI、ARB 类药物，血压控制不达标者可加用 CCB。β 受体阻滞剂可掩盖低血糖的发生，同时对血糖、血脂代谢存在一定的不良影响，不做首选，如必须选用，尽量选择 αβ 受体阻滞剂。

（4）肾脏疾病：当血肌酐<265μmol/L（3mg/dl）时，ACEI/ARB 可通过降低肾小球囊内压，减轻肾脏负担，降低尿蛋白的产生，保护肾脏。常与利尿剂合用，多选择袢利尿剂。当血肌酐>265μmol/L（3mg/dl）而无透析保护时，应慎用或禁用。

（5）脑血管病：有短暂性脑缺血发作或有脑卒中史（非急性期）者，要适度降压治疗，不应过度降压。改善优先选择 CCB 和/或利尿剂。

（6）妊娠期高血压疾病：包括慢性高血压合并妊娠与妊娠高血压。前者指在妊娠前既已存在高血压或妊娠 20 周以前出现的高血压；后者指妊娠 20 周后出现的高血压。血压>160/110mmHg 者，通过非药物治疗不能有效控制血压，在非药物治疗的基础上，可考虑进行药物治疗。治疗目的是降低母子的死亡率与围产期并发症，但必须选择对胎儿安全性较高的药物。因缺少大规模循证医学证据，现推荐的药物多为小样本的临床观察或经验证实是安全的药物。因妊娠早期为胎儿器官分化阶段，尽量避免使用药物。目前可考虑使用的药物主要有甲基多巴与拉贝洛尔，以及部分 CCB 与 β 受体阻滞剂。已妊娠或有妊娠计划的女性高血压患者禁止使用 RAS 系统阻滞剂（包括 ACEI、ARB 与和直接肾素抑制剂）。

（7）儿童与青少年高血压：继发性高血压可能性大，需注意进行筛查。血压测量与成人不同，常规测量坐位右上壁肱动脉血压，理想袖带宽度应至少等于右上臂围的 40%，气囊长度至少包绕上臂围的 80%，气囊宽度与长度比值至少为 1∶2。目前国际上统一采用 $P_{90}$、$P_{95}$、$P_{99}$ 作为诊断"正常高值血压""高血压"和"严重高血压"的标准。需经过 3 次及以上不同时间测量的血压≥$P_{95}$ 才可诊断为高血压。严重程度分级如下：①高血压 1 级：$P_{95}$~$P_{99}$+5mmHg；②高血压 2 级：≥$P_{99}$+5mmHg。儿童高血压"白大衣现象"较常见，尤需注意，可通过动态血压监测进行鉴别。评估需结合病因、血压水平、靶器官损害等情况。原发性高血压或未合并靶器官损害者，应将血压降至 $P_{95}$ 以下；合并肾脏疾病、糖尿病或合并靶器官损害时，应将血压降到 $P_{90}$ 以下，以改善预后。治疗上，应尽量通过非药物治疗，包括：控制体重、增加有氧锻炼、调整饮食结构（包括限盐）、改善生活习惯等。非药物治疗 6 个月无效者，或合并并发症、靶器官损害等情况者，可考虑药物治疗。原则是从单药、小量开始，首选 ACEI/ARB 或 CCB。

（8）老年人：我国老年界限为>60 岁。各年龄段老年高血压患者均受益于降压治疗。但选择降压药物时应充分考虑到这一特殊人群的特点，如常伴有多器官疾病、肝肾功能不同程度的减退、药物耐受性相对较差、药物相关性不良反应的发生率相对较高等。在选择药物时，应选择降压作用平稳的长效药物，最好每日服用 1 次，提高患者依从性，避免老年人记忆力减退而漏服；从小剂量开始逐步调整至合适剂量，防止血压降得太低、太快，以防止因心、脑、肾血流量减少而发生意外（如诱发心肌梗死等），尤其是伴有冠心病或脑血管病的老年人。CCB 类及利尿剂在单纯收缩期高血压可降低血压，预防卒中的发生和复发。在降压药物治疗期间应加强定期测量血压，随时调整药物剂量。

（9）高血压急症与亚急症：高血压急症指血压突然明显升高，同时伴有心、脑、肾等重要器官功能不全的表现。包括高血压脑病、颅内出血、脑梗死、急性心力衰竭、急性冠脉综合征、主动脉夹层等。高血压亚急症指血压升高明显但不伴严重临床症状及进行性靶器官损害。病情进展迅速，并伴有视力模糊、眼底出血与视神经乳头水肿，同时出现持续性蛋白尿、血尿与管型尿等明显肾损害，称为恶性高血压。高血压急症的治疗，一般情况下，初始阶段（1h 以内）血压控制目标为平均动脉压降低幅度不超过治疗前水平的 25%，并在随后的 2~6h 内逐渐将血压降至较安全的水平，一般为 160/100mmHg，如可耐受，病情稳定，在随后的 24~48h 逐步将血压降至正常水平。治疗初期可考虑静脉药物与口服药物联合应用，随着治疗的进展，逐渐停用静脉药物。用药需结合患者实际病情，选择不同方案，常用静脉药物如下：

1）硝普钠（sodium nitroprusside）：直接扩张动脉和静脉，使血压迅速降低。开始以每分钟 $10 \sim 25 \mu g$ 静脉滴注，密切观察血压，每隔 $5 \sim 10 min$ 可增加剂量。硝普钠降压作用迅速，停止滴注后，作用在 $3 \sim 5 min$ 即消失。特别适用于高血压合并急性左心衰竭患者。该药溶液对光敏感，每次应用前需新鲜配制，滴注瓶需用银箔或黑布包裹。硝普钠大剂量或长时间应用可能发生氰化物中毒。

2）硝酸甘油（nitroglycerin）：以扩张静脉为主，较大剂量时也使动脉扩张。静脉滴注可使血压较快下降，剂量为 $5 \sim 10 \mu g/min$ 开始，可逐渐增加至 $20 \sim 50 \mu g/min$。停药后数分钟作用即消失。适用于合并冠心病、心力衰竭的高血压急症。副作用有心动过速、面红、头痛、呕吐等。

3）尼卡地平（nicardipine）：二氢吡啶类钙通道阻滞剂，用于高血压急症治疗，剂量为：静脉滴注从 $0.5 \mu g/(kg \cdot min)$ 开始，密切观察血压，逐步增加剂量，可用至 $6 \mu g/(kg \cdot min)$。副作用有心动过速、面部充血潮红、恶心等。

（10）难治性高血压：又称"顽固性高血压"，指在改善生活方式的基础上，足量、合理联合使用 3 种降压药物（至少含一种利尿剂）治疗后，血压仍未能达到治疗目标，或至少需要使用 4 种或以上降压药物，血压达标者。此类患者应积极寻找病因，针对病因进行治疗，优化用药方案，同时应除外血压测量不当、"白大衣现象"、药物依从性差、治疗方案不合理等假性难治性高血压。常见病因如下：高盐摄入、心理疾病（焦虑、抑郁、惊恐发作等）、药物影响（糖皮质激素、避孕药、麻黄碱、甲状腺激素应用不当等）、继发性高血压及伴有影响血压的其他疾病（如肾衰竭、神经系统疾病等）等。

## 十一、预防

原发性高血压的确切病因尚不明确，但某些发病因素已较明确，如精神紧张、钠摄入过量、肥胖等，可针对这些因素进行预防，鼓励广大群众采取相应的预防措施和合适的生活方式，可以结合社区医疗保健网，在社区人群中实施以健康教育和健康促进为主导的高血压防治，如提倡减轻体重、减少食盐摄入、控制饮酒及适量运动等健康生活方式，提高人民大众对高血压的认识，做到及早发现和及时的有效治疗，提高对高血压的知晓率、治疗率、控制率。

# 第二节　继发性高血压

继发性高血压是指由一定的基础疾病引起的高血压，占所有高血压者的 $5\% \sim 10\%$。不少继发性高血压，如原发性醛固酮增多症、嗜铬细胞瘤、肾血管性高血压、主动脉缩窄、肾素分泌瘤等可通过手术或其他方法得到根治或病情明显改善。继发性高血压常血压升高较严重，加上基础疾病的影响，较原发性高血压更早出现靶器官损伤和心血管事件。及早明确诊断可以提高治愈率和更好控制血压，减少并发症。继发性高血压的病因见表 3-6-5。

**表 3-6-5　继发性高血压的病因**

| 分类 | 病因 |
| --- | --- |
| 1. 肾脏疾病 | 肾小球肾炎、慢性肾盂肾炎、先天性肾脏疾病（多囊肾）、继发性肾脏疾病（结缔组织病、风湿免疫性疾病、糖尿病肾病等） |
| 2. 肾血管性疾病 | 肾动脉狭窄、先天性肌纤维发育不良 |
| 3. 内分泌性疾病 | 原发性醛固酮增多症、库欣综合征、嗜铬细胞瘤、甲状腺功能亢进、甲状腺功能减退、先天性肾上腺皮质增生症、甲状旁腺功能亢进、腺垂体功能亢进、绝经期综合征 |
| 4. 心血管病变 | 主动脉缩窄、主动脉瓣关闭不全、完全性房室传导阻滞 |
| 5. 颅脑病变 | 脑肿瘤、脑外伤、脑干疾病 |
| 6. 风湿免疫性疾病 | 系统性红斑狼疮、血管炎（多发性大动脉炎等） |
| 7. 其他 | 妊娠高血压综合征、红细胞增多症、药物（糖皮质激素、拟交感神经药、甘草等） |

较常见的继发性高血压有:

1. 肾实质病变　常见的肾脏实质性疾病包括急、慢性肾小球肾炎、多囊肾;代谢性疾病肾损害(痛风性肾病、糖尿病肾病);系统性或结缔组织疾病肾损害(狼疮肾炎、硬皮病)等。肾实质性高血压肾脏病变的发生常先于高血压或与其同时出现;血压水平较高且较难控制、易进展为恶性高血压;蛋白尿(血尿)发生早、程度重、肾脏功能受损明显。急性肾小球肾炎,多见于青少年,有急性起病及链球菌感染史,有发热、血尿、水肿等症状,尿中蛋白、红细胞和管型,鉴别并不困难。慢性肾小球肾炎与原发性高血压伴肾功能损害者不易区别,反复水肿史、明显贫血、血浆蛋白低、氮质血症、蛋白尿出现早倾向慢性肾小球肾炎的诊断。糖尿病肾病,无论是 1 型或 2 型,均可发生肾损害而有高血压,肾小球硬化、肾小球毛细血管基膜增厚为主要的病理改变,出现明显蛋白尿及肾衰竭时血压升高。

2. 肾血管性高血压　肾血管性高血压也是继发性高血压的常见原因。大多数学者认为肾动脉狭窄≥70%、狭窄远近端收缩压差>30mmHg,具有功能意义,会引起肾血管性高血压。肾动脉狭窄的病因很多,常见有动脉粥样硬化、大动脉炎、纤维肌性发育不良。国外肾动脉狭窄患者中约 75% 是由动脉粥样硬化所致(尤其在老年人)。大动脉炎是我国年轻女性肾动脉狭窄的主要原因之一。纤维肌性发育不良相对较少见。体检时可在上腹部或背部肋脊角处闻及血管杂音。实验室检查有可能发现高肾素、低血钾。肾功能进行性减退和肾脏体积缩小是晚期患者的主要表现。超声肾动脉检查、CT 血管造影、磁共振血管造影、数字减影、有助于肾血管的解剖诊断。肾动脉彩色多普勒超声检查是肾动脉狭窄的无创筛查手段,肾动脉造影可确诊肾动脉狭窄。治疗包括手术、经皮肾动脉成形术(PTRA)和药物治疗。经皮肾动脉成形术手术简便,疗效好,为首选治疗。手术治疗包括血流重建术、肾移植术、肾切除术。不适宜上述治疗者只能用药物治疗以降低血压,ACEI、ARB 有降压效果,但可能使肾小球滤过率进一步降低,导致肾功能恶化,尤其对双侧肾动脉狭窄不宜应用。

3. 原发性醛固酮增多症　系肾上腺皮质增生或腺瘤分泌过多醛固酮所致,临床上以长期高血压伴顽固的低血钾为特征。可有肌无力、周期性瘫痪、烦渴、多尿等。血压多为中度以上增高。实验检查有低肾素、高醛固酮、低血钾、尿醛固酮排泄增多等。为确定诊断还应做确诊试验,如盐水负荷试验、卡托普利试验等。近年发现血钾正常的原发性醛固酮增多症并不少见,占 60% 以上。CT、MRI 可做定位诊断。对肾上腺单侧病变患者手术切除是最好的治疗方法。醛固酮拮抗剂螺内酯及依普利酮,是非手术治疗原发性醛固酮增多症药物治疗首选。

4. 库欣综合征　系肾上腺皮质肿瘤或增生分泌糖皮质激素过多所致。除高血压外,有向心性肥胖,满月脸、水牛背、皮肤紫纹、毛发增多、血糖增高等特征,诊断一般并不困难。24h 尿中 17-羟及 17-酮类固醇增多、地塞米松抑制试验及肾上腺皮质激素兴奋试验阳性有助于诊断。颅内蝶鞍 MRI、肾上腺 CT 扫描可用于病变定位。

5. 嗜铬细胞瘤　肾上腺髓质或交感神经节等嗜铬细胞肿瘤可间歇或持续分泌过多的肾上腺素、去甲肾上腺素、多巴胺等多种血管活性物质,出现阵发性或持续性血压升高。阵发性高血压发病时血压骤然增高,伴心动过速、剧烈头痛、出汗、乏力、面色苍白等症状,历时数分钟至数天,发作间期血压可正常。持续性高血压者可阵发性加剧。在血压增高期测定血或尿中儿茶酚胺及其代谢产物 3-甲基-4 羟基苦杏仁酸(VMA)。如有显著增高,提示嗜铬细胞瘤。超声、CT、磁共振成像可显示肿瘤的部位。大多数嗜铬细胞瘤为良性,可做手术切除,效果好。约 10% 嗜铬细胞瘤为恶性,肿瘤切除后可有多处转移灶。

6. 主动脉缩窄　多数为先天性血管畸形,缩窄多发生在主动脉峡部,可伴有其心脏畸形。少数为多发性大动脉炎所引起。临床特点为上肢血压增高而下肢不高或降低,呈上肢血压高于下肢的反常现象。在肩胛间区、胸骨旁、腋部可有侧支循环动脉的搏动和杂音或腹部听诊有血管杂音。胸部 X 线摄影可显示肋骨受侧支动脉侵蚀引起的切迹。主动脉造影或 CTA 可确定诊断。

7. 阻塞型睡眠呼吸暂停综合征(OSAS)　较为常见,近年受到临床的重视。定义为:在 7h 睡眠过程中,呼吸暂停≥30次,每次>10s,或每小时睡眠中的睡眠呼吸暂停低通气指数(apnea hypopnea index,AHI)≥5次,同时伴有血氧饱和度下降>40%。分为中枢型、阻塞型、混合型三种,其中阻塞型最常见。本病50%~80%的患者伴有继发性高血压,以中年肥胖男性居多,与原发性高血压并存,可加重高血压程度,是一种独立危险因素。若经持续气道正压通气(CPAP)治疗后,血压恢复正常者,提示高血压由于 OSAS 所致;若治疗后有所改善,但血压仍较高,则说明原发性高血压与继发性高血压合并存在。

继发性高血压有明确的病因,治疗方法与原发性高血压完全不同,须熟悉上述各类继发性高血压的特征,尤其对 40 岁以下出现高血压的患者更要注意鉴别。

(姜一农)

## 学习小结

高血压是心脑血管疾病最重要危险因素,发病率高、危害大,大量循证医学证据证实降压可以降低心血管事件。目前我国高血压的知晓率、治疗率和达标率都较低,故应重视高血压的筛查和诊断。在高血压的诊断中,应注意筛查和甄别继发性高血压。同时,高血压的治疗应遵循降压达标、降低总的心血管事件的总原则,提高高血压患者的治疗率和达标率。对特殊人群,应采取个体化原则,如老年人、妊娠女性、合并糖尿病、心衰患者等。联合治疗、提高患者依从性有利于提高高血压的达标率。因高血压是发病率最高的心血管疾病,所以高血压的防控策略不同于其他疾病,应加强基层防治工作、推动全民健康生活方式以提高高血压"三率"。

## 复习参考题

1. 简述高血压、原发性高血压及继发性高血压的定义。

2. 高血压的诊断标准是什么? 如何分级? 如何进行心血管风险分层?

3. 降压药物主要有哪几类? 各列出两种药物的名称。

4. 继发性高血压有哪些原因?

# 第七章　冠状动脉粥样硬化性心脏病

| 学习目标 | |
|---|---|
| **掌握** | 稳定型心绞痛、急性冠脉综合征的病因、临床表现、诊断与鉴别诊断以及治疗与预防措施。 |
| **熟悉** | 各种类型冠心病的发病机制。 |
| **了解** | 冠心病介入治疗的适应证、方法和注意事项。 |

冠状动脉粥样硬化性心脏病(coronary atherosclerotic heart disease)是指因冠状动脉粥样硬化引起血管腔狭窄、阻塞,导致心肌缺血、缺氧或坏死的心脏病,简称"冠心病"(coronary heart disease,CHD),亦称缺血性心脏病(ischemic heart disease,IHD)。

冠心病是动脉粥样硬化导致器官病变的最常见类型,也是严重危害人类健康的常见疾病。本病多发于40岁以上成人,男性发病早于女性,经济发达国家发病率较高;近年来发病呈年轻化趋势,已成为威胁人类健康的主要疾病之一。

## 一、临床类型

1979年WHO将冠心病分为五种临床类型。包括:①隐匿性或无症状性冠心病;②心绞痛;③心肌梗死;④缺血性心肌病;⑤猝死。近年来根据发病特点和治疗原则的不同分为:①慢性冠脉病(chronic coronary artery disease, CAD),又称慢性心肌缺血综合征(chronic ischemic syndrome,CIS);②急性冠脉综合征(acute coronary syndrome,ACS)。慢性冠脉病包括稳定型心绞痛(stable angina pectoris,SAP)、缺血性心肌病和隐匿性冠心病等。急性冠脉综合征包括不稳定型心绞痛(unstable angina pectoris,UAP)、非ST段抬高心肌梗死(non-ST segment elevation myocardial infarction, NSTEMI)和ST段抬高心肌梗死(ST-segment elevation myocardial infarction, STEMI),也有将冠心病猝死包括在内。

## 二、发病机制

冠脉供血与心肌需血之间发生矛盾。冠脉的血流量不能满足心肌代谢的需要即导致心肌缺血缺氧。急剧的、暂时的缺血缺氧引起心绞痛,持续的、严重的心肌缺血可引起心肌坏死即为心肌梗死。

心肌能量的产生要求大量的氧供。平时心肌对血液中氧的摄取已接近于最大量,需氧量再增加时已难从血液中摄取更多的氧,只能依靠增加冠脉血流量来提供。正常情况下,冠状动脉循环有很大的储备,通过神经和体液的调节,其血流量可随身体情况发生显著的变化,使冠脉供血和心肌需血保持动态平衡。而当冠状动脉官腔存在显著的固定狭窄(>50%~75%),安静时尚能代偿,而运动、心动过速、情绪激动等造成心肌需氧量增加时,可导致心肌供氧和需氧之间的不平衡,称为"需氧增加性心肌缺血(demand ischemia)",这是引起大多数慢性稳定型心绞痛发作的机制。不稳定性粥样硬化斑块发生破裂、糜烂或出血,继发血小板聚集或血栓形成导致管腔狭窄程度急剧加重,或冠脉发生痉挛,均可使心肌氧供应减少,清除代谢产物也发生障碍,称为"供养减少性心肌缺血(supply ischemia)",这是引起 ACS 的主要原因。在许多情况下,心肌缺氧是需氧量增加和供氧量减少二者共同作用的结果。

心肌缺血产生疼痛感觉的直接因素,可能是在缺血缺氧的情况下,心脏内积聚过多的代谢产物,刺激心脏内自主神经,产生疼痛感觉。这种痛觉反映在胸骨后及两臂的前内侧与小指,尤其是左侧,而多不直接在心脏部位。

本章将重点讨论"动脉粥样硬化""稳定型心绞痛""急性冠脉综合征中不稳定型心绞痛和 NSTEMI"以及"STEMI",其他类型的冠心病仅简要介绍。

# 第一节　动脉粥样硬化

动脉硬化是动脉管壁增厚、变硬,管腔缩小的退行性和增生性病变的总称。动脉粥样硬化(atherosclerosis)是动脉硬化中最常见的类型,是几乎所有心脑血管疾病的共同病理基础。其特点是受累动脉从内膜开始,先后有多种病变合并存在,包括局部脂质和复合糖类积聚、内膜和中层平滑肌的增殖和迁移、细胞外基质增加、纤维组织增生、钙质沉着、出血和血栓形成,并有动脉中层的退化和钙化。由于动脉内膜积聚的脂质外观呈黄色粥样,所以称为动脉粥样硬化。

## 一、危险因素

研究表明本病为多病因疾病,即多种因素作用于不同环节所致,这些因素称之为危险因素(risk factor)或易患因素。主要的危险因素有:

1. 年龄、性别　本病临床上多见于 40 岁以上的中、老年患者,49 岁以后进展加快。与男性相比,女性发病率较低。因为雌激素有抗动脉粥样硬化的作用,女性绝经期后发病率明显增高。年龄和性别属于不可改变的危险因素。

2. 血脂代谢异常　脂质代谢异常是动脉粥样硬化最重要的危险因素。血清总胆固醇(TC)、甘油三酯(TG)、低密度脂蛋白胆固醇(low density lipoprotein-cholesterol,LDL-C)或极低密度脂蛋白胆固醇(very low density lipoprotein-cholesterol,VLDL-C)增高,载脂蛋白 B(apo-B)增高,高密度脂蛋白胆固醇(high density lipoprotein-cholesterol,HDL-C)降低,载脂蛋白 A(apo-A)降低都加速动脉粥样硬化,脂蛋白(a)[Lp(a)]增高也可能是独立的危险因素。

3. 高血压　血压增高与本病关系密切。高血压患者动脉粥样硬化发病率明显增高,较血压正常者冠心病发生率高 3~4 倍。收缩压与舒张压增高都与本病密切相关。

4. 吸烟　可使本病的发生率增加 2~6 倍,且与每日吸烟的支数成正比。被动吸烟也是危险因素。

5. 糖尿病和糖耐量异常　糖尿病患者中不仅本病发病率较非糖尿病者高出数倍,且病变进展迅速。糖耐量减低和胰岛素抵抗也与本病的发生有密切关系。

6. 肥胖　以腹部脂肪过多为特征的腹型肥胖。

7. 遗传因素　有冠心病、糖尿病、高血压、血脂异常家族史者,冠心病的发病率增加。

8. 其他危险因素　①A 型性格者;②口服避孕药;③饮食方式:高热量、高动物脂肪、高胆固醇、高糖饮食易患冠心病,其他还有微量元素摄入量的改变等。

## 二、发病机制

动脉粥样硬化的发病机制非常复杂,目前尚未完全明了,曾有多种学说从不同角度来阐明,诸如脂肪浸润学说、血栓形成和血小板聚集学说、平滑肌细胞克隆学说、内皮损伤学说等。

近年来多数学者支持"内皮损伤反应学说",认为动脉粥样硬化是一个以血管内皮细胞损伤为基础、以脂质浸润和血管壁炎症为特征的病理过程。内皮细胞可在多种致病因子的作用下受到损伤,启动炎症反应。血液中的脂质进入血管内膜后,导致炎性细胞聚集,吞噬脂质成为泡沫细胞,并坏死形成粥样硬化斑块的脂质核心。炎症反应又造成纤维细胞、平滑肌细胞的增生。血管内皮损伤、脂质浸润和血管壁炎症伴随着血小板黏附、聚集和活化,释放大量的生长因子、黏性分子、炎症因子和血管活性因子。这些因子可进一步激活内皮细胞、动脉中层的平滑肌细胞、血小板和炎症细胞等,使之大量合成并分泌多种生长因子和炎症因子,使自身和周围细胞大量增殖,同时使中层平滑肌细胞向内膜迁移,形成一系列复杂的连锁反应和恶性循环,促进动脉粥样硬化形成。

## 三、病理解剖与病理生理

动脉粥样硬化主要累及体循环大、中动脉,以冠状动脉和脑动脉罹患最多,肢体各动脉、肾动脉和肠系膜动脉次之,而肺循环动脉很少受累。可数个组织器官的动脉同时受累。

动脉粥样硬化时相继出现脂质点和条纹、粥样和纤维粥样硬化斑块、复合病变多种类型的变化。受累动脉弹性减弱,脆性增加,易于破裂,管腔逐渐变窄甚至完全闭塞,也可扩张形成动脉瘤。视受累动脉和侧支循环建立情况的不同,可引起个别器官或整个循环系统的功能紊乱。

**相关链接**

---

### 美国心脏病学会动脉粥样硬化病变的病理分型

按病变及其发展过程将其细分为 6 型:

Ⅰ型,脂质点:动脉内膜见小黄点。为小范围的巨噬细胞含脂滴形成泡沫细胞积聚而成。

Ⅱ型,脂质条纹:动脉内膜见黄色条纹,扁平或略凸起于内膜,为巨噬细胞成层并含脂滴,内膜有平滑肌细胞也含脂滴,T淋巴细胞浸润。

Ⅲ型,斑块前期:细胞外出现较多脂滴蓄积,在内膜和中膜平滑肌层之间形成脂核,但尚未形成脂质池。

Ⅳ型,粥样硬化斑块期:形成脂质池。内膜结构破坏,动脉壁变形。

Ⅴ型,纤维粥样硬化斑块期:为动脉粥样硬化最具特征性的病变,呈白色斑块突入到动脉腔内引起管腔狭窄。斑块体积增大时向管壁中膜扩展,可破坏管壁的肌纤维和弹力纤维而代之以结缔组织和增生的新生毛细血管。

Ⅵ型,复合病变:为严重病变。由纤维斑块发生出血、坏死、溃疡、钙化和附壁血栓形成。粥样硬化斑块可因内膜表面破溃而形成所谓粥样溃疡。溃疡后粥样物质流出进入血流成为栓子。

---

本病病理变化进展缓慢,明显的病变多见于壮年以后,但明显的症状多在老年期才出现。现有不少研究证明,实验动物和人的动脉粥样硬化病变,在停止动脉粥样硬化饮食饲养及控制和治疗各种危险因素一段时间后,病变可以部分消退。

近年来,对动脉粥样硬化发生机制和斑块的生物学行为的研究取得了很大的进展。组织缺血的发生不仅与斑块引起的血管狭窄程度有关,更重要的与斑块的稳定性有关。"稳定型斑块"和"不稳定型斑块"具有明显的病理特征。稳定型斑块:纤维帽较厚,脂质坏死核心小或无;不稳定型斑块(vulnerable plague):亦称易损斑块,其纤维帽较薄,脂质池较大易于破裂。不稳定斑块的破裂导致急性心血管事件的发生。其他导致斑块不稳定的因素包括血流动力学变化、应激、炎症反应等。其中,炎症反应在斑块不稳定和斑块破裂中起着重要的作用。

## 四、分期和分类

本病发展过程可分为 4 期,但临床上各期并非严格按序出现,各期还可交替或同时出现。

1. 无症状期或隐匿期　其过程长短不一,包括从较早的病理变化开始,直到动脉粥样硬化已经形成,但尚无器官或组织受累的临床表现。

2. 缺血期　症状由于血管狭窄、器官缺血而产生。

3. 坏死期　由于血管内血栓形成或管腔闭塞而产生器官组织坏死的临床表现。

4. 纤维化期　长期缺血,器官组织纤维化和萎缩而引起症状。

## 五、临床表现与辅助检查

### (一)临床表现

临床表现为相应器官受累后出现的症状。

1. 一般表现　脑力与体力衰退。

2. 主动脉粥样硬化　大多数无特异性症状。叩诊时可发现胸骨柄后主动脉浊音区增宽;主动脉瓣区第二心音亢进而带金属音调,并有收缩期杂音。主动脉粥样硬化还可形成主动脉瘤,以发生在肾动脉开口以下的腹主动脉处为最多见,其次是主动脉弓和降主动脉。腹主动脉瘤多因体检腹部有搏动性肿块而发现,腹壁上相应部位可听到杂音,股动脉搏动可减弱。胸主动脉瘤可引起胸痛、气急、吞咽困难、咯血、声带因喉返神经受压而麻痹、气管移位或阻塞、上腔静脉和肺动脉受压等表现。主动脉瘤一旦破裂,可迅速致命。主动脉粥样硬化也可形成动脉夹层分离,临床上常表现为剧烈呈撕裂样胸痛、腰背痛和腹痛。详见本篇第十二章第一节。

3. 冠状动脉粥样硬化　可引起心绞痛、心肌梗死以及缺血性心肌病等。

4. 脑动脉粥样硬化　最常侵犯颈内动脉、基底动脉和椎动脉。颈内动脉入脑处为好发区,病变多集中在血管分叉处。粥样硬化斑块造成血管狭窄、脑供血不足或局部血栓形成或斑块破裂、碎片脱落造成脑栓塞等脑血管意外;长期慢性缺血造成脑萎缩时,可发展为血管性痴呆。

5. 肾动脉粥样硬化　年龄在 55 岁以上而突然发生高血压者,且血压难以控制时,应考虑本病的可能。如有肾动脉血栓形成,可引起肾区疼痛、尿闭以及发热等。长期肾脏缺血可致肾萎缩并发展为肾衰竭。

6. 肠系膜动脉粥样硬化　可能引起消化不良、肠道张力减低、便秘与腹痛等症状。血栓形成时,有剧烈腹痛、腹胀和发热。肠壁坏死时,可引起便血、麻痹性肠梗阻以及休克等症状。

7. 四肢动脉粥样硬化　以下肢较为多见,由于血供障碍而引起下肢发凉、麻木和间歇性跛行,即行走时发生腓肠肌麻木、疼痛以至痉挛,休息后消失,再走时又出现;严重者可有持续性疼痛,下肢动脉尤其是足背动脉搏动减弱或消失。动脉管腔如完全闭塞时可产生坏疽。

### (二)辅助检查

本病尚缺乏敏感而又特异的早期实验室诊断方法。患者多有脂代谢异常,主要表现为血总胆固醇增高、LDL-C、HDL-C 降低、血甘油三酯增高等。90% 以上的患者表现为 Ⅱ 或 Ⅳ 型高脂蛋白血症。血液流变学检查往往示血黏滞度增高。主动脉粥样硬化者,X 线检查可见主动脉的相应部位增大,可见主动脉结向左上方凸出,主动脉扩张与扭曲,有时可见片状或弧状的斑块内钙质沉着影;选择性动脉造影可显示管腔狭窄或动脉瘤样病变,以及病变的所在部位、范围及程度,有助于确定介入或外科治疗的适应证和手术方式选择。多普勒超声检查有助于判断动脉的血流情况和血管病变。脑电阻抗图、脑电图、计算机体层成像(CT)或磁共振成像有助于判断脑动脉的功能情况以及脑组织的病变情况。放射性核素心脏检查、超声心动图检查、心电图检查及其负荷试验所示的特征性变化有助于冠心病诊断,冠状动脉造影是诊断冠状动脉粥样硬化最直接的方法。血管内超声成像和血管镜检查是辅助血管内介入治疗的新的检查方法。CT 血管造影（CTA）和磁共振成像血管造影（MRA）可无创显像动脉粥样硬化病变。

## 六、诊断与鉴别诊断

本病发展到相当程度，尤其有器官明显病变时诊断并不困难，但早期不易诊断。年长患者如检查发现血脂异常，X 线、超声及动脉造影发现血管狭窄性或扩张性病变，应首先考虑诊断本病。

主动脉粥样硬化引起的主动脉疾病和主动脉瘤，须与梅毒性主动脉炎和主动脉瘤以及纵隔肿瘤相鉴别；冠状动脉粥样硬化引起的心绞痛和心肌梗死，需与其他非动脉粥样硬化疾病所引起者相鉴别；心肌纤维化与扩大需与其他心脏病特别是心肌病相鉴别；脑动脉粥样硬化所引起的脑血管意外，需与其他原因引起的脑血管意外相鉴别；肾动脉粥样硬化所引起的高血压，应与其他原因的高血压相鉴别；肾动脉血栓形成须与肾结石相鉴别；四肢动脉粥样硬化所产生的症状，应与其他病因的动脉病变所引起者相鉴别。

## 七、防治

首先应积极预防动脉粥样硬化的发生，即一级预防。如已发生动脉粥样硬化，应积极治疗，防止病变发展并争取逆转，即二级预防。对于已发生并发症者，应积极治疗，防止其恶化，改善生活质量，延长患者寿命。

### （一）一般防治措施

1. 加强健康教育　发挥患者的主观能动性配合治疗，强化高危人群的预防。对动脉粥样硬化的患者，开展面对面的咨询，说服患者耐心、积极地接受长期的防治措施至关重要。

2. 改良生活和行为方式

（1）合理的膳食：①膳食总热量不要过高，以维持正常体重为度，40 岁以上者尤应预防肥胖。超重或肥胖者应减少进食的总热量，食用低脂（脂肪摄入量不超过总热量的 30%，其中动物性脂肪不超过10%）、低胆固醇（每日不超过 200mg）膳食，并限制糖的摄入。提倡饮食清淡，多食富含维生素 C（如新鲜蔬菜、瓜果）和植物蛋白（如豆类及其制品）的食物。尽量以植物油等为食用油。②40 岁以上者即使血脂正常，也应避免经常食用过多的动物脂肪和高胆固醇食物。血脂异常者应食用低胆固醇、低动物脂肪食物，如鱼、鸡肉、蛋白、豆制品等，鼓励多食富含维生素 C 的蔬菜和瓜果等，主张饮低脂或脱脂牛奶。确诊冠状动脉粥样硬化者，严禁暴饮暴食，以免诱发心绞痛或心肌梗死。合并高血压或心力衰竭者，应同时限制食盐摄入。

（2）适当的体力劳动和体育活动：对预防肥胖、增强循环系统的功能和调整血脂代谢均有益，是预防本病的一项积极措施。体力活动量应根据原来身体情况、体力活动习惯和心脏功能状态而定，以不过多增加心脏负担和不引起不适感觉为原则。应循序渐进，不宜勉强做剧烈活动，以有氧运动，如快走、慢跑、游泳等为宜。

（3）戒烟限酒。

（4）保持心理平衡，合理安排工作和生活：生活要有规律、保持乐观、愉快的情绪，避免过度劳累和情绪激动，注意劳逸结合，保持充足睡眠。

3. 积极治疗与本病有关的一些疾病　包括高血压、高血脂、糖尿病、痛风、肥胖、肝病、肾病综合征和有关的内分泌疾病等。

### （二）药物治疗

1. 针对缺血症状的相应治疗　如心绞痛时应用血管扩张剂及 β 受体阻滞剂等。

2. 调节血脂　血脂异常的患者，治疗性生活方式改变是调脂治疗的基础，可按血脂的具体情况选用下列调制药物。

（1）主要降低血胆固醇的药物

1）他汀（statin）类药物：为3羟3甲基戊二酰辅酶A（HMG-GoA）还原酶抑制剂。能够抑制胆固醇合成限速酶HMG-CoA还原酶活性，减少胆固醇合成，继而上调细胞表面LDL受体，加速血清LDL分解代谢，此外还可抑制VLDL合成。因此，他汀类药物能显著降低血清TC、LDL-C和Apo B水平，也能降低血清TG水平和轻度升高HDL-C水平。本类药物不仅有调脂作用，目前大量的研究证明，其在稳定动脉粥样硬化斑块，防止斑块破裂、继发出血和血栓形成方面起重要作用。常用制剂有洛伐他汀、辛伐他汀、普伐他汀、氟伐他汀、阿托伐他汀、瑞舒伐他汀和匹伐他汀。血脂康胶囊调脂机制与他汀类似，主要成分为13种天然复合他汀，系无晶体结构的洛伐他汀及其同类物。不同种类与剂量的他汀降胆固醇幅度有较大区别，但任何一种他汀剂量倍增时，LDL-C进一步降低幅度仅约6%。他汀可在任何时间段每日服用一次，但在晚上服用时LDL-C降低幅度可稍有增多。他汀应用取得预期疗效后应继续长期应用，如能耐受应避免停用。有研究提示，停用他汀有可能增加心血管事件。如果应用他汀后发生不良反应，可换用另一种他汀、减少剂量、隔日服用或换用非他汀类调脂药等方法处理。绝大多数人对他汀的耐受性良好，其不良反应多见于接受大剂量他汀治疗者，常见表现有肝功能异常：主要表现为转氨酶升高。血清丙氨酸氨基转移酶（alanine aminotransferase，ALT）和/或天冬氨酸氨基转移酶（aspartate aminotransferase，AST）升高达正常值上限3倍以上及合并总胆红素升高患者，应减量或停药。对于转氨酶升高在正常值上限3倍以内者，可在原剂量或减量的基础上进行观察，部分患者经此处理转氨酶可恢复正常。失代偿性肝硬化及急性肝功能衰竭是他汀类药物应用禁忌证。他汀类药物相关肌肉不良反应包括肌痛、肌炎和横纹肌溶解。患者有肌肉不适和/或无力，且连续监测肌酸激酶呈进行性增高时，应减少他汀剂量或停药。

2）依折麦布：胆固醇吸收抑制剂，可有效抑制肠道内胆固醇吸收。安全性和耐受性良好，不良反应轻微且多为一过性，主要表现为头痛和消化道症状，与他汀联用也可发生转氨酶增高和肌痛等不良反应。禁用于妊娠期和哺乳期。

3）普罗布考：通过掺入LDL颗粒核心中，影响脂蛋白代谢，使LDL易通过非受体途径被清除。主要适用于高胆固醇血症，尤其是纯合子家族性高胆固醇血症（homozygous familial hypercholesterolemia，HoFH）及黄色瘤患者，有减轻皮肤黄色瘤的作用。常见不良反应为胃肠道反应，也可引起头晕、头痛、失眠、皮疹等，极为少见的严重不良反应为QT间期延长。室性心律失常、QT间期延长、血钾过低者禁用。

4）胆酸螯合剂：为阴离子交换树脂，可阻断肠道内胆汁酸中胆固醇的重吸收。常见不良反应有胃肠道不适、便秘、影响某些药物的吸收。此类药物的绝对禁忌证为异常β脂蛋白血症和血清TG>4.5mmol/L（400mg/dl）。

5）脂必泰：中药复合制剂。具有轻中度降低胆固醇作用，不良反应少见。

6）多甘烷醇：调脂作用起效慢，不良反应少见。

（2）主要降低血甘油三酯的药物

1）贝特（fibrate）类：通过激活过氧化物酶体增殖物激活受体α和激活脂蛋白脂酶而降低血清TG水平和升高HDL-C水平。常用的贝特类药物有：非诺贝特片、微粒化非诺贝特、吉非贝齐、苯扎贝特。常见不良反应与他汀类药物类似，包括肝脏、肌肉和肾毒性等。

2）烟酸（nicotinic acid）类：也称作维生素$B_3$，属人体必需维生素。大剂量时具有降低TC、LDL-C和TG以及升高HDL-C的作用。最常见的不良反应是颜面潮红，其他有肝脏损害、高尿酸血症、高血糖、棘皮症和消化道不适等。慢性活动性肝病、活动性消化性溃疡和严重痛风者禁用。

3）高纯度鱼油制剂：主要用于治疗TG血症。不良反应少见。

（3）近年来国外已有3种新型调脂药被批准临床应用。微粒体TG转移蛋白抑制剂洛美他派、Apo B100合成抑制剂米泊美生、前蛋白转化酶枯草溶菌素9型抑制剂（PCSK9）。

（4）调脂药物的联合应用：调脂药物的联合应用可能是血脂异常干预措施的趋势，优势在于提高血脂控制达标率，同时降低不良反应发生率。由于他汀类药物作用肯定、不良反应少、可降低总死亡率；联合调脂方案多由他汀与另一种作用机制不同的调脂药组成。针对调脂药物的不同作用机制,有不同的药物联合应用方案。

3. 抗血小板治疗　抗血小板黏附和聚集的药物,可防止血栓形成,有助于防止血管阻塞性病变发展,用于预防冠状动脉和脑动脉血栓栓塞。最常用的药物为阿司匹林,其他有氯吡格雷、普拉格雷、替格瑞洛、西洛他唑,静脉应用药物包括阿昔单抗、替罗非班、依替巴肽等。

4. 溶栓药和抗凝药　对动脉内形成血栓导致管腔狭窄或阻塞者,可用溶栓制剂继而用抗凝药。

### （三）手术治疗

包括对狭窄或闭塞的血管,特别是冠状动脉、肾动脉和四肢动脉施行再通(经皮腔内球囊血管成形术、支架术、斑块清除术等)、重建或旁路移植等外科手术,以恢复动脉供血。

（侯静波）

# 第二节　稳定型心绞痛

稳定型心绞痛(stable angina pectoris,SAP)是冠心病中的常见类型,是在冠状动脉相对固定狭窄基础上,由于心脏负荷增加引起心肌急剧的、暂时的缺血与缺氧的临床综合征。其特点为阵发性的前胸压榨性疼痛或憋闷感,主要位于胸骨后,可放射至心前区、左上肢尺侧、下颌部、肩背部,常发生于劳力负荷增加时,持续数分钟,休息或含服硝酸甘油后症状多迅速消失。疼痛发作的程度、频度、性质及诱发因素在数周至数月内无明显变化。

本病男性多于女性,多于 40 岁以后发病,女性多在绝经后。劳累、情绪激动、饱食、寒冷及急性循环衰竭等为常见的诱因。

## 一、发病机制

稳定型心绞痛的发病机制主要是冠状动脉存在固定狭窄或部分闭塞的基础上发生需氧量的增加。当冠状动脉的供血与心肌的需血之间发生矛盾,冠状动脉血流量不能满足心肌代谢的需要,引起心肌急剧的、暂时的缺血缺氧时,即产生心绞痛。

动脉粥样硬化致冠状动脉狭窄或部分分支闭塞时,冠状动脉扩张性减弱,血流量减少,对心肌的供血量相对地比较固定。心肌的血液供应虽减低但尚能应付心脏平时的需要时,则休息时可无症状。一旦心脏负荷突然增加,如劳累、激动、左心衰竭等,使心肌张力增加、心肌收缩力增强和心率增快等致心肌氧耗量增加,心肌对血液的需求增加,而冠状动脉的供血不能相应增加,即可引起心绞痛。大多数情况下,劳力诱发的心绞痛常在同一"心率×收缩压"的水平上发生。

## 二、病理解剖与病理生理

稳定型心绞痛的病理基础是冠状动脉存在相对稳定的粥样硬化斑块。这些患者的冠状动脉造影显示有 1、2 或 3 支动脉直径减少>70%的病变者分别占 25%左右;5%~10%为左冠状动脉主干狭窄,其余约 15%的患者无显著狭窄,冠状动脉无明显狭窄的患者心肌供血和供氧不足,可能是冠脉痉挛、冠脉循环的小动脉病变、血红蛋白和氧的解离异常、交感神经过度活动、儿茶酚胺分泌过多或心肌代谢异常等所致。

在心绞痛发作之前,常有血压增高、心率加快、肺动脉压和肺毛细血管静水压增高的变化,反映心脏和肺的顺应性降低;发作时可有左心室收缩力和收缩速度降低、射血速度减慢、左心室收缩压下降、每搏输出量和心排血量降低;左心室壁可呈收缩不协调或部分心室壁收缩减弱的现象。

## 三、临床表现

### （一）症状

稳定型心绞痛以发作性胸痛为主要临床表现，疼痛的特点为：

1. **诱因**　发作常由体力劳动或情绪激动所激发，饱食、寒冷、吸烟、心动过速及休克等亦可诱发。疼痛多发生于劳力或激动的当时，而不是在劳累之后。典型的心绞痛常在相似的条件和诱因下发生，但有时同样的劳力只在早晨发作心绞痛而不在下午，提示与晨间交感神经兴奋性增高等昼夜节律变化有关。

2. **部位**　主要在胸骨体上段或中段之后，可波及心前区，范围有手掌大小，甚至横贯前胸，界限不很清楚。常放射至左肩、左臂内侧达无名指和小指，或至颈、咽或下颌部。

3. **性质**　胸痛常为压榨、发闷或紧缩感，也可有烧灼感，一般不会是针刺或刀扎样尖锐痛，偶伴濒死、恐惧感觉。发作时，患者往往不自觉地停止原来的活动，直至症状缓解。

4. **持续时间**　疼痛出现后常渐渐加重，达到一定程度后持续一段时间，然后逐渐消失，心绞痛一般持续数分钟至十余分钟，多为3~5min，很少超过半小时，可数天或数星期发作1次，亦可1d内多次发作。

5. **缓解方式**　一般在停止原来诱发症状的活动后即缓解，舌下含用硝酸甘油也能在3min内使之缓解。

稳定型心绞痛在以往的心绞痛分型中为劳力型稳定型心绞痛，其区别于不稳定型心绞痛的特征是：疼痛发作的性质在1~3个月并无改变，即心绞痛发作频次大致相同，诱发疼痛的劳累和情绪激动程度相同，每次发作疼痛的性质和部位无改变，疼痛时限相仿，用硝酸甘油后也在相同时间内缓解。

### （二）体征

一般无特殊异常体征。心绞痛发作时常见心率增快、血压升高、表情焦虑、严重时皮肤冷或出汗，有时可闻及第四或第三心音奔马律。可有暂时性心尖部收缩期杂音，为乳头肌缺血以致功能失调引起二尖瓣关闭不全所致，第二心音可有逆分裂或出现交替脉。

## 四、辅助检查

### （一）基本实验室检查

血糖、血脂检测可了解冠心病危险因素；胸痛明显者需查血清心肌损伤标志物，包括心脏肌钙蛋白 I 或 T、肌酸激酶（CK）及同工酶（CK-MB），与 ACS 相鉴别；查血常规注意有无贫血；必要时检查甲状腺功能。

### （二）心电图检查

是发现心肌缺血、诊断心绞痛最常用的检查方法。

1. **静息时心电图**　约半数患者在正常范围，也可能有陈旧性心肌梗死改变或非特异性 ST 段和 T 波异常，有时可见室性、房性期前收缩、房室或束支传导阻滞等心律失常。

2. **心绞痛发作时心电图**　绝大多数患者可出现暂时性心肌缺血引起的 ST 段移位。因心内膜下心肌更容易缺血，故常见反映心内膜下心肌缺血的 ST 段压低≥0.1mV，有时出现 T 波倒置，发作缓解后恢复。在平时有 T 波持续倒置的患者，发作时可变为直立，即"假性正常化"。T 波改变虽然对反映心肌缺血的特异性不如 ST 段，但如与平时心电图比较有明显差别，也有助于诊断（图3-7-1）。

3. **心电图负荷试验**　试验最常用的是运动负荷试验，运动可增加心脏负荷以激发心肌缺血。运动方式为运动平板或踏车，其运动强度可逐步分级递增，以达到按年龄预计的最大心率（$HR_{max}$）或最大心率的85%~90%为负荷目标，前者称为极量运动试验，后者称为亚极量运动试验。运动中应持续监测心电改变，运动前、运动中每当运动负荷量增加1次均应记录心电图，运动终止后即刻及此后每2min均应记录心电图直至心率恢复至运动前水平。进行心电图记录时应同步测定血压。心电图改变主要以运动中和运动后 ST

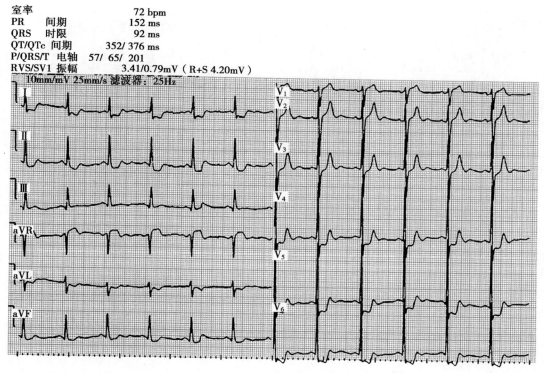

图 3-7-1　心绞痛发作时的心电图

段水平型或下斜型压低≥0.1mV（J 点后 60~80ms）持续 2min 作为运动试验阳性标准（图 3-7-2）。有下列情况一项者需终止运动试验：①出现明显症状（如胸痛、乏力、气短、跛行），症状伴有意义的 ST 段变化；②ST 段明显压低>2mm 为终止运动相对指征，≥4mm 为终止运动绝对指征；③ST 段抬高≥1mm；④出现有意义的心律失常，收缩压持续降低>10mmHg（1mmHg=0.133kPa）或血压明显升高（收缩压>250mmHg 或舒张压>115mmHg）；⑤已达目标心率者。值得注意的是急性心肌梗死早期、未控制的严重心律失常或高度房室传导阻滞、未控制的心力衰竭、急性肺栓塞或肺梗死、主动脉夹层、重度主动脉瓣狭窄、肥厚型梗阻性心肌病、严重高血压等为运动负荷试验禁忌证。

4. 动态心电图　连续记录 24h 动态心电图（Holter），可发现心电图 ST-T 改变和各种心律失常出现的时间，及其与患者活动和症状出现的关系。胸痛发作相应时间记录的心电图显示缺血性 ST-T 改变有助于心绞痛的诊断。

（三）超声心动图

多数稳定型心绞痛患者静息时超声心动图检查无异常，有陈旧性心肌梗死或严重心肌缺血者超声心动图可探测到坏死区或缺血区心室壁的运动异常，运动或药物负荷超声心动图检查可以评价心肌灌注和存活性。超声心动图可测定左心室功能，射血分数降低者预后差。超声心动图还有助于发现其他需与冠脉狭窄导致的心绞痛相鉴别的疾病如梗阻性肥厚型心肌病、主动脉瓣狭窄等。

（四）影像学检查

1. CTA 检查　进行冠状动脉二维或三维重建已经作为一种非创伤性技术应用于冠脉病变的筛选和评价。近年来硬件和软件的进步，诊断准确性得到很大的提高，已成为日益普及的冠心病诊断手段之一，有较高阴性预测价值，若冠状动脉 CTA 未见狭窄病变，一般可不进行有创检查（图 3-7-3）。但 CTA 对狭窄病变及程度的判断仍有一定限度，特别当钙化存在时会显著影响狭窄程度的判断，而钙化在冠心病患者中相当普遍，因此，仅能作为参考。

2. 放射性核素检查　①$^{201}$Tl（铊）-心肌显像或兼做负荷试验：$^{201}$Tl 随冠状血流很快被正常心肌所摄取。静息时铊显像所示灌注缺损主要见于心肌梗死后瘢痕部位。明显的灌注稀疏仅见于运动后缺血区。

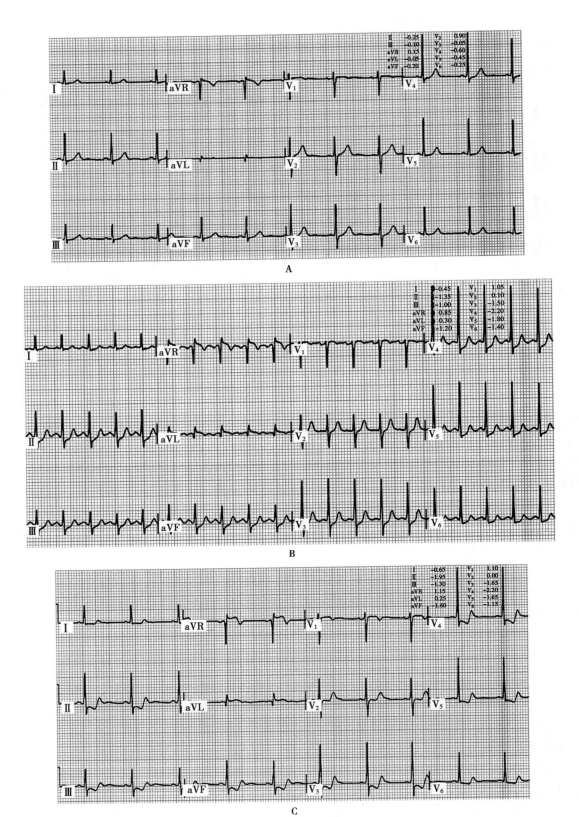

**图 3-7-2 心电图负荷试验**

A. 运动前心电图；B. 运动达标后出现胸闷，多导联 ST 段上斜型下移；C. 运动停止后 3min 50s，Ⅱ、Ⅲ、aVF、V₃~V₆ 导联 ST 段下移明显，呈水平型 1.1~2.15mm，运动试验阳性。

不能运动的患者可做药物负荷试验(包括双嘧达莫、腺苷、多巴酚丁胺),用以诱发缺血,产生与运动试验相似的结果。②放射性核素心腔造影:静脉内注射焦磷酸亚锡被细胞吸附后,再用$^{99}Tc^m$标记红细胞,使心腔内血池显影。可测定左心室射血分数及显示室壁局部运动障碍。③PET:利用发射正电子的核素示踪剂如$^{18}F$、$^{11}C$、$^{13}N$等进行心肌显像,除可判断心肌的血流灌注情况外,尚可了解心肌的代谢情况,通过对心肌血流灌注和代谢显像匹配分析可准确评估心肌的活力。

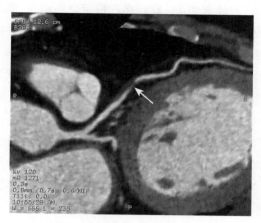

图 3-7-3　冠状动脉 CTA 检查
图中箭头处示为前降支重度狭窄。

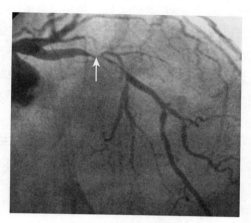

图 3-7-4　冠状动脉造影
图中箭头处示为左前降支局限性狭窄。

3. 冠状动脉造影(coronary angiography)　有创的血管造影至今仍是临床上评价冠状动脉粥样硬化和相对较为少见的非冠状动脉粥样硬化性疾病所引起的心绞痛的最精确的检查方法,可发现各支动脉狭窄性病变的部位并估计其程度(图 3-7-4)。一般认为,管腔直径狭窄≥75%会严重影响血供,50%～74%也有一定意义。冠状动脉造影的主要指征为:①对内科治疗中心绞痛仍较重者,明确动脉病变情况以考虑介入治疗或旁路移植术;②胸痛似心绞痛而不能确诊者。冠状动脉造影未见异常而疑有冠状动脉痉挛的患者,可行麦角新碱试验或乙酰胆碱诱发试验。

(五)其他检查

胸部 X 线检查对稳定型心绞痛并无诊断性意义,一般情况都是正常的,但有助于了解心肺疾病的情况,如有无充血性心力衰竭、心脏瓣膜病、心包疾病等。磁共振成像(MRI)冠状动脉造影也已用于冠状动脉的显像;血管镜检查、冠状动脉内超声成像(IVUS)可显示血管壁的粥样硬化病变情况;冠状动脉内光学相干断层成像(OCT)以及冠状动脉血流储备分数测定 FFR 等也可用于冠心病的诊断并有助于指导介入或药物治疗。

## 五、诊断与鉴别诊断

根据典型的发作特点和体征,含用硝酸甘油后缓解,结合年龄和存在的冠心病危险因素:如吸烟、高脂血症、高血压、糖尿病、肥胖、早发冠心病家族史等,除外其他原因所致的心绞痛,一般即可确立诊断。发作时心电图检查可见以 R 波为主的导联 ST 段压低、T 波平坦或倒置,发作过后数分钟内逐渐恢复。心电图无改变的患者可考虑做心电图负荷试验。发作不典型者,诊断要依靠观察硝酸甘油的疗效和发作时心电图的改变;如仍不能确诊,可多次复查心电图或心电图负荷试验,或做 24h 动态心电图连续监测,如心电图出现阳性变化或负荷试验诱发心绞痛时亦可确诊。诊断有困难者可考虑行冠状动脉造影、冠状动脉 CTA 检查或放射性核素检查。

1. 心绞痛的分级　根据心绞痛与运动量的关系,加拿大心血管病学会将其分为 4 级。

Ⅰ级:一般体力活动(如步行和登楼)不受限,仅在强、快或长时间劳力时发生心绞痛。

Ⅱ级:一般体力活动轻度受限,快步、饭后、寒冷或刮风中行走、情绪激动或醒后半小时内发作心绞痛。

一般情况下平地行 200m 以上或登楼一层以上受限。

Ⅲ级：一般体力活动明显受限，以一般速度在一般条件下平地行步行 200m 内或登楼层一层受限。

Ⅳ级：轻微活动或静息时可发生心绞痛。

2. 鉴别诊断

（1）心脏神经症：患者常诉胸痛或不适，但为短暂（几秒）的刺痛或持久（几小时）的隐痛，患者常喜欢不时做深吸气或做叹息性呼吸。胸痛部位多在心尖部附近，或经常变动。症状多在疲劳之后出现，而不在劳累当时，做轻度体力活动反觉舒适，有时可耐受较重的体力活动而不发生胸痛或胸闷。含用硝酸甘油无效或在十余分钟后才"见效"，常伴有心悸、疲乏及其他神经衰弱的症状。

（2）不稳定型心绞痛和急性心肌梗死：不稳定型心绞痛包括初发型、恶化型和静息型等，其症状特征与稳定型心绞痛不同，而急性心肌梗死则常常疼痛性质更剧烈，持续时间超过 30min，并伴有典型的心电图和酶学改变。

（3）其他疾病引起的心绞痛：包括严重的主动脉瓣狭窄或关闭不全、风湿性冠状动脉炎、多发性大动脉炎、梅毒性主动脉炎引起冠状动脉口的狭窄或闭塞、肥厚型心肌病、X 综合征（微血管病性心绞痛）等病均可引起心绞痛，要根据其他临床表现来进行鉴别；其中 X 综合征多见于女性，心电图负荷试验常阳性，但冠状动脉造影阴性且无冠状动脉痉挛，被认为是冠状动脉系统毛细血管功能不良所致，预后良好。

（4）肋间神经痛：本病疼痛常累及 1~2 个肋间，但并不一定局限在胸前，为刺痛或灼痛，多为持续性而非发作性，咳嗽、用力呼吸和身体转动可使疼痛加剧，沿神经行径处有压痛，手臂上举活动时局部有牵拉疼痛，故与心绞痛不同。

（5）肺血栓栓塞：呈现呼吸困难，如心脏病症状，可伴有胸痛。胸膜痛提示有肺梗死，有吸气时疼痛加剧伴有胸膜摩擦音，常有助于与心绞痛鉴别。

（6）急性心包炎：急性心包炎的疼痛与心绞痛鉴别有时是困难的。心包炎发病年龄常较心绞痛者年轻，胸痛通常突然起病，咳嗽、吞咽和吸气时加重，呈持续性，常伴发热，有时可听到心包摩擦音，早期可出现广泛性心电图 ST 段抬高。这些有助于与心绞痛相鉴别。

（7）不典型疼痛：与食管病变、膈疝、消化性溃疡、胆绞痛、肠道疾病、带状疱疹及颈椎病等相鉴别。

## 六、预后

稳定型心绞痛患者大多数能生存很多年，但也有发生急性冠脉综合征的危险。有室性心律失常或传导阻滞预后较差，合并有糖尿病者预后明显差于无糖尿病者。决定预后的主要因素为冠状动脉病变范围和心功能。左冠状动脉主干病变最为严重，据国外统计，年死亡率可高达 30% 左右，依次为三支、二支与一支病变。左前降支病变一般较其他两支严重。左心室造影、超声心动图检查或放射性核素心室腔显影所示射血分数降低和室壁运动障碍也有预后意义。

## 七、治疗

稳定型心绞痛的治疗有两个主要目的：一是预防心肌梗死和猝死；二是减轻症状和缺血发作，提高生活质量。治疗策略包括改善生活方式、控制危险因素、药物治疗、患者教育。

1. 一般治疗　发作时立刻休息，一般患者在停止活动后症状即可消除。平时应尽量避免各种已知的诱发因素，如过度的体力活动、情绪激动、饱餐等。调节饮食，不宜过饱，避免油腻饮食，戒烟限酒；减轻精神负担，保持适当的体力活动；治疗高血压、糖尿病、贫血及甲状腺功能亢进等相关疾病。

2. 药物治疗　首先考虑预防心肌梗死和死亡，其次是缓解症状、减轻缺血及改善生活质量的抗缺血治疗。

（1）抗心绞痛和抗缺血治疗

1）硝酸酯类药物：为内皮依赖性血管扩张剂，这类药物除扩张冠状动脉、降低阻力、增加冠状循环的血流量外,还通过对周围血管的扩张作用,减少静脉回流心脏的血量,降低心室容量、心腔内压、心排血量和血压,减低心脏前后负荷和心肌的需氧,从而缓解心绞痛。缓解期常用的硝酸酯类药物包括硝酸甘油(皮肤贴片 5mg,每日 1 次,注意要定时揭去)、硝酸异山梨酯(普通片 5~20mg,每日 3~4 次,口服;缓释片 20~40mg,每日 1~2 次,口服)和单硝酸异山梨酯(普通片 20mg,每日 2 次,口服;缓释片 40~60mg,每日 1 次,口服)等。每日用药时应注意给予足够的无药间期,以减少耐药的发生。

硝酸酯类药物的不良反应包括头痛、面色潮红、心率反射性加快和低血压。因硝酸酯类药物会反射性增加交感神经张力使心率加快,因此常联合负性心率药物如 β 受体阻滞剂或非二氢吡啶类钙通道阻滞剂治疗慢性稳定型心绞痛。联合用药的抗心绞痛作用优于单独用药。

2)β 受体阻滞剂:能抑制心脏 β 肾上腺素能受体,主要通过减慢心率,降低血压,减低心肌收缩力和氧耗量,缓解心绞痛的发作。此外,还减低运动时血流动力学的反应,使在同一运动量水平上心肌氧耗量减少;使不缺血的心肌区小动脉(阻力血管)缩小,从而使更多的血液通过极度扩张的侧支循环(输送血管)流入缺血区。临床常用的 β 受体阻滞剂包括美托洛尔普通片(25~100mg,每日 2 次,口服)、美托洛尔缓释片(47.5~190mg,每日 1 次,口服)和比索洛尔(5~10mg,每日 1 次,口服)等。β 受体阻滞剂应从较小剂量开始,逐级增加剂量,以缓解症状,要调整到患者安静时心率为 50~60 次/min,中等量运动心率增加不到 20 次/min 为宜(即上 1 层楼),应用时需个体化。

应用 β 受体阻滞剂应注意:①本药与硝酸酯类药物有协同作用,因而剂量应偏小,开始剂量尤其要注意减少,以免引起直立性低血压等副作用;②停用本药时应逐步减量,如突然停用有诱发心肌梗死的可能;③急性心衰发作期、支气管哮喘以及心动过缓者不宜应用;④没有固定狭窄的冠状动脉痉挛造成的缺血,如变异型心绞痛,不宜使用 β 受体阻滞剂,此时钙通道阻滞剂是首选药物。

3)钙通道阻滞剂:本类药物抑制钙离子进入细胞内,也抑制心肌细胞兴奋收缩偶联中钙离子的利用,因而抑制心肌收缩,减少心肌氧耗;扩张冠状动脉,解除冠状动脉痉挛,改善心内膜下心肌的供血;扩张周围血管,降低动脉压,减轻心脏负荷。与 β 受体阻滞剂联合应用时缓解症状更明显。对变异型心绞痛或以冠状动脉痉挛为主的心绞痛,钙通道阻滞剂是一线药物。常用制剂有:维拉帕米(普通片 40~80mg,每日 3 次;缓释片 240mg,每日 1 次)、硝苯地平(控释片 30mg,每日 1 次)、氨氯地平(5~10mg,每日 1 次)、地尔硫草(普通片 30~60mg,每日 3 次;缓释片 90mg,每日 1 次)。对于心绞痛患者,目前推荐使用长效、控释或缓释剂型。

外周水肿、便秘、心悸、面部潮红是所有钙通道阻滞剂常见的副作用,有时也发生低血压。除上述副作用外,有心动过缓、PR 间期延长及较明显的负性心肌肌力作用等。

4)其他:伊伐布雷定可降低心率,有选择性地抑制窦房结 If 电流,从而降低心肌的氧需求,而不影响心肌收缩力和血压。曲美他嗪(20~60mg,每日 3 次)通过抑制脂肪酸氧化和增加葡萄糖代谢,提高氧的利用效率而治疗心肌缺血。尼可地尔(5mg,每日 3 次)是一种钾通道开放剂,与硝酸酯类药物具有相似药理特性,对稳定型心绞痛治疗可能有效。雷诺嗪通过抑制钠电流减少钙离子负荷,减轻心肌缺血,不影响心率和血压。别嘌醇可通过降低心肌耗氧、改善内皮功能等。

(2)预防心肌梗死和猝死的药物治疗

1)抗血小板治疗:抗血小板药物包括 2 种。①阿司匹林,通过抑制血小板环氧化酶活性,减少血栓素 $A_2$(TXA$_2$)的产生,抑制血小板在动脉粥样硬化斑块上的黏附和聚集,防止血栓形成,同时也减少 TXA$_2$ 导致的血管痉挛。有研究表明,其能使稳定型心绞痛的心血管不良事件的危险性降低 33%。对所有急性或慢性缺血性心脏病的患者,无论有无症状,只要没有禁忌证,应每日使用阿司匹林 75~100mg。阿司匹林的不良反应主要是胃肠道症状,并与剂量有关,使用肠溶剂可以减少对胃的副作用。阿司匹林的禁忌证包括过敏、严重未经治疗的高血压、活动性消化性溃疡、局部出血和出血性疾病。②腺苷二磷酸(ADP)受体拮抗剂,通过 ADP 受体抑制血小板内钙离子活性,并抑制血小板之间纤维蛋白原桥的形成。常用药物包括氯吡格雷(clopidogrel)、普拉格雷(prasugrel)和替格瑞洛(ticagrelor)。氯吡格雷仍然是目前应用最多的ADP受体拮抗剂,应用剂量为75mg,1次/d。一般在使用阿司匹林有绝对禁忌证时可换用氯吡格雷。另外,冠状动脉介入治疗患者,应在一定时期内阿司匹林和氯吡格雷双联抗血小板治疗防止支架内血栓形成。普拉格雷与替格瑞洛目前用于急性冠脉综合征患者,稳定型心绞痛尚未取得适应证。

2)调脂药物:在治疗冠状动脉粥样硬化中起重要作用。很多研究证实,降低胆固醇治疗与冠心病死亡率和总死亡率的降低有明显关系。目前调脂药物主要为HMG-CoA还原酶抑制剂(他汀类药物)。该类药物除了可以降低胆固醇外,还可以进一步改善内皮细胞的功能,抑制炎症,稳定斑块,甚至使动脉粥样硬化斑块消退,显著延缓病变进展,减少不良心血管事件。常用的他汀类药物有辛伐他汀、阿托伐他汀、瑞舒伐他汀、普伐他汀、匹伐他汀、洛伐他汀及氟伐他汀等。降脂目标是将低密度脂蛋白(LDL-C)水平降到<1.8mmol/L(70mg/dl),或将其水平降低>50%。大部分患者服用他汀类药物可使血脂达标。此外,在他汀类药物治疗基础上,可加用胆固醇吸收抑制剂依折麦布(ezetimibe)。高甘油三酯血症或低高密度脂蛋白血症的高危患者可考虑联合服用降低LDL-C药物和一种贝特类药物(非诺贝特)或烟酸。在应用他汀类药物时,应注意监测转氨酶及肌酸激酶等生化指标,及时发现药物可能引起的肝脏损害和肌病。采用强化降脂治疗时,更应注意监测药物的安全性。

3)β受体阻滞剂:除降低心肌氧耗、改善心肌缺血、减少心绞痛发作外,冠心病患者长期接受β受体阻滞剂治疗,可显著降低死亡等心血管事件。

4)血管紧张素转换酶抑制剂(ACEI):对于合并高血压、心衰、心肌梗死后的心功能不全和糖尿病的稳定型心绞痛患者,如无禁忌证,长期应用可以改善预后。

3. 经皮冠状动脉介入治疗 经皮冠状动脉介入治疗(percutaneous coronary intervention,PCI)是以导管的方法,采用球囊、支架及其他装置解除冠状动脉狭窄以恢复血流(图3-7-5),包括经皮腔内冠状动脉成形术、冠状动脉支架植入术和粥样硬化斑块销蚀技术等。随着冠状动脉介入技术的不断完善和新型支架的不断开发,介入治疗越来越成为冠心病治疗的常规手段,尤其是新型药物洗脱支架及新型抗血小板药物的应用,冠状动脉介入治疗的效果有所提高,不仅可以改善患者的生活质量,而且可以明显降低稳定型心绞痛高危患者急性冠脉综合征的发生率和死亡率。

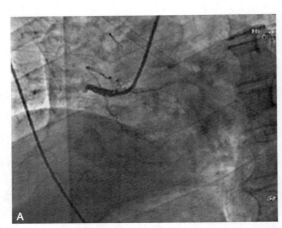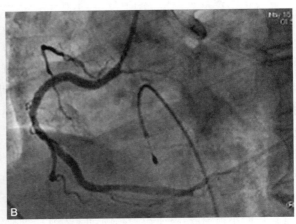

**图3-7-5 经皮冠状动脉介入治疗**
A. 冠状动脉造影右冠状动脉完全闭塞;B. 冠状动脉介入治疗后,血管再通,血流恢复。

4. 外科手术治疗 主要是施行冠状动脉旁路移植术(coronary artery bypass grafting,CABG)。取患者自身的大隐静脉或桡动脉作为旁路移植材料,一端吻合在主动脉,另一端吻合在有病变的冠状动脉段的远端,或游离内乳动脉与冠状动脉远端吻合,改善该冠状动脉所供血心肌的血流供应。目前虽然多数稳定型心绞痛患者可以通过常规药物治疗和创伤更小的介入治疗获得良好的疗效和预后,但对于全身情况能耐受开胸手术者,左主干合并 2 支以上冠脉病变(尤其是病变复杂程度评分较高者),或多支血管病变合并糖尿病者,CABG 应为首选。

## 八、预防

对稳定型心绞痛除用药物防止心绞痛再次发作外,应从阻止或逆转粥样硬化病情进展、预防心肌梗死等方面综合考虑以改善预后。

(侯静波)

# 第三节 非 ST 段抬高急性冠脉综合征

非 ST 段抬高急性冠脉综合征(non-ST segment elevation acute coronary syndrome,NSTE-ACS)包括不稳定型心绞痛(unstable angina pectoris,UAP)和非 ST 段抬高心肌梗死(non-ST segment elevation myocardial infarction,NSTEMI),是由于动脉粥样硬化斑块破裂或糜烂,伴有不同程度的表面血栓形成、血管痉挛及远端血管栓塞所导致的一组不伴有持续性 ST 段抬高的临床综合征。NSTE-ACS 时,冠状动脉虽严重狭窄,但常为富含血小板血栓的不完全阻塞。UAP 和 NSTEMI 的发病机制和临床表现相似,但严重程度不同,按临床表现分类见表 3-7-1。NSTEMI 有心肌坏死的发生(主要表现为心肌损伤标志物肌钙蛋白的升高),而 UAP 没有(图 3-7-6)。

表 3-7-1 不稳定型心绞痛根据其临床表现分类

| 类型 | 发作特点 |
| --- | --- |
| 静息型心绞痛 (rest angina pectoris) | 发作于休息时,持续时间通常>20min |
| 初发型心绞痛 (new-onset angina pectoris) | 1~2 个月内新发生的,轻微体力活动即可诱发 (CCS Ⅱ 或Ⅲ级) |
| 恶化型心绞痛 (accelerated angina pectoris) | 既往稳定的劳力型心绞痛近来加重 (疼痛更剧烈、持续时间更长、发作更频繁,程度至少 CCS Ⅲ级) |

注: CCS 为加拿大心血管病学会心绞痛分级。

部分 UAP 患者心绞痛发作是由于其他非冠脉因素导致的心肌氧供需失衡,包括:①心肌氧耗增加,感染、炎症、发热、严重高血压、甲状腺功能亢进或心律失常;②冠状动脉血流减少,低血压;③血液携氧能力下降,贫血和呼吸衰竭。这些情况称为继发性 UAP。变异型心绞痛是 UAP 中的一种特殊类型,是由于冠状动脉痉挛所导致的、多于凌晨发作的静息型心绞痛,伴有一过性 ST 段抬高(详见本章第五节)。

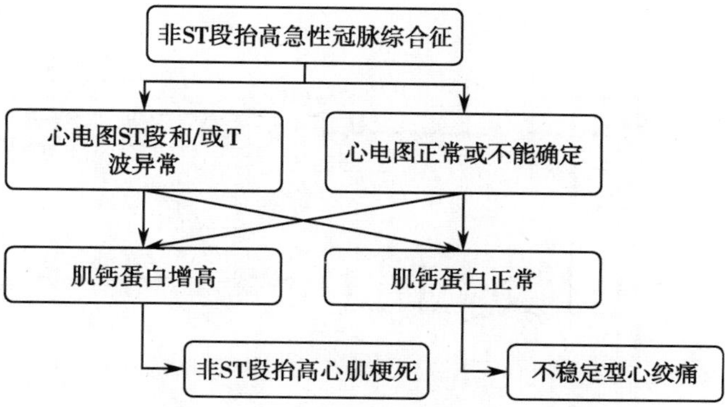

图 3-7-6 非 ST 段抬高急性冠脉综合征的分类和命名

## 一、病因与发病机制

NSTE-ACS 的主要触发机制为冠状动脉内"不稳定斑块"破裂或糜烂继发表面血栓形成、血管收缩、微血管栓塞。尽管急性炎症过程的始动因素仍不明确,但目前研究表明炎症在斑块破裂过程中起到了重要作用。斑块破裂后早期继发血小板于局部活化和聚集。活化的血小板释放炎症因子和促有丝分裂物质至周边微环境,改变了内皮细胞的趋化、黏附和蛋白水解特性。最终,血管收缩物质作用于高反应性的平滑肌细胞,引起正常或粥样硬化的冠状动脉局灶性或弥漫性的痉挛,导致了急性冠脉综合征的发生。

NSTE-ACS 时由于冠脉并未完全闭塞或短时间内闭塞再通,或远端血管原有侧支循环形成,大多数情况下临床表现为无明显心肌坏死的心绞痛,即 UAP。在某些情况下,如存在三支血管病变、冠状动脉闭塞不完全或自行再通可形成小范围心肌梗死呈灶性分布者,以及缺血坏死仅累及心室壁的内层,尚未波及全层心肌,表现为 NSTEMI。此时,心电图上大多不出现 Q 波,称为无 Q 波心肌梗死。

UAP/NSTEMI 发作后数月内,原有的病变很可能进展并且促发另一次冠脉事件。

## 二、临床表现

1. 症状 NSTE-ACS 患者胸部不适的特点与稳定型心绞痛相似,但其程度更重,持续时间更长,可达数十分钟,休息时亦可发作。典型胸痛发作表现为胸骨后压迫或沉重感,向上上肢、颈部或下颌部放射。发作呈间歇性(持续数分钟)或持续性。伴随症状包括出汗、恶心、腹痛、呼吸困难或晕厥。常规休息或舌下含服硝酸甘油只能暂时甚至完全不能缓解症状。不典型表现包括上腹痛、消化不良或仅有呼吸困难。这些不典型表现常见于老年人、女性、糖尿病、慢性肾脏病或痴呆患者。

NSTEMI 发生时疼痛时间可长达 1h 以上,并伴有心力衰竭、各种心律失常、低血压等更严重的临床表现。

2. 体征 体检可发现一过性的第三心音或第四心音,以及由于缺血性二尖瓣反流引起的一过性收缩期杂音。这些体征是非特异性的,也可出现于稳定型心绞痛和 STEMI 时。体格检查中,可以发现左心室功能不全的体征,如肺底部的水泡音或心率增快,可以伴随或在心绞痛发生后不久出现。NSTEMI 时,取决于其梗死的部位和大小,其临床表现可与 STEMI 相似。

## 三、辅助检查

1. 心电图 临床怀疑 NSTE-ACS 的患者应于到达急诊室 10min 内行常规 12 导联心电图检查。常见变化包括 ST 段压低、一过性 ST 段抬高,或新发 T 波倒置。首份心电图不能确诊时,应于就诊 1h 内每隔 15~30min 重复心电图检查。若患者有进行性胸痛,但常规 12 导联心电图无阳性发现时,应加做 $V_{3R}$、$V_{4R}$、$V_7 \sim V_9$ 导联。在左心室肥厚、束支传导阻滞或起搏心律患者中,心电图对 NSTE-ACS 的诊断没有帮助。不稳定型心绞痛发作时,心电图表现多与稳定型心绞痛发作时相似。NSTEMI 心电图多表现为:多个导联 ST 段持续下移≥1mm(aVR 导联 ST 段抬高),或 T 波对称性倒置,常不出现病理性 Q 波(图3-7-7);其演变规律为起初 T 波倒置逐渐加深,数日或数周内 ST-T 逐渐恢复正常,或仅有 T 波的演变;此外可伴有其他各种心律失常。

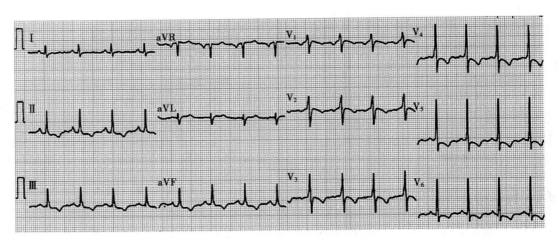

图 3-7-7 非 ST 段抬高心肌梗死的心电图变化
图示 Ⅱ、Ⅲ、aVF、$V_{2-6}$ 导联 T 波对称性倒置,血清肌钙蛋白 T 升高,诊断为。非 ST 段抬高心肌梗死

2. 心肌损伤标志物

(1)心脏肌钙蛋白:血清肌钙蛋白 T( cTnT)及肌钙蛋白 I( cTnI)具有高度的敏感性和心肌特异性。依据 2012 年第三次心肌梗死全球统一定义,在有急性心肌缺血的临床情况下,心肌损伤标志物(尤其是高敏

肌钙蛋白）至少一次测定值超过正常参考值上限的第99%百分位值者可诊断为NSTEMI。cTnT或cTnI的增高及动态变化是UAP和NSTEMI鉴别诊断的重要依据。高敏肌钙蛋白（hs-cTn）较传统检测方法具有更高的敏感性，从而进一步缩短了确诊或排除心肌梗死的时间。除诊断作用外，肌钙蛋白升高及其程度对NSTEMI患者的短期及长期预后均有帮助。

（2）其他心肌损伤标志物：由于肌钙蛋白高度的敏感性和特异性，已不再强调肌酸磷酸激酶同工酶（CK-MB）、肌红蛋白等心肌损伤标志物的检测对ACS的诊断意义。但CK-MB可用于评估心肌梗死的面积；此外由于其半衰期较短，可协助心肌梗死时期的判断，并有助于早期再发心肌梗死的诊断。

（3）C反应蛋白（CRP）：多数ACS的患者血清C反应蛋白水平升高，可能与活动进展期动脉粥样硬化斑块炎症的刺激和组织损伤有关。C反应蛋白升高的程度与急性冠脉事件的发生有明显相关性，可作为判断预后的指标。

3. 超声心动图　对NSTE-ACS患者应为常规检查，可发现是否有节段性室壁运动异常以协助判断是否存在心肌缺血或坏死。超声心动图可发现主动脉夹层、心包积液、主动脉瓣狭窄、肥厚型心肌病或右心室扩大（提示急性肺栓塞）等征象，有利于胸痛的鉴别诊断。出院前左室收缩功能的评价有非常重要的预后价值。对于NSTE-ACS的低危患者（12导联心电图及心肌损伤标志物均阴性，且无胸痛复发者），可行负荷超声心动图检查（包括运动、多巴酚丁胺或双嘧达莫负荷），比负荷心电图对心肌缺血有更高的阴性预测值，并有更好的预后价值。

4. 冠状动脉造影及其他侵入性检查　冠状动脉造影能提供详细的血管相关信息，帮助明确诊断、指导治疗及判断预后。部分NSTE-ACS患者冠状动脉造影正常或无阻塞性病变，可能因为胸痛主要由冠脉痉挛、冠脉内血栓自溶或微循环灌注障碍所致；或者造影技术本身所限不能发现某些不稳定斑块，此时冠状动脉内血管超声成像（IVUS）和光学相干断层成像（OCT）可以更好地发现斑块形态、性质和内在的不稳定因素。

5. 其他检查　心脏磁共振可评价心肌灌注和室壁运动异常，可鉴别新发心肌梗死和陈旧性的瘢痕组织，可协助心肌梗死与心肌炎或应激性心肌病的鉴别诊断。核素心肌灌注显像结果与稳定型心绞痛患者的结果相似，但阳性发现率会更高。在NSTE-ACS可能性较低的胸痛患者中，多层螺旋CT（MDCT）冠状动脉成像有较高的阴性预测值。

## 四、并发症

NSTEMI患者可有STEMI患者的所有并发症，包括心律失常、心力衰竭和机械并发症。UAP发作时亦可并发左心功能不全、二尖瓣反流、严重心律失常或低血压。

## 五、诊断与鉴别诊断

根据患者胸痛的特点、疼痛时心电图表现，结合患者是否有冠心病易患因素，如老年、男性、冠心病家族史、糖尿病、高血压、血脂异常、吸烟、肾衰竭、既往冠心病史、既往冠状动脉血运重建史、外周动脉疾病或颈动脉疾病等，NSTE-ACS的诊断并不困难。必要时需结合超声心动图、冠脉MDCT及冠状动脉造影检查明确。UAP与NSTEMI需要结合心脏肌钙蛋白检测结果进行鉴别。需要与NSTE-ACS患者进行鉴别的潜在致命性的疾病包括主动脉夹层、肺栓塞和张力性气胸，可行超声心动图检查，必要时行MDCT检查。所有患者应常规行胸部X线片检查以除外肺炎、气胸、肋骨骨折或其他胸部疾病。与其他疾病的鉴别诊断参见"稳定型心绞痛"部分。

**相关链接**

### 2012年第三次心肌梗死全球统一定义

急性心肌梗死的定义：当临床上发现急性心肌缺血伴有心肌坏死的证据时，就应当使用心肌梗死这一术语。检测到心肌损伤标志物［尤其是肌钙蛋白（cTn）］升高和/或下降，至少有一次超出正常参考值上限

（URL）的第 99 百分位值，并且至少伴有下列一项证据，即可诊断为心肌梗死：

1. 心肌缺血的症状。

2. 新发的或推测新发的显著 ST-T 改变或新出现的左束支传导阻滞（LBBB）。

3. 心电图出现病理性 Q 波。

4. 影像学检查发现新发的存活心肌丧失或新发的节段性室壁运动异常。

5. 冠状动脉造影或尸检发现冠状动脉内存在新鲜血栓。

心肌梗死的临床分型：

1. 1 型，自发性心肌梗死　是由于粥样硬化斑块破裂、溃疡、侵蚀、裂隙或夹层而导致在一支或多支冠状动脉内血栓形成，从而心肌灌注明显下降或远端血管栓塞，导致心肌坏死。

2. 2 型，继发性心肌梗死　除冠心病之外，由于心肌氧供需失衡所导致的心肌坏死，如：冠状动脉内皮功能障碍、痉挛、栓塞，快速或缓慢性心律失常，贫血，呼吸衰竭，低血压，伴或不伴左室肥厚的高血压。

3. 3 型，心肌梗死所致的心脏性猝死　该类患者常有提示心肌缺血的症状及心电图改变，但是患者在血标本未获取前或在心肌损伤标志物未升高前死亡。

4. 4 型，4a 型（PCI 相关心肌梗死）　若术前 cTn 在正常范围（<99%URL），术后该值升高超过 5 倍正常上限值（即>5×99%URL），或如果术前 cTn 基线值升高处于稳定或下降期，则术后该值升高>20%，结合症状、心电图、冠状动脉造影及影像学证据可诊断。

5. 4 型，4b 型（支架内血栓形成相关心肌梗死）　冠状动脉造影或尸检时发现，表现有心肌缺血以及检测到至少一次心脏肌钙蛋白值>99%URL 的升高和/或降低。

6. 5 型，CABG 相关心肌梗死　基线 cTn 正常的患者 CBAG 术后其心肌损伤标志物升高至正常值上限 10 倍以上（即>10×99% URL），结合心电图、血管造影及影像学检查可诊断。

## 六、危险分层

NSTE-ACS 患者临床表现轻重不一，主要是由于基础的冠状动脉粥样硬化病变的严重程度和病变累及的范围不同，同时形成急性血栓（进展至急性 STEMI）的危险性不同；为选择个体化的治疗方案，必须尽早进行危险分层。综合患者的病史、症状、查体、心电图、心脏肌钙蛋白、肾功能等，应用心肌梗死溶栓治疗临床试验（TIMI）危险评分和全球急性冠状动脉事件注册（GRACE）风险评分，对 NSTE-ACS 患者进行危险分层，可预测患者住院期间及出院后的死亡及再发心肌梗死的风险，协助治疗策略（尤其是抗栓治疗及侵入性治疗策略）的选择。NSTE-ACS 患者危险分层及侵入性治疗策略选择见表 3-7-2。

表 3-7-2　非 ST 段抬高急性冠脉综合征患者危险分层及侵入性治疗策略选择

| 危险度 | 标准 | 侵入性治疗策略 |
|---|---|---|
| 极高危 | 至少具备以下一项：血流动力学不稳定或心源性休克、药物难治性胸痛复发或持续性胸痛、危及生命的心律失常或心脏骤停、心肌梗死机械并发症、急性心衰伴顽固性心绞痛或 ST 段下移、ST 段或 T 波反复性动态演变（尤其是伴有间歇性 ST 段抬高） | 即刻侵入性治疗策略（<2h） |
| 高危 | 至少具备以下一项：与心肌梗死对应的肌钙蛋白升高或降低、ST 段或 T 波动态演变（有症状或无症状）、GRACE 风险评分>140 | 早期侵入性治疗策略（<24h） |
| 中危 | 至少具备以下一项：糖尿病、肾衰竭[eGFR<60ml/（min·1.73m$^2$）]、左室射血分数<40% 或充血性心力衰竭、早期心肌梗死后心绞痛、既往行 PCI、既往行冠状动脉旁路移植术、109<GRACE 风险评分<140、非侵入性检查时反复心绞痛或缺血发作 | 侵入性治疗策略（<72h） |
| 低危 | 无上述危险指标以及无症状复发的患者 | 非侵入性检查（优先选择影像学检查） |

注：eGFR 为肾小球滤过率；PCI 为经皮冠状动脉介入治疗；GRACE 为全球急性冠状动脉事件注册。

## 七、治疗

NSTE-ACS 的治疗目的主要包括:即刻缓解心肌缺血和预防心肌梗死(或再梗死)及死亡的发生。治疗的主要措施是积极抗血栓治疗、抗缺血治疗和根据危险分层进行有创治疗。对可疑 NSTE-ACS 患者在急诊室作出恰当的初步评估,按轻重缓急送至适当的部门进行治疗。心电图和心肌损伤标志物正常的低危患者在急诊经过一段时间观察后可进行负荷试验,若其结果阴性,可考虑出院后药物保守治疗。对于进行性缺血且对初始药物治疗反应差的中、高危以上患者,均应入心脏监护室加强监测和治疗。

1. 一般内科治疗 卧床休息 1~3d,床边 24h 心电监护,保持环境安静,消除紧张情绪和顾虑,必要时可应用小剂量的镇静剂和抗焦虑药物。有呼吸困难、发绀、动脉血氧饱和度 90% 以下或其他低氧血症高危患者应给予吸氧。同时需积极处理可能引起心肌耗氧量增加的疾病,如感染、发热、甲状腺功能亢进、严重高血压、心力衰竭和快速性心律失常;另外低血压、贫血及严重缓慢性心律失常可致心肌供氧减少,也应积极治疗。

2. 药物治疗

(1)抗心肌缺血药物:主要目的是减低心肌耗氧量(减慢心率、降低血压、减轻前负荷和减弱心肌收缩力),扩张冠状动脉,增加心肌供氧量。包括应用硝酸酯类药物、β 受体阻滞剂和钙通道阻滞剂等。

1)硝酸酯类药物:是内皮依赖性的冠脉和外周血管扩张剂,通过扩张血管容量减轻心脏前负荷并减低室壁张力,轻度扩张动脉降低后负荷,从而减低心肌耗氧量。硝酸酯类药物也可通过扩张正常和粥样硬化的冠状动脉及冠脉侧支循环,缓解心肌缺血。心绞痛发作时应舌下含服硝酸甘油,每次 0.5mg,必要时每间隔 3~5min 重复使用,最多连用 3 次。若仍无效,可静脉应用硝酸甘油或硝酸异山梨酯。静脉硝酸甘油的剂量以 5~10μg/min 开始,以后每 5~10min 增加 10μg/min,直至症状缓解或出现明显的副作用(头痛或低血压,收缩压低于 90mmHg 或相比用药前平均动脉压下降 30mmHg),200μg/min 为一般最大推荐剂量。硝酸甘油持续静脉滴注 24~48h 即可,以免产生耐药性而降低疗效。常用的口服硝酸酯类药物为硝酸异山梨酯(消心痛)和 5-单硝酸异山梨酯。硝酸异山梨酯作用的持续时间为 4~5h,故以每日 3~4 次口服为宜,对劳力型心绞痛患者应集中在白天给药。5-单硝酸异山梨酯可采用每日 2 次给药。若白天和夜间或清晨均有心绞痛发作者,硝酸异山梨酯可采用每 6h 给药 1 次,但宜短期治疗以避免耐药性。对于频繁发作的 UAP 患者口服硝酸异山梨酯短效药物的疗效常优于服用 5-单硝类的长效药物。硝酸异山梨酯的使用剂量可以从 10mg/次开始,当症状控制不满意时可逐渐加大剂量,一般不超过 40mg/次,只要患者心绞痛发作时口含硝酸甘油有效,即是增加硝酸异山梨酯剂量的指征。若患者反复舌下含服硝酸甘油不能缓解症状,常提示患者有极为严重的冠状动脉阻塞病变,此时即使加大硝酸异山梨酯剂量也不一定能取得良好效果。

2)β 受体阻滞剂:对控制 NSTE-ACS 患者胸痛症状以及改善其近、远期预后均有好处,应于发病 24h 内尽早使用,除非有禁忌证,如肺水肿、未稳定的左心衰竭、支气管哮喘、低血压(收缩压≤90mmHg)、PR 间期>0.24s、严重窦性心动过缓或二、三度房室传导阻滞者,主张常规服用。首选具有心脏选择性的药物,尤其是合并心衰稳定期和左室射血分数降低者,如美托洛尔、比索洛尔和卡维地洛。除少数症状严重者可采用静脉注射 β 受体阻滞剂外,一般主张直接口服给药。剂量应个体化,根据症状、心率及血压情况调整剂量。美托洛尔常用剂量为 25~50mg,每日 2 次或 3 次,比索洛尔常用剂量为 5~10mg,每日 1 次,不伴有劳力型心绞痛的变异型心绞痛不主张使用,因可促发冠脉痉挛。β 受体阻滞剂的剂量应调整到患者安静时心率 50~60 次/min。

3)钙通道阻滞剂(CCB):以控制心肌缺血的发作为主要目的,目前尚没有 CCB 可以改善长期预后的证据。在应用 β 受体阻滞剂和硝酸酯类药物后仍有心绞痛发作,或血压仍高的患者,可加用长效二氢吡啶类 CCB。短效二氢吡啶类药物可造成血压波动和反射性心率加快,在 NSTE-ACS 时,应避免应用。非二氢吡啶类 CCB(如地尔硫䓬),对心脏的收缩和传导功能有明显的抑制作用,应避免与 β 受体阻滞剂合用。但是,当β受体阻滞剂不能耐受时,非二氢吡啶类CCB可以代替β受体阻滞剂,与硝酸酯类药物合用,缓解心绞痛。对已有窦性心动过缓和左心功能不全的患者,应禁用此药。对于一些心绞痛反复发作,静脉滴注硝酸甘油不能控制的患者,也可试用地尔硫草短期静脉滴注,使用方法为5~15μg/(kg·min),可持续静脉滴注24~48h。在静脉应用过程中需密切观察心率、血压的变化,如静息心率低于50次/min,应减少剂量或停用。

4)镇痛治疗:对于尽管应用其他抗心绞痛治疗措施,但仍有缺血症状的患者,在侵入性治疗前可应用吗啡静脉注射(1~5mg/次),每5~30min可重复以缓解症状。需注意低血压和呼吸抑制的副作用。

总之,对于严重UAP和NSTEMI心绞痛发作较严重的患者,常需联合应用硝酸酯类药物、β受体阻滞剂、CCB。

(2)抗血小板治疗

1)阿司匹林:所有NSTE-ACS患者,应尽早给予负荷量阿司匹林300mg,随后75~100mg/d口服,长期维持治疗。阿司匹林不耐受者可改为氯吡格雷。

2)P2Y12受体抑制剂:所有NSTE-ACS患者均应在阿司匹林基础上联合血小板P2Y12受体抑制剂治疗至少12个月。可选择氯吡格雷300mg或600mg负荷剂量嚼服,之后75mg/d维持;或替格瑞洛180mg负荷剂量,之后90mg每日2次维持;其中首选替格瑞洛。对冠状动脉病变明确,拟行介入治疗的患者可于术前给予普拉格雷负荷剂量60mg,随后10mg/d,至少服用1年,其禁忌证为年龄>75岁、体重<60kg、有卒中或短暂性脑缺血发作病史者。

3)血小板糖蛋白Ⅱb/Ⅲa(GPⅡb/Ⅲa)受体拮抗剂:激活的血小板通过GPⅡb/Ⅲa受体与纤维蛋白原结合,是血小板聚集的最后共同通路。目前常用的GPⅡb/Ⅲa受体拮抗剂有阿昔单抗(abciximab)、依替巴肽(eptifibatide)和替罗非班(tirofiban),均为静脉制剂,用于PCI术中血栓负荷较重的高危患者。

(3)抗凝治疗:抗凝治疗联合抗血小板药物可有效降低NSTE-ACS患者的缺血性事件,常用的抗凝药物包括普通肝素、低分子量肝素、磺达肝癸钠和比伐卢定。

1)普通肝素:开始以60~70IU/kg(最大5000IU)负荷量静脉注射,然后以12~15IU/(kg·h)(最大1000IU/h)静脉滴注维持,调整普通肝素剂量使活化部分凝血活酶时间(APTT)延长至对照的1.5~2倍或50~70s。普通肝素静脉治疗2~5d为宜,后可改为皮下注射7500IU,每12h1次,再治疗1~2d。PCI术中,静脉注射普通肝素70~100IU/kg,使活化凝血时间(ACT)维持在250~300s;联合应用GPⅡb/Ⅲa受体拮抗剂时,静脉注射普通肝素50~70IU/kg,使ACT维持在200~250s。由于存在发生肝素诱导的血小板减少症的可能,在普通肝素使用过程中需监测血小板。

2)低分子量肝素(LMWH):是普通肝素通过酶或化学解聚方法产生的平均分子量大约为5000D的片段。与普通肝素相比,LMWH具有生物利用度高、半衰期长、抗凝作用可预测性强、停药无反跳、皮下注射使用方便、主要抑制Ⅹa的活性、不需监测APTT、可根据体重和肾功能调节剂量、发生血小板减少症的可能性低等优点。目前已有证据表明与普通肝素静脉滴注比较,低分子量肝素在降低心血管事件发生率方面有更优或至少相同的疗效,应用皮下低分子量肝素可代替普通肝素。常用药物包括依诺肝素、达肝素和那曲肝素等,NSTE-ACS患者住院期间持续应用或用至PCI术前。

3)磺达肝癸钠:是选择性间接Ⅹa因子抑制剂,皮下注射,2.5mg,每日一次,推荐用于所有NSTE-ACS患者。需要注意的是,由于导管内血栓发生率较高,故不能单独用于PCI术中抗凝。应用磺达肝癸钠者,PCI术前需要额外应用普通肝素85IU/kg静脉注射(如联合应用GPⅡb/Ⅲa受体拮抗剂时,剂量为60IU/kg,并依据ACT调节)。

4)比伐卢定:是直接凝血酶抑制剂,能使ACT明显延长而发挥抗凝作用,可预防接触性血栓形成,作用可逆而短暂。可单独用于NSTE-ACS患者PCI术中抗凝。先静脉注射0.75mg/kg,再静脉滴注1.75mg/(kg·h),一般不超过4h。

（4）调脂治疗：他汀类药物可减少 NSTE-ACS 患者的心肌梗死再发、冠心病死亡、血运重建和卒中的发生。所有无禁忌证患者均需尽早给予强化他汀（LDL-C 降低达 50% 以上）治疗，并长期维持。

（5）ACEI 或 ARB：ACEI 推荐用于合并左室收缩功能不全或心衰、高血压或糖尿病患者；不能耐受 ACEI 时，可用 ARB 替代。

3. 冠状动脉血运重建　包括经皮冠状动脉介入治疗（PCI）和冠状动脉旁路移植术（CABG）。

（1）PCI：对于 NSTE-ACS，目前建议根据危险分层决定是否行侵入性治疗策略及时机。如表 3-7-2 所示，对于极高危患者建议即刻侵入性治疗策略（<2h）；高危患者建议早期侵入性策略（<24h）；对于中危患者侵入性治疗策略可以延迟，但最长不超过入院后 72h；而对于低危患者不建议常规行侵入性治疗策略，可根据负荷试验（优先选择影像学检查）的结果选择治疗方案。在桡动脉入路经验丰富的中心，建议冠状动脉造影和 PCI 时首选桡动脉入路。对于多支病变的患者是否行完全血运重建及分期治疗，取决于患者的临床表现、合并症、冠状动脉病变复杂程度、心室功能、血运重建的模式和患者个人意愿。

（2）CABG：选择何种血运重建策略主要根据临床情况、合并症、冠脉病变严重程度（包括病变分布、病变特征和 SYNTAX 评分）及术者经验等。

4. 二级预防　NSTE-ACS 患者经治疗病情稳定出院后，应继续服用双联抗血小板药物至少 12 个月；其他药物包括 β 受体阻滞剂、他汀类药物和 ACEI/ARB；严格控制危险因素；健康饮食和适当运动锻炼。此外推荐患者加入完善的心脏康复项目以改善生活方式和增加治疗依从性。

## 八、预后

NSTE-ACS 患者的急性期主要不良心血管事件发生率最高，但低于 STEMI。6 个月时，其死亡率与 STEMI 相当甚至超过。12 个月时的心血管事件发生率达 10% 以上。早期事件与冠状动脉斑块破裂及血栓形成有关，晚期事件与动脉粥样硬化的进展和左室收缩功能密切相关。血管重建术及有效持久的二级预防对预后的改善起重要作用。

（曲　鹏）

# 第四节　急性 ST 段抬高心肌梗死

急性 ST 段抬高心肌梗死（ST-segment elevation myocardial infarction，STEMI）是通常所指的典型的急性心肌梗死（acute myocardial infarction，AMI），即心肌缺血性坏死，大多数为 Q 波性心肌梗死。在冠状动脉病变的基础上，发生冠状动脉血供急剧减少或中断，使相应的心肌严重而持久地急性缺血坏死所致。临床表现有持久的剧烈胸痛、血清心肌损伤标志物增高以及心电图进行性改变；可伴有发热和白细胞计数增高，可发生心律失常、休克或心力衰竭，属 ACS 的严重类型。

## 一、病因与发病机制

基本病因是冠状动脉粥样硬化，造成一支或多支血管腔狭窄，偶尔为非动脉粥样硬化性冠状动脉病变，如冠状动脉痉挛、栓塞、炎症、先天性畸形、创伤和冠状动脉口阻塞等。近 6% 的急性心肌梗死患者在冠状动脉造影或尸检时未能证实动脉粥样硬化，其中 35 岁以下患者是 35 岁以上患者的 4 倍。

其发生机制绝大多数是由于不稳定的粥样硬化斑块破溃，继而粥样硬化斑块内或其下出血、血管收缩和管腔内血栓形成，而使管腔完全闭塞；少数情况下血管持续痉挛，也可使冠状动脉完全闭塞。血流急剧减少或中断，而侧支循环未充分建立，心肌严重而持久地急性缺血达 20min 以上，即可发生心肌梗死。

促使斑块破裂、出血及血栓形成,导致 AMI 的诱因有:

1. 重体力活动、情绪过分激动、血压急剧上升或用力大便时,致左心室负荷明显加重,儿茶酚胺分泌增多,心肌需氧需血量猛增,造成冠状动脉供血明显不足,诱发或加重急性心肌梗死。

2. 晨起 6~12 时交感神经活动增加,机体应激反应性增强、冠状动脉张力增高、易使冠状动脉痉挛,心肌收缩力、心率、血压增高,心肌耗氧量增加等。

3. 饱餐特别是进食多量脂肪后。这与餐后血脂增高、血黏稠度增高、血小板黏附性增强、局部血流缓慢、血小板易于集聚而致血栓形成等有关。另外,餐后胃肠道血容量增加,而相对冠状动脉血量相对减少也是原因之一。

4. 休克、脱水、出血、外科手术或严重心律失常,致心排血量骤降,冠状动脉灌流量锐减。心肌梗死后发生的严重心律失常、休克或心力衰竭,均可使冠状动脉灌流量进一步降低,心肌坏死范围扩大。

## 二、病理

1. 冠状动脉病变　与 UAP 和 NSTEMI 相似,STEMI 的病理基础多为不稳定的动脉粥样硬化斑块,与之不同的是,其梗死发生时常为斑块的破裂出血,迅速形成的血栓造成血管的完全闭塞,其血栓以富含红细胞和纤维蛋白的红色血栓为主。冠状动脉的血管闭塞处和相应的心肌梗死部位依次为:

（1）左冠状动脉前降支闭塞:引起左心室前壁、心尖部、下侧壁、前间隔和二尖瓣乳头肌梗死。

（2）右冠状动脉闭塞:引起左心室膈面(右冠状动脉占优势时)、后间隔和右心室梗死,并可累及窦房结和房室结。

（3）左冠状动脉回旋支闭塞:引起左心室高侧壁、膈面(左冠状动脉占优势时)和左心房梗死,可累及房室结。

（4）左冠状动脉主干闭塞:引起左心室广泛大面积梗死。右心室和左、右心房梗死较少见。

2. 心肌病变　冠状动脉完全闭塞后 20~30min,受其供血的心肌即有少数坏死,1~2h 绝大部分心肌呈凝固性坏死,心肌间质充血、水肿,伴大量炎症细胞浸润。以后,坏死的心肌纤维逐渐溶解,形成肌溶灶,随后渐有肉芽组织形成。大面积的心肌梗死累及心室壁的全层或大部分者常见,心电图上出现 Q 波称为 Q 波心肌梗死(透壁性心肌梗死),大多数为 STEMI。坏死心肌可在心外膜引起心包炎症,波及心内膜可致心室腔内附壁血栓形成。在心腔内压力的作用下,坏死心壁向外膨出,可产生心脏破裂(心室游离壁破裂、心室间隔穿孔或乳头肌断裂)或逐渐形成心室壁瘤。坏死组织 1~2 周后开始吸收,并逐渐纤维化,在 6~8 周形成瘢痕愈合,称为陈旧性心肌梗死。

## 三、病理生理

1. 心室舒张和收缩功能障碍　血流动力学变化的严重程度和持续时间取决于梗死的部位和范围。心脏收缩力减弱、顺应性减低、心肌收缩不协调,左心室压力曲线最大上升速度减低;左心室舒张末压增高、舒张和收缩末期容量增多;射血分数减低,每搏输出量和心排血量下降;心率增快或有心律失常;血压下降;动脉血氧含量降低;严重者可发生心源性休克或急性肺水肿。右心室梗死在心肌梗死患者中少见,其主要病理生理改变是右心衰竭的血流动力学变化,右心房压力增高,高于左心室舒张末压,心排血量减低,血压下降。

2. 心室重塑(ventricular remodeling)　是心肌梗死的心脏结构的后续一系列改变。左心室腔增大、形态呈球形改变、梗死节段室壁变薄、非梗死部分室壁增厚,对心室的舒缩效应及电活动均有持续不断的影响,这些进行性改变总称为心室重塑。除梗死面积以外,心室负荷状态和梗死相关动脉的通畅程度也是影响心室重塑的重要因素。左心室压力升高导致室壁张力增加和梗死扩展;梗死相关动脉的再通可减少梗死的扩展和延展以及心室扩张的危险。梗死扩展(expansion)是指梗死区急性被动性扩张和变薄,但无新的坏死心肌增加。梗死延展(extension)是指有新的坏死心肌增加的梗死面积扩大。梗死扩展增加心力衰竭和室壁瘤的发生。心室扩大可在梗死后立即开始，并在以后持续数月，甚至数年。心肌除极不一致增加，易出现致命性心律失常。

## 四、临床表现

1. 前驱症状　50%~81.2%的患者在发病前数日有乏力、胸部不适、活动时心悸、气急、烦躁等前驱症状，其中以新发生心绞痛(初发型心绞痛)或原有心绞痛加重(恶化型心绞痛)最为突出。心绞痛发作较以往频繁、性质较剧、持续较久、硝酸甘油疗效差、诱发因素不明显。疼痛时伴有恶心、呕吐、大汗和心动过速，或伴有心功能不全、严重心律失常、血压大幅度波动等，同时心电图示 ST 段一过性明显抬高(变异型心绞痛)或压低，T 波倒置或增高("假性正常化")。

2. 症状

(1) 胸痛：是最先出现的症状，可发生于多种诱因存在的情况下，有时可无明显诱因，多发生于清晨，且常发生于安静时，程度较重。通常位于胸骨后或左胸部，可向左上臂、下颌、颈、背、肩部或左前臂尺侧放射，呈剧烈的压榨性疼痛或压迫感、烧灼感，常伴有恶心、呕吐、大汗和呼吸困难等，休息和含硝酸甘油不能完全缓解。疼痛常持续 20min 以上。常伴烦躁不安、出汗、恐惧，或有濒死感。有时疼痛部位不典型如上腹部，易误认为胃穿孔、急性胰腺炎等急腹症；疼痛放射至下颌、颈部、背部上方，易误认为骨关节痛；少数无疼痛者，一开始即表现为急性心力衰竭、休克或其他不典型的表现，特别是女性、老年及糖尿病患者。

(2) 全身症状：有发热、白细胞增高和血沉增快等，由坏死物质吸收所引起。一般在疼痛发生后 24~48h 出现，程度与梗死范围常呈正相关，体温一般在 38℃ 左右，很少超过 39℃，持续约 1 周。

(3) 胃肠道症状：疼痛剧烈时常伴有频繁的恶心、呕吐和上腹胀痛，与迷走神经受坏死心肌刺激、心排血量降低组织灌注不足等有关。肠胀气亦不少见，重症者可发生呃逆。

(4) 心律失常：见于 75%~95% 的患者，多发生在起病 1~2d，而以 24h 内最多见，可伴乏力、头晕、昏厥等症状。各种心律失常中以室性心律失常最多，尤其是室性期前收缩，如室性期前收缩频发(每分钟 5 次以上)、成对出现或呈短阵室性心动过速、多源性或落在前一心搏的易损期时( R on T )，常为心室颤动的先兆。心室颤动是急性心肌梗死早期，特别是入院前主要的死因。房室传导阻滞和束支传导阻滞也较多见，严重者房室传导阻滞可为完全性，多见于下壁心肌梗死。室上性心律失常则较少，多发生在心力衰竭者中。前壁心肌梗死如发生右束支传导阻滞或房室传导阻滞，表明梗死范围广泛，情况严重。

(5) 低血压和休克：疼痛期中血压下降常见，多因为疼痛、大汗、恶心呕吐致血容量不足引起，未必是休克。如疼痛缓解而收缩压仍低于 80mmHg，有烦躁不安、面色苍白、皮肤湿冷、脉细而快、尿量减少(<20ml/h)、神志迟钝，甚至昏厥者，则为休克表现。休克多在起病后数小时至 1 周内发生，见于约 20% 的患者，主要是心源性，为心肌广泛坏死(40% 以上)，心排血量急剧下降所致。其他的因素有神经反射引起的周围血管扩张和血容量不足。

(6) 心力衰竭：主要是急性左心衰竭，可在起病最初几天内发生，或在疼痛、休克好转阶段出现，为梗死后心脏舒缩力显著减弱或不协调所致，也可因为严重心律失常、瓣膜关闭不全、室间隔穿孔所致，发生率为 32%~48%。近年来，由于早期再灌注治疗的开展，STEMI 患者发生急性心力衰竭比例明显下降。患者可出现呼吸困难、咳嗽、发绀、烦躁等症状，严重者可发生肺水肿，随后可发生颈静脉怒张、肝大、水肿等右心衰竭的表现。右心室心肌梗死者可一开始即出现右心衰竭表现，伴顽固性低血压。

AMI 引起的重度左心衰竭或肺水肿，与心源性休克同样是左心室排血功能障碍引起，两者可以不同程度合并存在,统称为心脏泵功能衰竭。AMI 引起心力衰竭的严重程度可按 Killip 分级法分为 4 级。

3. 体征

（1）心脏体征:心脏浊音界可轻度至中度增大;心率多增快,少数也可减慢;心尖区第一心音减弱;可出现第四心音（心房性）奔马律,少数有第三心音（心室性）奔马律;6% ~ 30% 的患者有心包摩擦音,可在发病后 24h 内或迟至 2 周内出现,最常见于起病后 2 ~ 3d,为反应性纤维性心包炎所致;心尖区可出现粗糙的收缩期杂音或伴收缩中晚期喀喇音,为二尖瓣乳头肌功能失调或断裂所致;偶可在胸骨左缘闻及粗糙的全收缩期杂音,提示室间隔穿孔的可能。另外可有各种心律失常的体征。

（2）血压:除极早期血压可增高外,几乎所有患者都有血压降低。起病前有高血压者,血压可降至正常;起病前无高血压者,血压可降至正常以下,且可能不再恢复到起病前的水平。

（3）其他:可有与心律失常、休克或心力衰竭有关的其他体征。

## 五、并发症

1. 乳头肌功能失调或断裂　发生率可高达 50%。二尖瓣乳头肌因缺血、坏死等使收缩功能发生障碍,造成不同程度的二尖瓣脱垂并关闭不全,心尖区出现收缩中晚期喀喇音和吹风样收缩期杂音。可引起心力衰竭,轻者可以恢复。乳头肌整体断裂极少见,多发生在二尖瓣后乳头肌,见于下壁心肌梗死,伴明显心力衰竭,可迅速发生肺水肿,在数日内死亡。

2. 心脏破裂　少见,常在起病 1 周内出现,多为心室游离壁破裂,造成心包积血引起急性心脏压塞而猝死,临床表现为电-机械分离或心脏停搏。偶为心室间隔破裂穿孔,在胸骨左缘第 3 ~ 4 肋间出现响亮的收缩期杂音,常伴有震颤,可引起心力衰竭和休克而在数日内死亡。心脏破裂也可为亚急性,患者能存活数月。个别患者可出现假性室壁瘤。

3. 栓塞　发生率 1% ~ 6%,见于起病后 1 ~ 2 周,如为左心室附壁血栓脱落,则引起脑、肾、脾或四肢等动脉栓塞;由下肢静脉血栓形成脱落,可导致肺栓塞。

4. 心室壁瘤　或称室壁瘤,主要在左心室,发生率 5% ~ 20%。体格检查可见左侧心界扩大,心脏搏动范围较广泛,可有收缩期杂音。心肌梗死后心电图 ST 段持续抬高不回落,提示室壁瘤的可能。超声心动图是常用的诊断手段,可见局部室壁膨出,搏动减弱或有反常搏动。放射性核素心脏血池显像以及左心室造影也可发现。室壁瘤可导致心功能不全、栓塞和室性心律失常。

5. 心肌梗死后综合征　发生率约 10%。于心肌梗死后数周至数月内出现,可反复发生,表现为心包炎、胸膜炎或肺炎,有发热、胸痛等症状,可能为机体对坏死物质的过敏反应。

## 六、辅助检查

1. 心电图　迅速评价初始 18 导联心电图,应在 10min 内完成,是急诊科诊断的关键,可用于确定即刻处理方针。心电图的动态变化对心肌梗死的诊断、估计病情演变和预后都有帮助。

（1）特征性改变:①ST 段抬高呈弓背向上型,在面向坏死区周围心肌损伤区的导联上出现;②宽而深的 Q 波（病理性 Q 波）,在面向透壁心肌坏死区的导联上出现;③T 波倒置,在面向损伤区周围心肌缺血区的导联上出现。在背向心肌梗死区的导联则出现相反的改变,即 R 波增高、ST 段压低和 T 波直立并增高。

（2）动态性改变:①超急性期。起病数小时内,可尚无异常或出现异常高大两肢不对称的 T 波。②急性期。数小时后,ST 段明显抬高,弓背向上,与直立的 T 波连接,形成单相曲线。数小时至 2d 出现病理性 Q 波,同时 R 波减低（图 3-7-8）。Q 波在 3 ~ 4d 内稳定不变,以后 70% ~ 80% 永久存在。③亚急性期。早期如不进行再灌注治疗干预,ST 段抬高持续数日至两周左右,逐渐回到基线水平,T 波则变为平坦或倒置。④慢性期。数周至数月后,T 波呈"V"形倒置,两肢对称,波谷尖锐,为慢性期改变。T 波倒置可永久存在,也可在数月至数年内逐渐恢复。

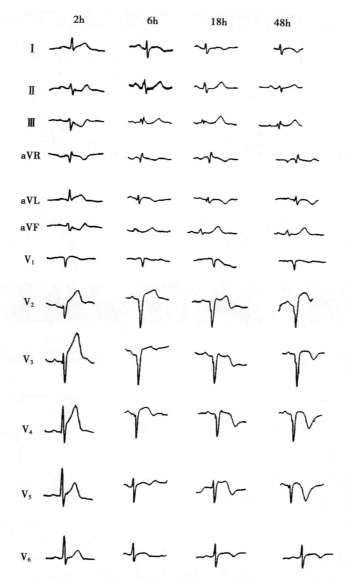

**图 3-7-8　急性广泛前壁、侧壁心肌梗死的心电图变化**

　　图示发病后 2h、6h、18h、48h 心电图动态变化。2h：$V_{2-5}$ ST 段抬高，T 波高耸；6～18h：$V_{2-6}$、Ⅰ、aVL 导联 ST 段逐渐抬高，R 波逐渐降低，$V_{1-4}$ 呈 QS 波；48h：$V_{2-6}$、Ⅰ、aVL 导联 ST 段逐渐回落，T 波倒置，$V_{2-4}$ 遗留 QS 波。

　　（3）定位和定范围：STEMI 的定位和定范围可根据出现特征性改变的导联数来判断（表 3-7-3）。

表 3-7-3　心肌梗死的心电图定位诊断

| 导联 | 前间隔 | 局限前壁 | 前侧壁 | 广泛前壁 | 下壁 | 下间壁 | 下侧壁 | 高侧壁 | 正后壁 |
| --- | --- | --- | --- | --- | --- | --- | --- | --- | --- |
| $V_1$ | + | | + | | + | | | | |
| $V_2$ | + | | + | | + | | | | |
| $V_3$ | + | + | + | | + | | | | |
| $V_4$ | | + | + | | | | | | |
| $V_5$ | | + | + | + | | | + | | |
| $V_6$ | | | + | | | | + | | |
| $V_7$ | | | + | | | | + | | + |
| $V_8$ | | | | | | | | | + |

| 导联 | 前间隔 | 局限前壁 | 前侧壁 | 广泛前壁 | 下壁 | 下间壁 | 下侧壁 | 高侧壁 | 正后壁 |
|---|---|---|---|---|---|---|---|---|---|
| aVR | | | | | | | | | |
| aVL | | ± | + | ± | − | − | | + | |
| aVF | | | | | + | + | + | | − |
| I | | ± | + | ± | − | − | | | + |
| II | | | | | + | + | + | | |
| III | | | | | + | + | + | | − |

注："+"为正面改变，表示典型 Q 波、ST 段上抬及 T 波变化；"−"为反面改变，表示 QRS 主波向上，ST 段下降及与"+"部位的 T 波方向相反的 T 波；"±"为可能有正面改变。

2. 实验室检查

（1）血清心肌损伤标志物：心肌梗死后，多种心肌酶和心肌结构蛋白释放入血，出现动态变化（表 3-7-4）。目前主要检测肌酸激酶同工酶（CK-MB）和心脏肌钙蛋白 I（cTnI）或 T（cTnT）。

表 3-7-4　心肌损伤标志物及检测时间

| 时间 | 肌红蛋白 | 肌钙蛋白（cTn） | | 肌酸激酶同工酶 |
| | | cTnT | cTnI | |
|---|---|---|---|---|
| 开始升高时间/h | 1~2 | 2~4 | 2~4 | 4 |
| 持续时间/h | 12 | 24~48 | 11~24 | 16~24 |
| 峰值时间/d | 1~2 | 10~14 | 7~10 | 3~4 |

1）心脏肌钙蛋白：心脏肌钙蛋白 I（cTnI）或 T（cTnT）在起病 3~4h 后开始升高，cTnI 于 11~24h 达高峰，7~10d 降至正常，cTnT 于 24~48h 达高峰，10~14d 降至正常。因此，既可用于 AMI 的早期诊断，也可用于梗死的后期诊断。

2）血清心肌酶：主要有 3 种。①肌酸激酶（CK）的同工酶 CK-MB 最高，在起病后 4h 内增高，16~24h 达高峰，3~4d 恢复正常，其增高的程度能较准确地反映梗死的范围，其高峰出现时间是否提前有助于判断溶栓治疗是否成功。CK-MB 和总 CK 作为 AMI 诊断依据时，其诊断标准值至少应是正常上限值的 2 倍。由于 CK 广泛分布于骨骼肌，缺乏特异性，因此不再推荐用于诊断 AMI。②天门冬

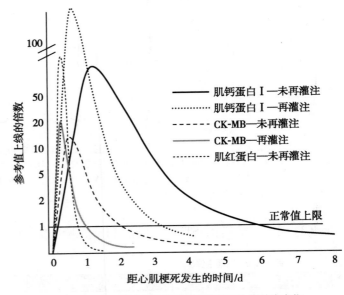

图 3-7-9　AMI 发生后血清心肌损伤标志物的动态变化

（图例）
肌钙蛋白 I—未再灌注
肌钙蛋白 I—再灌注
CK-MB—未再灌注
CK-MB—再灌注
肌红蛋白—未再灌注
正常值上限
纵轴：参考值上线的倍数
横轴：距心肌梗死发生的时间/d

酸氨基转移酶（AST）在起病 6~12h 后升高，24~48h 达高峰，3~6d 后降至正常。③乳酸脱氢酶（LDH）在起病 8~10h 后升高，达高峰时间在 2~3d，持续 1~2 周才恢复正常。AST 和 LDH 对诊断 AMI 特异性差，也不再推荐用于诊断 AMI。

3）肌红蛋白：肌红蛋白从损伤的心肌细胞释放进入循环血液，在起病后 2h 内升高，12h 达高峰，24~48h 内恢复正常。其测定值亦可反映梗死范围大小。

AMI 发生后血清心肌损伤标志物动态变化。图 3-7-9 概括了各种血清标志物在急性心肌梗死后升高

的相对时间,升高速率、峰值和在正常值上限的升高持续时间。典型的心肌损伤标志物为 CK-MB、肌钙蛋白 I 和肌钙蛋白 T。图中水平线示正常值上限,是指健康正常人测定值的 99% 可信区间。STEMI 再灌注治疗后,心肌损伤标志物升高得更早、更快,峰值更加提前,而后下降得更快,曲线下的面积更小,梗死面积缩小。

对心肌损伤标志物的测定应进行综合评价,如肌红蛋白在 AMI 后出现最早,也十分敏感,但特异性差。cTnI 和 cTnT 出现稍延迟,而特异性很高,在症状出现后 6h 内测定为阴性,则 6h 后应再复查,其缺点是持续时间可长达 10~14d,不利于此期间判断是否有新发的梗死。CK-MB 虽不如 cTnI 和 cTnT 敏感,但对早期(<4h)AMI 的诊断有重要价值。

(2)其他实验室检查:胸痛发作后 2h 内通常有白细胞总数升高,24~48h 可增至(10~20)×10⁹/L,中性粒细胞增多,嗜酸性粒细胞减少或消失;血沉增快;C 反应蛋白(CRP)增高均可持续 1~3 周。起病数小时至 2d 内血中游离脂肪酸增高。BNP 和 NT-proBNP 升高提示室壁张力升高,可能合并心力衰竭。

3. 影像学检查

(1)超声心动图:二维和 M 型超声心动图及彩色多普勒超声心动图有助于了解心室壁的运动和左心室功能,诊断室壁瘤和乳头肌功能失调等,可确定心肌梗死后二尖瓣或三尖瓣反流程度及有无室间隔穿孔。

(2)冠状动脉造影:可以明确心肌梗死的诊断,确定罪犯血管,指导血运重建策略的选择,判断预后。

(3)放射性核素检查:利用坏死心肌细胞中的钙离子能结合⁹⁹Tcᵐ-焦磷酸盐或坏死心肌细胞的肌凝蛋白可与其特异抗体结合的特点,静脉注射⁹⁹Tcᵐ-焦磷酸盐或¹¹¹In-抗肌凝蛋白单克隆抗体,进行"热点"扫描或照相;利用坏死心肌血供中断和瘢痕组织中无血管以致²⁰¹TI 或⁹⁹Tcᵐ-MIBI 不能进入细胞的特点,静脉注射这种放射性核素进行"冷点"扫描或照相,均可显示心肌梗死的部位和范围。前者主要用于急性期,后者用于慢性期。用门电路 γ 闪烁照相法进行放射性核素心腔造影(常用⁹⁹Tcᵐ 标记的红细胞或白蛋白),可观察心室壁的运动和左心室的射血分数,有助于判断心室功能、诊断梗死后造成的室壁运动失调和心室壁瘤。目前多用单光子发射计算机体层成像(SPECT)来检查。正电子发射体层成像(PET)可观察心肌的代谢变化,判断心肌的存活性。

(4)CT 和磁共振成像(MRI):CT 除可测定心腔的大小和室壁厚度外,还能检出左心室室壁瘤和心腔内血栓。MRI 可对梗死进行定位和大小测定,还能早期查出心肌梗死,评价缺血后果的严重性。

## 七、诊断与鉴别诊断

根据典型的临床表现、特征性的心电图改变以及实验室检查,诊断本病并不困难。对中老年患者,突发严重心律失常、休克、心力衰竭而原因未明,或突发较重而持久的胸闷或胸痛者,都应考虑本病的可能。宜先按急性心肌梗死来处理,并短期内进行心电图和血清心肌酶、肌钙蛋白等的动态观察,以确定诊断。有胸痛症状、心电图有新出现的左束支传导阻滞时,按照 STEMI 处理。无病理性 Q 波的心内膜下心肌梗死和小的透壁性心肌梗死,血清心肌酶和肌钙蛋白测定诊断价值更大。

鉴别诊断要考虑以下疾病:

1. 心绞痛　尤其是不稳定型心绞痛,鉴别诊断要点见表 3-7-5。

2. 急性心包炎　急性非特异性心包炎可有较剧烈而持久的心前区疼痛。但心包炎的疼痛与发热同时出现,呼吸和咳嗽时加重,早期即有心包摩擦音,后者和疼痛在心包腔出现渗液时均消失;全身症状一般不如心肌梗死严重;心电图除 aVR 外,其余导联均有 ST 段为弓背向下的抬高,T 波倒置,无异常 Q 波出现。

表 3-7-5　心绞痛和急性心肌梗死的鉴别诊断要点

| 鉴别诊断项目 | 心绞痛 | 急性心肌梗死 |
| --- | --- | --- |
| 疼痛 | | |
| 1. 部位 | 胸骨中上段之后 | 与心绞痛相同，但可在较低位置或上腹部 |
| 2. 性质 | 压榨性或窒息性 | 与心绞痛相似，但更剧烈 |
| 3. 诱因 | 劳累、情绪激动、受寒、饱食等 | 不常有劳累、情绪激动、受寒、饱食等 |
| 4. 时限 | 短，1~15min 或 15min 以内 | 长，数小时或 1~2d |
| 5. 硝酸甘油疗效 | 显著缓解 | 作用较差 |
| 气喘或肺水肿 | 极少 | 常有 |
| 血压 | 升高或无显著改变 | 常降低，甚至发生休克 |
| 心包摩擦音 | 无 | 可有 |
| 坏死物质吸收的表现 | | |
| 1. 发热 | 无 | 常有 |
| 2. 白细胞增加 | 无 | 常有 |
| 3. 血沉增快 | 无 | 常有 |
| 4. 血清心肌酶增高 | 无 | 有 |
| 心电图变化 | | |
| ST 段和 T 波改变 | 无变化或暂时性 | 有特征性或动态性变化 |

3. 急性肺栓塞　可发生胸痛、咯血、呼吸困难和休克，活动时呼吸困难较突出。体格检查时有右心负荷急剧增加的表现，如发绀、肺动脉瓣区第二心音亢进、颈静脉充盈、肝大、下肢水肿等。心电图示 I 导联 S 波加深，Ⅲ 导联 Q 波显著、T 波倒置，右胸导联 T 波倒置等改变，常有低氧血症，肺动脉 CTA 检查可鉴别。急性心肌梗死和急性肺栓塞时 D-二聚体均可升高，鉴别诊断价值不大。

4. 主动脉夹层　胸痛剧烈，呈撕裂样，一开始即达高峰，常放射到背、肋、腹、腰和下肢，有时两上肢的血压和脉搏可有明显差别，可有下肢暂时性瘫痪、偏瘫和主动脉瓣关闭不全的表现等。二维超声心动图、X 线、主动脉 CTA 或磁共振有助于诊断。

5. 急腹症　急性胰腺炎、消化性溃疡穿孔、急性胆囊炎、胆石症等，均有上腹部疼痛，可伴休克。仔细询问病史、彻底的体格检查、心电图检查和血清心肌损伤标志物测定可协助鉴别。

# 八、治疗

STEMI 的治疗原则首先是尽早、充分、持续地开通梗死相关血管，挽救濒死的心肌，防止梗死扩大或缩小心肌缺血范围，同时及时处理严重心律失常、泵衰竭和各种并发症，防止猝死，并保护和维持心脏功能。强调及早发现、及早住院，并加强住院前的诊治。

1. 院前急救　流行病学调查发现，AMI 死亡的患者中约 50% 在发病后 1h 内于院外猝死，死因主要是可救治的致命性心律失常，如心室颤动。STEMI 发病 12h 内、持续 ST 段抬高或新发生左束支传导阻滞者，早期药物或机械性再灌注治疗获益明确。应该强调"时间就是心肌，时间就是生命"，尽量缩短发病至首次医疗接触（FMC）和 FMC 至再灌注治疗的时间。院前延迟占总时间延迟的主要部分，取决于公众的健康意识和院前急救医疗服务。院前急救的基本任务是帮助 AMI 患者安全、迅速地转运到医院，以便尽早开始再灌注治疗；重点是缩短患者就诊延误的时间和院前检查、处理、转运所需的时间。建立区域协同救治网络和规范化胸痛中心是缩短 FMC 至再灌注时间的有效手段。STEMI 患者的急救流程见图 3-7-10。

2. 住院治疗

（1）监护和一般治疗：应在院前急救中即开始实施。

1）监测：持续监测心电、血压和血氧饱和度，及时发现和处理心律失常、血流动力学异常和低氧血症。

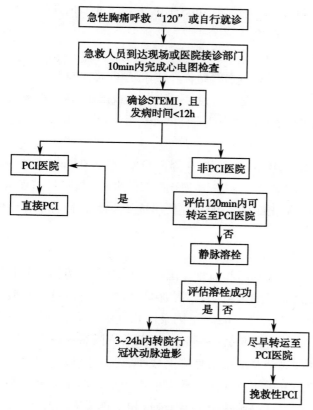

图 3-7-10　急性 ST 抬高心肌梗死患者急救流程
PCI. 经皮冠状动脉介入治疗；STEMI. ST 段抬高心肌梗死。

2）卧床休息：保持环境安静，解除焦虑，防止不良刺激。休息可降低心肌耗氧量，减少心肌损害。血流动力学稳定且无并发症的 AMI 患者一般卧床休息 1~3d，病情不稳定及高危患者卧床时间应适当延长。

3）饮食和通便：AMI 患者需禁食至胸痛消失，然后给予流质、半流质饮食，逐步过渡到普通饮食。所有 AMI 患者均应使用缓泻剂，以防止便秘时用力排便导致心脏破裂或引起心律失常、心力衰竭。

4）吸氧：对有呼吸困难和血氧饱和度降低者，最初几日间断或持续通过鼻导管吸氧。在严重左心衰竭、肺水肿和合并机械并发症的患者，多伴有严重低氧血症，需面罩加压给氧或气管插管并机械通气。

5）镇痛：多种镇痛药可用于治疗 AMI 引起的疼痛，包括哌替啶（杜冷丁）、奈福泮和吗啡，后者是首选药物。可给吗啡 3mg 静脉注射，必要时每隔 5min 重复 1 次，总量不宜超过 15mg，也可皮下注射；哌替啶 50~100μg 肌内注射，必要时 1~2h 后再注射 1 次，以后每 4~6h 可重复应用。以上两者副作用有恶心、呕吐、低血压和呼吸抑制。

6）硝酸酯类药物：静脉滴注硝酸酯类药物可缓解缺血性胸痛、控制高血压或减轻肺水肿。AMI 早期通常给予硝酸甘油静脉滴注 24~48h。静脉滴注硝酸甘油应从低剂量开始，即 5~10μg/min，可每 5min 增加 5~10μg，直至控制症状、血压正常患者收缩压降低 10mmHg 或高血压患者收缩压降低 30mmHg 为有效治疗量。静脉滴注硝酸异山梨酯 2~7mg/h，开始剂量 30μg/min，观察 30min，如无不良反应可逐渐加量。静脉用药后可使用口服制剂如硝酸异山梨酯或 5-单硝山梨酯等。硝酸酯类药物的副作用为头痛、反射性心动过速和低血压。该药的禁忌证为 AMI 合并低血压（收缩压<90mmHg），下壁伴右心室梗死时，即使无低血压也应慎重。如硝酸酯类药物造成血压下降而限制 β 受体阻滞剂的应用时，不应使用硝酸酯类药物。此外，硝酸酯类药物会引起青光眼患者眼压升高；24h 内曾应用磷酸二酯酶抑制剂（治疗勃起功能障碍）的患者易发生低血压，应避免使用。

（2）再灌注治疗：尽早恢复心肌血流再灌注对于挽救濒死心肌和降低 STEMI 患者死亡率至关重要。经皮冠状动脉介入治疗（PCI）或溶栓治疗是目前常用的再灌注手段。

1）溶栓治疗：溶栓治疗快速、简便，在不具备 PCI 条件的医院或因各种原因使 FMC 至 PCI 时间明显延迟时，对有适应证的 STEMI 患者，静脉内溶栓仍是较好的选择。对发病 3h 内的患者，溶栓治疗的即刻疗效与直接 PCI 基本相似。院前溶栓效果优于入院后溶栓，有条件时可在救护车上开始溶栓治疗。

溶栓治疗适应证：①发病 12h 以内，预期 FMC 至 PCI 时间延迟大于 120min，无溶栓禁忌证；②发病 12~24h 仍有进行性缺血性胸痛和至少 2 个胸前导联或肢体导联 ST 段抬高>0.1mV，或血流动力学不稳定的患者，若无直接 PCI 条件，溶栓治疗是合理的；③计划进行直接 PCI 前不推荐溶栓治疗；④ST 段压低的患者

（除正后壁心肌梗死或合并 aVR 导联 ST 段抬高）不应采取溶栓治疗；⑤STEMI 发病超过 12h，症状已缓解或消失的患者不应给予溶栓治疗。

溶栓疗法的禁忌证如下：

绝对禁忌证：①既往脑出血史或不明原因的卒中；②已知脑血管结构异常；③颅内恶性肿瘤；④3 个月内缺血性卒中（不包括 4.5h 内急性缺血性卒中）；⑤可疑主动脉夹层；⑥活动性出血或出血倾向（不包括月经来潮）；⑦3 个月内严重头部闭合伤或面部创伤；⑧2 个月内颅内或脊柱内外科手术；⑨严重未控制的高血压：收缩压>180mmHg 和/或舒张压>110mmHg。

相对禁忌证：①年龄 ≥75 岁；②3 个月前有缺血性卒中；③创伤（3 周内）或持续>10min 心肺复苏；④3 周内接受过大手术；⑤4 周内有内脏出血；⑥近期（2 周内）有不能压迫止血部位的大血管穿刺；⑦妊娠；⑧不符合绝对禁忌证的已知其他颅内病变；⑨活动性消化性溃疡；⑩正在使用抗凝药物，国际标准化比值（INR）水平越高，出血风险越大。

具有以上禁忌证的患者可考虑施行直接 PCI。

溶栓的步骤和药物：先检查血常规、血小板、出凝血时间和血型。国内常用的溶栓药物。①非特异性纤溶酶原激活剂。常用的为尿激酶，是从人尿或肾细胞组织培养液中提取的一种双链丝氨酸蛋白酶，可直接将循环血液中的纤溶酶原转变为有活性的纤溶酶。无抗原性和过敏反应，对纤维蛋白无选择性。②特异性纤溶酶原激活剂。最常用的为重组组织型纤溶酶原激活物阿替普酶（rt-PA），可选择性激活血栓中与纤维蛋白结合的纤溶酶原，对全身纤溶活性影响较小，无抗原性。半衰期短，需要同时使用肝素；其他特异性纤溶酶原激活剂还有采用基因工程改良的组织型纤溶酶原激活剂衍生物，溶栓治疗的选择性更高，半衰期延长，适合弹丸式静脉注射，药物剂量和不良反应均减少，使用方便。已用于临床的有瑞替普酶、拉诺普酶和替奈普酶等。弹丸式静脉注射给药更适合院前使用。三种纤维蛋白特异性溶栓剂均需要联合肝素（48h），以防止再闭塞。静脉溶栓的开通率一般为60%~80%。建议优先采用特异性纤溶酶原激活剂。

尿激酶（UK）：尿激酶 150 万 IU 溶于 100ml 生理盐水，30min 内静脉滴入。溶栓结束后 12h 皮下注射普通肝素 7500IU 或低分子量肝素，共 3~5d。

阿替普酶：又称重组组织型纤维酶原激活物（rt-PA），用前先用肝素 5000IU 静脉滴注。同时按下述方法应用 rt-PA：①全量 90min 加速给药法：首先静脉注射 15mg，随后 0.75mg/kg，在 30min 内持续静脉滴注（最大剂量不超过 50mg），继之 0.5mg/kg 于 60min 持续静脉滴注（最大剂量不超过 35mg）；②半量给药法：共 50mg，先 8mg 静脉注射，继 42mg 于 90min 内静脉滴注，rt-PA 滴毕后续以肝素每小时 700~1000IU，持续静脉滴注 48h，以后改为皮下注射 7500IU，每 12h 1 次，连用 3~5d，或用低分子量肝素。用药期间要注意出血倾向。

瑞替普酶：10IU 溶于 5~10ml 注射用水，2min 以上静脉注射，30min 后重复上述剂量。

替奈普酶：一般为 30~50mg 溶于 10ml 生理盐水静脉注射。根据体重调整剂量，如体重<60kg，剂量为30mg；体重每增加 10kg，剂量增加 5mg，最大剂量为 50mg。

溶栓再通的判定指标：①直接指征。冠状动脉造影直接判断，心肌梗死溶栓（TIMI）Ⅱ 或 Ⅲ 级血流表示血管再通。②间接指征。a. 心电图抬高的 ST 段于 2h 内回降 ≥50%（图 3-7-11）；b. 胸痛 2h 内基本消失；c. 2h 内出现再灌注性心律失常，如加速性室性自主心律、房室传导阻滞、束支传导阻滞突然改善或消失，或下壁心肌梗死患者出现一过性窦性心动过缓、窦房传导阻滞，伴或不伴低血压；d. 血清 CK-MB 酶峰值提前到 14h 内出现，cTn 峰值提前至发病 12h 内。具备上述四项中两项或以上者，考虑再通；四项中，心电图变化和心肌损伤标志物峰值前移最重要，但仅 b 和 c 两项组合不能判定为再通。

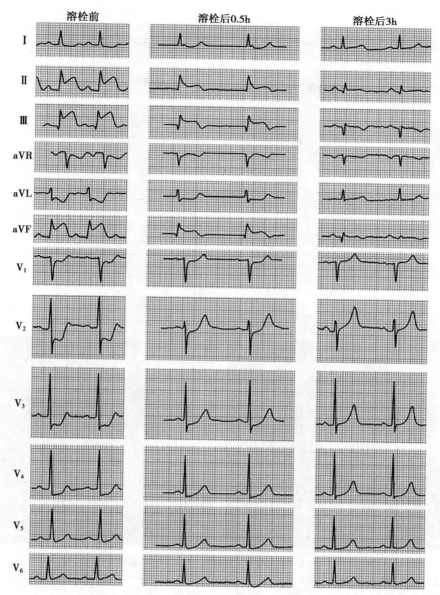

**图 3-7-11　急性下壁心肌梗死溶栓前后的心电图动态变化**

提示胸痛发作 2h 后（溶栓前）Ⅱ、Ⅲ、aVF 导联 ST 段明显抬高；溶栓后 0.5h 疼痛缓解，Ⅱ、Ⅲ、aVF 导联 ST 段明显降低，出现异常 Q 波，R 波降低；3h ST 段回落等电位线。

**相关链接**

---

## 冠状动脉造影血流分级

冠状动脉造影根据血流速度和血管充盈情况，将血流按 TIMI 试验所提出的分级分为四级：

TIMI 0 级：梗死相关冠状动脉完全闭塞，远端无造影剂通过。

TIMI Ⅰ 级：少量造影剂通过血管阻塞处，但远端冠状动脉不显影。

TIMI Ⅱ 级：梗死相关冠状动脉完全显影，但与正常血管相比血流比较缓慢。

TIMI Ⅲ 级：梗死相关冠状动脉完全显影并且血流正常。

2）经皮冠状动脉介入治疗（PCI）（图 3-7-12）：开展急诊直接 PCI 的医院应全天候应诊，并争取 STEMI 患者首诊至直接 PCI 血管开通时间≤90min。

根据急性心肌梗死发生后行 PCI 的时间及与溶栓的关系分为：

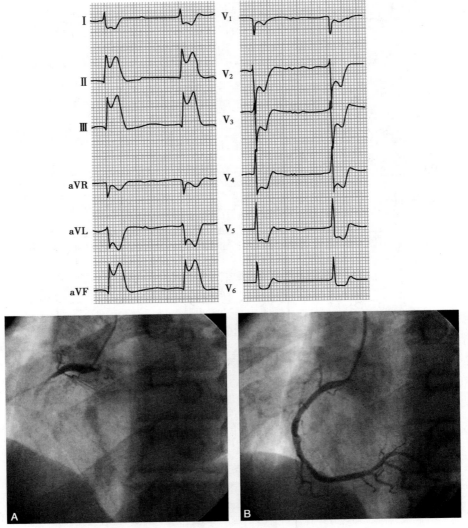

**图 3-7-12　急性下壁心肌梗死的心电图和冠状动脉造影及介入治疗**

心电图示 Ⅱ、Ⅲ、aVF 导联 QRS 波群呈 qR 形,ST 段明显抬高,在 Ⅲ 导联比 Ⅱ 导联更高,Ⅰ、aVL、V$_{1~6}$ 导联 ST 段下移,Ⅰ、aVL、V$_1$、V$_2$ 导联 T 波倒置。同时伴有完全型 AVB;下图为右冠状动脉(RCA)造影。图 A 示右冠状动脉近端完全闭塞;图 B 示经过 PCI 植入支架后,RCA 再通,前向血流 TIMI Ⅲ 级。

直接 PCI(primary PCI):是指对急性心肌梗死患者未行溶栓治疗而直接进行的 PCI 治疗。

---

理论与实践

---

### STEMI 急诊直接 PCI 的选择

1. **最佳适应证**　①发病 12h 内(包括正后壁心肌梗死)或伴有新出现左束支传导阻滞的患者;②伴心源性休克或心力衰竭时,即使发病超过 12h 者;③常规支架植入;④一般患者优先选择经桡动脉入路,重症患者可考虑经股动脉入路。

2. **次佳适应证**　①发病 12~24h 内具有临床和/或心电图进行性缺血证据;②除心源性休克或梗死相关动脉 PCI 后仍有持续性缺血外,应仅对梗死相关动脉病变行直接 PCI;③冠状动脉内血栓负荷大时建议应用导管血栓抽吸;④直接 PCI 时首选药物洗脱支架(DES)。

3. **不推荐直接 PCI**　①无血流动力学障碍患者,不应对非梗死相关血管进行急诊 PCI;②发病超过

24h、无心肌缺血、血流动力学和心电稳定的患者不宜行直接PCI；③不推荐常规使用主动脉内球囊反搏术（IABP）；④不主张常规使用血管远端保护装置。

4. 转运PCI　若STEMI患者首诊于无直接PCI条件的医院，当预计FMC至PCI的时间延迟<120min时，应尽可能地将患者转运至有直接PCI条件的医院；如预计FMC至PCI的时间延迟>120min，则应于30min内溶栓治疗。根据我国国情，也可以请有资质的医生到有PCI设备的医院行直接PCI（时间<120min）。

溶栓后PCI：溶栓后尽早将患者转运到有PCI条件的医院，溶栓成功者于3～24h进行冠状动脉造影和血运重建治疗；溶栓失败者尽早实施挽救性PCI。

未接受早期再灌注治疗STEMI患者的PCI（症状发病>24h）：病变适宜PCI且有再发心肌梗死、自发或诱发心肌缺血或心源性休克或血流动力学不稳定的患者建议行PCI治疗。左心室射血分数（LVEF）<40%、有心力衰竭、严重室性心律失常者应常规行PCI；STEMI急性发作时有临床心力衰竭的证据，但发作后左心室功能尚可（LVEF>40%）的患者也应考虑行PCI。对无自发或诱发心肌缺血证据，但梗死相关动脉有严重狭窄者可于发病24h后行PCI。对梗死相关动脉完全闭塞、无症状的1～2支血管病变，无心肌缺血表现，血流动力学和心电稳定患者，不推荐发病24h后常规行PCI。

随着介入技术的日益完善和药物洗脱支架的使用，STEMI急性期的介入治疗越来越有效和安全。

3）紧急冠状动脉旁路移植术（CABG）：当STEMI患者出现持续或反复缺血、心源性休克、严重心力衰竭，而冠状动脉解剖特点不适合行PCI或出现心肌梗死机械并发症需外科手术修复时可选择急诊CABG。

在再灌注治疗中应注意再灌注心肌损伤，常表现为血管再通后出现各种快速、缓慢性心律失常，即再灌注心律失常，一过性的血压下降，严重时亦可导致心力衰竭和心源性休克，需做好相应的抢救准备，积极对症处理。

**相关链接**

---

### 与STEMI患者PCI相关的问题

1. 药物洗脱支架（DES）在直接PCI中的应用　虽然在大多数情况下，单纯球囊扩张可以使梗死相关动脉恢复TIMI Ⅲ级血流，但冠状动脉夹层和残余狭窄常导致血管再闭塞，术后再狭窄也较高，而冠状动脉内支架植入可明显降低血管急性闭塞和靶血管重建率。因此，常规支架植入已列为Ⅰ类适应证。随机对照试验和荟萃分析显示，DES可较裸金属支架（BMS）进一步降低靶血管再次血运重建率，但死亡、再梗死和支架内血栓的发生与BMS无显著差别。急性STEMI直接PCI时，DES作为BMS的替代治疗是合理的，但必须评价患者是否能耐受长时间双重抗血小板治疗以及近期非心血管手术的可能性。在疗效/安全比合理的临床和解剖情况下首选DES。

2. 无复流防治　无复流是指急诊PCI术后机械性阻塞已经消除，冠状动脉造影显示血管腔达到再通，无显著残余狭窄或夹层，仍然存在前向血流障碍（TIMI血流≤Ⅱ级）。有10%～30%的STEMI患者在急诊PCI术中发生慢复流或无复流现象。其机制可能与血栓或斑块碎片造成的微循环栓塞、微血管痉挛、再灌注损伤、微血管破损、内皮功能障碍、炎症及心肌水肿等有关。无复流可延长缺血时间，导致严重心律失常和严重血流动力学障碍，从而明显增加临床并发症。对于急诊PCI中无复流现象，预防比治疗更为重要。综合分析临床因素和实验室测定结果，有利于检出直接PCI时发生无复流的高危患者。应用血栓抽吸导管，避免支架植入后过度扩张，冠状动脉内注射替罗非班、钙通道阻滞剂等药物有助于预防或减轻无复流。严重无复流患者，IABP有助于稳定血流动力学。

3. 远端保护及血栓抽吸装置　血栓可栓塞远端血管或直接导致慢复流或无复流现象。远端保护装置应用于静脉桥血管病变急诊PCI时，但在STEMI患者随机对照试验未能证明其可改善预后。对STEMI患者,基于 INFUSE-AMI、TASTE 和 TOTAL 试验结果,不推荐直接 PCI 前进行常规冠状动脉内手动血栓抽吸。在直接 PCI 时,对经过选择的患者(如血栓负荷较重、支架内血栓),可用手动或机械血栓抽吸,或将其作为应急使用。血栓抽吸时应注意技术方法的规范化,以发挥其对血栓性病变的治疗作用。

（3）抗血小板和抗凝治疗

1）抗血小板治疗:目前认为所有 STEMI 患者均应联合应用阿司匹林和 P2Y12 受体抑制剂。阿司匹林通过抑制血小板环氧化酶使血栓素 $A_2$ 合成减少,达到抗血小板聚集的作用。所有 STEMI 患者均应立即口服水溶性阿司匹林或嚼服肠溶阿司匹林 300mg,继以 75～100mg/d 长期维持。P2Y12 受体抑制剂干扰腺苷二磷酸介导的血小板活化,其中氯吡格雷为前体药物,需肝脏细胞色素 P450 酶代谢形成活性代谢物,与 P2Y12 受体不可逆结合;替格瑞洛和普拉格雷具有更强和快速抑制血小板的作用,且前者不受基因多态性的影响。STEMI 直接 PCI(特别是植入 DES)患者,应给予负荷量替格瑞洛 180mg,以后 90mg/次,每日 2 次,至少 12 个月;或氯吡格雷 600mg 负荷量,以后 75mg/次,每日 1 次,至少 12 个月。肾衰竭(肾小球滤过率<60ml/min)患者无须调整 P2Y12 受体抑制剂用量。STEMI 静脉溶栓患者,如年龄≤75 岁,应给予氯吡格雷 300mg 负荷量,以后 75mg/d,维持 12 个月。如年龄>75 岁,则用氯吡格雷 75mg,以后 75mg/d,维持 12 个月。血小板糖蛋白 Ⅱb/Ⅲa(GPⅡb/Ⅲa)受体拮抗剂,在有效的双联抗血小板及抗凝治疗情况下,不推荐 STEMI 患者造影前常规应用 GPⅡb/Ⅲa 受体拮抗剂。高危患者或造影提示血栓负荷重、未给予适当负荷量 P2Y12 受体抑制剂的患者可静脉使用替罗非班或依替巴肽。直接 PCI 时,冠状动脉脉内注射替罗非班有助于减少无复流、改善心肌微循环灌注。

2）抗凝治疗

①直接 PCI 患者:静脉注射普通肝素(70～100IU/kg),维持活化凝血时间(ACT)250～300s。联合使用 GPⅡb/Ⅲa 受体拮抗剂时,静脉注射普通肝素(50～70IU/kg),维持 ACT 200～250s,或者静脉注射比伐卢定 0.75mg/kg,继而 1.75mg/(kg·h)静脉滴注(合用或不合用替罗非班),并维持至 PCI 后 3～4h,以减低急性支架血栓形成的风险。出血风险高的 STEMI 患者,单独使用比伐卢定优于联合使用普通肝素和 GPⅡb/Ⅲa 受体拮抗剂。使用肝素期间应监测血小板计数,及时发现肝素诱导的血小板减少症。磺达肝癸钠有增加导管内血栓形成的风险,不宜单独用作 PCI 时的抗凝选择。

②静脉溶栓患者:应至少接受 48 h 抗凝治疗(最多 8d 或至血运重建)。建议:a. 静脉注射普通肝素 4000IU,继以 1000IU/h 滴注,维持 APTT 1.5～2.0 倍(50～70s)。b. 根据年龄、体重、肌酐清除率(CrCl)给予依诺肝素。年龄<75 岁的患者,静脉注射 30mg,继以每 12h 皮下注射 1mg/kg(前 2 次最大剂量 100mg);年龄≥75 岁的患者仅需每 12h 皮下注射 0.75mg/kg(前 2 次最大剂量 75mg)。如 CrCl<30ml/min,则不论年龄,每 24h 皮下注射 1mg/kg。c. 静脉注射磺达肝癸钠 2.5mg,之后每日皮下注射 2.5mg。如果 CrCl<30ml/min,则不用磺达肝癸钠。

③溶栓后 PCI 患者:可继续静脉应用普通肝素,根据 ACT 结果及是否使用 GPⅡb/Ⅲa 受体拮抗剂调整剂量。对已使用适当剂量依诺肝素而需 PCI 的患者,若最后一次皮下注射在 8h 之内,PCI 前可不追加剂量,若最后一次皮下注射在 8～12h 之间,则应静脉注射依诺肝素 0.3mg/kg。

④发病 12h 内未行再灌注治疗或发病>12h 的患者:须尽快给予抗凝治疗,磺达肝癸钠有利于降低死亡和再梗死,而不增加出血并发症。

（4）β 受体阻滞剂、血管紧张素转换酶抑制剂、血管紧张素 Ⅱ 受体阻滞剂及醛固酮受体拮抗剂:这些治疗有助于挽救濒死心肌,防止梗死扩大,缩小缺血范围,加快愈合的作用,抑制心室重塑,改善急、慢性期的预后。

1）β 受体阻滞剂:无禁忌证的 STEMI 患者应在发病后 24h 内常规口服 β 受体阻滞剂。建议口服美托洛尔,从低剂量开始,逐渐加量。若患者耐受良好,2～3d 后换用相应剂量的长效控释制剂。以下情况时需

暂缓或减量使用 β 受体阻滞剂：心力衰竭或低心排血量；心源性休克高危患者（年龄>70 岁、收缩压<120mmHg、窦性心率>110 次/min）；其他相对禁忌证，如 PR 间期>0.24s、二度或三度 AVB、活动性哮喘或反应性气道疾病。发病早期有 β 受体阻滞剂使用禁忌证的 STEMI 患者，应在 24h 后重新评价并尽早使用；STEMI 合并持续性房颤、心房扑动并出现心绞痛，但血流动力学稳定时，可使用 β 受体阻滞剂；STEMI 合并顽固性多形性室性心动过速（室速），同时伴交感兴奋电风暴表现者可选择静脉 β 受体阻滞剂治疗。

2）血管紧张素转换酶抑制剂（ACEI）和血管紧张素 Ⅱ 受体阻滞剂（ARB）：ACEI 主要通过影响心肌重构、减轻心室过度扩张而减少慢性心力衰竭的发生，降低死亡率。所有无禁忌证的 STEMI 患者均应给予 ACEI 长期治疗。早期使用 ACEI 能降低死亡率，高危患者临床获益明显，前壁心肌梗死伴有左心室功能不全的患者获益最大。在无禁忌证的情况下，即可早期开始使用 ACEI，但剂量和时限应视病情而定。应从低剂量开始，逐渐加量。不能耐受 ACEI 者用 ARB 替代。不推荐常规联合应用 ACEI 和 ARB；可耐受 ACEI 的患者，不推荐常规用 ARB 替代 ACEI。ACEI 的禁忌证包括：STEMI 急性期收缩压<90mmHg、严重肾衰竭（血肌酐>265μmol/L）、双侧肾动脉狭窄、移植肾或孤立肾伴肾衰竭、对 ACEI 过敏或导致严重咳嗽者、妊娠及哺乳期妇女等。

3）醛固酮受体拮抗剂：通常在 ACEI 治疗的基础上使用。对 STEMI 后 LVEF≤40%、有心功能不全或糖尿病，无明显肾衰竭［血肌酐男性 ≤221μmol/L（2.5mg/dl）、女性 ≤177μmol/L（2.0mg/dl），血钾≤5.0mmol/L］的患者，应给予醛固酮受体拮抗剂。

（5）心律失常的治疗：心律失常必须及时消除，以免演变为严重心律失常甚至猝死。

1）室性心律失常：STEMI 急性期持续性和/或伴血流动力学不稳定的室性心律失常需要及时处理。心室颤动（室颤）或持续多形性室速应立即行非同步直流电除颤。单形性室速伴血流动力学不稳定或药物疗效不满意时，也应尽早采用同步直流电复律。心室颤动增加 STEMI 患者院内病死率，但与远期病死率无关。有效的再灌注治疗、早期应用 β 受体阻滞剂、纠正电解质紊乱，可降低 STEMI 患者48h 内心室颤动发生率。除非是尖端扭转型室性心动过速，镁剂治疗并不能终止室速，也并不降低死亡率，因此不建议在 STEMI 患者中常规补充镁剂。对于室速经电复律后仍反复发作的患者，建议静脉应用胺碘酮联合 β 受体阻滞剂治疗。室性心律失常处理成功后不需长期应用抗心律失常药物，但长期口服 β 受体阻滞剂将提高 STEMI 患者远期生存率。无症状的室性期前收缩、非持续性室速（持续时间<30s）和加速性室性自主心律不需要预防性使用抗心律失常药物。

2）心房颤动：STEMI 时心房颤动发生率为 10%~20%，可诱发或加重心力衰竭，应尽快控制心室率或恢复窦性心律。但禁用 ⅠC 类抗心律失常药物转复心房颤动。心房颤动的转复和心室率控制过程中应充分重视抗凝治疗。

3）AVB：STEMI 患者 AVB 发生率约为 7%，持续束支传导阻滞发生率为 5.3%。下壁心肌梗死引起的 AVB 通常为一过性，其逸搏位点较高，呈现窄 QRS 波逸搏心律，心室率的频率往往>40 次/min。前壁心肌梗死引起 AVB 通常与广泛心肌坏死有关，其逸搏位点较低，心电图上呈现较宽的 QRS 波群，逸搏频率低且不稳定。STEMI 急性期发生影响血流动力学的 AVB 时，应立即行临时起搏术。STEMI 急性期后，如有严重的症状性二度或三度房室传导阻滞，可行永久性起搏器植入。

（6）抗休克治疗：主要为心源性休克，常伴有周围血管舒缩障碍或血容量不足等因素，需分别处理。

1）补充血容量：估计有血容量不足，或中心静脉压和肺动脉楔压（PAWP）低者，用右旋糖酐 40 或5%~10%葡萄糖液静脉滴注，输液后如中心静脉压上升>18cmH_2O，肺动脉楔压>15~18mmHg，则应停止。右心室梗死时，中心静脉压的升高未必是补充血容量的禁忌。

2）应用升压药：补充血容量后血压仍不升，而肺动脉楔压和心排血量正常时，提示周围血管张力不足，可用多巴胺起始剂量 3~5μg/（kg·min），可同时加用多巴酚丁胺，起始剂量 3~10μg/（kg·min），逐渐增加剂量。大剂量多巴胺无效时，可静脉滴注去甲肾上腺素 2~8μg/（kg·min）。

3）应用血管扩张剂：经上述处理血压仍不回升，而肺动脉楔压增高，心排血量低或周围血管显著收缩以致四肢厥冷并有发绀时，在5%葡萄糖液100ml中加入硝普钠5~10mg或硝酸甘油5mg或酚妥拉明10~20mg静脉滴注。硝普钠从15μg/min开始，每5min逐渐增加剂量至肺动脉楔压降至15~18mmHg；硝酸甘油10~20μg/min开始，每5~10min增加5~10μg/min直至左心室充盈压下降。

4）主动脉内球囊反搏术（IABP）：上述治疗无效时，用主动脉内球囊反搏术或左心室辅助装置进行辅助循环，然后做选择性冠状动脉造影，随即施行介入治疗或冠状动脉旁路移植术，可挽救一些患者的生命。

5）其他：治疗休克的其他措施包括纠正酸中毒、避免脑缺血、保护肾功能，必要时应用糖皮质激素和洋地黄制剂等。

（7）治疗心力衰竭：主要是治疗急性左心衰竭，以应用吗啡（或哌替啶）和利尿剂为主，亦可选用血管扩张剂减轻左心室的负荷，或用多巴酚丁胺2~20μg/（kg·min）静脉滴注等治疗。由于最早期出现的心力衰竭主要是坏死心肌间质充血、水肿引起顺应性下降所致，而左心室舒张末期容量尚不增大，因此在梗死发生后24h内宜尽量避免使用洋地黄制剂。有右心室梗死的患者应慎用利尿剂。

（8）其他治疗

1）他汀类药物：除调脂作用外，他汀类药物还具有抗炎、改善内皮功能、抑制血小板聚集的多效性。因此，所有无禁忌证的STEMI患者入院后应尽早开始他汀类药物治疗，且无需考虑胆固醇水平。

2）钙通道阻滞剂：不推荐STEMI患者使用短效二氢吡啶类钙通道阻滞剂；对无左心室收缩功能不全或AVB的患者，为缓解心肌缺血、控制心房颤动或心房扑动的快速心室率，如果β受体阻滞剂无效或禁忌（如支气管哮喘），则可应用非二氢吡啶类钙通道阻滞剂。STEMI后合并难以控制的心绞痛时，在使用β受体阻滞剂的基础上可应用地尔硫䓬。STEMI合并难以控制的高血压患者，可在血管紧张素转换酶抑制剂（ACEI）或血管紧张素受体阻滞剂（ARB）和β受体阻滞剂的基础上应用长效二氢吡啶类钙通道阻滞剂。

（9）其他并发症的处理：左心室游离壁破裂者常在数分钟内死亡。亚急性左心室游离壁破裂宜立即手术治疗。并发栓塞时，用溶栓和/或抗凝疗法。室壁瘤如影响心功能或引起严重心律失常，宜手术切除或同时做冠状动脉旁路移植术。心脏破裂和乳头肌功能严重失调都可考虑手术治疗，但手术死亡率高。室间隔穿孔伴血流动力学失代偿者提倡在血管扩张剂、利尿剂及IABP支持下，早期或急诊手术治疗。如室间隔穿孔较小，无充血性心力衰竭，血流动力学稳定，可保守治疗，6个月后择期手术。近年室间隔穿孔亦可考虑经皮介入室间隔封堵术，疗效较好。心肌梗死后综合征可用糖皮质激素或阿司匹林、吲哚美辛等治疗。

（10）右心室心肌梗死的处理：急性下壁心肌梗死中，近一半存在右心室梗死，但有明确血流动力学改变的仅有10%~15%，下壁伴右心室梗死者死亡率大大增加。右胸导联（特别是$V_{3R}$）ST段抬高≥0.1mV是右心室梗死的最特异性改变。右心室梗死可引起右心衰竭伴低血压、颈静脉充盈，而无左心衰竭表现，治疗措施与左心室梗死不同，宜扩张血容量，在24h内可静脉滴注输液3~6L，直到低血压得到纠正或肺动脉楔压达15~18mmHg。如此时低血压未能纠正，可用正性肌力药多巴胺和多巴酚丁胺，不宜用利尿剂和血管扩张剂。伴有房室传导阻滞者可予以临时起搏。

（11）恢复期的处理：经过积极的再灌注治疗，无心律失常、反复心肌缺血或充血性心力衰竭、病情稳定的患者，可以出院。出院前做症状限制性运动负荷心电图、放射性核素和/或超声显像检查，对未行血运重建者，如显示心肌缺血或心功能差，宜行冠状动脉造影检查决定进一步治疗。近年提倡AMI恢复期，进行康复治疗，逐步做适当的体育锻炼，有利于体力和工作能力的增进。经2~4个月的体力活动锻炼后，酌情恢复部分或轻度体力工作，以后部分患者可恢复全天工作，但应避免过重体力劳动或精神过度紧张。

# 九、预后

STEMI预后与梗死范围的大小、侧支循环的情况以及再灌注治疗是否及时有效有关。急性期住院患者死亡率过去一般为30%,采用监护治疗后降至15%左右,采用溶栓疗法后再进一步下降至8%左右,90min内行介入治疗后进一步降至4%左右。死亡多在第一周内,尤其在数小时内。发生严重心律失常、休克或心力衰竭者,病死率尤高。

## 十、预防

已有冠心病及心肌梗死病史者应预防心血管事件和再次心肌梗死,为二级预防。以下预防措施亦适用于所有冠心病患者。二级预防应全面综合考虑,为便于记忆可归纳为以"A、B、C、D、E"为符号的五个方面:

A  aspirin 抗血小板(或氯吡格雷)

anti-angina 抗心绞痛,硝酸酯类药物

ACEI 减轻心脏负荷,防治心力衰竭,改善心室重塑等

B  beta-blocker 预防心律失常,减轻心脏负荷等

blood pressure control 控制血压

C  cholesterol lowering 控制血脂水平

cigarettes quitting 戒烟

D  diet control 控制饮食

diabetes treatment 治疗糖尿病

E  education 健康教育,普及有关冠心病知识

exercise 鼓励有计划的、适当的运动锻炼

(曲　鹏)

# 第五节　冠状动脉疾病的其他表现形式

## 一、变异型心绞痛

变异型心绞痛(variant angina pectoris)是 1959 年由 Prinzmetal 首先描述的一种心绞痛。其特征是心绞痛在安静时发作,与劳累和精神紧张等无关,并伴有 ST 段抬高,认为可能的原因是冠状动脉痉挛,这类心绞痛后来称为变异型心绞痛或 Prinzmetal 心绞痛。严重的变异型心绞痛可导致急性心肌梗死、严重心律失常(包括室性心动过速、心室颤动)和猝死,属于急性冠脉综合征。

**(一)发病机制**

目前已经肯定变异型心绞痛是由于冠状动脉痉挛所致,其发病机制尚不明确。血管腔径短暂、急剧而明显的缩小,造成心肌缺血,其发生与心肌需氧量增加无关,累及的血管既可是病变的冠状动脉,亦可是正常的冠状动脉,硝酸甘油制剂可使痉挛缓解。冠状动脉痉挛多系单部位灶性,偶尔为多部位。

自主神经张力的异常和冠脉内皮细胞功能失调是发病机制的两个重要方面。发病机制与下列因素有关:

1. 冠状动脉敏感性增高　痉挛的冠状动脉段对麦角新碱和硝酸酯类药物甚敏感,说明易发生痉挛的冠状动脉具有高敏性。

2. 与冠状动脉粥样硬化斑块有关　冠状动脉痉挛的部位常位于动脉粥样硬化斑块的附近,提示动脉粥样硬化斑块的演进可能影响到其附近动脉的收缩性能,并刺激肾上腺素能受体,引起冠状动脉痉挛。

3. 动脉内皮损害　血管活性物质如 5-羟色胺、组胺及各种血管收缩因子的局部血浓度增高,刺激血管

平滑肌对收缩的反应性增强,诱发冠状动脉痉挛。

4. 血液内某些物质浓度　电解质浓度的变化(如镁离子浓度降低)和药物(如可卡因)等亦可诱发冠状动脉痉挛。

5. 迷走神经张力增高　休息或睡眠时,迷走神经活动增强,交感神经受刺激释放去甲肾上腺素,从而刺激冠状动脉内 α 受体,诱发冠状动脉收缩。

变异型心绞痛的心肌缺血,导致缺血性代谢改变,而且细胞膜亦严重损伤,细胞内外钾离子平衡部分遭到破坏,细胞内钾离子外溢,造成细胞内外钾离子分布的差距减低,该部分心肌的极化程度也减低,而未受损部分心肌的极化程度则较高,故产生与急性心肌梗死相似的"损伤电流",ST 段相对抬高,并容易发生心律失常。

（二）临床表现

1. 静息出现心绞痛,常为周期性发作,常在每日同一时刻发作(后半夜或凌晨醒来时)。

2. 清晨起床后轻度活动(如穿衣、洗漱和大小便)也易诱发,但同等活动量于下午可不发生,提示本型心绞痛患者运动耐力有昼夜波动变化。

3. 疼痛程度较为严重,持续时间 10~30min,并可伴有严重的心律失常或晕厥。

4. 舌下含化硝酸甘油 3min 内大多可使胸痛缓解。

5. 多数患者发作时血压升高,少数可表现为血压下降。发作时,可出现左心衰竭体征,如心尖部第三、四心音和收缩期杂音。发作间歇期无明显异常体征。

（三）辅助检查

1. 心电图检查(图 3-7-13)　特征为发作时相应导联 ST 段抬高,而对应导联呈 ST 段压低。一些患者 ST 段抬高与降低并伴 T 波直立与倒置交替出现,系缺血性传导延迟所致,可发展为致命性的心律失常,这种现象的出现常提示预后不良。变异型心绞痛发作期间,亦可出现短暂的房室传导阻滞、室内传导阻滞、室性期前收缩、室性心动过速乃至心室颤动等严重的心律失常。发作时间较长者,以上心电图特征可长时间地存在,并可出现短暂的病理性 Q 波,运动试验对诊断变异型心绞痛的价值有限,因为患者对运动的反应很不一样。运动时示 ST 段抬高、ST 段下降或 ST 段无变化的比例相等,说明有些患者有固定的冠状动脉病变基础,另一些患者血管内无明显病灶。

2. 冠状动脉造影检查(图 3-7-14)　约 2/3的患者显示至少 1 支冠状动脉主支存在严重的粥

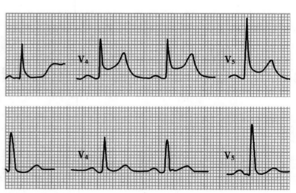

图 3-7-13　变异型心绞痛发作时和发作后心电图
心电图上图示心绞痛发作时的 $V_{4~5}$ 导联 ST 段明显抬高,T 波增高,Ⅱ导联 ST 段压低,T 波倒置。心电图下图示缓解后各导联 ST 段改变恢复,$V_{4-5}$ 高耸的 T 波亦恢复,Ⅱ导联 T 波变为直立。

样硬化性阻塞性病变,冠状动脉痉挛常发生于阻塞性病变 1cm 以内或其附近处。其余 1/3 的患者在变异型心绞痛发作时可见到缺血区冠状动脉痉挛,缓解期或未发作时,冠状动脉正常。变异型心绞痛的临床表现并不与冠状动脉狭窄程度成正比。

（四）诊断与鉴别诊断

依据发作时无诱因、发作剧烈且持续时间较长的临床特征,心电图 ST 段抬高和 T 波高尖,可诊断为变异型心绞痛。发作期间冠状动脉造影有助于诊断。

冠状动脉造影正常者,可采用诱发试验帮助诊断。临床上常用麦角新碱、乙酰胆碱和过度通气等,其中以麦角新碱最为敏感,可从小剂量如 0.05mg 开始静脉注射,逐渐增加剂量直至出现阳性反应(如心绞痛

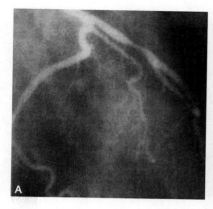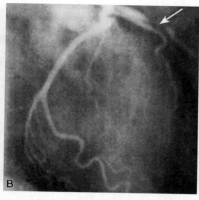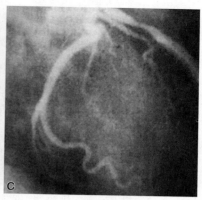

**图 3-7-14　变异型心绞痛发作时和发作后冠状动脉造影**

冠状动脉造影示典型的冠状动脉自发性痉挛。A. 痉挛发生前左冠状动脉，左前降支（LAD）中段 50% 局限性、"光滑"稳定性狭窄；B. 造影过程中出现心绞痛，LAD 中段痉挛（箭头），中段完全闭塞；C. 冠状动脉内注射硝酸甘油后，痉挛缓解，但对粥样硬化斑块性狭窄无影响。

发作、心电图 ST 段抬高和冠状动脉造影示冠状动脉痉挛）为止或剂量达 0.4mg 时中止（图 3-7-14）。冠状动脉诱发试验有一定危险性，故应当在心肺复苏设备、抢救药物等设施一应俱全的心导室中进行，以便一旦出现阳性反应，立即冠状动脉内注射硝酸甘油，及时解除冠状动脉痉挛。变异型心绞痛应与急性心肌梗死鉴别，后者除心电图 ST 段抬高外，常伴有心肌酶学、血流动力学等方面的变化，且冠状动脉造影示相应部位冠状动脉完全性阻塞。

**（五）治疗**

硝酸酯类药物和钙通道阻滞剂通过直接扩张痉挛的冠状动脉来改善心肌缺血，两者联合使用是治疗变异型心绞痛的主要手段。缓释硝苯地平对抑制变异型心绞痛患者有症状和无症状的心肌缺血有很好效果。哌唑嗪是选择性 α 肾上腺素能受体阻滞剂，对变异型心绞痛有效。不推荐在变异型心绞痛患者单独应用 β 受体阻滞剂。

**（六）预后**

变异型心绞痛初始发作 6 个月内，常频发心绞痛和心血管事件。此后病情相对稳定，非致命性心肌梗死的发生率和死亡率分别为 20% 和 10%。胸痛发作时伴有心电图 ST 段明显抬高或严重心律失常如室性心动过速、心室颤动和高度房室传导阻滞者，其猝死的可能性较大。冠状动脉阻塞明显者，心绞痛持续时间长而剧烈，急性心肌梗死和猝死的发生率高。长期使用钙通道阻滞剂可提高长期生存率。无明显冠状动脉阻塞的患者预后良好。

## 二、无症状性心肌缺血

无症状性心肌缺血是指无临床症状，但客观检查有心肌缺血表现的冠心病，亦称"隐匿性冠心病（latent coronary heart disease）"。其心肌缺血的心电图表现可见于静息时、增加心脏负荷时，或仅在 24h 动态观察中间断出现。无症状性心肌缺血的机制尚不清楚，可能原因是对疼痛刺激的敏感性有变异并有冠状动脉微血管功能失调。

**（一）临床表现**

患者多属中年以上，表现为两种类型：Ⅰ 型，发生于冠状动脉狭窄的患者，有时心肌缺血很严重，但患者一直都没有感受心绞痛；Ⅱ 型，发生于慢性稳定型心绞痛、不稳定型心绞痛及变异型心绞痛患者。在体格检查时发现心电图（静息、动态或负荷试验）有 ST 段压低、T 波倒置等，或放射性核素心肌显像（静息或负荷试验）示心肌缺血表现。

无症状性心肌缺血可能突然转为心绞痛或心肌梗死，亦可能逐渐演变为心脏扩大，发生心力衰竭或心律失常,个别患者亦可能猝死。早期诊断可提供早期治疗的机会。

（二）诊断与鉴别诊断

诊断主要根据静息、动态或负荷试验的心电图检查,和/或放射性核素心肌显像,发现患者有心肌缺血的改变,而无其他原因,又伴有动脉粥样硬化的危险因素。进行选择性冠状动脉造影检查可确立诊断。

鉴别诊断要考虑下列情况:

1. 自主神经功能失调　此病有肾上腺素能 β 受体兴奋性增高的类型,患者心肌耗氧量增加,心电图可出现 ST 段压低和 T 波倒置等改变,患者多表现为精神紧张和心率增快。服普萘洛尔 10～20mg 后 2h,心率减慢后再做心电图检查,可见 ST 段和 T 波恢复正常,有助于鉴别。

2. 其他　心肌炎、心肌病、心包病、其他心脏病,内分泌、电解质紊乱和药物作用等都可引起 ST 段和 T 波改变,诊断时要注意排除,根据其各自的临床表现不难作出诊断。

（三）防治

采用防治动脉粥样硬化的各种措施,以防止加重,争取粥样硬化斑块消退和促进冠状动脉侧支循环的建立。静息时心电图或放射性核素心肌显像示已有明显心肌缺血改变者,宜适当减轻工作,可选用硝酸酯类药物、β 受体阻滞剂、钙通道阻滞剂或血管再通治疗。

## 三、缺血性心肌病

缺血性心肌病(ischaemic cardiomyopathy)的病理基础是心肌纤维化(或称硬化),为心肌血供长期不足,心肌组织发生营养不良和萎缩,以及纤维组织增生所致。其临床特点是心脏逐渐扩大,发生心律失常和心力衰竭。因其与扩张型心肌病颇为相似,故称为"缺血性心肌病"。

（一）病理

心脏增大,有心力衰竭者尤为明显。心肌弥漫性纤维化,纤维组织在心肌也可呈灶性、散在性或不规则分布,此种情况常由于大片心肌梗死或多次小灶性心肌梗死后的瘢痕形成,心肌细胞减少而纤维结缔组织增多造成。病变主要累及左心室心肌和乳头肌,可波及起搏传导系统。冠状动脉多呈广泛而严重的粥样硬化,管腔明显狭窄或闭塞。

（二）临床表现

1. 心脏增大　患者有心绞痛或心肌梗死的病史,心脏逐渐增大,以左心室为主,后期则左右心室均扩大。部分患者可无明显的心绞痛或心肌梗死史。

2. 心力衰竭　心力衰竭多逐渐发生,大多先左心衰竭,然后继以全心衰,出现相应的症状。

3. 心律失常　可出现各种心律失常,这些心律失常一旦出现将持续存在,其中以期前收缩(室性或房性)、心房颤动、病态窦房结综合征、房室传导阻滞和束支传导阻滞为多见,阵发性心动过速亦时有发现,有些患者在心脏还未明显增大前已发生心律失常。

另一些从未有心绞痛或心肌梗死的缺血性心肌病(Ⅰ型无症状性心肌缺血)患者常与扩张型心肌病混淆。

（三）诊断与鉴别诊断

诊断主要依靠动脉粥样硬化的证据和排除可引起心脏增大、心力衰竭和心律失常的其他器质性心脏病。心电图检查除可见心律失常外,还可见到冠状动脉供血不足的变化,包括 ST 段压低、T 波低平或倒置、QT 间期延长、QRS 波群电压低等。放射性核素检查示心肌缺血和室壁运动异常。二维超声心动图也可显示室壁的异常运动,心腔大,瓣膜正常,呈"大腔小口"样改变。如以往有心绞痛或心肌梗死病史,则有助于诊断。选择性冠状动脉造影可确立诊断。鉴别诊断要考虑与心肌病(特别是原发性扩张型心肌病)、心肌炎、高血压性心脏病、内分泌疾病引起的心脏病等相鉴别。

### （四）预后

缺血性心肌病的药物疗效很差，需要考虑用血管再通手术或心脏移植术治疗。继发于多次心肌梗死且合并有室性心律失常的缺血性心肌病患者预后更差。而心力衰竭、甚至是严重心力衰竭继发于大范围可逆性心肌节段性损害，但仍有存活心肌（冬眠心肌）的患者，在血管再通手术后，预后较好。

### （五）防治

积极防治动脉粥样硬化。病因治疗在于评估剩余有活力的心肌的范围，并考虑冠状动脉血管再通手术，改善冠状动脉供血和心肌的营养。药物治疗主要是抑制心肌重构、控制心力衰竭和心律失常。

## 四、猝死

猝死（sudden death）指以急性症状开始，1h内骤然意识丧失为前驱的自然死亡。各种心脏病都可导致猝死，但心脏病的猝死中一半以上为冠心病所引起。猝死作为冠心病的一种类型，极受医学界的重视。

猝死型冠心病以隆冬为好发季节，患者年龄多不太大，突然发病，心脏骤停而迅速死亡；半数患者生前无症状。存活患者有先兆症状常是非特异性的且较轻，如疲劳、胸痛或情绪改变等，因而未引起患者的警惕和医师的注意。有些患者平素"健康"，夜间死于睡眠之中，翌晨才被发现。部分患者则有心肌梗死的先兆症状。病理解剖显示患者有冠状动脉粥样硬化改变，但多数患者冠状动脉内并无血栓形成，动脉腔未完全闭塞，也见不到急性心肌坏死的病理过程。

目前认为，本型患者心脏骤停的发生是在动脉粥样硬化的基础上，发生冠状动脉痉挛或微循环栓塞，导致心肌急性缺血，造成局部电生理紊乱，引起暂时的严重心律失常（特别是心室颤动）所致。有些患者可能即将发生心肌梗死，但梗死尚未形成，已经猝死。这种情况是可以逆转的，及时的心脏复苏抢救措施可能挽救患者的生命。但有一些急性心肌梗死并发心脏破裂的患者，心肌梗死的症状极不明显，因心脏破裂而迅速死亡，其临床表现也类似猝死。

对冠心病患者及时诊断并进行治疗，特别是对有可能演变为心脏骤停的心律失常及时发现，如用动态心电图连续监测来发现有发展为心室颤动可能的室性期前收缩（多源、连发、落在心室易损期T波顶峰前上、落在P波上等），或通过临床心脏电生理检查或信号平均法心电图测定发现可能导致严重室性心律失常的异位兴奋灶或心室晚电位，并及时选用抗室性心律失常药或应用植入型心复律转复除颤器，则对预防猝死的发生会有帮助。由于猝死可以随时随地发生，因此普及心脏复苏抢救知识，使基层医务人员和群众都能掌握这一抢救措施，一旦发现立即就地抢救，对挽救本型患者的生命有重大意义。

## 五、X综合征（冠状动脉微血管病）

冠状动脉造影结果正常的胸痛，即X综合征（syndrome X），通常是指具有较典型劳力性心绞痛发作，心电图有心肌缺血的证据（如缺血性ST-T改变），运动试验阳性而冠状动脉造影检查正常的一组临床综合征。目前，有关X综合征的发病机制尚未完全弄清楚，多数学者认为可能与心脏小冠状动脉病变及冠状动脉储备能力降低有关，部分学者也认为与胰岛素抵抗有关，故又将其命名为微血管性心绞痛。

X综合征的临床症状酷似心绞痛，疲劳后出现心前区压榨样疼痛，因此极易误诊。资料表明，在未经冠状动脉造影检查而诊断为冠心病的患者中，有15%~45%的患者其实是X综合征。由于X综合征的病理基础是小冠状动脉病变和冠状动脉储备能力降低，而不像冠心病那样存在冠状动脉粥样硬化，因此病情预后一般较好，一般不会发生心肌梗死、心脏性猝死等严重不良后果。少数学者认为这类患者如不及时治疗，日后可能演变成冠心病。本病女性多于男性，治疗上无特异疗法，硝酸甘油不能提高大部分患者的运动耐量，但可以改善部分患者的症状，可使用β受体阻滞剂。尼可地尔（nicorandil）是一种钾通道开放剂，与硝酸酯类药物有相似的药理特性，可以部分改善症状。他汀类药物可以改善内皮功能，可能对恢复微小动脉功能有益。

## 六、心肌桥

冠状动脉通常走行于心外膜下的结缔组织中,如果一段冠状动脉走行于心肌内,这束心肌纤维称为心肌桥,走行于心肌桥下的冠状动脉称为壁冠状动脉。由于壁冠状动脉在每一个心动周期的收缩期被挤压,而产生远端心肌缺血,临床上可表现为类似心绞痛的症状、心律失常,甚至心肌梗死或猝死。冠状动脉造影患者中的检出率为 0.51%~16%,尸体解剖的检出率为 15%~85%,说明大部分心肌桥并没有临床意义。

由于心肌桥的存在,导致其近端的收缩期前向血流逆转,而损伤该处的血管内膜,所以该处容易形成动脉粥样硬化斑块,冠状动脉造影显示该节段收缩期血管管腔被挤压,舒张期恢复正常,被称为"挤奶现象(milking effect)"。本病无特异性治疗,β 受体阻滞剂及钙通道阻滞剂等降低心肌收缩力的药物可缓解症状。曾有人尝试使用植入支架治疗壁冠状动脉受压,大多数支架可见内膜增生,导致再狭窄,因此并不提倡。手术分离壁冠状动脉曾被认为是根治此病的方法,但也有再复发的病例。一旦诊断此病,除非绝对需要,应避免使用硝酸酯类药物及多巴胺等正性肌力药物。

(曲　鹏)

---

### 学习小结

冠状动脉粥样硬化性心脏病是指因冠状动脉粥样硬化引起血管腔狭窄、阻塞,导致心肌缺血、缺氧或坏死的心脏病,简称"冠心病"。 近年来根据发病特点和治疗原则的不同分为:①慢性冠脉病;②急性冠脉综合征。 慢性冠脉病包括稳定型心绞痛、缺血性心肌病和隐匿性冠心病等。 急性冠脉综合征包括不稳定型心绞痛、非 ST 段抬高心肌梗死和 ST 段抬高心肌梗死。 根据合并危险因素、病史、症状、查体、心肌损伤标志物、心电图、冠脉影像学检查等可以明确冠心病的诊断及类型。 冠心病的治疗包括危险因素的控制、药物治疗、冠脉介入治疗和冠状动脉旁路移植术。 其中冠心病的最严重形式——急性 ST 段抬高心肌梗死,急性期最关键的治疗为再灌注治疗,包括溶栓治疗和急诊经皮冠状动脉介入治疗。

---

### 复习参考题

1. 冠心病的易患因素有哪些?
2. 冠心病的临床分型是什么?
3. 简述稳定型心绞痛的鉴别诊断。
4. 急性冠脉综合征的定义是什么?
5. 简述急性心肌梗死的诊断与鉴别诊断。
6. 急性心肌梗死再灌注治疗有哪些方法?
7. 急性心肌梗死的并发症有哪些?

第八章　　　心脏瓣膜病

| 学习目标 | |
|---|---|
| **掌握** | 二尖瓣狭窄的病因和病理生理特点、临床表现、超声心动图诊断、鉴别诊断、并发症及治疗。 |
| **熟悉** | 二尖瓣关闭不全、主动脉瓣狭窄、主动脉瓣关闭不全的病因、病理生理特点、临床表现、超声心动图诊断。 |
| **了解** | 心脏瓣膜病的发病趋势、治疗进展、肺动脉病、多瓣膜病的临床表现。 |

心脏瓣膜病(valvular heart diseases)是指心脏的瓣膜结构(瓣叶、腱索及乳头肌)由于各种原因导致的粘连、纤维化、黏液样变性、缺血坏死、退行性变、钙化以及先天性疾病、创伤等造成的功能或结构异常,可导致血流动力学异常及一系列的临床症候群。其中二尖瓣受累最多,其次为主动脉瓣。虽然风湿热的发病率日趋下降,但我国仍以风湿性心瓣膜病最为常见。另外,瓣膜黏液样变性和老年瓣膜退行性变,特别是钙化引起的主动脉瓣狭窄和二尖瓣关闭不全在我国日益增多。

心脏听诊出现杂音往往是发现瓣膜病的第一步,而超声心动图是瓣膜病诊治的重要的工具。对于确诊瓣膜病的患者,应根据病变严重程度选择合适的治疗手段。

# 第一节　二尖瓣狭窄

## 一、病因

引起二尖瓣狭窄(mitral stenosis)的主要原因是风湿热,但仅有50%左右的患者有明显的风湿热病史,其余患者多有反复链球菌扁桃体炎或咽峡炎史。25%的风湿性心脏病患者为单纯二尖瓣狭窄,40%的患者同时出现二尖瓣狭窄和关闭不全。2/3的患者为女性。初次发生风湿热到形成有明显临床证据的二尖瓣狭窄的时间从数年至20年不等。其他病因有老年退行性二尖瓣环钙化、先天性疾病及结缔组织病等。

风湿性二尖瓣狭窄的病理改变早期为瓣膜基底部的炎症水肿和赘生物形成,随后在瓣膜修复的过程中逐渐出现纤维化、胶原蛋白沉积、瘢痕形成和钙化,导致瓣叶增厚、瓣叶交界处粘连、腱索缩短融合等畸形,最终瓣口变形和开放受限。狭窄的二尖瓣呈漏斗状,瓣口常呈鱼口状。阿绍夫小体(Aschoff body)是风湿性疾病的特征性病理表现,但在瓣膜组织中并不多见,仅存在于2%的慢性瓣膜病患者中。退行性二尖瓣狭窄多见于老年人,主要因瓣环钙化引起瓣叶活动受限,从而导致狭窄,但无交界处粘连。正常二尖瓣瓣口面积为 4~6cm$^2$,瓣口面积 1.5~2.0cm$^2$ 为轻度狭窄、1.0~<1.5cm$^2$ 为中度狭窄、<1.0cm$^2$ 为重度狭窄。

## 二、病理生理

左心房和左心室之间存在压力阶差。二尖瓣狭窄时舒张期血流由左心房流入左心室受阻,左心房压力被动升高才能使左心室充盈并维持正常心排血量。二尖瓣口面积>1.5cm$^2$ 时,静息状态下无明显症状,而在心率增快(体力活动、情绪紧张、贫血、甲状腺功能亢进、感染、心房颤动等)或瓣口面积进一步减小后,可导致左心房压力明显升高,继而引起肺静脉回流受阻,肺毛细血管淤血,出现呼吸困难、咳嗽、发绀等症状,严重时可发生肺水肿。二尖瓣口面积<1cm$^2$ 时,心排血量明显减小,静息状态也会出现上述症状及乏力、易疲劳,同时进一步引起肺动脉高压,右心室后负荷增大,最终导致右心功能衰竭。而此时肺动脉压力降低,肺循环血流量减少,肺淤血反而有所缓解。

此外,长期左心房高压致左房增大易引起心房颤动,心房颤动发生时心率加快,心室充盈受限,心排血量减少,症状将进一步加重。

## 三、临床表现

一般在二尖瓣中度狭窄(瓣口面积<1.5cm$^2$)时开始出现明显症状。

### (一)症状

1. 呼吸困难　最常见的症状是劳力性呼吸困难、易疲劳和运动耐量下降,系心排血量降低,慢性肺淤血后肺顺应性降低的结果。严重时可出端坐呼吸、夜间阵发性呼吸困难和急性肺水肿。

2. 咳嗽、咳痰　多为劳力或平卧睡眠时刺激性干咳或咳泡沫痰。并发呼吸道感染时咳黏液痰或脓痰。

3. 咯血

(1) 痰中带血或血痰:常发生于肺淤血期,系支气管微血管或肺泡间毛细血管破裂所致。二尖瓣狭窄晚期合并心力衰竭导致肺梗死,可咳胶冻样暗红色痰。

(2) 粉红色泡沫痰:为毛细血管破裂所致,属急性肺水肿的特征。

(3) 咯血:是由于严重狭窄时,左心房压力突然增高,肺静脉压升高,支气管静脉破裂出血造成。多见于二尖瓣狭窄早期,仅有轻度或中度肺动脉压增高患者。出血至一定量,肺静脉压下降后常常自行止血,极少发生出血性休克。后期因支气管静脉壁增厚、肺血管阻力增加及右心功能不全,咯血的发生率降低。

(4) 其他症状:左房增大可引起心房颤动,心房颤动易导致左心房血栓形成,可能引起卒中甚至死亡。少数患者左心房扩大和左肺动脉扩张可压迫左喉返神经,引起声音嘶哑;左心房显著扩大可压迫食管,引起吞咽困难;右心衰竭可出现食欲减退、恶心、腹胀等消化道症状;重度肺动脉高压时可出现胸痛。

### (二)体征

1. 二尖瓣面容　表现为两颧紫红色,口唇和四肢末梢发绀,系心排血量低下和血管收缩所致。

2. 心脏听诊　第一心音亢进,呈拍击样,部分患者胸骨左缘第3、4肋间可闻及二尖瓣开瓣音。若瓣叶钙化僵硬,则第一心音减弱,开瓣音消失。肺动脉高压时第二心音亢进或伴分裂。二尖瓣狭窄的特征性杂音为心尖区舒张中晚期局限、低调的隆隆样杂音,呈递增型,左侧卧位明显,常伴震颤。肺动脉扩张引起相对性肺动脉瓣关闭不全时,可在胸骨左缘第2肋间闻及舒张早期高调吹风样杂音,呈递减型,称格雷厄姆·斯蒂尔杂音(Graham Steell 杂音)。右心室扩大引起相对性三尖瓣关闭不全时,胸骨左缘第4、5肋间可闻及全收缩期吹风样杂音,吸气时增强。

3. 其他体征　儿童患者可出现心前区隆起。右心室增大时胸骨左缘第3肋间可出现抬举样搏动;心尖区可触及舒张期震颤及第一心音震荡感;叩诊心界在第3、4肋间可向左扩大。

## 四、辅助检查

### （一）X 线检查

中度及重度二尖瓣狭窄可见心脏呈梨形扩大，扩大的左心房可将食管向后推压。肺淤血患者，可因小叶间液体聚集于肺野中下带外侧形成纤细致密而不透光的水平线影，即 Kerley B 线；严重狭窄者，可于肺上野形成由肺门向外的放射状直线影，即 Kerley A 线；反复咯血者，可因含铁血黄素沉积于肺下部形成弥散点状影。老年患者可见二尖瓣叶钙化影。

### （二）心电图检查

中度以上狭窄可见 P 波增宽（>0.12s）且呈双峰，称为"二尖瓣型 P 波"，提示左房增大；晚期多出现心房颤动。

### （三）超声心动图检查

超声心动图是诊断和评估二尖瓣狭窄首选的、最准确的方法。M 型超声心动图示左心房增大、二尖瓣前叶呈"城墙样"改变，重度狭窄时前后叶舒张期同向运动是二尖瓣狭窄的典型改变。二维超声心动图可显示瓣叶活动度，明确二尖瓣前后叶的粘连钙化程度，描记瓣口面积大小。彩色多普勒血流显像可观察二尖瓣口血流射速，反映左心房和左心室之间的压力阶差。经食管超声可在不同的切面上更为清晰地显示左心房、左心耳、二尖瓣等结构，对判断左心房内血栓有特殊价值。

### （四）心导管检查

对于有临床症状的患者，如症状、体征与超声心动图结果不一致时，可行心导管检查，通过测定肺毛细血管静水压和左心室压以确定跨瓣压差和计算瓣口面积，正确判断狭窄程度。

### （五）运动试验

对于无症状重度狭窄患者，可行运动试验评估患者病情。

## 五、诊断与鉴别诊断

### （一）诊断

根据心尖区有隆隆样舒张期杂音，结合 X 线影像特点和心电图示左心房增大的证据可考虑二尖瓣狭窄的诊断，超声心动图可确诊。

### （二）鉴别诊断

1. 严重主动脉瓣关闭不全　可闻及奥斯汀·弗林特杂音（Austin Flint 杂音）。

2. 严重二尖瓣关闭不全、大量左至右分流的先天性心脏病和高动力循环状态　二尖瓣口血流增加，可闻及心尖区短促的隆隆样舒张中期杂音。

3. 左心房黏液瘤　瘤体阻塞二尖瓣口，产生随体位改变的舒张期杂音伴肿瘤扑落音。

4. 原发性肺动脉高压、三尖瓣狭窄等。

## 六、并发症

### （一）心律失常

以心房颤动最常见，可为首发症状。心房颤动发生率随左心房增大和年龄增长而增加，可由最初的阵发性房颤发展为持续性甚至永久性房颤。心脏杂音可能因为快速心房颤动而减弱或消失，多在心率变慢后又出现或明显。还可出现各种室性心律失常，常见于有严重心功能不全，或者应用大量利尿剂导致水电解质平衡失调的患者。

### （二）急性肺水肿

急性肺水肿是二尖瓣狭窄最严重的并发症和主要死因，常表现为呼吸困难、发绀、咳粉红色泡沫痰、双肺满布湿啰音。主要的诱因包括感染、体力活动、情绪激动、快速心律失常等。

### （三）血栓栓塞

20%的患者可发生血栓栓塞,以脑栓塞最为常见。血栓多因心房颤动导致,来源于左心耳或左心房,部分患者可因右心房血栓脱落而导致肺栓塞。

### （四）右心衰竭

二尖瓣狭窄晚期,并发三尖瓣关闭不全时,可发生明显的右心衰竭。疾病晚期可出现肝大、颈静脉怒张、双下肢水肿,严重者可出现腹水。发生心房颤动时心排血量降低,可诱发或加重心功能衰竭。

### （五）肺部感染

肺淤血时易合并肺部感染,同时肺部感染也容易诱发心力衰竭。

### （六）感染性心内膜炎

见本篇第九章。

## 七、治疗

二尖瓣狭窄的治疗着重以下几点:预防风湿热复发;治疗和预防二尖瓣狭窄的并发症;监测疾病进展,选择恰当时机进行干预。

### （一）保守治疗

无症状的轻度狭窄患者应每3~5年复查一次超声心动图;中度狭窄患者每2年复查一次;严重狭窄患者应每年复查。尽量避免高强度的体力活动,注意预防链球菌感染、感染性心内膜炎和风湿热复发等。

舒张压明显升高或左心容量负荷较重的患者首选硝苯地平或ACEI类药物,慎用β受体阻滞剂。ACEI类药物可能有利于抑制心脏结构重塑。心功能不全患者,应适当限制钠盐摄入,应用利尿剂。心房颤动患者应行控制心室率和抗凝治疗。不宜为预防感染而常规应用抗生素。

### （二）介入治疗

经皮球囊二尖瓣成形术(percutaneous balloon mitral valvotomy,PBMV)具有创伤小、恢复快的优点,在瓣膜和临床条件合适时,是有症状的中重度狭窄患者首选的治疗方法,也可用于无症状的重度狭窄或外科手术风险高的患者。禁忌证包括:瓣口面积>1.5cm$^2$、左房血栓形成、轻度以上二尖瓣反流、重度钙化、交界无粘连、合并其他瓣膜病等。

### （三）外科手术治疗

1. 二尖瓣分离术 根据术式不同分为闭式和直视式两种,现逐渐被经皮球囊二尖瓣成形术取代。

2. 二尖瓣置换术 推荐用于重度狭窄且不适于行二尖瓣成形术或分离术的患者,如:瓣叶结构严重畸形、钙化;合并二尖瓣关闭不全等。置换人工瓣膜需注意长期抗凝治疗;生物瓣适用于不能接受华法林抗凝或年龄>65岁的患者。二尖瓣置换术死亡率在3%~8%,严重肺动脉高压或心力衰竭增加手术风险,但非禁忌。

## 八、预后

未进行经皮球囊二尖瓣成形术或二尖瓣置换术的患者死亡率高,主要死于心力衰竭(62%)、血栓栓塞(22%)、感染性心内膜炎(8%)。手术治疗后大部分患者生活质量和生存率均有较大提高。

# 第二节　二尖瓣关闭不全

## 一、病因

二尖瓣瓣叶、瓣环、腱索、乳头肌中的任何一个结构发生异常均可导致二尖瓣关闭不全。引起二尖瓣关闭不全的主要原因是风湿性心脏病,其中约有50%合并二尖瓣狭窄;非风湿性二尖瓣关闭不全所占的比例逐年增长,包括感染性心内膜炎、退行性钙化、心肌病、缺血性心脏病、黏液样变性、先天性疾病等。

瓣叶僵硬、缩短、粘连最多见于风湿性心脏病,瓣叶脱垂多因黏液性变,感染性心内膜炎、肥厚型心肌病等同样可损坏瓣叶;腱索断裂、融合或缩短最常见的原因是风湿性心脏病;瓣环扩大可见于任何原因引起的左心室增大或瓣环钙化;乳头肌损伤、坏死、纤维化多因缺血性心脏病导致的冠状动脉灌注不足和心肌梗死。腱索断裂、瓣膜穿孔破裂、乳头肌断裂等可发生致命的急性二尖瓣关闭不全。

## 二、病理生理

二尖瓣关闭不全时左心室搏出的血液反流到左心房,导致左心房容量负荷增加,舒张期反流血液再次流入左心室,导致左心室容量负荷也增加。反流量取决于二尖瓣反流面积的大小和左心室-左心房之间的压力阶差。

急性二尖瓣关闭不全时,若反流量过大,由于左心室来不及代偿,致使左心房压骤然升高,可导致肺淤血和肺水肿;同时心排血量降低,可引起低血压甚至休克。

慢性二尖瓣关闭不全时,由于Frank-Starling机制,左心房早期可代偿性维持容量负荷的正常,射血分数可正常,因此慢性风湿性二尖瓣关闭不全的病程进展缓慢,很少出现肺水肿、咯血等严重事件,无症状期较长。病程晚期左心室功能失代偿时,左心室舒张末期压力上升,相继导致左心衰竭,肺动脉高压和右心衰竭。

## 三、临床表现

### (一)症状

从初次罹患风湿热到出现明显症状可长达20年。轻度二尖瓣关闭不全可终生无症状。慢性患者主要表现为有效心排血量减少所致的疲乏、活动耐量下降及由肺淤血引起的劳力性呼吸困难,晚期发展为右心衰竭时会出现食欲减退、腹胀等症状。急性二尖瓣关闭不全可能发生急性肺水肿、心源性休克。心房颤动等心律失常可能发生,但不如二尖瓣狭窄时严重。咯血、胸痛等症状很少见。

### (二)体征

1. 心脏听诊　第一心音减弱或被杂音掩盖。严重反流者左心室射血量减少,主动脉瓣提前关闭,导致第二心音分裂。肺动脉高压时,可有肺动脉瓣区第二心音亢进。风湿性二尖瓣关闭不全的典型杂音为心尖区全收缩期吹风样杂音,伴震颤,可向左腋下或心底部传导。强度为3/6~4/6级,与二尖瓣关闭不全的严重程度不一定成正比,因为左心室的功能状态对杂音的强度有明显影响。二尖瓣脱垂时,在收缩期杂音前可闻及喀喇音。二尖瓣穿孔、腱索断裂和乳头肌功能不全时,收缩期杂音可呈海鸥鸣或乐音。严重反流时二尖瓣相对狭窄,可闻及舒张期隆隆样杂音。

2. 其他体征　心脏增大时心脏冲动向左下移位;心尖区可触及收缩期抬举样搏动;严重二尖瓣关闭不全时,心浊音界向左下明显增大。继发右心衰竭时可出现颈静脉怒张、颈静脉回流征阳性、肝大、下肢水肿、腹水等体循环淤血体征。

## 四、辅助检查

轻度二尖瓣关闭不全者可无异常表现。

### (一)X线检查

中、重度二尖瓣关闭不全者左心房、左心室明显增大,可明显推移和压迫食管,左主支气管的位置可上移,夹角增大。二尖瓣环钙化者可见钙化影。左心衰竭时可见肺淤血影、Kerley B线,右心衰竭时右心室增大。

## （二）心电图检查

中、重度时可见 P 波增宽呈双峰，约 15% 的患者有左心室肥大和非特异性 ST-T 改变。有肺动脉高压时，可见右心房增大及双心室肥大的心电图特征。可出现心房颤动心率。

## （三）超声心动图检查

超声心动图是诊断二尖瓣关闭不全并评估严重性的核心检查方式。M 型和二维超声心动图不能确诊二尖瓣关闭不全，但可显示二尖瓣结构特征，如瓣叶增厚、缩短、脱垂，瓣环钙化，赘生物，以及心腔大小、心功能和合并其他瓣膜病变情况等，有助于明确病因。多普勒超声心动图可探及收缩期高速射流，诊断二尖瓣关闭不全的敏感性几乎达 100%，同时也是估测肺动脉压的重要工具。运动负荷超声心动图可发现轻度、无症状的二尖瓣关闭不全患者的血流动力学异常。

多普勒超声心动图的二尖瓣关闭不全诊断标准：左房内最大反流面积 $<4cm^2$、每搏反流量 $<30ml$、反流分数 $<30\%$ 为轻度关闭不全；左房内最大反流面积 $4\sim8cm^2$、每搏反流量 $30\sim59ml$、反流分数 $30\%\sim49\%$ 为中度；左房内最大反流面积 $>8cm^2$、每搏反流量 $>60ml$、反流分数 $>50\%$ 为重度。

## （四）左心室造影

左心室造影观察收缩期造影剂反流入左心房的量，为测定反流程度的"金标准"。

# 五、诊断与鉴别诊断

## （一）诊断

临床主要根据心尖区典型的吹风样收缩期杂音、左心房和左心室扩大、超声心动图检查进行诊断。

## （二）鉴别诊断

二尖瓣关闭不全的杂音应与以下情况相鉴别：

1. 相对性二尖瓣关闭不全　其性质柔和，多在 3/6 级以下，较局限。超声心动图检查可证实二尖瓣结构正常。

2. 室间隔缺损　为全收缩期杂音，在胸骨左缘第 4、5 肋间最清楚。超声心动图示室间隔连续性中断。

3. 三尖瓣关闭不全　为全收缩期杂音，在胸骨左缘第 4、5 肋间最清楚。超声心动图可明确诊断。

# 六、并发症

二尖瓣关闭不全比二尖瓣狭窄更易并发感染性心内膜炎，而栓塞较少见。慢性患者 75% 合并心房颤动，急性患者易出现心力衰竭。

# 七、治疗

## （一）保守治疗

轻度患者一般以随访观察为主，适当限制体力活动，预防感染性心内膜炎。对风湿性心脏病患者应积极预防链球菌感染。无症状的轻度二尖瓣关闭不全者无需定期复查超声心动图，中重度患者需定期复查，病情出现新的进展时应重视。急性患者出现血流动力学异常时可使用硝普钠、硝苯地平或 ACEI 类药物改善循环功能；心功能不全患者使用 β 受体阻滞剂可能延缓病情进展，同时接受 ACEI 类药物等心衰治疗方案。合并心房颤动患者应接受长期抗凝治疗。不推荐常规使用抗生素来预防心内膜感染。

## （二）手术治疗

手术是治疗二尖瓣关闭不全的根本方法。瓣膜条件允许时，二尖瓣成形术是首选术式，因其能维持原有结构和功能，避免人工瓣膜的血栓形成、出血、感染等并发症风险。主要包括瓣叶成形术、腱索成形术和瓣环成形术。若瓣膜损坏或钙化严重，则选用二尖瓣置换术，置换术死亡率约 5%，主要取决于患者年龄及并发症。风湿性心脏病患者应控制风湿病情以提高手术成功率。合并心房颤动患者在二尖瓣手术同时行消融治疗可改善预后。

二尖瓣手术适应证：①左心室功能大致正常的无症状患者，伴发心房颤动或肺动脉高压，瓣膜修补的可能性高，外科手术风险低；②左心室功能不全的无症状患者（LVEF≤60%）；③有症状的患者且LVEF>30%。重度左心室功能不全患者（LVEF<30%），若瓣膜修复的可能性大，可尝试手术，否则手术风险极高，推荐保守治疗。手术风险高或存在禁忌证的患者可尝试介入治疗，即经皮球囊二尖瓣成形术。

## 八、预后

结缔组织病患者若未接受恰当治疗，其病程进展较快。急性重度二尖瓣关闭不全伴有血流动力学不稳定患者，死亡率极高，手术治疗是延长生命的唯一有效手段。慢性重度二尖瓣关闭不全患者经手术治疗后预后明显优于保守治疗。

# 第三节　主动脉瓣狭窄

## 一、病因

主动脉瓣狭窄（aortic stenosis，AS）的主要原因包括先天性畸形、退行性变和风湿热。我国目前以风湿热为主。

风湿性心脏病引起瓣膜粘连、挛缩等导致狭窄。单纯的风湿性主动脉瓣狭窄少见，常伴有关闭不全和二尖瓣病变。先天性畸形包括单叶瓣畸形、二叶瓣畸形和三叶瓣畸形。单叶瓣畸形见于婴儿，多早期死亡。二叶瓣畸形占50%，其异常的瓣膜结构易损伤瓣叶，导致纤维化、钙化，加重主动脉瓣口的狭窄，常导致单纯的主动脉瓣狭窄或关闭不全。病程进展较慢，儿童期通常不会引起严重狭窄，常在40岁后发病，男性多见。老年患者易发生退行性病变，2%的65岁以上老年人有明显的瓣膜结构钙化，系由钙质沉着在瓣膜基底部使瓣尖活动能力下降或丧失所致，但狭窄程度相对较轻。个别感染性心内膜炎和系统性红斑狼疮可因赘生物阻塞瓣口造成狭窄。

## 二、病理生理

正常成人主动脉瓣口面积为$3.0\sim4.0\text{cm}^2$。瓣口面积≥$1.5\text{cm}^2$时，血流动力学改变不明显。瓣口面积≤$1.0\text{cm}^2$时，左心室排血受阻，引起左心室壁代偿性肥大，心肌收缩力增加，以维持正常的心排血量，这一代偿机制可使中度甚至重度主动脉瓣狭窄患者长期维持正常的心排血量。但随着病情进展，心室肥厚可导致舒张期顺应性下降，舒张功能受损，心室充盈受限，最终导致心排血量不足，同时左心室舒张末压增高，导致左心房压、肺静脉压也相继升高，出现左心衰竭表现。合并心房颤动时因心房丧失了向心室泵血的代偿功能，可加剧病情恶化。重度主动脉瓣狭窄时，主动脉舒张压降低，冠状动脉灌注和脑供血不足，可出现心绞痛、头晕，甚至心肌梗死和猝死。主要原因有：①主动脉内平均压降低使冠状动脉灌注压降低；②经过狭窄的主动脉瓣口的急速血流，由于虹吸效应，在收缩期可对冠状动脉开口造成倒吸作用；③肥厚的室壁收缩对冠状血管施加的压力有时超过冠状动脉的灌注压，直接影响冠状动脉血流；④肥厚心肌耗氧需求增加。

## 三、临床表现

### （一）症状

临床症状多于瓣口面积<$1.0\text{cm}^2$后才出现，发病年龄多在50~70岁。呼吸困难、心绞痛和晕厥为主动脉瓣狭窄常见的三联征。

1. **呼吸困难** 劳力性呼吸困难见于90%以上的有症状患者,是最常见的首发症状,进而可发生阵发性夜间呼吸困难、端坐呼吸和急性肺水肿。

2. **心绞痛** 见于2/3的重度狭窄患者,是重度狭窄最常见的临床症状,其中约50%患者的冠状动脉存在明显狭窄。常由运动诱发,休息或服用硝酸酯类药物可缓解。除供血不足外,肥厚心肌的耗氧需求增加,造成心肌缺氧,引起心绞痛。部分患者同时患冠心病,进一步加重心肌缺血。

3. **晕厥** 见于1/3有症状的患者。可于直立、运动中或运动后即刻发生,合并心律失常的患者静息状态下也可发生,主要是由于左心排血量下降造成脑供血不足。发生机制主要为:①运动时周围血管扩张,但主动脉瓣口狭窄使心排血量增加受限;②运动致心肌缺血加重,使左心室收缩功能降低,心排血量减少;③运动后即刻发生的原因是转为静息状态后回心血量减少,每搏输出量减少;④心律失常(心房颤动、房室传导阻滞或心室颤动)引起心排血量骤减可导致休息时晕厥。

### (二)体征

1. **心脏听诊** 主动脉瓣区第二心音减弱甚至消失;钙化明显时可出现第二心音逆分裂;心肌明显肥厚时可闻及第四心音。典型的杂音为胸骨右缘第1、2肋间低调、响亮、粗糙的收缩期杂音,呈递增-递减型,向颈部及心尖部传导。杂音越响、持续时间越长提示狭窄越重,但发生心力衰竭或瓣膜严重钙化时,杂音可明显减轻甚至消失。

2. **其他体征** 心尖区可触及收缩期抬举样搏动,可向左下扩展;心脏触诊在心底部主动脉瓣区常可触及收缩期震颤,可传导至胸骨上窝和颈动脉。严重狭窄者心脏射血受限,颈静脉波动延迟,脉搏细数。

## 四、辅助检查

### (一)X线检查

轻度狭窄或中、重度狭窄早期患者的心影可正常或稍增大;重度狭窄晚期患者可见左心向左下扩大。

### (二)心电图检查

轻度狭窄患者心电图正常,重度狭窄患者大多数有左心室肥厚伴左心房扩大表现,如QRS波群电压增高、ST段压低和T波倒置。老年性主动脉瓣钙化严重时,可见各种传导阻滞。可有心房颤动或室性心律失常。

### (三)超声心动图检查

超声心动图是主动脉瓣狭窄的首选检查手段。二维超声心动图有助于显示瓣叶数目、大小,瓣叶增厚、钙化、融合程度,瓣叶活动度,瓣口大小、形状及瓣环大小等瓣膜结构。瓣口开放呈"橄榄状"可确诊,但不能准确定量狭窄程度。多普勒超声心动图可测定心脏及主动脉的血流速度,计算跨瓣压差以及瓣口面积。

### (四)心导管检查

当临床症状与超声检查结果有差异时,可行心导管检查。

## 五、诊断与鉴别诊断

超声心动图检查可确诊。应与下列情况所致的杂音相鉴别:

1. **先天性主动脉瓣上、下狭窄** 由先天性隔膜或肌束结构异常所致,可闻及收缩期杂音。

2. **肥厚型心肌病** 狭窄部位为主动脉瓣下,在胸骨左缘第4肋间可闻及收缩期喷射性杂音,系左心室流出道梗阻及二尖瓣关闭不全所致。

3. **升主动脉扩张** 见于高血压、梅毒性主动脉扩张等,为胸骨右缘第2肋间收缩期短促杂音。

## 六、并发症

### （一）心脏性猝死

重度狭窄患者猝死风险较高。多数患者猝死前有心悸、心前区不适、头晕、晕厥等先兆症状，1%~3%的患者猝死前无先兆。

### （二）心律失常

10%的患者可发生心房颤动，可引起严重低血压、晕厥或肺水肿。传导系统钙化可致房室传导阻滞；左心室肥厚、心肌缺血可致室性心律失常。

### （三）感染性心内膜炎

不常见，多发生于合并二叶瓣狭窄患者。

### （四）栓塞

脑栓塞为主，多见于老年患者。

### （五）胃肠道出血

15%~25%的患者有胃肠道血管发育不良，可合并胃肠道出血。多见于老年患者，出血多为隐匿和慢性。

## 七、治疗

### （一）保守治疗

1. 复查超声心动图，轻度狭窄患者1次/3~5年，中度狭窄者1次/1~2年，重度狭窄1次/年。重度狭窄患者应避免剧烈的体力活动及过度的精神紧张，以防诱发昏厥或严重心律失常甚至猝死。要特别注意预防感染性心内膜炎。

2. 高血压或心绞痛患者应慎用血管扩张剂，因为周围血管扩张，心排血量不能相应增加，易导致低血压。心功能不全患者应限制钠盐摄入；ACEI类药物可能有利于预后，但应从小剂量开始，逐渐加量；慎用利尿剂避免低血压；β受体阻滞剂会抑制心肌收缩功能加重心衰，不推荐使用。不可使用作用于小动脉的血管扩张剂，以防血压过低。可导致症状或血流动力学异常的心律失常也应积极治疗。

### （二）介入治疗

1. 经导管主动脉瓣植入术（transcatheter aortic valve implantation，TAVI） 是指经股动脉将压缩的人工心脏瓣膜输送到主动脉瓣位置，通过机械挤压将原瓣膜挤向周围，替换病变的主动脉瓣膜。具有创伤小、恢复快、安全性高等优点。在主动脉瓣和周围血管解剖结构适宜的前提下，满足以下条件时可选用：①重度狭窄且有症状患者；②存在外科主动脉瓣置换手术禁忌证或手术风险高。

2. 经皮球囊主动脉瓣成形术 当患者血流动力学不稳定，行外科手术风险高，或重度主动脉瓣狭窄伴有相应症状，需行紧急手术时，可考虑球囊瓣膜成形术作为过渡，但瓣膜结构难以完全恢复正常，需再次手术。

### （三）外科治疗

主动脉瓣置换术（aortic valve replacement）对于有症状的重度狭窄成年患者是疗效最为确切的治疗方法。一般主张在尚未出现心力衰竭前手术，以降低手术死亡率，当主动脉与左心室间压力阶差大于40mmHg时，无论EF值是否正常均应考虑手术。

手术适应证：①有症状的重度主动脉瓣狭窄；②重度主动脉瓣狭窄，同时需要接受CABG、升主动脉或其他瓣膜手术者；③重度主动脉瓣狭窄，合并由此引起的左心室收缩功能不全（LVEF<50%）的无症状患者。

## 八、预后

3%~5%的患者可能发生猝死。多普勒超声检测射流速度<3m/s 时,无症状生存率为 84%,射流速度>4m/s 时仅为 21%。退行性钙化性狭窄较先天性或风湿性病变发展迅速。症状严重者预后不良,心力衰竭症状出现后患者的平均生存期为 2~3 年,并有高度的猝死风险。手术治疗可大幅改善预后。

# 第四节 主动脉瓣关闭不全

## 一、病因

主动脉瓣关闭不全(aortic insufficiency,AI)可因主动脉瓣结构、主动脉根部以及升主动脉的病变造成。主动脉根部病变占半数以上。

主动脉瓣自身病变的主要原因包括风湿性心脏病、老年退行性变、先天性疾病、感染性心内膜炎、结缔组织病、黏液样变性、外伤等。风湿性心脏病所致主动脉瓣关闭不全占 2/3,多合并狭窄和二尖瓣损害;感染性心内膜炎是单纯主动脉瓣关闭不全的主要病因,可毁损瓣膜、瓣膜支撑结构而造成瓣膜穿孔、脱垂,或由于赘生物使瓣叶不能完全闭合;退行性变导致主动脉瓣钙化,关闭不全和狭窄常伴行;主动脉瓣黏液样变性可导致主动脉瓣脱垂;马方综合征、梅毒性主动脉炎、结缔组织病等,均可导致主动脉根部扩张,主动脉瓣环扩大,引起主动脉瓣关闭不全;升主动脉夹层、创伤等可损伤升主动脉引起主动脉瓣关闭不全,且多为急性起病。

## 二、病理生理

急性主动脉瓣关闭不全时,主动脉内大量血液反流入左心室内,左室容量负荷急剧增加,来不及及时排空,导致急性左心衰竭,同时引起左心房压力负荷升高,导致肺水肿。

慢性主动脉瓣关闭不全时,由于左心室舒张末压长期升高,左心室代偿性肥厚扩大,早期左心室的收缩力相应增加,尚可维持正常的心排血量以及左心房和肺静脉压;但病程晚期失代偿导致左心功能不全。同时由于心肌肥厚导致舒张期顺应性降低,冠脉灌注不足可引起心肌缺血。

## 三、临床表现

### (一)症状

1. 呼吸困难 初为劳力性呼吸困难,可逐渐发展至端坐呼吸、夜间阵发性呼吸困难。

2. 心绞痛 心绞痛发生时间通常较晚,夜间发作时可伴出汗。

3. 心悸 情绪紧张或卧位时常感心悸或心跳不适,可伴头痛。

4. 咳粉红色泡沫痰、烦躁、发绀、休克 见于严重的急性主动脉瓣关闭不全患者。

### (二)体征

1. 心脏体征 心脏冲动明显向左下移位,范围较广。触诊心脏冲动向左下移位并有快速冲击感。叩诊呈左心室增大表现。第一心音明显减弱,减弱程度与主动脉瓣关闭不全程度、心肌收缩力有关;反流严重时第二心音减弱至消失;第三心音出现提示有左心功能不全。典型的杂音为主动脉瓣区舒张期的高音、调递减型、叹气样杂音,瓣叶脱垂、撕裂、穿孔时可闻及乐音。反流明显时,可闻及心尖区舒张期的低调隆隆样杂音,即 Austin-Flint 杂音,系二尖瓣前叶被反流的血液冲起,造成二尖瓣相对狭窄所致。

2. 周围血管征 是主动脉瓣关闭不全的重要体征,如点头征、水冲脉、毛细血管搏动征、股动脉枪击音及股动脉收缩期和舒张期双重杂音(Duroziez 征)等。急性主动脉瓣关闭不全,周围血管征阴性或不明显。

3. 急性主动脉瓣关闭不全体征　常不明显,严重者可出现脉搏细数等休克体征,听诊可闻及哮鸣音或水泡音。病程晚期可出现肺动脉高压和右心衰竭体征。

## 四、辅助检查

### （一）X 线检查

根据病情轻重及病程长短不一,表现不同程度的左心室增大,升主动脉和主动脉结扩张,明显增大时呈"主动脉型心脏",即"靴型心"。急性主动脉瓣关闭不全多伴有左心功能不全的 X 线征象。

### （二）心电图检查

重度的主动脉瓣关闭不全,常有明显的左心室肥大劳损。Ⅰ、aVL、V$_{5~6}$ 导联 Q 波加深,ST 段压低,T 波倒置;晚期左心房增大,可见左束支传导阻滞。

### （三）超声心动图检查

M 型超声心动图可出现室间隔及二尖瓣前叶快速扑动现象,是主动脉瓣关闭不全的特异性征象。二维超声心动图上可见主动脉瓣增厚和瓣叶对合不良、左心室增大。多普勒超声可见舒张期反流入左心室的血流,并可显示反流的起源位置,确定反流量,是诊断主动脉瓣关闭不全最敏感和准确的方法。

主动脉瓣关闭不全诊断标准:射流宽度<左室流出道的 25%、反流分数<30% 为轻度;射流宽度为25%~65%、反流分数为 30%~49% 为中度;射流宽度>65%、反流分数>50% 为重度。

### （四）其他检查

磁共振检查可精确测量左室体积,血管造影术可测定反流速度。

## 五、诊断与鉴别诊断

有典型的主动脉瓣区舒张期杂音可作出辅助诊断,超声心动图检查可确诊。慢性、合并二尖瓣狭窄者提示风湿性心脏病。主动脉瓣区舒张期杂音于胸骨左缘明显时,应与 Graham Steell 杂音相鉴别;Austin-Flint 杂音应与二尖瓣狭窄杂音相鉴别。

## 六、治疗

### （一）保守治疗

无症状者无需治疗,但应随访观察,轻度关闭不全患者每 1~2 年、重度无症状患者每半年复查一次超声心动图。避免重体力劳动,预防感染性心内膜炎。

出现舒张压明显升高或左室容量负荷过大时,首选硝苯地平或 ACEI 类药物,β 受体阻滞剂慎用。出现心功能不全时,可适当加用利尿剂及降低前负荷的药物对症治疗。心绞痛患者可使用硝酸酯类扩血管药物。出现心房颤动等心律失常时注意抗凝治疗。

### （二）手术治疗

主动脉瓣关闭不全手术的时机应慎重选择,手术最佳时机是在发生左心衰竭前,若已发生了左心功能不全,但尚未出现严重症状时,也应积极手术。有症状的急性主动脉瓣关闭不全应尽早手术。

外科手术主要为主动脉瓣置换术,适应证:严重主动脉瓣反流（有症状的患者;无症状患者静息 LVEF≤50%;接受 CABG 的患者或需行升主动脉、其他瓣膜疾病手术的患者）;主动脉根部疾病（无论主动脉瓣反流的严重程度如何）;升主动脉最大内径≥50mm;马方综合征。EF≤20% 时禁忌手术。

## 七、预后

重度主动脉瓣关闭不全如不及时手术治疗,短期内多死于急性左心功能衰竭。手术后心功能大多有所恢复,生活质量得到提高。

# 第五节 三尖瓣狭窄

## 一、病因与病理

三尖瓣狭窄(tricuspid stenosis,TS)最常见病因为风湿性心脏病,约11%的风湿性心脏病患者可发生狭窄,少见于肿瘤、心内膜炎、创伤、黏液瘤脱垂等。常见于女性,病理改变与二尖瓣狭窄类似。

## 二、病理生理

血流动力学异常包括舒张期跨三尖瓣压差、运动和吸气时升高、呼气时降低。最大舒张压差达1.9mmHg提示三尖瓣狭窄,若平均跨瓣压达5mmHg时,即引起右心房压升高,体循环静脉淤血。静息时心排血量下降,运动时不能相应升高;右心室容量正常或减少。

## 三、临床表现

### (一)症状

通常表现为右心衰竭的症状:疲劳、体循环淤血,可并发心房颤动和肺栓塞。

### (二)体征

颈静脉扩张;胸骨左下缘有三尖瓣开瓣音,胸骨左缘第4、5肋间或剑突附近有紧随开瓣音后的、较二尖瓣狭窄杂音弱而短的舒张期隆隆样杂音,伴舒张期震颤;杂音和开瓣音均在吸气时增强,呼气时或Valsalva动作屏气期减弱;肝大伴收缩期搏动;腹水和全身水肿。

## 四、辅助检查

### (一)X线检查

心影明显增大,后前位右心缘见右房和上腔静脉突出,右房缘距中线的最大距离常>5cm。

### (二)心电图

Ⅱ和$V_1$高尖呈肺性P波,提示右心房增大;合并二尖瓣狭窄者常示双心房增大,多无右心室增大的表现。

### (三)超声心动图

M型超声心动图示三尖瓣EF段下降减慢,典型者与二尖瓣狭窄相同,曲线回声呈"城垛样"改变,右心房扩大,常>35mm;二维超声心动图见三尖瓣回声增强、增厚,瓣膜开口减小,舒张期瓣叶呈圆顶状,右心房球形扩大;经食管超声心动图可在不同的视角观察三尖瓣的形态和活动,以及跨瓣血流的情况,并可测定右心房至右心室的舒张期压力阶差。彩色多普勒血流显像可见三尖瓣口右心室侧高速"火焰形"射流。

### (四)心导管检查

同步测定右心房和右心室压以了解跨瓣压差。

## 五、诊断与鉴别诊断

典型的杂音、体循环淤血而不伴肺淤血,临床可诊断三尖瓣狭窄。经超声心动图可确诊。

## 六、治疗

内科治疗以限制钠盐、适当利尿、改善体循环淤血的症状和体征为主。外科治疗为最根本的治疗方法。

## 第六节　三尖瓣关闭不全

### 一、病因

三尖瓣关闭不全（tricuspid insufficiency,TI）发病较狭窄多见。功能性三尖瓣关闭不全最常见,系继发于右心室及三尖瓣环的扩大,右心衰竭致功能性关闭不全,多见于伴右心室收缩压增高或肺动脉高压的心脏病。器质性三尖瓣关闭不全多见于先天性心脏病（如三尖瓣下移畸形,即埃布斯坦畸形）、三尖瓣脱垂、感染性心内膜炎、冠心病、类癌综合征及风湿性心脏联合瓣膜病等。

### 二、病理生理

功能性三尖瓣关闭不全,先是由于肺动脉高压引起右心室压力负荷过重,最终导致右心衰竭。器质性三尖瓣关闭不全时,其肺动脉压和右心室收缩压正常,右心室舒张压和右心房压升高。

### 三、临床表现

#### （一）症状

以右心衰竭和体循环静脉淤血症状为主,如疲乏、腹胀等。功能性三尖瓣关闭不全者同时伴有原发性心脏疾病的临床表现。

#### （二）体征

心脏查体发现胸骨左缘有明显的右心室搏动,三尖瓣听诊区可闻及全收缩期杂音,吸气时增强,呼气时减弱。颈静脉的扩张性搏动与肝脏的收缩期搏动是具有特征性的心外体征。

### 四、辅助检查及诊断

X 线检查可见右心房明显增大,右心室、上腔静脉和奇静脉扩大;心电图有右心房、右心室增大的表现;二维超声心动图对三尖瓣关闭不全的病因诊断有帮助,超声多普勒可显示三尖瓣反流并估测反流量大小。右心室造影可确定三尖瓣反流及其程度。

### 五、治疗

对症处理右心衰竭,继发于肺动脉高压的三尖瓣关闭不全患者作二尖瓣置换术,三尖瓣中度反流可作瓣环成形术,重度者作瓣环成形术或瓣膜置换术。

## 第七节　肺动脉瓣狭窄和关闭不全

肺动脉瓣狭窄（pulmonary stenosis,PS）多由于先天性畸形所致,风湿性极少见,通常不伴有严重的血流动力学梗阻。长期严重梗阻会导致呼吸困难和疲劳,是由于活动时心排血量不能随之增加所致。可有运动性晕厥和轻度头晕,猝死少见,晚期出现三尖瓣反流和右心衰竭。

单纯的肺动脉瓣关闭不全（pulmonary insufficiency,PI）极少见,多继发于肺动脉高压、肺动脉主干扩张引发的瓣环扩大,如风湿性二尖瓣狭窄、艾森门格综合征等。多数情况下因原发性疾病症状重,常掩盖肺动脉瓣关闭不全的症状。主要体征为胸骨左缘第 2~4 肋间舒张早期叹气样高调递减型杂音,吸气时增强,称为 Graham Steell 杂音,沿胸骨左缘向下传导。肺动脉高压者,肺动脉瓣区第二心音亢进、分裂。由于肺动脉扩张和右心每搏输出量增加,胸骨左缘第 2 肋间在喷射音后有收缩期喷射性杂音。

X 线检查可见右心室和肺动脉干扩大,心电图示右心室肥厚征。超声心动图可提示肺动脉瓣狭窄程度,超声多普勒检查可确诊反流。根据肺动脉瓣区典型的收缩期杂音、震颤及肺动脉瓣区第二心音减弱可作出肺动脉瓣狭窄的诊断。Graham Steell 杂音提示肺动脉瓣关闭不全的诊断,此杂音应与主动脉瓣关闭不全的舒张早期杂音相鉴别,前者沿胸骨左缘传导,后者主要向心尖传导,鉴别困难时,超声心动图及右心室造影可提供两者的鉴别诊断资料。治疗多针对导致肺动脉高压的原发性疾病为主,如缓解二尖瓣狭窄。仅在严重的肺动脉瓣反流导致难治性右心衰竭时,才考虑对该瓣膜进行手术治疗。

# 第八节 多瓣膜病

## 一、病因

多瓣膜病(multivalvular heart disease),又称"联合瓣膜病变",指两个或两个以上的瓣膜病变同时受累的情况。多瓣膜病最常见的病因是慢性风湿性心脏病,二尖瓣狭窄合并主动脉瓣关闭不全是风湿性心脏病瓣膜受累最常见的组合,其他还包括二尖瓣狭窄合并主动脉瓣狭窄、主动脉瓣狭窄合并二尖瓣关闭不全、主动脉瓣关闭不全合并二尖瓣关闭不全,同时累及三个瓣膜者较少见。其他疾病如黏液样变性、马方综合征也可同时累及多个瓣膜,引起联合瓣膜病变。多瓣膜病的病因有以下特点。

### (一)一个瓣膜的病变引起临近瓣膜相对狭窄或关闭不全

如主动脉瓣关闭不全导致左心室容量负荷增加,致使左心室扩大,产生相对性二尖瓣关闭不全。

### (二)不同疾病分别导致不同瓣膜病变

如先天性肺动脉瓣狭窄合并风湿性二尖瓣病变。

## 二、病理生理及临床表现

不同组合的多瓣膜病可以产生不同的血流动力学效应和相应的临床表现。多瓣膜病对心脏功能的影响是综合性的,多瓣膜病导致的血流动力学异常比单瓣膜严重。损伤程度严重的瓣膜所致的临床表现和血流动力学异常较明显,常常掩盖损伤较轻瓣膜引起表现。当损伤程度相同时,近端瓣膜对临床表现及血流动力学影响较大。常见的多瓣膜病有以下几种。

### (一)二尖瓣狭窄合并主动脉瓣关闭不全

临床上最常见的组合。患者可同时具有脉压增大、相应周围血管征和二尖瓣狭窄、主动脉瓣关闭不全的心脏体征、X 线和超声征象。由于二尖瓣狭窄,左心室充盈不足,左心室心排血量低于正常,主动脉反流的血量也相应减少,掩盖或减轻了主动脉瓣反流的周围血管征,同时左心室扩大肥厚也可延缓。因此,临床上往往低估主动脉瓣关闭不全的程度。但主动脉瓣重度关闭不全,其舒张期杂音传向心尖可掩盖原本较轻的二尖瓣狭窄的舒张期杂音,从而漏诊二尖瓣狭窄。相反地,伴发于主动脉瓣关闭不全的 Austin-Flint 杂音,容易误为合并器质性二尖瓣狭窄。Austin-Flint 杂音与器质性二尖瓣狭窄杂音的鉴别见表 3-8-1。

表 3-8-1　Austin-Flint 杂音与器质性二尖瓣狭窄杂音的鉴别

| 鉴别项目 | 器质性二尖瓣狭窄杂音 | Austin-Flint 杂音 |
| --- | --- | --- |
| 杂音特点 | 隆隆样,中晚期加强 | 隆隆样,早中期较响 |
| 开瓣音 | 多有 | 无 |
| 第一心音 | 加强,呈拍击性 | 减弱 |
| 第二心音 | $P_2$ 亢进 | $A_2$ 减弱 |
| 第三心音 | 无 | 可有 |
| 第四心音 | 窦性心律时可有 | 多有 |
| 心房颤动 | 多有 | 多无 |
| 左心室扩大 | 无 | 有 |

## （二）二尖瓣狭窄合并主动脉瓣狭窄

二尖瓣狭窄与主动脉瓣狭窄并存时，左心室充盈进一步减少，每搏输出量更低，故左心室与主动脉之间的压力阶差也相对较低，可延缓左心室肥厚，减少心绞痛的发生率。但与二尖瓣狭窄有关的肺淤血、咯血、心房颤动的发生率却较高。

对于准备行二尖瓣狭窄介入治疗或外科手术治疗的患者，手术前查清主动脉瓣病变的情况十分重要。因为无论是伴有主动脉瓣关闭不全或狭窄，如单独解除二尖瓣狭窄病变，术后未经纠正的主动脉病变的血流动力学障碍更加明显，使左心室负荷突然增加，甚至可引起急性肺水肿。

## （三）主动脉瓣关闭不全合并二尖瓣关闭不全

较少见，通常以主动脉瓣反流的表现为主。由于两个瓣膜的反流均加重左心室的舒张期负荷，使左心室舒张期压力明显增加，较早发生左心室衰竭。有时经主动脉瓣反流至左心室的血再经关闭不全的二尖瓣反流至左心房甚至进入肺静脉，极易造成肺水肿。

## （四）主动脉瓣狭窄合并二尖瓣关闭不全

是一种危险的多瓣膜病。主动脉瓣狭窄使左心室的血液流出受阻，从而加重二尖瓣反流，同时二尖瓣反流又可降低主动脉瓣狭窄时借以维持左心室排血量所必需的心室前负荷，致使肺淤血早期发生，短期内产生左心室衰竭。常需手术治疗，主要是行瓣膜置换术。

## 三、诊断及治疗

诊断和分析多瓣膜病应仔细。超声心动图对心脏瓣膜病的病因诊断具有重要价值，同时是评价治疗效果和心功能的重要手段。多瓣膜病以手术治疗为主，内科治疗与单瓣膜病者相同。多瓣膜病人工瓣膜置换术死亡危险性高，预后不良。双瓣膜置换手术风险较单瓣膜置换术高 70% 左右。多瓣膜病的治疗，要权衡瓣膜病变之间对血流动力学的相互作用。有时纠正了一个瓣膜的异常血流动力学改变，可能会加重另一瓣膜病变导致的血流动力学障碍。此外应注意术中仔细探查，如进行二尖瓣手术者，应检查有无主动脉瓣狭窄，若漏治后者，则大大增加围术期死亡率。

（聂绍平）

### 学习小结

心脏瓣膜病是指心脏的瓣膜结构或功能异常，导致血流动力学异常及一系列的临床症候群。瓣膜病变的类型通常是狭窄或者关闭不全，可以是单瓣膜病变，也可以是多瓣膜病变；其中二尖瓣受累最多，其次为主动脉瓣。心脏瓣膜病多呈慢性发展的过程，早期可无临床症状，当出现心律失常、心力衰竭或发生血栓栓塞事件时出现相应的临床症状。应根据具体病变的不同分期，选择合适的治疗方案。

### 复习参考题

1. 简述诊断二尖瓣狭窄最敏感的检查方法及其表现。

2. 简述二尖瓣狭窄的体征。

3. 简述慢性二尖瓣关闭不全的心脏体征。

4. 简述主动脉瓣狭窄心绞痛的机制。

5. 简述经导管主动脉瓣植入术的优缺点、适应证。

# 第九章　感染性心内膜炎

| 学习目标 | |
| --- | --- |
| **掌握** | 感染性心内膜炎的定义；常见致病病原体；主要临床表现包括全身感染、心脏受累、血管损害及免疫反应；诊断主要采用修订的 Duke 标准；预防心内膜炎的方法。 |
| **熟悉** | 感染性心内膜炎的病因。 |
| **了解** | 感染性心内膜炎的病理学改变。 |

　　感染性心内膜炎(infective endocarditis,IE)系微生物感染所致的心瓣膜、心室内膜或邻近大动脉内膜的炎症。致病原有细菌、真菌、立克次体、病毒等,其中以细菌或真菌最为多见。多发生于心脏有瓣膜病变或先天性心血管畸形者,临床特点为发热、脾大、贫血、心脏杂音、皮肤黏膜瘀点、周围血管栓塞等,血培养常阳性,超声心动图可发现瓣膜赘生物。

　　根据我国资料显示,感染性心内膜炎患者中半数以上有风湿性心脏病,8%~15% 有先天性心脏病,其他器质性心脏病占 10%,无器质性心脏病成明显增加趋势,约占 10%,可能与内镜检查、经血管有创检查、静脉吸毒有关。

## 一、病因

　　感染性心内膜炎多见于心脏有器质性病变者,大量研究证实了血流动力学因素、机械因素造成心内膜的原始损伤、非细菌性血栓性心内膜炎、暂时性菌血症以及血液中致病微生物的数量、毒力、侵袭性和黏附于黏膜的能力均与感染性心内膜炎的发病相关。

　　1. 心血管病及其他易患因素　初发 IE 患者风湿性心脏病所占比例趋于降低,老年瓣膜退行性变、人工心脏瓣膜、静脉毒瘾、医源性因素成为常见的致病因素。各种先天性心脏病中以动脉导管未闭、室间隔缺损、法洛四联症最常发生 IE。

　　2. 致病菌　链球菌(包括各种不同类型的变异体)和葡萄球菌感染是最常见和毒性最强的致病菌。葡萄球菌感染居首位,草绿色链球菌感染已退至第二位,再次为肠球菌。葡萄球菌感染还是医源性和静脉内药物滥用者的 IE 最主要的原因。起搏器 IE 多为表皮葡菌和金葡菌感染。真菌尤多见于心脏手术和静脉注射麻醉药物成瘾者中,长期应用抗生素或激素、免疫抑制剂、静脉导管输给高营养液等均可增加真菌感染的机会,其中以念珠菌属、曲霉菌属和组织胞浆菌属较多见。

　　急性心内膜炎多由毒力强的细菌引起,主要由金黄色葡萄球菌引起,几乎所有的已知致病微生物都可引起本病。

## 二、分类

　　传统的分类依据病情和病程将感染性心内膜炎分为急性和亚急性感染性心内膜炎。急性 IE 特征：①中毒症状明显；②病情进展迅速,数天至数周引起瓣膜破坏；③感染迁移多见；④病原体主要为金黄色葡萄球菌。亚急性 IE 特征：①中毒症状轻；②病程数周至数月；③感染迁移少见；④病原体以草绿色链球菌多见,其次为肠球菌。

　　目前临床已经摒弃了沿用多年的急性、亚急性和慢性心内膜炎的分类方法,指出根据感染的部位和是否存在心内异物分为四类：左心自体瓣膜心内膜炎、左心人工瓣膜心内膜炎、右心心内膜炎、器械相关性心内膜炎。

　　根据感染来源分为：医疗相关性心内膜炎、社区获得性心内膜炎、经静脉吸毒者的心内膜炎。

## 三、病理

　　1. 局部心内感染和扩散　感染性心内膜炎的基础病理变化是赘生物形成,它由纤维蛋白、血小板、白细胞、坏死的心瓣膜组织和聚集的病原体组成,其基底下的心内膜有炎性反应和灶状坏死。感染的局部扩散产生瓣环或心肌脓肿、传导组织破坏、乳头肌断裂或室间隔穿孔和化脓性心包炎。

　　2. 赘生物碎片脱落致栓塞　①动脉栓塞导致组织器官梗死,偶可形成脓肿；②脓毒性栓子栓塞动脉血管壁的滋养血管引起动脉管壁坏死,或栓塞动脉管腔,细菌直接破坏动脉壁,引起囊性扩张形成细菌性动脉瘤常为致命的。

　　3. 血源性播散　感染性心内膜炎的赘生物质脆易脱落,故常引起感染性栓子,在心外的机体其他部位播种化脓性病灶,形成转移性脓肿。随血液循环播散到身体各处的感染性栓子,可引起小血管炎。

　　4. 免疫系统激活　持续性菌血症刺激细胞和体液介导的免疫系统,引起：①脾大；②肾小球肾炎(循环中免疫复合物沉积于肾小球基底膜)；③关节炎、腱鞘炎、心包炎和微血管炎(可引起皮肤、黏膜体征和心肌炎)。

## 四、发病机制

　　感染性心内膜炎是三方面共同作用的结果。①心内膜自身病变：为细菌定植提供了场所；②菌血症：致病菌所致的菌血症为必要条件；③免疫功能异常：未能及时清除致病菌。以上三个方面使得细菌得以在心内膜定植并形成赘生物,当赘生物不断增大并破裂时易形成栓塞,其内细菌产生菌血症或脓毒败血症并形成转移性播种病灶。

## 五、临床表现

　　1. 症状

　　(1) 发热：发热最常见。亚急性者起病隐匿,可为间歇型或弛张型,一般 37.5～39℃,可有全身不适、乏力、食欲缺乏和体重减轻等非特异性症状,伴畏寒和盗汗。急性者呈暴发性败血症过程,有高热、寒战,全身毒血症症状明显。

　　(2) 贫血：70%～90%有进行性贫血,尤其多见于亚急性者,多为轻、中度贫血,晚期患者可重度贫血。主要由于感染抑制骨髓所致。

　　(3) 疼痛：是另一常见症状,初期四肢肌肉及关节疼痛常见,病程较长者常全身疼痛。

　　2. 体征

　　(1) 心脏杂音：几乎所有患者均可闻及心脏杂音,可由于基础心脏病和/或心内膜炎所致的瓣膜病变所致。急性者要比亚急性者更易出现杂音强度和性质的变化,或出现新的杂音(尤以主动脉瓣关闭不全多见）。瓣膜、腱索等受到破坏，加之贫血、发热等因素的影响，约有16%的病例杂音的性质和强度可发生变化，乐性杂音提示瓣膜穿孔或腱索断裂。

（2）周围体征：①瘀点，可出现于任何部位，以锁骨以上皮肤、口腔黏膜和结合膜更常见，病程长者较多见；②指/趾甲下线状出血；③Roth 斑（Roth spots），为视网膜的卵圆形出血斑，其中心呈白色，多见于亚急性感染；④Osler 结节（Osler nodules），为指/趾垫出现的豌豆大的红或紫色痛性结节，较常见于亚急性者；⑤Janeway 损害，为手掌和足底处有直径1～4mm出血红斑，主要见于急性患者。引起这些周围体征的原因可能是微血管炎或微血栓。

（3）脾大：约60%的患者脾脏轻度肿大，质软有轻压痛，少数患者肿大显著可达脐水平，急性者少见。

## 六、并发症

1. 心脏　①心力衰竭为最常见并发症，首位死亡原因；②心律失常；③心肌脓肿、化脓性心包炎、心肌瘘管或心脏穿孔；④急性心肌梗死；⑤心肌炎。

2. 栓塞现象　仅次于心力衰竭的常见并发症，发生率占15%～35%。好发生栓塞的部位：①脑部。好发于大脑中动脉；小动脉散在性细菌性栓塞，可引起弥漫性栓塞性脑膜炎。脑部的动脉滋养血管栓塞而产生动脉瘤破裂可致脑室内或蛛网膜下腔出血导致死亡。②肾脏。肾栓塞可致腰痛、血尿，微小栓塞不引起症状，多在尸检时发现。③肺脏。多见于右侧心脏心内膜炎，三尖瓣赘生物脱落致肺栓塞，可突然出现咳嗽、呼吸困难、咯血或胸痛；如果左侧心瓣膜上的赘生物小于未闭的卵圆孔时，可达到肺部造成肺梗死，较小的肺梗死可无明显症状。④脾脏。栓塞时出现左上腹突然剧烈疼痛，脾区有摩擦音。⑤肠系膜动脉栓塞时则出现急腹症表现。⑥四肢动脉栓塞引起肢体缺血性损伤。⑦冠状动脉栓塞甚为少见，但后果严重。

3. 细菌性动脉瘤　以真菌性动脉瘤最为常见。受累动脉依次为主动脉窦、脑动脉、已结扎的动脉导管、腹部血管、冠状动脉。一般见于病程晚期，多无症状，为可扪及的搏动性肿块。发生于周围血管时易诊断，如发生在脑、肠系膜动脉或其他深部组织的动脉时，往往直至动脉瘤破裂出血时，方可确诊。

4. 其他　神经系统并发症多见于金葡菌引起者，临床表现有头痛、精神错乱、失眠、眩晕等中毒症状；脑神经和脊髓或周围神经损害引起的偏瘫、失语、共济失调等运动、感觉障碍和周围神经病变。其他并发症还有免疫复合物引起的局灶性肾炎和慢性增殖性肾小球肾炎，较少引起氮质血症。

5. 辅助检查

（1）血培养：是诊断菌血症和感染性心内膜炎的最重要方法之一。血培养阳性不仅有助于诊断，且可做药敏试验，还可随诊菌血症是否持续存在。75%～85%血培养阳性。对急性患者应在入院后3h内，每隔1h采血1次，共3次，后开始抗生素治疗。对未经治疗的亚急性者，应在应用抗生素24h前间隔1h采血1次，共3～4次。已用过抗生素者，应至少每日采血培养共3d，以期提高阳性率，取血时间以寒战或体温骤升时为佳，每次取血10～20ml并更换静脉穿刺的部位，皮肤严格消毒。应用抗生素治疗的患者取血量不宜过多，避免血液中过多的抗生素不能被培养基稀释，影响细菌的生长。常规做需氧和厌氧培养。在人工瓣膜置换、较长时间置静脉插管、导尿管或有药瘾者，应加做真菌培养。观察时间至少2周，当培养结果阴性时应观察到3周，确诊必须2次以上血培养阳性。血培养阳性者应做药敏试验，以便指导治疗。2周内用过抗生素或采血、培养技术不当，常降低血培养的阳性率。

（2）常规检验：正常色素型正常细胞性贫血常见。白细胞计数可轻度增高或正常，有时核左移。血沉增快。半数以上患者有蛋白尿和镜下血尿。肉眼血尿、脓尿、血尿素氮和肌酐的增高提示肾梗死。

（3）免疫学检查：显示免疫功能的应激和炎症反应，90%的患者出现循环中免疫复合物，且常在10mg/L以上，具有与无 IE 的败血症患者的鉴别诊断价值。

（4）X 线检查：能发现原有心脏疾患的征象，肺部合并症或心力衰竭的表现等，但对诊断无特异性。

（5）心电图：偶可见急性心肌梗死或房室、室内传导阻滞，前者提示赘生物冠脉栓塞，后者提示瓣环

（尤其是主动脉瓣环）或室间隔脓肿。

（6）超声心动图：经胸超声心动图（TTE）和经食管超声心动图（TEE）对于感染性心内膜炎的诊断、处理及随访均有重大价值。TTE 可诊断出 50%～75% 的赘生物，TEE 可检出<5mm 的赘生物，敏感性高达 95% 以上。未发现赘生物，不能排除感染性心内膜炎。感染治愈后，赘生物可持续存在。超声检查可见的其他异常有瓣叶结节样增厚、瓣叶穿孔、粘连、室间隔或瓣环脓肿、主动脉细菌性动脉瘤和心包积液等。诊断 IE 的超声心动图 3 项主要标准是：①赘生物；②脓肿；③人工瓣膜裂开（超声表现为瓣周漏，可伴或不伴瓣膜的摇摆运动）。

（7）组织学诊断：病理检查切除的瓣膜组织或栓塞碎片仍然是 IE 诊断的金标准。手术切除的心脏瓣膜样本必须收集在无菌容器中，不添加固定剂或培养基。整个样本应在微生物学实验室进行最佳恢复并鉴定微生物种类。

（8）其他：IE 患者的评估应包括诸如多层螺旋 CT、MRI、$^{18}$F-氟代脱氧葡萄糖（FDG）正电子发射体层成像（PET）/计算机体层成像（CT）或其他成像技术。

**相关链接**

---

超声心动图在 IE 诊断中的作用

超声心动图有 TTE 和 TEE 两种途径，对于 IE 的诊断、处理以及随访均有重大价值。TTE/TEE 的适应证包括：①一旦怀疑患者有 IE 可能，TTE 是首选的影像学技术，应尽早检查；②高度怀疑 IE 而 TTE 正常时，推荐 TEE 检查；③TTE/TEE 呈阴性结果但临床上仍高度怀疑 IE 的患者，应在 7～10d 后再行 TTE/TEE 检查；④IE 治疗过程中一旦怀疑出现新的并发症（新杂音、栓塞、传导阻滞），应立即重复 TTE/TEE 检查；⑤抗生素治疗结束时，推荐 TTE 检查以评价瓣膜和心脏的形态及功能。

## 七、诊断与鉴别诊断

血培养和超声心动图是 IE 诊断的两大基石。根据临床表现、实验室及超声心动图检查制订了感染性心内膜炎的 Duke 诊断标准，凡符合两项主要诊断标准，或一项主要诊断标准和三项次要诊断标准，或五项次要诊断标准可确诊感染性心内膜炎。

90% 感染性心内膜炎的发热患者，往往伴有寒战，食欲缺乏和体重减轻的全身性症状。高达 85% 的患者存在心脏杂音。25% 的患者诊断时合并有栓塞。因此，存在发热和栓塞的任何患者均应考虑 IE 的可能。

本病的临床表现涉及全身多脏器，既多样化，又缺乏特异性，需与之鉴别的疾病较多。亚急性者应与急性风湿热、血液病、系统性红斑狼疮、结核病等鉴别。急性者临床上需与败血症、急性骨髓炎、急性关节炎、急性化脓性脑膜炎、粟粒结核等相鉴别。

理论与实践

---

感染性心内膜炎诊断标准（Duke）

主要标准：

1. 感染性心内膜炎血培养阳性

（1）两次分开的血培养有一致感染性心内膜炎的典型细菌：草绿色链球菌、牛链球菌、HACEK 属或社区获得性金葡菌或肠球菌而无原发病灶。

（2）与感染性心内膜炎相一致的细菌血培养持续阳性包括：①至少 2 次血培养且间隔时间>12h，血培养为同一微生物；②所有 3 次或≥4 次血培养中的大多数（首次与最后一次血培养时间间隔≥1h）的微生物。

（3）立克次体一次血培养阳性或第一相 IgG 抗体>1∶800。

2. 心内膜受累的证据　感染性心内膜炎超声心动图阳性表现包括：①振动的心内团块处于瓣膜或支持结构上，或在植入的材料上有无法解释的振荡物；②脓肿；③人工瓣膜新的部分裂开；④新出现瓣膜反流（增强或改变了原来不明显的杂音）。

次要标准：

1. 有基础心脏病或静脉药物成瘾者。

2. 发热，体温≥38℃。

3. 血管征象　主要动脉栓塞、化脓性肺栓塞、真菌性动脉瘤、颅内出血、结膜出血、Janeway 结。

4. 免疫性征象　肾小球肾炎、Olser 结、Roth 斑、类风湿因子等阳性。

5. 微生物证据　血培养阳性但不满足以上的主要标准或与感染性心内膜炎一致的急性细菌感染的血清学证据。

6. 超声心动图表现　有感染性心内膜炎的表现，但未达到主要标准。

2015 年 ESC 感染性心内膜炎诊断标准修订版提出了三点补充：

1. 心脏 CT 发现心瓣膜周围病变，应视作一个主要诊断标准；

2. 人工瓣膜疑似发生心内膜炎，经[18]F-FDG PET/CT（仅当假体植入超过 3 个月时）或放射性标记白细胞 SPECT/CT 发现植入部位附近存在异常活动，应视作一个主要诊断标准；

3. 仅通过成像技术发现近期发生栓塞事件或感染性动脉瘤，应视作一个次要诊断标准。

## 八、治疗

本病的治疗经历了两次大的进展：一是抗生素的应用，二是外科手术的治疗。

1. 抗微生物药物治疗　为最重要的治疗措施。用药原则为：高血药浓度，静脉给药，长疗程，首选杀菌抗生素，联合用药，早期治疗。为保证尽早应用，在连续送 3~5 次血培养（每次抽血 10ml 左右）后即可开始治疗；疗程要足，一般体温正常后不少于 4~6 周；病原微生物不明时，急性者选用针对金黄色葡萄球菌、链球菌和革兰氏阴性杆菌均有效的广谱抗生素，亚急性者选用针对大多数链球菌（包括肠球菌）的抗生素；已分离出病原微生物时，应根据致病微生物对药物的敏感程度选择抗微生物药物。

（1）经验性治疗：在病原微生物尚未培养出时，病情较重者立即经静脉给予青霉素每日 600 万~1800 万 IU，并与庆大霉素合用，每日 12 万~24 万 IU，静脉滴注；亚急性者可依据病情的轻重推迟治疗几小时乃至 1~2d，按常见致病菌的用药方案，以青霉素为主或加庆大霉素。

（2）已知致病微生物时的治疗

1）对青霉素敏感的细菌（最小抑菌浓度，MIC<0.1mg/L）：草绿色链球菌、牛链球菌、肺炎球菌等多属此类。①首选青霉素，1200 万~1800 万 IU/d，每 4h 1 次，静脉注射或静脉滴注；②对青霉素敏感性差者宜加用氨基糖苷类 1~2 周，如庆大霉素 1mg/kg，每 8h 1 次，静脉滴注或肌内注射；③对青霉素过敏者可用头孢曲松钠 2mg/d，静脉注射或万古霉素 15~20mg/（kg·d）（不超过 2g），每 12h 1 次，静脉滴注。所有病例均至少用药 4 周。

2）对青霉素耐药的链球菌（MIC>0.1mg/L，>0.5mg/L）：①青霉素加用庆大霉素，青霉素 1800 万 IU/d，每 4h 1 次，静脉注射或静脉滴注，用药 4 周；庆大霉素剂量同前，用药 2 周。②万古霉素剂量同前，用药 4 周。

3）肠球菌性心内膜炎：青霉素的用量需高达 1800 万~3000 万 IU/d，或用氨苄西林 2g，每 4h 1 次，静脉注射或静脉滴注，加用庆大霉素；或万古霉素静脉滴注，用药 4~6 周。治疗过程中酌情减量或撤除庆大霉素,预防其毒副作用。

4）金黄色葡萄球菌和表皮葡萄球菌：①萘夫西林或苯唑西林 2g,每 4h 1 次,静脉注射或静脉滴注,用药 4~6 周;治疗初始 3~5d 加用庆大霉素,剂量同前;②如用青霉素后延迟出现皮疹,用头孢噻吩 2g,每 4h 1 次,或头孢唑啉 2g,每 6h 1 次,静脉注射或静脉滴注,用药 4~6 周;治疗初始 3~5d 加用庆大霉素,剂量同前;③如对青霉素和头孢菌素无效、过敏或耐甲氧西林菌株致病者,用万古霉素 4~6 周。

5）革兰氏阴性杆菌心内膜炎：用 β-内酰胺类和氨基糖苷类联合应用。如用氨苄西林 2g,每 4h 1 次;或头孢噻肟 2g,每 4~6h 1 次;或头孢他啶 2g,每 8h 1 次,静脉注射或静脉滴注,与氨基糖苷类联合使用。

6）真菌感染：死亡率高达 80%~100%,药物治愈极为罕见。用静脉滴注两性霉素 B,首日 1mg,之后每日递增 3~5mg,直至 25~30mg/d。应注意两性霉素 B 的毒副作用。与氟康唑和氟胞嘧啶合并应用,可增强杀真菌效果。

2. 外科治疗　建议组建专业化团队（心内膜炎团队）在治疗中心对 IE 患者进行治疗,正确判断外科手术的安全性和最佳手术时机。在疾病活跃期（即患者仍在接受抗生素治疗期间）早期手术的三大适应证：①心力衰竭;②感染不能控制（持续性感染>7d,耐药菌株所致的感染,局部感染失控）;③预防栓塞。

3. 治愈标准　应用抗生素 4~6 周,体温和血沉正常,白细胞总数和中性分类正常,停用抗生素第 1、2、6 周血培养均阴性,可认为 IE 治愈。IE 再发的两种情况：①复发：首次发病后<6 个月由同一微生物引起的 IE 再次发作;②再感染：不同微生物引起的感染或首次发病后>6 个月由同一微生物引起的 IE 再次发作。

## 九、预后

IE 患者住院死亡率为 15%~30%,快速识别死亡高风险患者为扭转疾病病程（如及时急诊就诊或行急症手术）提供机会,有助于改善患者的总体预后情况。主要有 4 个因素可影响 IE 的预后,分别是：患者特征;是否存在心源性和非心源性并发症;所感染的微生物;超声心动图检查结果。

## 十、预防

由于 IE 的高度危险性使预防显得尤为重要,恰当的预防性应用抗生素应该基于 IE 的高危患者以及损伤性操作的相关菌血症的危险分级。

IE 与暴露于日常生活中的细菌所致的菌血症更有关系,而不是源于牙科、胃肠道及尿路操作所致的菌血症。抗生素相关的不良反应风险大于预防性应用抗生素的益处。强调保持良好的口腔卫生且在有创操作或插入静脉导管时必须严格灭菌操作降低引发菌血症比预防性应用抗生素更为重要。

感染性心内膜炎的高危患者行高危操作时需预防性应用抗菌药物。高危患者包括：植入人工瓣膜或用人工材料修补心脏瓣膜的患者;有 IE 病史的患者;发绀型先天性心脏病患者等。高危患者仅应在处理牙龈、根尖周组织或穿透口腔黏膜时考虑预防性应用抗菌药物;而在其他口腔操作、支气管镜、喉镜、经鼻插管、气管插管、胃镜、肠镜、膀胱镜、经阴道分娩、剖宫产、经食管心动超声描记术、皮肤及软组织操作不推荐预防性应用抗菌药物。

（杨　萍）

## 学习小结

感染性心内膜炎系微生物感染所致的心瓣膜、心室内膜或邻近大动脉内膜的炎症。　葡萄球菌是毒力最强的致病菌,链球菌是最为常见的致病菌。　临床特点为发热、脾大、贫血、心脏杂音、皮肤黏膜瘀点、周围血管栓塞等，血培养和超声心动图是 IE 诊断的两大基石。 血培养阳性，超声心动图可发现瓣膜赘生物。 病理检查切除的瓣膜组织或栓塞碎片仍然是感染性心内膜炎诊断的金标准。 抗生素治疗和外科手术治疗是重要的治疗手段。 感染性心内膜炎的预防尤为重要，尤其是预防性应用抗菌药物的高危人群的确定。

## 复习参考题

1. 简述 IE 的定义和常见致病菌。
2. 简述 IE 的临床表现和诊断。
3. 简述 IE 的药物治疗原则和手术适应证。
4. 简述 IE 的治愈标准、复发和再感染。

# 第十章　心　肌　疾　病

　　心肌病是一组异质性心肌疾病，由各种不同原因（常为遗传原因）引起的，伴有心肌机械和/或心电活动障碍，常表现为不适当心室肥厚或扩张，可导致心血管死亡或心功能不全，该病可局限于心脏本身，亦可为全身系统性疾病的部分表现。

　　历史上有不同的定义及分类方法：1995 年世界卫生组织和国际心脏病学会（WHO/ISFC）工作组根据病理生理学将心肌病分为原发性心肌病和特异性心肌病。原发性心肌病包括扩张型心肌病（dilated cardiomyopathy，DCM）、肥厚型心肌病（hypertrophic cardiomyopathy，HCM）、限制型心肌病（restrictive cardiomyopathy，RCM）、致心律失常性右心室心肌病（arrhythmogenic right ventricular cardiomyopathy，ARVC）和未定型心肌病。近年随着分子生物学的发展和对心肌病病因的认识，有新的心肌病的分型的提出。2006 年美国心脏协会（AHA）着重强调以基因和遗传为基础，将心肌病分类为遗传性、混合性和继发性三大类。首次将离子通道病列入原发性心肌病范围。2008 年欧洲心脏病学学会（ESC）按形态功能、家族性（遗传性）进行分型，分为五种类型心肌病（肥厚型、扩张型、致心律失常性、限制型和未分类型），包括家族性或非家族性。

　　2007 年我国心肌病诊断和治疗建议工作组制订的《心肌病诊断和治疗建议》仍建议采用 WHO/ISFC 的分型标准，将原发性心肌病分类和命名为 DCM、HCM、ARVC、RCM 和未定型心肌病五类。病毒性心肌炎演变为扩张型心肌病属继发性，左室心肌致密化不全纳入未定型心肌病。有心电紊乱和重构尚无明显心脏结构和形态改变，如遗传背景明显的 WPW 综合征，长、短 QT 综合征，Brugada 综合征等离子通道病暂不列入原发性心肌病分类。

## 第一节　原发性心肌病

### 一、扩张型心肌病

　　扩张型心肌病是以一侧或双侧心腔扩大，收缩功能障碍为主要特征，既有遗传又有非遗传原因造成的复合型心肌病。通常经二维超声心动图诊断。DCM 导致左室收缩功能降低、进行性心力衰竭、室性和室上性心律失常、传导系统异常、血栓栓塞和猝死。DCM 是心肌疾病的常见类型,发病率为(13~84)/10 万,是心力衰竭的第三位原因。

### (一)病因与发病机制

原因不明,为遗传和非遗传因素共同作用。可大致分为三类:①遗传因素;②病毒感染;③免疫障碍。

1. 遗传因素  不同的基因产生突变和同一基因的不同突变都可以引起 DCM 并伴随不同的临床表型,发病可能与环境因素和病毒感染等因素有关。有报道称 25%~30% 的 DCM 为家族性,超过 20 个位点或基因与之相关。多数遗传性 DCM 为常染色体显性遗传,少数为 X 连锁遗传和常染色体隐性遗传或线粒体遗传。常染色体显性遗传 DCM 的突变基因为编码收缩肌小节蛋白(如 α 心脏肌动蛋白、肌钙蛋白 T/I/C、β 及 α 肌球蛋白重链等)、编码肌 LIM 蛋白的基因突变。其他一些编码细胞骨架/肌纤维膜、核包膜、肌原纤维节及转录辅激活蛋白的基因突变也可以导致 DCM。

## 相关链接

家族性 DCM 遗传表型有以下特点:①遗传异质性。不同基因的多种突变可以导致同样的 DCM,相同基因的突变可以导致不同的疾病特点。②遗传基因外显率的变化。家族成员中的患病比例不一致。③临床表型存在多样性:部分病例表现为单纯的 DCM,部分病例尚伴有心脏传导阻滞,部分病例还可合并有骨骼肌病和神经系统疾病。④遗传方式的多样性包括常染色体显性遗传及隐性遗传、X 连锁遗传和线粒体遗传。⑤外显率呈年龄依赖性。0~20 岁占 10%,20~30 岁占 34%,30~40 岁占 60%,40 岁以上占 90%。

2. 病毒感染  一些 DCM 的患者心内膜活检有病毒感染的证据,如有明显的病毒颗粒或病毒残余颗粒。最常见的病原有柯萨奇病毒、流感病毒、腺病毒、巨细胞病毒、人类免疫缺陷病毒等,感染引起病毒性心肌炎(VMC)发展为心肌病是一系列心脏重构的病理过程,其中心肌纤维化的发生是关键,心肌微环境的改变和胶原合成与分解动态平衡之间的相互作用是 VMC 向 DCM 演变的重要环节。

3. 免疫障碍  免疫障碍分两大部分:第一是引起机体抵抗力下降,机体易于感染,尤其是嗜心肌病毒如柯萨奇病毒感染;第二是以心肌为攻击靶位的自身体液免疫损伤,目前已知的有抗 β 受体抗体、抗 M 受体抗体、抗 α-酮酸脱氢酶支链复合物抗体、抗 ADP/ATP 载体蛋白抗体等。DCM 的患者也存在细胞免疫异常。

### (二)病理解剖与病理生理

1. 病理解剖  以心室腔扩大为主,室壁变薄伴纤维瘢痕形成、附壁血栓多见,瓣膜及冠状动脉正常,二尖瓣、三尖瓣环扩大,产生二尖瓣、三尖瓣关闭不全。随着病情发展,四个心腔均可增大扩张,晚期外观呈球形。心脏起搏传导系统均可受到侵犯。心肌显微镜下缺乏特异性,可见心肌纤维化改变。

2. 病理生理  左心室扩大伴射血分数下降是 DCM 的特征。

### (三)临床表现

本病不同患者临床表现差异大。心脏扩大、心力衰竭、心律失常、栓塞和猝死是 DCM 的主要表现。

1. 症状  各年龄段均可发病。起病多缓慢,患者常先被发现有心脏扩大,心功能代偿而无自觉不适。逐渐出现活动时呼吸困难、活动耐量下降,随着病情加重可以出现夜间阵发性呼吸困难、端坐呼吸等左心功能不全的体征。进而出现食欲下降、腹胀、下肢水肿等右心功能不全症状。患者可表现为室性、室上性心律失常和传导阻滞。以肺栓塞多见。绝大部分是细小动脉多次反复栓塞,表现为少量咯血或痰中带血,肺动脉高压等。周围动脉栓塞在国内较少见,可表现为脑、脾、肾、肠系膜动脉及肢体动脉栓塞。有栓塞者预后一般较差。

2. 体征  主要体征为心界扩大,听诊心音减弱,常可闻及第三或第四心音,严重可闻及奔马律。心力衰竭时两肺基底部可有湿啰音。右心衰竭时出现肝大、肝颈静脉回流征阳性及双下肢水肿等液体潴留的体征。各种心律失常都可出现,高度房室传导阻滞、心室颤动、窦房传导阻滞等心律失常成为致死原因之一。

**(四)辅助检查**

超声心动图、心电图和胸部 X 线片是可疑患者的基础检查。进一步检查可能对病因诊断有帮助。

1. 超声心动图 是诊断及评估扩张型心肌病最常用的重要手段。表现为房室腔内径扩大,瓣膜正常,室壁搏动减弱、呈"大腔小口"样改变是其特点。早期仅左心室和左心房大,晚期全心增大。可伴二尖瓣、三尖瓣关闭不全,而瓣膜本身无病变。亦可出现附壁血栓。

2. 心电图 缺乏特异性,但很重要。心电图改变以心脏肥大、心肌损害和心律失常为主。①左心室肥大多见,常合并心肌劳损,晚期常有右心室肥大,也可有左右心房肥大;②心肌损害常见,表现为 ST 段压低,T 波改变;③心律失常以异位心律和传导阻滞为主,常见的有室性期前收缩、室性心动过速、房室传导阻滞、室内传导阻滞、心房颤动等多种心律失常,也可能同时存在。

3. 胸部 X 线片 心影增大,心胸比>0.50,伴有心衰者常有肺淤血和胸腔积液。

4. 心脏磁共振 对于疾病的诊断、鉴别诊断及预后评估具有很高价值。有助于鉴别浸润性心肌病、致心律失常右心室心肌病、心肌致密化不全、心肌炎、结节病等疾病。

5. 核素断层显像 运动或药物负荷心肌显像可用于除外冠状动脉疾病引起的缺血性心肌病。核素心血池显像可见左心室舒张末容积和收缩末容积扩大,EF 下降,但一般不用于心功能的评估。

6. 冠状动脉造影或 CT 检查 冠状动脉造影有无狭窄有助于区别缺血性心肌病。

7. 心内膜心肌活检 心肌活检主要适应证包括:近期出现的突发严重心力衰竭、伴有严重心律失常、药物治疗反应差、原因不明,尤其对怀疑暴发性淋巴细胞心肌炎的病例,因为这些患者通过血流动力学支持治疗后预后很好。不主张对扩张型心肌病常规行心内膜活检。

8. 基因检测和免疫学检查 对家族性 DCM 可进行基因检测或常见致病基因的筛查。一些 DCM 的患者血清针对心肌的抗体,如抗 β 受体抗体、抗 M 受体抗体、抗线粒体抗体、抗心肌细胞膜抗体、抗 ADP/ATP 载体蛋白抗体等可为阳性。

**(五)诊断与鉴别诊断**

1995 年中华心血管病学会提出诊断标准。①临床表现:心脏扩大,心室收缩功能减低伴或不伴有充血性心力衰竭,常伴有心律失常,可发生栓塞和猝死等并发症;②心脏扩大:X 线检查心胸比>0.50,超声心动图左心室舒张末内径增加,瓣膜正常;③超声心动图检测:室壁运动弥漫性减低,EF 小于正常值。

鉴别诊断:①应与所有引起心脏增大的疾病鉴别;②诊断家族性扩张型心肌病应除外各种继发性及获得性心肌病。

**(六)治疗与预后**

治疗的原则与心力衰竭基本相同。

1. 药物治疗 β 受体阻滞剂和 ACEI/ARB 可减少心肌损害并延缓疾病进程,ACEI 如无禁忌所有患者均应使用,如不能耐受,可使用 ARB。β 受体阻滞剂从小剂量开始,能耐受者每 2~4 周剂量增倍直至目标剂量或最大耐受剂量。有液体潴留者应使用利尿剂,心功能 Ⅲ~Ⅳ 级可加用地高辛。辅酶 $Q_{10}$、B 族维生素、左卡尼汀、曲美他嗪有改善心肌代谢和心肌保护的作用。有附壁血栓或已发生栓塞及栓塞的高危者需抗凝治疗。中药黄芪、牛磺酸具有抗病毒、调节免疫的作用,长期使用有一定辅助作用。

2. 心脏再同步化治疗(CRT) 对于 LVEF<35%,心功能 Ⅲ~Ⅳ 级,QRS≥120ms,提示左右心室运动不协调者,可行 CRT 治疗,通过调整左右心室收缩程序,改善心脏功能和缓解症状。

3. 安置植入型心律转复除颤器(ICD) 对于药物不能控制的室性心律失常,LVEF<30%,预期预后较好者可行 ICD 治疗预防猝死。

4. 其他　终末期患者可考虑进行心脏移植,在等待期有条件者可行左心室辅助装置。

本病的死因主要为心力衰竭和严重的心律失常,既往认为出现充血性心力衰竭的症状,5 年死亡率 40%~50%。近年来,由于上述治疗手段的采用生存率明显提高。

## 二、肥厚型心肌病

肥厚型心肌病并非完全因心脏负荷异常引起的左心室室壁增厚。大部分患者都有遗传病因参与。肥厚可发生在心室壁的任何部位,可以是对称性,也可以是非对称性,室间隔、左心室游离壁及心尖部较多见,右心室壁罕见。根据有无左心室内梗阻,可分为梗阻性肥厚型和非梗阻性肥厚型。根据梗阻部位又可分为左心室中部梗阻和左心室流出道梗阻,后者又称为特发性肥厚型主动脉瓣下狭窄(idiopathic hypertrophic subaortic stenosis,IHSS),以室间隔明显肥厚,左心室流出道梗阻为其特点,此种类型约占肥厚型心肌病的 1/4。

（一）病因

本病 30%~40% 有明确家族史。60% 的青少年与成人梗阻性肥厚型心肌病患者的病因是心脏肌球蛋白基因突变引起的常染色体显性遗传。HCM 是年轻人包括运动员心脏性猝死最常见的原因,也是各年龄组患者心力衰竭的重要原因。

目前认为 HCM 系常染色体显性遗传疾病,有 15 种突变基因与 HCM 有关,最常见的是编码 β-肌球蛋白重链(最先被确认)和肌球蛋白结合蛋白的基因突变。HCM 的表现型不仅与基因突变有关而且与修饰基因和环境因素有关。

（二）病理与病理生理

特征性改变为心肌肥厚为主。肥厚的类型和程度不一,可为非对称性室间隔肥厚、均匀性肥厚、心尖肥厚型等。心房常扩大。HCM 镜下可见心肌细胞肥大,肌束排列紊乱成旋涡状,局限性或弥漫性纤维化。收缩功能正常乃至增强,舒张功能障碍为其共同特点。梗阻性肥厚型心肌病在左心腔和主动脉瓣下出现压力阶差,据此可分为:①梗阻性肥厚型心肌病,安静时压力阶差≥30mmHg;②隐匿梗阻性肥厚型心肌病,安静时压力阶差<30mmHg,负荷运动时压力阶差≥30mmHg;③非梗阻性肥厚型心肌病,安静和负荷运动时压力阶差<30mmHg。

（三）临床表现

与发病年龄有关,发病年龄越早,临床表现越严重。部分可无任何临床表现,仅在体检或尸检时才发现。

1. 症状　劳力性呼吸困难、心前区疼痛、劳力性晕厥、心力衰竭、心律失常、猝死是常见的临床表现。目前认为晕厥及猝死的主要原因是室性心律失常,剧烈活动是其常见诱因。

2. 体征　①心脏查体可见心界轻度扩大,有病理性第四心音。晚期由于心房扩大,可发生心房颤动。亦有少数演变为扩张型心肌病者,出现相应的体征。②梗阻性肥厚型心肌病可在胸骨左缘下段心尖内侧闻及收缩中期或晚期喷射性杂音,向心尖传播,可伴有收缩期震颤。目前认为该杂音系不对称肥厚的室间隔造成左心室流出道梗阻,血液高速流过狭窄的左心室流出道,由于 Venturi 效应(流体的流速越快,压力越低)将二尖瓣前叶吸引至室间隔,加重梗阻,同时造成二尖瓣关闭不全所造成的。该杂音受心肌收缩力、左心室容量和外周阻力影响明显。凡能增加心肌收缩力、减少左心室容量和外周阻力的因素均可使杂音加强,反之则减弱。如含服硝酸甘油片、体力活动、Valsava 动作、静脉滴注异丙肾上腺素使左心室容量减少或增加心肌收缩力,均可使杂音增强;使用 β 受体阻滞剂、下蹲位使心肌收缩力减弱或左心室容量增加,则均可使杂音减弱。

（四）辅助检查

1. 心电图　最常见的表现为左心室肥大和继发性 ST-T 改变,病理性 Q 波亦较常见,多出现在 Ⅱ、Ⅲ、

aVF、aVL、V$_5$、V$_6$导联,偶有 V$_1$R 增高。上述改变可在超声心动图发现室壁肥厚之前出现,其机制不清。以 V$_{3\sim5}$ 为中心的巨大倒置 T 波是心尖肥厚型心肌病常见的心电图表现。此外,尚有室内阻滞、心房颤动及期前收缩等心律失常表现。

2. 超声心动图　对本病具诊断意义,且可以确定肥厚的部位。①舒张期室间隔显著肥厚≥15mm,梗阻性肥厚型心肌病室间隔厚度与左心室后壁之比≥1.3(图 3-10-1A、B、D);②室间隔肥厚部分向左心室流出道突出,二尖瓣前叶在收缩期前向运动(systolic anterior motion,SAM)(图 3-10-1C);③流出道狭窄;④左心室舒张功能障碍,包括顺应性减低,快速充盈时间延长,等容舒张时间延长。运用多普勒法可以了解杂音的起源和计算梗阻前后的压力差。

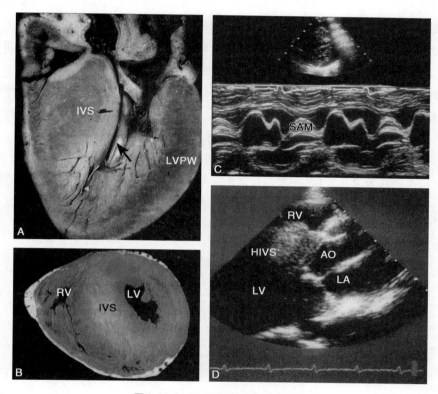

图 3-10-1　肥厚型心肌病超声心动图
A. 心脏纵切面观,室间隔厚度与之比>1.3;B. 梗阻性肥厚型心肌病横断面;C. 梗阻性肥厚型心肌病 M 超声心动图 SAM 征;D. 梗阻性肥厚型心肌病超声心动图 HIVS 征象;HIVS. 室间隔肥厚;RV. 右心室;LV. 左心室;LA. 左心房;IVS. 室间隔;AO. 主动脉;LVPW. 左室后壁。

3. 胸部 X 线检查　普通胸部 X 线心影大小可以正常或左心室增大。

4. 心肌 MRI　能够直观显示室间隔和/或室壁肌局限性或普遍性肥厚、僵硬,室腔变形、缩小和/或流出道狭窄。晚期钆增强心血管磁共振用于评估心脏解剖结构、心室功能与心肌纤维化的存在与否和累及程度。

**(五)诊断与鉴别诊断**

临床症状、体征及心电图虽可提供诊断线索,诊断主要依靠超声心动图、心脏 MRI 等影像学检查,其中超声心动图检查是极为重要的无创性诊断方法。阳性家族史(猝死、心肌肥厚等)有助于诊断。心绞痛及心电图 ST-T 改变需与冠心病鉴别。心室壁肥厚需与负荷过重引起的室壁肥厚及心脏淀粉样变性室壁肥厚鉴别。冠心病缺乏肥厚型心肌病心室壁肥厚的影像特征,通过冠状动脉造影可显示冠状动脉狭窄。后负荷过重引起的心室壁肥厚可查出后负荷过重疾病,如高血压、主动脉瓣狭窄、主动脉缩窄等;心脏淀粉样变性心动超声示心室壁肥厚有闪烁样颗粒,而心电图表现为低电压,心脏 MRI 特征性广泛、弥漫性延迟强化可资鉴别。

## 2014 年 ESC 发表的 HCM 诊断标准

1. 成人　成人中 HCM 定义为:任意成像手段(超声心动图、心脏磁共振成像或计算机断层扫描)检测显示,并非完全因心脏负荷异常引起的左室心肌某节段或多个节段室壁厚度≥15mm。

遗传或非遗传疾病可能表现出来的室壁增厚程度稍弱(13～14mm),对于这部分患者,需要评估其他特征以诊断是否为 HCM,评估内容包括家族病史、非心脏性症状和迹象、心电图异常、实验室检查和多模式心脏成像。

2. 儿童　与成人中一样,诊断 HCM 需要保证 LV 室壁厚度≥预测平均值+2 个标准差(即 Z 值>2,Z 值定义为所测数值偏离平均值的标准差数量)。

3. 亲属　对于 HCM 患者的一级亲属,若心脏成像(超声心动图、心脏磁共振或 CT)检测发现无其他已知原因的 LV 室壁某节段或多个节段厚度≥13mm,即可确诊 HCM。

在遗传性 HCM 家族中,未出现形态学异常的突变携带者可能会出现心电图异常,这种异常的特异性较差,但在有遗传性 HCM 的家族成员身上,可视为 HCM 疾病的早期或温和表现,其他多种症状也可以提高对这部分人群诊断的准确性。

总而言之,对于遗传性 HCM 的家族成员,任何异常(如心肌多普勒成像和应变成像异常、不完全二尖瓣收缩期前移或延长和乳头肌异常)尤其是心电图异常都会大大增加该成员诊断出 HCM 的可能性。

### (六)治疗与预后

基本治疗原则为缓解症状和改善舒张功能,防止心律失常的发生。可用 β 受体阻滞剂及非二氢吡啶类钙通道阻滞剂。疾病后期,出现左室扩大伴收缩功能减低和慢性心功能不全,治疗与其他原因所致的心衰相同。对梗阻性肥厚型心肌病(静息或刺激后左心室腔与左心室流出道压力阶差≥50mmHg)患者可安装起搏器、室间隔化学消融及手术切除肥厚的室间隔心肌等方法治疗。本病的预后因人而异,一般而言,发病年龄越早,预后越差。成人多死于猝死,小儿多死于心力衰竭,其次是猝死。家族史阳性者猝死率较高。应指导患者避免剧烈运动、持重及屏气,以减少猝死发生。凡增强心肌收缩力的药物如洋地黄类、β 受体兴奋药如异丙肾上腺素,以及减轻心脏负荷的药物如硝酸甘油等使左室流出道梗阻加重,尽量不用。

理论与实践

### 与肥厚型心肌病相关的心脏性猝死

心脏性猝死(SCD)与心力衰竭是 HCM 主要的死亡原因。SCD 可是 HCM 的最早表现,猝死可在疾病的初期尤其是无症状或轻微症状的年轻患者发生。SCD 常发生在年龄小于 35 岁的年轻 HCM,但也可在任何年龄段发生。心电活动不稳定所致的室性心律失常是 HCM 发生 SCD 的主要原因,心肌缺血、舒张或收缩功能障碍、流出道梗阻、低血压、室上性心动过速也参与 SCD 的发生。

SCD 发生的高危险因素为:①原先发生过心脏停搏或同时出现的持续性室速;②家族中发生过与 HCM 相关的 SCD,年龄越小、亲属关系更近、发生的人数越多危险越高;③发现高危险的突变基因;④原因不明的晕厥,尤其是年轻人,活动时;⑤非持续室速;⑥运动时出现不正常的低血压,是血流动力学不稳定的表现;⑦左心室壁的极度增厚,超过 30mm。

SCD 的预防:预防性减少 SCD 发生的方法是对于高危因素的 HCM 使用 β 受体阻滞剂、维拉帕米、ⅠA 类抗心律失常药物(丙吡胺),但是并没有证据表明对于无症状的 HCM 患者这些药物可以减少 SCD 的发生。对高危患者,目前最有效的方法是安置 ICD,以下情况有 ICD 植入适应证:①SCD 史;②有 VF 或 VT 病史;③一级亲属猝死病例;④心室厚度≥30mm;⑤近期有 1 次或多次晕厥史;⑥非持续室速,年龄小于 30

岁；⑦运动低血压并有其他高危因素；⑧儿童不明原因晕厥，LV 严重肥厚，家族成员 SCD 史。此外小剂量的胺碘酮（小于 300mg）也可提高 HCM 的生存率。使用该药需监测，长期使用一些患者尤其是年轻人不能耐受其毒副作用。

### 三、限制型心肌病

限制型心肌病（restrictive cardiomyopathy，RCM）是指原发性心肌和/或心内膜纤维化，或是心肌的浸润性病变，引起心脏充盈受阻，发生舒张功能障碍。根据病因可分为原发性限制型心肌病和继发性限制型心肌病两大类。如果病变仅局限于心肌称为原发性心肌病，而继发性心肌病是指心肌的病变是全身系统性疾病的一部分。

根据病变通常分为：①心肌非浸润型（特发性、家族性心肌病）；②浸润性（淀粉样变、结节病）；③贮积性（血色病、法布里病及糖原贮积症）；④心内膜心肌病［心内膜心肌纤维化、高嗜酸细胞综合征、类癌心脏病、放射性心肌病及药物性心肌病（蒽环类抗生素毒性作用）］。

#### （一）临床表现与诊断

右心衰竭较重为本病临床特点。酷似缩窄性心包炎，主要表现为气短、乏力、颈静脉怒张、吸气时颈静脉压增高［库斯莫尔征（Kussmaul 征）］、肝大、下垂性水肿、腹水、胸腔积液等，右心导管检查显示右心室压力收缩压明显增高（常常>50mmHg），尤其是呼气末，而缩窄性心包炎患者呼气末右心室压力相对较低。此外，继发者有相关疾病的表现。具缩窄性心包炎的临床表现，排除缩窄性心包炎即可诊断本病。心电图、心脏 X 线、超声心动图、CT、MRI、SPECT 等检查有助于病因及鉴别诊断。

#### （二）治疗与预后

目前尚无理想的治疗方法。治疗重点为避免劳累和预防呼吸道感染等可能加重心力衰竭的诱因。主要是针对心力衰竭的对症治疗。本病预后差。

### 四、致心律失常性右心室心肌病

致心律失常性右心室心肌病（arrhythmogenic right ventricular cardiomyopathy，ARVC）旧称致心律失常性右心室发育不良（arrhythmogenic right ventricular dysplasia，ARVD），现以 ARVC/D 表示，ARVC/D 是一种以室性心律失常（如单形性室性心动过速）、右心衰竭及心脏性猝死为主要表现的非炎性非冠状动脉心肌疾病，多见于青少年时期。主要侵犯右心室，表现为进行性心肌细胞减少，被脂肪组织或纤维脂肪组织代替，导致右心室节段性异常或整体异常。大多数 ARVC/D 患者为常染色体显性遗传。除病史及家族史外，心电图、超声心动图、右心室造影、心脏磁共振成像及计算机断层扫描等检查有助诊断 ARVC/D。心电图常表现为：①完全性或不完全性右束支传导阻滞；②无右束支传导阻滞者 $V_1$ 导联 QRS 波群时限>110ms；③$V_1$ 导联可见 Epsilon 波；④右胸导联出现于右束支传导阻滞无关的 T 波倒置；⑤室速和频发室性期前收缩呈左束支传导阻滞图形。心室晚电位阳性患者易猝死。目前无特效疗法，用胺碘酮和 ICD 预防恶性心律失常，同时针对右心衰竭进行治疗。

## 第二节 其他类型心肌病

### 一、酒精性心肌病

长期大量饮酒可引起的继发性扩张型心肌病。诊断标准为：①符合 DCM 的诊断标准；②长期过量饮酒（WHO 标准：女性>40g/d，男性>80g/d，饮酒 5 年以上）；③既往无其他心脏病病史；④早期发现戒酒 6 个月后 DCM 临床状态得到缓解。饮酒是导致心功能损害的独立原因。建议戒酒 6 个月后再作临床状态评价。

## 二、围生期心肌病

既往无心脏病史的女性,在妊娠最后 1 个月或产后 5 个月内发生心力衰竭,临床表现符合扩张型心肌病特点称为围生期心肌病(peripartal cardiomyopathy)。本病可能是一组多因素疾病,与病毒感染、营养不良有关,高龄和营养不良,近期出现妊娠高血压综合征、多胎妊娠及宫缩制剂治疗与本病发生有一定关系。每 1300~1400 次分娩中发生 1 例。本病除具扩张型心肌病的临床特点外,体循环、肺循环栓塞发生频率较高,再次妊娠常引起疾病复发。

## 三、心动过速性 DCM

诊断标准为:①符合 DCM 的诊断标准;②慢性心动过速发作时间超过每日总时间的 12%~15%,包括窦房折返性心动过速、房性心动过速、持续性交界性心动过速、心房扑动、心房颤动和持续性室性心动过速等;③心室率多在 160 次/min 以上,少数可能只有 110~120 次/min,与个体差异有关。有效控制心室率是治疗关键。

## 四、克山病（地方性心肌病）

克山病(Keshan disease,KD)是 1935 年在我国黑龙江省克山县发现的一种原因不明的地方性心肌病(endemic cardiomyopathy,ECD),主要分布在我国从东北到西北、西南的一条弧形过渡地带,涉及黑龙江、吉林、辽宁、内蒙古、山西、河北、山东、河南、陕西、甘肃、湖北、四川、云南、西藏、贵州 15 个省、自治区的 309 个县(旗)。主要累及贫困农业人口,以育龄妇女及断奶的学龄前儿童多发。发病有年度、季节特点,可能的病因有低硒和生物因素,如病毒等。该病临床上可分为急性、亚急性、慢性和潜在性四种类型。急性型表现为急性心力衰竭,可伴心源性休克及严重心律失常。亚急性及慢性型表现为充血性心力衰竭。潜在性型心功能处于代偿期,多无自觉症状,偶有心律失常及心电图改变。急性型治疗强调"早发现、早诊断、早就地治疗"三早原则,应用大剂量(5~10g/d)维生素 C 静脉注射或静脉滴注加对症治疗。由于环境、居住条件改善,注意营养(补硒)改善生活习惯,通过采取积极的综合性预防措施,早发现、早治疗,本病目前已少见。

## 五、左心室心肌致密化不全

左心室心肌致密化不全(left ventricular noncompaction,LVNC)是一种新近被认识的先天性心肌病,由于胚胎发育过程中心外膜到心内膜致密化过程提前终止,导致特征性的左心室心肌海绵样形态学异常,表现为肌小梁和深陷期间深的隐窝(窦管),形成网状结构,称为非致密化心肌。LVNC 主要累及左心腔的心尖部分,临床表现为左心室收缩功能障碍、心力衰竭、血栓栓塞、心律失常、猝死。超声心动图、心脏 MRI、左心室造影可以诊断本病。本病的治疗主要是纠正心功能,根本治疗需心脏移植。

**相关链接**

---

### 心脏离子通道病

心脏离子通道病是编码各主要离子通道亚单位的基因突变引起的遗传性或先天性心律失常。这些离子通道病包括长 QT 综合征(LQTS)、短 QT 综合征(SQTS)、Brugada 综合征及儿茶酚胺性多形性室性心动过速(CPVT)。美国 2006 年心肌病定义和分类首次将其归为原发性遗传性心肌病范畴。

长 QT 综合征：特征是心室复极时间延长、心电图上 QT 及 QTC 延长,易诱发有症状或致命的室性心律失常,如多形性室性心动过速(尖端扭转室速),是最常见的离子通道病和 SCD 的常见病因。心电图表现可以变异很大,25%~50%受累的家族成员 QT 间期正常或临界范围。病因最常见的为编码缓慢激活的延迟整流钾通道的基因、编码心脏钠通道(SCN5A)基因突变所致。

Brugada 综合征：临床表现为年轻人尤其是青年男性的心脏性猝死。家族性常染色体显性遗传及散发病例中约 20%是由于心脏钠离子通道基因 SCN5A 的 α 亚单位突变。特征性的心电图表现是右束支传导阻滞伴右心前区导联($V_{1~3}$)ST 段穹窿状上抬。常常这种特征性心电图可以是间歇性的,使用钠通道阻滞剂(如氟卡尼、普鲁卡因胺及吡西卡尼)可以使其显露。

# 第三节　心肌炎

心肌炎(myocarditis)是指心肌炎症性改变伴随心脏收缩/舒张功能障碍的疾病。呈局灶性或弥漫性炎性改变,可原发于心肌,也可是全身性疾病的一部分。引起心肌炎的因素：①感染因素,包括病毒、立克次体、细菌、真菌、寄生虫等,以病毒最为常见,其中又以肠道病毒,尤其是柯萨奇 B 病毒感染最多见;②非感染因素,包括药物、毒性物质、放射照射等。

2013 年 ESC 心肌、心包疾病工作组将心肌炎分为如下亚组：①病毒性心肌炎,具有心肌炎的组织学证据,且心肌病毒 PCR 检测阳性,②自身免疫性心肌炎,组织学证实心肌炎,但心肌病毒 PCR 阴性的,伴或不伴血清心肌自身抗体;③病毒及免疫性心肌病,组织学证实心肌炎伴 PCR 检测病毒阳性及阳性的血清心肌自身抗体。

本节主要叙述病毒性心肌炎。

## 一、病因与发病机制

许多感染性因素、系统性疾病、药物和毒素都可引起此病。病毒感染是最重要的病因。较常见的病毒有：腺病毒、肠道病毒、流感病毒、EB 病毒、人疱疹病毒 6、微小病毒 B19 和巨细胞病毒等。自身免疫性心肌炎可能仅有心脏受累,或者有伴随自身免疫性疾病的心脏临床表现,多为结节病、高嗜酸粒细胞增多综合征、硬皮病、系统性红斑狼疮。

病毒性心肌炎的发病机制包括：①病毒直接侵犯机体,造成心肌的直接损害;②病毒与机体免疫反应共同作用。故认为免疫是心肌炎主要发病机制。细胞毒穿孔蛋白、细胞因子 IL-1、IL-8 和 TNF-α 参与了心肌细胞损伤;T 细胞介导的细胞免疫在心肌炎心肌损伤机制中起重要作用。60%心肌炎患者抗心肌特异性抗体,如抗肌凝球蛋白重链抗体增高,该抗体可直接引起心肌损伤。免疫学分析表明,心肌炎患者自然杀伤细胞、辅助 T 细胞和抗体依赖性细胞毒细胞功能减低,而血 IL-1 和 TNF-α 增高。此外,持续病毒感染尚可引起心肌细胞凋亡,而演变成扩张型心肌病。

## 二、临床表现

1. 症状　患者症状取决于病变的广泛程度和部位：①多数患者有病毒感染前趋症状,发病前 3~4 周有上呼吸道感染、腹泻病史;②而后出现心慌、呼吸困难、心脏大、心率快、奔马律、颈静脉怒张、肝大等心力衰竭的临床表现;③各种心律失常的表现,也常是绝大部分病毒性心肌炎患者的主诉或首发症状。室性心动过速、心室颤动者可发生猝死。

2. 体征　各种心律失常的阳性体征,与体温不相称的增快的心率。听诊可闻及第三心音、第四心音或奔马律。有颈静脉怒张、肺部啰音、肝大等体征。严重可出现低血压、四肢厥冷等心源性休克体征。

3. 临床类型 因心肌受累的部位和程度不同,可分为 4 种不同临床类型。

(1) 急性冠脉综合征样表现:患者发病前 1~4 周有呼吸道或消化道感染,胸痛同时有心电图改变(ST 太高/压低,T 波倒置),但冠状动脉造影并未能显示有相应的血管病变;超声心动图或心脏磁共振检查显示有或没有心肌收缩功能障碍;可以伴或不伴有 cTnT/cTnI 升高,变化类似心肌梗死或表现为持续升高较长时间(大于 1 周)。

(2) 新发心衰或心衰加重:2 周至 3 个月出现心衰或心衰加重。超声心动图或心脏磁共振检查无室壁增厚或心室扩张。无冠心病和其他原因。发病前有消化道或呼吸道感染或围产期。心电图无特异性改变,可有束支传导阻滞、房室传导阻滞和/或室性心律失常。

(3) 慢性心衰:心衰超过 3 个月,无冠心病和其他原因。超声心动图或心脏磁共振检查心脏功能减低,提示扩张型心肌病或非缺血性心肌病。ECG 有束支传导阻滞、房室传导阻滞和/或室性心律失常。

(4) 病情危重:无冠心病或其他心衰原因。表现为严重室性心律失常或心脏性猝死;左室功能严重受损,心源性休克。

## 三、辅助检查

临床表现符合心肌炎患者的一线检查如下:

1. 心电图 疑诊心肌炎患者首选心电图检查,但特异低,唯弓背向下的 ST 段抬高具有诊断的特异性;AVB 和 QRS 波群增宽是预后不良的预测因子。

2. 超声心动图 主要用于排除其他心脏疾病如瓣膜病,监测心脏的改变如腔室大小、室壁厚度、心脏功能、附壁血栓和心包渗出等,并建议对于所有疑诊心肌炎患者应常规行超声心动图,当血流动力学发生变化或症状恶化应及时复查超声心动图。

3. 核素成像 对心肌炎诊断敏感性高而特异性低。声明认为,由于技术要求较高且有放射暴露风险,核素成像不作为疑诊心肌炎常规检查,除非临床疑诊心脏结节病。

4. 心脏磁共振 为心肌的组织特点描述提供了一种无创性手段,它可以帮助诊断心肌炎。对于肌钙蛋白阳性的非冠心病患者,心脏磁共振与心内膜心肌活检(endomyocardial biopsy,EMB)之间具有良好的相关性,但对慢性心肌炎,其与 EMB 的相关性差。临床稳定的心肌炎患者心脏磁共振优先于 EMB 的检查;但心脏磁共振并不能取代 EMB 在心肌炎诊断中的作用,而且对于具有生命危险表现的患者 EMB 应优先选择。

5. 生化标志物

(1) 肌钙蛋白、ESR 和 CRP 水平:所有患者都应该检测心肌炎肌钙蛋白、ESR 和 CRP 水平。患者 ESR 和 CRP 水平常升高,但是它们并不能确诊。

(2) 病毒血清学检查:不推荐常规进行病毒血清学检测。病毒血清学阳性并不意味心肌感染,而只是提示外周免疫系统与病原体之间的相互作用,IgG、IgM 抗体可能误导诊断。病毒血清学与心内膜活检无明显相关性,因此不建议常规行病毒相关的血清学检查。

(3) 血清心脏自身抗体(AAB):如有可能可行心脏自身抗体检测,如 EMB 未检测到病毒基因,而血中查到自身抗体可能是免疫介导性心肌炎,免疫抑制或免疫调节治疗有益。IgG 类抗体对扩张型心肌病或心肌炎有较高特异性,可识别自身免疫、评估风险相关,对某些心肌免疫反应活性弱的患者有潜在获益,免疫抑制治疗能取得较好效果。

## 四、诊断

病毒性心肌炎诊断相当困难,因其临床表现无特异性,辅助检查特异性及敏感性均较低。确诊有赖于心肌活检,亦存在取材部位的问题。故病毒性心肌炎的诊断目前仍应采用综合分析的方法。

1999 年 8 月全国心肌炎心肌病学术研讨会成人病毒性心肌炎的诊断参考标准：

1. 病史与体征　在上呼吸道感染、腹泻等病毒感染后 3 周内出现心脏表现，如出现不能用一般原因解释的感染后重度乏力、胸闷、头昏（心排血量降低所致）、心尖第一心音明显减弱、舒张期奔马律、心包摩擦音、心脏扩大、充血性心力衰竭或阿-斯综合征等。

2. 上述感染后 3 周内新出现心律失常或心电图改变

（1）窦性心动过速、房室传导阻滞、窦房传导阻滞或束支传导阻滞。

（2）多源、成对室性期前收缩，自主性房性或交界性心动过速，阵发或非阵发性室性心动过速，心房或心室扑动或颤动。

（3）两个以上导联 ST 段呈水平型或下斜型下移 0.01mV 或 ST 段异常抬高或出现异常 Q 波。

3. 心肌损伤的参考指标　病程中血清心脏肌钙蛋白 I 或肌钙蛋白 T（强调定量测定）、CK-MB 明显增高。超声心动图示心腔扩大或室壁活动异常和/或核素心功能检查证实左心室收缩或舒张功能减弱。

4. 病原学依据

（1）在急性期从心内膜、心肌、心包或心包穿刺液中检出病毒、病毒基因片段或病毒蛋白抗原。

（2）病毒抗体：第二份血清中同型病毒抗体（如柯萨奇 B 组病毒中和抗体或流行性感冒病毒血凝抑制抗体等）滴度较第一份血清升高 4 倍（2 份血清应相隔 2 周以上）或 1 次抗体效价≥640 者为阳性，≥320 者为可疑阳性（如以 1∶32 为基础者则宜以≥256 为阳性，≥128 为可疑阳性，根据不同实验室标准决定）。

（3）病毒特异性 IgM：以≥1∶320 者为阳性（按各实验室诊断标准，需在严格质控条件下）。如同时有血中肠道病毒核酸阳性者更支持有近期病毒感染。

对同时具有上述 1、2[（1）、（2）、（3）中任何一项）]、3 中任何两项，在排除其他原因心肌疾病后，临床上可诊断急性病毒性心肌炎。如同时具有 4 中（3）项者，可从病原学上确诊急性病毒性心肌炎；如仅具有 4 中（2）、（3）项者，在病原学上只能拟诊为急性病毒性心肌炎。

如患者有阿-斯综合征发作、充血性心力衰竭伴或不伴心肌梗死样心电图改变、心源性休克、急性心功能衰竭、心动过速伴低血压或心肌心包炎等一项或多项表现，可诊断为重症病毒性心肌炎。如仅在病毒感染后 3 周内出现少数期前收缩或轻度 T 波改变，不宜轻易诊断为急性病毒性心肌炎。

对难以明确诊断者，可进行长期随访，有条件时可做心内膜心肌活检进行病毒基因检测及病理学检查。

在考虑病毒性心肌炎诊断时，应除外 β 受体功能亢进、甲状腺功能亢进症、二尖瓣脱垂综合征及影响心肌的其他疾患，如风湿性心肌炎、中毒性心肌炎、冠心病、结缔组织病、代谢性疾病以及克山病（克山病地区）等。

## 五、治疗

急性心肌炎患者应限制体力活动，直至患者完全恢复。不论年龄、性别、症状严重程度以及治疗方法，不管是运动员还是非运动员患者，心肌炎急性期应限制体力活动直至最少 6 个月。运动员参加竞赛运动之前应该进行临床评估。以后每 6 个月都应该进行普查。心肌炎是一种自然病程变化很大的疾病。有血流动力学不稳定的心衰患者应尽快住进 ICU 使用呼吸和机械性心-肺支持设施。对于伴有心源性休克或严重心室功能障碍的急性（暴发性）心肌炎病例，可能需要利用心室辅助装置或体外膜氧合（ECMO）来作为心脏移植或疾病恢复的过渡。由于其简单、有效，ECMO 往往能挽救这些患者的生命。

## 六、随访

因为大于30%的患者甚至可能转为慢性扩张型心肌病,有伪心肌梗死表现,冠状动脉造影正常,并保留心室功能的心肌炎患者当心肌酶已经恢复正常范围时应予出院,并进行长期的非侵入性心脏随访。如果长期(数周甚至数月)记录到心肌酶的升高和/或左和/或右心室功能逐步减弱,患者应被重新收住院并行心内膜活检。

(杨 萍)

## 学习小结

扩张型心肌病是以一侧或双侧心腔扩大、收缩功能障碍为主要特征。既有遗传又有非遗传原因造成的复合型心肌病。高度房室传导阻滞、心室颤动、窦房阻滞等心律失常成为致死原因之一。超声心动图是诊断及评估扩张型心肌病最常用的重要手段。肥厚型心肌病并非完全因心脏负荷异常引起的左心室室壁增厚,系常染色体显性遗传疾病。在胸骨左缘下段心尖内侧闻及收缩期向心尖传播的杂音。超声心动图、心脏 MRI 具有诊断意义。限制型心肌病以右心衰竭为主要临床特点,注意与缩窄性心包炎鉴别。治疗重点为避免劳累和预防呼吸道感染等可能加重心力衰竭的诱因,主要是针对心力衰竭的对症治疗。

## 复习参考题

1. 简述心肌病的定义和分类。
2. 扩张型心肌病的临床表现有哪些?
3. 简述肥厚型心肌病的分类及其超声改变。
4. 简述肥厚型心肌病引起心脏杂音增强和减弱的诱因。
5. 简述病毒性心肌炎的不同临床类型。

# 第十一章　心包疾病

心包是包裹在心脏和大血管根部的一个膜性囊状结构,分为脏层和壁层,两者之间的潜在腔隙为心包腔,生理情况下内含 20~50ml 浆液,起润滑作用。心包疾病包括感染性炎症和非感染性炎症、肿瘤等,其中以炎症最为常见。按病情可分为急性心包炎(伴或不伴心包积液)、持续性心包炎(心包炎持续 4~6 周,但 <3 个月没有缓解)、复发性心包炎(首次记录的急性心包炎复发,且无症状间隔为 4~6 周或更长时间)。根据病程可分为急性和慢性心包炎,急性心包炎常伴有心包积液,慢性心包炎常引起心包缩窄。

## 第一节　急性心包炎

急性心包炎(acute pericarditis)是心包膜脏层和壁层的急性炎症,常由细菌、病毒、自身免疫、物理、化学等因素引起。可以是心脏损害的唯一表现,也可以同时合并心肌炎和/或心内膜炎。

### 一、病因

常见的病因有感染性、特发性、肿瘤、结缔组织病、代谢性疾病、全身性疾病、心脏损伤后综合征(自身免疫反应)、急性心肌梗死后、药物反应、放射线照射、创伤等。近年来,随着疾病谱的变迁,肿瘤、尿毒症性心包炎的发病率明显增加趋势。心包炎的常见病因详见表 3-11-1。

### 二、病理

急性心包炎分为纤维蛋白性和渗出性两种。在急性期,心包壁层和脏层之间纤维蛋白、白细胞及少许内皮细胞渗出,无明显液体积聚,称为纤维蛋白性心包炎,又称急性"干性"心包炎;随着渗出液体增加,逐渐变为渗出性心包炎,常为浆液纤维蛋白性,液体量 100ml 至 2~3L 不等,多呈黄色清亮,偶可混浊不清或呈血性。积液一般在数周至数月内吸收,部分患者积液吸收后心包腔内可残存纤维蛋白性粘连、局灶性瘢痕,心包增厚。若液体在较短时间内大量积聚,可引起心脏压塞。急性心包炎时,心外膜下心肌有不同程度的炎性变化,如范围较广可称为心肌心包炎。此外,炎症还可累及纵隔、横膈和脑膜。

表 3-11-1  常见心包炎病因

| 类型 | 病因 |
| --- | --- |
| 特发性 | 不能明确病因 |
| 感染性 | 病毒、结核、急性细菌性感染、真菌感染、寄生虫、立克次体、支原体 |
| 急性心肌梗死 | 心肌梗死后综合征 |
| 代谢性疾病 | 尿毒症、高胆固醇血症、甲状腺功能减退症、痛风 |
| 肿瘤性疾病 | 原发性心包肿瘤、心包外肿瘤转移（肺癌、乳腺癌、淋巴瘤、白血病、消化道肿瘤等） |
| 自身免疫性疾病 | 急性风湿热、系统性红斑狼疮、类风湿关节炎、混合型结缔组织病、心脏损伤后综合征（Dressler 综合征）等 |
| 药物性 | 肼屈嗪、普鲁卡因胺、苯妥英钠、异烟肼、多柔比星、保泰松等 |
| 创伤性 | 胸部创伤、起搏器置入、心脏导管诊断或治疗操作 |
| 邻近器官疾病 | 夹层动脉瘤、肺梗死、肺炎、食管病变、胸导管病变等 |
| 其他 | 心衰、严重低蛋白血症 |

## 三、病理生理

正常心包腔内平均压力接近于零或略低于大气压。急性纤维蛋白性心包炎或少量积液时心包腔内压力变化不明显,故不影响血流动力学。当渗液快速积聚或大量积液可导致心包腔内压力升高,过速的心率使心室舒张期缩短和充盈减少,每搏输出量降低,动脉血压下降,产生休克,同时伴体循环及肺循环静脉压升高,称为心脏压塞。

## 四、临床表现

急性心包炎的主要临床表现有三种形式:急性纤维蛋白性心包炎、渗出性心包炎、渗出性心包炎并心脏压塞。

1. 急性纤维蛋白性心包炎

（1）症状:主要表现为胸骨后、心前区疼痛,多见于急性非特异性心包炎和感染性心包炎。疼痛常位于心前区,呈尖锐性,与呼吸运动有关,因咳嗽、深呼吸或变换体位而加重,坐位前倾时减轻。心绞痛的部位与心包炎相似,但疼痛不受呼吸和体位影响,持续时间较短,一般不超过 30min,舌下含服硝酸甘油有效。心前区疼痛伴有心电图 ST 段的抬高,应与心肌梗死鉴别。进程缓慢的结核性、尿毒症性、肿瘤性心包炎疼痛可能不明显。部分患者伴有其他非特异症状,如发热、全身不适、呼吸浅快、咳嗽、乏力等。

（2）体征:最具诊断价值的体征是心包摩擦音,表现为搔刮样、粗糙、刺耳的高频音。典型的心包摩擦音包括三个成分,分别与心房收缩（收缩期前）、心室收缩及舒张早期快速充盈时的心脏活动相一致,多数为与心室收缩、舒张相一致的双相性摩擦音。心包摩擦音多位于心前区,以胸骨左缘第3、4肋间最为明显;坐位前倾、深吸气更容易听到;变化快,可持续数小时或持续数天、数周,当积液增多将两层心包分开时,摩擦音即消失。

2. 渗出性心包炎  临床表现取决于积液对心脏的压塞程度,轻者血流动力学改变可不明显,重者则出现循环障碍或衰竭。

（1）症状:呼吸困难是心脏压塞时最突出的症状,与支气管、肺受压及肺淤血有关。呼吸困难严重时,患者呈端坐呼吸、身躯前倾、呼吸浅快、面色苍白、发绀。可因气管受压而产生干咳,喉返神经受压时声音嘶哑,食管受压出现吞咽困难,膈神经受牵拉出现呃逆等。部分患者可有上腹部饱胀、乏力、烦躁等不适。

（2）体征:心脏搏动减弱或消失,心脏绝对浊音界向两侧扩大,心率加快,心音低而遥远。大量心包积液时,心包压迫左肺底,在左肩胛下角可出现浊音及支气管呼吸音,称心包积液征（Ewart 征）。少数病例中,在胸骨左缘第3、4肋间可闻及心包叩击音(见本章第二节"缩窄性心包炎")。依压塞程度的不同,脉搏可表现为正常、减弱或出现奇脉。大量心包积液时收缩压降低,而舒张压变化不大,故脉压变小,同时可累及静脉回流,表现为颈静脉怒张、肝大、下肢水肿及腹水等。

3. 渗出性心包炎并心脏压塞　心脏压塞的临床特征为 Beck 三联征:血压低、心音弱、颈静脉怒张。

急性心脏压塞、亚急性或慢性心脏压塞的临床表现不同。①急性心脏压塞:当短期内大量心包积液时可出现急性心脏压塞征象,表现为窦性心动过速、血压下降、脉压变小、静脉压明显上升,此时若心排血量显著下降,可导致急性循环衰竭、休克等;②亚急性或慢性心脏压塞:若积液积聚较慢,可出现亚急性或慢性心脏压塞,表现为体循环淤血、颈静脉怒张、静脉压升高、奇脉(吸停脉)、Kussmaul 征(吸气时颈静脉充盈更明显)等。奇脉是指大量积液患者桡动脉搏动呈吸气性显著减弱或消失、呼气时复原的现象,也可通过血压测量来诊断,即吸气时动脉收缩压较吸气前下降 10mmHg 或更多,而正常人吸气时收缩压仅稍有下降。

## 五、辅助检查

1. 心电图　具有典型的动态变化过程:①胸痛出现时可见 aVR 导联 ST 段压低,其他常规导联 ST 段弓背向下型抬高,T 波高尖,缺乏心肌梗死时的对称部位 ST 段压低的规律;②一到数日后,ST 段回到基线并伴 T 波低平;③T 波由低平逐渐变为倒置达最大深度;④持续数周至数月后 T 波由倒置恢复至正常,以上应注意与急性心肌梗死鉴别。另外,PR 段移位,提示心包膜下心房肌受损。心包积液时有 QRS 低电压,大量积液时可见 QRS 电交替。

2. 超声心动图　是诊断心包积液最可靠的方法,评估心包积液对血流动力学的影响程度,并可进行半定量测量及定位穿刺点。超声心动图心包积液半定量分为轻度(<10mm)、中度(10~20mm)、大型(>20mm)。心脏压塞的超声心动图特征为:右心房及右心室舒张期塌陷,吸气时右心室内径增大,左心室内径减小,室间隔向左侧移位等。

3. X 线检查　心包少量渗出时无明显异常,当心包内积液量超过 300ml 时,可见心影向两侧扩大,呈烧瓶样,心脏冲动减弱或消失;肺部无明显充血现象而心影显著增大是心包积液的有力证据。

4. 心包穿刺　具有诊断和治疗双重价值。对穿刺液进行生物学(细菌、真菌等)、生化、细胞分类、病理等检查有助于明确病因;同时抽取一定量的积液也可快速解除心脏压塞症状,必要时置管引流并可进行心包腔内药物治疗。

5. 心包活检　有助于明确病因,一般不作为常规检查。

6. 化验检查　炎性标志物:白细胞计数(WBC)、血沉(ESR)、C 反应蛋白(CRP)可增高。心肌损伤标志物:磷酸肌酸激酶同工酶(CK-MB)、血清肌钙蛋白 I(TnI)可轻、中度升高,如血清 CK-MB、TnI 明显升高提示心外膜下浅层心肌受累。病因学检查:抗核抗体、结核菌素纯蛋白衍生物(PPD)皮肤试验、HIV 血清免疫学、血培养。

## 六、病因类型与临床特点

常见的病因包括结核性、肿瘤性、急性化脓性、急性非特异性、心脏损伤后综合征、尿毒症性、外伤性等,近年来结核和肿瘤性心包积液呈上升趋势。

1. 结核性心包炎　通常起病隐匿,典型者可有结核病的全身表现,如发热、疲乏、食欲减退、消瘦等或原发结核病灶的表现。相当一部分患者无上述表现,甚至结合菌素试验阴性,仅因为心脏压塞症状而就诊。心包积液为中到大量,多呈血性,细胞分类以淋巴细胞为主,偶可找到结核分枝杆菌。早期诊断及正规抗结核(标准的 6 个月抗结核治疗)治疗非常重要(参照胸部结核的治疗方案),否则极易形成缩窄性心包炎。对于部分患者,试验性的抗结核治疗有助于诊断及鉴别。如患者情况没有改善,或在 4~8 周抗结核治疗后恶化,建议使用心包部分切除术。

2. **急性非特异性心包炎** 病因不明,可能与病毒感染、过敏、自身免疫反应有关,以青壮年男性多见。发病前数日常有上呼吸道感染史,起病急骤,剧烈胸痛、持续发热,胸痛的同时多出现心包摩擦音,少有压塞症状;积液量常较少,呈草黄色或血性,细胞分类以淋巴细胞为主;白细胞总数增加,血沉增快,如心包下心肌受累明显,心肌酶增高;早期就诊可记录到心电图 ST 段抬高。本病能自行痊愈,但可以多次反复发作。

3. **肿瘤性心包炎** 心包原发性肿瘤主要是间皮瘤,较少见。转移性肿瘤较多见,常源于支气管肺癌、乳腺癌、食管癌、淋巴瘤、白血病等。胸痛、心包摩擦音等症状体征少见,积液多为大量、血性、进展迅速,有时可找到肿瘤细胞,多因心脏压塞症状就诊发现。治疗包括除原发病外,常需心包穿刺、置管引流,必要时心包腔内化疗。当肿瘤患者采取化疗或放疗时出现心包炎征象,约2/3是非肿瘤性,如放射性心包炎、机会性感染、治疗反应等。

4. **心脏损伤后综合征** 见于心脏手术、心肌梗死、心脏创伤后。症状通常认为具有自身免疫性。临床表现有发热、心前区疼痛、干咳、肌肉关节痛、白细胞增高、血沉加速等。心包炎可以是纤维蛋白性或渗出性,少有心包摩擦音,积液常为中量、呈浆液性,量大时可出现心脏压塞的症状、体征。本病有自限性,但可反复发作。

5. **化脓性心包炎** 由于抗生素的广泛应用,本病已大为减少,但一旦发生,病情凶险。其感染源包括:①邻近胸腔内感染蔓延,如肺炎、脓胸、纵隔囊肿等;②全身败血症经血行播散;③心包穿入性损伤感染;④偶见膈下或肝脓肿穿破引发感染。常见致病菌为葡萄球菌、革兰氏阴性杆菌和肺炎球菌。临床上有高热、呼吸困难、白细胞增多及毒血症表现,重者表现为明显心脏压塞。化脓性心包炎常为其原发病所掩盖而易被漏诊。心包穿刺时抽出脓性积液即可诊断本病,尽早做培养和药敏试验,选择有效抗生素和心包切开引流为主要治疗措施。

6. **尿毒症性心包炎** 见于进行性肾衰竭、尿毒症期长期血液透析或腹膜透析者,是慢性肾衰竭常见的严重并发症,发生率达 20%。除原发病表现外,可有发热、胸痛、心包摩擦音及心脏压塞表现,当尿毒症性心包炎发生心脏压塞时可能心率不明显加快。治疗为强化透析,无效可使用非甾体抗炎药和皮质类固醇,不建议使用秋水仙素。

7. **外伤性心包积液和积血** 任何心脏介入治疗(如经皮冠状动脉介入治疗、起搏器引线插入,射频消融)都可以引起心包积血和心脏压塞,这是由于冠状动脉或心脏腔室穿孔所致。诊断包括先前存在的胸部外伤史,这是引起积液和积血的诱因,另外还需一些心包炎的症状和体征(如胸痛、心包摩擦音、呼吸困难、发热)和炎症反应的标志物升高(C 反应蛋白、白细胞增多、血沉)。对于创伤后心包炎,无血流动力学异常,基本是经验治疗,例如抗炎和辅助治疗给予秋水仙碱。对于危及生命的穿透伤,紧急开胸可以提高生存率,而不是进行心包穿刺。主动脉夹层合并心包积血与心脏压塞在诊断不明的情况下,急诊经胸超声或CT 扫描可以帮助确诊。

## 七、诊断

凡临床上出现以下 4 项中的 2 项,可诊断为急性心包炎:①特征性胸痛;②心包摩擦音;③心电图上新出现的广泛 ST 段抬高或 PR 段压低;④新出现的或恶化的心包积液。炎症标记物的升高和 CT,心脏磁共振证据可作为附加证据。心浊音界增大且随体位变化而改变、心动过速、脉压减小、颈静脉怒张、奇脉等征象,超声心动图显示有心包积液,有助于急性渗出性心包炎诊断。在急性心包炎的纤维蛋白渗出期,患者胸痛明显加之 ST 段的改变,需注意与缺血性胸痛的鉴别,见表 3-11-2。结合不同病因性心包炎的特征及心包穿刺、活体组织检查等资料可对其病因学作出诊断。

**表 3-11-2　急性心包炎胸痛与缺血性胸痛鉴别**

| 鉴别点 | 缺血性胸痛 | 急性心包炎胸痛 |
|---|---|---|
| 部位 | 胸骨后、左肩、前臂 | 心前区、左斜方肌嵴 |
| 性质 | 压迫样、烧灼样、渐进性 | 锐痛、钝痛、闷痛 |
| 胸部运动 | 无影响 | 随呼吸、胸部转动而加剧 |
| 持续时间 | 心绞痛：数分钟至 15min | |
| | 心肌梗死：30min 至数小时 | 数小时或数天 |
| 劳累 | 稳定型心绞痛：多数有关 | 无关 |
| 体位 | 一般不影响 | 前倾坐位缓解，卧位加重 |

## 八、治疗与预后

治疗及预后取决于病因及是否早期诊断并正确治疗。治疗原则包括一般及对症治疗、病因治疗、解除心脏压塞等。

1. 一般治疗　卧床休息、吸氧、镇痛并予高热量、高纤维素、高蛋白饮食等。

2. 病因治疗　急性心包炎的一线治疗药物为阿司匹林或 NSAID 联合胃保护药物。秋水仙碱作为辅助阿司匹林/NSAID 的一线治疗药物。结核性心包炎参照胸部结核的治疗方案，应早期、足量、联合长期抗结核治疗，糖皮质激素可预防心包积液再发，并可预防进展成缩窄性心包炎；化脓性者应根据致病菌的病原给予大剂量抗生素，必要时可在心包腔内注射抗生素，使用大的导管应用尿激酶、链激酶心包腔内注射，溶解化脓性渗液然后引流；急性非特异性心包炎和心脏损伤后综合征患者在其初次发作后，可有心包炎症反复发作称为复发性心包炎，发生率 20%～30%，一般只需休息及对症治疗，必要时可用糖皮质激素、非甾体抗炎药物。尿毒症性心包炎需强化透析治疗，当强化血液透析无效时选用 NSAID 和皮质激素全身治疗，可能有一定效果。经上述处理仍反复复发，且有严重症状者可考虑心包切除。

3. 心包穿刺引流　适用于大量心包积液或压塞症状明显者。

4. 外科手术　如化脓性心包炎患者经内科治疗效果不佳时，应及早施行心包切开引流术。

5. 预后　主要预后不良的预测指标包括：发热>38℃；亚急性起病；大量心包积液；心脏压塞；阿司匹林或其他 NSAID 治疗至少 1 周无治疗反应。

次要预后不良的预测指标包括：心肌心包炎、免疫抑制、创伤、口服抗凝治疗。

# 第二节　缩窄性心包炎

缩窄性心包炎（constrictive pericarditis）是指心脏被致密厚实的纤维化心包所包围，致使心室舒张期充盈受限而产生一系列循环障碍的临床综合征。

## 一、病因

缩窄性心包炎常继发于急性心包炎，多数病例因急性阶段起病隐袭，难于发觉，已形成心包缩窄时才来就医。其病因以结核性为最常见，其次可见于肿瘤、化脓性感染、创伤性心包炎等，相当一部分最终不能明确病因。

## 二、病理

急性心包炎后，心包脏层与壁层可残留不同程度的粘连，并出现纤维组织增生、钙化，最终形成坚厚的瘢痕，包围压迫心脏及大血管根部，致使心脏舒张期充盈受限而产生血液循环障碍。长期缩窄，心肌可萎缩。心包病理显示为非特异性透明样变性组织，结核所致者可见结核性肉芽组织或干酪样病变。

## 三、病理生理

心包缩窄时心室舒张受阻,舒张期充盈减少,每搏输出量下降,心率增快;同时上、下腔静脉回流也因心包缩窄而受阻,出现静脉压升高、颈静脉怒张、肝大、腹水、下肢水肿等。吸气时周围静脉回流增多,但缩窄的心包使心室失去适应性扩张的能力,因此静脉压反而增高,形成了吸气时颈静脉更明显扩张的现象,称 Kussmaul 征。左心室也受到瘢痕的压迫导致肺循环淤血,出现呼吸困难。

## 四、临床表现

心包缩窄多于急性心包炎后 1 年内形成,少数可长达数年。常见症状为呼吸困难甚至端坐呼吸、疲乏、衰弱、食欲缺乏、上腹胀满或疼痛。体征有颈静脉怒张、腹部膨隆、肝大、腹水、下肢水肿、Kussmaul 征。心脏搏动不明显,心浊音界不增大或轻度增大,心音减低,心率增快、可闻及心包叩击音,胸骨左缘 3~4 肋间最明显,系心室舒张期充盈血流因心包的缩窄突然受阻并引起心室壁的振动产生。脉搏细弱无力,动脉收缩压降低,脉压变小。患者腹水常较皮下水肿出现得早且明显,且抽液后迅速复聚,与一般心力衰竭中所见者相反,可能与心包的局部缩窄累及肝静脉的回流以及静脉压长期持续升高有关。

## 五、辅助检查

X 线检查示心影可正常或轻度增大,左右心缘变直,心影呈角形,主动脉弓小或难以辨认,上腔静脉常扩张,若见心包钙化,是诊断缩窄性心包炎的重要证据。心电图可表现为 QRS 低电压、T 波低平或倒置。超声心动图对缩窄性心包炎的诊断价值远较对心包积液为低,表现有心包增厚、室壁活动减弱、异常的室间隔运动(室间隔抖动)以及左心室后壁舒张期平台等,但均非特异性征象。

右心导管检查可见肺毛细血管静水压、肺动脉舒张压力、右心室舒张末期压力、右心房压力均升高且都在同一高水平;右心房压力曲线呈"M"或"W"波形,右心室收缩压轻度升高,舒张早期下陷及中晚期高原波。

## 六、诊断

既往有心包炎病史者,出现体循环淤血、奇脉等症状体征,结合 X 线、超声心动图等检查不难诊断。临床上常需与肝硬化、慢性充血性心力衰竭、结核性腹膜炎、限制型心肌病等相鉴别。限制型心肌病的临床表现和血流动力学改变与缩窄性心包炎很相似,两者鉴别可能十分困难,必要时需要进行心内膜心肌活检。

## 七、治疗

1. 一般治疗  包括卧床休息、低盐饮食、酌情利尿、纠正贫血及低蛋白血症、补充营养能量等。
2. 心包剥离术  早期施行心包剥离术,是治疗慢性缩窄性心包炎的根本措施。

（杨　萍）

### 学习小结

急性心包炎是心包膜脏层和壁层的急性炎症,常由细菌、病毒、自身免疫、物理、化学等因素引起。主要临床表现有三种形式:急性纤维蛋白性心包炎、渗出性心包炎、渗出性心包炎并心脏压塞。

急性纤维蛋白性心包炎主要表现为胸骨后、心前区疼痛,伴有心包摩擦音;渗出性心包炎临床表现取决于积液对心脏的压塞程度,表现为呼吸困难、奇脉及静脉回流受阻;渗出性心包炎并心脏压塞临床特征为 Beck 三联征。 超声心动图是诊断心包积液最可靠的方法。 治疗及预后取决于病因及是否早期诊断并正确治疗。

缩窄性心包炎常继发于急性心包炎，其病因以结核性为最常见，X 线检查若见心包钙化，是诊断缩窄性心包炎的重要证据。

**复习参考题**

1. 急性心脏压塞的常见体征有哪些?

2. 急性心包炎胸痛与心绞痛如何鉴别诊断?

3. 缩窄性心包炎的常见症状和体征有哪些?

# 第十二章　血　管　疾　病

## 第一节　主动脉夹层

主动脉夹层(dissection of aorta)是血液经主动脉内膜撕裂口流入囊样变性的中层,形成的夹层血肿。受血流压力的驱动,血肿在主动脉中层内逐渐扩展。临床特点为急性起病,突发剧烈疼痛、休克和血肿压迫相应的主动脉分支血管时出现的脏器缺血症状。本病起病凶险,死亡率极高,是心血管疾病的灾难性危重急症,如不及时诊治,48h 内死亡率可高达 50%。美国心脏协会(AHA)2006 年报道本病年发病率为(25~30)/100 万。

### 一、病因

本病的基本病因主要为以下几个方面:

1. **遗传性疾病**　主要是一些引起结缔组织异常的遗传性疾病,其病理改变主要是主动脉中层囊性变,如马方综合征和 Ehlers-Danlos 综合征。

2. **先天性血管畸形**　如先天性主动脉瓣畸形。由于血流加速,主动脉承受较高压力导致内膜损伤。

3. **高血压**　主动脉夹层的主要病因,超过 80% 的患者都有明确的高血压诊断。

4. **主动脉粥样硬化**　动脉粥样硬化导致动脉滋养血管的堵塞,引起动脉壁内血肿;同时硬化也导致动脉顺应性下降,导致血流动力学改变,斑块周围内膜容易破裂。

5. **主动脉炎症疾病**　如巨细胞动脉炎、系统性红斑狼疮等。

6. **损伤**　医源性损伤如主动脉内介入操作、造影剂注射误伤内膜等也可导致本病。

7. **妊娠**　40 岁以下女性患者中,约半数夹层发生在妊娠期,原因不明,可能与妊娠期机体处于高动力循环状态有关。

## 二、病理与发病机制

目前研究认为其发病机制包括：结缔组织的遗传性缺损导致的囊性中层退行性变，原纤维基因突变，使弹性硬蛋白在主动脉壁沉积进而使主动脉僵硬扩张，中层弹力纤维断裂、平滑肌局灶性丧失和中层空泡变性并充满黏液样物质；主动脉中层的基质金属蛋白酶（MMP）活性增高，从而降解主动脉壁的结构蛋白。

## 三、分型

最常用的分型或分类系统为 De Bakey 分型，根据夹层的起源及受累的部位分为三型（图 3-12-1）：

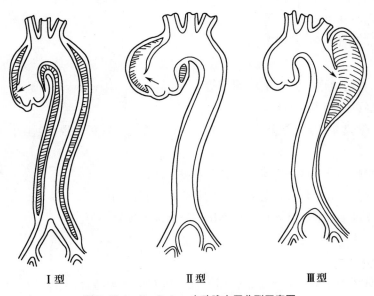

Ⅰ型　　　　　　　　Ⅱ型　　　　　　　　Ⅲ型

图 3-12-1　De Bakey 主动脉夹层分型示意图

Ⅰ型：夹层起源于升主动脉，扩展超过主动脉弓到降主动脉，甚至腹主动脉，此型最多见。

Ⅱ型：夹层起源并局限于升主动脉。

Ⅲ型：病变起源于降主动脉，并向远端扩展，夹层累及胸主动脉（Ⅲa）和腹主动脉（Ⅲb）。

另一种分型法为 Stanford 分型，该法以夹层是否涉及升主动脉为标准，Stanford A 型包括 De Bakey Ⅰ、Ⅱ型，病变涉及升主动脉，约占夹层的 2/3；Stanford B 型包括 De Bakey Ⅲ型，病变不涉及升主动脉，约占 1/3。此法有利于治疗方法的选择。

## 四、临床表现

发病两周以内为急性期，病程在两周以上为慢性期。以两周作为急慢性期分界，是因为本病自然病程的死亡曲线，从起病开始越早死亡率越高，而至两周时死亡率达到 70%~80%，此后趋于平稳。

### （一）疼痛

疼痛为本病突出且特征性的症状。约 96% 的患者有突发、急起、剧烈而持续且不能耐受的疼痛。疼痛一出现即达高峰。疼痛部位有时可提示撕裂口的部位，如仅有前胸痛，90% 以上为升主动脉夹层；颈、喉、颌或脸部痛也强烈提示升主动脉夹层；肩胛间最痛，90% 以上在降主动脉；背、腹或下肢痛也强烈提示降主动脉夹层。极少数升主动脉夹层的外破口破入心包腔导致心脏压塞，此类患者仅诉胸痛。有时易忽略主动脉夹层的诊断，故对于临床出现剧烈胸痛的患者应引起重视，考虑本病的可能。

（二） 休克、虚脱与血压变化

1/3 以上的患者发病后有苍白、大汗、皮肤湿冷。

（三） 气促、脉速、脉弱或消失等表现

但血压下降程度往往与上述症状表现不平行。某些患者出现血压不降反升，常为剧烈疼痛所致。当夹层瘤破入胸膜腔大量内出血时可出现严重的休克。低血压多数是心脏压塞或急性重度主动脉瓣关闭不全所致。两侧肢体血压及脉搏明显不对称，常高度提示本病。

（四） 其他系统损害

1. 心血管系统

1） 主动脉瓣关闭不全和心力衰竭：由于升主动脉夹层使瓣环扩大，主动脉瓣移位而出现急性主动脉瓣关闭不全；心前区可闻及典型叹气样舒张期杂音且可发生充血性心衰。

2） 心肌梗死：发生率低，多为下壁心肌梗死。该情况应提高警惕，严格鉴别，严禁溶栓和抗凝治疗，否则会引发大出血，死亡率高达 71%。

3） 心脏压塞：见"急性心包炎"一节。

2. 其他

1） 夹层压迫脑、脊髓动脉可引起昏迷、瘫痪等。

2） 压迫喉返神经可引起声音嘶哑。

3） 夹层破入胸、腹腔可致胸腹腔积血，破入气管、支气管或食管可导致大量咯血或呕血，这种情况常在数分钟内死亡。

4） 夹层扩展到腹腔动脉或肠系膜动脉可致肠坏死急腹症。

5） 扩展到肾动脉可引起急性腰痛、血尿、急性肾衰竭或肾性高血压。

6） 扩展至髂动脉可导致股动脉灌注减少而出现下肢缺血以致坏死。

## 五、辅助检查

1. X 线　81%～90%的主动脉夹层患者胸部 X 线片可有主动脉增宽，上纵隔增宽少见，虽无特异性诊断价值但可提示做进一步确诊检查。

2. 心电图　一般无特异性 ST-T 改变，仅在少数急性心包积血时可有急性心包炎改变，或累及冠状动脉时可出现下壁心肌梗死的心电图改变。故在急性胸痛患者心电图常作为与急性心肌梗死鉴别的重要手段。

3. 超声心动图　可识别真、假腔或发现主动脉的内膜裂口下垂物，经食管超声心动图检测更具优势，敏感性、特异性较高，但对局限于升主动脉远端和主动脉弓部的病变因受主气道内空气的影响，超声探测可能漏诊。

4. CT 血管造影、螺旋 CT　可清晰显示内膜瓣、破裂口、真假腔的相互关系，以及血栓钙化和动脉受累的范围等情况，为临床医生提供治疗依据及制定手术方式提供了可靠依据。

5. 磁共振（MRI）　可明确显示真假腔及内膜片破裂口的位置、数目、夹层动脉瘤范围及分支血管受累的情况，同时成像速度快、无辐射，但不能对有心脏起搏器或金属异物的患者进行检查；不能显示血管壁或内膜片钙化。

6. 数字减影血管造影（DSA）　对Ⅲ型主动脉夹层的诊断价值可与主动脉造影媲美，而对Ⅰ、Ⅱ型的分辨力较差。

7. 主动脉逆行造影　为术前确诊、判定破口部位及假腔血流方向，并制订介入或手术计划而必须进行的检查。

8. 实验室检查　部分患者有 D-二聚体、心肌酶和肌红蛋白升高，但缺乏特异性，容易误诊为冠状动脉病变，要注意鉴别。

## 六、诊断与鉴别诊断

以下情况应考虑主动脉夹层的诊断：急性起病，突发胸背部撕裂样剧痛；伴有虚脱表现，血压下降不明显甚至增高；脉搏速弱甚至消失或两侧肢体动脉血压明显不对等；还可能突然出现主动脉瓣关闭不全或心脏压塞体征，急腹症或神经系统障碍、肾功能急剧减退伴血管阻塞现象时。随即运用超声、CT、MRI 等诊断手段进行诊断并予以快速处理。

急性胸痛为本病首要症状，故主要应与急性心肌梗死和急性肺栓塞相鉴别。此外，因可造成多器官受累，引发多种症状，故全面分析病史、体检结果，注意与各相关系统类似表现的疾病进行鉴别显得格外重要，例如其他原因引起的主动脉瓣关闭不全、充血性心衰、脑血管意外、急腹症和肾衰竭等。

## 七、治疗

本病死亡率高，为急危重症，如不及时处理，约 3% 猝死；2d 内死亡 37%~50% 甚至 72%；1 周内 60%~70%，甚至 91% 死亡。因此及早诊断、及早治疗显得尤为重要。

### （一）即刻处理

绝对卧床休息，强效镇静与镇痛，必要时静脉注射较大剂量吗啡或冬眠治疗。严密监测血流动力学指标，包括血压、心率、心律及出入液量平衡；凡有心衰或低血压者还应监测中心静脉压、肺动脉楔压和心排血量。

### （二）随后的治疗原则

1. 急性患者无论是否采取介入或手术治疗，均应首先给予强化的内科药物治疗。

2. 升主动脉夹层，特别是波及主动脉瓣或心包内有渗液者宜急诊外科手术。

3. 降主动脉夹层急性期病情进展迅速，病变局部血管直径≥5cm 或有血管并发症者应争取介入治疗植入支架（动脉腔内隔绝术）。夹层范围不大、无特殊血管并发症时，可试行内科药物保守治疗。若一周不缓解或发生特殊并发症：如血压控制不佳、疼痛顽固、夹层扩展或破裂，出现神经系统损害或证明有膈下大动脉分支受累等，应立即行介入或手术治疗。

**相关链接**

---

### 主动脉夹层几种诊断方法的评价

在选择以上诊断技术时，必须考虑精确性、安全性、简单化、适应证等诸方面，此外对合并症的诊断亦应考虑。DSA 虽然一直公认为主动脉夹层诊断的金标准，但由于该检查有创，且只能检查对比剂充盈的管腔，无法观察未被对比剂充盈的假腔，同时可能会引起夹层范围扩大，存在潜在风险，病情危重时难以实施。升主动脉造影耗时，且对不稳定患者亦有危险，亦不适用于急诊患者；CT、超声检查速度快，在急诊应用较广泛。在不能确诊，且高度怀疑主动脉撕裂，上述检查不能确诊或相对较平稳，可考虑 MRI 或升主动脉造影。四种诊断技术影像优缺点比较见表 3-12-1。

表 3-12-1  四种诊断技术影像优缺点比较

| 项目 | 造影 | CT | MRI | 食管内超声 |
|---|---|---|---|---|
| 敏感性 | ++ | +++ | +++ | +++ |
| 特异性 | +++ | +++ | +++ | +++ |
| PAU 位 | ++ | + | +++ | ++ |
| 主动脉瓣关闭不全 | +++ | − | + | +++ |
| 心包积液 | − | ++ | +++ | +++ |
| 动脉分支 | +++ | ++ | ++ | ++ |

| 项目 | 造影 | CT | MRI | 食管内超声 |
|------|------|------|------|------|
| 冠脉 | ++ | – | – | ++ |
| 快速检查 | 较慢 | 较快 | 较慢 | 最快 |
| 床旁检查 | 否 | 否 | 否 | 可 |
| 创伤性 | 是 | 否 | 否 | 否 |
| 使用造影剂 | 是 | 是 | 否 | 否 |

### （三）内科药物治疗

1. 降压　急性期大部分患者的血压都比较高,同时因疼痛和烦躁关系,交感神经活性增强,心率加快。针对以上不利血流动力学因素,降压和控制心率是关键,治疗目标值是将收缩压降至 100～120mmHg、心率 60～80 次/min,可有效减少夹层破裂和进一步进展的风险,可静脉滴注硝普钠。

2. β受体阻滞剂　减慢心率至 60～70 次/min 及降低左心室压力随时间的变化率,以防止夹层进一步扩展。静脉给药作用更快。

### （四）介入治疗

在主动脉内植入带膜支架,压闭撕裂口,扩大真腔,已成为治疗大多数降主动脉夹层的优选方案。主动脉腔内隔绝术主要应用于 Stanford B 型夹层患者,介入治疗创伤小、操作简单且并发症少。使用腔内支架隔绝术治疗的原理在于,封闭主动脉近端撕裂的内膜破口,隔断主动脉夹层真假腔之间的血流交通,扩张真腔,促进假腔血栓化,从而起到稳定主动脉壁的作用。该方法不仅疗效明显优于传统的内科保守治疗和选择性外科手术治疗,总体死亡率显著降低。

### （五）外科手术治疗

大部分 Stanford A 型需行外科治疗,根据病变特点不同,有多种不同术式,但基本原理是行升主动脉和/或主动脉弓人工血管置换,伴随主动脉瓣关闭不全者需同时置换主动脉瓣。手术死亡率及术后并发症发生率均很高。仅适用于升主动脉夹层及少数降主动脉夹层有严重并发症者。

## 八、预后

本病未经治疗死亡率极高,以下因素可影响预后:①夹层发生的部位,愈在主动脉远端预后愈好,Ⅲ型较Ⅰ、Ⅱ型好;②夹层内血栓形成可防止夹层向外膜破裂,避免内出血的危险;③诊断及处理愈及时愈好;④合理选择有效的治疗方案,如药物、介入或手术。

# 第二节　周围动脉疾病

## 一、闭塞性周围动脉粥样硬化

周围动脉病(peripheral arterial disease,PAD)是全身动脉粥样硬化的一部分,是指周围动脉由于动脉粥样硬化引起动脉管腔进行性狭窄甚至闭塞,导致相应部位缺血症状与体征。本病由 Von Mantanfel 于 1891 年首次报道,男性发病多于女性。

### （一）病因与发病机制

本病是多因素全身系统的动脉粥样硬化性疾病,病因尚不完全清楚。目前认为高龄、吸烟、糖尿病、高脂血症、高血压、高半胱氨酸血症、纤维蛋白原增高、C 反应蛋白增高等是本病的易患因素。发病机制详见"动脉粥样硬化"章节。

### （二）病理生理

本病产生肢体缺血症状的主要病理生理机制是肢体的血供调节功能减退,包括:

1. 动脉粥样硬化斑块进展,动脉管腔进行性狭窄。

2. 斑块破裂出血,血栓形成。

3. 侧支循环建立不足。

4. 代偿性血管扩张不良  局部 NO 产生减少,循环中血栓烷、血管紧张素 Ⅱ、内皮素等血管收缩因子增多,由此导致血供调节失常和微血栓形成。上述调节功能减退当运动时骨骼肌耗氧量增加,则出现氧的供需平衡失调,从而诱发缺血症状。同时缺氧导致低氧代谢,增加了乳酸和乙酰肉毒碱的积聚也可加重疼痛症状。

（三）临床表现

本病下肢受累远多于上肢,30% 累及主-髂动脉,80% ~ 90% 累及股-腘动脉,而胫-腓动脉受累者为40% ~50%。

1. 症状

（1）患肢发凉、麻木、感觉异常,多为疾病的初期症状。

（2）间歇性跛行:此为疾病的早期阶段,以肢体运动后出现局部疼痛、紧束、麻木或无力而停止运动后即缓解为其特点,即经典的"运动-疼痛-休息-缓解"模式。疼痛部位常与病变血管相关;臀部、髋部及大腿部疼痛导致的间歇跛行常提示主动脉和髂动脉部分阻塞。临床最多见的小腿疼痛性间歇跛行常为股、腘动脉狭窄。踝、趾间歇跛行则多为胫、腓动脉病变。

（3）静息痛是本病的进展阶段,病变进一步加重可致血管闭塞,由于平卧后失去重力性血流灌注,常表现为夜间加重。

2. 体征

（1）狭窄远端的动脉搏动消失、狭窄部位可闻及收缩期杂音;若远端侧支循环形成不良致舒张压很低则可为连续性杂音。

（2）患肢温度较低及营养不良:皮肤薄、发亮、苍白,毛发稀疏,趾甲增厚,严重时有水肿、坏疽与溃疡。

（3）肢体位置改变测试:肢体自高位下垂到肤色转红时间>10s 和表浅静脉充盈时间>15s,提示动脉有狭窄及侧支形成不良。反之,肢体上抬60°,若在60s 内肤色转白也提示有动脉狭窄。

（四）辅助检查

1. 节段性血压测量  在下肢不同动脉供血节段用 Doppler 装置测压,如发现节段间有压力阶差则提示其间有动脉狭窄存在。

2. 踝/肱指数（ABI）测定  本指标有较高的实用性,是公认的下肢动脉狭窄病变的节段性血压测量方法:ABI=踝动脉收缩压/肱动脉收缩压。ABI≥1 为正常,<0.9 为异常,<0.5 为严重狭窄。敏感性达95%。

3. 活动平板负荷试验  以缺血症状出现的运动负荷量和时间客观评价肢体的血供状态,有利于定量评价病情及治疗干预的效果。

4. 多普勒血流速度曲线分析及多普勒超声显像  随动脉狭窄程度的加重,血流速度曲线会趋于平坦,结合超声显像则结果更可靠。

5. 磁共振血管造影和 CT 血管三维重建  具有肯定的诊断价值。

6. 动脉造影  直观显示血管病变及侧支循环状态,是动脉粥样硬化性疾病的"金诊断"。

（五）诊断与鉴别诊断

典型间歇性跛行的症状与肢体动脉搏动不对称、减弱或消失,结合危险因素及辅助检查,可对本病作出诊断。但有资料提示仅有不足 20% 的确诊患者有典型的间歇跛行。Fontain 分期可早期识别本病。 Ⅰ期:患肢怕冷、皮温稍低、易疲乏或轻度麻木,ABI 正常。Ⅱa 期:轻度间歇跛行,较多发生小腿肌痛。Ⅱb期:中、重度间歇跛行,ABI 0.7~0.9。Ⅲ期:静息痛,ABI 0.4~0.7。Ⅳ期:溃疡坏死,皮温低,色泽暗紫,ABI <0.4。

本病主要与以下疾病鉴别：

1. 多发性大动脉炎　累及腹主动脉-髂动脉多见于年轻女性,活动期有全身症状;发热、血沉增高及免疫指标异常,病变部位多发,也常累及肾动脉而有肾性高血压。

2. 血栓栓塞性脉管炎(Buerger 病)　好发于青年男性重度吸烟者,累及全身中、小动脉,上肢也经常累及,常有反复发作浅静脉炎及雷诺现象。缺血性溃疡伴有剧痛应与神经病变与下肢静脉曲张所致溃疡鉴别。

3. 假性跛行　椎管狭窄、关节炎、骨筋膜间隔综合征等。

**（六）治疗**

1. 内科治疗　积极干预危险因素,戒烟、控制高血压与糖尿病、调脂等;对患肢精心护理,清洁、保湿、防外伤、避免穿过紧的鞋袜。对有静息痛者可抬高床头,增加下肢血流,减少疼痛。

（1）步行锻炼:鼓励患者坚持每日多次步行,每次 20~30min,促进侧支循环的建立。

（2）抗血小板治疗:阿司匹林或 ADP 受体拮抗剂(氯吡格雷)可抑制血小板聚集,对延缓动脉粥样硬化病变的进展有效。

（3）抗缺血治疗:疗效不确切,对严重肢体缺血者口服钙通道阻滞剂(硝苯地平),静脉滴注前列腺素,对减轻疼痛和促使溃疡的愈合可能有效。

（4）调脂治疗:他汀类药物可促使内皮细胞释放 NO,同时具有抗炎和稳定斑块的作用。

（5）其他:抗凝药无效,而溶栓剂仅在发生急性血栓时有效。

2. 血运重建　经积极内科治疗后仍有静息痛、坏疽、生活质量严重降低致残者可作血运重建再血管化治疗,包括导管介入治疗和外科手术治疗;前者包括经皮球囊扩张、支架植入与激光血管成形术。后者包括人造血管与自体血管旁路移植术。

**（七）预后**

本病预后与同时并存的冠心病、脑血管疾病密切相关。经血管造影证实,约 50% 有肢体缺血症状的患者同时有冠心病。间歇性跛行患者 5 年生存率为 70%,10 年生存率为 50%。死因多为心肌梗死或猝死。伴有糖尿病及吸烟患者预后更差,约 5% 的患者需行截肢术。及时针对动脉粥样硬化的易患因素进行纠正对改善本病的预后十分重要。

# 二、缺血性肠病

缺血性肠病(ischemic enteropathy)是指因肠壁缺血、缺氧引起急性或慢性炎症,最终发生梗死的疾病。分为急性肠系膜缺血、慢性肠系膜缺血和缺血性结肠炎。

**（一）病因与发病机制**

动脉阻塞致相应组织梗死、动脉狭窄致低血流状态、小血管病变、静脉阻塞和肠腔内压力增高为引起肠道缺血的主要原因。

当各种原因引起肠道供血不足时,缺血、缺氧使黏膜及黏膜下层首先受累,继而波及浆膜层,当累及全层时可出现肠坏死。黏膜的坏死出血引起大量渗液、血浆丢失,细菌可侵入肠壁使得炎症改变加重出现肠坏疽,甚至可进入腹腔或体循环引起腹膜炎或败血症。肠液的大量丢失和继发感染,毒素及坏死物质吸收常可导致代谢性酸中毒、中毒性休克,严重者可致死亡。肠道缺血时引起胃肠道激素、血管活性物质释放增多可加重肠道的缺血而造成恶性循环。

**（二）病理**

结肠左曲为缺血性肠炎的好发部位。本病按病程分为缺血期、修复期和狭窄期。病变早期肠黏膜及黏膜下层出血及水肿,黏膜呈暗红色。随病程进展,黏膜坏死、溃疡形成,重者可出现肠壁全层坏死,肠壁破裂、腹膜炎、休克甚至死亡。梗死面积小者可不穿透肠壁,仅局部发生纤维化。病变自愈后可形成瘢痕引起肠腔狭窄。

**（三）临床表现**

1. 急性肠系膜缺血　本病常以突发剧烈腹痛,伴频繁呕吐和腹泻为主要症状。大便潜血阳性或血便。可出现肠梗阻、溃疡及穿孔。起病急,早期无特异表现,病死率高。急性肠系膜缺血三联征为:

（1）剧烈上腹痛或脐周痛而无相应的体征。

（2）器质性心脏病合并心房颤动。

（3）胃肠道排空障碍。肠系膜动脉阻塞约80%是由动脉粥样硬化斑块破裂及风湿性心脏病心腔内血栓脱落引起,少数为血管造影后动脉粥样硬化斑块脱落所致。

2. 慢性肠系膜缺血　典型症状为餐后腹痛、畏食和体重减轻。主要表现为反复发生的与进食有关的腹痛,为持续性钝痛。程度不一,定位不清,以脐周或左下腹多见(与缺血的肠段有关),多发生于餐后15～30min,1～2h达高峰,随后腹痛逐渐减轻,蹲坐位或卧位可使症状缓解。

3. 典型缺血性结肠炎　左下腹疼痛,突发性绞痛,轻重不一,进食后加重,多伴有便意。部分患者可在24h内排出与粪便相混合的鲜红色或暗红色血便。还可有厌食、恶心、呕吐、低热等;腹部轻中度压痛、低热、心率加快。发生肠梗死时可有腹部压痛、反跳痛、腹肌紧张、肠鸣音逐渐减弱甚至消失等腹膜炎的体征。

**（四）辅助检查**

1. 实验室检查　外周血白细胞增高,大便潜血阳性。血清肌酸激酶、乳酸脱氢酶、碱性磷酸酶也可增高,但缺乏特异性。

2. 腹部X线检查　是急性肠系膜缺血最基本的检查。最典型征象是指压痕征,为增厚的肠壁黏膜下水肿所致。可见肠腔内气体减少或肠腔积气扩张。钡剂灌肠检查可见受累肠段痉挛、激惹、肠管僵硬。溃疡形成后,可见黏膜呈齿状缺损。钡剂检查可能加重肠缺血甚至引起肠穿孔,腹膜刺激征阳性患者禁忌钡剂检查。

3. 超声检查　能显示腹腔动脉、肠系膜上、下动脉、肠系膜上静脉的狭窄和闭塞;脉冲多普勒超声能测定血流速度,对血管狭窄有较高的诊断价值。超声检查其他征象包括肠壁增厚、腹水、膈下积气、门静脉-肠系膜静脉内积气。

4. CT检查　CT增强扫描和CT血管成像(CTA)血管三维重建可观察肠系膜动脉主干及其二级分支的解剖情况。急性肠系膜缺血的直接征象为肠系膜上动脉不显影、腔内充盈缺损、平扫可为高密度(亚急性血栓);间接征象有肠系膜上动脉钙化,肠腔扩张、积气、积液;门静脉-肠系膜静脉内积气、肠系膜水肿、肠壁增厚、肠壁积气、腹水等则提示肠管坏死。慢性肠系膜缺血直接征象为动脉狭窄、动脉不显影、腔内充盈缺损等;间接征象有血管壁钙化、侧支形成、肠腔扩张、肠系膜水肿、肠壁增厚。

5. MRI检查　MRI可显示肠系膜动、静脉主干及主要分支的解剖,判断狭窄程度有一定的假阳性率。对判断血栓的新旧、鉴别可逆性和不可逆性肠缺血有很高价值。

6. 肠镜检查　是缺血性结肠炎的主要诊断方法。镜下表现为肠黏膜充血、水肿、瘀斑,黏膜下出血,黏膜呈暗红色,血管网消失,部分黏膜坏死、脱落、溃疡形成。病变部位与正常肠段之间界限清晰。本病若治疗及时,缺血一旦改善,症状消失快,病变恢复快。镜下所见出血结节是缺血性结肠炎的特征性表现,黏膜下出血或水肿形成所致。急性肠系膜缺血累及结肠,内镜改变与缺血性结肠炎大致相同;慢性肠系膜缺血内镜检查无确切意义,但可排除其他疾病。

7. 选择性血管造影　是急性肠系膜缺血诊断的金标准,并可在诊断的同时直接进行血管内药物灌注治疗和介入治疗。但对于选择性血管造影正常者,不能除外非闭塞性血管缺血。

**（五）诊断与鉴别诊断**

1. 急性肠系膜缺血　该病诊断较为困难。以急性严重腹痛为突出表现,体征常不明显,且症状和体征严重程度不成比例。腹部X线检查可见指压痕征、黏膜下肌层或浆膜下气囊征。CT检查肠系膜上动脉不显影、腔内充盈缺损。动脉造影有助于鉴别诊断。肠黏膜组织病理学检查的主要特点为缺血性改变,如伴有血管炎、血栓形成及血管栓塞病变者即可确诊。

2. 慢性肠系膜缺血　反复发作的腹痛,少数患者可出现脂肪泻;患者呈慢性病容,消瘦,腹软无压痛,叩诊呈鼓音,上腹部常可闻及血管杂音。动脉造影、CT 血管成像、磁共振血管成像、超声等影像学检查有助于诊断。

3. 缺血性结肠炎　老年人出现不明原因的腹痛、血便、腹泻或腹部急腹症应警惕本病的可能。可选择肠镜检查,必要时可行血管造影检查。

4. 缺血性肠病　主要需与溃疡性结肠炎、克罗恩病相鉴别。此外,肠结核、肠白塞病、肠道恶性淋巴瘤、结肠癌等疾病可出现腹痛、腹泻、便血症状,可通过肠镜检查和活检病理学检查鉴别。

（六）治疗

目的为减轻肠道缺血损伤的范围和程度,促进损伤组织的修复。

1. 内科治疗

（1）一般处理:卧床、禁食、胃肠道减压和肠道外营养。持续性低流量吸氧或高压氧治疗可减轻肠道的缺氧损伤。

（2）补充血容量:便血严重且有输血指征者应输血,伴酸中毒、水电解质紊乱者应尽早予以纠正。

（3）改善微循环:可选用低分子右旋糖酐,但不宜用抗凝剂以免加重出血。

（4）防治感染:选用对肠道细菌敏感的抗生素,如甲硝唑、新霉素、红霉素等。为避免诱发二重感染和肠穿孔等并发症尽量不使用激素。

（5）对症处理:降温,镇静、镇痛,慎用解痉、止泻药物以避免并发穿孔。禁用抗利尿激素。

2. 外科手术　怀疑肠坏疽或肠穿孔应及时行手术探查,切除病变肠段。

# 第三节　静脉血栓症

肢体静脉可分为浅静脉与深静脉。深、浅静脉间有多处穿支静脉连接。两叶状静脉瓣分布在整个静脉系统内,以控制血流单向流回心脏。下肢静脉系统的疾病以静脉血栓最具临床意义。

## 一、深静脉血栓形成

### （一）病因与发病机制

促发静脉血栓形成的因素包括:静脉内膜损伤、静脉曲张、静脉血流淤滞及高凝状态。凡涉及以上因素的临床情况均可导致静脉血栓形成,如手术、肿瘤、骨折、长期卧床、妊娠、高凝状态(创伤、败血症、真红细胞增多症、血小板增多症等)、静脉炎或医源性静脉内膜损伤。

### （二）病理

深静脉血栓形成主要是由于血液淤滞及高凝状态所引起,血栓与血管壁轻度粘连,容易脱落成为栓子而形成肺栓塞。同时深静脉血栓形成使血液回流受限,导致远端组织水肿及缺氧。

### （三）临床表现

1. 肺栓塞　有些患者可以毫无局部症状,而以此为首发症状,是严重的致死性并发症,参见第二篇第十章。

2. 局部症状

（1）髂、股深静脉血栓形成。常为单侧,患肢肿胀发热,沿静脉走向可能有压痛,并可触及索状改变,浅静脉扩张并可见到明显静脉侧支循环。

（2）小腿深静脉血栓形成,因有较丰富的侧支循环可无临床症状,偶有腓肠肌局部疼痛及压痛、发热、肿胀等,又称周围型深静脉血栓形成。

（3）由于锁骨下静脉穿刺及置管操作日益增多,上肢静脉血栓形成病例也日渐增多,波及上肢的症状体征与下肢者相同。

**（四）诊断**

1. 静脉压测定　患处静脉压升高,提示测压处近心端静脉有阻塞。

2. 多普勒血管超声　超声显像可直接见到大静脉内的血栓,可测算静脉内血流速度,并观察对呼吸和压迫动作的正常反应是否存在。此种检查对近端深静脉血栓形成的诊断阳性率可达95%;而对远端者诊断敏感性仅为50%～70%,但特异性可达95%。

3. 阻抗容积描记法(IPG)和静脉血流描记法(PRG)　前者应用皮肤电极,后者采用充气袖带测量在生理变化条件下静脉容积的改变。当静脉阻塞时,随呼吸或袖带充、放气而起伏的容积波幅度小。这种试验对近端深静脉血栓形成诊断的阳性率可达90%,对远端者诊断敏感性明显降低。

4. 深静脉造影　从足部浅静脉内注入造影剂,在近心端使用止血带,使造影剂直接进入深静脉系统,如果出现静脉充盈缺损,即可作出定性及定位诊断。

**（五）治疗**

治疗深静脉血栓形成的主要目的是预防肺栓塞,病程早期应采取积极治疗措施。

1. 卧床　抬高患肢超过心脏水平,直至水肿及压痛消失,酌情口服阿司匹林。

2. 抗凝

（1）肝素5000～10 000IU一次静脉注射,随后1000～1500IU/h持续静脉滴注,根据活化部分凝血活酶时间(APTT)2倍于对照值调整滴速。随后肝素间断静脉注射或低分子量肝素皮下注射均可。用药时间一般不超过10d。

（2）使用肝素后1周内或与肝素同时开始使用华法林口服,两药重叠使用4～5d,根据国际标准化比值(INR)2.0～3.0调整华法林剂量。

（3）急性近端深静脉血栓形成的抗凝治疗至少需持续6～12个月以防复发。对复发性病例或恶性肿瘤等高凝状态不能消除的病例,可终生抗凝治疗。

3. 溶栓治疗　血栓形成早期尿激酶、链激酶或重组组织型纤溶酶原激活物(rt-PA)有一定的效果,有利于保护静脉瓣,减少后遗的静脉功能不全。用法同急性心肌梗死溶栓疗法。

4. 下腔静脉滤器放置术　出血体质不宜抗凝治疗者,或深静脉血栓进展迅速已达膝关节以上者,为预防肺栓塞可考虑使用。

5. 手术治疗　针对内科治疗无效、有溶栓禁忌证、累及髂股静脉血栓的患者,可行静脉血栓摘除术或血管旁路移植术。

**（六）预防**

对所有易发生深静脉血栓的高危患者均应提前进行预防以避免发生肺栓塞。股骨头骨折、较大的骨科或盆腔手术,中老年人如有血黏度增高等危险因素者,在接受超过1h的手术前应给予小剂量肝素预防。术前2h皮下注射肝素5000IU,以后每8～12h 1次,直至患者起床活动。急性心肌梗死用肝素治疗同时对预防静脉血栓形成有利。华法林和其他同类药物可选用。

阿司匹林等抗血小板药物无预防作用,对于有明显抗凝禁忌者,可采用保守预防方法,包括早期起床活动、穿弹力袜。定时充气压迫腓肠肌有较好的预防效果,但患者多难以接受。

## 二、浅静脉血栓形成

**（一）临床表现**

血栓性浅静脉炎的主要临床表现为浅静脉血栓形成,在曲张的静脉中也常可发生。多发生于持久、反复静脉输液,尤其是输入刺激性较大的药物时。由于静脉壁有不同程度的炎性病变,腔内血栓常与管壁粘连,不易脱落,部分浅静脉血栓可蔓延,导致深静脉血栓形成。

由于本症不致造成肺栓塞和慢性静脉功能不全,因此在临床上远不如深静脉血栓形成重要。游走性浅静脉血栓往往是恶性肿瘤的征象,也可见于脉管炎如闭塞性血栓性脉管炎。

（二）诊断

根据沿静脉走向部位疼痛、发红,局部有条索样或结节状压痛区即可诊断此病。

（三）治疗

1. 去除促发病因　如停止输注刺激性液体,去除局部静脉置管的感染因素。

2. 休息、患肢抬高、热敷。

3. 镇痛　可用非甾体抗炎药。

4. 由于本病易复发,宜穿循序减压弹力袜。

5. 对大隐静脉血栓患者应严密观察,应用多普勒超声监测;若血栓发展至股隐静脉连接处时,应使用低分子量肝素抗凝或做大隐静脉剥脱术或隐股静脉结合点结扎术,以防深静脉血栓形成。

（侯静波）

## 学习小结

血管疾病包括主动脉夹层、周围动脉疾病及静脉血栓症。主动脉夹层为本章学习的重点内容,临床特点为急性起病,突发剧烈疼痛、休克和血肿压迫相应的主动脉分支血管时出现的脏器缺血症状。本病病程凶险,死亡率极高,是心血管疾病的灾难性危重急症。最常用的分型或分类系统为 De Bakey 分型,根据夹层的起源及受累的部位分为三型。CT 血管造影可清晰显示内膜瓣、破裂口、真假腔的相互关系,以及动脉受累的范围等情况。一旦确诊本病应在内科强化治疗的基础上尽早行介入或手术治疗。周围动脉疾病是多因素全身系统的动脉粥样硬化性疾病,应重点掌握本病的临床表现。静脉血栓症应熟悉其诊断与治疗。

## 复习参考题

1. 简述主动脉夹层的分型及治疗原则。

2. 简述常见闭塞性周围动脉粥样硬化疾病的鉴别。

3. 简述深静脉血栓形成的病因。

# 第十三章　心血管疾病的介入诊断与治疗

1929 年 Werner Forssmann 通过左肘静脉成功地把导管送到自己心脏的右心室，开创了心脏导管技术的历史。此后心脏导管技术给心血管病的诊断和治疗带来了革命性变化，介入性心脏病学也成为近年来发展最为迅速的临床学科之一，其显著优势就是微创。介入治疗通常是在影像学技术的监视下，经皮经血管插入导管，将机械的、热的、光的物理能源或器械传输到心血管的病变部位，从而减轻或消除血管及瓣膜的狭窄、封闭异常血流管道或阻断传导通路。目前心血管疾病的介入治疗已经涵盖了冠心病、瓣膜病、心律失常、大动脉及外周血管、高血压等领域。

## 第一节　冠心病的介入诊断与治疗

### 一、冠心病的介入诊断

#### （一）冠状动脉造影

1. 概述　冠状动脉造影（coronary angiography，CAG）是在 X 线下利用特制的心导管经股动脉、肱动脉或桡动脉逆行送至主动脉根部左右冠状动脉的开口，注入造影剂连续摄片记录、动态回放、清晰显示左右冠状动脉及其主要分支血管的一种介入诊断技术（图 3-13-1），其目的在于评价冠状动脉血管的解剖和走行情况，观察冠状动脉病变的有无、部位以及严重程度，同时还可了解冠状动脉功能性的改变，比如冠状动脉的痉挛。冠状动脉造影目前仍被认为是诊断冠心病的"金标准"。一般认为管腔直径减少 70% 以上会严重影响冠状动脉脉血供，50%~70% 也有一定的临床意义。经常以 TIMI 血流分级法作为判断冠状动脉血流的标准。

2. 适应证与禁忌证

（1）适应证：目前冠状动脉造影的适应证主要包括三个方面。

1）以诊断为目的：如不典型胸痛的鉴别，中老年不明原因心脏扩大、心律失常、心力衰竭的病因诊断等，原发性心脏骤停经心肺复苏存活者为排除冠心病。

2）以治疗为目的：如临床已确诊冠心病的患者，药物治疗效果不好欲行冠状动脉介入治疗或外科搭桥手术者。

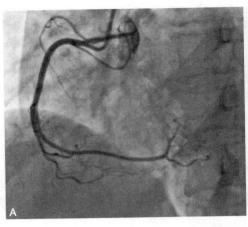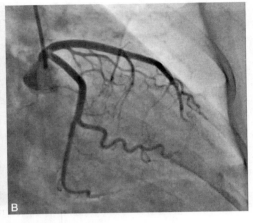

**图 3-13-1　冠状动脉造影术**
A. 正常右冠状动脉；B. 正常左冠状动脉。

3）以评价为目的：如介入治疗或搭桥术后的随访、了解急性心肌梗死溶栓后的冠状动脉再通情况、心脏移植术后冠状动脉血流情况等。

（2）禁忌证：分为绝对禁忌证和相对禁忌证。

1）绝对禁忌证：对碘或者造影剂过敏，或患者及家属不同意者。

2）相对禁忌证：有严重的心肺功能不全，不能耐受手术者；未控制的严重心律失常，如室性心律失常；严重电解质紊乱；严重的肝、肾功能衰竭者；凝血机制障碍、发热和患有感染性疾病者。

3. 并发症　①股动脉途径相关并发症：腹股沟皮下血肿、动脉夹层和假性动脉瘤、腹膜后出血、动静脉瘘、血栓形成与栓塞。②桡动脉径路相关并发症：桡动脉痉挛、前臂血肿和前臂骨筋膜室综合征、颈部及纵隔血肿。③血管迷走反应：常发生于造影术中、术后拔除血管鞘管、压迫止血或者穿刺点疼痛时，主要表现为面色苍白、大汗淋漓、头晕或神志改变，严重者可以意识丧失。④冠状动脉夹层。⑤冠状动脉痉挛。⑥空气栓塞。

### （二）冠状动脉血管内超声检查

常规的冠状动脉造影检查仅能了解血管的狭窄程度及血流的情况，而不能准确判断粥样硬化斑块的性质或支架植入后的贴壁情况等。冠状动脉血管内超声检查（IVUS）是将特制的超声探头导管送至冠状动脉病变处，根据局部超声显像的特点了解病变的性质，如斑块的破裂、出血、局部的血栓形成及支架的膨胀、贴壁情况等。与冠状动脉造影相比较能更全面、客观地反映冠状动脉病变的特点。

### （三）光学相关断层成像

光学相关断层成像（optical coherence tomography，OCT）是利用近红外光在血管内或其他组织中显示相关组织结构成分的成像技术。通过利用光源替代声波，OCT 可提供比 IVUS 高 10 倍的分辨率（10~20μm），能够观察到血管内组织细微的结构，比如斑块的性质、纤维帽、巨噬细胞、破裂、血栓，以及支架植入后情况比如支架的膨胀、贴壁情况等。与 IVUS 相比，OCT 能够更细致观察冠状动脉内血管情况，提供更多病变信息。

## 二、冠心病的介入治疗

1977 年 Gruentzig 首次成功地进行了经皮腔内冠状动脉成形术（percutaneous transluminal coronary angioplasty，PTCA），开创了冠心病介入治疗的先河。此后冠心病介入治疗的新技术、新器械不断问世，目前主要包括冠状动脉球囊成形术、冠状动脉内支架植入术、定向冠状动脉斑块旋切术、冠状动脉斑块旋磨术、激光冠状动脉成形术、超声冠状动脉斑块消融术、血管内放疗等。其中冠状动脉内支架植入术，尤其是药物涂层支架的应用，使得再狭窄率显著降低、介入治疗安全性大大提高，是冠心病介入治疗的重大飞跃。

### （一）PTCA

1. 概述　PTCA 是将特制的球囊导管通过外周动脉送至冠状动脉的狭窄处，然后扩张球囊使狭窄的管腔扩大、血流通畅。目前由于冠状动脉支架的广泛应用，单纯接受 PTCA 的患者已大大减少，但 PTCA 是所有冠心病介入治疗技术的基础。

2. 适应证与禁忌证

（1）适应证：有明确的临床缺血症状和/或缺血证据，冠状动脉狭窄程度大于70%以上。

（2）禁忌证：严重左主干病变、多支广泛性弥漫性病变、合并严重的左心功能不全、小于50%的狭窄、严重的肾衰竭、凝血功能障碍、所在医院无正规心外科建制等。对于分叉病变、严重钙化病变、严重偏心病变、慢性闭塞病变、血栓性病变、长病变、极度弯曲或"成角"病变需谨慎应用。

3. 并发症　除了冠状动脉造影检查相关的并发症外，还可能发生急性血管闭塞、冠状动脉栓塞、冠状动脉分支闭塞、指引导管损伤冠状动脉口、冠状动脉穿孔、右心室穿孔、各种心律失常（如室性心动过速或者心室颤动）、低血压、导丝折断等。

### （二）冠状动脉内支架植入术

单纯 PTCA 技术存在着急性血管夹层、闭塞、再狭窄率高等缺陷而难以广泛推广，而冠状动脉内支架植入术在一定程度上克服了以上弊端。其原理是将支架预装于球囊表面，在支架球囊被送至病变处后，扩张球囊使支架充分展开并紧贴于血管内膜，然后将球囊抽负压回撤，支架留于病变处保证血流通畅（图 3-13-2）。

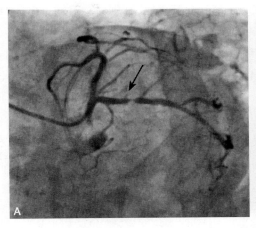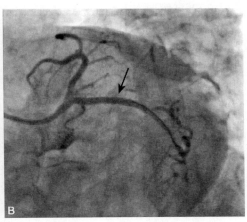

**图 3-13-2　冠状动脉内支架植入术**
A. 箭头所指为左前降支狭窄；B. 支架植入后。

（1）适应证：①稳定型冠心病的血运重建治疗，对强化药物治疗下仍有缺血症状及存在较大范围心肌缺血证据，且预判选择 PCI 或 CABG 治疗其潜在获益大于风险的稳定型冠心病患者；②非 ST 段抬高急性冠脉综合征的血运重建治疗，对此类患者应当进行危险分层，根据危险分层决定是否行早期血运重建治疗；③急性 ST 段抬高心肌梗死的血运重建治疗。

（2）禁忌证：①冠状动脉病变严重更适合外科搭桥的患者；②术后不能坚持长期抗血小板治疗的患者；③并发其他严重疾病（包括恶性肿瘤、严重血液系统疾病）预计生存期不长的患者；④预植入支架的血管直径小于 3mm。

# 第二节　心脏瓣膜病的介入治疗

## 一、经皮球囊二尖瓣成形术

### （一）概述

经皮球囊二尖瓣成形术（percutaneous balloon mitral valvulo plasty，PBMV）是治疗风湿性单纯二尖瓣狭窄的首选手术治疗方法，1984 年由 Kanji Inoue 率先应用于临床，1985 年我国开展此项技术。其原理是向球囊内快速加压充液（生理盐水和造影剂各半的混合液体）充盈球囊，利用球囊的机械膨胀力使二尖瓣粘连交界处撕裂，并压碎瓣叶内小的结节状钙化灶，从而使二尖瓣口面积增大。随着瓣口面积的增加，血流动力学发生改变，跨瓣压差、左心房压及肺动脉压均下降，心排血量增加从而改善临床症状和心功能。相比较于传统的外科二尖瓣闭式分离术、直视分离手术、瓣膜置换手术等方法具有创伤小、成功率高，可重复施行、疗效肯定等优势，手术死亡率小于 0.5%，近期与远期（5 年）效果与外科闭式分离术相似，基本可取代后者。

### （二）适应证与禁忌证

1. 适应证　①有症状的中、重度二尖瓣狭窄患者（严重狭窄，瓣口面积≤1.5cm²，D 期），瓣膜形态良好且无禁忌；②无症状的重度二尖瓣狭窄患者（极其严重狭窄，瓣口面积≤1.0cm²，C 期），瓣膜形态良好且无禁忌；③无症状的中或重度二尖瓣狭窄患者（严重狭窄，瓣口面积≤1.5cm²，C 期），瓣膜形态良好伴有新发心房颤动且无禁忌；④有症状的轻度二尖瓣狭窄（瓣口面积>1.5cm²），如果运动时有显著二尖瓣狭窄的血流动力学证据；⑤中、重度二尖瓣狭窄（瓣口面积≤1.5cm²，D 期），心衰症状严重（NYHA 分级 Ⅲ~Ⅳ级），瓣膜解剖结构尚可，无外科手术计划或者外科手术高风险者；⑥经皮球囊二尖瓣成形术后或外科闭式分离手术后再狭窄，瓣膜形态良好且无禁忌；⑦合并二尖瓣轻中度反流或者主动脉瓣轻中度狭窄或反流，左室舒张末径没有明显增大（一般不超过 55mm）。

2. 禁忌证　①左心房存在血栓；②中、重度二尖瓣反流；③合并严重的主动脉瓣疾病、严重的器质性三尖瓣狭窄、严重的功能性三尖瓣反流合并瓣环扩大；④合并严重冠状动脉疾病需外科搭桥治疗；⑤严重瓣膜钙化或者交界处钙化。

### （三）并发症

PBMV 并发症主要包括：①心脏压塞，国外文献报告发生率 0.6%~5%，国内报告为 0.5%~1.5%，一旦发生应严密观察病情，并行超声心动图检查，如有明显心脏压塞，立即心包穿刺引流，并做好心外科手术的准备。②房间隔缺损，术中球囊导管由右房进入左房，术后房间隔会遗留下直径约 3mm 的缺损，一般不会对患者产生影响。血氧测量判断 PBMV 术后的房间隔左向右分流发生率为 3%~16%，但是大约 60% 患者缺损可闭合，持续左向右分流量较小，患者临床耐受良好。③二尖瓣反流，研究发现大约 12.4% 的患者术后出现显著的即刻二尖瓣反流（轻度以上）。二尖瓣反流，轻度者可观察，严重者需及时行瓣膜置换术。④血栓栓塞，体循环栓塞发生率 1%~3%，以心房颤动患者发生率较高。常见原因为左心房附壁血栓脱落，因此术前超声探查血栓非常重要，心房颤动患者需严格抗凝治疗。

## 二、经皮球囊肺动脉瓣成形术

### （一）概述

1982 年 Kan 首先应用经皮球囊肺动脉瓣成形术（percutaneous balloon pulmonic valvuloplasty，PBPV）治疗肺动脉瓣狭窄，1985 年开始在我国应用。其原理与 PBMV 基本相同，传送球囊扩张导管至肺动脉瓣狭窄处，然后加压扩张引起狭窄瓣膜撕裂，从而解除肺动脉瓣狭窄。该方法具有不需开胸、创伤小、相对安全、效果明确等优点,已成为替代外科开胸手术的首选方法。

**（二）适应证与禁忌证**

1. 适应证 ①单纯肺动脉瓣狭窄,跨肺动脉瓣压差≥40mmHg;②青少年及成年人患者,跨肺动脉瓣压差≥30mmHg,同时合并劳力性呼吸困难、心绞痛、晕厥或者先兆晕厥等症状。

2. 禁忌证 ①肺动脉瓣下漏斗部狭窄、肺动脉瓣狭窄伴先天性瓣下狭窄、肺动脉瓣狭窄伴瓣上狭窄;②重度发育不良型肺动脉瓣狭窄;③肺动脉瓣狭窄伴需要外科处理的三尖瓣重度反流;④婴儿极重型肺动脉瓣狭窄合并重度右室发育不良或者右心衰竭;⑤极重度肺动脉瓣狭窄或者室间隔完整的肺动脉瓣闭锁合并右心室依赖性冠状动脉循环。

**（三）并发症**

PBPV 安全、有效,并发症发生率约5%,总死亡率<0.5%,多见于新生儿、小婴儿及重症患者。并发症主要为穿刺部位血管并发症、术中心律失常、三尖瓣受损及继发性肺动脉瓣关闭不全。

## 三、经皮主动脉瓣介入治疗

经皮主动脉瓣介入治疗包括经皮球囊主动脉瓣成形术(percutaneous balloon aortic valvuloplasty,PBAV)和经导管主动脉瓣植入术(transcatheter aortic valve implantation,TAVI)。

**（一）经皮球囊主动脉瓣成形术**

1. 概述 Lababidi 等首先报告应用 PBAV 成功治疗先天性主动脉瓣狭窄,1987 年国内开展了此项技术。其原理是经股动脉逆行或股静脉穿房间隔将适宜大小的球囊导管送至主动脉瓣,然后用对半生理盐水稀释的造影剂加压扩张球囊,裂解钙化结节,解除瓣叶粘连和分离融合交界处,从而减轻狭窄。

2. 适应证与禁忌证

（1）适应证:典型主动脉瓣狭窄不伴主动脉严重钙化,心排血量正常时经导管检查跨主动脉瓣压差≥60mmHg,无或仅轻度主动脉瓣反流;对于青少年及成人患者,若跨主动脉瓣压差≥50mmHg,同时合并有劳力性呼吸困难、心绞痛、晕厥或先兆晕厥等症状,或者体表心电图(安静或运动状态下)左胸导联出现 T 波或 ST 段变化,亦推荐球囊扩张术。

（2）禁忌证:主动脉瓣狭窄伴中度以上主动脉瓣反流;发育不良型主动脉瓣狭窄;纤维肌性或管样主动脉瓣下狭窄;主动脉瓣上狭窄。

3. 并发症 PBAV 的并发症发生率较高,约 40%。常见的急性并发症有主动脉瓣反流、瓣叶撕脱、主动脉破裂、心室穿孔、体循环栓塞或卒中、各种类型的心律失常以及大口径的导管和鞘管损伤周围血管,文献报道总的死亡率在 4%左右。因此 PBAV 有一定的危险性,需要熟练的个人技术、术中准确的判断、及时处理可能发生的危急状态。有资料统计,在成功的 PBAV 术后 6 个月内,半数以上患者症状复发,1 年内大多数患者症状复发。

**（二）经导管主动脉瓣膜置换术**

1. 概述 TAVI 是指将组装好的主动脉瓣经导管植入到主动脉根部,替代原有主动脉瓣,在功能上完成主动脉瓣的置换,故也称经导管主动脉瓣置换术（transcatheter aortic valve replacement,TAVR）。开胸主动脉瓣膜置换术风险大,经皮球囊主动脉瓣成形术只能暂时缓解症状,复发率高。鉴于此,2002 年 Cribier 等完成了首例人体 TAVR,成功植入了 1 枚经球囊支架释放的牛心包主动脉瓣膜,自此,TAVR 在欧美国家迅速发展。在国内,自 2010 年国内首例 TAVR 术成功,该技术亦逐步在国内推广和应用。

2. 适应证与禁忌证

（1）适应证:①老年重度主动脉瓣钙化性狭窄,超声心动图示跨主动脉瓣血流速度≥4.0m/s,或跨主动脉瓣压力差≥40mmHg(1mmHg=0.133kPa),或主动脉瓣口面积<0.8cm²,或有效主动脉瓣口面积指数<0.5cm²/m²;②患者有症状,如心悸、胸痛、晕厥,NYHA 心功能分级 II 级以上(该症状为主动脉瓣狭窄所

致）；③外科手术高危或禁忌；④解剖上适合 TAVR，不同瓣膜系统对 TAVR 的解剖有不同要求，包括瓣膜钙化程度、主动脉瓣环内径、主动脉窦内径及高度、冠状动脉开口高度、入路血管内径等；⑤三叶式主动脉瓣；⑥纠正主动脉瓣狭窄后的预期寿命超过 1 年。

（2）禁忌证：①左心室内血栓；②左心室流出道梗阻；③30d 内心肌梗死；④左心室射血分数<20%；⑤严重右心室功能不全；⑥主动脉根部解剖形态不适合 TAVR。

3. 并发症

（1）传导阻滞：TAVR 可引起左、右束支传导阻滞和房室传导阻滞，90%以上的房室传导阻滞发生在 TAVR 术后 1 周内，少数病例发生在术后 1~6 个月。

（2）瓣周漏：大多数的患者瓣周漏为轻微至轻度，且随着时间延长可能减轻。使用球囊后扩张可以减少瓣周漏。

（3）脑卒中：TAVR 相关的脑卒中可能跟手术操作有关，可能是操作时导致途径血管的斑块脱落引起。TAVR 术后 1 个月脑卒中发生率大概为 3%。

（4）局部血管并发症：局部穿刺部位的出血、穿孔、血肿，鞘管在动脉内的迂回穿梭可能造成血管破裂、夹层、假性血管瘤等。

（5）冠状动脉阻塞及心肌梗死：这是 TAVR 最严重的并发症之一。主要机制是钙化的瓣膜上翻堵住冠状动脉开口。

（6）其他：心包积液、主动脉夹层、撕裂、瓣膜脱落及移位、急性肾功能损伤。

# 第三节　心律失常的射频导管消融治疗

射频导管消融治疗快速性心律失常是临床心脏电生理技术从诊断到治疗的重大突破，其原理是通过特制导管将射频能量或其他能源引入心脏内以消融特定部位的心肌细胞，借以阻断折返环路或消除病灶来治疗心律失常。其中以射频能量应用最为广泛，它是一种低电压高频（30kHz~1.5MHz）能量，导入心脏组织后，在局部产生阻抗性热效应，达到一定温度（46~90℃）后，使局部组织细胞脱水，坏死，其创伤范围小，与周围正常组织界限分明，并发症较少，安全有效。1989 年射频导管消融技术正式应用于临床，1991 年国内开始开展此项技术，随后迅速普及至全国。

## 一、适应证

根据我国射频导管消融治疗快速性心律失常指南，射频导管消融治疗适应证包括：①预激综合征合并阵发性房颤和快速心室率；②房室折返性心动过速、房室交界区折返性心动过速、房性心动过速、心房扑动、心房颤动、室性心动过速；③非典型房扑且发作频繁；④不恰当的窦性心动过速合并心动过速心肌病；⑤慢性心房颤动合并快速心室率且药物控制不佳。值得一提的是，心房颤动的射频消融治疗是近年来该项技术的一个亮点。

## 二、操作过程

①经锁骨下静脉、股静脉等入路，分别植入多极标测电极于右心室、右心房、冠状静脉窦、希氏束等部位；②行心腔内电生理检查确定心律失常发生的机制及消融靶点；③左侧房室旁路消融时，大头导管经股动脉逆行进入，右侧房室旁路消融或改良房室结时，大头导管经股静脉进入，准确定位后放电消融；④消融后再次行电生理检查，明确原有的异位兴奋灶、房室旁路或房室结慢径是否被成功阻断；⑤心房颤动的射频导管消融需应用三维标测技术对左心房和肺静脉结构进行三维重建，然后对肺静脉行环状电隔离及左心房的线性消融，成功率可达 60%~70%。

### 三、术前术后处理与并发症

围术期处理同一般的左右心导管检查,并发症包括不同程度房室传导阻滞、心脏压塞、局部动脉出血及血栓形成、肺静脉口狭窄、食管瘘等,但发生率极低。

# 第四节　先天性心脏病的介入治疗

随着影像学及各种导管技术的改进与发展,先天性心脏病介入治疗在一定范围内已经取代了外科开胸手术,已成为心脏介入治疗的一个重要分支。

1. 动脉导管未闭封堵术　1967 年 Porstmann 等首先应用经导管泡沫塑料堵塞动脉导管未闭获得成功,随后有多种方法相继问世,其中 Amplatzer 蘑菇伞法应用最为广泛。Amplatzer 封堵器由超弹性镍钛合金丝编织而成,在蘑菇伞型的支架内缝有 3 或 4 层涤纶片,可通过 6F 或 7F 鞘管,经静脉系统送入动脉导管,与以往的封堵材料相比,操作简便、安全,可治疗各种类型和直径在 3~15mm 的动脉导管未闭。

介入治疗是动脉导管未闭治疗的首选方法。随着介入材料和技术的发展,对合并肺动脉高压的患者,如存在左向右分流,若封堵器放置后肺动脉压力下降,患者无全身反应,也可行封堵治疗,并能获得较好的远期疗效。严重肺动脉高压出现右向左分流,或合并某些复杂型先天性心脏病而动脉导管未闭是其重要的生命通道时应视为禁忌证。

2. 房间隔缺损封堵术　1976 年 King 和 Mills 首先采用经导管双面伞状封堵器关闭成人继发孔房间隔缺损,此后有多种封堵器和方法先后问世,但都因较高的残余分流发生率而未能广泛应用。1997 年 Amplatzer 发明了双盘状封堵器,由超弹性镍钛合金丝编织而成,外形呈圆盘状,具有操作简便、使用安全、适用范围广和并发症少的优点,短短几年内 Amplatzer 封堵器在全球范围内迅速推广。

适应证:对中央型缺损、缺口边缘 ≥5mm、边缘离冠状窦和肺静脉 ≥5mm、房间隔缺损直径小于 38mm 者、外科修补术后残留缺损都可考虑应用。

禁忌证:已有右向左分流、多发性房间隔缺损、合并其他先天性心血管畸形应视为禁忌。

常见的并发症有残余分流、异位栓塞、机械性溶血等。

3. 室间隔缺损封堵术　1988 年 Lock 首先应用 Rashkind 双伞闭合器封堵室间隔缺损,国内 1999 年报道应用同样的方法封堵室间隔缺损,此后陆续有 Clamshell 和 Cadioseal 双面伞封堵器、Sideris 纽扣式补片等相继问世。近年来 Amplatzer 肌部和膜周部封堵装置研制成功,简化了操作步骤,提高了手术安全性,是目前应用较广泛的封堵器之一。

经导管法封堵室间隔缺损相对于其他先天性心脏病的介入技术复杂、难度大,其适应证较其他先天性心脏病严格。

适应证:①肌部或者部分膜部室间隔缺损;②一般情况下缺损直径小于 15mm;③膜部缺损上缘距主动脉瓣至少 1mm,距三尖瓣隔侧瓣至少 3mm,肌部室间隔缺损离二尖瓣至少 3mm 以上;④伴膜部室间隔瘤形成时,瘤体未影响右心室流出道。

禁忌证:①不符合上述条件的室间隔缺损;②严重的肺动脉高压板右向左分流者。

常见并发症包括:①术中一过性的室性心律失常;②主动脉瓣关闭不全、三尖瓣关闭不全;③不同程度的房室传导阻滞、束支传导阻滞;④其他包括残余分流、异位栓塞、机械性溶血等。

4. 治疗先天性心脏病的其他经皮介入性方法　对于某些先天性心脏病无手术机会或暂时不宜手术者,介入治疗可作为缓解症状或争取以后手术机会的姑息治疗选择。常见于:

（1）经皮球囊动脉扩张及支架植入术。适用于:①先天性主动脉缩窄;②单纯肺动脉主干或分支缩窄;③法洛四联症,外科手术无法矫正的肺动脉分支狭窄。

（2）人工房间隔造口术。适用于：①室间隔完整的完全性大动脉错位；②先天性二尖瓣严重狭窄或闭锁。

（3）其他先天性异常血管通路的封堵术。适用于：①先天性冠状动脉瘘；②先天性肺动静脉瘘；③主动脉和肺动脉之间的异常交通、主动脉和肺动脉之间的侧支循环、外科手术后遗留的人工异常通路。

# 第五节　主动脉夹层的导管介入治疗

主动脉夹层的导管介入治疗，即腔内隔绝术（endovascular graft exclusion，EVGE），是通过介入技术封闭主动脉近端撕裂的内膜破口，隔断真假腔之间的血流交通，扩张真腔，促进假腔血栓化，从而起到稳定主动脉壁的作用。由于其具有创伤性小、成功率高、病死率和并发症发生率低等优势，目前已成为 Stanford B 型主动脉夹层，特别是有并发症患者的主要治疗方法。Stanford A 型主动脉夹层除了在急性期破裂率高外，还可因心脏压塞、主动脉瓣反流、心律失常等并发症导致患者死亡，因此目前主张急性期行升主动脉置换术，EVGE 一般不作为常规治疗方法。

## 一、适应证

主动脉夹层 EVGE 治疗的适应证包括：①Stanford B 型主动脉夹层；②胸腹主动脉破裂或濒临破裂；③锚定区≥1.5cm 且锚定区正常主动脉直径≤3.8cm；④主动脉溃疡；⑤Stanford B 型主动脉夹层无上述指征、锚定区<1.5cm 且非左优势型椎动脉、腹腔主要血管起自假腔但附近存在较大继发破口。主动脉夹层 EVGE 治疗成功的标准包括：①近端原发破口完全封闭；②无明显内漏及其他严重并发症（如截瘫等）；③胸主动脉支架水平假腔消失或假腔内血栓形成。

## 二、并发症

①内漏；②脑卒中和缺血性脊髓损伤造成的截瘫及下肢麻痹；③EVGE 术后支架远端动脉瘤形成；④继发 Stanford A 型主动脉夹层；⑤腔内隔绝术后综合征，通常表现为"三高二低"，即体温升高（一般不超过38.5℃）、白细胞计数和 C 反应蛋白升高，而红细胞和血小板计数呈不同程度的降低；⑥支架误入假腔；⑦入路血管损伤。

# 第六节　经皮导管肾脏去交感神经化治疗

2009 年 Krum 和 Schlaich 等首先报道了经皮导管肾脏去交感神经化（catheter-based renal sympathetic denervation，RDN）治疗难治性高血压的临床研究。RDN 治疗主要是通过插入肾动脉的射频导管释放能量，选择性破坏肾动脉外膜的部分肾交感神经纤维，从而达到降低血压的目的。对于临床上明确诊断为真性难治性高血压的患者、无法耐受多种降压药物联合治疗或治疗依从性很差的难治性高血压患者，在知情同意下可考虑行 RDN 治疗。

目前有关 RDN 治疗难治性高血压的研究结果表明，多数患者在近中期对治疗有反应（术后诊室收缩压降低≥10mmHg），术后降压药物的使用数量较术前减少，且无明显的术后并发症。但鉴于目前 RDN 治疗仍处于研究阶段，其中远期疗效尚不明确，另外，肾脏的交感神经具有重要的生理功能，RDN 治疗的安全性评价还缺乏长期随访的结果。因此需谨慎、有序地开展 RDN 治疗，同时要严格遵循 RDN 治疗操作规程。

# 第七节　周围血管病的导管介入治疗

周围动脉病（peripheral arterial disease，PAD）一般是指由于动脉粥样硬化所致下肢或上肢动脉血供受阻,从而产生肢体缺血的症状与体征。主要与动脉粥样硬化有关,其他如炎症性、遗传性发育不良和创伤性周围动脉疾病仅占所有 PAD 患者的 5%~10%。PAD 的导管介入治疗原理同冠心病的介入治疗类似,治疗方法主要包括经皮球囊扩张和支架植入术。

深静脉血栓形成(deep venous thrombosis,DVT)指血液在静脉系统内非正常凝结所致的静脉回流障碍性疾病,多发生于下肢,血栓脱落可引起肺栓塞,两者合称为静脉血栓栓塞症(venous thromboembolism,VTE)。其介入治疗方法包括导管接触性溶栓、经导管取栓及下腔静脉滤器植入治疗等,下腔静脉滤器可以预防 PE 的发生,但长期植入所导致的下腔静脉阻塞和较高的 DVT 复发率等并发症亦需引起重视。目前推荐对于有抗凝治疗禁忌证或有并发症,或在充分抗凝治疗的情况下仍发生 PE 的患者,可考虑植入下腔静脉滤器。

(侯静波)

## 学习小结

心血管疾病介入治疗是一种新型诊断与治疗技术,无需开胸,在影像学方法的引导下,经过穿刺体表血管,借助某些器械,将导管送到病变部位,通过特定的心脏导管操作技术对心血管疾病进行确诊和治疗的诊治方法。它是目前较为先进的心血管疾病诊治方法,进展非常迅速,介于内科治疗与外科手术治疗之间,是一种有创的诊治方法。包括冠心病、先天性心脏病、心脏瓣膜病、主动脉夹层、周围血管病的介入诊断与治疗,以及经皮导管肾脏去交感神经化治疗、心律失常的射频导管消融治疗。本章应重点掌握各种介入诊断及治疗的适应证与禁忌证。

## 复习参考题

1. 简述冠状动脉造影的适应证与禁忌证。

2. 简述射频导管消融治疗快速性心律失常的适应证。

3. 简述经导管法封堵室间隔缺损的适应证与禁忌证。

# 第四篇 消化系统疾病

## 第一章　总　论

04篇01章

| 学习目标 | |
| --- | --- |
| **掌握** | 消化系统疾病的常见症状。 |
| **熟悉** | 消化系统疾病常见辅助检查。 |
| **了解** | 消化系统的结构、功能及与疾病的关系，消化系统疾病的防治原则。 |

### 一、消化系统的结构、功能及与疾病的关系

消化系统由消化道和消化腺两部分组成。消化道包括口腔、食管、胃、小肠（十二指肠、空肠、回肠）、大肠（盲肠、阑尾、结肠、直肠、肛管）。口腔至十二指肠称上消化道；空肠以下称下消化道。消化腺包括唾液腺、肝、胰以及消化道管壁内的腺体。消化系统的功能主要是摄入、转运和消化食物并吸收营养成分并排泄废物。食物通过消化道运动变成细小的食糜，并经过主要来自胰腺、胃肠腺分泌的消化酶，肝脏分泌的胆汁及肠道的肠菌酶作用消化分解成小分子物质被肠道吸收，未被吸收的残剩物变为粪便排出体外。

消化运动受自主神经系统（交感神经、迷走神经）的支配，并可影响胃肠动力。肠神经系统（enteric nervous system，ENS）可通过分泌 P 物质、阿片类多肽、生长抑素、肠血管活性肠肽等神经递质影响消化道功能。中枢神经系统与胃肠道可通过免疫、神经、内分泌、肠道菌群信息传导通路相互影响，称为脑-肠轴，如调节异常可出现功能性胃肠病及其他相关疾病。

食管、胃及肠存在对抗损害因素的保护机制。食管下括约肌压力及对食物的廓清功能可防止反流物对食管的损伤，功能障碍时可导致胃食管反流病等。胃黏液及黏膜屏障等对防止侵袭因素对胃黏膜的损伤起重要的作用，作用减弱可引起胃炎、消化性溃疡等。肠黏膜屏障，包括机械屏障、化学屏障、免疫屏障、生物屏障等，可防止各种损害因子对肠黏膜的损伤，作用减弱可出现各种肠道疾病。肠微生态环境对维持人体健康，特别是维持正常肠道功能具有十分重要的作用，肠微生态紊乱可产生和加重多种疾病，如急慢性腹泻、炎症性肠病等。小肠先天性或后天性的酶缺乏、肠黏膜炎性及肿瘤性病变、小肠内细菌过度生长、

肠段切除过多均可造成消化、吸收不良。各种因素导致大肠水分吸收障碍可产生腹泻。肠内容物停留时间过长、水分吸收过多或胃肠道动力减弱及各种原因所致梗阻,则可出现便秘。

一些肿瘤细胞可产生某种肽类激素,如胃泌素瘤,可因胃泌素过多分泌导致高胃酸分泌而引起难治性胃十二指肠溃疡;血管活性肠肽(vasoactive intestinal polypeptide,VIP)过多分泌可致胰性霍乱。

肝脏对体内蛋白质、碳水化合物、脂质等合成及代谢具有重要的作用,如肝细胞损伤导致功能障碍可引起白蛋白及凝血因子合成减少而导致低白蛋白血症及凝血酶原时间延长。肝脏对胆红素代谢障碍时可出现黄疸。

## 二、消化系统疾病的常见症状及体征

1. 恶心(nausea)与呕吐(vomiting) 恶心是一种紧迫欲吐的不舒适的主观感觉;呕吐是指胃内容物或一小部分小肠内容物经食管逆行流入口腔的反射动作。呕吐多出现于恶心之后,但两者可单独发生。常见于胃癌、胃炎、幽门痉挛与梗阻,亦见于肝脏、胆囊、胆管、胰腺、腹膜的急性炎症及管腔炎症合并梗阻如胆总管炎、肠梗阻等。

2. 反流(regurgitation) 胃或食管内容物在无恶心和不用力的情况下反至口腔的现象,多见于胃食管反流病。

3. 嗳气(belching) 胃腔内气体自口腔逸出的现象,多与精神心理因素、不良的饮食习惯、过度吞气有关,也可因胃、十二指肠、胆道等疾病所致。

4. 烧心(heartburn) 是胸骨和剑突后的烧灼感,主要由于酸性或碱性物刺激食管黏膜所致,多见于胃食管反流病。

5. 食欲缺乏(anorexia)或厌食(asitia) 食欲缺乏指缺乏对进食的欲望,此症状严重者称为厌食。多见于消化系统疾病如胃炎、胃肠道肿瘤、肝炎、胰腺癌。部分与精神心理因素有关,如神经性厌食。另外,消化系统以外的疾病及营养代谢性疾病亦可出现该症状,如慢性肾衰竭、代谢性酸中毒等。此症应与惧食区分,惧食为因某种疾病而于进食时出现不适或疼痛所致的无进食欲望。

6. 吞咽困难(dysphagia) 系指正常吞咽功能发生障碍,常出现进食后胸骨后不适,食物通过障碍。多见于神经系统的病变如延髓麻痹,以及咽、食管或食管周围疾病,如咽部脓肿、食管肿瘤、腐蚀性食管炎、胃食管反流病、食管裂孔疝、贲门失弛缓症,结缔组织病如系统性硬化症、皮肌炎等累及食管。纵隔肿瘤、主动脉瘤甚至明显扩大的心脏及肿大的甲状腺压迫食管也可引起吞咽困难。

7. 便秘(constipation) 指排便次数减少,低于原有习惯频率,粪质干硬伴有排便困难。多与结肠平滑肌、腹肌、膈肌及肛提肌张力减低,直肠反射减弱或消失,或是结肠痉挛而驱动性蠕动缺乏等有关。也可由肠腔内机械性梗阻或肠腔外肿瘤压迫所致。常见于患全身性疾病的身体虚弱者、肠梗阻、假性肠梗阻、习惯性便秘,以及结肠、直肠及肛门疾病或肠易激综合征等。

8. 腹泻(diarrhea) 是指排便次数增多,超出原有的习惯频率,粪质稀薄或呈水样。常由肠分泌增多和/或吸收障碍,或肠蠕动加速所致,多见于肠道疾病。水样腹泻多提示小肠病变或某些胃肠激素分泌异常的肿瘤,如血管活性肠肽瘤是胰岛 D1 细胞的肿瘤,因分泌大量血管活性肠肽(VIP)而引起严重水泻。结肠炎症、结肠溃疡或肿瘤常出现脓血和黏液便。肠易激综合征、肠道菌群失调亦出现腹泻。

9. 黄疸(jaundice) 指血胆红素增高所致巩膜、皮肤、黏膜黄染的现象。按病因学分为溶血性、肝细胞性和阻塞性黄疸。常见于肝炎、肝硬化、肝癌、胆道梗阻,以及某些先天性疾病如吉尔伯特综合征(Gilbert综合征)、克里格勒-纳贾尔综合征(Crigler-Najjar 综合征)、Rotor 综合征、杜宾-约翰逊综合征(Dubin-Johnson综合征)。

10. 呕血(hematemesis)、黑粪及便血(hematochezia) 上消化道出血表现为呕血和黑粪,或仅黑粪,出现柏油样黑粪提示每日出血量超过 50ml。最常见于消化性溃疡、食管-胃底静脉曲张破裂、急性糜烂出血性胃炎及胃癌。出血量过多且胃肠道运动过快时,可出现血便。下消化道出血常排出暗红色或果酱样粪便,出血部位越近肛侧,粪便颜色越鲜红,甚至出现血便,常见于下消化道肿瘤、肠道血管疾病、肠道感染、炎症性肠病、急性出血性坏死性肠炎、梅克尔憩室及痔等。

11. 腹胀(abdominal distention) 可由胃肠道积气、积食、胃肠道梗阻、腹水、气腹、腹内肿物、便秘以及胃肠道运动功能障碍所致。临床上常见的疾病有肠梗阻、肠麻痹、腹膜炎、各种疾病引起大量腹水、功能性胃肠病等。

12. 腹痛(abdominal pain) 可表现为不同性质的疼痛和不适感,多因消化器官的膨胀、肌肉痉挛、腹膜刺激、供血不足等因素牵拉腹膜,或压迫神经所致,见于消化性溃疡、阑尾炎、胃肠道感染、胆囊炎、肝癌、胰腺炎、胰腺癌、腹膜炎、缺血性肠炎等。空腔脏器痉挛常产生剧烈绞痛,即所谓腹绞痛,见于胆绞痛、肠梗阻等。腹痛亦可见于全身性疾病、泌尿生殖道炎症或梗阻、肺部疾病。在功能性消化不良和肠易激综合征等胃肠道功能性疾病中也常出现腹痛。

13. 腹部包块(abdominal mass) 腹部包块由肿大或异位的脏器、肿瘤、炎性组织、肿大的淋巴结等形成。

14. 肝脾大 正常人的肝脏一般触不到。腹壁松软的患者深吸气时,在肋弓下缘和剑突下可触及肝下缘,分别在 1cm 和 3cm 以内。当肝下缘超过上述标准,并除外肝下移时,可诊断肝大(hepatomegaly)。临床上常见于各种感染性疾病、代谢性疾病、血液系统疾病、部分肝硬化、肝脏肿瘤及结缔组织病等。正常脾脏浊音界在左腋中线 9~11 肋间,宽度为 4~7cm,左侧肋缘下不能触及,若可触及脾脏或其浊音界扩大,则表示脾大(splenomegaly)。临床上常见于各种感染性疾病、门静脉高压、血液系统疾病、结缔组织病、代谢性疾病和脾脏肿瘤等。

15. 腹水(ascites) 腹腔内积聚过量的游离液体称为腹水,当腹水量超过 1000ml 时,腹部检查可有移动性浊音。腹水分漏出液和渗出液。前者的原因主要为血浆胶体渗透压降低、腹腔内脏血管床静水压增高等,临床上常见的疾病为肝硬化、右心衰竭等;后者的原因主要为各种炎症性疾病和恶性疾病,临床上常见的疾病为结核性腹膜炎和腹膜转移癌等。

## 三、消化系统疾病常见辅助检查

1. 化验检查 血常规检查可反映有无脾功能亢进、有无恶性贫血所出现的巨幼细胞贫血或缺铁所致的小细胞低色素贫血等,亦作为消化道出血程度的观测指标。粪便常规检查可了解粪便的性状、色泽,有无红、白细胞及有无寄生虫卵等,对肠道感染、某些寄生虫病有确诊价值。粪便隐血试验可判断有无消化道的隐性出血。粪便的细菌学检查或培养和药物敏感试验,可确定致病菌并指导治疗。血清胆红素、血清酶学、蛋白质代谢、凝血酶原时间及色素排泄试验等检测对黄疸和肝病的诊断及鉴别诊断有重要的意义。血清及胸、腹水淀粉酶测定有助于急性胰腺炎的诊断。放射免疫测定(RIA)、酶免疫测定(EIA)、聚合酶链反应(PCR)等技术对肝炎病毒标志物(抗原、抗体、病毒 DNA 及 RNA 等)进行检测可确定肝炎类型并可判断有无病毒的复制。甲胎蛋白(AFP)对于原发性肝细胞癌有较特异的诊断价值,而癌胚抗原(CEA)、糖抗原(如 CA72-4、CA24-2 及 CA19-9)等肿瘤标志物对胃癌、结肠癌和胰腺癌具有辅助诊断、估计疗效和判断预后的价值。近来,对恶性肿瘤判断已可用基因表达及激素受体表达的方法进行。血清壁细胞抗体及内因子抗体等的检出提示恶性贫血。腹水的检测可判断其是漏出液或渗出液,有助于肝硬化、腹腔内恶性肿瘤及腹膜结核等疾病的鉴别。十二指肠引流检查常用于胆道疾病,特别是感染性疾病的鉴别诊断。幽门螺杆菌为慢性胃炎的致病菌,与消化性溃疡的发生和复发有密切的关系,也是胃癌发生的危险因素,故对有关疾病应做常规检测,常用的方法有[13]C-或[14]C-尿素呼气试验、粪便抗原检测、快速尿素酶试验、组织学检查、细菌培养及血清抗体测定等。

2. 内镜检查 应用内镜可直接观察消化道腔内的各类病变,并通过取活组织做病理学检查达到确诊的目的,经内镜黏膜染色对早期癌瘤的诊断有重要的意义,内镜现有纤维光束导光成像的纤维内镜及固体摄像器件(CCD)光电信号转换成像的电子内镜,后者与前者相比在基本性能、清晰度及亮度上都有很大的提高。放大内镜可将所见黏膜放大100~140倍,使消化道疾病的诊断率得到进一步提高。上消化道内镜检查可检出食管、胃、十二指肠的肿瘤、溃疡、炎症和血管病变等。大肠镜可深达回盲部,检出结肠及肛门的病变。小肠镜分为推进式、探条式及肠带诱导式,用于小肠病变的诊断。近年来,胶囊内镜、双气囊推进式小肠镜的问世为小肠疾病的诊断提供了重要的手段。胶囊内镜可随着胃肠运动节奏沿着胃、十二指肠、空肠与回肠、结肠、直肠的方向运行,同时对经过的肠腔进行连续摄像,并以数字信号传输图像给患者体外携带的图像记录仪进行存储记录。其具有操作简便、无创伤性等优点,缺点是不能直视进退观察,易受肠内容物及分泌物的影响而遗漏病变,且不能取材获得组织学的证据等。双气囊小肠镜作为消化内镜领域的一项新技术,不仅能对全小肠直视观察,同时还可以进行活检、黏膜染色、标记病变部位、黏膜下注射、息肉切除等处理。超声内镜(endoscopic ultrasonography,EUS)是顶端置有高频微型超声探头的内镜,能同时观察消化道管腔内和管壁及邻近脏器的病变,对黏膜下病变的定性诊断,癌瘤有无邻近脏器的浸润及淋巴结的转移等的判定有较大优势,还可在其引导下对可疑病变做细针穿刺活检,进行病理学检查。另有一种可通过活检孔进入的超小型超声探头,主要用于较狭窄的消化道病变,壶腹部及胰胆管病变的诊断。内镜逆行胰胆管造影(ERCP)可观察胆道、胰管的情况。胆道镜为胆道疾病诊断和治疗的重要手段,包括经口胆道子母镜、术中及术后胆道镜、经皮经肝胆道镜等。腹腔镜则可观察肝、胆囊、脾、胰及腹膜、网膜、肠系膜的病变,确定腹水的病因等,腹腔镜超声(laparoscopic ultrasound,LUS)是近10年来发展起来的新技术,对腹腔内脏器的观察既有腹腔镜直观的视觉效果,又有超声波对深度、层次、结构性质和与周围关系等判断的特点,并可在超声引导下进行活组织检查,对确定诊断和治疗决策有重要的价值。激光共聚焦显微内镜(laser confocal microscopy)由共聚焦激光显微镜安装于传统电子内镜远端头端组合而成,除做标准电子内镜检查外,还能进行共聚焦显微镜检查。其优点是在进行内镜检查的同时进行虚拟活检和实时组织学观察,实现1000倍的放大倍数和自黏膜表面至黏膜下层深达250μm的扫描深度,获得胃肠道黏膜、黏膜下层细胞和亚细胞结构的高清晰的荧光图像。由于在内镜下对黏膜层进行体内模拟组织学诊断,直接观察细胞结构,因此该内镜适用于消化道的多种疾病,尤其适用于消化道早期肿瘤及癌前期病变的诊断和监测,如巴雷特食管(Barrett食管)、慢性萎缩性胃炎、结肠息肉、溃疡性结肠炎和早期肿瘤诊断等。新近日本推出可早期发现癌症等的微小病变部位的电子内镜系统,其特点是具备可使毛细血管突显出来的狭窄区域观察、强化肿瘤性病变部位色调的荧光观察及显示黏膜深部血管和血流的红外线观察等功能。

3. 活组织检查和脱落细胞检查

(1)活组织检查:活组织检查是最可靠的诊断方法,消化系统的活组织检查主要是内镜下取材,如对食管、胃、结肠、直肠黏膜病变组织或腹腔镜下取病灶组织做病理学检查;采用一秒穿刺吸取法进行肝穿刺活检;超声或CT引导下细针胰腺穿刺取材等。此外,对小肠病灶,除经小肠镜直视下取材外,还可经口导入活检器盲目钳取小肠黏膜。手术标本的组织学检查也属此范畴。

(2)脱落细胞检查:于内镜直视下冲洗或拭刷食管、胃肠道的管腔黏膜,收集脱落细胞进行检查,有利于肿瘤的发现。

4. X线检查 腹部透视及X线片检查主要用于判断有无胃肠穿孔、肠梗阻、巨结肠、间位结肠及有无胆系的结石或其他腹部疾病的钙化等。上消化道的钡剂造影、小肠插管注钡造影、下消化道的钡剂灌肠检查可诊断相应部位的病变。采用气-钡双重对比造影技术能更清楚地显示黏膜表面的细小结构,可提高较微小病变的确诊率。通过这些检查可发现消化道的溃疡、肿瘤、炎症、静脉曲张、结构畸形以及运动异常等。口服或静脉注射 X 线胆道造影剂可显示胆道结石和肿瘤、胆囊浓缩和排空功能障碍，以及其他胆道病变。经皮肝穿刺胆管造影术，主要用于了解和确定胆道阻塞的部位，对鉴别肝内胆汁淤积和肝外阻塞性黄疸、诊断胆管残余结石、肝外胆管狭窄或受压的定位和病因有一定的意义。此外，经皮肝穿刺和经皮脾穿刺门静脉造影术有助于判断肝内抑或肝外门静脉阻塞、侧支开放部位与程度、门-腔分流术的效果等。选择性腹腔动脉造影主要用于肝脏和胰腺等腹内肿瘤的诊断和鉴别诊断及判断肿瘤切除的可能性与范围，也可用于消化道出血的定位和定性诊断。近年来数字减影血管造影（DSA）的应用大大提高了病变显示的清晰程度。

计算机体层成像（computed tomography, CT）具有很高的密度分辨率，可显示出各种组织的密度差异，有较好的病灶定位和定性效果，对肝、胰腺等实质脏器的占位性病变如肿瘤、囊肿、脓肿，以及弥漫性病变如脂肪肝、肝硬化、胰腺炎等均有较高的诊断价值。CT 能发现空腔脏器恶性肿瘤的壁内与腔外病变及明确有无转移病灶，对肿瘤分期也有一定价值，此外，亦可诊断胆结石等疾病。

5. 磁共振成像（magnetic resonance imaging, MRI）　MRI 利用具有磁矩原子核在磁场的作用下，对射频电磁波吸收共振的原理成像，由于人体各组织内氢原子核的密度、弛豫时间等参数各不相同，故可在影像上显出差异而用于疾病的诊断。与 CT 比较，MRI 无放射性，其所显示的图像是反映组织的结构而不仅是密度的差异，故更清晰而层次感强，对占位性病变的定性诊断优于 CT，常用于肝、胰腺、脾等实质性脏器疾病的诊断。磁共振胰胆管成像（magnetic resonance cholangiopancreatography, MRCP）技术有助于胰胆管疾病的诊断。磁共振血管造影术（magnetic resonance angiography, MRA）可显示门静脉及其分支和腹腔内动脉血管。

6. 仿真内镜检查术（virtual endoscopy）　采用螺旋 CT 导航三维成像，经配有特殊软件的计算机系统处理后，得到类似于内镜检查所观察到的体内管腔的三维或动态影像。可发现全消化道内的溃疡、息肉、肿瘤及其浸润，甚至炎症性病变。

7. 超声显像（ultrasonoscopy）　其原理是利用超声波在人体不同组织中传播的特性和差异，以静态和动态图像反映组织的特性。超声显像能够观察肝、胆囊、脾、胰腺的大小和轮廓等，对肝癌和肝脓肿、肝囊肿、胆道结石、胰腺癌等有较大诊断价值，对腹水的有无及腹水量的判断，以及腹腔内实质性肿块的大小、定位和定性等也有一定意义。此外，还可在其监视或引导下做经皮肝脏诊断性穿刺等。

8. 放射性核素（radionuclide）　借助放射性核素的特性，可做脏器显像，其中肝脏显像使用最广，可对肝内占位性病变进行定位、定性和鉴别诊断，还可观察门体侧支循环的存在与否等，肝胆系统的动态显影可评价肝功能，了解胆道通畅程度，对诊断急性胆囊炎和鉴别阻塞性黄疸有较大价值。亦可判断消化道有无活动性出血及出血灶的位置。此外，还可用于消化道运动功能的检查，如观察有否胃食管反流及胃排空功能异常等。

9. 正电子发射体层成像（positron emission tomography, PET）　PET 的基本原理是将人体生命元素发射正电子的放射性核素（如 $^{11}$C、$^{18}$F 等）标记到能够参与人体组织血流或代谢过程的化合物上，放射性核素发射出的正电子在体内与组织中的负电子结合发生湮灭辐射，产生两个能量相等、方向相反的 γ 光子，经图像重建，得到人体各部位横断面、冠状面和矢状面标记核素的分布信息影像，通过病灶部位对示踪剂的摄取了解病灶功能代谢状态，对疾病作出正确诊断。$^{18}$F 标记的氟代脱氧葡萄糖（$^{18}$F-FDG）是葡萄糖的类似物，是 PET 临床最常用的显像剂。PET/CT 是一种将 PET（功能代谢显像）和 CT（解剖结构显像）两种先进的影像技术有机地结合在一起的新型的影像设备，可用于消化系统肿瘤良恶性鉴别及肿瘤的定性与定位、临床分期、恶性程度判断、疗效评价、转移灶的寻找与复发监测等。

10. 脏器功能试验　五肽胃泌素试验测定壁细胞的泌酸功能，对消化性溃疡、佐林格-埃利森综合征（Zollinger-Ellison 综合征）的诊断与鉴别诊断有重要价值。D-木糖试验、脂肪平衡试验、维生素 $B_{12}$ 吸收试验、氢呼吸试验等可测定小肠吸收功能。胰泌素刺激试验、Lundh 试验、苯甲酰酪氨酸-对氨苯甲酸（BT-PA-BA）试验可测定胰腺外分泌功能。吲哚氰绿清除试验可协助判定肝细胞受损程度。这些试验都可提供有关脏器疾病诊断和鉴别诊断的线索。

11. 胃肠及胆道运动功能检查　是诊断胃肠及胆道动力障碍性疾病的重要手段，临床上常做的包括食管、胃、胆道、直肠等处的压力测定，食管和胃内 pH 测定或 24h 持续监测，食管 24h 持续胆汁监测、胃排空测定、胃肠经过时间测定、胆囊排空检测等。

12. 剖腹探查　对可疑重症器质性疾病而各项检查又不能肯定诊断者可考虑剖腹探查。

## 四、消化系统疾病的防治原则

要贯彻预防为主的方针，注意饮食卫生，节制或戒除烟酒和避免辛辣等刺激性饮食。对于消化系统疾病应去除病因、消除诱因、积极治疗、防止并发症和后遗症，如对胃肠道感染的抗菌治疗、肿瘤的手术切除和化疗、肝性脑病的减少蛋白质摄入等。某些消化系统疾病的发生和发展常与精神因素有关，故应消除紧张心理，树立信心，配合治疗。有些消化系统疾病的发生可与其他系统的疾病有关，也可能对其他系统发生影响，应进行局部和整体相结合的治疗。对某些疾病，可给予中西医结合治疗。药物治疗是消化系统疾病治疗的重要组成部分，用药前必须了解各种药物的药理、适应证、用药时间、不良反应和禁忌证，并随病情变化和患者个体情况选用。要选择疗效高、经济、简便而不良反应少的药物，特别对需较长时间用药者。一些药物可引起或加重消化系统疾病，如糖皮质激素类及阿司匹林、吲哚美辛（消炎痛）等非甾体抗炎药可诱发和加重消化性溃疡，甚至造成消化道出血。某些中药、抗生素、异烟肼、双醋酚汀、氯丙嗪、甲睾酮（甲基睾丸素）等可引起肝损害，应予注意。某些对症治疗虽可减轻临床症状，但亦可掩盖症状、延误诊断，如急腹症者应用强力镇痛药可能因腹痛暂时缓解而延误诊断和治疗导致病情恶化，甚至出现生命危险。对于急性疾病或病情危重者应积极给予支持治疗，如消化道大量出血者需输血、补液等。借助器械的非开腹疗法是消化系统疾病治疗史的一次飞跃，以治疗消化道疾病为代表的内镜及介入治疗技术近年发展的较快，且日趋成熟，如内镜下食管-胃底静脉曲张的硬化治疗或套扎治疗、上消化道出血的内镜下止血、内镜下奥迪括约肌（Oddi 括约肌）切开取石、腹腔镜下胆囊摘除、早期消化道肿瘤的内镜下黏膜切除术及黏膜剥离术、经口内镜下贲门括约肌切开术、消化道恶性梗阻的支架植入术等。此外，还有超声指引下注射乙醇治疗肝癌、介入疗法治疗肝癌、脾栓塞治疗门静脉高压及经颈静脉肝内门体静脉分流术（TIPS）治疗门静脉高压等。但对于某些不能内科治疗或疗效不佳的疾病必须尽早进行手术治疗。

（李　岩）

**学习小结**

消化系统由消化道和消化腺两部分组成，主要作用是完成食物的消化及吸收。　中枢神经系统、自主神经系统、肠神经系统可通过分泌神经递质影响消化道功能。　食管对食物的廓清功能、胃黏膜的黏液及黏膜屏障、肠黏膜屏障（机械屏障、化学屏障、免疫屏障、生物屏障）等对防止各种损害因子对消化道黏膜的损伤有重要的作用。　以上作用减弱可导致食管炎、胃炎及各种肠道疾病。　肠微生态紊乱可产生和加重多种疾病，如急慢性腹泻、炎症性肠病等。　肝细胞损伤可导致功能障碍可引白蛋白及凝血因子合成减少导致低白蛋白血症及凝血酶原时间延长。　肝脏对胆红素代谢障碍时可出现黄疸。

消化系统疾病的常见症状主要有恶心与呕吐、反流、嗳气、烧心、食欲缺乏、吞咽困难、便秘、腹泻、黄疸、呕血、腹胀、腹痛。　主要体征有腹部包块、肝脾大、腹水等。

消化系统疾病常见辅助检查主要包括：①化验检查（血常规、粪便隐血试验、血清胆红素、血清酶学、肝炎病毒标志物、肿瘤标志物、幽门螺杆菌检测等）；②内镜检查（电子胃十二指肠镜、大肠镜、小肠镜、胶囊内镜、超声内镜、激光共聚焦显微内镜、经十二指肠镜逆行胰胆管造影、胆道镜、腹腔镜、腹腔镜超声等）；③腹部影像学检查（X线、超声显像、CT、MRI、放射性核素检查、PET/CT等）；④脏器功能试验（五肽胃泌素、D-木糖试验、脂肪平衡试验、维生素$B_{12}$吸收试验、氢呼吸试验、胰泌素刺激试验、Lundh试验、BT-PABA试验、吲哚氰绿清除试验、胃肠及胆道运动功能检查）。

## 复习参考题

1. 消化系统疾病常见症状与体征有哪些？

2. 消化系统疾病常见辅助检查包括哪些？

# 第二章　胃食管反流病

**学习目标**

| 掌握 | 胃食管反流病的定义、临床表现、诊断与治疗。 |
| --- | --- |
| 熟悉 | 胃食管反流病的病因及发病机制、辅助检查及鉴别诊断。 |
| 了解 | 胃食管反流病的病理。 |

胃食管反流病(gastroesophageal reflux disease,GERD)是指胃内容物反流入食管引起不适症状和/或并发症的疾病。内镜检查阴性的 GERD 称非糜烂性反流病(non-erosive reflux diseases,NERD),存在食管黏膜破损称反流性食管炎(reflux esophagitis,RE),食管下段复层鳞状上皮被单层柱状上皮替代则称为 Barrett 食管(Barrett esophagus, BE)。胃食管反流也可导致哮喘、慢性咳嗽及喉炎。双倍剂量质子泵抑制剂治疗 8~12 周后烧心和/或反流等症状无明显改善称难治性 GERD。胃食管反流病在西方国家十分常见,人群中7%~15%有胃食管反流症状,其发病率随年龄增加而增加,高峰为 40~60 岁,无性别差异。

## 一、病因与发病机制

GERD 是一种由多种因素所致的上消化道动力障碍性疾病,是食管抗反流防御机制下降和反流物对食管黏膜侵袭作用的结果。

1. 食管抗反流功能下降

(1) 食管下括约肌(lower esophageal sphincter,LES)压力降低:LES 是指食管末端长 3~4cm 的环形肌束高压带,正常静息压(基础压)为 10~30mmHg,可防止胃食管反流。饮食(高脂肪食物、饮酒、巧克力、咖啡等)、药物(钙通道阻滞剂、地西泮、硝酸甘油及茶碱等)、胃肠激素(胆囊收缩素、胰泌素、高血糖素、血管活性肠肽等)、吸烟、腹压增高(肥胖、妊娠、腹水、呕吐、负重等)、胃内压增高(胃扩张、胃排空延迟等)、LES结构破坏(如贲门失弛缓症术后)及食管裂孔疝等均可引起 LES 压力下降,如 LES 压力降至 6mmHg 以下可导致胃食管反流的发生。

(2) 一过性 LES 松弛(transit lower esophageal sphincter relaxation,tLESR):正常情况下吞咽时 LES 即松弛,以使食物进入胃内,松弛时间<8s,tLESR 则是于非吞咽时 LES 自主松弛,且时间明显延长。tLESR 是胃食管反流病的主要发病机制之一。

2. 食管廓清功能降低　正常情况下,由重力的作用将部分食管内容物排入胃内,大部分主要通过食管体部自发及继发性推进蠕动排入胃内,即容量清除(volume clearance)。自发性推进蠕动是吞咽动作之后诱发的蠕动;继发性推进蠕动是反流物扩张食管及对食管的化学刺激而通过神经反射引发的蠕动,通过两者的作用而减少食管内容物容量,是食管廓清的主要方式。食管酸的清除大部分由容量清除完成,剩余的酸则由咽下的唾液中和。相当一部分 GERD 患者存在该功能的异常。食管裂孔疝可降低食管的清除能力而导致 GERD。

3. 食管黏膜防御功能减弱　GERD 中部分发生食管炎症,另一部分虽有反流症状,却未见明显食管黏膜损害,提示食管黏膜对反流物有防御作用,此种作用称为食管黏膜组织抵抗力。包括上皮前因素的黏膜表面黏液、不移动水层和表面 $HCO_3^-$,上皮因素的复层鳞状上皮结构及功能上的防御能力及上皮后的组织基础酸状态和黏膜血液供应等。

4. 反流物对食管黏膜的损害　反流物中胃酸、胃蛋白酶是导致食管损害的重要因素,胆汁、胰酶也可损害食管黏膜。

## 二、病理

RE 可有复层鳞状上皮细胞层增生,固有层内中性粒细胞和淋巴细胞浸润;Barrett 食管为食管下段鳞状上皮部分被化生的柱状上皮所替代;NERD 部分表现为食管鳞状上皮细胞间隙增宽。

## 三、临床表现

1. 烧心　又称"胃灼热",即胸骨后烧灼感,为该病的特征性表现。其多在餐后 1h 出现,卧位、前屈位及腹压增高时加重。

2. 反流　指在无恶心和不用力状态下,胃内容物涌入咽部或口腔。反流物多呈酸性,此时称为反酸,也可混有苦味的胆汁。

3. 吞咽困难　多由食管痉挛或运动功能紊乱所致,常呈间歇性,进固体或液体食物均可发生。由瘢痕狭窄所致者可呈持续性。

4. 胸骨后痛　由反流物刺激食管导致食管痉挛所致,严重时可放射到背部、胸部、肩部、颈部、耳后,有时酷似心绞痛。

5. 食管外症状　部分患者则因反流物刺激咽喉部而致咽喉炎、声嘶。亦有因反流物吸入气管和肺而反复发生肺炎,甚至肺间质纤维化。某些非季节性哮喘也可与反流有关。部分患者有咽部不适、异物感或堵塞感而无真正的吞咽困难,称癔球症。

## 四、辅助检查

1. 内镜检查　对于具有反流症状的初诊患者建议行上消化道内镜检查,内镜检查正常者不推荐行常规食管活组织检查。内镜检查有助于确定有无反流性食管炎、Barrett 食管及其他如食管裂孔疝、食管炎性狭窄、食管溃疡、食管癌等。内镜检查是诊断 RE 最准确的方法,同时可判断病情的严重程度。RE 的诊断采用国际上通用洛杉矶分级法:正常,食管黏膜无破损;A 级,一个或一个以上食管黏膜破损,长径小于 5mm;B 级,一个或一个以上食管黏膜破损,长径大于 5mm,但无融合性病变;C 级,食管黏膜破损有融合,但小于 75% 周径;D 级,食管黏膜破损融合至少达到 75% 周径。

胃食管结合处近端食管黏膜出现橘红色样改变,伴或不伴栅栏样血管表现,可考虑存在 Barrett 食管,确诊需经组织学检查证实有化生的柱状上皮细胞存在。

**相关链接**

---

### Barrett 食管内镜诊断及随访

内镜检查食管正常时,鳞柱状上皮交界在食管下段形成界限清楚的齿状线(即"Z 线"),与内镜下胃食管交界标志一致。发生 Barrett 食管时"Z"线上移,遗留柱状上皮或"Z"线上方出现柱状上皮黏膜。

Barrett 食管按镜下形态可分为全周型、岛型和舌型。按化生柱状上皮长度分为长段及短段,前者化生上皮累及食管全周且长度≥3cm,后者化生上皮未累及食管全周或累及食管全周,但长度<3cm。按病理组织分型为贲门腺型、胃底腺型、肠化生型。Barrett 食管可伴有异型增生。

内镜和病理活组织检查监测 Barrett 食管是目前唯一证据相对充足的随访方法。对 Barrett 食管不伴异型增生患者每 2 年复查 1 次胃镜,如 2 次均无异型增生和早癌,则每 3 年一次胃镜检查。轻度异型增生第 1 年应每 6 个月复查 1 次胃镜,如无进展可每年 1 次。重度异型增生建议胃镜或手术治疗,或密切随访,每 3 个月 1 次胃镜检查。对重度异型增生及癌变者可采用内镜下微创治疗或外科手术治疗。

2. 反流监测

（1）24h 食管 pH 监测:为目前 GERD 的重要诊断方法。正常食管内的 pH 为 5.5~7.0,pH<4 则常作为酸反流的指标。24h 食管 pH 监测常用的参数有:①24h 内 pH<4 的总百分时间;②直立位 pH<4 的百分时间;③仰卧位 pH<4 的百分时间;④反流次数;⑤长于 5min 的反流次数;⑥持续最长的反流时间。以上参数中以 pH<4 的总百分时间阳性率最高。可综合各有关参数测算酸反流计分,>15 分为阳性,15~50 分为轻度 GERD,51~100 分为中度 GERD,>100 分为重度 GERD。Smout 及 Akkermane 提出 24h 反流次数>50 次和/或 pH<4 的总时间超过 1h 即为病理性反流。24h 食管 pH 监测诊断 RE 的阳性率>80%,诊断 NERD 的阳性率为 50%~75%。近年 Bravo 无线便携式食管 pH 监测技术提高了患者的舒适度而易于接受,且可以延长记录时间 48h,甚至 96h,提高了诊断的敏感性。

（2）食管内胆红素监测:Bilitec 2000 是一种便携式光纤分光光度计,是对反流到食管内的胆汁进行监测的最常用的仪器,其与 pH 监测同步进行可以明显提高 GERD,特别是 NERD 患者诊断的阳性率。胆红素吸收值<0.14 作为 Bilitec 2000 的监测阈值,吸收值超过 0.14 即为胆红素的存在。超过 0.14 总时间百分比、反流总次数、反流超过 5min 的次数及最长反流时间等指标可以进一步反映胆汁反流情况。

（3）腔内多通道阻抗监测(multichannel intraluminal impedance measurement,MII):单纯的 pH 监测方法对气体反流无效,对碱反流敏感性较低,MII 是近年来出现的一种新的监测方式,可对食管内酸、胆汁、气体等多种反流成分进行监测。MII 检测系统带有 pH 监测通道,可根据 pH 和阻抗变化进一步区分酸反流(pH<4)、弱酸反流(pH 4~7)以及弱碱反流(pH>7),可评估近端食管反流事件,亦能判断反流物的分布和清除,成为评价食管反流最重要的新型技术。

3. 食管 X 线钡剂检查　该检查敏感性不高,仅适用于不能或不愿进行内镜检查的患者。目的主要在于排除食管癌及其他食管疾病。

4. 食管测压　可用于术前评估食管动力状态,不建议作为 GERD 的诊断手段。

## 五、诊断

有典型的烧心、反流症状,内镜检查有食管炎,并除外其他原因引起的食管病变,可作出 GERD 的诊断。有典型症状而内镜阴性者应进行 24h 食管 pH 及胆红素监测,如证实有过度的酸（碱）反流可诊断本病;无法进行食管 pH 及胆红素监测且无报警症状者可用质子泵抑制剂试验性治疗(口服质子泵抑制剂标准剂量,每日 2 次,共 1~2 周),效果明显一般亦可诊断本病。对症状不典型者常需结合上述各项检查综合分析进行诊断。

## 六、鉴别诊断

GERD 应与其他病因的食管炎（如感染性及药物性食管炎等）、食管动力疾病、嗜酸性粒细胞性食管炎、消化性溃疡及各种原因引起的消化不良及胆道疾病等相鉴别。吞咽困难者,应与贲门失弛缓症、食管良性狭窄、食管癌等相鉴别;胸骨痛为主者,应与引起心源性、非心源性胸痛的各种疾病相鉴别,特别是应做相关检测以除外心肌梗死与心绞痛,如怀疑后者可做运动试验,排除心源性胸痛后,再进行有关食管性胸痛的相关检查。

## 七、治疗

GERD 治疗的目标是缓解症状、治愈食管炎、提高生活质量、预防复发和并发症。

1. 一般治疗 对于仰卧及夜间反流者,可抬高床头 $15 \sim 20 cm$。避免过饱及睡前进食。尽量减少使腹压增加的因素,如肥胖、便秘、紧束腰带等。避免食用可能诱发反流症状的食物,如高脂饮食、巧克力、辛辣、浓茶、咖啡及酸性食物等。应戒除烟酒。

2. 药物治疗

(1) 抑酸药:抑制胃酸分泌是目前治疗 GERD 的主要措施,包括初始与维持治疗两个阶段。

1) 初始治疗:目的是尽快缓解症状,治愈食管炎。①$H_2$ 受体拮抗剂($H_2$ receptor antagonists,$H_2RA$)可用于轻至中度的 GERD,常用的有西咪替丁、雷尼替丁、法莫替丁、罗沙替丁和尼扎替丁等。②质子泵抑制剂(proton pump inhibitor,PPI)是 GERD 治疗中最常用的药物,也是反流性食管炎治疗的首选药物,常用的有奥美拉唑、兰索拉唑、泮托拉唑、雷贝拉唑、艾司奥美拉唑和艾普拉唑等。推荐采用标准剂量,疗程 8 周。PPI 单剂量治疗无效时可改用双倍剂量,一种 PPI 无效可换用另一种 PPI。对于合并食管裂孔疝及重度食管炎患者,PPI 剂量通常应加倍。存在夜间酸突破者可在睡前加服 $H_2RA$。

2) 维持治疗:是巩固疗效、预防复发的重要措施,用最小的药物剂量达到长期治愈的目的,方法包括按需治疗和长期治疗。NERD 和轻度食管炎可采用按需治疗。PPI 停药后症状复发、重度食管炎患者通常需要 PPI 长期维持治疗。PPI 为首选药物,亦可选用抗酸剂。维持治疗的方法有 3 种。①原剂量或减量维持:症状缓解后维持原剂量或半量 PPI,每日 1 次,长期维持症状持续缓解;②间歇用药:PPI 原剂量,隔日 1 次,如症状反复可增至足量;③按需治疗:原剂量 PPI,仅用于出现症状,缓解后即停药。

(2) 促动力药:此类药物可增加 LES 压力及食管蠕动功能,促进胃排空,从而减少胃内容物的食管反流。在抑酸药物治疗效果不佳时,可考虑联合应用促动力药物,特别是伴有胃排空延迟的患者。常用药物有莫沙必利、伊托必利等,疗程为 $8 \sim 12$ 周。

(3) 制酸剂:如铝碳酸镁、硫糖铝等,仅用于轻症和间歇发作者临时缓解症状。

(4) 新型药物:现在针对 tLESR 的靶向药物,如 γ-氨基丁酸 β 受体(GABA-β)激动剂和亲代谢谷氨酸盐受体 5 调节药(mGluR5),成为临床研究的热点。巴氯芬作为 GABA-β 激动剂,可以明显缓解 GERD 患者的症状。

(5) 心理治疗:对有明显抑郁和/或焦虑者可进行心理及抗抑郁和/或焦虑药物治疗。

3. 内镜治疗 内镜下关于 GERD 的治疗主要方法有胃底折叠术、射频治疗、内镜下注射和/或植入治疗。内镜治疗创伤小、安全性较好,但疗效需进一步评估。

4. 抗反流手术治疗 对于 PPI 治疗有效但需长期服药的患者,可考虑外科治疗。目前最常用的抗反流手术术式是腹腔镜胃底折叠术。

5. 其他治疗

(1) 食管狭窄:首先考虑进行内镜扩张治疗,术后长期 PPI 维持治疗可防止狭窄复发。内镜扩张治疗无效或因狭窄严重不能进行者,则需手术治疗。

(2) Barrett 食管:有文献报道 PPI 能延缓 BE 的进程,但尚无确凿证据证实其能逆转柱状上皮化生或预防腺癌。Barrett 食管伴有糜烂性食管炎及反流症状者建议采用大剂量 PPI 治疗,并提倡长期维持治疗。伴有重度异型增生和癌局限于黏膜层的 Barrett 食管可行内镜下治疗。已证实有癌变者,应手术治疗。

(李 岩)

胃食管反流病（GERD）分为非糜烂性反流病（NERD），反流性食管炎(RE)及 Barrett 食管（BE）。 GERD 的发病与食管下括约肌压力降低、一过性 LES 松弛、食管廓清功能降低、食管黏膜防御功能减弱及反流物对食管黏膜的损害有关。 GERD 临床表现主要包括烧心、反流、吞咽困难、胸骨后痛，也可产生咽喉炎、肺炎、哮喘等食管外症状。 有典型的烧心、反流症状，内镜检查除外其他原因引起的食管病变可诊断 GERD。质子泵抑制剂试验对该病诊断有一定的意义。GERD 主要采用抑酸药包括质子泵抑制剂、$H_2$ 受体拮抗剂、促动力药治疗。 内镜治疗主要方法有胃底折叠术、射频治疗、内镜下注射和/或植入治疗。 对 PPI 治疗有效但需长期服药的患者，可考虑外科治疗。 Barrett 食管可用大剂量 PPI 长期维持治疗。

1. 简述胃食管反流病定义。

2. 简述胃食管反流病的临床表现。

3. 简述难治性胃食管反流病的概念。

4. 简述 Barrett 食管的概念。

5. 简述反流性食管炎洛杉矶分级法。

6. 叙述胃食管反流病的治疗。

# 第三章 胃 炎

| 学习目标 | |
|---|---|
| **掌握** | 慢性胃炎的病因和发病机制、病理、诊断及治疗。 |
| **熟悉** | 急性胃炎的病因、临床表现及治疗。 |
| **了解** | 慢性胃炎的临床表现。 |

## 第一节 急性胃炎

急性胃炎(acute gastritis)是多种原因所致胃黏膜的急性炎症,也称糜烂性胃炎、出血性胃炎、急性胃黏膜病变,内镜可见胃黏膜糜烂和出血。

### 一、病因与发病机制

1. 应激 严重创伤、大手术、大面积烧伤、颅内病变、败血症、严重器官病变及多器官功能衰竭均可致本病,其主要病变为胃黏膜糜烂和出血。少部分可出现应激性溃疡,烧伤所致者称柯林溃疡(Curling 溃疡),中枢神经系统病变所致者称库欣溃疡(Cushing 溃疡)。应激导致胃黏膜损伤机制为:①肾上腺素和去甲肾上腺素释放增多导致胃黏膜血管收缩而血流量减少,黏膜缺血造成黏液和碳酸氢盐分泌不足、局部前列腺素合成及再生能力下降,胃黏膜屏障作用减低,清除 $H^+$ 反弥散功能下降等。②糖皮质激素分泌增多,导致胃酸分泌亢进,黏膜侵袭因素增强。③胃肠运动功能减弱及幽门功能失调可导致胆汁和胰液反流而造成胃黏膜屏障破坏。

2. 化学性损伤

(1) 药物:最常见的是非甾体抗炎药(NSAID),包括阿司匹林、吲哚美辛(消炎痛)等。该类药物主要通过抑制环氧合酶活性致局部前列腺素合成减少而使黏膜屏障作用减弱,造成胃黏膜损伤。抗肿瘤药、氯化钾及某些抗生素也可损伤胃黏膜。

(2) 乙醇:亲脂性和溶脂性可导致胃黏膜屏障破坏,上皮细胞损害,致黏膜水肿、糜烂和出血。

### 二、临床表现

轻者多无症状或仅有消化不良症状。胃部出血常见,一般为少量,间歇性,可自行停止。也可发生较大量出血引起呕血和/或黑粪,贫血,甚至失血性休克。

### 三、诊断

临床表现及内镜下见胃黏膜充血、水肿、糜烂、出血、急性浅溃疡即可诊断。

## 四、治疗

去除病因,积极治疗原发病,根据临床表现对症治疗。胃黏膜糜烂、出血者可应用质子泵抑制剂或 $H_2$ 受体拮抗剂及胃黏膜保护剂(如硫糖铝、铝碳酸镁、替普瑞酮、瑞巴派特、胶体铋、米索前列醇)等。上腹痛可给予莨菪碱等解痉药物。脱水及离子紊乱者可补液及纠正酸碱平衡失调和电解质紊乱。对严重上消化道出血者应予有效的止血及综合抢救治疗。

# 第二节　慢性胃炎

慢性胃炎(chronic gastritis)系由多种病因引起的胃黏膜的慢性炎症性病变。本病十分常见,其发病率随年龄的增长而增加,与性别无明显关系。

## 一、病因与发病机制

迄今尚未完全明确,可能与下列因素有关。

1. 幽门螺杆菌(helicobacter pylori,Hp)感染　Hp 是革兰氏阴性螺旋状杆菌,适于微需氧菌环境生长,其一端具有鞭毛结构作为动力装置,使其在胃内穿过胃黏液层,移向黏膜层。产生的黏附素使菌体贴紧上皮细胞而长期定居于胃窦黏膜小凹处及其邻近上皮表面并繁衍。70%~90%的慢性胃炎有 Hp 感染,幽门螺杆菌胃炎为一种感染性疾病。目前认为 Hp 感染是慢性活动性胃炎的主要病因。Hp 导致慢性胃炎的主要机制包括:①产生尿素酶分解组织内渗出的尿素产生氨,在 Hp 周围形成"氨云",中和胃酸而保持有利于细菌生存的中性环境,并对胃黏膜上皮有直接毒性作用;氨又可干扰胃黏膜上皮细胞的正常离子交换,使胃腔内 $H^+$ 反弥散而导致黏膜组织损伤。②产生空泡毒素蛋白,使胃黏膜上皮细胞空泡变性而受损,另一细胞毒素相关蛋白能引起胃黏膜强烈的炎症反应。③引起包括多种炎性细胞的激活和炎性介质的释放,如氧自由基,白介素-1、2、6 和 8,肿瘤坏死因子-α,白三烯 $B_4$ 和血小板活化因子等。④菌体细胞壁 LewisX、LewisY 抗原导致自身免疫反应而损伤胃黏膜。幽门螺杆菌对胃黏膜的损害决定于其菌株及毒力、宿主和环境等多种因素。

2. 自身免疫　胃体为主的萎缩性胃炎血清中常可检出壁细胞抗体(parietal cell antibody,PCA)和内因子抗体(intrinsic factor antibody,IFA),其与相应抗原形成的免疫复合体可致胃黏膜损害,前者可导致壁细胞数减少而造成胃酸分泌减少或缺乏;后者则可致内因子缺乏,影响维生素 $B_{12}$ 在回肠末端的吸收,导致巨幼红细胞贫血,亦称恶性贫血。

3. 十二指肠液反流　幽门括约肌松弛等因素可造成十二指肠液反流入胃,胆汁中的卵磷脂与胰液中的磷脂酶 A 作用形成溶血卵磷脂,后者与胆汁及胰消化酶一起可溶解黏液,破坏胃黏膜屏障,并使 $H^+$ 及胃蛋白酶反弥散入黏膜引起损伤,如反流长期持续可造成慢性胃炎,此种称为胆汁反流性胃炎,多发生于胃窦部。

4. 年龄及胃黏膜营养因子缺乏　慢性胃炎的发病率及肠腺化生、幽门腺化生和胃萎缩性改变的程度均随年龄的增长而增加,有些学者认为萎缩性胃炎是老年人胃黏膜的一种退行性改变。老年人胃黏膜常见小血管扭曲、小动脉壁玻璃样变和管腔狭窄,这种胃黏膜的血管改变可使黏膜血液供应不足而导致营养不良、分泌功能低下及黏膜屏障功能减退,这些是老年人易发生萎缩性胃炎的重要因素。此外,胃黏膜的营养因子如胃泌素、表皮生长因子等的减少也是慢性胃炎致病因素之一。

5. 其他　长期刺激性或粗糙饮食、高盐、酗酒、非甾体抗炎药等均与慢性胃炎发生有关。胃内高酸会使 $H^+$ 反弥散增多,易损害胃黏膜屏障并影响上皮细胞的修复。慢性右心衰竭、肝硬化门静脉高压及尿毒症等疾病也使胃黏膜易于受损。

## 二、病理

黏膜固有层可见以淋巴细胞为主的炎症细胞，如有中性粒细胞浸润则提示存在慢性活动性胃炎。非萎缩性胃炎的炎性细胞浸润仅局限于胃小凹和黏膜固有层的表层，深层腺体正常。萎缩性胃炎可见胃固有腺体数量减少或消失，如存在肠腺化生为化生性萎缩；无肠腺化生为非化生性萎缩。肠腺化生（intestinal metaplasia）是指胃腺转变成肠腺样，含杯状细胞，其可分为小肠型和大肠型，一般认为大肠型肠腺化生与胃癌发生有关。异型增生（dysplasia），也称上皮内瘤变（intraepithelial neoplasia），为细胞再生过程中过度增生和分化缺失，表现为上皮细胞核增大，极性消失，细胞拥挤而有分层现象，黏膜结构紊乱，有丝分裂象增多。异型增生被认为是癌前病变。

## 三、分类

慢性胃炎分类方法较多，尚未统一。《中国慢性胃炎共识意见（2017年，上海）》基于病因学分为幽门螺杆菌胃炎和非幽门螺杆菌胃炎；基于病理学分为非萎缩性胃炎和萎缩性胃炎；基于胃炎分布分为胃窦为主胃炎、胃体为主胃炎及全胃炎；基于内镜所见分为糜烂性和非糜烂性胃炎。

## 四、临床表现

无特异性，多数可无明显症状。部分可表现为上腹痛、上腹胀、早饱、嗳气等消化不良症状。症状程度与黏膜病变程度无明显一致性。伴黏膜糜烂者可有上消化道出血及贫血。恶性贫血者可有乏力、厌食、消瘦。慢性胃炎多无明显体征。

## 五、辅助检查

1. 内镜及活组织检查　内镜结合活组织病理学检查是诊断慢性胃炎最可靠的方法。非萎缩性胃炎：黏膜红斑（点、片状、条状），粗糙不平，出血点（斑），黏膜水肿及渗出。萎缩性胃炎：黏膜红白相间，以白为主，血管显露，皱襞变平或消失可伴有颗粒状或结节状等。慢性胃炎可伴有平坦或隆起性糜烂、出血、粗大黏膜皱襞或胆汁反流等。胃黏膜活组织检查有助于确诊及程度分级，活检取材块数和部位由内镜医师根据需要决定，建议分别于胃窦大弯和小弯、胃体大弯和小弯及胃角各取活组织1块，可疑病灶可另外取活组织。

2. Hp检测　慢性胃炎建议常规检测Hp。目前常用Hp的检测方法可分为侵入性和非侵入性两大类。侵入性为快速尿素酶试验、胃黏膜直接涂片染色镜检、胃黏膜组织切片染色（如HE、Warthin-Starry银染、改良Giemsa染色）镜检、细菌培养等。非侵入性为$^{13}$C或$^{14}$C-尿素呼气试验（$^{13}$C-UBT、$^{14}$C-UBT）、粪便Hp抗原检测（Hp SA）及血清Hp抗体检测等。符合下述三项之一者可判断为Hp现症感染：①胃黏膜组织快速尿素酶试验、组织切片染色或培养三项中任一项阳性；②$^{13}$C-UBT或$^{14}$C-UBT阳性；③Hp SA检测（单克隆抗体法）阳性。

Hp感染根除治疗后疗效的判断应在根除治疗结束至少4周后进行，首选UBT方法。符合下述三项之一者可判断为Hp根除：①$^{13}$C-UBT或$^{14}$C-UBT阴性；②Hp SA检测阴性；③基于胃窦、胃体两个部位取材的快速尿素酶试验均阴性。

3. 血清学检查　胃体萎缩性胃炎时血清中可测得PCA（约90%）和IFA（约75%），维生素$B_{12}$水平亦明显降低；血清胃泌素G17水平显著升高，胃蛋白酶原Ⅰ或胃蛋白酶原Ⅰ/Ⅱ比值降低。胃窦胃炎时血清中也可检出PCA（约30%），但滴度低，血清胃泌素G17水平降低，胃蛋白酶原Ⅰ或胃蛋白酶原Ⅰ/Ⅱ比值正常。全胃萎缩性胃炎血清胃泌素G17及胃蛋白酶原Ⅰ和Ⅰ/Ⅱ比值均降低。

## 六、诊断

确诊依靠内镜检查及胃黏膜活组织病理学检查，后者诊断价值更大。幽门螺杆菌检测有助于病因诊断。对萎缩性胃体炎患者建议检测血清胃泌素、维生素 $B_{12}$ 和相关自身抗体(PCA、IFA)。血清胃泌素 G17 以及胃蛋白酶原 I 和 II 的检测,有助于胃黏膜萎缩有无和萎缩部位的判断。

## 七、治疗

慢性胃炎的治疗目的是缓解症状,改善胃黏膜炎症。尽量针对病因,遵循个体化原则。故应积极发现和消除有关的致病因素。

1. 根除 Hp 对 Hp 相关性慢性胃炎,均应进行 Hp 根除治疗。推荐首选质子泵抑制剂(PPI)标准剂量,两种抗菌药物及铋剂组成的四联疗法。推荐疗程 10~14d。

**相关链接**

---

### 幽门螺杆菌根除方案

根据《第五次全国幽门螺杆菌感染处理共识报告》推荐 7 种抗生素组合方案:

①阿莫西林 1000mg,b.i.d.;克拉霉素 500mg,b.i.d.。②阿莫西林 1000mg,b.i.d.;左氧氟沙星 500mg,q.d. 或 200mg,b.i.d.。③阿莫西林 1000mg,b.i.d.;呋喃唑酮 100mg,b.i.d.。④四环素 500mg,t.i.d. 或 q.i.d.;甲硝唑 400mg,t.i.d. 或 q.i.d.。⑤四环素 500mg,t.i.d. 或 q.i.d.;呋喃唑酮 100mg,b.i.d.。⑥阿莫西林 1000mg,b.i.d.;甲硝唑 400mg,t.i.d. 或 q.id.。⑦阿莫西林 1000mg,b.i.d.;四环素 500mg,t.i.d. 或 q.i.d.。以上均为餐后口服。

PPI 及铋剂均为标准剂量,日 2 次,餐前半小时口服。标准剂量质子泵抑制剂为艾司奥美拉唑 20mg、雷贝拉唑 10mg(或 20mg)、奥美拉唑 20mg、兰索拉唑 30mg、泮托拉唑 40mg、艾普拉唑 5mg,以上选一,均一日两次,餐前口服。标准剂量铋剂为枸橼酸铋钾 220mg,一日两次,餐前口服。方案的选择需根据当地幽门螺杆菌抗生素耐药率和个人用药史,除含左氧氟沙星方案外,根除方案不分一线、二线,应尽量选择疗效高的方案用于初次治疗。初次治疗失败后,可在其余方案中选择另一种方案补救治疗。

---

2. 对症治疗 以上腹饱胀、恶心或呕吐等为主要症状者可应用促动力药,如莫沙必利、盐酸依托必利等。伴胆汁反流者除应用以上药物外,可应用铝碳酸镁制剂。具有明显进食相关的腹胀、食欲缺乏等消化不良症状者,可考虑应用消化酶制剂。胃黏膜损害症状明显者则用胃黏膜保护剂,如硫糖铝、替普瑞酮、吉法酯、瑞巴派特等。有胃黏膜糜烂和/或以反酸、上腹痛为主者,可根据病情或症状严重程度选用抗酸剂、$H_2$ 受体拮抗剂或质子泵抑制剂治疗。慢性胃炎消化不良症状有明显抑郁、焦虑等精神心理因素者,常规治疗无效或疗效差可合并应用抗抑郁或抗焦虑药物。自身免疫性胃炎伴恶性贫血者,应注射维生素 $B_{12}$。

## 八、预后

多数慢性非萎缩性胃炎病情较稳定,特别是不伴有 Hp 持续感染者,Hp 持续感染可能导致慢性萎缩性胃炎。慢性萎缩性胃炎常合并肠化生,甚至异型增生,经历长期演变,少数病例可发展为胃癌。

# 第三节 特殊型胃炎

## 一、巨大肥厚性胃炎

多见于 50 岁以上男性,特点是:①胃底和胃体黏膜皱襞粗大,肥厚,扭曲呈脑回状;②胃小凹增生延长,腺管囊样扩张,壁细胞和主细胞减少而黏液细胞增多;③胃酸分泌减少;④低蛋白血症。临床表现为上腹痛、体重减轻、水肿、腹泻。本病无特效治疗,伴溃疡可用抑酸剂,幽门螺杆菌感染者可根除治疗。蛋白质丢失持续而加重,可外科手术治疗。

## 二、感染性胃炎

1. 细菌感染  多由葡萄球菌、α-溶血链球菌或大肠埃希氏菌所致,其诱因多与内镜下治疗、外科手术、化疗有关。主要临床表现为急性上腹痛、恶心、呕吐、发热、上腹压痛、肌紧张等,严重者可伴发穿孔,出现化脓性腹膜炎。

2. 病毒感染  多由巨细胞病毒所致,内镜下可见局部或弥漫性胃黏膜皱襞粗大。

## 三、腐蚀性胃炎

自服或误服强酸如盐酸、硫酸、硝酸、苯酚、甲酚皂溶液(来苏),强碱如氢氧化钠(钾)、氨等,所致的胃黏膜及黏膜以下组织的损害称急性腐蚀性胃炎(acute corrosive gastritis),胃黏膜损害以幽门前区为重。这类患者都有腐蚀性食管炎,强碱所致则食管损伤较胃严重,强酸则相反。胃壁损伤程度与吞服的腐蚀剂性质、剂量、浓度以及胃内所含食物量有关。强碱使组织细胞迅速脱水,并与组织蛋白质结合为碱性蛋白盐,与脂肪酸结合成皂盐,造成严重的组织坏死,强碱易透入组织,常产生全层灼伤而致穿孔及消化道狭窄;强酸可使蛋白质与角质凝固或溶解,造成组织变性坏死,结痂。来苏除对黏膜有腐蚀作用外尚有感觉神经末梢麻醉作用。胃部病变轻者仅有充血、水肿、糜烂及黏膜内出血;重者可有急性溃疡,胃壁坏死甚至穿孔而引起腹膜炎。并发食管穿孔可引起食管气管瘘及纵隔炎。该病常遗留有食管或幽门前区瘢痕性狭窄。吞服腐蚀剂后首先出现口腔、咽喉及胸骨后烧灼感,上腹剧痛,恶心呕吐,严重者可呕血,呕吐物中可有脱落坏死的黏膜,并常伴有吞咽及呼吸困难。强酸可在口、唇及咽部黏膜产生不同颜色的灼痂,如硫酸呈黑色痂、盐酸呈灰棕色痂、硝酸呈黄色痂、醋酸呈白色痂、强碱则呈黏膜透明性水肿等,此可协助辨别腐蚀剂种类。本病禁忌内镜检查和洗胃。治疗上应尽快给予蛋清或牛乳口服,对发现得早、吞食量少者,也可在稀释的基础上谨慎地试插小口径胃管抽除腐蚀剂。因酸碱反应产生的热量可加重损害,故对强碱禁用酸中和。对强酸在牛乳稀释后可口服抗酸药。应即给予静脉输液、镇静药和镇痛药以及广谱抗生素,并保持呼吸道通畅。剧痛时慎用吗啡类制剂,以防掩盖穿孔的表现,如发现穿孔,应即急诊手术。急性期过后遗留的瘢痕性狭窄常须手术治疗。

(李　岩)

## 学习小结

急性胃炎也称糜烂性胃炎、出血性胃炎、急性胃黏膜病变,内镜可见胃黏膜糜烂和出血。其发病与应激、药物(NSAID)、乙醇等因素有关。该病轻者多无症状或仅有消化不良症状。可发生呕血和/或黑粪,贫血甚至失血性休克。内镜见胃黏膜充血、水肿、糜烂、出血、急性浅溃疡即可诊断。治疗应去除病因、对症,胃黏膜糜烂、出血者可应用质子泵抑制剂或 $H_2$ 受体拮抗剂及胃黏膜保护剂等。上腹痛可给予解痉药物。对严重上消化道出血者应予有效的止血及综合抢救治疗。

慢性胃炎的发病主要与幽门螺杆菌感染、自身免疫、十二指肠液反流、年龄、胃黏膜营养因子缺乏、长期刺激性或粗糙饮食、高盐、酗酒及非甾体抗炎药等因素有关。萎缩性胃炎可见胃固有腺体数量减少或消失。胃腺转变成肠腺称肠腺化生。异型增生为细胞再生过程中过度增生和分化缺失为癌前病变。该病症状无特异性,部分可表现为消化不良。内镜结合活组织病理学检查是诊断慢性胃炎最可靠的方法。慢性胃炎的治疗包括根除幽门螺杆菌;对症治疗。

1. 简述 Curling 溃疡和 Cushing 溃疡的定义。

2. 幽门螺杆菌导致慢性胃炎的主要机制是什么?

3. 简述慢性萎缩性胃炎定义及组织学分型。

4. 慢性胃炎的内镜下表现是什么?

5. 幽门螺杆菌检测方法有哪些?

6. 简述慢性胃炎幽门螺杆菌根除治疗的方法。

# 第四章 消化性溃疡

**学习目标**

| | |
|---|---|
| **掌握** | 消化性溃疡的临床表现、诊断、鉴别诊断及治疗。 |
| **熟悉** | 消化性溃疡的病因和发病机制、辅助检查及并发症。 |
| **了解** | 消化性溃疡的病理。 |

消化性溃疡(peptic ulcer)主要指发生在胃和十二指肠的慢性溃疡,即胃溃疡(gastric ulcer,GU)和十二指肠溃疡(duodenal ulcer,DU),因其发病与胃酸和胃蛋白酶的消化作用有关,故称为消化性溃疡。消化性溃疡是呈世界性分布的多发病,人群中约有 10% 在其一生中患过此病。本病可见于任何年龄,男性多于女性,临床上十二指肠溃疡多于胃溃疡,两者之比约为 3:1。十二指肠溃疡多见于青壮年,胃溃疡多见于中老年,前者发病高峰较后者早 10 年。

## 一、病因与发病机制

消化性溃疡的发病与多种因素有关,其发生是对胃、十二指肠黏膜侵袭因素的作用超过黏膜防御修复因素所致。侵袭因素主要有胃酸、胃蛋白酶、微生物(如幽门螺杆菌)、非甾体抗炎药、胆盐等。防御修复因素主要有上皮前的黏液/碳酸氢盐(黏液屏障),上皮细胞胃腔面由脂蛋白构成的细胞膜及细胞间的紧密连接(黏膜屏障),上皮后丰富的毛细血管网的血流,其他尚有前列腺素、表皮生长因子等。当侵袭因素增强和/或自身防御-修复因素减弱时就可出现溃疡。

1. 幽门螺杆菌感染 消化性溃疡中 Hp 的感染率十二指肠溃疡患者为 90%~100%,胃溃疡为 80%~90%。Hp 感染率高的人群消化性溃疡的患病率亦较高。根除 Hp 可提高溃疡的愈合率。对消化性溃疡患者进行 Hp 根除治疗后,可使其年复发率由仅用抑制胃酸药物治疗愈合后的 50%~70% 降至 5% 以下。此外,根除 Hp 还可显著降低消化性溃疡出血等并发症的发生率。以上证实了 Hp 与消化性溃疡的发生、复发及并发症的产生有密切的关系,是导致消化性溃疡的主要病因之一。

2. 非甾体抗炎药(NSAID) 长期服用 NSAID 可诱发消化性溃疡、影响溃疡愈合、增加溃疡的复发率和出血穿孔等并发症的发生率。其主要致病机制是:①通过抑制环氧合酶活性抑制前列腺素的合成,并减少黏膜的血流,从而削弱黏膜-碳酸氢盐屏障及黏膜屏障抵御侵袭因素的能力;②NSAID 为脂溶性,在酸性(pH<2.5)环境以非离子型在细胞内聚集,产生细胞毒作用而破坏黏膜屏障。在服用 NSAID 的人群中,15%~30% 可患消化性溃疡,其中胃溃疡发生率为 12%~30%,十二指肠溃疡发生率为 2%~19%。NSAID 使溃疡出血、穿孔等并发症发生的危险性增加 4~6 倍。

## NSAID 相关性溃疡发生的危险因素及防治措施

NSAID 相关性溃疡发生的危险因素包括：①年龄>65 岁；②高剂量 NSAID 治疗；③消化性溃疡史；④目前服用阿司匹林（包括低剂量）、皮质激素或抗凝剂。如目前存在消化性溃疡或有消化性溃疡史并同时使用阿司匹林（包括低剂量）、糖皮质激素、抗凝剂或具有两项以上危险因素的患者属于高危者，应尽量避免使用 NSAID，若不能停用 NSAID 药，应在使用 COX-2 抑制剂同时联合应用 PPI 及其他胃黏膜保护剂。具有 1~2 项危险因素属中危，可以单独使用 COX-2 抑制剂或使用 NSAID 联合 PPI 或黏膜保护剂。无任何危险因素为低危，发生 NSAID 相关性溃疡的风险比较小，无需采取保护措施。Hp 感染是一项独立危险因素，根除 Hp 治疗可降低 NSAID 使用者患消化性溃疡的风险，故 NSAID 使用者应进行 Hp 检测并对阳性者进行根除治疗，根除治疗结束后是否需要使用黏膜保护剂取决于患者潜在的消化道危险因素。

3. 胃酸和胃蛋白酶　胃酸和胃蛋白酶在消化性溃疡的发生中起重要的作用。胃蛋白酶有降解蛋白质分子的作用，故对黏膜有侵袭作用。胃蛋白酶活性最适 pH 为 1~3。当 pH>4 时，胃蛋白酶失去活性。故在消化性溃疡的发病中主要是胃酸的作用。一般，十二指肠溃疡患者胃酸分泌增多，胃溃疡患者多数胃酸分泌正常甚至减少。胃酸分泌增多主要与 4 项因素有关。①壁细胞总数增多：壁细胞总数（parietal cell mass，PCM）与胃酸分泌量相平行，可能与遗传因素和/或高胃泌素血症长期刺激有关。②壁细胞对刺激物敏感性增强：可能与患者壁细胞的胃泌素受体亲和力增加或体内对胃泌素刺激胃酸分泌有抑制作用的物质如生长抑素减少有关。③胃酸分泌的正常反馈抑制机制缺陷：正常人的胃窦部 pH<2.5 时，G 细胞分泌胃泌素的功能受到反馈性抑制，从而减弱其对胃酸分泌的刺激作用；进入十二指肠内的胃酸和食糜可刺激十二指肠和小肠黏膜释放具有抑制胃酸分泌作用的激素如胰泌素、胆囊收缩素（CCK）、肠抑胃肽（GIP）及血管活性肠肽（VIP）等，对胃酸分泌进行自身调节，使胃酸分泌不至于过多。部分十二指肠溃疡患者以上反馈抑制机制存在缺陷。④迷走神经张力增高：迷走神经释放乙酰胆碱，后者可通过直接刺激壁细胞和刺激 G 细胞分泌胃泌素使胃酸分泌，部分十二指肠溃疡患者迷走神经张力增高。

4. 胃十二指肠动力异常　部分胃溃疡患者存在胃排空延迟和十二指肠胃反流。前者使胃窦部张力增高，刺激 G 细胞分泌胃泌素，从而使胃酸分泌增高；十二指肠胃反流液中的胆汁、胰液和溶血磷脂酰胆碱（卵磷脂）等可损伤胃黏膜屏障，导致溃疡形成。部分十二指肠溃疡患者胃排空加快，尤其是液体胃排空，使十二指肠球部酸负荷增大，易形成溃疡。

5. 其他危险因素

（1）遗传因素：随着 Hp 在消化性溃疡发病中作用的研究深入，对遗传因素与消化性溃疡发生的关系有了一些新的认识。①曾被认为与遗传有关的消化性溃疡的亚临床标志，即高胃蛋白酶原血症 I 和家族性高胃泌素血症，多可于根除 Hp 后恢复正常，提示此主要并非遗传而是与 Hp 感染有关；②O 型血者十二指肠溃疡的发生率高于其他血型，近年发现 Hp 在胃型上皮特异性定植与其黏附因子与胃上皮细胞受体特异性结合有关，O 型血者细胞表面表达更多的黏附受体，提示 O 型血者易患十二指肠溃疡亦与 Hp 感染有关。孪生儿中单卵双胎同胞发生消化性溃疡的一致性均高于双卵双胎；某些遗传综合征如多内分泌腺瘤病 I 型、系统性肥大细胞增多症等，亦有消化性溃疡的发生，故遗传因素的作用亦不能就此否认。此外，流行病学调查表明，Hp 感染有"家庭聚集"现象，同一家庭成员中分离到的 Hp 多是同一种菌株，提示溃疡家庭聚集可能与 Hp 在家庭内传播有关。

（2）应激和心理因素：应激可引起急性溃疡，但与慢性溃疡的关系尚有争议，但至少部分患者与其有关。长期精神紧张、焦虑或情绪波动者易患消化性溃疡;应激状态十二指肠溃疡易复发或出现并发症。其机制为:①迷走神经兴奋使胃酸分泌增多,胃运动加快,使十二指肠球部酸负荷增大而致其黏膜损伤,导致十二指肠溃疡的发生;②交感神经兴奋则使胃十二指肠黏膜血管收缩,黏膜血流量下降,削弱黏膜的防御机制而易患消化性溃疡。

（3）吸烟:可影响溃疡愈合、促进溃疡复发和增加溃疡并发症的发生率,但具体机制尚不明确。可能与吸烟可使胃酸、胃蛋白酶分泌增加,胰腺分泌碳酸氢盐和黏膜合成前列腺素减少,以及幽门括约肌张力降低等有关。

（4）饮食:粗糙食物可使黏膜发生物理性损伤。烈酒可直接造成黏膜损伤并促进胃酸分泌,浓茶、咖啡和某些饮料亦可刺激胃酸的分泌。过酸或辛辣食物可致化学性损伤。但以上因素是否会增加消化性溃疡发生的危险性,尚无充分的证据。高盐饮食被认为可增加胃溃疡发生的危险性,这与高浓度盐损伤胃黏膜有关。有认为必需脂肪酸可通过增加胃十二指肠黏膜中前列腺素前体成分而促进前列腺素的合成,其摄入增多与消化性溃疡发病率下降相关。

（5）病毒感染:有些类型的病毒感染可能与消化性溃疡的发生有关,如Ⅰ型单纯疱疹病毒、巨细胞病毒等。

## 二、病理

溃疡呈圆形或椭圆形,亦有不规则形或线状;十二指肠溃疡直径一般<1.0cm,胃溃疡直径一般<2.0cm,多为单个,也可多个。两个或以上并存称多发性溃疡,胃及十二指肠同时存在称复合性溃疡。十二指肠溃疡多发生在十二指肠球部,少数位于球部以下的称球后溃疡。胃溃疡多发生于胃小弯和胃角,胃溃疡多发生在幽门腺区(胃窦)与泌酸腺区(胃体)交界处幽门腺区一侧,幽门腺区黏膜可随年龄增长而扩大,并使其与泌酸腺区黏膜的交界线上移,故老年患者胃溃疡有时发生在胃体中上部,称高位溃疡。十二指肠或胃相对应处同时发生溃疡称对吻溃疡。组织学上,溃疡边缘整齐,底部洁净,由肉芽组织构成,表面覆有灰白或灰黄色纤维渗出物。溃疡浅者累及黏膜肌层,深者可达肌层甚至浆膜层,血管溃破时可引起出血,穿透浆膜层可引起穿孔,后壁穿孔与胰腺、肝、横结肠等粘连称穿透性溃疡。活动期可有周围黏膜炎性水肿。愈合时,周围黏膜炎症、水肿消退,边缘上皮细胞增生覆盖溃疡面(黏膜重建),底部的肉芽组织变为瘢痕,瘢痕收缩出现周围黏膜皱襞向其集中。

## 三、临床表现

主要症状为上腹痛,多于上腹中部、偏右或偏左,胃或十二指肠后壁溃疡,尤其穿透性溃疡的疼痛可放射至背部。疼痛性质可为隐痛、钝痛、烧灼痛、胀痛、剧痛或饥饿样痛,常可被抗酸药或进食缓解。

多数消化性溃疡患者有以下临床特点:①慢性过程,病史长达数年或数十年,甚至更长;②周期性发作,缓解期长短不等,可数周、数月或数年,好发于秋冬与冬春之交,亦可由精神因素或 NSAID 诱发;③节律性疼痛。十二指肠溃疡患者通常两餐间出现上腹痛,持续至下餐进食后缓解,可午夜痛醒。胃溃疡患者疼痛多在餐后 1h 内,至下次餐前自行消失,午夜疼痛少见。

部分患者可无上述典型症状,可以上消化道出血、穿孔等并发症为首发症状,也可只表现为上腹隐痛不适、饱胀、厌食、嗳气、反酸等。如疼痛加重,且部位固定,向后背部放射,抗酸药不能缓解,提示可能有溃疡穿透;突然上腹剧痛,迅速延及全腹,提示可能有急性穿孔;突然晕厥者提示可能有出血。消化性溃疡活动期可有剑突下压痛,缓解期则无明显体征。

## 四、特殊类型的消化性溃疡

1. 无症状性溃疡　此类患者占消化性溃疡的 15%～30%,多在做胃镜检查时或出现出血、穿孔等并发症时被发现。可见于任何年龄,但老年人多见。

2. 老年人消化性溃疡 胃溃疡多于十二指肠溃疡,症状不典型,大多数患者症状不明显或无症状,疼痛常无规律,易出现体重减轻、贫血等症状,多为较大溃疡,并常发生于胃体上部,需与胃癌鉴别。

3. 复合性溃疡 指胃和十二指肠同时发生的溃疡,多数为十二指肠溃疡先于胃溃疡发生,较易发生幽门梗阻。

4. 幽门管溃疡 类似于十二指肠溃疡,属高胃酸分泌。疼痛常缺乏典型的周期性和节律性,餐后上腹痛多见,抗酸药物治疗效果差。易出现幽门梗阻、穿孔、出血等并发症。

5. 球后溃疡 是发生于十二指肠球部以下的溃疡,多在十二指肠乳头近端,常规检查易漏诊。临床表现类似于十二指肠溃疡,夜间痛和背部放射痛更常见,药物治疗效果差,易并发出血。

6. 巨大溃疡 指直径大于 2cm 的溃疡。常见于老年及有服用 NSAID 史患者,对药物治疗反应较差、愈合时间较慢,易发生慢性穿孔。需注意与恶性溃疡鉴别。

7. 难治性溃疡 一般指经正规治疗胃溃疡 8 周,十二指肠溃疡 12 周溃疡仍未愈合者。此时应注意是否尚未去除的原因,如存在 Hp 感染,服用 NSAID 及其他影响溃疡愈合的药物及饮食等因素。

## 五、并发症

1. 出血 是消化性溃疡最常见的并发症,其发生率为 20%~25%,其中十二指肠溃疡多于胃溃疡,10%~15% 的患者以出血为首发表现。在上消化道出血的病因中,溃疡病出血居首位,约占全部患者的 50%。出血量的多少与受累血管有关,毛细血管破裂多为渗血,出血量较少;而动脉破损时,出血急且量较大。NSAID 常为诱发因素。部分患者出血后疼痛可明显缓解,可能与血液中和胃酸并覆盖在溃疡面,使胃酸刺激溃疡表面作用减弱有关。

2. 穿孔 指溃疡溃破胃或十二指肠壁所致。消化性溃疡穿孔可有三种类型。①游离穿孔:溃疡穿孔至腹腔,胃或十二指肠内容物引起弥漫性腹膜炎。患者突然剧烈腹痛,迅速由上腹蔓延至全腹,持续加重,腹壁呈板状僵直,伴明显的压痛和反跳痛,肝浊音区缩小或消失,肠鸣音减弱或消失。75% 的患者腹部 X 线检查可显示膈下游离气体。严重者可出现休克。②穿透性溃疡:溃疡穿孔至毗邻实质性脏器(如肝、脾、胰等),因组织粘连而形成包裹性穿孔,使腹痛失去节律性,变得顽固而持续,如穿至胰腺,则腹痛可放射至背部,可伴有血清淀粉酶升高;穿透至小网膜腔内,则可导致局限性腹膜炎或脓肿。③瘘管形成:溃疡穿透空腔脏器形成瘘管,如十二指肠溃疡可穿破入胆总管形成十二指肠胆管瘘,胃溃疡可穿破入横结肠形成胃结肠瘘等。

3. 幽门梗阻 主要由十二指肠溃疡或幽门管溃疡所致。梗阻发生因素有:①活动性溃疡引起周围组织炎症性充血、水肿或反射性幽门痉挛,此为暂时梗阻,可随炎症的好转而缓解;②慢性溃疡反复发作引起瘢痕挛缩或粘连所致的梗阻多呈持续性,内科疗效不佳,常需外科手术。但多数梗阻为两种因素的综合结果。幽门梗阻导致胃排空障碍时,可出现上腹胀满不适,餐后加重,并恶心、呕吐,呕吐量较大,含有发酵酸臭味的隔宿食,呕吐后症状可暂时缓解,严重呕吐可导致失水、低钾低氯性碱中毒并常引起营养不良和体重下降等。患者可出现胃型、蠕动波、振水音等体征。

4. 癌变 主要指胃溃疡癌变,十二指肠溃疡癌变罕见。胃溃疡患者特别是年龄在 40 岁以上者,出现以下情况应疑有癌变的可能:①经内科积极治疗症状不见好转或溃疡迁延不愈;②上腹痛失去原有的节律性,变为持续的与进食无关的疼痛;③食欲减退、体重明显减轻;④粪便隐血试验持续阳性,贫血;⑤低热、血沉加快。此时应在内镜下多点取材,进行病理检查。

## 六、辅助检查

1. 胃镜检查 是确诊消化性溃疡首选的检查方法。胃镜检查不仅可以直接观察胃十二指肠黏膜的病变,还可通过黏膜活检做病理学检查和 Hp 检测,对消化性溃疡的诊断及良、恶性溃疡的鉴别诊断的准确性高于 X 线钡剂检查。内镜下,溃疡可分为 3 期,每期又分为 2 个阶段。①活动期($A_1$、$A_2$):$A_1$ 期为溃疡呈圆形或椭圆形,基底部覆有白色或黄白色厚苔,可伴渗血或血痂,周边黏膜明显充血、水肿;$A_2$ 期为基底部覆有白色或黄白色苔,无出血,周围黏膜充血、水肿减轻,外周出现再生上皮所形成的红晕。②愈合期($H_1$、$H_2$):$H_1$ 期为溃疡缩小变浅,苔变薄,周围黏膜充血、水肿消失,外周再生上皮所形成的红晕向溃疡围拢,黏膜皱襞向溃疡集中;$H_2$ 期为溃疡明显缩小变浅,苔明显变薄,溃疡面几乎为再生上皮所覆盖,黏膜皱襞更加向溃疡集中。③瘢痕期($S_1$、$S_2$):$S_1$ 期为溃疡基底部的白苔消失,代之以红色再生上皮和瘢痕;$S_2$ 期为再生上皮红色消退,瘢痕色白。

2. X 线钡剂检查　适用于胃镜检查禁忌或不愿接受胃镜检查者。多采用气钡双重对比造影技术和低张造影技术,消化性溃疡 X 线征象有直接与间接两种。龛影为直接征象,为消化性溃疡诊断的可靠依据。间接征象包括局部压痛、溃疡对侧(常为大弯侧)痉挛性切迹、十二指肠球部激惹和"三叶草形""花瓣样"变形等,间接征象仅能提示可能有溃疡。

3. 幽门螺杆菌检测　Hp 检测应为消化性溃疡患者的常规检查项目,$^{13}C$-尿素或 $^{14}C$-尿素呼气试验是临床常用检测方法,见本篇第三章。

## 七、诊断

典型的节律性和周期性发作的慢性上腹痛病史是诊断消化性溃疡的重要线索,确诊有赖于胃镜或 X 线钡剂检查,前者尤有诊断价值。

## 八、鉴别诊断

1. 功能性消化不良(functional dyspepsia,FD)　具有餐后上腹饱胀、早饱、上腹疼痛、上腹部灼热感等消化不良症状,而经有关检查排除溃疡及其他器质性疾病(如肝、胆、脾、胰等疾病)。鉴别诊断依靠胃镜或 X 线钡剂检查。

2. 慢性胆囊炎和胆石症　常出现右上腹部疼痛,多放射至背部,疼痛的出现常与进食油腻食物有关,典型病例常伴有发热、黄疸。鉴别诊断需借助于超声或内镜下逆行胆道造影检查。

3. 胃癌　胃镜下癌性溃疡常大于 2cm,形状不规则,边缘呈结节状隆起,底部凸凹不平,覆有污秽苔,组织脆,触之易出血。但部分癌性溃疡胃镜下与良性溃疡很难区分,故对胃溃疡应内镜下常规取多点活检做组织学检查。少数癌性溃疡经治疗可以愈合,因此胃溃疡治疗后应复查胃镜。对经正规治疗仍迁延不愈的溃疡应再次多点取活检。

4. 胃泌素瘤　亦称 Zollinger-Ellison 综合征,是一种胃肠胰神经内分泌肿瘤,多位于胰腺和十二指肠,其分泌大量的胃泌素。该肿瘤常很小,生长缓慢,多为恶性。刺激胃壁细胞增生,分泌大量胃酸,导致胃、十二指肠球部及一些不典型部位(如十二指肠降段、横段、空肠近端等)出现多发性、难治性溃疡。因大量酸性胃液进入小肠导致脂肪代谢障碍可出现腹泻。血清胃泌素及嗜铬粒蛋白 A 检测和激发试验(胃泌素试验或钙输注试验)有助于定性诊断。增强 CT、内镜超声等检查可做定位诊断。

## 九、治疗

消化性溃疡治疗的目的在于消除病因,解除症状,促进溃疡愈合,防止复发和避免并发症。

1. 一般治疗　生活饮食规律,避免过度精神紧张及过劳。应戒除烟酒,避免食用浓茶、咖啡、辛辣等刺激性食物。

2. 药物治疗

(1) 抑制胃酸:①质子泵抑制剂。是治疗消化性溃疡的首选药物,PPI 可与壁细胞分泌小管和囊泡内

$H^+$-$K^+$-ATP 酶(又称质子泵)结合,使其不可逆地失去活性,使壁细胞内的 $H^+$ 不能移到胃腔中,从而阻滞胃酸的最后分泌过程。PPI 类药物用法为:奥美拉唑 20mg/d、兰索拉唑 30mg/d、泮托拉唑 40mg/d、雷贝拉唑 10mg/d 和艾司奥美拉唑 40mg/d,每日 1 次,早餐前半小时服用,十二指肠溃疡疗程为 4 周,胃溃疡疗程为 6~8 周。②$H_2$ 受体拮抗剂。该类药可选择性与组胺竞争结合壁细胞的 $H_2$ 受体,从而抑制胃酸的分泌,达到治疗消化性溃疡的目的。其抑酸作用强度以法莫替丁最强,尼扎替丁次之,雷尼替丁和罗沙替丁相近并弱于前两种,西咪替丁最弱。该类药物的用法为西咪替丁 0.4g、雷尼替丁 0.15g、法莫替丁 20mg、尼扎替丁 0.15g,每日 2 次口服,疗程同 PPI,但溃疡愈合率低于 PPI。

(2)根除 Hp:消化性溃疡无论活动与否,如存在 Hp 感染均应根除治疗。根除方案及疗程见本章第二节。

(3)保护胃黏膜:①铋剂。在酸性环境下络合蛋白质形成一层保护膜覆盖于溃疡面,并可与胃蛋白酶形成复合物,降低其活性,从而隔断胃蛋白酶、胃酸等对溃疡面的损害;促进前列腺素和碳酸氢盐的分泌,可使表皮生长因子聚集于溃疡部位,从而增强黏膜屏障的保护作用;可通过包裹 Hp 菌体干扰其代谢而发挥杀菌作用。②弱碱性抗酸剂。主要包括铝碳酸镁、磷酸铝、硫糖铝、氢氧化铝等。此类药可通过中和胃酸暂时缓解疼痛,并可促进前列腺素合成,增加黏膜血流量及黏液和刺激碳酸氢盐分泌。③其他。用于胃黏膜保护的药物还有瑞巴派特、替普瑞酮等。

3. 并发症的治疗

(1)上消化道出血:消化性溃疡并发急性出血时,尽可能行急诊内镜检查并进行内镜下止血。药物通常采用 PPI 或 $H_2$ 受体拮抗剂静脉滴注,通过抑制胃酸分泌而止血,前者疗效优于后者。内科积极治疗无效时,应手术治疗。

(2)穿孔:急性无腹膜炎的小穿孔可内科治疗。方法:①禁食、密切观察病情、监测生命体征及镇痛;②持续胃肠减压及抗酸治疗;③维持水、电解质及酸碱平衡,防治休克;④应用抗生素,以防腹腔感染。较大穿孔伴弥漫性腹膜炎或中毒性休克者应尽快外科手术治疗。慢性穿孔多需外科手术治疗。

(3)幽门梗阻:初期应先予内科治疗。①胃肠减压及抗酸治疗;②纠正水、电解质及酸碱平衡紊乱;③营养支持,如由于黏膜炎症肿胀或痉挛所致的梗阻,经内科治疗后梗阻可完全解除。如由于瘢痕狭窄所致的梗阻,待一般状态改善后,应及早外科手术治疗。

(4)癌变:一经确诊,应尽快进行根治性胃大部切除术。

# 十、预后

随着内科治疗的发展,消化性溃疡的预后大为改观,死亡率已显著下降。死亡主要见于高龄患者,多因并发症如大出血或急性穿孔所致。

（李　岩）

## 学习小结

消化性溃疡主要指发生在胃和十二指肠的慢性溃疡,即胃溃疡和十二指肠溃疡,因其发病与胃酸和胃蛋白酶的消化作用有关,故称为消化性溃疡。消化性溃疡的发病与多种因素有关,其发生是对胃、十二指肠黏膜侵袭因素的作用超过黏膜自身防御修复因素所致。侵袭因素主要包括幽门螺杆菌感染、非甾体抗炎药、胃酸和胃蛋白酶等。多数消化性溃疡患者有慢性过程、周期性发作、节律性疼痛的临床特点。并发症为上消化道出血、穿孔、幽门梗阻及癌变。确诊有赖于胃镜和/或 X 线钡剂检查,前者尤有诊断价值。治疗采用抑制胃酸、根除 Hp、保护胃黏膜等。

1. 消化性溃疡的发病与哪些因素有关?
2. 简述消化性溃疡的临床表现。
3. 简述消化性溃疡的鉴别诊断。

4. 消化性溃疡有哪些并发症?
5. 简述消化性溃疡的治疗方法。

# 第五章　　　胃　　癌

| 学习目标 | |
| --- | --- |
| 掌握 | 胃癌的癌前变化概念；胃癌的临床表现、诊断、鉴别诊断及治疗原则。 |
| 熟悉 | 胃癌的临床分期；早期胃癌的诊断和治疗原则。 |
| 了解 | 胃癌的病因及发病机制。 |

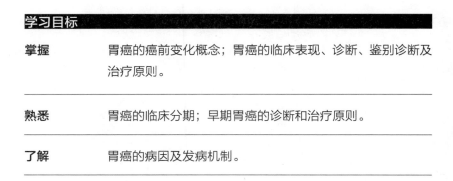

　　胃癌(gastric cancer)是起源于胃黏膜上皮细胞的恶性肿瘤,是全球最常见的恶性肿瘤之一,死亡率居第二位。全球每年新增胃癌病例约 100 万,其中 2/3 源于亚洲。其发病率及死亡率占我国消化道肿瘤的第一位。男性的发病率和死亡率均高于女性,40~60 岁多见。近 30 年来欧美国家以及我国部分地区胃癌发病率呈下降趋势,而近贲门部胃癌发病率升高。

## 一、病因与发病机制

　　胃癌的病因和发病机制尚不完全清楚,研究表明胃癌的发生是多因素综合作用的结果。目前认为下列因素与胃癌的发生有关:

　　1. 幽门螺杆菌感染　幽门螺杆菌(helicobacter pylori,Hp)感染是胃癌的致病因素之一,胃癌发生率与 Hp 感染率呈显著相关性,被 WHO 列为胃癌的 I 类致癌原。研究显示:感染 Hp 的患者发生胃癌的概率较对照组高 3~8 倍,而根治 Hp 可使胃癌发生率降低 25%。其致癌机制尚不完全清楚,可能与 Hp 感染后产生的细胞代谢产物和炎症产物引起胃黏膜上皮损伤有关。如细胞毒素相关蛋白可活化 NF-κB,诱导促炎细胞因子 IL-8 的产生,引起细胞增殖。其他 Hp 感染相关的多种酶类、毒素、自由基和超氧化物可能也与胃癌的发生相关。

　　2. 环境因素　有报道生活在高纬度地区或煤矿、石棉矿区的居民,胃癌的发病率较高,居住在泥炭土壤的人比住在沙地或黏土地带的胃癌死亡率高。土壤中锌与铜含量的比例与胃癌的发病也有关,生活在低锌、低硒、高铜地区的居民,胃癌发病率较高。

　　3. 饮食因素　流行病学调查显示过多摄入腌制食品(含硝酸盐、亚硝酸盐)、油煎食物(含多环芳烃化合物)、熏制鱼品(含 3,4-苯并芘)和发霉的食物(含较多真菌毒素)与胃癌的发生密切关系。而新鲜蔬菜水果(含维生素 C)具有保护作用。虽然胃癌与吸烟的关系尚未确定,但大多数国家进行的流行病学调查发现,胃癌高发区居民吸烟相当普遍,或者胃癌患者大部分有吸烟史。饮酒与胃癌的关系也不确定,欧美等国家的流行病学资料支持饮酒与胃癌相关。在乙醇含量保持恒定的情况下,烈性酒与胃癌的相关性最强,啤酒次之。

4. 遗传因素　少数胃癌家族史的患者,其家族成员的胃癌发病率为一般人群的 2~4 倍。家族性弥漫性胃癌的发生与 *CDH1* 基因突变密切相关。某些细胞因子(如 IL-1)基因多态性与胃癌的易感性也有关系。有文献报道亚洲家族性腺瘤性息肉病(Familial adenomatous polyposis,FAP)患者发生胃癌的风险是正常人的 3 倍。在癌家族综合征(Lynch 综合征Ⅱ)中,胃癌发生率也相对较高。据报道 A 型血者胃癌发生率更高。

5. 癌前期变化　癌前期变化是指某些具有较强的恶变倾向的病变,包括癌前期状态(precancerous conditions)与癌前期病变(precancerous lesions),前者系临床概念,后者为病理学概念。

(1) 癌前期状态:包括慢性萎缩性胃炎、胃息肉、胃溃疡、残胃等。

1) 慢性萎缩性胃炎:慢性萎缩性胃炎是胃癌前疾病中最常见的病种,约占 2/3 以上。慢性萎缩性胃炎的病理特征变化是胃黏膜的慢性炎症和固有腺体萎缩,可进一步发生肠上皮化生、不典型增生而癌变。其病史长短和严重程度与胃癌发生率有关。国外慢性萎缩性胃炎的癌变率为 8.6%~13.8%,我国为 1.2%~7.1%。

2) 胃溃疡:胃溃疡病程较长且伴有 Hp 感染的老年患者可发生溃疡癌变,转变为恶性溃疡,其癌变率约 4%。

3) 胃息肉:组织学类型分为炎性或增生性息肉和腺瘤样息肉两种。前者多见,很少恶变。后者少见,占胃息肉的 10% 左右,多继发于胃黏膜的肠腺上皮化生,组织结构上可有管状、绒毛状及混合腺瘤之分,具有癌变的潜在危险,直径>2cm 时恶变率在 20%~60%,以绒毛状腺瘤恶变率最高。腺瘤性息肉恶变后多为肠型胃癌。

4) 残胃:胃良性疾病经手术切除后可发生残胃癌,多见于胃窦切除术合并胃空肠吻合术(Billroth Ⅱ式吻合术)的患者。主要发生在吻合口的胃侧,不向小肠扩展。残胃癌大部分发生于术后的 15~20 年。残胃癌的预后不良,5 年生存率很低。

5) 其他疾病:包括巨大胃黏膜肥厚症(Menetrier 病)等。

(2) 癌前期病变:主要包括异型增生(dysplasia)和肠上皮化生(intestinal metaplasia)。异型增生又称不典型增生,是指组织和细胞异常增生而分化不良的一类病变,有向恶性转变的倾向。

1) 异型增生:根据细胞异型性、分化异常及结构紊乱三方面综合判断胃黏膜异型增生。包括:①细胞异型性,指细胞核增大、染色深、多形性、排列不规则,呈假复层化,核、质比例增大,细胞和核的极性紊乱以至消失,胞质嗜碱性增强,核分裂象增多,核质增大和分散;②分化异常,指黏膜表层内分化成熟的细胞减少或消失,细胞分泌功能减少或消失;③黏膜结构紊乱,胃小凹不规则,腺体的形态和结构不规则(如腺体伸长、扩张、变形、分支或融合),呈乳头状生长凸向表面或向腺腔内,腺体呈囊性扩张。根据胃黏膜异型增生的程度不同,分为轻度、中度及重度三级。轻度、中度可视为良性,重度属恶性范畴。

2) 肠上皮化生:肠上皮化生是指正常的胃黏膜上皮被肠型上皮所取代。其组织学来源目前尚无一致看法,多数人认为是在胃黏膜更新过程中,由于某些致病因素的作用,使生发区中的多能性干细胞向肠腺上皮化生。根据肠化生上皮分泌黏液的情况及其分泌黏液的性质,将肠上皮化生分为四种类型:完全性小肠化生、不完全性小肠化生、完全性结肠化生、不完全性结肠化生。肠化生可分为轻度、中度和重度三级。轻度指在一个胃小区内肠化腺体占 1/3 以下,重度指 2/3 以上腺体被肠化生所代替,中度肠化生居两者之间。目前将不完全性大肠型肠化生视为癌前病变,其与肠型胃癌关系密切。

## 二、病理

1. 胃癌的发生部位　可发生于胃的任何部位,多数发生于胃窦部,大弯、小弯及前后壁均可受累,其次在贲门部,胃体部及累及全胃者相对较少。

2. 大体类型:根据侵犯胃黏膜的深浅,可分为早期胃癌与进展期胃癌。

（1）早期胃癌：早期胃癌（early gastric cancer，EGC）是指病变仅浸润到胃黏膜层及黏膜下层，无论有无淋巴结转移（侵及黏膜下层者可有局部淋巴结转移）。因此，早期胃癌诊断只是病理学诊断。癌灶直径10mm以下称小胃癌，5mm以下称微小胃癌。早期胃癌的大体分型见表4-5-1。

表4-5-1　早期胃癌大体分型

| 分型 | 名称 | 特征 |
| --- | --- | --- |
| Ⅰ型 | 隆起型 | 隆起突入胃腔，高于黏膜厚度2倍以上，约5mm以上 |
| Ⅱ型 | 平坦型 | |
| Ⅱa型 | 表浅隆起型 | 较周围黏膜隆起，不超过黏膜厚度2倍 |
| Ⅱb型 | 表浅平坦型 | 无隆起或凹陷，与周围黏膜分界不清 |
| Ⅱc型 | 表浅凹陷性 | 较周围黏膜稍凹陷，不超过黏膜厚度 |
| Ⅲ型 | 凹陷型 | 较周围黏膜有明显凹陷或溃疡 |
| 混合型 | 混合型 | 合并两种以上亚型 |

（2）进展期胃癌：进展期胃癌（advanced gastric cancer，AGC）是指癌细胞浸润深度超过黏膜下层，常有近处或远处癌细胞浸润和转移。按Borrmann分型分成四型。Ⅰ型：息肉（肿块）型；Ⅱ型：溃疡局限型，病灶与正常胃界限清楚，为肿块中的溃疡，有环堤边缘，溃疡较深；Ⅲ型：溃疡浸润型，最常见，表现为不规则溃疡，隆起而有结节状的边缘向四周浸润，与周围黏膜界限不清；Ⅳ型：弥漫浸润型，癌肿主要在胃壁内浸润扩展，伴纤维组织增生，少见。如累及全胃，则胃变成一固定而不能扩张的小胃，似皮革样，称为皮革胃（linitis plastica）。

3. 组织类型　WHO（1990年）将胃癌归类为上皮性肿瘤和类癌两类。前者包括：①腺癌；②腺鳞癌；③鳞状细胞癌；④未分化癌；⑤未分类癌。日本胃癌研究会（1999年）分为三型：①普通型，包括乳头状腺癌、管状腺癌（高、中分化型）、低分化性腺癌（实体型和非实体型癌）、印戒细胞癌和黏液细胞癌；②特殊型，包括腺鳞癌、鳞癌、未分化癌和不能分化的癌；③类癌。

4. 扩散和转移

（1）直接浸润：胃癌的主要扩散方式之一。癌细胞突破浆膜层，直接浸润侵入腹膜、邻近器官或组织，直接蔓延至横结肠、胰、脾、网膜及肝脏。也可借黏膜下层或浆膜下层向上浸润至食管下段，向下浸润至十二指肠。

（2）淋巴转移：胃癌的主要转移途径。黏膜内早期胃癌的淋巴转移率为3%～4%，黏膜下早期胃癌的淋巴转移率达15%～25%。侵入肌层后淋巴转移率达40%，侵入浆膜下层为60%，穿透浆膜后为75%。淋巴转移的发生率与胃癌浸润胃壁深度呈正相关。淋巴转移由邻近原发灶开始，沿局部动脉伴行的淋巴道向四周扩散，由近及远依次递减，最后汇集至腹主动脉周围。有两处淋巴结在临床上很有意义，一是左锁骨上淋巴结，如触及肿大为癌细胞沿胸导管转移所致，也称菲尔绍淋巴结（Virchow淋巴结）；二是脐周淋巴结，如触及肿大为癌细胞通过肝圆韧带淋巴管转移所致。

（3）血行转移：一般常见于胃癌晚期，经门静脉或体循环向身体其他部位播散，常见有肝、肺、骨、肾、脑等脏器。以肝转移最多见，多呈弥漫性，亦有少数孤立的肝转移结节。

（4）种植转移：癌细胞浸透浆膜后，可自浆膜脱落并种植于腹膜、大网膜或其他脏器表面，形成转移性结节，黏液腺癌种植转移最为多见。胃癌卵巢转移占全部卵巢转移癌的50%以上。胃癌发生卵巢转移，称为Krukenberg瘤。

（5）胃癌微转移：近几年提出的概念，为治疗时已经存在但目前病理学诊断技术还不能确定的转移。

## 三、胃癌分期

胃癌的分期采用2010年国际抗癌联盟/美国肿瘤联合会（UICC/AJCC）制定的TNM分期标准。

T 表示肿瘤浸润深度。N 表示淋巴结转移，UICC 病理分期主要强调淋巴结转移的数目；区域淋巴结分为三站，超出上述范围的淋巴结归为远处转移（$M_1$）。M 表示远处转移。具体分期见表 4-5-2、表 4-5-3。

表 4-5-2　胃癌 TNM 分期系统 T、N、M 的定义

| 分期 | 定义 | 分期 | 定义 |
|---|---|---|---|
| T | $T_x$：原发肿瘤无法评价 | N | $N_x$：区域淋巴结无法评价 |
| | $T_0$：切除标本中未发现肿瘤 | | $N_0$：区域淋巴结无转移 |
| | $T_{is}$：原位癌，肿瘤位于上皮内，未侵犯黏膜固有层 | | $N_1$：1~2 个区域淋巴结有转移 |
| | $T_{1a}$：肿瘤侵犯黏膜固有层或黏膜肌层 | | $N_2$：3~6 个区域淋巴结有转移 |
| | $T_{1b}$：肿瘤侵犯黏膜下层 | | $N_{3a}$：7~15 个区域淋巴结有转移 |
| | $T_2$：肿瘤侵犯固有肌层 | | $N_{3b}$：16 个（含）以上区域淋巴结有转移 |
| | $T_3$：肿瘤穿透浆膜下层结缔组织，未侵犯脏腹膜或邻近结构 | M | $M_0$：无远处转移 |
| | $T_{4a}$：肿瘤侵犯浆膜（脏腹膜） | | $M_1$：有远处转移 |
| | $T_{4b}$：肿瘤侵犯邻近组织结构 | | |

表 4-5-3　胃癌 TNM 临床分期系统

| 胃癌分期 | $N_{0(0)}$ | $N_{1(1~2)}$ | $N_{2(3~6)}$ | $N_{3(\geqslant 7)}$ |
|---|---|---|---|---|
| $T_1$(黏膜、黏膜下层) | IA | IB | IIA | IIB |
| $T_2$（肌层） | IB | IIA | IIB | IIIA |
| $T_3$（浆膜下） | IIA | IIB | IIIA | IIIB |
| $T_{4a}$（浆膜） | IIB | IIIA | IIIB | IIIC |
| $T_{4b}$（邻近脏器） | IIIB | IIIB | IIIC | IIIC |
| $H_1$、$P_1$、$CY_1$、$M_1$ | IV | | | |

如表所示：IV 期胃癌包括以下几种情况：$N_3$ 淋巴结有转移、肝转移（$H_1$）、腹膜转移（$P_1$）、腹腔脱落细胞检查阳性（$CY_1$）和其他远处转移（$M_1$），包括胃周以外的淋巴结、肺、胸膜、骨髓、骨、脑、脑脊膜以及皮肤等。

## 四、临床表现

1. 症状　早期胃癌多无症状，有时可有上腹部不适、隐痛、反酸等症状。进展期胃癌常见症状如下：

（1）上腹痛：通常为首发症状，约占 64.3%，无特异性，易被忽视。胃窦部癌可引起十二指肠功能改变，出现节律性疼痛，与慢性胃炎和消化性溃疡相似。按慢性胃炎或溃疡病治疗，可得到暂时性缓解，但易复发。如疼痛症状持续性加重且向腰背部放射，则可能为胃癌侵及胰腺或横结肠系膜的表现。极少数癌性溃疡穿孔时可出现腹膜刺激征。

（2）食欲减退和消瘦：多见，常进行性加重，晚期呈恶病质状态。

（3）呕血和黑粪：1/3 患者可有少量出血，10%~15% 的患者表现为呕血，可伴有贫血。

（4）胃癌位于贲门附近可引起吞咽困难，位于幽门附近可引起幽门梗阻，出现恶心呕吐，呕吐物为隔夜宿食和胃液。

（5）癌肿扩散转移引起的症状，如腹水、黄疸等常提示远处转移。

2. 体征　早期胃癌可无任何阳性体征，中晚期癌的体征以上腹部压痛最为常见，1/3 的患者可扪及肿块，肿块常固定而不能推动。有幽门梗阻者可见胃型，并闻及振水声。胃癌穿孔导致弥漫性腹膜炎时，出现板状腹，腹部压痛、反跳痛等腹膜刺激征。肝转移时，可出现黄疸、肝大。有腹膜转移时可出现腹水体征。胃癌发生远处转移时，可触及相关淋巴结和肿块，包括 Virchow 淋巴结、左腋窝前淋巴结（Irish 淋巴结）、直肠膀胱或直肠子宫凹陷的肿块、脐部淋巴结浸润（Sister Joseph 淋巴结）。

3. 伴癌综合征　胃癌患者可出现与病灶及转移无直接关系的一系列临床表现，称为伴癌综合征，它

是胃癌细胞直接或间接产生某些特殊激素和生理活性产物所致的特殊临床表现。包括皮肤损害、皮肌炎、神经肌肉综合征、膜性肾小球肾炎、异位 TSH 综合征、异位 ACTH 综合征、异位胰岛素综合征、异位 ADH 综合征、淋巴细胞性类白血病反应或嗜酸细胞增多的类白血病反应、低钙血症、低脂血症和高 AFP 血症等。

## 五、并发症

1. 消化道出血  当肿瘤侵蚀到血管,引起血管破裂,可导致消化道出血,可为少量出血,表现为粪便隐血,也可为大量出血,表现为呕血、黑粪,甚至可引起出血性休克。

2. 幽门梗阻  当肿瘤位于胃窦部近幽门处时,可出现幽门梗阻。表现为患者进食后呕吐、腹胀,呕吐隔夜宿食;体检胃部振水音。

3. 穿孔  少数患者可因肿瘤侵及胃壁全层而引起穿孔,可分为慢性和急性两种。

## 六、辅助检查

1. 实验室检查  约50%患者有不同程度的缺铁性贫血。粪便隐血试验呈阳性,对诊断有一定的提示意义。进展期胃癌可有低蛋白血症。血清 CEA、CA19-9、CA50、CA12-5 和 CA72-4 等肿瘤相关抗原可升高,但敏感性和特异性不强,并与其他肿瘤有交叉,动态监测肿瘤标记物有助于评估病情进展、治疗疗效、预后及复发转移。

2. 内镜检查  诊断胃癌最准确、有效的诊断方法。其优点在于可以直接观察病变部位,以对病灶直接钳取小块组织做病理组织学检查。

(1) 早期胃癌在内镜下的表现:Ⅰ型隆起高度超过黏膜厚度的 2 倍。Ⅱa 高度小于黏膜厚度的 2 倍;Ⅱb 的病变区与周围黏膜在同一水平,隆起或凹陷均不明显,呈颗粒状,黏膜发红或黄白色,与周围边界不清楚,该型肉眼诊断最为困难。Ⅱc、Ⅲ型都是凹陷状改变,以幽门前、大弯侧和贲门部多见。Ⅱc 较浅,如糜烂状,底部有小颗粒,边缘不规则。Ⅲ型呈溃疡状,底部有坏死,边缘不规则,有糜烂及结节,有时可见向其聚集的黏膜皱襞骤然变细或不规则地增粗,甚至突然中断。Ⅱc、Ⅲ型早期胃癌常需与愈合中的良性溃疡鉴别。内镜结合病理组织检查的准确率仅为79%~85%,多处活检可提高胃癌的诊断率。除了取材数量外,恰当的取材部位也有助于提高诊断率。

**相关链接**

早期胃癌的内镜下诊断进展

胃镜检查在胃癌诊断中得到了较普遍的使用,但胃镜下发现早期胃癌仍然较困难。近来,内镜技术得到了长足的发展,临床上出现了一些新型内镜技术,对癌前病变的检查更准确,使内镜下早期胃癌的漏诊率降低,可显著提高胃癌的早期诊断率。

色素内镜:利用靛蓝紫对病灶染色,可凸显病灶,提高对胃癌的肉眼诊断率和活检定位的准确性。

荧光内镜:可根据荧光光谱的特征差异判断病灶的良恶性。

放大内镜:使病变在直视下放大 15~60 倍,有利于对胃黏膜表面进行细微地观察,可观察到胃小凹和微血管的形态,提高了早期胃癌的诊断率。

窄带成像内镜(narrow band imaging, NBI):利用窄光谱成像原理区分表层黏膜结构异常,特别对凹陷性的异型增生病变能加以鉴别。有助于区分小的早期胃癌和局部胃炎,评估早期胃癌内镜下切除外侧缘。

放大内镜窄带成像技术:已进入临床,可观察到黏膜的微血管和病灶表面的微结构,能更准确更可靠地诊断早期胃癌。

激光共聚焦显微内镜:具有极高的分辨率,可直接观察到约250nm细微的胃黏膜结构,能识别肠上皮化生和早期胃癌等病变。

细胞内镜:是一个能从常规内镜活检管道插入的微小内镜,其图像放大率可达450~1200倍,近似于光镜下的组织学图像。在亚甲蓝喷洒后,可观察到胃黏膜上皮化生和早期胃癌病变,并可不取活检进行病理诊断,将来可能在胃癌的诊断上有重要价值。

但是,这些新型的内镜技术仍无法取代普通白光胃镜检查。

(2)进展期胃癌在内镜下的表现:与Borrmann分型基本上一致。Ⅰ型呈广基肿块,与周围分界清楚,质脆,触之易出血,表面不平呈菜花状或结节状,表面有糜烂或浅溃疡、出血。Ⅱ型为肿块中的溃疡,有环堤边缘,溃疡较深,直径常>2cm,与周围分界清楚。Ⅲ型表现为不规则溃疡,但无明显环堤,与周围黏膜界限不清。Ⅳ型胃癌病变主要在胃壁内浸润扩展,因此表面黏膜的改变反而不明显,内镜诊断困难,不如X线准确。有时可见黏膜肥厚,色泽苍白,黏膜表面可以高低不平,表面可出现多发浅表糜烂或溃疡。当观察到小弯明显缩短,胃壁僵硬,充气时胃腔不能扩展时,应考虑为皮革状胃。

(3)超声内镜:在内镜前端装上微型超声探头,既可直接观察病灶表面、大小,又可利用超声探查肿瘤浸润深度及邻近器官,并可检测肿大淋巴结及与周围结构的关系,为胃癌分期提供依据。可将胃壁分为5层。诊断胃癌深度的准确率约为88%,伴有溃疡时准确率降至50%左右。溃疡越深,准确率越低。超声内镜对胃癌T分期准确率为65%~75%,对N分期准确率为64%,尤其对$T_3$、$T_4$期肿瘤诊断准确率更高。

3. 影像学检查

(1)X线钡剂检查:可观察到胃形态和黏膜的变化、蠕动情况和排空异常。胃癌可出现黏膜充盈缺损、黏膜皱襞破坏、中断,边缘不整齐的龛影,胃壁僵硬、蠕动消失,胃腔变形、狭窄等。气钡双重对比钡剂和多轴位转动控制加压摄片检查可提高诊断率。缺点是不能取活检做组织学检查,且不如胃镜直观,对早期胃癌诊断较为困难。

(2)超声检查:经饮水后使胃充盈,可显示胃壁结构。胃全周增厚时可显示假肾征、靶环征及面包圈征。有时可见向胃腔内生长的表面不平肿块,或呈不规则凹陷的溃疡(火山口征)。亦可能见到胃壁明显增厚,蠕动消失。超声检查有助于发现肝转移癌及腹腔淋巴结转移。

(3)CT和MRI检查:可显示胃癌累及胃壁和腔外生长的范围、与邻近器官的解剖关系、有无转移等,精确性50%~60%。近年发展起来的CT仿真内镜技术,具有检测速度快、无创伤、一次扫描可进行多次回顾性重建等优点。根据横断面图像可判断邻近脏器和淋巴结受侵犯的情况,确定其分期。但对浅表性、扁平性、浅凹性病变的敏感性较低。MRI因其检测时间较长,再加上胃蠕动因素影响,在胃癌成像上受到限制。

(4)PET/CT:PET是将人体代谢所需的物质标上短半衰期的核素,制成显像剂(如氟代葡萄糖),注入人体进行扫描,这些物质可在肿瘤组织浓聚发射正电子成像,采集PET代谢图像同机融合CT解析图像,可提高对病灶的精确定位。可检测远处实体器官的肿瘤转移灶。但由于其成本高,对局部和腹腔淋巴结检测不可靠,不推荐作为常规检查。

4. 其他检查　胃癌微转移的诊断,则主要采用连续切片、免疫组化、反转录聚合酶链反应、流式细胞术、细胞遗传学、免疫细胞化学等先进技术,监测淋巴结、骨髓、周围静脉血及腹腔内的微转移灶,阳性率高于普通病理学检查,其诊断可为医师判断预后、选择术式、确定淋巴结清扫范围、术后确定分期及建立个体化的化疗方案提供依据。

# 七、诊断与鉴别诊断

1. 诊断　胃癌的早期诊断是提高胃癌疗效的关键。由于胃癌在早期出现的一些消化不良、上腹不适等症状,易被误诊为其他良性疾病而延误诊断。胃癌的诊断有赖于临床医师对胃癌的警惕性,对具有以下情况之一者,应及早或定期进行检查:①40 岁以上无胃病史者,近期内发生上腹饱胀、不适、疼痛、黑粪、呕血、贫血、消瘦等任何其中一项或一项以上症状者;②上述症状近期加重者;③有胃癌家族史者;④有慢性萎缩性胃炎伴肠上皮化生等癌前病变和癌前疾病者。体检时应注意有无上腹压痛、肿块、腹水、肝大、黄疸、左锁骨上淋巴结是否肿大等体征。对可疑患者,应进一步做气钡双重造影、内镜及病理组织学检查。

2. 鉴别诊断

(1) 胃溃疡:胃溃疡与胃癌的鉴别见表 4-5-4。

表 4-5-4　胃溃疡与胃癌的鉴别

| 项目 | 胃溃疡 | 胃癌 |
| --- | --- | --- |
| 年龄 | 40 岁左右 | 40~60 岁多见 |
| 病史 | 病史长,反复发作病史 | 病史相对较短,且逐渐加重 |
| 症状 | 上腹部疼痛有节律性,常与饮食有关,抗酸药物可缓解 | 疼痛无规律性,持续加重,食欲缺乏、乏力、消瘦 |
| 粪便隐血 | 可为阳性,治疗后转阴 | 持续阳性 |
| X 线钡剂检查 | 溃疡一般小于 2.5cm,龛影呈圆形或椭圆形,边缘光滑整齐,突出在胃壁轮廓以外,四周黏膜皱襞呈放射状至溃疡处,胃壁柔软,蠕动波可通过 | 溃疡一般大于 2.5cm,龛影不规则,突入胃腔内。四周黏膜皱襞紊乱或消失,与溃疡有一段距离处即中断;胃壁僵硬,蠕动波不能通过,常可见"半月征" |
| 胃镜检查 | 溃疡边界清楚,底部平滑,覆白苔;周围黏膜充血、水肿、平滑、质地软;良性溃疡瘢痕再生上皮的小乳头在大小、形状、方向及色泽浓淡上有一定的规律性 | 溃疡多不规则,边界不明显,溃疡基底凹凸不平,污秽苔;周边不规则隆起,呈火山口征,质脆、硬、易出血 |

(2) 慢性胃炎:临床表现无特异性,可有上腹饱胀、隐痛或不适。饮食不当、情绪激动或过度疲劳能使症状发作。经调节饮食、解痉镇痛等治疗可使症状缓解,病程较长,一般情况良好。鉴别诊断主要靠胃镜结合病理组织检查。

(3) 黏膜下层或肌层病变:如平滑肌瘤、恶性淋巴瘤和类癌等也可形成隆起性病变,但病灶较深,活检不易取到,可通过胃镜下大块活检及超声内镜鉴别。

(4) 其他疾病:还应与胃息肉、良性肿瘤、肉瘤等疾病鉴别。胃癌常可出现腹水,需与肝硬化腹水、结核性腹膜炎、其他脏器恶性肿瘤所致腹水相鉴别。胃癌远处转移引起的其他脏器的症状皆需与这些脏器的其他疾病相鉴别。

## 相关链接

### 胃癌的早期诊断与筛查

胃癌诊治的关键在于早期诊断,发现早期胃癌。理论上发现早期胃癌最有效的方法是进行人群筛查。自 2000 年以来日本将胃镜检查作为胃癌普查的直接方法,使早期胃癌的发现率达到 68%。由于普查成本高,加之人口基数大,且胃癌的发生率地区差异明显,胃癌普查在我国尚无法实现,还需寻求其他手段。

首先,选择高危人群作为普查对象。该方法可大大缩小普查范围,降低普查成本。如在我国胃癌高发区山东省牟平、福建省永乐、辽宁省庄河等地,进行过大规模的胃癌普查,且有连续多年的持续随访,是我国胃癌研究的重要基地。但即使这样,耗资仍然较大。

其次,利用胃癌高危因素分析,选出高危人群行内镜检查。该方法可一定程度上降低普查成本。高危因素包括一级亲属有胃癌史、年龄大于 40 岁、吸烟、高盐饮食、熏制食物、血清胃蛋白酶原降低和幽门螺杆菌感染等。

再次,对有胃癌癌前病变人群进行定期随访。将生物标志物与组织病理特征相结合,进行定期随访对于预测、判断癌变的危险性有重要帮助。MG7 抗原(MG7-Ag)的水平与胃癌的分期和预后相关,明显优于其他肿瘤标志物及其他肿瘤相关抗原,显示出较好的临床应用前景。前瞻性研究显示,MG7 抗原和 1A6 两个生物标志物能预测胃黏膜癌前病变的进展,具有重要的预警价值。这一预警系统将有助于胃癌高危个体的筛查,提高胃癌早期诊断水平。

## 八、治疗

胃癌的治疗原则:①早期发现、早期诊断、早期治疗是提高胃癌疗效的关键;②手术为主的综合治疗,以手术为中心,开展化疗、放疗、靶向治疗、中医中药等疗法,是改善胃癌预后的重要手段。

胃癌治疗手段的选择:①Ⅰ期胃癌可视为早期癌,以根治性手术切除为主,一般不主张辅助治疗;②Ⅱ期胃癌可视为中期,根治性手术切除为主,术后常规辅以化疗、免疫治疗;③Ⅲ期胃癌已属进展期,手术以扩大根治性切除为主,术后更应强调放化疗、靶向治疗等综合性疗法;④Ⅳ期胃癌属晚期,以非手术治疗为主。

1. 手术治疗 目前治疗胃癌的最主要方法,也是可能治愈胃癌的唯一途径。手术治疗的原则是对早、中期胃癌行肿瘤广泛切除,彻底清除淋巴结。对较晚期的病例,亦尽可能行姑息性切除。根治性切除手术指将原发灶连同部分胃组织及相应的淋巴结等其他组织一并切除,临床上不残留任何癌组织,应遵循以下三点要求:①充分切除原发癌灶;②彻底切除胃周淋巴结;③完全消灭腹腔游离癌细胞和微小转移灶。根据肿瘤的大小、肿瘤肉眼边缘与贲门间的距离,可分为全胃切除术、远端胃切除术、保留幽门胃切除术、近端胃切除术、胃分段切除术、胃局部切除术及非切除手术。根治性远端或近端胃大部切除术和全胃切除术,其关键是对相关的胃周围淋巴结进行彻底而合理的清除。扩大胃癌根治术是指包括胰体、尾及脾在内的根治性胃大部切除术或全胃切除术。联合脏器切除术是指联合肝或横结肠等脏器的切除术,该手术损伤大、生理干扰重,故不应作为姑息性治疗的手段,也不宜用于年老体弱,心、肺、肝、肾功能衰竭或营养、免疫状态差的患者。姑息性手术:晚期胃癌由于病变广泛,侵犯了邻近重要的脏器、血管,或腹腔出现种植性转移和远处转移,失去了根治性切除的机会,仍应争取做姑息手术。姑息性手术包括两类:一类是不切除原发病灶的各种短路手术,如空肠造瘘术或胃空肠吻合术,手术的目的是解除梗阻,使患者能够进食,改善全身营养状况;另一类是切除原发病灶的姑息性切除术。

2. 化疗 胃肠道癌肿中胃癌对化疗的反应性较好,虽然不能根治胃癌,但可减轻患者症状,延长生存期,提高生活质量。用于手术后和晚期及各种原因不能手术患者的治疗。化疗的方法可采用单一药物化疗,但更多是联合药物化疗。给药途径有口服、静脉给药、术后腹腔内插管、皮下埋置小泵等。术后辅助性化疗可延长患者的生存期,预防胃癌肝转移。适应证为:①Ⅰ期胃癌做根治性胃切除术后无需化疗;②其他各类根治性胃切除术者,术后均应给予化疗;③对未能做根治切除的患者,也应给予化疗;④各种化疗一般均在术后 2~4 周开始,视患者一般情况及术后饮食恢复情况而定。用药剂量以不引起明显的不良反应为原则。术后辅助化疗一般要求 6 个月至 1 年,对姑息性切除病例可延长至 2 年。

局部进展期或转移性胃癌的一线化疗方案为"氟尿嘧啶联合伊立替康",二线治疗方案为"雷莫芦单抗联合紫杉醇"。

3. 放疗 目前放疗主要用于胃癌术前或术后的辅助治疗、姑息性治疗和改善生活质量。术前放疗可使肿瘤相应缩小,与周围的分界较清晰,切除过程中所致的扩散和转移的机会较少,切除率增加,主要适应证是不可手术切除的局部晚期或进展期胃癌。术后放疗的适应证是 $T_{3\sim4}$ 期胃癌,有利于提高进展期胃癌的 5 年生存率。姑息性放疗的适应证为肿瘤局部区域复发和/或远处转移。

4. 其他治疗 包括免疫治疗、中药治疗、基因治疗等。在抗癌治疗中,必须注意对患者的支持治疗,如补充营养、纠正贫血、预防感染、镇痛、止血等。

早期胃癌的内镜下治疗

早期胃癌的内镜下治疗目前比较通用的方法是内镜下黏膜切除术（endoscopic mucosal resection，EMR）和内镜黏膜下层剥离术（endoscopic submucosal dissection，ESD）。

1978年开始，随着EMR技术的发展，早期胃癌的内镜下切除术成为胃癌治疗的一线治疗方法。EMR技术包括剥脱活检法、内镜下双圈套息肉切除术和内镜下局部注射高渗肾上腺素钠切除术等多种内镜下切除术。EMR可有效解决早期胃癌治疗后完整回收组织标本的问题。一般认为，一半以上的早期胃癌可通过EMR将病灶完整切除。EMR主要适用于：直径小于2cm的分化型黏膜内隆起型癌，或直径小于1cm无溃疡的分化型黏膜内凹陷型癌。但EMR只适用于一些小病灶，况且位于胃体小弯、后壁和贲门附近等一些困难的部位，EMR切除病灶比较困难，因此后来ESD术得到了很大的发展。

ESD从病灶四周正常黏膜切开，沿黏膜下层剥离黏膜肌层与固有肌层，能完整切除早期癌灶。这样ESD治疗早期胃癌的适应证就没有病灶大小的限制了。当然ESD存在技术难度大、耗时长、须麻醉、出血、穿孔并发症相对较多等问题。随着设备的不断更新和技术的不断进步，这些不足可被逐渐克服。研究显示，ESD对病灶的一次切除率为97.7%，复发率为1.1%。

对于内镜下切除标本需要进行认真的病理学处理。确认标本的侧切缘、垂直切缘是否残留，并明确是否有脉管浸润。如果有脉管浸润则淋巴结转移概率大，因此推荐补充外科手术，而垂直切缘残留也主张进一步外科手术。侧切缘阳性可进一步随诊或追加手术。

总之，早期胃癌及时治疗时预后好，部分可通过EMR、ESD等内镜下微创方法进行治疗。

## 九、预后

胃癌的预后与年龄、性别、肿瘤大小及浸润深度、淋巴结转移情况、病理类型、治疗及癌肿分期等因素有关。Ⅰ期胃癌切除术后5年生存率为93%，Ⅱ期胃癌为76%，Ⅲ期胃癌为49%，Ⅳ期胃癌为19%。表明早期胃癌预后较好，如肿瘤侵犯浆膜并有转移者，预后差。

## 十、预防

胃癌的一级预防建立在对胃癌病因学及分子机制充分认识的基础上。可采取以下措施：①针对饮食因素进行胃癌预防，是最简便易行的方法。多食新鲜蔬菜水果，减少使用冰箱及食用腌制食品。②对有胃癌家族史的人群可行胃癌遗传学筛查，如*CDH1*基因突变筛查。③根治幽门螺杆菌。④选用非甾体抗炎药（NSAID）。二级预防在于"三早预防"，即早发现、早诊断、早治疗。高危人群中进行胃镜筛查，属于二级预防。

（余保平）

**学习小结**

胃癌是起源于胃黏膜上皮细胞的恶性肿瘤，其发病率及死亡率占我国消化道肿瘤的首位，具有"三高"（发病率高、复发转移率高和死亡率高）和"三低"（早诊率低、根治切除率低和5年生存率低）的特点。胃癌的发生与环境、饮食、遗传及消化性溃疡等癌前变化密切相关。WHO将Hp定为胃癌的Ⅰ类致癌原。胃癌的发生过程涉及癌基因激活、抑癌基因失活、DNA甲基化异常、细胞周期调节失控以及细胞信号转导通路异常等分子机制。主要发生在胃窦部，以腺癌多见。根据是否突破黏膜下层分为早期胃癌和进展期胃癌。以上腹痛、消化道出血及上腹部肿块为主要临床表现，淋巴转移多见。胃镜检查联合病理活检是最准确、有效的诊断方法。胃癌的分期推荐使用 TNM 分期，可指导治疗。早发现、早诊断和早治疗是提高胃癌疗效的关键。胃癌的治疗采用以手术为核心的综合治疗。近年来早期胃癌的诊断和治疗受到了广泛关注。特别是早期胃癌的内镜黏膜下层剥离术（ESD）取得了较大进步，并可达到根治的目标。

## 复习参考题

1. 胃癌的癌前期状态有哪些？

2. 胃癌的治疗原则有哪些？

## 案例 4-5-1

患者，女，61 岁，主诉"反复上腹痛十年余，加重 3 个月"。患者十年来反复出现上腹痛，为烧灼痛，呈间断性，多于进食后出现，程度轻，不影响夜间睡眠，口服抑酸药物可缓解，多于春秋季节发病。诊断为胃溃疡，行抗 Hp 治疗。3 个月前患者无明显诱因上腹痛加重，为胀痛，呈持续性，口服抑酸药物不能缓解，伴低热，食欲缺乏、乏力，不伴呕血、黑粪等。自发病以来，患者精神、睡眠可，体重无明显改变。既往无其他特殊疾病史。体格检查：T 37.6℃，R 25 次/min，P 82 次/min，BP 110/70mmHg。神志清楚，发育良好，营养正常，皮肤黏膜无苍白，未扪及淋巴结肿大。腹部平软，上腹部轻压痛，无反跳痛及肌紧张，肝浊音界正常，肝脾不大，移动性浊音阴性，肠鸣音 4 次/min。辅助检查：粪便隐血试验阳性，血常规、肝肾功能及肿瘤标记物正常。心肌酶（-），心电图、胸部 X 线片正常。$^{13}$C-尿素呼气试验（+）。

思考问题：

1. 考虑患者为何诊断？列出相关依据。

2. 为做出明确诊断，首选何种检查方法？

3. 应采取哪些检查方法确定患者的临床 TNM 分期？

4. 如果该患者处于 TNM 分期 I 期，可采取哪些内镜下治疗方法？

# 第六章　结直肠癌

**学习目标**

| 掌握 | 结直肠癌的临床表现、诊断及治疗原则。 |
| 熟悉 | 结直肠癌的病理及临床分期方法。 |
| 了解 | 结直肠癌的常见病因及发病机制。 |

结直肠癌(colorectal carcinoma, CRC)是起源于结肠或直肠黏膜上皮的恶性肿瘤,是常见的恶性肿瘤之一。其发病率在世界不同地区差异很大,以北美洲、大洋洲最高,欧洲居中,亚非地区较低。我国是结直肠癌发病率相对较低的国家,发病率为15.7/10万人。近年来随着我国人民生活水平的提高以及饮食习惯的西化,结直肠癌的发病率和死亡率有升高趋势,其中长江下游东南沿海的上海、浙江、江苏、福建为结直肠癌高发区。本病男女差别不大,但其中直肠癌男性较多见,年轻结肠癌患者男性多见。我国发病年龄多在40~60岁,发病高峰在50岁左右,但30岁以下的青年结直肠癌并不少见。结直肠癌的中位发病年龄在我国比欧美提前约10年,且青年结直肠癌比欧美多见,这是本病在我国的一个特点。在过去20年中,结直肠癌的发病部位发生了改变。在结直肠癌高发区,仍以直肠和乙状结肠癌为主,约占3/4;而低发区右半结肠癌的发病率相对较高。

## 一、病因与发病机制

结直肠癌的病因尚未完全清楚,可能与下列因素有关:

1. 环境因素　环境和遗传因素是结肠癌发病的主要影响因素,而遗传因素可能是基于环境因素之上发挥作用的。结肠癌的发病率具有地域差异性可以解释这一点。从低危地区向高危地区的移民(如波兰向美国移民),在新的生活环境中,结直肠癌的发病率迅速上升,但是稳定在低于所移居国普通人群发病率的水平,也证明了环境因素的重要作用。

2. 饮食因素　长期高脂、高磷和低纤维、低钙饮食是结直肠癌发病的危险因素,可促使人类大肠细胞处于极度增生状态,导致腺瘤样息肉形成,并可最终退变为恶性肿瘤。过多的肉类食物摄入也可促进结直肠癌的发生,其发生可能与肉类中的血红蛋白和加工过程中产生的杂环胺和多环芳烃具有致癌性相关。流行病学研究发现多新鲜摄入蔬菜、水果可降低结直肠癌的发病风险。

3. 遗传因素　遗传因素在结直肠癌发病中具有相当重要的角色。研究发现,结直肠癌患者的子女患结直肠癌的危险性比一般人群高2~4倍,10%~15%的结直肠癌发生在一级亲属(父母、兄弟、姐妹、子女)中有患结直肠癌的人群中。目前已有两种遗传性易患结直肠癌的综合征被确定:第一为家族性腺瘤性息肉病,第二为家族遗传性非息肉病结直肠癌。前者系重要的抑癌基因 *APC* 发生突变引起。后者与DNA修复过程中所需基因(*MLH1* 和 *MLH2* 基因)突变相关。结直肠癌的发生发展是一个多阶段的、涉及多基因改变的逐渐积累的复杂过程,即由正常上皮转化为上皮过度增生、腺瘤的形成,并演进至癌及癌的浸润与转移,在此过程中,先后发生了许多癌基因的激活、错配修复基因(*MMR*)的突变以及抑癌基因的失活与缺如。最常见的有:*APC*、*MCC* 基因的突变,*MMR* 基因失活,*K-ras* 基因突变,抑癌基因 *DCC* 的缺失,抑癌基因 *P53* 的突变与缺失,以及 *m23* 改变等。

4. 职业因素　石棉、钢厂工人,接触地毯合成纤维以及从事静坐工作的工人较非静坐的工人患癌的危险性增加一倍,但仅限于乙状结肠和降结肠癌。

5. 大肠腺瘤(腺瘤性息肉)　大肠腺瘤是最重要的结直肠癌癌前病变。目前多数研究认为 80% 以上的结直肠癌系由大肠腺瘤演变而来。从腺瘤演变为结直肠癌大约需要 5 年以上,平均 10~15 年,但也可终生不变。一般腺瘤越大、形态越不规则、绒毛含量越高、上皮异型增生越重,癌变机会越大。根据腺瘤中绒毛状成分所占比例不同,可分为管状腺瘤(绒毛成分在 20% 以下)、混合性腺瘤(绒毛成分占 20%~80%)和绒毛状腺瘤(绒毛成分在 80% 以上,又称乳头状腺瘤)。临床上发现的腺瘤中管状腺瘤约占 70%,混合性腺瘤和绒毛状腺瘤分别占 10% 与 20%。腺瘤发生癌变的概率与腺瘤的大小、病理类型、异型增生程度以及外形相关。一般 >2cm、绒毛状腺瘤、伴高级别上皮内瘤变,广基腺瘤癌变的概率较大。

6. 结、直肠的慢性炎症　慢性非特异性溃疡性结肠炎,特别是合并有原发性硬化性胆管炎的患者结直肠癌发生率比正常人高出 5~10 倍,病程愈长癌变率越高。血吸虫病、慢性细菌性痢疾、慢性阿米巴肠病以及克罗恩病发生结直肠癌概率均比同龄对照人群高。这些结肠慢性炎症可以在肉芽肿、炎性或假性息肉基础上发生癌变。

7. 其他因素　亚硝胺类化合物中致癌物也可能是结直肠癌的致病因素之一。放射线损害可能是另一致病因素。近年来研究发现胆囊切除术后结直肠癌发病率增高,而且多见于近端结肠,可能与次级胆酸进入大肠增加有关。在女性曾患乳腺癌、卵巢癌和宫颈癌的患者中,发生结直肠癌的风险亦较正常人高。缺乏运动和超重等也与结直肠癌的发病相关。吸烟与结直肠癌的相关性已被明确。饮酒同样增加罹患结直肠癌的风险,是年轻人群患结直肠癌的危险因素,并且增加远端结肠腺瘤的发病率。

## 相关链接

### 消化道肿瘤相关定义的变迁

1998 年维也纳国际研讨会上提出了一个国际统一的胃肠上皮肿瘤分类建议标准,2002 年又对此标准进行了修订,称为 Vienna 2002 分类。该分类与 WHO2000 年分类都将最早用于描述宫颈癌前病变的"上皮内瘤变(intraepithelial neoplasia,IN)"纳入消化道肿瘤的诊断,以代替不典型增生或异型增生等名称。把胃肠黏膜从反应性增生到浸润癌的系列变化分为反应性增生、难以确定的 IN(难以区分是反应性增生还是异型增生)、低级别上皮内瘤变(low grade,LGIN)、高级别上皮内瘤变(high grade,HGIN)及浸润癌 5 大类。

LGIN 相当于轻度和中度异型增生,HGIN 在结直肠则包括腺瘤重度异型增生、原位癌、可疑浸润癌、黏膜内癌等 4 种病变。由于癌细胞只有穿透黏膜肌层浸润到黏膜下层才可能出现浸润转移,因此异型增生的细胞限于上皮内或瘤细胞,即使突破腺体基底膜侵犯黏膜固有层内而无穿透黏膜肌层者,均可视为 HGIN 而无需诊断为癌变,以避免过度治疗。按照这一概念,黏膜下层癌才是真正意义上的早期癌。

## 二、病理

结直肠癌绝大部分为单个,少数病例(2%~9%)同时或先后有一个以上癌肿发生,即多原发结直肠癌。好发部位是直肠与乙状结肠,其次为盲肠及升结肠,再次为结肠肝曲、降结肠、横结肠及结肠左曲。

1. 大体形态　分早期结直肠癌和进展期结直肠癌,前者是指癌瘤局限于黏膜及黏膜下层,后者指肿瘤已侵入固有肌层。早期结直肠癌分为 2 型,即隆起型和平坦型。进展期结直肠癌分为 4 型。①隆起型:癌体大,质软,又称髓样癌,肿瘤的主体向肠腔内突出,呈结节状、息肉状或菜花样隆起,境界清楚,有蒂或广基,可发生于结肠任何部位;②溃疡型:癌体一般较小,早期形成溃疡,溃疡底深达肌层,穿透肠壁侵入邻近器官和组织,好发于直肠与远端结肠;③浸润型:肿瘤向肠壁各层弥漫浸润,伴纤维组织异常增生,肠壁增厚,形成环形狭窄,易引起肠梗阻,好发于直肠、乙状结肠及降结肠;④胶样型:癌体较大易溃烂,外观及切面均呈半透明胶冻状,好发于右侧结肠及直肠。

2. 组织学分类　常见的组织学类型有腺癌(管状腺癌、乳头状腺癌、黏液腺癌和印戒细胞癌)、未分化癌和腺鳞癌等。临床上以管状腺癌最多见,约占 67%,见于直肠与肛管周围。结直肠癌的组织学类型可影响患者的预后。一般认为,乳头状腺癌及管状腺癌的预后比黏液腺癌好,而未分化癌的预后最差。

3. 组织学分级　同一肿瘤病灶中可存在两种以上组织学类型的癌细胞,此时常用 Broder 分级法进行组织学分级:①1 级指 2/3 以上癌细胞分化良好,属高分化低度恶性;②2 级指 1/2~2/3 癌细胞分化良好,为中等分化,一般恶性;③3 级指癌细胞分化良好者不足 1/4,属低分化高度恶性;④4 级指未分化癌。

4. 扩散和转移　有直接浸润、淋巴转移、血行转移、种植转移四大途径。

(1) 直接浸润:结直肠癌可向肠壁深层、环状浸润和纵轴浸润等 3 个方向浸润扩散。向肠壁深层浸润可穿透浆膜层,侵及邻近脏器,如肝、肾、子宫、膀胱、前列腺、精囊及阴道等,下段直肠癌由于缺乏浆膜层的屏障作用,更易向四周浸润。肿瘤浸润肠壁一周需要 1~2 年,与分化类型及年龄等因素相关。结肠癌纵向浸润一般局限在 5~8cm 内;而直肠癌很少发生纵向浸润,这是保肛手术放宽适应证的病理学依据。

(2) 淋巴转移:为主要的转移途径。通常淋巴转移呈逐级扩散。引流结肠的淋巴结有结肠上淋巴结、结肠旁淋巴结、中间淋巴结和中央淋巴结等 4 组。直肠癌的淋巴转移分向上沿直肠上动脉、腹主动脉周围的淋巴结转移;向侧方经直肠下动脉旁淋巴结引流到盆腔侧壁的髂内淋巴结;向下沿肛管动脉、阴部内动脉旁淋巴结到达髂内淋巴结。研究发现,直肠癌以向上、侧方转移为主,很少发生逆行性转移。淋巴转移途径是决定直肠癌手术方式的因素。淋巴管造影证实引流原发肿瘤的第一个淋巴结是最可能发生肿瘤转移的淋巴结,称为前哨淋巴结。

(3) 血行转移:肿瘤侵入静脉后沿门静脉转移到肝脏,也可转移到肺、骨、脑等。结直肠癌手术时有 10%~20%的病例发生肝转移。结直肠癌导致肠梗阻和手术时的挤压,易造成血行转移。

(4) 种植转移:腹腔内种植转移,最常见表现为大网膜结节和肿瘤周围壁腹膜散在砂砾状结节,亦可融合成团块继而全腹腔播散。在卵巢种植生长的继发性肿瘤,称 Krukenberg 瘤。腹腔内种植播散后可产生腹水。血性腹水为腹腔内种植转移的征象。直肠癌种植转移较少见。

## 三、临床分期

结直肠癌的临床分期是指导治疗,判断预后的最重要指标之一。2010 年修改的国际抗癌联盟(UICC)和美国肿瘤联合会(AJCC)联合制定的 TNM 分期是目前国内外公认的结直肠癌分期标准。该分期系统根据肿瘤浸润深度(T)、淋巴结(N)和远处转移(M)的情况进行区分,较 Dukes 分期系统更为详尽并易于统一,见表 4-6-1、表 4-6-2。

表 4-6-1　TNM 分期系统(2010 年,第 7 版)中 T、N、M 定义

| 分期 | | 定　义 |
|---|---|---|
| T | $T_x$: | 原发肿瘤无法评价 |
| | $T_0$: | 切除标本中未发现肿瘤 |
| | $T_{is}$: | 原位癌,局限于上皮内或侵犯黏膜固有层 |
| | $T_1$: | 侵犯黏膜下层 |
| | $T_2$: | 侵犯固有基层 |
| | $T_3$: | 穿透固有肌层到达浆膜下层,或侵犯无腹膜覆盖的结直肠旁组织 |
| | $T_{4a}$: | 肿瘤穿透脏腹膜 |
| | $T_{4b}$: | 肿瘤直接侵犯或粘连于其他器官或结构 |
| N | $N_x$: | 区域淋巴结无法评价 |
| | $N_0$: | 区域淋巴结无转移 |
| | $N_{1a}$: | 1 枚区域淋巴结转移 |
| | $N_{1b}$: | 2~3 枚区域淋巴结转移 |
| | $N_{1c}$: | 浆膜下、肠系膜、无腹膜覆盖结肠/直肠周围组织内有肿瘤种植和区域淋巴结转移 |
| | $N_{2a}$: | 4~6 枚区域淋巴结有转移 |
| | $N_{2b}$: | 7 枚以上区域淋巴结有转移 |
| M | $M_0$: | 无远处转移 |
| | $M_1$: | 有远处转移 |

表 4-6-2　TNM 临床分期系统（2010 年，第 7 版）

| 分期 | T | N | M |
|---|---|---|---|
| 0 | $T_{is}$ | $N_0$ | $M_0$ |
| I | $T_1$ | $N_0$ | $M_0$ |
|  | $T_2$ | $N_0$ | $M_0$ |
| II A | $T_3$ | $N_0$ | $M_0$ |
| II B | $T_{4a}$ | $N_0$ | $M_0$ |
| II C | $T_{4b}$ | $N_0$ | $M_0$ |
| III A | $T_{1\sim2}$ | $N_1/N_{1c}$ | $M_0$ |
|  | $T_1$ | $N_{2a}$ | $M_0$ |
| III B | $T_{3\sim4a}$ | $N_1/N_{1c}$ | $M_0$ |
|  | $T_{2\sim3}$ | $N_{2a}$ | $M_0$ |
|  | $T_{1\sim2}$ | $N_{2b}$ | $M_0$ |
| III C | $T_{4a}$ | $N_{2a}$ | $M_0$ |
|  | $T_{3\sim4a}$ | $N_{2b}$ | $M_0$ |
|  | $T_{4b}$ | $N_{1\sim2}$ | $M_0$ |
| IV A | 任何 T | 任何 N | $M_{1a}$ |
| IV B | 任何 T | 任何 N | $M_{1b}$ |

## 四、临床表现

结直肠癌的临床表现与肿瘤的部位、病理学特征、病程以及有无并发症密切相关。早期结直肠癌常无症状，随着癌肿的增大与并发症的发生才出现症状。结直肠癌生长较为缓慢，早期肿瘤发生时，大约 2 年才能形成肿块，以后大约在 3 年内可以环腔生长。主要临床表现如下：

1. 排便习惯与粪便性状改变　常为本病最早出现的症状。多以血便为突出表现，或有痢疾样脓血便伴里急后重。有时表现为顽固性便秘，大便形状变细。也可表现为腹泻与糊状大便，或腹泻与便秘交替，粪质无明显黏液脓血，多见于右侧结直肠癌。

2. 腹痛　也是本病的早期症状，多见于右侧结直肠癌，70%～80% 的右半结肠癌有腹痛。表现为右腹钝痛，或同时涉及右上腹、中上腹。因病变可使胃结肠反射加强，可出现餐后腹痛。结直肠癌并发肠梗阻时腹痛加重或为阵发性绞痛，多见于左半结肠癌。

3. 直肠刺激症状　便意频繁，排便习惯改变，便前有肛门下坠感，伴里急后重、排便不尽感。

4. 全身情况　可有贫血、低热，多见于右侧结直肠癌。晚期患者有进行性消瘦、恶病质、腹水等。

5. 腹部肿块　常可扪及肿块，一般质硬，位置固定，表面粗糙，轻度压痛。提示已属中晚期。

6. 直肠指检　直肠指检可了解直肠肿瘤大小、质地、占肠壁周径的范围、基底部活动度、距肛缘的距离、肿瘤向肠外浸润状况、与周围脏器的关系、有无盆底种植。凡疑似结直肠癌者必须常规作肛门直肠指检，70%～80% 可确诊。指检可发现直肠肿块，质地坚硬，表面呈结节状，有肠腔狭窄，指检后的指套上有血性黏液。直肠指检是大肠癌的最重要的、基本的检查方法。

消化道出血（血便、粪便隐血阳性等）、消瘦、腹泻、腹部肿块、排便习惯改变等是结直肠癌的报警症状。

**相关链接**

### 左半结肠癌和右半结肠癌的差异

左半结肠癌和右半结肠癌在流行病学、病理、临床表现、生物学特征及预后方面存在明显差异。具体见表 4-6-3。

表 4-6-3　左半结肠癌与右半结肠癌的比较

| 项目 | 左半结肠癌 | 右半结肠癌 |
| --- | --- | --- |
| 发病率 | 更高(61.7%) | 稍低(33.5%) |
| 趋势 | 逐渐下降 | 逐渐升高 |
| 性别 | 男性多见(61.4%) | 无差异(1:1) |
| 年龄 | 年龄更低 | 年龄更大 |
| 肿瘤大小 | 较小 | 更大 |
| 组织学类型 | 黏液癌更高 | 黏液癌、未分化癌、印戒细胞癌比例更高 |
| 组织学分级 | 中分化癌比例更高 | 低分化癌比例更高 |
| 肿瘤形状 | 息肉状及环形生长更多见 | 多见平坦型 |
| 浸润情况 | 浸润深度浅、血管受侵犯少见 | 浸润更深、血管受侵更常见 |
| 淋巴结阳性比例 | 淋巴结阳性数目少见 | 淋巴结阳性数目更多 |
| 肿瘤分期 | 较早 | 较晚 |
| 临床表现 | 便秘、肠梗阻 | 肿瘤相关全身症状、疼痛 |
| 转移部位 | 仅肝和/或肺转移更多见 | 转移至其他部位更常见 |
| 预后 | 无复发生存期及总生存期长 | 无复发生存期及总生存期短 |

　　临床表现差异:右侧结肠腔径较大,以吸收功能为主,肠腔内粪汁稀薄,故右侧结肠癌时,可有腹泻、便秘、腹泻与便秘交替、腹胀、腹痛、腹部压痛、腹块、低热及进行性贫血。晚期可有肠穿孔、局限性脓肿等并发症,以肝内多发转移为首发表现也不在少数。而左侧结肠腔不如右侧结肠腔宽大,乙状结肠腔狭小并与直肠形成锐角,且粪便在左侧结肠已形成,因此左侧结肠癌时容易发生慢性进行性肠梗阻。

## 五、辅助检查

　　1. 内镜检查　包括直肠镜、乙状结肠镜和结肠镜检查。一般主张行全结肠镜检查,可避免遗漏同时性多发癌和其他腺瘤的存在。结肠镜配合病理检查是诊断结直肠癌的标准方法。纤维结肠镜检查可直接观察病灶,同时可取活体组织做病理诊断。取活检时需注意取材部位,做多点取材。如果活检阴性临床考虑为肿瘤患者,应重复取材以免漏诊。直肠指检与全结肠镜检查是结直肠癌最基本的检查手段。超声内镜可准确确定肿瘤的大小及组织来源,还可观察肿瘤侵犯的层次及判断有无淋巴结转移。

　　早期结直肠癌的内镜下形态分型参考日本内镜学会1962年早期胃镜的分类法,分为隆起型和平坦型,见表4-6-4。

表 4-6-4　早期结直肠癌的内镜下分型

| 类别 | 亚型 | 内镜下表现 |
| --- | --- | --- |
| Ⅰ型（隆起型） | Ⅰp(有蒂型) | 病变基底有明显的蒂与肠壁连接 |
| | Ⅰsp（亚蒂型） | 病变基底有亚蒂与肠壁连接 |
| | Ⅰs(广基无蒂型) | 病变明显隆起于黏膜面,但无明显蒂,基底部直径小于或大于病变头端的最大直径 |
| Ⅱ型（平坦型） | Ⅱa（表面隆起型） | 表面隆起 |
| | Ⅱb（表面平坦型） | 表面平坦 |
| | Ⅱc（表面凹陷型） | 表面凹陷 |
| | 侧向发育型肿瘤（LST） | 病变最大直径10mm以上,沿肠壁侧向扩展而非垂直生长的一类表浅性结直肠病变 |

早期结直肠癌的内镜诊断新进展

肠镜检查在结直肠癌的诊断中得到广泛应用,但肠镜下发现早期结直肠癌仍然较困难。近来,内镜技术得到了长足的发展,临床上出现了一些新型内镜技术对癌前病变的检查更准确,使内镜下早期结直肠癌的漏诊率更低,可显著提高结直肠癌的早期诊断率。

染色内镜:常用的染色剂为 0.2%~0.4% 的靛胭脂溶液。该染色剂不被黏膜吸收,呈鲜亮蓝色,可在黏膜表面凹陷的微细结构内沉积使黏膜表面呈现良好的对比,有助于观察病变表面的微细结构及平坦型病变的边界,尤其可提高结直肠平坦型病灶的诊断率。也有研究表明,对结直肠黏膜首先行醋酸染色,再使用靛胭脂染色可提高对腺管开口判断的准确定。

染色放大结肠镜技术结合腺管开口分型(pit pattern):有助于判断病变性质和浸润深度,作出与病理较为一致的诊断,从而决定是否可行结肠镜下治疗。可采用工藤腺管开口分型标准,判断病变是肿瘤性或非肿瘤性,良性还是恶性。

内镜下窄带成像技术(NBI):NBI 采用光学增强技术,提供的图像强调黏膜血管形态及表面结构,这样能增强黏膜表面的血管和其他结构的可见度,其视觉效果与染色内镜相似。NBI 模式下,结肠黏膜表面的血管为褐色,深层血管为绿色。NBI 下血管分型有助于鉴别肠道肿瘤性和非肿瘤性病变,其敏感性和特异性较高,有助于治疗方式的选择。

超声内镜:可判断病变的浸润深度、有无淋巴结转移等,有助于结直肠癌的 T 分期,是已公认的诊断结直肠黏膜下病变的最佳检查方法。可为治疗方案的选择提供直接证据。

2. X 线检查　气钡双重对比造影 X 线摄片检查是诊断结肠癌常用而有效的方法。它能够提供结肠癌病变部位、大小、形态及类型。结肠癌的钡剂灌肠表现与癌的大体形态有关,主要表现为病变区结肠袋消失,充盈缺损,管腔狭窄,黏膜紊乱及破坏,溃疡形成,肠壁僵硬,病变多局限,与正常肠管分界清楚。隆起型多见于盲肠,主要表现为充盈缺损及软组织肿块,成分叶状或菜花状表面不规则。溃疡型表现为不规则充盈缺损及腔内龛影,周围黏膜皱襞紊乱,不规则破坏。浸润型癌多见于左侧结肠,肠管呈向心性或偏心性狭窄,肠壁增厚,由于肿瘤生长不平衡,狭窄而高低不平。胸部 X 线检查应包括胸部正位片和侧位片,可排除肺转移。

3. 超声检查　结肠癌时腹部超声扫描对判断肝脏有无转移有一定价值,故应列为术前常规检查的内容之一。

4. CT 扫描检查　腹盆腔 CT 检查应为常规检查项目,对于术前了解肝内有无转移,腹主动脉旁淋巴结是否肿大,癌肿对周围结构或器官有无浸润,可确定 TNM 分期,指导治疗方案的选择。

5. MRI　对直肠癌的 T 分期及术后盆腔、会阴部复发的诊断较 CT 优越。直肠癌术前行 MRI 检查有助于了解病变浸润范围、深度及直肠周围结构受累情况,准确进行肿瘤分期。而术后 MRI 检查有助于鉴别肿瘤复发与纤维瘢痕。

6. 正电子发射体层成像(PET/CT)　并非结直肠癌的常规检查方法,但其对肿瘤复发的诊断有重要价值。

7. 实验室检查

(1)粪便隐血检查:此方法简便易行,可作为结肠癌普查初筛方法和诊断的辅助检查,连续 3 次检查为宜,阳性可疑者可进一步行结肠镜检查。阴性不能简单地排除结直肠癌。

(2)血清肿瘤标志物:血清肿瘤标志物检测是肿瘤患者早期诊断的重要辅助检查手段之一,但有一定的假阳性和假阴性率。其在结直肠癌的辅助诊断、判断肿瘤治疗效果和预后以及监测肿瘤复发和转移等方面均有较大的实用价值。血清 CEA 水平与病变范围呈正相关。也有研究显示,血清 CEA 水平与 TNM

分期呈正相关,TNM Ⅰ期、Ⅱ期、Ⅲ期及Ⅳ期患者的血清 CEA 阳性率依次分别为 25%、45%、75% 及 85% 左右。CA19-9、CA24-2、CA72-4、SIMA 及 TPS 等肿瘤标志物也用于结肠癌的诊断;AFP 常用于鉴别原发性肝癌与结直肠癌的肝转移,后者 AFP 值往往正常。

（3）癌相关基因检测:直接从粪便中提取 DNA,检测 K-ras、P53 和 APC 等基因突变可早期诊断结直肠癌,有望成为无创的早期诊断结直肠癌的新手段。但目前尚缺乏大规模人群对照研究,其敏感性和特异性有待进一步提高。

## 六、诊断与鉴别诊断

要求做到早期诊断本病(图 4-6-1)。首先应做到对有症状就诊者不漏诊,认识结直肠癌的有关症状如排便习惯与粪便性状改变、腹痛、贫血等。提高对结肠癌的警惕性,及早进行 X 线钡剂灌肠或结肠镜检查,是早期诊断的关键。鉴于早期结直肠癌并无症状,如何早期发现这类患者则是目前研究的重要课题。凡 40 岁以上有以下任一表现的人群应高度警惕:1 级亲属有结直肠癌史者;有癌症史或肠道腺瘤或息肉史;粪便隐血试验阳性者;以下 5 种表现具 2 项以上者:黏液血便、慢性腹泻、慢性便秘、慢性阑尾炎史及精神创伤史。对此人群行结肠镜检查或气钡双重对比灌肠造影 X 线摄片检查可明确诊断。

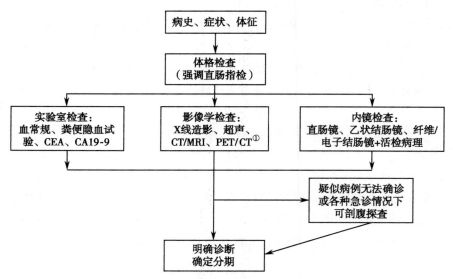

图 4-6-1　结直肠癌的诊断流程（结直肠癌诊疗规范 2015 年版）
①PET/CT 不常规推荐。

鉴别诊断:一般按右侧或左侧结直肠癌的临床表现,考虑和各有关疾病进行鉴别。右侧结直肠癌应注意和肠阿米巴病、肠结核、血吸虫病、阑尾病变、克罗恩病等鉴别。左侧结直肠癌则须和痔、功能性便秘、慢性细菌性痢疾、血吸虫病、溃疡性结肠炎、克罗恩病、直肠结肠息肉、憩室炎等鉴别。结肠镜检查可资鉴别。还要注意,对年龄较大者近期出现症状或症状发生改变,切勿未经检查而轻易下肠易激综合征的诊断,以免漏诊结直肠癌。

对于有便血、便频、便细、黏液便等症状的患者予以高度警惕,必须进一步检查排除直肠癌的可能性。应有步骤地进行各项检查。通过直肠指检、内镜检查及病理检查可明确诊断。在临床中对于拟诊内痔、息肉、肠炎及慢性痢疾的患者,应常规行直肠指检,除外直肠癌后,方可按以上疾病治疗。

## 七、治疗

结直肠癌的治疗关键在早期发现与早期诊断,采取以手术为主的综合治疗方案。

1. 手术治疗　手术切除仍是结直肠癌的主要治疗方案。广泛性根治手术包括癌肿、足够的两端肠段及该区域的肠系膜和淋巴结清除,是根治结直肠癌最有效的方法。手术方法和范围的选择取决于癌肿部位。术后保留肛门往往是患者的愿望,但应首先考虑肿瘤的根治性及降低局部复发率,其次方能考虑肛门的保留。

结肠癌手术切除范围包括肿瘤在内足够的两端肠段,一般要求距肿瘤边缘10cm,还应包括切除区域的全部系膜。直肠癌切除的范围包括癌肿在内两端足够肠段(低位直肠癌的下切缘应距肿瘤边缘2cm)、全部直肠系膜或至少包括癌肿下缘下5cm的直肠系膜、周围淋巴结及受浸润的组织。结肠癌常用的手术方法分别有右半结肠癌手术、横结肠癌手术及左半结肠癌手术。

直肠癌根据其部位、大小、活动度、细胞分化程度等采取不同的手术方式。包括:局部切除术,腹会阴联合直肠癌切除术(Miles 手术),经腹直肠癌切除术(Dixon 手术),经腹直肠癌切除、近端造口、远端封闭术(Hartmann 手术)及全盆腔脏器切除术(TPE 手术)。

2. 经腹腔镜治疗　近年来循证医学证据已证实腹腔镜结直肠癌根治术在肿瘤根除及疗效方面与开腹手术并无差异。国内外关于结直肠癌的诊治指南已将腹腔镜或腹腔镜辅助手术作为结直肠癌患者的可选手术方案。

3. 经内镜治疗　早期结直肠癌可行内镜下治疗。肠镜治疗前需要评估肿瘤的大小、浸润深度和组织类型。适应证有:①腺瘤、黏膜内癌及向黏膜下层轻度浸润癌;②直径小于2cm。切除后的息肉回收做病理检查,评估是否需追加外科手术。考虑追加外科手术的情况为:①切除侧切缘阳性(距切除断端不足500μm);②黏膜下层高度浸润病变;③存在脉管侵袭;④组织类型为低分化腺癌及未分化腺癌。

治疗方法包括:①圈套切除,适用于有蒂、亚蒂或无蒂的早期结直肠癌;②黏膜切除,包括内镜下黏膜切除(endoscopic mucosal resection,EMR)和内镜黏膜下层剥离术(endoscopic submucosal dissection,ESD),主要用于切除消化道扁平息肉、$T_1$期肿瘤;③经肛门内镜显微手术(transanal endoscopic microsurgery,TEM),适用于距肛门16cm以内的早期直肠癌。对晚期结直肠癌形成肠梗阻者,患者一般情况差不能手术者,可用激光打通肿瘤组织,作为一种姑息疗法。

4. 化学治疗　结直肠癌对化学药物一般不敏感,是一种辅助疗法。早期癌根治后一般不需化疗。氟尿嘧啶(5-FU)至今仍是结直肠癌化疗的首选药物,常与其他化疗药联合应用,如氟尿嘧啶联合亚叶酸钙(5-FU/LV)方案已成为结直肠癌新辅助化疗的新国际标准方案。近年来结直肠癌静脉和口服化疗药物包括拓扑异构酶抑制剂伊立替康、DNA 损伤剂奥沙利铂等。

5. 放疗　用于直肠癌,术前放疗可提高手术切除率和降低术后复发率;术后放疗仅用于手术未达根治或术后局部复发者。但放疗有发生放射性直肠炎的危险。

6. 治疗后的随访　结直肠癌治疗后一律推荐规律随访。①病史和体检,每3~6个月1次,共2年,然后每6个月1次,总共5年,5年后每年1次;②监测 CEA、CA19-9,每3~6个月1次,共2年,然后每6个月1次,总共5年,5年后每年1次;③腹(盆)超声、胸部X线片,每3~6个月1次,共2年,然后每6个月1次,总共5年,5年后每年1次;④腹(盆)CT 或 MRI,每年1次;⑤术后1年内行肠镜检查,如有异常,1年内复查,如未见息肉,3年内复查,然后5年1次,随诊检查出现的大肠腺瘤均推荐切除;⑥PET/CT 不是常规推荐的检查项目。

## 八、预后

结直肠癌的预后是消化道肿瘤中最好的,可能与其生物学行为有关。结肠癌根治术后5年生存率可达到60%以上,直肠癌的5年生存率也达到50%以上。其预后主要与临床分期相关,此外也与年龄、病理类型、病灶部位、手术水平及辅助治疗等相关。年龄小的患者预后较差,浸润型和胶样型以及组织学类型中分化程度低的结直肠癌恶性程度高,预后常不佳。结肠癌的预后比直肠癌好,直肠癌位置越低,局部复发率越高。

## 九、预防

一级预防主要是预防其病因,包括改变生活方式如控制脂肪摄入、增加纤维膳食,积极防治癌前期病变如大力防治血吸虫病、根治结肠及直肠腺瘤和息肉病。二级预防主要是早发现、早诊断、早治疗,对已出现症状的患者及时诊断,减少误诊和漏诊,并对高危人群进行筛查,包括进行定期粪便隐血试验、直肠指检、结肠镜检查以及钡剂 X 线检查等。

(余保平)

**学习小结**

结直肠癌是起源于结肠或直肠黏膜上皮的恶性肿瘤,是常见的恶性肿瘤之一,其发病率和死亡率保持上升趋势,且近年来有年轻化趋势。其发生与环境因素、遗传因素、饮食因素、职业因素及大肠腺瘤等癌前病变密切相关。直肠和乙状结肠是最常见的发病部位,盲肠和升结肠次之。早期结直肠癌分为隆起型和平坦型。进展期结直肠癌分为隆起型、溃疡型、浸润型和胶样型。组织学类型以管状腺癌最常见,淋巴转移是主要的转移途径。以排便习惯和粪便性状改变、腹痛、腹部不适、直肠刺激征为主要症状。左半结肠癌和右半结肠癌在流行病学、组织学、临床表现及生物学特征上存在差异。直肠指检是直肠癌的基本检查方法,其作用不可忽视。内镜检查结合病理活检是诊断结直肠癌的标准方法。2010 年修改的 TNM 分期法是目前国内外公认的结直肠癌的分期标准,是指导治疗、判断预后的重要指标之一。其治疗的关键在于早发现,早诊断,以手术为主的综合治疗。早期结直肠癌可行内镜下治疗,治疗方法包括内镜黏膜下层剥离术、内镜下黏膜切除术等。必要时追加外科手术。结直肠癌的预后是消化道肿瘤中相对较好的,与其病理分期、病理分型、病灶部位及治疗方法相关。

**复习参考题**

1. 结直肠癌的高危人群有哪些?

2. 左、右侧结肠癌的临床表现有哪些不同?

## 案例 4-6-1

患者,男,62,主诉"腹泻伴腹部不适 1 年"。患者 1 年前无明显诱因出现腹泻,为稀糊状,偶有黏液,无脓血,每日 3~5 次,伴右下腹不适,伴低热、食欲缺乏、乏力,不伴肛门坠胀、里急后重及排便不尽感。发病以来,患者精神、睡眠可,体重下降 5kg。既往体健,无其他特殊病史。家族史:父亲死于消化道肿瘤。查体:T 37.6℃,P 89 次/min,R 20 次/min,BP 110/82mmHg,神志清楚,发育良好,营养较差,皮肤黏膜稍苍白,未扪及淋巴结肿大。心肺无特殊,腹平,未见胃肠型及蠕动波,腹软,右下腹轻压痛,无反跳痛。右下腹扪及一约 2.0cm×2.0cm 的肿块,质硬,固定难推动。肝脾肋下未及,Murphy 征阴性,双侧输尿管点无压痛,肝肾区无叩痛,移动性浊音阴性,肠鸣音 5 次/min。双下肢无水肿。辅助检查:血常规示,Hb 91g/L,粪便隐血(++),血清 CEA 10μg/L,肝肾功能(-)。心电图正常。

思考问题:

1. 结合该患者的情况考虑为何诊断? 列出相关依据。

2. 为做出明确诊断,首选何种检查方法?

3. 应采取哪些检查方法确定患者的临床 TNM 分期?

# 第七章    肠结核和结核性腹膜炎

## 第一节    肠结核

肠结核(intestinaltuberculosis，ITB)是由结核分枝杆菌引起的肠道慢性特异性感染。大多数继发于肺结核,特别是开放性肺结核。以腹痛、排便异常、腹部包块和全身结核中毒症状为主要临床表现。常见并发症有肠梗阻、肠穿孔、瘘管形成、肠出血和结核性腹膜炎。该病在发展中国家较常见,近年来随着艾滋病发病率增加、免疫抑制剂等广泛使用,肠结核在发达国家也有增加的趋势。本病多见于中青年、女性稍多于男性。

### 一、病因与发病机制

肠结核是由结核分枝杆菌(人型或牛型)感染肠道而引起的特异性慢性传染性疾病。感染途径主要有三种。①肠道感染:多数由开放性肺结核患者吞咽含有结核分枝杆菌的痰液,使肠道感染结核分枝杆菌。也可能通过与肺结核患者共同进食,使结核分枝杆菌直接进入肠道引起感染。而饮用被牛型结核分枝杆菌污染的牛奶所致的肠结核较少见。②血行传播:肠外结核可经血行播散,引起肠结核,如粟粒型肺结核。③邻近器官蔓延:女性的生殖器结核可以直接侵犯引起肠结核。

肠结核多发生在回盲部,可能与下述因素有关:①由于回盲瓣的括约作用使含结核分枝杆菌的肠内容物在回盲部停留时间较长,增加该处肠黏膜感染的机会;②结核分枝杆菌易侵犯淋巴组织,而回盲部的淋巴组织较为丰富,成为肠结核的好发部位。

结核分枝杆菌感染肠道后能否发生肠结核取决于人体与结核分枝杆菌的相互作用。只有当感染的结核分枝杆菌数量较多,毒力较强和人体全身性免疫功能低下与肠道局部防御能力削弱时才会发病。

### 二、病理

肠结核多发生于回盲部,其余依次为升结肠、空肠、横结肠、降结肠、阑尾、十二指肠和乙状结肠,少数位于直肠。人体对结核分枝杆菌的免疫力与过敏反应的程度影响着肠结核的病理性质。如人体的过敏反应强,则病变以炎性渗出为主;当感染结核分枝杆菌数量多,毒力强,可发生干酪样坏死,形成溃疡,称为溃疡型肠结核(约占60%)。若人体免疫力强,感染菌量少和毒力较弱,则病变为肉芽组织增生和纤维化,称为增生型肠结核(约占10%)。兼有上述两种病变者并不少见,称为混合型或溃疡增生型肠结核(约占30%)。

1. 溃疡型肠结核 肠壁的淋巴组织充血、水肿,进而发展为干酪样坏死,随后形成边缘不整、深浅不一的溃疡,深达肌层或浆膜层者,常可累及周围腹膜及邻近肠系膜淋巴结。由于溃疡边缘及基底部常有闭塞性动脉内膜炎,故较少引起肠出血。因在慢性发展过程中病变肠段常与周围组织发生紧密粘连,所以溃疡一般不发生急性穿孔,但可发生慢性穿孔而形成腹腔内包裹性脓肿或肠瘘。病变修复过程中,大量纤维组织增生和瘢痕形成常导致肠管的变形与狭窄。

2. 增生型肠结核 病变多位于盲肠,亦可累及升结肠近段或回肠末段,可见大量结核肉芽肿和纤维组织增生,使局部肠壁增厚、僵硬,亦可见瘤样肿块突入肠腔,引起梗阻。

### 三、临床表现

1. 症状 多数起病缓慢,病程较长,疾病早期缺乏特异性,但随病情进展可有以下几种表现:

(1)全身表现:结核中毒症状常见于溃疡型肠结核患者,表现为不同热型的慢性发热、盗汗、乏力、消瘦、贫血、维生素缺乏和营养不良等。可同时存在肠外结核尤其是活动性肺结核的临床表现。增生型肠结核一般病程较长,全身状态较好,多不伴有肠外结核的表现。

(2)腹痛:最常见,常位于右下腹。亦可由于回盲部病变所致的牵涉痛而表现为中上腹及脐周痛,此时仍可发现右下腹压痛点。腹痛多为隐痛或钝痛,常在进食后发生,并伴肠鸣亢进和便意,排便后可缓解,这是由于回盲部病变使胃回肠反射或胃结肠反射亢进,进食诱发病变肠管痉挛或蠕动过强所致。在并发肠梗阻时,常有右下腹或脐周腹绞痛,伴腹胀,肠鸣音亢进,可见肠型和蠕动波。

(3)排便异常:溃疡型肠结核主要表现为腹泻,而增生型肠结核则以便秘为主。腹泻时排便次数因病变严重程度和范围不同而异,每日排便2~10次不等。不伴里急后重。粪便呈糊状,轻症时不含黏液及脓血,重症患者粪便含少量黏液、脓液,但少见血便。有时肠结核患者因继发胃肠功能紊乱,间有腹泻与便秘交替。

2. 体征 常于右下腹可触及比较固定,质地中等,伴有轻度或中度压痛的腹部肿块,主要见于增生型肠结核,也可见于溃疡型肠结核合并局限性腹膜炎时病变肠管与周围组织粘连,或同时有肠系膜淋巴结结核。

3. 并发症 主要见于晚期患者,以肠梗阻多见,慢性穿孔时可形成瘘管,偶有急性肠穿孔,肠出血较少见。部分患者可合并结核性腹膜炎而出现相关并发症。

### 四、辅助检查

1. 实验室检查 溃疡型肠结核患者可有中度贫血,无并发症者白细胞计数一般正常。血沉常增快,且与结核病活动程度相关。溃疡型肠结核患者的粪便常为糊状,一般无肉眼黏液、脓血,但显微镜检查可见少量脓细胞和红细胞。结核菌素试验强阳性有助于诊断本病,但阴性不能排除本病。

2. γ-干扰素释放试验(interferon-γ release assay,IGRA) 通过检测结核分枝杆菌感染后致敏T淋巴细胞分泌的特异性细胞因子IFN-γ而诊断是否存在结核感染,包括结核感染T细胞斑点试验(T-SPOT)和结核分枝杆菌T淋巴细胞检测。该法是目前公认的诊断结核感染较为敏感和特异的方法,其可鉴别活动性与潜伏性结核感染,预测结核发病风险,监测抗结核治疗的疗效。

3. X线检查 胃肠X线钡剂造影或钡剂灌肠检查是诊断肠结核常用和有重大价值的方法,但在并发肠梗阻时,钡剂检查要慎重,以免加重肠梗阻,必要时可用稀钡剂或碘油做胃肠造影检查;对病变累及结肠者,应加钡剂灌肠检查。

溃疡型肠结核在 X 线检查的主要征象有:①X 线钡影跳跃征(stierlin sign),在行 X 线钡剂检查时,病变肠段因炎症而呈激惹现象,使钡剂排空过快而充盈不佳,但在病变的近、远端肠段则钡剂充盈良好;②充盈的病变肠段显示黏膜皱襞粗乱,因有多发性黏膜溃疡而使肠壁边缘不规则,有时呈锯齿状;③在慢性期,因肠壁纤维组织增生和瘢痕形成,可见肠腔缩短变形、变窄,在有假息肉形成时可见圆形充盈缺损,回肠盲肠正常角度消失。增生型肠结核可见假性息肉形成,肠腔不规则狭窄和变形。

4. CT 检查　腹部 CT 平扫可见肠壁增厚、局限性狭窄、肠管僵硬等。增强扫描时动脉期病变呈现中度强化,常伴有肠系膜淋巴结增大。

5. 结肠镜检查　结肠镜联合病理活检是诊断肠结核最有价值的方法。可直接观察全结肠和回肠末段的黏膜。病变主要在回盲部,内镜下可见病变肠黏膜充血、水肿、脆性增高和溃疡形成(常呈环形、边缘呈鼠咬状),慢性期可见形态及大小不一的炎症性息肉,肠腔变形、变窄等。肠黏膜活检如发现干酪样坏死性肉芽肿或结核分枝杆菌可确诊本病。

## 相关链接

### γ-干扰素释放试验鉴别肠结核和克罗恩病的临床价值

肠结核与克罗恩病的临床、放射学、内镜表现及病理改变均相似,但两者的治疗、预后及转归却截然不同,故不正确的治疗可能导致严重后果。因此两者的诊断及鉴别诊断显得尤为重要。

近年来,γ-干扰素释放试验(interferon-γ releasing assay,IGRA)已逐渐代替了传统的纯蛋白衍生物结核菌素(purified protein derivative,PPD)试验,成为诊断结核病的重要辅助手段。相关研究表明,IGRA 对诊断结核病具有较高的敏感度和特异度。目前有两种 IGRA:结核感染 T 淋巴细胞斑点试验(T SPOT tuberculosis,T-SPOT. TB)与结核分枝杆菌 T 淋巴细胞检测(Quanti Feron tuberculosis,Quanti Feron-TB)。T-SPOT. TB 是使用酶联免疫斑点法(enzyme-linked immunospot assay,ELISPOT)检测外周血中产生 γ-干扰素的单核细胞数以诊断结核感染。而 Quanti Feron-TB 的原理是受到结核分枝杆菌抗原刺激的 T 淋巴细胞能够产生 γ-干扰素,通过酶联免疫吸附试验(enzyme-linked immunosorbent assay,ELISA)测定 γ-干扰素含量判断是否受到结核感染。T-SPOT. TB 与 Quanti Feron-TB 在鉴别 ITB 与 CD 上有较高的敏感度与特异度。且两者诊断准确性均较高,两者的 AUC 均大于 0.9。

综上所述,IGRA 操作简单,准确性高,T-SPOT. TB 与 Quanti Feron-TB 均可作为重要的辅助手段鉴别 ITB 与 CD,可在临床表现、内镜检查等传统诊断方法基础之上,结合 IGRA 等新方法,提高鉴别 ITB 与 CD 的准确性。

## 五、诊断与鉴别诊断

1. 诊断依据　临床上有以下情况者应考虑本病:①有腹痛、排便异常、腹部包块、肠梗阻及全身结核毒血症状;②X 线钡剂检查发现回盲部有跳跃征;③青壮年患者并有肺结核等肠外结核病灶;④结核菌素试验强阳性;⑤结肠镜检查发现回肠末段结肠黏膜炎症、溃疡、炎症息肉或肠腔变窄,黏膜活检病理检查有结核病变特征性改变或发现结核分枝杆菌者可确诊本病;⑥高度怀疑本病给予抗结核治疗 4~6 周有效者亦可确诊。

2. 鉴别诊断

(1) 克罗恩病:鉴别要点有 6 项。①不伴有肺结核或其他肠外结核证据;②病程一般比肠结核更长,有缓解与复发趋势;③X 线发现病变以回肠末段为主,可有其他肠段受累,并呈节段性分布,肠黏膜呈鹅卵石样改变;④瘘管等并发症比肠结核更为常见,可有肛门直肠周围病变;⑤抗结核药物治疗无效;⑥临床鉴别诊断有困难而须剖腹探查者,切除标本及周围肠系淋巴结无结核证据,有肉芽肿病变而无干酪样坏死,镜检与动物接种均无结核分枝杆菌发现。

（2）右侧结肠癌:①本病发病年龄较大,常在 40 岁以上;②一般无慢性发热、盗汗等结核毒血症表现;③病变局限在右侧结肠,不累及回肠。X 线钡剂灌肠、结肠镜肉眼和活组织病理检查可以确诊。

（3）阿米巴病或血吸虫病性肉芽肿:①既往有相应的感染史;②多有脓血样粪便,粪便培养可发现相应的病原体;③结肠镜检查有助鉴别;④抗阿米巴或抗血吸虫药物治疗有效。

（4）其他:需与肠结核相鉴别的疾病还包括肠道恶性淋巴瘤、耶尔森氏菌肠炎、非典型分枝杆菌（多见于艾滋病患者）、性病性淋巴肉芽肿、梅毒等侵犯肠道以及肠放线菌病等。以发热为主要症状者需与伤寒等长期发热的疾病鉴别。

## 六、治疗

肠结核治疗的目的是消除症状、提高机体抵抗力、促进病灶愈合和防治并发症。必须强调早期治疗,因为肠结核的早期病变是可逆的。此外要联合、适量及全程用药。

1. 休息与营养　休息与营养可加强患者的抵抗力是治疗的基础。活动性肠结核患者需卧床休息和给予充分的营养,以提高机体抵抗力。必要时可给予静脉高营养治疗。

2. 抗结核治疗　抗结核治疗是本病的特效和关键治疗。抗结核药物和治疗方案的选择同"肺结核"。现多主张 6~9 个月短程治疗,疗效甚佳。治疗方案为:2 个月的强化期（3~4 种药联合 2 个月）和 4~6 个月的维持期（2 药联合 4~6 个月）。如 2SHRZ/4HR 或 2EHRZ/4HR,亦可用 2SHR/6HR 或 2HRZ/4HR（详见呼吸系统肺结核部分）。应当注意强化期和维持期都必须含有两种杀菌剂。

3. 对症治疗　严重腹泻及摄入不足者应纠正水、电解质及酸碱平衡紊乱,合理补充机体所需热能。腹痛可给予抗胆碱药或其他解痉药。伴有不完全性肠梗阻者,尚需给予胃肠减压以减轻梗阻近端肠管的扩张与潴留。

4. 手术药治疗　出现以下情况者应予以手术治疗:①完全性肠梗阻;②肠道大量出血经积极内科治疗仍未能满意止血者;③急性肠穿孔或慢性肠穿孔粪瘘经内科治疗未能闭合者。

## 七、预后

本病预后取决于诊断与治疗是否及时和合理。早期诊断和早期、合理充分的治疗是改善预后的关键。病变处于渗出阶段时,积极治疗可痊愈,预后良好。如治疗不及时可导致肠穿孔或肠道大出血,则效果欠佳。

## 八、预防

本病的预防应着重早期诊断与积极治疗肠外结核特别是肺结核,尽快使痰菌转阴。肺结核患者不可吞咽痰液,应保持大便通畅,提倡使用公筷进餐。牛奶应充分灭菌。加强有关结核病的卫生宣传教育。

# 第二节　结核性腹膜炎

结核性腹膜炎(tuberculousperitonitis)是由结核分枝杆菌引起的慢性、弥漫性腹膜感染,可累及腹膜腔、肠系膜及大网膜。本病可见于任何年龄,但以青壮年多见,多数在 40 岁以下,但 60 岁以上者也非罕见。本病以女性多见,男女之比约为 1:2。营养不良、酗酒、使用激素或免疫抑制剂、慢性肾衰竭行腹膜透析及艾滋病等免疫力低下者易患本病。

## 一、病因与发病机制

本病由结核分枝杆菌感染腹膜引起,多继发于其他部位的结核病灶,最常见的为肺结核和肠结核,其他还包括肠系膜淋巴结结核、输卵管、子宫内膜结核、肾结核等。其感染途径为:①腹腔内结核病灶直接蔓延,为主要的感染途径。肠系膜淋巴结结核、输卵管结核、肠结核等为常见的直接原发灶。②血行播散,较少见。粟粒型肺结核、结核性多发浆膜炎和结核性脑膜炎等可通过血行播及腹膜。

## 二、病理

根据本病的病理特点,可分为渗出、粘连、干酪三型,以粘连型最多见,渗出型次之,干酪型最少见。在本病发展的过程中,上述两种或三种类型的病变可并存,称为混合型。

1. 渗出型 腹膜充血、水肿,表面覆有纤维蛋白渗出物,有许多黄白色或灰白色细小结节,可融合成较大的结节或斑块。腹腔内有浆液纤维蛋白渗出物积聚。腹水呈草黄色,偶呈血性。

2. 粘连型 有大量纤维组织增生,腹膜、肠系膜明显增厚。肠袢相互粘连并和其他脏器紧密缠结在一起,肠曲常因受到压迫与束缚而发生肠梗阻。大网膜也增厚变硬,卷缩成团块。严重者腹腔完全闭塞。本型常由渗出型在腹水吸收后逐渐形成,但也可因起病隐袭,病变发展缓慢,病理变化始终以粘连为主。

3. 干酪型 以干酪样坏死病变为主,肠曲、大网膜、肠系膜或腹腔内其他脏器之间相互粘连,分隔成许多小房,小房腔内有混浊积液,干酪样坏死的肠系膜淋巴结经常参与其中,形成结核性脓肿。小房可向肠曲、腹腔或阴道穿破而形成窦道或瘘管。本型多由渗出型或粘连型演变而来,是本病的重型,并发症常见。

## 三、临床表现

结核性腹膜炎的临床表现随原发病灶、感染途径、病理类型和机体反应性的不同而异。一般起病缓慢,症状较轻;少数起病急骤,以急性腹痛或骤起高热为主要表现;有时起病隐匿,无明显症状。

1. 症状

(1) 全身症状:结核中毒症状常见,主要是发热、盗汗。热型以低热与中等热最多,约1/3的患者有弛张热,少数可呈稽留热。高热伴有明显毒血症者,主要见于渗出型、干酪型,或见于伴有粟粒型结核、干酪样肺炎等严重结核病的患者。后期有营养不良,表现为消瘦、水肿、贫血、舌炎、口角炎、维生素A缺乏症等。

(2) 腹痛:早期腹痛不明显,以后可出现持续性隐痛或钝痛,或可始终没有腹痛。疼痛多位于脐周、下腹,有时为全腹痛。腹痛除由腹膜炎本身引起外,常和伴有的活动性肠结核、肠系膜淋巴结结核或盆腔结核有关。当并发急性肠梗阻、肠穿孔或腹腔内干酪样坏死灶破溃时,可表现为急腹症。

(3) 腹胀:起病时常有腹胀,可见于2/3的病例。渗出型早期由胃肠功能紊乱引起,以后随腹腔积液增多腹胀明显。粘连型可致肠胀气或不完全肠梗阻,也可有腹胀伴腹痛。

(4) 其他:腹泻常见,多为每日3~4次,粪便呈糊状。腹泻除腹膜炎所致的肠功能紊乱外,也可能由伴有的溃疡型肠结核、广泛肠系膜淋巴结结核导致的吸收不良、不完全性肠梗阻、干酪样坏死病变引起的肠管内瘘等引起。有时腹泻与便秘交替出现。

2. 体征

(1) 腹部膨隆:多见于渗出型,有时见于粘连型。多表现为对称性、弥漫性膨隆,伴有移动性浊音阳性等腹腔积液征。而粘连型可因腹膜肠袢粘连团块出现局限性膨隆。

(2) 腹部柔韧感:以粘连型为主,系腹膜长期遭受轻度刺激或粘连所致,腹部触诊时犹如揉面团样,又称揉面感。需注意的是,柔韧感不是结核性腹膜炎的特有体征,血性腹腔积液、腹膜转移癌时均可出现。腹部压痛一般轻微;少数压痛严重,且有反跳痛,常见于干酪型。

(3) 腹部肿块:腹部肿块多见于粘连型或干酪型,常位于脐周,也可见于其他部位。肿块多由增厚的大网膜、肿大的肠系膜淋巴结、粘连成团的肠曲或干酪样坏死脓性物积聚而成,其大小不一,边缘不整,表面不平,有时呈结节感,活动度小。

(4) 其他:肝大亦非少见,可由营养不良所致脂肪肝或肝结核引起。

3. 并发症　并发症以肠梗阻常见,多发生在粘连型。梗阻近端的肠段可发生急性穿孔。肠瘘一般多见于干酪型,往往同时有腹腔脓肿形成。

## 四、辅助检查

1. 血常规、血沉和结核菌素试验　病程较长而有活动性病变的患者有轻至中度贫血,特别是干酪型或有并发症者。白细胞计数多正常或稍高,少数偏低。有腹腔结核病灶急性扩散或在干酪型患者,白细胞计数可增高。有活动性病变时血沉增快,趋于静止时逐渐正常,与病情严重程度一致,是监测病情活动的指标。结核菌素试验呈强阳性对诊断本病有帮助,但粟粒型肺结核或出血坏死型患者反而可呈阴性。

2. γ-干扰素释放试验　目前常用的方法包括 Quanti Feron-TB 和 T-SPOT. TB(详见第一节)。

3. 血清 CA12-5　卵巢上皮肿瘤时血清中 CA12-5 水平可升高。近来研究发现,CA12-5 在某些结核性腹膜炎患者中显著升高,而经抗结核治疗后 CA12-5 可降到正常水平。因此 CA12-5 水平升高也应当考虑结核性腹膜炎的可能性,且其对判断抗结核治疗的疗效也有重要价值。

4. 腹水检查　是结核性腹膜炎重要的辅助检查之一。腹水为草黄色渗出液,静置后有自然凝固块,少数为淡血性,偶为乳糜性,比重一般超过 1.016,蛋白质含量>30g/L,白细胞计数>$0.5×10^9$/L,以淋巴细胞为主,符合渗出液特点。但有时因低白蛋白血症,或在合并肝硬化的患者,腹水性质可接近漏出液,此时检查血清-腹腔积液白蛋白梯度有助于诊断。为判断腹水的性质可增加腹水检查项目,如腹水葡萄糖<3.4mmol/L、pH<7.35,提示细菌感染;而腹水腺苷脱氨酶(ADA)活性增高则提示结核性腹膜炎,若以>30IU/L 为临界值,诊断的敏感性和特异性均超过 90%。腹水浓缩找结核分枝杆菌和结核分枝杆菌培养的阳性率均低,腹水动物接种阳性率则可达 50% 以上,但较费时。近年来,也有应用 ELISA 检测抗结核抗体,或用 PCR 检测结核分枝杆菌以提高检测的敏感性的方法。

5. 腹部超声　可证实有腹水和包裹性积液、腹膜增厚或网膜卷缩、粘连形成团块等征象,诊断符合率 80% 左右。

6. X 线检查　应做腹部 X 线片检查,有时可见到钙化影,提示钙化的肠系膜淋巴结结核。胃肠 X 线钡剂检查可发现肠粘连、肠结核、腹水、肠瘘、肠腔外肿块等征象,对本病诊断有辅助价值。

7. CT 检查　腹部 CT 扫描可发现薄而规则的网膜线覆盖渗出液(37%)、肠管粘连、肠系膜改变(98%)、肠管、网膜局限性增厚(50%)、淋巴结肿大(31%)、脾大与脾钙化等腹内结核征象,但非特异性。

8. 腹腔镜检查　对诊断困难者有确诊价值,诊断结核性腹膜炎的敏感性和特异性分别为 93% 和 98%。一般适用于有游离腹水的患者,可窥见腹膜、网膜、内脏表面有散在或集聚的灰白色结节,浆膜失去正常光泽,呈混浊粗糙。活组织检查有确诊价值。腹腔镜检查在腹膜有广泛粘连者应属禁忌。

9. 经皮腹膜穿刺活检　30%~50% 的患者可发现干酪性肉芽肿,有确诊价值。

## 五、诊断与鉴别诊断

1. 结核性腹膜炎的诊断依据　①青壮年患者,有结核病史,伴有其他器官结核病证据;②有典型结核毒血症表现,或发热原因不明2周以上,伴有腹痛、腹胀、腹泻、腹水、腹部肿块或腹壁柔韧感;③结核菌素试验强阳性;④腹水为渗出液,以淋巴细胞为主,一般细菌培养阴性;⑤腹部X线检查、腹膜活检或腹腔镜检查阳性;⑥诊断性抗结核治疗有效。

2. 鉴别诊断

（1）以腹水为主要表现的鉴别

1）对血性腹水应考虑继发性癌肿,包括腹膜转移癌、恶性淋巴瘤、腹膜间皮瘤等。临床常见到肿瘤原发灶相当隐蔽而已有广泛腹膜转移的病例,此时与结核性腹水鉴别相当困难。腹水细胞学检查阳性率相当高且假阳性少,是鉴别良恶性腹水的主要方法,如腹水找到癌细胞,腹膜转移癌可确诊,并可同时通过超声、CT、内镜等检查寻找原发癌灶(一般以肝、胰、胃肠道及卵巢癌常见)。

2）渗出型结核性腹膜炎须与肝硬化腹水鉴别,一般并无困难。然而,肝硬化腹水合并结核性腹膜炎时,因结核性腹膜炎的临床症状不典型且腹水可接近漏出液,则容易漏诊或不易与自发性细菌性腹膜炎鉴别。如患者腹水以淋巴细胞为主,一般细菌培养阴性,特别是有结核病史或接触史或伴其他器官结核病灶,应注意肝硬化合并结核性腹膜炎的可能,必要时行腹腔镜检查。

3）腹水顽固者应与肝静脉阻塞综合征、胰源性腹水和缩窄性心包炎等相鉴别。

（2）以腹部肿块为主要表现的鉴别:腹部出现肿块应与腹部肿瘤、克罗恩病等鉴别。

（3）以发热为主要表现的鉴别:结核性腹膜炎有时以发热为主要症状而腹部症状体征不明显,需与引起长期发热的其他疾病鉴别。

（4）以急性腹痛为主要表现的鉴别:结核性腹膜炎可因干酪样坏死灶溃破而引起急性腹膜炎,或因肠梗阻而发生急性腹痛,此时应与常见外科急腹症鉴别。注意询问结核病史,寻找腹膜外结核病灶,分析有否结核毒血症等,有可能避免误诊。

# 六、治疗

治疗原则:①早期、合理用药,彻底治疗以达到痊愈,防止复发和并发症;②重视腹膜外结核的治疗;③调整全身情况以增强机体免疫力。

1. 全身用药　结核性腹膜炎抗结核药物治疗应遵循早期、联合(三联或四联)、适量、规律(不间断连续用药)及全程(足够疗程)的治疗原则。与肺结核基本相同,并长期用药至少半年至1年以上。可选用以下治疗方案:2HRZE(S)/4HR,2HRZE(S)/4H3R3 或 2H3R3Z3E3(S)/4H3R3。在结核性腹膜炎的应用中应注意:对有严重结核毒血症和血行播散者,亦可在使用有效抗结核治疗的同时,适当加糖皮质激素短期治疗;对粘连型或干酪型病例,由于大量纤维增生,药物不易进入病灶达到应有浓度,病变不易控制,故应加强抗结核化疗的联合应用,并适当延长抗结核的全疗程。

2. 局部用药　对渗出型病例,可在全身用药的同时,适当抽吸腹水后,腹腔内注射适量抗结核药物和肾上腺皮质激素,以增加腹腔内药物浓度,抑制结核分枝杆菌生长和繁殖,加快腹水吸收,减轻腹膜、网膜和腹腔脏器的粘连。

3. 并发症的治疗　对不完全肠梗阻患者应行胃肠减压,维持水电解质平衡。合并继发感染应给予足量抗生素治疗。并发肠瘘者应加强胃肠外营养。

4. 手术治疗　一般采用非手术治疗,手术治疗仅限于并发症的处理,如肠瘘、肠穿孔及肠梗阻的处理,以及当本病诊断困难、特别是和腹腔内肿瘤等难以鉴别时做剖腹探查术。手术治疗的适应证包括:①并发完全性急性肠梗阻,或有不完全性慢性肠梗阻经内科治疗而未见好转者;②急性肠穿孔或慢性肠穿孔引起腹腔内脓肿、肠瘘经内科保守治疗无效者;③大量肠道出血经内科积极治疗无效者;④诊断虽不能确定,但有明显的急腹症症状或腹腔内包块者。

## 七、预后

抗结核治疗后,本病大多可治愈,渗出型结核性腹膜炎预后较好,粘连型次之,干酪型最差。但如有严重并发症,预后较差。

## 八、预防

本病的预防应着重肠外结核特别是肺结核的预防。对肺、肠、肠系膜淋巴结、输卵管等结核病的早期诊断与积极治疗,是预防本病的重要措施。此外,加强卫生管理,注意饮食卫生,加强对牛奶的卫生监督,教育开放性肺结核患者勿随地吐痰等措施对其预防亦有一定的意义。

(余保平)

### 学习小结

肠结核是由结核分枝杆菌引起的肠道慢性特异性炎症,多继发于肺结核,因吞咽含结核分枝杆菌的痰液引起,也可由血行传播和邻近器官蔓延引起。病变部位多位于回盲部,以干酪样坏死、结核肉芽肿为特征性的病理表现,按病理特征分为溃疡型肠结核、增生型肠结核和混合型肠结核,以溃疡型多见。以腹痛、排便异常及结核中毒症状为主要症状。X线钡剂检查有"跳跃征"、黏膜皱襞粗乱、肠腔不规则狭窄和变形等征象;结肠镜是诊断肠结核的最有价值的方法;T-SPOT.TB 是目前公认的诊断结核感染较为敏感和特异的方法。抗结核治疗是本病的特效治疗方法。早期合理治疗是影响预后的关键。

结核性腹膜炎是由结核分枝杆菌引起的慢性、弥漫性腹膜感染,多继发于肺结核和肠结核。分为渗出型、粘连型和干酪型,以粘连型最常见。以腹痛、腹胀及结核中毒症状为主要症状,以腹部柔韧感和移动性浊音为主要体征。腹水检查提示渗出液,ADA 活性增高,腹部影像学检查有一定价值。抗结核治疗是本病的特效治疗方法,必要时可手术治疗。

### 复习参考题

1. 肠结核为何多发生在回盲部? 与哪些因素有关?

2. 肠结核 X 线检查的典型征象有哪些?

3. 肠结核的临床表现有哪些?

4. 结核性腹膜炎的临床表现有哪些?

5. 结核性腹膜炎的诊断依据及治疗原则是什么?

## 案例 4-7-1

患者,女,23 岁,主诉"反复腹痛、腹泻 1 年"。患者于 1 年前无明显诱因出现右下腹隐痛,呈间断性,进食后明显,排便后可缓解,伴有排黏液糊状便,每日排便 2~4 次,开始时发作次数不频繁,约每月发作一次,无血便、黑粪,无恶心、呕吐,无里急后重,偶有发热,多于下午出现,呈低热,间有夜间盗汗,伴乏力、倦怠、食欲缺乏,近 3 个月患者腹痛较前加重,呈持续性疼痛,位于右下腹,钝痛样,无向他处放射。于门诊多次就诊,予以对症治疗效果欠佳。近 3 月体重下降 10kg。既往病史:两年前曾患"阑尾炎",行阑尾切除术,术后病理提示阑尾结核,抗酸染色及 TBDNA 阴性,患者行胸部 X 线片检查未见异常,后未予抗结核治疗。家中父亲患有活动性肺结核,目前仍抗结核治疗,否认家族中类似病史。入院查体:T 37.6℃,P 96 次/min,R: 20 次/min,BP 105/82mmHg,贫血貌,体形消瘦,心肺无特殊,腹平,未见胃肠型及蠕动波,腹软,右下腹轻压痛,无反跳痛,未触及明显肿块,肝脾肋下未及,Murphy 征阴性,双侧输尿管点无压痛,肝肾区无叩痛,移动性浊音阴性,肠鸣音 5 次/min。双下肢无水肿。入院辅助检查:血常规示,白细胞 $11.07×10^9$/L,中性粒细胞百分比 69.8%,血红蛋白 86g/L;大便常规:镜检白细胞 0~2,隐血试验阳性(+)。血沉:54mm/h。胸部 X 线片未见异常。

思考问题:

1. 该患者的可能诊断及诊断依据是什么?

2. 为进一步明确诊断,还需要做哪些检查?

3. 该患者最有效的治疗方案是什么?

# 第八章　炎症性肠病

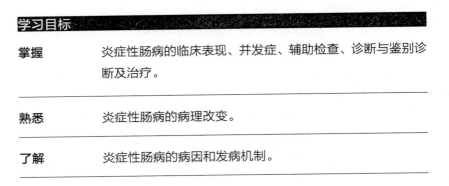

**学习目标**

| | |
|---|---|
| **掌握** | 炎症性肠病的临床表现、并发症、辅助检查、诊断与鉴别诊断及治疗。 |
| **熟悉** | 炎症性肠病的病理改变。 |
| **了解** | 炎症性肠病的病因和发病机制。 |

炎症性肠病(inflammatory bowel disease,IBD)是一种病因尚不十分清楚的慢性非特异性肠道炎症性疾病,主要包括溃疡性结肠炎(ulcerative colitis,UC)和克罗恩病(Crohn disease,CD)。IBD 最常发生于青壮年,也可见于儿童或老年,男女发病率无明显差异。

IBD 病因和发病机制尚未完全明确,目前认为肠道黏膜免疫系统异常反应所致炎症过程起重要作用,这是由多因素相互作用所致,包括遗传、环境、感染和免疫。

1. 遗传因素　IBD 在不同种族间的发病率有明显差异,而患者一级亲属发病率显著高于普通人群,但配偶发病率不增加,提示可能与遗传因素有关。已有大量关于 IBD 相关基因的报道,但报道的结果不一,主要可能与不同种族、人群遗传背景有关。有研究认为,IBD 不仅是多基因病,而且也是遗传异质性疾病(不同人由不同基因引起),患者在一定的环境因素作用下由于遗传易感而发病。

2. 环境因素　近几十年来,IBD 的发病率持续增高,这一现象首先出现在社会经济高度发达的北美、北欧,继而是西欧、南欧,之后是日本、南美。这一现象反映了环境因素微妙但却重要的变化,如饮食、吸烟或暴露于其他尚不明确的因素。但难以用单一或几个环境因素来解释这一现象。有一个正在被逐渐接受的假说认为:环境变得越来越清洁,儿童期肠道免疫系统接受的外源刺激减弱,使早年形成的"免疫耐受"不完善,其后肠道抗原刺激发生的免疫反应的自身调节就容易发生紊乱。

3. 感染因素　微生物在 IBD 发病中的作用一直受到重视,但至今尚未找到某一特异微生物病原与 IBD 有恒定关系。有研究认为副结核分枝杆菌及麻疹病毒与 CD 有关,但尚缺乏有力证据。另一种观点认为 IBD(特别是 CD)是针对自身正常肠道菌群的异常免疫反应引起的。抗生素或益生菌制剂治疗可使部分患者症状缓解也证实肠道菌群在 IBD 发病中的作用。

4. 免疫因素　肠道黏膜免疫反应的激活是导致 IBD 肠道炎症发生、发展和转归过程的直接原因。有多种假说,尚无定论。近年研究认为,IBD 的免疫反应异常主要涉及 Th 亚群的异常,Th1 主要引起细胞介导的免疫反应,Th2 主要刺激体液性或过敏性反应。CD 是一种典型的 Th1 型反应,而 UC 是一种非典型的 Th2 型反应。除 T 细胞亚群外,肠道黏膜的非免疫细胞如上皮细胞、血管内皮细胞和间质细胞等也参与免疫反应和炎症过程,他们之间相互作用而释放出各种细胞因子及炎症介质,导致肠道炎症的发生和发展。

在此过程中还有许多参与炎症损伤的物质如一氧化氮等。

总之,目前 IBD 的病因和发病机制可概括为:环境因素作用于遗传易感者,在肠道菌群(或者现在尚未明确的特异性微生物)的参与下,启动了肠道免疫和非免疫系统,最终导致免疫反应和炎症过程。可能由于抗原的持续刺激和/或免疫调节紊乱,这种免疫炎症反应表现为过度亢进和难于自限。一般认为 UC 和 CD 是同一疾病的不同亚类,组织损伤的基本病理过程相似,但可能由于致病因素不同,发病的具体环节不同,最终导致组织损害的表现不同。

# 第一节　溃疡性结肠炎

溃疡性结肠炎(ulcerative colitis,UC)是一种病因不明的直肠和结肠慢性非特异性炎症性疾病。病变主要位于大肠黏膜与黏膜下层。临床主要表现为腹泻、黏液脓血便、腹痛,可伴有不同程度的全身症状或肠外表现。病情轻重不一,常反复发作而呈慢性病程。本病可发生于任何年龄,但以青壮年多见,亦可见于儿童或老年,我国发病高峰年龄为 20~49 岁。男女发病率无明显差异。

## 一、病理

病变位于大肠,呈连续性、弥漫性分布。多数在直肠和乙状结肠,可扩展至降结肠、横结肠,少数可累及全结肠。偶见累及回肠末段。

活动期黏膜呈弥漫性炎症反应。肉眼可见黏膜充血、水肿,表面呈弥漫性细颗粒状,组织脆性增高,触之易出血。显微镜下可见固有膜内弥漫性淋巴细胞、浆细胞、单核细胞等浸润。活动期有大量中性粒细胞及嗜酸性粒细胞浸润。随着病情发展,在肠腺隐窝底部聚集大量中性粒细胞,形成小的隐窝脓肿。当隐窝脓肿融合溃破,黏膜即出现广泛的浅小溃疡,并可逐渐融合成不规则的大片溃疡。由于结肠病变一般限于黏膜与黏膜下层,很少深达肌层,所以少有并发结肠穿孔、瘘管形成或结肠周围脓肿。少数暴发型或重症患者的病变波及全结肠,可发生中毒性结肠扩张,肠壁重度充血,肠腔膨大,肠壁变薄,溃疡累及肌层甚至浆膜层,甚至并发急性穿孔。

在反复发作的慢性炎症过程中,黏膜因不断破坏和修复,其正常结构丧失,有腺体变形、排列紊乱、数目减少等萎缩性改变。大量新生肉芽组织增生,常形成炎性息肉。由于溃疡愈合而瘢痕形成,黏膜肌层与肌层肥厚,使结肠变形缩短、结肠袋消失,甚至有时肠腔变窄。少数患者有结肠癌变。

## 二、临床表现

多数患者缓慢起病,少数急性起病。病程呈慢性经过,表现为发作期与缓解期交替,少数症状持续并逐渐加重。精神刺激、饮食失调、劳累、感染等可诱发或加重症状。临床表现与病变范围、病型、病期、病情轻重及有无并发症等有关。

1. 消化系统表现

(1)腹泻:见于绝大多数患者。腹泻主要由于炎症导致大肠黏膜对水、钠吸收障碍以及结肠运动功能异常有关,粪便中的黏液脓血则为炎症渗出、黏膜糜烂及溃疡所致。黏液血便是本病活动期的重要表现。大便次数及便血程度反映病情轻重。轻者每日排便 2~4 次,便血轻或无;重者每日 10 次以上,脓血显见,甚至大量便血。粪质亦与病情轻重有关,多数为糊状,重者呈稀水样。病变局限于直肠或直肠和乙状结肠患者,除可有腹泻、便血外,偶尔有便秘,这是病变引起直肠排空功能障碍所致。

(2)腹痛:一般有轻度至中度腹痛,多在左下腹或下腹,亦可波及全腹,多为阵发性疼痛,有腹痛-便意-便后缓解的规律,常有里急后重。若并发中毒性结肠扩张或炎症波及腹膜,则呈持续性剧烈腹痛。轻度患者或在病变缓解期可无腹痛或仅有腹部不适。

（3）其他症状：可有腹胀，严重者有食欲缺乏、恶心和呕吐等。

（4）体征：轻、中度患者仅有左下腹轻压痛，有时可触及痉挛的降结肠或乙状结肠。重度和急性暴发型患者常有明显压痛和肠胀气。若有腹肌紧张、反跳痛、肠鸣音减弱则应警惕中毒性巨结肠、肠穿孔等并发症。

2. 全身表现　一般见于中、重度患者，活动期常有低度至中度发热，高热多提示合并症或见于重度活动期。重症或病程持续活动者可出现衰弱、贫血、消瘦、低蛋白血症、水与电解质平衡紊乱等表现。

3. 肠外表现　病变可伴有全身多种肠外表现，包括外周关节炎、结节性红斑、坏疽性脓皮病、虹膜炎、巩膜炎、前葡萄膜炎、口腔复发性溃疡、骶髂关节炎、强直性脊柱炎、原发性硬化性胆管炎及淀粉样变性等。

4. 临床类型　按本病的病程、病期和病情严重程度、病变范围进行综合分型。

（1）根据病程经过分型。①初发型：指无既往史的首次发作，此型要特别注意鉴别诊断，排除其他疾病；②慢性复发型：临床上最多见，发作期与缓解期交替。以往所称"急性暴发型"最新指南建议弃用，将之归在重度 UC。以往所称"慢性持续型"是指症状持续，间以症状加重的急性发作，最新指南将之归在慢性复发型。

（2）病期和病情严重程度：病情分为活动期和缓解期，活动期的疾病严重程度分轻、中、重度。①轻度：腹泻每日 4 次以下，便血轻或无，无发热、脉速，贫血无或轻，血沉正常；②中度：介于轻度与重度之间，仅伴有轻微全身表现；③重度：腹泻每日 6 次以上，有明显黏液血便，伴有发热、脉速等全身症状，血沉加快，血红蛋白下降。有多个评分系统用于判断病情严重程度，改良的 Truelove 和 Witts 严重程度分类标准和 Sutherland 疾病活动指数（也称 Mayo 指数）较为简单实用。

（3）病变范围：推荐采用蒙特利尔分类，见表 4-8-1。

表 4-8-1　溃疡性结肠炎的病变范围分类（蒙特利尔分类）

| 分类 | 分布 | 结肠镜下所见炎症病变累及的最大范围 |
| --- | --- | --- |
| $E_1$ | 直肠 | 局限于直肠，未达乙状结肠 |
| $E_2$ | 左半结肠 | 累及左半结肠（脾曲以远） |
| $E_3$ | 广泛结肠 | 广泛病变累及脾曲以近乃至全结肠 |

## 三、并发症

1. 中毒性巨结肠　多发生于重度患者。国外报道重症患者中 5%～15% 发生中毒性巨结肠。结肠病变广泛而严重，累及肌层与肠肌神经丛，肠壁张力减退，结肠蠕动消失，肠内容物与气体大量积集，引起急性结肠扩张，一般以横结肠为最严重。常因低钾、钡剂灌肠、使用抗胆碱药或阿片类制剂而诱发。临床表现为病情急剧恶化，毒血症明显，有脱水与电解质平衡紊乱，出现肠胀气、腹部压痛，肠鸣音消失。白细胞计数显著升高。腹部 X 线片可见结肠扩大，结肠袋形消失。本并发症预后很差，易引起急性肠穿孔。

2. 结直肠癌变　多见于全结肠炎、幼年起病而病程漫长者。国外报道起病 20 年和 30 年后分别有 7.2% 和 16.5% 发生癌变，国内报道发生率较低。

3. 其他并发症　包括结直肠大出血、肠梗阻、肠穿孔等。

## 四、辅助检查

1. 实验室检查

（1）血液检查：可有贫血。在活动期白细胞计数可增高，而血沉增快和 C 反应蛋白增高则是活动期的标志。

（2）粪便检查：肉眼观常有黏液脓血，显微镜检可见红细胞和脓细胞，急性发作期可见巨噬细胞。粪便病原学检查的目的要排除感染性结肠炎，这是本病诊断的重要步骤，需反复多次进行（至少连续3次）。检查内容包括：①常规致病菌培养，排除痢疾杆菌和沙门氏菌等感染，根据情况选择特殊细菌培养以排除空肠弯曲菌、艰难梭状芽孢杆菌、耶尔森氏菌、真菌等感染；②取新鲜粪便，注意保温，查找溶组织阿米巴滋养体及包囊；③有血吸虫疫水接触史者需作粪便集卵和孵化以排除血吸虫病。有条件可作粪便钙防卫蛋白和血清乳铁蛋白等作为辅助指标检查。

（3）自身抗体检测：血中核周型抗中性粒细胞胞质抗体（perinuclear antineutrophil cytoplasmic antibody，P-ANCA）和抗酿酒酵母抗体（anti-saccharomyces cerevisiae antibodies，ASCA）分别为UC和CD的相对特异性抗体，同时检测这两种抗体有助于UC和CD的诊断和鉴别诊断。有报道P-ANCA阳性而ASCA阴性者，UC与CD鉴别的敏感性和特异性分别为44%和98%；ASCA阳性而P-ANCA阴性者，CD与UC鉴别的敏感性和特异性分别为56%和92%。

2. 结肠镜检查　是重要的诊断方法，可直接观察肠黏膜变化，取活体组织检查，确定病变范围。一般作全直肠结肠检查，必要时应作回肠末段检查。UC病变呈连续性、弥漫性分布，绝大部分从肛端直肠开始逆行向上扩展，内镜下所见重要病变有：①黏膜血管纹理模糊、紊乱或消失、充血、水肿、质脆、自发或接触出血和脓性分泌物附着，亦常见黏膜粗糙、呈细颗粒状；②病变明显处可见弥漫性、多发性糜烂或溃疡；③可见结肠袋变浅、变钝或消失以及假息肉和桥状黏膜等。内镜下黏膜染色技术能提高内镜对黏膜病变的识别能力，结合放大内镜技术，通过对黏膜微细结构的观察和病变特征的判别，能提高UC的诊断准确率。对重度患者进行检查应慎防肠穿孔。

3. 黏膜活检　结肠镜下黏膜活检组织学对诊断和鉴别诊断有重要价值。建议多段多点活检。活动期与缓解期的表现不同。活动期可见：①固有膜内弥漫性、慢性炎细胞及中性粒细胞、嗜酸性粒细胞浸润；②隐窝急性炎细胞浸润，尤其上皮细胞间中性粒细胞浸润、隐窝炎，甚至形成隐窝脓肿，可有脓肿溃入固有膜；③隐窝上皮增生，杯状细胞减少；④可见黏膜表层糜烂，溃疡形成，肉芽组织增生。缓解期可见：①中性粒细胞消失，慢性炎细胞减少；②隐窝大小形态不规则，排列紊乱；③腺上皮与黏膜肌层间隙增大；④帕内特细胞化生。

4. 手术切除标本病理检查　临床上外科手术切除标本一般为重度UC或疑为癌变的结肠。大体改变：病变多累及全结肠，连续到直肠，弥漫性分布；黏膜常常呈细颗粒状，有浅溃疡；浆膜一般正常。镜下改变：除上述的活检组织学改变外，还可见溃疡可达到黏膜下层，甚至形成脓肿；黏膜下水肿，淋巴管扩张和炎细胞浸润；中毒性巨结肠时可见深在溃疡甚至穿孔，重度炎症，出血和水肿等；发生异型增生者可见多发息肉或者腺瘤，并且可见不同程度异型增生或癌变。

5. 钡剂灌肠检查　其X线征主要有：①黏膜粗乱和/或颗粒样改变；②肠管边缘呈锯齿状或毛刺样，肠壁有多发性小充盈缺损；③肠管短缩，袋囊消失呈铅管样。重度患者作钡剂灌肠检查需慎重，以免加重病情或诱发中毒性巨结肠。

## 五、诊断与鉴别诊断

1. 诊断　我国《炎症性肠病诊断与治疗共识意见》（2018，北京）修订了IBD诊断标准，指出在排除其他疾病（见鉴别诊断）基础上，可按下列要点诊断：①具有典型临床表现者（反复或持续发作的腹泻、黏液便、黏液脓血便，伴腹痛、里急后重和不同程度的全身症状或肠外表现）为临床疑诊，安排进一步检查；②同时具备上述结肠镜和/或放射影像特征者，可临床拟诊；③如上述黏膜活检组织病理学特征和/或手术切除标本病理检查特征者，可以确诊；④初发病例如临床表现、结肠镜及活检组织学改变不典型者，暂不确诊UC，需随访3~6个月。

根据临床表现疑诊本病时，推荐以下诊断步骤：

（1）病史中注意病程，腹泻腹痛多在4~6周以上，应特别注意新近肠道感染史、抗生素和NSAID等用药史，戒烟与应激因素等。

（2）大便常规与大便培养不少于3次，根据流行病学特点，为除外阿米巴痢疾、血吸虫病等疾病应做相关的检查。

（3）结肠镜检查，兼做活检。重症患者或暴发型患者可暂缓检查或者仅做直、乙状结肠检查，以策安全。

（4）钡剂灌肠检查可酌情使用，重度患者不推荐。

（5）常规的实验室检查如血常规、血浆蛋白、血沉、C反应蛋白、腹部平片、超声检查，有助于确定疾病严重程度和活动度。

需要强调的是，UC并无特异性表现，各种病因均可引起类似的肠道炎症改变，因此只有在认真排除其他可能有关病因后方可诊断本病。一个完整的诊断应包括其临床类型、严重程度、病情分期、病变范围及并发症。这种诊断方式十分重要，可以据此选择不同治疗方案和给药途径，评价疗效，估计预后。

2. 鉴别诊断

（1）急性感染性肠炎：各种细菌感染如痢疾杆菌、志贺氏菌、肠弯曲菌、沙门氏菌、产气单孢菌、大肠埃希氏菌、耶尔森氏菌等。常有流行病学特点（如不洁食物史或疫区接触史），急性起病常伴发热和腹痛，具有自限性（病程一般数天至1周、不超过6周）；抗生素治疗有效；粪便检出病原体可确诊。

（2）阿米巴肠炎：典型粪便为果酱样大便，病变主要侵犯右侧结肠，也可累及左侧结肠，结肠镜下溃疡较深，边缘潜行，溃疡间的黏膜多属正常。确诊有赖于粪便或结肠镜取溃疡渗出物作镜检找到阿米巴滋养体或包囊，非流行区患者血清抗阿米巴抗体阳性有助诊断。抗阿米巴治疗有效。

（3）克罗恩病：溃疡性结肠炎需与单纯累及结肠的克罗恩病鉴别，鉴别要点见表4-8-2。

表4-8-2　溃疡性结肠炎和克罗恩病的鉴别

| 鉴别点 | 溃疡性结肠炎 | 克罗恩病 |
| --- | --- | --- |
| 症状 | 脓血便多见 | 有腹泻但脓血便较少见 |
| 病变分布 | 病变连续 | 呈节段性 |
| 直肠受累 | 绝大多数累及 | 少见 |
| 肠腔狭窄 | 少见，中心性 | 多见，偏心性 |
| 内镜表现 | 溃疡浅，黏膜弥漫性充血水肿、颗粒状，脆性增加 | 纵行溃疡、卵石样外观，病变间黏膜外观正常（非弥漫性） |
| 活检特征 | 固有膜全层弥漫性炎症、隐窝脓肿、隐窝结构明显异常、杯状细胞减少 | 裂隙状溃疡、非干酪性肉芽肿、黏膜下层淋巴细胞聚集 |

（4）大肠癌：多见于中年以后，直肠指检或肠镜检查可以发现肿瘤，取活组织病理检查进一步证实诊断；结肠镜与X线钡剂灌肠检查对鉴别诊断亦有价值，但应注意和溃疡性结肠炎引起的结肠癌变区别。

（5）血吸虫病：有疫水接触史，肝脾大，粪便检查可发现血吸虫卵，毛蚴孵化检查阳性，直肠镜检查在急性期可见黏膜黄褐色颗粒，活检黏膜压片或组织病理检查能发现血吸虫卵。免疫学检查有助鉴别。

（6）肠易激综合征：常伴全身神经症症状；粪便有黏液但无脓血，显微镜检正常或仅见少许白细胞，结肠镜检与钡剂灌肠检查无器质性病变证据。

（7）其他：其他感染性肠炎（如肠结核、抗生素相关性肠炎、真菌性肠炎等）、缺血性肠病、放射性肠炎、过敏性紫癜、胶原性结肠炎、结肠息肉病、结肠憩室炎以及HIV感染合并的结肠炎等应和本病鉴别。

# 六、治疗

治疗原则是诱导并维持临床缓解及黏膜愈合，防治并发症，改善患者生存质量。治疗方案的选择建立在对病情进行全面评估的基础上。主要根据病情的严重程度和病变累及的范围制订治疗方案（表 4-8-3）。治疗过程中根据对治疗的反应及对药物的耐受情况随时调整治疗方案。决定治疗方案前应向患者详细解释方案的效益与风险,在与患者充分交流并取得合作之后实施。

表 4-8-3　溃疡性结肠炎和克罗恩病的治疗方案

| 类别 | 远端 UC | 广泛 UC | 克罗恩病 |
|---|---|---|---|
| 轻度 | 直肠或口服 5-ASA，直肠 GCs | 口服 5-ASA | 口服 5-ASA、甲硝唑或口服 GCs、环丙沙星 |
| 中度 | 直肠或口服 5-ASA，直肠 GCs | 口服 5-ASA | 口服 GCs、AZA 或 6-MP |
| 重度 | 口服或静脉 GCs，直肠 GCs | 口服或静脉 GCs，静脉 CsA | 口服或静脉 GCs，皮下或静脉 MTX，静脉 infliximab |
| 顽固性 | 口服或静脉 GCs 加 AZA 或 6-MP | 口服或静脉 GCs 加 AZA 或 6-MP | 静脉 infliximab |
| 缓解期 | 口服或直肠 5-ASA，口服 AZA 或 6-MP | 口服 5-ASAAZA 或 6-MP | 口服 5-ASA、甲硝唑、AZA 或 6-MP |
| 累及肛周 | — | — | 口服抗生素、AZA 或 6-MP，静脉 infliximab |

注: UC 为溃疡性结肠炎; 5-ASA 为 5-氨基水杨酸; GCs 为糖皮质激素; AZA 为硫唑嘌呤; 6-MP 为 6-巯基嘌呤; CsA 为环孢素 A; MTX 为甲氨蝶呤; infliximab 为英夫利昔( TNF-α 单抗)。

1. 一般治疗　重视休息、饮食和营养。活动期患者应充分休息,以减少精神和体力负担,一般给予易消化、少渣、营养丰富的饮食。部分患者发病若与牛乳过敏或不耐受有关,则应限制乳制品摄入。重度患者需卧床休息,及时纠正水、电解质平衡紊乱,贫血者可输血,低蛋白血症者输注人血清白蛋白。病情严重者应禁食,并予完全胃肠外营养治疗。患者的情绪对病情会有影响,可予心理治疗。

2. 对症治疗　对有腹痛、腹泻的患者,要权衡利弊,慎用抗胆碱药或止泻药如复方地芬诺酯(苯乙哌啶)或洛哌丁胺,尤其是大剂量使用,在重症患者有诱发中毒性巨结肠的危险。

3. 药物治疗

（1）氨基水杨酸制剂:柳氮磺吡啶( salicylazosulphapyridine , SASP )是治疗本病的常用药物,适用于轻度、中度或重度经糖皮质激素治疗已有缓解者。该药口服后大部分到达结肠,经肠菌分解为 5-氨基水杨酸( 5-aminosalicylic acid , 5-ASA )与磺胺吡啶,前者是主要有效成分,在结肠内与肠上皮接触而发挥抗炎作用,其抗炎机制尚未完全明确,可能为综合作用。5-ASA 通过影响花生四烯酸代谢的一个或多个步骤,而抑制前列腺素合成;清除氧自由基而减轻炎症反应;抑制免疫细胞的免疫反应等。用法:4g/d,分 4 次口服;病情缓解后可逐渐减量使用,然后改为维持量 2g/d,分次口服,维持时间因病情不同而不同。主要副作用有恶心、呕吐、食欲减退、头痛、可逆性男性不育、皮疹、粒细胞减少和溶血等。

5-ASA 经口服后因在小肠近段已大部分被吸收,在结肠则达不到有效药物浓度,近年已研制成 5-ASA 的特殊制剂,如美沙拉嗪( mesalazine )采用高分子材料膜包裹 5-ASA 微粒制成的缓释片或控释片,使其能够到达远端回肠和结肠而发挥药效,因包裹材料不同而有不同产品;或用偶氮键结合 5-ASA 而制成的前体药,如奥沙拉嗪( olsalazine )和巴柳氮( balsalazide ),这类制剂在结肠内经细菌作用打断偶氮键释出 5-ASA。5-ASA 新型制剂疗效与 SASP 相仿,优点是副作用明显减少,缺点是价格相对昂贵。5-ASA 栓剂适用于病变局限在直肠者,用法为 0.5~1g/次,1~2 次/d;5-ASA 灌肠剂适用于病变局限在直肠乙状结肠者,用法为 1~2g/次,1~2 次/d。

（2）肾上腺糖皮质类固醇(简称"激素"):激素是治疗中到重度炎症性肠病的最常用药物,是可迅速诱导缓解的制剂。适用于对氨基水杨酸制剂疗效不佳的轻、中度患者和重度患者。其作用机制为非特异性抗炎和抑制免疫反应。一般给予泼尼松口服 0.75~1mg/( kg·d ),一般 40mg/d;重症患者先予较大剂量静脉滴注,氢化可的松 200~300mg/d,7~14d 后改为泼尼松口服 60mg/d。到症状缓解开始逐渐缓慢减量至停药,注意快速减量会导致早期复发,减量期间加用氨基水杨酸制剂以逐渐接替激素治疗。

病变局限在直肠、乙状结肠患者,可用琥珀酸钠氢化可的松(禁用氢化可的松醇溶制剂)100mg、泼尼松龙 20mg 或地塞米松 5mg 加生理盐水 100ml,作保留灌肠,1 次/d,病情好转后改为每周 2~3 次,疗程 1~3 个月。近年国外已推出多种新型激素灌肠剂或栓剂,使用方便。

（3）免疫抑制剂:硫唑嘌呤(azathioprine,AZA)或巯嘌呤(6-mercaptopurine,6-MP)可用于对糖皮质激素治疗效果不佳或对糖皮质激素依赖的慢性活动期患者,加用这类药物后可逐渐减少糖皮质激素用量甚至停用,使用方法及注意事项详见本章第二节"克罗恩病"。近年国外报道对严重溃疡性结肠炎急性发作静脉用糖皮质激素治疗无效者,静脉滴注环孢素 $2\sim4mg/(kg\cdot d)$ 可缓解病情而避免紧急手术。

（4）生物制剂:当激素及上述免疫抑制剂治疗无效或激素依赖,或不能耐受上述药物治疗时,可考虑生物制剂。英夫利昔(infliximab,IFX)是一种特异性阻断肿瘤坏死因子-α 的人鼠嵌合型单克隆抗体。国外研究已肯定其疗效,多用于中、重度溃疡性结肠炎患者。关于 IFX 的使用详见克罗恩病治疗部分。

（5）抗菌药物:一般病例并无抗生素应用指征。但对重度有继发感染者,应积极抗菌治疗,选择广谱抗生素,静脉给药,合用甲硝唑对厌氧菌感染有效。

（6）其他治疗:有研究使用益生菌和肠内营养辅助治疗对部分患者有一定疗效,维持缓解。中药方剂中不乏抗炎、止泻、黏膜保护、抑制免疫等多种药物,作为替代治疗的重要组成部分,可以辨证施治,适当选用。多种中药灌肠制剂也有一定的疗效,但需要进一步按现代的原理进行科学总结。治疗中应注重对患者的教育,以提高治疗的依从性,早期识别疾病发作与定期随访。

4. 手术治疗　紧急手术指征:并发大出血、肠穿孔、重度患者,特别是合并中毒性巨结肠经积极内科治疗无效且伴严重毒血症者。择期手术指征:①慢性活动期患者,经内科治疗效果不理想而严重影响生活质量者,或糖皮质激素虽可控制病情但副作用太大不能耐受者;②癌变及高度怀疑为癌变。一般采用全结肠切除加回肠造瘘术。为避免回肠造瘘缺点,近年采用回肠储袋肛管吻合术,既切除全结肠及剥离直肠黏膜和黏膜下层,又保留了肛门排便功能,大大改善了患者的术后生活质量。

## 七、预后

本病一般呈慢性过程,大部分患者反复发作。轻度及长期缓解者预后较好。急性暴发型、有并发症及年龄超过 60 岁者预后不良,但近年由于治疗水平提高,病死率已明显下降。病程漫长者癌变危险性增加,应注意随访。起病 $8\sim10$ 年的所有 UC 患者均应行一次肠镜检查确定当前病变范围。如为广泛结肠炎,则从此隔年肠镜复查,达 20 年后每年肠镜复查;如为左半结肠炎,则从起病 15 年开始隔年肠镜复查;如为直肠炎,无需肠镜监测。合并原发性硬化性胆管炎者,从该诊断确立开始每年肠镜复查。

# 第二节　克罗恩病

克罗恩病(Crohn disease,CD)是病因未明的胃肠道慢性炎性肉芽肿性疾病。本病在胃肠道的任何部位均可发生,但多见于末段回肠和邻近结肠,病变呈节段性或跳跃式分布。临床上以腹痛、腹泻、腹块、瘘管形成和肠梗阻为特点,可伴有发热、贫血、营养障碍等全身表现以及关节、皮肤、眼、口腔黏膜、肝脏等肠外损害。发病可在任何年龄,但以青壮年多见。

## 一、病理

病变同时累及回肠末段与邻近右侧结肠最多见,约半数;只涉及小肠者占其次,主要在回肠,少数见于空肠;局限在结肠者占 10%~20%,以右半结肠为多见。病变可同时涉及阑尾、直肠、肛门。病变在口腔、食管、胃、十二指肠者较少见。

大体形态上,克罗恩病特点为:①病变呈节段性或者跳跃性,非连续性。②黏膜特点早期为鹅口疮样溃疡;随着溃疡增大,形成匐行沟槽样或裂隙状纵行溃疡,可深达肌层,并融合成窦道。由于黏膜下层水肿与炎性细胞浸润,使黏膜隆起呈鹅卵石状。③病变累及肠壁全层,肠壁增厚变硬,肠腔狭窄。

组织学上,克罗恩病特点为:①非干酪样坏死性肉芽肿,由类上皮细胞和多核巨细胞构成,可见于肠壁各层和局部淋巴结;②裂隙溃疡,呈缝隙状,可深达黏膜下层甚至肌层;③肠壁各层炎症,伴充血、水肿、淋巴结扩张、淋巴组织增生和纤维组织增生。

肠壁全层病变致肠腔狭窄可发生肠梗阻。溃疡可穿孔引起局部脓肿,或穿透至其他肠段、器官、腹壁而形成内瘘或外瘘;慢性穿孔可引起肠粘连。受累肠段因浆膜有纤维素性渗出,常和邻近肠段、其他器官或腹壁粘连。

## 二、临床表现

临床表现多种多样,包括消化道表现、全身性表现、肠外表现及并发症。多数起病缓慢,病程较长,可达数月或数年。腹痛、腹泻为常见症状,多伴有体重减轻。早期有长短不等的活动期与缓解期,随后呈进行性发展。少数急性起病,可表现为急腹症,酷似急性阑尾炎或急性肠梗阻。

1. 消化系统表现

(1)腹痛:为最常见症状,多位于右下腹或脐周,间歇性发作,常为痉挛性阵痛伴肠鸣。常于进餐后加重,排便或排气后缓解。腹痛的发生可能与肠内容物通过炎症、狭窄肠段,引起局部肠痉挛有关。腹痛亦可由部分或完全性肠梗阻引起,此时伴有肠梗阻症状。出现持续性腹痛和明显压痛,提示炎症波及腹膜或腹腔内脓肿形成。全腹剧痛和腹肌紧张,可能系病变肠段急性穿孔所致。

(2)腹泻:亦为 CD 常见症状之一,主要由病变肠段炎症渗出、蠕动增加及继发性吸收不良引起。腹泻先是间歇发作,病程后期可转为持续性。粪便多为糊状,一般无脓血和黏液。病变涉及下段结肠或肛门直肠者,可有黏液便及里急后重。

(3)腹部包块:见于 10%~20% 患者,由于肠粘连、腹壁增厚、肠系膜淋巴结肿大、内瘘或局部脓肿所致。多位于右下腹与脐周。固定的腹块提示有粘连,多已有内瘘形成。

(4)瘘管形成:因透壁性炎性病变穿透肠壁全层至肠外组织或器官而成。瘘管形成是 CD 的临床特点之一。瘘分内瘘和外瘘,前者可通向其他肠段、肠系膜、膀胱、输尿管、阴道、腹膜后等处,后者通向腹壁或肛周皮肤。肠段之间内瘘形成可致腹泻加重及营养不良。瘘管通向的组织与器官因粪便污染可致继发性感染。外瘘或通向膀胱、阴道的内瘘均可见粪便与气体排出。

(5)肛门直肠周围病变:部分患者有肛门直肠周围瘘管、脓肿形成及肛裂等病变,结肠受累者较多见。有时这类病变可为本病的首发或突出的临床表现。

2. 全身表现　本病全身表现较多且较明显,主要有:

(1)发热:为常见的全身表现之一,与肠道炎症活动及继发感染有关。多数呈间歇性低热或中度热,少数呈弛张热伴毒血症。少数患者以发热为主要症状,甚至较长时间不明原因发热之后才出现消化道症状。

(2)营养障碍:由慢性腹泻、食欲减退及慢性消耗等因素所致。表现为消瘦、贫血、低蛋白血症和维生素缺乏等。青春期前患者常有生长发育迟滞。

3. 肠外表现　同溃疡性结肠炎相似,可有全身多个系统损害,伴有一系列肠外表现,包括杵状指/趾、关节炎、结节性红斑、坏疽性脓皮病、口腔黏膜阿弗他溃疡或鹅口疮样溃疡、虹膜睫状体炎、葡萄膜炎、小胆管周围炎、硬化性胆管炎、慢性活动性肝炎等,淀粉样变性或血栓栓塞性疾病亦偶有所见。

4. 并发症　肠梗阻最常见,其次是腹腔内脓肿,可出现吸收不良综合征,偶可并发急性穿孔或大量便血。病程长者可发生癌变。肠外并发症有胆石症,系胆盐的肠内吸收障碍引起。可有尿路结石,可能与脂肪吸收不良使肠内草酸盐吸收过多有关。脂肪肝颇常见,与营养不良及毒素作用等因素有关。

## 三、辅助检查

1. 实验室检查　贫血常见;活动期周围血白细胞增高,血沉加快;血清白蛋白常有降低;粪便隐血试验常呈阳性;有吸收不良综合征者粪便排出量增加并可有相应吸收功能改变。自身抗体检测,参见本章第一节。

2. 内镜检查

(1) 结肠镜检查:结肠镜检查和活检应列为 CD 诊断的常规首选检查,镜检应达末段回肠。镜下一般表现为节段性、非对称性的各种黏膜炎症表现,其中具特征性的内镜表现为非连续性病变、纵行溃疡和卵石样外观。还可以有跳跃性分布的肠腔狭窄、肠壁僵硬等。必须强调,无论结肠镜检查结果如何(确诊 CD 或疑诊 CD),也需选择有关检查明确小肠和上消化道的累及情况,以便为诊断提供更多证据及进行疾病评估。

(2) 胶囊内镜检查:有助于发现小肠黏膜异常,但对一些轻微病变的诊断缺乏特异性,且有发生滞留的危险。主要适用于疑诊 CD 但结肠镜及小肠放射影像学检查阴性者。

(3) 小肠镜检查:目前我国常用的是气囊辅助式小肠镜。该检查可直视下观察病变、取活检及进行内镜下治疗。主要适用于胶囊内镜或放射影像学等发现小肠病变,或尽管上述检查阴性而临床高度怀疑小肠病变,需进行确认及鉴别者。小肠镜下 CD 病变特征与结肠镜所见类似。

(4) 胃镜检查:少部分 CD 病变可累及食管、胃和十二指肠,但一般很少单独累及。原则上胃镜检查应列为 CD 的检查常规,尤其是有上消化道症状者。

3. 黏膜活检　需多段(包括病变部位和非病变部位)、多点取材。CD 黏膜活检标本的病理组织学改变有:固有膜炎症细胞呈局灶性不连续浸润;裂隙状溃疡;阿弗他溃疡;隐窝结构异常,腺体增生,个别隐窝脓肿,黏液分泌减少不明显,可见幽门腺化生或帕内特细胞化生;非干酪样坏死性肉芽肿;以淋巴细胞和浆细胞为主的慢性炎症细胞浸润,以固有膜底部和黏膜下层为重,常见淋巴滤泡形成;黏膜下淋巴管扩张;神经节细胞增生和/或神经节周围炎。

4. 切除标本　手术切除标本的大体表现包括:节段性或者局灶性病变;融合的线性溃疡;卵石样外观、瘘管形成;肠系膜脂肪包绕病灶;肠壁增厚和肠腔狭窄等特征。显微镜下典型改变除了活检改变外还包括:节段性、透壁性炎症;活动期有深入肠壁的裂隙状溃疡,周围重度活动性炎,甚至穿孔;透壁性散在分布淋巴样细胞增生和淋巴滤泡形成;黏膜下层水肿和淋巴管扩张,晚期黏膜下层增宽或出现黏膜与肌层融合;非干酪样坏死性肉芽肿见于黏膜内、黏膜下、肌层甚至肠系膜淋巴结;肌间神经节细胞和神经纤维增生和神经节周围炎。非干酪样坏死性肉芽肿具有较大的诊断价值,但需注意和肠结核的干酪样坏死性肉芽肿相鉴别。

5. 影像学检查

(1) CT/磁共振肠道成像(CT/MR enterography,CTE/MRE)和 CT/MR 肠道造影(CT/MR enteroclysis):CTE/MRE 是迄今评估小肠炎性病变的标准影像学检查,有条件的单位应将此检查列为 CD 诊断的常规检查。该检查可反映肠壁的炎症改变、病变分布的部位和范围、狭窄的存在及其可能的性质(炎症活动性或纤维性狭窄)、肠腔外并发症如瘘管形成、腹腔脓肿或蜂窝织炎等。活动期 CD 典型的 CTE 表现:肠壁明显增厚(>4mm);肠黏膜明显强化伴有肠壁分层改变,黏膜内环和浆膜外环明显强化,呈"靶症"或"双晕征";肠系膜血管增多、扩张、扭曲,呈"木梳征";相应系膜脂肪密度增高、模糊;肠系膜淋巴结肿大等。CTE 与 MRE 对评估小肠炎性病变的精确性相似,MRE 较费时、设备和技术要求较高,但无放射线暴露之虑。CT 或 MR 肠道造影可更好显示小肠尤其是近段小肠,有利于高位 CD 病变的诊断。

(2) 钡剂灌肠及小肠钡剂造影:钡剂灌肠已被结肠镜检查所代替,但遇无法行肠镜检查者仍有诊断价值。小肠钡剂造影敏感性低,已被 CTE/MRE 代替,但对无条件行 CTE/MRE 检查的单位则仍是小肠病变检查的重要技术。该检查对肠狭窄的动态观察可与 CTE/MRE 互补,必要时可两种检查方法同用。X 线所见为多发性、跳跃性病变,病变处见裂隙状溃疡、卵石样改变、假息肉、肠腔狭窄、僵硬,可见瘘管。由于病变肠段激惹及痉挛,钡剂很快通过而不停留该处,称为跳跃征;钡剂通过迅速而遗留一细线条状影,称为线样征,该征亦可能由肠腔严重狭窄所致。

（3）其他:腹部超声检查对发现瘘管、脓肿和炎性包块具有一定价值,但对 CD 诊断准确性较低,超声造影及彩色多普勒可增加准确性。由于超声检查方便、无创,对 CD 诊断的初筛及治疗后活动性的随访有相当价值,值得进一步研究。盆腔磁共振有助于确定肛周病变的位置和范围,了解瘘管类型及其与周围组织的解剖关系。

## 四、诊断与鉴别诊断

1. 诊断　我国《炎症性肠病诊断与治疗的共识意见》(2018,北京)中修订的 IBD 诊断标准中指出,在排除其他疾病基础上,可按下列要点诊断:①具备上述临床表现者可临床疑诊,安排进一步检查;②同时具备上述结肠镜或小肠镜(病变局限在小肠者)特征以及影像学(CTE/MRE,无条件者采用小肠钡剂造影)特征者,可临床拟诊;③如再加上活检提示 CD 的特征性改变且能排除肠结核,可作出临床诊断;④如有手术切除标本(包括切除肠段及病变附近淋巴结),可根据标准作出病理确诊;⑤对无病理确诊的初诊病例,随访 6~12 个月以上,根据对治疗反应及病情变化判断,符合 CD 自然病程者,可作出临床确诊。如与肠结核混淆不清但倾向于肠结核者应按肠结核作诊断性治疗 8~12 周,再行鉴别。

世界卫生组织(WHO)曾提出 6 个诊断要点的 CD 诊断标准(表4-8-4),该标准最近再次被世界胃肠组织(WOG)推荐,可供参考。

表4-8-4　世界卫生组织推荐的克罗恩病诊断标准

| 项目 | 临床 | 放射影像 | 内镜 | 活检 | 切除标本 |
|---|---|---|---|---|---|
| ①非连续性或节段性改变 | | + | + | | + |
| ②卵石样外观或纵行溃疡 | | + | + | | + |
| ③全壁性炎性反应改变 | +(腹块) | +(狭窄①) | +(狭窄) | | + |
| ④非干酪性肉芽肿 | | | | + | + |
| ⑤裂沟、瘘管 | + | + | | | + |
| ⑥肛周病变 | + | | | + | + |

注:具有①、②、③者为可疑;再加上④、⑤、⑥三者之一可确诊;具备第④项者,只要加上①、②、③三者之二亦可确诊。①表示应用现代技术 CTE/MRE 检查多可清楚显示全壁炎而不必仅局限于发现狭窄。

2. 疾病评估　CD 诊断成立后,需要进行疾病评估,以利于全面估计病情和预后、制定治疗方案。

（1）临床类型:推荐根据确诊年龄、病变部位、疾病行为按蒙特利尔 CD 表型分类法进行分型。

（2）疾病活动性评估:病情分为活动期和缓解期,活动期的疾病严重程度分轻、中、重度。临床上用克罗恩病活动指数(CDAI)评估疾病活动性的严重程度以及进行疗效评价。Harvey 和 Bradshow 的简化 CDAI 计算法较为简便。Best CDAI 计算法广泛应用于临床和科研。

内镜下病变的严重程度及炎症标志物如血清 C 反应蛋白(CRP)水平亦是疾病活动性评估的重要参考指标。内镜下病变的严重程度可以按溃疡的深浅、大小、范围及伴随狭窄情况来评估。精确的评估则采用计分法如克罗恩病内镜严重程度指数或克罗恩病简化内镜评分,由于耗时,主要用于科研。

（3）肠外表现和并发症:见前文"临床表现"。

3. 鉴别诊断　需与各种肠道感染性、非感染性炎症疾病及肠道肿瘤鉴别。应特别注意,急性发作时与阑尾炎鉴别;慢性发作时与肠结核及肠道淋巴瘤鉴别;病变单纯累及结肠者与 UC 进行鉴别。与 CD 鉴别最困难的疾病是肠结核。

（1）肠结核:回结肠型 CD 与肠结核的鉴别常会相当困难,因为除活检发现干酪样坏死性肉芽肿为肠结核诊断的特异性指标外,两者在临床表现、结肠镜下所见及活检所见常无特征性区别,然而干酪样坏死性肉芽肿在活检中的检出率却很低。因此强调,在活检未见干酪样坏死性肉芽肿情况下,鉴别依靠对临床表现、结肠镜下所见及活检进行综合分析。下列表现倾向 CD 诊断:肛周病变(尤其是肛瘘/肛周脓肿),并发瘘管、腹腔脓肿,疑为 CD 的肠外表现如反复发作口腔溃疡、皮肤结节性红斑等;结肠镜下见典型的纵行溃疡、典型的卵石样外观、病变累及 ≥4 个肠段、病变累及直肠肛管。下列表现倾向肠结核诊断:伴活动性肺结核,结核菌素试验强阳性;结肠镜下见典型的环形溃疡、回盲瓣口固定开放;活检见肉芽肿分布在黏膜固有层且数目多、直径大(长径>400μm),特别是有融合,抗酸染色阳性。活检组织结核分枝杆菌 DNA 检测阳性有助肠结核诊断,γ-干扰素释放试验阴性有助排除肠结核。小肠检查如见回结肠病变与近段小肠病变共存,特别是多节段病变共存,倾向 CD 诊断。

鉴别仍有困难者,予诊断性抗结核治疗,治疗数周内(2~4 周)症状明显改善,并于 2~3 个月后肠镜复查病变痊愈或明显好转,可作出肠结核的临床诊断。有手术指征者行手术探查,绝大多数肠结核可在病变肠段和/或肠系膜淋巴结病理组织学检查中发现干酪样坏死性肉芽肿而获病理确诊。

(2)溃疡性结肠炎:鉴别要点见本章第一节。

(3)小肠恶性淋巴瘤:原发性小肠恶性淋巴瘤可较长时间内局限在小肠,但不呈节段性分布,此时与 CD 鉴别有一定困难。如 X 线检查见小肠结肠同时受累,节段性分布,裂隙状溃疡、鹅卵石征、瘘管形成等有利于 CD 诊断;如 X 线检查见一段肠腔内广泛侵蚀、呈较大的指压痕征或充盈缺损,超声或 CT 检查肠壁明显增厚、腹腔淋巴结肿大,多支持小肠恶性淋巴瘤诊断。小肠恶性淋巴瘤一般进展较快。必要时手术探查可获病理确诊。

(4)急性阑尾炎:腹泻少见,常有转移性右下腹痛,压痛限于麦氏点,血常规白细胞计数增高更为显著,可资鉴别,但有时需剖腹探查才能明确诊断。

(5)其他:如血吸虫病、慢性细菌性痢疾、阿米巴肠炎、其他感染性肠炎(耶尔森氏菌、空肠弯曲菌、艰难梭状芽孢杆菌等感染)、出血坏死性肠炎、缺血性肠病、放射性肠炎、胶原性肠炎、白塞综合征、大肠癌以及其他各种原因引起的肠梗阻,在鉴别诊断中亦需考虑。

## 五、治疗

治疗目的是诱导缓解和维持缓解,防治并发症,改善生存质量。

1. 一般治疗 要求患者戒烟,强调饮食调理和营养补充。一般给予高营养低渣饮食,适当给予叶酸、维生素 $B_{12}$ 等多种维生素及微量元素。研究表明应用要素饮食(完全胃肠内营养),在给患者补充营养的同时,还能控制病变的活动性,特别适用于无局部并发症的小肠克罗恩病。完全胃肠外营养仅用于严重营养不良、肠瘘及短肠综合征者,应用时间不亦太长。

2. 对症治疗 对腹痛、腹泻者必要时酌情使用抗胆碱能药物或止泻药,合并感染者静脉途径给予广谱抗生素。

3. 药物治疗 治疗方案的选择建立在对病情进行全面评估的基础上。开始治疗前要认真检查有无全身或局部感染,特别是使用全身作用的糖皮质激素、免疫抑制剂或生物制剂者。治疗过程中根据对治疗的反应及对药物的耐受情况随时调整治疗方案。决定治疗方案前应向患者详细解释方案的效益与风险,在与患者充分交流并取得合作之后实施。个体化治疗方案见本章第一节治疗部分。具体药物使用方法如下:

(1)水杨酸制剂:柳氮磺胺吡啶对控制轻、中度患者的活动有一定疗效,但仅适用于病变局限在结肠者。美沙拉嗪等在回肠、结肠定位释放,对病变在回肠、结肠者有效。详见溃疡性结肠炎的治疗部分。

(2)肾上腺糖皮质类固醇(GCs):GCs 是目前控制病情最有效的药物,适用于本病活动期。一般主张使用时初始剂量要足、疗程应偏长。剂量如泼尼松为 30~40mg/d、重者可达 60mg/d,达到症状完全缓解开始减量,每周减 5mg,减至 20mg/d 时每周减 2.5mg 至停用,快速减量会导致早期复发。注意药物相关不良反应并作相应处理,宜同时补充钙剂和维生素 D。不主张应用激素作长期维持治疗。对于激素依赖的患者可试加用免疫抑制剂,然后逐步过渡到用免疫抑制剂或氨基水杨酸制剂作维持治疗。病情严重者可用氢化可的松或地塞米松静脉给药,病变局限在左半结肠者可用激素保留灌肠。亦可选用布地奈德(budesonide),一种新型的糖皮质激素,其全身不良反应少。

（3）免疫抑制剂:硫唑嘌呤(azathioprine,AZA)或巯嘌呤(6-mercaptopurine,6-MP)适用于对激素治疗效果不佳或对激素依赖的慢性活动性病例,加用这类药后可逐渐减少激素用量乃至停用。欧美推荐剂量为硫唑嘌呤 1.5~2.5mg/(kg·d)或巯嘌呤 0.75~1.5mg/(kg·d),但我国尚未有共识。该类药显效时间需 3~6 个月,维持用药一般 1~2 年。不良反应主要是白细胞减少等骨髓抑制表现,以服药 3 个月内常见,又尤以 1 个月内最常见。用药期间应全程监测、定期随诊。甲氨蝶呤(methotrexate)静脉用药显效较硫唑嘌呤或巯嘌呤快,必要时可考虑使用。

（4）生物制剂:英夫利昔(infliximab,IFX)使用方法为 5mg/kg 静脉滴注,在第 0、2、6 周给予作为诱导缓解,随后每隔 8 周给予相同剂量作长程维持治疗。IFX 对难治性结肠 CD、CD 瘘管患者都有较好疗效。副作用有 TNF 抑制引起严重感染,特别是他合用免疫抑制剂者机会感染可能性增加,故用药前行 PPD 试验以除外潜在的结核感染。由于 IFX 属异体蛋白,可引起输液反应和自身免疫反应,从而降低了疗效,目前有各种新型生物制剂正在临床研究中。

（5）其他:某些抗菌药物如甲硝唑、环丙沙星等应用对本病有一定疗效,甲硝唑对有肛周瘘管者疗效较好。

4. 手术治疗　本病具有复发倾向,手术后复发率高,故手术适应证主要针对并发症,包括完全性肠梗阻、瘘管与脓肿形成、急性穿孔或不能控制的大量出血及癌变。应注意,对肠梗阻要区分炎症活动引起的功能性痉挛与纤维狭窄引起的机械梗阻,前者经禁食、积极内科治疗多可缓解,不需手术;对没有合并脓肿形成的瘘管,积极内科保守治疗也可使其闭合,合并脓肿形成或内科治疗失败的瘘管才是手术指征。手术方式主要是病变肠段切除。术后复发的预防至今仍是难题,必须戒烟,美沙拉嗪、巯嘌呤类药物及咪唑类抗生素可减少复发。对有术后早期复发的高危患者宜尽早(术后 2 周)给予积极干预;术后半年及 1 年定期行肠镜复查,根据内镜复发与否及程度给予或调整药物治疗。

# 六、预后

本病可经治疗后好转,也可自行缓解。但多数患者反复发作,迁延不愈,其中相当部分患者在其病程中出现并发症转而手术治疗,预后不佳。小肠 CD 炎症部位可能并发癌肿,应重点监测小肠;结肠 CD 癌变危险性与 UC 相近,监测方法相同。

理论与实践

溃疡性结肠炎病期及病情严重程度 Mayo 评分系统,克罗恩病的临床类型、活化指数计算法,Best CDAI 计算法见表 4-8-5~表 4-8-8。

**表 4-8-5　溃疡性结肠炎病期和病情严重程度 Mayo 评分系统**

| 项目 | 计分/分 | | | |
| --- | --- | --- | --- | --- |
| | 0 | 1 | 2 | 3 |
| 排便次数 | 正常 | 超过正常 1~2 次/d | 超过正常 3~4 次/d | 超过正常 5 次/d |
| 便血 | 无 | 少许 | 明显 | 以血为主 |
| 黏膜表现 | 正常 | 轻度病变 | 中度病变 | 重度病变 |
| 医师评估病情 | 正常 | 轻 | 中 | 重 |

注:总分为各项之和,≤2 分为症状缓解;3~5 分为轻度活动;6~10 分为中度活动;11~12 分为重度活动。治疗有效定义为 Mayo 评分相对于基线值的降幅≥30%及≥3 分,而且便血的分项评分降幅≥1 分或该分项评分为 0 分或 1 分。

表 4-8-6　克罗恩病的临床类型（蒙特利尔分型）

| 项目 | 临床分型 | 特点 | 备注 |
|---|---|---|---|
| 确诊年龄(A) | $A_1$ | ≤16 岁 | |
| | $A_2$ | 17~40 岁 | |
| | $A_3$ | >40 岁 | |
| 病变部位(L) | $L_1$ | 回肠末段 | $L_1 + L_4$ [①] |
| | $L_2$ | 结肠 | $L_2 + L_4$ |
| | $L_3$ | 回结肠 | $L_3 + L_4$ |
| | $L_4$ | 上消化道 | |
| 疾病行为(B) | $B_1$ [②] | 非狭窄非穿透 | $B_{1p}$ [③] |
| | $B_2$ | 狭窄 | $B_{2p}$ |
| | $B_3$ | 穿透 | $B_{3p}$ |

注：①$L_4$ 可与 $L_1$、$L_2$、$L_3$ 同时存在；②$B_1$ 随时间推移可发展为 $B_2$ 或 $B_3$；③p 为肛周病变,可与 $B_1$ 至 $B_3$ 同时存在。

表 4-8-7　简化克罗恩病活动指数（CDAI）计算法

| 临床表现 | 0 分 | 1 分 | 2 分 | 3 分 | 4 分 |
|---|---|---|---|---|---|
| 一般情况 | 良好 | 稍差 | 差 | 不良 | 极差 |
| 腹痛 | 无 | 轻 | 中 | 重 | — |
| 腹块 | 无 | 可疑 | 确定 | 伴触痛 | — |
| 腹泻 | 稀便每日 1 次记 1 分 | | | | |
| 并发症 | 每种症状记 1 分 | | | | |

注：≤4 分为缓解期；5~8 分为中度活动期；≥9 分为重度活动期；CDAI:克罗恩病活动指数；并发症包括关节痛、虹膜炎、结节性红斑、坏疽性脓皮病、阿弗他溃疡、沟裂、新瘘管和脓肿等。

表 4-8-8　Best CDAI 计算法

| 变量 | 权重 |
|---|---|
| 稀便次数(1 周) | 2 |
| 腹痛程度(1 周总评,0~3 分) | 5 |
| 一般情况(1 周总评,0~4 分) | 7 |
| 肠外表现与并发症(1 项 1 分) | 20 |
| 阿片类止泻药(0、1 分) | 30 |
| 腹部包块(可疑 2 分;肯定 5 分) | 10 |
| 血细胞比容降低值(正常:男 40%,女 37%) | 6 |
| 100×(1-体重/标准体重) | 1 |

注：总分=各分值之和。CDAI<150 分为缓解期；CDAI≥150 分为活动期,150~220 分为轻度,221~450 分为中度,>450 分为重度。血细胞比容正常值可按国人标准。

## 相关链接

### 炎症性肠病合并机会性感染

机会性感染是指对健康人体致病能力有限或无致病能力的微生物,当疾病(如艾滋病)或治疗因素诱发机体免疫功能低下时,则可致病而引发感染。IBD 患者是机会性感染的高风险人群。需要关注和重视 IBD 合并巨细胞病毒( cytomegalovirus, CMV )感染、EB 病毒( epstein-barr virus, EBV )感染、病毒性肝炎、细菌感染、结核分枝杆菌感染、真菌感染、寄生虫感染等。

巨细胞病毒属于疱疹病毒家族中的一员。重度 UC 和/或糖皮质激素抵抗的 UC 患者的 CMV 活动性感染率增高。CD 患者很少合并 CMV。疾病形式表现不一,CMV 感染作为隐蔽因素可加重病情。CMV 结肠炎内镜特征表现包括广泛黏膜脱失、深凿样溃疡、纵行溃疡、鹅卵石样改变、不规则溃疡等。CMV 包涵体多在炎性反应和溃疡部位,其中生长旺盛的细胞如溃疡周边肉芽组织或溃疡深部更易发现 CMV 感染,因此行内镜活组织检查时在上述部位取材有利于提高检出阳性率。针对 CMV 活动性感染的检测手段很多,各有其优点和不足，多种方法联合应用可增加其检出率。CMV 结肠炎的诊断金标准是结肠黏膜组织 HE 染色阳性伴免疫组织化学染色阳性，和/或结肠黏膜组织 CMV DNA qPCR 检测阳性。IBD 合并 CMV 结肠炎患者的抗病毒治疗疗程建议为 3~6 周。治疗的主要药物是更昔洛韦和膦甲酸钠。更昔洛韦用法为 5mg/kg（2 次/d）静脉滴注。缬更昔洛韦是更昔洛韦的前体药物，口服生物利用度较好，吸收后经磷酸化变为三磷酸更昔洛韦，其疗效和更昔洛韦相当，常规剂量为 900mg（2 次/d），可作为口服维持治疗。膦甲酸钠的疗效与更昔洛韦相当，用法为 180mg/（kg·d）静脉滴注，分 2~3 次给药。

EB 病毒是一种嗜淋巴细胞的 DNA 病毒，属疱疹病毒属。IBD 患者有发生淋巴瘤的风险，尤其是接受巯基嘌呤治疗的患者，部分可能与 EBV 感染相关。须密切监测血常规、外周血涂片、肝功能和 EBV 血清学指标。EBV DNA 若 EBV 血清学原本阴性的患者出现 EBV DNA 升高，即提示有发生淋巴增生性疾病的危险。首要治疗是减量或停用免疫抑制剂。停用免疫抑制剂后，EBV 相关的淋巴细胞增生性疾病通常可自发缓解。

IBD 患者在首次确诊时，建议同时进行乙肝病毒筛查，而不是在开始免疫抑制剂治疗后进行。鉴于隐匿性感染存在 HBV 再激活的风险，建议对 HBsAg 阴性且抗-HBc 阳性者筛查 HBV DNA。拟进行免疫抑制剂治疗的 HBsAg 阳性的 IBD 患者，不论 HBV DNA 水平，均需预防性使用核苷酸类药物抗病毒治疗，抗病毒治疗应在糖皮质激素、免疫抑制剂治疗前 1~2 周开始，持续至免疫抑制治疗停止后至少 12 个月。HCV 不是免疫抑制治疗的绝对禁忌证，但可能增加 HCV 再次活动风险，故需密切监测。

难辨梭状芽孢杆菌是一种革兰氏阳性产芽孢厌氧杆菌，为院内感染的一种常见条件致病菌，可引起腹泻、伪膜性肠炎、严重脓毒血症等。IBD 是难辨梭状芽孢杆菌感染的独立危险因素。手卫生防护是防止难辨梭状芽孢杆菌院内感染的重要手段。感染检查方法包括以下 3 种：①难辨梭状芽孢杆菌毒素 A/B 的检测或毒素中和试验；②检测细菌本身，如谷氨酸脱氢酶抗原检测或培养；③病原体核酸检测技术（NAT）检测毒素基因等。一般建议 NAT 与 ELISA 进行联合检测，内镜检查不作为必需检测方法。治疗可选用甲硝唑和万古霉素。对于严重感染者，万古霉素疗效优于甲硝唑，建议作为首选。甲硝唑的用量一般为口服 200~250mg（4 次/d）或 400~500mg（3 次/d），疗程为 10~14d。万古霉素可用于治疗复发型感染或甲硝唑治疗无效感染。对于急性感染，建议万古霉素 125mg/6h 口服。为预防复发，建议万古霉素逐渐减量或间断用药，具体用法为每 3d 口服 125~500mg，持续 2~3 周。

抗 TNF 制剂治疗可致潜伏结核感染（latent tuberculosis infection，LTBI）再激活，或导致结核感染机会增加，故采用抗 TNF 制剂治疗前须常规筛查结核。有 LTBI 的 IBD 患者，至少抗结核 3 周后才能使用抗 TNF 制剂；近 3 个月内应用结核分枝杆菌活疫苗者，不宜进行生物制剂治疗。在使用抗 TNF 制剂过程中还需定期通过临床表现、胸部 X 线片等监测结核活动情况，建议每 8~16 周随访 1 次。应用糖皮质激素、嘌呤类药物和甲氨蝶呤治疗前，建议行结核分枝杆菌筛查。排除活动性结核需结合既往结核病史、结核接触史、有无结核中毒症状和胸部 X 线片进行判断。LTBI 的筛查目前主要有结核菌素皮肤试验（tuberculin skin test，TST）和干扰素 γ 释放试验（interferon-γ release assay，IGRA），但无法区分 LTBI 和活动性结核。鉴于我国为结核病高发国家，建议 PPD 和 IGRA 均可用于我国 LTBI 的筛查，对 PPD 阳性者可进一步采用 LTBI 协助确认。对有 LTBI 的 IBD 患者，在应用抗 TNF 制剂或糖皮质激素治疗中，建议采用以下方案：异烟肼 0.3g/d，利福平 0.45g/d，连续用药 6 个月；或异烟肼 0.9g/周，利福喷汀 0.9g/周，连续用药 3~6 个月。对于既往陈旧性结核的 IBD 患者是否需要预防性抗结核治疗，需根据其既往治疗等情况采取个体化方案，并与专科医师讨论后决定。一旦诊断活动性结核，应立即开始规范抗结核治疗，并停用抗 TNF 制剂和免疫抑制剂（如嘌呤类、甲氨蝶呤），糖皮质激素是否继续应用或减量则需权衡利弊。鉴于 IBD 合并活动性结核患者多属于免疫抑制宿主合并结核机会性感染，推荐给予 2HRZE/10HRE 共 12 个月的抗结核治疗方案。在规范抗结核治疗 2~3 个月，且患者结核相关指标改善后可考虑恢复抗 TNF 制剂治疗。

真菌是人类胃肠道的常驻菌，对肠道稳态起重要作用，在 IBD 发病中的作用尚不明确，可成为 IBD 患者真菌感染的条件致病原。一旦确诊侵袭性真菌感染,原则上应停用对机体免疫功能具有抑制作用的药物,包括糖皮质激素、免疫抑制剂、生物制剂。如果真菌感染仅是浅表的(如皮肤局部感染),局部抗真菌药物能够有效控制,此时是否需要停用免疫抑制剂尚有争议,需要认真评估 IBD 患者病情和继续使用的利弊关系,但继续使用抗 TNF 制剂的风险较高。

　　IBD 合并寄生虫感染的研究相对较少。目前尚无明确证据支持常规寄生虫筛查,但如果患者有疫区久居史或旅居史,可酌情考虑。如果怀疑合并寄生虫感染,免疫抑制剂可酌情减量,当感染控制后,必须使用免疫抑制剂控制 IBD 病情时,可参考感染专科医师意见进行二级预防。

(林连捷)

## 学习小结

　　炎症性肠病主要包括溃疡性结肠炎和克罗恩病。溃疡性结肠炎病变主要位于大肠黏膜与黏膜下层。临床主要表现为腹泻、黏液脓血便、腹痛,可伴有不同程度的全身症状或肠外表现。按本病的病程、程度、范围及病期进行综合临床分型。结肠镜检查是重要的诊断方法,可直接观察肠黏膜变化,取活体组织检查,确定病变范围。需要强调的是,各种病因均可引起类似的肠道炎症改变,注意鉴别诊断,需认真排除其他可能有关疾病。治疗方案的选择建立在对病情进行全面评估的基础上,主要根据病情的严重程度和病变累及的范围制定治疗方案。常用药物包括氨基水杨酸制剂、肾上腺糖皮质类固醇、免疫抑制剂、生物制剂等,部分患者需要手术治疗。

　　克罗恩病病变在胃肠道的任何部位均可发生,多见于末段回肠和邻近结肠,病变呈节段性或跳跃式分布。临床上以腹痛、腹泻、腹块、瘘管形成和肠梗阻为特点,可伴有发热、贫血、营养障碍等全身表现以及关节、皮肤、眼、口腔黏膜、肝脏等肠外损害。内镜检查和活检应列为 CD 诊断的常规首选检查。CTE/MRE 是迄今评估小肠炎性病变的标准影像学检查。此病诊断有难度,注意鉴别诊断。治疗方案的选择建立在对病情进行全面评估的基础上。开始治疗前要认真检查有无全身或局部感染,特别是使用全身作用糖皮质激素、免疫抑制剂或生物制剂者。治疗过程中根据对治疗的反应及对药物的耐受情况随时调整治疗方案。决定治疗方案前应向患者详细解释方案的效益与风险,在与患者充分交流并取得合作之后实施,采取个体化治疗方案。

## 复习参考题

　　1. 如何鉴别溃疡性结肠炎和克罗恩病?

　　2. 如何鉴别克罗恩病和肠结核?

# 第九章

# 功能性胃肠病

学习目标

| | |
|---|---|
| **掌握** | 功能性消化不良及肠易激综合征的临床表现和诊断。 |
| **熟悉** | 功能性消化不良及肠易激综合征的治疗。 |
| **了解** | 功能性消化不良及肠易激综合征的病因和发病机制。 |

功能性胃肠病(functional gastrointestinal disorders,FGID)是一组非器质性消化道功能紊乱性疾病,临床主要表现为消化道(包括咽、食管、胃、胆道、小肠、大肠、肛门)有关症状,常伴有失眠、焦虑、抑郁、头昏、头痛等。其原因和发病机制复杂,尚不十分清楚,目前多认为综合因素所致。本章着重讲述功能性消化不良和肠易激综合征。

## 第一节　功能性消化不良

消化不良(dyspepsia)是指位于上腹部的一个或一组症状,主要包括上腹部疼痛、上腹部烧灼感、餐后饱胀感及早饱,也包括上腹部胀气、嗳气、恶心和呕吐等。功能性消化不良(functional dyspepsia,FD)指具有慢性消化不良症状,但不能用器质性、系统性或代谢性等疾病来解释产生症状的原因,是临床上常见的一种功能性胃肠病。欧美的流行病学调查表明,成年人群的发病率20%~40%。国内FD亦很常见,常与其他如胃食管反流病、肠易激综合征等功能性疾病重叠存在,但尚缺乏大规模的流行病调查材料。我国2015年FD共识指出"无警报症状的未经检查的消化不良多数为FD",其中警报症状指不明原因消瘦、进行性吞咽困难、反复或持续性呕吐、消化道出血、贫血、发热等症状和有胃癌家族史或40岁以上新发的消化不良症状者。作为临床常见的病症之一,FD以慢性、持续性、易反复发作为其特点,严重影响患者的生命质量,加重了社会、家庭经济和医疗负担。

### 一、病因和发病机制

FD的发病机制复杂,至今未被完全阐明。目前认为多种因素共同参与FD的发病过程,这些因素包括以胃排空延迟和容受性舒张功能下降为主要表现的胃十二指肠动力异常、内脏高敏感、胃酸、幽门螺杆菌(Hp)、精神心理因素和遗传、饮食、生活方式等。其中胃十二指肠动力异常和内脏高敏感被认为是FD发病的最重要病理生理学机制。FD的各种发病机制之间并不是相互独立的,而是相互影响、相互作用的。一般认为不同的病理生理学机制可能与FD的不同症状相关,但各种机制与特定症状之间的具体关系尚不十分明确。

胃十二指肠运动功能紊乱主要表现为胃排空延迟和胃容受性舒张功能下降。胃排空延迟可能与恶心、餐后饱胀、早饱等症状相关。胃容受性舒张功能是指进食后胃底反射性扩张以容纳食物,保证食物在胃内得到充分消化。相当比例的 FD 患者胃容受性舒张功能下降,可能与早饱、体重下降等症状的产生相关。FD 患者对机械扩张表现为高敏感反应,可能是餐后腹痛、嗳气、恶心、饱胀等消化不良症状的重要原因。

近年来,内脏感觉与 FD 的关系受到重视,有研究证明 FD 患者对胃扩张的感觉容量明显低于正常人,即感觉阈值下降及感觉过敏,其机制可能与正常内脏传入信号在脊髓、脑的水平被放大,产生过强反应有关。

作为胃内局部环境的重要影响因素,胃酸和 Hp 在 FD 的发病中可能有一定作用。与健康人相比,FD 患者 Hp 感染率较高,对酸的清除能力下降,十二指肠 pH 更低,酸暴露时间更长,十二指肠酸化可导致近端胃松弛、对扩张的敏感度增加并抑制胃容受性舒张功能,从而导致消化不良症状的产生。研究显示:急性医源性感染 Hp 可产生急性消化不良症状;大量流行病学调查显示 Hp 感染与消化不良症状有关。Hp 能产生多种致病因子,使胃、十二指肠黏膜防御能力减低,同时增加胃酸的侵袭能力,因此认为 Hp 感染可能是引起一部分患者消化不良症状的原因。

精神心理因素和应激因素与 FD 的发病有一定的关系。调查表明:FD 患者焦虑、抑郁的积分明显高于正常人;部分 FD 患者发病于精神创伤;FD 患者生活中,特别是童年期应激事件的发生频率高于正常人。调查均说明心理因素可通过脑-肠轴调节,引起肠道感知和运动,从而产生各种症状。研究发现多个基因多态性与 FD 的发病有一定关系,遗传因素与 FD 发病之间的关系有待进一步研究。

某些特定饮食习惯、生活方式可能与 FD 症状的发生或加重相关。研究显示,饮食不规律、偏爱甜食和产气食物等不健康的饮食习惯是 FD 的危险因素。与健康人相比,FD 患者有运动少、睡眠不足、进食不规律和压力大等特点。

## 二、临床表现

主要有持续性或反复发作的上腹不适或疼痛,上腹胀、早饱、嗳气、食欲缺乏、恶心,呕吐等症状,常以其中一个或一组症状为主。部分患者有饮食、精神等诱发因素。多起病缓慢,病程为数月、数年或更长。上腹痛为常见症状之一,多无规律性,伴或不伴有其他上腹部症状;上腹胀为最常见的症状,多发生于餐后,或餐后加重;早饱、嗳气亦不少见;部分 FD 患者还同时伴有失眠、焦虑、抑郁、头痛、注意力不集中等精神症状。

## 三、诊断与鉴别诊断

### (一) 诊断

主要基于症状,FD 临床诊断标准为:必须具有以下症状的一种或多种:①餐后饱胀;②早饱;③上腹痛;④上腹烧灼感。同时排除可引起这些症状的器质性疾病。诊断之前至少 6 个月开始出现症状,并在最近 3 个月每周至少 3 日符合诊断标准。

罗马Ⅳ标准仍然沿用罗马Ⅲ标准对 FD 的分类,即依据症状与进餐的关系分为餐后不适综合征(meal-induced dyspeptic syndrome, PDS)和上腹疼痛综合征(epigastric pain, EPS),诊断 FD 必须满足 PDS 和/或 EPS 的诊断标准。PDS 的主要症状是:①餐后饱胀不适(影响日常活动);②早饱不适感(不能完成平常餐量的进食)。EPS 的主要症状是:①中上腹痛(影响日常活动);②中上腹烧灼不适(影响日常活动)。相比于罗马Ⅲ标准而言,罗马Ⅳ标准沿用了 FD 的四种核心症状,但在症状的描述方面,强调了对日常生活的影响。

诊断 FD 需首先排除器质性疾病引起的相关症状,对消化不良患者的评估需包括有无警报症状、症状频率和严重程度、心理状态等。消化不良的辅助检查包括血常规、血生物化学、粪便隐血、上腹部超声等，根据需要还可行结肠镜、上腹部 CT 或 MRI 检查。在寄生虫感染流行区域，建议行相应的病原学检测。我国 Hp 感染率和上消化道肿瘤患病率高，推荐初诊的消化不良患者及时进行 Hp 检测和胃镜检查。在对患者做全面的病史采集和体格检查的基础上，有选择性地对患者做全面的实验室及特殊检查，以免延误病情。

### （二）鉴别诊断

FD 临床表现和症状与上消化道溃疡相似，因此需行胃镜检查以做鉴别。此外，如以上腹痛或胸骨后烧灼感为主要症状，则可能为胃食管反流，24h 食管 pH 检测可提供客观反流的证据；对于年龄在 45 岁以上，出现消瘦、贫血、呕血、黑粪、吞咽困难、腹部肿块、黄疸、消化不良症状进行性加重等"报警症状和体征"者，即使客观检查暂时未发现明显器质性病变，亦不能轻易诊断 FD，应行进一步相关检查，以明确诊断。其他，如胆道、胰腺疾病及一些药物也可引起消化不良的症状，糖尿病患者无论是否已有胃轻瘫均可发生餐后饱胀不适、早饱、恶心、呕吐等症状，详细的病史采集、体检及辅助检查可帮助鉴别诊断。

## 四、治疗

由于 FD 的发病机制尚不十分清楚，症状繁多且无特异性，故目前主要根据患者的临床表现及可能的因素进行相应的治疗。

### （一）一般治疗

建立良好的饮食生活习惯，避免某些能够导致或加重 FD 患者的食物如粗粮、高脂饮食、刺激或辛辣食物、碳酸饮料、乙醇和浓茶等，避免个人生活经历中会诱发症状的食物。特别要消除精神紧张、焦虑及抑郁等不良情绪，可根据患者不同特点进行心理疏导治疗。

### （二）药物治疗

1. 抑制胃酸分泌药　可选择质子泵抑制剂（PPI）和 $H_2$ 受体拮抗剂（$H_2$RA）。PPI 和 $H_2$RA 能有效治疗 FD，是以上腹痛为主要症状的上腹疼痛综合征（EPS）患者的首选经验性治疗药物，一般疗程为 4~8 周。罗马Ⅳ标准对近期公布的相关临床研究进行了分析：抑酸治疗方面，一些研究结果表明质子泵抑制剂（PPI）和 $H_2$ 受体拮抗剂（$H_2$RA）可以有效改善 FD 总体症状，然而 PPI 对缓解动力障碍样消化不良的症状是无效的。需要注意的是，抑酸药物特别是 PPI 治疗可缓解部分胃恶性溃疡患者的症状和暂时愈合溃疡的作用，有延误胃癌诊断的潜在危险，因此除少部分年轻消化不良患者初始可用短期（2 周）经验性药物治疗外，对所有出现报警症状或年龄在 45 岁以上患者，及时胃镜检查都是首要选择。同时研究显示长期大剂量 PPI 应用并不能增加疗效，反而增加小肠细菌过度生长等药物不良反应的风险，因此推荐 PPI 治疗 FD 的剂量为标准剂量。

2. 促胃肠动力药　在促动力治疗方面，罗马Ⅳ标准指出：促动力药物疗效显著优于安慰剂。促胃肠动力药是 FD 特别是以上腹胀、早饱、嗳气为主要症状的餐后不适综合征（PDS）的首选经验性治疗药物。莫沙必利及伊托必利：作用于肠肌间神经丛 $5\text{-}HT_4$ 受体，增加乙酰胆碱释放，从而增加食管下段括约肌张力及食管蠕动性收缩，增强胃窦收缩，改善胃窦与十二指肠的协调运动，促进胃排空。极少数可致心脏 QT 间期延长，应予注意。部分前瞻性、多中心、随机对照双盲试验和荟萃分析发现：新型促动力药伊托必利通过多巴胺受体拮抗剂+乙酰胆碱酯酶抑制剂的双重机制，对 FD 的餐后饱胀和早饱症状有效，且不良反应发生率低。

3. 消化酶制剂　消化酶制剂有助于食物的消化吸收。研究显示，复方消化酶制剂能有效缓解 FD 患者的症状。目前临床常用的消化酶制剂包括胰酶肠溶胶囊、复方消化酶胶囊、复方阿嗪米特肠溶片和米曲菌胰酶片等。

4. 根除 Hp 治疗　Hp 胃炎是引起部分患者消化不良的原因。由于长期 Hp 感染易形成慢性胃炎，对于 Hp 感染的 FD 患者,根除 Hp 能使部分患者受益。研究表明慢性消化不良的患者可以从 Hp 根除中受益,对于 Hp 感染的消化不良患者(针对消化不良的整体患者)进行 Hp 根除是最优成本效益的治疗方法。

5. 精神心理治疗　主要为抗焦虑和抗抑郁药物治疗。研究显示精神心理治疗对上述治疗疗效欠佳伴有焦虑抑郁的 FD 患者有效。常用的有三环类药物如阿米替林,具有延长和增加 5-HT 作用的药物如氟西汀等;新的具有选择性抑制 5-HT 再摄取的药物如帕罗西汀等。宜从小剂量开始,并注意药物副作用。抗焦虑和抗抑郁药物对于 FD 症状的改善效果存在不一致性。对于 FD 患者,应针对性地选择给予抗焦虑抑郁治疗。

6. 中药和穴位刺激治疗　中药和穴位刺激对 FD 有一定的治疗效果,对于常规西医治疗效果不佳的患者可以尝试。

# 第二节　肠易激综合征

肠易激综合征(irritable bowel syndrome,IBS)是一种功能性肠病,以腹痛、腹胀或腹部不适为主要症状,排便后症状多改善,常伴有排便习惯(频率和/或性状)的改变,缺乏临床常规检查可发现的能解释这些症状的器质性病变。排便习惯紊乱(包括腹泻、便秘或腹泻便秘交替)和腹胀都是 IBS 的典型症状。本病较为常见。调查资料显示:全球 IBS 的患病率约 11.2%,我国普通人群 IBS 总体患病率为 6.5%,患病率因地域、调查方法、调查对象和诊断标准不同有较大差异,大学生和中、小学生患病率较高。IBS 患者各个年龄段均有发病,但多见于 50 岁以下的人群,其中女性高于男性,男女比例为 1:(1~3)。我国具有 IBS 症状者的比例与西方国家相似,肠道感染是我国 IBS 发病的危险因素,饮食因素可诱发或加重 IBS 症状。国外一项流行病学调查显示,IBS 患者的 FD 发病率高于普通人群,FD 与 IBS 重叠率高达 50%,国内一项研究显示 FD 与 IBS 的重叠率 38%,均为女性多见,提示二者之间可能存在着共同的病理生理过程。IBS 症状常常反复发作,严重影响患者的生活质量。

## 一、病因和发病机制

IBS 的病因和发病机制尚未完全阐明,目前认为是多种因素共同作用的结果。其病因和发病机制可能与下列因素有关:

1. 肠道动力异常　肠道动力异常是 IBS 的重要发病机制,不同 IBS 亚型肠道动力改变有所不同。正常人结肠的基础电节律以 6 次/min 的慢波频率为主,而以便秘或腹痛为主的 IBS 患者 3 次/min 的慢波频率(与非推进性分节收缩有关)显著增加,这种频率的增加使分节运动加强,肠内容物推进减慢,水分被吸收过多而导致便秘,也可产生痉挛性便秘。另外,3 次/min 的频率增多还可导致肠壁对肠腔扩张产生痛觉的敏感性增高。正常人结肠高幅蠕动性收缩主要发生于餐后或排便前,与肠内容物长距离输送有关,每24h 出现 6~8 次。便秘为主的 IBS 患者此种收缩明显减少,而腹泻为主者则明显增多,提示 IBS 发病与肠道动力异常有关。

2. 内脏高敏感　内脏高敏感是指引起内脏疼痛或不适刺激的阈值降低、内脏对生理性刺激产生不适感或对伤害性刺激反应强烈的现象。目前认为内脏高敏感是 IBS 的核心发病机制,在 IBS 症状发生和疾病发展中有重要作用。直肠、乙状结肠及小肠的腔内气囊扩张试验可使 IBS 患者出现腹痛,而相同体积的扩张对正常人无腹痛产生,提示 IBS 患者肠扩张疼痛阈值明显降低。研究发现,回肠推进性蠕动增加可使60% 的 IBS 患者产生腹痛,而在健康对照组仅 17%。IBS 患者的腹疼可能与肠管对扩张和收缩的痛觉敏感性增加有关。

3. 大脑与胃肠道通过中枢神经系统(CNS)-肠神经系统(ENS)的相互调节作用　中枢神经系统对肠道刺激的感知异常和脑-肠轴调节异常可能参与 IBS 的发生。脑可调节肠感觉和运动功能,反之亦然。正常人在直肠膨隆时可激活前扣带回,使感觉传入减少,肠易激综合征患者则无此反应。

4. 感染 近年来发生在肠黏膜和肠神经丛的感染在致 IBS 中的作用越来越多地受到重视。有研究发现患 IBS 的患者中有一半肠黏膜炎性细胞增多,有 1/3 的 IBS 患者症状开始于肠道急性感染之后,25%的急性肠道感染的患者发展成 IBS 样的或消化不良的症状,这些患者的肠黏膜炎性细胞增多且有炎性因子的表达,说明肠道感染和免疫因素可能参与部分 IBS 的发病。也有研究显示:肠道菌群失调也可能与 IBS 的发病有关。

5. 心理-社会因素 已有研究证实生活应激事件与 IBS 间存在高度相关性,精神心理因素与部分 IBS 密切相关。出现严重的生活事件或长期困苦经历在功能性胃肠疾病患者中远比在器质性胃肠疾病患者中得多。有证据表明,来自心理-社会方面的痛苦经历可以使肠道的炎症持续时间延长。

## 二、临床表现

多呈慢性起病,病程较长,可达数年至数十年,症状可为持续性或间歇性,常可由精神、饮食等因素诱发或加重。最主要的临床表现是腹痛、腹胀、排便习惯及粪便性状的改变,但一般全身健康状况良好。

### (一) 症状

1. 腹痛 几乎所有 IBS 患者都有不同程度的腹痛,疼痛可为局限性,亦可范围较广且定位模糊,但以下腹和左下腹多见,性质多样,发作和持续时间不定。常出现于餐后和排便前,可于排便或排气后缓解。极少睡眠中痛醒。

2. 大便习惯改变 主要为腹泻、便秘或腹泻与便秘交替发生,腹泻者一般每日排便 3~5 次,少数严重者可达十数次。大便多呈稀糊状,也可为成形软便或稀水样,常有白色或透明黏液,部分患者以黏液便为主,但绝无脓血。一般腹泻不于夜间出现,故不干扰睡眠。便秘者排便困难,多为每周排便 1~2 次,重者可十余天排便 1 次,粪便干结、量少,呈羊粪状或细杆状,表面可附黏液。部分患者腹泻与便秘交替出现。

3. 大便性状改变 在没有使用泻剂和止泻剂情况下,应用 Bristol 粪便性状量表判断大便性状:①硬块状便分为坚果状(不易排出);②腊肠状但成块;③腊肠状但表面有裂缝;④腊肠状平滑软便;⑤有明确边界的软团状物(易于排出);⑥整齐边缘的松散片状物,糊状便或水样便;⑦没有固体成分,完全是液体的。

4. 其他 部分患者可有失眠、焦虑、抑郁、头昏、头痛等精神症状。多数患者可伴腹胀和消化不良,可有排便不尽感、直肠坠胀感、排便窘迫感等症状。

### (二) 体征

无明显体征,在腹痛相应部位可有轻压痛,部分患者可触及腊肠样肠管,直肠指检可发现肛门痉挛及触痛。

### (三) 报警症状和体征

包括发热、体重下降、便血和黑粪,贫血、腹部包块等,应加强重视,有大肠癌家族史和 40 岁以上者,应尽早行结肠镜检查。

## 三、诊断与鉴别诊断

### (一) 诊断

IBS 罗马Ⅳ标准:反复发作的腹痛,过去 3 个月内每周发作至少 1d,伴有以下两项或两项以上。①与排便有关;②发作伴随排便频率的改变;③发作伴随大便性状的改变。在诊断之前症状出现至少 6 个月,且近 3 个月症状必须符合诊断标准。

1. 以下症状可支持 IBS 的诊断 ①排便频率异常(每日排便>3 次或每周<3 次);②粪便性状异常(块状便、便硬、松散便或稀水样便);③粪便排出过程异常(费力、急迫感、排便不尽感);④黏液便;⑤腹胀。

2. 同时排除可引起这些症状的器质性疾病。

3. 罗马Ⅳ标准中提出了根据有症状大便的比例（如稀便/水样便,硬便/块状便）作为 IBS 亚型的分型标准（基于至少 2 周的每日数据,不包括使用轻泻剂或止泻药的患者）。①IBS 便秘型:硬便或块状便排便比例≥25%,稀便（糊状便）或水样便排便比例<25%;②IBS 腹泻型:稀便（糊状便）或水样便排便比例≥25%,硬便或块状便排便比例<25%;③混合型 IBS:硬便或块状便排便比例>25%,稀便（糊状便）或水样便排便比例≥25%;④未定型 IBS:粪便的性状不符合上述任一标准者。

IBS 是一组以腹痛、腹胀、排便习惯和大便性状改变为主要症状,缺乏特异性形态学、生化和感染性病因的症候群。临床诊断以症状为基础,结合肠镜、钡剂灌肠检查排除肠道器质性病变后可成立诊断。对有警报征象的患者,要有针对性地选择进一步检查排除器质性疾病。警报征象包括:年龄>40 岁、便血、粪便隐血试验阳性、贫血、腹部包块、腹水、发热、体重减轻、结直肠癌家族史。

临床实践中,由于患者可在相当长的一段时期内保持正常大便稠度,所以相较于其他亚型,有很大一部分的 IBS 患者被归于未定型。IBS 严重程度和肠道症状、肠道外症状、精神心理状态和生命质量有关,应从多方面评估 IBS 的严重程度。IBS 诊断流程见图4-9-1。

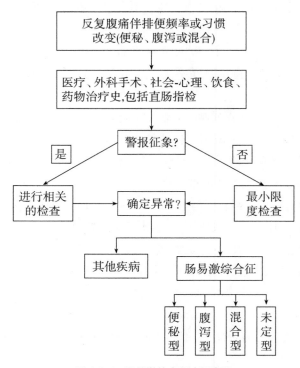

图 4-9-1　肠易激综合征诊断流程

（二）鉴别诊断

以上腹痛为主者应与消化性溃疡、胃炎、胃癌、胆囊炎、胆石症、胰腺癌等疾病鉴别;以脐周痛为主者应与肠道蛔虫症鉴别;以下腹痛为主者应与泌尿系统及妇科疾病鉴别;以腹泻为主者主要应与感染性腹泻、炎症性肠病、吸收不良综合征及甲状腺功能亢进等疾病鉴别;乳糖不耐受症是常见的腹泻原因,应予以鉴别。以便秘为主者应与功能性及药物性便秘、结肠及直肠肿瘤鉴别。鉴别诊断主要依赖于血液生化、大便常规,以及超声、CT、MRI 等影像学检查结果。

## 四、治疗

IBS 的治疗目标是改善症状,提高患者的生命质量。需要制订个体化治疗策略。IBS 处置过程中医生应耐心解释以消除患者的顾虑,与患者建立良好的医患沟通和信任关系。根据症状类型和症状严重程度进行适当治疗。

## （一） 一般治疗

建立良好的生活习惯,避免诱发或加重症状的食物。生活方式的改变如锻炼、减轻压力、改善睡眠障碍可改善 IBS 症状。膳食纤维的补充是 IBS 管理的基础,低可发酵寡聚糖、二糖、单糖、多元醇饮食可改善某些 IBS 症状。

## （二） 药物治疗

1. 胃肠解痉药 匹维溴铵(pinaverium bromide)是作用于胃肠道平滑肌的高选择性 L 型钙通道阻滞剂,可消除肠平滑肌的高反应性,进而缓解患者的腹痛、腹泻、便秘,特别是腹泻和便秘交替出现的症状。奥替溴铵作为毒蕈碱和速激肽 $NK_2$ 受体拮抗剂以及钙通道阻滞剂,集聚在肠壁尤其是在结肠环行肌的最内层和黏膜下层,抑制肠道平滑肌因各种刺激因素所致的痉挛收缩。

2. 止泻药 ①洛哌丁胺:作用于肠壁的阿片受体阻止乙酰胆碱和前列腺素的释放,从而抑制肠道平滑肌的收缩,减少肠蠕动。适用于腹泻较重者,每次 2mg,每日 3 次;②地芬诺酯:地芬诺酯对平滑肌的作用类似吗啡,直接作用于肠平滑肌而抑制肠蠕动,同时可增加肠节段性收缩,使肠内容物通过延迟而利于水分吸收;③十六角蒙脱石(思密达):它是由双四面体氧化硅单八面体氧化铝组成的多层结构,可通过吸附肠内水分达到治疗腹泻的目的。也可用药用炭治疗,该药尚有消除腹胀的作用。

3. 泻药 对便秘型患者经饮食治疗无效者可酌情使用泻药,但原则为小剂量,短疗程。应首选渗透性泻剂如半纤维素或亲水胶体,为 IBS 便秘较理想的治疗药物,如欧车前子制剂和天然高分子多聚糖等。

4. 肠道感觉调节药物 $5-HT_4$ 受体激动剂如西沙必利、替加色罗具有减少肠道时相性收缩、增加推动性蠕动、缩短肠道传输时间等生理作用,对便秘型 IBS 具有良好疗效,特别对女性患者更为确切。但由于其可能出现较为严重的心血管副作用,限制了此类药物的临床使用,目前替加色罗已退出市场。普卡必利具有高度选择性及特异性的 $5-HT_4$ 受体激动作用,治疗重度慢性便秘短期可显著改善肠道功能,减轻便秘症状,在Ⅳ期临床试验中未发现明显不良反应,有望成为新一代治疗便秘型的 IBS 有效药物。$5-HT_3$ 受体拮抗剂能抑制肠神经系统中的非选择性阳离子通道 $5-HT_3$ 受体活化,从而抑制肠道蠕动和分泌,提高疼痛感觉阈值,如阿洛司琼可以有效缓解 IBS 总体症状,减轻腹痛和腹部不适症状,减少排便次数,改善大便硬度和排便急迫感,但由于上市较晚,尚待大规模的临床研究证实其疗效。

5. 微生态制剂 部分 IBS 患者有肠道菌群失调,而纠正肠道菌群可控制腹泻、腹胀症状。目前常用微生态制剂包括:益生菌如双歧杆菌、地衣芽孢杆菌、乳酸杆菌等;益生元如乳果糖、蔗糖低聚糖、大豆低聚糖、双歧因子等;合生元系二者的合成制剂。微生态制剂能有效增加肠道有益菌或促进其生长繁殖,并在肠黏膜表面形成生物学屏障,改善肌体免疫功能,增加营养物质吸收,不同程度缓解症状。

## （三） 心理行为治疗

心理行为治疗包括心理治疗、催眠术、生物反馈疗法,国内外报道均有一定疗效。部分 IBS 患者烦恼于自身 IBS 症状,产生焦虑和/或抑郁等精神心理问题,这类患者渴望得到更多关于自身疾病的解释,应对其进行耐心的健康宣教,提高其对疾病的认知水平和应对能力,缓解心理应急反应,改善 IBS 症状。由于抑郁和/或焦虑的持续存在影响患者躯体疾病的治疗效果和生活质量,加强对 IBS 患者中抑郁和/或焦虑问题的识别和诊断十分重要,一经明确,应积极进行心理疏导治疗,解除精神负担和不良情绪因素,适当应用镇静药物;经常规治疗无效且伴明显焦虑和/或抑郁者,可给予阿咪替林、氟西汀或帕罗西汀等抗抑郁和/或焦虑药物治疗。

在常规药物治疗的基础上,进行生物反馈治疗,可以帮助患者建立正确的排便习惯和信心,降低内脏敏感性,缓解腹痛和排便费力症状,改善生活质量。

（苗新普）

功能性胃肠病是一组以慢性或反复发作性的胃肠道症状为主要表现的疾病，常伴有失眠、焦虑、抑郁、头痛等精神症状，精神、饮食等因素可诱发或使症状加重。经长期随访，并排除器质性疾病可明确诊断。治疗主要以对症治疗、综合治疗及个体化治疗为原则，存在严重精神症状者可抗抑郁治疗，并辅以心理行为治疗生物反馈治疗等。

1. 胃肠道器质性疾病的警报症状和体征有哪些？

2. 试述肠易激综合征的诊断标准。

# 第十章　　肝　硬　化

04第10章

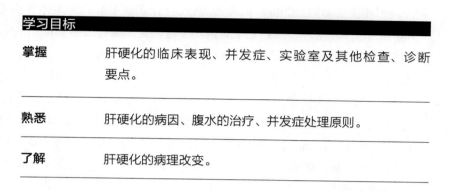

| 学习目标 | |
|---|---|
| **掌握** | 肝硬化的临床表现、并发症、实验室及其他检查、诊断要点。 |
| **熟悉** | 肝硬化的病因、腹水的治疗、并发症处理原则。 |
| **了解** | 肝硬化的病理改变。 |

肝硬化(cirrhosis of liver)是一种常见的慢性肝病。以肝细胞弥漫性坏死,继而出现弥漫性纤维化、假小叶形成和再生结节形成为特征的慢性肝病。本病早期在临床上可无明显症状,后期出现一系列不同程度的门静脉高压和肝功能障碍,并伴有全身多系统损害。晚期常出现消化道出血、肝性脑病、继发感染等严重并发症。肝硬化是我国常见疾病和主要死亡病因之一。肝硬化占内科总住院人数的 4.3%~14.2%,发病高峰年龄在 35~48 岁,男女比例为(3.6~8):1。

## 一、病因与发病机制

1. **病因**　引起肝硬化的病因很多,在我国以病毒性肝炎为主,国外以酒精中毒多见。

(1) 病毒性肝炎:主要为乙型、丙型肝炎病毒感染或丁型与乙型肝炎病毒重叠感染,尤以乙型慢性活动性肝炎为主要原因。近年来明确的丙型肝炎,大部分可以转为慢性,由慢性活动性肝炎演变为肝硬化者达 35%。而甲型和戊型病毒性肝炎几乎不发展为肝硬化,庚型肝炎病毒的致病性及是否引起慢性肝损害仍不清楚。我国病毒性肝炎引起和导致肝硬化病因占 60%~80%。

(2) 酒精中毒:长期大量饮酒(每日摄入乙醇 80g 达 10 年以上)时,乙醇及其中间代谢产物(乙醛)的毒性作用引起酒精性肝炎,继而发展为肝硬化。

(3) 胆汁淤积:持续肝内胆汁淤积或肝外胆管阻塞时,可引起原发性或继发性胆汁性肝硬化。

(4) 循环障碍:慢性充血性心力衰竭、缩窄性心包炎、肝静脉和/或下腔静脉阻塞,可致肝细胞长期淤血缺氧、坏死和结缔组织增生,最终变成淤血性或心源性肝硬化。

(5) 化学毒物或药物:长期接触四氯化碳、磷、砷等化学毒物或服用双醋酚汀、甲基多巴、四环素等药物,可引起中毒性或药物性肝炎,最终演变为肝硬化。

(6) 代谢障碍:由于遗传或先天性酶缺陷,致其代谢产物沉积于肝,引起肝细胞坏死和结缔组织增生,如肝豆状核变性(铜沉积)、血色病(铁质沉着)、$\alpha_1$-抗胰蛋白酶缺乏症和半乳糖血症。

(7) 营养障碍:慢性炎症性肠病,长期食物中缺乏蛋白质、维生素、微量元素及抗脂肪肝物质等,可引起吸收不良和营养失调、肝细胞脂肪变性和坏死,以及降低肝对其他致病因素的抵抗力等。

（8）免疫紊乱：自身免疫性肝炎可进展为肝硬化。自身免疫性肝炎是由于自身免疫所引起的一组慢性肝炎综合征，其表现与病毒性肝炎极为相似。患者由于免疫调控功能缺陷，导致机体对自身肝细胞抗原产生反应，表现为以细胞介导的细胞毒性作用和肝细胞表面特异性抗原与自身抗体结合而产生的免疫反应，并以后者为主。

（9）血吸虫性肝纤维化：长期或反复感染血吸虫病患者，虫卵主要沉积于汇管区，虫卵及其毒性产物可引起大量结缔组织增生，但再生结节不明显，故称血吸虫病性肝纤维化。

（10）原因不明：发病原因一时难以肯定，称为隐源性肝硬化。

2. 发病机制　肝硬化的演变发展过程包括4个方面。①肝细胞变性坏死：广泛肝细胞变性坏死导致肝小叶纤维支架塌陷。②再生结节形成：残存肝细胞不沿原支架排列再生，形成不规则结节状肝细胞团（再生结节）。③假小叶形成：自汇管区和肝包膜有大量纤维结缔组织增生，形成纤维束，自汇管区一汇管区或自汇管区一肝小叶中央静脉延伸扩展，即所谓纤维间隔，包绕再生结节或将残留肝小叶重新分割，改建成为假小叶，这就是肝硬化已经形成的典型形态改变。④门静脉高压：由于上述病理变化，造成肝内血液循环的紊乱，表现为血管床缩小、闭塞或扭曲，血管受到再生结节挤压；肝内门静脉、肝静脉和肝动脉三者之间分支失去正常关系，并相互出现交通吻合支等，这些严重的肝血液循环障碍，不仅是形成门静脉高压的病理基础，且更加重肝细胞的营养障碍，促进肝硬化病变的进一步发展。

3. 病理　在大体形态上，肝脏变形，早期肿大，晚期缩小，质地变硬、重量减轻，外观呈棕黄色或灰褐色，表面有弥漫性大小不等的结节和塌陷区，边缘较薄而硬，肝包膜增厚。切面可见肝正常结构消失，被圆形或近圆形的岛屿状结节代替，结节周围有灰白色的结缔组织间隔包绕。

在组织学上，正常肝小叶结构破坏或消失，被假小叶所取代。有的假小叶由几个不完整的肝小叶构成，有的假小叶则由再生肝细胞结节构成，肝细胞的排列和血窦的分布极不规则。假小叶内肝细胞常有不同程度的变性、坏死和再生、脂肪浸润。汇管区因结缔组织增生而显著增宽，其中可见程度不等的炎性细胞浸润，并有小胆管样结构（假胆管）。

根据结节形态，肝硬化可分为以下3种类型：

（1）小结节性肝硬化：最为常见。结节大小相仿，直径一般在3~5mm，最大不超过1cm，纤维间隔较细，假小叶大小亦较一致。

（2）大结节性肝硬化：由大片肝坏死引起，结节粗大，大小不均，直径在1~3cm，最大可达5cm，结节由多个假小叶构成，纤维间隔宽窄不一，假小叶大小不等。

（3）结节混合性肝硬化：为上述两型的混合型，即肝内同时存在大、小结节两种病理形态，实际上此型肝硬化亦很常见。

以往曾经将再生结节不明显的肝硬化确定为第4型肝硬化。但其特点为纤维间隔明显，纤维组织包绕多个肝小叶，形成较大的结节，但是结节内增生不明显。在我国，该种类型肝硬化多由血吸虫引起，目前认为将该种类型称为血吸虫性肝纤维化更为恰当。

## 二、临床表现

通常情况下，肝硬化起病隐匿，病程发展缓慢，早期病情亦较轻，可潜伏3~5年甚至10年以上，少数因短期大片肝坏死，3~6个月便发展成肝硬化。目前，临床上仍将肝硬化分为肝功能代偿期和失代偿期，但两期界限常不清楚。

1. 代偿期　从临床观察来看，此期患者症状较轻，缺乏特异性。主要以乏力、食欲减退等症状出现较早，且较突出，有些患者可伴有腹胀不适、恶心、上腹隐痛、轻微腹泻等。上述症状多呈间歇性出现，因劳累或伴发其他疾病而表现出来，经休息或治疗后症状可缓解。患者营养状态一般，肝轻度肿大，质地结实或偏硬，无或有轻度压痛，脾轻或中度肿大。肝功能检查结果正常或轻度异常。

2. 失代偿期　肝功能失代偿期症状显著,主要为肝功能减退和门静脉高压两大类临床表现,同时可有全身多个系统的症状。

（1）肝功能减退

1）全身症状:①一般情况与营养状况较差,不同程度的乏力、精神不振,严重者卧床不起;②体重减轻,尤其以面部、锁骨上窝以及下肢的脂肪减少最为明显;③部分患者有不规则发热;④维生素缺乏引起的口角炎、夜盲症、眼干燥症及多发性神经炎等,有些患者还有水肿。

2）皮肤黏膜改变:①皮肤干燥,面色黧暗无光泽(肝病面容);②水肿,一般以下肢踝部皮下水肿为主,常与腹水并存,严重时可出现阴部、阴囊水肿;③蜘蛛痣和毛细血管扩张;④肝掌;⑤黄疸,部分患者可有黄疸,一般不太严重,若黄疸呈进行性加深,说明肝细胞出现持续坏死,或有胆汁淤积,预后差,严重黄疸多伴皮肤瘙痒。

3）消化道症状:食欲缺乏,甚至厌食,进食后常感上腹部饱胀不适、恶心和呕吐,尤其对油腻食物或高蛋白性食物的耐受性较差。有些患者因腹水和胃肠积气而腹胀难忍。上述症状与肝硬化门静脉高压导致的胃肠道淤血水肿、消化吸收障碍和肠道菌群失调等有关。

4）出血倾向和贫血:常有鼻出血、牙龈出血、皮肤紫癜、胃肠出血、月经过多等倾向,与肝合成凝血因子减少、脾功能亢进和毛细血管脆性增加有关。患者常有不同程度的贫血,以正细胞正色素性贫血为主,偶见巨细胞性贫血,由营养不良、肠道吸收障碍、胃肠失血和脾功能亢进等因素引起。

5）内分泌紊乱:主要有雌激素增多,雄激素减少。肝功能减退时对雌激素的灭能作用减弱,雌激素在体内蓄积,通过负反馈抑制腺垂体的分泌功能,从而影响垂体-性腺轴或垂体-肾上腺皮质轴的功能,致雄激素减少,糖皮质激素亦减少。由于雌、雄激素平衡失调,在男性患者常有性欲减退、睾丸萎缩、毛发脱落及乳房发育等;女性有月经失调、闭经、不孕等。患者面部、颈、上胸、肩背和上肢等上腔静脉引流区域出现蜘蛛痣和/或毛细血管扩张;在手掌大鱼际、小鱼际和指端腹侧部位有红斑,称为肝掌,认为均与雌激素增多有关。当肝功能损害严重时,蜘蛛痣数目增多、增大,肝功能好转后则减少或缩小。在肝功能减退时,肝对醛固酮和抗利尿激素灭能作用减弱,致继发性醛固酮增多和抗利尿激素增多,使水钠潴留、尿量减少和水肿,对腹水的形成和加重亦起重要的促进作用。由于肾上腺皮质功能减退,患者面部(尤其眼眶周围)和其他暴露部位,可见皮肤色素沉着。

（2）门静脉高压:门静脉系统阻力增加和门静脉血流量增多,是形成门静脉高压的发生机制。脾大、侧支循环的建立和开放、腹水是门静脉高压的三大临床表现。尤其侧支循环开放,对门静脉高压有诊断性意义。

1）脾大与脾功能亢进:脾因长期淤血和其中的单核吞噬细胞、纤维结缔组织增生而肿大,多为轻、中度肿大,部分可达脐下。上消化道大出血时,脾可暂时缩小,甚至不能触及。晚期脾大常伴有白细胞、血小板和红细胞计数减少,称为脾功能亢进。

2）侧支循环的建立和开放:门静脉压力增高,超过1.96kPa(200mmH$_2$O)时,正常经肝回心的血流受阻,而流向与上下腔静脉相通的一些静脉,使这些在正常情况下仅少量血液通过的静脉扩张变粗,另外还可以使出生后已经闭锁的胎儿时期的血管重新开放,导致门静脉系统许多部位与腔静脉之间建立门-体侧支循环。临床上有三组重要的侧支循环开放。①食管下段和胃底静脉曲张:系门静脉系的胃冠状静脉和腔静脉系的食管静脉、肋间静脉、奇静脉等开放沟通,是门静脉高压时发生上消化道大出血的重要原因;②腹壁静脉曲张:门静脉高压时脐静脉重新开放,与副脐静脉、腹壁静脉等连接,在脐周腹壁可见纡曲的静脉,以脐为中心向上下腹延伸,脐周静脉出现异常明显曲张者,外观呈水母头状;③痔静脉扩张:系门静脉系的直肠上静脉与下腔静脉系的直肠中、下静脉沟通,有时扩张形成痔核,破裂时引起便血。

另外,在手术中还可见到,腹膜后组织间的静脉也可以产生较为明显的曲张。

3) 腹水:腹水是肝硬化失代偿期最突出的临床表现,失代偿期患者75%以上有腹水。开始多为轻中度腹水,经适当休息或治疗可以消退。当进展至后期时,大量腹水使腹部膨隆,腹部皮肤绷紧发亮,状如蛙腹,患者行走困难,有时膈肌显著抬高,出现端坐呼吸和脐疝。部分患者伴有胸腔积液,多见于右侧,系腹水通过膈淋巴管或经瓣性膈膜孔进入胸腔所致。腹水形成的机制为钠、水的过量潴留,与下列腹腔局部因素和全身因素有关。但各个因素在腹水形成和持续阶段所起的作用有所侧重,其中肝功能不全和门静脉高压贯穿整个过程。①门静脉压力增高:超过2.94kPa(300mmH$_2$O)时,腹腔内脏血管床静水压增高,组织液回吸收减少而漏入腹腔;②血浆胶体渗透压降低:低白蛋白血症,白蛋白低于30g/L时,血浆胶体渗透压降低,致血液成分外渗;③肝淋巴液生成过多:肝静脉回流受阻时,血浆自肝窦壁渗透至窦旁间隙,致肝淋巴液生成增多(每日7~11L,正常为1~3L),超过胸导管引流的能力,淋巴液自肝包膜和肝门淋巴管渗出至腹腔;④醛固酮增多:继发性醛固酮增多致钠重吸收增加;⑤抗利尿激素分泌增多:致水的重吸收增加;⑥有效循环血容量不足:致肾交感神经活动增强,前列腺素、心房钠尿肽以及激肽释放酶-激肽活性降低,从而导致肾血流量、排钠和排尿量减少。

(3) 肝触诊:肝脏大小取决于肝内脂肪浸润、再生结节和纤维化的程度,与病因、病程和病理类型有关。早期表现为肝大、肝脏表面尚平滑,晚期肝脏质地坚硬,边缘较薄,可触及结节或颗粒状。通常无压痛,但在肝细胞进行性坏死或炎症时则可有轻压痛。

3. 并发症

(1) 上消化道出血:为最常见的并发症。多突然发生大量的呕血或者是黑粪,常引起出血性休克或诱发肝性脑病。出血病因除食管-胃底静脉曲张破裂外,部分为并发急性胃黏膜糜烂或消化性溃疡所致。

(2) 肝性脑病:是本病最严重的并发症,亦是最常见的死亡原因。

(3) 感染:肝硬化患者抵抗力低下,常并发细菌感染,如肺炎、胆道感染、败血症、自发性腹膜炎等。自发性腹膜炎的致病菌多为革兰氏阴性杆菌如大肠埃希氏菌等,一般起病较急,表现为发热、腹痛、腹胀、腹水迅速增长或腹水持续不减,严重者出现中毒性休克,查体发现轻重不等的全腹压痛等腹膜刺激征。

(4) 肝肾综合征:失代偿期肝硬化出现大量腹水时,由于有效循环血容量不足及肾内血液重分布等因素,可发生肝肾综合征,又称功能性肾衰竭。其特征为自发性少尿或无尿、氮质血症、稀释性低钠血症和低尿钠,但肾却无重要病理改变。引起肝肾综合征的关键环节是肾血管收缩,导致肾皮质血流量和肾小球滤过率持续降低。常见诱因为大量放腹水、剧烈利尿、上消化道大出血、感染等。

(5) 原发性肝癌:并发原发性肝癌者多见于大结节性或大小结节混合性肝硬化。如患者短期内出现肝脏迅速增大、持续性肝区疼痛、肝表面发现肿块或腹水呈血性等,应怀疑并发原发性肝癌,并做进一步检查。

(6) 电解质和酸碱平衡紊乱:肝硬化患者常有电解质紊乱,失代偿期更加明显。①低钠血症:长期钠摄入不足(原发性低钠)、长期利尿或大量放腹水导致钠丢失、抗利尿激素增多致水潴留超过钠潴留(稀释性低钠);②低钾低氯血症与代谢性碱中毒:摄入不足、呕吐、腹泻、长期应用利尿剂或高渗葡萄糖液、继发性醛固酮增多等,均可促使或加重血钾和血氯降低,低钾低氯血症可导致代谢性碱中毒,并诱发肝性脑病。

(7) 肝肺综合征:是指发生在严重肝病基础上的低氧血症,包括严重肝病、低氧血症/肺泡-动脉氧梯度增加和肺内血管扩张三联征。

# 三、辅助检查

1. 实验室检查

（1）血常规：在代偿期多正常，失代偿期有轻重不等的贫血。脾功能亢进时白细胞和血小板计数减少。

（2）尿、粪常规：代偿期一般无变化，有黄疸时可出现尿胆红素，并有尿胆原增加，有时可见到蛋白、管型和血尿。消化道出血时粪隐血试验阳性。

（3）肝功能：代偿期肝硬化的肝功能大多正常或有轻度异常，失代偿期患者多有较全面的损害。①转氨酶：ALT 和 AST 常有轻、中度增高，一般以 ALT 增高较显著，肝细胞严重坏死时则 AST 活力常高于 ALT；②胆红素：出血坏死型失代偿期肝硬化的血清胆红素有不同程度增高，血清胆红素持续升高常提示病变活动，肝细胞继续坏死，预后不良；③血清蛋白：血清总蛋白正常、降低或增高，白蛋白（A）降低、球蛋白（G）增高，A/G 倒置，血清白蛋白的高低是反映肝脏合成代谢功能的重要指标之一，也是肝硬化诊断和判断预后指标之一；④凝血酶原时间（PT）：也是反映肝脏合成代谢功能或储备功能的指标之一，在代偿期可正常，失代偿期则有不同程度延长，经注射维生素 K 亦不能纠正；⑤胆固醇：显著降低提示预后不良；⑥肝纤维化指标：血清Ⅲ型前胶原肽、透明质酸、板层素等浓度常显著增高。

（4）免疫功能检查：肝硬化时可出现以下免疫功能改变。①细胞免疫：半数以上的患者 T 淋巴细胞数低于正常，CD3、CD4 和 CD8 细胞均有降低；②体液免疫：免疫球蛋白 IgG、IgA 均可增高，一般以 IgG 增高最为显著，与 γ-球蛋白的升高相平行；③自身免疫抗体：部分患者还可出现非特异性自身抗体，如抗核抗体、线粒体抗体等；④肝炎病毒标记：病因为病毒性肝炎者，乙型、丙型或丁型肝炎病毒标记呈阳性反应；⑤甲胎蛋白（AFP）：小部分肝硬化患者 AFP 轻度升高，动态监测 AFP 变化是早期发现肝硬化并发原发性肝癌的措施之一。

（5）腹水检查：一般为漏出液，如并发自发性腹膜炎，则腹水透明度降低，比重介于漏出液和渗出液之间，白细胞计数增多，常在 $500 \times 10^9/L$ 以上，其中多形核白细胞计数大于 $250 \times 10^9/L$。并发结核性腹膜炎时，则以淋巴细胞为主。腹水呈血性应高度怀疑癌变，宜做细胞学检查。当疑诊自发性腹膜炎时，需做腹水细菌培养，并以药物敏感试验作为选用抗生素的参考。

2. 影像学检查

（1）X 线检查：食管静脉曲张时行食管 X 线钡剂检查显示虫蚀样或蚯蚓状充盈缺损，纵行黏膜皱襞增宽，胃底静脉曲张时可见菊花样充盈缺损。

（2）超声检查：超声显像可显示肝大小、外形改变、癌变和脾大，门静脉高压者门静脉主干内径>13mm，脾静脉内径>8mm，超声多普勒检查尚能检测门静脉的血流速度、方向和血流量。

（3）CT 和 MRI 检查：可显示早期肝大，晚期肝左、右叶比例失调，右叶萎缩，左叶增大，肝表面不规则，脾大，腹水。更能较好显示癌变病灶。

（4）放射性核素检查：可见肝摄取核素稀疏，肝左右叶比例失调，脾脏核素浓集。

3. 内镜检查　被推荐为明确有无食管-胃底静脉曲张的首选检查方法。胃镜可直接看见静脉曲张及其部位和程度，阳性率较 X 线检查为高；在并发上消化道出血时，急诊胃镜检查可判明出血部位和病因，并可进行镜下止血治疗。

腹腔镜检查可直接观察肝外形、表面、色泽、边缘及脾等改变，亦可感触其硬度，直视下对病变明显处做穿刺活组织检查，对鉴别肝硬化、慢性肝炎和原发性肝癌以及明确肝硬化的病因很有帮助。

4. 肝穿刺活组织检查　可以观察肝内组织结构，若见有假小叶形成，可确诊为肝硬化。

## 四、诊断与鉴别诊断

1. 诊断　诊断主要根据为：①病史，有助于了解肝硬化的病因，详细询问患者的肝炎史、饮酒史、药物史、输血史、社交史及家族遗传疾病史；②症状体征，根据临床表现逐一检查，确定是否有门静脉高压和肝功能减退的表现;③肝功能检测,血清白蛋白降低、胆红素升高、凝血酶原时间延长提示肝功能失代偿;④影像学检查,超声、CT 有助于本病的诊断。

完整的诊断包括病因、病理、肝功能和并发症。

(1) 病因:明确肝硬化的病因对于相关治疗及预后评估有着密切关系。根据上述各种病因做各项检查来排除及确定病因,如考虑肝炎引起肝硬化可以做肝炎标志物的检查,考虑肝豆状核变性可以测定血清铜蓝蛋白及眼科检查特异性 K-F 环。

(2) 病理:肝组织学检查可明确诊断及病理分型。

(3) 肝脏储备功能:其可以用 Child-Pugh 改良肝功能计分分级法来评定,如表 4-10-1。

表 4-10-1　Child-Pugh 改良肝功能计分分级法

| 检查项目 | 分　数 | | |
| --- | --- | --- | --- |
| | 1 分 | 2 分 | 3 分 |
| 血清胆红素/μmol·L$^{-1}$ | <34.2 | 34.2~51.3 | >51.3 |
| 血清白蛋白/g·L$^{-1}$ | >35 | 28~35 | <28 |
| 凝血酶原时间延长/s | <4 | 4~6 | >6 |
| 腹水 | 无 | 轻/中(对利尿剂有反应) | 张力腹水(对利尿剂反应差) |
| 脑病 | 无 | 1~2 级(或有诱因) | 3~4 级(慢性) |

注:总分 5~6 分为 A 级;7~9 分为 B 级;≥10 分为 C 级。

(4) 并发症:一些并发症的出现可以帮助进一步明确肝硬化的诊断及了解病情的程度。

2. 鉴别诊断

(1) 与表现为肝大的疾病鉴别:主要有慢性肝炎、原发性肝癌、血吸虫病、华支睾吸虫病、肝棘球蚴病,某些累及肝的代谢疾病和血液病等。

(2) 与引起腹水和腹部胀大的疾病鉴别:如结核性腹膜炎、缩窄性心包炎、慢性肾小球肾炎、右心功能不全、腹腔内肿瘤和巨大卵巢囊肿等。

(3) 与肝硬化并发症的鉴别:①上消化道出血,应与消化性溃疡、急性胃黏膜损害、胃癌等鉴别;②肝性脑病,应与低血糖、尿毒症、糖尿病酮症酸中毒等鉴别;③肝肾综合征,应与慢性肾小球肾炎、急性肾小管坏死等引起的肾衰竭鉴别。

# 五、治疗

本病无特效治疗,肝硬化应该综合治疗。关键在于早期诊断,针对病因,加强一般治疗,使病情缓解,延长其代偿期;对失代偿期患者主要是对症治疗、改善肝功能、积极治疗并发症。

1. 一般治疗

(1) 休息:代偿期患者宜适当减少活动,可参加轻工作,劳逸结合;失代偿期患者应卧床休息为主。

(2) 饮食:以高热量、高蛋白质和维生素丰富而易消化的食物为宜。肝功能显著损害或有肝性脑病先兆时,应限制或禁食蛋白质;有腹水时应少盐或无盐饮食。禁酒及避免进食粗糙、坚硬食物,禁用损害肝脏的药物。

(3) 支持治疗:失代偿期患者食欲减退、进食量少,且多有恶心、呕吐,宜静脉输入高渗葡萄糖液以补充热量,输液中可加入维生素 C、胰岛素、氯化钾等;应特别注意维持水、电解质和酸碱平衡,病情较重者应用复方氨基酸、白蛋白、血浆或鲜血。

2. 药物治疗　迄今尚无特效药。

（1）保护肝细胞和促进肝细胞再生的药物："护肝药"品种繁多，不宜滥用。多种维生素、肌苷等可供选用。

（2）抗纤维化治疗：秋水仙碱有抗炎症和抗纤维化作用，对肝储备功能尚好的代偿期肝硬化有一定疗效。剂量1mg/d，分2次口服，每周服药5d。由于需长期服用，应注意胃肠反应及粒细胞减少的副作用。干扰素兼有抗病毒和抗纤维化治疗作用，适用肝功能尚好的患者。

（3）中医药治疗：中医药治疗肝硬化历史悠久，能改善肝功能和具有抗纤维化作用。一般常以活血化瘀药为主，如丹参、虫草菌丝以及丹参、黄芪为主的复方均可用于早期肝硬化的抗纤维化的治疗，并已经取得一些疗效。

3. 腹水的治疗　在上述一般治疗的基础上，腹水的治疗可采取以下方法，以利尿剂的使用最为广泛。

（1）限制钠、水的摄入：腹水患者必须限钠，给无盐或低盐饮食，每日摄入钠500～800mg（氯化钠1.2～2.0g）；进水量限制在1000ml/d左右，如有显著低钠血症，则应限制在500ml/d以内。约有15%的患者通过钠、水摄入的限制，可产生自发性利尿，使腹水减退。经低盐饮食和限制水的摄入4d后，体重减轻小于1kg应给予利尿治疗。

（2）利尿剂：使用原则有3点。先单一，后联合；首选抗醛固酮利尿剂，无效时加用利尿作用较强的药物；先小量，后逐渐加量。主要使用螺内酯（安体舒通）和呋塞米（速尿）。螺内酯为抗醛固酮潴钾利尿剂，单独使用可导致高钾血症，尚有性激素样副作用，如男性乳房发育，可改用氨苯蝶啶。呋塞米为排钾利尿剂，单独使用时应同时服用氯化钾。目前主张螺内酯和呋塞米联合应用，可起协同作用，并减少电解质紊乱。使用螺内酯和呋塞米的剂量比例为100∶40。最大剂量为400mg/d的螺内酯和160mg/d的呋塞米，呋塞米可静脉给药。利尿治疗以每天减轻体重不超过0.5kg或每周小于2kg为宜。利尿速度不宜过猛，以免诱发肝性脑病、肝肾综合征等。

（3）提高血浆胶体渗透压：每周定期少量、多次静脉滴注鲜血、血浆或白蛋白，对改善机体一般情况、恢复肝功能、提高血浆渗透压、促进腹水的消退等有帮助。联合静脉注射呋塞米能加强利尿效果。

（4）放腹水和腹水浓缩回输：单纯放腹水只能临时改善症状，2～3d腹水迅速复原；可放腹水加输注白蛋白治疗难治性腹水，每日或每周3次放腹水，每次4000～6000ml，亦可一次放10 000ml，同时静脉滴注白蛋白40g，比大剂量利尿剂治疗效果好，可缩短住院时间，且并发症少，但费用较高。腹水浓缩回输也是治疗难治性腹水的较好办法。可放腹水5000～10 000ml，通过浓缩处理（超滤或透析）成500ml，再静脉回输，除可清除部分潴留的钠和水分外，提高血浆白蛋白浓度和有效血容量、改善肾血液循环，从而减轻或消除腹水，但感染的腹水不可回输。不良反应和并发症有发热、感染、电解质紊乱等。

（5）腹腔-颈静脉分流术（Le-Veen引流法）和经颈静脉肝内门体静脉分流术（TIPS）：前者采用装有单向阀门的硅管，一端留置于腹腔，硅管另一端自腹壁皮下朝向头颈，插入颈内静脉，利用腹胸腔压力差，将腹水引向上腔静脉。TIPS则是以介入放射学的方法在肝内门静脉与肝静脉的主要分支间建立分流通道，但是由于TIPS容易诱发肝性脑病，多用于等待肝移植之前的门静脉高压患者。

4. 门静脉高压的手术治疗　手术治疗的目的主要是降低门静脉系压力和消除脾功能亢进，有各种分流、断流术和脾切除术等，手术治疗效果与病例的选择和手术的时机密切相关。一般而言，在无黄疸或腹水、肝功能损害较轻和无并发症者，手术效果较好；大出血时急诊手术、机体一般状况差、肝功能损害显著者，手术效果差，死亡率高。

5. 并发症的治疗

（1）上消化道出血：应采取急救措施，包括禁食、静卧、加强监护、迅速补充有效血容量、纠正出血性休克和采用有效止血措施及预防肝性脑病等。预防再出血，可定期对曲张静脉采用内镜硬化剂注射治疗或静脉套扎术,以及长期服用普萘洛尔、单硝酸异山梨酯等降低门静脉压力的药物。

（2）自发性腹膜炎:并发自发性腹膜炎和败血症后,常迅速加重肝功能的损害,应积极加强支持治疗和抗菌药物的应用。强调早期、足量和联合应用抗菌药物。选用主要针对革兰氏阴性杆菌并兼顾革兰氏阳性球菌的抗菌药物,如氨苄西林类、头孢菌素类、环丙沙星等,选择 2~3 种联合应用,然后根据治疗的反应和细菌培养结果,考虑调整抗菌药物,用药时间不少于 2 周。对严重的感染性腹膜炎还应配合腹腔冲洗疗法,腹腔加用抗生素。

（3）肝性脑病:肝硬化患者出现性格及行为改变,特别是有肝性脑病诱因存在时,应及时诊断并采取预防治疗措施。

（4）肝肾综合征:目前无有效治疗。在积极改善肝功能前提下,可采取以下措施:①迅速控制上消化道出血、感染等诱发因素;②严格控制输液量,量出为入,纠正水、电解质和酸碱失衡;③重在预防,避免强烈利尿、单纯大量放腹水及应用损害肾功能的药物等;④输注右旋糖酐、白蛋白或腹水浓缩回输,以提高循环血容量,改善肾血流,在扩容基础上应用利尿剂;⑤血管活性药如多巴胺、依前列醇可改善肾血流量,增加肾小球滤过率。

6. 肝移植手术　终末期慢性肝病是肝移植的主要适应证。随着移植技术的改进和有效抗排异药物的问世,肝移植后 1 年生存率已达 70% 以上。肝移植目前已成为治愈肝硬化患者唯一希望所在。

## 六、预后

肝硬化的预后因病因、病变类型、肝功能代偿程度及有无并发症而有所不同。酒精性肝硬化、肝淤血引起的肝硬化、胆汁性肝硬化等,如未进展至失代偿期,在消除病因及积极处理原发疾病后,病变可趋静止,预后较病毒性肝炎肝硬化好。Child-Pugh 改良肝功能计分分级法有助于判断预后。肝硬化失代偿期,已并发肝性脑病、上消化道出血、继发感染和肝肾综合征等预后更差,且是肝硬化患者常见的死亡原因。

**相关链接**

门静脉高压性胃病

门静脉高压性胃病(portal hypertensive gastropathy,PHG)是一种内镜下胃黏膜呈特征性马赛克样改变的疾病,其组织学上无明显炎症性改变,即使有炎症也很轻,和黏膜损害的程度不符合,在疾病概念上与急性胃炎(出血性或糜烂性)不同。目前,PHG 的发病机制尚未完全清楚,临床上多表现为慢性隐匿性出血,出血量与 PHG 的持续时间、病变范围和严重程度有关。在肝硬化上消化道出血病因中,PHG 仅次于食管-胃底静脉曲张破裂,而在重度肝功能不全患者及重度 PHG 患者中,则上升为第一位出血因素,故 PHG 越来越引起人们的重视。

（王景杰）

**学习小结**

肝硬化是一种以肝细胞弥漫性坏死,继而出现弥漫性纤维化、假小叶形成和再生结节形成为特征的慢性肝病。引起肝硬化的病因很多,在我国以病毒性肝炎为主,国外以酒精中毒多见。肝硬化分为肝功能代偿期和失代偿期,临床症状多发,以门静脉高压和肝功能减退为特征,常出现上消化道出血、肝性脑病、继发感染等严重并发症。本病无特效治疗,肝硬化应该综合治疗。关键在于早期诊断,针对病因,加强一般治疗,使病情缓解,延长其代偿期;对失代偿期患者主要是对症治疗、改善肝功能、积极治疗并发症。

1. 肝硬化病因有哪些?

2. 肝硬化的发病机制有哪些?

3. 肝硬化的病理改变特点是什么?

4. 肝硬化的临床表现有哪些?

5. 肝硬化的并发症有哪些?

6. 肝硬化的诊断依据有哪些?

# 第十一章    原发性肝癌

**学习目标**

| | |
|---|---|
| **掌握** | 原发性肝癌的临床表现、实验室及其他检查、诊断要点与鉴别诊断。 |
| **熟悉** | 原发性肝癌的病因、并发症及治疗。 |
| **了解** | 原发性肝癌的病理改变、发病机制。 |

　　原发性肝癌(hepatocellular carcinoma,HCC)是指发生于肝细胞或肝内胆管的癌肿,是我国最常见的恶性肿瘤之一。其死亡率高,在恶性肿瘤中列第三位。全球每年平均有 25 万人死于肝癌,我国约占其中 45%。肝癌的治疗效果取决于是否能够早期诊断和早期切除,影像学诊断及甲胎蛋白是早期肝癌的主要辅助诊断方法。本病的发病率具有明显地域差异,亚洲、非洲的南部较高,而北欧、北美较低。在中国和日本本病发病率在恶性肿瘤中列为第 3 位,而在美国则列为第 22 位。国内江苏省启东市、广西省、福建省是高发区,多见于中年男性。

## 一、病因与发病机制

　　原发性肝癌的病因目前为止尚不清楚,流行病学调查显示与慢性病毒性肝炎、肝硬化、黄曲霉毒素、某些化学物质与药物及遗传等多种因素有关。

　　1. 病毒性肝炎　病毒性肝炎是原发性肝癌致病因素中最为重要的一种。目前比较明确有关的有乙、丙、丁型三种。在我国约有 1.2 亿 HBsAg 阳性者,所以我国成为全球肝癌发病率最高的国家。约有 90% 的患者有 HBV 感染的病史,10%~20% 的患者能够检出 HCV,也有相当一部分为两者双重感染。HBV-DNA 的分子致癌机制比较复杂,目前认为 HBV 的 DNA 整合到宿主肝细胞的 DNA 中,通过与生长调控基因相互作用而诱导细胞癌变,如 HBV 的 X 基因可以改变肝细胞的表达。HCV 的分子致癌机制不同于 HBV,HCV 属于单链 RNA 病毒,复制过程中没有 DNA 中间产物,无法复制到宿主的 DNA 中,普遍认为 HCV 可能通过其表达产物间接影响细胞的增殖分化而诱发肝细胞的癌变。

　　2. 肝硬化　存在肝硬化是大部分原发性肝癌的共同特征,50%~90% 的患者是发生在肝硬化的基础上,而且多数为乙、丙型肝炎发展而来的结节性肝硬化。肝硬化进展为肝癌的危险因素有年龄、感染持续时间、性别、酒精摄入量、乙型或丙型肝炎病毒的感染等因素。

　　3. 环境、化学及物理因素　黄曲霉毒素与肝细胞癌的关系主要来源于流行病学调查,食物中黄曲霉毒素(AF)$B_1$ 及人体黄曲霉毒素 $M_1$ 的排出量与肝癌死亡率呈正相关。而且 AF 与 DNA 的加成物和 HBV-DNA 有协同作用,可能成为肝细胞癌变的协同始动因子和促发因素。池塘蓝绿藻产生的藻类毒素污染水源也可能与原发性肝癌的发生有关。华支睾吸虫感染可刺激胆管上皮细胞的增生,导致其恶变。其他化学物质如亚硝胺类、偶氮芥类、有机氯农药、雄激素、某些类固醇类药物以及酒精都是肝癌的危险因素。

4. 遗传　血色病、高酪氨酸血症、毛细血管扩张症都被认为与肝细胞癌有一定关系,患者只有发展为肝硬化才有患肝癌的危险。其家庭聚集现象主要见于慢性乙型肝炎患者,可能与 HBV 的垂直及水平传播有关。

## 二、病理

1. 病理分型

(1) 根据大体形态分:①块状型。可分为单纯块状型、融合块状型及多块状型。单纯块状型,癌肿为单个肿块,边界清楚或不规则,常有完整或不完整包膜,有的可无包膜,肿块边缘常可见小的卫星癌结节。融合块状型,可见以癌块为中心向周围呈浸润性生长,并与邻近之大小癌结节融合成块。多块状型为两个以上的单块或融合块,本型约占原发性肝癌的 30%,因多伴有肝硬化,预后较好。②结节型。肿瘤为多数大小不等的结节,突出在肝脏表现,遍及全肝,多并发肝硬化。肿瘤结节呈灰白色或灰黄色,也可呈棕红色。本型可分为单结节型、融合结节型及多结节型。本型约占全部肝癌的 2/3,预后较差。③弥漫型。表现为均匀散在微小结节,分布于整个肝脏,结节大小较一致,一般不超过肝小叶的大小,几乎总是和肝硬化同时存在,肝脏正常或略小,与肝硬化不易区别,是较少见的一型,约占原发性肝癌的 5%,发展快,预后差。④小癌型。指癌肿直径在 3cm 以下,且为单个存在,一般有完整的包膜,恶性程度低,基本上是早期肝癌。手术切除率高,预后好。

(2) 根据组织学特征分:①肝细胞型,约占原发性肝癌的 90%;②胆管细胞型,约占 10%;③混合型,上述两型同时存在,比较少见;④特殊类型,有纤维板层型肝癌、透明细胞癌等,很罕见。

2. 小肝癌的组织学及生物学特性　小肝癌的诊断标准:孤立的直径<3cm 的癌结节或相邻两个癌结节直径之和<3cm 者被称为小肝癌。其标准并不单纯是形态学的界限,而且也根据肝癌的组织学及生物学特征。小肝癌的细胞分化较好,恶性程度低,癌周有较多淋巴细胞浸润,包膜大多完整,癌栓发生率低,肝硬化程度轻。DNA 倍体分析显示,小肝癌中有约 70% 为二倍体,而大肝癌中约有 90% 为异倍体,异倍体肝癌肺转移的发生率明显高于二倍体的肝癌。

3. 肝癌的转移　肝癌的转移有四种途径,即血行、淋巴、直接蔓延、浸润或种植,其中以血行转移最为重要。肝癌的转移可分为肝内转移、肝外转移。肝内转移是指肝癌细胞从原发部位经门静脉小分支转移至肝脏的其他部位,多见于主癌周围分布小结节,像卫星分布一样,被称为卫星灶。肝外转移是由于癌细胞累及肝静脉后进入体循环以及浸润种植等转移至全身各部,可涉及肺、骨骼、肾上腺、腹膜、淋巴结(肝门、上腹部或腹膜后等)等部位。其中以肺部最为多见,肝癌转移至肺部早期常没有明显的症状,往往是在胸部 X 线检查时被发现,到了后期才会出现胸闷、气急、顽固性咳嗽、咯血等症状,若癌栓栓塞在较大肺动脉分支时,引起肺梗死,可突然发生严重呼吸困难。癌细胞转移至骨骼时,可引起局部疼痛,病理性骨折;转移至脊柱时,可因压迫脊神经而引起截瘫等。肝癌的转移多发生在晚期,但有些早期的小肝癌也可能发生肝外转移,应引起注意。通常经过细致的体格检查以及利用 X 线、超声、CT 等检查手段是可及时发现转移病灶的。

## 三、临床表现

1. 肝区疼痛　半数以上患者有肝区疼痛,疼痛部位处相当于肿瘤的位置,多呈持续性胀痛或钝痛。肝痛是由于肿瘤增长快速,肝包膜被牵拉所引起。如病变侵犯膈肌,疼痛可牵涉右肩。癌结节破裂时,可突然引起剧痛,并有腹膜炎症状和体征。如出血量大,则引起晕厥和休克。

2. 肝大　约 90% 以上的患者有肝大,且呈进行性肿大。肝脏质地坚硬,表现凹凸不平,有大小不等的结节或巨块,边缘钝而不整齐,常有不同程度的压痛。肝癌突出于右肋弓下或剑突下时,上腹可呈现局部隆起或饱满。如癌肿位于膈面,则主要表现为膈肌抬高而肝下缘可不肿大。由于肝癌的动脉血管丰富而迂回,或因巨大的癌肿压迫肝动脉或腹主动脉,动脉内径骤然变窄,有时可在贴近肿瘤的腹壁上听到吹风样血管杂音。

3. 黄疸　一般在晚期出现,可因肝细胞损害而引起,或由于癌块压迫或侵犯肝门附近的胆管,或癌组织和血块脱落引起胆道梗阻所致。

4. 肝硬化征象　伴有肝硬化门静脉高压的肝癌患者可有脾大、腹水、静脉侧支循环形成等表现。腹水很快增多,一般为漏出液。血性腹水多因癌肿侵犯肝包膜或向腹腔内破溃而引起,偶因腹膜转移癌所致。

5. 恶性肿瘤的全身性表现　有进行性消瘦、发热、食欲缺乏、乏力、营养不良和恶病质等,少数肝病患者,可有特殊的全身表现,称为伴癌综合征,以低血糖症、红细胞增多症较常见,其他罕见的有高血钙、高血脂、类癌等。

6. 转移灶症状　如发生肺、骨、胸腔等处转移,可产生相应症状。胸腔转移以右侧多见,可有胸腔积液征。骨骼或脊柱转移,可有局部压痛或神经受压症状。颅内转移癌可有神经定位体征。

## 四、分期

临床分期标准:

Ⅰa:单个肿瘤最大直径≤3cm,无癌栓、腹腔淋巴结及远处转移;肝功能分级 Child A。

Ⅰb:单个或两个肿瘤最大直径之和≤5cm,在半肝,无癌栓、腹腔淋巴结及远处转移;肝功能分级 Child A。

Ⅱa:单个或两个肿瘤最大直径之和≤10cm,在半肝或两个肿瘤最大直径之和≤5cm,在左、右两半肝,无癌栓、腹腔淋巴结及远处转移;肝功能分级 Child A。

Ⅱb:单个或两个肿瘤最大直径之和>10cm,在半肝或两个肿瘤最大直径之和>5cm,在左、右两半肝,或多个肿瘤无癌栓、腹腔淋巴结及远处转移;肝功能分级 Child A。肿瘤情况不论,有门静脉分支、肝静脉或胆管癌栓和/或肝功能分级 Child B。

Ⅲa:肿瘤情况不论,有门静脉主干、下腔静脉癌栓、腹腔淋巴结或远处转移之一;肝功能分级 Child A 或 B。

Ⅲb:肿瘤情况不论,癌栓、转移情况不论;肝功能分级 Child C。

## 五、并发症

并发症可由肝癌本身或并存的肝硬化引起,常见于病程晚期,故常是致死的原因。

1. 肝性脑病　常为终末期的并发症,占死亡原因的 1/3。

2. 消化道出血　占死亡原因的 15%。合并肝硬化或门静脉、肝静脉癌栓者可因门静脉高压而引起食管、胃底静脉曲张破裂出血。也可因胃肠黏膜糜烂、凝血机制障碍等出血。

3. 肝癌结节破裂出血　发生率为 9%~14%。肝癌组织坏死、液化可致自发破裂或因外力而破裂。如限于包膜下可有急剧疼痛,肝迅速增大;若破入腹腔引起急性腹痛,腹膜刺激征,严重者可致失血性休克或死亡。轻者经数天出血停止,疼痛渐减轻。

4. 血性胸腹水　膈面肝癌可直接浸润或经血流或淋巴转移引起血性胸腔积液,常见于右侧。

5. 继发感染　因癌肿长期的消耗,抵抗力减弱,尤其在放疗和化疗后血白细胞下降者,易并发各种感染,如肺炎、肠道感染、真菌感染等。

## 六、辅助检查

1. 肝癌标志物与实验室检查　对血清肝癌标志物有众多研究,达几十种之多。主要有甲胎蛋白

（AFP）及其异质体、各种血清酶、其他标志物（如异常凝血酶原、铁蛋白与酸性蛋白）等。迄今为止，在各种肝癌标志物中，敏感度尚无超过 AFP 者，尤其对早期诊断而言，这已经得到约 20 年的临床验证。但由于我国肝癌患者有 30%~40% 属于 AFP 阴性，其他标志物在诊断 AFP 阴性肝癌时，仍有其应用价值。

（1）甲胎蛋白（AFP）：AFP 存在于胚胎早期血清中，在出生后即迅速消失，如重现于成人血清中则提示肝细胞癌或生殖腺胚胎癌。此外，妊娠、肝病活动期、继发性肝癌和消化道癌中的少数患者血清中，也能测得 AFP。用放射免疫法测定，正常人的 AFP 为 1~20μg/L。AFP 对肝细胞癌诊断和临床价值可归纳为：①为多种诊断方法中专一性仅次于病理检查的诊断方法；②为目前最好的早期诊断方法，可在症状出现前 6~12 个月作出诊断；③为反映病情变化和治疗效果的敏感指标；④有助于检出亚临床期复发与转移。根据经验，凡无肝病活动证据，可排除妊娠和生殖腺胚胎癌，AFP>400μg/L 并持续 1 个月或 AFP>200μg/L 并持续 2 个月者，即可作出肝癌的诊断。2% 假阳性，主要来自胚肝、卵黄囊、胚胎、胃肠道有关的少数良恶性疾病。

（2）异常凝血酶原（DCP）：γ-谷氨酸转肽酶同工酶Ⅱ、岩藻糖苷酶（AFU）、胎盘型谷胱甘肽 S-转氨酶（GST）等，对 AFP 阴性肝癌具有辅助性意义。

2. 影像学诊断　计算机与超声波、X 线、核素、磁共振等的结合导致 20 世纪 80 年代肝癌定位诊断突飞猛进，而且对定性诊断也有重大帮助。

（1）超声显像：超声显像是肝癌诊断国内最常用、最有效的方法。超声显像的价值可归纳为：①确定肝内有无占位性病变，优质的超声仪和仔细的检查已能检出直径 1cm 的肝癌；②提示占位性病变的性质，鉴别是液性或实质性占位，对实质性占位系良性血管瘤或恶性肝癌常可提供有价值的材料；③彩色多普勒血流成像不仅可以观察病灶内血供，也可明确病灶与肝内重要血管毗邻关系，以用于指导治疗方法的选择及手术方案的制定；④有助于了解肝癌在肝内以及邻近组织器官的播散与浸润；⑤有助于在超声引导下进行穿刺活检或做瘤内无水乙醇注射。

超声显像的优点：①属无创伤定位；②价格低廉；③可重复使用；④无放射性损害；⑤敏感度高。

（2）计算机体层成像（CT）：CT 已成为肝癌定位诊断的常用项目。CT 在肝癌诊断中的价值在于：①明确病灶的位置、数目、大小及其与重要血管的关系，通常 1cm 为宽度；②提示病变性质，尤其是增强扫描后有助于鉴别肝血管瘤；③有助于放疗的定位；④有助于了解肝周围组织器官是否有癌灶。通常平扫下肝癌多为低密度占位，边缘有清晰或模糊的不同表现，部分有晕圈征，大肝癌常有中央坏死液化。

（3）磁共振成像（MRI）：MRI 在肝癌定位诊断中有超过 CT 的趋势。与 CT 比较，其特点有：①能获得横断面、冠状面和矢状面三种图像；②对软组织的分辨优于 CT；③无放射线损害；④对良恶性肝内占位，尤其与血管瘤的鉴别，可能优于 CT；⑤无需增强即能显示门静脉和肝静脉的分支。

（4）肝动脉造影：从 1953 年 Seldinger 用经皮穿刺股动脉插管的方法，行内脏血管造影以来，选择性或超选择性肝动脉造影已成为肝癌诊断中的重要手段。近年来，由于肝动脉化疗栓塞的应用，又进一步成为肝癌治疗的重要方法。但由于此法属侵入性技术，加上左肝显示略差，在定位诊断方面，多首选超声与 CT。原发性肝癌的肝动脉造影主要表现为：①肿瘤血管，出现于早期动脉相；②肿瘤染色，出现于实质相；③较大肿瘤可见肝内动脉移位、拉直、扭曲等；④肝内动脉受肝瘤侵犯可呈锯齿状、串珠状或僵硬状态；⑤动静脉瘘："池状"或"湖状"造影剂充盈区等。

（5）放射性核素显像：放射性核素显像在 20 世纪 60 至 70 年代曾经是肝癌定位诊断的重要手段。但由于超声、CT、MRI 等显像技术的问世，核素显像在显示小病灶方面已落后于前者。近年来，由于单光子发射计算机体层成像（SPECT）的应用以及应用单克隆抗体做放射免疫显像，其重要性又重新受到重视。肝癌通常的核素显像图示局限性、放射性缺损区，检出的低限为 2cm，且难以定性。近年采用肝胆显像剂，约 60% 的肝细胞癌可获得阳性显示。SPECT 显像可获得三维图，断层数 10~16 层，对占位病变检出率较平面显像高 10% 以上。

（6）腹腔镜和肝穿刺:腹腔镜可以直接窥视肝脏表面,了解病变分布情况,对原发性肝癌的诊断有一定价值,常能避免不必要的剖腹探查,在腹腔镜直视下取活检。活检可以肯定诊断,但要注意防止引起肝癌的出血。近年来,由于肿瘤标志物与显像技术的进步,腹腔镜已趋少用。肝癌的最后确定常需组织学证据,但肝穿刺因有针道种植和导致癌结节破裂出血的可能,现已不常规使用。

## 七、诊断

诊断标准:①AFP>400μg/L,能排除妊娠、生殖系胚胎源性肿瘤、活动性肝病及转移性肝癌,并能触及肿大、坚硬及有大结节状肿块的肝脏或影像学检查有肝癌特征的占位性病变者;②AFP<400μg/L,能排除妊娠、生殖系胚胎源性肿瘤、活动性肝病及转移性肝癌,并有两种影像学检查有肝癌特征的占位性病变,或有两种肝癌标志物(DCP、GGTⅡ、AFU及CA19-9等)阳性及一种影像学检查有肝癌特征的占位性病变者;③有肝癌的临床表现,且有肯定的肝外转移病灶(包括肉眼可见的血性腹水或在其中发现癌细胞)并能排除转移性肝癌者。

## 八、鉴别诊断

1. 继发性肝癌　继发性肝癌病情发展缓慢,AFP检测一般为阴性。主要鉴别方法为检查肝脏以外器官有无原发癌肿病灶。

2. 肝硬化　多有肝炎病史,且病程较长,有肝硬化的体征表现,如脾大、食管-胃底静脉曲张、蜘蛛痣、肝掌等。但是原发性肝癌多发生在肝硬化的基础上,两者鉴别常有困难,如果肝硬化患者有明显肝大、质地硬的结节,或者肝脏萎缩,影像学又发现占位病变,则发生肝癌可能很大,密切随访监测AFP有助于明确诊断。

3. 肝脓肿　肝脓肿超声检查为液性暗区,肝穿刺吸脓常能最后确诊。

4. 肝脏良性肿瘤　如肝海绵状血管瘤、肝腺瘤等,借助超声、CT、肝血管扫描、肝动脉造影可以鉴别。

5. 肝棘球蚴病　多见于牧区,有牛、羊、犬等接触史,超声检查为液性暗区、AFP为阴性均有助于鉴别。

## 九、治疗

原发性肝癌治疗方法的选择应视肿瘤状况、肝功能和全身状态而定。早期根治切除是改善肝癌预后的最为关键的因素。随着诊断技术的提高及高危人群的普查,早期肝癌和小肝癌的检出率和根治切除率逐年增加,同时手术方法的改进和综合治疗明显提高了肝癌的治疗效果。

1. 手术治疗　手术切除是治疗肝癌最好的方法。肝切除的基本原则有两点。①彻底性:完整切除肿瘤,使切缘无残留肿瘤;②安全性:保留有足够肝组织,保证术后肝功能代偿,降低手术死亡率及手术并发症。早期肝癌手术切除后1年生存率达80%以上,5年生存率达50%以上。如在术后辅以综合性治疗,可以获得更好的效果,能够明显延长生存期、提高生活质量。

2. 动脉栓塞与插管化疗　因为肝癌的血供90%来自肝动脉,肝动脉内灌注化疗药物使肿瘤局部药物浓度更高,从而大大提高药物杀伤癌细胞的作用,而且全身副作用小。经皮穿刺超选择性肝动脉插管造影,同时注入化学药物及明胶海绵等栓塞材料。对于不可切除肝癌,可能通过治疗使肿瘤晚期部分患者重新获得手术切除机会。

3. 放疗　本病对放疗不甚敏感,对周围组织易受损伤,但是近年来由于定位方法与放射源的改进,疗效有所提高。放疗对原发性肝癌有缩小癌块、缓解症状、延长生命的作用,主要适用于全身情况尚好、肝功能正常、肿块局限又不能切除的病例。

4. 化疗　常用顺铂(DDP)、丝裂霉素、5-FU、环磷酰胺、盐酸阿糖胞苷等,联合化疗可明显提高疗效。寻找更有效力和更合理的联合化疗方法,是今后肝癌治疗的研究课题之一。

5. 免疫和生物治疗　在手术切除、放疗或化疗后，可应用免疫和生物治疗，免疫治疗具有一定的抗肿瘤作用，但尚需大规模的临床研究证实。

6. 中医药治疗　采用中医治疗肝癌在我国极为普遍，除提高免疫力、减少化疗的不良反应外，部分中药成分被认为具有杀伤肿瘤作用。

7. 综合治疗　由于肿瘤的特异性及患者个体差异，治疗过程中某种单一的方法难以始终不变，必须选择适当的一种或多种治疗方法来提高疗效。如在治疗过程中如何调动自身抗病能力对于提高治疗效果至为重要；大肝癌进行综合治疗后可以使之缩小至可以手术切除；或者在肝动脉化疗栓塞的基础上，加上免疫生物治疗等，使之缩小后再手术或延长带瘤生存期。

8. 并发症的治疗　肝癌结节破裂出血时大多考虑手术治疗，对于不耐受手术的患者只宜进行补液、输血、镇痛、止血等对症治疗；肝性脑病、消化道出血、继发感染等并发症可参考有关章节。

9. 肝移植　肝移植是肝癌根治性治疗的方法之一。尤其适合有肝硬化失代偿期背景、不适合手术切除的小肝癌患者。

# 十、预后

预后主要取决于能否早期发现、早期治疗。由于诊断和治疗方法的进步，使得本病早诊早治的机会明显增加。早期肝癌手术切除率和 5 年生存率明显提高，早期肝癌切除术后 5 年生存率达 50% 以上，其中小肝癌切除后 5 年生存率为 50%～70%。晚期肝癌的预后不好。以下几点有助于预后的估计：①肿瘤≤5cm、术后病理癌肿有完全的包膜、核分裂少、代偿适应能力强、免疫状态好的患者预后较好；②合并肝硬化、有肝外转移、发生消化道出血、肝癌破裂的患者预后较差。

# 十一、预防

积极防治病毒性肝炎、肝硬化，同时应该应用乙、丙型肝炎疫苗有效预防病毒性肝炎的发生，这对我国目前预防原发性肝癌有着重要意义；注意食物与水资源的保护，积极采取措施来防止食物霉变、水源污染。

**相关链接**

## 原发性肝癌是否适合进行肝移植

对原发性肝癌是否适合肝移植，目前意见趋向一致。合并肝硬化的小肝癌、纤维层板状肝癌是肝移植的合适指征，术后疗效与良性肝病相似。胆管癌、转移性肝癌因移植后长期疗效不理想，因此多不主张肝移植。国内目前肝移植技术水平，人们对肝移植的理解程度，再加上我国供肝来源的特殊情况均与国外有较大差别。因此，对肝癌肝移植的时机选择不应拘泥于国外的经验。然而，对有明显黄疸、腹水或远处转移者不宜行肝移植，特别是有明显血管侵犯证据的患者不宜施行肝移植。因此，只要病例选择适当，肝移植亦可获得一定的疗效。

（王景杰）

**学习小结**

原发性肝癌是指发生于肝细胞或肝内胆管的癌肿，是我国最常见的恶性肿瘤之一。病因目前为止尚不清楚，流行病学调查显示与慢性病毒性肝炎、肝硬化、黄曲霉毒素、某些化学物质与药物及遗传等多种因素有关。肝癌的治疗效果取决于是否能够早期诊断和早期切除，影像学诊断及甲胎蛋白是早期肝癌的主要辅助诊断方法。积极防治病毒性肝炎、肝硬化，对我国目前预防原发性肝癌有着重要意义。

1. 原发性肝癌临床表现主要有哪些?

2. 患者,男,47 岁,既往有慢性乙型病毒性肝炎病史 10 余年,1 个月前出现右上腹隐痛不适。 查体:右腹部膨隆,可扪及质地坚硬、表面凹凸不平的肿块,移动性浊音阳性,腹水为血性。 该患者最可能的诊断是什么?

3. 原发性肝癌如何分型、分期?

4. 原发性肝癌的鉴别诊断有哪些?

5. 原发性肝癌的诊断依据有哪些?

| 学习目标 | |
| --- | --- |
| **掌握** | 肝性脑病的临床表现、实验室及其他检查、诊断要点与鉴别诊断。 |
| **熟悉** | 肝性脑病的诱因、治疗原则。 |
| **了解** | 肝性脑病的病因、发病机制。 |

肝性脑病（hepatic encephalopathy，HE）亦称肝性昏迷（hepatic coma），是一种由于急、慢性肝功能严重障碍或各种门静脉-体静脉分流异常所致，以代谢紊乱为基础的、轻重程度不同的神经精神异常综合征。其主要临床表现是意识障碍、行为失常和昏迷。门体分流性脑病强调门静脉高压，门静脉与腔静脉间有侧支循环的存在而使大量门静脉血绕过肝脏流入体循环，此为肝性脑病的主要发生机制。

既往曾将无临床表现和生化异常，常规神经系统检查无异常而脑电图、精细智力检查（如 Retain 数字连接试验）及诱发电位（evoked potential，EP）异常的患者称为亚临床肝性脑病（subclinical hepatic encephalopathy，SHE）或隐形肝性脑病（latent hepatic encephalopathy），由于概念不清易被理解为另外一种发病机制的病症，故目前国内外专家都将其改称为轻微肝性脑病（minimal hepatic encephalopathy，MHE）。

## 一、病因

肝性脑病大部分是由各型肝硬化引起，也可由门体分流异常引起，小部分见于重症病毒性肝炎、中毒性肝炎、药物性肝病或暴发性肝功能衰竭。另外，还可见于原发性肝癌、妊娠期急性脂肪肝、严重胆道感染等。肝性脑病尤其是门体分流性脑病多有明显诱因，常见的有上消化道出血、感染、电解质紊乱、放腹水、高蛋白饮食、安眠镇静药、麻醉药、便秘、尿毒症及经颈静脉肝内门体静脉分流术（transjugular intrahepatic portosystemic shunt，TIPS）等。

## 二、发病机制

肝性脑病主要的病因是肝细胞功能衰竭，而使来自肠道的毒性代谢产物不能有效清除，致其在体内蓄积。如门腔静脉之间存在有手术或自然形成的侧支分流，则可使这些毒物绕过肝脏经侧支进入体循环，因而蓄积增加。这些毒物透过血脑屏障，致使大脑功能紊乱。肝性脑病的发生可能是多种因素综合作用的结果，但含氮物质包括蛋白质、氨基酸、氨、硫醇的代谢障碍和抑制性神经递质的积聚可能起主要作用。糖和水、电解质代谢紊乱以及缺氧可干扰大脑的能量代谢而加重脑病。脂肪代谢异常，特别是短链脂肪酸的增多也起重要作用。慢性肝病患者大脑对毒性代谢产物敏感性增加也是致病的重要因素。

1. 氨中毒学说　氨代谢紊乱引起的氨中毒是肝性脑病,特别是门体分流性脑病的重要发病机制,与氨中毒有关的脑病又称为氮性脑病(nitrogenous encephalopathy)。

（1）氨的形成和代谢

1）氨的来源:①肠道每日可产氨约4g,主要有含氮物质经细菌分解后产氨;血液中的尿素经胃肠黏膜血管弥散到肠腔经肠菌的尿素酶分解后产氨,后者可经门静脉重新吸收,称尿素的肠肝循环;②体内蛋白质水解形成的氨基酸、胺类物质分别经脱羧基、氧化产氨;③肾小管上皮细胞的谷氨酰胺酶分解肾血流中的谷氨酰胺产氨;④骨骼肌及心肌运动产氨。氨在肠道的吸收主要是以非离子型氨($NH_3$)弥散进入肠黏膜,其吸收率远高于离子型氨($NH_4^+$)。游离的 $NH_3$ 有毒性,且能透过血脑屏障;$NH_4^+$ 呈盐类形式存在,相对无毒,不能透过血脑屏障。$NH_3$ 与 $NH_4^+$ 的互相转化受 pH 梯度改变的影响。在酸性环境,$NH_3$ 转化成 $NH_4^+$,在碱性环境,则 $NH_4^+$ 转化成 $NH_3$。当结肠内 pH>6 时,$NH_3$ 大量弥散入血;pH<6 时,则 $NH_4^+$ 从血液转至肠腔,随粪排泄。肾小管滤液呈碱性时,大量 $NH_3$ 被吸收入肾静脉,使血氨增高;呈酸性时,氨大量进入肾小管腔与酸结合,并以铵盐形式随尿排出体外,这是肾排泄强酸的重要方式。

2）氨的代谢:①绝大部分来自肠道的氨在肝中经鸟氨酸代谢环转变为尿素。②脑、肝、肾等组织在三磷腺苷(ATP)的供能条件下,利用和消耗氨合成谷氨酸和谷氨酰胺;在骨骼肌氨可与谷氨酸结合形成谷氨酰胺。③肾是排泄氨的主要场所,除排出大量尿素外,在排酸的同时,也以 $NH_4^+$ 的形式排除大量的氨;④血氨过高时部分可从肺部呼出。

（2）肝性脑病时血氨增高的原因:血氨增高的主要原因是氨生成过多和/或代谢清除过少。①氨的生成过多:摄入过多的含氮食物、药物或肠内积血等均可在肠道生成过多的氨而入血;肾前性与肾性氮质血症存在时,血中尿素大量弥散至肠腔转变为过多的氨入血;门体分流存在时,自肠道摄入的氨未经肝脏解毒即进入体循环以及肝病时体内蛋白分解代谢旺盛而大量产氨等均可导致血氨增高。②氨的清除减少:因肝功能衰竭时,肝将血中的氨转变为尿素的能力减退,碱中毒时肾对氨的排泄减少及骨骼肌的消耗等可致氨代谢清除过少,亦可导致血氨增高。

（3）诱发血氨增高的因素:许多诱发肝性脑病的因素能使血氨增高并影响其进入脑组织的量,和/或改变脑组织对氨的敏感性。

1）摄入过量的含氮食物(高蛋白,尤其动物蛋白饮食)或药物,或上消化道出血(每100ml血液约含20g蛋白质),致肠内含氮物质过多,肠内产氨增多。

2）低钾性碱中毒:进食少、呕吐、腹泻、利尿排钾、放腹水、继发性醛固酮增多症等均可导致低钾血症。低钾时钾从细胞外液丢失,即被细胞内钾移出而补充,移出的钾由细胞外液的钠和氢进入细胞与之交换,故使细胞外液中 $H^+$ 浓度减少,有利于氨转化为氨而进入脑细胞产生毒性作用。此外,低钾血症时,尿排钾量减少而氢离子排出量增多,导致代谢性碱中毒,因而促使氨形成增多。氨透过血脑屏障而致病。

3）低血容量与缺氧:上消化道出血、大量放腹水、利尿及休克等可致有效血容量降低,肾脏灌流不足,从而导致肾前性氮质血症,使血氨增高。脑细胞缺氧可降低脑对氨毒的耐受性。

4）便秘:使含氨、胺类和其他有毒衍生物与结肠黏膜接触的时间延长,毒物吸收增多。

5）感染:组织分解代谢增强而致内源性氨产生增多,失水可加重肾前性氮质血症,缺氧和高热增加氨的毒性。肝病患者肠道内细菌生长活跃,利于氨的产生。

6）低血糖:葡萄糖是大脑的重要能源,低血糖时能量减少,脑内去氨活动停滞,氨的毒性增加。

7）其他:镇静、安眠药可直接抑制大脑和呼吸中枢,导致缺氧。麻醉和手术可增加肝、脑、肾的功能负担。

（4）氨对中枢神经系统的毒性作用:一般认为氨对大脑的毒性作用是干扰脑的能量代谢,导致高能磷酸化合物浓度降低。血氨过高可抑制丙酮酸脱氢酶活性而影响乙酰辅酶 A 的生成,干扰脑中三羧酸循环。此外,氨在大脑的去毒过程中与 α-酮戊二酸结合成谷氨酸,谷氨酸与氨结合成谷氨酰胺,此反应过程需消耗大量的辅酶、ATP、α-酮戊二酸和谷氨酸。α-酮戊二酸为三羧酸循环中的重要中间产物,缺少时可使大脑细胞的能量供应不足而不能维持其正常功能。谷氨酸是大脑的重要兴奋性神经递质,缺少则使大脑抑制增加。氨还可干扰神经细胞膜上的 $Na^+$-$K^+$-ATP 酶活性,破坏血脑屏障的完整性,影响膜的复极化作用,并可使脑内神经递质的平衡失调,从而产生中枢神经的抑制作用。

2. 氨基酸代谢失衡与假神经递质学说　氨基酸代谢异常导致的各种氨基酸比例失调,特别是支链氨基酸的减少是肝性脑病的另一个重要发病机制。血浆氨基酸测定发现,肝硬化失代偿者血浆芳香族氨基酸(如酪氨酸、苯丙氨酸、色氨酸)增多而支链氨基酸(如缬氨酸、亮氨酸、异亮氨酸)减少,两组氨基酸代谢呈不平衡现象。正常人芳香族氨基酸在肝中代谢分解,如食物中的酪氨酸、苯丙氨酸等,经肠菌脱羧酶的作用分别转变为酪胺和苯乙胺,而后在肝内被单胺氧化酶分解清除。支链氨基酸主要在骨骼肌代谢分解,而胰岛素有促使这类氨基酸进入肌肉的作用。肝功能衰竭时,芳香族氨基酸由于肝内清除发生障碍,致血中浓度增高;胰岛素在肝内的灭活作用降低,而致其血中浓度增高,因而促使支链氨基酸大量进入肌肉组织而使其血中浓度降低,导致支链氨基酸与芳香族氨基酸的摩尔比值(Fisher 指数)由正常的 3.0~3.5 降至 1.0 或更低。上述两组氨基酸互相竞争和排斥通过血脑屏障进入大脑。支链氨基酸减少,则进入脑中的芳香族氨基酸增多,如上述体内酪胺、苯乙胺增加,进入脑组织后,在脑内经 β-羟化酶的作用分别生成 β 羟酪胺和苯乙醇胺。后两者的化学结构与正常神经递质去甲肾上腺素相似,但不能传递神经冲动或作用很弱,因此称为假神经递质。当假神经递质被脑细胞摄取并取代了突触中的正常递质,则神经传导发生障碍,兴奋冲动不能正常地传至大脑皮质而产生异常抑制,出现意识障碍与昏迷。

3. γ-氨基丁酸/苯二氮(GABA/BZ)复合受体学说　GABA 是哺乳动物大脑的主要抑制性神经递质,在正常人,它由谷氨酸经肠道细菌作用产生后进入门静脉并在肝脏被清除,血脑屏障对其通透性很低。在肝功能衰竭和/或门体分流时,其在肝脏内的清除减少或绕过肝脏进入体循环;加之肝功能衰竭时血脑屏障的通透性增高,故使血中及脑内 GABA 浓度升高。肝性脑病时脑内的 GABA 受体密度和亲和力均增高,现已证明大脑突触后神经元存在两种 GABA 受体,即 GABA-A 和 GABA-B 受体,前者为复合体受体,除了可与GABA 结合外,在受体表面的不同部位也能与巴比妥类和弱安定类(benzodiazepines,BZ)药物结合,故称为GABA/BZ 复合受体。无论 GABA、巴比妥类或 BZ 中的任何一种药物与受体结合后,都能促进氯离子进入突触后神经元,并引起神经传导抑制,此时用仪器记录的视觉诱发电位(VEP)与半乳糖胺造成的脑病动物模型的 VEP 相同。肝性脑病患者的血浆 GABA 浓度与脑病程度平行。部分患者经 GABA 受体拮抗剂,或弱安定类药受体拮抗剂治疗后,症状有所减轻,VEP 恢复正常,更证明肝性脑病与抑制性递质 GABA 有关。

4. 硫醇和短链脂肪酸

(1)硫醇:含硫的氨基酸如蛋氨酸、胱氨酸等在肠道内经脱氨基及脱羧基而生成甲基硫醇、乙基硫醇及二甲基硫化物,这些物质可引起实验动物意识模糊、定向力丧失、昏迷和昏睡。当肝功能损害时,这些物质代谢障碍,血中浓度增加,影响大脑功能,可诱发肝性脑病,并与肝臭有关。

(2)短链脂肪酸:主要是戊酸、己酸和辛酸等 8 个碳原子以下的脂肪酸,现已证明短链脂肪酸可诱发试验性肝性脑病,肝性脑病患者的血浆和脑脊液中此类物质亦明显增多。其诱发肝性脑病的机制是阻碍脑组织的氧化磷酸化偶联,干扰脑的能量代谢,影响神经膜的电生理效应及突触部位神经递质传导。

5. 毒物的协同作用

(1)氨、硫醇和短链脂肪酸协同作用:在肝功能衰竭的实验动物中,单独使用氨、硫醇和短链脂肪酸这三种毒性物质的任何一种,如用量较小,都不足以诱发肝性脑病,如果联合使用,即使剂量不变也能引起脑症状。为此有学者提出氨、硫醇、短链脂肪酸对中枢神经系统的协同毒性作用,可能在肝性脑病的发病机制中有重要地位。

(2)氨与 GABA 的协同作用:氨有抑制 GABA 转氨酶的作用,阻碍其转变为琥珀酸进入三羧酸循环,因而脑组织中 GABA 蓄积,致使脑神经传导抑制加重。

（3）氨与芳香族氨基酸的协同作用：高氨血症可使血中的芳香族氨基酸浓度增加，而致支链氨基酸与芳香族氨基酸比例失调，血脑屏障对芳香族氨基酸转运增加，大量芳香族氨基酸进入脑内导致肝性脑病。

6. 其他

（1）血脑屏障：由毛细血管内皮细胞、阿尔茨海默病 2 型星形胶质细胞等组成，能保护大脑免受体内代谢变化的影响，正常时，毒性物质及蛋白质等大分子物质不能通过血脑屏障。严重肝病时，由于库普弗细胞数的减少及门体分流的形成，使肠管内产生的内毒素直接进入体内；血液循环的异常可使有效血容量减少，致低氧血症及脑血流量降低，这些因素均可造成脑毛细血管内皮细胞及阿尔茨海默病 2 型星形胶质细胞肿胀，血脑屏障完整性受损，通透性增加，而使体内蓄积的毒性代谢产物容易进入脑内导致中枢神经系统症状。此外，脑星形胶质细胞是谷氨酰胺合成的重要场所，肝功能衰竭时该细胞发生病变，引起脑内去氨途径的谷氨酰胺合成障碍，故可诱发和加重脑病。

（2）色氨酸：正常情况下色氨酸与白蛋白结合不易进入血脑屏障，肝病时白蛋白合成降低，加之血浆中其他物质对白蛋白的竞争性结合造成游离的色氨酸增多，游离的色氨酸可通过血脑屏障，在大脑中代谢生成 5-羟色胺（5-HT）及 5-羟吲哚乙酸（5-HITT），两者都是抑制性神经递质，参与肝性脑病的发生，与早期睡眠方式及日夜节律改变有关。脑摄取色氨酸可被谷氨酰胺合成抑制剂所抑制，可见高血氨、谷氨酰胺和色氨酸间也是相互联系的。

（3）星形胶质细胞功能异常学说：正常情况下突触前神经末梢释放的谷氨酸迅速被周围的星形胶质细胞摄取并在谷氨酰胺合成酶的作用下合成谷氨酰胺，谷氨酰胺再循环到神经元内释放具有活性的谷氨酸，此为脑中的谷氨酰胺循环。谷氨酸是脑内重要的兴奋性神经递质，储存于突触小泡内，一旦释放就具有神经活性作用。肝功能失代偿期患者的星形胶质细胞肥大，功能受损，胞内的标志酶谷氨酰胺合成酶活性下降，使脑内除氨能力下降，同时也使谷氨酸的含量减少，导致谷氨酸能突触异常，出现肝性脑病的临床表现。

（4）锰离子学说：肝硬化患者磁共振成像显示大脑双侧苍白球的密度增高，组织学证明是由于锰沉积造成的。正常锰在肝脏排泄到肠道然后排出体外，肝病时锰不能正常排出体外并且流入体循环，在大脑中聚集。锰具有神经毒性，除直接损伤脑组织外，还影响 5-羟色胺，去甲肾上腺素和 γ-氨基丁酸等神经递质的功能。此外，它还影响多巴胺与其受体的结合，导致多巴胺氧化使多巴胺减少，造成震颤，僵硬等锥体外系症状。

（5）内源性阿片系统：内源性阿片系统参与调节中枢的某些效应，如记忆功能；肝病患者血浆中 β-内啡肽浓度增高影响患者的神志状态。

## 三、病理

急性肝功能衰竭所致的肝性脑病患者的脑部常无明显的解剖异常，但多有脑水肿，可能是本症的继发性改变。慢性肝性脑病患者可见特征性的阿尔茨海默病 2 型星形胶质细胞肿胀与变性。此外，还可出现大脑皮质变薄，神经元及神经纤维消失，皮质深部有片状坏死，甚至可累及小脑和基底部。

## 四、临床表现

肝性脑病的临床表现可因原有肝病的性质、肝细胞损害的轻重缓急以及诱因不同而异。急性肝性脑病常见于急性重症肝炎，有大量肝细胞坏死和急性肝功能衰竭，诱因不明显，患者在起病数日内即进入昏迷直至死亡，昏迷前可无前驱症状。慢性肝性脑病多是门体分流性脑病，与大量门体侧支循环和慢性肝功能衰竭有关，多见于肝硬化患者和/或门腔分流手术后，以慢性反复发作性木僵与昏迷为突出表现，常有一定诱因。在肝硬化终末期所见的肝性脑病起病缓慢，昏迷逐步加深，最后死亡。为观察脑病的动态变化，有利于疗效分析，根据意识障碍程度、神经系统表现及脑电图改变，将肝性脑病分为四期：

一期(前驱期):轻度性格和行为改变。情绪欣快,易激动或淡漠寡言,虽应答尚准确,但吐词不清且较缓慢,注意力不集中,可有扑翼样震颤(flapping tremor 或 asterixis),亦称肝震颤。脑电图多数正常。

二期(昏迷前期):意识错乱,睡眠障碍,行为失常。定向力丧失,理解力减退,对时间、地点及人物概念模糊,言语不清,计算能力下降,书写障碍,睡眠时间倒错,昼睡夜醒,甚至有幻觉、恐惧及狂躁,有扑翼样震颤,肌张力增高,腱反射亢进,可引出踝阵挛及 Babinski 征。脑电图异常。

三期(昏睡期):以昏睡和精神错乱为主,大部时间呈昏睡状态,但可唤醒。醒时尚可回答问话,常有神志不清及幻觉,理解力及计算力丧失。扑翼样震颤明显,出现明显的肌张力增高及腱反射亢进,踝阵挛及 Babinski 征阳性。脑电图明显异常。

四期(昏迷期):意识完全丧失,不能唤醒,浅昏迷,对痛刺激及不适体位尚有反应,腱反射和肌张力仍亢进,因患者不能合作,扑翼样震颤无法引出。深昏迷时,各种反射消失,肌张力降低,瞳孔常散大,可出现阵发性惊厥,踝阵挛和过度换气。脑电图明显异常。

以上各期的界限并非十分鲜明,常可重叠出现,根据病情的发展或治疗的好转,程度可加重或减轻。少数患者由于中枢部位出现器质性改变时而出现智力减退、小脑共济失调、锥体束阳性征或截瘫,这些表现可以是暂时性也可以成为永久性的改变。

轻微肝性脑病(MHE):一般指无明显临床表现和生化异常,仅能用精细的心理智能试验和/或电生理检测才可作出诊断的肝性脑病。有建议将其列为 0 期。这类患者可以从事日常活动和工作,但是由于他们的操作和反应能力的下降,在某些工作如驾驶、高空作业时容易发生危险,因此对从事这些工作的肝硬化患者应及时做相关检查,及时发现,及时治疗,避免危险的发生。

## 五、辅助检查

1. 血氨　急性肝功能衰竭所致的肝性脑病血氨多正常。慢性肝性脑病,尤其门体分流性脑病则多有血氨增高,空腹动脉血氨较静脉血更有意义。但血氨增高并不一定都出现肝性脑病,因此,血氨浓度增高对肝性脑病的诊断仅有一定的参考意义。

2. 血浆氨基酸及 Fisher 指数　慢性肝性脑病的血中支链氨基酸减少,芳香族氨基酸尤其色氨酸常明显增加,Fisher 指数显著降低。

3. 脑电图　脑电图的变化对诊断与预后均有一定的意义。典型的改变为节律变慢,主要出现普遍性的 4~7 次/s 的 θ 波或三相波,有时出现 1~3 次/s 的 δ 波。

4. 诱发电位　诱发电位按刺激的类型分为视觉诱发电位(VEP)、躯体感觉诱发电位(SEP)和听觉诱发电位(AEP)等。它们可用于亚临床肝性脑病诊断和分期的判断。

5. 心理智能测试　目前认为心理智能测试对于诊断早期肝性脑病包括亚临床肝性脑病最有价值。常规使用的是数字连接试验、数字符号试验及听觉连续反应时间试验,其结果容易计量,便于随访。

(1) 数字连接试验:随意将 1~25 的阿拉伯数字随机排列在纸上,嘱患者按自然数的大小用笔连接起来,记录所用时间(常为 60s 内)并检查连接错误的频率。

(2) 数字符号试验:将 1~9 的阿拉伯数字与一串不同的符号相对应,让患者在 90s 之内尽快写出与数字相对应的符号。

(3) 听觉连续反应时间试验:用电脑指令录音磁带通过特制的耳机(500Hz,90dB)向患者发出听力信号,嘱其听到信号后尽可能快地按键,即可测定其反应时间,肝性脑病患者反应时间明显延长。

6. 脑脊液检查　压力一般正常,蛋白可能增高,细胞数正常。谷氨酰胺和色氨酸增多,两者与昏迷程度密切相关。严重肝病患者腰穿有一定危险,应该慎重进行。

7. 影像学检查　急性肝性脑病患者行 CT 或 MRI 可以发现脑水肿,慢性可以发现不同程度的脑萎缩。磁共振波谱分析可以检测到慢性肝性脑病患者大脑枕部灰质和顶部皮质有某些有机渗透物质,如胆碱、谷氨酰胺、肌酸等含量的变化。肝性脑病、轻微肝性脑病甚至一般的肝硬化患者都有某种程度的改变。

8. 临界视觉闪烁频率检测　轻度星形胶质细胞肿胀是早期 HE 的病理变化，而星形胶质细胞肿胀会改变胶质-神经元的信号转导，视网膜胶质细胞在 HE 时的形态学改变与阿尔茨海默病 2 型星形胶质细胞相似，故视网膜胶质细胞病变可作为 HE 时大脑星形胶质细胞病变的标志，通过临界视觉闪烁频率测定可以定量诊断 HE，初步结果认为方法敏感，简单而可靠，可用于发现及检测轻微肝性脑病。

## 六、诊断与鉴别诊断

肝性脑病的主要诊断依据为：①严重肝病和/或广泛门体侧支循环；②精神紊乱、昏睡或昏迷；③肝性脑病的诱因；④明显肝功能损害或血氨增高。扑翼样震颤和典型的脑电图改变及诱发电位有重要参考价值。对肝硬化患者进行常规的心理智能测试有助于发现亚临床肝性脑病。以精神症状为唯一突出表现的肝性脑病应与精神病鉴别。肝性昏迷还应与可引起昏迷的其他疾病，如糖尿病、低血糖、尿毒症、脑血管意外、脑部感染、药物及毒物中毒、镇静剂过量和乙醇中毒性脑病等相鉴别。详细询问肝病病史，检查肝脾大小、肝功能、血氨、脑电图等对诊断与鉴别诊断有重要的意义。

## 七、治疗

肝性脑病是肝病患者主要死亡原因之一，早期识别、及时治疗是改善其预后的关键。治疗的目的是建立和恢复正常的神经功能，促进意识的恢复。由于其发病机制复杂，在治疗上应采取综合措施。

1. 消除诱因　许多因素可诱发或加重肝性脑病。在治疗肝性脑病时应尽量找出诱因及时予以去除和纠正。麻醉、镇痛、安眠、镇静等类药物可诱发及加重脑病。当患者狂躁不安或抽搐时，禁用吗啡及其衍生物、水合氯醛、副醛、哌替啶及速效巴比妥类，必要时在密切观察病情下，可减量使用小剂量地西泮、东莨菪碱，剂量为常量的 1/2 或 1/3，并应减少给药次数。异丙嗪、氯苯那敏等抗组胺药物可作为镇静药代用。要及时控制感染和上消化道出血，避免快速和大量排钾利尿和放腹水。注意纠正水、电解质和酸碱平衡失调。

2. 减少肠内毒物的生成和吸收

（1）饮食：肝性脑病时，开始数日应暂停蛋白质摄入，食物以碳水化合物为主。供给热量 5.0~6.7kJ/d，并给予足量维生素，昏迷不能进食者可静脉或经胃管给予 20%~50% 葡萄糖。每日可给予 3~6g 必需氨基酸。脂肪可延缓胃的排空宜少用。神志清楚后，可逐步增加蛋白质至 40~60g/d。来源不同的蛋白质致昏迷的趋势有所不同，一般认为肉类蛋白致脑病的作用最大，牛乳蛋白次之，植物蛋白最小，故纠正患者的负氮平衡，用植物蛋白最好。植物蛋白中蛋氨酸、芳香族氨基酸含量较少，而支链氨基酸含量较多，且能增加粪氮排泄。此外，植物蛋白含有非吸收性纤维，被肠菌酵解产酸有利于氨的排出，并利于通便，故适用于肝性脑病患者。

（2）清洁及酸化肠道：用生理盐水或弱酸性溶液（例如稀醋酸液）灌肠，或口服或鼻饲 33% 硫酸镁 30~60ml 导泻。灌肠或导泻清除肠内积食、积血或其他含氮物质以减少氨等毒物经肠道的吸收。酸化肠道利于 $NH_3$ 变为 $NH_4^+$ 自肠道排除。乳果糖为人工合成的双糖，口服后在结肠中被细菌分解为乳酸和醋酸，使肠腔 pH 降低，从而减少氨的形成和吸收，是治疗肝性脑病的一线药物。对需长期治疗的患者，应首选乳果糖或乳梨醇，乳果糖为 30~60g/d，分 3 次口服，从小剂量开始，以调节至每日排粪 2~3 次，粪 pH 5~6 为宜。亦可用 66.7% 乳果糖与水配成 1:1 溶液，500~1000ml，每 6h 1 次，保留灌肠。该药的副作用为饱胀、腹绞痛、恶心、呕吐等。乳梨醇是和乳果糖类似的双糖，可制成片剂或糖浆剂，易保存，代谢方式和疗效与乳果糖相同，30~45g/d，分 3 次口服。近年来发现乳梨醇在乳糖酶缺乏人群的结肠中，经细菌发酵产酸后也降低粪便 pH，减少氨的含量，用以治疗肝性脑病，疗效与乳果糖相似，且价格较便宜。拉克替醇可改善肝硬化患者的肝性脑病，提高患者的生活质量，疗效与乳果糖相当。

（3）抑制肠道细菌：口服选服甲硝唑、巴龙霉素、卡那霉素、氨苄西林对抑制肠道分解蛋白产氨菌的繁殖均有良效。甲硝唑 0.8g/d，分 4 次口服，但其在肝性脑病的治疗效果一直存在争议。

（4）调节肠道微生态平衡：服用某些不产生尿素酶有益菌，如乳酸杆菌、肠球菌、双歧杆菌、酪酸杆菌等的活菌制剂可调整肠道菌群和降低肠道的 pH，抑制氨和有毒物质的吸收，对减少细菌移位和内毒素血症的发生可能有一定的作用。

3. 促进有毒物质的代谢清除，纠正氨基酸代谢的紊乱

（1）降氨药物：①谷氨酸盐。谷氨酸盐可与氨结合生成谷氨酰胺而使血氨降低，制剂有谷氨酸钠（每支 5.75g/20ml，含钠 34mmol），和谷氨酸钾（每支 6.3g/20ml，含钾 34mmol）。每次 4 支，加入葡萄糖液中静脉滴注，1~2 次/d。谷氨酸钾、钠比例视血清钾、钠浓度和病情而定，尿少时少用而无尿或高钾血症时忌用钾剂，明显腹水和水肿时慎用钠剂。因谷氨酸盐呈碱性，碱血症时可先给精氨酸或维生素 C。②精氨酸。精氨酸呈酸性，可通过促进鸟氨酸循环合成尿素而降低血氨。适用于血 pH 偏高的慢性反复发作的门体分流性脑病。10~20g 加入葡萄糖液中静脉滴注，1 次/d，对重症肝炎所致的急性肝性昏迷无效。③苯甲酸钠。可与肠道内氨结合为马尿酸从肾脏排出而降低血氨。每次 5g，2 次/d，口服。④乙酰谷氨酰胺。谷氨酸可与氨结合为谷氨酰胺而清除氨，但它不易通过血脑屏障，乙酰谷氨酰胺可作为载体，有助于谷氨酸透过血脑屏障，故有认为与谷氨酸盐联合应用可增加疗效。此外，苯乙酸钠、鸟氨酸-α-酮戊二酸和鸟氨酸门冬氨酸亦有降氨作用。

（2）纠正氨基酸比例失调：应用以支链氨基酸为主的氨基酸混合液，有纠正氨基酸代谢的不平衡，抑制大脑中假神经递质的形成的作用。目前其制剂配比种类较多，如 FO-80、GO-80、14AA-800、BCAA-3H、六合氨基酸等，但疗效尚有争议。

（3）GABA/BZ 复合受体拮抗药：BZ 受体拮抗剂氟马西尼（flumazenil）有改善脑病患者意识状态的作用。

（4）人工肝：采用活性炭、树脂等进行血液灌流或以聚丙烯腈进行血液透析可清除血氨和其他毒物，对肝性脑病有一定的疗效。

4. 肝移植　是各种终末期肝病的有效治疗方法，顽固性及严重的肝性脑病可在肝移植术后得到改善。

5. 其他对症治疗

（1）纠正水、电解质和酸碱平衡失调：每日总入液量以不超过 2500ml 为宜。肝硬化腹水患者的入液量应加控制（一般约为尿量加 1000ml），以免血液稀释、血钠过低而加重昏迷。应及时纠正缺钾和碱中毒。

（2）保护脑细胞功能：用冰帽降低颅内温度，以减少能量消耗，保护脑细胞功能。

（3）保持呼吸道通畅：深昏迷者，应做气管切开排痰给氧。

（4）防治脑水肿：静脉滴注高渗葡萄糖、甘露醇等脱水剂以防治脑水肿。

（5）防治出血与休克：有出血倾向者，可静脉滴注维生素 K 或输鲜血，亦可应用 $H_2RA$、PPI 使胃内 pH 保持在 5 以上，以防止上消化道出血。如出现上消化道出血应立即常规处理，以纠正休克、缺氧和肾前性尿毒症。

## 八、预后与预防

诱因明确且容易消除者（例如出血、缺钾等）预后较好。肝功能较好，分流手术后由于进食高蛋白而引起门体分流性脑病者预后较好。有腹水、黄疸、出血倾向者提示肝功能不良，其预后较差。暴发性肝衰竭所致的肝性脑病预后最差。

积极防治肝病。肝病患者应避免一切诱发肝性脑病的因素。例如增强抵抗力，防止各种感染；饮食上避免过于粗糙、热烫的食物而导致血管破裂出血；忌烟、酒；保持大便通畅；严密观察肝病患者，及时发现肝性脑病早期表现并进行适当治疗。

# 人 工 肝

　　人工肝全称人工肝脏,它作为独立于其他人工器官而存在的历史并不长。其研究始于20世纪50年代,1956年Sorrentino证明了新鲜肝组织匀浆能代谢酮体、巴比妥和氨,首次提出了"人工肝脏"的概念。人工肝脏是借助体外机械、化学或生物性装置,暂时或部分替代肝脏功能,从而协助治疗肝脏功能不全或相关疾病。目前,人工肝脏已经成为医疗体系中重要的器官支持疗法,它通过一个体外的机械或理化装置,担负起暂时辅助或完全代替严重病变肝脏的功能,清除各种有害物质,代偿肝脏的代谢功能,直至自体肝脏功能恢复或进行肝移植。有专家认为,人工肝脏有望成为重型肝炎肝衰竭及其他一些肝病最常用和最有效的手段之一。

(王景杰)

## 学习小结

　　肝性脑病是一种由于急、慢性肝功能严重障碍或各种门静脉-体静脉分流异常所致,以代谢紊乱为基础的、轻重程度不同的神经精神异常综合征。 门静脉与腔静脉间有侧支循环的存在而使大量门静脉血绕过肝脏流入体循环,此为肝性脑病的主要发生机制。主要临床表现是意识障碍、行为失常和昏迷。 肝性脑病是肝病患者主要死亡原因之一,早期识别、及时治疗是改善其预后的关键。 治疗的目的是建立和恢复正常的神经功能,促进意识的恢复。 由于其发病机制复杂,在治疗上应采取综合措施。

## 复习参考题

1. 肝性脑病的氨如何形成和代谢?
2. 简述肝性脑病时血氨增高的原因。
3. 肝性脑病影响氨中毒的因素有哪些?
4. 肝性脑病的诱因有哪些?
5. 肝性脑病的临床表现有哪些?

# 第十三章　胰腺炎

| 学习目标 | |
|---|---|
| **掌握** | 急性胰腺炎临床表现(特别是重症胰腺炎的表现)、并发症、辅助检查、诊断与鉴别诊断及治疗。 |
| **熟悉** | 急性胰腺炎常见病因、病理分型和发病机制。 |
| **了解** | 急性胰腺炎性质和发展规律；慢性胰腺炎的病因、临床表现、实验室及其他检查、诊断及治疗。 |

## 第一节　急性胰腺炎

急性胰腺炎(acute pancreatitis,AP)是指多种病因引起的胰酶激活,继以胰腺局部炎症反应为主要特征,伴或不伴有其他器官功能改变的疾病。本病青壮年多见,临床上表现为急性、持续性腹痛(偶无腹痛),血清淀粉酶活性增高≥正常值上限3倍,影像学提示胰腺有或无形态改变,可有或无其他器官功能障碍。少数病例血清淀粉酶活性正常或轻度增高。大多数患者的病程呈自限性,20%~30%患者临床经过凶险,总体病死率为5%~10%。

### 一、病因和发病机制

多种病因可引起急性胰腺炎,病因有地区差异。急性胰腺炎最常见病因包括胆石症(包括胆道微结石)、高三酰甘油血症和乙醇,胆源性胰腺炎在我国最常见,乙醇则是西方国家胰腺炎最主要病因。当三酰甘油≥11.30mmol/L,临床极易发生AP;而当三酰甘油<5.65mmol/L时,发生AP的危险性减少。在我国,高三酰甘油血症性胰腺炎的发病率呈上升态势。此外,壶腹乳头括约肌功能不良、药物和毒物、外伤性、高钙血症、血管炎、先天性疾病、肿瘤、感染、自身免疫性、1-抗胰蛋白酶缺乏症等也可致病。

#### (一) 胆道疾病

包括胆石症、胆道感染和胆道蛔虫等,尤以胆石症最为多见,我国胰腺炎发病最主要病因。胆道疾病引起的急性胰腺炎也称为胆源性胰腺炎,其发病机制还不十分清楚。解剖上约有80%人的胰管和胆总管汇合形成共同通道,开口于十二指肠壶腹部,因此胆道疾病与急性胰腺炎的密切关系多用"共同通道"学说解释。下列因素可能与胆源性胰腺炎有关:①胆石、蛔虫或胆道感染使壶腹部出口梗阻,和/或Oddi括约肌痉挛,胆道内压力超过胰管内压力,造成胆汁逆流入胰管,胆盐对胰管黏膜有损伤作用,使胰腺消化酶进入胰腺实质而引起急性胰腺炎;②胆石移行或蛔虫钻入胆道损伤胆总管、壶腹部或胆道炎症导致Oddi括约肌松弛,十二指肠液反流入胰管,其中的肠激酶激活胰腺消化酶而引起急性胰腺炎;③胆道炎症时细菌毒素、炎症渗出物、游离胆酸、间接胆红素和溶血磷脂等可经胆胰间淋巴管交通支扩散到胰腺，激活胰消化酶而引起急性胰腺炎。

### （二）　大量饮酒和暴饮暴食

可刺激胰腺外分泌增加，还可引起 Oddi 括约肌痉挛和十二指肠乳头水肿，使胰液排出受阻引起胰管内压力增高；酒精还可使胰液蛋白质变性，形成蛋白栓堵塞胰管，致胰液流出不畅；剧烈呕吐时使十二指肠内压力骤增致十二指肠液反流。

高脂血症、高三酰甘油血症亦可促发或引起急性胰腺炎，可能是由于血液黏稠度增加，导致胰腺血液循环障碍或胰管内脂质沉着。

### （三）　胰管阻塞

胰管结石、狭窄、水肿、胰头部和/或十二指肠壶腹部肿瘤、Oddi 括约肌痉挛、壶腹乳头括约肌功能不良或先天性疾病（胰腺分裂、环形胰腺、十二指肠乳头旁憩室等）均可引起胰液引流不畅。如同时有饱餐、饮酒、迷走神经兴奋性增高等促进胰液分泌的因素存在时，胰管及其分支内压力增高，甚至使胰管小分支和胰腺泡破裂，胰酶进入胰腺间质引起急性胰腺炎。

### （四）　腹部手术与创伤

可直接或间接损伤胰腺组织或胰腺血循环，尤其在胰、胆或胃手术，腹部钝挫伤后。近年来，内镜逆行胰胆管造影（ERCP）后、腹部手术后等医源性因素诱发的 AP 的发病率也呈上升趋势，其原因为：①造影剂对胰腺有刺激作用；②检查时注射造影剂过多或过快，使胰腺腺泡破裂。

### （五）　内分泌与代谢障碍

甲状旁腺肿瘤、维生素 D 过多等引起的高钙血症，可引发胰管钙化，导致胰液排泄不畅；胰液中钙浓度升高可促进胰蛋白酶原的激活；甲状旁腺激素对胰腺有直接毒性作用；妊娠、糖尿病酮症酸中毒和尿毒症偶尔也可并发急性胰腺炎。

### （六）　感染

病毒感染如急性流行性腮腺炎、传染性单核细胞增多症、柯萨奇病毒感染、病毒性肝炎均可并发急性胰腺炎；细菌感染引起严重败血症，可继发急性胰腺炎。

### （七）　药物

应用某些药物如噻嗪类利尿剂、硫唑嘌呤、糖皮质激素、磺胺等可能因损伤胰腺组织、增加胰液分泌或黏稠度而引起急性胰腺炎。

### （八）　自身免疫

某些自身免疫性疾病如系统性红斑狼疮、干燥综合征等可并发急性胰腺炎。可能是胰腺对自身成分作为抗原，由 CD4 阳性辅助细胞的识别产生免疫应答的结果而造成胰腺的炎症性病变。

### （九）　其他

少见病因包括十二指肠球后壁穿透性溃疡、邻近乳头的十二指肠憩室炎、输入袢综合征、血管炎、心或肾移植术后；有些胰腺炎可能与遗传有关。有 8%~25% 的急性胰腺炎至今仍病因不明。经临床、影像及生物化学等检查，不能确定病因者称为特发性胰腺炎。

正常胰腺分泌的酶有两种形式：一种是有生物活性的酶如淀粉酶、脂肪酶等；另一种是无生物活性的酶原或前体，如胰蛋白酶原、前磷脂酶、前弹性蛋白酶、激肽释放酶原和前激肽酶等。正常情况下胰腺具有避免自身消化的生理性防御机制，包括：①合成的胰酶绝大多数是无活性的酶原，酶原颗粒与细胞质是隔离的；②胰腺腺泡和胰管内含有胰蛋白酶抑制物，能灭活有生物活性或提前激活的酶。这些防御机制使胰腺分泌的各种酶原在进入十二指肠前不被激活。当胰液进入十二指肠后，在肠激酶的作用下，首先激活胰蛋白酶原形成胰蛋白酶，胰蛋白酶再启动各种酶原激活的偶联而形成各种有生物活性的消化酶，参与食物消化。

当各种致病因素破坏了胰腺的生理性防御机制中的某些环节后,就会发生胰腺自身消化的连锁反应。各种致病因素分别或同时通过不同的途径诱发一系列胰腺消化酶的激活并引起胰腺自身消化。

被激活的各种消化酶中起主要作用的有磷脂酶 A2、弹性蛋白酶、脂肪酶、激肽释放酶或胰血管舒缓素。磷脂酶 A2 在少量胆酸参与下分解细胞膜的磷脂,产生溶血磷脂酰胆碱和溶血卵磷脂,其细胞毒作用引起腺胰实质凝固性坏死、脂肪组织坏死和溶血。激肽释放酶可使激肽酶原活化为缓激肽和胰激肽,使血管舒张和通透性增加,引起水肿和休克。弹性蛋白酶可溶解血管壁的弹性纤维导致出血和血栓形成。脂肪酶引起胰腺及周围脂肪坏死和液化。上述各种酶共同作用,造成胰腺及周围组织的损伤,细胞的损伤和坏死又促使消化酶释出,形成恶性循环。胰腺消化酶及胰腺炎症、坏死的产物又可通过血液循环和淋巴管输送到全身,引起多脏器损害,成为急性胰腺炎的多种并发症和致死原因。

在胰腺组织损伤的过程中,还产生一系列有强烈活性的炎性介质,如氧自由基、血小板活化因子、前列腺素、白细胞三烯等,与血管活性物质如一氧化氮、血栓素 $A_2$($TXA_2$)等介导炎症反应,导致胰腺血液循环障碍,参与急性胰腺炎的发生和发展。

## 二、病理

急性胰腺炎的病理改变有两型。

### (一) 间质水肿性胰腺炎

大多数 AP 患者由于炎性水肿引起弥漫性胰腺肿大,偶有局限性肿大。大体检查可见胰腺肿大、水肿、分叶不清,质地硬而脆,病变可累及胰腺局部或全部。组织学检查见间质水肿、充血和炎症细胞浸润。胰腺周围可有少量脂肪坏死。CT 表现为胰腺实质均匀强化,但胰周脂肪间隙模糊,也可伴有胰周积液。

### (二) 坏死性胰腺炎

5%~10%的 AP 患者伴有胰腺实质坏死或胰周组织坏死。大体检查可见胰腺呈红褐色或灰褐色,有新鲜出血灶,分叶结构消失,质地松脆。胰腺内及胰腺周围、大网膜、肠系膜等处有较大范围的脂肪坏死和钙化灶。合并感染可并发脓肿,病程稍长者可并发胰腺假性囊肿或形成瘘管。组织学检查可见胰腺组织凝固性坏死和出血,细胞结构消失。坏死灶周围有炎性细胞浸润。常见静脉炎、淋巴管炎、血栓形成。早期增强 CT 有可能低估胰腺及胰周坏死的程度,起病 1 周之后的增强 CT 更有价值,胰腺实质坏死表现为无增强区域。

由于胰液外渗和血管损害,造成大量血浆外渗或出血,部分出血坏死型患者可有胰性腹水、胸腔积液和心包积液,易继发细菌感染。并发急性呼吸窘迫综合征时可有肺水肿、肺出血和肺透明膜形成。部分病例可有心、脑、肾的损害和弥散性血管内凝血等病理变化。

## 三、临床表现

临床上根据病情轻重将急性胰腺炎分为轻症急性胰腺炎(mild acute pancreatitis,MAP)、中重症急性胰腺炎(moderately severe acute pancreatitis,MSAP)和重症急性胰腺炎(severe acute pancreatitis,SAP)。

轻症急性胰腺炎(MAP):MAP 具备 AP 的临床表现和生物化学改变,不伴有器官功能衰竭及局部或全身并发症,通常在 1~2 周内恢复,病死率极低。

中重症急性胰腺炎(MSAP):符合 AP 的临床表现和生物化学改变,伴有一过性的器官功能衰竭(48h 内可自行恢复),或伴有局部或全身并发症而不存在持续性的器官功能衰竭(48h 内不能自行恢复)。对于有重症倾向的 AP 患者,要定期监测各项生命体征并持续评估。

重症急性胰腺炎(SAP):具备 AP 的临床表现和生物化学改变,伴有持续的器官功能衰竭(持续 48h 以上、不能自行恢复的呼吸系统、心血管或肾脏功能衰竭,可累及一个或多个脏器)。SAP 病死率较高,可达36%~50%,如后期合并感染则病死率更高。

1. 症状

(1) 腹痛:为本病的主要表现和首发症状,突然起病,常在饮酒和饱餐后突然发生。腹痛多位于中上腹并向腰背部呈束带状放射,仰卧位时加重,弯腰抱膝位可减轻疼痛。腹痛程度轻重不一,可为钝痛、刀割样痛、钻痛或绞痛,常为持续性,有阵发性加剧,可因进食而加剧。轻症急性胰腺炎腹痛较轻,常在 3~5d 内缓解。重症急性胰腺炎腹痛严重而持续,渗液扩散可引起全腹痛。极少数患者可因大部分胰腺组织在短期内迅速坏死而无腹痛。

腹痛的机制包括:①胰腺急性水肿和炎症刺激及牵拉其包膜上的神经末梢;②胰液外溢和胰腺炎症渗出物刺激腹膜和腹膜后组织,尤其是对腹腔神经丛的刺激;③胰腺炎症累及肠道,导致肠胀气和肠麻痹;④原有胆道疾病引起的疼痛。

(2) 恶心、呕吐及腹胀:多在起病后出现,呕吐物为食物和胆汁,呕吐后腹痛并不减轻;同时伴有腹胀,甚至出现麻痹性肠梗阻。

(3) 发热:常为中度发热,持续 3~5d。如持续发热超过一周或逐日升高、白细胞升高者则提示有继发感染,如胰腺脓肿或腹腔脓肿、胆道感染或败血症等。

(4) 低血压或休克:见于重症急性胰腺炎,少数患者突然发生休克,甚至猝死。胰腺炎症大量渗出致有效血容量不足是休克的主要原因,缓激肽类物质致周围血管扩张,胰腺组织坏死释放心肌抑制因子使心肌的收缩减弱以及并发上消化道出血等均促进和加重休克的发生。

(5) 水、电解质及酸碱平衡失调:多有轻重不等的脱水,频繁呕吐者可发生代谢性碱中毒。重症急性胰腺炎常有明显脱水、代谢性酸中毒,伴血钾、血镁、血钙降低。由于大量脂肪坏死和皂化过程消耗大量的钙,以及胰腺炎时刺激甲状腺分泌降钙素导致低钙血症,是急性胰腺炎病情严重的重要指标之一。

2. 体征 轻症急性胰腺炎仅有较轻的上腹压痛,与主诉腹痛程度不十分相符,可有轻度腹胀和肠鸣音减弱,无肌紧张和反跳痛。重症急性胰腺炎患者可出现腹肌紧张、全腹压痛和反跳痛等急性腹膜炎体征。麻痹性肠梗阻时有明显腹胀,肠鸣音减弱或消失。可出现移动性浊音,腹水多呈血性,含高浓度的淀粉酶。少数患者因胰酶、坏死组织及出血沿腹膜间隙与肌层渗入腹壁皮下致两侧胁腹部皮肤呈暗灰蓝色,称格雷·特纳征(Grey-Turner 征);致脐周围皮肤青紫色,称卡伦征(Cullen 征)。当形成胰腺假性囊肿或脓肿时,上腹部可触及包块。少数病例由于胆总管或壶腹部结石、胰头炎症水肿压迫胆总管出现轻至中度黄疸,后期也可由于胰腺脓肿或假性囊肿压迫胆总管、肝细胞损害出现黄疸。低血钙可引起手足搐搦,提示预后不良。

3. 并发症

(1) 局部并发症:AP 局部并发症包括急性液体积聚、急性坏死物积聚、胰腺假性囊肿、包裹性坏死和胰腺脓肿,其他局部并发症还包括胸腔积液、胃流出道梗阻、消化道瘘、腹腔出血、假性囊肿出血、脾静脉或门静脉血栓形成、坏死性结肠炎等。局部并发症并非判断 AP 严重程度的依据。①急性液体积聚:发生于病程早期,表现为胰腺内、胰周或胰腺远隔间隙液体积聚。可单发或多发,病变常缺乏完整包膜。②急性坏死物积聚:发生于病程早期,表现为液体内容物,包含混合的液体和坏死组织,坏死物包括胰腺实质或胰周组织的坏死。③胰腺假性囊肿:常在病后 3~4 周形成,由纤维组织包裹胰腺内或其周围的外溢胰液和液化的坏死组织所致。有完整非上皮性包膜包裹的液体积聚,内含胰腺分泌物、肉芽组织、纤维组织等。④包裹性坏死:多发生于 AP 起病 4 周后,是一种成熟的、包含胰腺和/或胰周坏死组织、具有界限分明炎性包膜的囊实性结构。⑤胰腺脓肿：见于重症急性胰腺炎，常在起病2~3周后因胰腺和胰腺周围组织坏死继发感染而形成，同时出现高热、腹痛加重、上腹部肿块和中毒症状。胰腺内或胰周的脓液积聚，外周为纤维囊壁，增强CT提示气泡征，细针穿刺物细菌或真菌培养阳性。

（2）全身并发症：AP全身并发症主要包括器官功能衰竭、全身炎症反应综合征（systemic inflammatory response syndrome，SIRS）、全身感染、腹腔内高压（intra-abdominal hypertension，IAH）和腹腔间隔室综合征（abdominal compartment syndrome，ACS）、胰性脑病（pancreatic encephalopathy，PE）。①器官功能衰竭：AP的严重程度取决于器官功能衰竭的出现及持续时间（是否超过48h），出现2个以上器官功能衰竭称为多器官功能衰竭（multiple organ failure，MOF）。呼吸衰竭主要包括急性呼吸窘迫综合征（acute respiratory distress syndrome，ARDS）；循环衰竭主要包括心动过速、低血压或休克；肾功能衰竭主要包括少尿、无尿和血清肌酐升高。②SIRS：符合以下临床表现中的2项及以上，可以诊断为SIRS。心率>90次/min；体温<36℃或>38℃；白细胞计数<4×10⁹/L或>12×10⁹/L；呼吸频率>20次/min或PCO₂<32mmHg（1mmHg=0.133kPa），SIRS持续存在将会增加器官功能衰竭发生的风险。③全身感染：SAP患者若合并脓毒症，病死率升高，为50%~80%。感染主要以革兰氏阴性杆菌为主，也可有真菌感染。④IAH和ACS：SAP时IAH和ACS的发生率分别约为40%和10%，IAH已作为判定SAP预后的重要指标之一，容易导致多器官功能障碍综合征。膀胱压测定是诊断ACS的重要指标，膀胱压≥20mmHg，伴有少尿、无尿、呼吸困难、吸气压增高、血压降低时应考虑出现ACS。⑤胰性脑病：是AP的严重并发症之一，可表现为耳鸣、复视、谵妄、语言障碍及肢体僵硬、昏迷等，多发生于AP早期，但具体机制不明。

## 四、辅助检查

1. 白细胞计数　多有白细胞增多和中性粒细胞核左移。

2. 淀粉酶测定　血清淀粉酶升高是诊断本病的主要实验室依据。血清淀粉酶于起病后6~12h开始升高，48h开始降低，持续3~5d。血清淀粉酶超过正常值3倍即可确诊本病。血清淀粉酶的水平与急性胰腺炎的严重程度不平行，一些极严重的急性胰腺炎由于大量胰腺组织迅速坏死，血清淀粉酶不高甚至降低。血清淀粉酶持续增高要注意病情反复、并发假性囊肿或脓肿、疑有结石或肿瘤、肾衰竭、高淀粉酶血症等。一些其他急腹症如消化性溃疡穿孔、胆石症、胆囊炎、肠梗阻等亦可有血清淀粉酶升高，但多不超过正常值的2倍，要注意鉴别。

尿淀粉酶升高及下降时间一般比血清淀粉酶略迟，在发病后12~24h开始升高，持续1~2周，常高出血清淀粉酶1~2倍，但受患者尿量的影响，其变化仅作参考。胰源性腹水和胸腔积液中的淀粉酶浓度明显升高，特别在血淀粉酶不高时更有诊断意义。

3. 淀粉酶/内生肌酐清除率比值（Cam/Ccr）　由于消化性溃疡等病也可使血清淀粉酶升高，易造成诊断上的混淆。当急性胰腺炎时，肾脏对淀粉酶的清除率（Cam）增加，而内生肌酐清除率（Ccr）不变，故Cam/Ccr增高，有助于鉴别。方法是分别测定血清及尿中淀粉酶与肌酐值，按下列公式计算。

$$Cam/Ccr = \frac{尿淀粉酶}{血清淀粉酶} \times \frac{血肌酐}{尿肌酐} \times 100\%$$

正常时Cam/Ccr为1%~4%，胰腺炎时可增加3倍，阳性率为40%~66%。但糖尿病酮症、烧伤、肾衰竭时亦可升高。

4. 血清脂肪酶活性测定　血清脂肪酶升高较晚，常在发病后24~72h开始上升，持续7~10d。血清脂肪酶活性测定具有重要临床意义，尤其当血清淀粉酶活性已经下降至正常，或其他原因引起血清淀粉酶活性增高时，血清脂肪酶活性测定有互补作用。同样，血清脂肪酶活性与疾病严重程度不呈正相关。

5. 血清正铁白蛋白　当胰腺坏死出血时,红细胞破坏产物正铁血红素过多,除与球蛋白结合外,多余的正铁血红素也可以与白蛋白结合,形成正铁白蛋白。在轻症急性胰腺炎时为阴性,在重症急性胰腺炎起病 72h 内常为阳性,对估计有无出血与预后有参考价值。但在某些严重的急性胰腺炎病例可呈阴性;腹部创伤和骨折时,也可呈现阳性。

6. 血清标志物　推荐使用 C 反应蛋白,发病 72h 后 C 反应蛋白>150mg/L 提示胰腺组织坏死。动态测定血清 IL-6 水平增高提示预后不良。血清淀粉样蛋白升高对 AP 诊断也有一定价值。

7. 影像学诊断　在发病初期 24~48h 行超声检查,可以初步判断胰腺组织形态学变化,有助于判断有无胆道疾病,但受 AP 时胃肠道积气的影响,对 AP 不能做出准确判断。推荐 CT 扫描作为诊断 AP 的标准影像学方法,且发病 1 周左右的增强 CT 诊断价值更高,可有效区分液体积聚和坏死的范围。在 SAP 的病程中,应强调密切随访 CT 检查。建议按病情需要,平均每周 1 次。此外,MRI 也可以辅助诊断 AP。

## 相关链接

### Balthazar CT 分级系统

Balthazar CT 分级系统将胰腺外侵犯与增强后未强化的胰腺坏死区结合起来。

1. 急性胰腺炎分级　见表 4-13-1。

表 4-13-1　急性胰腺炎分级

| 分级 | 胰腺组织影像学改变 | 积分/分 |
| --- | --- | --- |
| A 级 | 正常胰腺 | 0 |
| B 级 | 胰腺实质改变,包括局部或弥漫的腺体增大 | 1 |
| C 级 | 胰腺实质及周围炎症改变,胰周轻度渗出 | 2 |
| D 级 | 除 C 级外,胰周渗出显著,胰腺实质内或胰周单个液体积聚 | 3 |
| E 级 | 广泛的胰腺内、外积液,包括胰腺和脂肪坏死,胰腺脓肿 | 4 |

2. 胰腺坏死程度　胰腺无坏死为 0 分;坏死范围≤30%,加 2 分;坏死范围≤50%,加 4 分;坏死范围>50%,加 6 分。

3. CT 严重程度指数(CTSI)　CT 严重程度指数(CTSI)=急性胰腺炎分级+胰腺坏死程度。CTSI 分 3 级:Ⅰ级,0~3 分;Ⅱ级,4~6 分;Ⅲ级,7~10 分。Ⅱ级以上为重症。

## 五、诊断与鉴别诊断

### (一) 诊断

1. AP 的诊断标准　临床上符合以下 3 项特征中的 2 项即可诊断为 AP。①与 AP 符合的腹痛(急性、突发、持续、剧烈的上腹部疼痛,常向背部放射);②血清淀粉酶和/或脂肪酶活性至少>3 倍正常上限值;③增强 CT(MRI)或腹部超声呈 AP 影像学改变。

2. AP 的分级诊断　①MAP 为符合 AP 诊断标准,满足以下情况之一:无脏器衰竭、无局部或全身并发症;Ranson 评分<3 分;急性生理功能和慢性健康状况评分系统(acute physiology and chronic health evaluation,APACHE)Ⅱ评分<8 分;AP 严重程度床边指数(bedside index for severity in AP,BISAP)评分<3 分;修正 CT 严重程度指数(modified CT severity index,MCTSI)评分<4 分。②MSAP 为符合 AP 诊断标准,急性期满足下列情况之一:Ranson 评分≥3 分;APACHE Ⅱ评分≥8 分;BISAP 评分≥3 分;MCTSI 评分≥4 分;可有一过性(<48h)器官功能障碍。恢复期出现需要干预的假性囊肿、胰瘘或胰周脓肿

等。③SAP 为符合 AP 诊断标准，伴有持续性（>48h）器官功能障碍（单器官或多器官），改良 Marshall 评分≥2 分。

**相关链接**

为了较早判断胰腺炎的轻重，1977 年 Ranson 提出 11 项指标（表 4-13-2）：

表 4-13-2　Ranson 评分标准

| 时间 | 项目 | 时间 | 项目 |
| --- | --- | --- | --- |
| 入院时 | 1. 年龄>55 岁 | 入院后 48h | 6. 血细胞比容下降>10% |
| | 2. 白细胞计数>16×10$^9$/L | | 7. 血尿素氮（BUN）上升>1.8mmol/L |
| | 3. 血糖>11.2mmol/L | | 8. 血钙<2mmol/L |
| | 4. 谷草转氨酶（AST）>250IU/L | | 9. 动脉血氧分压<60mmHg |
| | 5. 乳酸脱氢酶（LDH）>350IU/L | | 10. 碱剩余（BE）>4mmol/L |
| | | | 11. 失液量>6L |

Ranson 评分的 11 项指标中，前 5 项是在入院时的大致评价，反映腹膜后急性炎症的严重程度。入院后 48h 评价的后 6 项指标可反映循环中胰酶对靶器官的系统性损害（包括呼吸衰竭、肾衰竭、失液量）。

轻症急性胰腺炎：<3 个，死亡率 0.9%。

重症急性胰腺炎：3~4 个，死亡率 16%。

5~6 个，死亡率 40%。

7~8 个，死亡率 100%。

（二）　鉴别诊断

1. 消化性溃疡穿孔　有较典型的消化性溃疡病史，腹痛突然加剧呈刀割样，有腹膜炎的表现，肝浊音界消失，X 线透视可见膈下游离气体。

2. 胆石症和急性胆囊炎　常有位于右上腹的胆绞痛史，放射到右肩，墨菲征（Murphy 征）阳性，血及尿淀粉酶可轻度升高，但不超过正常值 2 倍。超声、CT 及 X 线胆道造影可发现相关病变。但应注意在胆源性急性胰腺炎时，胆道疾病与胰腺炎可同时存在。

3. 急性肠梗阻　有阵发性腹痛、腹胀、呕吐、肠鸣音亢进、可闻气过水声、可见肠型、无肛门排气。腹部 X 线片可见液气平面。

4. 心肌梗死　有冠心病史，心电图显示心肌梗死图像，血清心肌酶升高，肌钙蛋白阳性。血、尿淀粉酶正常。

# 六、治疗

1. 内科治疗　对于大多数轻度急性胰腺炎经 3~5d 对症治疗可以治愈。对重度急性胰腺炎必须早期发现，采取积极的综合性抢救措施。

（1）发病初期的处理：主要是纠正水、电解质平衡紊乱，支持治疗，防止并发症。严密观察病情，注意腹痛和腹部体征。应进行心电监护，密切观察体温、血压、脉搏、呼吸、神志、尿量等指标。检查血常规、尿常规、粪便常规及隐血、肝功能、肾功能、血清电解质、血沉、血钙、血气分析，行胸部 X 线片，测定中心静脉压，动态观察腹部体征和肠鸣音改变，记录 24h 尿量及出入量变化。根据 APACHE 评分、Ranson 评分、BISAP 评分等指标判断 AP 的严重程度及预后，SAP 病情危重时，建议入重症监护病房密切监测生命体征，调整输液速度及液体成分。常规禁食，对有严重腹胀、麻痹性肠梗阻者应采取胃肠减压等相关措施，在患者腹痛减轻或消失，腹胀减轻或消失，肠道动力恢复或部分恢复时可以考虑开放饮食，开始以糖类为起点逐步过渡到低脂饮食，不以血清淀粉酶活性高低为开放饮食的必要条件。

（2）脏器功能的维护：早期液体复苏，一经诊断应立即开始进行控制性液体复苏，主要分为快速扩容和调整体内液体分布 2 个阶段。必要时使用血管活性药物，补液量包括基础需要量和流入组织间隙的液体量，输液种类包括胶体物质、0.9%NaCl 溶液和平衡液。扩容时应注意晶体与胶体的比例，补充微量元素和维生素。SAP 发生急性肺损伤时给予鼻导管或面罩吸氧，维持氧饱和度 95%以上。要动态监测患者血气分析结果，当进展至 ARDS 时，处理包括机械通气和大剂量糖皮质激素的应用，有条件时行气管镜下肺泡灌洗术。治疗急性肾衰竭主要是支持治疗，稳定血流动力学参数，必要时透析。持续性肾脏替代疗法的指征：伴急性肾衰竭，或尿量≤0.5ml／（kg·h）。出现肝功能异常时可予以护肝药物。弥散性血管内凝血时可用肝素。上消化道出血可用质子泵抑制剂。对于 SAP 患者还应特别注意维护肠道功能，因肠黏膜屏障的稳定对于减少全身并发症有重要作用，需要密切观察腹部体征及排便情况，监测肠鸣音的变化，及早给予促肠道动力药物，包括生大黄、芒硝、硫酸镁、果糖等，应用谷氨酸胺制剂保护肠道黏膜屏障。同时可应用中药，如芒硝外敷。病情允许情况下，尽早恢复饮食或实施肠内营养对预防肠道衰竭具有重要意义。

（3）抑制胰腺外分泌和胰酶抑制剂应用：生长抑素及其类似物（奥曲肽）可以通过直接抑制胰腺外分泌而发挥作用，对于预防 ERCP 术后胰腺炎也有积极作用。$H_2$ 受体拮抗剂或质子泵抑制剂可通过抑制胃酸分泌而间接抑制胰腺分泌，还可以预防应激性溃疡的发生；蛋白酶抑制剂（乌司他丁、加贝酯）能够广泛抑制与 AP 发展有关胰蛋白酶、弹性蛋白酶、磷脂酶 A 等的释放和活性，还可稳定溶酶体膜，改善胰腺微循环，减少 AP 并发症，主张早期足量应用。

（4）营养支持：MAP 患者只需短期禁食，故不需肠内或肠外营养。MSAP 或 SAP 患者常先施行肠外营养，待患者胃肠动力能够耐受，及早（发病 48h 内）实施肠内营养。肠内营养的最常用途径是内镜引导或 X 线引导下放置鼻空肠管。输注能量密度为 4.187J/ml 的要素营养物质，如能量不足，可辅以肠外营养，并观察患者的反应，如能耐受，则逐渐加大剂量，应注意补充谷氨酰胺制剂。对于高脂血症患者，应减少脂肪类物质的补充。进行肠内营养时，应注意患者的腹痛、肠麻痹、腹部压痛等胰腺炎症状和体征是否加重，并定期复查电解质、血脂、血糖、总胆红素（TBIL）、血清白蛋白水平（ALB）、血常规及肾功能等，以评价机体代谢状况，调整肠内营养的剂量。可采用短肽类制剂，再逐渐过渡到整蛋白类制剂，要根据患者血脂、血糖的情况进行肠内营养剂型的选择。

（5）抗生素应用：非胆源性 AP 不推荐预防使用抗生素，对于胆源性 MAP 或伴有感染的 MSAP 和 SAP 应常规使用抗生素。胰腺感染的致病菌主要为革兰氏阴性菌和厌氧菌等肠道常驻菌。抗生素的应用应遵循"降阶梯"策略，选择抗菌谱为针对革兰氏阴性菌和厌氧菌为主、脂溶性强、有效通过血胰屏障的药物。推荐方案：碳青霉烯类；青霉素+内酰胺酶抑制剂；第三代头孢菌素+抗厌氧菌；喹诺酮+抗厌氧菌，疗程为 7~14d。特殊情况下可延长应用时间。要注意真菌感染的诊断。临床上无法用细菌感染来解释发热等表现时，应考虑到真菌感染的可能，可经验性应用抗真菌药，同时进行血液或体液真菌培养。

（6）局部并发症的处理：大多数局部并发症无需干预，仅在合并感染时才有穿刺引流的指征。无菌的假性囊肿多数可自行吸收，少数直径>6cm 且有压迫现象等表现，或病变直径持续增大，或出现感染症状时可予微创引流治疗。胰周脓肿和/或感染首选穿刺引流，引流效果差则进一步行外科手术，外科手术为相对适应证。建议有条件的单位开展内镜下穿刺引流术或内镜下坏死组织清除术。

（7）全身并发症的处理：发生 SIRS 时应早期应用乌司他丁或糖皮质激素。连续性肾脏替代治疗（continuous renal replacement therapy，CRRT）能很好地清除血液中的炎性介质，因而推荐早期用于 AP 并发的 SIRS 菌症或脓毒症者应根据药物敏感试验结果调整抗生素，要由广谱抗生素过渡至使用窄谱抗生素，要足量足疗程使用。SAP 合并 ACS 者应采取积极的救治措施，除合理的液体治疗、抗炎药物的使用之外，还可使用血液滤过、微创减压及开腹减压术等。

（8）中医中药：单味中药（如生大黄、芒硝）、复合制剂（如清胰汤、柴芍承气汤等）被临床实践证明有效。

（9）其他措施：疼痛剧烈时考虑镇痛治疗。在严密观察病情下可注射盐酸哌替啶（杜冷丁）。不推荐应用吗啡或胆碱能受体拮抗剂，如阿托品、消旋山莨菪碱（654-2）等，因前者会收缩 Oddi 括约肌，后者则会诱发或加重肠麻痹。免疫增强制剂和血管活性物质如前列腺素 $E_1$ 制剂、血小板活化因子拮抗剂等，可考虑在 SAP 中选择性应用。益生菌可调节肠道免疫和纠正肠道内菌群失调，从而重建肠道微生态平衡，但目前对 SAP 患者是否应该使用益生菌治疗尚存争议。

2. 内镜治疗　推荐在有条件的单位，对于怀疑或已经证实的 AP 患者（胆源型）。如果符合重症指标和/或有胆管炎、黄疸、胆总管扩张，或最初判断是 MAP 但在治疗中病情恶化者，应行鼻胆管引流或内镜下十二指肠乳头括约肌切开术（endoscopic sphincterotomy，EST）。胆源性 SAP 发病的 48~72h 内为行 ERCP 最佳时机，而胆源性 MAP 于住院期间均可行 ERCP 治疗，在胆源性 AP 恢复后应该尽早行胆囊切除术，以防再次发生 AP。

3. 手术治疗　在 AP 早期阶段，除因严重的 ACS，均不建议外科手术治疗。在 AP 后期阶段，若合并胰腺脓肿和/或感染，应考虑手术治疗。

## 七、预后

取决于病因、病变程度和有无并发症。一般轻症急性胰腺炎常在一周内恢复而不留后遗症；重症急性胰腺炎病情重，病死率高。影响预后的因素包括年龄、慢性疾患基础、营养状态、休克情况、病程长短、原发感染灶手术引流的及时与否、脏器功能衰竭的数目。经抢救而幸存者常有不同程度的胰功能不全，极少数演变为慢性胰腺炎。

## 八、预防

积极治疗胆道疾病和避免各种诱发胰腺炎的因素，尤其是戒酒及避免暴饮暴食。

# 第二节　慢性胰腺炎

慢性胰腺炎（chronic pancreatitis，CP）是各种病因引起胰腺组织和功能不可逆改变的慢性炎症性疾病。基本病理特征包括胰腺实质慢性炎症损害和间质纤维化、胰腺实质钙化、胰管扩张及胰管结石等改变。临床主要表现为反复发作的上腹部疼痛和胰腺内外分泌功能不全。慢性胰腺炎多见于中老年人，以 40~60 岁多见，男女之比为 2.6:1，在不同地区发病率相差较大。我国 CP 发病率有逐年增高的趋势，尚缺乏确切的流行病学资料。

## 一、病因和发病机制

慢性胰腺炎病因与急性胰腺炎相似，致病因素较多。酗酒是主要原因，其他还包括胆道疾病、高脂血症、高钙血症、胰腺先天性异常、胰腺外伤或手术、急性胰腺炎导致胰管狭窄、自身免疫性疾病等；遗传性胰腺炎中阳离子胰蛋白酶原基因突变多见，散发性胰腺炎中 SPINK1 基因和 CFTR 基因为常见突变基因；吸烟能显著增加慢性胰腺炎发病的危险性。此外尚有少数致病因素不明确者称为特发性慢性胰腺炎。

西方国家的慢性胰腺炎中 70%~80% 患者与长期（10 年以上）嗜酒有关，大多数学者认为其发病机制为胰液中胰酶和蛋白质含量增多，以及钙离子浓度增加，使小胰管梗阻，胰液排出受阻，胰管压力增高，致胰腺腺泡、胰腺小导管破裂，胰腺组织和胰管系统损伤。酒精及其代谢产物还可使胰液中脂质微粒体酶的分泌和脂肪酶的降解增加；胰液与脂质微粒体酶混合，激活胰蛋白酶原为胰蛋白酶，导致胰腺组织损伤。在我国胆道疾病为慢性胰腺炎主要病因。在胆道系统各种疾病中以胆囊结石最多见，其他依次为胆管结石、胆囊炎、胆管不明原因狭窄和胆道蛔虫。胆源性慢性胰腺炎的发病机制尚不十分清楚，可能与感染或结石引起胆总管开口部或胰胆管交界处狭窄和梗阻,胰液排出受阻,胰管压力增高,致胰腺腺泡、胰腺小导管破裂,胰腺组织和胰管系统损伤。

## 二、病理

慢性胰腺炎的病变程度和范围有较大的个体差异,可为局限性、阶段性或弥漫性。胰腺变硬、苍白,呈不规则结节状,胰腺管内有结石或钙化,导致胰管多发性狭窄或扩张,后者可形成假性囊肿。组织学见有广泛的纤维组织增生,累及小叶并将实质小叶分割成不规则结节状,最终胰腺腺泡和胰岛组织萎缩等。1988 年马塞-罗马国际会议根据病理变化将慢性胰腺炎分为慢性钙化性胰腺炎、慢性梗阻性胰腺炎和慢性炎症性胰腺炎。上述形态学改变为不可逆的,且趋于进行性变化,最终导致胰腺内、外分泌功能的丧失。

## 三、临床表现

慢性胰腺炎病程常超出数年或十余年,表现为无症状期和症状轻重不等的发作期交替出现,也可无明显症状发展为胰功能不全的表现。合并胆道梗阻、十二指肠梗阻、胰腺假性囊肿、胰源性门静脉高压及胰源性胸腹水等并发症有相应的临床表现。

1. 腹痛　反复发作的上腹痛是慢性胰腺炎的主要症状,60%~90%的患者有程度不同的腹痛,初为间歇性后转为持续性,性质可为隐痛、钝痛、钻痛甚至剧痛,多位于上腹正中或左、右上腹,放射至后背及两胁部。腹痛多因饮酒、饱食或高脂肪餐诱发。腹痛腹胀的机制可能为:胰腺炎症和胰周神经的炎症,胰导管的梗阻或扩张,胰腺缺血、假性囊肿形成。随着胰腺外分泌功能不断下降,疼痛程度会减轻,甚至消失。

2. 胰腺功能不全　多在病变持续 5 年以上出现。①胰腺外分泌功能不全:早期无特殊症状,后期由于大量脂肪和蛋白质丢失,可出现消瘦、无力、营养不良、夜盲症、皮肤粗糙、肌无力和出血倾向等。②胰腺内分泌功能不全:约 50% 的患者发生隐性糖尿病,糖耐量试验结果异常;10%~20% 患者有显性糖尿病。

3. 体征　常有与腹痛不相称的轻度腹部压痛,并发假性囊肿时可触及腹部肿块。当胆总管受肿大胰头、纤维化肿块或假性囊肿压迫时可出现黄疸。少数患者可有腹水、胸腔积液、消化性溃疡和消化道出血、多发性脂肪坏死、血栓性静脉炎或静脉血栓形成和精神症状。

一般认为慢性胰腺炎症状繁多而无特异性,典型病例可出现五联征:上腹疼痛、胰腺钙化、胰腺假性囊肿、糖尿病和脂肪泻。但是同时具备上述五联征者并不多,临床上常以某一或某些症状为主要特征。

## 四、辅助检查

### (一) 实验室检查

1. 胰腺外分泌功能试验

(1) 直接刺激试验(P-S 试验):静脉注射胰泌素 1IU/kg,其后持续收集十二指肠液,测定胰液分泌量及碳酸氢钠浓度。CP 患者 80min 内胰液分泌小于 2ml/kg,碳酸氢钠浓度小于 90mmol/L。操作复杂,不易被广泛接受。

(2) 间接刺激试验:①Lundh 试验,给予标准成分的 Lundh 试餐后测定十二指肠液中胰蛋白酶浓度小于 6IU/L 时表示胰外分泌功能不全;②胰功肽试验(BT-PABA),CP 时可明显降低。

2. 胰腺内分泌功能测定

(1) 血清胆囊收缩素(CCK):CP 可因胰酶分泌减少而减弱了对 CCK 的反馈性抑制作用,使 CCK 分泌明显增加。

(2) 血浆胰多肽:主要由胰腺 PP 细胞分泌,CP 血浆胰多肽显著降低。

(3) 血浆胰岛素:CP 患者口服葡萄糖、甲苯磺丁脲或静脉注射胰升糖素后血浆胰岛素不升高。

3. 吸收功能试验

（1）粪便脂肪和肌纤维检查：粪便的脂肪定性或定量检查、肌纤维检查、粪氮含量测定有助于诊断胰酶分泌不足。

（2）维生素 $B_{12}$ 吸收试验。

4. 淀粉酶测定　CP 在急性发作期，血、尿淀粉酶和 Cam/Ccr 可一过性增高。严重的胰外分泌功能不全时，血清胰型淀粉酶同工酶常降低。

## （二）　影像学及内镜检查

1. 腹部 X 线片　如在第 1~3 腰椎左侧胰腺区内发现钙化或结石征象，有诊断价值。

2. 腹部超声与超声内镜（endoscopic ultrasonography,EUS）　根据胰腺形态、回声及胰管变化可作为慢性胰腺炎初筛检查，可显示胰腺形态改变，胰管狭窄、扩张、结石或钙化及囊肿等征象，但灵敏度和特异度较差。EUS 对慢性胰腺炎的诊断优于超声，其敏感性和特异性均>85%。除显示形态特征外，还可以辅助穿刺活检组织学诊断。

3. 计算机体层成像（CT）　是慢性胰腺炎诊断首选检查方法。对中晚期病变诊断准确性较高，对早期病变诊断价值有限。可见胰腺实质增大或萎缩、胰腺钙化、结石形成、主胰管扩张及假性囊肿形成等征象。

4. 磁共振成像（MRI）和磁共振胰胆管造影（magnetic resonance cholangiopancreatography,MRCP）　MRI 诊断价值与 CT 相似。MRCP 可以清晰地显示胰管病变的部位、程度和范围。胰泌素增强 MRCP 能间接反映胰腺的外分泌功能，有助于慢性胰腺炎的早期诊断。

5. 内镜逆行胰胆管造影（endoscopic retrograde cholangiopancreatography,ERCP）　主要显示胰管形态，以往是诊断慢性胰腺炎的重要依据。轻度：胰管侧枝扩张或阻塞超过 3 个，主胰管正常；中度：主胰管狭窄及扩张；重度：主胰管阻塞、狭窄、钙化，有假性囊肿形成。但作为有创性检查，目前多被 MRCP 和 EUS 替代，仅在诊断困难或需要治疗操作时选用。

6. 胰管镜　直接观察胰管内病变，同时能收集胰液、细胞刷片及组织活检等检查，对慢性胰腺炎早期诊断及胰腺癌鉴别诊断有意义，有条件单位可开展。

7. 胰腺活检　组织活检是慢性胰腺炎诊断的确定性标准，主要用于临床上与胰腺癌鉴别诊断时。检查方法包括 CT 或超声引导下经皮胰腺穿刺活检；EUS 引导下胰腺活检；手术或腹腔镜下胰腺活检。

# 五、诊断与鉴别诊断

## （一）　诊断

1. 诊断标准　慢性胰腺炎的诊断有一定困难，需结合病史、体征、实验室及影像学检查才能作出诊断。诊断条件包括：①一种及一种以上影像学检查结果显示慢性胰腺炎特征性形态改变；②组织病理学检查结果显示慢性胰腺炎特征性改变；③患者有典型上腹部疼痛，或其他疾病不能解释的腹痛，伴或不伴体重减轻；④血清或尿胰酶水平异常；⑤胰腺外分泌功能异常。①或②任何一项典型表现，或者①或②疑似表现加③、④和⑤中任何两项可以确诊。①或②任何一项疑似表现考虑为可疑患者，需要进一步临床观察和评估。

2. 分期　根据临床表现、形态学改变和胰腺内外分泌功能受损程度分四期。①早期：出现腹痛、血清或尿淀粉酶升高等临床症状，CT、超声检查多无特征性改变，EUS、ERCP 或组织学检查可有轻微改变。②进展期：主要表现为反复腹痛或急性胰腺炎发作，胰腺实质或导管出现特征性改变，胰腺内外分泌功能无显著异常，病程可持续数年。③并发症期：临床症状加重，胰腺及导管形态明显异常，胰腺实质明显纤维化或炎性增生改变，可出现假性囊肿、胆道梗阻、十二指肠梗阻、胰源性门静脉高压、胰源性胸腹水等并发症。胰腺内外分泌功能异常，但无显著临床表现。④终末期：腹痛发作频率和严重程度可降低，甚至疼痛症状消失;胰腺内外分泌功能显著异常,临床出现腹泻、脂肪泻、体重下降和糖尿病。

### (二) 鉴别诊断

最主要与胰腺癌鉴别。由于二者临床表现、胰功能检查和影像学检查可以很相似,鉴别相当困难,主要根据胰腺穿刺组织学检查、胰液细胞学检查,结合胰腺癌迅速进展的临床经过可资鉴别。

## 六、治疗

CP 治疗原则:去除病因,控制症状,纠正改善胰腺内外分泌功能不全及防治并发症。

### (一) 非手术治疗

1. 一般治疗　戒烟戒酒,调整饮食结构、避免高脂饮食,可补充脂溶性维生素及微量元素,营养不良可给予肠内或肠外营养支持。

2. 胰腺外分泌功能不全治疗　患者出现脂肪泻、体重下降及营养不良表现时,需要补充外源性胰酶制剂改善消化吸收功能障碍。首选含高活性脂肪酶的微粒胰酶胶囊,效果不佳可联合服用质子泵抑制剂。

3. 胰腺内分泌功能不全治疗　根据糖尿病进展程度及并发症情况,一般首选二甲双胍控制血糖,必要时加用促胰岛素分泌药物;对于症状性高血糖、口服降糖药物疗效不佳者选择胰岛素治疗。慢性胰腺炎合并糖尿病患者对胰岛素敏感,需特别注意预防低血糖发作。

4. 疼痛治疗　合理应用镇痛药以控制腹痛,但要避免成瘾。对顽固性严重疼痛可行腹腔神经丛阻滞或内脏神经切除术。

5. 其他治疗　自身免疫性胰腺炎是一种特殊类型的慢性胰腺炎,首选糖皮质激素治疗。治疗期间通过监测血清 IgG 及影像学复查评估疗效。

### (二) 内镜治疗

CP 内镜治疗主要适用于 Oddi 括约肌狭窄、胆总管下段狭窄、胰管狭窄、胰管结石及胰腺假性囊肿等。治疗方法包括 Oddi 括约肌切开成型(endoscopic sphincterotomy,EST)、鼻胆管和鼻胰管引流、胰管胆管支架植入、假性囊肿引流及 EST 联合体外震波碎石等。

### (三) 外科手术治疗

CP 手术指征:保守治疗不能缓解的顽固性疼痛;胰管狭窄、胰管结石伴胰管梗阻;并发胆道梗阻、十二指肠梗阻、胰源性门静脉高压、胰源性胸腹水及假性囊肿等;不能排除恶性病变。手术方式包括:胰切除术;胰管减压及引流术;迷走神经、腹腔神经节切除术;治疗胆道疾病和门静脉高压的手术等。

## 七、预后和预防

本病不易根治,积极治疗可缓解症状。晚期多死于并发症,极少数可转变为胰腺癌。预防措施同急性胰腺炎。

(苗新普)

**学习小结**

胰腺炎分急性胰腺炎及慢性胰腺炎。 急性胰腺炎是胰酶消化胰腺及其周围组织所引起的急性炎症。 胆石症、高三酰甘油血症和乙醇是最常见病因。 临床表现为突然发作的上腹部剧烈疼痛,并可出现休克。 根据症状、血清学和影像学资料可诊断。 重症急性胰腺炎可出现如胰腺脓肿、假性囊肿、器官功能衰竭、全身炎症反应综合征、腹腔内高压或腹腔间隔室综合征等多种并发症。 急性胰腺炎治疗原则包括禁食和胃肠减压、补液、维持水电解质代谢平衡、抑制胰酶分泌、营养支持、应用抗生素、中药治疗、内镜或手术治疗等综合措施。 慢性胰腺炎是由于急性胰腺炎反复发作造成的一种胰腺慢性进行性破坏的疾病。 病因与急性胰腺炎类似。 症状隐匿，可表现为上腹痛、脂肪泻，有时并发糖尿病。 慢性胰腺炎治疗主要包括去除病因、控制饮食、补充胰酶、控制糖尿病、营养支持疗法，必要时行胰管引流术和胰腺手术等。

## 复习参考题

1. 重症急性胰腺炎的诊断依据有哪些?

2. 试述急性胰腺炎的治疗方法。

3. 试述慢性胰腺炎的诊断依据。

# 第十四章　胰　腺　癌

04第14章

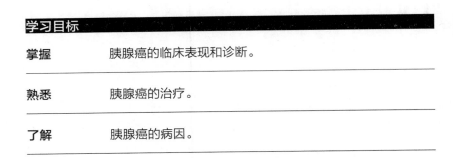

| 学习目标 | |
| --- | --- |
| 掌握 | 胰腺癌的临床表现和诊断。 |
| 熟悉 | 胰腺癌的治疗。 |
| 了解 | 胰腺癌的病因。 |

胰腺癌是发生于胰腺外分泌腺的恶性肿瘤,是最常见的一种胰腺恶性肿瘤,约占全部胰腺恶性肿瘤的95%,占消化道恶性肿瘤的10%,近年来其发病率有逐渐上升趋势。发病年龄以45~70岁最多见,男女比为(1.3~1.8)∶1。据世界卫生组织2013年统计数据显示,在发达国家(美国)胰腺癌新发病例数列男性第10位,女性第9位,占恶性肿瘤死亡率的第4位;在我国上海等经济发达地区,胰腺癌新发病例数列男性第6位,女性第7位。我国胰腺癌的发病近年来呈快速上升趋势,据《2012中国肿瘤登记年报》统计,胰腺癌占我国恶性肿瘤发病率和死亡率的第7位和第6位。

## 一、病因和发病机制

胰腺癌的确切病因和发病机制迄今仍不清楚。一般认为是多种因素共同作用的结果。近年来流行病学调查显示,与长期吸烟、高脂及高蛋白饮食、遗传、酗酒、糖尿病、慢性胰腺炎、饮咖啡、摄入含亚硝胺的食物、长期接触某些化学物质、内分泌改变、体重指数超标等因素有关,但年龄和吸烟是公认的危险因素。

1. 吸烟　研究资料显示,吸烟者胰腺癌发病率较不吸烟者高2~2.5倍,且发病的平均年龄比不吸烟者年轻10岁左右。每日吸烟10支以上者发生胰腺癌的危险性增加3倍。这可能是因为:①烟草中的某些致癌物质吸收入血后经胰腺排泄,或经胆道逆流至胰管,刺激胰管上皮,导致胰管上皮细胞癌变;②烟草中含有对胰腺具有器官特异性的致癌物质,经血液循环到达胰腺发生作用;③吸烟使血脂升高,诱发胰腺癌。

2. 饮食　流行病学调查表明,长期高脂及高蛋白饮食和精制面粉烤制的食物可促进胰腺癌的发生。其机制为:①高脂及高蛋白饮食可促进胆囊收缩素,促胰液素及胃泌素等胃肠道激素大量分泌,这些激素可刺激胰管上皮增生、间变,增加胰腺对致癌因素的敏感性;②胆固醇在体内可转变为胆固醇环氧化物,诱发胰腺癌。

3. 遗传因素　分子生物学研究发现,癌基因激活、抑癌基因失活及DNA修复基因的异常在胰腺癌发生过程中发挥着重要作用。*p16*、*K-ras*、*p53*、*DPC4*等基因的突变与胰腺癌的发生具有相关性,其中约85%的胰腺癌患者被发现癌基因*K-ras*的12密码子出现突变。亦有父子、兄弟姐妹均患胰腺癌的报道,说明遗传因素与胰腺癌的发病有一定关联。

4. 环境和职业　长期接触某些化学物质如F-萘酸胺、N-亚硝基甲胺、联苯胺、烃化物等,可能对胰腺有致癌作用。其机制可能是这些物质经皮肤及黏膜吸收后，在肝脏中被代谢为致癌物质后排泌于胆汁中，反流入胰管而诱发胰腺癌。

5. 其他　糖尿病及慢性胰腺炎患者胰腺癌发病率较高，提示胰腺癌发生可能与慢性胰腺疾病相关。男性较绝经前女性发病率高，女性在绝经后发病率上升，提示胰腺癌的发生可能与内分泌有关。

## 二、病理

1. 发生部位　胰腺癌可以发生在胰腺的任何部位，但发生在胰头部更为多见，占 60%~70%，胰体尾部癌占 25%~30%。在胰腺体尾部癌中，胰体癌又较胰尾癌多见，即胰体癌 20% 左右，胰尾癌 5% 左右。另有少数病例，癌弥散于整个胰腺，难于确定其部位。发生于胰头部较多的原因，除了一些尚未能确定的病因外，胰头部及钩突部占整个胰腺体积的 60% 有一定关系；此外，胰头癌出现症状较早，临床上手术探查率远较胰体尾癌为高，所以发病率较高也可能受到统计资料的影响。

2. 大体形态　胰腺癌的大小和发生时间的早晚有关。早期癌肿不大，一般直径 2~5cm，可能深藏于胰腺内，不规则结节状。进展期者癌肿直径可达 5~7cm，尤以胰体尾部癌多见，癌肿与周围的胰腺组织分界不清，胰腺外形发生改变。癌肿切面多呈灰白或淡黄白色，可见棕色或棕红色的出血斑点或坏死灶，在有液化的肿瘤内有浑浊的棕灰色黏液，少数可呈小囊腔。胰腺自身常伴有纤维组织增生，局限性脂肪坏死，也可有炎症的表现。

发生在十二指肠壶腹乳头部位的癌称为壶腹癌或壶腹周围癌，此部位是胆道、胰管和十二指肠交通处，肿瘤可来自壶腹、胰腺导管末端和胆总管最下端的黏膜上皮，也可来自覆盖乳头表面的十二指肠黏膜上皮以及十二指肠腺。一般在发现时较胰头癌为小，直径为 1~2cm，实质性，可侵入胰头组织，也可向十二指肠腔内生长。

3. 组织学形态　85%~90% 的胰腺癌起源于腺管上皮细胞，只有少数发生于腺泡细胞。来源于导管的腺癌，癌细胞多为柱状或立方体形，核染色淡而核仁明显，一层或数层排列成不规则的导管或腺样结构，分化较差者仅仅构成癌细胞团块；周围有致密的纤维基质，质地较硬。少数起源于腺泡细胞的腺癌，癌细胞较小，多为球状或多面形，核染色深而核仁不明显，胞质较淡，细胞内含有酶原颗粒；癌细胞堆积为不规则的腺泡状，因纤维基质较少，质地较软。其他如腺样鳞状细胞癌、黏液性囊腺癌、胰岛细胞癌等甚为少见。

4. 转移　胰腺由于被膜很薄，淋巴及血运丰富，容易发生转移。胰腺癌确诊时，仅有 10% 病灶局限于胰腺，约 90% 已有转移。胰体尾癌较胰头癌转移更广泛，转移以胰周及腹腔脏器为多，其中以肝转移最为常见（约 50%）。转移方式包括直接蔓延、淋巴转移、血行转移。癌肿可直接蔓延至胆总管、胃、十二指肠、左肾、脾及临近的大血管，亦可沿神经鞘膜浸润或压迫腹腔神经丛，引起顽固剧烈的腹痛和腰背痛；经淋巴管可转移至邻近器官、肠系膜、腹膜及主动脉周围淋巴结；经血循环可转移至肝、肺、骨、脑及肾上腺等器官。

5. 病理分期　胰腺癌的病理分期对术式选择和预后的判定有重要的意义。除在临床上广泛应用 TNM 病理临床分期外，Hermreck 分期法将胰腺癌分为：Ⅰ 期，肿瘤仅位于胰腺原位；Ⅱ 期，肿瘤已浸润周围组织（十二指肠、门静脉、肠系膜血管），但无淋巴结转移；Ⅲ 期，肿瘤已转移至局部淋巴结；Ⅳ 期，肿瘤伴有远处转移或腹腔种植。

## 三、临床表现

胰腺癌的临床表现较多样化，取决于肿瘤的部位、病程的早晚、邻近组织累及程度及有无转移等情况。早期症状无特异性，可出现上腹不适、食欲缺乏、恶心、乏力等消化不良症状。出现明显症状时，病程已多属晚期，临床表现主要与肿瘤侵犯和压迫毗邻器官有关。

## （一）症状

腹痛、黄疸、消瘦是胰腺癌三大特征性症状。

1. 腹痛　多数患者以腹痛为首发症状，病程中有 90% 的患者出现腹痛症状。早期腹痛较轻或定位不清，以后疼痛逐渐加重且部位相对固定，后期常伴有腰背部放射性疼痛，胰头癌常向右侧腰背部放射，胰体尾癌则多向左侧腰背部放射。典型的胰腺癌腹痛为：①疼痛位于中上腹深处；②常为持续性、进行性加剧的钝痛或钻痛，可有阵发性绞痛，餐后加剧，用镇痛药难以奏效，常需用麻醉剂，可产生药物依赖；③夜间和/或仰卧位与脊柱伸展时疼痛加剧，俯卧、蹲位、弯腰坐位及蜷膝侧卧位可使腹痛稍缓解；④当癌肿压迫或浸润腹膜后神经丛可导致持续性腰背剧痛，若肿瘤累及腹腔内脏或腹膜时则可引起脐周及全腹痛。

2. 黄疸　是胰腺癌尤其是胰头部癌的突出症状。约 15% 患者以此为首发症状，病程中约 80% 患者会出现黄疸。可伴有腹痛，也可表现为无痛性黄疸。黄疸多在消化道症状出现 3 个月后发生，系胰头癌压迫或浸润胆总管下段引起的。因此黄疸的特征为肝外梗阻性黄疸，持续性、进行性加深，个别可出现波动，可能与梗阻处水肿或炎症消失有关。黄疸伴有皮肤瘙痒，尿色如浓茶，粪便颜色变浅，可呈陶土色。胰体尾癌在发生肝转移或淋巴结转移压迫肝外胆道后也可出现黄疸，属晚期表现。

3. 消瘦　90% 的患者有迅速而明显的体重减轻，其中部分患者可不伴有腹痛和黄疸。进行性消瘦可能与摄入不足、吸收不良、消耗过多等因素有关，晚期呈恶病质状态。

4. 其他　患者常有不同程度的消化道症状，最常见的是食欲缺乏、消化不良，与胆总管下端和胰腺导管被肿瘤阻塞，胆汁和胰液不能进入十二指肠有关；常伴有恶心、呕吐、腹胀等症状；也可见上消化道出血，表现为呕血、黑粪或大便潜血阳性。由于胰腺外分泌功能不全，可引起腹泻，脂肪泻多为晚期表现。多数患者可出现持续性或间歇性低热。少数患者可出现胰源性糖尿病或原有糖尿病加重，个别患者可以此为首发症状。下肢深静脉血栓形成时可引起患侧下肢水肿，脾静脉、门静脉血栓形成可导致脾大、腹腔积液和食管-胃底静脉曲张。少数患者可出现焦虑、急躁、抑郁、个性改变等精神症状。

## （二）体征

早期一般无明显体征。常见体征有消瘦、黄疸和上腹压痛。常因胆汁淤积或肝转移而出现肝大。肝外胆道梗阻时，可触及肿大的胆囊，不伴压痛，称为库瓦西耶征（Courvoisier 征），是诊断胰腺癌的重要体征。部分患者可触及腹部包块，包块可是肿瘤本身，也可能是肿大的淋巴结。胰腺癌压迫脾静脉可致脾大，部分胰尾癌压迫脾动脉或主动脉时，在左上腹或脐周可闻及血管杂音。晚期患者可出现腹水及远处转移征象。

# 四、辅助检查

## （一）实验室检查

黄疸时血清胆红素增高，以直接胆红素升高为主。血清碱性磷酸酶、γ-谷氨酰转肽酶、乳酸脱氢酶、5′核苷酸酶、乳铁蛋白等可增高。40% 患者可出现血糖增高或糖耐量异常。胰管梗阻或并发胰腺炎时，血清淀粉酶和脂肪酶可升高。大多数患者胰腺外分泌功能低下。重度黄疸时，尿胆红素阳性，尿胆原阴性；粪便可呈灰白色，粪胆原减少或消失。吸收不良时，粪便中可见脂肪滴。

## （二）肿瘤标志物检测

迄今仍无一种理想的血清肿瘤标志物用于筛查早期胰腺癌，多种组合可提高诊断阳性率。

1. 糖抗原系列　①CA19-9：是目前用来诊断胰腺癌的多种标志物中敏感性和特异性最高的一项，其血清的水平被认为与肿瘤大小和分级有显著相关性，但胰腺癌<1cm 时常为阴性。在其他消化系统肿瘤如胃癌、胆管癌、大肠癌和良性疾病如胆管炎也可升高，可作为监测术后复发和治疗反应的指标；②CA24-2：唾液酸化的鞘糖脂抗原，是胰腺癌与结肠癌的标志物，敏感性和特异性较高，与 CA19-9 联合监测可提高对胰腺癌诊断的特异性及准确性；③CA50：可用于胰腺癌的联合辅助筛查，在胆囊癌、肝癌、卵巢癌及乳腺癌中

亦可显示阳性。

2. 癌胚抗原（CEA） 部分患者可出现阳性；胰腺胚胎抗原（POA）是正常胎儿胰腺组织及胰腺癌细胞的抗原，肿瘤复发 POA 亦可上升。

目前除了血清学肿瘤标志物检测外，其他体液如胰液、腹水、粪便等均可进行肿瘤标志物的检测。

**相关链接**

---

### 胰腺癌的基因检测

基因检测为胰腺癌诊断提供了新的辅助检查手段：

1. 癌基因 *K-ras* 研究发现 *K-ras* 基因在胰腺癌中突变率高达 75%～100%。经皮穿刺胰腺组织、收集胰液脱落细胞进行基因突变检测，阳性率均在 95% 以上，为早期发现胰腺癌及普查提供了可能的手段，但有些良性病变如慢性胰腺炎、胰腺导管乳头状瘤亦可出现阳性结果。

2. 抑癌基因 *P53* 胰腺癌 *P53* 的突变频率为 50%～70%，突变者几乎均为浸润期肿瘤，可利用免疫组化检测细胞涂片或组织切片中细胞内 P53 蛋白的表达情况，从而进行基因诊断。

3. 其他 如检测抑癌基因 *p16* 及 *DPC4* 的突变或缺失，有助于胰腺癌的诊断。特别是联合检测结合细胞学检查，有望提高诊断价值。

### （三）影像学检查

（1）超声检查：是目前怀疑胰腺癌患者的首选检查方法。可发现直径>2cm 的肿瘤病灶，准确率在 80% 以上。可显示胰腺肿大，胰管不规则狭窄、扩张或中断；胆囊增大，胆总管和肝内胆管扩张；还可显示有无肝脏或周围淋巴结转移，周围组织的浸润及有无腹水等。

（2）X 线钡剂检查：约 50% 患者有异常表现，低张十二指肠造影效果更满意。约 3% 胰头癌的患者可发现十二指肠曲增宽或十二指肠降段内侧呈反"3"形征象，十二指肠壁僵硬、黏膜破坏或肠腔狭窄；胰头癌造成胆总管下端梗阻后，增粗的胆总管和肿大的胆囊也可在十二指肠球部或十二指肠曲的外上方造成光滑的弧形压迹。胰体尾癌可使胃大弯、十二指肠横部及横结肠受压并发生移位，胃和十二指肠横部多被推向前方，横结肠则多向下方移位，或表现为胃大弯和横结肠的间隙增宽。

（3）计算机体层成像（CT）：CT 是诊断胰腺癌重要的影像学检查方法，是疑似患者首选的影像学检查，可发现最小直径为 1cm 的肿瘤病灶，准确率在 90% 以上，CT 联合超声检查诊断胰腺癌的敏感度高达 96.8%。CT 可显示胰腺形态变异、局限性肿大、胰周脂肪消失、胰管扩张或狭窄、大血管受累、肝脏或淋巴结转移等征象。

（4）磁共振成像（MRI）：对胰腺癌的诊断与 CT 大致相当，而磁共振胰胆管造影（MRCP）是无 X 线损害、非侵入性了解胰胆管情况的好方法，对胰腺癌的诊断率与经十二指肠内镜逆行胰胆管造影（ERCP）相仿。

（5）内镜逆行胰胆管造影（ERCP）：除能直接窥视十二指肠壁及壶腹有无肿瘤浸润外，插管造影可显示胰管狭窄、扭曲或中断，梗阻端的形态可呈圆钝形、锥形、鼠尾状、杯口状或可见充盈缺损等；若主胰管和胆总管同时受侵犯狭窄、变形或截断后，可显示"双管征"。早期胰腺癌首先破坏胰管分支，因此，仔细辨别胰管分支的残缺或局限性扩张，是提高胰腺癌早期诊断率的关键。若同时采集胰液或刷取胰管狭窄部脱落细胞进行检测可提高诊断率。

（6）超声内镜（EUS）：EUS 可发现<2cm 的肿瘤。胰腺癌 EUS 的图像各异，多为低回声病变，瘤体内部可回声不均匀，边缘不规则，呈伪足样。目前认为，CT 检查发现可能切除的癌肿病灶后应再进行 EUS 检查。因为 EUS 对于有无淋巴结转移、肿瘤的浸润情况及与周围组织的解剖关系均能清楚地显示，对 TNM 分期的准确性明显高于 CT，从而判断肿瘤有无切除的可能性。若与 ERCP 配合检查可发现<1cm 的肿瘤。

（7）选择性腹腔动脉造影：经腹腔动脉行肠系膜上动脉、肝动脉、脾动脉选择性动脉造影，对于显示胰体尾癌可能较超声及 CT 更有效，胰腺癌的诊断准确率达 90%。超选择动脉造影即通过胃十二指肠动脉、上或下胰十二指肠动脉或胰背动脉进行造影，可使诊断准确率达 95%。检查显示胰内及胰周的血管状况，判断有无肿瘤侵犯，有助于判断病变范围及手术切除的可能性。

（8）经皮肝穿刺胆道造影（PTC）：ERCP 插管失败或胆总管下段梗阻不能插管时，可通过 PTC 检查，显示胆管系统；PTC 还可用于术前插管，减轻黄疸。

（9）其他：如腹腔镜、正电子发射体层成像（PET）、经口胰管镜（POPS）、胰管内超声（IDUS）、彩色多普勒超声内镜（CDEUS）等均可有助于胰腺癌的诊断。

**（四）组织病理学检查**

一旦发现胰腺占位性病变，可通过 CT、超声或超声内镜引导下细针穿刺抽吸标本行组织学诊断。十二指肠镜下可直接观察肿瘤在壶腹部有无浸润，予以活检取得病理组织，或通过细胞刷获得脱落细胞；腹腔镜直视下可进行活检及收集脱落细胞；外科手术中活检组织进行病理学检查。

## 五、诊断与鉴别诊断

**（一）诊断**

因胰腺位置深在，又缺乏比较准确的直接检查方法，因此胰腺癌早期诊断十分困难。

早期胰腺癌定义：根据国际抗癌协会 TNM 临床分期的原则，早期胰腺癌是指肿瘤直径≤2cm，且局限于胰腺实质内，无胰腺外及淋巴结转移。但实际上直径在 1~2cm 的胰腺癌多已发生浸润和转移。目前多接受日本学者的建议，将直径小于 1cm 的胰腺癌定义为早癌，此时肿瘤多局限于导管内皮内，手术切除后的生存率可提高。

当出现明显食欲减退、腹痛、进行性消瘦、阻塞性黄疸、腹块、无痛性胆囊肿大，影像学检查发现胰腺占位时，患者往往已属晚期，丧失了根治手术的时机。故临床医师对胰腺癌的诊断应保持高度的警惕，对于年龄≥40 岁，有以下任何表现的患者需高度怀疑胰腺癌的可能性：①不明原因的梗阻性黄疸；②近期无法解释的进行性体重下降；③近期出现不能解释的上腹或腰背部疼痛；④近期出现模糊不清而又无法解释的消化不良症状，内镜检查正常者；⑤不能解释的突发糖尿病或糖尿病突然加重；⑥突发无法解释的脂肪泻；⑦多发性深静脉血栓或游走性静脉炎；⑧有胰腺癌家族史、大量吸烟、慢性胰腺炎者应密切随访。

理论与实践

胰腺癌诊断程序

对胰腺癌高危人群可用血清胰腺癌标志物进行初筛，结合临床表现，对疑有胰腺癌的患者，先做超声检查。如胰腺轮廓形态有变化，胰腺内有低密度区，胰管扩张及胆总管增宽、胆囊胀大，则胰腺癌可能性大。此时可用 CT 或 MRI 检查证实，也可再继续进行胰胆管造影检查，或在超声、CT 引导下作细针穿刺细胞学检查、基因诊断或加作选择性腹腔动脉造影，以明确病变部位、范围和评估手术切除的可能性。

**（二）鉴别诊断**

胰腺癌因其临床表现多样化，早期症状多隐匿而非特异性，诊断相当困难，误诊率高。胰腺癌需与下列疾病相鉴别。

1. 慢性胰腺炎　胰腺癌可出现上腹饱胀、隐痛、腹泻、消瘦等与慢性胰腺炎相似的症状；慢性胰腺炎亦可出现腹块或黄疸，酷似胰腺癌，且胰腺癌压迫胰管也可引起癌周胰腺组织发生慢性炎症，以致两者鉴别十分困难。但慢性胰腺炎病程长，反复发作，病情呈非进行性且黄疸少见，而腹部 X 线片、超声、CT 等检查可发现胰腺钙化点有助于鉴别诊断，超声、CT 或 EUS 引导下穿刺细胞学检查无肿瘤细胞可确诊。

2. 肝胰壶腹癌和胆总管癌　胆总管下段、肝胰壶腹和胰头三者解剖位置邻近,三者发生肿瘤的临床表现十分相似,手术治疗效果及预后方面,肝胰壶腹癌和胆总管癌较胰头癌好。通过影像学检查,尤其是ERCP,可予以鉴别;必要时可剖腹探查。

3. 胆石症　胰腺癌如以腹痛、黄疸及发热为主要症状时,需与胆石症相鉴别。胆石症的腹痛常为右上腹绞痛,伴有阵发性加重,疼痛剧烈时常伴有恶心、呕吐;黄疸一般在疼痛48h内出现,且多在短期消退或波动;右上腹常有压痛和反跳痛,Murphy征阳性;体重无明显变化;超声、CT及ERCP均可发现胆系结石征象可予以鉴别。

4. 慢性胃部疾病　胰腺癌早期症状不典型,出现上腹隐痛、腹胀等症状时常易误诊为慢性胃炎、消化性溃疡或功能性消化不良等慢性胃部疾病。但慢性胃部疾病与胰腺癌不同,病程多反复迁延,无进行性消瘦,无黄疸及腹部包块等,胃镜检查有助于明确诊断。但即使胃镜诊断为慢性胃炎,必要时也需进一步排查胰腺癌的可能。

5. 胃癌　可有上腹痛、消瘦、食欲缺乏等症状,易与胰腺癌相混淆。但胃癌发病率较高,大便潜血多为阳性,而黄疸较少见,胃镜及X线钡剂检查可明确诊断。

6. 急性黄疸型肝炎　部分胰头癌以黄疸为首发症状,伴有食欲缺乏、腹胀、隐痛等,需与急性黄疸型肝炎相鉴别。急性黄疸型肝炎发病年龄较轻,起病较急,肝大,肝区有压痛及叩击痛,血清转氨酶明显上升,黄疸多为肝细胞黄疸,肝炎病毒标志物阳性,超声或CT检查无胆管扩张、胆囊增大及占位性病灶。

7. 胰腺内分泌肿瘤　包括胰岛素瘤、胃泌素瘤、胰高血糖素瘤、血管活性肠肽瘤、生长抑素瘤和胰多肽瘤等,均有各自明显的相应临床表现,如胰岛素瘤典型的惠普尔三联征(Whipple 三联征)、胃泌素瘤的严重多发性消化性溃疡等,不难与胰腺癌相鉴别。

## 六、治疗

胰腺癌的治疗仍以争取手术根治为主,对不能行根治手术者应根据综合诊治的原则,进行多学科讨论评估,包括患者体能状况、肿瘤分期及可获得的肿瘤标志物检查结果,制定包括姑息性手术、放疗、化疗及对症治疗在内的综合治疗计划。

1. 手术治疗　早期手术切除是治疗胰腺癌最有效措施,但出现症状后手术切除率仅为5%~22%,多数患者已失去根治术时机。目前,胰头癌的手术切除率约15%,胰体尾癌因更难早期发现,切除率则更低,在5%左右。胰头癌的根治性手术术式主要为胰十二指肠切除术(Whipple 术)。切除范围包括胰腺头部、十二指肠全部、胃窦部及胆总管远侧段,然后将近侧段胆总管、胰体部断面的胰管以及胃体部的断端和空肠吻合,恢复胃、胆道、胰管和肠道的连续。因手术比较复杂,必须严格掌握适应证:①胰腺癌的诊断已经肯定,有组织学诊断依据;②患者一般情况尚好,可以耐受这种手术;③肿瘤局限于胰头,或仅侵及十二指肠,其周围的重要器官如门静脉、下腔静脉、肠系膜上动脉和静脉未受侵犯;④无腹腔内组织如肝脏、腹主动脉周围淋巴结或腹膜、大网膜的广泛转移。在术中发现无条件行根治术患者,应予以相应的姑息手术如胆肠旁路术、胃空肠吻合术,以解除症状。手术禁忌证包括:肝、腹膜、网膜及腹腔外转移,肿瘤侵犯或包绕腹腔主要血管。目前研究认为,术前放化疗可提高手术切除率。

全胰腺十二指肠切除术和胰十二指肠切除术(Whipple 术)切除范围相同,只是切除全部胰腺和脾脏。但这种手术的价值尚不能肯定,并且存在一些问题,如全胰切除后的糖尿病,虽然大多数可以用胰岛素替代疗法解决,但仍有5%的患者无法控制。全胰切除后的胰腺外分泌功能全部丧失,也难以彻底解决,均使得术后处理有一定困难。1980年以来迄今多数报告均不主张施行这种手术。

2. 放疗　晚期胰腺癌患者试行放疗可能有效,能改善症状,延长生存期,但副作用也很严重。目前放疗主要方式有5种。①术中放疗:已行肿瘤切除者,术中直视下对特定靶区进行放疗,疗效优于单纯的手术治疗,缺点是只能进行单次照射;②高剂量放疗:利用超声、CT等影像学诊断技术对胰腺癌进行准确定位,给予肿瘤病灶局部高剂量照射;③大范围放疗:对于胰腺癌合并肝转移者,除了照射癌肿本身外,还予以预防性肝照射;④放射性核素$^{125}$I植入:将放射性核素$^{125}$I颗粒直接植入瘤体内,进行局部放疗,其对周围正常组织影响小;⑤内镜下后装机放疗:经十二指肠镜插入胆总管的导管,后装机送入放射源至肿瘤部位,局限范围内给予瘤体大剂量照射,其并发症较少,能较快缓解梗阻症状。

3. 化疗　胰腺癌对化疗反应较差,无论单一或联合的全身化疗,其总体疗效均不满意,但晚期患者也可试用,手术与放化疗联合治疗能提高手术切除率和患者生存率。胰腺癌常用化疗药物为5-氟尿嘧啶和吉西他滨,后者的1年生存率较前者高。目前临床发现通过介入手段,以超选择性动脉插管加植入化疗泵,对肿瘤持续性灌注大剂量化疗效果较好,对胰腺癌的镇痛、延长生存期、减少肝转移均有一定效果。

4. 对症治疗　对症治疗对于晚期及术后患者均极为重要,应加强营养支持,对于晚期患者可给予全胃肠道外营养;对有顽固性腹痛和腰背部疼痛的患者给予阶梯镇痛治疗,必要时可予以腹腔神经丛阻滞或硬膜外麻醉镇痛,术中X线照射目前已被认为是有效的镇痛方法。对梗阻性黄疸者可经内镜植入塑料或金属支架以解除胆道梗阻,十二指肠梗阻者可经内镜植入十二指肠金属支架解除梗阻;对并发食管-胃底静脉曲张破裂出血者,可在内镜下予以套扎或注射硬化剂止血。

## 七、预后

胰腺癌临床表现无特异性,早期诊断困难,加之恶性程度高、转移较早,在消化道恶性肿瘤中预后最差,如不进行手术治疗,一般于症状出现后6~9个月死亡,总的5年生存率不足2%。扩大根治术治疗的5年生存率仅为4%。

(苗新普)

---

**学习小结**

胰腺癌是发生于胰腺外分泌腺的恶性肿瘤。其发病可能与吸烟、高脂及高蛋白饮食、遗传、酗酒、糖尿病、慢性胰腺炎等因素有关。腹痛、黄疸、消瘦是胰腺癌三大特征性症状。早期诊断十分困难,主要依赖于血清、影像学资料及病理检查确定。胰腺癌的治疗仍以争取手术根治为主,对不能行根治手术者可予以姑息性手术、放疗、化疗及对症等综合治疗。

---

**复习参考题**

1. 胰腺癌典型的表现有哪些?诊断主要依赖哪些检查?

2. 试述胰腺癌的诊断和治疗现状。

# 第十五章　消化道出血

| 学习目标 | |
|---|---|
| **掌握** | 上消化道出血的诊断流程。 |
| **熟悉** | 上消化道出血的病因及治疗。 |
| **了解** | 下消化道出血的病因、诊断及治疗。 |

## 第一节　上消化道出血

上消化道出血（upper gastrointestinal hemorrhage）系指十二指肠空肠交界处（十二指肠悬韧带）以上的消化道出血。包括食管、胃、十二指肠、胰腺和胆道等病变引起的出血，胃空肠吻合术后的空肠病变出血亦属于此，发病率约为（100~180）/10 万。若数小时内失血量大于 1000ml 或超过循环血量的 20%，并伴有因血容量减少引起的急性周围循环障碍者称为上消化道大出血。临床表现主要为呕血和/或黑粪，合并休克失代偿者常波及全身主要脏器，病死率高达 8%~13.7%。

### 一、病因

上消化道出血病因众多，出血的病因大致分为非静脉曲张性出血和静脉曲张性出血。近 5 年来我国常见病因以消化性溃疡、食管-胃底静脉曲张和恶性肿瘤为主，消化溃疡中十二指肠溃疡发病率明显下降。

**（一）　上胃肠道疾病**

1. 食管疾病　食管炎（反流性食管炎）、食管癌、食管溃疡、食管-贲门黏膜撕裂综合征（Mallory-Weiss syndrom）、放疗、强碱、感染等引起的理化性损伤。

2. 胃十二指肠疾病　消化性溃疡，急、慢性胃炎，胃癌，胃血管异常（血管瘤、动静脉畸形），胃黏膜脱垂，急性胃扩张，胃扭转，膈裂孔疝，十二指肠憩室炎，急性糜烂性十二指肠炎，胃、胆肠手术后病变（吻合口溃疡、残胃癌等），佐林格-埃利森综合征等。

**（二）　门静脉高压引起的食管-胃底静脉曲张破裂或门静脉高压性胃病**

最常见于肝硬化失代偿期、血吸虫病、胰源性门静脉高压。门脉血管畸形包括门静脉海绵样变性、巴德-吉利亚综合征（Budd-Chiari 综合征）、肝窦阻塞综合征。其他包括门静脉血栓形成、门静脉癌栓、骨髓增生性疾病、肝淀粉样变、血色病、门静脉临近肿瘤压迫等。

**（三）　上胃肠道邻近器官或组织的疾病**

1. 胆道疾病　胆管或胆囊结石、胆道蛔虫病、胆囊或胆管癌、术后胆总管引流管造成的胆道受压坏死、胆管癌或胆道感染。

2. 胰腺疾病　胰腺癌侵及或急性胰腺炎并发脓肿溃破致十二指肠。

3. 动脉瘤破裂　主动脉瘤、肝或脾动脉瘤破入食管、胃或十二指肠。

4. 纵隔疾病　纵隔肿瘤或脓肿破入食管。

### （四）全身性疾病

1. 血液病　白血病、血小板减少性紫癜、再生障碍性贫血、血友病、弥散性血管内凝血及其他凝血机制障碍等。

2. 尿毒症。

3. 血管性疾病　动脉粥样硬化、过敏性紫癜、遗传性出血性毛细血管扩张（Osler-Weber-Rendu 病）、弹性假黄色瘤（Grönblad-Strandberg 综合征）等。

4. 结缔组织病　结节性多动脉炎、系统性红斑狼疮或其他血管炎。

5. 严重感染和应激　败血症、流行性出血热、钩端螺旋体病等；严重创伤、烧伤、颅脑损伤等引起的急性胃黏膜病变等。

6. 不明原因消化道出血　常规胃、结肠镜和常规消化道 X 线钡剂不能发现的一类缺铁性贫血，大便潜血阳性，也可以黑粪、血便为临床表现。

## 二、临床表现

上消化道出血的临床表现取决于原发病、出血部位、出血量与速度。

### （一）呕血与黑粪

黑粪是主要临床表现。食管出血常伴呕血，胃若出血量较少、速度慢亦可无呕血。幽门以下出血则以黑粪居多，若出血量多、速度快，逆流至胃，亦可出现呕血。血液在胃内经胃酸作用形成正铁血红素，故呕血多呈棕褐色如咖啡渣样，如出血量多或者是食管出血未经胃酸充分混合即呕出，则呈鲜红、暗红或兼有血凝块并混有胃内容物。黑粪呈柏油样，黏稠而发亮，系血红蛋白的铁经肠内硫化物作用形成硫化铁所致。当出血量较多、排出较快或因强有力的抑酸剂治疗后粪便可为暗红甚至鲜红色，应与下消化道出血鉴别。下消化道出血若在肠内停留较久，也可表现为黑粪，而易被误诊为上消化道出血。

### （二）失血性周围循环衰竭

出血量小于 400ml 可无明显症状。急性大量失血时，因循环血容量不足可导致周围循环衰竭。一般表现为头昏、心悸、乏力、口渴、黑矇或起立后晕厥、肢体冷感、心率增快、血压降低等。严重者呈休克状态，出现烦躁不安或神志不清、面色苍白、四肢湿冷、口唇发绀、呼吸急促等，血压下降（收缩压<80mmHg）、脉压变小（<25~30mmHg）及心率增快（>120 次/min）。严重休克持续时间过长多波及心、肾、肝脏损伤，若补充血容量后尿量仍不增加甚至无尿，应注意急性肾衰竭的发生；老年患者、既往有心血管疾病患者血红蛋白低于 90g/L 者多伴有心肌缺血性损伤，处理不当可致死亡。

### （三）贫血和血象变化

严重的慢性失血多有面色蜡黄，口唇、甲床苍白，疲乏无力等表现。急性大出血时，由于血液浓缩，血红蛋白浓度、红细胞计数及血细胞比容早期变化不明显，因此血常规检查不能作为早期诊断和病情观察的依据。出血后，机体的代偿反应，组织液渗入血管，多于 3~4h 才出现明显血象变化，其程度与失血量、出血前有无贫血及出血后液体平衡状况等多因素有关。

急性出血患者为正细胞正色素性贫血。短时内可表现为大细胞性贫血，出血后 4~7d 网织红细胞增高可达 5%~15%，以后逐渐恢复正常，如出血未停止，网织红细胞可持续升高。上消化道大量出血 2~5h，白细胞计数可达（10~20）×10⁹/L，常于止血后 2~3d 恢复正常。肝硬化同时有脾功能亢进者，白细胞计数、血小板计数可不增高。

## （四）发热

中度或大量出血后,由于吸收热、循环血容量不足、周围循环衰竭,导致体温调节中枢的调节功能障碍,多数患者于24h内出现低热,一般不超过38.5℃,如无继发感染或反复持续出血,可持续数日。

## （五）氮质血症

上消化道大量出血后,进入肠道的血红蛋白被分解,吸收入血可致血中尿素氮浓度增高,称为肠源性氮质血症。出血后24~48h达高峰,多不超过14.3mmol/L,3~4d后降至正常。当失血性休克时间过长,导致周围循环衰竭而使肾血流及肾小球滤过率降低,则产生肾前性氮质血症。持久而严重的休克进一步造成急性肾功能损伤,发生肾性氮质血症。

**问题与思考**

---

### 如何通过出血方式初步评估出血部位、原因和出血量

上消化道大出血多因急诊入院,限于客观条件多不能给予紧急胃镜诊治,通过病史、临床表现和有限的检查资料初步评估出血部位、原因和出血量尤显重要。通常,食管-胃底静脉曲张破裂出血既往多有肝病病史,出血突然而猛烈,鲜红色不伴或少有胃内宿积物。贲门撕裂出血,出血前多有激烈呕吐过程。胃、十二指肠病变出血多既往有节律性上腹痛,反酸、嗳气,体重下降,或者服用过消炎镇痛药。出血前腹痛加重,出血后腹痛缓解。呕吐咖啡渣样物或者暗红色血性物则混有胃内宿积物。因呕吐物混有胃内容物,胃腔有一定的缓储空间、幽门的阻挡,部分出血物未完全呕出,实际出血量可大于或小于呕吐量,故不能以呕吐量作为出血量的评估依据。通常出现头晕、心率增快时出血量大于400ml,血红蛋白每下降10g/L,出血量约300ml。

## 三、诊断

上消化道出血诊断流程如下:

1. 是否是上消化道出血  口、鼻及咽喉部疾病出血,特别是呼吸道咯血易与呕血混淆;仅有便血者还应与下消化道出血鉴别。鉴别要点有3点。①既往史:患者多有消化性溃疡、病毒性肝炎、长期饮酒、糖尿病、血吸虫等病史;②临床表现:呕血、柏油样便和失血性周围循环衰竭等;③胃镜检查发现上消化道有明确出血病灶可确诊。另外,食动物血、炭粉及服用含铁及铋的药物染色等可致大便发黑也应与之鉴别。

2. 出血部位和原因  出血部位和原因很大程度上决定患者的危急程度、预后和救治方案的选择。胃镜检查是明确部位和原因的关键手段,急诊情况下由于患者病情状况或基层医院不具备紧急胃镜的条件,详细地询问病史和出血方式尤为重要。食管出血:患者既往多患肝脏、胰腺基础病或者发生于剧烈呕吐之后。不论非静脉性出血或静脉性出血,如食管-贲门黏膜撕裂综合征(Mallory-Weiss syndrom)、食管-胃底静脉曲张破裂出血,因出血量大、速度快,未经胃酸充分处理,颜色鲜红,多无血凝块。胃出血:既往有反酸、慢性、节律性上腹痛病史,则要考虑消化性溃疡。有酗酒或服用非甾体抗炎药等损伤胃黏膜的药物史,可能为急性糜烂出血性胃炎。伴有明显体重下降,常规内科治疗腹痛不缓解,特别是伴有表浅淋巴结肿大者要警惕胃癌的存在。继发于重症感染、严重创伤、颅脑损伤者要考虑继发急性胃黏膜病变。十二指肠出血、胰胆管出血:多不以呕血为出血方式,既往常有饥饿痛、右上腹痛、发热和黄疸。对于急性上消化道大出血,有条件情况下须尽早完善胃镜检查明确诊断,便于制定合理有效的治疗方案。

3. 出血量的评估  呕吐物内常混有胃内容物,同时消化道有8~10L的缓存空间,即便出血停止后出血完全从肠腔排出需3~4d。故出血量的评估不能以呕吐量或者经肛门排出量评估。成人每日出血>5~10ml粪便隐血试验可呈阳性,每日出血量50~100ml可出现黑粪。胃内积血量达250~300ml可引起呕血。出血量达400~500ml以上,则可出现全身症状,如头昏、心悸、乏力等。短期内出血量在1000ml或全血量的20%以上,可出现周围循环衰竭表现。休克指数(心率/收缩压)、血红蛋白变化情况等是判断失血量的重要指标(表4-15-1)。

表 4-15-1　上消化道出血病情严重程度分级

| 分级 | 失血量/ml | 血压/mmHg | 心率/（次·min⁻¹） | 血红蛋白/（g·L⁻¹） | 症状 | 休克指数 |
|---|---|---|---|---|---|---|
| 轻度 | <500 | 基本正常 | 正常 | 无变化 | 头晕 | 0.5 |
| 中度 | 500~1000 | 下降 | >100 | 70~100 | 晕厥、口渴、少尿 | 1.0 |
| 重度 | >1000 | 收缩压<80 | >120 | <70 | 肢冷、少尿、意识模糊 | >1.5 |

4. 并发症　休克持续时间过长是上消化道大出血的主要死亡风险,原因在于开启了一系列的恶性循环,引起广泛的内脏损伤。①DIC 表现:顽固性低血压,微循环淤血,酸中毒,血管活性药物疗效不佳,常与器官衰竭并存。②急性呼吸功能衰竭表现:进行性呼吸困难,常规吸氧难以纠正低氧血症,呼吸促,发绀,肺水肿等表现。③急性心功能衰竭表现:呼吸急促,发绀,心率加快,心音低钝,可有奔马律、心律不齐。上消化道大出血是冠心病患者死亡的独立因素。④周围循环衰竭导致肾前性灌注不够发生急性肾功能衰竭:表现为少尿或无尿,氮质血症,高血钾,水电解质、酸碱平衡紊乱。⑤其他表现:循环衰竭脑供血不足发生缺血缺氧性脑病;肝脏缺血性损伤导致血胆红素增加,合并内环境紊乱,肝性脑病发病率增高;胃肠功能衰竭加重消化道出血。

5. 是否存在活动性出血　判断出血有无停止,对决定治疗措施意义重大。患者一般情况好转、心率及血压稳定、尿量足[>0.5ml/（kg·h）],提示出血停止。留置胃管常给患者带来明显不适,且不能帮助临床医师准确判断患者是否存在活动性出血,也无法有效改善内镜检查视野;再者,强效抑酸剂和生长抑素的广泛使用能有效抑制消化液的分泌,胃肠引流已无实际意义,因此不建议常规留置胃管。以下临床表现当警惕有活动性出血:①呕血或黑粪次数增多,呕吐物呈鲜红色或排出暗红色血便,或伴有肠鸣音活跃;②经快速输液、输血,周围循环衰竭的表现未见明显改善,或虽暂时好转却又恶化,中心静脉压仍有波动,稍稳定后又再下降;③红细胞计数、血红蛋白浓度和血细胞比容继续下降,网织红细胞计数持续增高;④在补液和尿量足够的情况下,血尿素氮持续或再次增高;⑤选择性动脉造影阳性;⑥内镜下见病灶部位或边缘有新鲜出血或渗血。

6. 预后的评估　年龄>65 岁,合并有重要器官疾患如冠心病、肾衰竭等,休克情况,血红蛋白水平,输血情况是评估患者病死率和再出血风险的重要指标。目前广泛使用的有 Rockall 评分系统和 Blatchford 评分系统。急诊条件下 Blatchford 评分用于在内镜检查前预判哪些患者需要接受输血、内镜检查或手术等后续干预措施。Rockall 评分用于评估患者的病死率,是目前临床广泛使用的评分依据之一,该评价系统将患者分为高危、中危和低危人群。近期研究认为,Blatchford 评分在预测上消化道出血患者病死率方面与 Rockall 评分准确性相当,而在预测输血率、手术率等方面则优于 Rockall 评分。

## 四、辅助检查

### （一）一般检查

进行血常规,粪便隐血,肝、肾功能,血电解质,心电图,血氧饱和度和凝血功能监测。血常规、粪便隐血在出血早期可无明显异常,故应动态监测,以便及时评估出血量及有无活动性出血;通常血红蛋白下降10g/L,失血量约 300ml。依赖血红蛋白动态监测患者出血情况前需先行评估平均血红蛋白浓度变化情况,分析有无血液浓缩或稀释。国际标准化比值（international normalized ratio,INR）<1.5 可视为急性非静脉曲张性上消化道出血死亡的独立危险因素。上消化道大出血后重要脏器的循环灌注受到影响,特别是当血红蛋白低于 90g/L,多数患者会有心肌缺血、氮质血症、急性肝功能损伤、呼气功能不全、组织缺血缺氧等表现,上述检查利于及时评估病情程度及变化。

### （二）胃镜检查

电子胃镜检查已广泛普及,可清晰的观察食管、胃、十二指肠病变,也可间接观察胆胰管出血。可直观地对出血原发病变、性质、部位、出血情况作出精确诊断,作为上消化道出血分层管理的重要依据,是诊上消化道出血诊断的首选检查方法。胃肠黏膜通常情况在24~48h可修复,血管异常活动性出血或近期出血期间如不及时镜检将降低诊断的阳性率;条件允许应尽早安排检查。心率>120次/min,收缩压<90mmHg或较基础收缩压降低>30mmHg,血红蛋白<50g/L等,应先迅速纠正循环衰竭,血红蛋白上升至70g/L后再行检查。紧急胃镜(出血24h内的胃镜检查)由于患者一般情况差,准备条件仓促,胃腔内有大量宿留物和凝血块,术野差,有临床风险和一定操作难度。但对于出血凶猛,急需外科手术治疗者,在麻醉、输血、手术科室充分准备下可考虑紧急胃镜检查和治疗。

### (三) X线钡剂检查

口服钡剂后的消化道造影检查方法。适用于有内镜检查禁忌证或不愿进行内镜检查者。对较微小或表浅的病变检出率低,且不能明确是否为出血病变;胃内宿留物过多可影响观察效果;另外,出血停止的早期钡剂可诱发再出血,多主张检查宜在出血停止和病情基本稳定数天后进行。对上消化道结构和异常蠕动的观察,如食管裂孔疝、胃扭转、胃黏膜脱垂症等,较胃镜有特殊诊断价值。

### (四) 选择性动脉造影及放射性核素扫描

不明原因上消化道出血经胃镜和X线检查未能发现病变,患者一般情况差不能耐受胃镜检查者或胃内宿留物影响视野,食管狭窄、肿瘤广泛侵犯,内镜无法通过者,持续出血又无法判断出血灶时,可考虑选择这两类造影,对肠血管畸形、小肠平滑肌瘤等有很高的诊断价值。选择性动脉造影可通过观察造影剂自血管的溢出而判断出血病灶的部位,此项检查必须在活动性出血率达0.5ml/min以上时才有意义,故检出率低。但一旦发现出血灶可通过介入治疗手段栓塞止血治疗,止血效果确切。放射性核素检查是利用静脉注射锝-99m胶体或锝-99m标记红细胞后作腹部扫描,同样通过探测核素自血管外溢或出血部位核素的异常聚集判断出血病灶的部位,阳性检出率较普通血管造影明显提高。

理论与实践

出血性消化性溃疡内镜下Forrest分级见图4-15-1。

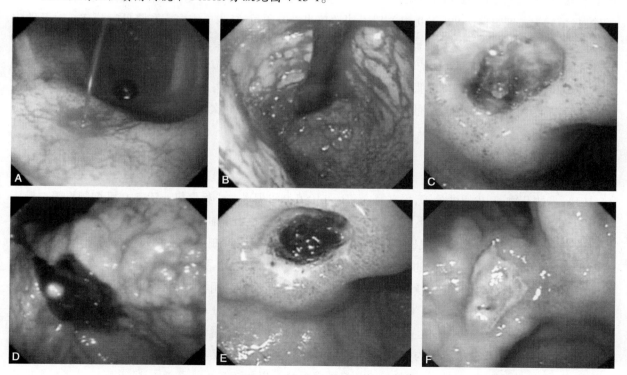

**图4-15-1 出血性消化性溃疡内镜下Forrest分级**
A. Forrest Ⅰa;B. Forrest Ⅰb;C. Forrest Ⅱa;D. Forrest Ⅱb;E. Forrest Ⅱc;F. Forrest Ⅲ。

内镜下根据溃疡基底特征判断患者发生再出血的风险,凡基底有血凝块、血管显露者易于再出血。我国出血性溃疡中,改良 Forrest 分级 I a~ II b 为高危溃疡,建议行内镜下止血治疗。诊断后,再出血率:Forrest I a 55%,Forrest I b 55% ,Forrest II a 43% ,Forrest II b 22% ,Forrest II c 10% ,Forrest III 5%。

## 五、治疗

根据出血部位和病情轻重确定治疗原则。出血少,生命征平稳,预后良好者治疗原则是密切观察病情变化,给予抑酸、止血等对症处理,择期进行病因诊断和治疗;对有持续黑粪、体重下降、表浅淋巴结肿大、贫血、低热等报警信号患者应当详细检查和治疗;上消化道大出血病情急、发展演变快,因血流动力学紊乱,器官障碍,易危及生命。早期治疗主要为纠正低血容量休克、有效控制出血、防止胃肠道出血相关并发症(感染、电解质酸碱平衡紊乱、肝性脑病等)、保护重要脏器的继发损伤;后期治疗重在原发病的治疗。

### (一) 一般急救措施

首先评估患者意识障碍,意识障碍是患者失血严重程度的表现之一,也是误吸、坠吸致窒息死亡和后期坠吸性肺炎的重要原因。卧位休息,严密监测心率、血压、呼吸、出血量及尿量等指标的动态变化,及时复查红细胞计数、血红蛋白、血细胞比容与血尿素氮等,需要注意血细胞比容在 24~72h 后才能真实反映出血程度。对老年患者或原有心脏病患者根据情况进行心电监护。保持呼吸道通畅,若呼吸频率过快、呼吸窘迫、血氧饱和度持续下降应及时人工通气支持。有活动性出血应暂禁食,出血停止后如病情改善可进流质饮食。

### (二) 积极补充血容量

液体复苏:立即配血,尽快建立不少于 2 条静脉输液通道,最好留置中心静脉导管。根据失血的情况在短时间内纠正循环血量的不足。下列情况为紧急输血指征:①收缩压<90mmHg,或较基础收缩压降低幅度>30mmHg;②血红蛋白<70g/L,血细胞比容<25%;③心率增快(>120 次/min)。上消化道出血患者采取限制性输血(血红蛋白<70g/L 时输血,目标为血红蛋白浓度达 70~90g/L)与开放性输血(血红蛋白<90g/L 时输血,目标为血红蛋白达 90~110g/L)相比,可改善患者的预后,减少再出血率和降低病死率。对肝硬化患者恢复血容量要适当,过度输血或输液可能导致继续或重新出血,避免仅用盐溶液补足液体,从而加重或加速腹水或其他血管外部液体的蓄积。对高龄、伴心肺肾疾病患者,应防止输液量过多,以免引起急性肺水肿。肝硬化食管-胃底静脉曲张破裂患者输库存血易诱发肝性脑病,同时存在凝血功能障碍,宜输新鲜全血。有效血容量恢复的指征:①收缩压 90~120mmHg;②脉搏<100 次/min;③尿量>17ml/h;④临床表现为神志清楚/好转,无明显脱水貌。

### (三) 止血措施

1. 药物治疗

(1) 抑酸药物:减少胃酸分泌,提高胃内 pH。pH>6.0 可促进血小板聚集;pH>5.0 可抑制胃蛋白酶活性,利于纤维蛋白凝块的形成,而不至血凝块过早消化溶解,有利于止血和预防再出血,又可治疗消化性溃疡。质子泵抑制剂(PPI)止血效果显著,较 $H_2$ 受体拮抗剂起效快,抑制酸分泌功效强,维系时间长。大剂量 PPI 可以降低高危患者再出血的发生率,并降低病死率。目前推荐静脉应用大剂量埃索美拉唑(首先80mg 静脉注射,后 8mg/h 速度持续输注 72h)。对于低危患者,可采用常规剂量 PPI 治疗,如埃索美拉唑40mg 静脉滴注,2 次/d。内镜止血治疗后的高危患者,如 Forrest 分级 I a~ II b 的溃疡、内镜止血困难或内镜止血效果不确定者、合并服用抗血小板药物或 NSAID 者,给予大剂量 PPI 静脉滴注 72h。埃索美拉唑静脉滴注及后续口服治疗具有良好的安全性,不增加不良事件并可适当延长疗程,然后改为标准剂量 PPI 静脉滴注,2 次/d,3~5d,此后口服标准剂量 PPI 至溃疡愈合。机体在各类严重创伤、危重疾病或严重心理疾病等应激状态下,预防急性胃肠道黏膜糜烂、溃疡等病变时 PPI 是首选药物。妊娠期剧吐,哺乳期发生上消化道出血或严重胆汁淤积患者,大剂量PPI应慎重使用。

（2）生长抑素类似物及抗利尿激素类药:不同(不明)病因引起的各类急性上消化道出血,静脉滴注生长抑素+PPI治疗可预防早期再出血的发生。生长抑素通过抑制胃酸分泌,又能抑制胃泌素和胃蛋白酶的作用,同时使内脏血流量减少和门脉压力降低,协同前列腺素对胃黏膜有保护作用。使用生长抑素可显著降低消化性溃疡出血患者的手术率,在消化性溃疡、急性胃黏膜病变出血被广泛使用。

生长抑素治疗肝硬化门静脉高压出血,由于减少了侧支循环血流量,抑制胃肠道血管扩张因子,局部缩血管,导致门静脉血流量减少,从而降低门静脉压力有效控制出血。因生长抑素半衰期短,需持续静脉滴注,十四肽生长抑素250~500μg/h,奥曲肽25~50μg/h,一般使用3~5d。三甘氨酰赖氨酸抗利尿激素(glypressin,特利加压素)是治疗急性静脉曲张出血有效的内脏血管收缩剂,可降低出血相关的病死率。特利加压素1mg每4h1次,静脉注射或持续点滴,首剂可加倍;维持治疗特利加压素1mg每12h1次,疗程3~5d,不需持续静脉给药。传统使用的垂体后叶素疗效有限,副作用多,近年来临床应用逐渐减少。对于肝硬化门静脉高压出血患者药物治疗(特利加压素、十四肽生长抑素及奥曲肽)效果及安全性良好,副作用更少,而疗效与内镜治疗相似。在怀疑食管-胃底静脉曲张破裂出血时,药物治疗应作为首选的一线方案。生长抑素及其类似物、特利加压素在控制急性静脉曲张出血的疗效相似。对于生长抑素及其类似物控制出血失败者,可换用或联合应用特利加压素。

（3）止血药物:疗效不确定,不作为一线药物使用。对有凝血功能障碍者,正使用抗凝治疗、长期卧床的患者应避免滥用此类药物。云南白药等中药,口服胃黏膜保护剂如硫糖铝混悬液、磷酸铝凝胶,配合间断使用8%去甲肾上腺盐水也有一定疗效。大剂量冰盐水洗胃易发生低体温综合征,加重休克,不宜使用。

2. 内镜下止血　非静脉曲张上消化道出血最常见的为消化性溃疡,止血措施主要包括药物局部注射、热凝止血和机械止血3种。内镜治疗方法选择适当则起效迅速、疗效确切,应作为治疗的首选。胃镜Forrest分级Ⅰa~Ⅱb的出血病变行内镜下止血治疗。在内镜下止血前,对严重非静脉曲张大出血或急性活动性出血患者必要时可使用红霉素250mg静脉滴注,可显著减少胃内积血量,改善内镜视野,且不良事件无明显增加。热凝止血包括高频电凝、氩离子束凝固术(APC)、热探头、微波等方法应明确适应证,对于胃腔非血管性出血止血效果可靠,但需要一定的设备与技术经验。机械止血主要采用各种止血夹,尤其适用于活动性出血,但对某些部位的病灶难以操作。近年Hemospray喷剂或OTSC系统应用于临床,具有较高的止血率和较低的再出血率。药物局部注射治疗简单、安全,联合一种热凝止血或机械止血方法,可以进一步提高局部病灶的止血效果。

肝硬化食管-胃底静脉曲张破裂患者出血凶猛,内镜止血可有效控制出血。但需注意内镜治疗禁忌证:①有上消化道内镜检查禁忌;②未纠正的失血性休克;③未控制的肝性脑病,患者不配合;④患方未签署知情同意书;⑤伴有严重肝、肾功能障碍、大量腹水患者。内镜下止血方法主要包括食管静脉曲张套扎术(EVL)、内镜下硬化剂注射(EIS)及钳夹法或组织胶注射(TIA)治疗;EVL技术及设备要求简单,疗效确切,是食管静脉曲张内镜治疗的首选。

3. 介入、血管造影及栓塞治疗　内镜诊断不明、有明确手术禁忌证或严重消化道大出血患者可考虑在选择性肠系膜动脉造影查找出血灶和病因同时进行血管栓塞治疗。经颈静脉肝内门体静脉分流术(TIPS)是经颈静脉穿刺,在肝静脉和肝内门静脉分支之间创建一个减压通道以降低门静脉高压的介入方法。在救治急性食管-胃底静脉曲张破裂大出血时,TIPS无绝对禁忌证,且可达到与外科分流相同的效果。TIPS优点是微创,但也可发生分流道再狭窄或闭塞、肝功能受损及肝性脑病。超声引导下经皮穿刺胃冠状静脉栓塞术(PTVE)是经皮经肝穿刺至肝内门静脉分支,选择性地进行胃冠状静脉插管,注入血管硬化剂闭塞食管胃底静脉,并用栓塞材料栓塞胃冠状静脉,达到治疗食管-胃底静脉曲张出血的介入治疗方法。胃冠状静脉栓塞技术相对于TIPS治疗操作较简单,费用低,近期效果显著,但有研究表明TIPS组患者术后12个月复发出血率低于PTVE组患者。当经过药物或常规内镜套扎或硬化剂治疗后,反复出血或活动性出血不能有效控制,其他挽救治疗措施(如 TIPS、外科手术)存在禁忌证,严重威胁患者生命时,自膨式覆膜食管金属支架(SEMS)治疗具有一定效果。

**4. 手术治疗**　药物、内镜和放射介入治疗失败或病情特别凶险者,合并消化道穿孔,狭窄,恶变者,应考虑手术治疗。

**5. 气囊压迫止血**　对于药物、内镜治疗出血无效,或者无急诊内镜、TIPS 治疗条件的情况下,三腔二囊管压迫仍可使出血病例得到有效控制。食管-胃底静脉曲张破裂出血时视野不清,气囊压迫也可作为内镜治疗前的过渡疗法,提高内镜治疗的有效性和安全性。作为门静脉高压出血的治疗措施,三腔二囊管压迫止血无绝对禁忌证,但食管-贲门黏膜撕裂综合征患者禁用。气囊压迫再出血率高,患者痛苦大,并发症多,如吸入性肺炎、气管阻塞等。用气囊压迫过久会导致黏膜糜烂,故持续压迫 12h,应放气解除压迫半小时。

### 相关链接

#### 肝硬化食管-胃底静脉曲张患者一级预防的要点

肝硬化食管-胃底静脉曲张一级预防的目的是预防食管-胃底静脉曲张(GOV)的形成、发展,防止中、重度 GOV 患者首次出血,提高生存率。肝硬化无静脉曲张者不需要内镜、介入或手术治疗。非选择性 β 受体阻滞剂(NSBB)治疗也无明显益处,反而增加了不良事件的发生率,不推荐使用。轻度食管静脉曲张若为 Child-Pugh B、C 级或红色征阳性,推荐使用非选择性 β 受体阻滞剂预防首次出血。对于轻度食管静脉曲张未使用非选择性 β 受体阻滞剂者,应定期复查胃镜。中、重度食管静脉曲张,可选择 NSBB 或内镜下套扎术(endoscopic variceal ligation,EVL)作为预防措施。大样本研究提示 NSBB 与 EVL 用于中、重度食管静脉曲张患者的一级预防效果相当,NSBB 联合 EVL 预防效果并不优于单用 NSBB 或 EVL,且增加不良事件发生率。普萘洛尔起始剂量为 10mg,每日 2 次,可渐增至最大耐受剂量;卡维地洛起始剂量为 6.25mg,每日 1 次,如耐受可于 1 周后增至 12.5mg,每日 1 次;纳多洛尔起始剂量 20mg,每日 1 次,逐渐增至最大耐受剂量,应长期使用。应答达标的标准:肝静脉压力梯度(HVPG)≤12mmHg 或较基线水平下降≥10%。应用普萘洛尔或纳多洛尔的患者,若不能检测 HVPG 应答,则应使静息心率下降到基础心率的 75% 或静息心率达 50~60 次/min。硝酸酯类药物、血管紧张素转换酶抑制剂、血管紧张素Ⅱ受体拮抗剂、螺内酯等,均不推荐用于一级预防。由于 EIS 在随机对照试验中有部分失败病例,则被排除在一级预防措施之外。门-体静脉分、断流手术和 TIPS 可显著降低门静脉压力,但肝性脑病发生率明显升高,病死率增加,因此,以上措施均不适用于一级预防。

## 第二节　下消化道出血

下消化道出血(lower gastrointestinal bleeding,LGIB)传统定义是十二指肠悬韧带以下消化道急、慢性出血,包括小肠、结肠、直肠和肛管出血,习惯上不包括痔、肛裂引起的出血。便血是下消化道出血的主要表现形式,但小肠和结直肠出血的临床特点、诊疗方法和转归均不同。LGIB 好发于老年人,发病率约 20/10 万,为上消化道出血的 1/5,总病死率为 2%~4%。

### 一、病因

下消化道疾病及全身疾病均可导致下消化道出血,肠道肿瘤是主要原因,但各年龄段患者的主要病因不同,老年人以肠道肿瘤为主,中、青年人主要是肠道感染和炎症性肠病。

## 二、常见疾病及临床表现

### （一）肠道原发疾病

1. 肿瘤和息肉　随着人口老龄化和肠镜检查的普及,结直肠癌最为常见,且危害程度高,起病隐匿,无明显特异症状。排便习惯和性状改变通常最早出现,血便或脓血便常见。右半结肠癌常出现腹痛,半数以上患者可出现贫血,腹部肿块常见;70%以上左半结肠癌患者可出现便血或黏液血便,仅部分患者可触及左侧腹部肿块。其他恶性肿瘤还有类癌、恶性淋巴瘤、平滑肌肉瘤等;良性肿瘤有平滑肌瘤、脂肪瘤、血管瘤、黏液瘤等。癌性病变多发生于大肠,小肠少见。息肉多见于大肠,是肠黏膜过度生长产生的新生物,生长缓慢,主要为腺瘤性息肉,常见临床表现为反复便血,息肉大小是出血的独立危险因素。此外,幼年性息肉及幼年性息肉病及 Peutz-Jeghers 综合征(又称色素沉着息肉综合征),因息肉分布范围广,也是以出血为主要临床特点的息肉样病变。

2. 憩室病　是指胃肠道任何一部分向外的囊状突起,常发生在大肠,升结肠多见。单纯憩室病大部分患者无症状。粪便、细菌滞留袋装憩室易发生炎症,导致穿孔、脓肿形成或腹膜炎,患者多以难以解释的腹痛、腹泻、出血就诊。憩室病在需要外科治疗的 LGIB 中占有较高比例。

3. 炎症性病变　炎症致使黏膜、血管损伤引起 LGIB,是最常见原因,但大多数病程短,损伤程度轻微,预后好。可分为感染性肠炎和非感染性肠炎。感染性肠炎多见细菌和病毒感染(如沙门氏菌、轮状病毒等),近年由于饮食谱的丰富,钩虫等寄生虫感染当引起重视。非感染性肠炎如放射性肠炎,多见腹部放疗后,血管内膜炎,肠管壁缺血糜烂,通常表现为腹痛、常规解痉治疗无效。炎症性肠病(IBD)是一种特发性肠道炎症性疾病,肠道黏膜免疫异常是主要发病原因。病情轻重不一,血性腹泻是溃疡性结肠炎的主要症状。

4. 血管病变　血管发育不良、血管畸形是小肠源 LGIB 的主要病因,以血管瘤、毛细血管扩张症、静脉曲张、内外痔多见。人口老龄化、高血压、糖尿病、动脉粥样硬化、心功能不全可导致肠壁缺血、缺氧、糜烂,继发感染也日益常见。

### （二）全身疾病累及肠道

血液、结缔组织、免疫疾病引发凝血异常、血管内膜炎、血管破裂或通透性增加,如白血病、再生障碍性贫血、过敏性紫癜腹型、白塞综合征、系统性红斑狼疮、结节性多动脉炎等。腹腔邻近脏器恶性肿瘤浸润或脓肿破裂侵入肠腔可引起急性下消化道大出血,往往病情危急。

## 三、诊断

### （一）除外上消化道出血

由于肠道的延续性,便血也是上消化道出血的主要临床特征,特别是幽门以下出血,出血量大、肠道停留时间短、大剂量 PPI 治疗等因素可以血便或暗红色大便、不伴呕血,易与下消化道出血临床表现混淆。同样,下消化道出血后,在肠内停留较久、细菌或 $H_2S$ 作用后也可表现为黑粪。当难以鉴别时,应常规联合胃镜检查除外上消化道出血。

### （二）下消化道出血的定位及病因诊断

1. 病史　详细询问病史、年龄、出血方式或粪便颜色和性状,有无腹痛、发热、消瘦、大便习性改变等。既往史包括出生地、饮食习惯、居住地、是否患有高血压、糖尿病、心血管疾病、服药史等,对鉴别诊断和实验室检查的安排有重要指导价值。

2. 体格检查　下消化道出血的阳性体征一般较少,但一些典型体征有重要意义,如:双下肢对称性散在瘀斑,提示有过敏性紫癜;Peutz-Jeghers 综合征患者口唇、口腔黏膜有黑色素斑;腹部触诊揉面感提示结核感染可能;腹部肿块应考虑腹部肿瘤;肠道炎症常表现为肠鸣音亢进。直肠指检简单易行,对直肠肛管肿瘤、痔疮有重要的临床意义,对 LGIB 患者应作为常规检查项目。

3. 实验室检查 血常规、粪便常规及隐血检查可明确消化道出血及评估出血量,是常规项目。怀疑沙门氏菌感染者应做血培养及肥达试验,疑似结核者做结核菌素试验,癌胚抗原对大肠癌特异性较高,血管性疾病需安排血黏度、抗中性粒细胞胞质抗体(ANCA)等检查,疑似全身性疾病者需作相应检查。

4. 内镜及影像学检查 除某些临床表现典型的急性感染性肠炎,如痢疾、伤寒等之外,绝大多数下消化道出血的定位及病因需依靠内镜及影像学检查明确。

(1)结肠镜:结肠镜通常作为诊断 LGIB 病因、部位和出血情况的首选。急性出血期合并严重休克、心脑疾病等,需结合病情进行个体化决策。入院早期进行检查,可以缩短住院时长、减少再次出血和手术风险。为仔细检查结肠黏膜,以免错过间歇性出血病灶,建议充分地肠道准备;清肠剂推荐聚乙二醇(PEG),安全性较好,不增加再出血风险,是 LGIB 患者的首选。

(2)胶囊内镜或双气囊小肠镜:空回肠病变所致的消化道出血一直是传统检查的"盲区"。胶囊内镜在胃肠道拍摄的图像通过无线电发送至体外接收器进行图像分析,对小肠病变诊断阳性率在 60%～70%,是目前小肠出血的一线诊断方法。在出血活动期和静止期均可进行,具有安全、有效、微创的特点。但目前尚不能完成活组织检查、治疗,且不能随意进行胶囊姿态控制,对出血部位的定位精度还有待提高;相比而言,小肠镜作为消化内镜领域的一项新技术,可单独使用,也可作为胶囊内镜发现问题后的复诊,不仅能对全小肠直视观察,同时还可以进行活检、为手术治疗标记病变部位、黏膜下注射、钛夹夹闭止血、息肉切除等处理。

(3)血管造影:多层螺旋 CT 血管成像(MDCTA),是近年来 LGIB 诊断技术的重要进展,敏感性、特异性较高。通过外周静脉 4ml/s 注入造影剂,在动脉期及门脉期若造影剂溢入肠腔,配合高速扫描,可获得高分辨率的薄层轴位图像,可检出 0.3ml/min 的急性 LGIB。不同于常规 CT,检查前不需口服对比剂,以免干扰检查结果。核素显像是对急性 LGIB 敏感性较高的检查,锝-99m($^{99}Tc^m$)标记红细胞,若发现局部肠道有放射性物质异常浓聚或渗出即为阳性,可检出 0.1ml/min 的出血。缺点在于只能靠腹部投影大致判断出血部位,故定位诊断准确性不高。这两类技术对 LGIB 检出率基本相仿,相比于小肠镜和胶囊内镜无创、安全、检查时间短。

(4)X 线钡剂造影:对出血病变的检出率低,漏诊率相当高;但憩室病的检出率较高,是基层医疗单位重要的检查方法。气钡双重造影可提高检出率。对该检查一般要求在大出血停止至少 3d 之后进行,以免诱发或加重再出血。

不明原因消化道出血多为小肠出血。小肠出血不多见,既往由于检查手段有限,检出率低,难以确诊,是消化道出血诊断的难点。从流行病学考虑,中青年患者以小肠肿瘤、梅克尔憩室、杜氏病、克罗恩病多发;老年患者以血管畸形、非甾体抗炎药物相关的小肠疾病多见。在出血停止期,先行小肠钡剂检查;在出血活动期,应及时做放射性核素扫描和/或选择性腹腔动脉造影;若上述检查结果阴性则选择胶囊内镜和/或双气囊小肠镜检查;出血不止危及生命者,行手术探查,术中辅以胃肠镜检查可明显提高检出率。

## 四、治疗

下消化道出血量多不严重,主要是病因治疗,大出血时救治流程类同上消化道大出血,最好尽快启动包括消化、内镜、肿瘤、重症医学、影像及外科在内的多学科协作诊疗(MDT)。

### (一)一般急救措施及补充血容量

详见本章第一节。

### (二)止血治疗

1. 药物治疗 凝血酶保留灌肠有时对左半结肠缓慢出血患者有效;抗利尿激素、生长抑素静脉滴注可能有一定作用。如做动脉造影,可在造影完成后动脉输注抗利尿激素 4IU/min,对右半结肠及小肠出血止血效果优于静脉给药。

2. 内镜下止血　急诊结肠镜检查如能发现出血病灶,可试行内镜下喷洒、钛夹、电凝止血等。

3. 动脉栓塞治疗　对动脉造影后动脉输注抗利尿激素无效病例,可作超选择性插管,在出血灶注入栓塞剂。栓塞治疗后要注意腹痛变化情况警惕肠梗死,拟进行肠段手术切除的病例,可作为暂时止血用。

4. 紧急手术治疗　经内科保守治疗仍出血不止、危及生命者,无论出血病变是否确诊,均是紧急手术的指征,最好联系术中内镜配合治疗。

### （三） 病因治疗

针对不同病因选择药物治疗、内镜治疗、择期外科手术治疗。

（高建鹏）

## 学习小结

传统意义上,消化道以十二指肠悬韧带为界,分为上消化道出血和下消化道出血。 上消化道出血最常见的病因是消化性溃疡、食管-胃底静脉曲张破裂和胃癌;下消化道出血各年龄组病因不同,老年人为大肠癌和大肠息肉,中青年为肠道炎症性病变。 上消化道出血主要临床表现为呕血、黑粪;下消化道出血主要以便血为主。 胃镜、结肠镜检查是明确消化道出血病因和部位的常规首选检查方法。 近年来,胶囊内镜、小肠镜、放射性核素扫描、多层螺旋CT血管成像等新技术的检查,使小肠病变和不明原因消化道出血的确诊率大幅提高。 消化道急性大出血可引发失血性休克并累及主要脏器,来势凶猛,危及生命,是临床常见急症,应采取积极治疗措施进行抢救,包括生命体征的监测、积极补充血容量及药物、内镜止血治疗等,经内科、介入治疗仍出血不止者需果断考虑手术治疗。

## 复习参考题

1. 简述上消化道出血常见病因。
2. 简述上消化道出血的诊断流程。
3. 简述肝硬化门静脉高压合并上消化道出血中限制性液体复苏的意义。
4. 简述质子泵抑制剂和生长抑素在上消化道出血治疗中的作用机制。

# 第十六章　慢性腹泻与肠道菌群失调

| 学习目标 | |
| --- | --- |
| 掌握 | 腹泻的定义、临床表现及治疗原则；肠道菌群失调的概念。 |
| 熟悉 | 腹泻的发病机制。 |
| 了解 | 相关特殊实验室检查；肠道菌群失调的临床表现。 |

## 第一节　慢性腹泻

　　腹泻(diarrhea)是胃肠道体液异常代谢的表现。世界卫生组织估计,全球每日有数千万人发生腹泻,每年病例达 30 亿~50 亿人次。水、电解质等肠内容物受神经递质、激素、免疫应答,胃肠动力等因素影响在细胞、血液、肠腔间双向交流,维持着正常的生理功能。每日有 7~9L 的液体进入肠道,这当中饮食摄入 2L,分泌唾液 1L,胆汁和胰液 3L,胃肠液 3L。空肠通过浓度差以被动扩散的方式实现转运,回结肠溶质通过与膜相关的通道和转运蛋白进行主动运输。消化液空腹时以 2.5ml/min,进食后 5ml/min 的速度在肠腔内交换。每日空肠重吸收液体 4.5L,回肠吸收 3.5L。最后约有 1.2L 的消化液进入结肠,结肠对消化液有很强的储备吸收能力,残余物形成大便。双向交流的平衡,结肠运转的速度决定了大便的性状。一旦排便次数、便量、大便性状(性质)异常称之为腹泻。具体而言,大便次数超过每日 3 次,每日排粪量超过 200g,粪质稀薄含水量超过 85%,或含未消化食物、脂肪、脓血或黏液等。病程在 4 周以上或间歇期在 2~4 周内复发发生的腹泻称为慢性腹泻。

### 一、病因

#### (一) 感染性因素

　　1. 病毒　病毒性腹泻既往又称为病毒性胃肠炎,常见感染的病毒有轮状病毒和诺沃克类病毒、嵌杯样病毒、肠腺病毒、星状病毒、柯萨奇病毒、冠状病毒,近年由 HIV 感染造成免疫缺陷导致机会感染引发的慢性感染日益受到重视。

　　2. 细菌　目前已知引起腹泻的细菌有数十种之多,常见的细菌有致泻性大肠埃希氏菌、沙门氏菌、霍乱弧菌、志贺氏菌、弯曲杆菌等。

　　3. 寄生虫　人类胃肠道是多种原虫与蠕虫的寄生部位。他们对所寄生的部位及其附近组织和器官可产生机械损害或压迫作用;分泌物、排泄物和死亡虫体的分解物对宿主均有毒性作用;寄生虫在胃肠道还可诱导超敏反应,造成组织的损伤。

　　4. 肠道菌群失调　正常人体的胃肠道内多种菌群共生、共栖,并按一定的比例组合。彼此间互相依存,互相制约,在质和量上达到一种平衡,参与构成人体胃肠保护屏障。一旦某些理化因素打乱这种平衡,益生肠菌被抑制,致病细菌乘机繁殖,正常生理组合被破坏,产生病理性组合,即可引起腹泻。

5. 全身感染  败血症、流行性感冒、脊髓灰质炎、麻疹、大叶性肺炎、钩端螺旋体病等。

**（二） 非感染因素**

1. 肠道肿瘤  大肠癌、结肠腺瘤病(息肉)、小肠恶性淋巴瘤、炎症性肠病(克罗恩病和溃疡性结肠炎);放射性肠炎;缺血性结肠炎;憩室炎可损伤黏膜造成分泌增多,重吸收障碍。胃泌素瘤、类癌、肠血管活性肠肽瘤、胺前体摄取脱羧细胞瘤(APU-Doma)等分泌大量酸性胃液、活性物质使胞内 cAMP 含量剧增、肠液分泌增加或直接刺激肠道蠕动增快引发腹泻。

2. 小肠吸收不良

(1) 原发性小肠吸收不良:双糖酶缺乏如原发性乳糖酶缺乏症、原发性葡萄糖、半乳糖吸收不良、先天性失氯性腹泻、肠激酶缺乏症等疾病。

(2) 继发性小肠吸收不良:胰消化酶缺乏,如慢性胰腺炎、胰腺癌。肝炎、胆道梗阻、肝内胆汁瘀积、胆汁排出受阻或胆盐不足等。小肠切除过多(短肠综合征)、近段小肠-结肠吻合等造成小肠吸收面积减少。这些因素使未完全消化的糖、蛋白质、多肽、脂肪在肠道内形成高渗透压,吸引水分导致腹泻。

3. 全身性疾病  过敏性紫癜、变态反应波及胃肠、甲状腺功能亢进,其他如糖尿病所致的内脏自主神经变性可引起顽固的水样腹泻,有时为脂肪泻。甲状旁腺功能减退症低血钙时可并发腹泻,肾上腺皮质功能减退、垂体前叶功能减退均可导致腹泻。慢性肾衰竭、高血压和血管病变、出血倾向引起肠壁水肿、溃疡、出血和坏死。

4. 药物  抗生素、化疗药物引发肠道菌群失衡或肠道黏膜损伤。秋水仙碱、新斯的明、新霉素、利血平等刺激消化道或兴奋迷走神经,口服或注射均可引起腹泻。

5. 功能性腹泻  功能性腹泻指无任何细菌、病毒感染或者其他器质性疾病引起的腹泻,可能由肠道敏感性异常、动力改变引发。常见的如肠易激综合征,餐后胃结肠高反射引起的腹泻。近年研究发现 IBS 患者肠道菌群肠道需氧菌均有增加,肠道专性厌氧菌双歧杆菌、乳杆菌均有减少,尤以腹泻型肠易激综合征最为明显。

# 二、发病机制

1. 渗透性腹泻  理化因素或感染造成肠道内渗透压增高,体液向肠腔内转移。硫酸镁、硫酸钠、甘露醇、山梨醇、乳果糖、乳糖及其他双糖不能被消化吸收而滞留在肠内,形成肠黏膜与肠腔渗透压梯度差,使液体进入肠腔而造成渗透性腹泻。病毒感染时小肠绒毛上皮细胞脱落,代之以缺乏消化酶的鳞形或方形上皮细胞,使得肠黏膜上的绒毛酶如麦芽糖酶、蔗糖酶、乳糖酶均减少,引发腹泻。渗透性腹泻在禁食期间粪便量会减少。通常,大便中的水分是电中性的,也就是说含有相同的阴离子和阳离子。因此,测量大便中水分钠离子和钾离子浓度的两倍就是血浆渗透压。当测量的钠、钾离子浓度之和的 2 倍超过 $50mOsm/(kg \cdot H_2O)$,说明有渗透性因素导致腹泻。大便的 pH 小于 5,渗透压大于 $50mOsm/(kg \cdot H_2O)$ 时,表明有酸性代谢产物堆积,提示机体缺乏乳糖酶。

2. 渗出性腹泻  炎症、肿瘤、过敏以及其他理化因素导致肠黏膜完整性破坏,血管内体液向血管外转移及重吸收平衡紊乱,肠蠕动加剧。临床特点:肠壁血管通透性增加,粪便含有炎性渗出物和血。小肠炎症时,便量少,腹痛、腹胀等肠道刺激症状明显;渗出物到达结肠时已分解且混合于粪便内,多无肉眼脓血粪便,但实验室检查粪便仍可见炎症细胞。直肠受累在临床上最为常见,有明显里急后重,便次多,黏液脓血便明显。

3. 分泌性腹泻  分泌是细胞内物质到细胞外的过程。霍乱弧菌感染、其他产肠毒素的细菌感染、各种产 APUD 肿瘤亦可引起。通常分泌液是等渗的,但可能存在电解质异常,如低钾血症和酸中毒。先天性氯化物腹泻,由遗传因素导致氯化物-碳酸氢盐在回肠内的异常交换,使粪便中氯化物的丢失。结肠的分泌多由于脂肪不被吸收,脂肪酸、胆汁酸对结肠上皮细胞的影响。分泌性腹泻的典型特征是禁食后腹泻持续,脂肪泻,粪质稀薄,腹泻量大,每日可达数升;脓血便、腹痛不明显,含大量电解质,渗透压基本等渗。结肠镜检查肠黏膜组织基本正常。

4. 动力性腹泻  胃肠蠕动受神经、体液因素的调节,遵循一定速度向肛侧推进。消化液进入结肠的速度空腹时 0.3ml/min,进食后 0.6ml/min。各种功能或器质性原因使这种调节失常,运动速度过快,肠内容物快速运输到远端小肠或者结肠,干扰了小肠和结肠正常的重吸收功能;影响结肠的容量或蓄积功能,引发腹泻。激素或肿瘤亦可引起运动功能改变。神经内分泌肿瘤引起血浆中降钙素或 5-羟吲哚乙酸异常。类癌综合征,如神经内分泌肿瘤细胞产生 5-羟色胺、P 物质、前列腺素,致使小肠蠕动过快。肠道运动减少,消化液运输速度减慢,胆汁酸提前分解引起细菌生长引发脂肪泻,每日粪便中脂肪量大于 14g,同时存在细菌的过量繁殖。糖尿病的慢性腹泻缘于胃肠神经病变,胰腺外分泌功能不全,小肠细菌过度生长,以及胆汁酸吸收障碍。医源性因素可因迷走神经损伤致使动力异常引发慢性腹泻。如继发于腹部手术、胆囊切除术后,有 5%~10% 的患者会出现腹泻;在这些患者中,有部分人用了考来烯胺后有所好转,但不是所有患者有效,其机制尚未完全明确。运动功能异常性腹泻临床多见水样大便,镜下无渗出物,肠鸣音亢进,伴有腹痛。确定功能性腹泻应当仔细排除病理性因素之后,并动态跟踪观察。

从病理生理学角度,没有哪一种慢性腹泻是真正的单因素病因,都是多种病理生理机制共同作用的结果。胃肠道分泌、消化、吸收和传输过程发生平衡失调就可能引起腹泻。

## 三、诊断

慢性腹泻病程长,反复发作,由多因素、混合机制引发。感染是常见因素,腹泻还可次生于其他慢性疾病。病史询问要着重关注流行病史,严密的排外诊断尤其重要。只有全面综合地评判才能作出正确诊断。

### (一) 详细询问流行病学史

确认时间节点,慢性腹泻多与年龄、性别、居住工作环境、职业等密切相关。结肠癌多见于中老年人,炎症性肠病常见于中青年者。感染性腹泻见于夏秋时节和不良卫生习惯。其他如:与服药史有关,肠道菌群失调者多滥用抗生素;与过敏史有关,乳糖不耐受者与进食牛奶相关。近年来性传染疾病呈上升趋势(如艾滋病),询问其冶游史有助于与之有关腹泻患者的诊断。

### (二) 腹泻发生与演变情况

1. 主要症状和特点  大便次数、大便量、大便性状、里急后重情况。源于小肠的腹泻量大,粪质稀薄。病变于结肠的腹泻粪便多呈糊状,常见黏液脓血便。功能性腹泻便次增加,便量增加不明显。胰腺疾病、吸收不良综合征每日粪量为 300~500g;霍乱或内分泌性肿瘤(如 VIP 瘤)每日水样粪便量可达数升。胆源性疾病常有大便颜色可呈白陶土样;阿米巴痢疾的典型粪便呈暗红色(果酱样);脂肪泻经由于碱性肠液皂化后粪便颜色变浅并常有泡沫;淡红色水样便于急性出血坏死性肠炎。蛋花样粪便见于金黄色葡萄球菌性肠炎;蛋清样粪便见于肠道真菌感染;奇臭粪便见于蛋白质消化不良,而碳水化合物消化不良的粪便有酸味。

2. 伴随症状  腹痛、发热、心理异常、消瘦。还要注意病程迁延情况。小肠病变的腹痛位于脐周或下腹,结肠病变的腹痛多在下腹部,功能性腹泻多伴精神压力负担过重和异常情绪体验,常有夜间睡眠障碍,但入睡后症状消失。分泌性腹泻腹痛轻微;渗出性腹泻腹痛呈胀痛、绞痛。炎症和肿瘤所致腹泻常有位置固定却持续的腹痛。感染及炎症性肠病常有发热,肠道肿瘤时有低热。胃肠道恶性肿瘤和甲状腺功能亢进者常有显著消瘦和/或营养不良。炎症性肠病、肠易激综合征可长达数年至数十年,但一般情况较好。

恶性肿瘤引起的腹泻常不超过 2 年。

3. 治疗经过　详细了解何时、何处就诊,做过哪些检查、治疗。服药药物名称、剂量、方式及疗效评价。有助于疾病的排外诊断。

### （三）体格检查

1. 全身情况　记录生命体征、精神状态、皮肤弹性以此界定脱水情况。严重电解质紊乱时表现出反应迟钝,精神萎靡。小儿常有营养不良,发育迟缓。肿瘤患者常有贫血,黄疸,表浅淋巴结肿大。

2. 头颈部　注意有无突眼、甲状腺肿大、虹膜炎、口溃疡等。

3. 腹部检查　腹部检查是重点,特别留意压痛部位,包块的位置、形状、大小、移动度、硬度、边缘情况等。有无移动性浊音,肠鸣音如何。

4. 肛门指检　注意有无肿块、压痛、指套血染。

5. 疑有类癌　应注意心脏的三尖瓣、肺动脉瓣病变。

6. 神经运动系统　要检查有无肌肉震颤、周围神经炎、关节炎、脊椎炎等。

### （四）实验室检查

1. 粪便检查　大便常规、潜血试验,大便或肠黏膜取材送细菌培养及药敏试验。大便中可培养菌群只占肠道菌群的30%左右,阴性结果要综合评判。结肠肿瘤的筛查潜血试验阴性需连续三次以上方可排除。常规镜下检查脱落细胞、原虫、虫卵,涂片染色检查菌群。粪便脂肪定性或定量检查。必要时可测定粪便电解质浓度,粪便渗透压和血浆-粪便溶质差,粪便滤液 pH 测定。

2. 血液检查　血常规如血红蛋白、白细胞、嗜酸性粒细胞计数、血细胞压积。血电解质、血浆蛋白、尿素氮和肌酐、血气分析等。

3. 吸收功能试验包括　小肠吸收不良的试验:乳糖耐量试验、氢呼气试验、D-木糖吸收试验。胰源性吸收不良:粪脂肪定量测定、$^{13}$C-尿素呼气试验。有无小肠菌群过度生长:胆酸呼气试验、乳果糖氢呼气试验。

4. 影像学检查　根据病情选择消化道造影,了解胃肠动力。胶囊内镜对小肠病变检查价值日益显现。腹部超声、CT 和选择性血管造影核素扫描可发现原发或转移肿瘤。

5. 血浆介质和激素测定　对分泌性腹泻的诊断确诊有重要意义。血浆血管活性肠肽（VIP 瘤）、胃泌素、5 羟色胺、P 物质、组胺、前列腺素（类癌）、降钙素（甲状腺髓样癌）、甲状腺激素（甲状腺功能亢进）等。

6. 内镜检查　可直接发现结肠肿瘤、炎症性肠病、缺血性肠病、放射性肠炎、结直肠感染。怀疑感染性肠炎时取材黏膜组织行细菌培养可提高阳性率。

7. 小肠黏膜活检　有助于诊断热带性乳糜泻、胶原性乳糜泻、嗜酸细胞性肠炎、某些寄生虫感染、克罗恩病、惠普尔病（Whipple 病）,放射性肠炎和 β 脂蛋白缺乏等。

8. 免疫和分子生物学检查　病毒检查可通过免疫电镜;分子探针和 PCR 检测病原体核苷酸系列;酶联免疫血清学检查可检获难辨梭状菌毒素、痢疾毒素;血清学抗体检测多用于回顾性诊断。

**相关链接**

---

氢呼气试验

人呼出的氢气是由小肠内不被消化吸收的糖（如乳果糖等）在结肠内被细菌发酵代谢其后产生氢气,弥散入血,循环至肺而呼出。应用氢呼气试验采用不同底物,可以检测乳糖吸收不良、蔗糖吸收不良、小肠细菌过度生长、胃排空障碍及小肠传递时间。氢呼气试验能判断消化道功能状态,是慢性腹泻检查的重要手段。

## 四、治疗

腹泻仅只是症状,除缓解症状外,应以病因治疗为根本。改善或阻断发病机制中的某些重要环节即为治疗的切入点。

（一）**基础治疗**

1. 饮食治疗　通常给予低脂少渣饮食减轻胃肠道负担。腹泻次数多时暂时不吃或尽量少吃蔬菜和水果。对酶缺陷患者,如乳糖酶缺乏可给予无乳糖饮食;成人乳糜泻给予无麦胶饮食;

慢性腹泻病程长,常反复发作,造成体内贮存的热能消耗需适当补偿高蛋白高热能食物。功能性腹泻患者避免粗纤维、刺激性食物、烈酒及高脂肪食物。

2. 防止、纠正水盐电解质紊乱　轻者给予口服补液,重者静脉输入5%葡萄糖生理盐水或平衡盐液,酸中毒者给予适量5%碳酸氢钠,追踪电解质、血气变化适时调整治疗。休克患者应快速液体复苏。

（二）**病因治疗**

1. 抗感染　合理使用抗生素,无感染征象和轻度感染不使用抗生素。当大便白细胞>5个/HP,尽可能按照短期、口服、胃肠道不吸收或少吸收的原则选用抗生素。HIV患者可适当放宽。肝硬化患者并发腹泻可应用选择性肠道脱污染,口服胃肠道吸收少的抗生素,避免因静脉使用广谱抗生素引发内毒素血症,加重出血及肝衰竭的风险。

2. 黏膜保护,促进肠黏膜屏障的修复　蒙脱石散剂、碱式碳酸铋可加强肠道机械屏障,吸附肠腔内细菌、病毒、外毒素,阻止其被吸收或损害肠黏膜。补充益生菌改善生物屏障,有利肠上皮细胞层更新。抗生素相关性腹泻时,免疫球蛋白、防御素有利免疫屏障修复。

3. 止泻药　通过减少肠蠕动或保护肠道免受刺激而达到止泻效果。常用抗胆碱药或平滑肌松弛药可缓解腹痛及肠蠕动过快。洛哌丁胺的止泻作用较地芬诺酯强和持久,其特点是降低肠平滑肌的收缩而对中枢神经系统无影响。轻度腹泻不宜过早使用该类药物干预,腹泻本身来说是种肠道的病理性自净机制,这类药物使肠蠕动变弱或消失,可能造成细菌过度生长与重复感染,反而会加重腹泻。

4. 微生态疗法　益生菌、益生元、合生元的使用可改善肠道菌群失衡,抑制致病菌的生长,加强肠道黏膜屏障。但只定位于治疗腹泻的辅助用药,婴幼儿未建立稳定的肠道菌群使用益生菌宜慎重,有可能导致益生菌过度繁殖。

5. 疫苗治疗的难点和展望　引起腹泻的病原体极其复杂,对病原体的实时检测和诊断非常困难。另外,发生感染时病原体数量往往较大,与之对应疫苗所激发的免疫保护作用相对较弱,同时因缺少动物模型,如伤寒、霍乱仅感染人,限制了相应的临床研究和应用。口服免疫接种为首选途径,但如何打破免疫耐受,激发有效的黏膜免疫保护成为疫苗研究的又一难点。

6. 粪移植（fecal microbiota transplantation,FMT）　该疗法历史悠久,现今又重新被临床所关注,即将健康人粪便中的功能菌群通过缓释胶囊包装后,经口服或者是菌液经结直肠灌注移植到患者肠道内,改善/重建肠道微生态的结构和功能来治疗或缓解患者病情。目前已确定FMT对难辨梭状杆菌感染（CDI）的治疗较万古霉素具有更显著的疗效。

（三）**治疗误区**

腹泻的治疗应避免滥用抗生素,注重维持水盐失衡,辩证使用止泻药物。首先,腹泻是机体一种防御反应,是一种病理性的自净机制,尽快、尽可能地将胃肠道内有害物质清除出体外,有利疾病的恢复。其次,肠道存在数目巨大的菌群,滥用抗生素除打破肠道菌群失衡外还使菌体裂解时释放大量内毒素出现内毒素性休克甚至死亡。感染性腹泻不但要抑杀细菌,还要清除内毒素,更要考虑补充益生菌维系肠道菌群平衡的"促菌"治疗。再次,尽量避免有成瘾性和严重副作用的药物。对严重失水、非感染性腹泻可短期使用止泻药。对功能性腹泻,基础疾病的治疗不容忽视。

（四）**特殊人群的处置**

1. 老年人　感染是慢性腹泻主要病因。老年人群胃肠道退行改变,肠道微生态改变,若再滥用抗生素易导致肠道菌群失调。近年随糖尿病、高血压发病率增高,由此所致的肠道血管损伤性病变引起缺血性肠病,表现为腹痛、腹泻、血便或黏液血便等非特异性症状,早期不易确诊,严重者病情发展迅速,继发肠坏死、穿孔及感染中毒性休克等,病死率增加。故老年腹泻的治疗不能简单地对症止泻或盲目应用抗生素治疗。

2. 儿童　小儿慢性腹泻常导致脱水和营养不良,是儿童死亡的第一位原因。采用脱脂奶、米汤、口服补液盐为主的饮食疗法既可减轻腹泻又可改善营养状况。虽然,细菌感染因素占首位,但轮状病毒感染机会更大。必要的细菌培养及大便常规检查,有助于弄清腹泻原因以及针对性地抗菌治疗。慢性腹泻患儿的肠黏膜与大便中免疫球蛋白 A 含量低,是腹泻慢性化的原因,可采用胸腺肽等免疫调节剂,必要时输新鲜血。

3. 孕妇　孕期腹泻易引起脱水、电解质紊乱,严重时还会导致流产或早产。孕期腹泻的原因常非单一因素,可同时或先后发生,感染、消化不良、胃酸过少或乳糖缺乏等都可能引起腹泻。抗感染治疗要避免使用磺胺类、四环素类、喹诺酮类、甲硝唑等有潜在致畸作用的药物。阿片类止泻药除干扰呼吸,还能造成细菌过度生长与重复感染,反而会加重腹泻。

(高建鹏)

# 第二节　肠道菌群失调

正常人体肠道菌群约有 1000 种以上,100 万亿个活细菌,大部分定植于结肠中,这些肠道菌群按一定的比例组合,各菌间互相依存,互相制约,在质和量上形成一种生态平衡,大多数是无害甚至是有益的。他们就像器官一样行使实质性功能,构建了保护人体安全的一道重要保护屏障。依这些细菌与人体的互利关系分为:①对宿主健康有利,定植状态稳定且占肠道优势的益生菌。如类杆菌、双歧杆菌、乳酸菌等。②与益生菌有共生关系、与病原菌有拮抗关系的共生菌,一般无传染性,如芽孢菌属等。③病原菌:具有高免疫原性,分布在肠腔黏膜表层,长期定植机会少。

益生菌能在肠黏膜表面形成生物膜屏障,分泌免疫性球蛋白,具有抗菌和调节肠道免疫屏障的作用。还参与营养吸收和调节代谢的功能:合成维生素和其他必需的营养元素;利用自身所特有的某些酶类(如半乳糖苷酶等)帮助分解机体未被充分水解吸收的营养物质,促进营养物质利用。益生菌还能把胆固醇转化成类胆固醇,从而降低血清胆固醇和甘油三酯,调节脂质代谢。

一旦机体内、外环境发生变化,引起肠道菌群种类、数量、质量、定植部位、构成比和生物学特性改变,产生病理性组合,由此发生一系列病理过程,称为肠道菌群失调。其临床表现按照菌群失调的程度可以分为三度:第一度(潜伏型),临床表现不明显,仅从细菌定量检查发现其变化,为可逆性改变;第二度(局限型),临床表现多为各种慢性病,如慢性肠炎,不经治疗难以自然恢复;第三度(菌群交替症或二重感染),临床表现急且重,肠道原籍菌被抑制,少数菌过度繁殖,多发生于糖尿病、肝硬化恶性肿瘤患者,或应用大量抗生素免疫抑制剂等患者。

## 一、病因

1. 药物作用　药物是影响肠道菌群失调的重要因素。包括抗生素、乳果糖、水杨酸偶氮磺胺吡啶等。抗生素的影响主要在于药物的抗菌谱及其在肠腔内的浓度。长期、大量使用抗生素,使肠道中益生菌减少,对包括大肠埃希氏菌、克雷伯菌和变形杆菌等菌群的抑制平衡作用减弱,使致病菌异常增殖,而引起肠道菌群紊乱。广谱抗生素尤其是克林霉素和氨苄西林可造成大肠内乳酸杆菌、双歧杆菌等正常菌群受到广泛抑制,使艰难梭状菌异常增殖可发生伪膜性肠炎。

2. 肠道动力异常　正常情况高位小肠细菌数量少,小肠动力改变可促进菌群失调的形成。近十二指肠逆行性蠕动增加、多发长时程的成簇收缩、消化间期移行性运动复合波消失或减弱,均可使肠内容物滞留,导致细菌过度生长繁殖。

3. 菌丛的变化　通常肠道内细菌种类、数量、分布状况维持一定的稳定性。宿主生理状态、环境的相互作用可影响每个菌种的生态学地位,改变细菌暂时共生、共栖的生态平衡。在结肠兼性厌氧菌消耗从肠壁弥散来的少量氧气有利于双歧杆菌等专性厌氧菌的生长繁殖。

4. 饮食结构　纤维食物能影响细菌能量代谢减少细菌易位。细菌代谢纤维的终产物对肠上皮有营养作用,肠上皮的健康状况利于共生菌定植,排斥病原菌的寄生。母乳喂养婴儿的肠道里有更多的双歧杆菌和乳酸杆菌。食物中的防腐剂和其他添加剂都有可能影响体内的细菌群落。

5. 胃肠道免疫功能障碍　黏膜固有层的浆细胞产生大量的免疫球蛋白,是重要的胃肠道黏膜屏障。若黏膜屏障受损,胃肠道分泌液中缺乏分泌型 IgA,则可引起病原菌过度繁殖,从而造成菌群失调。

6. 年龄　老年人随着肠壁萎缩,胃酸分泌的变化,细菌从结肠迁移到小肠,导致小肠细菌过度生长,益生菌减少,有害菌群增加。

此外,大面积烧伤、重症感染、手术等创伤均可能导致菌群失调。

## 二、临床表现

肠道菌群失调包括比例失调和定位转移两大类。轻度比例失调,临床上常无不适或有轻微排便异常,若发生显著改变,病原菌过量繁殖,引起感染症状,即菌群交替症。定位转移可使原存在于肠腔内的细菌和/或内毒素,越过肠黏膜屏障,进入肠系膜淋巴结、门静脉系统,进入体循环波及远处器官。

1. 腹泻　双歧杆菌、乳杆菌等益生菌减少或消失,病原菌如大肠埃希氏菌、痢疾杆菌增加;结肠中细菌上行至小肠,并在小肠大量繁殖可导致脂肪、糖和水、电解质吸收不良,维生素 B 族缺乏,低蛋白血症。

2. 内源性感染　指正常菌群移位对宿主的感染。革兰氏阴性杆菌在正常菌群中数量最多,引起内源性感染机会也最多。如新生儿,尤其是早产儿,由于免疫功能不成熟,易发生厌氧菌败血症或大肠埃希氏菌性肺炎、脑膜炎等。

### 相关链接

#### 肠道菌群失调与消化系统疾病的相互影响

1. 肠道菌群与肝病　慢性肝病患者门静脉高压,胃肠淤血肠壁充血水肿,维持肠道菌群平衡的屏障受损,出现肠道益生菌如双歧杆菌等显著减少、肠道细菌过度生长、肠道细菌及其代谢产物如内毒素等移位。此时肝巨噬细胞数量减少、吞噬功能下降,肝脏白蛋白合成不足。细胞和体液免疫能力低下,导致自发性细菌性腹膜炎,引发上消化道出血及肝性脑病等严重并发症。目前的研究发现,肝硬化存在肠道内细菌总数增多,大肠埃希氏菌等肠杆菌数量增多,而双歧杆菌等有益菌数量减少。类杆菌等正常位于结肠和小肠下段的细菌上行定居及繁衍。除了有益菌数量减少以外,还存在口腔菌入侵肠道现象。

2. 肠道菌群与重症急性胰腺炎　重症急性胰腺炎使小肠微循环严重灌注不够,小肠蠕动减弱,肠道细菌繁殖增加。肠黏膜屏障完整性损伤、肠道菌群及内毒素移位进入血液循环、淋巴系统或者直接进入腹腔引发全身炎症反应综合征(SIRS)进而多器官功能障碍综合征(MOSD),导致患者死亡。

3. 肠道菌群与炎症性肠病　虽然至今尚未找到某一特异微生物病原与炎症性肠病有直接关系。宿主高免疫状态针对自身菌丛的异常免疫反应可加重肠道免疫损伤。合理使用益生菌能有效地减轻肠道免疫反应达到治疗的效果。大肠埃希氏菌 Nissle1917 菌株对 UC 也有相当于美沙拉嗪的疗效。国内研究表明,枯草杆菌粪肠球菌二联活菌、双歧三联活菌等也有确切疗效。目前推荐使用益生菌制剂作为辅助治疗,治疗 CD 的有效性则尚未定论。

4. 肠菌群失调与肠易激综合征(IBS)　主要表现为益生菌菌丛的改变:肠道微生物定植力受损,双歧杆菌和乳酸杆菌数量减少而肠杆菌科、大肠埃希氏菌群、类杆菌(球菌)、柯林斯菌、粪便芽孢杆菌等菌属数量的增多产生的肠毒素抑制肠道蠕动,加重便秘。双歧杆菌等益生菌的代谢产物还可酸化粪便刺激肠蠕动。治疗IBS时尽量选取乳杆菌、双歧杆菌等人体原籍菌较为安全有效。

5. 抗生素相关性腹泻　高强度使用抗生素破坏、抑制肠道内有益菌的生长,使某些致病菌和耐药的葡萄球菌、白念珠菌和艰难梭菌趁机大量繁殖。免疫力低下的中老年人多发。患者接受抗生素治疗的同时,加用益生菌能有效地减少抗生素相关性腹泻的发生。

6. 幽门螺杆菌相关性胃炎　有研究指出,布拉酵母菌可提高Hp的根除率,降低副作用,减少抗生素相关性腹泻,某些乳酸菌、双歧杆菌等也具有一定疗效。

## 三、检测方法

主要有定性和定量分析两类方法。

### (一)　涂片法

镜检法是目前广泛采用的进行肠道菌群分析的方法,该方法是通过油镜观察计算细菌总数、球菌与杆菌比例、革兰氏阳性菌与革兰氏阴性菌的比例,综合判断菌群状况。

### (二)　细菌培养

粪便等标本定量稀释后采用选择性培养基,进行细菌培养,然后计数菌落。一般检测厌氧菌中的双歧杆菌、拟杆菌、优杆菌、乳杆菌及梭菌;需氧菌中的肠杆菌、肠球菌、葡萄球菌和酵母等。由于肠道各种细菌的生长条件及生长率的不同,只能定量检测可培养的细菌,使培养鉴定结果不够准确。

### (三)　分子生物学检测技术

随着分子生物学技术的发展,通过分析微生物核酸直接定量、定性检测临床标本中细菌。诸如,核酸杂交检测菌落高度保守的 *16srDNA* 的基因、变性梯度凝胶电泳、温度梯度凝胶电泳、生物芯片技术、荧光原位杂交等方法已经广泛应用于人和动物肠道的菌群分析中。近年宏基因组学(metagenomics)日趋成为胃肠道微生态研究的重要手段。它通过直接从环境样品中提取全部微生物的 DNA,构建宏基因组文库,利用基因组学的研究策略研究环境样品所包含的全部微生物的分子生态学信息。

## 四、治疗

1. 全身支持治疗　营养状态差和免疫低下与肠道菌群失调互为因果。尽可能使用肠道内营养来维持肠道菌群平衡。溃疡性结肠炎患者肌内注射免疫球蛋白可使结肠内乳酸杆菌和双歧杆菌增加,抑制某些条件致病菌生长。抗生素相关性肠炎可注射转移因子、免疫核糖核酸、胸腺素等。

2. 病因治疗　巨结肠、胆囊炎等可引起的肠球菌过度繁殖;维生素缺乏可造成的肠球菌减少或消失;小肠蠕动过快可引起的酵母菌过多等。因此,纠正菌群失调应先去除原因,纠正诱因,然后再扶持正常菌群,方能奏效。

3. 调整菌群治疗　微生态制剂分为益生菌、益生元和合生元。益生菌是指给予一定数量的、能够对宿主健康产生有益作用的活的微生物,如双歧杆菌、乳杆菌、粪链球菌、酪酸梭菌等。益生元是指能够选择性地刺激宿主肠道内一种或几种有益菌的活性或生长繁殖,又不能被宿主消化和吸收的物质,包括低聚果糖、低聚半乳糖、大豆低聚糖、乳果糖等。合生元是指益生菌与益生元制成的复合制剂。

(高建鹏)

腹泻是排便次数、便量、大便性状同时发生异常改变，不同于大便习性改变。 具体而言，大便次数超过每日 3 次，每日排粪量超过 200g，粪质稀薄含水量超过 85%，或含未消化食物、脂肪、脓血或黏液等。 病程在 4 周以上或间歇期在 2~4 周内复发发生的腹泻称为慢性腹泻。 根据发生机制可分为：渗透性腹泻、渗出性腹泻、分泌性腹泻、动力性腹泻。

人体胃肠道与数量巨大的细菌共生，肠道菌群按一定的比例组合，互相依存、制约，在质和量上达成平衡。 肠道菌群像器官一样行使实质性功能，构成人体的保护屏障，参与营养物质的代谢吸收。 一旦构成比例失调或者发生定位转移，称为肠道菌群失调。

1. 腹泻和大便习性改变的区别是什么？

2. 腹泻的发生机制有哪些？

3. 肠道菌群在人体内的生理作用有哪些？

4. 肠道菌群失调的临床表现有哪些？

# 第一章　　总　　论

| 学习目标 | |
| --- | --- |
| 掌握 | 泌尿系统检查的意义。 |
| 熟悉 | 泌尿系统疾病常见临床表现。 |
| 了解 | 肾脏的生理功能。 |

人体有两个肾脏,中国成人肾的长、宽、厚分别为 10.5~11.5cm、5~7.2cm、2~3cm。肾单位是肾脏的功能单位,由肾小体和肾小管组成。

## 一、肾脏的基本结构和生理功能

肾脏的生理功能主要包括两个方面:

1. 排泄代谢产物及调节水、电解质和酸碱平衡,维持机体内环境稳定　这一生理功能通过尿的生成和排出来完成。尿的生成包括肾小球的滤过、肾小管和集合管的重吸收及其分泌三个基本过程。影响肾小球滤过功能的因素有:有效滤过压、滤过面积、滤过膜的通透性及肾血流量等。正常成人肾血流量约为 1200ml/min,相当于心排血量的 20%~25%,当动脉压在 80~160mmHg 范围内波动时,肾血流量和肾小球滤过率(glomerular filtration rate,GFR)通过肾自身调节可维持在正常范围,以维持体液平衡及排出代谢废物。肾小球每日滤过的原尿约为 180L,其中电解质成分与血浆基本相似,但正常人每日排出的尿量仅 1500ml 左右,原尿中 99% 以上的水和很多物质被肾小管重吸收。原尿流经肾小管各段时,其中的一些药物、毒物、代谢废物如尿素、肌酐等被排入肾小管最终形成终尿排出体外;部分有机酸如尿酸、各种胺类等也由肾小球滤过,但主要由肾小管分泌排出;99% 以上的水在逆流交换机制及抗利尿激素等作用下被重吸收;100% 的葡萄糖和氨基酸及 $90\%HCO_3^-$ 在近端肾小管被重吸收;小管上皮细胞可重吸收 $Na^+$,排出 $K^+$ 及分泌 $H^+$ 和 $NH_4^+$,醛固酮对此有加强作用。

2. 肾也是重要的内分泌器官,分泌的激素可分为血管活性激素和非血管活性激素,前者包括肾素-血管紧张素系统、激肽释放酶-激肽系统、内皮素、利钠肽类等以及类花生酸类物质,后者包括 1α-羟化酶和红细胞生成素等。

肾近球旁器在压力感受器调节下分泌肾素,它可使肝分泌的血管紧张素原转化为血管紧张素Ⅰ,后者在血管紧张素转换酶作用下转化为血管紧张素Ⅱ及血管紧张素Ⅲ。血管紧张素Ⅱ通过Ⅰ型($AT_1$)和Ⅱ型($AT_2$)受体起作用,其生物作用主要有:①全身作用。直接作用于血管平滑肌使血管收缩;刺激醛固酮的合成和分泌,醛固酮促进远端肾小管重吸收 $Na^+$ 和排泄 $K^+$;刺激神经垂体释放抗利尿激素,后者增加远端小管和集合管对水的重吸收;刺激中枢及外周交感神经系统,使其兴奋性增加,心率增快,心脏收缩力增强,心排血量增加,最终使血压升高。②对肾的作用。使肾内血管收缩,肾血流量减少,肾小球滤过率降低;对肾小球出球小动脉的收缩作用大于入球小动脉,致肾小球内毛细血管跨膜压明显升高;刺激肾间质 $NH_4^+$ 的生成及分泌;刺激产生许多生长因子,如血小板源性生长因子(platelet-derived growth factor,PDGF),促使细胞增生、肥大、小管间质纤维化等。

肾髓质间质细胞能合成多种前列腺素(prostaglandin,PG),如 $PGE_2$、$PGA_2$、$PGI_2$、$PGF_{2\alpha}$,其中 $PGE_2$ 和 $PGI_2$ 可对抗血管紧张素Ⅱ、去甲肾上腺素和抗利尿激素所致的系膜细胞收缩作用,$PGE_2$ 还可抑制肾小管上皮细胞对 $Na^+$ 的重吸收而使钠排泄增加,$PGF_{2\alpha}$ 有收缩血管作用。

肾皮质含有的缓激肽释放酶使激肽原生成激肽,后者有扩张血管及促进水、钠排泄作用。

以上三组激素为血管活性激素,它们共同维持血压、水盐代谢平衡、调节肾血液循环和肾小球滤过率。

肾间质产生 $1\alpha$-羟化酶,使 25-羟维生素 $D_3$ 转变为有活性的 1,25-二羟维生素 $D_3$[1,25-$(OH)_2D_3$]。后者调节钙磷代谢,维持骨骼发育和矿化。肾脏产生红细胞生成素(erythropoietin,EPO),它可刺激骨髓红细胞集落形成单位(CFU-E)分化成熟为红细胞。以上二种激素为非血管活性激素。

肾也是肾外分泌的一些肽类激素如抗利尿激素、甲状腺素及降钙素等作用的重要靶器官;此外,也是某些肾外激素如胰岛素、高血糖素、胃泌素及甲状旁腺激素等降解的主要场所。

## 二、泌尿系统疾病常见临床表现

### (一)水肿

是肾小球疾病常见的临床表现。肾性水肿的基本病理生理改变为水钠潴留。其发生机制详见本篇第二章。

### (二)高血压

为肾脏疾病常见症状之一,慢性肾衰竭患者 90%出现高血压。高血压的严重程度与肾脏疾病的严重程度和预后密切相关。肾脏疾病引起的高血压有两大类。①肾实质性高血压:主要因水、钠潴留,致血容量增加,引起容量依赖性高血压;其次因肾实质缺血刺激肾素-血管紧张素分泌增加,引起肾素依赖性高血压;此外,肾内降压物质如前列腺素、激肽释放酶-激肽生成减少及交感神经的兴奋性改变等,也是肾实质性高血压的原因之一。②肾血管性高血压:主要因肾动脉狭窄而分泌过多肾素所致,狭窄可发生于单侧或双侧,主干或分支。

### (三)肾区疼痛与肾绞痛

肾区隐痛或钝痛可见于急性间质性肾炎、肾病综合征、急性肾炎、肾盂肾炎及多囊肾等,疼痛多为双侧;肾区剧烈疼痛多见于肾动脉栓塞、急性肾静脉血栓形成、肾周脓肿等,疼痛多为单侧;肾绞痛多见于输尿管结石、血块或坏死组织脱落阻塞输尿管时,疼痛多为单侧,并可向同侧下腹部、外阴部或股内侧放射,常伴血尿。

### (四)膀胱刺激征

表现为尿频、尿急、尿痛,可伴脓尿或菌尿,多见于尿路感染及泌尿系结核。

## 三、泌尿系统疾病的检查

### (一)尿液检查

尿液检查为诊断泌尿系统疾病非常重要的基本检查,也是判断有无肾脏疾病的主要依据之一。

1. 蛋白尿  准确检测患者的尿液蛋白含量对指导肾脏的诊断、评价治疗效果和判断预后有着非常重要的意义。如果患者尿中白蛋白定量>20pg/min(或>30mg/24h)则定义为微量白蛋白尿,目前认为,微量白蛋白尿是慢性肾脏病早期筛查的重要指标之一。如果每日尿蛋白定量超过150mg或尿蛋白/尿肌酐比值>200mg/g或尿蛋白定性试验阳性称为蛋白尿。2012年美国肾脏病预后质量倡仪KDOQI建议将尿白蛋白/尿肌酐比值(ACR)>2200mg/g定义为大量蛋白尿,等同于24h尿蛋白定量>3.5g。ACR的优势在于可以采用任意时间的尿液标本,便于患者采集;采用新鲜尿,避免因为24h尿液在气温、pH变化以及混匀取样时产生的误差;尿白蛋白/尿肌酐比值(ACR)更能反映肾小球的病变,避免了因肾小管性蛋白尿、溢出性蛋白尿导致的误判。根据蛋白尿的发生机制,主要分为三类:

(1)肾小球性蛋白尿:多是由于肾小球滤过屏障损伤和足细胞结构受损所致。其发生机制详见本篇第二章。

(2)肾小管性蛋白尿:正常情况下原尿中小分子蛋白质几乎全部被肾小管重吸收,当肾小管疾病时,蛋白质的重吸收障碍,致小分子蛋白质如$\beta_2$微球蛋白、$\alpha_1$微球蛋白、溶菌酶、核糖核酸酶等自尿中排出。一般每日尿蛋白量不超过2g,有时仅数百毫克。

(3)溢出性蛋白尿:由于血中异常蛋白质如多发性骨髓瘤致本周蛋白、血管内溶血致血红蛋白、严重挤压伤致肌红蛋白等增多,在原尿中浓度超过肾小管重吸收阈值,而从尿中排出。

确定是否为真性蛋白尿:当尿中混有脓液、炎症分泌物、月经、白带、精液、前列腺液等,则可致尿常规蛋白定性阳性,若尿离心沉淀后蛋白定性检查明显减少或转为阴性,称为假性蛋白尿。

临床上确诊蛋白尿后,首先应鉴别是生理性或病理性。生理性蛋白尿一般每日不超过1g,持续时间较短,包括:①直立性蛋白尿,即保持直立或脊柱前凸位置时出现蛋白尿,平卧时蛋白尿消失,可能与静脉淤血有关;②功能性蛋白尿,可由剧烈运动、发热、寒冷、过热、交感神经兴奋等因素引起,当这些诱因去除后蛋白尿消失。

2. 血尿  新鲜尿离心后沉渣镜检每高倍视野红细胞超过3个为镜下血尿,1L尿中含1ml血液即可呈肉眼血尿。引起血尿的原因有:①泌尿系统疾病,如各型肾小球肾炎、间质性肾炎、尿路感染、泌尿系结石、结核、肿瘤、血管病变及先天性畸形如多囊肾等;②全身性疾病,如血液系统疾病、感染性疾病、结缔组织病、心血管疾病等;③邻近器官疾病波及泌尿系统,如盆腔炎、急性阑尾炎、恶性肿瘤、结肠或直肠憩室炎症等侵及或刺激尿路时;④化学物品或药物对尿路的损害,如环磷酰胺引起出血性膀胱炎,头孢拉啶引起血尿;⑤功能性血尿,剧烈运动后可产生血尿,休息后血尿消失。如何判断血尿来源及肾小球源性血尿产生的主要原因详见本篇第二章。

3. 管型尿  是蛋白质在肾小管内凝固形成的圆柱形蛋白,若管型尿与蛋白尿同时出现,则临床意义较大。一般认为上皮细胞管型主要见于急性肾小管坏死、肾病综合征;红细胞管型常见于急性肾小球肾炎、狼疮肾炎;白细胞管型是肾盂肾炎的特征;宽而短的管型,称为肾衰管型,见于急性肾衰竭多尿的早期及慢性肾衰竭。

4. 白细胞尿  新鲜尿离心沉渣每个高倍视野白细胞超过5个,或1h新鲜尿液白细胞计数超过40万,或12h尿中白细胞计数超过100万者,称为白细胞尿。在各种泌尿系统器官炎症时均可出现,也可见于邻近器官感染性疾病。清洁外阴后在无菌技术下采集的中段尿标本,如涂片每个高倍视野均可见细菌,或培养菌落计数超过$10^5$个/ml时,称为细菌尿,可诊断为尿路感染。

**(二)肾功能检查**

1. 肾小球滤过率(glomerular filtration rate,GFR)  GFR是指肾脏在单位时间内清除血浆中某一物质的能力,GFR的测定对准确评价肾脏疾病及临床研究具有重要的意义。但GFR不能直接测定,只能通过内源性与外源性标志物进行测定与估计。内源性标志物包括临床上常用的血清肌酐(serum creatinine,Scr)、尿素氮(blood urea nitrogen,BUN)、胱抑素C(cystatin C,CysC)浓度测定。CysC是一种小分子量的胱氨酸蛋白酶抑制剂,几乎可被肾小球完全滤过,之后被肾小管重吸收而不被肾小管分泌排泄。因为 CysC 不受性别、肌肉量和炎症反应等因素的影响,因此 CysC 是反映 GFR 的一个非常稳定的指标。

内生肌酐清除率(endogenous creatinine clearance rate,Ccr)测定需同时采血及 24h 尿标本测定其肌酐,再根据计算肌酐清除率公式[ Ccr(ml/min)= 尿 Cr(μmol/L)×尿量(ml/min)/血 Cr(μmol/L) ]来估算 GFR,成人正常值为 100ml/(min·1.73m$^2$)±10ml/(min·1.73m$^2$),女性较男性略低。该方法适宜于年龄过老或过幼,严重营养不良、消瘦或体重过重,肌病或瘫痪和素食者。由于 Ccr 评估方法繁琐,需要留 24h 尿,不适用于长期门诊随访的患者,因此临床上通常用预估的肾小球滤过率(estimation of GFR,eGFR)方程来估算GFR,如 Cockroft-Gault 方程、MDRD 方程以及基于血清肌酐(Scr)、血清胱抑素 C(CysC)的 eGFR 方程。根据 2012 年美国 KDOQI 临床实践指南推荐 Cockroft-Gault 公式:Ccr(ml/min)=(140−年龄)×体重(kg)/0.81×血 Cr(μmol/L),女性乘以 0.85。MDRD 公式有多种计算方法,适用于中国人群的中国公式:eGFR(min·1.73m$^2$)= 175×血 Cr(mg/dl)$^{-1.234}$×年龄$^{-0.179}$,女性乘以 0.742。慢性肾脏病流行病联合研究(CKD-EPI)方程:eGFR(min·1.73m$^2$)= 169×Scr$^{-0.608}$×CysC$^{-0.63}$×年龄$^{-0.157}$,女性乘以 0.83。此外,放射性核素$^{99}$Tc$^m$-二乙烯三胺(DTPA)几乎完全经肾小球滤过而清除,其最大清除率即为 GFR,该法可显示左右侧肾的 GFR,敏感性高,是临床上常用的外源性标志物测定方法。

2. 肾小管功能 目前常用尿渗量(尿渗透压)或尿血渗量比来反映远端肾小管重吸收水的功能。正常人禁饮后尿渗量为 600~1000mOsm/(kg·H$_2$O),平均 800mOsm/(kg·H$_2$O),血浆渗透压为 275~305mOsm/(kg·H$_2$O),平均 300mOsm/(kg·H$_2$O);尿血渗透量比值为(3~4.5)∶1。

3. 肾血浆流量 多采用放射性核素邻$^{131}$I 马尿酸钠测定,正常值为 600~800ml/min。

**(三)与肾脏疾病病因诊断有关的血清学检查**

包括自身抗体检测,如抗核抗体(anti-nuclear antibody,ANA)、抗 DNA 抗体、抗中性粒细胞胞质抗体、类风湿因子、可提取性核抗原性多肽抗体谱测定、抗肾小球基底膜抗体、冷球蛋白、血清免疫球蛋白电泳、血清补体、抗链球菌溶血素"O"试验、血沉、病毒性肝炎标志物检测等,这些检测有助于肾脏疾病病因的诊断与鉴别诊断。

**(四)泌尿系统影像学检查**

一般根据病情需要选择。放射性核素肾图及肾脏扫描,可了解分侧排泄功能;静脉和/或逆行肾盂造影对诊断尿路畸形、尿路梗阻、结核等有帮助;肾动脉造影对肾动脉狭窄、肾静脉造影对肾静脉血栓形成有确诊价值;超声检查在诊断肾囊肿、肿瘤,尿路梗阻、积液及鉴别急、慢性肾衰竭等有帮助;磁共振成像或 CT 检查对肾及其周围占位性病变有价值。

**(五)肾活检**

经皮肾活检对各种原发性及继发性肾小球疾病,无明确原因的肾衰竭,尤其是急进性肾小球肾炎,移植肾出现肾衰竭及一些少见的肾小球疾病(如塌陷性局灶节段性肾小球硬化)等有确诊意义,且也有利于选择合适的治疗方案及判断预后。

## 四、泌尿系统疾病的诊断及防治原则

临床上一部分患者可因水肿、血尿、泡沫尿等就诊,也有一部分患者是因为高血压、贫血、呼吸困难、乏力、恶心、呕吐等就诊。因此,详细询问病史是诊断的第一步,如既往的疾病史及其用药史、个人史如职业有关的肾毒性物质接触史、个人嗜好及家族史等。结合本次就诊的临床表现、并辅予实验室检查和特殊检查,可以作出正确诊断。诊断应尽量包括:①病因诊断(原发性或继发性);②部位诊断(肾小球、肾小管、肾间质或血管病变);③病理诊断;④功能诊断。强调本系统各种疾病的预防、早期及适宜的治疗可延缓病程发展,降低肾衰竭的发生率。治疗原则包括:去除病因;抑制免疫及炎症反应;对症治疗,如降压、减少蛋白尿、他汀类药物降脂、抗感染治疗、纠正代谢紊乱等;替代治疗和器官移植。

## 五、肾脏疾病的研究进展

随着免疫学、病理学、细胞遗传学和分子细胞生物学、基因组学、蛋白组学及生物信息技术的研究进展,对许多肾脏疾病的发病机制有了较为深入的认识。局灶节段性肾小球硬化症遗传背景和 IgA 肾病易感基因的研究揭示了肾小球疾病发生的分子基础,特发性膜性肾病与抗磷脂酶 $A_2$ 受体相关性研究,为临床上膜性肾病的诊断、鉴别诊断、治疗提供了有效手段;抗 CD20 单克隆抗体、补体抑制剂、生物制剂等新型免疫抑制剂治疗大大提高了难治性肾病的控制率和缓解率;各种血液净化技术的进展,不但大大延长了尿毒症患者的寿命,还对各科领域的某些自身免疫性疾病、严重感染导致的多器官功能衰竭、围术期患者的严重水电解质与酸碱失衡等治疗开辟了新的途径;中西医结合治疗如雷公藤、大黄等对一些肾炎有较好的疗效。

(任　昊)

---

**学习小结**

肾脏的生理功能包括:①生成尿液,贮存、输送、排泄尿液,排泄体内的代谢废物,维持身体内环境的平衡;②内分泌功能(EPO、肾素、维生素 $D_3$)。泌尿系统疾病常见的临床症状包括水肿、高血压、肾区疼痛与肾绞痛、膀胱刺激征。泌尿系统疾病常见的临床检查包括尿液检查(蛋白尿、血尿、管型尿、白细胞尿等)、肾功能检查(尿素氮、肌酐、内生肌酐清除率、GFR、MDRD 方程、CKD-EPI 方程、肾小管功能测定等)、泌尿系统影像学检查、肾活检。泌尿系统疾病的诊断包括病因诊断、部位诊断、病理诊断、功能诊断四个方面。防治原则强调疾病的预防,早期及适宜的治疗可延缓病程发展,降低肾衰竭的发生率。

---

**复习参考题**

1. 泌尿系统疾病常见的临床症状有哪些?
2. 尿常规的检查包括哪些? 评价肾功能的指标有哪些?
3. 简述泌尿系统疾病的诊治原则。

# 第二章　　肾小球疾病概述

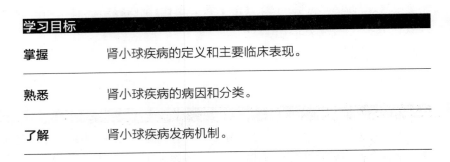

| 学习目标 | |
|---|---|
| 掌握 | 肾小球疾病的定义和主要临床表现。 |
| 熟悉 | 肾小球疾病的病因和分类。 |
| 了解 | 肾小球疾病发病机制。 |

　　肾小球疾病指病变广泛累及双肾肾小球,以血尿、蛋白尿、高血压等为主要临床表现的一组疾病。由于其病因、发病机制及病理特征不同,其临床病程和预后也不尽相同。

## 一、病因及发病机制

　　根据病因不同,可将肾小球疾病分为原发性、继发性和遗传性三类。其中大部分病因不明者为原发性肾小球疾病,是目前我国引起慢性肾衰竭的主要原因;而由全身性疾病所引起的肾小球损害为继发性肾小球疾病;遗传变异基因所致者为遗传性肾小球疾病。

　　多数肾小球疾病是免疫介导的炎症性疾病。目前认为免疫机制是肾小球疾病的始发机制;在此基础上,炎症介质及非免疫非炎症机制共同参与,导致肾小球损伤和持续缓慢进展。

### （一）免疫反应

　　包括体液免疫和细胞免疫反应导致的炎性损伤。

　　1. 体液免疫　　主要通过循环免疫复合物和原位免疫复合物,激活补体和诱发炎症反应导致肾小球损伤,前者如系膜增生性肾小球肾炎、膜增生性肾小球肾炎,后者如膜性肾小球肾炎;认为主要是由于植入性抗原导致的原位免疫复合物形成所致。

　　2. 细胞免疫反应　　可能是某些肾小球肾炎如人微小病变型肾病、急进性肾炎以及一些动物肾炎模型发病的重要机制。

### （二）炎症反应

　　1. 炎症介质和炎症细胞　　在各种肾小球疾病中,肾组织内常常有许多炎症细胞浸润如单核-巨噬细胞、中性粒细胞、嗜酸性粒细胞及血小板,可产生多种炎症介质,如活性氧、细胞黏附分子、酶类(如胶原酶)、凝血及纤溶系统因子、内皮素、血管紧张素Ⅱ、多种生长因子、细胞因子、前列腺素、5-羟色胺等。炎症介质又可趋化、激活炎症细胞,进而形成复杂的网络,导致肾小球炎症病变慢性持续性进展。

　　2. 肾脏固有细胞　　肾脏固有细胞如肾小球系膜细胞、内皮细胞、足细胞和肾小管上皮细胞等,既是炎症的无辜受害者,又是炎症的主动参与者,可分泌多种炎症介质和合成细胞外基质,加重肾损害。

### （三）非免疫因素的作用

　　非免疫因素如体循环高血压、肾小球内高血流动力学效应、糖脂代谢紊乱、大量蛋白尿等,常常存在并成为肾小球疾病病变发生及持续进展、恶化的重要因素。

## 二、肾小球疾病的分类

原发性肾小球疾病的分类如下：

### （一）临床分型

1. 急性肾小球肾炎（acute glomerulonephritis）

2. 急进性肾小球肾炎（rapidly progressive glomerulonephritis）

3. 慢性肾小球肾炎（chronic glomerulonephritis）

4. 隐匿型肾小球肾炎（latent glomerulonephritis）（无症状性血尿和/或蛋白尿）

5. 肾病综合征（nephrotic syndrome）

### （二）病理分型

依据世界卫生组织（WHO）1995年修订的肾小球疾病病理学分类标准：

1. 轻微性肾小球病变（minimal glomerular abnormalities）

2. 局灶性节段性病变（focal segmental lesions）

3. 弥漫性肾小球肾炎（diffuse glomerulonephritis）

（1）膜性肾病（membranous nephropathy）

（2）增生性肾炎（proliferative glomerulonephritis）：①系膜增生性肾小球肾炎（mesangial proliferative glomerulonephritis）；②毛细血管内增生性肾小球肾炎（endocapillary proliferative glomerulonephritis）；③系膜毛细血管性肾小球肾炎（mesangiocapillary glomerulonephritis）；④新月体和坏死性肾小球肾炎（crescentic and necrotizing glomerulonephritis）。

（3）硬化性肾小球肾炎（sclerosing glomerulonephritis）

4. 未分类肾小球肾炎（unclassified glomerulonephritis）

本篇第三、四章所提及的病理类型中，微小病变型肾病属于轻微性肾小球肾炎，局灶性节段性肾小球肾炎及局灶性节段性肾小球硬化均属于局灶性节段性病变。

虽然肾小球疾病的临床和病理类型之间有一定联系，但二者之间尚难找到肯定的对应关系。因此，肾活检是确定肾小球疾病病理类型、病变程度及判断预后的必要手段。

## 三、临床表现

### （一）水肿

水钠潴留是肾性水肿的基本病理生理机制，常分为两类：

1. 肾炎性水肿　多首先表现为晨起时眼睑、颜面部水肿。其发生机制主要是由于疾病发生时肾小球滤过率下降，而肾小管重吸收功能基本正常造成"球-管失衡"和肾小球滤过分数下降，导致水钠潴留。此外，毛细血管通透性增加、高血压等因素又可使水肿持续加重。由于水钠潴留，血容量增多，常伴肾素-血管紧张素-醛固酮系统（RAS）活性受抑制。

2. 肾病性水肿　水肿多从下肢开始，遍及全身，可有浆膜腔积液。由于长期、大量蛋白尿造成血浆蛋白过低，血浆胶体渗透压降低所致；此外，由于有效血容量减少，刺激肾素-血管紧张素-醛固酮活性增加和抗利尿激素分泌增加等，又进一步加重水钠潴留而导致水肿。

### （二）高血压

肾小球疾病常伴有高血压，这是加速肾功能恶化的重要因素。肾小球疾病所致的高血压多数为容量依赖型，少数为肾素依赖型，但两者常混合存在。

### （三）蛋白尿

若尿蛋白超过 150mg/d，称为蛋白尿。当尿蛋白量大于 3.5g/d，则称为大量蛋白尿。蛋白尿的发生与肾小球滤过屏障受损密切相关，包括：①分子屏障受损。正常肾小球毛细血管内皮细胞的窗孔、基底膜的网格状结构以及脏层上皮细胞的足突裂孔膜等结构，共同构成了肾小球的分子屏障，仅允许小于 2 万~4 万 D 的蛋白质顺利通过。因此，正常滤过的原尿中主要为小分子蛋白（如 $\beta_2$ 微球蛋白、溶菌酶、轻链蛋白等）。当分子屏障被破坏时，尿中除出现较多的白蛋白外，还有大分子的血浆蛋白，如免疫球蛋白、C3 和 α 巨球蛋白等，此即为非选择性蛋白尿。②电荷屏障受损。正常肾小球毛细血管内皮细胞及上皮细胞膜含涎蛋白，而基底膜含硫酸肝素，它们带有的负电荷，通过同性电荷相斥原理，阻止含负电荷的血浆蛋白滤过。当滤过膜负电荷减少或丧失致电荷屏障受损伤时，尿中出现大量的以分子量较小的白蛋白为主的蛋白，为选择性蛋白尿。

### （四）血尿

离心后的新鲜尿沉渣镜检每高倍视野红细胞大于 3 个为血尿；如 1L 尿中含 1ml 血即呈现肉眼血尿。肾小球疾病尤其是肾小球肾炎，常表现为持续性或间歇性发生的、无痛性、全程性肉眼血尿或镜下血尿。肾小球源性血尿时，主要为变形红细胞血尿，红细胞容积变小，甚至破裂。

可用下列两项检查帮助区分血尿来源。①新鲜尿沉渣相差显微镜下检查，变形红细胞>80%者则为肾小球源性，<50%多为非肾小球源性。②尿红细胞容积分布曲线：肾小球源性血尿呈非对称曲线，其红细胞容积峰值小于静脉红细胞的容积峰值，为小细胞性；非肾小球源性血尿呈对称曲线，其红细胞容积峰值大于静脉红细胞的容积峰值；混合性血尿同时具备以上两种曲线特征，呈双峰。

### （五）肾功能损害

部分急性肾小球肾炎患者可有一过性肾功能损害；急进性肾小球肾炎常导致急进性肾衰竭，部分肾病综合征患者也可并发急性肾衰竭；各种肾小球疾病持续进展最终将发展为慢性肾衰竭。

（杜晓刚）

### 学习小结

肾小球疾病的病因包括原发性、继发性及遗传性。免疫炎症反应是大部分肾小球疾病的起始发病因素，而非免疫非炎症因素则加重了肾小球疾病的持续进展。肾小球疾病的临床表现和病理诊断，二者没有绝对的对应关系。

不同肾小球疾病都有一些基本的临床表现：水肿、高血压、蛋白尿、血尿、肾功能损害。但由于其病因、发病机制及病理特征不同，其临床病程和预后也不尽相同。

### 复习参考题

1. 什么是选择性蛋白尿？
2. 如何区分肾小球源性血尿和非肾小球源性血尿？
3. 肾病性水肿发生的机制是什么？

# 第三章　肾小球肾炎

05第03章

| 学习目标 | |
| --- | --- |
| **掌握** | 急性链球菌感染后肾小球肾炎、急进性肾小球肾炎、慢性肾小球肾炎的主要临床特征、诊断与鉴别诊断要点及治疗原则。 |
| **熟悉** | 急性肾小球肾炎、急进性肾小球肾炎、慢性肾小球肾炎的定义及典型病理特征。 |
| **了解** | 急性肾小球肾炎、急进性肾小球肾炎、慢性肾小球肾炎的病因、发病机制。 |

## 第一节　急性肾小球肾炎

急性肾小球肾炎(acute glomerulonephritis,AGN)简称"急性肾炎",是指急性起病,以急性肾炎综合征为临床特征的一组疾病,可伴有一过性氮质血症。本病以 2~6 岁儿童多见,偶见于 40 岁以上的患者。男性发病多于女性。急性肾炎多见于链球菌感染后,而其他细菌、病毒、支原体、真菌及寄生虫感染亦可引起。本节主要叙述急性链球菌感染后肾炎。

### 一、病因和发病机制

常因乙型溶血性链球菌"致肾炎菌株"(多为 A 组 12 型等)引起的上呼吸道感染或皮肤感染后,诱发的免疫反应所致。其致病抗原主要是细菌细胞壁 M 蛋白,现也认为是其胞质成分或其分泌蛋白产物。发病机制主要为循环免疫复合物沉积于肾小球,或在肾小球内原位免疫复合物形成介导的免疫炎症。

### 二、病理

肾脏体积常增大。主要病理表现为弥漫性毛细血管内增生性肾小球肾炎,以肾小球内皮细胞及系膜细胞增生为主,急性期多有中性粒细胞及单核细胞浸润,纤维蛋白沉积。病变严重时可压迫毛细血管袢使管腔狭窄或闭塞。免疫病理检查可见 IgG 及 C3 呈粗颗粒状沉积于系膜区及毛细血管壁。电镜下可见肾小球上皮细胞下有驼峰状大块电子致密物沉积,为其典型特征。

### 三、临床表现和实验室检查

多于前驱感染(如急性化脓性扁桃体炎、咽炎、淋巴结炎、猩红热、皮肤脓疱病、疖痈等)后 1~3 周(平均10d左右)起病,呼吸道感染者的潜伏期较皮肤感染者短。起病较急,病情轻重不一,轻者呈亚临床型(仅有尿常规异常及血清C3的动态变化),典型者呈急性肾炎综合征表现,重症者可发生急性肾衰竭。患者可有乏力、腰酸、厌食、恶心、头晕等全身非特异性表现。

### （一）尿检异常

几乎100%的患者出现肾小球源性血尿,约40%患者可有肉眼血尿,常为疾病首发症状。可伴有轻中度蛋白尿,不足20%的患者可有肾病综合征样表现,呈大量蛋白尿。早期尿沉渣也可见白细胞和上皮细胞,并可有颗粒管型和红细胞管型等。

### （二）水肿

约90%的患者首先表现为晨起眼睑水肿,严重时可波及全身,甚至出现充血性心力衰竭。

### （三）高血压

约80%的病例出现一过性轻中度高血压,为水钠潴留所致,利尿后血压可逐渐恢复正常。少数可出现严重高血压,甚至发生高血压脑病。

### （四）肾功能异常

早期可有一过性肾功能受损表现,出现尿量减少,轻度氮质血症,少数呈急性肾衰竭表现。但大多数患者经利尿1~2周后,肾功能即可恢复。

### （五）免疫学检查

①血清C3及总补体CH50动态变化:在发病2周内下降,8周内恢复正常;②抗链球菌溶血素O抗体(ASO)滴度可升高,提示近期内有过链球菌感染,但感染早期如使用特效抗生素治疗可影响其阳性率,另外某些链球菌菌株(如A组12型)可不产生溶血素,故ASO阴性并不能排除链球菌感染。

### （六）超声检查

双肾大小正常或稍增大。

## 四、诊断与鉴别诊断

于上呼吸道感染或皮肤感染后1~3周,新近出现的急性肾炎综合征的表现,结合免疫学检查血清C3暂时下降,病程8周内渐恢复正常者,临床上即可诊断为急性肾炎。需与表现为急性肾炎综合征的其他原发和继发性肾小球疾病相鉴别。

### （一）以急性肾炎综合征起病的其他原发性肾小球疾病

1. 其他病原体感染后急性肾炎　可由其他细菌、病毒和寄生虫感染后诱发。病毒感染者多在感染后3~5d发病,临床上多仅表现为轻度尿常规异常,水肿、高血压和肾功能异常少见,为自限性病程。免疫学检查常常无血清补体降低。

2. 系膜毛细血管性肾小球肾炎(膜增生性肾小球肾炎)　除临床上表现为急性肾炎综合征外,还常伴肾病综合征,病变持续而无自愈倾向。50%以上患者有持续性低补体血症,但8周内不恢复。

3. 系膜增生性肾小球肾炎(包括IgA肾病和非IgA系膜增生性肾小球肾炎)　本病潜伏期短,常常在感染后数小时至数日内出现肉眼血尿,血尿呈反复发作。部分患者血清IgA升高,血清C3正常,病变无自愈倾向。

### （二）急进性肾小球肾炎

除有急性肾炎综合征的临床表现外,尤以数周至数月内出现进行性少尿、无尿及肾功能急骤恶化为特征。诊断难以明确时建议可及时肾活检明确诊断。

### （三）表现为急性肾炎综合征的继发性肾小球疾病

1. 系统性红斑狼疮　该病有以下特点可资鉴别:①好发于青、中年女性;②有多系统损害证据,可伴有发热、皮疹、关节炎等;③自身抗体如抗核抗体(ANA)、抗 Sm 抗体、抗 dsDNA 抗体阳性、血清 C3 下降等;④肾组织免疫荧光检查常有"满堂亮"现象。

2. 过敏性紫癜肾炎　该病多发于青少年,出现四肢(尤其是下肢、臀部)成批发作的、对称分布的紫癜,血尿和/或蛋白尿多发生在皮疹出现后 1~4 周,仅少数患者先出现镜下血尿,后出现皮疹等,常有多发性大关节游走性肿痛,腹痛、腹泻、血便,有助于鉴别。

当临床过程不符合典型的急性链球菌感染后肾小球肾炎,或临床诊断困难时,可考虑进行肾活检以明确诊断,指导治疗。肾活检的指征为:①少尿 1 周以上或尿量急剧减少、肾功能进行性损害者;②病程超过 8 周而无好转趋势者(包括尿常规或者血清补体 C3 持续未恢复);③急性肾炎综合征伴肾病综合征者。

## 五、治疗

本病治疗以休息及对症治疗为主。一般不宜应用激素及细胞毒药物。

### (一)一般治疗

急性期应卧床休息至肉眼血尿消失、水肿消退及血压恢复正常。有水肿、高血压时应予低盐饮食(<3g/d),明显少尿的急性肾衰竭者需限制水分摄入。出现氮质血症时给予优质(以富含必需氨基酸的动物蛋白为主)低蛋白饮食。

### (二)治疗感染灶

当有明确感染灶时,应积极使用抗生素治疗。对反复发作的慢性扁桃体炎,可待肾炎临床症状体征消失,尿蛋白<(+),尿沉渣红细胞<10 个/HP 后,手术摘除肿大的扁桃体,并在术前术后应用青霉素 2 周。

### (三)对症治疗

包括利尿消肿、控制血压、预防心脑合并症的发生。常用噻嗪类利尿剂,必要时可用髓袢利尿剂。利尿后如高血压控制不满意,可联用其他降压药物如钙通道阻滞剂、β 受体阻滞剂或 α₁ 受体阻滞剂。

### (四)其他

少数发生急性肾损伤,出现少尿、无尿而利尿无效者,或者合并有脑水肿、急性肺水肿、高血钾等有血液透析指征时,应及时予以透析治疗。

## 六、预后

绝大多数患者症状、体征及实验室检查于 4 周内恢复正常,血清 C3 动态变化,在 8 周内恢复正常。病理检查亦大部分恢复正常,或仅遗留轻度系膜增生。少量镜下血尿及微量尿蛋白可迁延半年至 1 年。

大多数患者远期预后良好,有自愈倾向。仅少数患者在"临床治愈"数年后转为慢性肾炎。青少年、儿童患者效果好;而老年患者、有持续严重的高血压、大量蛋白尿或肾功能损害者预后较差;肾脏病理检查发现肾小球增生病变重、伴有大量新月体者预后差。

# 第二节　急进性肾小球肾炎

急进性肾小球肾炎(rapidly progressive glomerulonephritis,RPGN)是临床上以急性肾炎综合征、肾功能急骤恶化、早期出现少尿性急性肾衰竭为主要表现,以新月体性肾小球肾炎为病理特征的一组原发性和继发性肾小球疾病,简称"急进性肾炎"。

## 一、病因和发病机制

本组疾病病因包括:①由其他病理类型的原发性肾小球疾病(如系膜毛细血管性肾小球肾炎、IgA 肾病)转化而来,形成广泛新月体;②继发于全身性疾病(如系统性红斑狼疮、过敏性紫癜、冷球蛋白血症及弥漫性血管炎等);③原发性急进性肾小球肾炎,病因不明,此为本节讨论的重点。

急进性肾炎根据免疫发病机制可分为三型:①Ⅰ型,又称抗肾小球基底膜(GBM)抗体型,包括两类,即伴肺损害的肺出血-肾炎综合征和不伴肺损害的抗 GBM 抗体型肾小球肾炎(无肺出血);②Ⅱ型,又称免疫复合物型,包括原发性肾小球疾病如 IgA 肾病、膜增殖性肾小球肾炎、链球菌感染后肾小球肾炎以及继发性疾病如狼疮肾炎、过敏性紫癜肾炎以及冷球蛋白血症等,为我国多见;③Ⅲ型,为非免疫复合物型,以往认为其发病机制与细胞免疫有关,现已证实 50%~80%该型患者血清中存在抗中性粒细胞胞质抗体(antineu-trophil cytoplasmic antibody,ANCA),故又称为 ANCA 相关性肾小球肾炎,为原发性小血管炎肾损害。Ⅰ型和Ⅱ型好发于青、中年;而Ⅲ型常见于中老年患者,男性多见。

## 二、病理

病理类型为新月体性肾小球肾炎。光镜下 50%以上的肾小球囊腔内有大新月体形成(占据肾小球囊腔 50%以上)。病变早期是细胞新月体,约 1 周后转变为纤维细胞性新月体,再 1 周后转为纤维新月体。根据免疫病理检查分为三型:Ⅰ型,IgG 及 C3 呈线条状沿肾小球毛细血管壁分布;Ⅱ型,IgG 及 C3 呈颗粒状沉积于系膜区及肾小球毛细血管壁;Ⅲ型,无或仅有微量免疫沉积物。电镜下仅Ⅱ型可见系膜区和内皮细胞下电子致密物沉积。

**相关链接**

新月体形成的机制

在多种致病因素的作用下,巨噬细胞、多形核中性粒细胞活化,免疫攻膜复合物形成等,导致肾小球毛细血管袢坏死及基底膜断裂,这是新月体形成的重要始动环节。在此基础上,巨噬细胞在纤维素的引导下进入肾小囊,继而巨噬细胞浸润增生、淋巴细胞浸润、黏附分子合成分泌,成纤维细胞转化为纤维细胞,最终导致细胞新月体形成并逐渐向纤维新月体转化。

## 三、临床表现和实验室检查

本病起病急,病情急骤进展。患者可有前驱呼吸道感染。

(一)急性肾炎综合征

患者突然出现血尿、蛋白尿、水肿、高血压。部分患者可出现肉眼血尿,尿沉渣可见红细胞管型。Ⅱ型患者常伴肾病综合征。

(二)急性肾损伤

患者早期出现少尿或无尿,于数周至数月内肾功能进行性恶化并发展至尿毒症,甚至需要血液透析。

(三)贫血

患者常伴中、重度贫血。

(四)其他系统或脏器受累表现

Ⅰ型患者可出现咯血,Ⅲ型患者可有发热、咯血、关节痛等系统性血管炎的表现。

(五)免疫学及相关影像学检查

主要有抗肾小球基底膜抗体阳性(Ⅰ型)、ANCA 阳性(Ⅲ型)。此外,Ⅱ型患者可有血清 C3 降低,血循环免疫复合物及冷球蛋白阳性。

超声等影像学检查显示双肾增大。

## 四、诊断与鉴别诊断

### （一）急进性肾炎的诊断

凡既往无肾炎病史,出现急性肾炎综合征伴早期肾功能急骤恶化者,无论是否已达到少尿性急性肾衰竭,须考虑本病,应及时进行肾活检。一旦病理证实为新月体性肾小球肾炎,即可诊断为急进性肾炎。

### （二）病因诊断

在排除其他系统性疾病后,则可诊断为原发性急进性肾炎。需与下列疾病鉴别:

1. 表现为少尿性急性肾损伤的非肾小球疾病

（1）急性肾小管坏死:常有明确的发病诱因,如肾缺血(休克、脱水、中暑等)、中毒(如药物、鱼胆中毒等)、异型输血或挤压伤等。临床上表现为少尿性急性肾损伤,而没有急性肾炎综合征的表现。

（2）急性过敏性间质性肾炎:常有明确的用药史及药物过敏反应,如发热、皮疹和/或关节疼痛,血和尿嗜酸性粒细胞增加等,且大多尿常规变化轻微,可资鉴别。

（3）梗阻性肾病:患者常突发出现无尿,超声显像或逆行尿路造影可证实尿路梗阻的存在。

2. 表现为急进性肾炎综合征的其他肾小球疾病

（1）继发性急进性肾炎:系统性红斑狼疮肾炎、过敏性紫癜肾炎、肺出血-肾炎综合征、系统性血管炎等均可致新月体性肾小球肾炎,但根据其相应的多系统受累的临床表现和相关实验室检查证据,不难鉴别。

（2）其他病理类型的原发性肾小球疾病:如重症毛细血管内增生性肾小球肾炎或重症系膜毛细血管性肾炎,临床上均可表现为较迅速发展的肾功能损害。鉴别困难时,及时肾活检可确诊。

## 五、治疗

强调在早期病因诊断和免疫病理分型诊断的基础上,尽早进行强化治疗。

### （一）糖皮质激素与免疫抑制剂

适应证:Ⅱ型(免疫复合物型)及Ⅲ型(非免疫复合物型)首选糖皮质激素冲击疗法,Ⅰ型效果较差。方法:①首选强化甲泼尼龙冲击治疗。甲泼尼龙0.5~1.0g溶于5%葡萄糖中静脉滴注,每日或隔日1次,3次为一疗程。必要时间隔3~5d可进行第二疗程,一般不超过3个疗程。在冲击治疗间歇和结束后仍继续口服泼尼松1mg/(kg·d),8~12周后逐渐减量,维持半年至1年。治疗期间应注意防治继发感染、水钠潴留、血压升高、血糖升高、无菌性股骨头坏死等副作用。②环磷酰胺(CTX)2~3mg/(kg·d)口服,累积量≤150mg/kg。近年来常用环磷酰胺0.6~1.0g溶于5%葡萄糖中静脉滴注,每月1次冲击治疗,替代口服,认为疗效相当而副作用更小。治疗期间要注意防治感染、骨髓抑制、出血性膀胱炎等CTX副作用。

### （二）强化血浆置换疗法

适应证:适用于各型急进性肾小球肾炎,尤以Ⅰ型和原发性小血管炎所致的急进性肾炎(Ⅲ型)伴有威胁生命的肺出血者为首选。方法:血浆置换每日或隔日一次,每次置换2~4L,直至血中抗肾小球基底膜抗体(Ⅰ型)或免疫复合物(Ⅱ型)转阴,病情好转。一般需置换约10次。该疗法需配合应用糖皮质激素及细胞毒药物,以防止免疫、炎症过程"反跳"。

### （三）肾替代治疗

凡急性肾损伤已达透析指征者,应及时透析。对综合治疗无效的晚期患者,则有赖于长期维持透析。在病情稳定半年(抗GBM抗体和ANCA持续转阴2~3个月)后方可考虑进行肾移植。

## 六、预后

及早明确诊断,尽早强化治疗,是提高疗效的关键,否则会早期进展为慢性肾衰竭。预后不良的主要因素包括：①免疫病理类型为Ⅰ型者最差，Ⅲ型最好；②病理检查发现明显的纤维新月体、肾小球硬化、间质纤维化等慢性化病变者；③强化治疗太晚，开始治疗时已有少尿，血肌酐>530μmol/L；④老年患者。

# 第三节　慢性肾小球肾炎

慢性肾小球肾炎（chronic glomerulonephritis，CGS）简称"慢性肾炎"，是以血尿、蛋白尿、水肿、高血压为基本临床表现的一组原发于肾小球的疾病。大多起病隐匿、病情迁延，病变缓慢进展，最终发展为慢性肾衰竭。可发生于任何年龄，但以青中年为主，男性多见。

## 一、病因和发病机制

大多数慢性肾炎的确切病因不清楚，起病即属慢性。仅少数由急性链球菌感染后肾小球肾炎迁延发展而来。免疫介导的炎症是大部分慢性肾炎发生的起始因素，而非免疫因素，在慢性肾炎的持续迁延、缓慢进展过程中发挥了重要作用。

## 二、病理

在疾病初期，常见的病理类型有：①系膜增生性肾小球肾炎（包括 IgA 肾病和非 IgA 系膜增生性肾小球肾炎）；②膜性肾病；③系膜毛细血管性肾小球肾炎；④局灶性、节段性肾小球硬化。病变进展至后期，上述病理类型均可发生不同程度的肾小球硬化、肾小管萎缩、肾间质纤维化，最终转化为硬化性肾小球肾炎。

## 三、临床表现和实验室检查

慢性肾炎多数起病缓慢、隐匿，以水肿、高血压、蛋白尿、血尿为其基本临床表现。病情时轻时重，持续迁延，最终逐渐进展为慢性肾衰竭。

但是，慢性肾炎患者临床表现具有多样性，个体差异较大，可因某一症状特别突出而误诊。部分患者早期可有疲倦、头昏乏力、腰膝酸软等非特异症状，水肿一般不严重；有的患者临床症状不明显，仅化验检查发现尿常规轻度异常；或因体检发现血压升高而就诊，多为持续性中等程度以上升高（尤其是舒张压），可有眼底出血、渗出，甚至视神经乳头水肿。部分患者在呼吸道感染、劳累或其他恶性刺激后，数日内病情急骤恶化，出现水肿和高血压、大量蛋白尿，甚至肉眼血尿、管型增多等急性肾炎综合征的表现。

尿常规镜检可见红细胞增多、管型；尿蛋白多在 1~3g/d。肾功能可正常或轻度受损（肾小球滤过率下降或轻度氮质血症），持续数年至数十年。部分患者因血压控制欠佳、脱水、感染、劳累或在使用肾毒性药物等后，肾功能迅速恶化，但经及时去除诱因并适当治疗后，病情可有所缓解。

## 四、诊断与鉴别诊断

凡尿常规异常（蛋白尿、血尿、管型尿）或伴有不同程度的水肿及高血压表现，均应考虑此病。但需除外继发性肾脏疾病、遗传性肾病和急性肾炎。

### （一）原发性高血压肾损害

主要是指高血压良性肾小动脉硬化，常常有如下特点与慢性肾炎鉴别。原发性高血压肾损害者：①多先有较长病程的高血压史，后出现尿检异常；②多合并有高血压的其他靶器官并发症（心、脑损害或高血压眼底改变）；③尿常规变化轻微，罕见有持续性血尿、红细胞管型以及明显的蛋白尿（除非为恶性高血压）；④肾小管功能损害早而重于肾小球，早期多有夜尿增多等表现。

### （二）继发性肾小球肾炎

1. **狼疮肾炎** 鉴别诊断要点见第三章第一节部分内容。

2. **过敏性紫癜肾炎** 鉴别诊断要点见第三章第一节部分内容。

3. **糖尿病肾小球硬化症** 糖尿病肾病常有如下特点与慢性肾炎鉴别：①出现肾损害前常有较长时间的糖尿病史；②出现肾损害时眼底检查提示多合并有糖尿病视网膜病变；③尿常规检查肾小球源性血尿少见，蛋白尿一般较为突出。

### （三）Alport 综合征

奥尔波特综合征（Alport 综合征）为遗传性肾小球肾炎。常起病于青少年（多在 10 岁之前），有球性晶状体等眼损害、神经性聋和肾损害证据，结合阳性家族史，不难诊断。

**相关链接**

---

Alport 综合征

1875 年由 DicRinson 首先在一个三代血尿家族中报道本病，1927 年 Alport 系统描述其临床特征及诊断，故被命名为 Alport 综合征。本病为遗传性肾炎中最常见的一种，50% 为性连锁显性遗传，少部分为常染色体显性或隐性遗传，均为编码Ⅳ型胶原的 α 链的基因突变所致。

电镜检查发现肾小球基底膜广泛增厚，或变薄以及致密层分裂为其典型病变。血尿为其最主要的临床症状，男性病情较女性重，常在运动、劳累及呼吸道感染后加重。随病程进展可渐出现轻中度蛋白尿和高血压，男性多在 50 岁前进入终末期肾衰。此外，大多数患者约在 15 岁出现耳聋，15%～30% 出现球形或圆锥形晶状体、高度近视等视觉障碍，故又称眼-耳-肾综合征。

### （四）急性链球菌感染后肾小球肾炎

以急骤发病的慢性肾炎需与此病鉴别。此病潜伏期长，血清 C3 呈动态变化，有自愈倾向，可资鉴别。

## 五、治疗

治疗目的：改善或缓解临床症状，防止或延缓肾功能进行性恶化，防治合并症。一般采取综合性防治措施。

### （一）营养治疗

①限制蛋白质和磷的摄入，以减轻肾小球高灌注和高滤过，有利于防治肾小球硬化。一般应根据肾功能受损程度控制蛋白质入量。GFR $\geqslant$ 60ml/（min·1.73m$^2$）时，每日给予 0.8～1.0g/（kg·d）的优质蛋白（约 50% 蛋白应为高生物价蛋白，主要是动物蛋白）。在 GFR 下降[<60ml/（min·1.73m$^2$）]后，在提供足够热量的前提下，蛋白质应限制在 0.4～0.6g/（kg·d），并适当补充 α-酮酸或必需氨基酸。磷的摄入量应限制在 600mg/d。②有水肿及高血压的患者应限盐（<3g/d）。

### （二）积极控制高血压

积极控制高血压，是延缓慢性肾炎持续进展至终末期肾衰竭的关键措施之一。治疗原则：①降压要达标，《中国肾性高血压管理指南 2016（简版）》建议，CKD 患者血压控制目标应为<140/90mmHg，合并显性蛋白尿（即尿白蛋白排泄率>300mg/24h）时血压可控制在≤130/80mmHg。②降压药物的选择，要求不仅要稳定降压，而且还要具有延缓肾功能恶化、保护肾脏功能的作用。

首选血管紧张素转换酶抑制剂（ACEI），如依那普利（enalapril），常用剂量为 5～10mg，每日一次；或血管紧张素Ⅱ受体阻滞剂（ARB），如氯沙坦（losartan）50～100mg，每日一次。肾性高血压单用一种降压药物如果效果差，常需多药联合降压，如 ACEI 联用钙通道阻滞剂、β 受体阻滞剂或 α 受体阻滞剂及利尿剂。

### （三）抗凝和血小板解聚药物

可用双嘧达莫、小剂量阿司匹林抗血小板聚集；也可使用一些改善微循环的中药，但长期疗效有待进一步观察。

### （四）糖皮质激素和细胞毒药物

一般不主张积极使用。但如果尿蛋白较多，且肾功能正常或损害轻微、肾脏体积正常、病理类型较轻（如轻度系膜增生性肾小球肾炎或早期膜性肾病），可试用。

### （五）避免加重肾损害的因素

避免感染、劳累、脱水、妊娠，避免应用肾毒性药物（如非甾体抗炎药）以及含马兜铃酸的中药（如关木通、广防己等）。

---

理论与实践

#### ACEI 或 ARB 在肾脏疾病中的应用

血管紧张素转换酶抑制剂（ACEI）及血管紧张素 II 受体阻滞剂（ARB）可阻断 RAS 作用，抑制缓激肽降解。其延缓肾功能恶化的机制为：一是通过其降低系统性高血压，以及对出球小动脉的扩张作用强于入球小动脉，从而降低肾小球内高压和高滤过，发挥降尿蛋白，防治肾小球硬化的作用；二是通过 RAS 非血流动力学效应，抑制细胞因子、生长因子的合成，从而减少细胞外基质蓄积，减轻肾小管-间质病变。具有与 ACEI 相似的肾脏保护作用。

ACEI 或 ARB 用于肾脏疾病中的适应证：①降低系统性高血压，对肾脏疾病合并高血压者，应积极治疗，力争达标，且 ACEI 或 ARB 为首选降压药；②减少尿蛋白排泄；③延缓肾损害进展，防治肾纤维化。

## 六、预后

慢性肾炎病情迁延，病变均持续进展最终发展为慢性肾衰竭。但病变进展速度取决于其病理类型、是否重视保护肾脏及治疗是否恰当、彻底。

# 第四节　隐匿性肾小球肾炎

隐匿性肾小球肾炎也称无症状性血尿和/或蛋白尿（asymptomatic hematuria and/or proteinuria, AHPU），是病因和发病机制均不相同的、临床上仅表现为蛋白尿和/或肾小球性血尿，而缺乏水肿、高血压及肾功能损害等临床表现的一组原发性肾小球疾病。

## 一、病理

病理改变多较轻，包括轻微病变性肾小球肾炎（肾小球中仅有节段性系膜细胞及基质增生）、轻度系膜增生性肾小球肾炎（包括 IgA 肾病和非 IgA 系膜增生性肾小球肾炎）、局灶性节段性肾小球肾炎及薄基底膜肾病等。

## 二、临床表现

本病起病隐匿，无临床症状和体征，常因尿检异常而就诊。

### （一）单纯性血尿

呈持续性或反复发作性肾小球源性镜下血尿。部分患者于发热、上呼吸道感染、剧烈运动情况下可出现一过性肉眼血尿，并于短时间内迅速消失。在国内，引起单纯性血尿的原发性肾小球疾病以 IgA 肾病最为常见。

### （二）无症状性蛋白尿

多发生于青年男性，呈持续性蛋白尿，通常尿蛋白定量多在 1g/d 以下，以白蛋白为主；尿沉渣检查正常，肾功能正常。

### （三）无症状性血尿和蛋白尿

表现为血尿伴蛋白尿。

## 三、诊断与鉴别诊断

凡临床上无水肿、高血压和肾功能损害，而仅尿蛋白<1g/d，和/或伴有肾小球源性血尿者，应考虑隐匿性肾小球肾炎。但应除外以下情况和疾病：

1. 非肾小球源性血尿　可作相差显微镜尿红细胞形态检查或尿红细胞分布曲线测定以确定是否为肾小球来源的血尿。必要时可行尿培养、超声及其他影像学检查，除外尿路感染、结石、肿瘤等疾病所致的血尿。

2. 生理性蛋白尿　对于无症状性蛋白尿患者，首先应明确是否为肾小球来源的蛋白尿，需要排除生理性蛋白尿，包括：①功能性蛋白尿，即由发热、寒冷、高温作业及剧烈运动所致的短暂少量蛋白尿；②直立性蛋白尿。

3. 其他肾小球疾病　如继发性肾小球疾病狼疮肾炎、过敏性紫癜肾炎，其他如乙型肝炎病毒相关肾炎和其他遗传性进行性肾炎早期等，根据其各系统典型的临床表现可诊断。必要时需肾活检确诊。

## 四、治疗

①应尽量避免感染和过度劳累以及肾毒性药物；②清除体内慢性感染灶，如反复发作的慢性扁桃体炎应予手术摘除；③定期复查尿常规及肾功能、血压（每 3~6 个月 1 次），妊娠前及妊娠过程中的患者更需加强监测；④对于反复持续有蛋白尿者可以考虑予 ACEI 或 ARB 类药物治疗。

## 五、预后

本病可长期迁延，也可时轻时重或呈间歇性尿检异常。大多数患者的肾功能良好且长期稳定，少数患者可自动痊愈，或尿蛋白渐多，出现水肿或肾功能逐渐减退而转成慢性肾炎。

（杜晓刚）

### 学习小结

急性链球菌感染后肾炎病理表现为弥漫性毛细血管内增生性肾小球肾炎，电镜下可见肾小球上皮细胞下有驼峰状大块电子致密物沉积，为其典型特征。临床上以血尿为主要表现，可有一过性轻中度高血压和肾功能异常。免疫学检查可发现血清 C3 及总补体 CH50 动态变化。治疗上以休息及对症治疗为主，一般不宜应用激素及细胞毒药物。

急进性肾小球肾炎以急性肾炎综合征、肾功能急骤恶化、早期出现少尿性急性肾衰竭为主要特征，以新月体性肾小球肾炎为病理表现。其免疫发病机制可分为三型：①Ⅰ型为抗肾小球基底膜（GBM）抗体型；②Ⅱ型为免疫复合物型；③Ⅲ型为非免疫复合物型，又称为 ANCA 相关性肾小球肾炎。该病预后差，进展迅速，应及早进行激素和免疫抑制剂冲击治疗、强化血浆置换治疗。

慢性肾小球肾炎基本临床表现是血尿、蛋白尿、水肿、高血压。大多起病隐匿、病情迁延缓慢进展至终末期肾脏病。临床表现具有多样性。需注意与原发性高血压肾损害、其他继发性肾小球肾炎和遗传性肾小球肾炎鉴别。一般采取综合性防治措施包括营养治疗、控制血压、避免加重肾损害因素等。

1. 急性链球菌感染后肾炎需与哪些原发性肾小球疾病相鉴别？

2. 急性肾炎需要行肾活检进行病理诊断的指征是什么？

3. 急进性肾炎的免疫分型有哪些？

4. 急进性肾炎需要与哪些肾小球疾病鉴别？

5. 强化血浆置换治疗急进性肾炎的适应证是什么？

6. 慢性肾炎应与哪些继发性肾脏疾病相鉴别？

# 第四章　　肾病综合征

## 一、诊断标准

肾病综合征(nephrotic syndrome)是由多种不同病理类型的肾小球疾病所引起,具有共同的临床表现,并非一个独立的疾病。肾病综合征的诊断标准:①大量蛋白尿(>3.5g/24h);②低蛋白血症(血浆白蛋白<30g/L);③水肿;④高脂血症。其中前两者为诊断的必备条件。

## 二、病因

肾病综合征可分为原发性和继发性两大类(表 5-4-1)。

表 5-4-1　肾病综合征的分类和常见病因

| 分类 | 常见病因 | | |
| --- | --- | --- | --- |
| | 儿童 | 青少年 | 中老年 |
| 原发性 | 微小病变型肾病 | 微小病变型肾病 | 膜性肾病 |
| | | 系膜增生性肾小球肾炎 | |
| | | 系膜毛细血管性肾小球肾炎 | |
| | | 局灶性节段性肾小球硬化 | |
| 继发性 | 过敏性紫癜肾炎 | 系统性红斑狼疮肾炎 | 糖尿病肾病 |
| | 乙型肝炎病毒相关肾炎 | 过敏性紫癜肾炎 | 肾淀粉样变性 |
| | 系统性红斑狼疮肾炎 | 乙型肝炎病毒相关肾炎 | 骨髓瘤性肾病 |
| | | | 淋巴瘤或实体肿瘤性肾病 |

## 三、病理生理

### (一)大量蛋白尿

近年研究发现,当肾小球滤过膜具有的分子屏障及电荷屏障作用发生障碍,足细胞是主要受损靶细胞,肾小球对血浆中蛋白的通透性增加,原尿中蛋白含量超过近曲小管的重吸收能力时,形成蛋白尿。另外,凡增加肾小球内压力及引起高灌注、高滤过的因素(如高血压、输注血浆或进食高蛋白饮食等)均可加重尿蛋白的排出。

## （二）低蛋白血症

其主要原因是尿中丢失大量白蛋白。同时，蛋白分解代谢增加，导致低白蛋白血症。严重水肿时，胃肠道黏膜水肿导致吸收能力下降，蛋白摄入不足，也是加重低白蛋白血症的原因。

## （三）水肿

低白蛋白血症引起血浆胶体渗透压下降，使水分从血管腔内渗入组织间隙中，是其基本原因。近年的研究表明，原发于肾内水钠潴留因素在肾病综合征水肿发生中起一定作用。

## （四）高脂血症

血浆胆固醇、甘油三酯均增高，可伴有低密度及极低密度脂蛋白浓度增加，常与低白蛋白血症并存。其发生主要原因是肝脏合成脂蛋白增加及外周利用和分解减少。目前认为后者可能是高脂血症更为重要的原因。

## 四、病理类型及其临床特征

导致原发性肾病综合征的主要病理类型有微小病变型肾病、系膜增生性肾小球肾炎、系膜毛细血管性肾小球肾炎、局灶性节段性肾小球硬化及膜性肾病。

### （一）微小病变型肾病（minimal change glomerulonephropathy）

光镜下肾小球基本正常，偶见上皮细胞肿胀、空泡样变性和很轻的系膜细胞增生。近端肾小管上皮细胞可见脂肪变性。免疫荧光检查阴性，偶可见微量免疫球蛋白及血清 C 成分沉着。电镜下有广泛的肾小球脏层上皮细胞足突融合，为本病特征性改变。

本病多见于儿童（占儿童肾病综合征的 80% 左右），大部分患者突然起病而无任何诱因，但也有些患者起病于上呼吸道感染或过敏之后。主要临床表现为突发的大量蛋白尿和低白蛋白血症，水肿常为病后第一表现，颜面部及体位性水肿，严重者呈体腔积液，伴有高脂血症、肾前性少尿、氮质血症，高血压和血尿少见。

本病大多数对激素治疗敏感（儿童约 93%，成人约 75%），蛋白尿在数周内转阴，但容易复发，如反复发作或长期大量蛋白尿得不到控制，则需注意病理类型的改变，可转变成系膜增生性肾小球肾炎，甚至局灶性节段性肾小球硬化。

本病在成年人（包括中老年人）临床过程有以下特点：①起病多隐匿；②常伴镜下血尿和高血压；③肾功能减退发生率高，恢复缓慢；④对泼尼松的治疗反应缓慢，但复发率低。

### （二）系膜增生性肾小球肾炎（mesangial proliferative glomerulonephritis）

光镜下可见弥漫性肾小球系膜细胞增生伴细胞外基质增多为本病特征性改变，依其增生程度可分为轻、中、重度，根据免疫荧光结果可分为 IgA 肾病和非 IgA 系膜增生性肾小球肾炎，常伴有 IgM 和 C3 的沉淀，呈颗粒状沉积于系膜区，有时也同时沉积于肾小球毛细血管壁。电镜下可见系膜区有电子致密物沉淀。

系膜增生性肾小球肾炎是我国原发性肾病综合征常见的病理类型，约占 30%。本病男性多于女性，好发于青少年，多数患者起病前有上呼吸道感染等前驱症状，可呈急性发病，甚至表现为急性肾炎综合征；约 30% 患者表现为肾病综合征；血尿发生率较高，约 70% 以上常为镜下血尿；约 30% 病例有反复发作肉眼血尿；部分病例表现为无症状性蛋白尿和/或血尿；有的呈慢性肾炎综合征。总之临床表现多样化。随着肾脏病变进行性加重，高血压及肾衰竭的发生率也逐渐增加。

本组疾病呈肾病综合征者，对糖皮质激素及细胞毒药物的治疗反应，决定于其病理改变之轻重，轻者疗效好，重者疗效差。

### （三）系膜毛细血管性肾小球肾炎（mesangial capillary glomerulonephritis）

又称膜增生性肾小球肾炎。光镜下系膜细胞及系膜基质弥漫性重度增生，广泛插入到肾小球基底膜与内皮细胞之间呈"双轨征"。免疫荧光检查常见大量血清 C3,伴或不伴 IgG,呈颗粒样沉积于系膜区和基底膜。电镜下系膜区和内皮下可见电子致密物沉积。

本病男性多于女性,好发于青壮年,老年人少见。半数患者可有前驱上呼吸道感染史。临床表现有很大的个体差异性:①约 50% 患者表现为典型的肾病综合征;②20%~30% 患者表现为急性肾炎综合征,不到 20% 的患者呈发作性肉眼血尿,常发生于呼吸道感染之后;③少数患者表现为无症状性血尿和蛋白尿;④高血压、贫血和肾功能损害出现早,病变进展较快,约有半数病例发病 10 年后将至慢性肾衰竭;⑤50%~70% 病例血清 C3 持续降低,对提示本病有重要意义。

本型肾病综合征治疗困难,糖皮质激素及细胞毒药物治疗除对部分儿童病例可能有效外,多数成人疗效差,病情常逐渐进展,约 50% 患者在 10 年内发展至终末期肾衰竭。

### (四)局灶性节段性肾小球硬化(focal segmental glomerulonephritis)

光镜下可见病变呈局灶(仅部分肾小球硬化)、节段分布(仅肾小球毛细血管袢的部分小叶的硬化性病变),即受累节段的毛细血管闭塞、系膜基质增多、球囊粘连等,伴有进行性肾小管萎缩、肾间质纤维化。免疫病理显示 IgM 和 C3 在肾小球受累节段呈团块状沉积。电镜下可见病变部位电子致密物沉积,肾小球上皮细胞足突广泛融合。

本病好发于青少年男性,多为隐匿起病,多以肾病综合征为主要表现,在肾病综合征前多有长期的无症状蛋白尿,多数患者伴有镜下血尿,偶可见肉眼血尿。其余病例,可仅有中度或轻度蛋白尿。成人中约 2/3 患者有持续性高血压。大多数患者肾小球滤过率进行性下降。

本病对激素及免疫抑制剂治疗的反应较差,激素有效者仅 25%,激素治疗无效者达 60% 以上,<5% 患者会自发缓解,部分继发于微小病变型肾病转变的轻症病例或对糖皮质激素和免疫抑制剂治疗尚有一定疗效,因此激素仍是治疗的首选药物;患者 5~8 年后约有 50% 进入终末期肾衰竭。

### (五)膜性肾病(membranous nephropathy)

光镜下病变的特征是肾小球基底膜上皮细胞下有免疫复合物,导致毛细血管壁弥漫增厚,进而有钉突形成(嗜银染色),基底膜逐渐增厚。免疫荧光染色发现 IgG 和 C3 呈细颗粒状在肾小球毛细血管壁沉积。电镜下可见基底膜上皮下或基底膜内有电子致密物。常伴广泛上皮细胞足突融合。

本病好发于中老年(大部分患者诊断时已 50~60 岁),男性多于女性。通常起病隐匿,无前驱上呼吸道感染史,通常以逐渐加重的下肢水肿为最早症状。约 80% 表现为肾病综合征,其余患者则表现为无症状性蛋白尿(多为非选择性)和/或血尿(间断或持续性),一般无肉眼血尿。本病的特点是病程呈缓慢进展性,有时表现为肾病综合征的临床缓解和复发交替出现。常在发病 5~10 年后逐渐出现肾功能损害。本病易发生血栓栓塞并发症,肾静脉血栓发生率高达 40%~50%。

部分膜性肾病患者有自然缓解的倾向,约 25% 的患者会在 5 年内自然缓解。激素和细胞毒药物治疗可使 60%~70% 患者缓解,对以上治疗无效或复发病例,可以改用激素与钙调磷酸酶抑制剂(环孢素、FK506)联合治疗。此外,适当使用调脂药物和抗凝治疗。

## 五、并发症

### (一)感染

常见感染部位顺序为呼吸道、泌尿系统、皮肤、自发性腹膜炎等。与尿中免疫球蛋白的大量丢失、营养不良、免疫功能紊乱及应用糖皮质激素等免疫治疗有关。感染是导致肾病综合征复发和疗效不佳的主要原因之一,甚至患者死亡,应予以足够重视。一般不主张常规使用抗生素预防感染,但一旦发现感染,应及时选用对致病菌敏感且毒副作用最小的抗生素积极有效治疗。

### (二)血栓和栓塞

患者可发生静脉或动脉的血栓形成或栓塞,最常见为肾静脉血栓,发生率 10%~50%,其中 3/4 病例因形成缓慢临床并无症状。此外,也可发生肢体静脉血栓(特别是下腔静脉血栓)、肺血管血栓或栓塞、脑血管及冠状血管血栓。肾病综合征存在高凝状态的发生机制与凝血、抗凝及纤溶系统失衡加之低蛋白血症、高脂血症所致血黏稠度增加、血液浓缩有关。利尿剂及长期大量糖皮质类激素会加重这一倾向。血栓和栓塞并发症是直接影响肾病综合征治疗效果和预后的重要因素。

### (三)急性肾衰竭

肾病综合征可因有效血容量不足而致肾血流量下降,诱发肾前性氮质血症,经扩容、利尿后可得到恢复。少数病例可出现特发性急性肾衰,常见于微小病变型肾病者,多无明显诱因,出现少尿、无尿、肾功能急骤恶化,扩容利尿无效,常需要透析治疗。其发生机制可能有:①肾病综合征严重低蛋白血症,高度水肿,尤其是肾间质水肿,压迫肾小管;②大量蛋白管型堵塞肾小管;③肾静脉血栓形成;④其他,如在大量利尿同时,使用 ACEI 类药物,伴有严重感染或者使用肾毒性药物等。

### (四)蛋白质及脂肪代谢紊乱

长期低蛋白血症可导致营养不良、儿童生长发育迟缓。此外,由于血浆中的免疫球蛋白、补体、抗凝及纤溶因子、金属结合蛋白及内分泌结合蛋白也可减少,易发生免疫功能低下、高凝、微量元素(铁、铜、锌等)缺乏、内分泌紊乱等并发症。由于脂代谢紊乱,促使心脑血管并发症增加,且可促进肾小球进行性硬化,导致肾脏病变的慢性进展。

## 六、鉴别诊断

只有除外继发因素,才能诊断为原发性肾病综合征,必要时进行肾活检,继发病因主要包括下列疾病:

### (一)过敏性紫癜肾炎

多发于青少年,有典型的四肢部位的皮疹,可有关节痛、腹痛、发热等临床表现,血尿和/或蛋白尿多发生在皮疹出现后 1~4 周。

### (二)系统性红斑狼疮肾炎

好发于育龄期女性,依据多系统受损的临床表现和免疫学检查之异常表现,一般不难明确诊断。

### (三)糖尿病肾病

多见于中老年,肾病综合征常见于病程 10 年以上的糖尿病患者。糖尿病史、血糖测定及特征性眼底改变有助于鉴别诊断。

### (四)肾淀粉样变性

好发于中老年,分为原发性与继发性,均为多器官受损疾病。前者病因不清,后者常继发于慢性化脓性感染、结核、恶性肿瘤等疾病。需肾活检确诊。

### (五)骨髓瘤性肾病

部分患者呈现肾病综合征,但其好发于中老年,多见于男性。患者有骨痛、蛋白电泳 M 带及尿本周蛋白阳性,骨髓象有浆细胞异常增生(占有核细胞的 15% 以上),并有质的改变,有利于鉴别诊断。

## 七、治疗

治疗的目的不应仅注重减少尿蛋白,还应重视保护肾功能,减缓肾功能恶化的程度,预防合并症的发生。包括以下几个方面:

### (一)一般治疗

凡严重水肿者应卧床休息,可增加肾血流量,利于消肿利尿,避免到公共场所减少交叉感染,但长期卧床应防止静脉血栓形成。给予低盐(<3g/d)饮食,同时优质高蛋白(富含必需氨基酸的动物蛋白)饮食 $0.8~1.0g/(kg \cdot d)$,热量保证充分,每日每公斤体重不少于 $126~147kJ(30~35kcal)$,应限制富含饱和脂肪酸(动物油脂)的饮食,而多吃富含多聚不饱和脂肪酸(如鱼油、植物油)及富含可溶性纤维(如燕麦、米糠

及豆类）的食物，以减轻高脂血症。

（二）对症治疗

1. 利尿消肿

（1）渗透性利尿剂：用不含钠的低分子右旋糖酐 250～500ml 静脉滴注，每日 1 次，1～2 周为 1 疗程。但当尿量<400ml/d 时应慎用，以免诱发"渗透性肾病"，导致急性肾衰竭。

（2）利尿剂的应用：根据患者病情轻、重、缓、急或血清电解质浓度而有选择地、适度应用。不宜过快过猛，以免造成血容量不足、加重血液高黏倾向，诱发血栓、栓塞并发症。首选的药物是呋塞米（髓袢利尿剂），开始可用 20mg，每日 2 次口服，如无效可递增至 60～120mg/d。必要时，可静脉注射，效果优于口服。为了保证疗效，又可防止低钾低钠血症，多主张间歇用药。

（3）提高血浆胶体渗透压：静脉滴注血浆或血浆白蛋白可提高血浆胶体渗透压，促进组织水分回吸收并利尿，特别在滴注将要结束时给予髓袢利尿剂可增强利尿效果。由于静脉使用白蛋白可增加肾小球高滤过和肾小管上皮细胞损害，现在多数学者认为，非必要时一般不宜多用。

2. 减少尿蛋白　已证实减少尿蛋白可以有效延缓肾功能的恶化。血管紧张素转换酶（ACE）抑制剂如贝那普利 5～20mg，每日 1 次，或赖诺普利 5～10mg，每日 1 次；血管紧张素 Ⅱ 受体拮抗剂（ARB）如氯沙坦 50～100mg，每日 1 次；均可通过有效地控制高血压而不同程度地减少尿蛋白。

（三）主要治疗——抑制免疫与炎症反应

1. 糖皮质激素（简称"激素"）　主要是通过激素的抗炎及免疫抑制作用，影响肾小球基底膜通透性而发挥其消除尿蛋白的作用。激素使用原则：①起始足量。常用药物为泼尼松 1mg/（kg·d），口服 8～12 周，最长不超过 16 周。②缓慢减药。足量治疗后每 1～2 周减原来用量的 10%，即每 2 周减 5mg，减至半量时 0.5mg/（kg·d），维持最少 6 个月。③长期维持。最后以最小有效剂量（成人隔日晨服 0.4mg/kg）作为维持量，维持最少 6～12 个月。为减轻激素副作用，采用全日剂量于晨 8 时前顿服，维持用药期间两日量隔日 1 次顿服。有肝功能损害的患者应选用等剂量的泼尼松龙口服，或静脉滴注。长期应用激素的患者易出现感染、骨质疏松、药物性糖尿、甚至于发生股骨头无菌性缺血性坏死，应加强监测及时防治。根据患者对激素的反应分为：激素敏感型（治疗 8 周病情缓解）、激素依赖型（激素需要维持一定剂量，减药就复发）、激素抵抗型（激素治疗无效）。

2. 细胞毒药物　环磷酰胺是国内外目前最常用的细胞毒药物，一般作为激素协同用药，不作为首选或单独治疗，主要用于"激素依赖型"和"激素抵抗型"患者。应用剂量为 2mg/（kg·d），分次口服；或 200mg 加入生理盐水注射液 20ml 内，隔日静脉注射，总量 6～8g。环磷酰胺副作用与剂量呈明显的正相关，临床上常调节剂量来减轻副作用的发生程度，主要副作用有骨髓抑制、肝损害、性腺抑制（尤其男性）、脱发、胃肠道反应及出血性膀胱炎。治疗中要加强监测血常规及肝功能等。

3. 环孢素 A（ciclosporin A，CsA）　此药能选择性地抑制 T 辅助细胞及 T 细胞毒效应细胞，临床上可用于治疗激素及细胞毒药物无效的难治性肾病综合征。开始剂量为 3～5mg/（kg·d），根据环孢素血药浓度（维持其血药浓度谷值 100～200μg/L）进行调整，一般疗程为 3～6 个月。长期使用有肝肾毒性、高血压、高尿酸血症、多毛及牙龈增生等副作用，且停药后易复发、费用昂贵使其应用受到限制。

4. 霉酚酸酯（mycophenolate mofetil，MMF）　该药能选择性抑制 T、B 淋巴细胞增殖及抗体形成。适用于难治性肾病综合征、CsA 等使用禁忌证（如肝、肾功能衰竭）者，推荐剂量 1.5～2.0g/d。副作用相对较少，如腹泻等胃肠道症状，偶有骨髓抑制。

5. 他克莫司（tacrolimus，FK506）　是一种新型免疫抑制药，具有强大的免疫抑制作用，其免疫抑制作用是环孢素 A 的 10～100 倍，抑制细胞毒淋巴细胞的形成，抑制 T 细胞活化及 Th 细胞依赖性的 B 细胞增殖。适用于难治性肾病综合征，确切的临床效果及副作用还需要更多的临床资料证实。推荐剂量 0.05～0.2mg/（kg·d）。主要副作用包括继发感染、肾功能异常、高血糖和糖尿病、高血压、全血细胞减少等，减量可使副作用减轻或消失,需要监测血药浓度。

目前,根据循证医学研究,认为不同病理类型采用相应的治疗方案:

1. 微小病变型肾病 初治者可单用糖皮质激素治疗。复发者可再次使用糖皮质激素,治疗效果差或反复复发者应加用细胞毒药物或环孢素,力争完全缓解。

2. 系膜增生性肾小球肾炎 病情较轻可按微小病变型肾病治疗,病情较重或激素依赖、激素抵抗需加用细胞毒药物。对于合并高血压患者应使用血管紧张素转换酶抑制剂和血管紧张素 II 受体拮抗剂。

3. 局灶性节段性肾小球硬化 20%~30%的患者糖皮质激素治疗有效,但显效较慢。故建议足量糖皮质激素治疗 3~4 个月,如治疗 6 个月无效则为糖皮质激素抵抗。效果不佳时可改用环孢素。

4. 膜性肾病 治疗上仍有较大争议。一般认为:①对于有病变进展的高危患者,如严重、持续性肾病综合征,肾功能恶化和小管间质病变较重但尚可逆者,首选糖皮质激素联合细胞毒药物(环磷酰胺)。反之,可先予 ACEI 或 ARB 类药物减少尿蛋白和控制血压,观察 6 个月。②效果不佳时,可试用小剂量环孢素半年以上(或与糖皮质激素联合使用)。膜性肾病血栓栓塞并发症发生率较高,治疗中注意加强抗凝药物,可口服阿司匹林或双嘧达莫。

5. 系膜毛细血管性肾小球肾炎 疗效差,长期足量糖皮质激素治疗仅可延缓部分儿童患者肾功能恶化。有报道成人患者可口服阿司匹林或双嘧达莫,可减少尿蛋白。

### (四)中医药治疗

一般主张与激素和/或细胞毒药物联合应用,以便在减低或消除西药副作用的同时,最大限度地提高疗效。

1. 雷公藤总苷 有降尿蛋白作用可酌情 20~30mg/次,每日 3 次口服。主要副作用为性腺抑制、肝功能损害及外周血白细胞减少等,但在治疗开始就注意护肝治疗并定期监测血常规,当发现白细胞有下降趋势时及时给予升高白细胞的药物,即可避免或减轻该药的副作用。

2. 辨证施治 对脾肾阳虚型则给予健脾温肾的方药如真武汤加味治疗;肝肾阴虚型则给予滋养肝肾的六味地黄汤和二至汤化裁治疗。

### (五)并发症防治

1. 感染 一旦发现感染,应及时选用对致病菌敏感且毒副作用最小的抗生素积极治疗。

2. 血栓及栓塞并发症 当血浆白蛋白浓度≤20g/L 时,提示有高凝状态,即应给予预防性抗凝治疗。可选用肝素或低分子量肝素制剂,维持凝血酶原时间于正常水平的一倍;也可选用华法林,配合抗血小板药,如双嘧达莫 300~400mg/d,分 3~4 次口服,或阿司匹林 40~150mg/d 顿服,疗程半年以上。已发生血栓、栓塞者应尽早(6h 内疗效最佳,不得超过 3d)行尿激酶或链激酶静脉滴注或局部溶栓,同时配合抗凝治疗。抗凝及溶栓治疗时应避免药物过量导致出血。

3. 急性肾衰竭 可采取以下措施。①襻袢利尿剂:在密切观察血压的前提下可酌情静脉给予较大剂量的呋塞米(100~600mg/d);②碱化尿液:给予碳酸氢钠,以减少管型形成;③血液透析:利尿无效,且已达到透析指征者(详见本篇第十章),应立即血液透析以维持生命;④积极治疗原发病。

4. 蛋白质及脂肪代谢紊乱 力争将代谢紊乱的影响减少到最低限度。降脂药物可选择降胆固醇为主的羟甲戊二酸单酰辅酶 A(HMG-CoA)还原酶抑制剂,如洛伐他汀(lovastatin),降甘油三酯为主的氯贝丁酯类,如非诺贝特(fenofibrate)等。中药黄芪可明显促进肝脏合成白蛋白,根据其辨证特点,使用不同的剂量(30~60g/d)水煎服。

## 八、预后

决定预后的主要因素包括:①病理类型。微小病变型肾病和轻度系膜增生性肾小球肾炎预后好,但应注意防止复发,治疗要正规彻底;早期膜性肾病有一定的缓解率,晚期则难于缓解;系膜增生性肾小球肾炎、局灶性节段性肾小球硬化及重度系膜增生性肾小球肾炎预后较差。②临床因素。长期得不到控制的大量蛋白尿、严重高血压及肾功能损害者预后较差。③激素治疗效果。激素敏感者预后相对较好，激素抵抗者预后较差。④并发症。有反复感染、血栓栓塞并发症者也影响预后。

（任　昊）

## 学习小结

肾病综合征的诊断标准包括：①大量蛋白尿（>3.5g/24h）；②低蛋白血症（血浆白蛋白<30g/L）；③水肿；④高脂血症。其中①②为诊断的必备条件。这些也是肾病综合征典型临床症状，病因有原发性、继发性两大类。原发性肾病综合征常见病理类型有微小病变型肾病、系膜增生性肾小球肾炎、系膜毛细血管性肾小球肾炎、局灶性节段性肾小球硬化、膜性肾病。继发性肾病综合征常见病因有过敏性紫癜肾炎、系统性红斑狼疮、糖尿病、骨髓瘤、淀粉样变等。并发症包括感染、血栓和栓塞、急性肾衰竭、蛋白质及脂肪代谢紊乱。治疗的目的不应仅注重减少尿蛋白，还应重视保护肾功能，减缓肾功能恶化的程度，预防合并症的发生。治疗原则包括几个方面：一般治疗、利尿消肿对症治疗、应用糖皮质激素、CTX 主要治疗、中医中药、并发症治疗。其中激素治疗原则：①起始足量；②缓慢减药；③长期维持。预后个体差异大，通常根据病理类型、临床表现、并发症情况决定。

## 复习参考题

1. 简述肾病综合征的诊断标准及临床表现。

2. 原发性和继发性肾病综合征的病因有哪些？

3. 简述肾病综合征治疗措施。

4. 简述激素治疗肾病综合征的原则。

## 案例 5-4-1

患者，男，38 岁。1 周前因感冒后出现颜面、双下肢水肿，尿量减少至 500ml/d，伴腹胀。查体：T 37.8℃，BP 150/95mmHg，全身水肿，下肢凹陷性水肿，阴囊水肿，双肺下部呼吸音减弱，心脏查体正常，腹部膨隆，移动性浊音阳性。检查血常规：WBC 15.8g/L，中性粒细胞百分比 82%，Hb 154g/L，PLT 384g/L；尿常规：PRO（++++），24h 尿蛋白定量 7.13g/L；血生化：BUN 6.9/L，Scr 122μmol/L；CHOL 14.8mmol/L，TP 30g/L，ALB 13g/L；超声：腹腔积液；X 线：双下肺炎症，双侧胸腔积液。

思考问题：

1. 患者的诊断是什么？

2. 针对该患者的情况，治疗措施有哪些？

3. 糖皮质激素治疗原则是什么？

# 第五章　IgA 肾病

| 学习目标 | |
| --- | --- |
| **掌握** | 主要临床表现和病程特点、诊断与鉴别诊断。 |
| **熟悉** | 肾脏病理学变化。 |
| **了解** | 主要治疗原则。 |

　　IgA 肾病（IgA nephropathy）是指肾小球系膜区以 IgA 或 IgA 沉积为主的原发性肾小球病，是临床上肾小球源性血尿最常见的病因，也是我国最常见的原发性肾小球病。在亚太地区、欧洲和北美洲，IgA 肾病分别占肾活检患者的 30%~40%、20% 和 10%，我国 IgA 肾病占原发性肾小球疾病的 40%~47.2%。

## 一、发病机制与病理

### （一）发病机制

　　既往强调黏膜免疫参与 IgA 肾病发病机制。近年研究证实，IgA 肾病患者肾小球系膜区沉积的 IgA 免疫复合物（IgAIC）或多聚 IgA 为 IgA1，IgA1 的铰链区存在糖基化缺陷，这种异常结构导致 IgA1 具有较高的系膜细胞和细胞外基质亲和力，同时不易与肝细胞结合并清除。多聚 IgA1 或 IgAIC 与系膜细胞结合后，可诱导产生炎症因子、可能激活补体，导致 IgA 肾病病理改变和临床症状。

### （二）病理

　　主要病理改变为系膜增生性肾小球肾炎，光镜下也可呈现轻微病变性肾小球肾炎、毛细血管内增生性肾小球肾炎、局灶性节段性肾小球硬化、系膜毛细血管性肾小球肾炎、新月体性肾小球肾炎、增生硬化性肾小球肾炎等多种类型。免疫荧光均以 IgA 为主呈颗粒样或团块状在系膜区或伴毛细血管壁沉积，常伴有 C3 沉积，也可有 IgG、IgM 沉积但强度较弱。电镜下可见系膜区电子致密物沉积，有时呈巨块样，具有重要辅助诊断价值。

## 二、临床表现

　　好发于青少年，男性多见。起病前多有感染，常为上呼吸道感染（咽炎、扁桃体炎），其次为消化道、肺和尿路感染等。其发病形式多种多样，原发性肾小球疾病的各种表现均可出现。

### （一）血尿

　　几乎所有患者都有血尿。可表现为肉眼血尿和镜下血尿。发作性肉眼血尿最常见，多于上呼吸道感染 24~72h 后，偶可短到数小时后即出现肉眼血尿，持续数小时到数天，可反复发作。肉眼血尿发作后或发作间期，大多数患者可转为镜下血尿。

## （二）蛋白尿

可表现为不同程度的蛋白尿,国内报道10%～20%的IgA肾病患者呈现肾病综合征表现。

## （三）高血压及肾功能损害

可伴有不同程度高血压。少数患者(<5%)可合并急性肾衰竭,部分患者伴肉眼血尿发作,常有严重腰痛,肾活检示广泛红细胞管型和急性肾小管损伤,肾功能常可恢复;部分呈弥漫性新月体形成或伴肾小球毛细血管袢坏死者肾功能进行性恶化,应积极治疗,常需要透析配合。10%～20%的患者10年内进展为慢性肾衰竭。有高血压者其肾功能恶化进展快,预后差。

# 三、实验室检查

尿沉渣检查可见肾小球源性血尿,尿蛋白程度不等,多为轻度蛋白尿(<1g/d),或阴性,少数患者呈大量蛋白尿(>3.5g/d)。30%～50%的患者伴血IgA升高。

# 四、诊断与鉴别诊断

诊断依靠肾活检免疫病理检查,在肾小球系膜区IgA呈团块样或颗粒样沉积,但应与以下肾小球疾病鉴别。

## （一）链球菌感染后急性肾小球肾炎

应与呈现急性肾炎综合征的IgA肾病相鉴别,前者潜伏期长,有自愈倾向,血清C3降低且有动态变化;后者潜伏期短(24～72h),血清C3正常,病情反复。

## （二）非IgA肾病的系膜增生性肾小球肾炎

此型肾炎中约1/3患者表现为肉眼血尿。临床与IgA肾病很难鉴别,须靠免疫病理检查区别。

## （三）遗传性肾小球疾病

以血尿为主要表现的遗传性肾小球病主要包括薄基底膜肾病和Alport综合征。前者表现为持续性镜下血尿,肾脏是唯一受累器官,病程为良性过程;后者是以血尿、进行性肾功能减退、感音神经性聋及眼部病变为临床特点。

## （四）继发性IgA沉积为主的肾小球疾病

1. 过敏性紫癜肾炎　患者可表现为肉眼血尿或镜下血尿。肾脏病理及免疫病理与IgA肾病相同,但前者常有典型肾外表现,如皮肤紫癜、关节肿痛或腹痛血便等可鉴别。

2. 慢性酒精性肝硬化　50%～90%的慢性酒精性肝硬化患者肾脏病理显示系膜区有IgA沉积,但有肝硬化的证据且多数无肾脏受累的临床表现,不难鉴别。

# 五、治疗

IgA肾病的免疫病理表现类似,但临床表现、病理改变和预后差异很大,应根据不同的病理改变和临床表现,制订相应治疗方案。

## （一）单纯性血尿和/或蛋白尿

一般无特殊治疗,应避免劳累,防治感冒及避免肾毒性药物。对于扁桃体反复感染者,应在控制感染和病情稳定后做扁桃体摘除。此类患者一般预后较好,肾功能可较长时间保持在正常范围。

## （二）大量蛋白尿或肾病综合征

病理改变轻微肾功能正常者,单独应用糖皮质激素常可缓解,且肾功能稳定。肾功能受损、病变活动者则需激素及细胞毒药物联合应用。如病理变化重者疗效较差。大量蛋白尿长期得不到控制者,常进展至慢性肾衰竭,预后较差。

### （三）急进性肾小球肾炎

肾活检病理学检查显示以 IgA 沉积为主的新月体性肾小球肾炎或伴毛细血管襻坏死,临床上常呈肾功能急剧恶化。该类患者应按急进性肾小球肾炎治疗,如病理主要为细胞新月体者应予强化治疗(甲泼尼龙和/或环磷酰胺冲击治疗),必要时需配合透析治疗。

### （四）慢性肾小球肾炎

治疗上应以延缓肾功能恶化为目的,积极控制高血压对保护肾功能极为重要。尿蛋白>1g/d 且肾功能正常者可应用 ACEI 或 ARB;尿蛋白>2g/d,病理显示活动性病变为主,可试用糖皮质激素或加用细胞毒药物,以期延缓肾功能恶化。但血肌酐>265μmol/L(3mg/dl)、病理呈慢性病变时,应按慢性肾衰竭处理。有研究显示,服用含 ω-3 多聚不饱和脂肪酸的鱼油 6 个月至 2 年可降低尿蛋白和延缓肾功能恶化。

## 六、预后

单纯性血尿和/或轻度蛋白尿者一般预后较好,肾功能可望较长期地维持正常范围;合并难于控制的严重高血压和大量蛋白尿者,以及呈急进性肾小球肾炎表现的患者,预后差。2011 年国内研究显示 IgA 肾病患者 10 年和 20 年的累计肾生存率为 85% 和 67%。

（焦军东）

---

**学习小结**

IgA 肾病是亚太地区最常见的原发性肾小球疾病,主要病理特点为肾小球系膜区以 IgA 或 IgA 沉积为主,系膜区沉积的糖基化缺陷的 IgA1 是其发生病理改变和临床表现的关键机制。 其病理变化多种多样,病变程度轻重不一, 几乎涉及所有病理类型。

临床表现包含原发性肾小球疾病的各种临床表现,以前驱感染 24~72h 后出现发作性肉眼血尿最为常见。 对于不同的临床表现和病理类型,应选择相应的治疗方案,减少蛋白尿,延缓肾功能恶化。

---

**复习参考题**

1. IgA 肾病的主要临床表现有哪些?

2. 简述 IgA 肾病的诊断标准。

3. IgA 肾病需与哪些疾病鉴别?

# 第六章　间质性肾炎

## 第一节　急性间质性肾炎

急性间质性肾炎（acute interstitial nephritis，AIN）又称急性肾小管-间质性肾炎，是以肾间质炎症细胞浸润及肾小管变性为主要表现的一组疾病。根据其病因可分为药物过敏性、感染相关性及原因不明的特发性 AIN。本节主要叙述药物过敏性间质性肾炎。

### 一、病因与发病机制

引起 AIN 的药物种类很多，以抗生素及非甾体抗炎药最常见，亦可由中草药及其他药物引起。药物作为半抗原与体内蛋白质（载体）结合，引起机体超敏反应，致肾间质及小管病变。有些药物还可同时致肾小球微小病变型肾病。

### 二、病理

病变呈双侧弥漫性分布。双肾大小正常或增大。光镜下见肾间质水肿，弥漫性淋巴细胞、单核细胞及嗜酸性粒细胞浸润，偶可见肉芽肿。肾小管上皮细胞呈空泡及颗粒变性，肾小球和肾血管多正常。免疫荧光多阴性。电镜可进一步证实肾间质及小管病变。

### 三、临床表现

#### （一）全身过敏反应
用药后出现药疹、发热及外周血嗜酸性粒细胞增多，有的患者可有关节痛、腰痛、肾区叩击痛、淋巴结肿大。

#### （二）尿检异常
表现为无菌性白细胞尿、血尿及蛋白尿。常为少量蛋白尿，但若药物同时引起肾小球微小病变型肾病时，则可为大量蛋白尿，乃至肾病综合征。

### （三）肾功能损害

伴或不伴少尿的急性肾损伤，并常因肾小管损害出现肾性糖尿、氨基酸尿、低比重尿及低渗尿。

## 四、诊断

诊断依据为：①近期用药史；②全身过敏反应；③尿检异常；④肾小管及肾小球功能损害。一般认为凡具有①、②及③和/或④者，临床 AIN 诊断即可成立。非典型病例依靠肾活检病理确诊。

## 五、治疗

### （一）停用致敏药物

轻症 AIN 在停药后可自行缓解。

### （二）免疫抑制治疗

重症患者宜服用糖皮质激素，泼尼松 30~40mg/d，病情缓解后逐渐减量至停药，一般用药 2~3 个月。极个别患者需用大剂量甲泼尼龙冲击治疗。

### （三）透析治疗

AIN 致严重肾衰竭的患者应及时行透析治疗。

# 第二节　慢性间质性肾炎

慢性间质性肾炎（chronic interstitial nephritis，CIN）又称慢性肾小管-间质性肾炎，是以肾间质纤维化及肾小管萎缩为主要病理表现的慢性疾病。

## 一、病因与发病机制

CIN 病因多种多样，常见病因有：①微生物感染，如细菌、病毒、真菌等；②药物，包括镇痛药、环孢素、顺铂及含马兜铃酸的中药；③理化因素，放射线照射、重金属和有机溶剂；④免疫性疾病，如系统性红斑狼疮、干燥综合征等；⑤代谢性疾病，如高尿酸血症、高钙血症等；⑥血液病，如镰状细胞病、轻链病、淋巴瘤等；⑦遗传性疾病，如巴尔干肾病。

## 二、病理

双肾缩小，肾皮质萎缩。光镜下弥漫性肾间质纤维化，可伴淋巴及单核细胞浸润，肾小管萎缩，严重时可见肾小球缺血性皱缩或硬化。

## 三、临床表现

本病缓慢隐袭进展，早期多无症状，首先呈现肾小管功能障碍。近端肾小管重吸收功能障碍可致肾性糖尿、氨基酸尿及磷酸盐尿，即 Fanconi 综合征；远端肾小管浓缩功能障碍可致夜尿多、尿比重及渗透压减低，肾小管酸化功能障碍致肾小管性酸中毒。血肌酐升高，并与严重贫血不成比例；尿常规一般仅轻度异常。

## 四、诊断

以下情况应考虑 CIN：①存在导致 CIN 的诱因，如长期服用镇痛药、慢性尿路梗阻等；②临床表现有肾小管功能障碍，如夜尿增多、肾小管性酸中毒等，或原因不明的肾衰竭且无明显水肿和高血压者；③尿液检查表现为严重肾小管功能受损。如少量小分子蛋白尿，尿 $\beta_2$ 微球蛋白、尿 N-乙酰-$\beta$-氨基葡萄糖苷酶升高，可有糖尿、氨基酸尿等。确诊依靠肾穿刺病理检查。

## 五、治疗

在 CIN 早期,应积极去除致病因素。晚期进入尿毒症后应予透析或肾移植治疗。

（胡　颖）

**学习小结**

间质性肾炎由多种病因引起，以肾小管间质炎症损伤为主，临床以肾小管损伤和功能障碍为特征。药物过敏性间质性肾炎主要表现为发热、皮疹、嗜酸细胞增多，伴急性肾损伤。治疗以停用可疑致敏药物最关键。慢性间质性肾炎常缺乏自觉症状，缓慢进展，导致慢性肾衰竭。

**复习参考题**

简述药物过敏性间质性肾炎的典型临床表现、诊断及治疗。

# 第七章　　尿路感染

## 学习目标

| 掌握 | 尿路感染的临床表现、主要实验室诊断方法及治疗原则。 |
| --- | --- |
| 熟悉 | 尿路感染的分类、易感因素。 |
| 了解 | 尿路感染的病因和病理变化。 |

　　尿路感染(urinary tract infection,UI),是由病原微生物所致的泌尿系感染性炎症。根据发病部位分为上尿路感染(主要是肾盂肾炎)和下尿路感染(主要是膀胱炎);根据发病情况分为急性和慢性尿路感染;如合并存在有尿路梗阻的情况则称为复杂性尿路感染。本病以女性、老年人和免疫力低下、尿路畸形患者多见;男性患者除非存在易感因素,否则少见。

## 一、病因

　　病原微生物主要是细菌。常为一种致病菌感染,极少数为两种以上细菌混合感染。最常见的致病菌是大肠埃希氏菌最常见,占尿路感染的70%以上,其次是副大肠埃希氏菌、克雷伯菌、变形杆菌、产气杆菌、产碱杆菌、葡萄球菌和铜绿假单胞菌。凝固酶阴性的葡萄球菌(柠檬色葡萄球菌和白色葡萄球菌)多见于性生活较频的妇女。厌氧菌感染偶可发生于复杂性尿路感染。其他病原微生物如真菌、衣原体、结核分枝杆菌及病毒均可导致尿路感染,但极少见。

## 二、发病机制

### (一)感染途径

　　①上行感染:最为常见,即细菌沿尿道、膀胱、输尿管上行至肾盂引起感染;②血行播散感染:少数患者,尿路感染继发于全身败血症或菌血症,系细菌从体内原发感染灶入血而播散到肾脏引起肾盂肾炎,多为金黄色葡萄球菌、假单胞菌属及沙门氏菌菌血症所致;③其他少见途径:如细菌通过外伤或泌尿系周围脏器感染灶直接侵入为直接感染,或通过淋巴管从下腹部及盆腔器官感染灶侵入肾脏为淋巴道感染。

### (二)易感因素

1. 尿路局部的抵抗力削弱

　　(1) 尿路梗阻:尿流不畅是尿路感染最重要的易感因素。包括尿路器质性梗阻或功能异常,如尿路结石、肿瘤、狭窄或神经性膀胱,或尿路畸形和结构异常如肾发育不全、多囊肾、游走肾、海绵肾、马蹄肾、肾下垂、肾盂及输尿管畸形等,这种情况的尿路感染称为复杂性尿路感染。此外,膀胱输尿管反流、妊娠子宫压迫输尿管时也容易发生尿路感染。

（2）医源性因素：包括尿路器械检查如膀胱镜检、输尿管插管、逆行肾盂造影以及保留导尿后。

2. 易于发生尿路感染的某些基础疾病或者诱因

（1）尿道内或尿道口周围有炎症病灶，如女性尿道旁腺炎、妇科炎症、尿道异物，男性包茎、细菌性前列腺炎等均易引起尿路感染。

（2）机体抵抗力低下，长期卧床、严重慢性病如重症肝病、糖尿病、晚期肿瘤以及长期使用免疫抑制剂等，均易发生尿路感染。

### （三）细菌的致病力

细菌进入膀胱后，是否引起尿路感染，还取决于其特殊的致病力。其他如细菌的吸附能力如黏附素、细菌菌毛等，也是引发尿路感染的重要因素。

## 三、病理变化

### （一）急性膀胱炎

膀胱黏膜及黏膜下组织充血、水肿和白细胞浸润，较重者有点状或片状出血，并可出现黏膜溃疡，上皮细胞肿胀。

### （二）急性肾盂肾炎

以单侧肾脏受累多见。肾盂肾盏黏膜充血、水肿、表面有脓性分泌物，黏膜下可有细小的脓肿。镜下可见病灶内肾小管腔中有脓性分泌物，小管上皮细胞肿胀、坏死、脱落。肾间质内有白细胞浸润和小脓肿形成，炎症剧烈时可有广泛性出血。

### （三）慢性肾盂肾炎

双肾大小不对称。病变肾脏体积缩小，外观凹凸不平；肾皮质及乳头部有瘢痕形成，肾盂、肾盏呈慢性炎症、纤维化、变形或扩张；皮质厚薄不规则。肾小管萎缩、肾间质淋巴单核细胞浸润、纤维化等慢性炎症表现，晚期可出现肾小球硬化。

## 四、临床表现

### （一）急性膀胱炎

主要表现为尿频、尿急、尿痛、下腹不适等典型的尿路刺激征。一般无明显的全身感染中毒症状。体检可见耻骨上区域压痛。常有白细胞尿，约30%有血尿，偶可有肉眼血尿。

### （二）肾盂肾炎

1. 急性肾盂肾炎　①急性起病，可有尿路刺激症状：尿频、尿急、尿痛；②常有腰痛和/或下腹部痛，体检在肋脊角、季肋点、输尿管点有压痛和/或肾区叩击痛；③可有全身感染中毒症状，如畏寒、寒战、发热、头痛、恶心、呕吐及外周血白细胞升高。但不少患者缺乏全身症状，症状与膀胱炎相同，需注意鉴别。

2. 慢性肾盂肾炎　病程隐匿。临床表现为：①尿路感染的症状，患者可表现为间歇性无症状性细菌尿，和/或间歇性尿急、尿频等排尿不适的症状或低热；②慢性间质性肾炎，表现为肾小管浓缩稀释功能及酸化功能障碍，出现多尿、夜尿、低比重尿、低渗尿，甚至发生肾小管性酸中毒等；③晚期肾功能受损，可出现高血压、肾小球功能损害、氮质血症，直至尿毒症。

### （三）无症状性细菌尿

患者无尿路感染的临床症状，但尿培养提示存在有真性菌尿。

## 五、急性并发症

### （一）肾乳头坏死

是急性肾盂肾炎的严重并发症之一，指肾乳头及其临近肾髓质发生缺血性坏死，常发生于伴有糖尿病或尿路梗阻时。主要表现为寒战高热、剧烈腰痛和血尿等,从尿中可排出坏死组织。静脉肾盂造影可见肾乳头区有"环形征"。可并发革兰氏阴性杆菌败血症,或导致急性肾损伤。

### (二)肾周脓肿

多在糖尿病、尿路结石等基础上发生。表现为明显的一侧腰痛,向健侧弯腰时疼痛加剧,超声或 CT 等检查有助于诊断。

### (三)革兰氏阴性杆菌败血症

常见于复杂性尿路感染患者。临床上患者畏寒、寒战、高热,甚至休克。血培养可见与尿培养相同的细菌生长。

## 六、辅助检查

### (一)尿常规检查

可见白细胞尿,尿白细胞≥5 个/高倍视野,如发现白细胞管型则有助于肾盂肾炎的诊断。镜下血尿见于 50% 左右的急性尿路感染患者,极少数患者有肉眼血尿,尿蛋白常为−~+。

### (二)尿细菌学检查

是诊断尿路感染的关键。为了保证阳性率,尿标本采集时应注意:①近 1 周内没有使用抗生素;②采集的尿液标本宜在膀胱内停留 4~6h 以上,③标本采集后室温下放置不超过 1h。

1. 细菌定性检查  包括:①耻骨上膀胱穿刺尿细菌定性培养有细菌生长,是诊断尿路感染的金标准,但为有创性检查。②尿涂片镜检细菌,是一种快速简单诊断有意义细菌尿的方法。可采用非离心清洁中段尿直接涂片作革兰氏染色,油镜下观察,如平均每个视野≥1 个细菌为有意义的细菌尿。其符合率可达 90% 以上,但阴性结果也不能排除尿路感染的诊断。

2. 尿细菌定量培养  清洁中段尿细菌培养菌落计数≥$10^5$/ml,提示尿路感染;($10^4$~$10^5$)/ml 为可疑阳性,需复查;如为<$10^4$/ml,则可能是污染。

### (三)感染定位检查

下列检查可有助于上尿路感染的诊断:①血常规白细胞可轻或中度增加,中性白细胞增多,核左移;②尿沉渣抗体包裹细菌检查阳性;③存在有肾小管功能受损的证据:尿 N-乙酰-β-氨基葡萄糖苷酶(NAG)、尿 $β_2$ 微球蛋白($β_2$-MG)、T-H 糖蛋白(Tamm-Horsfall 蛋白)含量升高、低渗尿和低比重尿等。

### (四)影像学检查

超声可显示尿路结石、梗阻、肾脏大小、肾积水、肾结核及肾周脓肿等。静脉肾盂造影(IVP)的适应证为:反复发作的尿路感染,疑有复杂性尿路感染者以及男性尿路感染者。尿路感染急性期不宜进行 IVP 检查。

## 七、诊断

### (一)首先明确是否为尿路感染

凡是有真性细菌尿者,都可诊断为尿路感染。真性细菌尿的定义为:①膀胱穿刺尿定性培养有细菌生长。②有尿路感染临床症状,清洁中段尿细菌定量培养菌落计数≥$10^5$/ml 可诊断;如无尿路感染症状,则要求 2 次清洁中段尿培养的细菌菌落计数均≥$10^5$/ml,且为同一菌种,才能确定为真性细菌尿(即无症状性细菌尿);如菌落计数为($10^4$~$10^5$)/ml,应复查,并结合临床进行诊断。③新鲜非离心清洁中段尿直接涂片作革兰氏染色,油镜下观察≥1 个细菌/视野。

### (二)尿路感染的定位诊断

1. 急性膀胱炎  临床上仅以尿路刺激征为主要表现。没有腰痛、肾区叩击痛、输尿管点压痛,发热及白细胞增加等感染中毒症状不明显。

2. 肾盂肾炎　有下列情况要考虑肾盂肾炎：①明显的全身感染中毒表现；②有明显的腰痛及肋脊角、输尿管点压痛或肾区叩击痛；③实验室检查有提示为上尿路感染的证据。

### （三）明确是急性还是慢性肾盂肾炎

慢性肾盂肾炎可间歇发生尿路刺激征或间歇出现真性细菌尿，并至少具有以下之一：①存在有肾小管功能持续损害的证据，出现尿浓缩功能或酸化功能障碍；②超声、X线检查、IVP或CT等发现有双肾不对称性缩小，病变侧肾脏有局灶的、粗糙的皮质瘢痕形成，肾盂肾盏扩张变钝等。

### （四）再发性尿路感染

不管是急性还是慢性尿路感染，在治疗后又反复发作者即再发性尿路感染，可分为复发和重新感染。

复发：是指由原先的致病菌再次引起尿路感染，通常是在停药1个月内发生。复发的原因可能与患者尿路解剖或功能异常、病变部位瘢痕形成有关，或者是上次治疗的失败。

重新感染：是由另外一种新的致病菌侵入尿路引起的感染，常于停用抗菌药物1个月以后才发病。重新感染表示尿路局部免疫力低下。

### （五）并发症诊断

须注意有无肾乳头坏死、肾周围脓肿和败血症。

### （六）需与以下疾病鉴别

1. 泌尿系结核　本病尿频、尿急、尿痛症状尤其突出，一般抗菌治疗无效，多次晨尿结核分枝杆菌培养可有阳性发现，尿沉渣可找到抗酸杆菌，而普通细菌培养阴性。静脉肾盂造影可发现肾盏虫蚀样缺损或挛缩膀胱，部分患者可有肺、附睾等肾外结核。经抗菌药物治疗后，仍残留有尿路感染症状或尿沉渣异常者，应注意肾结核的可能性。

2. 尿道综合征　患者虽有尿频、尿急、尿痛，但多次检查均无真性细菌尿。尿道综合征分为：①感染性尿道综合征。有白细胞尿，患者常有不洁性交史，由沙眼衣原体或支原体、单纯疱疹病毒或淋球菌感染引起，是一种性病。②非感染性尿道综合征。常见于中年妇女，可能是焦虑性精神状态所致。无白细胞尿，病原体检查阴性。

3. 前列腺炎　常有尿急、尿痛、下腹痛症状，需与膀胱炎、尿道炎鉴别。但前列腺炎患者按摩和挤压前列腺其分泌物培养可见细菌生长，或支原体、沙眼衣原体检查阳性，并显著高于第一次排尿或中段尿检查的结果，有助于鉴别。

## 八、治疗

### （一）一般治疗

急性期应注意休息、多饮水、勤排尿；口服碳酸氢钠1.0g，每日3次，以碱化尿液减轻尿路刺激征。对反复发作的尿路感染，应积极寻找病因，及时去除诱因。

### （二）急性膀胱炎

抗生素治疗可采用单剂量疗法、3d短程疗法和7d疗法。①单剂量疗法：给予磺胺甲基异噁唑2.0g、甲氧苄啶0.4g、碳酸氢钠1.0g或氧氟沙星0.4g，一次顿服。此方法复发率较高。②短程疗法：给予复方磺胺甲基异噁唑2片，每日2次，或氧氟沙星0.2g，每日2次，总疗程3d，本方法复发率较低。③7d疗法：男性患者、孕妇、合并糖尿病等免疫功能低下者、复杂性尿路感染或拟诊为肾盂肾炎患者均不宜用单剂量疗法或短程疗法，应持续抗生素治疗7d。

于疗程完毕后1周应复查尿细菌定量培养和尿常规，如仍有细菌尿，且为相同细菌，则为急性肾盂肾炎，按肾盂肾炎处理；如仍有尿路刺激症状，但没有细菌尿和白细胞尿，则很可能为非感染性尿道综合征。

### （三）急性肾盂肾炎

1. 轻型急性肾盂肾炎　经短程治疗失败的尿路感染，或有轻度发热的肾盂肾炎，宜口服有效抗菌药物治疗 14d，喹诺酮类药为首选。如用药 72h 仍未显效，应按药物敏感试验结果选用敏感抗菌药物。

2. 中度严重的肾盂肾炎 对于全身感染中毒症状较重的，宜采用静脉注射抗菌药物，常用的药物为新一代喹诺酮类、阿莫西林，必要时加用或改用头孢噻肟钠每日 2g，每 8h 一次，静脉滴注。合并妊娠的患者，首选氨苄西林治疗。治疗 72h 后效差者，应按药物敏感试验结果选用敏感抗菌药物。如经 14d 治疗后，如尿菌仍为阳性，应参考药敏试验选用强力有效的抗生素，治疗 4~6 周。

3. 重症肾盂肾炎 多为复杂性尿路感染，全身感染中毒症状重，甚至出现败血症、感染性休克等严重并发症。可选用下述药物联合治疗：①半合成的广谱青霉素，如美洛西林 2~3g，每 8h 或每 12h 静脉滴注 1 次；②第三代头孢菌素类，如头孢他啶（ceftazidime）2~4g，分 2 次静脉滴注，或头孢哌酮钠（cefoperazone）2g，每 8h 静脉滴注 1 次；③氨基糖苷类抗生素，如妥布霉素，剂量 1.7mg/kg，每 8h 静脉滴注 1 次。本类药物在肾功能减退时必须慎用。一般采用上述①+③或②+③的联合方式有协同作用。复杂性尿路感染应采用 14d 或更长疗程抗感染治疗，并积极去除病因或诱因。

对于严重并发症如肾乳头坏死者，需积极加强感染控制和解除尿路梗阻；对于合并肾周脓肿者，宜选用强有力的抗菌药物，加强支持治疗，必要时需切开引流。

在疗程结束时及停药后第 2、6 周应分别作尿细菌定量培养，以后每月复查一次，共 1 年。如追踪过程中发现尿路感染复发应再行治疗。

#### （四）再发性尿路感染

对于反复发作的尿路感染患者，应积极寻找易感因素，并加以纠正。包括慢性肾盂肾炎在内，再发性尿路感染急性发作时按急性肾盂肾炎处理。

复发：应解除梗阻等诱因，并应根据药敏结果选用强有力的杀菌药，在允许范围内用最大剂量，治疗 6 周或以上。

重新感染：由于反复重新感染表示尿路局部免疫力低下，应考虑用长疗程低剂量抑菌疗法作预防性治疗。在每晚临睡前排尿后服用 1 次，如复方磺胺甲基异噁唑半片或一片、呋喃妥因 50mg 或氧氟沙星 100mg，每 2~4 周更换药物，酌情使用半年至 1 年以上。

#### （五）无症状性细菌尿

对妊娠妇女、学龄前儿童、肾移植患者、合并尿路梗阻、糖尿病或其他免疫功能低下的患者，宜积极予抗菌药物治疗。

## 九、预后

①急性非复杂性尿路感染经治疗后 90% 以上可治愈；②急性复杂性尿路感染治愈率低，但纠正了易感因素，可改善预后；③部分慢性肾盂肾炎最终可发展为慢性肾衰竭。

## 十、预防

①多饮水、勤排尿；②注意保持会阴部清洁；③与性生活有关的，于性交后即排尿，并按常用量服一次抗菌药物作预防；④及早解除尿路感染的易感因素，如有糖尿病的应控制好血糖，尽量避免使用尿路器械，如确有必要留置导尿管，必须严格执行有关护理规定。

（杜晓刚）

**学习小结**

大肠埃希氏菌是尿路感染最常见的病原菌，以上行感染最为常见。

如有明显的全身感染中毒表现、腰痛、肾区叩击痛，白细胞管型、尿抗体包裹细菌检查阳性、有肾小管功能受损的证据则提示肾盂肾炎；如存在有肾小管功能持续损害的证据和影像学发现有受累肾脏有结构形态改变则提示为慢性肾盂肾炎。

对于急性膀胱炎抗生素治疗可以选用单剂量疗法、3d 短程疗法和 7d 疗法。 轻型急性肾盂肾炎宜口服有效抗菌药物治疗 14d，中度严重的宜采用静脉注射抗菌药物，重症者可联合抗生素治疗，复杂性尿路感染应采用 14d 或更长疗程抗感染治疗，并积极去除病因或诱因。 尿路感染复发者应根据药敏结果选用强有力的杀菌药治疗 6 周或以上，重新感染者应考虑用长疗程低剂量抑菌疗法作预防性治疗半年至 1 年以上；对于对妊娠妇女、学龄前儿童、肾移植患者、合并尿路梗阻、糖尿病或其他免疫功能低下的无症状性细菌尿患者，宜积极予抗菌药物治疗。

## 复习参考题

1. 急性肾盂肾炎有哪些严重急性并发症？
2. 如何诊断慢性肾盂肾炎？
3. 什么是再发性尿路感染？
4. 如何治疗一个妊娠中后期的无症状性细菌尿患者？

# 第八章

# 肾小管疾病

05:08版

| 学习目标 | |
|---|---|
| **熟悉** | 各型肾小管酸中毒的特征。 |
| **了解** | 肾小管疾病的发病机制。 |

## 第一节　肾小管性酸中毒

肾小管性酸中毒（renal tubular acidosis，RTA）是指近端肾小管和/或远端肾小管功能障碍引起的代谢性酸中毒，主要临床表现：①高血氯性代谢性酸中毒；②水、电解质紊乱，包括低钾血症、高钾血症、低钠血症、低钙血症；③骨病，包括肾性佝偻病或骨软化症；④尿路症状，包括多尿、多饮。部分患者虽有肾小管酸化功能障碍，但临床尚无酸中毒表现，称为不完全性 RTA。

依据病变部位及发病机制的不同，RTA 被分为 4 型。

## 一、远端肾小管性酸中毒（Ⅰ型）

### （一）病因与发病机制

远端肾小管性酸中毒（distal renal tubular acidosis，dRTA）系由远端肾小管不能在管腔液与管周液间形成氢离子（$H^+$）梯度，因而不能正常酸化尿液，尿铵和可滴定酸排出减少，产生代谢性酸中毒。病因分原发性与继发性两大类，前者多为先天性肾小管功能缺陷，与遗传有关，为常染色体显性遗传，自幼发病；后者常继发于各种肾小管-间质疾病，尤以慢性肾小管-间质性肾炎引起者最多见。

### （二）临床表现

本型 RTA 好发于女性，多见于 20~40 岁，轻者可无症状。

1. 高血氯性代谢性酸中毒　由于肾小管泌 $H^+$ 或 $H^+$ 梯度形成障碍，患者尿中可滴定酸及铵（$NH_4^+$）减少，尿 pH 通常>6.0，血 pH 下降，血清氯离子（$Cl^-$）增高，而阴离子间隙（AG）正常。临床表现食欲缺乏、乏力、呼吸深长。

2. 低钾血症　管腔内 $H^+$ 减少，钾离子（$K^+$）替代 $H^+$ 与钠离子（$Na^+$）交换，使 $K^+$ 从尿中大量排出，导致低钾血症。临床上患者出现肌无力、周期性瘫痪、心律失常及低钾血症肾病。

3. 钙磷代谢障碍　酸中毒抑制肾小管对钙的重吸收，抑制维生素 D 的活化，故患者呈现高钙尿及低钙血症，后者致继发甲状旁腺功能亢进，导致低血磷。严重钙磷代谢紊乱常引起骨病（如骨质疏松、骨软化）、肾结石及肾钙化，可影响小儿生长发育，导致佝偻病。

### （三）诊断

出现 AG 正常的高血氯性代谢性酸中毒、低钾血症、尿中可滴定酸及 $NH_4^+$ 减少，尿 pH>6.0，则远端

RTA 诊断成立。如伴低血钙、低血磷、骨病、肾结石或肾钙化,则更支持诊断。对不完全性远端 RTA 患者,可作氯化铵负荷试验(肝病患者用氯化钙代替),即口服氯化铵 0.1g/(kg·d),连续 3d,如血 pH<7.34 或 $CO_2$-CP ≤20mmol/L,而尿 pH 不能降至 5.5 以下,则有助诊断。

### (四)治疗

1. 继发性远端 RTA 应积极治疗原发疾病。

2. 对症治疗

(1)纠正酸中毒及低钾血症:常用枸橼酸钠钾合剂(每 1000ml 蒸馏水中加枸橼酸钠及枸橼酸钾各 100g),50~100ml/d,分三次服,也可使用碳酸氢钠。

(2)防治肾结石、肾钙化及骨病:服枸橼酸合剂后,尿钙将主要以可溶性的枸橼酸钙排出,可预防肾结石及肾钙化。对有骨病而无肾钙化的患者,可小心试用钙剂与骨化三醇治疗。

## 二、近端肾小管性酸中毒(Ⅱ型)

### (一)病因与发病机制

近端肾小管性酸中毒(proximal renal tubular acidosis,PRTA)系由近端肾小管重吸收 $HCO_3^-$ 功能障碍引起。病因分为原发性和继发性两大类,前者与遗传有关,后者可由多种原因如 Fanconi 综合征、肾小管-间质疾病、重金属(铅、镉、汞)或药物中毒(如庆大霉素、四环素、精氨酸)等。

### (二)临床表现

本型 RTA 常于幼年发病,可有家族史,较多见于男性。其与远端 RTA 比较有如下特点:

1. 均表现为 AG 正常的高血氯性代谢性酸中毒,但患者尿中 $HCO_3^-$ 增多,可滴定酸及 $NH_4^+$ 正常,由于尿液仍能在远端肾小管酸化,故尿 pH 常在 5.5 以下。

2. 低血钾较明显。

3. 低血钙与低血磷比远端 RTA 轻,肾结石及肾钙化少见。近端 RTA 如伴复合性近端肾小管功能缺陷,表现肾性糖尿、氨基酸尿及磷酸盐尿,称为 Fanconi 综合征。此外,患者还可有多尿、烦渴、多饮等表现。

### (三)诊断

出现 AG 正常的高血氯性代谢性酸中毒、低钾血症、尿中 $HCO_3^-$ 增多,近端 RTA 诊断即成立。对可疑患者可作碳酸氢盐重吸收试验,如患者口服或静脉滴注碳酸氢钠后,纠正血浆 $HCO_3^-$ 浓度正常,测定尿 $HCO_3^-$ 排泄分数>15%则可确诊。

$$尿\ HCO_3^-排泄分数 = \frac{尿\ HCO_3^-(mmol/L)×血肌酐(\mu mol/L)}{血浆\ HCO_3^-(mmol/L)×尿肌酐(\mu mol/L)}×100$$

### (四)治疗

继发性近端 RTA 应进行病因治疗,并进行相应的对症治疗。纠正酸中毒及低钾血症与治疗远端 RTA 相似。重症者应服氢氯噻嗪并低钠饮食,以减少细胞外液,促使肾小管对 $HCO_3^-$ 重吸收。

## 三、混合性肾小管性酸中毒(Ⅲ型)

混合性 RTA 是指 Ⅰ、Ⅱ 型 RTA 同时存在,高血氯性代谢性酸中毒中毒明显,临床症状常较重,尿中可滴定酸及 $NH_4^+$ 减少,伴 $HCO_3^-$ 增多。治疗与 Ⅰ、Ⅱ 型 RTA 治疗相同。

## 四、高血钾型远端肾小管性酸中毒(Ⅳ型)

### (一)病因与发病机制

又称全远端型肾小管性酸中毒(generalized renal tubular acidosis,GdRTA)是由于醛固酮分泌减少或远端肾小管对醛固酮反应减弱或远端肾小管排泌 $H^+$、$K^+$ 减少与醛固酮分泌减少同时存在,故可发生酸中毒和高钾血症。其病因大多继发于各种肾脏病,以糖尿病肾病、肾小管-间质疾病最常见,也可见于高血压肾硬化、移植肾、艾迪生病(Addison 病)、双侧肾上腺切除术后、假性醛固酮缺乏症、先天性醛固酮合成缺陷等。

### (二)临床表现和诊断

本型 RTA 多见于老年人。临床上以 AG 正常的高血氯性代谢性酸中毒及高钾血症为主要特征,其酸中毒及高钾血症严重,且与肾衰竭程度不成比例。尿 $HCO_3^-$ 排出量增加,尿铵减少。血醛固酮水平降低有助于诊断。

### (三)治疗

应积极治疗原发病,并进行相应的对症治疗。

1. 纠正酸中毒　口服或静脉补充碳酸氢钠。

2. 纠正高钾血症　限制钾摄入,口服袢利尿剂呋塞米,通过继发性醛固酮增多,以促进 $H^+$、$K^+$、$Na^+$ 和 $H_2O$ 排出,静脉注射高渗葡萄糖+胰岛素使钾向细胞内转移,如血钾>6.5mmol/L 时应及时进行透析治疗。

3. 对低肾素、低醛固酮血症者,可予盐皮质激素 9α-氟氢可的松 0.1~0.3mg/d。

# 第二节　Fanconi 综合征

Fanconi 综合征(范科尼综合征)是近端肾小管复合性功能缺陷疾病。

## 一、病因

儿童病例多为遗传病所致,可单独或与其他遗传性疾病并存,如与胱氨酸病、糖原贮积症、肝豆状核变性、眼脑肾综合征(Lowe 综合征)等并存;成人病例多继发于慢性间质性肾炎、移植肾、骨髓瘤性肾病、肾淀粉样变性、肾髓质囊性病、干燥综合征、重金属(汞、铝、镉等)及药物性肾损害。

## 二、临床表现

由于近端肾小管对多种物质重吸收障碍,致临床上出现肾性糖尿、氨基酸尿、磷酸盐尿、高钙尿、尿酸盐尿及碳酸盐尿及近端 RTA 表现(见本章第一节)。严重者可因低钙血症引起继发性甲状旁腺功能亢进,致肾性骨病,表现为骨痛、小儿佝偻病和成人骨软化症。

## 三、诊断

根据上述典型临床表现即可诊断,其中肾性糖尿、氨基酸尿及磷酸盐尿为诊断必需指标。

## 四、治疗

除病因治疗外,应予碳酸氢钠或枸橼酸钠钾合剂纠正酸中毒及低钾血症。低血钙及低血磷可补充骨化三醇或中性磷酸盐。

(任　昊)

**学习小结**

肾小管性酸中毒主要临床表现包括:①高血氯性代谢性酸中毒;②水、电解质紊乱(低钾血症、高钾血症、低钠血症、低钙血症);③骨病(肾性佝偻病或骨软化症);④多尿、多饮。原发性病因多为先天性，与遗传有关，继发性病因多为各种肾小管-间质疾病。 通过血气检查、尿 pH、尿 $HCO_3^-$、滴定酸及 $NH_4^+$ 及血清电解质等相关检查可以判断肾小管性酸中毒类型。 治疗关键应积极治疗原发病，并进行相应的对症治疗。 Fanconi 综合征是近端肾小管酸中毒合并肾性糖尿、氨基酸尿及磷酸盐尿的复合性功能缺陷疾病。

## 复习参考题

1. 简述肾小管性酸中毒的分类。

2. 肾小管性酸中毒的临床表现有哪些?

3. 简述肾小管性酸中毒的治疗原则。

# 急性肾损伤

急性肾损伤(acute kidney injury, AKI)是对既往急性肾衰竭(acute renal failure, ARF)这一概念的早期延伸,指由各种病因引起肾功能在短时间内(数小时至数天)快速下降而出现的临床综合征,旨在强调该疾病的早期诊断和治疗。2005年急性肾损伤网络(acute kidney injury network, AKIN)将AKI定义为:病程在3个月以内的肾脏结构或功能异常,包括血、尿、组织学或影像学方面的肾损伤标志物的异常。

## 一、病因和分类

根据发生部位的不同,AKI分为肾前性、肾实质性和肾后性三大类。

肾前性AKI常见病因包括:有效血容量不足(体液丢失、休克)、心排血量下降低、全身血管扩张、肾血管收缩等;肾后性AKI源于各种原因导致的急性尿路梗阻(如结石、肿瘤等);肾实质性AKI包括肾小管、肾间质、肾血管和肾小球疾病导致的损伤,其中最常见的是急性肾小管坏死(acute tubular necrosis, ATN),本章做重点介绍。

ATN的病因主要有肾缺血和肾毒素两大类,前者由各种原因引起心排血量急剧减少,使肾脏灌注不足所致;后者由外源性毒素(生物毒素、化学毒素、药物性、造影剂等)和内源性毒素(血红蛋白、肌红蛋白等)所致。

## 二、发病机制

不同病因所致ATN可以有不同的始动因素,肾缺血和肾毒素因素往往互相参与,机制主要涉及肾血管、肾小管和炎症因子等方面。

### (一)肾血管收缩

肾缺血和肾毒素可通过多种神经体液机制引起肾血管收缩,包括肾内RAS激活、血管内皮损伤、交感神经过度兴奋等,造成肾脏有效血流量明显减少,GFR下降。

### (二)肾小管

坏死的肾小管上皮细胞脱落堵塞管腔造成压力过高,一方面阻碍肾小球滤过,另一方面堵塞管腔中的液体反漏至肾间质,引起肾间质水肿,压迫肾单位,进一步降低GFR。

## （三）炎症因子参与

肾缺血毒素可通过释放炎症因子（IL-6、IL-18、TNF-α、TGF-β、MCP-1 等）引起微血管损伤及细胞代谢紊乱，导致肾组织的进一步损伤，GFR 下降。

## 三、病理

病理损害部位和程度随病因和疾病严重程度不同而异。典型的 ATN 肉眼见肾脏体积增大，质软，光镜检查可见肾小球正常，病变集中在肾小管及间质。表现为小管上皮细胞变性、坏死、脱落，管腔内充满坏死细胞、管型和渗出物。严重者肾小管基底膜可发生断裂、溃破以致管腔内容物进入间质，引起间质水肿、充血和炎性细胞浸润。若病变累及邻近小静脉，可引起血栓形成或间质出血。

## 四、临床表现

AKI 临床表现差异较大，与病因和疾病所处的不同阶段有关。典型的 ATN 临床病程可分三期：少尿期、多尿期及恢复期。但有些患者三个期并不一定均出现。有些患者尿量并不减少，24h 尿量在 400ml 以上，称为非少尿型 AKI，此型大多病情相对较轻，预后也较好。

### （一）少尿期

一般持续 1~2 周，延长者可达 4~6 周。少尿期越长，病情越严重。其主要表现：

1. 尿量减少　尿量骤然或逐渐减少，每日尿量少于 400ml 称为少尿，少于 100ml 称为无尿。非少尿型急性肾衰竭患者尿量虽然不少，但血清肌酐每日仍可上升 44.2μmol/L 以上。

2. 全身各系统症状　根据病情，是否合并水、电解质、酸碱平衡紊乱及脏器损害程度而有不同。①消化系统症状：常有恶心、呕吐、食欲减退、腹胀、腹泻，严重者有消化道出血。②循环系统症状：可因水钠潴留而诱发高血压、心力衰竭、肺水肿、心律失常等。由感染、中毒、失水等引起者，血压可偏低。③呼吸系统症状：可因严重感染、容量负荷过重等诱发急性呼吸窘迫综合征。④神经系统症状：可有性格改变、意识障碍、抽搐、昏迷、谵妄等。⑤血液系统症状：可出现轻度贫血，严重急性肾损伤患者可有出血倾向，甚至发生弥散性血管内凝血（DIC）。上述各系统症状如在 AKI 时表现突出，提示患者已发生多器官功能衰竭。

3. 电解质及酸碱平衡失调　常伴高钾血症、代谢性酸中毒，尤常见于 AKI 合并高分解代谢状态者。也可有稀释性低钠血症。持续时间较长者，可有低钙和高磷血症。

### （二）多尿期

当每日尿量逐渐增加至 2500ml 以上，即为多尿期，通常持续 1~3 周。此期肾小管上皮细胞功能有一定程度恢复，但对水钠重吸收尚未完全正常，加之体内积聚的代谢产物在通过肾单位时产生渗透性利尿，致尿量增多，每日可达 3000ml 以上。系统症状大多逐渐减轻。此期应注意水电解质平衡，避免出现脱水、血压下降、高钠血症等。

### （三）恢复期

尿量正常或偏多，肾功能恢复或基本恢复正常。少数患者遗留不同程度的持续性肾功能损害。

## 五、实验室与辅助检查

### （一）血液检查

可有轻中度贫血；尿素氮和肌酐进行性上升，两者比值（以 mg/dl 为单位）常小于 10:1~15:1；动脉血气显示酸中毒；电解质检查可显示高钾血症、低钠血症、低钙血症和高磷血症。

### （二）尿液检查

尿常规检查尿蛋白多为 ±~+，以小分子蛋白为主。尿比重降低多固定在 1.015 以下，尿渗透压<

$350\text{mOsm}/(\text{kg} \cdot \text{H}_2\text{O})$，尿钠含量增高，多在 $40 \sim 60\text{mmol/L}$，钠排泄分数>1%。

### （三）影像学检查

对疑有尿路梗阻应做泌尿系超声或 CTU，对疑有血管病变者应行 CT 或 MR 或血管造影，但应考虑造影剂对肾功能的影响。

## 六、诊断与鉴别诊断

当患者在感染、严重创伤、烧伤、大手术后、休克、心力衰竭、严重肝病、使用肾毒性药物等情况下，突然出现尿量明显减少，应考虑 AKI 的可能。AKI 诊断标准：48h 内血肌酐上升≥26.5μmol/L(0.3mg/dl)，或血肌酐升高超过基线 1.5 倍（确认或推测 7d 内发生），或尿量减少为 0.5ml/(kg·h)并持续 6h 以上（排除梗阻性肾病或脱水状态）。

确定为 AKI 后，应考虑是否在慢性肾脏病（chronic kidney disease,CKD）基础上的急性肾损伤（AKI on CKD），并鉴别其为肾前性、肾后性、肾实质性。

### （一）肾前性 AKI

有血容量不足（体液丢失、休克）或心力衰竭、肝病病史，体检发现皮肤及舌黏膜干燥、直立性低血压等，补充血容量后尿量增多，结合下列血、尿诊断指标检查则可诊断肾前性 AKI（表 5-9-1）。

表 5-9-1　肾前性 AKI 和 ATN 的尿液分析

| 尿液检测 | 肾前性 AKI | ATN |
| --- | --- | --- |
| 尿比重 | >1.020 | <1.010 |
| 尿渗透压/(mOsm·kg$^{-1}$·H$_2$O$^{-1}$) | >500 | <350 |
| 尿钠浓度/(mmol·L$^{-1}$) | <20 | >40 |
| 钠排泄分数/% | <1 | >1 |
| 血 BUN 与血 Cr 比值 | >20 | <(10~15):1 |

注：钠排泄分数（%）=（尿钠×血肌酐）/（血钠×尿肌酐）×100%；AKI 为急性肾损伤；ATN 为急性肾小管坏死。

### （二）肾后性 AKI

患者常突然完全性无尿或间歇性无尿，或伴肾绞痛，或腹腔、盆腔、后腹膜、前列腺有肿瘤病史，超声及放射影像学检查有助于确诊。

### （三）ATN 与其他肾实质性 AKI 的鉴别

急进性肾炎、急性间质性肾炎、血栓性微血管病、恶性高血压、结缔组织病如狼疮肾炎等均可导致 AKI，临床无法鉴别时建议行肾穿刺活检，有助于明确诊断。

## 七、治疗

### （一）积极纠正可逆的病因

在 AKI 发生的早期及时干预，纠正可逆病因对预后有积极的作用。在任何急性失血、大量体液丢失，心力衰竭，严重感染等情况下，特别老年人、有基础疾病（如糖尿病、高血压）、手术后患者，应密切观察血压、尿量变化，一旦发现血压下降或尿量减少，应及时采取措施。包括输血、等渗盐水扩容、处理休克和感染、停用影响肾灌注或肾毒性的药物、解除尿路梗阻等。

### （二）少尿期的治疗

1. 营养疗法　摄入足够的热量，$30 \sim 35\text{kcal}/(\text{kg} \cdot \text{d})$，以减轻高分解代谢，有助于损伤细胞的修复和再生。摄入蛋白质为 $0.8\text{g}/(\text{kg} \cdot \text{d})$，有高分解代谢或营养不良及接受透析的患者为 $1.0 \sim 1.2\text{g}/(\text{kg} \cdot \text{d})$，脂肪乳剂可以提供足够的必需脂肪酸和总热量。

2. 维持液体平衡　应按照"量出为入"的原则补充液量。一般 24h 补液量=前一日尿量+粪、呕吐物、引流液量及创面渗液量+500ml，同时参考体温、气温和湿度酌情加减。接受透析者可适当放宽补液量。

3. 高钾血症的处理　严格限制含钾药物和食物的摄入。当血钾>6.5mmol/L，需紧急处理：①10%葡萄糖酸钙 10~20ml，稀释后缓慢静脉注射，以对抗钾的心脏毒性；②5%碳酸氢钠 125~250ml 静脉滴注，以纠正酸中毒并促使钾进入细胞内；③50%葡萄糖 50~100ml 加胰岛素 6~12IU 静脉注射，使钾向细胞内转移；④口服离子聚磺苯乙烯促进肠道排钾；⑤透析疗法是治疗高钾血症最有效的方法。

4. 钠平衡失调的处理　稀释性低钠血症，应限制水的摄入，必要时予高渗盐水静脉滴注或透析治疗。如有高钠血症，应适当放宽水的摄入。

5. 代谢性酸中毒的处理　可予5%碳酸氢钠 125~250ml 静脉滴注纠酸。对严重的酸中毒，应立即行透析治疗。

6. 心力衰竭的治疗　最主要是水钠潴留致心脏前负荷增加。此时由于肾脏对利尿剂的反应很差，而心脏泵功能损害并不严重，故洋地黄类药疗效常不佳，内科保守治疗以扩血管为主。最有效的方法是血液滤过，可在短时间内超滤清除大量体液，宜尽早施行。

7. 预防和控制感染　预防和控制感染是降低 AKI 死亡率的重要措施。合理选用抗生素，据 GFR 调整剂量，慎用或不用肾毒性抗生素。

8. 血液净化治疗　凡内科综合治疗无效，出现下列情况者，应进行血液净化治疗：①血钾>6.5mmol/L；②严重酸中毒，动脉血气分析 pH<7.25，或血 $HCO_3^-$<13mmol/L；③血 Cr>442μmol/L 或尿量<0.3ml/(kg·h)持续 24h 以上；④体液潴留过多（如球结膜水肿、中心静脉压高、心音呈奔马律）或尿毒症症状明显（如持续呕吐、嗜睡或烦躁）；⑤败血症休克、多脏器衰竭患者提倡早期肾脏支持治疗。

血液净化技术包括间歇性血液透析、腹膜透析和连续性肾脏替代疗法（continuous renal replacement therapy，CRRT）。

### （三）多尿期的治疗

多尿期早期治疗重点仍以维持水、电解质和酸碱平衡，防治各种并发症及治疗原发病为主。透析患者逐渐减少透析次数直至停止透析。此期补液原则为：比出量少 500~1000ml，并尽量经胃肠道补充，以缩短多尿期。

### （四）恢复期治疗

一般无需特殊处理，但应定期随访肾功能，禁用肾毒性药物。

## 八、预后

AKI 的死亡率较高，预后取决于原发病性质和合并症的严重程度。肾前性和肾后性 AKI 如能早期诊断和治疗，去除病因后肾功能多能恢复到患者之前的基础水平。肾实质性 AKI 无合并症的患者死亡率在10%~30%，合并多器官衰竭的死亡率可达 30%~80%。

（胡　颖）

---

**学习小结**

急性肾损伤（AKI）较急性肾衰竭（ARF）更贴切地反映了急性肾脏损伤的早期阶段。急性肾损伤分肾前性、肾实质性和肾后性三大类，临床最常见的肾前性 AKI 是急性肾小管坏死（ATN）。急性肾小管坏死的常见病因是肾缺血和肾毒素，典型病程分为少尿期、多尿期和恢复期，重症因水钠潴留导致心衰、肺水肿、高钾血症、代谢性酸中毒等。AKI 死亡率较高，改善预后的关键是早期诊断和治疗。

1. AKI、ARF 和 ATN 分别代表什么?

2. ATN 少尿期的临床表现有哪些?

3. ATN 和肾前性 AKI 的鉴别要点是什么?

4. 简述 AKI 血液净化治疗的指征。

# 第十章　慢性肾衰竭

| 学习目标 | |
| --- | --- |
| **掌握** | 慢性肾脏病的定义和慢性肾衰竭的临床表现；明确诊断标准和疾病分期；治疗原则。 |
| **熟悉** | 肾脏替代治疗。 |
| **了解** | 病因和发病机制。 |

## 一、定义与分期

### （一）定义

慢性肾脏病（chronic kidney disease,CKD）是指肾脏损伤（肾脏结构或功能异常）≥3 个月，临床上表现为肾脏病理学检查异常或肾脏损伤（血、尿成分或影像学检查异常），伴或不伴有肾小球滤过率（GFR）下降；或 GFR<60ml/（min·1.73m$^2$）超过 3 个月或以上，有或无肾脏损伤证据。慢性肾衰竭（chronic renal failure,CRF）则是指慢性肾脏病引起的 GFR 下降及与此相关的代谢紊乱和临床症状组成的综合征，简称"慢性肾衰竭"。

### （二）分期

包括肾脏病预后质量指南的 CKD 分期标准（表 5-10-1）和我国 1992 年 6 月 CRF 分期标准（表 5-10-2）。2010 年 10 月改善全球肾脏病预后组织 KDIGO 专家组将 CKD3 期分为 3A（GFR45~59ml/min）和 3B（GFR30~44ml/min）两个阶段，将尿白蛋白/肌酐比值作为 CKD 指标之一，同时建议调整 eGFR 评估方法。

表 5-10-1　慢性肾脏病（CKD）分期

| 分期 | 描述 | 肾小球滤过率/（ml·min⁻¹） |
| --- | --- | --- |
| 1 | 肾功能正常 | ≥90 |
| 2 | 肾功能轻度下降 | 60~89 |
| 3 | 肾功能中度下降 | 30~59 |
| 4 | 肾功能重度下降 | 15~29 |
| 5 | 肾衰竭 | <15 |

表 5-10-2　慢性肾衰竭（CRF）分期

| 分期 | 血肌酐 | | 肾小球滤过率/（ml·min⁻¹） |
| --- | --- | --- | --- |
| | μmol/L | mg/dl | |
| Ⅰ代偿期 | 133~177 | 1.5~2.0 | 50~80 |
| Ⅱ氮质血症期 | 178~442 | 2.1~5.0 | 20~49 |
| Ⅲ肾衰竭期 | 443~707 | 5.1~7.9 | 10~19 |
| Ⅳ终末期（尿毒症期） | ≥707 | ≥8.0 | <10 |

## 二、病因与危险因素

### （一）病因

任何能损害肾正常结构和功能的泌尿系统疾病均可引起慢性肾衰竭。包括原发性和继发性肾脏病：肾小球病、慢性肾盂肾炎、慢性间质性肾炎、梗阻性肾病、肾血管疾病、先天性或遗传性肾脏病、糖尿病肾病、高血压肾病、狼疮肾炎、高尿酸血症肾病、多发性骨髓瘤肾损害等。

### （二）危险因素

1. 慢性肾衰竭进展的危险因素　包括高血糖、高血压、蛋白尿、低蛋白血症、吸烟等。此外，贫血、高脂血症、高同型半胱氨酸血症、营养不良、老年、尿毒症毒素蓄积等也可能参与慢性肾衰竭的进展。

2. 慢性肾衰竭急性加重的因素　主要包括原发病复发或加重、血容量不足、肾脏局部血供急剧减少、严重高血压未能控制、肾毒性药物、尿路梗阻、严重感染、高钙血症及严重肝功能衰竭等。

## 三、发病机制

慢性肾衰竭的进展除各种肾脏病的病因性机制持续存在外，尚存在引起其病理生理持续改变的共同机制。

### （一）慢性肾衰竭进行性恶化的机制

1. 肾单位高滤过　CRF 时残余肾单位肾小球出现高灌注和高滤过状态，促进系膜细胞增殖和基质增加，导致微动脉瘤形成、内皮细胞损伤和血小板聚集增强、炎细胞浸润、系膜细胞凋亡等反应，促使肾小球硬化不断发展。

2. 肾单位高代谢　CRF 时残余肾单位肾小管出现高代谢状况，高代谢引起肾小管氧消耗增加，氧自由基产生增多，代谢性酸中毒促使补体旁路途径激活和膜攻击复合物（C5b-9）的形成，均可造成小管-间质损伤，导致肾小管萎缩、间质纤维化和肾单位进行性损害。

3. 肾组织上皮细胞表型转化　肾小管上皮细胞、肾小球脏层和壁层上皮细胞及肾间质成纤维细胞可在 TGF-β 等生长因子诱导下转化为肌成纤维细胞（myofibroblast，MyoF），促进肾间质纤维化、局灶节段性肾小球硬化的形成。

4. 某些细胞因子的作用　生长因子如 TGF-β、IL-1、AT II 等生长因子均参与肾小球和小管间质损伤，并促进细胞外基质合成增多。

5. 其他　肾脏固有细胞凋亡增加和醛固酮水平升高参与肾小球硬化和间质纤维化的进展。

### （二）尿毒症症状的发生机制

1. 尿毒症毒素　尿毒症时体内有 200 种以上物质的水平高于正常，其中约 30 种物质可能具有毒性作用。尿毒症毒素可分为：①小分子毒性物质（分子量<500D），尿素、肌酐、尿酸、胍类、胺类和吲哚类等；②中分子毒性物质（分子量 500~5000D），主要是甲状旁腺激素（PTH）；③大分子毒性物质（分子量>5000D），如核糖核酸酶、$\beta_2$ 微球蛋白和维生素 A 等。此外，糖基化终产物和终末氧化蛋白产物等也是潜在的尿毒症毒素。

2. 内分泌激素分泌失调　CRF 时肾脏分泌的某些激素如红细胞生成素（EPO）和骨化三醇缺乏，甲状旁腺激素分泌亢进，引起肾性贫血和肾性骨病。

3. 营养物质缺乏　蛋白质和氨基酸、热量、维生素以及微量元素缺乏可引起营养不良、消化道症状及免疫功能下降；铁和蛋白质缺乏加重肾性贫血；左旋肉碱缺乏导致乏力、食欲缺乏、贫血加重。

## 四、临床表现

慢性肾衰竭的不同阶段临床表现不同。慢性肾衰竭早期，除氮质血症外，往往无临床症状或仅有乏力腰酸等;终末期尿毒症时可出现心衰、高钾血症、消化道出血、尿毒症脑病等危及生命的表现。

### （一）水、电解质和酸碱平衡紊乱

1. 代谢性酸中毒　GFR>25ml/min 或 Scr<350μmol/L 时,部分患者因肾小管泌氢障碍或肾小管 $HCO_3^-$ 的重吸收能力下降而出现正常阴离子间隙的高氯血症性酸中毒,即肾小管性酸中毒;GFR<25ml/min 或 Scr >350μmol/L 时,机体代谢产物如磷酸、硫酸等酸性物质因肾脏排泄障碍而潴留,发生高阴离子间隙性代谢性酸中毒,即尿毒症性酸中毒。多数患者能耐受轻度的慢性酸中毒而无临床症状;但当二氧化碳结合力< 15mmol/L,则可出现较明显的症状,如呼吸深长、乏力、食欲缺乏、呕吐等,是心肌收缩力及体内多种酶活性受抑制所致。

2. 水钠代谢紊乱　主要为水钠潴留,也可表现为低血容量和低钠血症。慢性肾衰竭时肾脏调节钠、水的功能减弱,易引起水钠潴留,发生水肿、高血压和心力衰竭;低血容量主要表现为低血压和脱水;低钠血症可因缺钠引起,也可能是稀释性低钠血症,两者临床情况与处理不同,需注意鉴别。

3. 钾代谢紊乱　GFR 降至 20~25ml/min 或更低时,肾脏排钾能力逐渐下降易出现高钾血症;尤其多见于钾摄入过多、酸中毒、感染、创伤、消化道出血等情况时;严重高钾血症(血清钾>6.5mmol/L)需及时抢救治疗。由于钾摄入不足、胃肠道丢失过多或应用排钾利尿剂等因素也可出现低钾血症。

4. 钙磷代谢紊乱　主要为体内钙减少,磷增多。钙缺乏与钙摄入不足、活性维生素 D 缺乏、高磷血症及代谢性酸中毒有关。磷增多与 GFR 下降排磷减少有关。当 GFR<20ml/min 时出现低钙血症和高磷血症,可诱发继发性甲状旁腺功能亢进症和肾性骨营养不良。

5. 镁代谢紊乱　GFR<20ml/min 时由于肾排镁减少,常有轻度高镁血症。

### （二）蛋白质、糖类、脂肪和维生素代谢紊乱

蛋白质代谢紊乱表现为蛋白质代谢产物蓄积(氮质血症),与蛋白质分解增多和/或合成减少有关;糖代谢异常主要表现为糖耐量减低和低血糖症;慢性肾衰竭患者高脂血症常见,常表现为高甘油三酯血症,低密度脂蛋白升高,高密度脂蛋白降低,或轻度高胆固醇血症;维生素代谢紊乱主要表现为维生素 A 水平增高、维生素 $B_6$ 及叶酸缺乏等。

### （三）心血管系统症状

心血管病变是 CRF 患者的主要并发症和最常见的死因。

1. 高血压　大多数慢性肾衰竭患者有不同程度的高血压,高血压由多种因素所致(详见本篇第一章)。少数患者可发生恶性高血压。高血压可引起心力衰竭、动脉硬化及加重肾损害。如无高血压,应注意有否血容量不足、心力衰竭、心包积液或严重心律失常等。

2. 心力衰竭　是尿毒症患者常见的死因。其原因大多与水钠潴留、高血压及尿毒症心肌病有关。

3. 心包病变　心包积液常见,多与尿毒症毒素蓄积、低蛋白血症、心力衰竭等有关;心包炎可分为尿毒症性及透析相关性,透析相关性心包炎积液多为血性。

4. 尿毒症心肌病　其原因可能与代谢产物的潴留、左心室负荷过重、长期贫血、高脂血症、营养不良等有关。临床表现为心脏扩大、心动过速、奔马律、心律失常等。

5. 血管钙化和动脉粥样硬化　主要与高脂血症、高血压、高同型半胱氨酸血症有关,也与 PTH 升高有关。

### （四）胃肠道症状

食欲缺乏是本病最早和最常见的症状。还可有恶心、呕吐、腹泻或消化道出血。透析能使上述症状较快缓解。

### （五）血液系统表现

主要表现为贫血和出血倾向。多数患者因红细胞生成素缺乏而出现轻中度贫血,伴有缺铁等其他因素时贫血加重。晚期 CRF 患者有出血倾向,多与血小板功能降低有关,严重时可发生胃肠道出血、脑出血等。

### （六）呼吸系统症状

酸中毒时,患者呈现深而长的呼吸。此外,尿毒症毒素可致肺炎、胸膜炎,其胸腔积液可呈漏出液或血性。

### （七）神经肌肉系统症状

慢性肾衰竭早期可表现疲乏、失眠、注意力不集中等;晚期可出现记忆力减退、性格改变、对外界反应淡漠、抑郁、判断错误等。严重时表现幻觉、谵妄、惊厥、昏迷、抽搐等。患者可有肢体麻木、疼痛感或烧灼感、肌无力、不宁腿综合征、深反射迟钝或消失、感觉障碍等。上述症状透析后可改善或消失。

### （八）内分泌紊乱

肾脏内分泌功能紊乱如活性维生素 $D_3$、红细胞生成素分泌减少等;下丘脑-垂体内分泌功能紊乱如催乳素、促黄体生成激素、促肾上腺皮质激素等水平升高;外周内分泌腺功能紊乱如甲状旁腺功能亢进症。

### （九）肾性骨营养不良

早期诊断依靠骨活检,骨 X 线检查约 40% 发现异常。肾性骨营养不良（renal osteodystrophy,RODS）包括纤维囊性骨炎、骨生成不良、骨软化症及骨质疏松症。纤维囊性骨炎是由于 PTH 浓度过高引起破骨细胞过度活跃骨质重吸收并代以纤维组织形成;骨生成不良与过量应用维生素 D 导致 PTH 浓度相对偏低有关;骨软化症主要由于骨化三醇不足或铝中毒引起的骨组织钙化障碍;透析相关性淀粉样变骨病可能是由于透析多年后 $\beta_2$ 微球蛋白淀粉样变沉积于骨所致。

## 五、诊断与鉴别诊断

根据 CRF 患者的病史及临床表现、查体特点、实验室及影像学检查等尽早明确诊断,尽量找到导致肾功损害的基础疾病以及引起肾功恶化的可逆因素,从而指导临床治疗。

与急性肾衰竭的鉴别,除既往病史外,还包括:影像学检查双肾缩小（长径<8.5cm）;无失血的情况下出现中、重度贫血合并高血压;低钙血症与高磷血症伴 PTH 升高等均支持慢性肾衰竭的诊断。

慢性肾衰竭合并急性肾衰竭表现为轻度慢性肾衰竭基础上出现急性加重过程,其处理原则基本上与急性肾衰竭相同。

## 六、预防与治疗

### （一）早期慢性肾衰竭的防治

对已有肾脏疾病和可能引起肾损害的疾病进行及时有效的治疗,防止 CRF 的发生,称为初级预防。

对轻中度 CRF 及时治疗,延缓 CRF 进展。治疗原则包括坚持病因治疗,对高血压、高血糖、肾小球肾炎等坚持长期合理治疗;避免或消除加重 CRF 进展的危险因素;阻断或抑制肾单位损害渐进性发展的各种途径。控制目标见表 5-10-3,具体措施包括有效控制血压、严格控制血糖、减少蛋白尿、低蛋白低磷饮食、应用 ACEI 和 ARB 类药物等。

表 5-10-3　慢性肾衰竭控制目标

| 项　　目 | 目　　标 |
| --- | --- |
| 血压 | |
| 　CKD1~4 期（GFR≥15ml/min） | |
| 　　尿蛋白>1g/24h 或糖尿病肾病 | <125/75mmHg |
| 　　尿蛋白<1g/24h | <130/80mmHg |
| 　CKD 5 期（GFR<15ml/min） | <140/90mmHg |
| 　血糖（糖尿病） | 空腹 5.0~7.2mmol/L,睡前 6.1~8.3mmol/L |
| 　$HbA_1C$（糖尿病） | <7% |
| 蛋白尿 | <0.5g/24h |
| GFR 下降速度 | 每月<0.3ml/min（每年<4ml/min） |
| Scr 升高速度 | 每月<4μmol/L（每年<50μmol/L） |

注:CKD 为慢性肾脏病;GFR 为肾小球滤过率;$HbA_1C$ 为糖化血红蛋白;Scr 为血清肌酐。

## （二）慢性肾衰竭的营养治疗

CRF 患者蛋白质摄入量一般为 0.6～0.8g/（kg·d），以动物蛋白为主，蛋白饮食限制严格的患者可同时补充适量必需氨基酸或 α 酮酸；磷摄入量为 600～800mg/d，对严重高磷患者还应同时给予磷结合剂；热量摄入为 125.6～146.5kJ/（kg·d）[30～35kcal/（kg·d）]。

## （三）慢性肾衰竭的药物治疗

1. 纠正酸中毒和水、电解质紊乱

（1）纠正代谢性酸中毒：主要为口服碳酸氢钠，轻者 1.5～3.0g/d 即可，中重度患者 3～15g/d，必要时可静脉滴注。将所需补充碳酸氢钠总量分 3～5 次在 48～72h 或更长时间后基本纠正酸中毒。根据情况应用袢利尿剂增加尿量，防止钠潴留。

（2）水钠紊乱的防治：适当限制钠摄入量，一般 NaCl 摄入量不应超过 6～8g/d；明显水肿和高血压者 NaCl 摄入量为 5～7g/d，严重病例可限制为 2.5～5g/d。也可根据需要应用袢利尿剂。对轻中度低钠血症者应分析其不同原因，只对真性缺钠者谨慎地进行补充钠盐。

（3）高钾血症的防治：首先应积极预防高钾血症的发生，GFR<25ml/min 时即应适当限制钾的摄入；GFR<10ml/min 或血清钾水平>5.5mmol/L 时应更严格地限制钾摄入。对已有高钾血症者需要采取更积极的措施。

2. 高血压的治疗　积极控制血压可有效减轻高血压引起的临床症状，同时可对靶器官（心、脑、肾）进行保护。以血管紧张素转换酶抑制剂（ACEI）、血管紧张素Ⅱ受体拮抗剂（ARB）和钙通道阻滞剂（CCB）应用较多，也可联合使用袢利尿剂、β 受体阻滞剂和血管扩张剂等。ACEI 与 ARB 可使血钾升高和一过性血肌酐升高，需注意监测相关指标。

3. 贫血的治疗　如排除失血等因素，Hb<100～110g/L 或 HCT<30%～33% 即可开始应用重组人红细胞生成素（rHuEPO），开始用量为 2000～3000IU/次，每周 2～3 次，皮下注射。达标值为 110g/L。应用 rHuEPO 时同时补充铁剂，否则疗效不佳。

4. 低钙高磷和肾性骨病的治疗　GFR<30ml/min 时可口服磷结合剂，如碳酸钙 0.5～2.0g，每日 3 次餐中服用；严重高磷血症（血磷>2.26mmol/L 或 7mg/dl）或血清钙磷乘积>65mg/dl 时应暂停钙剂，防止加重转移性钙化。可服用其他磷结合剂如碳酸镧或碳酸司维拉姆，待钙磷乘积<65mg/dl 时再服用钙剂。

5. 防治感染　预防感冒及其他感染，抗生素应用剂量需根据 GFR 进行调整，尽量应用肾毒性小的药物。

6. 高脂血症的治疗　透析前慢性肾衰竭患者高脂血症的治疗原则和目标与一般高脂血症者相同。维持性透析患者血脂水平不应严格控制，血胆固醇水平 6.5～7.8mmol/L（250～300mg/dl），甘油三酯 1.7～2.3mmol/L（150～200mg/dl）即可。

7. 口服吸附疗法和导泻疗法　口服氧化淀粉或活性炭制剂吸附、大黄制剂或甘露醇导泻可促进胃肠道尿毒症毒素的排出，是透析前的辅助治疗手段。

8. 其他　高尿酸血症通常不需药物治疗，但如出现痛风症状可口服降尿酸药物如别嘌醇 0.1g，每日 1～2 次口服。皮肤瘙痒可通过降低血磷、血液滤过等方法治疗。

## （四）尿毒症的肾脏替代治疗

适用于 CKD 5 期（尿毒症期）患者。肾脏替代治疗包括血液净化治疗（blood purification）和肾移植（renal transplantation）。血液净化常用方式有：血液透析（hemodialysis，HD）、腹膜透析（peritoneal dialysis，PD）。

1. 血液透析　血液透析前数周，应预先在前臂做动静脉内瘘。视透析膜性能及病情综合考虑透析频率和时间。一般每周做血液透析 3 次，每次 4～6h。如能长期坚持合理的透析，不少患者能存活 15～20 年以上。

2. 腹膜透析　一般采用持续性不卧床腹膜透析(CAPD)。CAPD 易于操作,安全有效,患者可在家中自行操作。由于 CAPD 是持续地进行透析,尿毒症毒素持续地被清除,不似血液透析那么波动,对中分子物质及磷的清除比血液透析更佳。

3. 肾移植　经过充分透析的患者,在合适的时机,可做肾移植。移植肾可由尸体或直系亲属供肾,后者效果较好。肾移植后需长期用免疫抑制剂,以防止排斥反应,常用药物是糖皮质激素、吗替麦考酚酯、他克莫司、环孢素等。成功的肾移植能使患者肾功能恢复正常。

（焦军东）

## 学习小结

慢性肾衰竭是我国常见疾病,发病率为总人口数的 10.8%。 慢性肾脏病以 GFR 水平为标准分为 5 期,其病因复杂,可分为原发性如慢性肾小球肾炎和继发性肾脏病如糖尿病肾病等。 临床表现多样,涉及全身八大系统,其中以心血管系统、血液系统、消化系统和骨骼病变最为突出。 临床诊断标准明确,以血肌酐升高、贫血、低钙高磷、PTH 水平升高、双肾萎缩等为诊断标准,需要与急性肾损伤、急进性肾小球肾炎、慢性肾衰竭急性加重、慢性肾衰竭合并急性肾损伤等情况相鉴别。 慢性肾衰竭的治疗目标是控制加重肾功能损害的危险因素,延缓肾功能恶化,终末期肾脏病患者需要进行肾脏替代治疗。

## 复习参考题

1. 简述慢性肾脏病的分期。

2. 慢性肾衰竭心血管系统的临床表现有哪些?

3. 肾脏替代治疗的方式包括哪几种?

# 第一章　总　论

| 学习目标 | |
| --- | --- |
| **掌握** | 血液病的常见临床表现和治疗原则。 |
| **熟悉** | 血液病的分类、特点和血液学的发展经历。 |
| **了解** | 血液系统和造血器官的组成和功能。 |

　　血液系统包括血液和造血器官。血液又由血细胞和血浆组成。血细胞包括红细胞、白细胞和血小板，血浆由水分、电解质、葡萄糖、脂肪、蛋白质等成分组成。人类造血最早起源于胚胎发育早期的中胚层卵黄囊中的造血干细胞，随着胚胎的发育，肝脏、脾脏参与造血，再逐渐转移到骨髓造血。出生后的主要造血器官是骨髓、胸腺、脾脏和淋巴结。血细胞的生成是造血干细胞在造血微环境中经多种造血正调控或负调控因子作用下细胞逐步分化、增殖、成熟和释放的过程。血液系统疾病指原发于或主要累及血液和造血器官的疾病，称为血液系统疾病，简称"血液病"。

## 一、血液病的分类

　　目前血液病的分类方法多根据受累的血细胞种类进行分类，将血液病分为红细胞疾病、白细胞疾病、出凝血性疾病及血栓性疾病四大类。红细胞疾病主要涉及各类贫血和红细胞增多症。白细胞疾病主要包括粒细胞疾病、单核细胞和巨噬细胞疾病、淋巴细胞和浆细胞疾病。出凝血性疾病包括血小板数量和质量异常、血管壁功能异常、各种先天性和继发性凝血因子缺乏。血栓性疾病则包括各种血栓如动脉血栓、静脉血栓、微循环血栓和血栓栓塞病等。另外，血液病还可根据病因学、发病机制、血细胞形态学、疾病的性质等进行分类。

**相关链接**

### 造血干细胞疾病

　　随着对造血干细胞基础与临床研究的不断深入和造血干细胞移植的广泛应用，造血干细胞疾病已作为一类相对独立的疾病分类而提出。造血干细胞疾病是由于各种内部或外在因素作用于造血干细胞，使其发生异常改变,或发生恶性克隆性变,或分化发育受阻。造血干细胞疾病以再生障碍性贫血、阵发性睡眠性血红蛋白尿、急性非淋巴细胞白血病、慢性粒细胞白血病、骨髓增生异常综合征和骨髓增殖性疾病为代表。大部分造血干细胞疾病为恶性血液病,这类疾病往往需要通过造血干细胞移植才能得到彻底根治。造血干细胞移植是指通过预处理,最大限度地清除异常的肿瘤细胞,然后植入健康的造血干细胞,使之重建造血与免疫系统,这是一种可以根治部分血液系统恶性肿瘤疾病的现代治疗方法。

## 二、血液病的常见症状

血液病的常见症状有以下 5 个方面:

### (一) 贫血

贫血是血液病最常见的症状。由于血液中红细胞减少,出现贫血貌,表现为皮肤黏膜苍白,尤以面色苍白最为常见。临床出现不同程度的缺氧改变,如头痛、眩晕、眼花、耳鸣、注意力不集中、记忆力下降、四肢乏力及精神倦怠等症状,贫血严重者可有心悸、气短等表现,甚至发生贫血性心脏病或心功能衰竭(见贫血概述章节)。

### (二) 发热

由于白细胞数量减少和功能异常,发热 90% 以上由感染引起。常见感染部位为呼吸道、消化道、泌尿生殖系和败血症,化脓性病灶少见。非感染性发热可由疾病本身异常细胞生长迅速,蛋白、核酸代谢增强所致,或由于白血病细胞中枢神经系统浸润造成体温调节中枢功能失调。

### (三) 出血

全身皮肤黏膜出血最常见,表现为皮肤出血点、紫癜或瘀斑,或牙龈出血、鼻出血、女性月经过多等,亦可表现为消化道、呼吸道或泌尿系统出血。凝血机制障碍者主要表现为外伤后出血不止,关节腔出血或深部肌肉血肿。特殊部位如眼底出血可致视力障碍,颅内出血虽相对少见,但是血液病致死的主要原因之一。

### (四) 组织和脏器浸润

为恶性血液病的特征之一,最常见的浸润部位有骨髓、肝、脾、淋巴结等造血组织,表现为自发性骨痛或骨骼压痛(尤其是胸骨),肝、脾、淋巴结肿大等。其他较常见的浸润部位有中枢神经系统、皮肤、黏膜、肺与胸膜、睾丸等。

### (五) 黄疸和皮肤瘙痒

血液病出现的黄疸多为溶血性黄疸,黄疸多与贫血相伴随,同时还出现急性溶血或慢性溶血的临床表现。皮肤瘙痒常见于霍奇金病。

## 三、血液病的诊断

血液病的诊断首先要通过详细的病史询问及体格检查获得重要线索和临床资料。如发热、出汗、消瘦伴颈部淋巴结无痛性肿大应考虑淋巴瘤;胸骨叩击痛是白血病的特有体征;巨大脾脏、胸骨压痛伴白细胞明显增高常为慢性粒细胞白血病的表现;舌苔脱落、舌面光滑多见于巨幼细胞贫血;舌体肥大则多见于多发性骨髓瘤;饮食营养不均衡、月经量多、痔疮、消化道慢性出血、钩虫微丝蚴感染等可为不同年龄和不同性别的患者诊断缺铁性贫血提供重要线索;家族史是遗传性血液病诊断的重要依据。

实验室检查是诊断血液系统疾病的重要依据。血常规检查中的血红蛋白测定、红细胞计数、血小板计数、白细胞计数及分类和血涂片中血细胞形态学的观察仍然是诊断血液病最基本的方法。高质量的血常规检查,不但可为临床医师提供进一步检查的线索,有时甚至为某些血液病的诊断提供重要的依据。骨髓细胞形态学检查和骨髓病理学检查为血液病的诊断和鉴别诊断提供了不可或缺的手段。80% 以上的常见血液病可以通过前者得到诊断,而后者在造血干细胞疾病的诊断上则起到更重要的作用。通过各种细胞组织化学的染色方法,可以对细胞内各种酶、糖原、脂类、核酸等物质作半定量染色,协助确定细胞性质。高分辨率透射电镜和扫描电镜的应用,有助于更深入地认识细胞表面和内部超微结构的改变。应用细胞遗传学技术可获得染色体数量和结构异常如断裂、缺失、重复、易位、倒位等信息,分子生物学技术的进展使许多疾病可进行基因检测和基因诊断,如慢性粒细胞白血病患者的 *bcr-abl* 融合基因和急性早幼粒细胞白血病的 *PML-RARa* 融合基因等,不仅可以更准确地诊断疾病,还可以深入探讨基因变异类型与临床进程及预后的关系。另外,在血液病的诊断中,组织病理学检查是一重要诊断技术,对诊断、治疗和预后判断均有重要价值,如对肿大的淋巴结和肿块采取活检病理切片检查是诊断淋巴瘤的确诊依据。

### 相关链接

各种血液病染色体主要变化见表 6-1-1,常见血液病的基因变异情况见表 6-1-2。

**表 6-1-1 各种血液病染色体主要变化**

| 疾　病 | 染色体变化 |
|---|---|
| 慢性粒细胞白血病 | 标准易位为 t(9;22),变异易位有 22 号缺失部分易位于 3、11、12 等染色体上;慢性期约有 15%~20%,急变期有 75%~80% 患者有其他变化,如+8、i(17q)、双 Ph[1] |
| 急性非淋巴细胞白血病 | |
| 急性粒细胞白血病 | Inv(3)、22q-、t(12P)、t(8;21)、t(6;9)、+8、-7、+4、Inv(16)5q-等,均可复合其他变化 |
| 急性早幼粒细胞白血病 | t(15;17),可复合其他变化 |
| 急性单核细胞白血病 | t(11q)、t(8;16) |
| 急性淋巴细胞白血病 | t(1;19)、t(4;11)、t(9;22)、t(8;14)、6q- |
| 淋巴瘤 | t(8;14)、t(2;8)、t(8;22)、t(11;14)、6q- |
| 多发性骨髓瘤 | 14q+、5q- |
| 骨髓增生异常综合征 | 5q-、+8、+9,7q-、t(8;21)、11q- |

**表 6-1-2 常见血液病的基因变异情况**

| 疾　病 | 基因变异 |
|---|---|
| α-地中海贫血 | α-珠蛋白基因缺失、点突变 |
| β-地中海贫血 | β-珠蛋白基因点突变,框架移位,少数为基因缺失 |
| 血友病 A | Ⅷ因子基因缺失、点突变或基因倒位 |
| 血友病 B | Ⅸ因子基因缺失、插入或点突变 |
| T 淋巴细胞白血病及淋巴瘤 | T 细胞受体基因 α、β、γ 基因内重排,涉及原癌基因 c-myc 的基因间重排 |
| B 淋巴细胞白血病及淋巴瘤 | 免疫球蛋白轻链及重链基因内重排涉及原癌基因 c-myc,bcl-1,bcl-2,C-abl 的基因间重排 |
| 慢性粒细胞白血病 | 原癌基因 C-abl 和 C-sis(bcr 区)的基因间重排,bcr/abl 融合基因 |
| 急性早幼粒细胞白血病 | 维 A 酸受体基因(RARα)与早幼粒细胞白血病基因(PML)形成 PML/RARα 融合基因 |

血液系统疾病的其他实验室检查还有各种凝血试验、溶血试验、血液免疫学检查、血液生化检查等。应用 DNA 印迹分析、聚合酶链反应(PCR)等技术,发现因子Ⅷ存在有基因多态性的限制性内切酶位点,可产生长度不等的酶切片段,利用这些酶切片段与缺陷基因连锁,可用于血友病携带者的检测及其产前诊断。此外,各种影像学检查如超声诊断、计算机体层成像(CT)、磁共振成像(MRI)、正电子发射体层成像(PET)和同位素计算机体层成像(ECT)对某些血液病有十分重要的诊断意义。

## 四、血液病的治疗

### (一)祛除病因及诱因

对于有明确病因和诱因的患者,应尽快、彻底脱离致病因素的作用。病因不明确或无法避免病因的患者,治疗的效果将会受到影响。

（二）支持和对症治疗

目的在于保持正常血液成分及功能。

1. 造血因子的补充　常用的造血因子或造血原料包括铁、叶酸、维生素 $B_{12}$、维生素 $B_6$ 和维生素 K。发生缺铁性贫血时应补充铁剂，出现巨幼细胞贫血时应补充叶酸和维生素 $B_{12}$，如为铁粒幼细胞性贫血应静脉补充维生素 $B_6$，以促进红细胞内铁的利用，如为维生素 K 缺乏，应积极静脉补充维生素 $K_1$，否则将影响肝脏合成凝血因子 Ⅱ、Ⅶ、Ⅸ、Ⅹ（维生素 K 依赖因子）。

2. 刺激骨髓造血功能　如慢性再生障碍性贫血、纯红细胞性再生障碍性贫血等，应给予雄激素刺激造血。

3. 细胞因子　粒系集落刺激因子（G-CSF）和粒-单系集落刺激因子（GM-CSF）用于粒细胞缺乏症或化疗后白细胞减少，红细胞生成素（EPO）用于治疗肾性贫血或骨髓病性贫血，血小板生成素（TPO）或白介素-11（IL-11）用于治疗特发性血小板减少性紫癜或化疗后血小板减少。

4. 抗生素　血液病患者的免疫功能较低下，尤其当白细胞减少时常常伴发感染，应及时应用广谱抗生素进行抗感染治疗。

5. 成分输血　严重贫血或失血时应输注红细胞，血小板减少伴活动性出血时应输注血小板，血友病伴有活动性出血时应补充新鲜冰冻血浆、Ⅷ因子、凝血酶原复合物，出现 DIC 时还应补充纤维蛋白原。

6. 脾脏切除　脾脏是体内最大的单核-巨噬系统器官，切除脾脏可以减少血细胞的阻留和破坏，延长血细胞的寿命，如遗传性球型红细胞增多症和脾功能亢进。

（三）药物治疗和放疗

目的在于祛除异常血液成分、抑制异常功能。

1. 化疗　通过使用化学合成的细胞毒药物杀灭白血病、淋巴瘤、骨髓瘤等异常细胞。化疗药物通过非特异性杀伤消灭肿瘤细胞，对正常细胞和脏器的功能带来伤害，某些化疗药物还可以诱发第二种肿瘤。

2. 放疗　通过给予一定剂量的 γ 射线、X 射线等电离辐射杀灭肿瘤细胞，同样对正常组织和细胞造成损害，也可诱发继发性肿瘤。放疗分为局部和全身两种，全身放疗对机体损害较大，主要用于造血干细胞移植中的预处理和晚期淋巴瘤的治疗。

3. 诱导分化治疗　是应用诱导分化剂将白血病细胞诱导分化为成熟粒细胞的一种新的治疗途径。常用的诱导分化剂有全反式维 A 酸和三氧化二砷，对治疗急性早幼粒细胞白血病具有独特疗效。

4. 血液清除疗法　是应用血细胞分离机选择性地祛除血液中的某种成分，又称治疗性血液成分单采，如白细胞单采、血小板单采和血浆置换等，用于治疗白血病、原发性血小板增多症和血栓性血小板减少性紫癜。

5. 免疫抑制　通过免疫抑制剂的应用，减少具有异常免疫功能的淋巴细胞数量，治疗自身免疫性溶血性贫血、再生障碍性贫血和异基因造血干细胞移植时发生的移植物抗宿主病（GVHD）。

（四）造血干细胞移植

造血干细胞移植（HSCT）是通过植入健康的造血干细胞达到重建造血功能和免疫功能，达到根治血液系统恶性肿瘤目的。造血干细胞移植的基本步骤包括 HLA 配型及供者的准备，造血干细胞的动员、采集、冻存及回输，大剂量化疗加或不加放疗的预处理，移植物抗宿主病的防治，造血干细胞植入，细胞因子的应用，成分输血和抗感染等治疗。

# 五、血液病学的进展与展望

血液病学的发展十分迅速，新的诊断技术和治疗方法不断应用于临床。近年来，由于单克隆抗体、重组 DNA 技术、细胞遗传学和分子生物学等的理论和技术的快速发展，血液病的病因、发病机制等基础研究有了突飞猛进的发展，临床诊断、治疗也有了进一步的提高。尤其是恶性血液病的治疗已从既往的化疗、放疗和骨髓移植治疗进展到诱导分化治疗、生物治疗、靶基因治疗和外周血、脐血干/祖细胞的移植治疗，这些治疗手段的改进不仅根治和治愈了不少血液病患者,也成为部分实体瘤、自身免疫性疾病、与干细胞有关的遗传性疾病治疗的重要措施。

1986 年我国血液病学家首先应用全反式维 A 酸(ATRA)诱导分化治疗急性早幼粒细胞白血病(APL)获得成功,很大程度上改变了 APL 的预后和转归。1992 我国又发现三氧化二砷对白血病细胞有诱导分化和促进凋亡的双重作用,得到了国际同行的高度评价,为现代肿瘤治疗学作出了新贡献。随着对慢性粒细胞白血病(CML)分子发病机制的深入研究,伊马替尼通过特异性抑制 *bcr-abl* 阳性细胞的增殖已广泛用于 CML 急变期、加速期及慢性期患者,并取得明显疗效。硼替唑咪作为唯一用于临床的蛋白酶体抑制剂,已成功地用于多发性骨髓瘤的治疗。免疫治疗方面,抗 CD20 单克隆抗体、抗 CD25 单克隆抗体和抗 CD33 单克隆抗体已用于治疗 B 淋巴细胞疾病、移植物抗宿主病和急性粒细胞白血病。异基因造血干细胞移植仍然是目前根治急、慢性白血病,重型再生障碍性贫血的唯一手段。近年来,为了有效地解决造血干细胞来源不足的现状,我国非亲缘造血干细胞移植、单倍型造血干细胞移植例数逐年增加,进一步促进了造血干细胞移植及其相关研究工作的进展。目前,中华骨髓库志愿者注册人数已接近 30 万,并将继续快速增长,为我国的造血干细胞移植作出贡献。

现代血液病学的发展与分子生物学、细胞生物学、生物化学、免疫学和遗传学等学科的发展关系密切。PCR 技术的广泛应用,为白血病的基因诊断和器官移植中人类白细胞抗原(HLA)配型奠定了基础。DNA 重组技术的成功,使 EPO、TPO、G-CSF、GM-CSF 及干扰素等生物制剂得以用于临床,并取得良好的效果。染色体分带技术、单克隆抗体检测细胞表面抗原和特异性寡合苷酸探针的应用,使白血病的分型在细胞形态学(morphology)基础上,结合免疫学(immunology)、细胞遗传学(cytogenetics)和分子生物学(molecular biology)方法,形成了四位一体的综合诊断法(MICM),使白血病、淋巴瘤的诊断更精确,预后判断更准确,治疗更有针对性。荧光原位杂交(FISH)技术的应用,使染色体异常改变的特征和定位更一目了然。随着癌基因的相继发现以及分子生物学手段的发展和完善,基因治疗已在肿瘤治疗中体现出不可估量的作用。90 年代科学家利用基因治疗重度联合免疫缺陷病(severe combined immunodeficiency disease,SCID)首次获得成功,之后对血友病等遗传性血液病亦已开展基因治疗。近年来,对凝血和止血分子生物学方面的研究和红细胞膜结构、成分及功能的研究也在不断深入。人类基因组测序工作的完成,将直接影响血液病的诊治,有助于从分子生物学的改变来阐明血液病的发病机制。

(张 梅)

## 学习小结

血液系统包括血液和造血器官。血细胞包括红细胞、白细胞和血小板,电解质、葡萄糖、脂肪、蛋白质、酶和凝血因子是血浆中的重要组成成分。根据受累的血细胞种类将血液病分为红细胞疾病、白细胞疾病、出凝血性疾病及血栓性疾病四大类。血液病的常见表现有贫血、出血、发热和肝脾淋巴结肿大等浸润症状。血液病的治疗原则为祛除病因、支持对症、药物治疗、放疗和造血干细胞移植。

## 复习参考题

1. 为何贫血是血液病最常见的症状? 其发生机制是什么?

2. 何为造血干细胞移植? 其基本步骤包括哪些环节?

# 第二章　贫血概述

## 学习目标

| | |
|---|---|
| **掌握** | 贫血的概念、临床表现、诊断。 |
| **熟悉** | 贫血的病因和形态学分类。 |
| **了解** | 贫血的治疗方法。 |

贫血(anemia)是指单位容积外周血液中红细胞容量低于正常参考值。由于红细胞容量测定较复杂，临床上常以血红蛋白浓度代替。我国成年男性 Hb<120g/L，成年女性(非妊娠) Hb<110g/L，孕妇 Hb<100g/L 定义为贫血(表6-2-1)。

表6-2-1　中国成年人静脉血血细胞计数参考区间

| 分析参数 | 英文缩写 | 参考区间 | | 单位 |
|---|---|---|---|---|
| | | 男性 | 女性 | |
| 红细胞计数 | RBC | 4.30~5.80 | 3.80~5.10 | ×10$^{12}$/L |
| 血红蛋白浓度 | Hb | 120~175 | 110~150 | g/L |
| 血细胞比容 | HCT | 40.0~50.0 | 37.0~48.0 | % |

诊断贫血时应排除干扰因素，比如各种原因所致血浆容量增加(水肿、快速输液、体外循环等)、血液稀释，测得的 Hb 浓度则偏低，易误诊为贫血。而血液浓缩(脱水)情况下，容易掩盖贫血的真相。妊娠期间的血浆容量增加有利于胎盘循环，属于生理性，故妊娠贫血的标准定为 Hb<100g/L。

由于贫血的病因及发生机制不同，其 RBC、Hb 以及 HCT 的下降有时是不对称的，例如机体缺铁时以血红蛋白合成障碍为主，故 Hb 降低更为显著；相反，机体缺乏叶酸和/或维生素 B$_{12}$ 时，红细胞分裂受影响较为显著，血红蛋白的合成受影响较小，故以 RBC 减少更为突出。在贫血的几项指标中，Hb 最能反映贫血的真实程度。

## 一、分类

贫血的分类方法很多，目前尚无一种完善的方法来合理地概括所有的贫血，临床上常根据形态学，病因和发病机制来进行分类，两种方法相结合来判断贫血的性质、特点，指导临床治疗。

### (一)形态学分类

根据红细胞平均体积(MCV)、平均血红蛋白含量(MCH)、平均血红蛋白浓度(MCHC)可将贫血分为三类(表6-2-2)。

表 6-2-2　贫血的形态学分类

| 分　类 | 红细胞平均常数 | | | 红细胞形态 | 病　因　学 |
| --- | --- | --- | --- | --- | --- |
| | MCV/fl | MCH/pg | MCHC/% | | |
| 小细胞低色素性贫血 | <80 | <26 | <32 | 大小不等，以小为主，中央淡染区扩大 | 缺铁性贫血、慢性病性贫血、地中海贫血 |
| 正常细胞性贫血 | 80~100 | 26~32 | 32~35 | 大小均匀一致，形态正常 | 再生障碍性贫血、白血病、急性溶血，急性失血性贫血 |
| 大细胞性贫血 | >100 | >32 | 32~35 | 胞体大，中央淡染区消失，大卵圆形红细胞 | 叶酸、维生素 $B_{12}$ 缺乏，慢性肝病贫血等 |

注：MCV 为红细胞平均体积；MCH 为平均血红蛋白含量；MCHC 为平均血红蛋白浓度。

### （二）按病因及发病机制分类

按病因及发病机制不同可将贫血分为三类（表 6-2-3）。

表 6-2-3　贫血的病因及发病机制分类

| 病因与发病机制 | | 临 床 疾 病 |
| --- | --- | --- |
| 红细胞生成减少 | 造血功能障碍 | 再生障碍性贫血、骨髓增生异常综合征、白血病、慢性病性贫血、肾性贫血、铁粒幼细胞贫血、骨髓转移癌，骨髓纤维化等 |
| | 造血原料缺乏 | 缺铁性贫血、巨幼细胞贫血等 |
| 红细胞寿命缩短 | 红细胞膜缺陷 | 遗传性球形红细胞增多症、阵发性睡眠性血红蛋白尿等 |
| | 红细胞酶缺陷 | 葡萄糖-6-磷酸脱氢酶缺乏症、丙酮酸激酶缺乏症等 |
| | 血红蛋白缺陷 | 地中海贫血、血红蛋白病等 |
| | 红细胞以外因素 | 物理、化学、生物、免疫、机械等因素引起的溶血 |
| 红细胞丢失过多 | 各种出血 | 急性失血性贫血、慢性失血性贫血 |

## 二、临床表现

贫血的临床表现主要有两个方面，即皮肤黏膜苍白和组织脏器缺氧的症状。

### （一）皮肤黏膜苍白

为血红蛋白减退的表现，以面部、睑结膜、口唇、手掌及甲床等部位最为突出，如合并有黄疸（溶血），则可表现为皮肤黏膜苍黄。皮肤黏膜的颜色可粗略地反映贫血的程度，但易受患者的情绪、环境的温度以及局部的炎症等因素的影响，应予注意。

### （二）组织脏器缺氧的症状

组织脏器缺氧症状的轻重与以下因素有关：①贫血的程度；②病情的进展速度；③组织脏器的功能状态；④患者的活动量；⑤贫血的病因。一般情况下，贫血越重，血液携氧能力越差，缺氧症状越重，但长期慢性贫血的患者，由于红细胞内 2,3 二磷酸甘油酸（2,3-DPG）的浓度代偿性增高，使氧解离曲线右移，血红蛋白在组织中氧气释放更完全，可部分缓解缺氧症状。

1. 神经系统　头晕、头痛、眼花、耳鸣、记忆力减退、注意力不集中、失眠、多梦等，严重时可导致晕厥、昏迷。

2. 运动系统　疲乏无力、肌肉酸痛等。

3. 消化系统　食欲缺乏、腹胀、恶心、呕吐等消化液分泌减少的症状，亦可表现有腹痛、腹泻、便秘等消化道黏膜损伤的症状。

4. 泌尿生殖系统　主要表现为肾小管功能异常，如夜尿增多、低比重尿、肾性糖尿、微量蛋白尿等。生殖系统主要表现为月经紊乱、性欲减退、不育症等。

5. 呼吸循环系统　全身各组织脏器缺氧，反射性呼吸心率加快，尤其是活动量加大，机体耗氧量增多时,导致劳力性心悸、闷气、呼吸困难等。心肌本身缺氧导致心肌变性,心肌收缩力下降,同时由于血流速度加快,心脏负荷加重,易导致心力衰竭和急性肺水肿。

6. 皮肤黏膜　贫血时皮肤粗糙、弹性差;毛发干枯、无光泽、脱落等;黏膜萎缩、分泌功能低下。

7. 其他　贫血时组织脏器缺氧,能量代谢的无氧酵解比例增加,基础代谢率增高,表现为低热、出汗、消瘦等。

## 三、诊断

贫血的诊断包括三部分内容:

### (一)确定贫血的存在及其程度

根据皮肤黏膜苍白和组织脏器缺氧症状,结合血象检查,诊断贫血不难。根据所测得的 Hb 值可将贫血分为四度。轻度:Hb 低于正常,但>90g/L;中度:Hb 60~90g/L;重度:Hb 30~60g/L;极重度:Hb<30g/L。

### (二)明确贫血的类型

1. 病史及体检　病史与体格检查对贫血的诊断很有帮助,如慢性失血史可为缺铁性贫血提供重要的诊断线索;营养不良史与舌苔脱落有助于巨幼细胞贫血的诊断;毒物或放射线接触史有利于再生障碍性贫血的诊断;贫血合并黄疸则提示溶血存在;阳性家族史有助于遗传性血液病的诊断;贫血、出血和感染并存提示造血功能衰竭等。

2. 血象检查　对贫血的诊断非常重要,不但可以确定贫血的存在及其程度外,而且对明确贫血的类型及查找贫血的病因也至关重要。血象检查应注意以下几个方面:

(1) 红细胞形态:除可根据形态学分类推断病因外,对于某些疾病还有确诊价值或可提供重要的诊断线索,例如小球形红细胞增多有助于遗传性球形红细胞增多症的诊断;靶型红细胞增多见于地中海贫血;嗜碱性点彩红细胞增多见于铅中毒;镰状红细胞增多见于血红蛋白 S 病;泪滴状红细胞增多见于骨髓纤维化;红细胞缗钱状排列见于多发性骨髓瘤等。

(2) 网织红细胞计数(Ret):网织红细胞为血中的新生红细胞,可以反映骨髓红系造血功能,其正常参考值为 0.5%~1.5%,绝对值为(24~84)×10⁹/L。Ret 增高见于溶血性贫血、失血性贫血、营养性贫血的有效治疗期间等;减低提示造血功能不良。

(3) 其他血细胞成分:再生障碍性贫血时全血细胞减少,淋巴细胞比例相对增高;白血病时外周血象中可见大量原始或幼稚的血细胞;贫血的血象中可见到较多的不同阶段幼红、幼粒细胞等。

3. 骨髓造血细胞形态学检查　骨髓涂片造血细胞形态学检查对于血液病的诊断非常重要,约80%的血液病都可通过骨髓造血细胞形态学检查确诊或提供重要的诊断线索,常见血液病的骨髓象特点将在有关章节中叙述。

4. 骨髓活组织病理检查　骨髓活组织病理检查在造血系统疾病诊断中的地位越来越重要,与骨髓涂片造血细胞形态学检查相比,不但可以更准确地反映骨髓造血组织的增生程度,而且可以了解造血基质组织的情况以及造血细胞与造血基质组织之间的毗邻关系,对于判断骨髓造血细胞增生程度以及了解骨髓病态造血情况更有价值。

5. 其他检查　血液病的有关检查项目繁多,多数血液病都有其相关的特殊检查。

### (三)查找贫血的病因

贫血的病因学诊断十分重要,包括病史及全面规范的体格检查、生化检查、超声波及 X 线检查,内镜检查以及同位素检查等对贫血的病因学诊断十分必要。临床医生应遵循先易后难、先普通后特殊的原则,逐层深入地进行程序性诊断。例如拟诊再生障碍性贫血的患者应详细询问服药史、有害物质接触史、病毒感染史以及肝脏功能检查、乙肝五项及丙肝病毒抗体、细小病毒 B19 抗体检查等;拟诊缺铁性贫血的患者应详细询问个人史(包括职业及营养情况)、月经生育史、钩虫微丝蚴感染史、胃炎、溃疡病、痔疮、支气管扩张病史以及作大便潜血试验、大便集卵检查、X线胃肠透视、纤维内镜等项检查；拟诊葡萄糖-6-磷酸脱氢酶缺乏症患者，除询问家族史外，还应重点询问食用蚕豆的情况或感染史及服药史。

## 四、贫血的治疗

贫血的治疗应遵循缓者治其本、急者治其标的原则。慢性贫血患者应详细地查找病因，针对病因进行治疗；但重度贫血，患者不能耐受其缺氧症状者，或因贫血而发生晕厥、昏迷者应立即给予输血，以缓解其缺氧症状。具体措施包括：①支持及对症，如休息及营养、吸氧、抗感染等；②替代治疗，即缺什么补什么，如补充铁剂及叶酸、维生素 $B_{12}$，成分输血等；③病因学治疗，即针对病因的治疗，如驱除钩虫、治疗慢性失血灶等；④根据发病机制治疗，造血系统疾病有些病因并不明确，有些虽然病因明确但却无法去除，如再生障碍性贫血多数情况下病因不明或无因可查，遗传性球形红细胞增多症虽然病因明确但却无法根除，此种情况下可根据其贫血的发生机制采取免疫抑制剂、刺激干细胞增殖的药物（EPO、G-CSF 等）、造血干细胞移植以及脾脏切除等措施。

理论与实践

### 按骨髓增生程度分类贫血的意义

实验室常根据骨髓造血细胞的增生程度进行分类。骨髓造血细胞增生低下者称为增生不良性贫血，特指再生障碍性贫血；骨髓造血细胞增生正常或高于正常者称为增生性贫血，泛指营养不良性贫血、出血性贫血、溶血性贫血等。实际上除再生障碍性贫血以外的所有贫血性疾病骨髓造血细胞增生多在活跃级别以上，按此种分类方法均应归类于增生性贫血。慢性病性贫血、肾性贫血、铁粒幼细胞贫血虽然骨髓造血细胞增生活跃，但把其归类于增生性贫血显然不合适，而骨髓增生异常综合征、白血病、骨髓转移癌，骨髓纤维化合并的贫血按照此种分类方法却无法归类。因此此种分类方法对临床指导意义不大。

（吴　隼）

### 学习小结

贫血有不同的分类方法。按贫血进展速度分急、慢性贫血；按红细胞形态分大细胞性贫血、正常细胞性贫血和小细胞低色素性贫血；按血红蛋白浓度分轻度、中度、重度；按骨髓红系增生情况分增生性贫血（如溶血性贫血、缺铁性贫血、巨幼细胞贫血等）和增生不良性贫血（如再生障碍性贫血）。临床上常以贫血发病机制和病因进行分类。贫血症状的轻重与贫血发生的速度和血液、循环、呼吸等系统的代偿和耐受能力有关。不同的贫血各有其检查方法。对因治疗及对症治疗是其治疗方法。

### 复习参考题

1. 简述贫血的病因与分类。

2. 简述贫血诊断的内容及步骤。

# 第三章　再生障碍性贫血

**学习目标**

| | |
|---|---|
| **掌握** | 本病的临床表现、血液学特点、诊断依据及鉴别诊断。 |
| **熟悉** | 病因和治疗方法。 |
| **了解** | 发病机理。 |

　　再生障碍性贫血(aplastic anemia,AA)简称"再障",是由于机体细胞免疫功能紊乱导致的造血干细胞损伤、造血功能衰竭所引起的一组贫血,以全血细胞减少为特征,临床上贫血、出血、感染综合征为特点。我国发病率为0.74/10万,可发生于各年龄段,以老年发病较多,无性别差异。

## 一、病因

　　病因不明,称之为原发性再障,有因可查者称为继发性再障,已知的致病因素有:

### (一)药物与化学毒物

　　根据其对骨髓的抑制作用可分为两类,一类为剂量依赖性,只要机体接触到足够的剂量,任何人均可发生骨髓抑制,如苯、杀虫剂、抗肿瘤药物等;而另一类则与机体的"超敏性"有关,存在个体差异,"超敏"个体只要接触很小的剂量即可诱发AA,而大多数人在安全剂量范围内对骨髓不会产生抑制,属于这类的药物有氯霉素、保泰松、磺胺类等。近年来由于对于氯霉素毒副作用的警惕,由氯霉素诱发的再障逐渐减少,而因染发剂、装修材料、杀虫剂等与生活密切相关的化学品诱发的AA有增多趋势,应引起重视。

### (二)电离辐射

　　射线可抑制DNA的复制,因而损伤造血干细胞,抑制造血功能。

### (三)病毒感染

　　病毒颗粒的核苷酸可整合于造血干细胞的DNA结构中,干扰其复制,抑制骨髓造血功能。已知可引起AA的病毒有HBV、HCV、流感病毒、EB病毒、风疹病毒、人类细小病毒B19等。

### (四)遗传因素

　　典型的遗传性AA为Fanconi贫血,系常染色体隐性遗传病。目前虽未发现获得性AA有遗传性因素的直接证据,但某些个体对氯霉素等药物存在"超敏性"似乎提示AA的发病可能与遗传因素有关。

## 二、发病机制

　　AA是一组因细胞免疫功能紊乱,负向调控因子(TNF、IL-2、INF等)产生增多,导致骨髓造血功能衰竭的疾病。在一定背景下,AA作为一组后天暴露于某些致病因子后获得的异质性"综合征",可通过三种机制发病:原发和继发性造血干细胞("种子")缺陷、造血微环境("土壤")及免疫("虫子")异常。

### （一）造血干/祖细胞缺陷

包括量和质的异常。AA 患者骨髓 CD34$^+$ 细胞中具有自我更新及长期培养启动能力的"类原始细胞（blast-like）"明显减少。AA 造血干/祖细胞集落形成能力显著降低,对造血生长因子（HGFs）反应差,部分 AA 有单克隆造血证据,可向具有造血干细胞质异常性的阵发性睡眠性血红蛋白尿（PNH）、骨髓增生异常综合征（MDS）甚至白血病转化。

### （二）造血微环境异常

AA 患者骨髓活检除发现造血细胞减少外,还有骨髓"脂肪化"、静脉窦壁水肿、出血、毛细血管坏死。

### （三）免疫异常

AA 患者外周血及骨髓淋巴细胞比例增高,T 细胞亚群失衡,T 辅助细胞 I 型（Th1）、CD8$^+$ 抑制细胞和 γδTCR$^+$T 细胞比例增高,T 细胞分泌的造血负调控因子（IL2/IFN-γ、TNF）明显增多。

## 三、病理

骨髓病理显示造血组织减少,脂肪组织增多。

## 四、分类

根据其起病的急缓、病程的长短以及病情的轻重将再障分为重型再障（SAA）和非重型再障（NSAA）。

## 五、临床表现

主要表现为贫血、出血和感染,一般无肝、脾、淋巴结肿大。

### （一）非重型再障

起病缓,进展慢,症状轻,常以面色苍白、乏力、头晕等贫血症状起病,感染和出血症状出现较晚,程度较轻,且易控制。慢性再障病程长,可带病生存多年,经恰当治疗病情可缓解甚至治愈。

### （二）重型再障

起病急,进展快,症状重。早期突出表现为感染和出血,常以寒战、高热、口腔及咽部溃疡起病,可出现全身多部位感染,重者可因败血症而死亡。出血症状亦相当突出,表现为皮肤紫癜、鼻出血、牙龈出血、泌尿生殖道出血,视网膜出血,甚至颅内出血。早期贫血症状较轻,但进展迅速,血红蛋白呈进行性下降。少数患者可在非重型再障基础上,因劳累、感染、接触有害物质等而使病情急剧加重出现严重的感染和出血症状。重型再障病情凶险,病程短,疗效差,常于数月内死亡。

## 六、实验室检查

### （一）血象

全血细胞减少,淋巴细胞比例相对增高,网织红细胞计数明显减少。MCV、MCH、MCHC 正常,呈典型的正细胞正色素性贫血。非重型再障早期三系减少可不同步,重型再障早期以中性粒细胞和血小板减少最为突出,随着病情的进展,红细胞也进行性减少。

### （二）骨髓

重型再障:肉眼观骨髓小粒减少,脂肪滴增多;镜下有核细胞增生重度低下,粒系、红系、巨核细胞明显减少,淋巴细胞、浆细胞、网状细胞、组织嗜碱细胞比例明显增多。非重型再障:骨髓有核细胞增生低下或活跃,粒、红两系减少或正常,巨核细胞明显减少,脂肪滴和非造血细胞增多不如重型再障明显。中性粒细胞碱性磷酸酶（NAP）活性增强。

### （三）骨髓活组织病理检查

再障患者骨髓活组织病理检查显示造血组织减少，脂肪组织增多。

### （四）细胞免疫活性

Th（CD4$^+$）细胞数量减少，Ts（CD8$^+$）细胞数量增多，Th/Ts 比例降低；γδTCR$^+$T 细胞比例增高，Th1 细胞/Th2 细胞比值增高；血清 TNF、IL-2、INF 增高。

## 七、诊断

### （一）AA 的诊断标准

1. 全血细胞减少，淋巴细胞比例相对增多，网织红细胞比例<1%。

2. 一般无肝、脾大。

3. 骨髓多部位增生减低（<正常 50%）或重度减低（<正常 25%），造血细胞减少，非造血细胞增多，骨髓小粒空虚。

4. 除外引起全血细胞减少的其他疾病，如 PNH、MDS、Fanconi 贫血、伊文思综合征（Evans 综合征）等。

### （二）AA 的分型标准

1. SAA

（1）起病急，常伴有严重的感染和出血，贫血进行性加重。

（2）血象具备下述三项中两项：①网织红细胞绝对值<20×10$^9$/L；②中性粒细胞绝对值<0.5×10$^9$/L；③血小板<20×10$^9$/L；

（3）骨髓增生广泛重度减低。如 SAA 中的中性粒细胞绝对值<0.2×10$^9$/L，则为极重症再障（VSSA）。

2. NSSA　指标达不到 SAA 标准的 AA。

## 八、鉴别诊断

### （一）阵发性睡眠性血红蛋白尿症（PNH）

PNH 患者常有全血细胞减少，类似再障表现，二者容易混淆，但 PNH 临床上有黄疸及反复发作的血红蛋白尿病史，网织红细胞增高，红细胞膜胆碱酯酶活性及中性粒细胞碱性磷酸酶活性降低，红细胞表面及中性粒细胞表面 CD55$^+$、CD59$^+$蛋白表达降低可以确诊。由于与再障同属于造血干细胞疾病，二者关系密切，有时可以合并存在，如同一患者具备两种疾病的特征，可以诊断为再障-阵发性睡眠性血红蛋白尿综合征。

### （二）骨髓增生异常综合征（MDS）

常表现为全血细胞减少，易与再障混淆，但 MDS 常呈大细胞性贫血，多数患者网织红细胞比例不低，外周血象中可找到幼稚细胞，中性粒细胞碱性磷酸酶活性降低，骨髓增生活跃，原始细胞比例增高，存在粒系、红系及巨核系三系病态造血及骨髓活组织检查检出原始细胞异常定位，有助于 MDS 的诊断。

### （三）恶性组织细胞病

其突出表现为高热、贫血及出血的症状，病程中进行性全血细胞减少，骨髓有核细胞增生低下，巨核细胞减少，网状细胞增多等特点类似于 SAA，但恶性组织细胞增生症伴有比较明显的浸润症状，如肝脾大、黄疸、皮疹、浆膜腔积液等表现。恶性组织细胞病骨髓象中的网状细胞有明显的形态学异常（异常组织细胞）可与 SAA 鉴别。

### （四）其他全血细胞减少性疾病

白细胞不增多性白血病、巨幼细胞贫血等均可表现为全血细胞减少，但骨髓象均有其特征性的表现，一般不易混淆；脾功能亢进亦可表现为全血细胞减少，但临床上有脾肿大和引起脾肿大的原发疾病的表现，骨髓象增生活跃，巨核细胞不少可与 AA 鉴别。

## 九、治疗

### （一）避免再次接触可能对骨髓造血功能有损害的药物或毒物

### （二）支持及对症治疗

包括适当休息、预防和控制感染、止血与输血、保肝治疗等。

### （三）免疫抑制剂

常用的制剂有：

1. 抗胸腺细胞球蛋白（ATG）或抗淋巴细胞球蛋白（ALG）　主要用于重症再障患者，目前主张大剂量、短疗程，如兔抗人 ATG 为 3~5mg/（kg·d），疗程 5d；马抗人 ALG 为 10~15mg/（kg·d），疗程 5d。应用 ATG/ALG 后机体细胞免疫完全摧毁，其细胞免疫重建至少需 3 个月以上，因此其主要危险性是诱发严重感染，故应在无菌环境（层流无菌舱）的保护下应用 ATG/ALG。

2. 环孢素 A　3~5mg/（kg·d），口服，疗程大于 1 年。环孢素 A 的副作用有肝肾功能损伤、牙龈增生、多毛、高血压、高血糖、继发感染或感染扩散（乙肝、结核、疱疹病毒、巨细胞病毒等），应予注意。

3. 其他　有学者报道使用 CD3 单抗、麦考酚吗乙酯（MMF）、FK506、环磷酰胺、甲泼尼龙、CD52 单抗等治疗 SAA。

### （四）刺激造血干细胞增殖的措施

1. 雄激素　雄激素作用的靶细胞为造血干细胞，可促进造血干细胞的增殖与分化，只有残存的干细胞达一定的数量时方能发挥刺激造血作用，残存的干细胞数量越多，效果越好，如造血干细胞已经枯竭，其失去了靶细胞，也就失去了刺激造血的作用，故雄性激素对 NSAA 有一定的疗效，对 SAA 疗效有限。常用制剂有司坦唑醇（康力龙）、达那唑、丙酸睾酮等。雄激素作用缓慢，有效者 2~3 个月网织红细胞开始上升，随后红细胞及血红蛋白逐渐上升，血红蛋白达正常后再维持 2~3 年。

雄激素的主要副作用为肝功能损害及雄性化作用，应该注意；用药半年以上无效者应换用其他治疗方案。

2. 造血刺激因子　目前应用的制剂有 G-CSF、GM-CSF、EPO、TPO 等，主要用于 SAA，是必要的支持治疗手段之一。

### （五）造血干细胞移植

主要用于 SAA，是治愈 SAA 最有希望的措施之一，有条件者应列为首选。

## 十、疗效标准

1. 基本治愈　贫血、出血症状消失，血红蛋白男性达 120g/L 以上，女性达 110g/L 以上，白细胞达 $4.0\times10^9$/L 以上，血小板达 $100\times10^9$/L 以上，随访 1 年以上未复发。

2. 缓解　贫血、出血症状消失，血红蛋白男性达 120g/L 以上，女性达 110g/L 以上，白细胞达 $3.5\times10^9$/L 以上，血小板也有一定程度的上升，随访 3 个月病情稳定或继续进步。

3. 明显进步　贫血和出血症状明显好转，不输血，血红蛋白较治疗前增长 30g/L 以上，并能维持 3 个月以上。

判定以上 3 条标准均应 3 个月内不输血。

## 十一、预后及预防

再障患者的预后，与其骨髓造血细胞衰竭的程度有关，病情越轻，治疗效果越好。急性再障约半数以上于一年内死亡，死亡原因多为颅内出血或严重感染。而慢性再障经治疗有效率可达 80% 以上。故确诊再障后应积极地治疗，尽可能地减少干细胞的损伤，以达到最佳效果。

目前在我国,诱发再障的主要原因仍然是药物滥用和职业性接触有害物质。近些年由于生活杀虫剂的普及,其在再障发病中的作用不容忽视。作好卫生宣教、加强劳动防护、严禁药物滥用仍是预防再障发病的重要环节。

## 相关链接

1. Fanconi 贫血 是一种先天性再生障碍性贫血,系常染色体隐性遗传病,发病年龄多在 5~10 岁。患者体格矮小,常存在智力及体格发育缺陷,皮肤色素沉着或棕褐色斑,可合并蛋白尿及氨基酸尿。患儿有贫血的一般表现,可合并有出血和感染,血象全血细胞减少,网织红细胞计数显著减低,粒细胞内可有中毒颗粒;抗碱血红蛋白增高;骨髓增生不良;细胞遗传学检查可见染色体断裂、缺失、单体互换、核内再复制、环形染色体等染色体不稳定现象。

2. 再生障碍危象 又称为急性纯红细胞再障、急性造血功能停滞等,患者多系原有慢性溶血性疾病或营养不良性贫血。在原有贫血基础上因劳累、感染、化学药物等因素的作用,导致骨髓红系造血功能急性、一过性衰竭。表现为原有的贫血突然加重,网织红细胞数急剧减少甚或为零,骨髓红系明显减少,仅可见少数的巨大原始红细胞。本病为自限性,2~3 周多可自然恢复。

3. 先天性纯红细胞再生障碍性贫血 为一种罕见的遗传性血液病,发病有家族倾向,但迄今遗传方式仍不清楚。多数于一岁半以前发病,表现为单纯性红细胞减少,红细胞形态正常,糖皮质激素治疗有效。约 1/4 患儿可合并有轻度畸形,如乳头内陷、蹼状颈、先天性斜视等。

（吴　隼）

## 学习小结

再生障碍性贫血是由于多种病因引起的骨髓造血衰竭,导致红骨髓总容量减少,代之骨髓脂肪化,临床呈全血细胞减少的一组综合征。发病机制有三种学说:原发性或继发性造血干细胞量和/或质的异常（"种子"学说）、造血微环境异常（"土壤"学说）及免疫异常（"虫子"学说）。贫血、出血、反复感染是其三大主要表现。治疗方法有免疫抑制剂、ATG/ALG 的使用及造血干细胞移植。

## 复习参考题

1. 简述再生障碍性贫血的病因与发病机制。
2. 简述再生障碍性贫血的治疗。
3. 再生障碍性贫血需与哪些疾病鉴别?

# 第四章　　缺铁性贫血

| 学习目标 | |
| --- | --- |
| 掌握 | 缺铁性贫血的病因、临床表现、诊断、鉴别诊断和治疗方法。 |
| 熟悉 | 正常体内铁的代谢，缺铁性贫血发病机理。 |
| 了解 | 发病情况和预防。 |

缺铁性贫血（iron deficiency anemia，IDA）是指机体合成血红蛋白的铁耗竭所导致的小细胞低色素性贫血。当铁的摄入不足和/或需要量增加，或丢失过多，就会导致铁缺乏症，最早是体内储备铁耗竭（iron depletion，ID），继之红细胞内缺铁，称为缺铁性红细胞生成（iron deficient erythropoiesis，IDE），最终才发生缺铁性贫血（IDA）。

IDA 是一全球性疾病，占各类贫血的 50% 以上，可发生于世界各国、各地区的不同性别、不同年龄的人群中。据 WHO 估计铁缺乏症的发生率占世界人口的 10%~20%，在亚洲、非洲的一些不发达国家，由于营养不良和寄生虫感染，发生率达 80% 以上，即使在发达的国家，育龄妇女、儿童发生率亦达 20%~40%。

## 一、铁的代谢

### （一）铁的分布

成年男性体内铁的总量约为 50mg/kg，女性约为 35mg/kg，在体内以四种形式存在。①血红蛋白铁：约占体内铁总量的 65%，主要存在于循环血中；②储存铁：约占体内铁总量的 20%，以铁蛋白和含铁血黄素两种形式存在于肝、脾、骨髓等组织中，铁蛋白还存在于血浆内；③组织铁：约占体内铁总量的 15%，存在于肌红蛋白和某些酶系统内，参与肌肉收缩及细胞的能量代谢；④运转铁：约占体内铁总量的 0.2%，在血浆中与一种转铁蛋白结合成转铁蛋白复合物，随血液周流于全身，起着调节体内各组织间铁平衡的作用。

### （二）铁的来源

人体铁的来源有二种。①内源铁：成年人每秒大约有 300 万红细胞衰老死亡，这些衰老死亡的红细胞被机体的单核巨噬细胞系统所吞噬，消化后所释放的铁几乎全部被机体再利用；②外源铁：来源于人体摄入的食物，含铁量较高的食物有动物的肝、肾、肌肉、血液，以及蛋黄、海菜、紫菜、木耳、香菇等。

### （三）铁的吸收

铁是在十二指肠及空肠上段以 $Fe^{2+}$ 的形式被吸收，动物性食物中的铁较易被吸收，其吸收率约为

20%，而植物性食物中的铁吸收率不足10%。影响铁吸收的因素有：①食物中铁的状态；②胃肠道的功能状态；③机体的铁储备情况。

### （四）铁的运转

$Fe^{2+}$被肠黏膜上皮细胞摄取后，直接扩散入血，被血浆中的铜蓝蛋白氧化成$Fe^{3+}$，再与血浆中的运铁蛋白结合成运铁蛋白复合物，输送到机体的各组织脏器供代谢需要或被储存。

### （五）铁的排泄

生理情况下铁排泄量甚微，男性每日约为1mg，女性每日为2～3mg。男性主要是通过脱落的上皮细胞和毛发而排泄的，女性主要是通过月经血以及妊娠、哺乳而排泄的。妇女一次妊娠和正常分娩共需铁量约700mg，病理情况下铁主要是通过失血而丢失的，生理情况下每毫升血含铁量约为0.5mg。

## 二、病因与发病机制

引起机体缺铁的原因有以下三个方面：

### （一）摄入不足

随着人民生活水平的提高，在我国由营养因素引起的缺铁已相对少见，但青少年期及儿童期生长发育较快，需铁量较大，妊娠期及哺乳期妇女铁需要量增加，此期如不注意补充含铁量较高的食物，易造成相对性铁营养不良。

### （二）吸收不良

铁主要在十二指肠和空肠上段吸收，胃大部切除及胃空肠吻合术后、萎缩性胃炎、真性胃酸缺乏症、慢性腹泻、脂肪痢等胃肠道疾患均可影响铁的吸收；咖啡、浓茶以及某些药物如制酸剂、四环素等易与食物中的铁螯合而影响铁的吸收。

### （三）丢失过多

为IDA的首要原因。见于各种慢性失血，如月经紊乱、肠道钩虫病、胃炎、溃疡病、痔疮、消化道肿瘤、慢性咯血等。

铁元素在体内参与机体血红蛋白、肌红蛋白及某些酶的合成，故缺铁可导致：①贫血；②肌肉收缩力下降；③含铁酶活性下降，影响细胞的能量代谢，小儿神经及智力发育迟缓；④上皮细胞蛋白质胶化变性，皮肤粗糙、黏膜慢性炎症、胃酸分泌障碍等。

## 三、临床表现

### （一）贫血的表现

表现为皮肤黏膜苍白及组织脏器缺氧的症状（见本篇第二章）。

### （二）含铁酶活性降低的表现

1. 舌炎与口角炎　约25%的IDA患者合并舌炎与口角炎，称为Paferson-Killy综合征。IDA合并吞咽困难者称之为Plummer-Vinson综合征。

2. 皮肤　皮肤干燥、粗糙，毛发脱落、无光泽，指甲变脆、变薄、反甲（勺状指）等。

3. 神经系统损害　儿童多见，以手足麻木为主，严重时可有视神经乳头水肿、颅内压增高，儿童患者易发生行为异常，如异食癖等。

4. 巨噬细胞　吞噬能力下降，感染概率增加。

## 四、实验室检查

### （一）血象

呈典型的小细胞低色素性贫血，红细胞大小不等，以小为主，中央淡染区扩大。网织红细胞轻度增多或正常,白细胞计数及其分类大致正常,血小板计数正常。

### (二)骨髓

骨髓涂片有核细胞增生活跃或明显活跃,红系增生旺盛,中、晚幼红细胞比例增高,其核染色质致密,胞质量少,染色偏碱,即所谓的"老核幼浆"现象;粒细胞系统及巨核细胞系统大致正常。

### (三)铁代谢检测

IDA 时血清铁(SI)<8.95μmol/L,总铁结合力(TIBC)增高,转铁蛋白饱和度(TS)降低<15%,血清铁蛋白(SF)<12μg/L,骨髓铁粒幼红细胞<15%,细胞外铁减少或消失,游离红细胞原卟啉(FEP)>4.5μg/gHb。

## 五、诊断与鉴别诊断

### (一)IDA 的诊断

具备以下三条中的两条即可确诊 IDA:

1. 形态学属于小细胞低色素性贫血  MCV<80fl,MCHC<32%,成熟红细胞中央淡染区扩大;幼红细胞胞体小,核染色质致密,胞质量少,染色偏碱。

2. 铁代谢检测有缺铁的证据  SF<12μg/L,SI<60μg%,TIBC>360%,TS<15%,FEP>4.5μg/gHb。

3. 骨髓幼红细胞外铁阴性,铁粒幼红细胞<15%。

理论与实践

---

体内缺铁是一个慢性进行的发展过程,最早是体内储备铁耗竭(iron depletion,ID),继之红细胞内缺铁,称为缺铁性红细胞生成(IDE),最终才发生缺铁性贫血(IDA)。

ID 阶段:患者一般无任何症状,实验室特点为:①SF<12μg/L;②骨髓幼红细胞外铁阴性;③血红蛋白及 SI、TIBC、TS 等指标正常。

IDE 阶段:患者无贫血的表现,但可有含铁酶活性降低的症状,如舌炎、食欲缺乏、儿童神经系统发育迟缓等。实验室特点除 ID 阶段的①+②外,还有:③SI 降低、TIBC 增高、TS 降低、FEP 增高;④骨髓铁粒幼红细胞<15%。

IDA 阶段:为铁缺乏症的最终阶段,患者具备上述所有的临床及实验室特点。

### (二)病因学诊断

IDA 的病因学诊断非常重要,有时原发病是致命的。如胃肠道肿瘤引起的慢性失血,只满足于 IDA 本身的诊断而忽视了原发病灶的查找,补铁后贫血症状可能会有所改善,但延误了早期手术切除肿瘤病灶的时机,给患者造成不可挽回的损失。其病因学诊断方法包括详细的病史询问,必要的 X 线、内镜、超声波检查等。

### (三)鉴别诊断

需与 IDA 鉴别的疾病有:

1. 地中海贫血  为一种遗传性珠蛋白合成障碍性疾病,血涂片中可见较多的靶形红细胞为其特征,铁代谢检测无缺铁的证据,骨髓可染铁增多,基因学检测和血红蛋白电泳可以确诊。

2. 慢性病性贫血  常继发于慢性感染、结缔组织病、恶性肿瘤等慢性疾患,形态学属于正常细胞性或单纯小细胞性贫血,MCV 很少低于 72fl;SI 和 TIBC 降低,TS 正常或轻度减低,SF 水平明显增高;骨髓中铁粒幼红细胞比例减低而骨髓小粒中的铁颗粒增多可资鉴别。

3. 铁粒幼细胞性贫血  由于血红素合成酶系统缺陷,导致失铁利用所致的贫血。其细胞大小、形态不定。根据其 SF 水平增高,幼红细胞外铁增多,铁粒幼红细胞比例增高,且红细胞内铁颗粒增多(病理性铁粒幼红细胞）可资鉴别。

## 六、治疗

治疗原则:去除病因,补足铁剂。

### （一）去除病因

去除病因相当重要,否则易导致治疗失败。具体措施是先去除病因或先补充铁剂,依原发病的性质不同而定,如病因较易去除（钩虫病）,可先去除病因,再补铁剂;如原发病比较复杂,去除较困难时（胃肠道肿瘤、子宫肌瘤）,可先补充铁剂,待贫血改善后再去除病因;如遇到慢性疾病出血（如溃疡病）,则可治疗原发疾病与补充铁剂同时进行。

### （二）补足铁剂

除补充合成血红蛋白所需的铁外,还应补足储存铁。

1. 口服铁剂　为治疗 IDA 的首选剂型,常用的有硫酸亚铁、右旋糖酐铁、枸橼酸铁胺、琥珀酸亚铁和富马酸亚铁等。口服铁剂的主要副作用为腹痛、恶心、呕吐等,从小剂量开始,餐后服用可减轻其胃肠道反应,一般每日服用元素铁 150~200mg 即可,一般待血红蛋白恢复正常后再口服铁剂 3~6 个月。于服用铁剂期间禁饮浓茶、咖啡,禁服四环素、制酸剂等药物,否则会影响铁剂的吸收,如必须服用上述药物时,也应在时间上隔开服用。

2. 肌内注射铁剂　适应证:①口服铁剂胃肠道反应较重者;②胃肠道疾患影响铁剂吸收者;③胃肠道肿瘤急需手术者;④临近预产期的孕妇可采用注射铁剂治疗。国内使用的注射铁剂为右旋糖酐铁或山梨醇铁,其总剂量的计算方法为:需补充的铁量（mg）= [150-Hb（g/L）]×0.33×体重（kg）,首次剂量 50mg,深部肌内注射,如无不良反应,以后每日剂量 100mg,直至总剂量注射完。由于肌内注射铁剂局部刺激性较强,尿道刺激征以及过敏反应等副作用,严重制约了其广泛的应用。

3. 静脉注射铁剂　目前对于不适应口服铁剂或需要快速补铁的患者多采用静脉补铁,常用的制剂有蔗糖铁注射液（氢氧化铁蔗糖复合物）,5ml 含铁元素 100mg,加 0.9% 氯化钠液 100ml 静脉滴注,维持半小时以上,其补铁总量的计算公式是:补充铁量（mg）= 体重（Kg）×[ Hb 目标值-Hb 实际值（g/L）]×0.24。可每日一次或隔日一次,如急需补足铁剂者可每日 10ml（200mgFe²⁺）加 0.9% 氯化钠液 250ml 滴注 1h 以上。静脉注射铁剂主要副作用有低血压、肌肉痉挛、头痛、呼吸困难等,首次应用时应缓慢注射并密切观察。

## 七、预防

搞好卫生宣教,加强营养知识的教育,钩虫病流行区应作好大规模防治工作,1987 年 WHO 曾倡议在儿童、妊娠期妇女中推行"强化铁食品"（每 100g 食品中加入元素铁 3mg）。该方法曾在瑞典试行,取得了良好的效果。但也有人提出不同意见,认为其针对性不强,对部分人群有增加铁负荷的危险。

对妊娠期和哺乳期妇女、职业献血员,适当地补充铁剂亦是一种行之有效的预防办法。

（吴　隼）

学习小结

缺铁性贫血（IDA）是最常见的由缺铁引起的小细胞低色素性贫血。 需铁量增加而铁摄入不足、铁吸收障碍、铁丢失过多是其病因。 铁代谢异常诊断是重要的诊断依据。 须查明 IDA 的病因,有时缺铁病因比贫血本身更为严重。 治疗 IDA 的原则是: 去除病因,补足铁剂。

1. 简述缺铁性贫血的病因与发病机制。

2. 简述铁代谢检测的临床意义。

3. 为什么缺铁性贫血诊断的关键是病因诊断?

# 巨幼细胞贫血

**学习目标**

| 掌握 | 巨幼细胞贫血的诊断及治疗原则。 |
| --- | --- |
| 熟悉 | 巨幼细胞贫血的病因及发病机制。 |

巨幼细胞贫血(megaloblastic anemia,MA)是一组由于骨髓造血细胞 DNA 代谢障碍所致的贫血,其主要原因是叶酸和/或维生素 $B_{12}$ 缺乏,形态学上属于大细胞性贫血。

## 一、叶酸及维生素 $B_{12}$ 的代谢

### (一)叶酸的代谢

叶酸属于水溶性 B 族维生素,食物中的叶酸以蝶酰多聚谷氨酸的形式存在,在肠管中被小肠液中的谷胺酰胺羧基转肽酶分解成单谷氨酸盐而被吸收,并在肠绒毛上皮细胞内被甲基化,以 $N_5$-甲基四氢叶酸的形式入血。叶酸与细胞具有高度亲和力,3min 内约 90%的叶酸进入细胞内,故其血浆半衰期很短。叶酸在体内以两种形式存在。①功能状态的叶酸:以单谷氨酸(四氢叶酸,$FH_4$)的形式存在于细胞核内,作为辅酶促进 DNA 的合成;②储存形式的叶酸:单谷氨酸进入细胞质内后,在 ATP 合成酶的作用下,聚合成多谷氨酸盐,储存于细胞质内。叶酸及其代谢产物主要由肾脏排泄,排泄量与机体摄入量、储备量及代谢量有关,当机体储备量处于饱和状态时,所摄入的叶酸几乎全部由肾脏排出。成人每日叶酸的需要量为 50 ~ 100μg,人体叶酸储备量为 5~10mg,可供机体 3~6 个月的代谢需要。

### (二)维生素 $B_{12}$ 的代谢

维生素 $B_{12}$ 又名氰钴胺,亦属于水溶性 B 族维生素。食物中的维生素 $B_{12}$ 在胃肠道中先与一种 R-蛋白结合,然后在胰蛋白酶的催化下,与壁细胞分泌的内因子(intrinsic factor,IF)结合成维生素 $B_{12}$-IF 复合物,再与回肠末段肠黏膜上皮细胞膜上的特异性受体结合而被吸收,由血中的转钴蛋白 II 输送到各组织,其中大部分储存于肝细胞中。维生素 $B_{12}$ 及其代谢产物主要由肾脏排泄,排泄量与其摄入量、储存量以及代谢量有关,当体内储备量饱和时,机体摄入的维生素 $B_{12}$ 几乎全部从肾脏排出。成年人每日需要 2~5μg 维生素 $B_{12}$,而机体的储备量为 4~5mg,可供机体 3~6 年的代谢需要。

## 二、病因与发病机制

DNA 合成是细胞分裂与增殖的基础,叶酸作为辅酶而参与 DNA 的合成。四氢叶酸在脱氧尿嘧啶核苷酸(dUMP)向脱氧胸腺嘧啶核苷酸(dTMP)转化过程中为其提供一碳单位,而维生素 $B_{12}$ 作为辅酶在叶酸向细胞内转移的过程中及其一碳单位循环中发挥重要作用,叶酸、维生素 $B_{12}$ 缺乏可导致造血细胞的 DNA 合成障碍,细胞分裂延迟,而 RNA 的代谢受影响较小,细胞质内血红蛋白的合成仍进行,导致胞体增大,核

浆发育不平衡,造血细胞巨幼变。由于 DNA 的代谢障碍及胞质容量的增多,加速细胞的凋亡,发生原位溶血。维生素 $B_{12}$ 还参与丙酮酸的代谢,可使甲基丙二酰辅酶 A 转变成琥珀酰辅酶 A,维生素 $B_{12}$ 缺乏时甲基丙二酰辅酶 A 在血液中堆积,造成神经纤维脱髓鞘改变,引起神经系统损伤。

造成叶酸和/或维生素 $B_{12}$ 缺乏的因素有以下 4 个方面:

### (一)摄入不足

叶酸主要存在于绿叶蔬菜、酵母、动物的肝肾等食物中,其性质很不稳定,遇热和光易分解,由于河南、山西、陕西等地区气候干燥,蔬菜、水果匮乏而成为巨幼细胞贫血的高发区。另外,不良的饮食习惯及烹煮过度也是我国叶酸缺乏的主要原因,特别是老年人。牛乳中含叶酸量甚微,人工喂养的婴儿易患叶酸缺乏症。欧美人常以色拉(奶油拌新鲜蔬菜)作为配餐,因此较少患叶酸缺乏症。动物源性食物含维生素 $B_{12}$ 较丰富,因此维生素 $B_{12}$ 缺乏症主要见于贫穷和素食主义者,单纯母乳喂养未及时添加辅食的婴儿易患维生素 $B_{12}$ 缺乏症,特别是母亲缺乏维生素 $B_{12}$ 者。

### (二)吸收不良

叶酸属水溶性维生素,主要在十二指肠及空肠的上段被吸收。慢性腹泻、毕-罗 II 式胃空肠吻合术后、空肠切除术后、酗酒、长期口服广谱抗生素等均可影响叶酸的吸收;维生素 $B_{12}$ 的吸收有赖于胃黏膜壁细胞分泌的内因子结合成维生素 $B_{12}$-IF 复合物,再与回肠末段肠黏膜上皮细胞膜上的特异性受体结合而被吸收;A 型胃炎、胃全切术后、回盲部肿瘤及肠管切除、抗-壁细胞抗体或抗-IF 抗体均可引起维生素 $B_{12}$ 吸收障碍。由 A 型胃炎、抗壁细胞抗体和/或抗-IF 抗体所致的巨幼细胞贫血称为恶性贫血(pernicious anemia)。

### (三)需要量增加

婴幼儿、青春期身体生长发育较快,叶酸、维生素 $B_{12}$ 需要量增多;妊娠、哺乳期的妇女,慢性溶血、长期发热及甲状腺功能亢进的患者叶酸、维生素 $B_{12}$ 消耗量增加。在上述情况下若不注意进食富含叶酸、维生素 $B_{12}$ 的食物,则易患巨幼细胞贫血。

### (四)代谢障碍

有些药物可以干扰叶酸、维生素 $B_{12}$ 的代谢,例如甲氨蝶呤、异烟肼、苯妥英钠可对抗叶酸的作用;而对氨基水杨酸、秋水仙碱则可以干扰维生素 $B_{12}$ 的代谢。

## 三、临床表现

### (一)造血系统表现

起病缓慢,主要表现为贫血,部分患者合并轻度黄疸,表现为面色苍黄、头晕、乏力等症状。约 20% 的患者可有轻度出血或感染的症状。

### (二)消化道症状

由于上皮细胞增殖及修复障碍,消化道黏膜常常出现炎症或萎缩,表现为食欲缺乏、腹胀、恶心、呕吐,口腔黏膜炎症、溃疡等症状。多数患者因舌乳头萎缩而出现所谓的"牛肉舌"或"镜面舌"。

### (三)神经系统表现

主要见于维生素 $B_{12}$ 缺乏者。轻症者可表现为末梢神经受损症状,如对称性肢端麻木、感觉异常等;重症者可出现亚急性脊髓联合变性,表现为深感觉障碍、共济失调、腱反射异常、锥体束征阳性等;个别患者可出现精神抑郁、行为异常、嗜睡等症状。神经系统表现可以出现在贫血之前,亦可与贫血合并存在。

## 四、实验室检查

### (一)血象

呈不同程度的贫血,红细胞减少比血红蛋白降低更明显,MCV、MCH、MCHC 均增高,血涂片中见到较多大卵圆形红细胞为其特征性改变。白细胞、血小板呈不同程度地减少,中性粒细胞核分叶过多,偶见幼红、幼粒细胞。网织红细胞正常或轻度增多。

### （二）骨髓象

有核细胞增生活跃，以红系增生为主。粒、红、巨核三系不同程度地"巨幼变"，以红系最为突出。点彩红细胞增多，可见 Cabot 环及 Howell-Jony 小体。

### （三）血液生化

血清间接胆红素增高，叶酸和/或维生素 $B_{12}$ 水平降低，乳酸脱氢酶水平增高。

### （四）其他

恶性贫血时胃液分析显示真性胃酸缺乏，抗-壁细胞抗体及抗-IF 抗体阳性。维生素 $B_{12}$ 缺乏时尿甲基丙二酸排泄量增多。

## 五、诊断

根据病史及临床表现，典型的血象、骨髓象特点，结合血清叶酸、维生素 $B_{12}$ 浓度的检测，一般诊断不难，叶酸和/或维生素 $B_{12}$ 诊断性试验治疗亦是一种可靠的诊断方法。本教材推荐的诊断标准如下：

1. 形态学属大细胞性贫血　　MCV>100fl，MCH>32pg，血涂片见较多的大卵圆形红细胞，骨髓象存在粒、红、巨核三系细胞的典型"巨幼变"。

2. 叶酸和/或维生素 $B_{12}$ 浓度下降　　血清叶酸<6.81nmol/L，红细胞内叶酸<227nmol/L，可诊断为叶酸缺乏所致的巨幼细胞贫血；或血清维生素 $B_{12}$<74pmol/L 时可诊断为维生素 $B_{12}$ 缺乏所致的巨幼细胞贫血。

3. 叶酸和/或维生素 $B_{12}$ 诊断性治疗试验　　每日口服叶酸 10mg 或肌内注射维生素 $B_{12}$ 100μg，24h 后症状明显改善，48h 后骨髓造血细胞巨幼变明显改善，4~6d 网织红细胞明显上升。

以上三条中具备两条即可诊断巨幼细胞贫血。

## 六、鉴别诊断

### （一）造血系统肿瘤

急性红白血病（$M_6$）、骨髓增生异常综合征（MDS）骨髓象中亦能找到巨幼样变的红细胞，有时易与巨幼细胞贫血混淆，但这些疾病的巨幼样变细胞仅局限于红系，粒系原始细胞增多，存在三系的病态造血，中性粒细胞碱性磷酸酶活性降低，幼红细胞糖原染色阳性，血清叶酸及维生素 $B_{12}$ 水平不低。

### （二）自身免疫性贫血

自身免疫性溶血性贫血、Evans 综合征、结缔组织病等可因红细胞的聚集现象而表现为 MCV 的"增大"，又有间接胆红素增高，有时甚至可检测到抗-壁细胞抗体或抗-IF 抗体，易与单纯缺乏叶酸或维生素 $B_{12}$ 所致的 MA 相混淆，但此类贫血 Ret 明显增高，具有自身免疫病的特征，如存在自身抗体、Coombs 试验阳性，糖皮质激素治疗有效等，而叶酸和/或维生素 $B_{12}$ 浓度多数正常。

### （三）慢性肝病和脾功能亢进

慢性肝病由于叶酸、维生素 $B_{12}$ 的储存减少以及消化吸收障碍，加上脾大以及清除血细胞的能力增强，往往易导致血细胞减少以及 MCV 增大，加上肝病时多有黄疸，易与 MA 相混淆，但慢性肝病及其脾功能亢进时多有脾大，门静脉高压的表现，肝功能异常以及肝炎病毒检测阳性、单纯补充叶酸、维生素 $B_{12}$ 疗效差等可资鉴别。

### （四）非造血系统疾病

如甲状腺功能减退症、恶性肿瘤化疗、抗结核药物应用等所致的贫血，根据其相关的特征性表现，此类疾病的鉴别一般不难，关键是提高对此类疾病的警惕性。

# 七、治疗

## （一）治疗基础疾病

例如 A 型胃炎、甲状腺功能亢进症、长期发热等。

## （二）补充叶酸或维生素 $B_{12}$

原则上缺什么补什么。因叶酸可增加维生素 $B_{12}$ 缺乏者血浆中甲基丙二酸的浓度而加重神经系统损害，如果两者同时缺乏，或者不能肯定为哪种物质缺乏时，原则上应先补充维生素 $B_{12}$，2～3d 后再补充叶酸。

1. 叶酸的补充　叶酸片 5～10mg，每日三次口服。原有胃肠道疾病影响叶酸吸收者可肌内注射亚叶酸钙，每日 3～6mg，直到血红蛋白恢复正常。

2. 维生素 $B_{12}$ 的补充　维生素 $B_{12}$ 每日 100μg，或 500μg，每周两次，肌内注射，直到血红蛋白恢复正常。恶性贫血患者或胃全切术后，需终身服用维生素 $B_{12}$ 替代治疗，一般每月注射一次，每次 250～500μg。维生素 $B_{12}$ 缺乏所致的严重神经系统损害往往是不可逆的，不可为追求其神经系统症状完全恢复而无限制地加大维生素 $B_{12}$ 用量或延长用药时间。

3. 其他　补充叶酸或维生素 $B_{12}$ 治疗后，由于大量的 DNA 合成及细胞分裂，细胞外钾离子于短时间内大量地向细胞内转移，易导致低钾血症，特别是老年患者，故叶酸、维生素 $B_{12}$ 治疗期间应注意补充钾盐。由于营养因素所致者，往往存在潜在的缺铁因素，补充叶酸和维生素 $B_{12}$ 后，快速的细胞分裂及大量血红蛋白的合成，会使缺铁的矛盾更加突出，此时应适当地补充铁剂。

# 八、预防

加强卫生宣教，普及营养知识，纠正偏食的习惯，改变不恰当的烹调方法，可有效地预防叶酸和维生素 $B_{12}$ 缺乏，对于婴幼儿，青春发育期的青少年，妊娠、哺乳期的妇女，慢性溶血、甲状腺功能亢进症患者等，应予适当地补充叶酸制剂。

（吴　隼）

## 学习小结

巨幼细胞贫血是由于体内缺乏维生素 $B_{12}$ 和/或叶酸而造成的脱氧核糖核酸合成障碍所引起的一种大细胞贫血。患者除贫血症状外，可有神经系统症状及精神异常。骨髓有胞质比胞核发育成熟（核质发育不平衡）现象；生化检查血清叶酸和/或维生素 $B_{12}$ 水平低于正常。治疗措施包括治疗基础疾病、去除病因、补充叶酸或维生素 $B_{12}$。加强营养知识教育、纠正偏食及不良的烹调习惯可有效预防。

## 复习参考题

1. 简述巨幼细胞贫血的病因与发病机制。

2. 巨幼细胞贫血的血液学特点有哪些？

# 第六章　溶血性贫血

## 第一节　概述

| 学习目标 | |
|---|---|
| **掌握** | 血管内和血管外溶血的特点及自身免疫性溶血性贫血的诊断方法。 |
| **熟悉** | 溶血性贫血的病因及分类。 |
| **了解** | 溶血性贫血的发病机理及治疗。 |

溶血性贫血(hemolytic anemia,HA)是指由于红细胞的寿命缩短,破坏过多,超过骨髓的代偿能力(正常的6~8倍)而发生的贫血。如红细胞的寿命缩短而骨髓能够代偿时,可以不出现贫血,称为溶血性疾病(hemolytic disease,HD)。如骨髓内幼红细胞在释放入血循环之前遭破坏,称为无效性红细胞生成(ineffective erythropoiesis)或原位溶血。

### 一、病因与分类

#### (一)红细胞本身缺陷

1. 红细胞膜缺陷　遗传性球形红细胞增多症、阵发性睡眠性血红蛋白尿等。
2. 红细胞酶缺陷　葡萄糖-6-磷酸脱氢酶缺乏症、丙酮酸激酶缺乏症等。
3. 血红蛋白缺陷　各种血红蛋白病。

#### (二)红细胞外部因素

1. 物理与机械因素　微血管病性溶血性贫血、大面积烧伤、人工心脏瓣膜术后、行军性血红蛋白尿症等。
2. 化学因素　蛇毒、苯肼、砷等。
3. 生物因素　蛇毒、疟疾、螺旋体、支原体、衣原体、病毒等。
4. 免疫因素　血型不合的输血反应、新生儿溶血症、药物免疫性溶血性贫血(青霉素、甲基多巴、奎尼丁等)、自身免疫性溶血性贫血等。

### 二、病理生理

#### (一)红细胞的破坏

根据红细胞破坏的场所不同可分为血管内溶血和血管外溶血。

1. 血管内溶血　红细胞受到免疫、机械、物理或生物的因素损伤,在血管内发生溶解,血红蛋白混入血浆,与血浆中的结合珠蛋白结合,运送至肝脏代谢并被清除,导致高胆红素血症。如急性快速的血管内溶血,过多的血红蛋白未能与结合珠蛋白充分结合,则以游离血红蛋白的形式存在于血流中形成游离血红蛋白血症;血浆中的游离血红蛋白可通过肾小球基底膜滤出,在肾小管内被上皮细胞所摄取并分解,珠蛋白及卟啉被转运入血再利用,铁沉积于肾小管上皮细胞内,随上皮细胞的衰老脱落排出体外,成为含铁血黄素尿;过多的血红蛋白滤出,超过肾小管的回吸收阈值,则可以随尿排出,形成血红蛋白尿。

2. 血管外溶血　有缺陷的红细胞(或吸附有抗体的红细胞)被单核巨噬细胞系统所识别并吞噬,通过巨噬细胞的消化分解成珠蛋白和胆红素,胆红素释放入血形成高胆红素血症(间接胆红素)。脾脏为衰老、有缺陷的红细胞破坏的主要场所,故血管外溶血患者常有脾大。

### （二）骨髓红系代偿性增生

溶血时由于血红蛋白分解产物刺激骨髓,引起骨髓红细胞系统代偿性增生,表现为:①骨髓幼红细胞增生旺盛;②外周血中出现少量幼红细胞;③网织红细胞及嗜多色性红细胞增多;④红细胞内可见 Cabot 环及 Howell-Jolly 小体。

## 三、临床表现

除贫血一般表现外,溶血的临床表现与溶血的病因、速度、严重程度、持续时间等有关。

急性溶血起病急骤,常伴严重的腰背痛、头痛、腹痛、恶心、呕吐、胸闷、寒战、高热等,严重时易发生循环衰竭或急性肾衰竭,如血型不合的输血反应。

慢性溶血起病缓慢,常有一定程度的黄疸、贫血及脾大的表现。由于患者长期的高胆红素血症,易发生胆道系统结石。

## 四、实验室检查

### （一）红细胞破坏增多的直接证据

红细胞破坏增多的直接证据包括:①红细胞寿命缩短;②血清间接胆红素增多,尿胆原及粪胆原排出量增多;③血浆游离血红蛋白增多;④血清结合珠蛋白减少甚至消失;⑤血红蛋白尿症及含铁血红素尿症。其中③④⑤项为血管内溶血的证据。

### （二）红细胞破坏增多的间接证据

主要表现为红细胞代偿性增生:①网织红细胞计数增多;②血涂片可见幼红细胞和嗜多色性红细胞,以及 Cabot 环、Howell-Jolly 小体等;③骨髓红系增生旺盛,粒/红比值降低甚至倒置。

### （三）与病因相关的特殊检查

1. 红细胞渗透脆性试验　主要用于遗传性球形红细胞增多症的初筛试验。

2. 红细胞形态学检查　外周血涂片红细胞形态学观察有助于溶血性贫血的病因学诊断,例如遗传性球形红细胞增多症可见较多的大小均匀一致的球形红细胞;靶形红细胞有助于地中海贫血的诊断;畸形红细胞有助于微血管病性溶血的诊断等。

3. 酸溶血试验(Ham 试验)及蛇毒因子溶血试验　为阵发性睡眠性血红蛋白尿的确诊试验。

4. 抗球蛋白试验(Coombs 试验)　用于免疫性溶血的诊断。

5. 高铁血红蛋白还原试验　遗传性葡萄糖-6-磷酸脱氢酶( glucose-6-phosphate dehydrogenase, G6PD )缺乏症患者不能提供足够的 NADPH,不能使高铁血红蛋白充分地还原为正铁血红蛋白,本试验为 G6PD 缺乏症患者的筛选试验之一。

6. Heinz 小体试验　离体血液中加入乙酰苯肼,37℃孵育后再做甲基紫活体染色,红细胞膜周围可见折光性强的变性珠蛋白小体,称为 Heinz 小体,见于 G6PD 缺乏症患者及地中海贫血患者。

7. 血红蛋白电泳　用于血红蛋白病的诊断。

## 五、诊断

临床上有贫血、黄疸、脾大患者应疑诊溶血性贫血,若实验室检查发现有红细胞破坏增多及骨髓红系代偿性增生的证据,可确立溶血性贫血的诊断。再结合发病年龄、家族史及临床特点,选择相关的特殊实验室检查,确定溶血病因。

## 六、治疗

对于多数溶血性疾病,特别是先天遗传性的,目前尚无根治的方法,只能控制溶血发作,改善贫血和防治并发症,具体措施见贫血的治疗。

# 第二节　遗传性球形红细胞增多症

| 学习目标 | |
| --- | --- |
| 掌握 | 遗传性球形红细胞增多症的治疗方法。 |
| 熟悉 | 遗传性球形红细胞增多症的诊断方法。 |
| 了解 | 遗传性球形红细胞增多症的发病机制及并发症。 |

遗传性球形红细胞增多症(hereditory spherocytosis,HS)是一种红细胞膜遗传性缺陷所致的溶血性贫血,以慢性贫血、黄疸、脾大为其临床特点,血中均匀一致的小球形红细胞增多,红细胞对低渗盐水的抵抗能力下降为其主要特征,脾切除治疗有效。

## 一、病因与发病机制

HS属常染色体显性遗传病,多数患者有8号染色体短臂缺失。由于遗传性缺陷造成红细胞膜骨架蛋白缺陷,导致红细胞膜皱缩,膜面积减小,形成球形红细胞。球形红细胞可塑性较差,通过脾索时被滞留破坏。

## 二、临床表现

根据有缺陷的红细胞数量的多少以及其缺陷的程度不同,其溶血程度轻重不已,轻者可无溶血存在(基因携带者),或临床症状轻微,仅测得血清间接胆红素及网织红细胞水平轻度增高(亚临床型);重者自幼发生黄疸和贫血,多数有脾脏肿大。

## 三、实验室检查

1. 血象　不同程度的贫血,白细胞及血小板计数正常,网织红细胞不同程度地升高。
2. 红细胞形态　红细胞呈小而圆、均匀一致的球形,直径 $5\sim7\mu m$,中央淡染区消失,电子显微镜下见红细胞膜凹凸不平。
3. 红细胞渗透脆性　HS患者红细胞渗透脆性增加。
4. 骨髓象　骨髓增生活跃或明显活跃,红系增生旺盛,粒红比例减低。

5. 血生化检查 血清间接胆红素水平多增高,LDH 及 AST 水平增高。

6. 红细胞膜蛋白分析 SDS-PAGE 电泳分析可粗略地发现红细胞膜的缺陷;现代分子生物学技术可在基因水平检出红细胞膜蛋白的缺陷基因。

## 四、诊断

根据自幼发现的贫血和黄疸(部分患者成年后发病)、脾脏肿大、球形红细胞>10%以及阳性家族史,一般诊断不难,有条件者可作红细胞膜蛋白的 SDS-PAGE 电泳分析或基因检测。

## 五、治疗

目前对本组疾病尚无根治性措施,脾脏切除可有效控制 HS 患者的溶血发作。

## 六、并发症

### (一)再生障碍危象

慢性溶血的基础上由于感染、劳累或营养不良等因素可突发红系造血功能衰竭,表现为突发的贫血加重,网织红细胞降低,骨髓红系明显减少,严重时可危及生命。其病程呈自限性,一般经适当治疗可于 2~3 周自然恢复。

### (二)胆石症

约半数患者合并胆囊结石或肝内胆管结石,多发生于 10~30 岁之间。

### (三)巨幼细胞贫血

慢性溶血持续存在可导致红细胞转换加速,叶酸、维生素 $B_{12}$ 消耗量增大,如不及时补充易合并巨幼细胞贫血。

### (四)其他

少见的并发症有下肢复发性溃疡、慢性红斑性皮炎、痛风等,上述并发症在脾脏切除后可自愈。

## 七、预后

本病一般预后较好,个别患者可因再生障碍危象而死亡。

# 第三节 葡萄糖-6-磷酸脱氢酶缺乏症

**学习目标**

| 熟悉 | 葡萄糖-6-磷酸脱氢酶缺乏症的诊断。 |
| --- | --- |
| 了解 | 葡萄糖-6-磷酸脱氢酶缺乏症的发病机制及治疗。 |

葡萄糖-6-磷酸脱氢酶(glucose-6-phosphate dehydrogenase,G6PD)缺乏症是临床上最常见的红细胞酶缺乏所致的溶血性贫血,在我国主要分布于云南、海南、福建及两广地区。

## 一、病因与发病机制

本病属于 X 连锁不全显性遗传,G6PD 是戊糖磷酸代谢途径最重要的酶之一,戊糖磷酸途径的功能是提供二核苷酸磷酸(NADPH),进而使氧化型谷胱甘肽(GSSG)还原成还原型谷胱甘肽(GSH),还能使高铁血红蛋白还原成正铁血红蛋白。GSH 是一种抗氧化剂,它对保持红细胞膜的稳定性有重要作用。G6PD 缺乏时红细胞膜的稳定性降低,易遭受氧化损伤而溶解。

## 二、临床特征

G6PD 缺乏症临床表现差异较大,其溶血与否及其溶血程度除与酶活性降低的程度有关外,还与环境因素有关。根据临床特点,此组疾病可分为以下 5 种临床类型:

### (一)新生儿黄疸

G6PD 缺乏的新生儿可发生溶血及黄疸,多于出生 24h 后发生,部分患儿与注射维生素 K 或接触樟脑丸有关,需与新生儿同种免疫性溶血相鉴别。

### (二)先天性非球形红细胞溶血性贫血

患者自幼发生的慢性溶血,常因感染、疲劳而加重。贫血、黄疸、脾脏肿大常见,脾切除治疗无效。此组患者 Coombs 试验阴性,红细胞形态多数正常。

### (三)蚕豆病

G6PD 缺乏症患者食用蚕豆或接触蚕豆花粉后数小时至数天内突然发生急性溶血,表现为发热、腰痛、腹痛、恶心、呕吐、疲乏等,以及快速出现的黄疸及贫血,可有血红蛋白尿,重症患者可出现急性循环衰竭及肾衰竭。溶血严重程度与进食蚕豆量无关。溶血为自限性,多于 7~14d 内恢复。

### (四)药物诱发的溶血性贫血

可引起 G6PD 缺乏症患者溶血的药物有伯氨喹、磺胺类、解热镇痛药、硝基呋喃类、砜类、维生素 K、丙磺舒、对氨水杨酸、奎宁丁、氯霉素等,溶血与药物及其代谢产物的氧化作用有关,患者服用上述药物后 1~3d 内出现急性溶血的表现,如发热、腰痛、腹痛、贫血和黄疸、血红蛋白尿等,停用上述药物后 5~7d 溶血停止,再次服用上述药物后发生第二次溶血的概率较低,但长期服用可发生慢性溶血。

### (五)感染诱发的溶血性贫血

肺炎、伤寒、流感等均可诱发 G6PD 缺乏症患者的溶血。

## 三、实验室检查

### (一)酶活性降低的过筛试验

主要针对 G6PD 缺乏症,国内常用有高铁血红蛋白还原试验、荧光斑点试验、硝基四氮唑蓝试纸试验。

### (二)G6PD 活性测定

最为可靠,是主要的诊断依据。WHO 推荐 Zinkham 法,正常值参考值为( 12.1±2.09 )IU/g Hb( 37℃ )。

### (三)溶血的实验室检查

见本章第一节。

## 四、诊断

红细胞酶缺乏所致的溶血性贫血的诊断包括两部分内容:

### (一)溶血本身的诊断

根据典型的临床表现和有关溶血的实验室检查指标可以确定溶血的存在。

### (二)酶活性缺乏的诊断

根据筛选试验结果及酶活性测定结果,符合其下之一者可确定为 G6PD 缺乏症。

1. 一项过筛试验 G6PD 活性属严重缺乏值。

2. 一项 G6PD 活性定量测定较正常平均值降低 40% 以上。

3. 两项过筛试验 G6PD 活性为中间缺乏值。

4. 一项过筛试验 G6PD 活性为中间缺乏值,伴有明确的家族史。

5. 一项过筛试验 G6PD 活性为中间缺乏值,40% 以上的红细胞 Heinz 小体生成试验阳性,且每个红细胞内≥5 个 Heinz 小体,并排除血红蛋白病。

## 五、治疗

本病目前尚无特效疗法,脾切除治疗无效,溶血急性期可用糖皮质激素缓解溶血症状,大量补液以预防循环衰竭及急性肾衰竭,纠正水电解质及酸碱平衡紊乱,贫血严重时可输血加以纠正。

**相关链接**

### 丙酮酸激酶缺乏症

丙酮酸激酶缺乏症:丙酮酸激酶(PK)是糖酵解途径最重要的酶之一,而糖酵解是红细胞能量供应的主要途径,PK 缺乏可引起红细胞的能量代谢障碍,导致其柔韧性和可塑性下降,通过脾索时易被滞留破坏。临床上主要表现为先天性非球形红细胞溶血性贫血Ⅱ型。

先天性非球形红细胞溶血性贫血属遗传性红细胞酶缺陷所致的慢性溶血性疾病。患者自幼发生的慢性溶血性贫血,突出表现为贫血、黄疸和脾肿大,严重时可在婴儿期出现中度以上的贫血和黄疸,需要反复输血才能存活,但也有贫血表现很轻微,直到成年才发现,极个别由于溶血被完全代偿而不出现贫血,黄疸是其唯一的表现。根据所缺陷的种类不同分为Ⅰ型和Ⅱ型。Ⅰ型为 G6PD 缺乏所致,特点为自身红细胞 37℃孵育 48h 不发生溶血或仅有轻微溶血,加入葡萄糖和 ATP 均可纠正;Ⅱ型为丙酮酸激酶(PK)缺乏所致,自身红细胞 37℃孵育 48h 发生明显溶血,不被葡萄糖纠正但可被 ATP 纠正。

# 第四节 血红蛋白病

| 学习目标 | |
| --- | --- |
| 掌握 | 血红蛋白病的常见类型。 |
| 熟悉 | 血红蛋白病的诊断。 |
| 了解 | 血红蛋白病的发病机制及治疗。 |

血红蛋白是由四条珠蛋白肽链单体聚合而成的四聚体,血红蛋白病(hemoglobinopathy)是一组因珠蛋白肽链合成缺陷的遗传性疾病。分为异常血红蛋白病(珠蛋白分子结构异常)和地中海贫血(珠蛋白肽链合成数量异常)。

## 一、异常血红蛋白病

大多数异常血红蛋白病是因珠蛋白肽链中的氨基酸发生异常替代所致,少数可因氨基酸缺失、错位或肽链融合所致。迄今已发现 500 多种异常血红蛋白病,但多数异常血红蛋白并不伴随生理功能的改变,伴有生理功能改变的有:①因珠蛋白肽链分子的结构异常,造成红细胞的可塑性下降,导致其溶解,如血红蛋白 S 病,不稳定血红蛋白病等;②影响血红蛋白分子中 $Fe^{3+}$ 的氧化还原反应,引起高铁血红蛋白血症,临床表现为自幼发生的发绀但无相应的缺氧症状,如血红蛋白 M 病;③血红蛋白对氧的亲和力增强,导致组织中氧释放障碍,造成组织缺氧和红细胞代偿性增多,应与真性红细胞增多症相鉴别。

## 二、地中海贫血

正常成人血红蛋白是由两条 α 珠蛋白肽链和两条 β 珠蛋白肽链组成（缩写为 $\alpha_2\beta_2$），由于遗传性缺陷可致 α 链合成障碍（α-地中海贫血）或 β 链合成障碍（β-地中海贫血）。

### （一）α-地中海贫血

α-地中海贫血主要分布于地中海地区，我国仅限于西南及华南一带，根据其基因缺陷数目不同可分为：

1. 静止型　4 个 α 基因仅缺失 1 个，临床上无任何症状，红细胞形态正常。

2. 标准型　4 个 α 基因缺失 2 个，无明显临床表现，可有轻度红细胞形态变化，血红蛋白电泳无异常发现。

3. 血红蛋白 H 病　4 个 α 基因缺失 3 个，临床上轻到中度贫血，红细胞明显出现低色素性改变，靶形红细胞易见，煌焦油蓝温育后可见大量 H 包涵体，血红蛋白电泳可见 Hb H($\beta_4$)带。

4. 血红蛋白巴氏胎儿水肿综合征　4 个 α 基因全部缺失，多发生宫内死胎，或产后数小时内死亡。胎儿表现苍白，全身水肿，肝脾大伴腹水，外周血见大量的靶形红细胞及幼红细胞，血红蛋白电泳 Hb Bart($\gamma_4$)达 80% 以上。

### （二）β-地中海贫血

β-地中海贫血属于常染色体显性遗传病，在我国相对常见，主要分布于西南和华南地区，在苗、瑶、黎、壮等少数民族中尤为常见。根据其临床表现可分为：

1. 轻型　父或母一方为 β-地中海贫血杂合子，临床上无症状，或仅有轻微贫血，红细胞呈轻度的低色素性改变，靶形红细胞可见，胎儿血红蛋白（HbF，由两条 α 链和两条 γ 链构成，缩写为 $\alpha_2\gamma_2$）<5%。

2. 中间型　轻或中度贫血，红细胞呈明显的低色素性改变，靶形红细胞易见，HbF>10%。

3. 重型　又称 Cooley 贫血，重度贫血，伴黄疸及肝、脾肿大，生长发育迟缓，伴骨质疏松；患儿额部增宽，鼻梁凹陷，眼距增宽，呈特殊的面容。红细胞呈明显的低色素性改变，靶形红细胞多见，HbF>30%。

## 三、治疗

本病无特效疗法，轻度贫血一般不需治疗，中重度贫血患者需输血治疗以维持血红蛋白接近正常水平。注意预防诱发溶血危象的因素发生。脾切除仅适用于血红蛋白 H 病及重型 β-地中海贫血，但疗效有限。近些年有异基因干细胞移植治疗重型 β-地中海贫血成功的报道。长期反复输血者应给予驱铁治疗，以预防血色病的发生。

# 第五节　自身免疫性溶血性贫血

| 学习目标 | |
|---|---|
| **掌握** | Coombs 试验原理和治疗。 |
| **熟悉** | 自身免疫性溶血性贫血的临床表现。 |
| **了解** | 自身免疫性溶血性贫血的分类与病因。 |

自身免疫性溶血性贫血（autoimmune hemolytic anemia，AIHA）系体内免疫功能紊乱，自身抗体吸附于红细胞膜上而引起的一组溶血性贫血。

## 一、病因与发病机制

根据机体产生抗体的原因可分为原发性和继发性,原发性无因可查,继发性可继发于某些感染(病毒、支原体、梅毒螺旋体等)、结缔组织病、淋巴组织增生性疾病、免疫缺陷病、卵巢皮样囊肿等。

根据抗体与红细胞作用所需温度不同,可分为温抗体型和冷抗体型两种。温抗体一般在 37℃ 时作用最活跃,主要是 IgG 和/或 $C_3$,少数为 IgM,为不完全抗体,红细胞与不完全抗体吸附后被单核-巨噬细胞系统所识别并吞噬。冷抗体在 20℃ 时作用最活跃,主要是 IgM,为完全抗体,一完全抗体可吸附多个红细胞而造成红细胞凝集,在血管内遭到破坏。

## 二、临床表现

### (一)温抗体型 AIHA

温抗体型 AIHA 表现具有多样化,轻重不一,以慢性为多。慢性型多见于成年人,女性多于男性,起病较缓,约有 1/3 患者有贫血及黄疸,半数以上有轻中度脾大,质硬无压痛。约 1/3 患者肝大,淋巴结多不增大。长期高胆红素血症可并发胆石症和肝功能损伤。感染可使溶血加重,发生溶血危象及再障危象。10%~20% 患者合并血小板减少,称为 Evans 综合征。

### (二)冷抗体型 AIHA

冷抗体型 AIHA 表现有两种形式:

1. 冷凝集素综合征(cold agglutinin syndrome,CAS) 以中老年患者为多,寒冷环境下有耳郭、鼻尖、手指发绀,温暖后即消失,可合并轻至中度贫血,一般无脾、肝、淋巴结肿大。

2. 阵发性寒冷性血红蛋白尿(paroxysmal cold hemoglobinuria,PCH) 患者受寒后即有急性溶血发作,表现为寒战、高热、腰背酸痛、腹痛、恶心、呕吐等,随后出现血红蛋白尿和重度贫血,持续数小时至数天后缓解。

## 三、实验室检查

### (一)血象

典型血象为正细胞性贫血,贫血程度不一;血涂片可见大小不等的球形和/或其他畸形红细胞;约 1/3 患者有数量不等的幼红细胞;网织红细胞增高;急性溶血时白细胞增多,慢性者白细胞计数正常;血小板数多在正常范围。

### (二)骨髓

呈增生骨髓象,以幼红细胞增生为主。慢性患者可有幼红细胞巨幼样改变。

### (三)Coombs 试验

是测定吸附在红细胞膜上不完全抗体和/或补体的较敏感的试验,为诊断 AIHA 较特异的实验室指标。

当患者红细胞吸附的抗体效价特别高或为冷抗体时,红细胞在生理盐水介质内可发生凝集,称为红细胞自凝现象。

## 四、诊断

对获得性溶血性贫血患者,直接 Coombs 试验阳性,近 4 个月内无输血或可疑药物(如青霉素、奎尼丁、甲基多巴等)服用史,可考虑为温抗体型 AIHA。如 Coombs 试验阴性,但临床表现符合,肾上腺皮质激素治疗有效,能除外其他溶血性疾病,可诊断 Coombs 试验阴性的自身免疫性溶血性贫血。

## 五、治疗

### （一）病因治疗

祛除病因,治疗原发疾病。

### （二）糖皮质激素

为治疗温抗体型 AIHA 首选措施。开始剂量要用足,泼尼松 $1 \sim 1.5mg/(kg \cdot d)$。如治疗有效,约 1 周后红细胞开始上升。待红细胞数恢复正常后,应缓慢地减少剂量。减至日服量 $10 \sim 15mg$,维持治疗 $2 \sim 3$ 个月,再逐步减量,直至停服。有效率约 80%。如激素治疗 3 周无效则应更换其他疗法。

### （三）脾切除

二线治疗,近期疗效约 60%。用于:①对激素治疗无效者;②需较大剂量才能维持缓解;③因激素副作用明显,患者不能耐受者。脾脏切除后患者再用糖皮质激素治疗反应较脾切除前会有明显改善。

### （四）细胞毒类免疫抑制剂

应用指征:①激素治疗无效或维持剂量较大者;②切脾有手术禁忌证或脾切除后效果不佳者。常用药物有硫唑嘌呤、甲氨蝶呤、环磷酰胺等。该类药物可与激素同用,待血象缓解,先减激素用量至停用。硫唑嘌呤以小剂量维持,总疗程约需 6 个月以上。利妥昔单抗(rituximab)作用机制复杂,可试用之。

### （五）输血

仅适用于暴发型 AIHA、溶血危象、极重度贫血可能危及生命者,应输注洗涤的红细胞悬液。

### （六）其他治疗

大剂量丙种球蛋白静脉注射、环孢素 A、达那唑、血浆置换等措施,均有一定疗效,但通常疗效不持久。

# 第六节 阵发性睡眠性血红蛋白尿

| 学习目标 | |
|---|---|
| **掌握** | 临床表现及治疗方法。 |
| **熟悉** | 实验室检查及诊断方法。 |
| **了解** | 病因、发病机制。 |

阵发性睡眠性血红蛋白尿(paroxysmal nocturnal hemoglobinuria,PNH)是一种后天获得红细胞膜缺陷的慢性血管内溶血症,临床上以与睡眠有关的、间歇发作的血红蛋白尿,并伴有骨髓衰竭和静脉血栓形成为特征。

## 一、病因与发病机制

PNH 是造血干细胞的克隆性疾病,其病因不明。现认为是致病因素作用于多能造血干细胞水平,导致其基因突变,这种有缺陷的细胞不断增殖,达一定数量后即导致临床发病。由于基因缺陷,导致红细胞膜缺乏糖化肌醇磷脂(glycosyl phosphatidyl inosital,GPI),GPI 可以结合十数种称之为锚链蛋白的物质,其中最重要的是 CD55 和 CD59 两种,CD55 可抑制补体的激活,CD59 可以阻止液相的 C9 转变成膜攻击复合物。

由于 CD55 及 CD59 的缺乏,导致红细胞对补体异常敏感,在循环血中易被补体溶解。

PNH 属于干细胞疾病,其缺陷同样可发生在白细胞及血小板的细胞膜上,故 PNH 患者常会合并全血细胞减少和造血功能衰竭。

## 二、临床表现

本病多见于青壮年,起病隐袭,病程迁延不愈,发病高峰年龄在 20~40 岁之间,男性显著多于女性。

### (一)贫血、感染与出血

本病常慢性贫血起病,程度轻重不一,与异常克隆占造血干细胞的比例有关。感染和出血常见,与中性粒细胞及血小板数量减少及功能缺陷有关。约 1/3 患者合并骨髓造血功能衰竭,表现为全血细胞减少,骨髓增生低下,称之为 AA-PNH 综合征。

### (二)血红蛋白尿

多数患者病程中可见不同程度的血红蛋白尿发作,表现为清晨起床后第一次尿呈浓茶色或红葡萄酒样,以后尿液颜色逐渐变清,次日起床后再次发生尿色加深,尿潜血试验强阳性而显微镜检查则无红细胞为其特征。血红蛋白尿症状持续 2~5d 不等,间隔数十天至数月发作一次,感染、劳累、服用酸性药物及铁剂、输血等均可诱发血红蛋白尿发作。约 1/4 患者以血红蛋白尿为首发症状,而约 1/3 患者始终无血红蛋白尿发作,仅有尿潜血试验阳性,后者常表现为全血细胞减少。

### (三)血栓形成

PNH 患者发生血栓并发症在欧美报道较多,以肝静脉血栓最为常见,可能与红细胞溶解释放促凝物质及补体激活血小板有关,但国内本病发生血栓者相对少见。

## 三、实验室检查

### (一)血象

不同程度的贫血,约半数患者合并粒细胞及血小板减少,红细胞形态正常或呈低色素性改变(合并缺铁时)。网织红细胞计数增高。

### (二)骨髓象

有核细胞增生活跃或低下(AA-PNH 综合征),红系比例增高。

### (三)溶血试验

支持血管内溶血的实验室证据(见本章第一节)。

### (四)酸溶血试验(Ham 试验)

对本病诊断特异性较强,但敏感性较差,阳性率约 25%。阳性者可以确诊,但阴性不能排除本病。蛇毒因子溶血试验的敏感性及特异性均优于 Ham 试验。此外,还有热溶血试验和蔗糖溶血试验等。

### (五)CD55、CD59 抗原

利用流式细胞技术检测红细胞、淋巴细胞、粒细胞、单核细胞膜上 CD55 及 CD59 抗原,其表达水平均下降。

### (六)其他

荧光标记的嗜水气单胞菌溶素变异体法(FLAER 法)是 PNH 检测的新方法。

## 四、诊断与鉴别诊断

临床上贫血、黄疸以及典型的血红蛋白尿发作史,实验室检查符合血管内溶血的特点,结合 Ham 试验或蛇毒因子溶血试验阳性,即可诊断 PNH,如 Ham 试验和蛇毒因子溶血试验阴性,流式细胞技术测得红细胞膜 CD55 及 CD59 抗原表达率低于 90%,亦可诊断 PNH。难以诊断的病例可使用 FLAER 法检测。如合并有骨髓造血功能衰竭,应排除再生障碍性贫血和免疫性全血细胞减少症。

## 五、治疗

本病尚无特效疗法,主要是对症及支持治疗、防治感染、避免诱发溶血的因素。

### （一）控制溶血发作

1. 糖皮质激素　仅对少数患者有效,有增加感染的危险,仅在溶血急性期短期应用。

2. 碱化血液　碳酸氢钠口服或静脉滴注,可抑制补体的激活,从而减轻溶血的发作。

3. 稳定细胞膜　溶血急性发作期可静脉滴注中分子右旋糖酐,有稳定细胞膜、减轻溶血的作用;维生素 E 对控制溶血有一定疗效,应长期坚持服用。

### （二）刺激红细胞增生

1. 雄激素　可刺激红细胞增长,减少输血次数。

2. 铁剂　反复血红蛋白尿发作可导致机体缺铁,适当地补充铁剂有利于贫血的改善,但有报道铁剂可诱发 PNH 患者的溶血发作,应用时应谨慎,从小剂量开始,缓慢增加剂量。

### （三）防治血栓形成

抗凝制剂等均可根据情况酌情应用,但有增加出血的危险性,应予注意。

### （四）输血

贫血严重引起缺氧症状者可输注红细胞悬液,以缓解缺氧症状。

### （五）造血干细胞移植

PNH 属于造血干细胞的克隆性疾病,唯一根治性措施是异基因造血干细胞移植,已有多家报道异基因造血干细胞移植治疗 PNH 成功的例子。

## 六、预后

PNH 属于造血干细胞的克隆性疾病,因此常规手段难于治愈,中位生存期约 10 年,多死于造血功能衰竭,少数可转化为急性白血病或骨髓纤维化。

（吴　隼）

**学习小结**

溶血性贫血是由于红细胞自身缺陷和/或红细胞以外因素所致的红细胞寿命缩短,破坏加速而导致的一组贫血性疾病。按红细胞破坏场所不同可分为血管内溶血和血管外溶血。常见的血管内溶血有血型不合的输血反应、新生儿溶血症、微血管病性溶血、阵发性夜间性血红蛋白尿症等,溶血急性发作时常有高热、寒战、腹痛、恶心、呕吐以及呼吸困难等表现。血管外溶血的代表疾病有遗传性球形红细胞增多症、地中海贫血以及酶缺陷所致的贫血,常合并有脾脏肿大。临床上遇到贫血患者,首先确定是否溶血,再判断溶血的场所,进而确定什么原因所致的溶血。

溶血的直接证据:①红细胞寿命缩短;②血清间接胆红素增多,尿胆原及粪胆原排出量增多;③血浆游离血红蛋白增多;④血清结合珠蛋白减少甚至消失;⑤血红蛋白尿症及含铁血红素尿症。其中③④⑤项为血管内溶血的证据。

溶血的间接证据:①网织红细胞计数增多;②血涂片可见幼红细胞和嗜多色性红细胞,以及 Cabot 环、Howell-Jolly 小体等;③骨髓红系增生旺盛,粒/红比值降低甚至倒置。

Coombs 试验是诊断自身免疫性溶血性贫血的重要方法,治疗的主要方法是使用激素。

阵发性睡眠性血红蛋白尿（PNH）存在克隆性

异常，红细胞膜上 CD55、CD59 常缺乏，是常见的　　血管内溶血。

1. 溶血的诊断证据有哪些？

2. 自身免疫性溶血性贫血如何诊断及治疗？

3. 简述阵发性睡眠性血红蛋白尿的诊断与鉴别诊断。

# 第七章

白细胞减少症和粒细胞缺乏症

**学习目标**

| 掌握 | 白细胞减少症、粒细胞缺乏症的定义、临床表现、诊断及治疗。 |
| --- | --- |
| 熟悉 | 白细胞减少症和粒细胞缺乏症的病因、实验室检查。 |
| 了解 | 白细胞减少症和粒细胞缺乏症的发病机制。 |

白细胞减少症(leukopenia)是指外周血白细胞持续<4.0×10⁹/L。中性粒细胞减少(neutropenia)是指外周血中性粒细胞绝对值<2.0×10⁹/L(成人)。粒细胞缺乏症(agranulocytosis)是指中性粒细胞绝对值<0.5×10⁹/L时(简称"粒缺")。

## 一、病因和发病机制

1. 根据病因分为先天性和获得性(包括原发性和继发性)两类,其中以获得性最多见,先天性少见。

2. 根据中性粒细胞的细胞动力学分为生成减少、破坏或消耗过多、分布异常及释放障碍。

(1) 中性粒细胞生成减少

1) 细胞毒性药物、化学毒物和电离辐射:是最常见原因,可直接损伤造血干/祖细胞及分裂期细胞,或抑制其增殖。某些药物可干扰蛋白质生成或细胞复制,作用呈剂量依赖性,如细胞毒性药物;另一些药物的作用与剂量无关,可能因过敏或免疫因素引起,多见于非细胞毒性药物。常引起粒细胞减少的常见药物见表6-7-1。

表6-7-1 可引起中性粒细胞减少的常见药物

| 分类 | 常见药物 |
| --- | --- |
| 细胞毒药物 | 烷化剂、抗代谢药等抗肿瘤药 |
| 非细胞毒性药物 | |
|   解热镇痛药 | 氨基比林、阿司匹林、吲哚美辛等 |
|   抗生素 | 氯霉素、利福平、异烟肼、头孢菌素类、喹诺酮、磺胺类等 |
|   抗甲状腺药 | 甲巯咪唑、甲硫氧嘧啶/丙硫氧嘧啶等 |
|   抗精神病 | 氯丙嗪、三环类抗抑郁药等 |
|   抗惊厥或癫痫药 | 苯妥英、卡马西平等 |
|   抗疟药 | 氯喹、伯氨喹等 |
|   降压药 | 甲基多巴、卡托普利等 |
|   降血糖药 | 甲苯磺丁脲、氯磺丙脲等 |
|   免疫调节剂 | 硫唑嘌呤、吗替麦考酚酯等 |
| 其他药物 | 重组干扰素、砷剂、沙利度胺及衍生物、硼替佐米、别嘌醇、汞制剂、金盐等 |

2）造血干细胞疾病：再生障碍性贫血、骨髓增生异常综合征等；某些先天性疾病，如先天性良性粒细胞减少症。

3）造血组织受累：如白血病、骨髓瘤等恶性疾病及转移癌骨髓浸润。

4）免疫及感染：多为综合性机制引起粒细胞减少，但自身抗体及感染产生的负性造血因子的作用是其重要的机制。

5）造血原料缺乏：维生素 $B_{12}$ 及叶酸缺乏。

（2）中性粒细胞破坏或消耗过多

1）免疫相关因素：中性粒细胞与抗粒细胞抗体或抗原抗体复合物结合而被破坏，见于自身免疫性粒细胞减少、各种免疫性疾病（如系统性红斑狼疮等）、同种免疫性新生儿中性粒细胞减少及某些非细胞毒药物及微生物（如肝炎病毒）感染引起的粒细胞减少。

2）非免疫性因素：病毒或败血症，感染致中性粒细胞在血液及炎症部位消耗过多；脾功能亢进，中性粒细胞在脾内滞留，破坏过多。

（3）中性粒细胞分布异常：中性粒细胞大量转移并附着于边缘池，循环池内粒细胞数量减少，称假性粒细胞减少。可以是先天的，也可见于内毒素血症和异体蛋白反应等。

（4）粒细胞释放障碍：粒细胞不能由骨髓正常释放进入血液循环。此类型极罕见，如惰性白细胞综合征（lazy leukocyte syndrome）。

## 二、临床表现

本病的临床表现，常随其白细胞或中性粒细胞减少的程度、病因和时间长短而异。根据中性粒细胞减少的程度可分为轻度减少（ $\geqslant 1.0\times10^9$/L）、中度减少[（ $0.5\sim<1.0$ ）$\times10^9$/L]和重度减少（ $<0.5\times10^9$/L，即粒细胞缺乏症）。轻度粒细胞减少一般无症状，中度粒细胞减少易感染，重度粒细胞减少症（粒缺）则病情危重，需立即住院治疗。

粒细胞缺乏症的临床表现：

1. 全身症状　疲乏、无力、头晕、食欲减退等。

2. 感染症状

（1）感染：部位不定，常见于呼吸道、消化道及泌尿生殖道等，甚至败血症。

（2）发热：可高热、寒战，可有黏膜坏死溃疡，严重者可有败血症、脓毒血症或感染性休克。

## 三、实验室检查

1. 血象　白细胞减少，中性粒细胞减少，淋巴细胞百分率相对增加。红细胞和血小板计数一般正常。

2. 骨髓象　因粒细胞减少原因及程度不同，表现各异。在严重粒细胞缺乏恢复期的早期骨髓中原始和早幼粒细胞增多，出现类白血病骨髓象，需与急性白血病鉴别。

3. 特殊检查

（1）肾上腺素试验：肾上腺素促使边缘池的中性粒细胞进入循环池，从而对假性粒细胞减少症诊断有帮助。

（2）抗中性粒细胞胞质抗体（ANCA）测定：包括白细胞聚集反应、免疫荧光粒细胞抗体测定法等。

## 四、诊断与鉴别诊断

国内诊断标准如下：成人外周血白细胞低于 $4.0\times10^9$/L 称为白细胞减少；成人外周血中性粒细胞绝对值低于 $2.0\times10^9$/L 称为中性粒细胞减少；外周血中性粒细胞绝对值低于 $0.5\times10^9$/L 称为粒细胞缺乏。

根据血常规及骨髓检查即可做出白细胞减少、粒细胞减少、粒细胞缺乏的诊断。必要时做特殊检查。

积极找寻病因,详细询问病史以除外遗传、感染、药物、化学、放射等因素,同时要除外免疫性疾病、脾功能亢进、血液肿瘤、转移癌等疾病。

**相关链接**

中性粒细胞自身抗体与自身免疫性中性粒细胞减少

中性粒细胞的自身抗体或自身抗原-抗体复合物在引发中性粒细胞减少的过程中起着非常重要的作用:中性粒细胞的自身抗体不仅导致中性粒细胞数量的减少,同样可以影响其功能。在自身抗体存在的情况下,致敏的中性粒细胞被巨噬细胞吞噬是导致粒细胞减少最主要的原因。人类自身中性粒细胞抗体产生调理作用,其抗体的数量可以定量。但自身抗体的数量和粒细胞减少的程度不呈正相关,可能与抗体活化补体有关。与红细胞不一致的是,粒细胞对于补体介导的溶解作用有抵抗作用,但是结合的补体 C3 仍有调理作用。在系统性红斑狼疮(SLE)患者,中性粒细胞减少的程度与补体 C3 结合到抗体上的能力有关。自身抗体结合固定补体的能力是急性间质性肾炎发病的一个很重要的原因。免疫复合物结合到中性粒细胞的 Fc 受体或补体受体上可提高中性粒细胞的清除率。有研究将 Felty 综合征来源的免疫复合物注入小鼠体内,另有研究利用将急性间质性肾炎患者来源的免疫复合物注入兔的体内,在二者的研究中均发现中性粒细胞的减少。可溶性的免疫复合物同样可以导致补体的活化,将中性粒细胞黏附到其他淋巴细胞的表面,降低中性粒细胞的吞噬功能和化学趋化功能。

## 五、治疗

1. 病因治疗  有病因可寻的,应去除诱因,如停用可疑药物,脱离有害环境等。继发于其他疾病者应积极治疗原发病。

2. 感染的防治

(1)轻度减少者不需特别的预防措施。

(2)中度减少者应减少出入公共场所的次数。

(3)注意保持皮肤和口腔卫生。

3. 粒细胞缺乏症的治疗

(1)采取无菌隔离措施:防止交叉感染。

(2)控制感染:发热者应行血、尿、痰及感染病灶的细菌培养、药敏试验及影像学等检查,以明确感染类型及部位,同时经验性应用广谱抗生素治疗,待病原和药敏结果出来后再调整用药;如有真菌和病毒感染,加用抗真菌及病毒药物。

(3)升白细胞药物:该类药物能促进中性粒细胞的生成及释放,并增加其吞噬及趋化功能,疗效确切。

1)粒细胞集落刺激因子(G-CSF)和粒细胞-巨噬细胞集落刺激因子(GM-CSF):剂量为 $2\sim10\mu g/(kg\cdot d)$ 皮下注射,常见副作用为发热、肌肉骨骼疼痛、皮疹等。

2)其他:维生素 $B_4$、鲨肝醇等疗效均不明确,目前很少应用。

(4)输注白细胞:可引起严重发热反应、肺损伤、传播病毒等副作用,因此只用于粒细胞缺乏伴严重感染者。剂量:每日至少 $1\times10^{10}$ 个粒细胞,连输 $3\sim4d$。

## 六、预防

避免接触射线或苯等化学毒物,避免滥用药物。

## 七、预后

轻、中度中性粒细胞减少患者多数预后良好。继发性者去除病因后可痊愈。粒细胞缺乏症的患者预后差,死亡率高。

（王京华）

**学习小结**

成人外周血白细胞 $<4 \times 10^9$/L 即为白细胞减少症,当中性粒细胞绝对值 $<2 \times 10^9$/L 为中性粒细胞减少。 分为轻度、中度和重度减少（即中性粒细胞绝对值 $<0.5 \times 10^9$/L,称为粒细胞缺乏症）。 临床表现主要为感染和全身症状,常有发热,严重者可出现败血症、脓毒血症甚至感染性休克。 治疗方法:寻找病因,去除影响因素,治疗原发病;防治感染;升白细胞药物的应用等。

**复习参考题**

1. 什么是白细胞减少症及粒细胞缺乏症?

2. 白细胞及粒细胞减少的常见原因是什么?

3. 粒细胞缺乏症的临床表现是什么?

4. 粒细胞缺乏症的治疗原则是什么?

# 第八章　骨髓增生异常综合征

06:08页

| 学习目标 | |
| --- | --- |
| 掌握 | 骨髓增生异常综合征的定义。 |
| 熟悉 | 骨髓增生异常综合征的 FAB 分型和 WHO 分型、临床表现、实验室检查、诊断与鉴别诊断。 |
| 了解 | 骨髓增生异常综合征的发病机制、治疗。 |

　　骨髓增生异常综合征(myelodysplastic syndrome,MDS)是起源于造血干细胞的一组异质性髓系克隆性疾病,特征是髓系细胞发育异常,表现为无效造血、难治性血细胞减少,高风险向急性髓系白血病转化。

## 一、病因和发病机制

　　原发性 MDS 的病因不明,继发性 MDS 见于放射线、药物及化学毒物等密切接触者。

　　MDS 是起源于造血干细胞的克隆性疾病,异常克隆细胞在骨髓中分化、成熟障碍,出现病态造血及无效造血。部分 MDS 患者发现有原癌基因突变(如 *N-ras* 基因突变)或染色体异常(如+8,−7,5q⁻等),这些基因的异常可能也参与 MDS 的发生和发展。但 MDS 的确切发病机制还不明确。

## 二、MDS 分型

　　1. FAB 分型　　1982 年,FAB(法美英)协作组根据血象和骨髓象改变将 MDS 分为 5 个类型(表 6-8-1):①难治性贫血(refractory anemia,RA);②伴有环形铁粒幼细胞的难治性贫血(refractory anemia with ringed sideroblasts,RAS);③伴原始细胞增多的难治性贫血(refractory anemia with excess blasts,RAEB);④转变中的伴原始细胞增多的难治性贫血(refractory anemia with excess blasts in transformation,RAEB-t);⑤慢性粒单核细胞白血病(chronic myelomonocytic leukemia,CMML)。

表 6-8-1　MDS 分型标准（FAB）

| 分型 | RA | RAS | RAEB | RAEB-t | CMML |
| --- | --- | --- | --- | --- | --- |
| 血液原始细胞/% | <1 | <1 | <5 | ≥5 | <5 |
| 骨髓原始细胞/% | <5 | <5 | 5~20 | 20~30 | 5~20 |
| 其他特点 | | 环形铁粒幼细胞占全髓有核细胞≥15% | | Auer 小体① | 血中单核细胞数增多($>1×10^9$/L) |

　　注:①若 RAEB 幼粒细胞出现 Auer 小体,则归入 RAEB-t。RA 为难治性贫血;RAS 为伴有环形铁粒幼细胞的难治性贫血;RAEB 伴原始细胞增多的难治性贫血;RAEB-t 为转变中伴原始细胞增多的难治性贫血;CMML 为慢性粒单核细胞白血病。

2. WHO 分型　1997 年世界卫生组织（WHO）开始制订 MDS 的分型标准，2008 年 WHO 推出修订的 MDS 分型标准（表 6-8-2）。

表 6-8-2　MDS 的 2008 年 WHO 修订分型

| 分　型 | 血　象 | 骨　髓　象 |
|---|---|---|
| 难治性血细胞减少伴单系病态造血（RCUD）<br>　难治性贫血（RA）<br>　难治性中性粒细胞减少（RN）<br>　难治性血小板减少（RT） | 一系或二系血细胞减少①<br>原始细胞无或少见（<1%）② | 一系病态造血：病态造血的细胞占该系细胞 10%<br>或以上<br>原始细胞<5%<br>环状铁粒幼细胞<15% |
| 难治性贫血伴环形铁粒幼细胞（RARS） | 贫血<br>无原始细胞 | 环形铁粒幼细胞≥15%<br>仅红系病态造血 |
| 难治性血细胞减少伴多系病态造血（RC-MD） | 血细胞减少<br>原始细胞无或少见（<1%）②<br>无 Auer 小体<br>单核细胞<1×10⁹/L | 原始细胞<5%<br>≥二系病态造血的细胞≥10%<br>原始细胞<5%<br>无 Auer 小体<br>有或无环状铁粒幼细胞≥15% |
| 伴原始细胞增多的难治性贫血-1（RAEB-1） | 血细胞减少<br>原始细胞<5%②<br>无 Auer 小体<br>单核细胞<1×10⁹/L | 一系或多系病态造血<br>原始细胞 5%~9%②<br>无 Auer 小体 |
| 伴原始细胞增多的难治性贫血-2（RAEB-2） | 血细胞减少<br>原始细胞 5%~19%，<br>有或无 Auer 小体③<br>单核细胞<1×10⁹/L | 一系或多系病态造血<br>原始细胞 10%~19%<br>有或无 Auer 小体③ |
| MDS-未分类（MDS-U） | 血细胞减少<br>原始细胞≤1%② | 各系病态造血细胞<10%，伴细胞遗传学异常<br>原始细胞<5% |
| MDS 伴单纯 5q⁻ | 贫血<br>一般血小板正常或升高<br>原始细胞无或少见（<1%） | 分叶减少的巨核细胞正常或增多<br>原始细胞<5%<br>细胞遗传学异常仅见 5q⁻<br>无 Auer 小体 |

注：①二系血细胞减少偶见，全血细胞减少应诊断为 MDS-U。　②如果骨髓中原始细胞<5%，外周血中 2%~4%，则诊断为 RAEB-1。　如 RCUD 和 RCMD 患者外周血原始细胞为 1%，应诊断为 MDS-U。　③伴有 Auer 小体，原始细胞在外周血中<5%，骨髓中<10%，应诊断为 RAEB-2。

## 三、临床表现

1. 贫血　乏力，重者卧床不起。

2. 感染　与粒细胞减少程度有关，同时由于中性粒细胞功能低下，使 MDS 患者易发生感染，甚至导致死亡。

3. 出血　表现为皮肤黏膜出血，可有内脏及颅内出血。

4. 其他　肝脾大，多见于 RAEB、RAEB-t 及 CMML。

## 四、实验室和辅助检查

1. 血象

（1）一系、二系或多系血细胞减少。

（2）一系或是多系血细胞病态造血（表 6-8-3）。

（3）可有单核细胞增多>1×10⁹/L（仅见于 CMML），或原始细胞增多。

2. 骨髓象

（1）增生程度不等：多数增生极度活跃或是明显活跃，亦可增生减低。可见原始细胞增多或环形铁粒幼细胞增多。

（2）红系、粒系及巨核系出现病态造血（表 6-8-3），可见于一系、二系或多系。

表 6-8-3　MDS 血象和骨髓象病态造血表现

| 项目 | 红系 | 粒系 | 巨核系 |
|---|---|---|---|
| 细胞核 | 核出芽<br>核间桥<br>核碎裂<br>多核<br>核多分叶<br>巨幼样变 | 核分叶减少<br>（假 Pelger-Huët; pelgeriod）<br>不规则核分叶增多 | 小巨核细胞<br>核少分叶<br>多核（正常巨核细胞为单核分叶） |
| 细胞质 | 环状铁粒幼细胞<br>空泡<br>PAS 染色阳性 | 胞体小或异常增大<br>颗粒减少或无颗粒<br>假 Chediak-Higashi 颗粒<br>Auer 小体 | |

3. 骨髓活检

（1）不成熟前体细胞异常定位（abnormal localization of immature precursor, ALIP），即 3~5 个以上原始粒细胞或早幼粒细胞聚集成簇，位于小梁旁或小梁间区。正常人原始粒细胞和早幼粒细胞沿骨小梁内膜分布。

（2）骨髓纤维化：网硬蛋白增多，多见于低增生性 MDS。

## 五、诊断与鉴别诊断

1. 诊断标准　需满足两个必要条件和一个确定标准。

（1）必要条件：①持续一系或多系血细胞减少，红细胞（Hb<110g/L）、中性粒细胞绝对计数（ANC<1.5×10⁹/L）、血小板（<100×10⁹/L）；②排除其他可以导致血细胞减少和发育异常的造血及非造血系统疾患。

（2）确定标准：①发育异常，骨髓涂片中红细胞系、粒细胞系、巨核细胞系中发育异常细胞的比例≥10%；②环状铁粒幼红细胞占有核红细胞比例≥15%；③原始细胞，骨髓涂片中达 5%~19%；④MDS 常见染色体异常。

（3）辅助标准：①流式细胞术检查结果显示骨髓细胞表型异常，提示红细胞系和/或髓系存在单克隆细胞群；②遗传学异常；③骨髓和/或外周血中粒系祖细胞集落（CFU）形成减少。

当患者符合必要条件、未达确定标准（不典型的染色体异常、发育异常细胞<10%、原始细胞比例≤4%等）、存在输血依赖的大细胞性贫血等常见 MDS 临床表现、临床表现高度疑似 MDS 时，应进行 MDS 辅助诊断标准的检测。符合者基本为伴有骨髓功能衰竭的克隆性髓系疾病，此类患者诊断为高度疑似 MDS。若辅助检测未能够进行，或结果呈阴性，则对患者进行随访，或暂时归为意义未明的特发性血细胞减少症（idiopathic cytopenia of undetermined significance, ICUS）。部分 ICUS 可逐渐发展为典型 MDS，因此应严密监测，随访过程中如患者出现典型的细胞遗传学异常，即使仍然缺乏原始细胞增加及细胞发育异常的表型，应诊断为 MDS。

2. 鉴别诊断

（1）再生障碍性贫血（AA）：AA 骨髓增生减低，无病态造血，无染色体改变。

（2）阵发性睡眠血红蛋白尿（PNH）：PNH 可有全血细胞减少和病态造血，但 Ham 试验及尿 Rous 试验阳性，CD55⁺、CD59⁺细胞减少可鉴别。

（3）巨幼细胞贫血：MDS 患者的骨髓象常有红细胞系的巨幼样变，应与巨幼细胞贫血鉴别，后者血清叶酸和/或维生素 B₁₂ 含量减低，不难鉴别。

（4）其他：如接受细胞毒性药物、细胞因子等治疗。

## 六、治疗

MDS尚无满意的治疗方法。MDS国际预后积分系统(IPSS),基于FAB分型,依据血细胞减少累及系列多少、骨髓原始细胞及染色体的变化评估预后,是指导治疗的基本方法。低危(low):0分;中危-1(int-1):0.5~1.0分;中危-2(int-2):1.5~2.0分;高危(high):>2.5分(表6-8-4)。

表6-8-4 MDS国际预后积分系统(IPSS)

| 预后变量 | 标　准 | 积分/分 |
|---|---|---|
| 骨髓原始细胞 | <5% | 0 |
| | 5%~10% | 0.5 |
| | 11%~20% | 1.5 |
| | 21%~30% | 2.0 |
| 染色体核型 | 好[正常, -Y, del(5q), del(20q)] | 0 |
| | 中度(其余异常) | 0.5 |
| | 差[复杂(≥3个异常)或7号染色体异常] | 1.0 |
| 血细胞减少[①] | 没有或一系 | 0 |
| | 一系或二系 | 0.5 |

注:①中性粒细胞计数<$1.5 \times 10^9$/L,血红蛋白<100g/L,血小板计数<$100 \times 10^9$/L。

对低危及中危-1采用支持治疗,促进造血、诱导分化、免疫抑制及生物反应调节剂治疗。而中危-2和高危组,多采用联合化疗和造血干细胞移植。

1. 支持治疗

(1) 输红细胞及血小板。

(2) 防治感染。

(3) 驱铁治疗:使血清铁蛋白<500μg/L。

2. 促造血治疗

(1) 雄激素:如司坦唑醇、达那唑等。

(2) G-CSF或GM-CSF、EPO(红细胞生成素)等。

3. 诱导分化治疗　小剂量全反式维A酸和1,25-$(OH)_2D_3$可使部分患者血象改善。

4. 免疫抑制治疗　抗胸腺细胞球蛋白(ATG)单药或联合环孢素。适用于:①无克隆性证据,≤60岁的低危或中危-1;②骨髓增生低下;③HLA-DR15或伴小的PNH克隆。

5. 免疫调节治疗　沙利度胺及衍生物,对5q⁻综合征有较好疗效。

6. 去甲基化治疗　5-阿扎胞苷(AZA)和5-阿扎-2脱氧胞苷(地西他滨)通过降低细胞内DNA总体甲基化程度、"唤醒"抑癌基因、诱发抗肿瘤免疫等机制发挥作用。适用于中高危患者或低危并发严重血细胞减少的患者。

(1) AZA:75mg/$(m^2 \cdot d)$,皮下或静脉滴注,共7d,4周为1疗程,6疗程无效,应改用其他方法。

(2) 地西他滨:20mg/$(m^2 \cdot d)$,静脉滴注,共5d,4周为1疗程,3~4疗程无效,应终止治疗。

7. 联合化疗　预激方案或其他联合化疗。

8. 异基因造血干细胞移植　是治愈MDS唯一的方法。

## 七、预后

MDS患者IPSS危险度越高,转化为白血病的概率越高,预后越差。

(王京华)

MDS 是一组起源于造血干细胞的异质性髓系克隆性疾病，特征是髓系细胞发育异常，表现为无效造血、难治性血细胞减少，高风险向急性髓系白血病转化。 临床表现常有贫血、感染、出血和肝脾大等。FAB 分型为 5 型，WHO 分型为 7 型。 实验室检查方法主要有血象、骨髓象、骨髓活检、细胞遗传学及流式细胞术等，注意与 AA、PNH、巨幼细胞贫血等疾病进行鉴别。 治疗时按照 IPSS 评估预后并选择治疗方案。 对低危及中危-1 可采用支持治疗、促进造血、诱导分化、免疫抑制及生物反应调节剂治疗；而中危-2 和高危组，多采用联合化疗和造血干细胞移植。

1. 什么是 MDS？

2. FAB 将 MDS 分为哪五型？

3. MDS 的血象及骨髓象特点是什么？

4. MDS 的临床表现是什么？

5. MDS 的诊断依据是什么？

# 第九章　白　血　病

学习目标

**掌握**　急性白血病的临床表现、实验室检查、MICM 分型、诊断与鉴别诊断及治疗手段。

**熟悉**　白血病的定义、发病情况、化疗原则和步骤；慢性白血病的分类和临床表现。

**了解**　白血病的病因和发病机制，急性白血病的 FAB 分类和 WHO 分类，慢性白血病的诊断要点和治疗进展。

## 第一节　概述

白血病（leukemia）是一类源于造血干细胞的恶性血液病。其特征为造血干细胞在多种有害因素的作用下，发生恶性转变而成为具有恶性肿瘤细胞特征的白血病细胞，丧失进一步分化成熟的能力或导致增殖与分化能力不平衡。这些细胞无限恶性增殖，广泛侵入骨髓及其他组织器官，使正常造血受抑制，组织脏器的正常结构及功能遭到破坏。

根据白血病细胞的分化成熟程度，白血病可分为急性和慢性两大类。急性白血病的细胞分化停滞在较早阶段，多为原始细胞及早期幼稚细胞和成熟细胞，病情发展迅速，自然病程仅数月。慢性白血病的细胞分化停滞在较晚阶段，多为较成熟幼稚细胞和成熟细胞，病情发展慢，自然病程为数年。根据主要受累的细胞系列可将急性白血病分为急性淋巴细胞白血病（acute lymphoblastic leukemia，ALL）（简称"急淋白血病"）和急性非淋巴细胞白血病（acute non-lymphocytic leukemia，ANLL）（简称"急非淋白血病"）。慢性白血病分为慢性粒细胞白血病（chronic myelocytic leukemia，CML）（简称"慢粒白血病"），慢性淋巴细胞白血病（chronic lymphocytic leukemia，CLL）（简称"慢淋白血病"）及少见的多毛细胞白血病（hairy cell leukemia，HCL）、幼淋巴细胞白血病（prolymphocytic leukemia，PLL）等。

### 一、发病情况

我国白血病发病率为 2.76/10 万。恶性肿瘤死亡率中，白血病居第 6 位（男性）和第 8 位（女性），在儿童及 35 岁以下成人中则居第 1 位。

我国急性白血病比慢性白血病多见（约 5.5:1），其中急非淋白血病最多（1.62/10 万），其次为急淋白血病（0.69/10 万）、慢粒白血病（0.36/10 万），慢淋白血病少见（0.05/10 万）。男性发病率略高于女性

（1.81:1）。成人急性白血病中以急粒白血病最多见。儿童中以急淋白血病较多见。慢粒白血病随年龄增长而发病率逐渐升高。慢淋白血病发病在50岁以后，才明显增多。

我国白血病发病率与亚洲国家相近，低于欧美国家。我国慢淋白血病少见，而欧美国家则较常见（占白血病的25%）。

## 二、病因和发病机制

白血病的发病机制尚不完全清楚。

### （一）电离辐射

日本广岛及长崎受原子弹袭击后，幸存者中白血病发病率比未受照射的人群高，多为急淋、急粒或慢粒白血病。照射剂量（100~900cGy）与白血病发病率密切相关，距爆炸中心1km内白血病发病率为正常人群的100倍，在2km处则为2.6倍。此外，过去对强直性脊椎炎用大剂量X线照射，真性红细胞增多症用$^{32}$P治疗，这些患者中白血病发病率也较对照组高。电磁场的致白血病作用近年也有报告。研究表明全身或大面积照射，可使骨髓抑制和机体免疫力缺陷，染色体发生断裂和重组，染色体双股DNA有可逆性断裂。

### （二）化学因素

苯的致白血病作用已经肯定，例如早年接触含苯胶水的制鞋工人发病率高于正常人群3~20倍。抗癌药中的烷化剂可引起继发性白血病，特别在淋巴瘤或免疫系统缺陷的肿瘤中多见。乙双吗啉致白血病作用近年报道甚多，该药是亚乙胺的衍生物，具有极强的致染色体畸变的作用。氯霉素、保泰松亦可能有致白血病的作用。化学物质所致的白血病，多为急非淋白血病。在出现白血病之前，往往先有一个白血病前期阶段，常表现为全血细胞减少。

### （三）病毒

成人T细胞白血病（ATL）是由I型人类T细胞白血病/淋巴瘤病毒（human T-cell leukemia/lymphotropic virus-1，HTLV-1）所引起。日本西南部、加勒比海地区及非洲中部为ATL的高发区。已从ATL的恶性T细胞中分离出了HTLV-1病毒，一种C型逆转录RNA病毒。患者白血病细胞染色体DNA中含有HTLV-1前病毒，将脐血的淋巴细胞与受感染细胞中提出的HTLV-1培养后，淋巴细胞发育成为具有ATL细胞特有形态的细胞。此外ATL患者的血清均可检出HTLV-I抗体。在ATL高发区内40岁以上健康人群中HTLV-1抗体阳性率达6%~37%，而非流行区人群中抗体阳性率仅0~0.015%。HTLV-1可能通过哺乳、性生活及输血而传播。

### （四）遗传因素

家族性白血病约占白血病的7‰。单卵孪生子，如果一个人发生白血病，另一人的发病率高达1/5。双卵孪生子为1/800。先天愚型（21三体综合征）有21号染色体三体改变，其白血病发病率达50/10万，比正常人群高20倍。此外先天性再生障碍性贫血（Fanconi贫血）、先天性血管扩张红斑病（Bloom综合征）及先天性丙种球蛋白缺乏症等白血病发病率均较高。细胞遗传在白血病发病中也有一定作用。染色体断裂和易位可使原癌基因的位置发生移动和被激活、抑癌基因表达受到抑制或形成具有蛋白激酶活性的融合蛋白，导致白血病的发生。最明显的例子是慢粒白血病。受累细胞9号染色体上的原癌基因 *abl* 易位至22号染色体的断裂集中区（*bcr*），形成t（9;22）（q34;q11）即Ph[1]染色体和*bcr/abl*融合基因，此基因产生一种新的mRNA，由此再产生一种具有酪氨酸激酶活性的蛋白$P_{210}$。现认为$P_{210}$对白血病发病有重要作用，抑制该酶的活性可治愈慢粒白血病。此外，癌基因的点突变、活化和抑癌基因失活、丢失也是重要的发病机制。

### （五）其他血液病

某些血液病的部分患者最终可能发展为急性白血病，如慢粒白血病、真性红细胞增多症、原发性血小板增多症、骨髓纤维化、骨髓增生异常综合征、阵发性睡眠性血红蛋白尿症、淋巴瘤、多发性骨髓瘤等。急性白血病在这些疾病中发生率比较低,化疗和放疗可增加向急性白血病转化。

# 第二节 急性白血病

急性白血病(acute leukemia,AL)是造血干细胞的克隆性恶性疾病,骨髓中异常的原始细胞(白血病细胞)丧失分化、成熟的能力并异常增殖,浸润各种组织、器官,正常造血受抑制。临床表现有贫血、出血、肝脾及淋巴结肿大和继发感染等。

## 一、分类

### (一)FAB形态学分类

国际上常用的FAB分类法是根据细胞形态学特点进行的分类。FAB分类简单易行,而且不同FAB亚型与治疗方法、疗效及预后等方面有着密切关系。FAB先将急性白血病分为急性淋巴细胞白血病(ALL)和急性非淋巴细胞白血病(ANLL或急性髓系白血病AML)两大类,这两类再分成多种亚型。

1. 急非淋白血病共分8型,诊断标准如下:

$M_0$(急性髓细胞白血病微小分化型):原始细胞在光镜下类似$L_2$型细胞。核仁明显;胞质透明,嗜碱性,无嗜天青颗粒及Auer小体;髓过氧化物酶(MPO)及苏丹黑B阳性<3%;在电镜下,MPO(+)、CD33或CD13等髓系标志可呈(+);通常淋巴系抗原为(-),但有时$CD7^+$,$TdT^+$。

$M_1$(急性粒细胞白血病未分化型):未分化原粒细胞(Ⅰ型+Ⅱ型)占骨髓非红系细胞的90%以上,至少3%细胞为过氧化物酶染色(+)。

$M_2$(急性粒细胞白血病部分分化型):原粒细胞(Ⅰ型+Ⅱ型)占骨髓非红系细胞的30%~89%,单核细胞<20%,其他粒细胞>10%。$M_{2a}$的染色体有t(8;21)易位,可查到*AML1/ETO*融合基因。

$M_3$(急性早幼粒细胞白血病):骨髓中以多颗粒的早幼粒细胞为主,此类细胞在非红系细胞中≥30%。可查到染色体t(15;17)易位和*PML/RARα*融合基因。

$M_4$(急性粒-单核细胞白血病):骨髓中原始细胞占非红系细胞的30%以上,各阶段粒细胞占30%~80%,各阶段单核细胞>20%。CD14阳性。

$M_4Eo$:除$M_4$各特点外,嗜酸性粒细胞在非红系细胞中≥5%。可查到inv/del(16)。

$M_5$(急性单核细胞白血病):骨髓非红系细胞中原单核细胞、幼单核细胞≥30%。如果原单核细胞(Ⅰ型+Ⅱ型)≥80%为$M_{5a}$,<80%为$M_{5b}$。CD14阳性。

$M_6$(急性红白血病):骨髓中幼红细胞≥50%,非红系细胞中原始细胞(Ⅰ型+Ⅱ型)≥30%。

$M_7$(急性巨核细胞白血病):骨髓中原始巨核细胞≥30%。CD41、CD61、CD42阳性。

说明:原始细胞质中无颗粒为Ⅰ型,出现少数颗粒为Ⅱ型。

我国将$M_2$型又分为$M_{2a}$和$M_{2b}$两型。$M_{2a}$型即$M_2$型,$M_{2b}$系我国提出的一个亚型,其特点为骨髓中原始及早幼粒细胞明显增多,但以异常的嗜中性中幼粒细胞为主,其核常有核仁,有明显的核浆发育不平衡,此类细胞>30%。

2. 急性淋巴细胞白血病,共分3型如下:

$L_1$:原始和幼淋巴细胞以小细胞(直径≤12μm)为主。胞质较少,核型规则,核仁不清楚。

$L_2$:原始和幼淋巴细胞以大细胞(直径>12μm)为主。胞质较多,核型不规则,常见凹陷或折叠,核仁明显。

$L_3$:原始和幼淋巴细胞以大细胞为主,大小较一致,胞质较多,细胞内有明显空泡,胞质嗜碱性,染色深,核型较规则,核仁清楚。

## （二）MICM 分型

FAB 分型诊断标准简便、易于推广，且各型与疗效、预后间有相关。然而光镜下形态学观察和细胞化学方法对细胞识别力有限，如 $M_0$、$M_7$ 无法确定，T、B 细胞不能区分，没有提供染色体异常和基因重排等，更缺乏对白血病分子发病机制的深入了解。近年来随着分子生物学、细胞遗传学研究的进展和单克隆抗体的应用，发现 80% 患者有染色体核型异常，同时也存在基因水平的异常改变。因而有条件的实验室采用形态学（morphology）、免疫学（immunology）、细胞遗传学（cytogenetics）和分子生物学（molecular biology）结合的分型，即 MICM 分型，对急性白血病作出更精确的综合性诊断。

不同发育阶段的细胞表面和胞质内可出现不同的标记物，利用单克隆抗体对白血病细胞表面标志物进行检测是白血病免疫分型的基础。白血病免疫分型不仅为疾病提供了诊断而且更有助于了解免疫分型与白血病临床进程、疾病预后和治疗反应的关系，进一步正确选择化疗药物，同时为白血病自体骨髓移植时清除残存白血病细胞以及导向药物的研制创造了条件。临床常用的免疫分型的单克隆抗体及所对应的白血病类型见表 6-9-1~表 6-9-3。常见急性白血病的细胞遗传学改变见表 6-9-4。

**表 6-9-1　常用于免疫分型的单克隆抗体**

| 细胞种类 | 所对应单克隆抗体 |
|---|---|
| T 淋巴细胞 | CD1~CD8，CD27~CD29，W60 |
| B 淋巴细胞 | CD9，CD10，CD19~CD24，CD37，CD39，CD40，CD72~CD78 |
| 粒、单细胞 | CD11b，CD11c，CD12~CD17，CD31~CD36，CD64~CD68 |
| 血小板、巨核细胞 | CD36，CD41，CD42，CD51，CD61~CD63，W49 |
| 激活细胞 | CD25，CD69~CD71，W26 |
| 非谱系细胞 | CD11a，CD18，CD30，CD38，CD43~CD48，W52~W59 |

**表 6-9-2　急性白血病各亚型的免疫学特征**

| 分型 | CD13 | CD33 | CD14 | CD41 | Ret | Lectoferrin |
|---|---|---|---|---|---|---|
| $M_1$ | + | + | − | − | − | − |
| $M_2$ | + | + | ± | − | − | + |
| $M_3$ | + | + | − | − | − | − |
| $M_4$ | + | + | + | − | − | + |
| $M_5$ | + | + | + | − | − | − |
| $M_6$ | − | − | − | − | + | − |
| $M_7$ | − | − | − | + | + | − |

| 分型 | CD2 | CD7 | CD19 | HLA-DR | CD33 |
|---|---|---|---|---|---|
| T | + | + | − | − | − |
| B | − | − | + | + | − |

**表 6-9-3　急性淋巴细胞白血病的亚型和分布**

| 分型 | 免疫表型 | 儿童/% | 成人/% | FAB 分型 |
|---|---|---|---|---|
| B 系 | CD19+，HLA-DR+ | 88 | 76 | |
| 早前 B-ALL | CD10− | 5 | 11 | $L_1$、$L_2$ |
| 普通 B-ALL | CD10+ | 65 | 51 | $L_1$、$L_2$ |
| 前 B-ALL | CD10+，CyIg+ | 15 | 10 | $L_1$ |
| 成熟 B-ALL | CD10±，SIg+ | 3 | 4 | $L_3$ |
| T 系 | CyCD3+，CD7+ | 12 | 24 | |
| 前 T-ALL | CD2−，CD1a−，sCD3 | 11 | 7 | $L_1$、$L_2$ |
| T-ALL | CD2+，CD5±，CD8±，CD4± | 11 | 17 | $L_1$、$L_2$ |

注：B-ALL 为 B 原始淋巴细胞白血病；T-ALL 为 T 原始淋巴细胞白血病。

表 6-9-4　白血病部分亚型的染色体和基因改变

| 类型 | 染色体改变 | 基因改变 |
|---|---|---|
| M$_2$ | t（8；21）（q22；q22） | *AML1/ETO* |
| M$_3$ | t（15；17）（q22；q21） | *PML/RARa，RARa/PML* |
| M$_4$Eo | inv/del（16）（q22） | *CBFB/MYH11* |
| M$_5$ | t/del（11）（q23） | *MLL/ENL* |
| L$_3$（B-ALL） | t（8；14）（q24；q32） | *MYC* 与 *IgH* 并列 |
| ALL（5%~20%） | t（9；22）（q34；q11） | *bcr/abl，m-bcr/abl* |

### （三）WHO 分类

2001 年 WHO 提出的髓系和淋巴系肿瘤分类法，综合了 FAB 分类、欧美淋巴瘤分型修订方案（和 REAL 分型）的优点。例如 APL 的诊断更强调染色体核型和分子生物学结果；有特定细胞遗传学和基因异常的 ALL 和 AML 被分为相应的亚群，如 11q23 异常的 AML、t（9；22）（Ph+）的 AL；有或没有 MDS 病史的三系增生异常的 AML；烷化剂或鬼臼毒素相关性 AML 等。WHO 对急性白血病分类如下：

1. 急性髓系白血病（AML）

（1）有再现性染色体易位的 AML

1）AML 伴 t（8；21）（q22；q22）AML1（CBF-α）/ETO

2）急性早幼粒细胞白血病［t（15；17）（q22；q11-12），PML/RARα 及变异型］

3）AML 伴骨髓中异常嗜酸性粒细胞［inv（16）（p13q22）或 t（16；16）（p13；q11），CBFβ/MYH11］

4）AML 伴 11q23（MLL）异常

（2）AML 伴多系病态造血

1）先前有骨髓增生异常综合征病史

2）先前无骨髓增生异常综合征病史

（3）治疗相关的 AML 和 MDS

1）烷化剂相关

2）鬼臼毒素相关

3）其他类型

（4）无法归类的 AML

1）AML 微分化型（M$_0$）

2）AML 未分化型（M$_1$）

3）AML 部分分化型（M$_2$）

4）急性粒-单核细胞白血病（M$_4$）

5）急性单核细胞白血病（M$_5$）

6）急性红白血病（M$_6$）

7）急性巨核细胞白血病（M$_7$）

8）急性嗜碱性粒细胞性白血病

9）急性全髓增生伴骨髓纤维化

2. 急性淋巴细胞白血病（ALL）

（1）前 B 细胞急性淋巴细胞性白血病（细胞遗传学亚型）

1）t（9；22）（q34；q11）*bcr/abl*

2）11q23*MLL* 重组

3）t（1；19）（q23；p13）*E2A/PBX1*

4) t(12;21)(p12;q22)*ETV/CBFα*

（2）前 T 细胞急性淋巴细胞性白血病

（3）伯基特淋巴瘤（Burkitt 淋巴瘤）

### 相关链接

几种特殊的急性白血病

1. M₃变异型（M₃ᵥ）　占 M₃ 的 20%~25%，临床上与 M₃ 相似，可有弥散性血管内凝血，形态上早幼粒细胞的核形似单核细胞，胞质没有粗颗粒，仅有细颗粒，易与 M₄ 及 M₅ 混淆。国外有学者研究认为，M₃ᵥ在临床上与 M₃ 不同：M₃ᵥ女性患者多于男性，而 M₃ 为男性多于女性；M₃ᵥ的感染发生率高于 M₃，白细胞计数增高者多。髓过氧化物酶（MPO）与特异性酯酶（CE）M₃ 比 M₃ᵥ强。分子生物学研究发现，M₃ 的 t(15;17)(q22;q21)形成的融合基因 *PML/RARAα* 是长的转录本（L 型），包括 *PML bcr* 和 *bcr*2，而为短的转录本（S型），只为 *PML bcr*3。大量病例研究证实预后 M₃ᵥ较差 M₃ 差。

2. 急性未分化型白血病（AUL）　临床上有时对某些病例的形态学不易辨认，不像淋巴细胞系，也不符合髓细胞系，有时用单克隆抗体也难以分型，而称为 AUL。最初占 AL 的 15%~20%。现经分子生物学基因重排及细胞表面标志分析证明，这些病例是异质性的，大多是早期 B 细胞系 ALL，有的病例有一种以上异常克隆或亚克隆；有的是寡克隆白血病细胞群；有的是同时有髓细胞某些标志。目前仅为 AL 的 5%。

3. 急性混合细胞白血病　也称为杂合型白血病。也就是急性白血病患者骨髓中有髓系细胞和淋系细胞同时表现者，也有少数为 T 淋巴细胞系和 B 淋巴细胞系同时表现。它可分为双表型和双克隆型。双表型患者骨髓中一部分白血病细胞表达髓系细胞，而另一部分表达淋巴细胞特征。还有一组病例称为系列转变，也是混合型白血病的一种特殊类型。患者原来是 ALL 或 ANLL，或原来是 ANLL 的转变为 ALL。现已证明在体内受化疗的影响，少数病例可能是一种疾病的 2 种期。系列转变常在诊断后 6 个月内转变，这与继发性白血病不同，后者常需 3~10 年。目前规定急性混合细胞白血病的诊断标准是：淋系细胞要从形态学、细胞化学（PAS、ACP、TdT）、淋巴细胞系表面抗原（单克隆抗体）、*TCR* 基因重排或免疫球蛋白重链（IgH）基因重排来诊断；髓系细胞要从形态学（Auer 小体）、细胞化学（MPO、SB、CE、NSE）、髓细胞系表面抗原（髓系单抗来证明）。

## 二、临床表现

起病轻缓不一。急者可以是突然高热，类似"感冒"，也可以是严重的出血。缓慢者常为脸色苍白，皮肤紫癜，月经过多或拔牙后出血难止而就医时被发现。

### （一）正常血细胞减少症状

1. 贫血　部分患者因病程短，可无贫血。半数患者就诊时已有重度贫血，尤其是继发于 MDS 患者。贫血的发生主要是骨髓红细胞的增殖受抑，部分患者存在红细胞寿命缩短，以及出血等原因。

2. 发热　半数的患者以发热为早期表现。可低热，亦可高达 39~40℃ 及以上，热型不定。较少畏寒，但出汗较多。虽然白血病本身可以因白细胞周转率增加和核蛋白代谢亢进而发热，但较高发热往往提示有继发感染。感染最易发生在呼吸道和皮肤、黏膜交界处。呼吸道和肺部感染、扁桃体炎、牙龈炎、咽峡炎最常见。肛周炎、肛旁脓肿亦不少见，严重时可致败血症。因正常的红细胞和白细胞减少，局部炎症的症状可以不典型，局部的红肿不明显。最常见的致病菌为革兰氏阴性杆菌，如肺炎克雷伯菌、铜绿假单胞菌、产气杆菌等；其他有金黄色葡萄球菌、表皮葡萄球菌、粪链球菌及厌氧菌等。长期应用抗生素者可出现真菌感染，如白念珠菌、曲菌、隐球菌等。因伴免疫功能缺陷，可有病毒感染，如带状疱疹、巨细胞病毒等；偶见肺孢子菌引起的间质性肺炎。

3. 出血　急性白血病因血小板减少，以出血为早期表现者近40%。出血可发生在全身各部，以皮肤瘀点、瘀斑、鼻出血、牙龈出血、月经过多为多见。急性早幼粒细胞白血病易并发弥散性血管内凝血（DIC）而出现全身广泛性出血。眼底出血可致视力障碍，往往是颅内出血的前兆。颅内出血可出现头痛、呕吐、瞳孔不对称，甚至昏迷而死亡。有资料表明急性白血病死于出血者占62.24%，其中87%为颅内出血。血小板少于$20×10^9/L$时有颅内出血的危险，应及时予以处理。

### （二）白血病细胞增殖浸润的表现

白血病细胞可多脏器的浸润，表现出不同的症状。

1. 骨和关节　患者常有胸骨下端压痛，提示髓腔内白血病细胞过多增生。亦可出现关节和骨骼疼痛，尤以儿童多见。发生骨髓坏死时，可引起骨骼剧痛。

2. 淋巴结和肝脾大　淋巴结肿大以急淋白血病较多见，绝大多数为轻中度肝脾大，除非慢粒白血病急性变，巨脾罕见。

3. 中枢神经系统白血病（CNS-L）　约有10%的病例在发病时即有头痛、恶心、呕吐、颈项强直或脑神经损害等CNS-L表现。由于化疗药物难以通过血脑屏障，隐匿在中枢神经系统的白血病细胞不能被杀灭，CNS-L可发生在白血病病程中，亦可在骨髓缓解期。CNS-L可为脑膜浸润，脑实质浸润或脊髓浸润，随浸润部位不同而表现相应的症状和体征。CNS-L以急淋白血病多见，儿童患者尤甚。

4. 眼部　粒细胞白血病形成的粒细胞肉瘤（granulocytic sarcoma），或称绿色瘤（chloroma），常累及骨膜，以眼眶部最常见，可引起眼球突出、复视或失明。

5. 口腔和皮肤　急单和急性粒-单细胞性白血病时，白血病细胞浸润可使牙龈增生、肿胀；可出现蓝灰色斑丘疹或皮肤粒细胞肉瘤，局部皮肤隆起，变硬，呈紫蓝色皮肤结节。

6. 睾丸　睾丸受浸润，出现无痛性肿大，多为一侧性，另一侧虽不肿大，但活检时往往也有白血病浸润。睾丸白血病多见于急淋白血病化疗缓解后的男性幼儿或青年，是仅次于CNSL的白血病髓外复发的根源。

此外，白血病细胞可浸润其他器官，如肺、消化道、泌尿系统等均可受累，但临床症状并不一定突出。

## 三、实验室及辅助检查

### （一）血象

发病时外周血白细胞计数可高低不一，大多数患者白细胞计数增多，疾病晚期增多更显著。最高者可超过$100×10^9/L$，称为高白细胞性白血病。当外周血原始细胞总数绝对值超过$100×10^9/L$，称为原始细胞危象。少数患者白细胞计数$<1.0×10^9/L$，称为白细胞不增多性白血病。外周血可见原始和/或幼稚细胞，一般达30%~90%，甚至可高达95%以上。少数白细胞不增多型病例血涂片上不出现，或很难找到原始细胞，此时称非白血病性白血病。诊断时患者多有不同程度的正常细胞性贫血。约50%的患者血小板低于$60×10^9/L$，晚期血小板往往极度减少。

### （二）骨髓象

骨髓象是诊断AL的主要依据和必要检查。FAB协作组提出原始细胞占全部骨髓有核细胞（ANC）≥30%为AL的诊断标准（WHO标准为20%）。多数病例骨髓象显示有核细胞增生明显活跃，以原始细胞为主，而较成熟中间阶段粒细胞缺如，并残留少量成熟粒细胞时，即形成所谓"裂孔"现象。约有10%急性髓细胞白血病骨髓增生低下，但原始细胞仍占30%以上者，称为低增生性AL。Auer小体较常见于急粒白血病细胞质中，亦可能在急性单核细胞白血病和急性粒-单核细胞白血病细胞质中见到，但不见于急淋白血病。因此Auer小体有助于鉴别急淋与急非淋白血病，有独立诊断意义。

### （三）细胞化学

主要用于鉴别各类白血病细胞。常见急性白血病的细胞化学反应见表6-9-5。糖原反应（PAS）除可用于鉴别上述三种细胞外,尚可用于鉴别急性红白血病(M₆型)与巨幼细胞贫血,前者往往呈强阳性反应,后者反应不明显。

表6-9-5　常见急性白血病的细胞化学反应

| 细胞化学反应 | 急淋白血病 | 急粒白血病 | 急单白血病 |
|---|---|---|---|
| 过氧化物酶（POX） | （－） | 分化差的原始细胞（－）~（＋）<br>分化好的原始细胞（＋）~（＋＋＋） | （－）~（＋） |
| 糖原反应（PAS） | （＋）<br>成块或颗粒状 | 弥漫性淡红色<br>（－）/（＋） | 呈淡红色钟表面状<br>（－）/（＋） |
| 非特异性酯酶（NSE） | （－） | 氟化钠抑制不敏感<br>（－）~（＋） | 能被氟化钠抑制<br>（＋） |
| 碱性磷酸酶（AKP/NAP） | 增加 | 减少或（－） | 正常或增加 |

### （四）免疫学检查

见急性白血病分型。

### （五）染色体和基因的改变

某些白血病常伴有特异的染色体和基因改变。例如90%的 M₃ 白血病,有 t(15;17)(q22;q21),该易位使 15 号染色体上的 *PML*（早幼粒白血病基因）与 17 号染色体上的维 A 酸受体基因（*RARa*）形成 *PML-RARa* 融合基因。这是 M₃ 发病及用维 A 酸治疗有效的分子基础。此外,某些急性白血病尚有 *N-ras* 癌基因点突变、活化。抑癌基因 *p53*、*Rb* 失活。其他常见的异常见表6-9-4。

### （六）粒-单核系祖细胞（CFU-GM）半固体培养

急性髓细胞白血病骨髓 CFU-GM 集落不生成或生成很少,而集簇数目增多;缓解时集落恢复生长,复发前集簇又减少。

### （七）血液生化改变

由于白血病细胞转换率高,代谢紊乱,会出现血尿酸浓度增高,特别是在化疗期间。尿酸排泄量增加,甚至出现尿酸结晶。因此要注意尿酸性肾病发生。若发生 DIC 时可出现凝血机制障碍。

出现 CNS-L 时,脑脊液压力升高,白细胞计数增多（>0.01×10⁹/L）,蛋白质增多（>450mg/L）,糖定量减少。脑脊液沉淀涂片上见到白血病细胞对诊断有决定性意义。

## 四、诊断与鉴别诊断

急性白血病的诊断主要依据临床表现、实验室和特殊检查结果。由于白血病类型不同,治疗方案及预后不尽相同,因此诊断确立后应进一步分型。诊断中注意与下列疾病相鉴别。

### （一）骨髓增生异常综合征

该病中 RAEB 型除有病态造血外,外周中有原始和幼稚细胞,易与白血病相混淆。但骨髓中原始细胞<30%。

### （二）类白血病反应

严重的感染可出现类白血病反应,白细胞明显增多。但可找到感染病灶,抗感染治疗有效。一般无贫血和血小板减少。骨髓检查无异常增多的原始细胞,碱性磷酸酶活力显著增高。传染性单核细胞增多症时外周血中出现大量异形淋巴细胞,但形态与原始细胞不同,血清中嗜异性抗体效价逐步上升,病程短,可自愈。百日咳、传染性淋巴细胞增多症、风疹等病毒感染时,血象中淋巴细胞增多,但淋巴细胞形态正常,病程良性,多可自愈。

### （三）传染性单核细胞增多症

有发热、浅表淋巴结大和脾大,外周血中异形淋巴细胞易被误认为幼稚淋巴细胞。但骨髓中无原始淋巴细胞。血清嗜异性凝集试验滴度升高。病程短,可自愈。

### (四)再生障碍性贫血及特发性血小板减少性紫癜

血象与白细胞不增多性白血病可能混淆,骨髓象检查可明确鉴别。

### (五)急性粒细胞缺乏症恢复期

在药物或某些感染引起的粒细胞缺乏症的恢复期,骨髓中早幼粒细胞明显增加。但该症多有明确病因,血小板正常,早幼粒细胞中无 Auer 小体。短期内骨髓成熟粒细胞恢复正常。

## 五、治疗

当白血病确诊后,医生应尊重患者的知情权,并兼顾保护性医疗制度。根据患者意愿、经济能力和疾病特点,选择并设计最佳、完整、系统的方案治疗。在治疗期间,为治疗需要及减少患者反复穿刺的痛苦,建议留置深静脉导管。适合造血干细胞移植(HSCT)者抽血做 HLA 配型。

### (一)化疗

是目前治疗白血病最重要、首先采用的方法。近年来,急性白血病治疗已有显著进展。化疗使成人急性髓细胞白血病和成人急性淋巴细胞白血病完全缓解(complete remission,CR)率分别达到 60%~85% 和 72%~77%。

1. 化疗的策略

(1) 诱导缓解治疗:目标是使患者迅速获得完全缓解。所谓完全缓解,即白血病的症状和体征消失。血象:Hb≥100g/L(男)或 90g/L(女及儿童),中性粒细胞绝对值≥1.5×10⁹/L,血小板≥100×10⁹/L,外周血白细胞分类无白血病细胞;骨髓象:原粒细胞+早幼粒细胞(原单核+幼单核细胞或原淋巴+幼淋巴细胞)≤5%。M₃ 除了原粒细胞+早幼粒细胞≤5%,还应无 Auer 小体,红细胞及巨核细胞系列正常,无髓外白血病。理想的 CR 时,应更强调染色体水平和基因水平的改善,白血病的免疫学、细胞遗传学和分子生物学异常标志均应消失。

早期、联合、充分、间歇和分阶段是急性白血病化疗的重要原则。要尽早对白血病进行化疗,因为白血病克隆越小,浸润程度也轻,化疗效果越明显,预后也越好。要争取早期诊断,创造条件早期治疗。必要时应一面抗感染和支持治疗,一面化疗。联合化疗方案的药物组成应遵循:①作用于细胞周期不同阶段的药物;②各药物间有相互协同作用,以最大程度杀灭白血病细胞;③各药物副作用不重叠,减少对重要脏器损伤。

白血病细胞增殖周期大致为 5d 左右。有些抗白血病药物作用于周期中的特定增殖期,如长春新碱作用于有丝分裂期(M 期),阿糖胞苷作用于 DNA 合成期(S 期),蒽环类抗生素作用于细胞周期每一阶段,所以每一疗程化疗须持续 7~10d,以使处于各增殖期的白血病细胞都有机会被药物杀灭。所以不仅应由作用于细胞周期不同阶段的药物组成化疗方案,药物剂量要合适,而且化疗时间要充分,才能发挥药物作用最大地杀灭白血病细胞。

每一疗程结束后,应间歇 2~3 周再进入第二疗程。白血病细胞大部分处于增殖周期,疗程中易被化疗杀灭。难以被化疗杀灭的休止期(G₀ 期)白血病细胞将在疗程间歇时补充进入增殖周期。故疗程之间的间歇有利于残留白血病细胞被下一疗程化疗药物所杀灭。因大部分白血病细胞株的倍增时间较长,白血病细胞恢复慢于正常造血的恢复,所以适当的间歇时间对正常造血恢复有利。白血病的缓解取决于白血病造血和正常造血的消长关系,如果正常造血不能恢复,那么白血病就不能缓解。目前常用的化疗药物及联合化疗方案参阅表 6-9-6 及表 6-9-7。其剂量均为推荐参考量。

(2) 缓解后治疗:目的是争取患者长期无病生存(DFS)和痊愈。白血病未治疗时体内白血病细胞数量估计为 10¹⁰~10¹³ 个,经诱导缓解治疗达到 CR 标准时体内仍有相当于 10⁸~10⁹ 个白血病细胞,并且髓外某些隐蔽之处仍可有白血病细胞浸润。因此必须进行 CR 后治疗,以进一步杀灭残存、隐蔽的白血病细胞,防止复发,延长缓解和无病生存期,其主要方法为化疗和 HSCT。

**表6-9-6 抗急性白血病化疗药物用法和毒副作用**

| 药名 | 给药途径 | 常用剂量/mg | 给药期 | 主要毒副作用 |
|---|---|---|---|---|
| 环磷酰胺（CTX） | 口服<br>静脉注射 | 100<br>400~600 | 每日1次<br>每周2次 | 骨髓抑制、恶心呕吐、脱发、出血性膀胱炎、肝损害 |
| 巯嘌呤（6MP） | 口服 | 100~150 | 每日1次 | 骨髓抑制、肝损害 |
| 6-硫代鸟嘌呤（6-TG） | 口服 | 100~150 | 每日1次 | 骨髓抑制、肝损害 |
| 甲氨蝶呤（MTX） | 口服<br>静脉注射<br>鞘内注射 | 5<br>10~20<br>5~10 | 每周2次<br>每3~5d1次<br>每3~5d1次 | 口腔及胃肠道黏膜溃疡、恶心、呕吐、肝损害、骨髓抑制、巨幼红样变 |
| 阿糖胞苷（Ara-C） | 静脉滴注或皮下注射<br>鞘内注射 | 100~150<br><br>50 | 每日分2次共5~7d<br><br>每3~5d1次 | 口腔溃疡、消化道反应<br><br>脱发、骨髓抑制、巨幼红样变 |
| 环胞苷 | 静脉注射 | 200~400 | 每日1次，共5~7d | 同Ara-C |
| 羟基脲 | 口服 | 2000~3000 | 每日或每3~5d1次 | 胃肠道反应、口腔溃疡、骨髓抑制、巨幼红样变 |
| 长春新碱（VCR） | 静脉注射 | 1~2 | 每7d1次 | 末梢神经炎、消化道反应 |
| 三尖杉酯碱（H） | 静脉滴注<br>肌内注射 | 2~6<br>1~2 | 每日1次，共5~7d<br>每日1次，共5~7d | 骨髓抑制、消化道反应、心脏毒性 |
| 柔红霉素（DNR） | 静脉注射 | 40~60 | 每日1次，共2~4d | 骨髓抑制、心肌损害、消化道反应局部刺激 |
| 阿霉素（ADM） | 静脉注射 | 40~60 | 每日1次，共2~4d | 骨髓抑制、心肌损害、胃肠道反应、口腔黏膜炎、脱发 |
| 阿克拉霉素 | 静脉注射 | 20~40 | 每日1次，共3次 | 同ADM |
| 米托蒽醌 | 静脉注射 | 10~15 | 每日1次，共3次 | 骨髓抑制、期前收缩、肝功能损害 |
| 依托泊苷（VP-16） | 静脉注射 | 100~150 | 每日1次，共5~7次 | 骨髓抑制、消化道反应 |
| 安吖啶（AMSA） | 静脉注射 | 100~150 | 每日1次，共5~7次 | 骨髓抑制、消化道反应、肝功能损害 |
| 门冬酰胺酶（L-ASP） | 静脉滴注 | 5000~10 000U | 每日或隔日1次，共1~16次 | 发热等过敏反应、高尿酸血症、低血浆蛋白、出血、白细胞少、高血糖、胰腺炎、氮质血症 |
| 泼尼松（P） | 口服 | 40~60 | 每日分次 | 类库欣综合征、高血压、高尿酸血症、糖尿病 |
| 维A酸（全反式） | 口服 | 60~100 | 每日分3~4次 | 皮肤干燥、脱屑、口角皲裂、恶心呕吐、肝功能损害、维A酸综合征 |

**表6-9-7 成人急性白血病诱导缓解的几种联合化疗方案**

| 药物 | 剂量 | 用法 | 备注 |
|---|---|---|---|
| **急性淋巴细胞白血病** | | | |
| VP方案 | | | CR50%，至少2~3周，如病情未改善，改用下列方案 |
|   VCR | 1~2mg | 第1d，每周1次，静脉注射 | |
|   P | 40~60mg | 每日分次，口服 | |
| VDP方案 | | | CR74% |
|   VCR | 1~2mg | 第1d，每周1次，静脉注射 | |
|   DNR | 40~60mg | 第1~2d，每日1次，静脉注射 | |
|   P | 40~60mg | 每日分次，口服 | |
| VAP方案 | | | CR85% |
|   VCR | 1~2mg | 第1d，每周1次，静脉注射 | |
|   ADM | 40~60mg | 第1~2d，每日1次，静脉注射 | |
|   P | 40~60mg | 每日分次，口服 | |
| VLP方案 | | | CR72% |
|   VCR | 1~2mg | 第1d，每周1次，静脉注射 | |
|   L-ASP | 5000~10 000IU | 每日1次，共10d，静脉注射 | |
|   P | 40~60mg | 每日分次，口服 | |

| 药　物 | 剂量 | 用　法 | 备　注 |
|---|---|---|---|
| **VLDP 方案** | | | 小儿 CR 92%，成人 CR 77.8% |
| VCR | 1~2mg | 第 1d，每 2 周 3 次，静脉注射 | |
| DNR | 45mg | 第 1~3d，每日 1 次，静脉注射 | |
| L-ASP | 5000~10 000IU | 第 16d 开始，每日 1 次，静脉注射 | |
| P | 40~60mg | 每日分次，共 35d，口服 | |
| **MVLD 方案** | | | 每一疗程共 10d，至少 5 个疗程； |
| MTX | 50~100mg | 第 1d 1 次，静脉注射 | 如病情许可，MTX 可渐加量，对难治性及复发 |
| VCR | 1~2mg | 第 2d 1 次，静脉注射 | 病例的 CR 为 79% |
| L-ASP | 20 000IU | 第 2d 1 次，静脉滴注 | |
| DXM | 6.75mg | 每日分次，共 10d，口服 | |
| **急性非淋巴细胞白血病** | | | |
| **DA 方案** | | | 每一疗程为 7d，间歇 1~2 周，CR 为 35%~85% |
| DNR 或 ADM | 40mg | 第 1~3d，每日 1 次，静脉注射 | |
| Ara-C | 150mg | 第 1~7d，每日 1 次，静脉注射 | |
| **DATP 方案** | | | 每一疗程 7d，间歇 1~2 周，CR 为 50%~85% |
| 6-TG | 100~150mg | 第 1~7d，每日 1 次，口服 | |
| DNR 或 ADM | 40~60mg | 第 1~3d，每日 1 次，静脉注射 | |
| Ara-C | 150mg | 第 1~7d，每日 1 次，静脉注射 | |
| P | 40~60mg | 每日分次，共 7d，口服 | |
| **HOAP 方案** | | | 国内报告 CR 为 60%；若去除 H 及 VCR，则 |
| H | 4~6mg | 第 1~5 或 7d，静脉滴注 | 为 AP 方案 |
| VCR | 2mg | 第 1d，静脉注射 | |
| Ara-C | 150mg | 第 1~5 或 7d，静脉滴注 | |
| P | 40~60mg | 每日分次，7d，口服 | |
| **DAVP-16 方案** | | | |
| DNR | 40~60mg | 第 1~3d，每日 1 次，静脉注射 | |
| Ara-C | 150mg | 第 1~7d，每日 1 次，静脉滴注 | |
| VP-16 | 75mg/(m$^2$·d) | 第 1~5d 或第 1~7d，每日 1 次，静脉滴注 | |

注: VCR 为长春新碱；P 为泼尼松；DNR 为柔红霉素；ADM 为阿霉素；L-ASP 为门冬酰胺酶；MTX 为甲氨蝶呤；DXM 为地塞米松；Ara-C 为阿糖胞苷；6-TP 为 6-硫代鸟嘌呤；H 为三尖杉酯碱；VP-16 为依托泊苷；CR 为完全缓解。

2. 急淋白血病的化疗　急淋白血病患者的诱导缓解治疗经典方案是 VP 方案，即长春新碱 1~2mg 静脉注射，每周一次，加泼尼松每日 40~60mg 口服，直到缓解为止。儿童完全缓解率高达 80%~90%，成人的完全缓解率仅 50%。该方案复发率比较高，需在 VP 方案上加门冬酰胺酶（VLP 方案）或柔红霉素（VDP 方案）或四种药物同时应用（VLDP 方案）。VLDP 方案不仅减低了复发率，而且可使成人完全缓解率提高到 72%~77.8%。

全国白血病学术讨论会建议完全缓解后巩固强化 6 个疗程：第 1、4 疗程用原诱导方案；第 2、5 疗程用 VP-16（75mg/m$^2$ 静脉注射，第 1~3d）及阿糖胞苷（100~150mg/m$^2$ 静脉注射，第 1~7d）；第 3、6 疗程用大剂量甲氨蝶呤，1~1.5g/m$^2$ 第 1d 静脉滴注，维持 24h，停药后 12h 以四氢叶酸钙解救（6~9mg/m$^2$，肌内注射每 6h 一次，共 8 次）。因为大剂量 MTX 可以通过血脑屏障，可以替代鞘内注射。有人主张成人急淋白血病巩固强化间歇期尚须用巯嘌呤和甲氨蝶呤交替长期口服。维持治疗阶段可选用上述方案，逐步延长间歇期，治疗 3~5 年。

3. 急性非淋巴白血病的化疗　目前常用标准的诱导缓解方案是 DA 方案，缓解率可达 85%。国内常用另一方案是 HOAP,平均缓解率约 60%。近年常用 HA 方案,缓解率可接近 DA 方案。但总的缓解率不如急淋白血病,且诱导过程中一定要通过粒细胞极度缺乏时期后,才有可能进入缓解期。

我国血液病学者发现全反式维 A 酸可使 $M_3$ 白血病诱导缓解,其缓解率可达 85%。但缓解后单用维 A 酸巩固强化治疗易复发,故宜与其他化疗联合治疗或交替维持治疗。此外,我国学者临床试用三氧化二砷对 $M_3$ 型诱导完全缓解率可达 65%~98%,对复发的患者也有很好的疗效。$M_3$ 有合并 DIC 倾向者要使用肝素治疗。

缓解后急非淋白血病治疗方法很不一致。近年来发现长期治疗并不能明显延长急非淋白血病患者无病生存期,因而趋向于缓解后早期巩固化疗,无须长期维持。

巩固治疗方法有:①原诱导方法巩固 4~6 个疗程。②以中剂量阿糖胞苷为主的强化治疗。阿糖胞苷可单用,也可加其他药物(如柔红霉素、安吖啶、米托蒽醌等)。③用与原诱导治疗方案无交叉耐药的新方案(如 VP-16 加米托蒽醌等)。每 1~2 个月化疗一次,共计 1~2 年。以后停用化疗,密切随访,如有复发再行治疗。

## 相关链接

难治性和复发性白血病的治疗

难治性白血病的诊断依据如下:①标准诱导缓解方案 2 疗程未达到完全缓解(CR)者;②首次 CR 后半年内复发者(早期复发);③首次 CR 后半年后复发(晚期复发),但再用原诱导方案治疗无效者;④复发 2 次及以上者。凡符合上述一条者即为难治性白血病。

临床上广义的难治性白血病还应包括以下一些类型:①CML 急性变;②由 MDS 转化来的 AL;③治疗相关性白血病(继发性白血病);具有一种以上提示预后不良染色体核型异常的白血病等。

复发是指在 CR 期骨髓或血液中又出现原有已看不到的白血病细胞(原粒细胞≥5%),称为血液学复发(或髓内复发)。白血病在其他部位出现称为髓外复发。第一次 CR 后 6 个月内复发者为早期复发,第一次 CR 后 6 个月以上或第二次 CR 后 4 个月以内复发者为晚期复发。

1. 难治性和复发性 AML 的治疗 ①HD Ara-C 联合化疗:对年龄 55 岁以下、支持条件较好者,可选用。②启用新药联合化疗:如氟达拉滨、Ara-C 和 G-CSF±IDA(FLAG±I);或托泊替康+CTX+Ara-C+VP-16 等。③对于年龄偏大或继发性 AML,可采用预激化疗。具体方案为 G-CSF 300μg/d,皮下注射,第 1~14d;阿柔比星(阿克拉霉素)20mg/d,静脉注射,第 1~14d;Ara-C 10~15mg/($m^2$·12h),皮下注射,第 1~14d,休息 10~14d,复查骨髓,白血病细胞减少但未 CR 者重复治疗一疗程。④HSCT:除 HLA 相合的 HSCT 外,还包括 HLA 部分相合或半相合的移植。⑤免疫治疗:NST、DLI、髓系单克隆抗体等。

2. 难治性和复发性 ALL 的治疗 首先应考虑选用新的抗癌药物,如 VM26、VP16、AMSA、IDA、Acla 并且要与其他抗癌药物联合应用以提高疗效;其次可考虑采用中、高剂量 Ara-C 或 MTX 治疗,对于再次达 CR 后的此类患者,若有条件应早行造血干细胞移植。患者在化疗同时可以合用目前公认的对逆转白血病细胞耐药有效的环孢素以求最大限度地使患者重新达到 CR。常用的治疗方案有 4 种。①HD-MTX:从 200mg/$m^2$ 开始,于数周内增至 6g/$m^2$,以亚叶酸钙或 L-ASP 解救,CR 率达 33%~75%;②以 HD-Ara-C 为基础的方案:HD-Ara-C 用药一般为 12h 一次,共 4~12 次,每疗程累及剂量 12~36g/$m^2$;③以 HD-CTX 为基础的方案;④VAD 方案:毒副作用轻,易耐受。

4. 中枢神经系统白血病的治疗 中枢神经系统白血病是最常见的髓外白血病,以急淋白血病尤为突出。通常在急淋白血病缓解后开始预防性鞘内注射甲氨蝶呤,每次 10mg,每周 2 次,共 3 周。如临床出现颅内压增高,脑膜刺激征或脑神经受损的表现,脑脊液压力升高并找到白血病细胞,中枢神经系统白血病诊断即可肯定,则用甲氨蝶呤每次 10~15mg 缓慢鞘内注射,每周 2 次,直到脑脊液细胞数及生化检查恢复正常,然后改用每次 5~10mg 鞘内注射,每 6~8 周一次,随全身化疗结束而停用。甲氨蝶呤鞘内注射可引起急性化学性蛛网膜炎,患者有发热、头痛及脑膜刺激征。因此甲氨蝶呤注射时宜加用地塞米松 5~10mg,可减轻副反应。若甲氨蝶呤疗效欠佳,可改用阿糖胞苷 30~50mg/m² 鞘内注射,每周 2 次。同时可考虑头颅部放射线照射(2400~3000cGy)和脊髓照射(1200~1800cGy),但对骨髓抑制较严重。

5. 老年 AL 的其他治疗　老年患者对化疗耐受差,常规化疗方案中剂量应减少。过度虚弱患者,无法接受联合化疗,宜用小剂量阿糖胞苷(或三尖杉酯碱)静脉滴注治疗,直至缓解。小剂量阿糖胞苷(12.5~25mg 静脉滴注或肌内注射,每日 1 次)也可用于治疗由 MDS 转化的白血病、低增生性白血病及继发性白血病。高白细胞白血病,病情危重,应立即用血细胞分离机清除血中过多的白细胞,消除白细胞淤滞状态后再化疗。对急非淋者也有在化疗前先服别嘌醇并碱化尿液,然后用羟基脲 4~6g/d 连续 3d,使粒系细胞迅速减少。在用羟基脲的第 2d 开始化疗。对难治及复发病例可采用中剂量阿糖胞苷(100~200mg/m²,每12h 一次,连续 4 次)加用其他药物(如安吖啶、柔红霉素、米托蒽醌或依托泊苷等)。使用抗 CD33 的单抗治疗急性粒细胞白血病也已在临床试验中。

6. 睾丸白血病治疗　药物对睾丸白血病疗效不佳,必须放疗(总剂量约 2000cGy),即使一侧睾丸肿大,也须采用两侧放射。

### (二)骨髓移植

儿童非高危组急淋白血病因化疗效果较好,不必在第一次缓解后进行骨髓移植治疗。大多数急性白血病患者[除伴有 t(15;17)的急性早幼粒细胞白血病],只要有 HLA 匹配的同胞供髓者都应在第一次缓解期内进行骨髓移植。患者年龄对骨髓移植的疗效有影响,应控制在 50 岁以下较妥当。

自体骨髓移植是在白血病获得缓解后利用自己骨髓在大剂量放、化疗后进行移植。报告认为应争取在第一次缓解期进行。从完全缓解到自体骨髓移植的间隔时间以 6 个月以上为佳。存在的问题是移植后复发率较高,骨髓体外净化的问题尚未完全解决。与自身骨髓移植比较,自体外周造血干细胞移植简便安全、混入的肿瘤细胞较少,骨髓的造血功能恢复较快。所以现在自体外周造血干细胞移植已完全替代了自体骨髓移植。异基因外周造血干细胞移植发展得也很快,异基因骨髓移植正在被替代中。脐血中含大量造血干细胞,采集正常脐血、冷冻储存,可输给 MHC(主要组织相容性复合体)相同的患者,使之重建造血,由于受脐血采集量的限制,目前主要用于治疗体重较小的儿童患者。

### (三)一般治疗

1. 防治感染　白血病患者由于粒细胞减少,免疫功能下降,特别是在化疗后出现粒细胞缺乏持续时间较长,因此防治感染十分重要。应加强基础护理,强调口咽、肛门周围和饮食的清洁卫生。有条件时应将患者置于洁净室中治疗。化疗前有局灶性感染要予根除。化疗期可服用肠道不吸收抗生素(如庆大霉素等),以净化肠道细菌。

当体温>38℃者,应仔细查找感染灶和检测病原菌,病原菌未明确前可试用抗生素治疗,待阳性培养及药敏结果报告后,再调整治疗药物。白血病的继发感染以革兰氏阴性杆菌居多数,可首先选用氨基糖苷类及 β-内酰胺类药物或氧氟沙星等联合应用。使用 3d 后如无效应改用第三代头孢菌素,或其他强有力的广谱抗生素。晚期病例,特别是用过多种抗生素及反复使用肾上腺皮质激素及化疗药物,易并发真菌感染,可用氟康唑或两性霉素 B 等。如病毒感染可用阿昔洛韦或干扰素 α。

发热感染严重者,可配用大剂量丙种球蛋白。重组人粒系集落刺激因子(G-CSF)或粒-单系集落刺激因子(GM-CSF)用于粒细胞缺乏患者,疗效较好。输注白细胞疗效不肯定。

2. 控制出血　白血病患者出血的主要原因是血小板减少,因此补充血小板是较有效的措施,使周围血小板数维持在 30×10⁹/L 左右。可配用止血药如卡巴克洛、酚磺乙胺等。如果出血系 DIC 引起(如 M₃),应给予适当的抗凝治疗(参阅本篇第十三章)。鼻或牙龈出血可用填塞或明胶海绵局部止血。

3. 纠正贫血　严重贫血可输入红细胞悬液或全血,改善患者缺氧症状。但白细胞淤滞时不宜马上输红细胞,以免进一步增加血黏度。争取白血病缓解则是纠正贫血最有效的方法。

4. 高尿酸血症处理 血尿酸>420mg/L 时,应给予别嘌醇 100mg,每日三次,以抑制尿酸生成。口服碳酸氢钠碱化尿液;补充液体以保持足够尿量。防治尿酸积聚在肾小管,引起阻塞而发生高尿酸血症肾病。特别是在高白细胞性白血病化疗时。

5. 紧急处理高白细胞血症 当循环血液中白细胞计数>200×10$^9$/L 时,患者可产生白细胞淤滞症(leukostasis)。表现为呼吸困难,甚至呼吸窘迫,反应迟钝,颅内出血等。病理学显示白血病血栓梗死与出血并存。高白细胞血症不仅会增加患者的早期死亡率,也增加髓外白血病的发病率和复发率。因此,当血中白细胞>100×10$^9$/L 时,就应该紧急使用血细胞分离机,单采清除过高的白细胞,同时给以化疗药物和水化,并预防高尿酸血症、酸中毒、电解质紊乱、凝血功能异常等并发症。

6. 维持营养 白血病是严重消耗性疾病,特别是化疗放疗的不良反应可引起患者消化道黏膜炎及功能紊乱。故应注意补充营养,维持水、电解质平衡,给患者高蛋白、高热量、易消化食物,必要时经静脉补充营养。

## 六、预后

急性白血病若不经特殊治疗,平均生存期仅 3 个月左右,短者甚至在诊断数天后即死亡。经过现代治疗,不少患者获得病情缓解以致长期存活。对于 ALL,1~9 岁且白细胞<50×10$^9$/L 者预后最好,完全缓解后经过巩固与维持治疗,50%~70% 的患者能够长期生存至治愈。女性 ALL 的预后好于男性。年龄较大与白细胞计数较高的 AL 患者,预后不良。APL 若能避免早期死亡则预后良好,多可治愈。染色体能提供独立的预后信息:①如 AML 患者有 −5、−7 和复杂染色体异常,预后较差,而 t(8;21)、t(15;17) 或 inv(16) 的预后较好;②ALL 患者有 t(9;22) 且白细胞>25×10$^9$/L 者,预后差。此外,继发于放、化疗或 MDS 的白血病,复发及有多药耐药者以及需较长时间化疗才能缓解者,预后均较差。合并髓外白血病预后也较差。需要指出的是,某些指标的预后随治疗方法的改进而变化,如过去认为预后不良的 T-ALL 和 B-ALL,经有效的强化治疗其预后已大为改观,50%~60% 的成人患者可以长期存活。

# 第三节　慢性粒细胞白血病

慢性粒细胞白血病(chronic myelocytic leukemia,CML),简称"慢粒白血病",是一种发生在早期多能性干细胞上的恶性骨髓增生性疾病(获得性造血干细胞恶性克隆性疾病)。病程发展较缓慢,主要累及髓系,外周血粒细胞显著增多伴有不成熟性,脾大;90% 以上患者受累血细胞中有特征性的 Ph$^1$ 染色体和/或 bcr/abl 融合基因。好发于中年,中位生存期 3~5 年。

## 一、病因

大多数病因不明。日本长崎、广岛两地原子弹受害者的幸存者中 CML 的发病率明显增高,而且部分 CML 患者既往接受放射性诊断和治疗的事实似乎说明辐射损伤是 CML 的致病原因,但从临床表现、发病过程、遗传学变异等方面比较,有或无放射性接触史的 CML 并无差异,亦未能肯定化学毒物、致癌剂、致突变剂或病毒是本病的病因。

## 二、临床表现

慢性粒细胞白血病可分为三期,即慢性期(chronic phase,CP)、加速期(accelerated phase,AP)、急变期(blastic phase,BP;blast crisis,BC)。该病起病较缓慢,早期常无自觉症状。患者可因其他疾病就医或健康检查时发现血象异常或脾大而接受进一步检查时被确诊。随着病程进展,可出现乏力、低热、体重减轻、多汗或盗汗等表现。由于脾大使患者感到左上腹坠胀。脾大较为突出,就医时可达脐或脐以下,质地坚实,常有脾切迹。如果发生脾梗死则有脾区剧痛、压痛明显,并有摩擦音。治疗后病情缓解时,脾往往缩小,但病变发展会再度肿大。约50%患者有肝轻至中度肿大。部分患者有胸骨中下段压痛。当白细胞极度增多时可发生"白细胞淤滞症"，表现出头晕、呼吸困难、血栓形成、神经精神症状等。如果出现不明原因的高热、关节疼痛、出血和髓外浸润表现时常常提示疾病进入加速期和急变期。急变期为 CML 的终末期，临床表现与 AL 类似。多数病例为急粒变，20%~30%为急性淋巴细胞变，偶有单核细胞、巨核细胞及红细胞等类型的急性变。个别患者以急变期为首发表现。一旦急变几乎无生还可能。

## 三、实验室和辅助检查

### （一）血象

白细胞明显增多，多超过 $20×10^9$/L，疾病早期常在 $50×10^9$/L 以下，晚期增高明显，可达 $100×10^9$/L 以上。分类见不同阶段的粒细胞，以中性中幼、晚幼粒和杆状核粒细胞占多数，原粒+早幼粒细胞<10%。嗜酸性、嗜碱性粒细胞增多，后者有助于诊断。疾病早期血小板数正常或增多，血小板数降低和贫血是病情恶化的征象。

### （二）骨髓

增生明显或极度活跃，以粒细胞为主，粒:红比例可增至（15~20):1，粒细胞中各阶段比例均增多，慢性期时原粒+早幼粒<10%，嗜酸性与嗜碱性粒细胞增多，巨核细胞正常或增多。随着病情进展，原粒+早幼粒细胞百分比渐增，巨核细胞减少，并继发不同程度的骨髓纤维化。

### （三）中性粒细胞碱性磷酸酶

中性粒细胞碱性磷酸酶（NAP）活性降低或消失，是慢粒白血病的特征之一。

### （四）细胞遗传学及分子生物学检查

$Ph^1$ 染色体，t(9;22)(q34;q11)，是慢粒白血病的特征性标志，见于90%以上患者。患者9号染色体长臂上 C-ABL 原癌基因易位至22号染色体长臂的断裂点集中区(bcr)形成 bcr/abl 融合基因，其编码蛋白为 $P_{210}$。$P_{210}$ 明显增强酪氨酸激酶的活性，干扰了正常造血干细胞的增殖分化及死亡，导致慢粒白血病发生。Ph 染色体可见于粒细胞、红细胞、单核细胞、巨核细胞及淋巴细胞中。5%的 CML 有 bcr/abl 融合基因，而 Ph 染色体阴性。

### （五）血液生化

血清及尿中尿酸浓度增高。血清乳酸脱氢酶和溶菌酶增高。

## 四、诊断与鉴别诊断

根据外周血白细胞持续增高，脾明显肿大，典型的外周血象和骨髓象变化，NAP 活性偏低或为零分，$Ph^1$ 染色体和/或 bcr/abl 基因阳性可作出诊断。确诊后应予以准确的分期。分期标准如表 6-9-8。

表 6-9-8　国际骨髓移植登记组对 CML 分期标准

| 分期 | 临床表现 |
| --- | --- |
| 慢性期 | 无明显症状（治疗后）<br>无加速或急性变的特点（注：骨髓中粒细胞增生并有 $Ph^1$ 和/或其他染色体异常） |
| 加速期 | 在白消安或羟基脲等常规治疗下难以控制白细胞计数或加大剂量或停药间期缩短<br>白细胞倍增时间小于 5d<br>骨髓或血中原粒细胞≥10%<br>骨髓或血中原粒加早幼粒≥20%<br>血中嗜碱性粒细胞加嗜酸性粒细胞≥20%<br>在白消安或羟基脲等常规治疗后贫血或血小板减少不改善<br>持续性血小板数增高<br>附加染色体异常（涉及新的克隆）<br>脾进行性肿大<br>发生绿色瘤或骨髓纤维化 |
| 急变期 | 骨髓或血中原粒细胞加早幼粒细胞≥30% |

对于临床上符合慢粒白血病但 $Ph^1$ 染色体阴性者,应作 *bcr/abl* 融合基因检测明确诊断。CML 需要鉴别的疾病如下:

### (一)类白血病反应

严重感染、结核病、晚期肿瘤等疾病可呈现白细胞过高,但白细胞计数很少超过 $50×10^9/L$,中性粒细胞胞质中中毒颗粒常见,嗜碱粒细胞不增多,NAP 活性增高是其特点。脾大多不如慢粒白血病显著,不伴有 $Ph^1$ 染色体或慢粒白血病的基因标志,血小板数和血红蛋白大多正常,原发病控制后白细胞计数恢复正常。

### (二)$Ph^1$ 染色体阳性的其他白血病

$Ph^1$ 染色体阳性急性淋巴细胞白血病需与无慢性期的 CML 急性淋巴细胞变相鉴别。两者临床表现相似,触诊脾肿大明显。有 50% 的 $Ph^1$ 染色体阳性急性淋巴细胞白血病患者 *bcr* 基因的断裂点与 CML 急性淋巴细胞变者不同,选用不同的引物和探针进行检测可以鉴别。

### (三)骨髓纤维化

原发性骨髓纤维化脾大显著,白细胞计数增多且出现幼粒细胞,易与慢粒白血病混淆。但骨髓纤维化白血病数通常不超过 $30×10^9/L$,外周血中持续存在幼红细胞,易见泪滴样红细胞。NAP 阳性。$Ph^1$ 染色体阴性。

## 五、治疗

对确诊的患者应作出总体治疗计划,使患者达到血液学或分子生物学缓解,甚至达到基因水平的缓解。CML 一旦急变期,治疗将很难奏效,因此应着重于慢性期的治疗,并力争分子水平的缓解和治愈。

### (一)化疗

化疗虽可使大多数慢粒白血病患者达到血液学完全缓解,但患者的中数生存期并未得到改善。

1. 羟基脲(hydroxycarbamide,HU) 为当前首选化疗药物,是 S 期特异性抑制 DNA 合成的药物,作用快,但持续时间较短。常用剂量为 3g/d,分两次口服,待白细胞计数降至 $20×10^9/L$ 左右时,剂量减半;降至 $10×10^9/L$ 时,用小剂量(0.5~1.0g/d)维持治疗。此药比用白消安治疗慢粒白血病的中位生存期稍长,急性变率也低些,无致骨髓纤维化的副作用。

2. 白消安(busulfan,BUS) 系烷化剂类药物,作用于血细胞的前体细胞水平。用药 2~3 周,外周血白细胞才开始减少,停药后白细胞减少可持续 2~4 周。故应掌握剂量。初始剂量为 4~6mg/d,口服。当白细胞降至 $20×10^9/L$ 时宜暂停药,待稳定后改小剂量(每 1~3d 2mg),使白细胞保持在 $(7~10)×10^9/L$。用药过量往往造成严重的骨髓抑制,且恢复较慢。个别患者即使剂量不大也可出现骨髓受抑,应提高警惕。长期用药可出现肺间质纤维化,皮肤色素沉着,类似慢性肾上腺皮质功能减退的表现,精液缺乏及停经,此外还可能促使慢性期提前急变。目前,临床上已很少应用此药。

3. 其他药物 三尖杉酯碱、6-MP、环磷酰胺及其他联合化疗亦有效,但多在上述药物无效时才选用。小剂量阿糖胞苷 15~30mg/(m²·d) 静脉滴注或皮下注射,不仅可控制病情,据报道,有少数患者治疗后 $Ph^1$ 阳性细胞减少甚或转阴,故常与 α 干扰素联合应用。

### (二)干扰素 α(interferon-α,IFN-α)

该药通过直接抑制 DNA 多聚酶活性和干扰素调节因子(IRF)的基因表达,从而影响自杀相关因子介导的凋亡;还增加 Ph 阳性细胞 HLA 分子的表达量,有利于抗原递呈细胞和 T 细胞更有效的识别。剂量 300~500 万 IU/(m²·d),皮下或肌内注射,每周用 3~7 次,持续用数月至数年不等。由于此药起效慢,因此对白细胞增多显著者,宜在第 1~2 周并用羟基脲或小剂量阿糖胞苷(Ara-C)。干扰素 α 可使 50%~70% 患者获血液学缓解(HCR,指血象、骨髓象恢复正常);10%~26% 的患者可获显著细胞遗传学缓解(MCR,指骨髓 $Ph^1$ 阳性细胞<35%),但 *bcr/abl* 融合基因 mRNA 仍然阳性;获 MCR 者生存期延长。常见不良反应为畏寒、发热、疲劳、厌食、恶心、头痛、肌肉及骨骼疼痛。同时并用对乙酰氨基酚(扑热息痛)、苯海拉明等可

减轻不良反应,但部分患者常需减量,约25%的患者因无法耐受而停药。与阿糖胞苷联合使用可提高有效率,其HCR、MCR和完全细胞学缓解(CCR,Ph¹阳性细胞为0)分别为67%、27%、7%。但不良反应也增加。近期使用聚乙烯乙二醇(PEG)干扰素,每周用药一次,结果表明其能够减轻不良反应。

### (三)伊马替尼

为2-苯胺嘧啶衍生物,能特异性的阻断ATP在 *abl* 激酶上的结合位置,使酪氨酸残基不能磷酸化,从而抑制 *bcr/abl* 的增殖。伊马替尼除了抑制细胞内酪氨酸激酶 *abl* 和 *bcr/abl* 之外,还可以抑制其他两种酪氨酸激酶,即PDGF-R和c-Kit。伊马替尼适用于治疗Ph¹(*bcr/abl*)阳性的慢性期、加速期、急变期CML。给药方式为一天一次口服给药,吃饭时服用,并需大量饮水。慢性期CML患者剂量为400mg/d。加速期或急变期CML,剂量为600~800mg/d。在应用该药时,应注意外周血象和肝功能的变化。中性粒细胞减少和血小板减少是重要的血液学方面的副作用。其他方面的副作用有恶心、呕吐、腹泻、肌痛、肌肉痉挛及皮疹。表皮水肿时是最常见的不良反应,主要为眼眶周围或者下肢水肿。

**相关链接**

#### 伊马替尼耐药的定义和处理

伊马替尼以其高活性、低毒性和疗效持久已成为CML乃至整个癌症研究和治疗领域中的典范。它改写了CML、特别是慢性期患者的自然病程,取得了CML治疗史上前所未有的重大突破,但仍有小部分患者治疗失败或服药中出现疾病进展。

耐药的定义:伊马替尼临床耐药表现为持续或再出现Ph阳性克隆造血,分为原发性和继发性。原发性耐药指未获得标志性疗效,如应用伊马替尼的早慢性期患者中,2%未获HCR,8%~13%未获主要MCR或CCR。继发性耐药指丧失了曾经获得的疗效,如血液学或完全细胞遗传学复发以及从慢性期进展入加速期或急变期。

耐药的机制:伊马替尼耐药的主要机制包括ABL激酶区点突变,*bcr/abl* 基因或逆转录本扩增,其他与 *bcr/abl* 无关的酪氨酸激酶(如Src家族中的LYN激酶)过表达,以及药物内流泵OCT-1数量或功能异常。另外,CML"干细胞耐药"与处于G0期的CML祖细胞微弱或不表达 *bcr/abl*,从而逃逸了ABL激酶抑制剂的抗白血病效应有关。

### (四)造血干细胞移植

异基因造血干细胞移植(Allo-SCT)是当前唯一能治愈CML的方法。在慢性期第1年内进行移植,5年无病生存率可达到60%~80%。移植物抗宿主病(GVHD)是异基因造血干细胞移植的致命并发症,20%~30%的患者死于移植相关病。年龄是影响移植预后的主要原因,CML患者接受异基因造血干细胞移植的极限年龄为50岁。加速期、急变期进行异基因造血干细胞移植的生存率分别是40%和20%,明显低于慢性期者。也可考虑非清髓造血干细胞移植(NST)。NST为降低预处理强度的Allo-SCT,由于其移植相关的死亡率低,对部分患者,尤其对年龄较大不适合常规移植者已取得了初步较好的效果。

### (五)CML急性变的治疗

①髓系急性变者可采用ANLL方案化疗,急淋变可按ALL方案治疗;②伊马替尼:HCR、MCR和CCR分别为8%、16%和7%,且疗效维持短暂;③Allo-SCT:复发率高达60%,长期DFS仅15%~20%。对于重回慢性期后做移植者,其效果同AP。

### (六)其他治疗

1. 白细胞淤滞症的紧急处理 ①白细胞单采:用血细胞分离机分离去除白细胞,一次单采可降低外周血循环白细胞计数的1/3~1/2,症状严重不能缓解者可每日分离1~2次至症状改善;孕妇也适用此法。

②并用羟基脲,为防止大量白血病细胞溶解引起的心、肾并发症,要注意水化和碱化尿液,并保证每日尿量大于2000ml。

2. 脾区放疗　目前脾区放射偶用于伴有胀痛的巨脾以缓解症状,但不能改变病程。

## 六、预后

CML 化疗后中位生存期约为 39~47 个月。5 年生存率 25%~35%,8 年生存率为 8%~17%,个别可生存 10~20 年。目前认为,老年、巨脾、白细胞计数过高、血小板计数过高或低于正常、附加染色体异常均为预后不良因素。近年来,HSCT 和伊马替尼治疗 CML 已经并继续在改变着 CML 的预后和生存。通过细胞和分子遗传学、定性和定量 PCR 技术,分别检测 Ph 染色体和 *bcr/abl* 融合基因 mRNA 来进行微小残留病灶的动态监测,并实施相应的治疗,以进一步追求 Ph 染色体和 *bcr/abl* 融合基因持续阴性和疾病的根除。

# 第四节　慢性淋巴细胞白血病

慢性淋巴细胞白血病(chronic lymphocytic leukemia,CLL),简称"慢淋白血病",是一种低度恶性的小淋巴细胞疾病,其特征是成熟的小淋巴细胞在外周血、骨髓、淋巴结和脾中积聚。大多数 CLL 来源于 B 细胞型,共同表达 CD5。由于 CLL 与小淋巴细胞淋巴瘤(small lymphocytic lymphoma,SLL)在细胞形态学、免疫表型和细胞遗传学上的变化相似,2001 年 WHO 分类将两者合为同一亚型,即 SLL/CLL,归属于外周 B 淋巴细胞肿瘤。

## 一、流行病学

CLL 在西方国家是最常见的白血病,约占全部成人白血病的 30%,犹太人中 CLL 发病率较高。CLL 在东南亚国家较少见,我国 CLL 明显低于西方国家,仅占全部成人白血病的比例为 3%。细胞遗传学研究不同人种中 CLL 发病率不同与其具有不同的细胞生物学特性有关。

## 二、临床表现

患者多系老年,男性略多于女性。90% 的患者在 50 岁以上发病。起病缓慢,早期往往无自觉症状。淋巴结肿大常首先引起患者注意。当出现临床症状时,可以表现为食欲减退、消瘦、低热、盗汗及贫血等症状。常见的体征是淋巴结肿大和脾大,肝轻度肿大。肿大的淋巴结压迫可出现相应的症状。晚期患者可出现贫血、血小板减少、皮肤黏膜紫癜。由于免疫功能减退,常易感染。约 8% 患者发生自身免疫性溶血性贫血。

## 三、实验室和辅助检查

### (一)血象

CLL 最突出的变化是外周血白细胞计数增多,以小淋巴细胞增多为主。白细胞计数>$10×10^9$/L,超过 $100×10^9$/L 者并不多见。中性粒细胞比值降低。随病情发展,血小板减少,贫血逐渐明显。如有自身免疫性溶血性贫血,抗球蛋白试验往往呈阳性。

### (二)骨髓象

有核细胞增生活跃,淋巴细胞≥40%,以成熟淋巴细胞为主。红系、粒系及巨核系细胞均减少;并发溶血时,幼红细胞代偿性增生。

### （三）淋巴结活检

淋巴结组织学特征是小淋巴细胞浸润。偶见大淋巴细胞，导致假滤泡结构的出现。

### （四）免疫分型

淋巴细胞具有单克隆性。B 细胞 CLL，CD19$^+$、CD20$^+$、CD5$^+$，有时还伴有 CD23$^+$；T 细胞 CLL，则 CD3$^+$，同时常呈 CD2$^+$ 和 CD5$^+$。

### （五）染色体

约 50% 的患者有染色体异常。B 细胞 CLL 以 +12、14q+ 等常见，T 细胞 CLL 中 inv（14）常见。

### （六）基因突变

免疫球蛋白可变区（$IgV$）基因突变发生在约 50% 的 CLL 病例中，研究显示 $IgV$ 突变发生在经历了抗原选择的记忆性 B 细胞（后生发中心），此类病例生存期长；而无 $IgV$ 突变者预后较差，此类 CLL 起源于未经抗原选择的原始 B 细胞（前生发中心）。$IgV$ 基因突变与 CD38 的表达呈负相关。约 17% 的 B 系 CLL 存在 P53 缺失，此类患者对烷化剂和抗嘌呤类药物耐药，生存期短。

## 四、诊断与鉴别诊断

临床出现乏力、消瘦，或有贫血、出血。可有淋巴结、肝脾大等体征。外周血中白细胞计数大于 $10 \times 10^9$/L，淋巴细胞比例大于 50%，绝对值大于 $5 \times 10^9$/L 并持续四周以上，骨髓中淋巴细胞 ≥40%。排除病毒、结核和伤寒等引起的反应性淋巴细胞增多、幼淋巴细胞白血病、多毛细胞白血病等即可诊断慢淋白血病。

根据患者年龄偏大，缓慢起病；外周血持续性单克隆淋巴细胞增多，绝对值 ≥$5 \times 10^9$/L；骨髓增生活跃，淋巴细胞 ≥40%，均以成熟淋巴细胞为主，可以作出诊断。但需与下列疾病相鉴别。①病毒感染引起的淋巴细胞增多，此类疾病是多克隆性和暂时性的，随着感染控制淋巴细胞数可恢复正常。②淋巴瘤细胞白血病：与 CLL 易混淆者通常由滤泡或弥漫性小裂细胞淋巴瘤转化而来，具有原发病淋巴瘤的病史，细胞常有核裂并呈多形性；淋巴结和骨髓病理活检显示明显滤泡结构；免疫表型为 SmIg、FMC7 和 CD10 强阳性，CD5 阴性。③幼淋巴细胞白血病（PLL）：病程较 CLL 为急，脾大明显，淋巴结肿大较少，白细胞计数往往很高，血和骨髓涂片上有较多的（>55%）带核仁的幼淋巴细胞；PLL 细胞高表达 FMC7、CD22 和 SmIg；CD5 阴性；小鼠玫瑰花结试验阴性。④多毛细胞白血病（HCL），全血细胞减少伴脾大者诊断不难，但有部分 HCL 白细胞计数升高，（10～30）×$10^9$/L，这些细胞有纤毛状胞质突出物，酒石酸抵抗的酸性磷酸酶染色反应阳性，CD5 阴性，高表达 CD25、CD11C 和 CD103。⑤伴循环绒毛淋巴细胞的脾淋巴瘤（splenic lymphoma with circulating villous lymphocytes，SLVL）：为原发于脾的一种恶性淋巴瘤，多发生于老年人，脾大明显，白细胞计数为（10～25）×$10^9$/L，血和骨髓中出现数量不等的绒毛状淋巴细胞，1/2～1/3 的患者伴有血、尿单克隆免疫球蛋白增高。免疫标志为 CD5、CD25、CD11C 和 CD103 阴性；CD22 和 CD24 阳性。脾切除有效，预后较好。

## 五、临床分期

分期的目的在于帮助选择治疗方案及估计预后。诊断明确后应按表 6-9-9 作分期诊断。

表 6-9-9　慢性淋巴细胞白血病 Binet 临床分期

| 分期 | 标　准 | 中位生存期/年 |
| --- | --- | --- |
| A | 血和骨髓中淋巴细胞增多，可有少于三个区域的淋巴组织肿大① | >7 |
| B | 血和骨髓中淋巴细胞增多，有三个或三个以上区域的淋巴组织肿大 | <5 |
| C | 与 B 期相同外，尚有贫血（血红蛋白：男性<110g/L，女性<100g/L），或血小板减少（<100×$10^9$/L） | <2 |

注：①不论一侧或双侧颈、腋下、腹股沟淋巴结各作为一个区域，肝、脾各作为一个区域，共计 5 个区域。

## 六、治疗

根据临床分期和患者全身情况而定。

### （一）化疗

一般 A 期患者无需治疗，定期复查即可，C 期患者应予化疗，B 期如出现下述情况应予以化疗：①体重减少≥10%、极度疲劳、发热(>38℃)>2 周、盗汗；②进行性脾大(左肋弓下>6cm)；③淋巴结肿大，直径>10cm 或进行性肿大；④进行性淋巴细胞增生，2 个月内增加>50%，或倍增时间<6 个月；⑤自身免疫性贫血和/或血小板减少出现或加重。

慢淋白血病细胞绝大多数处于休止期(G0 期)，因此用细胞周期非特异性药物为佳。化疗药物的选择：①最常用的药物为苯丁酸氮芥，剂量 6~10mg/d 口服。1~2 周后减量至 2~6mg/d。每周检查血象，调整药物剂量，以防骨髓过分抑制。一般用药 2~3 周后开始显效，2~4 个月时疗效较明显。维持半年可停药，复发后再用药，有效率约 50%，完全缓解率 15%~25%(临床无淋巴结，肝脾大，血象和骨髓象正常)。对 C 期患者，苯丁酸氮芥合并泼尼松 10~20mg/d 疗效较单用苯丁酸氮芥为好。②环磷酰胺 50~100mg/d 口服，疗效与苯丁酸氮芥相似。③新型药物尤其是嘌呤衍生物治疗慢淋白血病取得突破，氟达拉滨有抑制腺苷脱氢酶作用，完全缓解率 50%~90%。剂量为 25~30mg/($m^2 \cdot d$)，5d，静脉滴注。每隔 4 周重复一次。2-氯脱氧腺苷也有效。④其他联合化疗方案有 COP、CHOP 等。

### （二）生物治疗

1. 单克隆抗体　单克隆抗体常与化疗联合应用。抗 CD20 单克隆抗体是目前应用最广泛的单克隆抗体。Campath-1H(抗 CD52 单克隆抗体)是另一个近年来临床逐渐开始应用的单克隆抗体。目前认为，在化疗以后应用单克隆抗体，将此作为微小残留病灶的清除治疗，这是一种比较合理的治疗方案。

2. 干扰素 α　早期 CLL 患者应用干扰素 α 有 1/4~1/2 可获得部分缓解，但完全缓解者罕见。

3. 白介素-2　近 50%CLL 患者细胞表面表达 CD25(IL-2 受体)，应用 IL-2 可使淋巴细胞暂时中度降低和脾脏回缩。

### （三）并发症治疗

由于低免疫球蛋白血症、中性粒细胞缺乏以及年老，极易感染。严重感染常为致死原因，应用抗生素积极控制感染。反复感染者可用静脉注射免疫球蛋白，每日 3~5g，连续 3~5d。并发自身免疫性溶血性贫血或血小板减少性紫癜可用糖皮质激素，疗效尚好。若仍无效且脾大明显者，可考虑切脾手术，手术后红细胞、血小板可能回升。但血中淋巴细胞变化不大。

### （四）造血干细胞移植

在缓解期，采用自体干细胞移植治疗 CLL 可获得较理想的结果，患者体内的微小残留病灶可转阴，但随访至 4 年时约 50%复发。Allo-SCT 治疗 CLL，可使部分患者长期存活至治愈。但因患者多为老年人，常规移植的方案相关毒性大、并发症多，近年来采用以氟达拉滨为基础的 NST，降低了移植方案的相关毒性死亡率，可望提高存活比例。

## 七、预后

不少患者可长期无症状。总体中位生存期 4~6 年。主要死亡原因为骨髓衰竭、严重感染、贫血或出血。CLL 临床尚可发生转化(Richter 综合征)，病情将迅速进展，或出现类似幼淋巴细胞白血病的血象，或出现大细胞淋巴瘤的病理学结构，此时化疗反应低，缓解期短，中位生存期仅 5 个月，不到 1%的患者将向急性淋巴细胞白血病 ALL 转化。

# 第五节 少见类型白血病

## 一、多毛细胞白血病

多毛细胞白血病(hairy cell leukemia,HCL)是一种少见的慢性淋巴细胞增生性疾病。发病中位年龄50岁,男性多见,男女之比为4:1。本病具有全血细胞减少和脾肿大,而且多为巨脾,并在外周血、骨髓和脾中出现形态不规则、有胞质突起、纤细如毛的典型多毛细胞。其来源于 B 淋巴细胞,免疫表型为 $CD19^+$、$CD103^+$、$CD25^+$ 和 $CD11c^+$。结合外周血和骨髓检查、细胞化学和免疫学检查,有条件时做电子显微镜检查可作出诊断。本病需与恶性淋巴瘤,特别是有绒毛的脾边缘区淋巴瘤、单核样 B 细胞淋巴瘤、恶性组织细胞病、慢性淋巴细胞白血病、肥大细胞白血病相鉴别。

若患者没有脾肿大和全血细胞减少相关症状时一般不需要治疗。对有症状者的治疗方法是脾切除和/或药物治疗。脾肿大伴显著全血细胞减少是脾切除的指征。在干扰素 α,嘌呤类似物[喷妥司丁(pentostain)和 2-氯脱氧腺苷(2-chlorodeoxyadenosine, 2-CdA)]出现前,脾切除一直是 HCL 的唯一选择。自从干扰素 α 和嘌呤类似物治疗 HCL 有效以来,HCL 患者预后明显改善。

## 二、成人 T 细胞白血病

1976 年日本学者首先注意到日本 T 细胞恶性疾病的发病率较高,且较集中于日本西南部地区,进而首先报道具有临床特征的成人 T 细胞白血病(adult T-cell leukemia,ATL)。已明确 ATL 由 HTLV-1 感染所致。用各种免疫学方法(如 ELISA 等)检测抗 HTLV-1 抗体;或用 RT-PCR 方法检测肿瘤细胞 HTLV-1 病毒 RNA表达,这些被认为是诊断 ATL 最可靠的方法。

本病特征为血液中淋巴细胞增多,并出现核有深的凹陷或分叶的 T 淋巴细胞、肝脾大、淋巴结肿大、皮肤损害、间质性肺浸润、代谢性骨质破坏和高钙血症。ATL 的临床表现多种多样。典型病例呈急性或亚急性过程,少数为慢性经过。根据在流行地区,出现上述临床表现,结合外周血和骨髓检查、细胞化学、免疫学检查以及病毒学检查,可以做出诊断。此病需与皮肤 T 细胞淋巴瘤和 T-CLL 相鉴别。

此病治疗相当困难,目前尚无满意的治疗方法。对白血病前期、侵袭型及慢性患者,通常不主张化疗。对急性型应采用大剂量化疗,但多种化疗药物联合治疗仅产生较低的缓解率,用小剂量化疗可使一部分患者取得缓解,但大部分患者很快复发。新的治疗方法有抗 Tac 单抗治疗和喷妥司丁治疗,但大多数患者预后较差。死亡的主要原因是感染,中位生存期常短于 8 个月。

## 三、幼淋巴细胞白血病

幼淋巴细胞白血病(prolymphocytic leukemia, PLL)常发生在老年人,男性多于女性。50%患者在诊断时超过 70 岁。与典型的 CLL 相比,临床常有显著的脾肿大,大多数患者周围淋巴结肿大不显著或缺乏,幼淋巴细胞明显增多,幼淋巴细胞的比例至少大于 55%。根据患者的淋巴表现、血象、骨髓象及免疫学表型特点,对疾病作出诊断。但需与分化较好的淋巴瘤及多毛细胞白血病相鉴别。

PLL 对使用 CLL 的传统治疗反应较差,脾切除常能有短暂的改善。一般来说,对烷化剂抗药,使用环磷酰胺+长春新碱+多柔比星+泼尼松的联合化疗方案,可以使接近一半的患者达到缓解,但持续时间较短。纵隔及腹部照射可使部分患者达到部分缓解(PR)。此外用米托蒽醌加小剂量阿糖胞苷也有一定疗效。最近用喷妥司丁治疗 T 淋巴细胞-PLL(T-PLL),认为是中等有效的药物,特别是对 $CD4^+$、$CD8^-$ 的患者,可作为一线治疗,但停止治疗后,未见有长期生存,如果连续使用几种药物或联合用药,或许能够改善 T-PLL 的预后。

## 四、浆细胞白血病

浆细胞白血病（plasma cell leukemia，PCL）是一种原发于浆细胞的白血病，临床较少见。发病年龄一般为50~60岁，男性稍多于女性。临床特征除外周血浆细胞增多和广泛内脏器官受累外，其他特征类似于多发性骨髓瘤。确定此病需外周血白细胞分类浆细胞高于20%或绝对计数高于$2\times10^9$/L。诊断根据患者的临床特征和实验室检查。但需与慢性淋巴细胞白血病、多毛细胞白血病、Waldenstrom巨球蛋白血症、伯基特（Burkitt淋巴瘤）、滤泡性淋巴瘤的白血病期、幼淋巴细胞白血病及自身免疫性疾病相鉴别。

浆细胞白血病的治疗类似于多发性骨髓瘤，但疗效不令人满意。原发性PCL患者在初期对化疗反应较好，其后多产生耐药，并且大多数资料认为中位生存期短于6个月。

## 五、肥大细胞白血病

肥大细胞白血病（mast cell leukemia）是一种由肥大细胞恶性增生，引起各种器官如肝脏、皮肤、血液及淋巴造血系统一系列病理学改变的疾病。它可分为原发性和继发性两类，通常原发性较少见，大多数为继发于色素性荨麻疹和系统性肥大细胞增多症。此病少见。

由于肥大细胞白血病常为肥大细胞增多的进展期表现，一般有两大类特异性表现：①由肥大细胞浸润所致的症状；②肥大细胞胞质内有异染颗粒，如肝素、透明质酸，并能产生组胺、多种糖胺聚糖、激肽、前列腺素等，这些介质释放引起相应症状。诊断根据患者的临床表现、血象和骨髓象，再结合细胞化学和免疫表型检查作出诊断。本病需与嗜碱性粒细胞白血病相鉴别。

肥大细胞白血病治疗效果差，一般羟基脲、白消安、巯嘌呤和环磷酰胺均无效，多柔比星似乎仅有短暂的疗效。

## 六、嗜酸性粒细胞白血病

嗜酸性粒细胞白血病（eosinophilic leukemia）的主要临床表现为各脏器的嗜酸性粒细胞浸润。本病病程的长短和快慢与嗜酸性细胞成熟程度有关，临床上一般分为两型：急性型和慢性型。诊断根据患者的临床表现、血象和骨髓象，再结合染色体检查可作出诊断。此病需与寄生虫病、过敏性疾病、结缔组织病、慢粒白血病以及其他原因所致的嗜酸性粒细胞增多相鉴别。

嗜酸性粒细胞计数较高时，可使用肾上腺皮质激素和抗组胺类药物，以及白细胞分离法来减轻症状，亦可使用化疗，主要是羟基脲等。本病预后差。

## 七、嗜碱性粒细胞白血病

嗜碱性粒细胞白血病（basophilic leukemia）为血中出现不成熟的嗜碱性粒细胞（超过白细胞总数的1/3），并持续存在于疾病的全过程。临床上一般分为两型：急性型和慢性型。该疾病的诊断根据患者的临床表现结合血象和骨髓象。此病需与引起嗜碱性粒细胞增多的疾病，如慢粒白血病、重金属（铅、汞、铋、锌）中毒和恶性肿瘤相鉴别。还需与系统性肥大细胞增多症、霍奇金病、色素性荨麻疹相鉴别。本病的诱导缓解治疗同急性粒细胞白血病，一般采用联合化疗，但需警惕由于嗜碱性粒细胞溶解，导致释放大量组胺而引起的休克并发症。本病预后不良，完全缓解病例少。

（张　梅）

白血病是起源于造血干细胞的恶性血液肿瘤,白血病细胞具有无限增殖、广泛侵入骨髓及其他组织器官导致其结构及功能遭到破坏、抑制正常造血等特点,临床表现为贫血、出血、发热、肝脾淋巴结肿大等。根据白血病细胞的分化成熟程度,白血病可分为急性和慢性两大类,根据主要受累的细胞系列可将急性白血病分为急性非淋巴细胞白血病和急性淋巴细胞白血病。FAB 形态学分类和 MICM 分型是急性白血病常用的分类方法。慢性白血病主要分为慢性粒细胞白血病和慢性淋巴细胞白血病。白血病的诊断需要依靠血液检查、骨髓检查、免疫分型和分子生物学等实验室手段。急性白血病的治疗以联合化疗为主,辅以免疫治疗和支持对症治疗,造血干细胞移植是根治急性白血病的有效手段。

**复习参考题**

1. 什么是急性白血病? 急性白血病是如何分型的?

2. 急性白血病的临床表现有哪些? 其发生机理是什么?

3. 白血病的治疗手段有哪些? 其中最基本也是最重要的方法和步骤是什么?

4. 如何全面评估白血病的预后因素?

# 第十章　　淋　巴　瘤

| 学习目标 | |
| --- | --- |
| 掌握 | 淋巴瘤的临床表现、临床分期、实验室诊断和病理分型及预后因素。 |
| 熟悉 | 淋巴瘤的药物治疗、放疗、免疫治疗和造血干细胞移植及其适应证；淋巴瘤的两大病理学分类霍奇金淋巴瘤和非霍奇金淋巴瘤。 |
| 了解 | 淋巴瘤的概念和起源。 |

　　淋巴瘤(lymphoma)是一组原发于淋巴组织的免疫系统恶性肿瘤,其发生大多与免疫应答过程中淋巴细胞增殖分化产生的某种免疫细胞恶变有关。淋巴组织遍布全身且与单核-吞噬系统、血液系统关系密切,所以淋巴瘤可原发于淋巴结,也可以发生在身体任何部位,其中淋巴结、扁桃体、脾及骨髓是最易受到累及的部位。无痛性进行性淋巴结肿大和局部肿块是其特征性的临床表现,同时可有相应器官压迫的症状。病变如侵犯结外淋巴组织,如扁桃体、鼻咽部、胃肠道、骨骼或皮肤等,则以相应组织器官受损的症状为主:当淋巴瘤浸润血液和骨髓时可形成淋巴细胞白血病,如浸润皮肤时则表现为蕈样肉芽肿或红皮病。患者常有发热、消瘦、盗汗等全身症状,最后出现恶病质。每个患者的病变部位和范围都不同,故淋巴瘤的临床表现具有多样性。根据组织病理学,淋巴瘤分为霍奇金淋巴瘤(Hodgkin lymphoma,HL)和非霍奇金淋巴瘤(non-Hodgkin lymphoma,NHL)两大类。

　　淋巴瘤是最早发现的血液系统恶性肿瘤之一。在我国经标准化后淋巴瘤总发病率男性为 1.39/10 万,女性为 0.84/10 万,男性发病率明显高于女性,两性发病率均明显低于欧美各国及日本。发病年龄最小为 3 个月,最大为 82 岁,以 20~40 岁多见,约占 50%。城市发病率高于农村。死亡率居恶性肿瘤中的第 9 位(男)和第 11 位(女)。HL 仅占淋巴瘤的 8%~11%,显著低于国外的 25%。

## 一、病因及发病机制

　　迄今尚不清楚。病毒在淋巴瘤发病中较受重视。

### (一)EB 病毒

　　EB 病毒与 HL 的关系极为密切。Burkitt 淋巴瘤有明显的地方流行性。1964 年在非洲儿童 Burkitt 淋巴瘤组织中分离出一种 DNA 疱疹病毒,称为 EB 病毒。在该地调查发现,EB 病毒抗体高的儿童比一般抗体滴度的儿童发生 Burkitt 淋巴瘤的危险性大 30 倍。普通人群中滴度高者发生 Burkitt 淋巴瘤的机会也明显增多。用荧光免疫法检查 HL 患者的血清,可发现部分患者有高效价抗 EB 病毒抗体。

HL 患者的淋巴结在电镜下可见 EB 病毒颗粒。20%HL 的 R-S（Reed-Steinberg）细胞中也可找到 EB 病毒。

### （二）逆转录病毒

日本的成人 T 细胞淋巴瘤/白血病有明显的家族集中趋势,且呈地区性流行。20 世纪 70 年代后期,一种逆转录病毒人类 T 细胞白血病/淋巴瘤病毒 I 型(HTLV-1),被证明是成人 T 细胞白血病/淋巴瘤的病因(见本篇第九章)。另一种逆转录病毒 HTLV-Ⅱ近年来被认为与 T 细胞皮肤淋巴瘤(蕈样肉芽肿)的发病有关。Kaposi 肉瘤病毒(human herpes virus-8)也被认为是原发于体腔的淋巴瘤(primary body cavity lymphoma)的病因。

### （三）宿主的免疫功能低下

近年来发现遗传性或获得性免疫缺陷患者伴发淋巴瘤者较正常人为多,器官移植后长期应用免疫抑制剂而发生恶性肿瘤者,1/3 为淋巴瘤。干燥综合征患者中淋巴瘤的发病比例比一般人高。

### （四）幽门螺杆菌感染

胃黏膜淋巴瘤是一种 B 细胞黏膜相关性淋巴样组织淋巴瘤,幽门螺杆菌抗原的存在与其发病有密切的关系。抗幽门螺杆菌治疗可以改善其病情,幽门螺杆菌可能是该类淋巴瘤的病因。

## 二、病理和分类

HL 和 NHL 分别划分为若干病理类型。

### （一）HL

霍奇金淋巴瘤主要病理特点是:①病变部位淋巴结等正常淋巴组织结构全部或部分破坏,淋巴窦与淋巴滤泡消失,皮、髓质境界不清;②呈现多种非肿瘤性反应性细胞成分,多为淋巴细胞,并可见浆细胞、嗜酸性粒细胞、中性粒细胞、组织细胞、成纤维细胞及纤维组织,其中散在数量不等的典型 R-S 细胞及其变异型。病理学检查发现 R-S 细胞是 HL 的特征。R-S 细胞大小不一,20~60μm,多数较大,形态极不规则,胞质嗜双色性。核外形不规则,可呈"镜影"状,也可多叶或多核,偶有单核。核染色质粗细不等,核仁大而明显,可达核的 1/3。结节硬化型 HL 中 R-S 细胞由于变形,细胞质浓缩,两细胞核间似有空隙,成为腔隙型 R-S 细胞。R-S 细胞的起源迄今尚未完全确定,但大部分学者认为来源于高度突变的滤泡性 B 细胞,也有人认为来源于 T 细胞或树突状细胞(DC)。HL 通常从原发部位向邻近淋巴结依次转移,越过邻近淋巴结向远处淋巴结区的跳跃性播散较少见。根据细胞成分不同进行分类。

HL 的分型曾普遍采用 Rye 会议的分类方法(表 6-10-1)。2001 年 WHO 在欧美淋巴瘤分型修订方案(REAL 分型)的基础上制定了造血和淋巴组织肿瘤病理学和遗传学分型方案(表 6-10-2)。该方案既考虑了形态学特点,也反映了应用单克隆抗体、细胞遗传学和分子生物学等新技术对血液和淋巴系统肿瘤的新认识和确定的新病种,该方案包括白血病和淋巴瘤在内。

表 6-10-1　霍奇金淋巴瘤组织学分型（1965 年 Rye 会议）

| 分型 | 病理组织学特点 | 临床特点 |
|---|---|---|
| 1. 淋巴细胞为主型 | 结节性浸润,主要为中小淋巴细胞,R-S 细胞少见 | 病变局限,预后较好 |
| 2. 结节硬化型 | 交织的胶原纤维,将浸润细胞分隔成明显结节,R-S 细胞较大,呈腔隙型。淋巴细胞、浆细胞、中性及嗜酸性粒细胞多见 | 年轻时发病,诊断时多为 Ⅰ、Ⅱ期,预后相对好 |
| 3. 混合细胞型 | 纤维化伴局限坏死,浸润细胞明显多形性,伴血管增生和纤维化。淋巴细胞、浆细胞、中性及嗜酸性粒细胞与较多的 R-S 细胞混同存在 | 有播散倾向,预后相对较差 |
| 4. 淋巴细胞消减型 | 主要为组织细胞浸润,弥漫性纤维化及坏死,R-S 细胞数量不等,多形性 | 多为老年,诊断时已Ⅲ、Ⅳ期,预后极差 |

表 6-10-2　2001 年 WHO 霍奇金淋巴瘤分类

| 分型 | 病理组织学特点 | 临床特点 |
|---|---|---|
| 1. 结节性淋巴细胞为主型 HL（NL-PHL） | 结节性浸润，主要为中小淋巴细胞，无"经典"R-S 细胞，可见为"爆米花"样细胞的变异型 R-S 细胞 | 病变局限，预后良好 |
| 2. 典型霍奇金淋巴瘤 | | |
| （1）富于淋巴细胞典型 HL（LRCHL） | 结节性浸润，主要为中小淋巴细胞，可见"经典"R-S 细胞 | 病变局限，预后良好 |
| （2）结节硬化型 HL（NSHL） | 交织的胶原纤维将浸润细胞分隔成明显结节，R-S 细胞较大呈腔隙型。淋巴、浆、中性及嗜酸型粒细胞多见 | 年轻人多见，诊断时多为Ⅰ、Ⅱ期，预后可 |
| （3）混合细胞型 HL（MCHL） | 纤维化伴局限坏死，浸润细胞呈多形性，伴血管增生和纤维化淋巴、浆、中性及嗜酸性粒细胞与较多 R-S 细胞混同存在 | 有播散倾向，预后相对较差 |
| （4）淋巴细胞消减型 HL | 主要为组织细胞浸润，弥漫性纤维化 | 老年多见，诊断时多为Ⅲ、Ⅳ期，预后差 |

国内以混合细胞型为最常见，结节硬化型次之，其余均较少见。但各型并非固定不变，特别是淋巴细胞为主型，在病程中约 2/3 转化为其他型，仅结节硬化型较为固定。HL 的组织分型和预后有密切关系。预后以淋巴细胞为主型最好，结节硬化型次之，混合细胞型较差，淋巴细胞减少型预后最差。

### （二）NHL

非霍奇金淋巴瘤病理学特点为：受侵犯的淋巴结其切面外观呈鱼肉样，镜下正常的淋巴结构破坏，淋巴滤泡和淋巴窦消失。增生或浸润的淋巴瘤细胞排列紧密，细胞成分单一，与 HD 不同。NHL 常原发累及结外淋巴组织，往往跳跃性播散，越过邻近淋巴结向远处淋巴结转移。大部分 NHL 为侵袭性，发展迅速，易发生早期远处扩散。NHL 有多中心起源倾向，有的病例在临床确诊时已播散至全身。

1982 年美国国立癌症研究所制订了 NHL 国际工作分类，将 NHL 分为 10 型（表 6-10-3）。目前较公认的分类标准是 WHO 制定的分型方案（表 6-10-4），WHO 未将淋巴瘤单独分类，而按肿瘤的细胞来源确定类型，淋巴组织肿瘤中包括淋巴瘤和其他淋巴组织来源的肿瘤，为保持完整一并列出。

表 6-10-3　非霍奇金淋巴瘤的国际工作分类（1982 年）

| 分类 | 分型 |
|---|---|
| 低度恶性 | A. 小淋巴细胞型(可伴浆细胞样改变) |
| | B. 滤泡性小裂细胞型 |
| | C. 滤泡性小裂细胞与大细胞混合型 |
| 中度恶性 | D. 滤泡性大细胞型 |
| | E. 弥漫性小裂细胞型 |
| | F. 弥漫性小细胞与大细胞混合型 |
| | G. 弥漫性大细胞型 |
| 高度恶性 | H. 免疫母细胞型 |
| | I. 淋巴母细胞型(曲折核或非曲折核) |
| | J. 小无裂细胞型(Burkitt 或非 Burkitt 淋巴瘤) |
| 其他 | 毛细胞型、皮肤 T 细胞型、组织细胞型、髓外浆细胞瘤、不能分型及其他 |

WHO（2001）分型方案中较常见的非霍奇金淋巴瘤亚型包括以下几种：

1. 边缘带淋巴瘤（marginal zone lymphoma，MZL）　边缘带系指淋巴滤泡及滤泡外套之间的地带，从此部位发生的边缘带淋巴瘤系 B 细胞来源，CD5[+]，表达 *bcl-2*，在工作分类中往往被列入小淋巴细胞型或小裂细胞型，临床经过较缓慢，属于"惰性淋巴瘤"的范畴。共 3 种：

（1）淋巴结边缘带 B 细胞淋巴瘤（MZL）：系发生在淋巴结边缘带的淋巴瘤，由于其细胞形态类似单核细胞，已称为"单核细胞样 B 细胞淋巴瘤"（monocytoid B-cell lymphoma）。

（2）脾边缘带细胞淋巴瘤（SMZL）：可伴随绒毛状淋巴细胞。

表 6-10-4　2001 年 WHO 非霍奇金淋巴瘤分型

| 分类 | 分型 | 分类 | 分型 |
|---|---|---|---|
| 原始 B 和 T 细胞肿瘤 | ①B 原始淋巴细胞白血病/淋巴瘤（B-ALL/LBL） | | 血管内大 B 细胞淋巴瘤 |
| | ①原始 T 淋巴细胞淋巴瘤/白血病（T-LBL/ALL） | | 原发渗出性淋巴瘤 |
| 成熟 B 细胞肿瘤 | ①慢性淋巴细胞白血病/小淋巴细胞淋巴瘤(B-CLL/SLL) | 成熟 T 细胞和 NK 细胞肿瘤 | ①伯基特（Burkitt）淋巴瘤（BL） |
| | B 幼淋巴细胞白血病（B-PLL） | | 淋巴瘤样肉芽肿 |
| | 淋巴浆细胞淋巴瘤/巨球蛋白血症（LPL） | | T 幼淋巴细胞白血病（T-PLL） |
| | 脾边缘带淋巴瘤(SMZL) | | T 大颗粒淋巴细胞白血病（T-LGL） |
| | 多毛细胞白血病（HCL） | | 侵袭性 NK 细胞白血病（ANKCL） |
| | ①浆细胞肿瘤 | | 成人 T 细胞淋巴瘤/白血病(ATCL/L) |
| | 浆细胞骨髓瘤（PCM） | | 节外 NK/T 细胞淋巴瘤,鼻型(NK-TCL) |
| | 浆细胞瘤 | | 肠病型 T 细胞淋巴瘤（ITCL） |
| | 单克隆免疫球蛋白沉积病 | | 肝脾 T 细胞淋巴瘤 |
| | 重链病 | | 皮下脂膜炎样 T 细胞淋巴瘤 |
| | ①黏膜相关淋巴样组织结外边缘带 B 细胞淋巴瘤（MALT/MZL） | | 原始 NK 细胞淋巴瘤 |
| | 淋巴结边缘带 B 细胞淋巴瘤（MZL） | | ①蕈样肉芽肿/Sézary 综合征（MF/SS） |
| | ①滤泡性淋巴瘤（FL） | | 原发皮肤 CD30+T 淋巴细胞增殖性疾病 |
| | ①套细胞淋巴瘤（MCL） | | 原发皮肤间变性大细胞淋巴瘤 |
| | ①弥漫性大 B 细胞淋巴瘤（DLBCL） | | 淋巴瘤样丘疹 |
| | 纵隔（胸腺）大 B 细胞淋巴瘤 | | 界限样损害 |
| | | | ①血管免疫母细胞性 T 细胞淋巴瘤(AITCL) |
| | | | ①周围性 T 细胞淋巴瘤,无其他特征（PTCL） |
| | | | ①间变性大细胞淋巴瘤(ALCL) |

注：①为常见类型。

（3）黏膜相关性淋巴样组织结外边缘带 B 细胞淋巴瘤（MALT-MZL）：系发生在结外淋巴组织边缘带的淋巴瘤,可有 t(11;18),亦称为"黏膜相关性淋巴样组织淋巴瘤"（mucosa-associated lymphoid tissue lymphoma,MALT lymphoma）,包括甲状腺的桥本甲状腺炎（Hashimoto thyroiditis）、涎腺的干燥综合征（Sjogren syndrome）以及幽门螺杆菌相关的胃淋巴瘤。

2. 滤泡性淋巴瘤（follicular lymphoma,FL）　指发生在生发中心的淋巴瘤,为 B 细胞来源,CD5+、bcl-2(+)、t(14;18),为"惰性淋巴瘤",化疗反应好,但不能治愈,病程长,反复复发或转成侵袭性。

3. 套细胞淋巴瘤（mantle cell lymphoma,MCL）　曾被称为外套带淋巴瘤（mantle zone lymphoma）或中介淋巴细胞淋巴瘤（intermediate cell lymphocytic lymphoma）。在工作分类中常被列入弥漫性小裂细胞型。系来自滤泡外套的 B 细胞（CD5+）,常有 t(11;14),表达 bcl-2。临床上,老年男性多见,占 NHL 的 80%。本型发展稍迅速,中位生存期 2~3 年,应属于侵袭性淋巴瘤范畴,化疗完全缓解率较低。

4. 弥漫性大 B 细胞淋巴瘤（diffuse large B cell lymphoma,DLBCL）　是最常见的侵袭性 NHL,常有 t(3;14),与 bcl-2 表达有关,其 bcl-2 表达者治疗较困难,5 年生存率在 25% 左右,而低危者可达 70% 左右。

5. Burkitt 淋巴瘤（Burkitt lymphoma,BL）　由形态一致的小无裂细胞组成。细胞大小介于大淋巴细胞和小淋巴细胞之间,胞质有空泡,核仁圆,侵犯血液和骨髓时即为急性淋巴细胞白血病 L3 型。CD20+,CD22+,CD5-,伴 t(8;14),与 MYC 基因表达有关,增生极快,是严重的侵袭性 NHL。流行区儿童多见,颌骨累及是特点。非流行区,病变主要累及回肠末端和腹部脏器。

6. 血管免疫母细胞性 T 细胞淋巴瘤（angio-immunoblastic T-cell lymphoma,AITCL）　过去曾被认为系一种非恶性免疫性疾患,称作"血管免疫母细胞性淋巴结病"（angio-immunoblastic lymphadenopathy disease,AILD）,近年来的研究确定为侵袭性 T 细胞型淋巴瘤的一种,为中高度恶性,应使用含阿霉素的化疗方案治疗。

7. 间变性大细胞淋巴瘤(anaplastic large cell lymphoma,ALCL)　亦称 Ki-1 淋巴瘤。细胞形态特殊,类似 R-S 细胞,有时可与霍奇金淋巴瘤混淆。细胞呈 CD30$^+$,亦即 Ki-1(+),常有 t(2;5)染色体异常,临床常有皮肤侵犯,伴或不伴淋巴结及其他结外部位病变。免疫表型可分为 T 细胞型或 B 细胞型。临床发展迅速,治疗同大细胞型淋巴瘤。

8. 周围性 T 细胞淋巴瘤(peripheral T-cell lymphoma,PTCL)　所谓"周围性",指 T 细胞已向辅助 T 细胞或抑制 T 分化,故或表现为 CD4$^+$,或表现为 CD8$^+$,而未分化的胸腺 T 细胞 CD4、CD8 均呈阳性。本型为侵袭性淋巴瘤的一种,化疗效果可能比大 B 细胞淋巴瘤较差。本型通常表现为大、小混合的不典型淋巴细胞,在工作分类中可能被列入弥漫性混合细胞型或大细胞型,本型日本多见,在欧美占淋巴瘤的 15% 左右,我国也较多见。

成人 T 细胞白血病/淋巴瘤。这是周围性 T 细胞淋巴瘤的一个特殊类型,已知与 HTLV-1 病毒感染有关,具有地区流行性,主要见于日本及加勒比海地区。肿瘤或白血病细胞具有特殊形态。临床常有皮肤、肺及中枢神经系统受累,伴血钙升高,通常伴有免疫缺陷。预后恶劣,化疗后往往死于感染。中位生存期不足一年,本型我国很少见。

小肠 T 细胞性淋巴瘤为周围性 T 细胞淋巴瘤的一种特殊类型,临床可表现为腹痛及空肠穿孔。主张手术治疗。

9. 蕈样肉芽肿/Sézary 综合征(mycosis fungoides/Sézary syndrome,MF/SS)　常见为蕈样肉芽肿,侵及末梢血液为 Sézary 综合征。临床属惰性淋巴瘤类型。增生的细胞为成熟的辅助性 T 细胞,呈 CD3$^+$、CD4$^+$、CD8$^+$。MF 系皮肤淋巴瘤,发展缓慢,临床分三期:红斑期,皮肤无特异性;斑块期;最后进入肿瘤期。皮肤病变的病理特点为表皮性浸润,具有 Pautrier 微脓肿。Sézary 综合征罕见,见于成人,是 MF 的白血病期,可有全身红皮病、瘙痒、外周血有大量脑回状核的 Sézary 细胞(白血病细胞)。后期可侵犯淋巴结和内脏,为侵袭性皮肤 T 细胞淋巴瘤。

## 三、临床表现

淋巴瘤细胞增生引起淋巴结肿大和压迫症状,侵犯器官组织引起各系统症状,是霍奇金淋巴瘤和非霍奇金淋巴瘤临床表现的共同之处,但两者的病理组织学变化不同也形成了各自的临床特点。

### (一)HL

多见于青年,儿童少见。60%~80% 的患者首发症状为无痛性颈部或锁骨上淋巴结肿大,其次为腋下淋巴结肿大。淋巴结可从黄豆至枣大,中等硬度,可以活动,也可粘连融合,触诊有软骨样感觉。如淋巴结压迫神经,可引起疼痛。深部淋巴结肿大可压迫邻近器官,引起相应症状,如纵隔淋巴结肿大可致咳嗽、胸闷、气促、肺不张或上腔静脉压迫综合征;腹膜后淋巴结肿大可压迫输尿管,引起肾盂积水;硬膜外肿块可致骨髓压迫症状等。通常表现由原发灶沿淋巴途径向邻近淋巴结有规律的逐渐扩散。晚期发生血行播散。

30%~50% 的 HL 患者以不明原因的持续或周期性发热为主要发病症状。这类患者一般年龄稍大,男性为多,病变较弥散,常有腹膜后淋巴结累及。部分患者有盗汗、疲乏及消瘦等全身症状。周期性发热(Pel-Ebstein 热)约见于 1/6 患者。部分患者发生局部或全身皮肤瘙痒,多为年轻患者,特别是女性。全身瘙痒有时可为 HL 唯一的全身症状。饮酒引起淋巴结疼痛是 HL 所特有,但并非每一个患者都是如此。脾大不常见,约见于 10% 患者,肝实质受累引起肿大和肝区疼痛,少数有黄疸。约 9% 的 HL 有结外器官侵犯,如肺实质浸润、腰椎或胸椎破坏、咽淋巴环、消化道、皮肤等。皮肤病变为一系列非特异的皮肤表现,常见糙皮病样丘疹、带状疱疹、色素沉着等。

### (二)NHL

相对于 HL 而言,NHL 的临床表现有如下特点:①见于各年龄组,但随年龄增长而发病增多,男性较女性为多;②NHL远处扩散和结外侵犯倾向,对各器官的侵犯较HL多见有;③常以高热或各系统症状发病,无痛性颈和锁骨上淋巴结肿大为首见表现者较HL为少;④除淋巴细胞分化良好型,NHL一般发展较快,易发生远处扩散。

NHL易侵犯纵隔。肿大的淋巴结可为单个,亦可为多个淋巴结融合成巨块,引起相应的压迫症状。咽淋巴环(指鼻咽部、软腭、扁桃体、舌根在内的环状淋巴组织)作为淋巴瘤原发部位或受侵犯见于10%~15%患者,其中以NHL最为常见,临床表现鼻塞、吞咽困难、鼻出血及局部疼痛,亦可见颌下淋巴结肿大。NHL较HL更具结外侵犯倾向,全身各部位几乎均可累及,以胃肠道、骨髓及中枢神经系统为多见。累及胃肠道部位以小肠为多,其中半数以上为回肠,其次为胃、肠系膜及腹膜后淋巴结。常见症状为腹痛、腹部包块及腹泻,症状类似肠结核、消化性溃疡或脂肪泻等,个别因肠梗阻或大量出血施行手术而确诊。活体组织检查发现1/4~1/2的肝受累,脾大见于较晚期患者。淋巴瘤原发于中枢神经系统的仅1%左右,但在进展期累及者却较为常见,主要累及脑膜或脊髓。NHL易侵犯骨髓,其中以小淋巴细胞、小裂细胞及淋巴母细胞型最易侵犯。骨骼损害以胸椎及腰椎最常见,股骨、肋骨、骨盆及头颅骨次之。皮肤侵犯较HL常见,多为皮下结节、浸润性斑块、溃疡等;表现特殊的为蕈样霉菌病(约占淋巴瘤的2%)和Sézary综合征。尸检33.5%有肾损害,但有临床表现者仅23%,主要为肾肿大、高血压、尿素氮潴留及肾病综合征。发热、盗汗、消瘦等全身症状多见于晚期,全身瘙痒很少见。

理论与实践

表6-10-5为霍奇金淋巴瘤与非霍奇金淋巴瘤临床表现比较。

表6-10-5　霍奇金淋巴瘤与非霍奇金淋巴瘤临床表现比较

| 临床表现 | 霍奇金淋巴瘤 | 非霍奇金淋巴瘤 |
| --- | --- | --- |
| 发热 | 较多见(20%~40%) | 较少见(约10%) |
| 病变范围 | 多呈局限性,基本上属相邻部位的淋巴结病变 | 很少呈局限性 |
| 淋巴结分布 | 向心性,多沿相邻区发展,滑车上淋巴结累及者罕见 | 离心性,一般不沿相邻区发展,较易波及滑车上淋巴结 |
| 淋巴、口咽环病变 | 罕见,<1% | 较多见,15%~33% |
| 纵隔病变 | 50%患者有 | <20%(除淋巴母细胞型外) |
| 腹腔和腹膜后淋巴结 | 较少累及(除老年人或伴明显症状者外) | 常见,尤其是肠系膜和主动脉旁组淋巴结 |
| 肝脏侵犯 | 除脾侵犯或有明显全身 | 较多见,尤在结节性 |
| 骨髓侵犯 | 少见(2%~10%) | 多见 |
| 结外病变 | 少见(首发者<10%) | 多见(往往原发或首发) |
| 淋巴瘤白血病 | 少见 | 多见(约20%) |

## 四、实验室检查

### (一)血液和骨髓检查

HL血象变化较早,常见轻或中度贫血,少数有白细胞轻度或明显增多,伴中性粒细胞增多;约1/5患者嗜酸性粒细胞增多。骨髓被广泛浸润或发生脾功能亢进时,可见全血细胞减少。骨髓涂片发现R-S细胞是HL骨髓浸润的依据。骨髓穿刺涂片R-S细胞阳性率仅3%,活检法可提高到9%~22%。

NHL白细胞计数多正常,伴有淋巴细胞绝对或相对增多。晚期并发急性淋巴细胞白血病时,可呈现白血病样血象和骨髓象。

### (二)生化检查

疾病活动期血沉增速及中性粒细胞碱性磷酸酶活力增高,乳酸脱氢酶升高提示预后不良。血钙升高提示骨骼累及。

B 细胞 NHL 可并发 Coombs 试验阳性或阴性的溶血性贫血,白细胞计数多正常,有淋巴细胞绝对和相对增多。约 20% 患者晚期并发白血病。少数可出现单克隆 IgG 或 IgM。必要时进行脑脊液检查。

### (三)影像学检查

1. 浅表淋巴结的检查   超声检查和放射性核素显像,可以发现体检时触诊的遗漏。

2. 纵隔与肺的检查   胸部 X 线片可了解纵隔宽度、肺门增大、胸腔积液及肺部病灶等情况。胸部 CT 可确定纵隔与肺门淋巴结肿大。

3. 盆腔、腹腔淋巴结的检查   剖腹探察病理检查结果表明:淋巴造影阳性符合率为 98%,阴性符合率为 97%,CT 阳性符合率 65%,阴性符合率 92%。因为淋巴造影能显示破坏结构,而 CT 仅能从淋巴结肿大程度上来判断;但 CT 不仅能显示腹主动脉旁淋巴结,而且还能显示淋巴造影所不能检查到的脾门、肝门和肠系膜淋巴结受累情况,同时还显示肝、脾、肾受累情况,所以 CT 是腹部检查首选方法。CT 阴性而临床上怀疑时,才考虑做下肢淋巴造影。超声检查的准确性不及 CT,重复性差,受肠气干扰较严重,但在无 CT 设备时仍不失为一种较好的检查方法。

4. 肝、脾的检查   CT、超声、放射性核素显像及 MRI 只能查出单发或多发结节,对弥漫性浸润或粟粒样小病灶难以发现。一般认为有两种以上影响学诊断同时显示实质性占位病变时,才能确定肝、脾受累。

5. 正电子发射体层成像(PET)   可以显示淋巴瘤或淋巴瘤残留病灶。是一种根据生化摄影来进行肿瘤定性诊断的方法。

### (四)病理学检查

1. 淋巴结活检、印片   选取较大的淋巴结,避免挤压,完整地取出,切开,在玻片上作淋巴结印片,然后迅速置固定液中送检。淋巴结印片 Wright 染色后作细胞病理形态学检查,固定的淋巴结切片经 HE 染色后做组织病理学检查。深部淋巴结可依靠超声或 CT 引导下细针穿刺,如病理组织太少,形态学检查有困难,可用免疫组化和分子生物学方法进行诊断。

2. 淋巴细胞分化抗原检测   单克隆抗体免疫表型检查可识别淋巴瘤细胞的细胞谱系及分化水平,用于诊断及分型。NHL 大部分为 B 细胞亚型。还可根据细胞表面的分化抗原了解淋巴瘤细胞的成熟程度。

3. 染色体易位检查   染色体易位检查有助于 NHL 的分型诊断,t(14;18) 是滤泡细胞淋巴瘤的标记,和 t(8;14) 是 Burkitt 淋巴瘤的标记,t(11;14) 是套细胞淋巴瘤的标记,t(2;5) 是 Ki-1(+) 间变性大细胞淋巴瘤的标记,3q27 异常是弥漫性大 B 细胞淋巴瘤的染色体标记。

4. 基因重排   确诊淋巴瘤有疑难者,可应用 PCR 技术检测 T 细胞受体(TCR)的基因重排和 B 细胞 H 链的基因重排。还可应用 PCR 技术检测 bcl-2 基因等,为分型提供依据。

### (五)剖腹探查

一般不易接受。但必须为诊断及临床分期提供可靠依据时,如发热待查病例,临床高度怀疑淋巴瘤,超声发现有腹腔淋巴结肿大,但无浅表淋巴结或病灶可供活检的情况下,为确定诊断,或准备单用扩大照射治疗 HL 前,为明确分期诊断,有时需要剖腹探查,同时切除脾脏并做病检。

## 五、诊断与鉴别诊断

### (一)诊断

对慢性、无痛性淋巴结肿大者要考虑淋巴瘤的可能。做淋巴结印片及病理切片或淋巴结穿刺物涂片检查。疑皮肤淋巴瘤时可做皮肤活检及印片。伴有血细胞数量异常、血清碱性磷酸酶增高或有骨骼病变时,可做骨髓活检及涂片寻找 R-S 细胞或淋巴瘤细胞了解骨髓受累的情况。根据组织病理学检查结果做出淋巴瘤的诊断与鉴别诊断。应尽量采用单克隆抗体、细胞遗传学和分子生物学检查,按 WHO(2001)的造血和淋巴组织肿瘤分型标准做出诊断。如只能开展 HE 染色形态学检查时,HL 可按 Rye 标准分型,NHL 以 IWF 分型为基础,再加免疫分型,如弥漫性大 B 细胞淋巴瘤。

### （二）鉴别诊断

1. 淋巴瘤须与其他淋巴结肿大疾病相区别。局部淋巴结肿大要排除淋巴结炎和恶性肿瘤转移。结核性淋巴结炎多局限于颈两侧，可彼此融合，与周围组织粘连，晚期由于软化、溃破而形成窦道。

2. 以发热为主要表现的淋巴瘤，须和结核病、败血症、结缔组织病、坏死性淋巴结炎和恶性组织细胞病等鉴别。结外淋巴瘤需和相应器官的其他恶性肿瘤相鉴别。R-S 细胞对 HL 的病理组织学诊断有重要价值，但近年报道 R-S 细胞可见于传染性单核细胞增多症、结缔组织病及其他恶性肿瘤。因此在缺乏 HL 其他组织学改变时，单独见到 R-S 细胞，不能确诊 HL。

## 六、临床分期和分组

准确的分期对制订治疗方案、判断病情和评估预后十分重要。目前采用 Ann Arbor 分期法主要用于 HL，NHL 也参照使用。

Ⅰ期　病变仅限于一个淋巴结区（Ⅰ）或一个结外器官局限受累（ⅠE）。

Ⅱ期　病变累及横膈同侧两个或更多的淋巴结区（Ⅱ），或病变局限侵犯淋巴结以外器官及横膈同侧一个以上淋巴结区（ⅡE）。

Ⅲ期　横膈上下均有淋巴结病变（Ⅲ），可伴脾累及（ⅢS），结外器官局限受累（ⅢE），或脾与局限性结外器官受累（ⅢSE）。

Ⅳ期　一个或多个结外器官受到广泛性或播散性侵犯。如肝或骨髓受累，即使局限性也属Ⅳ期。

累及的部位可采用下列记录符号：E，结外；X，直径 10cm 以上的巨块；M，骨髓；S，脾；H，肝；O，骨骼；D，皮肤；P，胸膜；L，肺。

各期按全身症状有无分为 A、B 两组。无症状者为 A，有下列症状之一者为 B：①发热 38℃以上，连续 3d 以上，且无感染原因；②6 个月内体重减轻 10%以上；③盗汗。

为准确分期和分组，应详细记录病史，确定全身症状有无；全面体检时应注意浅表淋巴结、肝、脾大情况，以及腹部肿块、睾丸肿大的检查。并结合 X 线、超声、CT、MRI 等检查确定淋巴瘤的累及范围。

## 七、治疗

由于放疗和联合化疗的合理应用，淋巴瘤的疗效提高较快。HL 中 60%~80%可长期无病存活。NHL 的疗效虽较 HL 为差，但半数患者可以长期缓解。

### （一）以化疗为主的化、放疗相结合的综合治疗

1. HL　一般按临床分期采用化疗和放疗。

ⅠA 和ⅡA 患者首选扩大淋巴结照射法（表 6-10-6）。如病变在膈上采用斗篷式，照射两侧从乳突端到锁骨上下、腋下、肺门、纵隔的淋巴结。要保护肱骨头、喉部及肺部免受照射。病变在膈下采用倒"Y"式照射，包括从膈下淋巴结到腹主动脉旁、盆腔及腹股沟淋巴结，同时照射脾区。剂量为 30~40Gy，3~4 周为一疗程。

有 B 组症状、Ⅲ及Ⅳ期、纵隔大肿块（横径>1/3 胸腔横径），属淋巴细胞消减型者，均应以化疗为主，必要时再加局部放疗。

**表 6-10-6　霍奇金淋巴瘤治疗方法的选择**

| 临床分期 | 主要疗法 |
| --- | --- |
| ⅠA，ⅡA | 扩大照射：膈上用斗篷式，膈下用倒"Y"式 |
| ⅠB，ⅡB，ⅢA，ⅢB，Ⅳ | 联合化疗＋局部照射 |

HL 化疗采用 MOPP 方案（表 6-10-7），初治者的完全缓解（CR）率达 85%。至少用 6 个疗程，或一直使用至完全缓解，再额外加 2 疗程。5 年生存率达 75%，长期无病生存率达 50%。1963 年 CR 后长期生存的

HL 患者,其长期无病生存已延长 35 年以上。HL 是第一种用化疗能治愈的恶性肿瘤。用 MOPP3 个月内 CR 的患者缓解期较长。CR 后复发的病例再用 MOPP 方案,59% 可获得第二次缓解。第一次缓解期超过一年,复发后经 MOPP 方案治疗,93% 有二次 CR 的希望。MOPP 方案主要副作用是影响生育功能及引起继发肿瘤的可能。20 世纪 70 年代提出了 ABVD 方案,对比研究表明其缓解率和 5 年无病生存率均优于 MOPP 方案。MOPP 方案主要副作用是影响生育功能及引起继发肿瘤的可能。ABVD 方案不引起继发肿瘤,对生育功能影响小。所以 ABVD 方案已替代 MOPP 方案成为 HL 的首选方案。由于维持治疗不延长生存期,而且增加化疗毒性并抑制免疫功能,故主张 ABVD 方案缓解后巩固 2 个疗程。如 ABVD 方案失败,可考虑大剂量化疗或自体造血干细胞移植。

表 6-10-7　霍奇金淋巴瘤的常用化疗方案

| 方案及药物 | 剂量/( mg·m$^{-2}$ ) | 给药方法 | 说　明 |
|---|---|---|---|
| MOPP | | | |
| 盐酸氮芥（M） | 4 | 静脉注射,第 1、8d | 如氮芥改为 CTX |
| 长春新碱（O） | 1.4 | 静脉注射,第 1、8d | 600mg/m$^2$,即为 |
| 丙卡巴肼（P） | 70 | 口服,第 1~14d | COPP 方案 |
| 泼尼松（P） | 40 | 口服,第 1~14d | 疗程间休息 2 周 |
| ABVD | | | |
| 阿霉素（A） | 25 | 静脉注射,第 1、15d | 疗程间休息 2 周 |
| 博莱霉素（B） | 10 | 静脉注射,第 1、15d | |
| 长春碱（V） | 6 | 静脉注射,第 1、15d | |
| 达卡巴嗪（D） | 375 | 静脉注射,第 1、15d | |

2. NHL　NHL 不是沿淋巴结区依次转移,而是跳跃播散且有较多结外侵犯,这种多中心发生的倾向使 NHL 临床分期的价值和扩大照射的治疗作用不如 HL,决定了其治疗策略应以化疗为主。

（1）惰性淋巴瘤:B 细胞惰性淋巴瘤包括小淋巴细胞淋巴瘤、边缘区淋巴瘤和滤泡性淋巴瘤等。T 细胞惰性淋巴瘤指蕈样肉芽肿/Sézary 综合征。

惰性淋巴瘤发展较慢,放、化疗均有效,但不易缓解。本组 Ⅰ 及 Ⅱ 期患者放疗后绝大多数可无复发,生存期可达 10 年。Ⅲ 及 Ⅳ 期患者,虽然化疗后会多次复发,但中位生存期也可达 10 年,而且部分患者有肿瘤自发消退。所以主张尽可能推迟化疗,定期严密观察。如病情有所发展,可单独用苯丁酸氮芥(4~12mg,每日口服)或环磷酰胺(100mg,每日口服)。联合化疗可用 COP 方案( 表 6-10-8)。临床试验表明无论单药或联合化疗,强烈化疗效果差,不能改善生存。可用于治疗惰性淋巴瘤的药物还有氟达拉滨( fludarabine )、克拉屈滨( cladribine )、喷司他丁( pentostatin )。

表 6-10-8　非霍奇金淋巴瘤常用联合化疗方案

| 方案及药物 | 剂量/( mg·m$^{-2}$ ) | 给药方法 | 说明 |
|---|---|---|---|
| COP | | | |
| 环磷酰胺 | 400 | 口服第 1~5d | 每 21d 为 1 疗程 |
| 长春新碱 | 1.4 | 静脉注射,第 1d | 主要用于低度恶性 |
| 泼尼松 | 100 | 口服,第 1~5d | 非霍奇金淋巴瘤 |
| CHOP | | | |
| 环磷酰胺 | 750 | 静脉注射,第 1d | 每 21d 为 1 疗程 |
| 阿霉素 | 50 | 静脉注射,第 1d | |
| 长春新碱 | 1.4 | 静脉注射,第 1d | |
| 泼尼松 | 100 | 口服,第 1~5d | |
| m-BACOB | | | |
| 博来霉素 | 4 | 静脉注射,第 1d | 每 21d 为 1 疗程 |

| 方案及药物 | 剂量/（mg·m⁻²） | 给药方法 | 说明 |
|---|---|---|---|
| 阿霉素 | 45 | 静脉注射，第 1d | |
| 环磷酰胺 | 600 | 静脉注射，第 1d | |
| 长春新碱 | 1.4 | 静脉注射，第 1d | |
| 地塞米松 | 6 | 口服，第 1~5d | |
| 甲氨蝶呤 | 200 | 静脉注射，第 8、15d | |
| 亚叶酸钙（四氢叶酸） | 10 | 口服，在甲氨蝶呤注射后 24h 开始，每 6h 1 次，共服 6 次 | |
| ESHAP（用于复发性淋巴瘤） | | | |
| 依托泊苷 | 40 | 静脉注射 2h，第 1~4d | |
| 甲泼尼龙 | 500 | 静脉注射，第 1~4d | |
| 阿糖胞苷 | 2000 | 静脉注射 3h，第 5d | |
| 顺铂 | 25 | 静脉注射，第 1~4d | |
| COP-BLAM | | | 每 3 周为一疗程 |
| 环磷酰胺 | 400 | 静脉注射，第 1d | |
| 长春新碱 | 1 | 第 1d | |
| 泼尼松 | 40 | 口服，第 1~10d | |
| 博来霉素 | 15 | 静脉注射，第 14d | |
| 阿霉素 | 40 | 静脉注射，第 1d | |
| 丙卡巴肼 | 100 | 口服，第 1~10d | |

注：上述方案中药物剂量仅供参考，应用时应根据具体情况考虑增减。

　　该组的 CD20 阳性的 B 细胞淋巴瘤可用 CD20 单抗治疗。治疗用的单抗分子中 Fab 可变区来自小鼠的 CD20 单抗，其恒定区则来自人的免疫球蛋白 IgG Fc 段和 κ 链。人鼠嵌合的单抗较少引起抗体的产生。单用单抗治疗有效率达 48%，与化疗合用完全缓解率 55%，部分缓解率 45%。

　　（2）侵袭性淋巴瘤：套细胞淋巴瘤、弥漫性大 B 细胞淋巴瘤、滤泡细胞淋巴瘤（Ⅲ级）、Burkitt 淋巴瘤、血管免疫母细胞性 T 细胞淋巴瘤、间变性大细胞淋巴瘤、周围性 T 细胞淋巴瘤和淋巴母细胞淋巴瘤等。侵袭性淋巴瘤不论分期均应以化疗为主，对化疗残留肿块、局部巨大肿块或中枢神经系统累及者，可行局部放大照射作为化疗的补充。其标准化疗方案目前是 CHOP 方案（表 6-10-7），其疗效与治疗 NHL 的其他化疗方案类似，但毒性及费用更低。方案第 3 天开始用 G-CSF 5μg/kg，5~8d，可以减少白细胞下降。每 3 周为一疗程，4 个疗程不能缓解，应改变化疗方案。完全缓解后巩固 2 个疗程，就可结束治疗。但化疗不应少于 6 个疗程。完全缓解率 70%，35%~45% 患者可有较长缓解期。新一代化疗方案有 m-BACOB，骨髓抑制药与非抑制药物交替使用，所以缓解率高，可使长期无病存活患者增加至 55%~60%。该方案加入了中等剂量甲氨蝶呤，旨在防治中枢神经系统淋巴瘤。更强烈的化疗方案 MACOP-B 治疗缓解率达 84%，长期无病存活患者增加到 60%~70%，但毒性过大，不宜于老年及体弱患者。

　　血管免疫母细胞性 T 细胞淋巴瘤和 Burkitt 淋巴瘤病情进展快，如不积极治疗，在数月内即可死亡。因此应采用强烈的化疗方案治疗。大剂量环磷酰胺组成的化疗方案对 Burkitt 淋巴瘤有治愈作用，应考虑使用。

　　全身广泛布散的淋巴瘤或有向白血病发展倾向或已经转化为白血病的患者，可试用治疗淋巴细胞白血病的化疗方案，如 VDLP 方案（见本篇第九章）。ESHAP 方案对复发淋巴瘤的完全缓解率为 30%。

　　淋巴母细胞淋巴瘤多来自 T 淋巴细胞，仅 10%~20% 来自 B 淋巴细胞，呈高度侵袭性、进展迅速，常累及纵隔、中枢神经系统、骨髓，并常表现白血病相。目前认为淋巴母细胞淋巴瘤与急性淋巴母细胞白血病是同一疾病的不同临床表现。治疗采用高危急性淋巴母细胞白血病的治疗策略，给予积极的诱导化疗（常用蒽环类药、环磷酰胺、长春新碱、泼尼松及门冬酰胺酶、阿糖胞苷等）及中枢神经系统预防治疗（如鞘内注射甲氨蝶呤或阿糖胞苷或全身应用大剂量甲氨蝶呤联合亚叶酸钙解救）。

**（二）单克隆抗体**

正常 B 淋巴细胞及 90% 以上的 B 细胞恶性淋巴瘤表达 CD20，为抗 CD20 单克隆抗体的免疫靶向治疗提供了基础。CD20 单抗与 CD20 抗原特异性结合后，通过抗体依赖的细胞毒作用和补体介导的细胞溶解作用杀灭靶细胞，并能直接抑制淋巴瘤细胞增殖，诱导其凋亡。

**（三）肿瘤疫苗**

可激活整个免疫系统（抗体和 T 细胞），从几个方面连续攻击肿瘤，处于缓解期或经标准治疗有微小残留病灶的患者可能是疫苗治疗最佳受益者。目前主要有独特型蛋白疫苗和树突状细胞。

**（四）抗幽门螺杆菌药物**

胃黏膜相关淋巴样组织淋巴瘤可使用抗幽门螺杆菌的药物杀灭幽门螺杆菌，经抗菌治疗后部分患者淋巴瘤症状改善，甚至临床治愈。

**（五）手术治疗**

一般仅限于活体组织检查。但对原发于消化道和胸内的淋巴瘤，结外如脑、脊髓、扁桃体、脾的淋巴瘤等，在必要和可能时也可手术治疗。术后再行放疗或化疗。合并脾功能亢进者如有切脾指征，可行脾切除术以提高血象，为以后化疗创造有利条件。

**（六）造血干细胞移植**

55 岁以下，重要器官功能正常，缓解期短、难治易复发的侵袭性淋巴瘤，4 个 CHOP 方案能使淋巴结缩小超过 3/4 者，可考虑全淋巴结放疗及大剂量联合化疗后进行异基因或自体造血干细胞移植，以期最大限度地杀灭肿瘤细胞，取得较长期缓解和无病存活。

自体干细胞移植治疗侵袭性淋巴瘤取得了令人鼓舞的结果，其中 40% 以上获得肿瘤负荷缩小，18% ～25% 的复发病例被治愈，比常规化疗增加长期生存率 30% 以上。自体干细胞移植前应作移植物体外净化处理。自体外周血造血干细胞移植用于淋巴瘤治疗时，移植物受淋巴瘤细胞污染的机会小，造血功能恢复快，并适用于骨髓受累或经过盆腔照射的患者。

血管免疫母细胞性 T 细胞淋巴瘤、套细胞淋巴瘤和 Burkitt 淋巴瘤如不为化疗和放疗缓解，则应行异基因造血干细胞移植。异基因移植可以诱导移植物抗淋巴瘤作用，此种过继免疫的形成有利于清除微小残留病灶（MRD），治愈的机会有所增加。

# 八、预后

经合理治疗，60% ～80% 的 HL 可获治愈。HL 的预后与组织学类型及临床分期紧密相关。淋巴细胞为主型预后最好，5 年生存率 94.3%；而淋巴细胞消减型预后最差，5 年生存率仅 27.4%。临床分期为 I 和 II 期患者 5 年生存率 90% 以上，IV 期患者仅 31.9%。有全身症状者较无全身症状者预后差；儿童及老年人的预后一般比中青年为差；女性治疗的预后较男性为好。经合理治疗，半数以上 NHL 可治愈。组织学类型对 NHL 预后是一个重要影响因素。同时，首次治疗的成功与否是能否取得根治的决定性因素之一。

1993 年 Shipp 等提出了 NHL 的国际预后指标（international prognostic index，IPI），是侵袭性淋巴瘤的一种预测模型，将 5 种危险因素作为预后差的因素。包括年龄大于 60 岁、分期为 III 期或 IV 期、结外病变 1 处以上、需要卧床或生活需要别人照顾、血清 LDH 升高。可根据病例具有的 IPI 数来判断 NHL 的预后，分为四种不同危险等级组，分别为低危、低中危、高中危、高危。

（张　梅）

淋巴瘤系原发于淋巴组织、淋巴器官的免疫系统恶性肿瘤，其中淋巴结、扁桃体、脾及骨髓是最易受到累及的部位。无痛性进行性淋巴结肿大和局部肿块是淋巴瘤的特征性临床表现，部分伴有发热、消瘦、盗汗等全身症状。淋巴瘤的病理类型分为霍奇金淋巴瘤（HL）和非霍奇金淋巴瘤（NHL）两大类。临床采用 Ann Arbor 分期法可将淋巴瘤分为 Ⅰ～Ⅳ期。淋巴结肿大和压迫症状，侵犯器官组织引起各系统症状，是霍奇金淋巴瘤和非霍奇金淋巴瘤临床表现的共同之处。发热、盗汗、消瘦等全身症状可见于部分淋巴瘤患者。淋巴瘤的治疗采用以化疗为主的化、放疗相结合的综合治疗，配合免疫治疗和造血干细胞移植。

1. 简述淋巴瘤的定义和分类。
2. 简述淋巴瘤的临床表现和临床分期。
3. 简述淋巴瘤的诊断和鉴别诊断。
4. 淋巴瘤的治疗方法有哪些？

# 第十一章　浆细胞病

| 学习目标 | |
| --- | --- |
| **掌握** | 骨髓瘤的临床表现、诊断标准和临床分期。 |
| **熟悉** | 多发性骨髓瘤的定义、临床特点、发病机制、治疗手段。 |
| **了解** | 浆细胞病的概念、分类和治疗进展。 |

　　浆细胞病(plasma cell disorders)系指异常浆细胞呈克隆性增生，导致产生单克隆免疫球蛋白增多，并伴血清或尿中出现单株(单克隆)免疫球蛋白轻链或重链的一组疾病。增生的细胞均来自 B 淋巴细胞。

　　正常免疫球蛋白由多株(克隆)浆细胞产生，所以血清蛋白电泳显示不均一性的波形。在浆细胞病时，因单株浆细胞异常增生，分泌一种结构均一的免疫球蛋白，或其轻链或重链片段。在蛋白电泳时出现一基底较窄的尖峰，称为 M 蛋白(monoclonal protein)，尿中可出现轻链。异常浆细胞增生可使正常浆细胞增殖受抑制，从而引起正常免疫球蛋白水平降低。M 蛋白有三种主要类型：①分子结构相同的免疫球蛋白；②游离的 κ 或 λ 链，即本周蛋白(Bence Jones protein)；③某种重链片段。

　　临床上浆细胞病可分为恶性与良性浆细胞病。恶性浆细胞病见于：骨髓瘤(孤立性、多发性、浆细胞白血病)、原发性巨球蛋白血症、重链病(γ、α、μ)、原发性淀粉样变性。良性浆细胞病见于：反应性单株免疫球蛋白增多症及未定性单克隆免疫球蛋白病，仅在血清中有 M 蛋白，并无临床症状；病程可持续良性，个别在多年后转化为骨髓瘤或巨球蛋白血症。本章重点讨论多发性骨髓瘤。

　　多发性骨髓瘤(multiple myeloma，MM)系肿瘤性浆细胞在骨髓中多灶性恶性增生所致的一种疾病。全身骨骼均可受累，造血活跃的部位如椎骨、肋骨、颅骨、骨盆、股骨、锁骨和肩胛骨是最易受累的部位。因肿瘤性浆细胞在骨髓中增殖，临床上出现溶骨性损害、骨痛、病理性骨折、高钙血症和贫血；M 蛋白的分泌使正常的多克隆免疫球蛋白合成受抑，容易发生细菌感染；尿中出现本周蛋白，肾功能受损。我国骨髓瘤发病率约 1/10 万，低于西方发达国家(约 4/10 万)，并有逐年增加的趋势。中位发病年龄 55 岁，40 岁以下者仅 2% 左右，男女之比为 3∶2。

## 一、病因和发病机制

　　此病病因尚不明确。有学者认为人类 8 型疱疹病毒(human herpesvirus-8，HHV-8)参与了骨髓瘤的发生。目前认为骨髓瘤细胞起源于 B 记忆细胞或幼浆细胞。近年研究发现骨髓瘤有 *C-MYC* 基因重组，部分有高水平的 *N-ras* 蛋白质表达。被激活的癌基因蛋白产物可能促使一株浆细胞无节制的增殖。细胞因子白介素 6(IL-6)是促进 B 细胞分化成浆细胞的调节因子。进展性骨髓瘤患者骨髓中 IL-6 异常升高，提示以 IL-6 为中心的细胞因子网络失调可引起骨髓瘤细胞增生。先认为 IL-6 是骨髓瘤细胞的生长因子，IL-6

促进骨髓瘤细胞增生,并抑制其凋亡。骨髓瘤细胞可表达多种黏附分子 CD56、CD54、CD29、CD11b 等。作为黏附分子,它们使循环中的骨髓瘤细胞最终归巢于骨髓,归巢后逐渐分化形成骨髓瘤细胞而发病。分子生物学研究发现本病常有 *Rb* 和 *p53* 抑癌基因突变和缺失;有流行病学资料显示接触放射线和某些化学物质(或学药品、除草剂、杀虫剂等)的人群本病发病率增加。

## 二、临床表现

### (一)骨髓瘤细胞对骨骼和其他组织器官的浸润与破坏所引起的临床表现

1. 骨骼破坏　骨髓瘤细胞在骨髓内大量增生的同时,激活破骨细胞,导致骨质疏松,甚至溶骨性破坏。骨痛是本病早期最常见的症状,见于 70%~80% 的患者,且随病情的发展而加重。以腰骶部和肋骨痛为最多,可因活动而加剧,如持续性局部疼痛提示病理性骨折,多发生在肋骨、锁骨、下胸椎和上腰椎。骨髓瘤细胞浸润骨骼时,可引起局部肿块,多见于肋骨、锁骨、胸骨及颅骨。胸、肋、锁骨连接处出现串珠样结节为本病的特征。如为单个囊状或肥皂泡样的骨骼损害,称为孤立性骨髓瘤(solitary plasmocytoma)。

2. 髓外浸润　尸检发现,约 70% 患者有髓外骨髓瘤细胞浸润:①肝、脾、淋巴结及肾脏等器官受累肿大。临床见肝大者约 40%,半数有脾大。②神经浸润,临床上以胸、腰椎破坏压缩以及压迫脊髓所致的截瘫易见,其次为神经根损害。③在软组织如口腔、呼吸道等形成孤立性骨髓瘤,称为髓外骨髓瘤。④亦可发展为浆细胞白血病,大多为 IgA 型,症状同其他急性白血病,外周血中浆细胞 $>2.0 \times 10^6/L$。

### (二)血浆蛋白异常引起的临床表现

1. 感染　因正常免疫球蛋白生成减少,粒细胞数减少及功能障碍,感染发生率明显增高并构成本病的主要死亡原因。常见细菌性肺炎、尿路感染。病毒感染以带状疱疹多见。

2. 高黏滞综合征　血清中 M 蛋白增多,尤以 IgA 易聚合成多聚体,使血液黏滞度过高,引起血流缓慢,组织淤血和缺氧。表现出头晕、眩晕、耳鸣、视力障碍等症状,甚至突然发生意识障碍、手指麻木、冠状动脉供血不足。慢性心力衰竭等症状。

3. 出血倾向　以牙龈、鼻出血多见,亦可发生皮肤紫癜。出血原因有:①血小板生成减少,M 蛋白包被在血小板表面,影响血小板功能。②凝血障碍,M 蛋白可与纤维蛋白单体结合,影响纤维蛋白多聚化。M 蛋白尚可影响Ⅷ因子活性。③血管壁因素,高丙种球蛋白血症和淀粉样变性可损伤血管壁。

4. 其他　约 7% 的患者发生淀粉样变性,常表现巨舌、心脏扩大、心功能不全、心律失常等。若 M 蛋白形成冷球蛋白,可引起雷诺现象。

### (三)肾损害

为本病重要表现之一,为仅次于感染的致死原因。临床表现蛋白尿、管型尿、甚至肾衰竭。其发生机制包括:①游离轻链(本周蛋白)沉积在肾小管上皮细胞质内,使小管细胞变性,功能受损;蛋白管型阻塞引起肾小管扩张。②高钙血症引起多尿,甚至少尿。③尿酸过多,导致高尿酸血症肾病。国内报道 130 例患者中发生慢性肾衰竭者占 24.6%。急性肾衰竭可因脱水、感染、用肾毒性药物、静脉肾盂造影等促发。

## 三、辅助检查

### (一)血象

贫血见于 80% 的患者,可为首发征象;多属正常细胞、正常色素性。血涂片上红细胞排布成钱串状,可伴有少数幼粒、幼红细胞。血沉显著增快。晚期可出现全血细胞减少,若骨髓瘤细胞在血中大量出现,超过 $2.0 \times 10^9/L$ 者称为浆细胞白血病。

### (二)骨髓象

主要表现浆细胞异常增生,至少占有核细胞数的 15% 以上,并伴有质的改变。骨髓瘤细胞大小形态不一,可成堆出现。细胞质呈灰蓝色,有时可见多核(2~3 个核),核内见核仁 1~4 个;核旁淡染区消失;胞质内可见少数嗜苯胺兰颗粒；偶尔见嗜酸球状包涵体（Russel 小体）或大小不等空泡。核染色质较疏松，有时凝成大块，但并不呈车轮状排列。

### （三）骨髓病理

因骨髓中浆细胞可呈灶性分布，故采取标本会有差异。必要时应反复多部位取材或行骨髓活体组织检查。骨髓瘤时骨髓活检切片上可见到大量成片的浆细胞，伴有破骨细胞反应；而反应性浆细胞增多时仅在骨髓动脉周围见到少量由 5~6 个浆细胞组成的浆细胞簇。骨髓瘤细胞的细胞免疫表型为 CD38$^+$、CD79a、CD56/58。80%的骨髓瘤患者 IgH 基因克隆重排阳性。

### （四）血液生化检查

1. 异常球蛋白血症的检查

（1）蛋白电泳：正常免疫球蛋白由多克隆浆细胞产生，所以血清蛋白电泳显示不均一性的波形。骨髓瘤患者浆细胞克隆异常增殖，产生分子结构相同的单克隆免疫球蛋白或轻链片段。因此 75%的患者血清或尿液在蛋白电泳时可见一浓而密集的染色带，扫描呈现基底较窄单峰突起的 M 蛋白。

（2）免疫电泳：可确定 M 蛋白的性质并对骨髓瘤进行分型：①单克隆免疫球蛋白，其分子结构一致，轻链仅具一种抗原性，不是 κ 链即为 λ 链；IgG 型骨髓瘤约占 52%，IgA 型占 21%，个别为 IgD 型及 IgM 型均极罕见；②游离的 κ 链或 λ 链，轻链型骨髓瘤约占 11%；③约 1%的患者血清或尿中不能分离出 M 蛋白，称为不分泌性骨髓瘤。少数患者血中尚存在冷球蛋白。免疫电泳发现重链是诊断重链病的重要证据。

（3）血清免疫球蛋白定量测定：显示骨髓瘤患者单克隆免疫球蛋白增多的同时，正常免疫球蛋白减少。

2. 血钙、磷测定　溶骨损害可致高钙血症。晚期肾功减退，血磷也可增高。由于本病主要为溶骨性改变而无新骨形成，所以血清碱性磷酸酶一般正常或轻度增加。

3. 肿瘤负荷和严重程度的标记　血清 $β_2$ 微球蛋白是由浆细胞分泌的，数量与全身瘤细胞负荷呈正相关；血清乳酸脱氢酶活力也反映肿瘤负荷。患者血清的 IL-6 和 C 反应蛋白（CRP）呈正相关。血清 IL-6 和可溶性 IL-6 受体反应疾病的严重程度。

4. 尿和肾功检查　90%的患者可出现蛋白尿，血清尿素氮和肌酐可以增高。约半数患者尿中出现本周蛋白。本周蛋白系多余轻链构成，分子量小，可在尿中大量排出，故血清中常不能检出。

### （五）X 线检查

本病骨骼病变可有三种 X 线表现：①早期骨质疏松，多在脊柱、肋骨和盆骨；②典型病变为多发、圆形、边缘清楚的穿凿样溶骨损害，常见于颅骨、盆骨、脊柱等；③病理性骨折，常发生于肋骨、脊柱、胸骨。少数早起患者可无骨骼 X 现表现。为避免诱发急性肾衰竭应避免静脉肾盂造影。

### （六）锝-99m-亚甲基二膦酸盐（$^{99}$Tc$^m$-MDP）γ 骨显像

可较 X 线提前 3~6 个月出现异常征象。

## 四、诊断与鉴别诊断

### （一）诊断标准

多发性骨髓瘤诊断标准：①骨髓浆细胞>15%，且有形态异常或组织活检证实为骨髓瘤；②血清有大量 M 蛋白（IgG>35g/L、IgA>20g/L、IgM>15g/L、IgD>2g/L、IgE>2g/L）；③溶骨性病变或广泛的骨质疏松。凡具有上述三项中任何二项即可诊断本病。诊断 IgM 型是一定要具备 3 项。仅有 1、3 二项者属不分泌型。如仅有 1、2 项者除外反应性浆细胞增多及意义未明单克隆球蛋白血症（MGUS）。

### （二）临床分期

根据血红蛋白、血钙浓度、X 线检查、M 蛋白及瘤细胞负荷，按照 Durie Salmon 对 MM 进行分期（表 6-11-1）。

表 6-11-1　多发性骨髓瘤的临床分期标准

| 分期 | 分期标准 | 瘤细胞数/($10^{12} \cdot m^{-2}$) |
|---|---|---|
| Ⅰ期 | 符合下述四项条件：<br>1. 血红蛋白 >100g/L<br>2. 血清 $Ca^{2+}$ 正常<br>3. X 线检查无异常发现<br>4. M 蛋白水平 IgG <50g/L，IgA <30g/L，尿轻链 <4g/24h | <0.6 |
| Ⅱ期 | 介于Ⅰ、Ⅲ期之间 | 0.6~1.2 |
| Ⅲ期 | 符合下述一项或一项以上：<br>1. 血红蛋白 <85g/L<br>2. 高钙血症（血清 $Ca^{2+}$ >2.982mmol/L）<br>3. 进展性溶骨性病变<br>4. M 蛋白水平 IgG >70g/L，IgA >50g/L，尿轻链 >12g/24h | >1.2 |
| 每期 | 又分为 A 组和 B 组：<br>A 组肾功能正常（血肌酐 <176.8μmol/L）<br>B 组肾功能不正常（血肌酐 ≥176.8μmol/L） | |

由于血清 $β_2$ 微球蛋白水平与骨髓瘤浆细胞总数密切相关，血清白蛋白浓度与骨髓瘤细胞生长因子 IL-6 的活性呈负相关。据此 Bataille 提出简易分期如下：

Ⅰ期：血清 $β_2$ 微球蛋白< 6.0mg/L，血清白蛋白> 30g/L。

Ⅱ期：血清 $β_2$ 微球蛋白> 6.0mg/L，血清白蛋白> 30g/L。

Ⅲ期：血清 $β_2$ 微球蛋白> 6.0mg/L，血清白蛋白< 30g/L。

## 相关链接

### 特殊类型骨髓瘤的诊断

1. 不分泌性骨髓瘤（non-secretory myeloma）　大多数在胞质中有单克隆免疫球蛋白，但不分泌免疫球蛋白分子，血和尿中缺乏 M 蛋白。通常不分泌性骨髓瘤的浆细胞增生较低，对正常免疫球蛋白抑制不明显，很容易误诊。对此类患者应做骨髓活检，对浆细胞的胞质做免疫球蛋白染色分析，如浆细胞胞质中所含的免疫球蛋白有单克隆特性，则有助于诊断。

2. 冒烟性骨髓瘤（smoldering myeloma）　M 蛋白水平达到诊断骨髓瘤的主要标准（IgG>35g/L，IgA>20g/L），骨髓浆细胞增多已达诊断骨髓瘤的次要标准（10%~30%），但无溶骨性损害、贫血、肾衰竭和高钙血症等骨髓瘤的临床症状，可以稳定多年不需要治疗。

3. 惰性骨髓瘤（indolent myeloma）　M 蛋白达到中等水平（IgG<70g/L，IgA<50g/L），骨髓浆细胞增生达到诊断骨髓瘤的主要标准（30%），溶骨性损害至少有 3 个，无压缩性骨折，无骨痛；血红蛋白正常、血清钙和肌酐正常，无感染。不需治疗，但要随访，如病情进展则应治疗。

### （三）鉴别诊断

本病须与以下疾病相鉴别。①反应性浆细胞增多（reactive plasmacytosis）：见于慢性肝炎肝硬化，结缔组织病，慢性炎症，转移瘤等，浆细胞一般不超过 15%，且无形态异常，去除病因后可减少，且反应性浆细胞的免疫表型为 CD38⁺、CD56⁻，与骨髓瘤细胞 CD38⁺、CD56⁻不同，IgH 基因克隆性重排阴性且不伴有 M 蛋白。②意义未明单克隆球蛋白血症（MGUS）：该症无骨骼病变，骨髓中浆细胞增多不明显，单克隆免疫球蛋白一般少于 10g/L，且历数年而无变化，$β_2$ 微球蛋白水平正常；可能是浆细胞肿瘤的前期表现，部分患者可在若干年后转化为骨髓瘤或巨球蛋白血症。③巨球蛋白血症（macroglobulinemia）：本病系骨髓中淋巴样浆细胞大量克隆性增生所致，M 蛋白为 IgM 无骨质破坏，与 IgM 型多发性骨髓瘤不同。④骨转移瘤：骨转移瘤有骨痛和骨质破坏,但后者往往伴有成骨过程,骨缺损周围有骨密度增加,且常伴有血清碱性磷酸酶升高,与骨髓瘤的凿孔样溶骨性改变不同。骨髓涂片检查发现成堆的癌细胞或原发病灶。将有助于鉴别。另外,多发性骨髓瘤的骨病变还须与老年性骨质疏松症、肾小管性酸中毒及甲状旁腺功能亢进症相鉴别。
⑤其他产生 M 蛋白的疾病:如重链病(heavy chain disease)、慢性 B 淋巴细胞白血病、B 细胞淋巴瘤、原发性淀粉样变和反应性单株免疫球蛋白增多等。

## 五、治疗

目前尚未达到完全治愈的阶段,治疗仍以化疗为主。小于 50 岁的患者可在化疗基础上行自体骨髓移植或自体外周血造血干细胞移植,可延长生存期,继之应用过继免疫治疗或其他生物治疗可能有助于微小残留病变(MRD)进一步清除,以达到长期治愈的目的。

### (一)支持治疗

包括缓解骨痛,防治感染,纠正贫血和高黏滞综合征,处理高钙血症;多饮水,保持尿量>1500ml/d,以利轻链、尿酸排出等。

### (二)化疗

抗骨髓瘤化疗的疗效标准,以 M 蛋白减少 75% 以上或尿中本周蛋白排出量减少 90% 以上(24h 尿本周蛋白排出量小于 0.2g),即认为疗效显著。

初治病例常选用 MP 方案(美法仑+泼尼松),间歇应用,疗程 1 年。若 MP 无效或缓解后又复发者,应作为难治性病例,可使用 VAD 或 M2 方案。MP 方案有效率 90%,约 40% 患者显著有效。如 MP 方案无效或缓解后复发,可选用 VAD 或 M2 方案(表 6-11-2)。VAD 治疗复发及难治性多发性骨髓瘤,有效率达 45%~66%。M2 方案已被国内外广泛采用,有效率约 80%。

表 6-11-2　骨髓瘤常用联合治疗方案

| 方案简称 | 药物 | 常用剂量 | 用法 | 说　明 |
|---|---|---|---|---|
| MP | 美法仑① | 8mg/(m²·d) | 口服,共 4d | 每 4~6 周重复一次 |
| | 泼尼松 | 2mg/(kg·d) | 口服,共 4d | 至少一年 |
| VAD | 长春新碱 | 0.4mg/d | 静脉滴注,共 4d | 每 4 周重复给药 |
| | 阿霉素 | 10mg/d | 静脉滴注,共 4d | |
| | 地塞米松 | 40mg/d | 口服,共 4d | |
| M2 | 卡莫司汀② | 20mg/m² | 静脉注射,第 1d | 共 21d 为 1 疗程,两疗程间歇 14d,共 6 疗程,泼尼松在第 3 或第 4 疗程逐渐停用 |
| | 环磷酰胺 | 400mg/m² | 静脉注射,第 1d | |
| | 美法仑 | 4mg/(m²·d) | 口服,第 1~7d | |
| | | [10mg/(m²·d)口服,第 1~4d] | | |
| | 泼尼松 | 40mg/d | 口服,第 1~7d | |
| | | 20mg/d | 口服,第 8~14d | |
| | 长春新碱 | 2mg | 静脉注射,第 21d | |

注:①美法仑(melphalan,马法仑);②卡莫司汀(carmustine,卡氮芥)。

### (三)沙利度胺

有抑制新生血管生长的作用,近年用来治疗多发性骨髓瘤取得了一定疗效,对自体干细胞移植后复发的患者同样有效。用法为 50~600mg/d,分 2~3 次口服,对部分骨髓瘤患者治疗有效。主要的毒副作用为致畸和外周神经病变,因此孕妇禁用。

### (四)骨质破坏的治疗

二膦酸盐有抑制破骨细胞的作用,可以延缓骨髓瘤相关骨骼疾病的发作,并延长生存。常用帕米膦酸钠每月 60~90mg 静脉滴注,可减少疼痛,部分患者出现骨质修复。放射性核素内照射有控制骨损害、减轻疼痛的疗效。

### （五）造血干细胞移植

20 世纪 80 年代起试用异基因骨髓移植,预处理一般多采用大剂量美法仑($140\sim200mg/m^2$)和分次全身放疗。欧洲骨髓移植协作小组报告异基因骨髓移植治疗 50 例,总有效率 72%,其中达完全缓解有 42%,中位生存期 27 个月,28% 死于骨髓移植并发症。现有经验表明应争取早期治疗,先用化疗诱导缓解,然后移植,效果较好。疗效与年龄、性别无关。为控制移植物抗宿主病的发生率,应严格选择供髓者或对移植物做去 T 细胞处理。但是本病多发生于老年,90% 以上患者年龄过大或心肾功能衰竭而不适于此项治疗。无合适的供者时可做自身外周造血干细胞移植。如能进行纯化的自身 $CD34^+$ 细胞移植,则可消除骨髓瘤细胞污染的可能,提高疗效。预处理采用大剂量放射性核素 $^{153}Sm$(钐-153)内照射,可进一步控制病灶,减少对其他组织和器官的损害。近年来开展的非清髓异基因造血干细胞移植,又称小移植,即减少预处理方案的剂量,使患者出现嵌合体,从而达到移植物抗骨髓瘤细胞作用(GVM),以减低甚至清除肿瘤细胞达到完全缓解的目的。

### （六）其他

干扰素 α 在常规化疗方案中的作用仍有争议。干扰素 α 可用于维持治疗,或与化疗交替应用。用法是 300 万~500 万 IU 皮下或肌内注射,每周 3 次,至少用 2~3 个月以上。不良反应有发热、恶心、厌食、嗜睡等。三氧化二砷($ATO$,$As_2O_3$)可从多方面对 MM 起作用,如抑制增殖、诱导凋亡。对于严重骨质破坏伴有疼痛患者的局部放疗。

## 六、预后

MP 治疗可控制骨髓瘤生长,使病程从 6~12 个月延长到 3 年左右。经 MP 治疗,约 5% 患者可达到完全缓解,即不能查到 M 蛋白,骨髓恢复正常。缓解期一般不超过 18 个月,生存期 30~36 个月。低肿瘤负荷且对 MP 反应良好的患者占 5% 左右,生存可达 10~15 年。反复使用烷化剂可致骨髓衰竭,有时可发展成 MDS 或急性髓细胞白血病。

（张　梅）

### 学习小结

浆细胞病指异常浆细胞呈克隆性增生,导致产生单克隆免疫球蛋白增多,并伴血清或尿中出现单株(单克隆)免疫球蛋白轻链或重链的一组疾病。多发性骨髓瘤是肿瘤性浆细胞在骨髓中多灶性恶性增生所致的一种疾病,全身骨骼均可受累,临床上以出现溶骨性损害、骨痛、病理性骨折、高钙血症和贫血为特征,累及肾脏可出现骨髓瘤肾病。多发性骨髓瘤诊断标准:①骨髓浆细胞>15%,且有形态异常或组织活检证实为骨髓瘤;②血清有大量 M 蛋白(IgG>35g/L、IgA>20g/L、IgM>15g/L、IgD>2g/L、IgE>2g/L);③溶骨性病变或广泛的骨质疏松。临床分期有 Durie Salmon 分期和 Bataille 分期。

### 复习参考题

1. 多发性骨髓瘤的细胞起源和临床表现有哪些?

2. 多发性骨髓瘤的诊断标准是什么?

3. 何为骨髓瘤肾病? 临床特点有哪些?

# 第十二章　骨髓增殖性肿瘤

| 学习目标 | |
| --- | --- |
| **掌握** | 真性红细胞增多症、原发性血小板增多症及原发性骨髓纤维化的定义、临床表现、诊断。 |
| **熟悉** | 骨髓增殖性肿瘤的分型、真性红细胞增多症、原发性血小板增多症及原发性骨髓纤维化的实验室检查及治疗。 |
| **了解** | 真性红细胞增多症、原发性血小板增多症及原发性骨髓纤维化的发病机制。 |

骨髓增殖性肿瘤(myeloproliferative neoplasms,MPN)是起源于造血干细胞的克隆性疾病,临床表现为一系或多系血细胞增多并有质的异常,可伴有肝脾大。

2001年世界卫生组织(WHO)将慢性骨髓增殖性疾病(chronic myeloproliferative diseases,CMPD)分为七型。

2008年WHO将CMPD重新命名为骨髓增殖性肿瘤(MPN),分为九型:包括慢性髓细胞性白血病(CML)、真性红细胞增多症(PV)、原发性血小板增多症(ET)、原发性骨髓纤维化(PMF)、慢性嗜中性粒细胞白血病、慢性嗜酸性粒细胞白血病不能分为其他类型、高嗜酸性粒细胞综合征、肥大细胞病、骨髓增殖性肿瘤不能分类。

## 第一节　真性红细胞增多症

真性红细胞增多症(polycythemia vera,PV)简称"真红",是一种以克隆性红细胞异常增殖为主的骨髓增殖性肿瘤。

### 一、病因和发病机制

本病的病因及发病机制尚未阐明。新近研究表明,90%~95%的患者可发现 *JAK2 V617F* 基因突变,而 *JAK2 V617F* 阴性的PV患者存在 *JAK2* 外显子12的突变或 *CALR* 突变,本病患者其前体细胞对红细胞生成素较正常敏感。

### 二、临床表现

本病多发于中老年人,平均发病年龄为60岁,男性患者稍多于女性。起病缓慢,可在病变若干年后才出现症状。

1. 血容量增多表现　皮肤黏膜绛红色,尤以面颊、唇、舌、耳、鼻、颈部和四肢末端(指、趾及大小鱼际)为甚。眼结膜充血显著。可有头痛、眩晕、疲乏、耳鸣、眼花、健忘等。

2. 肝脾大　少数可有。

3. 高血压或病程中有血栓形成或出血　约半数患者有高血压;由于血液黏滞度增高出现动静脉血栓,血栓形成多见于四肢、肠系膜、冠状血管;由于血管充血、内膜损伤及血小板第3因子减少,可有出血倾向,齿龈出血多见,也可有内脏及颅内出血。

4. 其他表现　皮肤瘙痒及消化性溃疡,与嗜碱性粒细胞释放组胺增多有关;血尿酸增多可发生痛风,肾结石及肾功能损害。

## 三、实验室和特殊检查

1. 血象

(1) 血细胞比容:男>49%,女>48%。

(2) 血红蛋白:男>165g/L,女>160g/L,网织红细胞正常。

(3) 中性粒细胞碱性磷酸酶(NAP)积分增高。

(4) 常伴有白细胞及血小板增多。

2. 骨髓象及骨髓活检

(1) 骨髓象:增生明显活跃或极度活跃,红系增生尤著,粒红比例常下降。

(2) 骨髓活检:红系、粒系和巨核系显著增生,以红系增生为著。

3. 染色体　部分患者伴有染色体改变。

4. 红系祖细胞培养　正常情况下,在体外培养中加入红细胞生成素(EPO),红系集落形成单位(CFU-E)和爆式集落形成单位(BFU-E)才能生长。PV患者不加EPO也能生长,而继发性红细胞增多症患者则无此现象。

5. *JAK2 V617F* 突变　90%~95%的患者可发现 *JAK2 V617F* 基因突变,而 *JAK2 V617F* 阴性的PV患者存在 *JAK2* 外显子12的突变,少数有 *CALR* 突变。

6. 血清红细胞生成素(EPO)　低于正常参考值范围。

7. 其他检查　动脉血氧饱和度≥0.92;血尿酸增加;约2/3患者有高组胺血症和高组胺尿症;血清维生素 $B_{12}$ 及维生素 $B_{12}$ 结合力增加。

## 四、诊断与鉴别诊断

### (一)诊断

参照2016年WHO关于PV诊断标准(见表6-12-1)。

表6-12-1　WHO关于PV诊断标准

| 分类 | 标准 |
| --- | --- |
| 主要标准 | 1. Hb >165g/L(男),>160g/L(女);或血细胞比容>49%(男),>48%(女);或红细胞容积升高 |
|  | 2. 骨髓活检示与年龄不符的细胞过多伴三系增生(全骨髓增生),包括红系、粒系、巨核系显著增生并伴有多形性成熟巨核细胞(细胞大小不等) |
|  | 3. 有*JAK2 V617F*或*JAK2*外显子12基因突变 |
| 次要标准 | 血清EPO水平降低 |

注:诊断要求满足3个主要标准或前2项主要标准加次要标准。

### (二)鉴别诊断

1. 相对性红细胞增多症　严重脱水、大面积烧伤、慢性肾上腺皮质功能减退等致使血液浓缩。

2. 继发性红细胞增多症

（1）慢性缺氧状态：例如高原居住、肺气肿和肺源性心脏病等肺部疾病，发绀性先天性心脏病、慢性风湿性心脏病等。

（2）大量吸烟使碳氧血红蛋白增多和异常血红蛋白病时，因氧离子亲和曲线左移，与氧结合能力增加，引起组织乏氧，产生红细胞增多。

（3）EPO 分泌增多：肾囊肿、肾盂积水、肾动脉狭窄等，各种肿瘤如肝癌、肺癌、小脑血管母细胞瘤、肾上腺样瘤、子宫平滑肌瘤等。

（4）皮质醇增多症：皮质醇有刺激骨髓造血的作用，导致红细胞增多。

3. 应激性红细胞增多症　由于精神紧张或应用肾上腺素后脾收缩所致，常为一过性的。患者伴有高血压而红细胞容量正常。

相对性、继发性及应激性红细胞增多症，*JAK2 V617F* 及 *JAK2* 外显子 12 突变阴性，血 EPO 水平正常或增高，不难鉴别。

## 五、治疗

1. 对症治疗　有血管并发症病史或年龄>60 岁，主张应用小剂量阿司匹林，但应注意出血并发症。皮肤瘙痒者可试用抗组胺类药物，如阿司咪唑，西咪替丁。有高尿酸血症者，可用别嘌醇。

2. 静脉放血及红细胞单采术　每隔 2~3d 放血 200~400ml，直至红细胞数在 $6.0 \times 10^{12}$/L 以下，红细胞容积<50%。应注意：放血后，红细胞及血小板可能会反跳性升高；反复放血可引起或加重缺铁；放血后有诱发血栓形成的可能，应同时补充等量生理盐水。

采用血细胞分离机进行治疗性红细胞单采术（therapeutic red cell apheresis），可迅速降低血细胞容积和血液黏度，改善临床症状，应等速补充与去除红细胞等容积的血浆或代血浆。

3. 化疗

（1）羟基脲：是一种核糖核酸还原酶抑制剂，剂量为 15~20mg/（kg·d）。使白细胞维持在（3.5~5.0）$\times 10^9$/L，可长期应用，以保持血红蛋白正常范围。

（2）其他药物：如环磷酰胺、苯丁酸氮芥、白消安、美法仑、三尖杉酯碱等，不宜长期应用。

4. 干扰素 α　可抑制 PV 克隆的增殖，剂量为 300 万 IU/m$^2$，每周 3 次，皮下注射。

5. 异基因造血干细胞移植　是唯一治愈 PV 的方法。

6. 其他治疗

（1）*JAK2* 抑制剂：ICNB018424，口服后脾明显缩小，*JAK2 V617F* 基因突变数明显下降。大剂量可以引起血小板减少。

（2）抗血管生成药物：沙利度胺等。

## 六、预后

本病如无严重并发症，病程进展缓慢，患者可生存 10~15 年以上。主要死亡原因为血栓及出血、转化为急性白血病、骨髓纤维化等。

# 第二节　原发性血小板增多症

原发性血小板增多症（essential thrombocythemia，ET），亦称特发性血小板增多症，为干细胞克隆性疾病。其特征是外周血中血小板水平显著增多而功能异常，骨髓中巨核细胞过度增殖，临床表现有血栓形成和/或自发出血倾向，约半数患者有脾大。

## 一、病因和发病机制

本病是一种干细胞的克隆性疾病,病因尚不明确。50% ET 存在 *JAK2 V617F* 突变,而 5%~10% 的 ET 存在 TPO 受体(thrombpopientin-receptor TPO-R,即 MPL)515 位密码子突变,即 *MPL W515* 突变,二者均能导致骨髓中巨核细胞持续增殖,血小板生成增多,还有 *CALR* 突变。

## 二、临床表现

1. 一般症状　起病隐匿,可有疲劳,乏力等。偶尔发现血小板增多或脾大而被确诊。

2. 血栓与出血　本病由于血小板极度增多,易发生血栓,因血栓部位不同而引起相应症状:静脉血栓较常见,多发生肢体,表现为手足发麻、发绀、肿胀、趾溃疡及坏疽;也可发生于肝、脾、肠系膜、肾及门静脉。由于血小板功能缺陷,也易发生出血,胃肠道及鼻出血常见,皮肤黏膜瘀斑少见,也可有颅内出血。

3. 脾大　50%~80% 患者有脾大,多为轻、中度肿大,巨脾少见。少半数患者肝轻度肿大。

## 三、实验室和特殊检查

1. 血象

(1) 血小板≥$450×10^9$/L,可见聚集成堆,大小不等。

(2) 白细胞及红细胞正常或增多。

(3) 中性粒细胞碱性磷酸酶积分增高。

2. 骨髓象及骨髓活检

(1) 骨髓象:各系细胞均明显增生,以巨核细胞增生为主,且体积大;并有大量血小板聚集成堆。

(2) 骨髓活检:巨核系增生为主,大成熟巨核细胞增多。

3. 染色体　部分有 del(20q)、del(5q)、1q 及 7q 间易位等改变。

4. 分子生物学异常　50%~70%ET 患者有 *JAK2 V617F* 基因突变,5%~10% 有 *MPL W515* 突变、*CALR* 突变。

5. 其他检查

(1) 血小板功能异常:黏附率降低;对胶原、ADP 及花生四烯酸诱导的聚集反应下降,对肾上腺素反应消失。

(2) 血尿酸、乳酸脱氢酶等增高。

## 四、诊断与鉴别诊断

### (一)诊断

WHO 关于 ET 的诊断标准(2016 年)见表 6-12-2。

表 6-12-2　WHO 关于 ET 的诊断标准

| 分类 | 标　准 |
|------|--------|
| 主要标准 | 1. 血小板计数持续≥$450×10^9$/L |
| | 2. 骨髓活检主要为巨核系增生,体积增大,核过分叶的成熟巨核细胞高度增生,胞体大、核过分叶的成熟巨核细胞数量增多,粒系、红系无显著增生或左移,且网状纤维极少轻度(1 级)增多 |
| | 3. 不能满足 *bcr-abl*(+)慢性髓性白血病、真性红细胞增多症(PV)、原发性骨髓纤维化(PMF)、骨髓增生异常综合征和其他髓系肿瘤的 WHO 诊断标准 |
| | 4. 有 *JAK2*、*CALR* 或 *MPL* 基因突变 |
| 次要标准 | 有克隆性标志或无反应性血小板增多的证据 |

注:诊断要求满足 3 项主要标准和次要标准即可诊断 ET。

### （二）鉴别诊断

1. 继发性血小板增多症　多继发于脾切除术后、缺铁性贫血、溶血性贫血、急性失血后、慢性或急性感染、结缔组织病、肿瘤性疾病等。但继发性血小板增多症有下列表现：①有病因或原发病表现；②血小板功能正常；③无 *JAK2 V617F* 及 *MPL W515* 突变，无染色体改变。

2. 其他骨髓增殖性疾病　见其他章节。

## 五、治疗

1. 治疗性血小板单采术（therapeutic platelet apheresis）　可迅速减少血小板量，改善症状。血小板过多 >1000×10$^9$/L，或在紧急情况下采用（如手术前、伴急性胃肠道出血的老年患者、有血栓形成的患者、分娩前及骨髓抑制药不能奏效时）。

2. 化疗

（1）羟基脲：剂量 15~20mg/（kg·d），可长期应用，并根据血象调整用量。

（2）其他药物：环磷酰胺、白消安等。

3. 干扰素 α　见本章第一节。

4. 抗凝治疗　小剂量阿司匹林等抗血小板治疗。

5. 异基因造血干细胞移植　可治愈，但是风险较大。

6. 其他治疗

（1）*JAK2* 抑制剂：ICNB018424。

（2）阿那格雷（anagrelide）：减少血小板的机制仍未清楚，通过影响巨核细胞分裂，使巨核细胞不能成熟，以减少血小板的生成。开始剂量 2.0~3.0mg/d，维持剂量 1.5~4mg/d，副作用较少，主要有神经、消化系统症状。

## 六、预后

大多数病例进展缓慢。中位生存期常在 10~15 年以上。有反复出血或血栓形成者，预后较差，是本病主要致死的原因。少数患者转化成其他骨髓增殖性肿瘤。

# 第三节　原发性骨髓纤维化

原发性骨髓纤维化（primary myelofibrosis，PMF）为病因不明的骨髓弥漫性纤维组织增生症，常伴有髓外造血（或称髓外化生），主要发生在脾，其次在肝、淋巴结等。现在认为髓外造血不是代偿性的，而是本病的特征。

## 一、病因和发病机制

本病病因目前尚不明了，正常血细胞有的含 G6PD 同工酶 A，有的含有 G6PD 同工酶 B，但是 PMF 血细胞只含有一种 G6PD 同工酶，提示来自一个干细胞克隆。骨髓内纤维组织增多与血小板衍生生长因子（PDGF）、巨核细胞衍生生长因子（MKDGF）、表皮生长因子（EGF）和转化生长因子-β（TGF-β）的释放有关。最近发现，*JAK2 V617F* 及 *MPL W515* 突变也参与其发生及发展，故可能多种因素参与本病的发生，机制仍不清楚。

## 二、临床表现

大多在中年以后发病，国内报告诊断时平均年龄 46.5 岁，男女发病无明显差异。

起病多隐匿，进展缓慢，偶然发现脾大而确诊，晚期严重贫血、感染、出血，多转化为急性白血病。可分为三期：增生期、纤维化期、骨髓硬化期。

1. 肝脾大　巨脾是本病特征,质多坚硬,表面光滑、并无触痛。轻至中度肝大见于 1/4~1/3 病例。

2. 其他表现　乏力、体重下降、食欲减退、左上腹疼痛、低热、出汗等症状。严重贫血和出血、感染及骨痛为本症晚期表现。少数病例可因高尿酸血症并发痛风及肾结石,也有合并肝硬化者。

## 三、实验室和特殊检查

1. 血象

（1）正细胞性贫血,可见幼红细胞及泪滴样红细胞。

（2）白细胞及血小板增多或正常(晚期减少),可见原始或幼稚细胞。

（3）中性粒细胞碱性磷酸酶积分增高。

2. 骨髓象及骨髓活检

（1）骨髓象:因骨质坚硬,常呈"干抽"现象。早期骨髓有核细胞增多,但后期增生低下,有时呈局灶性增生象。

（2）骨髓活检:主要病理改变为骨髓纤维化,以非均匀一致的纤维组织增生为主。

1）增生期:骨髓细胞呈程度不一的增生,以巨核细胞最明显,网状纤维增多,但尚不影响骨髓的正常结构。造血细胞占 70% 以上。

2）纤维化期:纤维组织增生突出,占骨髓的 40%~60%,造血细胞占 30%,骨小梁增多、增粗,与骨髓相邻部位,有新骨形成。各个散在的造血区域被由网状纤维、胶原纤维、浆细胞和基质细胞所形成的平行束状或螺旋状物质分隔。

3）骨髓硬化期:为骨髓纤维化终末期。以骨质和骨小梁增生为主,髓腔狭窄,除巨核细胞仍可见外,其他系造血细胞显著减少。

3. 肝、脾穿刺　除淋巴细胞外,幼粒、幼红及巨核三系细胞均增生,类似骨髓穿刺涂片,尤以巨核细胞增多最为明显,是诊断髓外造血的主要证据。

4. 染色体　约半数病例有获得性细胞遗传学异常 del（13）（q11-13q14-22）或 der（6）t（1;6）（q21-23p21. 3）。

5. X 线　30%~50% 患者有骨质硬化征象,典型 X 线表现是骨质密度增加,并伴有斑点状透亮区,呈"毛玻璃"样改变。

6. 其他检查

（1）部分患者有 *JAK2 V617F* 和 *MPL W515* 及 *CALR* 基因突变。

（2）血尿酸、乳酸脱氢酶等增高。

## 四、诊断与鉴别诊断

1. 诊断　诊断标准:采用 2014 年修订的 WHO 诊断标准见表 6-12-3。

表 6-12-3　WHO 关于 PMF 的诊断标准（2014 修订）

| 分类 | 标准 |
|---|---|
| 主要标准 | 1. 有巨核细胞增生和异型巨核细胞，常常伴有网状纤维或胶原纤维，或无显著的网状纤维增多（≤MF-1），巨核细胞改变必须伴有以粒细胞增生且常有红系造血减低为特征的骨髓增生程度增高 |
| | 2. 不能满足真性红细胞增多症、慢性髓性白血病（*bcr-abl* 融合基因阴性）、骨髓增生异常综合征（无粒系和红系病态造血）或其他髓系肿瘤的 WHO 诊断标准 |
| | 3. 有 *JAK2 V617F*、*CALR*、*MPL* 基因突变 |
| 次要标准 | 1. 有一个克隆性标志（如克隆性染色体核型异常）或无继发性骨髓纤维化证据 |
| | 2. 贫血或可触及的脾大 |
| | 3. 幼粒幼红血象或血清乳酸脱氢酶水平增高 |

注:诊断需符合 3 条主要标准,或第 1 和第 2 条主要标准和所有 3 条次要标准。

2. 鉴别诊断

（1）继发性骨髓纤维化：多见于恶性肿瘤、感染（主要是结核）和暴露于某些毒物和电离辐射后、骨髓转移瘤等。继发性骨髓纤维化有下列两个特点：①有病因或原发病；②无 *JAK2 V617F* 或 *MPL W515* 突变。

（2）其他各类骨髓增殖性疾病。

## 五、治疗

根据病情及分期选择适当的治疗

1. 纠正贫血

（1）输注红细胞。

（2）小剂量沙利度胺及激素治疗：沙利度胺 50mg/d，泼尼松 30mg/d，3 个月后泼尼松逐渐减量。

（3）雄激素：司坦唑醇或达那唑等雄激素。

（4）红细胞生成素（EPO）。

2. 化疗　小剂量羟基脲，也可用白消安和美法仑等。

3. 干扰素 α　对 MF 有血小板增多者疗效较好。剂量为 300 万~500 万 IU/次，皮下注射，每周 3 次。

4. 脾切除　早期禁忌切脾，晚期切脾适应证有：①巨脾有明显压迫症状或脾梗死疼痛剧烈者；②严重溶血性贫血；③严重血细胞减少，有危及生命的出血或感染的可能；④门静脉高压并发食管-胃底静脉曲张破裂或出血。切脾后有使肝脏迅速增大或血小板增多、加重血栓形成可能，因而应权衡利弊，慎重考虑。

5. 维生素 $D_3$　有抑制巨核细胞增殖，并诱导髓细胞向单核及巨噬细胞转化作用。个别病例有效，用法：0.5~1μg/d，口服。

6. 异基因造血干细胞移植　有治愈此病的可能。

7. *JAK-2* 抑制剂　2010 年首次报道芦可替尼对 MF 患者有效。

## 六、预后

在骨髓增殖性疾病中，本病预后最差。中位生存期 2~5 年不等，大部分最终进展为急性白血病。

（王京华）

### 学习小结

MPN 是起源于造血干细胞的克隆性疾病，临床表现为一系或多系血细胞增多并有质的异常，可伴有肝脾大。PV 以克隆性红细胞异常增殖为主，临床表现主要为血容量增多的表现；可有血栓形成或出血。ET 的特征是外周血中血小板水平显著增多而功能异常，骨髓中巨核细胞过度增殖，临床表现有血栓形成和/或自发出血倾向。PMF 有骨髓弥漫性纤维组织增生，常伴有髓外造血（或称髓外化生），表现为肝脾大，甚至巨脾；可伴有全身症状；严重贫血和出血、感染及骨痛为晚期表现。实验室检查有血象、骨髓象、细胞遗传学、分子生物学检查等。根据 WHO 诊断标准进行诊断，并且根据病情选择适当的治疗，主要有对症、化疗、干扰素 α 等。

### 复习参考题

1. 相对性、继发性及应激性红细胞增多症与 PV 鉴别的主要依据是什么？

2. 原发性血小板增多症的治疗有哪些？

3. 原发性骨髓纤维化切脾的适应证有哪些？

| 学习目标 | |
| --- | --- |
| 掌握 | 止血与凝血疾病、过敏性紫癜、ITP、血友病、DIC 的临床表现，实验室检查，诊断依据及治疗方法。 |
| 熟悉 | 出血性疾病分类，诊断步骤及预防；ITP 的治疗原则；过敏性紫癜血友病，DIC 的病因和发病机制。 |
| 了解 | 正常止血、凝血机制以及抗凝与纤溶机制，参与三个凝血阶段的因子与常用试验关系；过敏性紫癜的实验室检查及预防；原发免疫性血小板减少症的病因、发病机制；血友病的遗传方式；DIC 的病理及病理生理。 |

# 第一节　概述

止血与抗血栓是机体的一对矛盾统一体,二者功能相辅相成,处于动态平衡状态,一旦这种平衡功能失调,或者导致出血,或者导致血栓形成。由于止血与抗血栓功能失调所致的临床综合病征,称为止血功能障碍与血栓性疾病。

## 一、病理生理

### (一)血管壁

生理情况下,血管是一密闭的管道系统,血液在血管内周而复始地流动,有赖于血管壁的完整性,血管壁损伤或其致密度降低可导致出血。同时血管壁内皮细胞可表达和分泌多种活性物质,调节止血与抗血栓之间的平衡。

### (二)血小板

当血管壁受损时,血流中的血小板立即黏附到受损部位所暴露的胶原纤维及其基底膜上,并释放肾上腺素、ADP 等活性物质,诱导更多的血小板在局部聚集,形成止血血栓;同时血小板膜花生四烯酸的代谢产物血栓素 $A_2$($TXA_2$)有强烈的缩血管作用,促进局部止血;血小板还可以释放血小板第 3 因子($PF_3$),直接参与凝血反应(图 6-13-1)。

### (三)凝血与抗凝血机制

生理情况下血浆中有许多凝血因子与抗凝血因子,二者功能相辅相成,处于动态平衡状态,以维持血液在血管内呈流体状态,凝血系统功能低下和/或抗凝血系统功能亢进可导致出血,反之则易导致血栓

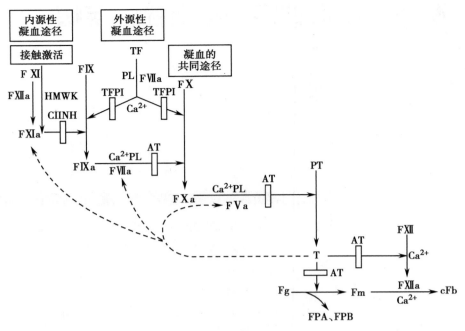

**图 6-13-1  凝血过程的瀑布学说示意图**

TF. 组织因子;AT. 抗凝血酶系统;TFPI. 组织因子途径抑制物;FⅪ. 凝血因子Ⅺ;FⅫ. 凝血因子Ⅻ;
FⅨ. 凝血因子Ⅸ;FⅦ. 凝血因子Ⅶ;FⅩ. 凝血因子Ⅹ;FPA. 纤维蛋白肽 A;FPB. 纤维蛋白肽 B。

形成。

1. 凝血机制  近年来有关凝血理论的研究增添了许多新内容,但对凝血反应过程的解释仍是以 Mac-
farlane1964 年创立的凝血瀑布学说为骨架,即通常凝血因子是以无活性的酶原或辅酶的形式存在于血浆中
(组织因子除外),一旦某种凝血因子被激活,即接二连三地发生一系列有序的酶促反应,最终导致血栓形
成(见图 6-13-1)。现知至少有 14 种凝血因子参与凝血反应,包括 12 种经典的凝血因子、激肽释放酶原和
高分子量激肽原。FⅫ为启动因子,其与带负电荷的大分子不对称物质接触,发生构型改变而被激活,启动
内源性凝血途径;当血管壁受损时,其内皮细胞表达的组织因子释放入血,与 FⅦ形成 TF-FⅦ复合物,启动
外源性凝血途径。近年来更加强调外源性途径在凝血过程中的地位和作用,认为 TF/FⅦ复合物可直接激
活 FⅨ,使凝血共同途径前移,两条凝血途径并非完全独立而是相互关联的,在机体整个凝血过程中可能发
挥着相互协调的作用。

2. 抗凝血机制  机体的抗凝系统包括细胞抗凝及体液抗凝。细胞抗凝包括血管内皮细胞和单核-巨
噬细胞系统,血管内皮细胞可通过抗血小板的黏附,抑制因子Ⅻ的激活,分泌前列环素、内皮细胞舒缓素
(NO),表达和释放 t-PA 等活性物质而发挥抗凝作用。单核-巨噬细胞系统可以吞噬激活的凝血因子复合
物而发挥抗凝作用。体液抗凝是以抗凝因子的形式存在于血浆中,直接对抗凝血因子的活性,机体活性较
强的体液抗凝系统有:

(1) 抗凝血酶(AT)系统:包括 AT 和肝素,属于丝氨酸蛋白酶抑制剂,可抑制具有丝氨酸蛋白酶活性
的凝血因子,以 FⅩa 和凝血酶最为重要(图 6-13-2)。AT 为一单链糖蛋白,含 432 个氨基酸残基,其 385 位
的精氨酸残基可与丝氨酸蛋白酶特异性结合而抑制其活性;其 N 末端为一赖氨酸残基,可与肝素特异性结
合。当赖氨酸残基与肝素特异性结合后,AT 分子构型发生改变,其 385 位的精氨酸残基暴露,可使 AT 抗
凝活性增强 2000 倍。故 AT 的抗凝活性有赖于肝素的存在,而肝素是通过 AT 而发挥抗凝活性的。某些肿
瘤细胞可分泌类肝素样物质,导致机体出血,而遗传性 AT 缺陷症可导致血栓形成。

(2) 蛋白 C(PC)系统:包括 PC、蛋白 S(PS)、血栓调节蛋白(TM)、内皮细胞蛋白 C 受体(EPCR)、活化
的 PC 抑制物(APCI)等。TM 与 EPCR 为内皮细胞膜上的两种结构蛋白,其中 TM 为凝血酶的受体,EPCR

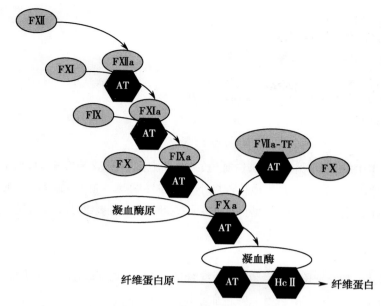

图 6-13-2　抗凝血酶调控凝血的示意图

AT. 抗凝血酶系统；FXⅡ. 凝血因子XⅡ；FXI. 凝血因子XI；FIX. 凝血因子IX；FX. 凝血因子X；TF. 组织因子。

为 PC 的受体，二者分别将凝血酶和 PC 结合于内皮细胞膜表面，形成 1:1 复合物，使 PC 被凝血酶裂解而活化（APC），APC 通过灭活 FVa 和 FⅧ而发挥抗凝活性，PS 为 PC 的辅因子，可提高 APC 的活性，遗传性 PC 或 PS 缺陷症可导致血栓形成。

（3）组织因子途径抑制物（TFPI）：是血管内皮细胞分泌的一种热稳定糖蛋白，可通过抑制 TF-FⅦa 复合物而发挥抗血栓活性。遗传性 TFPI 缺陷可导致血栓形成。

**（四）纤维蛋白溶解机制**

机体除有完善的凝血与抗凝血机制外，还有纤维蛋白溶解系统，其功能为溶解已形成的血栓。纤溶系统功能亢进可导致出血，反之则导致血栓形成。与凝血系统类似，纤溶系统也是由一系列相继激活的酶系统组成，其主要成分为纤溶酶原及其激活物。后者包括激肽系统、组织纤溶酶原激活物（t-PA）和双链尿激酶（tcu-PA）。最近的研究发现一些物质参与机体纤溶系统的调节，包括纤溶酶原激活物抑制物（PAI）和纤溶酶相关抑制物（PI）。前者主要抑制 t-PA 和 tcu-PA，其活性最强的为 PAI-1；后者主要抑制纤溶酶的活性，包括 α1-抗胰蛋白酶、α2-巨球蛋白、富组胺酸糖蛋白（HRGP）等。上述抑制物的增多均可导致血栓形成。

纤溶系统的激活有两条途径。①内源途径：与内源性凝血途径的启动密切相关，FXⅡa 激活 FXI 的同时，也激活了激肽释放酶，进而激活纤溶酶原。FXⅡa 启动的内源性凝血途径可有旁路替代（组织因子），而其激活的纤溶系统却无替代途径，故 FXⅡ遗传性缺陷（Hagemen 病）主要表现为血栓形成，很少表现为出血。②外源性途径：当血管内皮细胞及组织受损时，表达和释放 t-PA 或 tcu-PA，进而激活纤溶酶原。

纤维蛋白原、纤维蛋白单体、纤维蛋白聚合体均可被纤溶酶降解成小分子肽段，主要有 A 肽、B 肽、C 肽、D 肽、E 肽、X 肽、Y 肽等，统称为纤维蛋白降解产物（FDP）。当纤维蛋白聚合体降解时可产生 DY、YY、DXD、DE 等分子复合物，其中含两个 D 肽段的复合物称为 D-二聚体。D-二聚体是继发性纤溶的分子标记物。

## 二、分类

根据病因与发生机制不同，止血功能障碍与血栓性疾病分类如下：

（一）血管壁异常

1. 遗传性　遗传性毛细血管扩张症。

2. 代谢性　维生素 C 缺乏症、烟酸缺乏症等。

3. 变应性　过敏性紫癜等。

4. 其他　单纯性紫癜、机械性紫癜、老年性紫癜等。

（二）血小板异常

1. 数量异常

（1）数量减少：①生成减少，见于再障、白血病、巨幼细胞贫血等；②寿命缩短，见于特发性血小板减少性紫癜、脾功能亢进等；③消耗过多，见于血栓性血小板减少性紫癜、弥散性血管内凝血（DIC）等。

（2）数量增多：①原发性，如原发性血小板增多症；②继发性，主要继发于慢性感染、恶性肿瘤、脾切除术后等。

2. 质量异常

（1）遗传性：①黏附功能缺陷，如巨大血小板综合征；②聚集功能缺陷，如血小板无力症、血管性血友病等；③释放功能缺陷，如血小板储存池病、灰色血小板综合征等。

（2）获得性：服用抗血小板药物、尿毒症、高球蛋白血症等。

（三）凝血机制异常

1. 内源性凝血途径异常　多为遗传性，如血友病 A（F Ⅷ缺陷）、血友病 B（F Ⅸ缺陷）、F Ⅺ缺乏症、Hagmam 病等。

2. 外源性凝血途径异常　多为获得性，F Ⅶ为维生素 K 依赖因子，在肝脏合成，在慢性肝病、维生素 K 缺乏、口服抗凝剂、敌鼠钠中毒等情况下 F Ⅶ合成障碍，导致机体出血，同属于维生素 K 依赖因子的还有 F Ⅱ、F Ⅸ、F Ⅹ等，故外源性凝血途径异常往往为复合凝血因子缺陷，但也有遗传性单因子缺陷者。

3. 抗凝血机制异常

（1）抗凝功能亢进：多为获得性，主要表现为出血倾向，如肝素治疗期间、恶性肿瘤细胞分泌类肝素样物质、系统性红斑狼疮患者产生的狼疮样抗凝物质等。

（2）抗凝功能低下：多为遗传性，主要表现为血栓形成倾向，如 AT 缺陷症、蛋白 C 缺陷症、蛋白 S 缺陷症等。

（四）纤溶机制异常

1. 纤溶功能亢进　多为获得性，主要表现为出血倾向，如严重肝功能受损、大面积组织挤压伤、DIC 纤溶亢进期、溶栓治疗期间等。

2. 纤溶功能低下　多为遗传性，主要表现为血栓倾向，如高 HRGP 血症、高 PAI-1 血症等，还见于抗纤溶治疗期间。

# 三、临床表现

（一）出血倾向

依其止血功能缺陷的类型不同，其出血特点有所差异，血管壁功能缺陷、血小板异常以皮肤黏膜自发性出血为主，如皮肤出血点或紫癜、牙龈出血、鼻出血、女性月经量多等。凝血功能缺陷所致的出血主要表现为外伤后出血不止，或者深部肌肉血肿、关节腔出血等，如表现为皮下出血，往往为大面积的淤血斑，如血友病的出血。

（二）血栓倾向

凝血与抗凝血功能缺陷所致的血栓以静脉系统血栓为主，尤其是深静脉血栓形成，亦可表现为微血管内血栓或动脉系统血栓。

## （三）出血与血栓并存

如 DIC、血栓性血小板减少性紫癜、原发性出血性血小板增多症等。

# 四、实验室诊断

止血功能障碍与血栓性疾病的诊断有赖于实验室检查，与其有关的实验室检查项目繁多，临床上遇到出血或血栓倾向的患者，应按照先易后难、先普通后特殊的原则，逐层深入地进行程序性诊断试验。

## （一）筛选试验

见表 6-13-1。

表 6-13-1 止血功能障碍性疾病诊断性筛选试验

| 试验项目 | 血管壁异常 | 血小板异常 | 内源性凝血功能异常 | 外源性凝血功能异常 | 纤维蛋白生成障碍 |
|---|---|---|---|---|---|
| 出血时间 | 正常/延长 | 延长 | 正常 | 正常 | 正常 |
| 毛细血管脆性试验 | 阴性/阳性 | 阳性 | 正常 | 正常 | 正常 |
| 血小板计数 | 正常 | 正常/减少 | 正常 | 正常 | 正常 |
| 血块回缩试验 | 正常 | 不良 | 正常 | 正常 | 正常 |
| 活化部分凝血活酶时间 | 正常 | 正常 | 延长 | 正常 | 正常/延长 |
| 凝血酶原时间 | 正常 | 正常 | 正常/延长 | 延长 | 正常/延长 |
| 凝血酶时间 | 正常 | 正常 | 正常 | 正常 | 延长 |

## （二）确诊试验

1. 出血时间延长、毛细血管脆性试验阳性　提示血管壁功能异常或血小板异常，而血小板计数、血块收缩试验均正常者提示血管壁功能异常，可进一步作毛细血管镜检查、血 vWF 及 TM 测定等；若血小板计数减少，可进一步作骨髓巨核细胞计数、血小板表面相关抗体效价测定、血小板寿命测定等；血小板计数正常而血块收缩不良者可进一步作血小板功能测定，有关血小板功能的检测项目有：

（1）血小板形态观察：巨大血小板综合征时血小板体积增大，血小板无力症时血小板散在分布，无成簇现象。

（2）血小板黏附试验：黏附率降低见于巨大血小板综合征、血管性血友病等。

（3）血小板聚集试验：血小板无力症时 ADP、肾上腺素、胶原均不能诱发血小板聚集；血管性血友病患者以上三项诱发的聚集功能正常，而瑞斯托霉素诱导的聚集功能低下；血小板储存池病和灰色血小板综合征时血小板的释放功能障碍，因此血小板的 I 期聚集功能正常而 II 期聚集功能缺陷。

（4）其他：利用放免技术或单克隆抗体技术直接测定血小板膜糖蛋白 I b、II b/ III a 复合物的含量，以及血浆 vWF 含量及活性测定等。

2. 出血时间及毛细血管脆性试验正常而有关凝血试验指标异常。

（1）凝血时间（CT）、活化部分凝血活酶时间（APTT）延长：提示内源性凝血途径异常，见于血友病、F XI 缺乏症等，可用活化部分凝血活酶时间纠正试验鉴别之，见表 6-13-2。

表 6-13-2 活化部分凝血活酶时间纠正试验

| 替代血浆 | 血友病 A | 血友病 B | F XI 缺乏 |
|---|---|---|---|
| 患者血浆 | 延长 | 延长 | 延长 |
| 患者血浆 + 乏 F VIII 血浆[1] | 不纠正 | 纠正 | 纠正 |
| 患者血浆 + 乏 F IX 血浆[2] | 纠正 | 不纠正 | 纠正 |

注：[1]已知血友病 A 患者血浆或正常血清；[2]已知血友病 B 患者血浆或硫酸钡吸附血浆。

（2）血浆凝血酶原时间（PT）延长：提示外源性凝血途径异常，往往为复合凝血因子缺陷，见于慢性肝病、维生素 K 缺乏、口服抗凝药治疗期间、敌鼠钠中毒等。

（3）凝血酶时间（TT）延长：见于血浆抗凝物质增多或纤维蛋白原异常，可用甲苯胺蓝纠正试验鉴别之。加入甲苯胺蓝能纠正者为血浆抗凝物质增多，不能纠正者提示纤维蛋白原异常。

（4）APTT、PT、TT 缩短：提示血浆高凝状态，见于 DIC 高凝期、妊高征及易栓症患者。

（5）其他：可用放免法、发色底物法等直接检测各种凝血、抗凝血因子活性及抗原量。

3. 抗凝指标的检测　临床上遇到反复发作的、有家族倾向的深静脉血栓形成患者，或者 40 岁以下发病的心脑血管疾病患者应检测血浆的抗凝指标，如血浆 AT、PC、PS、PAI-1 的活性及其抗原量测定等。

## 五、防治

止血功能障碍与血栓性疾病的防治措施包括病因学防治、自我防护、对症及替代治疗四个方面，将在以后相关章节详述。

# 第二节　过敏性紫癜

过敏性紫癜（Henoch-Schönlein purpura，HSP）是一种常见的血管变态反应性出血性疾病。多急性起病，在起病前 1~3 周常有上呼吸道感染史。始发症状以皮肤紫癜为主，少数病例以腹痛、肾脏症状首先出现。本病多见于青少年，男性发病略多于女性，春、秋季发病较多，临床以对称分布、下肢为多、分批出现的皮肤紫癜为其主要特征，其病情程度以轻、中度为多，可伴关节、胃肠和肾脏等的一个或多个脏器联合受损，少数病变还可累及眼部、脑及脑膜血管。过敏性紫癜肾炎（HSPN）是指 HSP 引起的肾实质损害，30%~50% 的HSP 患儿发生肾脏损伤，其好发年龄为 6~10 岁，HSPN 大多预后良好，但约 15% 的患儿会有持续性肾损害，约 8% 的患儿发展到肾衰竭，而成为 HSP 的预后不良因素，故应引起高度重视。

## 一、病因和发病机制

### （一）病因

本病的直接病因往往很难确定，但发病前多有呼吸道感染。一般认为，本病起因于黏膜免疫系统的高反应性。其有关因素有外在因素和遗传易感性。

1. 外在因素

（1）感染：占 HSP 发病诱因的 33%~60%，以感染嗜血杆菌、金黄色葡萄球菌、溶血性链球菌及螺杆菌为主；此外还有铜绿假单胞菌、肺炎球菌、肠球菌、肠杆菌、水痘病毒、乙肝病毒感染。真菌感染亦可能与该病发病有关。近年研究表明，幽门螺杆菌（Hp）感染在 HSP 发病中是一个危险因素。人类细小病毒 B19 感染也与 HSP 密切相关。

（2）食物：约 20% 的患者有食入鱼、虾、肉等异体动物蛋白和某些药物的过敏史。另外，寄生虫、毒素、昆虫叮咬、花粉和大气粉尘等因素也可能诱发 HSP。

（3）药物：抗生素（青霉素、链霉素、红霉素、氯霉素）、磺胺类、异烟肼、解热镇痛药等可诱发本病。药物所致的 HSP 约占 3.36%，药源性 HSP 的发病机制有速发型变态反应和抗原抗体复合物反应两种。近年有报道接种乙肝疫苗、麻疹疫苗、麻疹-风疹联合减毒活疫苗、脑膜炎球菌多糖疫苗等后患 HSP 的病例，其原因可能为疫苗作为一种致敏因素，使具有敏感体质的机体产生较强的变态反应，引起一系列损伤。

2. 遗传因素　机体本身的某些遗传因素可能与 HSP 发病有关，HSP 与人类白细胞抗原（HLA）的关系密切，HSP 的易感基因可能位于 *HLA* 基因区内或与 *HLA* 基因相连锁。随着人类 *HLA* 区域全部基因序列测定及基因图谱绘制的完成，已发现该区 39.8% 基因与免疫系统有关，使人们更加确信 *HLA* 基因直接或间接参与了 HSP 的发生。

### （二）发病机制

基本病理改变是毛细血管炎及小动脉壁纤维素样坏死，血管周围浆液渗出及炎细胞浸润，可能有：

1. 速发型变态反应　变应原进入机体与蛋白结合成抗原，刺激抗体形成，产生 IgE，后者为一种亲细胞抗体，以其 FC 分段与肥大细胞和嗜碱性粒细胞表面的受体相结合，而以其 Fab 分段与抗原相结合。当变应原再次入侵机体时，即与肥大细胞上的 IgE 结合，激发了细胞内一系列酶反应，释放组胺和慢反应物质（SRS-A）。此外，变应原与 IgE 结合后，不仅可使 $\alpha_2$ 球蛋白释放缓激肽，也能刺激副交感神经兴奋，释放乙酰胆碱。组织胺、SRS-A、缓激肽和乙酰胆碱等，作用于血管平滑肌，引起小动脉及毛细血管扩张，通透性增加，进而导致出血。

2. 抗原-抗体复合物反应　变应原刺激浆细胞产生 IgG（也可产生 IgA 和 IgM），后者与相应抗原在血流中结合成小分子可溶性抗原-抗体复合物，能在血流中长期存在，促使血小板和嗜碱性粒细胞释放组胺和 5-羟色胺。复合物沉积在血管壁和肾小球基底膜上并激活补体，其 C3a、C5a 可吸引中性粒细胞，对复合物进行吞噬，并释放溶酶体酶类物质，引起血管炎症及组织损伤。抗原-抗体复合物也可刺激肥大细胞和嗜碱性粒细胞，促其释放血管活性物质，使血管通透性增加，引起局部水肿和出血。

## 二、临床表现

### （一）一般症状

多数患者于发病前 1~2 周有上呼吸道感染史及症状。

### （二）皮肤表现

典型皮疹为棕红色针尖样皮疹，突出于皮肤，大小不等，压之不褪色，单独或互相融合，对称性分布，以四肢伸侧及臀部多见，很少侵犯躯干，可伴有痒感或疼痛，成批出现，由于出血时间不同，呈鲜红、紫、紫红、黄色、褐色等多样，消退后可遗有色素沉着。除紫癜外，还可并发荨麻疹、血管神经性水肿、多形性红斑或溃疡坏死等。偶尔口腔黏膜或眼结合膜也可出现紫癜。

### （三）关节表现

关节可有轻微疼痛到明显的红、肿、痛及活动障碍。病变常累及大关节，以膝、踝、肘、腕关节周围病变等关节多见，可呈游走性，常易误诊为"风湿病"。可反复发作，不遗留关节畸形。

### （四）腹部表现

腹痛常见，多呈绞痛，是由于血液外渗入肠壁所致。以脐及右下腹痛明显，亦可遍及全腹，但一般无腹肌紧张，压痛较轻，伴有恶心、呕吐、腹泻与黑粪。因肠道不规则蠕动导致肠套叠，可扪及包块，多见于儿童。偶可发生肠穿孔。如不伴有皮肤紫癜，常易误诊为"急腹症"。

### （五）肾脏表现

肾炎是本病最常见的并发症，轻重不一，发生率在 12%~65%。一般于紫癜出现后 1~8 周发生，有的仅为短暂血尿，有的很快进展为肾衰竭，但少见。主要表现为血尿、蛋白尿、管型尿、水肿及高血压等急性肾小球肾炎表现，少数可为慢性肾炎、肾病综合征、个别病例可转入慢性肾衰竭。

皮肤、关节、腹部、肾脏四型可单独存在，两种以上合并存在时称为混合型。

### （六）其他

少数患者出现紫癜后，病变累及脑膜血管，表现为头痛、呕吐、谵妄、抽搐、瘫痪和昏迷等；亦可累及呼吸系统，表现为咯血、哮喘、胸膜炎、肺炎等。

## 三、实验室检查

1. 血象　白细胞计数可增加，嗜酸性粒细胞增加；血小板计数正常，偶有轻度减少，但 $>80\times10^9/L$。

2. 出、凝血检查　出、凝血时间正常,血块收缩良好,毛细血管脆性试验阳性。

3. 免疫学检查　血清 IgA 和 IgG 常增高,以前者明显;IgA-免疫复合物增高及 IgA 类风湿因子可阳性。

4. 尿液　可有蛋白、红细胞及管型。

5. 其他　血沉常增快,肾衰竭时可有尿素氮及肌酐增高。

## 四、诊断与鉴别诊断

根据病史及皮疹特点,诊断不困难,需与下列疾病相鉴别。

1. 单纯皮肤型　需与感染性紫癜、药物性紫癜相鉴别,后者紫癜特点为无一定好发部位,非对称,亦不分批出现。尚需与血小板减少性紫癜鉴别,后者的紫癜特点为散在小点状或片状,无融合倾向,不突出于皮表,不对称分布。

2. 关节型　需与风湿性关节炎鉴别,后者的关节红、肿、热、痛及游走性均较前者明显,且皮疹多为环形红斑或多形性红斑。

3. 腹型　需与急腹症鉴别,后者有腹部肌肉紧张,压痛明显,体温升高,甚至出现中毒性休克,白细胞明显增加。但须注意过敏性紫癜也可有肠套叠及肠穿孔。

4. 肾型　需与肾小球肾炎鉴别,两者临床表现及实验室检查无法区别,但后者无皮肤紫癜。

## 五、治疗

目前,采用的是以非糖皮质激素为主的分层、分阶段的综合治疗方案。经过十余年的临床验证,以非糖皮质激素为主的分层、分阶段治疗方式,减少了 HSP 患者的复发率,继而减少了 HSPN 发生的概率,提高了 HSP 患儿的生活质量。而中西药结合治疗 HSP 是综合治疗方案中的重要组成部分。该方案的具体治疗措施:消除病因、避免接触可疑的食物和药物,在控制感染和对症治疗的同时,采用包括抗凝、扩血管、$H_2$ 受体拮抗剂和具有清热、祛风、除湿和活血解毒中药。如病情较重,可联合糖皮质激素治疗。一般疗程为 1~4 周。在取得近期临床疗效后,继续以非糖皮质激素的、非抗过敏剂为主的 4~12 周巩固治疗。健康的生活方式和饮食调节是取得长期疗效和避免复发的关键。

1. 一般治疗　消除致病因素,避免劳累和接触可疑的食物和药物是首要前提。由于饮食不当常是本病的紫癜和腹痛反复发作的原因之一,应禁食鱼虾、蛋及刺激性物质等,食用易于消化的食物,待皮疹及消化道症状明显减轻或消失后再逐步增加其他食物。防治感染,清除局部病灶(如扁桃体炎、胃炎等),适当地给予青霉素类或头孢类抗生素以控制感染,或驱除肠道寄生虫等,急性期要绝对卧床休息以减少复发和 HSPN 的发生。一旦出现肾损害时,应给予相应治疗。

2. 对症治疗　可常规给予保护血管的完整性及降低毛细血管通透性(如常规剂量的维生素 C、维生素 E 和芦丁)的药物。有荨麻疹或血管神经性水肿时,应用抗组胺药物和钙剂;有腹痛时应用解痉药物;消化道出血时,可给予胃黏膜保护剂。

3. 非抗过敏剂治疗

(1) 山莨菪碱(654-2)和 $H_2$ 受体拮抗剂西咪替丁(甲氰咪胍):山莨菪碱(654-2)0.3~0.5mg/(kg·d)口服或肌内注射。多用于腹部症状明显时对症应用。西咪替丁注射液 20~40mg/(kg·d),静脉滴注,疗程 1~2 周,随后改为西咪替丁片 15~20mg/(kg·d)分三次序贯口服持续 4~12 周。

(2) 血小板抑制剂与血管扩张剂:血小板抑制剂双嘧达莫片(潘生丁)5~10mg/(kg·d),4~12 周分三次口服。抗凝剂肝素 1mg/(kg·d),14d 为 1 个疗程。钙通道阻滞剂(硝苯地平)和血管紧张素转换酶抑制剂(ACEI)在本病中也有使用。钙通道阻滞剂能阻止 $Ca^{2+}$ 进入肾上腺素能神经末梢,抑制儿茶酚胺释放,使前列环素($PGI_2$)、血栓素 $A_2$($TXA_2$)达到平衡;作用于血管壁,抑制 $Ca^{2+}$ 内流,抑制血管活性物质及其降解产物引起的血管收缩,减少血管损伤,抑制血小板聚集。ACEI 常用药物为卡托普利;ARB 常用药为氯沙坦,但已有严重肾衰竭的患者不宜使用,请遵医嘱。

4. 糖皮质激素和免疫抑制剂

（1）糖皮质激素如地塞米松、阿赛松和泼尼松等,因此类药物不能预防肾损害的发生,也不能影响预后,病情处于轻、中度的多数患者可不用此类药物,一般用于急性期的腹痛,或肠道出血,或关节痛明显,或肾损害较重(如大量蛋白尿)者。泼尼松[1.0mg/(kg·d)]或阿赛松[2~3mg/(kg·d)],每日一次口服;地塞米松[0.3~0.5mg/(kg·d)],口服或静脉滴注;或甲基泼尼松龙[5~10mg/(kg·d)],静脉滴注。疗程和用药剂量请遵医嘱。

（2）免疫抑制剂如环磷酰胺(CTX)、环孢素A(CsA)和霉酚酸酯(MMF)等,一般在糖皮质激素疗效不佳或重症HSP、急进性肾炎时选用。

（3）具有免疫抑制作用的中药提纯制剂,如雷公藤总苷片和火把花根片。雷公藤总苷片1~1.5mg/(kg·d),分3次,口服。火把花根片,3~5片/d,每日3次,口服。儿童酌减。

（4）具有类激素样作用的中药,如甘草提纯制剂:甘利欣注射液2.5mg/(kg·d),1~2周静脉滴注;或苷灵安注射液5mg/(kg·d),1~2周静脉滴注。

## 六、结语

以非糖皮质激素为主的分层、分阶段综合疗法治疗HSP,已成为治疗HSP的临床常规。该疗法改变了以糖皮质激素为主的治疗模式,可以减少糖皮质激素引起的不良反应发生的机会,减轻了患儿家长的经济负担和社会医疗保险的经费支出。其一年内低于20%的复发率可以降低罹患HSPN的发生概率,改善了患者的生活质量,使多数HSP患者受益。

理论与实践
---

### 单纯性紫癜

单纯性紫癜(simple purpura)是一种原因不明的血管性出血性疾病,临床上常具备以下特点:①多见于生育期妇女;②紫癜局限于四肢,尤其是下肢及臀部;③常于月经期加重;④病情呈良性经过,无须特殊治疗;⑤毛细血管脆性试验阳性,但血小板计数、血小板功能及凝血功能指标检测正常;⑥部分患者有家族史。由于本病常见于生育期妇女,且于月经期加重,故认为可能与雌激素水平增高有关。

# 第三节　特发性血小板减少性紫癜

特发性血小板减少性紫癜(idiopathic thrombocytopenic purpura,ITP)又称免疫性血小板减少性紫癜(immune thrombocytopenia),是由于机体的免疫功能紊乱,产生抗自身血小板抗体或血小板相关抗体,导致血小板寿命缩短,过度破坏以及生成障碍,造成血小板数目减少,从而引起出血症状。临床上依其起病急缓,病程长短分为急性型和慢性型。

## 一、病因与发病机制

病因尚不十分清楚,急性型与病毒感染有关,慢性型与机体免疫功能紊乱有关。

### （一）血小板相关抗体

约80%以上ITP患者血小板表面可以检测到抗体或补体,称之为血小板相关抗体或血小板相关补体(PAIg或PAC3),其中多为IgG,少数为IgM。脾脏是产生PAIg的主要场所,目前认为PAIg至少有两种:①病毒抗原刺激机体产生相应的抗病毒抗体,吸附于血小板表面;或病毒成分改变了血小板的抗原性,刺激机体产生相应的抗体。这种抗体并非真正的抗血小板抗体。急性 ITP 发病与此有关。②机体免疫监视功能紊乱,对自身血小板的抗原识别能力下降,产生抗自身血小板抗体,这才是真正的抗血小板抗体。慢性 ITP 发病大多与此有关。

### （二）血小板的破坏

血小板破坏的方式有两种:

1. 病毒抗原与相应抗体结合形成抗原-抗体复合物,其 Fc 段暴露,与血小板膜上的 Fc 受体结合,激活补体系统,造成血小板在循环血中破坏,急性 ITP 的发病与此有关。

2. 抗血小板抗体与血小板膜的相关抗原结合,其 Fc 段暴露,与巨噬细胞膜上的 Fc 受体结合,导致血小板被吞噬破坏,慢性 ITP 的发病与此有关。脾脏是慢性 ITP 患者血小板破坏的主要场所,其次为肝、骨髓的单核巨噬细胞系统。

### （三）巨核细胞成熟障碍

巨核细胞是产生血小板的前体细胞,与血小板具有共同的抗原性,因此抗血小板抗体亦可作用于骨髓中的巨核细胞,使其成熟障碍,或其产生的血小板发生原位破坏。

### （四）其他

慢性 ITP 多见于生育年龄妇女,妊娠可以使其病情加重,或使已缓解的 ITP 复发,推测可能与雌激素水平增高有关,亦有人证实雌激素可以促进巨噬细胞的吞噬功能及抑制血小板的生成。

## 二、临床表现

ITP 主要表现为出血,以皮肤黏膜出血为主,亦可表现为内脏出血,甚或颅内出血,但深部肌肉血肿和关节腔出血罕见。根据其起病情况、临床表现、病情发展与演变过程把其分为:

1. 新诊断的 ITP　指诊断 3 个月以内的 ITP 患者。

2. 持续性 ITP　指诊断 3~12 个月的 ITP 患者。

3. 慢性 ITP　指血小板减少持续超过 12 个月的所有患者。

4. 难治性 ITP　指满足以下所有三个条件的患者:①脾切除后无效或者复发;②需要(包括小剂量肾上腺皮质激素及其他治疗)治疗以降低出血的危险;③除外其他引起血小板减少症的原因,确诊为 ITP。

5. 重症 ITP　血小板计数低于 $10×10^9/L$,显著的皮肤黏膜多部位出血和/或内脏出血。

## 三、诊断

2009 年 4 月中华医学会血液学分会止血与血栓学组召集的"ITP 诊断治疗专家共识会"中 ITP 诊断标准如下:

1. 至少 2 次化验血小板计数减少,血细胞形态无异常。

2. 脾脏一般不增大。

3. 骨髓检查　巨核细胞数增多或正常、有成熟障碍。

4. 须排除其他继发性血小板减少症,如:假性血小板减少、先天性血小板减少、自身免疫性疾病、甲状腺疾病、药物诱导的血小板减少、同种免疫性血小板减少、淋巴系统增殖性疾病、骨髓增生异常(再生障碍性贫血和骨髓增生异常综合征等)、恶性血液病、慢性肝病脾功能亢进、血小板消耗性减少、妊娠血小板减少以及感染等所致的继发性血小板减少。

5. 诊断 ITP 的特殊实验室检查

（1）血小板膜抗原特异性自身抗体检测（monoclonal antibody immobilization of platelet antigen assay, MAIPA）:检测抗原特异性自身抗体的特异性高,可以鉴别免疫性与非免疫性血小板减少,有助于 ITP 的诊断。主要应用于下述情况:骨髓衰竭合并免疫性血小板减少;一线及二线治疗无效的ITP患者;药物性血小板减少;复杂的疾病(罕见)如单克隆丙种球蛋白血症和获得性自身抗体介导的血小板无力症。但该试验不能鉴别特发性血小板减少与继发性免疫性血小板减少。试验方法尚待标准化。

（2）血小板生成素（TPO）:不作为ITP的常规检测,对诊断复杂原因引起的血小板减少的诊断可能有所帮助,可以鉴别血小板生成减少（TPO水平升高）和血小板破坏增加,从而有助于鉴别ITP与不典型再障或低增生性MDS。

## 四、治疗

对于出血症状重者应卧床休息,防止外伤,避免应用抗血小板药物。关于慢性ITP,治疗目的是缓解出血症状,而非使血小板计数达到正常。一般要求出血症状控制,血小板达 $50×10^9/L$ 以上,而药物的副作用最小为好。常用的诊断及治疗流程见图6-13-3。

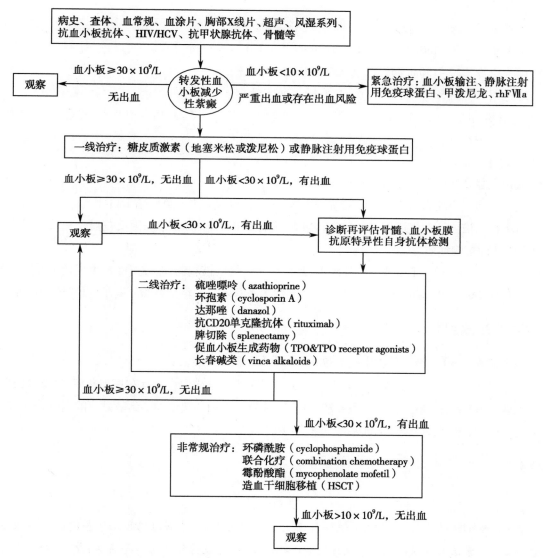

图6-13-3　成人特发性血小板减少性紫癜诊断及治疗流程图

### （一）糖皮质激素

为本病的首选药,对急性ITP和慢性ITP急性发作的出血症状均有一定的疗效,急性ITP缓解率可达90%以上,慢性ITP近期有效率约50%。

1. 作用机制　①抑制血小板抗体的形成和巨噬细胞的吞噬功能,减少血小板的破坏;②刺激骨髓巨核细胞发育成熟;③增强血管致密度,缓解出血症状。

2. 用法　泼尼松,儿童患者 1～1.5mg/(kg·d),成人 45～60mg/d,分次口服,有效者用药 1～2 周血小板开始上升,4～6 周可达正常水平,用药 6 周以上血小板计数无改善者应视为无效,应逐渐停药换用其他治疗措施。血小板达到正常水平应逐渐减为最小剂量 5～10mg/d,维持 3～6 个月。对于慢性 ITP,血小板计数达 50×10⁹/L 以上即应逐渐减量,决不能为追求血小板达到所谓的"正常"而无限制地加大用量或延长给药时间。用药期间要注意其副作用的发生。

**（二）脾切除**

慢性 ITP 糖皮质激素治疗失败者脾切除有效率可达 70% 以上。

**（三）细胞毒类免疫抑制剂**

糖皮质激素和脾切除治疗失败的患者,可加用细胞毒类免疫抑制剂,其有效率约 50%。通常与激素合用,较常用的药物有:

1. 长春新碱　1mg,慢速静脉滴注,维持 6～8h,每周一次。

2. 环磷酰胺　50～150mg/d,分次口服或静脉注射。4～6 周一个疗程。

3. 硫唑嘌呤　50～150mg/d,分次口服,4～6 周一个疗程。

4. 环孢素 A　3～5mg/d,分次口服,4～6 周一个疗程。

注意:用药期间应定时检查血象、骨髓象,发现有骨髓抑制迹象时,应及时停药,严重者应给予 G-CSF 或 GM-CSF 等治疗。

**（四）其他**

1. 大剂量静脉注射丙种球蛋白　400mg/(kg·d),共 5d。

2. 血浆置换　原理为清除了体内的抗血小板抗体,特点同大剂量免疫球蛋白疗法。

3. 血小板悬液输注　仅适用于抢救危重患者,慢性 ITP 不宜常规应用,因反复血小板输注可产生抗同种血小板抗体而影响疗效。

4. 达那唑　为一种人工合成的雄性激素,其雄性化作用已被减弱,原理可能与免疫调节及抗雌激素作用有关。用法 300～600mg/d,疗程 3～6 个月,约半数患者有效。副作用有胎儿畸形、肝功能损害等。

## 五、ITP 的疗效判断

1. 完全缓解（CR）　治疗后血小板计数 ≥100×10⁹/L 且没有出血。

2. 有效（R）　治疗后血小板计数 ≥30×10⁹/L 并且至少比基础血小板计数增加两倍,且没有出血。

3. 无效（NR）　治疗后血小板计数 < 30×10⁹/L,或者血小板计数增加不到基础值的两倍,或者有出血。

在定义 CR 或 R 时,应至少检测两次,其间至少间隔 7d。

**相关链接**

### 难治性 ITP

关于难治性 ITP 的诊断,国内尚无统一标准。复习国内文献,诊断难治性 ITP 应同时具备以下 4 条:①足量糖皮质激素治疗 6 周以上,和/或脾切除治疗无效,或疗效持续不足 3 个月者;②病程>6 个月;③有明显出血倾向和/或血小板计数<10×10⁹/L;④排除纯巨核细胞再障、MDS、系统性红斑狼疮、淋巴细胞肿瘤等继发性血小板减少。

关于难治性 ITP 的治疗,除上述 ITP 治疗措施第三、第四所列举的项目外,目前报道的方法有:

1. 抗 Rh(D) 免疫球蛋白　抗 Rh(D) 免疫球蛋白含红细胞同种抗体,可诱发轻微溶血而使单核-巨噬细胞表面的 Fc 受体封闭,从而达到升高血小板的目的。用法为 $20\sim100\mu g/(kg\cdot d)$,静脉滴注。

2. 干扰素 α(IFN-α)　IFN-α 可促进骨髓巨核细胞分化成熟,从而使血小板生成增多,同时 IFN 还可调节 B 淋巴细胞因子活性,抑制 PAIg 的形成。用法为 300 万 IU/次,皮下注射,隔天一次,共 12 次。

3. 抗 CD20 单抗(rituximab)　该抗体可使 B 细胞溶解,从而减少 PAIg 的产生。常用剂量为:$375mg/m^2$,每周一次,共 4 次。

4. 环孢素 A(CsA)或麦考酚吗乙酯(MMF)　新一代的免疫抑制剂,能强烈抑制细胞毒性 T 细胞的功能及免疫细胞表面分子的合成,对细胞免疫和体液免疫都具有很强的抑制作用。

5. 刺激巨核细胞的增生和血小板的成熟　白介素-11 和巨核细胞集落刺激因子(TPO)可刺激巨核细胞增生和血小板成熟,对难治性 ITP 具有一定的疗效。2005 年 5 月中国国家药品监督管理局批准的基因重组 TPO 用于临床,使我国成为国际上第一个临床应用 TPO 的国家。

# 第四节　血友病

血友病(hemophilia)是一组遗传性凝血活酶生成障碍性疾病,临床上主要表现为自幼发生的出血,以关节腔出血和深部肌肉血肿为主,常伴有关节畸形。依据其凝血因子缺乏的种类不同可分为 A 型(缺乏 FⅧ)和 B 型(缺乏 FⅨ)。其社会人群发病率为 $(5\sim10)/10$ 万,甲、乙两型之比为 $16:3$。

## 一、病因与发病机制

血友病是一种伴性隐性遗传病,遗传基因位于 X 染色体上,女性遗传,男性发病(图 6-13-4)。除非父母双亲均存在基因缺陷,否则女性患者十分罕见。FⅧ是由抗原基团(vWF)和活性基团(FⅧ:C)两部分组成的分子复合物。血友病实际上是 FⅧ:C 或 FⅨ合成障碍的疾病,控制 FⅧ:C 和 FⅨ合成的基因均位于 X 染色体长臂的末端,因遗传或突变导致其基因缺陷时,可造成 FⅧ:C 或 FⅨ合成障碍,导致凝血活酶生成障碍及临床上的出血倾向。

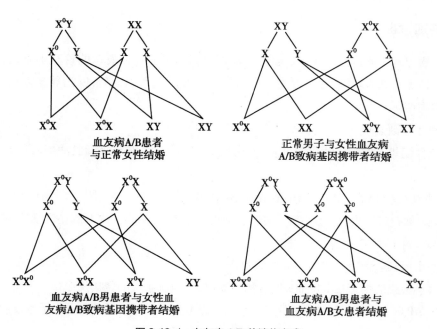

图 6-13-4　血友病 A/B 的遗传方式

## 二、临床表现

### （一）出血

血友病患者的出血多表现为轻微外伤后出血不止。其特征为：①生具有之，伴随终生；②常有诱因可查，尽管有时诱因甚为轻微；③以软组织或深部肌肉血肿为主，皮肤紫癜罕见；④关节腔出血甚为常见，尤其是负重关节。

出血症状的轻重与血友病的类型及其相关因子缺乏的程度有关，一般血友病 A 的出血程度重于血友病 B。就血友病 A 而言，根据其 FⅧ∶C 的活性将其分为重、中间、轻、亚临床型四型。

1. 重型 FⅧ∶C 的活性<1%，多于 2 岁以前发现，出血症状重，致残率高。

2. 中间型 FⅧ∶C 的活性在1%～5%，出血症状相对较轻，多于童年期以后发现，可有关节腔出血，但其程度和频度均较轻，一般不留关节畸形。

3. 轻型 FⅧ∶C 的活性在5%～25%，出血症状轻微，多于青年期以后，或于外伤、手术、拔牙时出血不止而被发现，轻型病例可胜任一般的体力劳动。

4. 亚临床型 FⅧ∶C 的活性在25%～40%，只有大手术时才发现其出血较多，通过实验室检查可确诊为本病。

### （二）出血性关节炎

重型血友病患者由于负重即可导致关节腔出血，关节滑膜受血细胞分解产物的刺激，形成无菌性炎症，导致关节面粗糙、强直，关节软骨吸收、破坏，最终融合，形成骨化关节。其中以膝、踝、髋等负重关节较为常见。

### （三）血肿压迫症状及假性肿瘤

深部组织出血易形成血肿，血肿压迫神经可导致其分布区的放射性疼痛，麻木及肌肉萎缩等；压迫血管可导致相应供血区组织的缺血坏死或淤血水肿；咽后壁及颈部的血肿压迫气管可导致呼吸困难甚者窒息死亡；血肿代谢产物局部慢性刺激引起的慢性炎症增生可形成局部肿块，称为假性肿瘤。

## 三、诊断与鉴别诊断

根据典型家族史及其遗传方式、临床表现以及实验室检查结果，血友病的诊断不难，有条件者可应用现代生物学技术检测其基因缺陷，并对血友病基因携带者及胎儿作出诊断，以指导基因治疗和优生优育。易与血友病混淆的疾病有：

### （一）遗传性 FⅪ缺乏症

属于常染色体隐性遗传病，男女均可发病，出血症状较轻，活化部分凝血活酶时间纠正试验可以鉴别之。

### （二）血管性血友病（von Willebrand disease，vWD）

为一种常染色体遗传性出血性疾病，其病理基础为 vWF 分子缺陷。vWF 的生理功能有 3 项。

（1）作为载体对 FⅧ∶C 有稳定作用。

（2）参与血小板和血管壁内皮细胞间的黏附作用。

（3）作为血小板膜的糖蛋白Ⅱb/Ⅲa 复合物的受体，参与血小板的聚集反应。

vWD 时可见 APTT 延长，FⅧ∶C 活性降低，与血友病 A 类似。但以下三点不同于血友病 A：

（1）遗传方式不同：vWD 属于常染色体遗传病，男女均可发病。

（2）出血特点不同：vWD 以皮肤黏膜为主，而关节腔出血和深部肌肉血肿相对少见。

（3）实验室特点不同：vWD 以 BT 延长为主，血小板黏附率降低，瑞斯托霉素诱导的血小板聚集功能下降,vWF 抗原量降低可以确诊。

## 四、实验室检查

1. 筛选试验　CT、APTT 延长,PT、TT 以及 BT 正常。
2. 确诊试验　活化部分凝血活酶时间纠正试验可以明确血友病的类型(见表6-13-2)。
3. 凝血因子的活性测定　FⅧ:C 或 FⅪ的活性明显降低,vWF 的抗原量正常。

## 五、治疗

### (一)一般治疗

注意自我防护,避免剧烈运动和危险作业,预防外伤发生。

### (二)补充凝血因子

是血友病患者的最重要止血措施,通常认为 FⅧ:C 的安全水平为20%以上,对于严重出血或拟行中型以上手术者,血浆 FⅧ:C 水平应保持在40%以上。

1. 制剂　常用的制剂有新鲜血浆、新鲜冰冻血浆、冷沉淀物、凝血酶原复合物、浓缩的 FⅧ、克隆化的 FⅧ等。
2. 剂量　每毫升正常人新鲜血浆中所含 FⅧ或 FⅨ的量为 1 个国际单位(IU)。每输入 1IU/kg 的 FⅧ或 FⅨ估计可提高患者 FⅧ:C 或 FⅨ的水平为2%。FⅧ:C 的血浆半衰期为8~12h,而 FⅨ为 18~30h,故 FⅧ的补充需每日两次,FⅨ每日一次即可。凝血因子补充量的计算公式为:首次输入量(IU)= 体重(kg)×所需提高的凝血因子活性(%)÷2。

### (三)药物治疗

1. 去氨加压素　本药可促进 vWF 的释放而提高 FⅧ:C 的活性,常用剂量为 16~32μg/次,每 12h 一次,快速静脉滴注,亦可分次皮下注射或鼻腔滴入。
2. 达那唑　300~600mg/d,分次口服,可提高 FⅧ:C 的活性,但发挥疗效较慢,应预防给药,对轻、中型疗效较好。
3. 糖皮质激素　可增强血管致密度而发挥止血作用,对于长期接受 FⅧ:C 治疗而产生抗 FⅧ:C 抗体者疗效更佳。
4. 抗纤溶药　通过保护已形成的纤维蛋白凝块不被溶解而发挥止血作用。

### (四)外科治疗

对于反复关节出血而致关节强直及畸形者,可在补充足量凝血因子的前提下行关节成型术或关节置换术。

## 六、预防

目前尚无根治本病的方法,预防显得尤其重要。建立遗传咨询,严格婚前检查,加强产前诊断,做好优生优育是减少血友病患病率的重要手段。

理论与实践

目前治疗血友病主要依靠输血或输注纯化的凝血因子,其费用昂贵,疗效短暂,且可引起输血反应,尤其是近年来输血相关性感染(如 HBV、HCV、HIV)的出现,给血友病的治疗带来了巨大的冲击,因此如何根治血友病的研究备受重视,理论上讲只有基因治疗可望根治血友病。人类 FⅧ:C 和 FⅨ的基因核苷酸序列均已明确,且可以人工合成,下一步研究的热点是寻找合适的载体,将人工合成的人 FⅧ:C(或 FⅨ)基因导入血友病患者的体细胞内,有效地合成 FⅧ:C(或 FⅨ),从而实现彻底治愈血友病的目标。亦有人设想将 FⅧ:C(或 FⅨ)基因导入植物细胞体内,使其有效地合成 FⅧ:C(或 FⅨ),再从植物的果实中提取、分离 FⅧ:C(或 FⅨ),用于治疗血友病患者,即所谓的生物农业工程。但以上设想的实现还需相当长的时间。

# 第五节 弥散性血管内凝血

弥散性血管内凝血(disseminated intravascular coagulation,DIC)又称为消耗性凝血病,并非独立疾病,而是多种致病因素所致的血液由高凝到消耗性低凝,进而继发纤溶亢进的复杂病理过程。临床表现为出血、微循环衰竭及栓塞等症候群,其病情凶险,如不及时恰当地处理,常危及生命。

## 一、病因与病理生理

DIC 的病理基础为机体的凝血与抗凝血功能失衡,其发生、发展可以分三期。早期血液处于高凝状态,导致广泛性微血管内纤维蛋白血栓形成;随之大量的凝血因子消耗,进入消耗性低凝期;与此同时纤溶系统大量地被激活,进入纤溶亢进期,导致临床上广泛性出血。其中血液高凝状态为其发病的关键,导致血液高凝状态的原因有:

### (一)内源性凝血系统的激活

1. 严重缺氧、休克、酸中毒等情况下血管内皮细胞广泛受损,大量的 FⅫ被激活。

2. 感染,病原微生物及其毒素可直接激活 FⅫ,亦可以损伤血管内皮细胞,间接激活 FⅫ。

3. 自身免疫性疾病、变态反应性疾病、移植物抗宿主病等血液中的免疫复合物可直接激活 FⅫ。

### (二)组织因子的释放

1. 大面积组织挤压伤。

2. 羊水栓塞、胎盘早剥、死胎滞留等病理产科。

3. 巨大血管瘤,其血管内皮细胞表达并释放过多的组织因子(TF)。

4. 恶性肿瘤中有些肿瘤细胞可分泌 TF 或表达 TF 活性,如前列腺癌、恶性血管内皮瘤等;而有些肿瘤细胞溶解可释放大量的 TF,如 $M_3$ 型白血病细胞。

5. 大面积组织坏死。

6. 急性血管内溶血。

### (三)抗凝功能缺陷

1. 细胞抗凝功能缺陷　免疫缺陷患者单核巨噬细胞的吞噬功能缺陷,其清除激活的凝血因子复合物的功能障碍,导致凝血与抗凝血功能的失衡。

2. 体液抗凝功能缺陷　遗传性或获得性抗凝功能缺陷症易发生 DIC,例如遗传性蛋白 C 缺陷、抗磷脂综合征等患者普通感冒即可诱发严重的 DIC。

以上因素只是理论上的划分,实际上 DIC 发病机制错综复杂,常是综合因素作用的结果。DIC 的分期也不绝对,往往各期的病理状态交叉存在,临床上很难截然分开。

## 二、临床表现

DIC 的表现因其原发病、分类和分期不同而有较大差异,其主要表现可以归类为出血、休克、栓塞和机械性溶血四大症候群。

### (一)出血

发生率达 95% 以上,尤其是急性发病者,其特点为自发性、多部位的渗血,以皮肤、黏膜、伤口、穿刺部位最为常见,亦可表现为呕血、尿血、便血甚或颅内出血,血在体外不易凝固。出血的程度与 DIC 的发展速度及程度有关,一般起病越急,发展速度越快,出血症状越重。

### （二）微循环衰竭

发生率约35%,表现为肢体冰冷、发绀、休克等,血压下降与出血量不符,并且较早出现少尿、呼吸困难、意识障碍等肾、肺、脑脏器功能衰竭的表现。

### （三）微血管栓塞

发生率约25%,分布广泛,可发生于皮肤、黏膜等表浅部位,表现为局灶性或斑块状缺血性坏死及溃疡。亦可发生于深部脏器,常见于肾、肺、脑等脏器,表现为急性肾衰竭、ARDS、意识障碍等。起病较缓、发展较慢者栓塞症状比较突出。

### （四）微血管病性溶血

发生率约10%,为红细胞通过微血栓阻塞的毛细血管,受到机械性擦伤所致,表现为不同程度的贫血及黄疸,显微镜下可见到较多的破碎红细胞。

## 三、诊断

DIC 的诊断涉及临床症状、体征及实验室检查,由于症状、体征缺乏特异性,其中许多与基础疾病的表现重叠,因此 DIC 的诊断对实验室的依赖性比较强。第七届全国血栓与止血学术研讨会拟订 DIC 诊断标准如下:

### （一）临床标准

1. 存在一种以上易致 DIC 的基础疾病,如感染、病理产科、恶性肿瘤、大型手术及创伤等。

2. 有下列两项以上的临床表现:①多发性出血倾向;②不宜用原发病解释的微循环衰竭或休克;③广泛性皮肤黏膜栓塞、灶性缺血性坏死、脱落或溃疡形成,或不明原因的肺、肾、脑等器官功能衰竭;④抗凝治疗有效。

### （二）实验室标准

同时具备下列 8 项中的 3 项:

1. 血小板计数$<100\times10^9/L$ 或进行性下降(白血病、肝病时$<50\times10^9/L$),或者下述两项以上的血小板活化产物水平增高:①β 血小板球蛋白(β-TG);②血小板第 4 因子(PF4);③血栓烷 B2(TXB2);④血小板颗粒膜蛋白(DMP-140)。

2. 血浆纤维蛋白原含量$<1.5g/L$ 或呈进行性下降,或$>4.0g/L$(肝病$<1.0g/L$,白血病或其他恶性肿瘤$<1.8g/L$)。

3. 3P 试验阳性,或血浆 FDP$>20mg/L$(肝病$>60mg$),D-二聚体水平增高(阳性)。

4. PT 延长 3s 以上(肝病延长 5s 以上)。

5. 纤溶酶原含量及活性降低。

6. 血浆 AT 活性$<60\%$(不适用于肝病),或 PC 活性降低。

7. FⅧ:C 活性$<50\%$(肝病必备)。

8. 血浆内皮素-1(ET-1)含量$>80ng/L$,或血栓调节蛋白(TM)增高。

## 四、鉴别诊断

DIC 易与血栓性血小板减少性紫癜(thrombotic thrombocytopenic purpura,TTP)相混淆,其鉴别见表 6-13-3。

表 6-13-3 弥散性血管内凝血与血栓性血小板减少性紫癜的鉴别要点

| 项目 | 弥散性血管内凝血 | 血栓性血小板减少性紫癜 |
|---|---|---|
| 起病及病程 | 多数起病急骤，病程短 | 可急可缓，病程相对较长 |
| 微循环衰竭 | 多见 | 少见 |
| 黄疸 | 少见，较轻 | 多见，较重 |
| 凝血因子Ⅷ活性基团（FⅧ:C） | 降低 | 正常 |
| 蛋白C（PC）含量及活性 | 降低 | 正常 |
| 纤维蛋白肽A（FPA） | 增加 | 正常 |
| 凝血酶原碎片1+2（F1+2） | 增加 | 正常 |
| D-二聚体 | 增加 | 正常 |
| 血栓性质 | 纤维蛋白血栓为主 | 血小板血栓为主 |

## 五、治疗

### （一）基础病的治疗

如控制感染、病理产科及外伤的处理，纠正缺氧、休克及酸中毒等，对终止 DIC 的病理过程及其恶性循环非常重要。

### （二）抗凝治疗

抗凝治疗是终止 DIC 的病理过程，减轻器官功能损害，重建凝血-抗凝血平衡的重要措施。

1. 适应证　①DIC 高凝期；②血小板及血浆凝血因子急剧或进行性下降，临床上迅速出现紫癜、瘀斑或其他出血倾向者；③明显多发性栓塞现象；④顽固性休克或伴有微循环衰竭的症状和体征，常规抗休克治疗无效者；⑤消耗性低凝期补充凝血因子治疗期间。

2. 禁忌证　①手术后或其创面未经良好止血者；②肺结核或支气管扩张之咯血症状未稳定者；③蛇毒所致的 DIC；④DIC 之纤溶亢进期在未补充足量的凝血因子之前。

3. 剂型及剂量　①肝素：一般每日 15 000IU 左右，持续静脉滴注，维持 24h，连用 3~5d；②低分子量肝素：对 FXa 的抑制作用较强，抗凝作用对 AT 的依赖性小，半衰期长，出血并发症少，常用剂量为每日 75~150IU/kg，皮下注射，连用 3~5d。

4. 应用肝素的监护　肝素治疗期间应定期测定 APTT，使其延长 0.6~1.0 倍，肝素过量可用鱼精蛋白中和（1mg 鱼精蛋白可中和 100IU 肝素）。

### （三）抗血小板制剂

常与肝素同时应用，常用的制剂有：①噻氯匹定 250mg，每日 2 次，口服，连用 5~7d；②双嘧达莫 500mg/d，加入 200ml 液体内，静脉滴注，连用 3~5d；③低分子右旋糖酐 500~1000ml/d，静脉滴注，连用 3~5d；④复方丹参注射液 20~40ml，加入 150ml 液体内，静脉滴注，每日 2 次，连用 3~5d；⑤川芎嗪注射液 20~30ml，加入 200ml 液体内，静脉滴注，每日 2 次，连用 3~5d。

### （四）补充凝血因子及血小板

对于消耗性低凝期患者，已证实确实存在凝血因子和血小板严重减少，在病因和抗凝治疗基础上，可酌情应用。常用制剂有：①新鲜血浆或新鲜冰冻血浆，含有几乎全部的凝血因子，每次 400~800ml，每毫升加入肝素 10~20IU；②血小板悬液，血小板计数低于 $20×10^9/L$，疑有颅内出血者，可酌情输注血小板悬液；③纤维蛋白原，首次剂量 2.0~4.0g，静脉滴注，24h 总量 8~12g。纤维蛋白原半衰期较长，一般 3d 用药一次；④凝血酶原复合物，适用于严重肝病合并 DIC。

### （五）抗纤溶制剂

因为抗纤溶制剂有诱发及加重 DIC 之嫌，故应慎用，必要时应与肝素同用，其适应证为：①基础疾病已控制或者病因已祛除；②有明显的纤溶亢进的临床及实验室证据；③DIC 晚期继发性纤溶亢进已成为迟发性出血的主要原因。

### （六）溶栓疗法

仅适用于慢性或亚急性 DIC 以栓塞症状为主，或 DIC 晚期脏器功能明显衰竭者的患者。

### （七）其他

由免疫因素诱发的 DIC，或并发肾上腺功能不全者可酌情应用糖皮质激素；感染中毒性休克并发的 DIC，在早、中期可酌情应用莨菪类药物。

## 相关链接

### 原发性纤溶亢进症

原发性纤溶亢进症是一种以纤溶为主，不伴随血管内凝血，临床表现为严重的出血，抗纤溶治疗有效的临床综合病症。在肝脏严重受损、病理产科、泌尿生殖系统损伤或手术、恶性肿瘤、休克或溶栓治疗等情况下，纤溶酶原激活物大量进入血流或纤溶抑制物大量的消耗，造成纤溶酶原大量地被激活，纤维蛋白原溶解亢进，进而导致临床上的出血症状，纤维蛋白原含量降低，纤维蛋白降解产物明显增多，而血小板计数多正常。本症与 DIC 的主要实验室区别在于血中的 D-二聚体含量。DIC 时由于大量纤维蛋白血栓的形成，激活纤溶系统，导致纤维蛋白聚合体的溶解，故血中 D-二聚体阳性（或含量增高），而原发性纤溶亢进症血中 D-二聚体阴性（或含量正常）。

（王志国）

## 学习小结

出血性疾病是一类由于止血机制异常所致的疾病统称，在止血过程中包含一系列复杂的生理、生化反应。因此出血性疾病的诊断应遵循据病史、体格检查以及实验室检查明确病因。所以，必须掌握正常人的止血机制，通过实验室检查确定出血原因，如血管壁因素、血小板因素或者凝血及抗凝血系统因素。治疗则须根据病因选择相应的治疗。

## 复习参考题

1. 凝血系统的组成有哪些？
2. 简述出血性疾病的定义。
3. 简述血小板疾病和凝血障碍性疾病这两种出血性疾病的临床鉴别。
4. 血友病的治疗有哪些？
5. 简述 DIC 的定义及分期。

# 第十四章　干细胞移植

干细胞的研究和应用将是 21 世纪生命科学研究的主要目标之一。胚胎干细胞是迄今研究最广泛的干细胞体系，而造血干细胞则是目前研究最清楚的一种成体干细胞。造血干细胞移植在临床上已被广泛应用，并取得了巨大的社会效益和经济效益。目前，自体干细胞移植是临床干细胞治疗中最为成熟的技术之一，除自体造血干细胞移植外，还有血管干细胞移植、神经干细胞移植、皮肤干细胞移植、心肌干细胞移植和肝脏干细胞移植等新的治疗方法。

## 第一节　干细胞概述

### 一、干细胞概念

在细胞的分化过程中，细胞往往由于高度分化而完全失去了再分裂的能力，最终衰老死亡。机体在发展适应过程中为了弥补这一不足，保留了一部分未分化的原始细胞，称之为干细胞（stem cell，SC）。SC 是人体内最原始的细胞，它是人体及其组织细胞的最初来源，具有高度自我复制能力、高度增殖和多向分化潜能，即这些细胞既可以通过细胞分裂维持自身细胞群的数量，同时又可以进一步分化为各种祖细胞，进而发育为特定细胞系的成熟细胞，从而构成机体各种复杂的组织器官。

近年来，SC 的研究有两个重大的突破。一是人类胚胎干细胞在体外培养成功并建系，这为胚胎干细胞的临床应用奠定了基础。另外一个最新研究发现，成体干细胞可以横向分化为其他类型的细胞和组织，为干细胞的广泛应用提供了基础。

### 二、干细胞的分类

#### （一）按分化潜能的大小

干细胞可分为全能性干细胞、多能性干细胞和单能性干细胞三种类型。

1. 全能性干细胞　它具有形成完整个体的分化潜能。如胚胎干细胞，具有与早期胚胎细胞相似的形态特征和很强的分化能力，可以无限增殖并分化成为全身各种细胞类型，进一步形成机体的所有组织、器官。

2. 多能性干细胞 这种干细胞具有分化出多种细胞组织的潜能,但却失去了发育成完整个体的能力。如造血干细胞,由多能造血干细胞分化为定向造血干细胞、祖细胞,再到非成熟增殖血细胞和成熟非增殖血细胞。

3. 单能性干细胞(也称专能、偏能性干细胞) 这类干细胞只能向一种类型或密切相关的两种类型的细胞分化,如上皮组织基底层的干细胞、肌肉中的成肌细胞等。

### (二)根据个体发育过程

干细胞可分为胚胎干细胞和成体干细胞。

1. 胚胎干细胞(embryonic stem cell, ESC) ESC 是指胚泡期的内细胞团(inner cell mass)中分离出的尚未分化的、能在体外培养、具有发育全能性的早期胚胎细胞。ESC 具有胚胎细胞和体细胞的某些特性,既可进行体外培养、扩增、转化和制作基因突变模型等,又保留了分化成包括生殖细胞在内的各种组织细胞的能力。因此,ESC 具有无限增殖、自我更新和多向分化的潜能。随着干细胞生物学研究热潮的掀起,ESC 的研究也取得了巨大进展,研究和利用 ESC 是当前生物工程领域的核心问题之一。

治疗性克隆是近年来研究的一大热点,是将体细胞核移植(somatic cellnuclear transfer, SCNT)技术与 ESC 相结合的人类医学科学史上突破性技术。该技术的操作方法是先用患者的体细胞如皮肤细胞或骨髓间充质干细胞等作为核供体,将其细胞核植入去核的人卵母细胞获得克隆胚胎,然后从克隆胚胎分离建立 ESC,并将这些 ESC 在一定条件下诱导分化成所需要的各种类型的细胞用于治疗目的。近年来,利用 SCNT 和 ESC 技术相继建立了人核移植胚胎干细胞系,标志着治疗性克隆的研究获得重大进展。

ESC 因其体外无限增殖能力和"分化全能性"成为未来再生医学中的重要种子细胞来源。ESC 在适当的干细胞生长微环境下可以分化为体内任何一种成体干细胞。将 ESC 诱导分化为所需组织细胞的祖细胞,然后将祖细胞移植到适当的环境中,就能够产生所需的组织。例如,目前造血干细胞移植面临的最大问题就是干细胞来源不足,如果通过 SCNT 技术获得克隆胚胎,建立患者遗传特异性的 ESC 细胞系,体外诱导 ESC 分化成 HSC 应用于临床移植,不仅可以获得充足的功能细胞来源,还可以避免移植后的免疫反应,提高移植的成功率。因此,治疗性克隆和 ESC 在临床的应用可能会首先在 HSC 移植上取得突破。

很多人类疾病与特定细胞、特定器官的病变或损伤有关。对于这类疾病,如果用功能正常的细胞或器官进行移植,则能在很大程度上使病症得到缓解或痊愈。因此,任何导致丧失正常细胞的疾病都可以通过移植由干细胞分化而来的特异组织细胞进行治疗,如成年人的心脏和胰岛几乎没有干细胞,自身无法修复,通过治疗性克隆用心肌干细胞修复坏死的心肌,可能会有特殊的疗效。又如用神经干细胞治疗神经变性病(帕金森病、亨廷顿舞蹈症、阿尔茨海默病等);用造血干细胞重建造血功能;用胰岛干细胞治疗糖尿病等。治疗性克隆技术还可用于治疗肌萎缩侧索硬化症、脊髓损伤、肝硬化等病。

ESC 在临床移植医学、细胞治疗、组织工程、药理学及发育生物学基础等研究领域均显示重要的科学意义和巨大的应用前景,利用人类 ESC 治疗各种疾病已成为可能。随着 SCNT 技术、ESC 定向分化技术及组织工程技术的日趋成熟,治疗性克隆技术还将在不久的将来为患者提供大量优质的供体器官。

2. 成体干细胞(adult stem cell, ASC) ASC 是存在于成年动物已分化的组织与器官中的、具有自我更新、高度增殖和多向分化潜能的尚未分化的不成熟细胞群体。在特定的诱导条件下,ASC 可按一定的程序分化,产生新的干细胞和形成新的功能细胞,从而使组织和器官保持生长和衰退的动态平衡。ASC 可以跨系、甚至跨胚层分化的特性称为成体干细胞的可塑性(plasticity)。ASC 在生理状态下多处于静止期,故在体外培养条件下出现恶性转化的可能性小,是理想的组织工程种子细胞,也是理想的基因工程载体细胞。

以往认为成体干细胞主要存在于表皮和造血系统,如表皮干细胞和造血干细胞。最近研究表明,成体干细胞普遍存在于机体的大多数组织器官中,如通常认为不能再生的神经组织中仍然包含神经干细胞。

目前发现的成体干细胞包括造血干细胞、间充质干细胞、神经干细胞、表皮干细胞、骨骼肌干细胞、脂肪干细胞、胰干细胞、眼角膜干细胞、肝脏干细胞以及肠上皮干细胞等,其中以造血干细胞和间充质干细胞的研究最为深入。

（1）造血干细胞(hematopoietic stem cell,HSC)：HSC又称多能造血干细胞,是具有高度自我更新能力和多向分化潜能的造血前体细胞,也是干细胞中研究最早、最多、最深入和应用最广的一种干细胞。

HSC来源于ESC,是各种血细胞与免疫细胞的起源细胞。在个体发育过程中,HSC历经多次迁移,先由卵黄囊转移到胎肝,最后到达骨髓,而其后在某些条件下又可出现髓外造血。由于生理需要,HSC始终处于较为活跃的增殖与分化状态,能从骨髓源源不断地进入外周血而到达全身各处。造血干细胞具有可塑性,可以分化为肝脏、肌肉及神经等组织细胞。

HSC大部分存在于骨髓,称骨髓造血干细胞,占骨髓有核细胞总数的0.5%~1%；还有少量存在于外周血液中,称外周血造血干细胞,仅占0.05%；脐血中含有丰富的造血干细胞,称脐血造血干细胞。HSC的主要功能是通过不断分化产生各系造血祖细胞,终生为造血系统提供新的细胞来源,同时它们又能自我更新即自我复制,维持自身数量不变,长期维持机体的正常造血功能。当HSC进入分化增殖时,其自我更新能力下降,由多能HSC过渡为定向HSC。长期造血维持依赖多能HSC,定向HSC只能短期维持造血。HSC的表面标志为$CD34^+$、$CD33^-$、$CD38^-$、$HLA-DR^-$、$Lin^-$、$KDR^+$,目前公认$CD34^+$、$CD38^-$为造血干细胞的主要分选标志。

由HSC到祖细胞再到外周血细胞的这种分化调节过程相当复杂,是HSC在造血微环境中经多种调节因子的作用逐步完成的。HSC的存活、自我更新、增殖和分化都由细胞因子(cytokine,CK)调控,如细胞生长因子、造血负调控因子、白介素等。各种细胞因子相互作用,形成调控网络。造血微环境(hematopoietic microenviroment,HM)由造血器官中的基质细胞、细胞外基质和各种造血调节因子组成,供造血细胞在其中进行自我更新、增殖、分化、归巢和迁移。

HSC既是基础研究的主要热点,也是干细胞临床治疗应用最为成功的典范。1990年,美国医生E.D.Thomas因在骨髓移植方面的卓越贡献而荣获诺贝尔生理学或医学奖。目前,造血干细胞移植技术已十分成熟,并已在临床得到广泛的应用,是治疗血液系统疾病、遗传性疾病以及多发性和转移性恶性肿瘤等疾病的最有效方法。近年来,应用干细胞治疗疾病的范围进一步扩大,应用自体干细胞移植或输注治疗缺血性心脏病、胰岛素依赖型糖尿病、帕金森综合征、肝病、血栓性动静脉炎等,都已取得了初步的疗效。

（2）间充质干细胞(mesenchymal stem cell, MSC)：MSC是中胚层分化而成的一种非造血成体干细胞,是目前备受关注的一类具有多向分化潜能的成体干细胞。MSC具有干细胞的共性,即自我更新及多向分化的能力。MSC在体外培养时呈成纤维样集落形成单位,并贴壁生长,可以大量扩增,在适当的条件下,MSC可分化为多种中胚层细胞和神经外胚层来源的组织细胞,如成骨细胞、软骨细胞、成纤维细胞、脂肪细胞、肌腱、心肌组织、神经细胞等,可作为组织工程的种子细胞,用于创伤性疾病和组织缺损的修复与重建。另外,MSC还能够支持造血,对造血干细胞有扩增作用,MSC与HSC共同移植可以促进HSC的植入。

MSC广泛分布于各种不同的组织中,如骨髓、外周血、脐血、脂肪、胎肺、胎肾等组织,从人的骨骼肌中也分离出了MSC。骨髓MSC移植的排斥反应较弱,因此骨髓来源的MSC被认为是良好的组织工程的种子细胞,可望应用于组织工程、细胞工程、基因治疗、细胞因子替代治疗等领域。

目前尚无MSC的特异性标志。MSC既有间质细胞的表面抗原,又有内皮细胞、上皮细胞、肌肉细胞的表面抗原,但不表达造血细胞的表面标志,如CD34、CD45、CD14、CD3、CD4、CD8等,也不表达与人白细胞抗原(HLA)识别有关的共刺激分子B71、B72及主要组织相容性复合物Ⅱ类分子如HLA-DR抗原等。MSC细胞周期研究表明,仅有10%MSC处于S+G2+M期,而绝大部分细胞停滞在G0+G1期。脐血来源的MSC在体外具有很强的扩增能力及多向分化潜能,也表达多种MSC相关抗原标志。

由于 MSC 来源充足,易获得,易于体外扩增,不表达主要组织相容性复合体(MHC)Ⅱ类分子,能够被受体很好地耐受,有多向分化能力,而且可取自自体,避免了免疫排斥反应,使得 MSC 成为干细胞研究领域的热点。研究发现,在特定微环境中,MSC 可诱导分化为内皮细胞,具有血管活性。临床研究表明自体骨髓干细胞或自体外周血造血干细胞移植治疗下肢缺血性疾病取得了较好的临床效果,能促进下肢血管新生,已成为治疗下肢缺血性疾病的新方法。骨髓干细胞可以分化再生为心肌细胞,自体干细胞移植治疗缺血性心脏病已经积累了较多的临床经验,是目前认为比较有前途的移植细胞。另外,MSC 已成为体内基因治疗的靶细胞,并被看作是转基因的潜在载体,利用 MSC 作为一个有效的载体进行基因治疗,将具有广泛的应用前景。

# 第二节　造血干细胞移植

干细胞研究的最终目的是应用干细胞治疗疾病。在临床治疗中,利用造血干细胞的自我更新和分化两个重要的基本特性,通过造血干细胞移植(hematopoietic stem cell transplantation, HSCT),可以使造血功能得到重建。HSCT 可用于多种疾病的治疗,如造血系统疾病、免疫缺陷性疾病、遗传性疾病、自体免疫性疾病和肿瘤性疾病等。

## 一、造血干细胞移植的定义

HSCT 是指对患者进行全身照射、化疗和免疫抑制预处理后,再将从正常供体的骨髓、外周血或脐血中分离出来的造血干细胞,经静脉滴注给患者,重建机体正常的造血和免疫功能的一种细胞治疗。

## 二、造血干细胞移植概况

在临床干细胞治疗中,造血干细胞移植应用最早。在 20 世纪 50 年代,临床上就开始应用骨髓移植(bone marrow transplantation, BMT)方法来治疗血液系统疾病。到 80 年代末,外周血造血干细胞移植(peripheral blood stem cell transplantation, PBSCT)技术逐渐推广,使自体外周血造血干细胞移植(Auto-PBSCT)和异基因外周血造血干细胞移植(Allo-PBSCT)广泛用于白血病、淋巴瘤、骨髓瘤等恶性血液病的治疗,在提高治疗有效率和延长无病生存期方面明显优于常规治疗。尤其 Allo-PBSCT 通过干细胞移植后诱导出来的移植物抗白血病效应(GVL)进一步清除残存白血病细胞,有可能达到根治白血病的疗效,是目前临床根治白血病的唯一手段。

近年来,随着干细胞来源的进一步扩大,新的干细胞移植方法不断出现,如脐血干细胞移植(cord blood stem cell transplantation, CBSCT)、非血缘无关供者(unralated donor, URD)干细胞移植、非清髓干细胞移植(non-myeloablative hematopoietic stem cell transplantation, NST)或降低预处理强度的干细胞移植及 HLA 单倍型相合的干细胞移植等,更加丰富、拓宽了造血干细胞移植的范围和适应证。同时,造血干细胞移植的发展也为干细胞在其他领域中的应用奠定了良好的基础。

## 三、造血干细胞移植的分类

按造血干细胞来自健康供体或是患者本身,将 HSCT 分为异体 HSCT 和自体 HSCT。异体 HSCT 又分为异基因移植(allogeneic-HSCT, Allo-HSCT)和同基因移植(syngeneic-HSCT)。根据造血干细胞取自骨髓、外周血或脐血,又分为骨髓移植、外周血造血干细胞移植(PBSCT)和脐血移植(cord blood transplantation, CBT)。另外,按供受者有无血缘关系分为同胞供者移植和非血缘供者移植。按人类白细胞抗原(HLA)配型的相合程度又分为 HLA 相合(HLA-matched)、部分相合和单倍体相合(haploidentical)的移植。

各类造血干细胞移植的特点比较见表 6-14-1。

表 6-14-1　各类造血干细胞移植的特点比较

| 类别 | 干细胞来源 | 主要优点 | 主要缺点 |
| --- | --- | --- | --- |
| Allo-BMT | HLA 相合的同胞或无关供者的骨髓 | 复发率低;具有 GVL 效应 | 供者较少;GVHD 及其他并发症较重;年龄限制等 |
| Allo-PBSCT | HLA 相合同胞或无关供者的外周血 | 同 Allo-BMT,但供者更安全,造血重建快;感染和出血并发症较轻 | 同 Allo-BMT,但慢性 GVHD 发生率较高;需动员和多次采集 |
| CD34$^+$细胞移植 | 自体、异体(包括 HLA 半相合)PBSC 经纯化处理 | 同 Auto-PBSCT 及 Allo-PBSCT 但残留肿瘤及 T 细胞更少,更适合 HLA 不合和半相合供体移植 | 需 CD34$^+$细胞的纯化和富集系统,排斥和复发率较高,免疫系统恢复较慢 |
| CBT | 脐带血 | 来源丰富方便,造血重建力强,GVHD 轻 | GVL 弱,因干细胞数量有限,不适合体重较大的受者 |
| Auto-BMT | 自体骨髓 | 无 GVHD,并发症轻,年龄限制宽 | 缺乏 GVL,移植物中含残留肿瘤细胞;复发率较高 |
| Syn-BMT | 同卵同胞的骨髓 | 同 Auto-BMT | 供者甚少,易复发 |
| Auto-PBSCT(含 Syn) | 自体外周血 | 较快;移植物含残留肿瘤细胞较少等 | 需动员剂及多次采集,易复发 |

　　注：Allo-BMT 为异基因骨髓移植；Allo-PBSCT 为异基因外周血造血干细胞移植；CBT 为脐血移植；Auto-BMT 为自体骨髓移植；Syn-BMT 为同基因骨髓移植；Auto-PBSCT 为自体外周血造血干细胞移植；GVHD 为移植物抗宿主病；HLA 为人类白细胞抗原；GVL 为移植物抗白血病。

## 相关链接

### 非清髓的 Allo-HSCT

　　传统的 Allo-HSCT 在移植前需进行超致死剂量放化疗的预处理,但这种大剂量清除骨髓的预处理在 20% 受者中引起严重的毒副作用及相关死亡。目前认为 Allo-HSCT 后白血病复发率比 Auto-HSCT 低是由于移植物抗白血病(GVL)作用,而与预处理强度无关。

　　非清髓的 Allo-HSCT 预处理放化疗的目的不是清除白血病病灶,而是产生适当的骨髓空间和足够的免疫抑制,让造血干细胞植活。然后,通过植活的移植物产生的 GVL 来治疗白血病。所以放化疗剂量比较小,不需要清除骨髓。必要时为了加大 GVL 作用可进行供者淋巴细胞输注(DLI)加强 GVL 清除微小残留病(minimal residual disease, MRD)的作用。临床资料表明非清髓移植具有安全性。即使体弱老年达 70 岁者均可移植。万一移植失败,由于骨髓未被清除,血象可望恢复。移植过程中感染和出血减少。移植物抗宿主病发生少而轻,仅需短期使用免疫抑制药物。避免了一些严重的移植并发症,如肝静脉阻塞病、白质脑病和严重的黏膜病等。由于非清髓预处理相关毒性较低,继发分泌的细胞因子较少,GVHD 的程度较轻。非清髓的 Allo-HSCT 可使 50% 对化疗敏感的急性粒细胞白血病(AML)和慢性粒细胞白血病(CML)的复发患者进入缓解。非清髓预处理方案包括嘌呤同系物如氟达拉滨(fludarabine),或克拉屈滨(cladribine)等。非清髓异基因造血干细胞移植后还可以通过供体淋巴细胞输入(donor lymphocyte infusion, DLI)加强 GVL 作用,通常在移植后第 5、8、11 周进行。DLI 的疗效:CML>AML>ALL。GVL 不仅能治疗白血病,还可以使混合嵌合体转变为完全嵌合体。

## 四、造血干细胞移植的适应证

　　造血干细胞移植的适应证分为血液系统疾病和非血液系统疾病。

### (一)血液系统疾病

　　主要用以治疗各种累及造血干细胞的疾病,包括急性白血病、慢性粒细胞白血病、恶性淋巴瘤(ML)、多发性骨髓瘤(MM)、骨髓增生异常综合征(MDS)、重型再生障碍性贫血(SAA)、阵发性睡眠性血红蛋白尿

（PNH）、地中海贫血等、重型联合免疫缺陷病、镰状细胞贫血、Fanconi 贫血等。

急性白血病（AL）是 Allo-HSCT 治愈的第一种疾病,异基因 HSCT 可使急性白血病患者的无病生存率显著提高。据 Fred Hutchinson 癌症研究中心与国际骨髓移植登记组（IBMTR）的大宗病例分析,AML 在第一次缓解期接受 Allo-BMT 后,3 年无病生存率可达 50% 左右;而同期化疗患者的 3 年无病生存率仅 18%～27%。成人急性白血病和儿童高危急淋白血病应在首次缓解期进行移植,儿童标危急淋白血病则应在第二次缓解期进行。对未缓解或复发的患者进行移植效果较差,有 20% 生存的机会。慢性粒细胞白血病（CML）移植后果优于化疗加干扰素治疗,Allo-HSCT 是目前可以根治 CML 的唯一手段。处于慢性期的 CML 患者接受 Allo-HSCT 后,5 年无病生存率可达 60%～90%。患者年龄越轻,疗效越佳。HSCT 治疗 MDS 患者 3 年无病生存率可接近 50%,相当一部分患者可获根治,但对继发性 MDS 疗效欠佳。对于淋巴瘤和骨髓瘤,首先考虑行自体 HSCT,如为 Burkitt 淋巴瘤、原始淋巴细胞性淋巴瘤和复发的淋巴瘤,宜考虑行 Allo-HSCT。Allo-HSCT 花费大,合并症多,风险高,但复发率相对低。自体造血干细胞移植可用于治疗各种放化疗敏感的实体瘤、淋巴瘤、白血病以及自身免疫性疾病。自体造血干细胞移植无供受体之间的免疫排斥,合并症少,较安全,花费也低。但因没有 GVL,复发率较高。

### （二）非血液系统疾病

某些实体瘤如神经母细胞瘤、乳腺癌、睾丸癌、小细胞肺癌等,某些遗传性疾病,免疫缺陷性疾病,自身免疫性疾病,急性放射病等。

## 五、造血干细胞移植供、受者的选择

1. 受者的条件 ①年龄一般不大于 50 岁;②全身一般状况良好;③无心、肺、肝、肾等重要脏器损害;④无严重或未控制的感染;⑤无严重药物过敏;⑥无器质性疾病和精神障碍史。

2. 供者的选择 身体健康,年龄可从 8 岁到 65 岁。异基因造血干细胞移植应选择 HLA 主要位点相配的供者。HLA 不相合可引起植活延迟或排斥,并使早期急性 GVHD 发生率上升。供者以男性和未曾受孕的女性为好,曾怀过孕的女性较易引起 GVHD。脐血移植之前除了配型外,应确定胎儿无遗传性疾病。自体移植的供者不需作 HLA 配型,但身体情况应能承受大剂量的放化疗。

异基因造血干细胞移植后移植物与宿主相互之间的免疫排斥反应是失败的主要原因之一。移植后的免疫排斥反应由 6 号染色体短臂上的主要组织相容复合体（MHC）基因区表达的人类白细胞抗原（human leukocyte antigen,HLA）所决定,该区的 I 类基因 *HLA-A*、*HLA-B*、*HLA-C* 等位点和 II 类基因 *HLA-DR*、*HLA-DP*、*HLA-DQ* 等位点连锁形成单倍型（hyplotype）。供受者间主要位点 A、B、DR 任一点不合均与 GVHD 发生有关,其中 DR 位点最重要。为避免移植失败或移植成功后发生严重的移植物抗宿主病,供受者之间需要作 HLA 配型检查。同胞之间 HLA 主要位点相符的机会为四分之一,非血缘供受者之间则为万分之一。即使 HLA 的主要位点完全相配,仍有 30% 的移植会发生 GVHD。这是因为体内还存在次要组织相容抗原系统（minor histocompatibility antigen system）,因其位点众多无法都做检测,故主要位点完全相配的移植仍有可能发生 GVHD,预防 GVHD 的措施对异基因造血干细胞移植十分重要。

## 六、造血干细胞的采集

采集骨髓时要做硬膜外麻醉或全身麻醉,在髂前和髂后上棘多点穿刺,在输血的同时,抽取骨髓与血液混合物 1000ml 左右。所采的单个核细胞（MNC）要求达到 $3×10^8$/kg（受者体重）。由于外周血中造血干细胞含量较少,干细胞采集前需用粒系集落刺激因子（G-CSF）进行动员。异基因供者接受皮下注射 G-CSF5～10μg/kg,使用 4～5d,然后用血细胞分离机采集干细胞。要求采集的 MNC 达到 $3×10^8$/kg（受者体重）,CD34$^+$细胞达到 $3×10^6$/kg,CFU-GM 达到 $3×10^4$/kg。自体外周血造血干细胞移植可用化疗加 G-CSF 的方法进行动员。当化疗后白细胞开始恢复时按上述异基因供者使用的方法进行 G-CSF 动员和干细胞采集。

## 七、造血干细胞移植的预处理

预处理一般采用全身照射（TBI）、细胞毒药物和免疫抑制剂，其目的在于尽可能地清除体内残留的肿瘤细胞，抑制受体的免疫功能，以保证造血干细胞的顺利植入。根据预处理的强度将移植分为传统的清髓性 HSCT 和非清髓性 HSCT，后者虽然未能清除骨髓中的白血病细胞，但移植物中输入的或由造血干细胞增殖分化而来的免疫活性细胞将发挥移植物抗白血病效应（GVL），从而达到治愈白血病的目的。常用预处理方案分含 TBI 和不含 TBI 的组合：①TBI 分次照射 10~12Gy，并加 CTX 60mg/（kg·d），连续 2d，或 VP-16 60mg/kg；②白消安 1mg/（kg·6h）连续 4d，加 CTX 50mg/（kg·d）连续 4d 或 60mg/（kg·d），连续 2d；③CBV 方案 CTX+卡莫司汀（BCNU）+VP16 用于自体移植；④BEAM 方案，BCNU+VP-16+Ara-C+美法仑，用于淋巴瘤。由于自体移植治疗恶性病无法诱导 GVL 作用，故预处理剂量应尽量大，多选用药理作用协同而不良反应不叠加的药物。

## 八、GVHD 的预防

GVHD 是异基因造血干细胞移植时常见的并发症，其严重程度与输入的淋巴细胞数量和 HLA 配型有关。最好的预防 GVHD 措施是移植前做好 HLA 配型和去除移植物中的 T 细胞。通常采用抑制 T 细胞功能的预防 GVHD 方案。移植后，MTX 10mg/m² 每周一次静脉注射，共 1 个月。环孢素 3~4mg/kg 静脉滴注，每日一次。能耐受口服时，改为 9~12mg/kg 分次口服。如无 GVHD，40d 后开始减量，每周减 5%，6 个月后完全停药。用药期间应保持 CSA 的血清浓度处于 30~200μg/L 为宜。用药过程中如患者的血肌酐超过 177μmol/L 则须完全停药。也可采用 CSA 与甲泼尼龙、泼尼松或吗替考酚酯（MMF）组成预防方案。

## 九、干细胞回输和造血重建

在完成预处理后休息 1d，将采集的干细胞通过静脉回输给受者。其后，中性粒细胞多在 4 周内回升>0.5×10⁹/L，而血小板回升>50×10⁹/L 多长于 4 周。在造血重建前，应用 G-CSF 5μg/（kg·d）可提前 5~8d 使中性粒细胞>0.5×10⁹/L。如患者血细胞比容<0.30 或血红蛋白<70g/L，血小板<20×10⁹/L 或有活动性出血，还需要给予成分输血进行治疗，如输注红细胞悬液或血小板悬液。为预防输血相关的 GVHD，所有血制品均需要 25~30Gy 照射以灭活淋巴细胞，使用白细胞滤器可以预防和减少 CMV、EBV、HTLV-1 的血源传播和 GVHD。

一般情况下，PBSCT 造血重建较 BMT 快，而 CBT 造血恢复较慢，约 10%的 CBT 植入失败。HLA 相合的 HSCT 植活率高达 97%~99%。临床根据供受者性别、红细胞血型、性染色体改变、HLA 的不同或用短小重复序列（STR）和 PCR 技术来判断是否植活，GVHD 的出现也认为是临床植活的证据。

## 十、造血干细胞移植的并发症

造血干细胞移植常见并发症为间质性肺炎（IP）、肝静脉闭塞病（VOD）、移植物抗宿主病（GVHD）和出血性膀胱炎（HC）。

### （一）间质性肺炎（IP）

移植后，由于全血细胞减少和免疫功能低下，各种细菌和病毒感染很常见，其中巨细胞病毒（CMV）感染是最严重的移植后病毒感染，常表现为 CMV 间质性肺炎和 CMV 肠炎、CMV 肝炎和 CMV 视网膜炎。急性 GVHD 反复发作和免疫抑制药物的反复使用往往会引起间质性肺炎。CMV 间质性肺炎起病急、进展快，是移植后导致患者死亡的原因之一，更昔洛韦对巨细胞病毒引起的间质性肺炎有效。

### （二）肝静脉闭塞病（VOD）

往往与移植前肝脏疾病、预处理药物、GVHD 和感染有关，是最严重的肝脏合并症。临床表现为原因不明的体重增加（体重增加超过基础体重的 2%）、黄疸（血清总胆红素 20g/L 以上）、肝大、腹水和右上腹疼痛。重型 VOD 临床预后极差，多因进行性急性肝功能衰竭、肝肾综合征和多脏器衰竭而死亡。移植前使用前列腺素 $E_1$（$PGE_1$）有预防 HVOD 的作用。发生 VOD 后应予对症治疗。

### （三）移植物抗宿主病（GVHD）

是异基因 HSCT 后最严重的并发症，系供体 T 细胞攻击受者同种异型抗原所致。异基因移植后 100d 内出现的 GVHD 称为急性 GVHD（aGVHD），多发生在移植后 2～4 周，表现为皮肤红斑和斑丘疹、持续性厌食和腹泻、肝功能损害。如果皮疹面积超过体表的 50%或胆红素 60mg/L（6mg/dl）或腹泻量 1500ml 时提示 GVHD 已进入Ⅲ度以上。大剂量甲泼尼龙和 ATG 治疗 aGVHD 有效，严重的病例需甲泼尼龙 2mg/（kg · d），GVHD 控制之后每周减量 10%。随机研究表明加大激素起始治疗剂量和延长减量的时间并无益处。无效者应用 1g 静脉冲击，连用 3～5d；抗 CD25 单抗和较大剂量的 CSA 也有治疗 aGVHD 的作用。100d 以后发生的 GVHD 称慢性 GVHD（cGVHD）。cGVHD 类似自身免疫性疾病。局限性 cGVHD 表现为各种皮肤病和肝功能损害。广泛性 cGVHD 除了局限性 cGVHD 的临床表现外还有眼、口干燥以及其他内脏损害。可采用泼尼松、沙利度胺、免疫球蛋白进行治疗。

理论与实践

移植物抗宿主病（GVHD）的分级标准见表 6-14-2。

表 6-14-2 移植物抗宿主病的分级标准

| 器官系统分级 | | | | 临床总的分级 | | | |
|---|---|---|---|---|---|---|---|
| 器官 | 临床表现和严重程度 | | | Ⅰ度 | Ⅱ度 | Ⅲ度 | Ⅳ度 |
| 皮肤 | 皮疹/体表面积/% | <25 | + | √ | √ | | |
| | | 25～50 | ++ | | √ | √ | √ |
| | | >50 | +++ | | | √ | √ |
| | 出现皮肤刺激 | | ++++ | | | | √ |
| 肝脏 | 胆红素/（$mg \cdot dl^{-1}$） | 2～3 | + | | √ | | |
| | | 3.1～6 | ++ | | | √ | √ |
| | | 6.1～15 | +++ | | | √ | √ |
| | | >15 | ++++ | | | | √ |
| 肠道 | 腹泻量/（$ml \cdot d^{-1}$） | >500 | + | | √ | | |
| | | >1000 | ++ | | | √ | √ |
| | | >1500 | +++ | | | √ | √ |
| | 出现腹痛或肠梗阻 | | ++++ | | | | √ |
| 生活能力 | 轻度降低 | | + | | √ | | |
| | 中度降低 | | ++ | | | √ | |
| | 重度降低 | | +++ | | | | √ |

### （四）出血性膀胱炎（HC）

大剂量环磷酰胺可损伤膀胱黏膜，导致出血性膀胱炎，表现为不同程度的血尿，多采用大量补液、碱化尿液、膀胱冲洗等治疗，美司钠可用于预防和治疗。

（张 梅）

干细胞是人体及其组织细胞的最初来源，具有高度自我复制能力、高度增殖和多向分化潜能。造血干细胞是具有高度自我更新能力、多向分化潜能和归巢能力的造血前体细胞，大量存在于骨髓中，$CD34^+$、$CD38^-$为造血干细胞的主要标志。造血干细胞移植利用造血干细胞的自我更新和分化这两个重要的基本特性重建造血功能。可用于多种疾病如造血系统疾病、免疫缺陷性疾病、遗传性疾病、自体免疫性疾病和肿瘤性疾病等。造血干细胞移植常见并发症为间质性肺炎、肝静脉闭塞病、移植物抗宿主病和出血性膀胱炎。

## 复习参考题

1. 造血干细胞有哪些重要特性？其免疫学表型是什么？

2. 何为造血干细胞移植？其基本步骤和适应证有哪些？

3. 造血干细胞移植的种类分几种？各有何特点？

4. 造血干细胞移植的常见合并症有哪些？

# 第七篇 内分泌及代谢疾病

# 第一章 总 论

07篇01章

**学习目标**

| | |
| --- | --- |
| **掌握** | 内分泌系统的结构特点及激素分泌的定义与分泌方式。 |
| **熟悉** | 内分泌系统的反馈调节及营养素的分类。 |
| **了解** | 激素的作用机制。 |

## 第一节 内分泌系统

内分泌系统是由内分泌腺和分布于其他组织器官中的内分泌组织和细胞组成的一个体液调节系统。它与神经系统和免疫系统密切联系,互相配合,共同控制与协调机体各器官、系统的功能,维持生命活动的正常进行,保持机体内环境的相对恒定,适应内外环境的变化。内分泌系统主要通过激素发挥其生物学效应。

### 一、内分泌系统的结构特点

1. 内分泌腺 人体的内分泌腺主要包括下丘脑、垂体、松果体、甲状腺、甲状旁腺、内分泌胰腺(包括胰岛和胰岛外的激素分泌细胞)、肾上腺、性腺(卵巢或睾丸)。

2. 弥散性神经内分泌细胞系统 神经内分泌细胞和胺前体摄取和脱羧细胞(amine precursor uptake and decarboxylation cell, APUD cell)主要分布于中枢神经系统,特别是下丘脑,以及胃、肠、胰和肾上腺髓质,在其他组织中,也散布有数目不等的 APUD 细胞,主要合成和分泌肽类与胺类旁分泌激素。

3. 器官组织的内分泌细胞 人体许多组织和器官的细胞均能合成分泌激素性物质或生长因子,如血管内皮细胞分泌内皮素、心肌细胞分泌脑钠肽、肾小球细胞分泌肾素、脂肪细胞分泌瘦素等。

### 二、激素与受体

#### (一)激素的分类

激素的经典定义是指内分泌细胞分泌的微量活性物质,经血液带到远处组织器官而发挥功能的化学信使。现代内分泌学将激素的定义扩展到具有调节作用的所有化学信使物质。分子结构尚清楚者称为激素,结构尚不明确者称为因子。内分泌学的基本研究对象,是能协调控制各器官的功能与形态的激素及激素的信号通路。目前已知的激素、因子和激素样物质已有两百多种,一般根据化学性质将激素分为四类:

1. **蛋白质和肽类激素**　蛋白质和肽类激素都是由多肽组成,经基因转录,翻译出蛋白质和肽类激素前体,经裂解和/或加工形成具有活性的物质而发挥作用。例如前甲状旁腺激素原可转变为甲状旁腺激素原,再转变为甲状旁腺激素;类似转变见于胰岛素,它是由一条长链多肽经蛋白酶水解而成。此类激素还包括下丘脑调节肽、垂体激素、降钙素等。

2. **氨基酸类激素**　甲状腺素($T_4$)和小部分三碘甲腺原氨酸($T_3$)系在甲状腺球蛋白分子中经酪氨酸碘化和偶联而成,$T_4$、$T_3$在甲状腺滤泡细胞内经多个步骤而合成并贮存于滤泡胶质,然后再由滤泡上皮细胞所释放。

3. **胺类激素**　如肾上腺素、去甲肾上腺素、多巴胺可由酪氨酸转化而来,需要多个酶的参与。5-羟色胺则来自色氨酸,经过脱羧和羟化而成。褪黑素也来自色氨酸。

4. **类固醇激素**　其核心为环戊烷多氢菲,肾上腺和性腺可将胆固醇经过多个酶的参与和作用,转变成为糖皮质激素(皮质醇)、盐皮质激素(醛固酮)、雄性激素(脱氢表雄酮、雄烯二酮、睾酮)。睾丸主要产生睾酮和二氢睾酮,卵巢主要产生雌二醇和孕酮。维生素$D_3$由皮肤7-脱氢胆固醇在紫外线和一定温度下合成,然后需经肝25羟化,再经肾$1\alpha$羟化,形成活性1,25-二羟维生素$D_3$[1,25-$(OH)_2D_3$]。此外,有人主张将脂肪酸衍生物前列腺素列为一类激素。

**(二)激素的分泌**

人体内的激素和激素样物质有许多种类,分布于血液、组织液、细胞间液、核质或神经节囊泡间隙等部位。激素可以通过不同的分泌形式(节律性、周期性和脉冲性)和分泌方式发挥生物学作用。

1. **激素的分泌形式**　激素的节律性分泌是为了使机体更好地适应内外环境的变化,如昼夜交替的规律、睡眠、进餐和应激等。人的月经周期一般是28d,这种周期的形成需要一些激素的节律性、周期性分泌才能够形成一个正常的月经周期。基本上所有垂体激素分泌的节律都与睡眠及昼夜交替保持一致。如下丘脑-垂体-肾上腺轴中,促肾上腺皮质激素(adrenocorticotropic hormone,ACTH)和皮质醇的分泌在黎明前达到峰值,而在午夜达到最低;大约70%生长激素是在夜间慢波睡眠时间分泌,随着年龄的增长,慢波睡眠时程缩短,导致生长激素分泌下降。

2. **激素的分泌方式**及激素的作用靶点各异,因此其分泌方式也有不同。一般可将激素的分泌方式分为如下7种:

(1) **内分泌(endocrine)**:内分泌也称远距分泌。内分泌腺分泌的激素首先进入毛细血管,再经腺体静脉进入体循环(下丘脑的部分内分泌激素先进入垂体门静脉系统,胰腺的内分泌激素先进入门静脉)。内分泌激素随血液分布于机体的各种组织器官中,与靶细胞的受体结合后发挥生理作用。

(2) **旁分泌(paracrine)**:有些激素、细胞因子、生长因子、免疫因子等并不进入血液,仅(或主要)在局部发挥作用,这种激素分泌方式称为旁分泌。旁分泌因子和激素存在共同信号机制,所以激素在某些情况下可以通过旁分泌的方式发挥作用,且由于作用部位的不同,其效应具有一定的特异性。如睾丸间质细胞分泌的睾酮可以进入血液作为激素发挥多重生物学作用,也可以在睾丸局部发挥作用调控精子生成。

(3) **自分泌(autocrine)**:激素分泌细胞分泌的激素反馈作用于自身细胞,这是细胞自我调节的重要方式之一。旁分泌和自分泌是局部激素调节和组织功能自身调节的主要方式。

(4) **胞内分泌(intracrine)**:在细胞质合成的激素不出细胞,直接运送至细胞核而影响靶基因的表达,这种分泌方式称为胞内分泌。

(5) **神经分泌(neurocrine)**:也称突触分泌。神经激素是由神经细胞分泌的激素性物质,这些物质可沿神经轴突借轴浆流抵达所支配(或贮存)的组织(如神经垂体),或经垂体门静脉系统到达腺垂体,调节靶细胞激素的合成和分泌。

（6）间隙连接分泌：许多激素分泌细胞（如胰岛细胞）具有特殊分化的胞膜结构，包括紧密连接、桥粒连接和间隙连接。这些特殊的胞膜结构可将分子量低的物质由一个细胞的胞质运送到另一个细胞，这种激素分泌方式称为间隙连接分泌。

（7）其他：此外，还有与旁分泌相类似的并邻分泌（juxtacrine）、腔分泌（solinocrine）和双重分泌（amphicrine）等激素分泌方式，前两者是激素性物质分泌进入腺腔或消化管道的一种特殊现象，后者为腺上皮细胞或腺癌细胞具有分泌激素和外分泌物质的双重功能的一种病理现象。

### （三）激素的转运、降解与转换

1. 激素的转运　激素需要在循环血液、淋巴液和细胞外液中进行转运到达靶细胞才能发挥生物学作用，蛋白质类激素与一些小分子激素属于水溶性物质，可以在循环系统中转运，但一些非水溶性的物质（如类固醇激素、甲状腺激素）则无法在循环系统中直接转运。而激素结合蛋白可以与激素结合，既可以充当激素在血液中的储备池，也可以让非水溶性激素在血液中能进行转运并呈均匀分布状态，同时还可以减缓一些小分子类激素的快速降解及清除。

2. 激素的降解与转换　激素通过血液、淋巴液和细胞外液而转运到靶细胞部位发挥作用，并经肝肾和靶细胞代谢降解而灭活。血液中肽类激素的半衰期仅 $3 \sim 7\,min$，而非水溶性激素，如甲状腺激素、类固醇激素则与转运蛋白（甲状腺素、皮质类固醇、性激素结合球蛋白、白蛋白）结合半衰期可延长。激素浓度和转运蛋白结合量、亲和性均可影响其结合型和游离型激素的比值。游离型激素可进入细胞内发挥其生物作用并参与激素合成的反馈调节。

血浆激素浓度（PL）依赖于激素分泌率（SR）及其代谢率和排出率，即代谢清除率（MCR），$PL = SR / MCR$。肽类激素经蛋白酶水解；甲状腺激素经脱碘、脱氨基、解除偶联而降解；而类固醇激素经还原、羟化并转变为与葡萄糖醛酸结合的水溶性物质，由胆汁和尿中排出。激素的分泌、在血中与蛋白结合及其最终降解，使激素水平保持动态平衡，而其中最主要的决定因素是激素的生成和分泌率。

### （四）激素的受体及分类

受体是细胞膜或细胞内的一些能与激素等信息分子（配体）相互作用的蛋白分子。它们能识别信息配体并与之结合，然后将配体-受体复合物的信号传递下去，最终引发细胞的生物效应。激素和受体之间的相互作用，具有高特异性、高亲和性、可饱和性和可逆性的特点。

激素受体根据其在细胞中的定位不同，可分为：①细胞膜受体。肽类激素受体（包括神经递质、细胞因子和生长因子等）主要在细胞膜上。能与膜受体作用的激素一般属于亲水性激素。②细胞内受体。类固醇激素及甲状腺激素受体超家族主要存在细胞内（胞核及胞质）。能与胞内受体作用的激素一般属于脂溶性激素。

### （五）激素的作用机制

激素要在细胞发挥作用，必须具有识别微量激素的受体，并在与激素结合后，改变受体的立体构象，进而通过第二信使在细胞内进行信号放大和转导，促进蛋白合成和酶促反应，表达其生物学活性。

1. 激素-受体相互作用　肽类激素-受体结合时，主要有下列特点：①激素-受体的相互作用迅速而可逆；②靶细胞表面的受体数最多，但非靶细胞表面也可存在数目不等的受体；③多数肽类激素的血浓度在 $10^{-9} \sim 10^{-12}\,mmol/L$，只有高亲和力受体才能从血液或细胞外液中"捕获"特异性激素；④具有受体与激素结合的特异性（图 7-1-1）。

2. 肽类激素的信息跨膜转导

（1）G 蛋白偶联受体（G-protein coupled receptor，GPCR）：GPCR 均为 7 次穿膜受体，由 $400 \sim 500$ 个氨基酸残基组成的肽链，在细胞内外各形成 3 个肽段环襻，N 端在膜外，C 端在胞内并含有磷脂化区。此受体接受信息后，需 G 蛋白的转换，才能将信息传递给效应器蛋白。细胞外环襻含有激素结合区，第三个胞内环最大，有 150 个氨基酸残基，即与 G 蛋白偶联的区域。

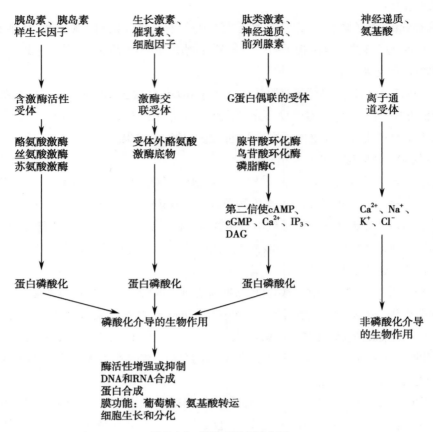

图 7-1-1　激素-受体相互作用

cAMP. 环腺苷酸；cGMP. 环鸟苷酸；IP$_3$. 肌醇三磷酸；DAG. 甘油二酯。

（2）含激酶活性受体：又称酶活性受体，或催化性受体。一般为单次穿膜受体，受体分子可在细胞膜双脂质层内移动，其外侧部可通过二硫键与另一受体的外侧部相接，细胞内区含酪氨酸激酶活性（胰岛素、上皮生长因子、血小板衍生生长因子）或丝氨酸/苏氨酸激酶活性（抑制素、活化素、TGF）或鸟苷酸环化酶活性（心房钠尿肽）。

（3）激酶交联受体：亦称为生长激素/催乳素/细胞因子受体超家族，受体分子有细胞外侧的配体结合区和膜内区。这类受体的特点是受体分子本身不含激酶活性，但与配体结合后，可使膜内蛋白或酪氨酸激酶家族所介导的信号转导物和转录激活物的磷酸化，可使细胞核结合特异性 DNA 元件，转录 mRNA，后者被翻译成相关活性蛋白质。

（4）离子通道受体：也称配体门控离子通道，一旦与神经递质结合，通道即可开放或关闭。以 N 型乙酰胆碱受体为代表，由 5 个亚基形成离子通道。其他包括 5-羟色胺、γ-氨基丁酸、色氨酸等。

3. 受体后信号转导通路　激素与受体结合后，受体的变构效应使钙通道开放，钙离子内流，细胞质内 Ca$^{2+}$ 浓度升高，激活蛋白激酶，并使蛋白磷酸化而发挥激素的生物作用。其中的钙调节蛋白可改变蛋白的空间结构，增强对酶的催化作用。有些激素以受体为介导兴奋 G 蛋白，细胞膜上的磷脂酶 C 被激活，磷脂酰肌醇裂解为三磷酸肌醇（IP$_3$）和二酯酰甘油（DAG），DAG 激活蛋白激酶 C，使蛋白磷酸化。IP$_3$ 使细胞内质网和线粒体释放 Ca$^{2+}$。蛋白激酶 C 与 Ca$^{2+}$ 偶联扩增了激素的作用。

在上述的激素-受体相互作用过程中，作为第二信使（效应体）的 cAMP、cGMP、Ca$^{2+}$、IP$_3$、DAG 和蛋白激酶 C 等使细胞质内的活性蛋白磷酸化并引起细胞的一系列生物反应。肽类激素信号在受体后（细胞内）的转导通路很多，归纳起来主要有：①通过胞内第二信使介导的信号通路；②受体酪氨酸激酶有丝分裂原活化的蛋白激酶信号转导途径（Ras 连接通路）；③细胞因子激活的 JAK-STAT 信号通路；④第二信使介导的细胞膜受体与基因表达调控联系的偶联信号通路。

4. 细胞内受体与基因表达调控

（1）类固醇激素受体家族：类固醇激素的分子小，呈脂溶性，因此可透过细胞膜进入胞质内。有些激素先与胞质受体结合形成复合物使受体变构，复合物由胞质转移至核内，再与核受体结合，从而调控 DNA 转录和 mRNA 翻译，诱导蛋白质合成，引起相应的生物学效应。另有些激素可直接穿越核膜，与相应核受体结合，调节基因转录、表达。

（2）甲状腺激素受体家族：包括甲状腺激素、维生素 D、维 A 酸受体等。分子较小，呈脂溶性，可进入胞质与核内受体特异结合，激活受体并经激素反应元件调节基因转录、表达。

## 三、内分泌系统的调节

人体内的内分泌调节是通过许多功能调节轴（如下丘脑-腺垂体-甲状腺轴、下丘脑-腺垂体-肾上腺皮质轴、下丘脑-腺垂体-性腺轴）来实现的。实际上，内分泌系统与神经、免疫系统互相作用和协调，形成紧密联系的复杂网络，共同完成调节机体功能的作用。

### （一）神经系统与内分泌系统相互调节

内分泌系统直接由下丘脑所调控。下丘脑是联系神经系统和内分泌系统的枢纽，也受中枢神经系统其他部位的调节。神经细胞具有传导神经冲动的能力，可分泌各种神经递质通过突触后神经细胞表面的膜受体，影响神经分泌细胞。下丘脑的神经核具有神经分泌细胞功能，可以合成、分泌激素，通过垂体门静脉系统进入腺垂体，调节腺垂体激素的合成和分泌。下丘脑与垂体之间已构成一个神经内分泌轴（表 7-1-1），调节周围内分泌腺和靶组织。

表 7-1-1　下丘脑、垂体激素及其靶器官（组织）

| 下丘脑激素 | 腺垂体细胞 | 垂体激素 | 靶腺（组织） | 靶腺（组织）激素 |
| --- | --- | --- | --- | --- |
| 生长激素释放激素（GHRH） | 生长激素分泌细胞 | 生长激素（GH） | 肝 | 胰岛素样生长因子-1（IGF-1） |
| 促肾上腺皮质激素释放激素（CRH） | 促肾上腺皮质激素分泌细胞 | 促肾上腺皮质激素（ACTH） | 肾上腺皮质 | 皮质醇 |
| 促甲状腺激素释放激素（TRH） | 促甲状腺激素分泌细胞 | 促甲状腺激素（TSH） | 甲状腺 | 甲状腺激素 |
| 促性腺激素释放激素（GnRH） | 促性腺激素分泌细胞 | 黄体生成素（LH）促卵泡素（FSH） | 性腺 | 睾酮雌二醇、孕酮、抑制素 |
| 生长抑素（SS，SRIF） | 生长激素分泌细胞 | 生长激素（GH） | 多种细胞 | |
| 多巴胺（DA） | 催乳素分泌细胞 | 催乳素（PRL） | 乳腺，性腺 | LH、FSH、性类固醇激素 |

内分泌系统对中枢神经系统包括下丘脑也有调节作用，一种激素可作用于多个部位，而多种激素也可作用于同一器官组织，包括神经组织，发挥不同的作用。例如，应激情况下，促肾上腺皮质激素释放激素（corticotropin releasing hormone，CRH）-促肾上腺皮质激素（ACTH）-皮质醇分泌增加，加强血糖的调节，提高血管对去甲肾上腺素的反应性，限制血容量丢失，减少组织损伤和炎症反应，CRH 和皮质醇还可直接作用于中枢神经和交感神经系统。

### （二）内分泌系统的反馈调节

反馈调节是内分泌系统的主要调节机制。在正常人体内，大多数情况下反馈信号能减低控制部分的活动即负反馈，少数情况下反馈信号能加强控制部分的活动即正反馈。

1. 下丘脑-垂体-靶腺之间反馈调节

（1）负反馈：如 CRH 通过垂体门静脉而刺激垂体促肾上腺皮质激素分泌细胞分泌 ACTH，而 ACTH 水平增加又可兴奋肾上腺皮质束状带分泌皮质醇，使血液皮质醇浓度升高，而升高的皮质醇浓度反过来可作用在下丘脑，抑制 CRH 的分泌，并在垂体部位抑制 ACTH 的分泌，从而减少肾上腺分泌皮质醇，维持三者之间的动态平衡，这种通过先兴奋后抑制达到相互制约、保持平衡的机制，称为负反馈。

（2）正反馈：在月经周期中除了有负反馈调节,还有正反馈调节,如促卵泡素刺激卵巢使卵泡生长,通过分泌雌二醇,它不仅使促卵泡素分泌增加,而且还可促进黄体生成素及其受体数量增加,以便达到共同兴奋,促进排卵和黄体形成,这是一种相互促进,为完成一定生理功能所必需。

2. 激素与代谢物之间的反馈调节　反馈调节现象也见于内分泌腺和体液代谢物质之间,例如胰岛 B 细胞的胰岛素分泌与血糖浓度之间呈正相关,血糖升高可刺激胰岛素分泌,而血糖过低可抑制胰岛素分泌。高血钙抑制甲状旁腺激素(PTH)分泌,低血钙刺激 PTH 分泌。

3. 激素间的相互调节　当多种激素共同参与某一生理活动的调节时,激素间往往也存在协同或拮抗作用,表现为一种激素调节多种激素的分泌或多种激素调节一种激素的分泌。如生长激素、肾上腺素、糖皮质激素、甲状腺激素及胰高血糖素,均能提高血糖,在升糖效应上有协同作用;相反,胰岛素则能降低血糖,与上述激素的升糖效应有拮抗作用,这对维持功能活动的相对稳定起着重要作用。此外,机体状态也影响激素的分泌和代谢,如应激时,抗利尿激素可促使 ACTH、GH 和 PRL 分泌增加,而全身性疾病时则可抑制下丘脑-垂体-甲状腺系统,减少甲状腺激素的分泌,产生低 $T_3$、低 $T_4$ 综合征。

### （三）免疫系统与内分泌功能

1. 神经、内分泌与免疫系统　神经、内分泌和免疫三个系统之间可通过共有的受体和相同的肽类激素相互作用,形成一个完整的调节环路。神经内分泌系统通过其递质或激素与淋巴细胞膜表面相应受体结合,介导免疫系统的调节。如糖皮质激素、性激素、前列腺素 E 等可抑制免疫应答,生长激素、甲状腺激素及胰岛素能促进免疫应答。ACTH 可产生于垂体,也可产生于淋巴细胞。ACTH 既可刺激肾上腺皮质合成和释放糖皮质激素,又可作用于免疫系统抑制抗体生成。糖皮质激素应用于临床,具有明显的免疫抑制功能,对一些自身免疫性疾病有一定疗效。

2. 免疫系统与内分泌系统　免疫系统在接受神经、内分泌系统调节的同时,也有反向调节作用,免疫系统可通过细胞因子与神经内分泌细胞膜上相应受体结合影响神经内分泌系统功能,如白介素-1(IL-1)与下丘脑相应受体结合,通过受体作用于下丘脑 CRH 合成神经元,促进 CRH 分泌。另外,内分泌系统不但调控正常的免疫反应,在自身免疫反应中也起作用。内分泌系统常见的自身免疫病有桥本甲状腺炎、Graves 病、1 型糖尿病、Addison 病等。在人类,自身免疫病好发于育龄女性,用肾上腺皮质激素治疗有效,也说明内分泌激素与自身免疫病的发病有关。

## 四、内分泌系统疾病

内分泌系统疾病相当常见,可因多种原因引起。按功能可分为亢进、减退和正常。按病变部位可分为原发性和继发性,原发性指周围靶腺和组织本身病变,继发性指下丘脑-垂体的各种病变。

### （一）功能减退的原因

1. 内分泌腺破坏　可因自身免疫病(1 型糖尿病、桥本甲状腺炎、Addison 病、卵巢功能早衰、多内分泌腺衰竭综合征)、肿瘤、出血、梗死、炎症、坏死、手术切除、放化疗损伤等导致腺体完整性遭到破坏,进而导致相应的激素合成减少;

2. 内分泌腺激素合成或作用缺陷　如钠碘同向转运体基因突变引起的甲状腺激素合成障碍或促甲状腺激素受体基因突变引起的甲减;

3. 内分泌腺以外的疾病　如肾脏破坏性病变,不能对 25-羟维生素 $D_3$ 进行 $1\alpha$ 羟化而转变为具有活性的 $1,25-(OH)_2D_3$。

### （二）功能亢进的原因

1. 内分泌腺肿瘤、增生、酶系异常或自身免疫病(如 Graves 病)。

2. 伴瘤内分泌综合征　非内分泌组织肿瘤分泌过多激素或类激素所致。

3. 激素代谢异常　继发于系统疾病所致的物质代谢紊乱,如肝硬化、充血性心力衰竭、肾病综合征等引起的继发性醛固酮增多症,慢性肾衰竭时继发性甲状旁腺功能亢进症。

4. 医源性内分泌紊乱　如长期应用糖皮质激素治疗出现的库欣综合征。

## 五、内分泌系统疾病的诊断与防治

### （一）内分泌系统疾病的诊断

完整的内分泌系统疾病诊断应包括功能诊断、病理诊断和病因诊断三个方面。

1. 功能诊断

（1）症状与体征:典型症状与体征对诊断内分泌疾病有重要参考价值,而有些表现与内分泌疾病关系比较密切,如闭经、月经过少、性欲和性功能改变、毛发改变、生长障碍或过度、体重减轻或增加、头痛、视力减退、精神兴奋、抑郁、软弱无力、皮肤色素改变、紫纹、多饮多尿、多血质、贫血、消化道症状(食欲减退、呕吐、腹痛、便秘、腹泻)等。应注意从非特异性临床表现中寻找内分泌功能紊乱和内分泌疾病的诊断线索。

（2）实验室检查

1）代谢紊乱证据:各种激素可以影响不同的物质代谢,包括糖、脂质、蛋白质、电解质和酸碱平衡,可测定基础状态下血糖、血脂、血钠、血钾、血钙、血磷等。

2）激素分泌情况:基础状态下血中激素和24h尿中激素及其代谢产物的测定,可以帮助了解内分泌腺及细胞的功能状态。注意,一些激素如ACTH、皮质醇等分泌存在周期性、节律性、脉冲性等。

3）动态功能试验:①兴奋试验,多适用于分泌功能减退的情况,可估计内分泌腺的储备功能,应用促激素探测靶腺的反应,如ACTH、TSH、HCG、TRH、GnRH、CRH兴奋试验,胰岛素低血糖兴奋试验等;②抑制试验,多适用于分泌功能亢进的情况,观察其正常反馈调节是否消失,有无自主性激素分泌过多。如地塞米松抑制试验、可乐定抑制试验等。葡萄糖耐量试验可作为兴奋试验(胰岛素、C肽)又可作为抑制试验(GH)。

判断激素水平时,还应考虑年龄、性别、营养状况、有无用药或是否处于应激状态以及取血时间等,并应结合临床状况,力求正确。

2. 病理诊断　包括病变性质和病变部位的确定。

（1）影像学检查:蝶鞍X线片、分层摄影、CT、MRI、超声,属非侵袭性内分泌腺检测法,可鉴定下丘脑-垂体、甲状腺、性腺、肾上腺、胰岛肿瘤等。

（2）放射性核素检查:甲状腺扫描($^{131}$I、$^{123}$I、$^{99}$Tc$^m$);肾上腺皮质扫描采用$^{131}$I-胆固醇;$^{131}$I-间碘苄胍($^{131}$I-MIBG)扫描用于嗜铬细胞瘤的诊断。

（3）细胞学检查:细针穿刺细胞病理活检、免疫细胞化学技术、精液检查、激素受体检测。

（4）静脉导管检查:选择性静脉导管在不同部位取血测定激素以明确垂体、甲状腺、肾上腺、胰岛病变部位,如岩下窦(左、右)取血测定垂体激素对于判断垂体病变有价值。

3. 病因诊断

（1）自身抗体检测有助于明确病变性质以及自身免疫病的发病机制,甚至可作为早期诊断和长期随访的依据。

（2）染色体检查明确有无畸变、缺失、增多等。

（3）HLA鉴定　HLA与自身免疫病的关系已是众所周知。HLA的异常表达与某些内分泌疾病如1型糖尿病的易感性有密切关系。

### （二）内分泌系统疾病的防治

近年来,随着医学不断进步,人们对内分泌系统和内分泌疾病的认识已有了很大的发展,不少内分泌疾病是可防可治的。如缺碘性甲状腺肿可用碘化食盐达到防治目的;希恩综合征(Sheehan syndrome)可以通过加强围生期医疗保健来防治;一些内分泌疾病的危象,只要加强对患者及其家属的教育,尽早诊断,遵循治疗,消除诱发因素等,防治其发展是完全可能的。

内分泌疾病的治疗需针对病因、病理、病理生理等几方面进行。

1. 纠正功能紊乱

（1）功能亢进的治疗

1）药物治疗:抑制激素的合成和/或释放。如溴隐亭通过增强多巴胺的抑制作用可减少 PRL、GH 的分泌并可缩小肿瘤;奥曲肽抑制多种激素(GH、PRL、TSH、胰岛素、IGF-1)的分泌;酮康唑减少皮质醇合成治疗库欣综合征;硫脲类和咪唑类抑制甲状腺激素合成治疗 Graves 病。对有些疾病临床采用综合措施提高疗效。

2）手术治疗:切除肿瘤或增生组织。

3）放疗:毁损肿瘤或增生组织。

4）介入治疗:近年来采用动脉栓塞的放射介入治疗肾上腺、甲状腺、甲状旁腺和胰岛素肿瘤,也取得较好疗效。

（2）功能减退的治疗

1）激素替代治疗或补充治疗,补充生理需要量。如甲状腺功能减退者补充甲状腺激素;肾上腺皮质功能减退者补充皮质醇;性腺功能减退者补充相应性激素等。

2）药物治疗:利用化学药物刺激某种激素分泌或增强某种激素的作用可治疗某些内分泌功能减退症,如氯磺丙脲、卡马西平等治疗中枢性尿崩症,磺脲类或胰岛素增敏剂治疗糖尿病,补充钙剂和维生素 D 治疗甲状旁腺功能减退症。

3）内分泌腺组织或细胞移植,如甲状旁腺移植、胰腺移植或胰岛细胞移植等。

2. 病因治疗　虽然一些内分泌疾病的病因和发病机制已明确,但尚无有效防治措施,如针对自身免疫进行干预治疗仍在尝试中,而针对基因突变所致的内分泌疾病尚未能从基因水平进行干预治疗。肿瘤的发生机制仍未清楚,目前还是手术、放疗与化疗为主。

# 第二节　营养与代谢

新陈代谢(metabolism)是人体生命活动的基础,包括物质的合成代谢和分解代谢。通过新陈代谢,使机体与环境之间不断进行物质交换和转化,同时体内物质又不断进行分解、利用与更新,为个体的生存、劳动、生长、发育、生殖和维持内环境恒定提供物质和能量。合成代谢是营养物质进入体内,参与机体众多的化学反应,在机体内合成较大分子并转化为自身物质的过程,并以糖原、蛋白质、脂肪及其化合物的形式在体内储存,这一过程需要耗能。分解代谢是体内的糖原、蛋白质和脂肪等大分子物质分解为小分子物质的降解过程,常伴有能量的生成与释放。中间代谢是指营养物质进入机体后在体内合成和分解代谢过程中的一系列化学反应。营养与代谢关系密切,例如营养元素维生素 D 的缺乏可以引起钙磷代谢异常。

## 一、营养素

包括碳水化合物、脂肪、蛋白质、矿物质、维生素和水六大类,其中三大营养素(包括碳水化合物、脂肪、蛋白质)是可以互相转换的能源。矿物质(或称无机盐)分为宏量元素(macroelement)和微量元素(microelement)两类。前者在体内含量较多,如钙、镁、钠、氯、磷;后者又称痕量元素(trace element),在人体组织含量极少。人体内可测得 60 余种微量元素,其中 11 种(铁、氟、锌、铜、钒、锰、碘、钼、铬、钴和硅)有特殊生理功能,为人体所必需,故称为必需微量元素。

维生素分为脂溶性(维生素 A、维生素 D、维生素 E、维生素 K)和水溶性(维生素 B 族、维生素 C)两类,所需量远较碳水化合物、脂肪、蛋白质、水和宏量元素为少,故与必需微量元素一起合称为微量营养素(micronutrient)。微量营养素包括维生素和某些无机元素,为维持人体健康所必需,一般消耗甚微,不经变化即可被吸收,许多微量元素具有催化作用。

必需营养素(essential nutrients)是指体内不能生成的营养成分,每日膳食供给量系正常情况下,以最少量即能维持机体正常身高和体重、组织结构与生理功能。

## 二、能量平衡

生物体内物质代谢过程中所伴随的能量释放、转移和利用的过程,称为能量代谢。能量的消耗主要包括基础耗能和活动耗能两部分。每日所需能量为基础能量消耗、特殊功能活动和体力活动等所消耗能量的总和。基础能量消耗可因性别、年龄、身高和体重不同而异。特殊功能活动除包括消化、吸收所消耗的能量外,还可因生长、发育、妊娠、哺乳等情况而使所需的能量增加。

能量的消耗包括静息代谢率、运动性生热效应、食物性热效应及兼性热效应。静息代谢率的个体差异主要由机体中的无脂体质及其遗传差异决定,此外也受甲状腺激素水平、交感神经活性等的影响;运动性生热效应主要由活动强度决定,个体差异不显著。食物性生热效应是指营养素同化过程中的能量消耗,占每日能量消耗的10%左右。兼性生热作用由环境、温度、进食、情绪变化等因素引起;寒冷时,主要来源于棕色脂肪的分解。

生物效价代表蛋白质"质量"的一个方面。许多情况下,蛋白质的"质量"可以通过食物互补、食物混合来提高,以增加必需氨基酸(essential amino acids)的量,优化其比例。如供应的蛋白质的生物效价较低,则每日所需蛋白质的量应增加。机体在代谢过程中,需要将体外宏量元素中的能量转化为机体自身贮存的能量和代谢所需的能量。其转化效率的个体差异很大。这种差异可理解为代谢效能。

在能量物质的消化、吸收、代谢、转化和排泄过程中,任何环境的功能障碍,底物不足或过剩,调节代谢的酶、激素或其他因素、代谢的组织结构或功能异常均可导致营养代谢性疾病。

## 三、营养代谢性疾病

### (一)营养性疾病(nutrient diseases)

机体对各种营养物质均有一定的需要、允许量和耐受量,因此,营养性疾病可因一种或多种营养物质不足、过多或比例异常引起。营养性疾病的病因和发病机制多较清楚,根据其发病条件,可以分为原发性营养失调、继发性营养失调。前者是由于摄取营养物质不足、过多或比例不当所致,与器质性或功能性疾病无关;后者则是由于器质性(食管疾病)或功能性疾病(如神经性厌食)所致的营养性疾病,而与营养物质的供给无直接联系。按某一营养物质的不足或过多分类,分为以下几方面:

1. 蛋白质营养障碍  如蛋白质能量营养不良症、蛋白质缺乏及氨基酸摄入过多致肝功能失代偿诱发肝性脑病。

2. 碳水化合物类代谢异常  摄取过多可引起糖尿病和肥胖,摄入不足则常导致消瘦。

3. 脂类营养障碍  肥胖、血脂异常和脂溶性维生素缺乏等。

4. 维生素营养障碍  各种维生素缺乏和维生素过多症。

5. 水、电解质代谢紊乱  水中毒、失水、高(低)钠血症、高(低)钾血症、高(低)钙血症、高(低)镁血症、高(低)磷血症等。

6. 无机元素营养障碍  缺铁性贫血、碘缺乏或过剩等。

7. 复合性营养障碍  多重营养素障碍的不同组合。

### (二)代谢性疾病(metabolic diseases)

一般指由于中间代谢某个环节障碍为主所致的疾病,而把由于原发器官疾病为主所致的代谢障碍归入该器官疾病的范畴内。但这种划分是人为的,没有明确界限。例如糖尿病可以归入代谢性疾病,但也可以根据胰岛素相对不足归入内分泌疾病。

中间代谢受很多因素调控,在导致中间代谢某个环节障碍的诸因素中,大约可分为先天性代谢缺陷和环境因素两类。

1. 蛋白质代谢障碍　淀粉样变的免疫球蛋白代谢障碍、无纤维蛋白血症、血红蛋白病等。

2. 糖代谢障碍　低血糖症、糖尿病及糖耐量异常、果糖不耐受症、半乳糖血症、糖原贮积症等。

3. 脂类代谢异常　家族性高胆固醇血症、异常 β 脂蛋白血症、家族性高甘油三酯血症等。

4. 水、电解质异常　多为获得性,亦可见于先天性缺陷如先天性肾上腺皮质增生症。

5. 无机元素代谢异常　骨质疏松、含铁血黄素沉着症、肝豆状核变性等。

6. 维生素代谢异常　维生素 D 依赖性佝偻病等。

7. 其他　嘌呤代谢障碍致痛风、卟啉代谢障碍致血卟啉病等。

在营养素的消化吸收、代谢、转化和排泄过程中,任何环节的功能障碍,底物不足或过剩,调节代谢的酶、激素或其他因素、代谢所需的组织结构与细胞异常等均可导致疾病。营养性和代谢性疾病的临床特点有:①详细询问病史可被发现;②发病多与营养素的供应情况、饮食习惯、生活条件与环境因素、消化功能、生理或病理附加因素等有关;③常有家族史和环境诱发因素以及发病和性别等特点;④早期常先有生化、生理改变,以后再出现病理解剖改变,早期治疗病变多可逆转;⑤长期代谢异常将影响个体的生长、发育、成熟、衰老等过程,甚至影响下一代。

## 四、营养代谢性疾病的诊断原则

1. 病史和体格检查　询问病史时,除了解症状的发生、发展和相互关系外,还必须从现病史和个人史详细了解发病因素、病理特点、每日进食情况(包括所进食物、质量、形式、饮食习惯和嗜好等)。家族史应做详细的家系调查,包括男、女双方前后 3~4 代和旁系亲属情况。

体格检查时,要重点注意发育营养状态、体型和骨骼、神经精神状态、智力、毛发、皮肤、四肢、眼结膜、视网膜、视力和听力,以及舌、齿、肝、脾等。三头肌皮褶厚度和上臂中段肌肉面积可分别用于判断机体脂肪贮存量或骨骼肌的量。

2. 实验室检查　包括其成分构成如血浆蛋白成分、糖、脂蛋白、无机元素、维生素、激素、酶、免疫球蛋白、补体和血气分析,以及物质代谢的正常或异常产物等,可提供线索进行深一步检查,并用于患者的筛选和疗效观察。

3. 代谢试验　糖耐量试验,氮平衡试验,水、钠、钾、钙、磷平衡试验等。

4. 影像学检查　骨密度测定、CT、MRI 检查有助于了解骨骼和脏器的器质性或功能性改变。

5. 组织病理和细胞学检查　用组织化学、免疫组织化学等方法通过光学显微镜和电子显微镜观察来判断组织、器官病变。

6. 病因诊断　许多代谢性疾病的分子病因已经查明,可用分子生物学方法进行候选基因的突变分析,并可用这些技术于产前或产后早期发现病例,进行及早防治。

## 五、营养代谢性疾病的防治原则

1. 病因和诱因的防治　营养性疾病和由环境因素所致的代谢病,多数能进行病因防治,如葡萄糖-6-磷酸脱氢酶缺乏症的患者不进食蚕豆和对乙酰氨基酚、阿司匹林等药物;苯丙酮尿症患者限制进食含苯丙氨酸食物等。随着细胞生物学和分子遗传学的进展,显示出了基因治疗的前景,近年已将外源性基因导入患者的 DNA 中,以代谢或修复突变的基因。

2. 对症治疗

(1) 替代治疗:蛋白质缺乏症补充蛋白质;补充相应维生素纠正某些由于维生素合成不足或与维生素辅酶因子亲和力降低所致的代谢疾病。

（2）调整治疗:用别嘌醇抑制尿酸生成;以青霉胺促进肝豆状核变性患者铜排出等。

3. 原发病治疗　继发性代谢性疾病和继发性营养疾病必须注重原发疾病的防治。一般在原发病好转或治愈后,继发的营养代谢障碍亦缓解。

4. 遗传咨询和生育指导　对已生育过遗传代谢病患儿、具有 X 连锁隐性遗传病家族史或某些遗传代谢病高发区的孕妇进行产前羊水检查,对防治遗传性代谢病有重要价值。例如,产前用绒毛膜细胞标本作荧光原位杂交(FISH)可发现所有的 21 三体综合征病例。

（杨　涛）

## 学习小结

本章从内分泌系统的结构特点、激素的分泌方式及作用机制等方面阐述了内分泌系统在机体内外环境平衡中的作用,并概述了内分泌系统与神经系统、免疫系统等的互相调控过程。　学生通过本章的学习,能初步了解内分泌系统如何参与机体各器官系统功能的调控,了解内分泌代谢性疾病的诊断思路。

## 复习参考题

1. 简述下丘脑-垂体-靶腺轴之间的负反馈与正反馈调控过程,并举例说明。

2. 内分泌系统疾病诊断应包括哪几个方面?　其主要内容有哪些?

**学习目标**

| | |
|---|---|
| **掌握** | 腺垂体功能减退症、尿崩症、垂体瘤临床表现、诊断及治疗。 |
| **熟悉** | 腺垂体功能减退症、尿崩症的病因和发病机制；巨人症、肢端肥大症、生长激素缺乏性侏儒症的临床表现、诊断及治疗。 |
| **了解** | 巨人症、肢端肥大症、生长激素缺乏性侏儒症的病因和发病机制。 |

　　下丘脑是间脑的一个微小的楔形组织，其解剖界线不甚分明。下丘脑内存在许多具有重要内分泌功能的神经核或相对聚集的细胞团，主要合成和分泌抗利尿激素(antidiuretic hormone,ADH)、催产素(oxytocin)、促肾上腺皮质激素释放激素(corticotropin-releasing hormone,CRH)、促甲状腺激素释放激素(thyrotropin-releasing hormone,TRH)、促性腺激素释放激素(gonadotropin-releasing hormone,GnRH)、生长激素释放激素(growth hormone-releasing hormone,GHRH)与生长抑素、催乳素释放因子与催乳素释放抑制因子等，通过这些激素对垂体功能的调节发挥重要作用。下丘脑的损害可引起垂体内分泌功能障碍及摄食、体温调节、泌汗等功能障碍。下丘脑通过垂体柄与位于其下方的垂体相连：①通过下丘脑-垂体束，将下丘脑视上核和室旁核合成的抗利尿激素和催产素直接输送到神经垂体贮存；②通过垂体门静脉血管系统，使下丘脑神经核团合成分泌的促垂体激素随血流到达腺垂体，调节其功能活动。

　　垂体位于大脑底部的蝶鞍内，周围由蝶骨包围，呈卵圆形，大小约 1.3cm×0.9cm×0.6cm，重量为 0.4～0.8g，在女性妊娠及哺乳期可呈现生理性肥大。根据组织学来源的不同，垂体分为腺垂体(前叶，约占整个垂体的 80%)和神经垂体(后叶)两部分。腺垂体主要合成和分泌促肾上腺皮质激素(adrenalcorticotrophic hormone,ACTH)、促甲状腺激素(thyroid stimulating hormone,TSH)、生长激素(growth hormone,GH)、卵泡刺激素(follicle-stimulating hormone,FSH)和黄体生成素(luteinizing hormone,LH)[两者合称为促性腺激素(gonadotropic hormones,GnH)]、催乳素(prolactin,PRL)等，对机体生长发育、生殖、能量代谢和应激等多种生命现象起着重要的调节作用。神经垂体为大脑向下延伸的部分，内含由下丘脑视上核和室旁核合成、经下丘脑-神经垂体束移行至此处贮存的 ADH 和催产素，在机体水代谢调节及女性分娩过程中发挥重要作用。

## 第一节　腺垂体功能减退症

　　腺垂体功能减退症也称垂体前叶功能减退症，是指由垂体本身病变(原发性)或下丘脑以上神经病变或垂体门静脉系统障碍（继发性），引起一种或多种腺垂体激素分泌减少所致的临床综合征。成人腺垂体功能减退症又称为西蒙病（Simmond disease），生育期妇女产后腺垂体缺血性坏死所致者又称为希恩综合征（Sheehan syndrome）。

## 一、病因与发病机制

1. 垂体和下丘脑的占位性病变　垂体瘤是最常见的原因，瘤体增大压迫垂体正常组织导致腺垂体功能减退。垂体的继发性肿瘤见于乳腺、肺、结肠和前列腺癌的转移。垂体周围的肿瘤如颅咽管瘤、鞍上脑膜瘤等也可压迫或侵袭正常垂体。

2. 蝶鞍区手术、放疗和创伤　垂体瘤手术易损伤正常垂体组织；垂体瘤及鼻咽癌放疗也可造成下丘脑和垂体损害；颅底骨折损毁垂体柄和垂体门静脉血液供应，均可引起本症。

3. 希恩综合征　妊娠期腺垂体增生肥大，血供丰富，围生期大出血、休克可导致腺垂体大部分缺血坏死、功能减退。

4. 感染　病毒、细菌及真菌感染引起脑炎、脑膜炎，损伤下丘脑和垂体。

5. 其他　先天性腺垂体发育不全、垂体卒中、淋巴细胞性垂体炎、颅内颈动脉瘤、空泡蝶鞍等可破坏或压迫垂体。长期大量应用糖皮质激素可抑制下丘脑 CRH 和垂体 ACTH 的分泌，突然停用时出现腺垂体功能减退。

## 二、临床表现

本病多起病隐匿，一般腺垂体破坏达 50% 以上才出现症状，破坏 75% 以上出现明显症状，破坏 95% 以上临床症状严重。GnH 和 PRL 缺乏为最早表现（患者常未介意或羞于就医），常因 TSH 和或 ACTH 缺乏的表现首诊。临床表现主要取决于垂体激素缺乏的程度、种类和起病的速度及相应靶腺的萎缩程度。

### （一）与腺垂体激素缺乏有关的临床表现

1. GnH 及 PRL 不足　女性患者闭经或月经稀少、性欲减退，腋毛、阴毛脱落，阴道分泌物减少，乳房及生殖器萎缩。男性患者性欲减退、勃起功能障碍，肌无力，胡须、腋毛和阴毛稀少。

2. TSH 不足　畏寒、体温偏低、疲乏、面容虚肿、皮肤干粗、声音低沉粗哑、食欲减退、腹胀、便秘、脱发、毛发稀疏、懒言少语、反应迟钝、记忆力减退、心动过缓等。

3. ACTH 不足　乏力、厌食甚至恶心呕吐、体重下降。血压偏低、肤色浅淡、面色苍白、易发生低血糖。

4. GH 不足　成人表现为肌肉减少、耐力降低、注意力和记忆力受损、肥胖、血脂异常；儿童表现为生长缓慢或停滞。

### （二）与病因有关的临床表现

1. 肿瘤相关症候群　肿瘤压迫或侵袭硬脑膜、视神经或视交叉可引起头痛、偏盲甚至失明。

2. 希恩综合征患者　有围生期大出血、休克的病史，产后无乳、月经不再来潮，逐渐可出现性功能、甲状腺及肾上腺皮质功能减退的表现。

3. 其他　病毒、细菌及真菌感染引起脑炎、脑膜炎患者可出现发热、头痛、呕吐及脑膜刺激征等表现；淋巴细胞性垂体炎患者可因垂体肿大出现上述肿瘤相关症候群。

### （三）垂体危象

垂体危象在垂体卒中时或在全垂体功能减退基础上，遇各种应激时诱发。诱因包括感染、手术、创伤、急性心肌梗死、脑血管意外、饥饿、寒冷、镇静安眠药等。依激素减少种类及程度等可表现为恶心、呕吐、高热（T>40℃）、低体温（T<30℃）、低血糖、低钠血症、低血压、水中毒等，严重者出现谵妄、抽搐、休克、昏迷等表现。

### 三、实验室和辅助检查

#### （一）下丘脑-垂体-靶腺激素水平测定

腺垂体激素分泌不足大多逐渐出现,故患者可表现为一个或多个下丘脑-垂体-靶腺轴受累,各轴受累后生化检测情况分述如下。

1. 下丘脑-垂体-性腺轴　血 FSH、LH 均低于正常;女性血雌二醇、男性血睾酮水平低下。

2. 下丘脑-垂体-甲状腺轴　$T_4$、$FT_4$、$T_3$、$FT_3$、TSH 均低于正常。

3. 下丘脑-垂体-肾上腺皮质轴　血皮质醇、24h 尿 17-羟类固醇及游离皮质醇降低,血 ACTH 降低。

4. 下丘脑-垂体-生长激素轴　GH 分泌呈脉冲式分泌,有昼夜节律且受饥饿、运动、睡眠等多种因素影响,仅测定一次血 GH 浓度难以判断有无 GH 缺乏。采用 GH 分泌刺激试验可以较准确判断有无 GH 缺乏,但合并 ACTH 不足时宜慎重选择有低血糖可能的刺激试验。胰岛素样生长因子 1(insulin-like growth factor-1,IGF-1)为依赖于 GH 的激素,血中浓度稳定、昼夜波动小,且血中 IGF-1 主要与 IGF 结合蛋白 3(IGF binding protein-3,IGFBP-3)结合,故血 IGF-1 和 IGFBP-3 浓度的测定可用于间接评价 GH 的水平。本病血 IGF-1、IGFBP-3 水平低于正常。

#### （二）功能试验

用来判断病变是在下丘脑还是垂体。如 TRH 兴奋试验,可使正常人血 TSH 及 PRL 明显升高,峰值在 15~30min;CRH 兴奋试验可使正常人血 ACTH 升高 2 倍,30~60min 达峰值;LHRH 兴奋试验可使正常人血 LH 升高 3~10 倍,15~30min 达峰值,FSH 稍迟上升,且幅度稍低于 LH;GHRH 兴奋试验可使正常人血 GH 升高达 10μg/L 以上,峰值在 30~60min。上述各试验在连续 3d 后才反应者为延迟反应,提示病变在下丘脑,始终无反应者提示病变在垂体。

#### （三）影像学检查

头颅 CT、MRI 检查可发现垂体-下丘脑的病变(肿瘤、炎症、空蝶鞍等)。

#### （四）其他检查

血浆(清)葡萄糖水平降低,胰岛素、C 肽水平不高。低钠血症,血钾不低。视野检查可见视野缺损。

### 四、诊断与鉴别诊断

根据临床表现、实验室及影像学检查资料明确诊断不难,关键是想到本病。需与下列疾病鉴别:

1. 多发性内分泌腺功能减退症　腺体功能减退程度常较重,且相应垂体激素水平升高;而腺垂体功能减退者各靶腺功能减退程度较轻,垂体激素水平降低。

2. 神经性厌食　导致严重营养不良,中枢神经系统功能紊乱,使下丘脑释放激素分泌减少,内分泌功能呈不同程度的减退,女性可闭经但无阴毛、腋毛脱落。重者可呈恶病质状态。多见于年轻女性。

### 五、治疗

#### （一）病因治疗

如肿瘤的手术、放疗和化疗等。

#### （二）靶腺激素的长期替代治疗

根据靶腺激素缺乏的种类和程度予以替代治疗,以生理性分泌量为度,并尽量模拟生理节律给药。

1. 糖皮质激素　应早于甲状腺激素的替代治疗,以免诱发肾上腺危象。首选氢化可的松每日 10~20mg,或醋酸可的松每日 15~25mg,也可泼尼松每日 5~7.5mg。可采用传统每日 2 次的替代方案(上午 2/3 量,下午 1/3 量),或每日 3 次的替代方案(上午 1/2 量,中午 1/4 量,下午 1/4 量),如有感染等应激时剂量应加倍。

2. 甲状腺激素　需从小剂量开始,以免加重肾上腺皮质负担诱发危象。L-T$_4$ 每日 25～50μg(或干甲状腺片每日 10～20mg)开始,缓慢增至维持量 L-T$_4$ 50～150μg/d(或干甲状腺片 40～120mg/d)(干甲状腺片为没有 L-T$_4$ 时的替代品)。根据血 T$_4$ 水平调整剂量,对年老、有心血管疾病者需要从更小的剂量开始。

3. 性激素　育龄妇女行雌激素、孕激素人工月经周期治疗,一般替代至 50 岁较为理想,以后根据利弊综合考虑。男性可用十一酸睾酮、丙酸睾酮等雄性激素制剂。对有生育要求者,可采用促性腺激素替代治疗,如下丘脑疾病引起者还可采用促性腺激素释放激素脉冲治疗。

4. 生长激素　既往仅用于 GH 缺乏的儿童。近年来也用于为改善健康状况和生活质量的成人 GH 缺乏症。

### (三)一般治疗

进食高蛋白、高热量、高维生素饮食,避免过劳和精神刺激,预防感染。

### (四)垂体危象的治疗

1. 血糖过低者 50% 葡萄糖 60ml 静脉注射。

2. 尽早补充糖皮质激素　首选氢化可的松,第一个 24h 用量 200～300mg,1～2d 后逐渐减量,7～10d 减至平日替代量。也可用甲强龙或地塞米松注射液。

3. 血容量不足者应补液,第一个 24h 2000～3000ml,低钠血症明显者可给 5% 葡萄糖盐水甚至高渗盐水。水中毒者补液应适当。

4. 低体温、水中毒者在补充糖皮质激素的同时或之后补充小剂量甲状腺激素,T$_3$ 疗效更佳;注意保暖。高热者用物理降温法,并及时去除诱因,慎用药物降温。

5. 有感染者需行抗感染治疗。

6. 禁用或慎用麻醉镇静药及各种降糖药物,防止诱发昏迷。

# 第二节　尿崩症

尿崩症(diabetes insipidus)是由于下丘脑-神经垂体病变引起 ADH〔又称精氨酸加压素(arginine vaso-pressin,AVP)〕合成、分泌不足或缺乏(称中枢性尿崩症),或肾脏对 AVP 不敏感(称肾性尿崩症)所致的以多尿、烦渴、低比重尿和低渗尿为主要表现的临床综合征。据病情轻重分为完全性和部分性尿崩症。本节着重介绍中枢性尿崩症。

## 一、病因与发病机制

1. 继发性尿崩症　约占 60%,下丘脑-垂体部位的肿瘤、肉芽肿、炎症及手术和外伤造成的损伤均可引起。

2. 特发性尿崩症　约占 30%,临床上找不到任何病因,但神经病理学研究发现患者下丘脑视上核与室旁核神经细胞明显减少甚至几乎消失。

3. 遗传性尿崩症　为常染色体显性遗传,由 AVP 前体基因突变、AVP 载体蛋白基因突变引起。

## 二、临床表现

多尿、烦渴和多饮是本病的主要症状,起病常较急,24h 尿量常在 4L 以上,最多可达 10L 以上。部分性尿崩症患者症状较轻,24h 尿量 2.5～5L。患者烦渴而大量饮水,且喜冷饮。由于明显渴感不能进固体食物,营养热量摄入不足,且多尿、多饮影响睡眠,故患者多消瘦;肠道内缺水常便秘。如患者因神志障碍不能主动摄水时可出现严重脱水、高钠血症、血压下降,甚至死亡。如伴有腺垂体功能不全,则尿崩症患者的尿量可减少,糖皮质激素替代治疗后症状再现或加重。

继发性尿崩症尚有原发病的临床表现。遗传性尿崩症患者在出生后 1~2 岁开始出现症状,逐渐加重,从童年的部分性尿崩症发展到成年后的完全性尿崩症。

### 三、诊断

有上述表现者应考虑尿崩症的可能性,下列试验有助于诊断和鉴别诊断:

**(一)实验室检查**

1. 尿液检查   尿比重低,常在 1.005 以下,部分性尿崩症患者尿比重有时可达 1.010。

2. 尿渗透压及血浆渗透压测定   低渗尿,尿渗透压多低于 300mOsm/(kg·H_2O)[正常值为 600~800mOsm/(kg·H_2O)];血浆渗透压正常或稍高[正常值为 290~310mOsm/(kg·H_2O)]。

3. 血清 AVP(ADH)检查   低于正常水平,禁水后也不增加或增加不多。

**(二)禁水-加压素试验**

禁水时间一般 8~12h 以上,试验前采血、留尿,记录尿量、体重和血压。禁水期间每小时留尿,记录尿量、体重和血压,待尿渗透压上升程度达平台时[即连续 2 次尿渗透压测定值的差值<30mOsm/(kg·H_2O)时]结束禁水试验,并于此时点采血、留尿,记录尿量、体重和血压。试验期间密切观察患者一般情况、心率、血压及体重变化,体重下降 3%~5% 或血压明显下降时应终止试验。

禁水试验结束时立即皮下注射垂体后叶素 5IU,注射后 1h 及 2h 采血、留尿(表 7-2-1)。

正常人禁水后血浆渗透压上升、循环血量减少,刺激 AVP 大量分泌,使尿量减少,尿比重增加>1.020,尿渗透压/血浆渗透压>2.2。完全性尿崩症患者禁水后,尿量不减,尿比重一般不超过 1.010,尿渗透压不超过血浆渗透压;部分性尿崩症患者禁水后尿比重可超过 1.010,但<1.020,尿渗透压可超过血浆渗透压,但比值<1.5。给予垂体后叶素后,正常人尿渗透压升高不超过 9%,完全性尿崩症升高超过 50%,部分性尿崩症位于两者之间,而肾性尿崩症,无论完全性还是部分性,均对垂体后叶素无反应(表 7-2-2)。

**表 7-2-1 禁水-加压素试验方法**

| 禁水时间 | 血压 | 体重 | 尿量 | 尿比重 | 尿渗透压 | 血浆渗透压 |
|---|---|---|---|---|---|---|
| 0h | ○ | ○ | ○ | ○ | ○ | ○ |
| 1h | ○ | ○ | ○ | ○ | ○ | ○ |
| ⋮ | | | | | | |
| 7h | ○ | ○ | ○ | ○ | ○ | |
| 8h | ○ | ○ | ○ | ○ | ○ | |
| ⋮ | | | | | | |
| (达平台期,垂体后叶素 5IU 皮下注射) | | | | | | |
| 1h | ○ | ○ | ○ | ○ | ○ | ○ |

注:○为必测项目。

**表 7-2-2 禁水-加压素试验结果判读**

| 分类 | | 正常 | 中枢性尿崩症 | | 肾性尿崩症 | |
|---|---|---|---|---|---|---|
| | | | 完全性 | 部分性 | 完全性 | 部分性 |
| 禁水后 | 尿量 | ↓↓ | 不↓ | ↓ | 不↓ | ↓ |
| | 尿比重 | >1.020 | <1.010 | 1.010~1.020 | <1.010 | 1.010~1.020 |
| | 尿渗透压/血浆渗透压 | >2.2 | <1.0 | 1.0~1.5 | <1.0 | 1.0~1.5 |
| 注射垂体后叶素 5IU | 尿量 | 不变/轻↓ | ↓↓ | ↓ | 无变化 | 轻↓/不变 |
| | 尿比重 | 不变/轻↑ | >1.020 | >1.020 | 无变化 | 轻↑/不变 |
| | 尿渗透压 | ↑<9% | ↑>50% | 9%~50% | 无变化 | 轻↑/不变 |

### （三）病因检查

确诊中枢性尿崩症后，必须尽可能明确病因。应测视野、头颅 CT 或 MRI，以明确或除外下丘脑-垂体及附近的肿瘤或炎症。

## 四、鉴别诊断

1. 精神性多饮　主要因精神因素引起烦渴、多饮，导致多尿及低比重尿，有时尿量与尿崩症相似，禁水试验可使尿量显著减少，尿比重≥1.016（甚至 1.020），尿渗透压>血浆渗透压 1 倍以上。

2. 肾性尿崩症　为 X 连锁隐性遗传病（$AVPR_2$ 基因）或常染色体隐性遗传病（$AQP_2$ 基因），其肾小管对 AVP 不敏感，往往出生后即出现症状。多见于男性，女性只表现为轻度。禁水试验尿量不减少，对 AVP 无反应，血 AVP 水平正常或升高。

3. 糖尿病　有多尿、烦渴、多饮症状，但尿糖阳性、血糖升高、糖耐量异常，容易鉴别。

4. 其他疾病　慢性肾脏疾病、药物（锂制剂、地美环素）、高钙血症和低钾血症等可影响肾脏浓缩功能而引起多尿、低比重尿和多饮，但程度较轻，常成年起病，有相关药物应用史，且有相应原发疾病的临床表现。

## 五、治疗

### （一）AVP 替代疗法

1. 去氨加压素（DDAVP）　抗利尿作用为 AVP 的 3 倍，加压作用仅为 AVP 的 1/750，不良反应少，是目前首选的治疗尿崩症药物。每次 100~200μg，一日 1~3 次口服。使用时应从小剂量开始，限制饮水，以免水潴留、水中毒及低血钠，并应定期监测尿量、尿渗透压、血钠和血浆渗透压。治疗目标为维持尿量于 20~30ml/（kg·d）、尿渗透压于 400~800mOsm/（kg·H_2O）。

2. 鞣酸加压素油剂（5IU/ml）　即加压素，该药难以混匀，吸收不均匀，慎防用量过大引起水中毒。小量开始 1~1.5IU 肌内注射，以后据尿量逐步增加，以每次 2.5~3.5IU，每 3~4d 1 次给药为宜。

3. 加压素水剂　作用时间短（3~6h），每日需要多次皮下注射，每次 5~10IU，一般不用于长期治疗，主要用于脑损伤或脑手术时出现的尿崩症。

### （二）其他口服药物

1. 氢氯噻嗪　通过增加尿中排钠，体内失钠，肾近曲小管重吸收水和钠增加，到达远曲小管的原尿减少，从而减少尿量。每次 25~50mg，每日 3 次。长期服用时应适当补充钾盐，监测血尿酸。此药为非加压素类药物中最常用者，一般可使尿量减少 50%~70%。

2. 氯磺丙脲　刺激 AVP 从神经垂体释放和增强 AVP 对肾小管的作用。每日 0.2g，分 1~2 次服用，主要副作用为低血糖反应，儿童和孕妇禁用。

3. 卡马西平　刺激 AVP 释放，每次 0.2g，每日 2~3 次，副作用为嗜睡、眩晕、复视、骨髓抑制和肝损害等。

4. 氯贝丁酯　可刺激 AVP 释放，每次 0.5g，每日 2~3 次，副作用为肝损害。

### （三）病因治疗

继发性尿崩症应尽量治疗其原发病。

# 第三节　垂体瘤

垂体瘤（pituitary tumour）是一组来自垂体及胚胎期颅咽管囊残余鳞状上皮细胞的肿瘤。临床上有明显症状的垂体肿瘤约占颅内肿瘤的 10%，无症状性垂体肿瘤在尸检时被发现者较多。其中以来自腺垂体的垂体腺瘤占大多数,来自神经垂体的星形细胞瘤、神经节神经瘤及垂体转移癌等均属罕见。部分患者因其他疾病而做头颅 CT 或 MRI 检查时意外地发现垂体有肿瘤称为垂体意外瘤。垂体瘤可发生在任何年龄,以 30~50 岁居多,男性略多于女性。垂体瘤多为良性,绝大多数为微腺瘤。在各种垂体瘤当中,PRL 瘤最常见,其次是无功能垂体瘤、GH 瘤、GH-PRL 瘤、ACTH 瘤、GnH 瘤、TSH 瘤。

## 一、分类

1. 按功能分类　功能性垂体瘤:分泌相应的激素,靶腺功能亢进或出现激素过多。无功能垂体瘤:无激素分泌亢进,有肿瘤压迫症状。

2. 按生长解剖和放射影像学特点分类　大腺瘤:瘤体直径≥10mm。微腺瘤:瘤体直径<10mm。

3. 按组织学分类　GH 瘤、PRL 瘤、GH-PRL 瘤、ACTH 瘤、TSH 瘤、GnH 瘤。

## 二、临床表现

1. 激素分泌亢进症候群　如 GH 瘤表现为巨人症或肢端肥大症;PRL 瘤在女性表现为闭经溢乳综合征、不孕症,在男性表现为勃起功能障碍和性功能减退;TSH 瘤表现为甲状腺毒症;ACTH 瘤表现为库欣综合征;GnH 瘤表现为性早熟等。

2. 腺垂体受压症候群　表现为继发性性腺、甲状腺、肾上腺皮质功能减退症,偶有神经垂体、垂体柄受压尿崩症的表现。

3. 垂体周围组织受压症候群　向上方发展影响下丘脑引起尿崩症、体温调节障碍,并压迫鞍膈引起头痛;向前上方压迫视神经交叉引起视野缺损和视力减退;向侧方发展可影响海绵窦,压迫第 3、4、5、6 对脑神经引起眼睑下垂和复视;向下方发展破坏鞍底发生脑脊液鼻漏。

4. 垂体卒中　垂体瘤较大或生长迅速导致瘤内出血。起病急骤,表现为严重头痛、视力急剧减退、急性肾上腺皮质功能减退甚至危象。

## 三、诊断与鉴别诊断

垂体瘤的诊断主要依据临床症状及体征、垂体影像学检查(CT、MRI)以及内分泌功能检查(包括相应下丘脑-垂体-靶腺功能检查)进行综合判断。本病需与其他一些引起颅内压迫、损害视交叉的疾病相鉴别,包括垂体外肿瘤(颅咽管瘤、脑膜瘤、胶质瘤及各种转移癌等)、炎症与肉芽肿、血管瘤等,其神经症状较明显,且早于内分泌功能异常,CT 等检查可协助鉴别。

## 四、治疗

### (一)手术治疗

除 PRL 瘤首选药物治疗外,其他垂体瘤均宜首选手术治疗,手术治愈率为 70%~80%。微腺瘤采取经蝶显微外科手术切除,大腺瘤尤其已向鞍上和鞍旁发展的肿瘤,应采取开颅经额途径切除。

### (二)放疗

适用于手术切除不彻底或可能复发的垂体瘤及原发性或转移性癌的病例,也用于拒绝或不适于经蝶手术患者的首选疗法。放疗原则上与手术或药物配合应用。

### (三)药物治疗

1. 溴隐亭　为 PRL 瘤首选治疗,疗效达 80%~90%,需长期服用,优于手术。亦可减少 GH 及下丘脑 CRH 的分泌,对 GH 瘤及 ACTH 瘤也有一定疗效。

2. 奥曲肽　为生长抑素类似物,主要用于治疗 GH 瘤,使约 50% 患者的血浆 GH 及 IGF-1 恢复正常。

3. 靶腺激素替代治疗　适用于合并腺垂体功能减退者。

## 催 乳 素 瘤

催乳素瘤是功能性垂体瘤中最常见的类型,占成人功能性垂体瘤的40%~45%,以20~50岁女性患者多见,男女比例约为1:10。女性患者多为微腺瘤,而在男性多为大腺瘤。起病可能与下丘脑分泌催乳素释放抑制因子不足有关。高PRL血症可抑制下丘脑GnRH的分泌脉冲,抑制排卵,并可直接作用于性腺,使雌激素、孕酮和睾酮减少。

1. 临床表现

(1) 高PRL血症临床表现

1) 溢乳:见于50%左右的女性患者,男性患者偶有。多为触发溢乳。同时伴性激素减少或缺乏者可无溢乳。

2) 性腺功能紊乱:①女性。月经稀发或闭经,青春期起病者表现为原发性闭经。溢乳和闭经可不平行出现,两者可相差数月至数年,可表现为先闭经,也可表现为先溢乳。患者无排卵,不孕。因雌激素水平低下还可引起骨质疏松。②男性。勃起功能障碍和性欲减退,因很少溢乳易被忽略,比女性表现月经紊乱往往要晚15~20年,故发现时常已为大腺瘤,蝶鞍常已扩大。亦可伴乳腺增生及女性化脂肪分布。因雄激素水平低下还可引起骨质疏松。

(2) 肿瘤局部压迫症状:可压迫视交叉引起视力减退及视野缺损,可伴头痛及眼外肌麻痹,肿瘤压迫垂体正常组织可引起继发性腺垂体功能减退。

2. 诊断 有上述临床表现,且血清PRL水平明显升高(>200μg/L),结合鞍区影像学检查(CT或MRI)即可作出催乳素瘤的诊断。如果血清PRL 100~200μg/L,应高度怀疑本病,结合影像学检查也可确立诊断。对血清PRL<100μg/L,需排除其他特殊原因引起的高PRL血症,如原发性甲状腺功能减退、慢性肝硬化、慢性肾衰竭及药物(多潘立酮等多巴胺受体拮抗药物、口服避孕药、氯丙嗪等)等,结合患者具体情况谨慎诊断。

3. 治疗

(1) 药物治疗:药物能使绝大多数患者PRL水平正常和肿瘤体积显著缩小,适用于各种大小的肿瘤,是催乳素瘤治疗的首选。目前最常用的是溴隐亭,为多巴胺受体激动剂,治疗初始剂量为0.625~1.25mg/d,每周间隔增加1.25mg直至达5~7.5mg/d。通过缓慢加量和睡前跟点心同服的方法来减少胃肠道不适和直立性低血压等不良反应。

育龄女性患者多于用药后2~6个月内见效,溢乳停止,月经恢复并排卵,甚至受孕。溴隐亭应用至今尚未发现胎儿畸形,故对妊娠影响较小,但为安全孕期一般停药,分娩后再继续服药。若孕期肿瘤增大则恢复服药,继续妊娠。产后一般不哺乳,以防肿瘤复发。

(2) 手术治疗:适用于经药物治疗3~6个月无效或效果欠佳、药物治疗反应较大不能耐受及巨大腺瘤伴有明显视路压迫、经药物治疗无法控制血PRL和缩小肿瘤体积者。一般采用经蝶显微外科手术,肿瘤向上扩展压迫视交叉者需经额开颅手术。手术前主张服用溴隐亭,一般可使瘤体缩小一半,便于手术切除,术后长期应用溴隐亭可预防复发。

# 第四节 巨人症和肢端肥大症

GH分泌过多引起骨骼和软组织过度生长,在青春期前骨骺尚未闭合时导致巨人症(gigantism);在青春期后骨骺已闭合时导致肢端肥大症(acromegaly)。若青春期前起病,至成年时疾病仍进展者导致巨人-肢端肥大症。

## 一、病因与发病机制

GH分泌过多的原因95%以上为垂体瘤（GH瘤和GH-催乳素瘤等）引起，少部分为分泌GH的细胞增生，极少部分为异位GH分泌瘤（胰腺癌、肺癌）、GHRH分泌瘤（甲状腺髓样癌、胰岛细胞癌、类癌等）。异位GH分泌瘤及GHRH分泌瘤临床不表现巨人症和肢端肥大症，与患者寿命短，尚未能充分表现有关。由于GH分泌过多，继而使IGF-1产生过多，引起骨和软组织增生过度和代谢异常。垂体GH瘤一般为大腺瘤，肿瘤占位压迫亦可引起腺垂体功能减退。患者早期表现功能亢进，最终功能衰竭。

## 二、临床表现

### （一）巨人症

多幼年起病，身高体重均明显超过同龄人，持续长高至性腺发育完全，骨骺闭合，最终身高2m以上，身材魁梧。早期代谢旺盛，肌肉发达有力，性器官、第二性征发育提前，性欲亢进；后期逐渐衰弱，肌肉松弛无力，性腺萎缩，性功能减退。可有糖耐量减低或糖尿病。不经治疗多早年病逝。

### （二）肢端肥大症

起病缓慢，多见于30~50岁。特征性外貌：眉弓突出，颧骨高，下颌增大前突，齿距增宽，鼻增宽，舌大而厚，唇肥厚，前额皱纹粗大，与以往照片比较面貌变得丑陋；声带变粗厚，语调低沉；手足粗大肥厚，成年以后鞋、帽、手套尺码仍需增大。

其他临床表现有：①头痛、视力减退、视野缺损、复视、垂体功能减退等肿瘤压迫症状；②GH分泌过多引起胰岛素抵抗，发生糖耐量减低（29%~45%）或糖尿病（10%~20%）；③心血管系统受累，高血压、心肌肥厚、心脏扩大、心功能减退等；④呼吸系统受累，舌肥大、打鼾、睡眠呼吸暂停；⑤骨关节受累，滑膜组织和关节软骨增生、肥大性骨关节病、髋和膝关节功能受损；⑥性功能异常，男性早期性欲旺盛、后期性功能减退，女性常有月经稀发或闭经、泌乳、不育；⑦结肠息肉、结肠癌、甲状腺癌、肺癌等发生率可增加。

## 三、实验室和辅助检查

1. 随机血清GH　正常人GH呈脉冲式分泌，具有昼夜节律性，每日约有10个分泌高峰，峰值可高达15μg/L，峰谷可小于0.2μg/L。巨人症和肢端肥大症患者的GH分泌丧失昼夜节律性，随机GH水平持续增高且不被高血糖所抑制，通常保持在2~10μg/L，与正常人的GH脉冲式分泌难以区分。因此，本病的诊断不仅要看随机GH水平，主要通过用葡萄糖负荷后看血清GH水平是否被抑制来判断（口服葡萄糖抑制试验）。随机血清GH水平<2.5μg/L时可判断为正常，若≥2.5μg/L时需要进行口服葡萄糖抑制试验确定GH水平是否升高。

2. 血清IGF-1　GH的作用主要经IGF-1介导完成，正常人IGF-1水平随年龄而变化并与24h平均GH浓度相关，成人正常参考值<450μg/L。本病患者血清IGF-1水平升高，可作为筛选、疾病活动及评价预后的指标。

3. 口服葡萄糖抑制试验　为临床确诊肢端肥大症和巨人症的金标准，亦为目前判断各种药物、手术及放疗疗效的常用指标。患者口服75g葡萄糖，分别于0、30、60、90和120min采血测定血糖及GH水平，正常人在试验中GH谷值可被抑制至<1μg/L，而本症患者GH水平不被抑制。

4. 影像学检查　垂体MRI或CT扫描可了解垂体GH瘤大小及其与邻近组织的关系，MRI优于CT，且增强MRI扫描可提高垂体微腺瘤的检出率。

5. 其他检查　视力、视野检查，对腺垂体和神经垂体的功能进行评估；根据临床表现可以选择心脏彩超、呼吸睡眠功能、肠镜等检查。

## 四、诊断与鉴别诊断

根据特殊的临床表现,结合随机及葡萄糖抑制后 GH 水平和 IGF-1 水平以及影像学检查最终明确诊断。应与以下疾病相鉴别:

1. 体质性巨人 呈家族性均匀高大,与遗传有关,非病态,血清 GH 正常,性腺发育正常,骨龄与实际年龄相符,影像学无异常。

2. 特发性性早熟 青春期快速生长,高于同龄人,但骨龄明显提前,骨骺早期融合,生长迅速停止,最终身高矮于常人。

3. 厚皮性骨膜病 面部及指端软组织增厚,关节增大,但下颌不突,内脏不大,血清 GH 正常,垂体影像学正常。

## 五、治疗

治疗主要目标:将 GH 和 IGF-1 水平降为正常,即随机血清 GH<2.5μg/L、葡萄糖负荷后血清 GH 谷值<1μg/L、血清 IGF-1 水平下降至与年龄和性别相匹配的正常范围内,并解决肿瘤占位引起的症状和体征。主要措施有:

### (一)手术治疗

为垂体 GH 瘤患者的首选治疗方法。一般选择经蝶显微外科手术,经额开颅手术只在少数情况下采用。

### (二)药物治疗

主要用于术后或放疗后疾病未缓解患者的辅助治疗,预期手术无法完全切除的大腺瘤且无肿瘤压迫症状的、全身状态差或有严重合并症不适宜手术的患者,以及不愿意手术的患者。

1. 生长抑素类似物 是药物治疗中的首选。常用药物有奥曲肽,皮下注射,每次 100μg,每日 3 次;兰瑞肽,皮下注射,每次 30~60mg,每 2~4 周 1 次。数周后可改善临床症状,长期应用可缩小腺瘤。

2. 多巴胺受体激动剂 常用药物有溴隐亭,每日 20~40mg,分 3 次口服(从小剂量用起,逐渐增加);卡麦角林,每次 2~7mg,每周 1 次口服。亦可与生长抑素类似物联合使用。约 1/3 的患者无效。

### (三)放疗

常用于术后病情缓解不全以及残留和复发肿瘤的辅助治疗,亦可用于不宜或不愿手术者。但有视交叉压迫症状者不宜放疗,以免水肿加重视力损害。

# 第五节 生长激素缺乏性侏儒症

生长激素缺乏性侏儒症(growth hormone deficiency dwarfism,GHD)又称垂体性侏儒症,是指在出生后或儿童期起病,由各种原因引起的 GH 减少或功能障碍,导致生长缓慢和身材矮小,但比例匀称。本病多见于男性。可为单一性 GH 缺乏,也可伴腺垂体其他激素(多为 GnH)缺乏。

## 一、病因与发病机制

1. 特发性 约占 2/3,病因不明,目前认为大部分与围生期异常有关,如臀位产、横位产、生后窒息和分娩损伤等,造成下丘脑损伤导致 GHRH 合成或分泌异常。

2. 继发性 下丘脑-垂体肿瘤浸润或压迫(最常见为颅咽管瘤)、感染(脑炎、脑膜炎)、创伤、放疗、脑积水、肉芽肿及组织细胞增多症。

3. 生长激素不敏感综合征 靶细胞对 GH 不敏感而引起的一种矮小症。拉伦侏儒症(Laron dwarfism)

是其典型代表,本病多呈常染色体隐性遗传,主要由 GH 受体基因突变所致。

## 二、临床表现

出生时身长、体重往往正常(胎儿生长不需 GH),1~2 岁后生长落后,生长速度极为缓慢,3 岁以下每年小于 7cm,3 岁至青春期每年小于 5cm,青春期每年小于 6cm。

体态尚匀称,成年后多仍保持童年的体型和外貌,面容幼稚但较躯体显老,皮肤细腻有皱纹,营养状态大多良好,皮下脂肪有时可略丰满,呈轻度向心性肥胖。智力发育一般正常。骨龄幼稚,长骨短小,骨骺久不融合,成年身高常小于 130cm。

至青春期性器官仍不发育,第二性征缺如,无腋毛、阴毛。男性生殖器似幼儿,睾丸小,多伴隐睾症,无胡须。女性原发闭经,乳房不发育。单一性 GH 缺乏者,可出现性器官发育与第二性征,但往往明显延迟。

继发性 GH 缺乏者除上述表现外,可伴有原发病的表现,如头痛、视力减退及视野缺损等。

## 三、诊断与鉴别诊断

### (一)诊断

1. 临床特征　身材矮小,低于同年龄同性别组正常身高平均值减 2 个标准差,生长速度缓慢,性器官不发育或明显延迟,童年体型和外貌。

2. 骨龄　一般较正常实际年龄落后 2 年以上。

3. 血清 IGF-1 和 IGFBP-3　两者均可反映 GH 的分泌状态,GH 缺乏时两者均下降。但肝病和营养不良可影响二者的测定结果。

4. GH 激发试验　测定随机血清 GH 水平对诊断价值不大,临床上 GH 激发试验中 GH 峰值变化可作为判断 GH 缺乏的一种方法。GH 激发试验包括胰岛素低血糖试验、左旋多巴试验、左旋精氨酸试验、可乐定试验,均是检测 GH 储备功能的试验,至少两项激发试验无 GH 反应(激发试验后血清 GH 峰值<5μg/L)则支持 GH 缺乏的诊断。

5. GHRH 兴奋试验　可鉴别 GH 缺乏者的病变部位。兴奋后血清 GH 峰值>5μg/L 者为下丘脑性,<5μg/L 为垂体性。但因 GHRH 缺乏时其垂体 GH 细胞有继发性萎缩,需多次注射(一般 5d)才能启动垂体释放 GH 以鉴别。

6. 影像学检查　CT、MRI 以明确病因。

### (二)鉴别诊断

1. 体质性青春发育延迟　男孩多见,生长发育较同龄儿童延迟,青春期可晚至 18 岁,最终可达正常高度,无内分泌系统或全身性疾病的证据。

2. 呆小病　由甲状腺功能减退引起,除身材矮小外,常伴智力明显低下及甲状腺功能减退的其他表现,配合甲状腺功能检查不难鉴别。

3. 特纳综合征(Turner 综合征)　表型为女性,典型病例染色体核型为 45,XO。身材矮小,伴颈蹼、肘外翻、原发性闭经、第二性征不发育。

4. 全身性疾病引起的侏儒症　慢性肾炎、先天性心脏病、血液病、结核等可造成生长发育障碍,但具有原发病的临床表现。

## 四、治疗

1. 重组人 GH(rhGH)　无论特发性或继发性 GH 缺乏症均可用 GH 治疗。因有种属特异性,动物 GH 对人类无效,目前临床中使用的是 rhGH。推荐起始治疗剂量为每周 0.16~0.24mg/kg,分 6~7 次睡前 30min 皮下注射。目前认为,当身高增长速度≤2.5cm/年时可考虑停药。

2. GHRH（GHRH$_{1-44}$） 适用于下丘脑性特发性 GH 缺乏性侏儒。24μg/kg，每晚睡前皮下注射，连续半年，可使生长速度明显增加。

3. 重组人 IGF-1（rhIGF-1） 对生长激素不敏感综合征有效，特别是拉伦侏儒症，但尚缺乏长期治疗的报告。

4. 人绒毛膜促性腺激素（HCG） 可促进骨龄发育和青春期出现，只适用于年龄已达青春发育期、经上述治疗后身高不再增长者，男孩效果更好。骨龄 12 岁时始用，每周 2~3 次，每次 500~1000IU，肌内注射，2~3 个月为一个疗程，间歇 2~3 个月，可反复应用 1~2 年。过早应用可引起骨骺融合，影响生长。

5. 病因治疗 继发性 GH 缺乏性侏儒症患者应针对其原发病进行治疗。

6. 一般治疗 使患者精神愉快，睡眠充足，加强营养尤其是增加蛋白质，锻炼身体。

（杜建玲）

## 学习小结

本章首先简要概括了下丘脑及垂体的解剖结构及其生理功能，通过本部分的学习可以更好地理解下丘脑-垂体相关疾病的临床特征；其次，详细阐述了下丘脑-垂体相关疾病各自的概念、病因与发病机制、临床表现、诊断及治疗方法，使学生对相应疾病有细致的认识，为指导其在临床实践中进行病情分析、疾病诊断及治疗方案制定奠定专业理论基础；再次，增补的相关链接内容可拓展学生的视野，更加全面地了解本章节的内容；最后，在文末设置了复习参考题，加深学生在学习本章节内容后对相关问题的印象，并评估自己对本章节内容的综合掌握程度。

## 复习参考题

1. 腺垂体功能减退症的常用实验室检查有哪些？

2. 如何诊断尿崩症？

3. 垂体瘤的临床表现有哪些？

# 第三章　甲状腺疾病

| 学习目标 | |
| --- | --- |
| **掌握** | 甲状腺功能亢进症的临床表现、诊断、治疗方法及适应证；甲亢性心脏病、甲状腺相关眼病、甲亢性周期性瘫痪及甲状腺危象的诊断与治疗；甲状腺功能减退症的病因、临床表现、诊断及治疗；各种甲状腺炎的诊断与鉴别诊断；甲状腺结节的评估手段。 |
| **熟悉** | 单纯性甲状腺肿的临床表现和鉴别诊断；甲状腺功能亢进症的病因分类及发病机制；妊娠期甲亢的临床表现、诊断与治疗；甲状腺功能减退症的分类方法、发病机制及妊娠甲减的治疗；甲状腺结节的与诊断治疗。 |
| **了解** | 单纯性甲状腺肿的病因和发病机制；甲状腺功能亢进症的鉴别诊断及其他特殊类型甲亢的诊治；甲状腺功能减退症的鉴别诊断及黏液性水肿的诊断与治疗。 |

## 第一节　单纯性甲状腺肿

单纯性甲状腺肿（simple goiter）又称非毒性甲状腺肿（nontoxic goiter），指由非炎症、非肿瘤因素导致的不伴临床甲状腺功能异常的甲状腺肿。根据流行病学特征分为散发性甲状腺肿和地方性甲状腺肿，以散发性为主。散发性单纯性甲状腺肿患病率约为 5%，女性发病率为男性的 3~5 倍，如某地区的单纯性甲状腺肿患者占人群 10% 以上时，称为地方性甲状腺肿（endemic goiter），最常见于碘缺乏地区。

### 一、病因与发病机制

1. 散发性甲状腺肿　散发性甲状腺肿的病因复杂，主要分为内源性因素和外源性因素两种，主因甲状腺激素的合成、分泌和利用障碍，促甲状腺激素（thyroid stimulating hormone，TSH）分泌反馈性增加，导致甲状腺肿。

（1）内源性因素：包括先天性甲状腺素合成障碍，如过氧化物酶缺乏、碘转运障碍、碘化酪氨酸偶联障碍、脱碘酶缺乏及甲状腺球蛋白水解障碍等。

（2）外源性因素：包括长期摄入高碘食物、药物（如胺碘酮）或致甲状腺肿物质，通过占用过氧化物酶的功能基、抑制碘离子的聚集或有机化，使得甲状腺激素的合成和释放减少。

2. 地方性甲状腺肿　环境因素为最常见致病因素。碘是机体合成甲状腺激素的重要元素之一，当局部地区缺碘元素，导致人群摄碘不足，甲状腺激素合成不足，垂体释放过量的 TSH，刺激甲状腺增生、肥大，形成甲状腺肿。

尿碘是监测碘营养水平的公认指标，一般尿碘中位数（median urinary iodine，MUI）为 $100 \sim 200\mu g/L$ 是最适当的碘营养状态。

WHO 推荐成人摄碘量为 $150\mu g/d$，若摄碘量少于 $50\mu g/d$ 就可能发生甲状腺肿，但碘与甲状腺肿的患病率呈一条"U"形曲线。碘缺乏时，甲状腺肿的患病率增加，随着碘摄入量的增加，甲状腺肿的患病率逐渐下降，达到 5% 以下，如果摄碘量继续增加，其患病率反而升高。此外，在妊娠、哺乳期和青春期，由于机体对碘的需要量增加，部分人群可因相对性碘缺乏而引起缺碘性甲状腺肿。

## 二、病理

甲状腺呈弥漫或结节性肿大，切面可见结节、纤维化、出血和钙化。早期甲状腺滤泡上皮细胞增生、肥大，血管丰富；随病程进展，一部分滤泡退化，另一部分滤泡增大并富含胶质，滤泡之间被增生的纤维组织间隔；后期甲状腺组织可呈不规则增生而形成结节。

## 三、临床表现

轻、中度甲状腺肿一般无明显临床症状，触诊甲状腺表面平滑，质地较软，无压痛。

重度甲状腺肿大可出现咳嗽、呼吸困难、声音嘶哑及吞咽困难等压迫症状，触诊可有结节。胸骨后甲状腺肿可出现如面部青紫、肿胀、颈胸部浅静脉扩张等静脉回流障碍的症状。

## 四、诊断与鉴别诊断

典型患者血清三碘甲腺原氨酸（$T_3$）、甲状腺素（$T_4$）、TSH 水平正常，$T_4/T_3$ 的比值常增高，血清甲状腺球蛋白（Tg）增高，其增高程度与甲状腺肿的体积呈正相关。碘缺乏者尿碘排出量明显降低，摄 $^{131}I$ 率增高，但无高峰前移，且可被 $T_3$ 抑制。甲状腺扫描早期放射性核素分布均匀，晚期不均匀，可有"凉结节"或"热结节"，结节囊性变时表现为"冷结节"。甲状腺超声显示甲状腺肿大，可发现较小结节及囊肿。部分长时期甲状腺肿患者可有亚临床甲状腺功能减退和/或血清甲状腺自身抗体阳性表现。

甲状腺肿大可分三度：不能看出肿大但能触及者为 I 度；能看到肿大又能触及，但肿大未超过胸锁乳突肌外缘者为 II 度；肿大超过胸锁乳突肌外缘者为 III 度。

## 五、预防与治疗

1. 地方性甲状腺肿的预防　我国立法推行的碘化食盐已有效防治了地方性甲状腺肿。目前我国食用盐碘含量为 $20 \sim 30mg/kg$，应根据当地人群实际碘水平调整食用盐碘含量。碘过量（MUI>$300\mu g/L$）可导致自身免疫性甲状腺炎和甲状腺功能亢进症，结节性甲状腺肿患者应避免大剂量碘治疗，以免诱发碘甲亢。

2. 甲状腺肿的治疗　多数患者不需要治疗。甲状腺中度以上肿大者可试用左甲状腺素（L-$T_4$），但疗效不确切，从小剂量开始，逐渐加至需要量，对老年患者和心血管疾病患者剂量酌减，以免诱发和加重冠心病。治疗过程中注意监测血清 TSH，若血清 TSH 减低或处于正常下限时不能应用。对甲状腺肿明显，伴压迫症状或可疑结节癌变者应手术治疗。

# 第二节　甲状腺功能亢进症

甲状腺功能亢进症（hyperthyroidism）简称"甲亢"，是指甲状腺合成与分泌过多甲状腺激素（thyroid hormone,TH)作用于全身的组织和器官,导致机体的神经、循环、消化等各系统兴奋性增高和代谢亢进为主要表现的一组临床综合征。临床常将其意喻为甲状腺毒症(thyrotoxicosis),后者指包括甲状腺本身及甲状腺以外的原因导致血液循环中 TH 过多,机体组织暴露于过量 TH 条件下而发生的高代谢综合征。尽管甲亢可有甲状腺毒症,但是甲状腺毒症并非均由甲亢引起。例如,摄入外源性 TH 或因甲状腺炎症致 TH 外溢所致甲状腺毒症等。甲亢是一种常见内分泌疾病,也是最常见的甲状腺疾病,患病率为 0.5%~1%,可发生于任何年龄,最多见于中青年女性。

## 一、病因

甲亢的病因较复杂,在临床上毒性弥漫性甲状腺肿(亦称 Graves 病)是甲亢的首要病因,占全部甲亢的70%~85%,其次为结节性毒性甲状腺肿和甲状腺自主性高功能腺瘤,其他少见的病因有碘甲亢、垂体 TSH 瘤致甲亢(垂体性甲亢)、滤泡状甲状腺癌、HCG 相关性甲亢等,见表 7-3-1。

表 7-3-1　甲亢的病因分类

| 分　　类 | 病　　因 |
| --- | --- |
| 甲状腺性甲亢 | 毒性弥漫性甲状腺肿（Graves 病） |
| | 多结节性毒性甲状腺肿 |
| | 毒性甲状腺腺瘤（Plummer 病） |
| | 自身免疫性多内分泌腺病综合征伴甲亢 |
| | 滤泡状甲状腺癌 |
| | 慢性淋巴细胞性甲状腺炎 |
| | 碘甲亢 |
| | 亚急性甲状腺炎 |
| | TSH 受体基因突变致甲亢 |
| 垂体性甲亢（TSH 甲亢） | 垂体 TSH 瘤或 TSH 细胞增生致甲亢 |
| | 垂体型 TH 不敏感综合征 |
| 伴瘤综合征和/或 HCG 相关性甲亢 | 恶性肿瘤（肺、胃、肠、胰、绒毛膜等）伴甲亢 |
| | HCG 相关性甲亢（绒毛膜癌、葡萄胎、侵蚀性葡萄胎、多胎妊娠等） |
| 医源性甲亢 | 由于各种原因摄入过多甲状腺激素所致 |
| 卵巢甲状腺肿伴甲亢 | |
| 小儿（新生儿及儿童）甲亢 | |

## 二、发病机制

甲亢的病因有多种。由于各种病因所致的甲亢具有独特的病理生理机制及临床表现各异,治疗方法亦不尽相同。因此,应根据甲亢患者的临床症状与体征、实验室检查及影像学或病理组织学检查等资料,进行综合的分析、判断,对甲亢的各种病因作出正确的鉴别诊断,以选择最适合的个体化治疗方案,以下主要介绍 Graves 病。

## 三、毒性弥漫性甲状腺肿

毒性弥漫性甲状腺肿(diffuse toxic goiter)又称 Graves 病(Graves disease,GD),在欧洲多称为 Basedow病或 Parry 病。由 Parry 于 1825 年首次报道,Robert Graves 和 von Basedow 等分别于 1835 年和 1840 年详细报道。GD 可发生于任何年龄段,但多见于 20~50 岁成年女性,男女之比 1:(4~6)。典型病例除有甲状腺肿和高代谢症候群外,尚有突眼。少数患者可有皮肤病变(胫前黏液性水肿、指端粗厚等)。不典型者可仅有部分表现,如甲亢不伴有突眼或有严重突眼而无甲亢表现。

### (一)病因与发病机制

本病为一种器官特异性自身免疫性甲状腺疾病(autoimmune thyroid disease,AITD),发病机制尚不完全清楚,体液免疫和细胞免疫因素参与发病。一般认为在有遗传易感性的基础上,环境因素(应激、感染、精神创伤、长期饮用含碘较多的水和食物等)诱发体内的免疫系统功能紊乱,T 淋巴细胞使甲状腺内的抗原变致敏,刺激 B 淋巴细胞,合成针对这些抗原的抗体。作为这些自身抗体的组织抗原或抗原成分很多,主要有 TSH、TSH 受体、甲状腺球蛋白、甲状腺过氧化物酶及钠/碘同向转运蛋白等。GD 的特异性自身抗原为 TSH 受体,特征性标志物为 TSH 受体抗体(TRAb),包括 TSH 受体刺激性抗体(TSAb 或 TSI)和阻断性抗体(TSBAb 或 Tb II)及甲状腺生长免疫球蛋白抗体(TGI)。TSAb 在 GD 中的检出率高达 80%~95%,是 GD 的特异性自身抗体,模拟 TSH 作用使 TH 的合成和分泌增加,而又不受 $T_3$、$T_4$ 反馈抑制,导致甲亢。

甲状腺相关眼病(thyroid associated ophthalmopathy,TAO),又称 Graves 眼病,目前认为正是由于眼眶组织与甲状腺存在共同的自身抗原——促甲状腺激素受体(thyrotropin receptor,TSHR),而自身反应性 T 淋巴细胞识别自身抗原 TSHR,与其相互作用,进一步激活 T 细胞,导致活性 T 细胞浸润释放各种细胞因子,作用于眼眶组织,引起眼眶的炎症反应,同时刺激成纤维细胞分泌糖胺聚糖(glycosaminoglycans,GAG),大量亲水性 GAG 堆积,导致眶周水肿、突眼等一系列临床症状和体征。

**(二)临床表现**

本病临床表现多样,可由于患者的年龄、病程及对各个系统影响的不同,临床表现也不完全一样。

1. 常见临床表现

(1)甲状腺毒症:见表 7-3-2。

表 7-3-2　甲亢对全身各个器官/系统产生的甲状腺毒症表现

| 器官/系统 | 产生的甲状腺毒症表现 |
| --- | --- |
| 全身 | 体重下降,怕热,失眠,疲劳,多汗,坐立不安,糖耐量减低 |
| 皮肤/毛发 | 皮肤温暖潮湿,脱发,瘙痒,白癜风,色素沉着过多,胫前黏液性水肿 |
| 精神方面 | 过度兴奋,情感易变,神经质,焦虑,抑郁,注意力分散,定向力障碍,幻觉 |
| 神经肌肉系统 | 肌无力,疲劳,颤抖,肌病,低钾性周期性瘫痪,重症肌无力 |
| 循环系统 | 心动过速,心悸,收缩期杂音,心律失常,脉压增大,甲亢性心肌病 |
| 消化系统 | 食欲亢进,大便次数增多或腹泻,肝功能转氨酶升高 |
| 血液系统 | 粒细胞减少,贫血,淋巴细胞相对增多 |
| 生殖系统 | 月经稀少或闭经,勃起功能障碍,男性乳房发育 |
| 骨和关节 | 骨质疏松,杵状指 |
| 呼吸/泌尿系统 | 呼吸困难,多尿,烦渴 |

(2)甲状腺肿:绝大多数有不同程度的甲状腺弥漫性对称性肿大(触诊或超声),程度与甲亢轻重无关,质软,无压痛,随吞咽上下移动。两叶上下极可触及震颤,听到收缩期吹风样或连续性血管杂音。少数甲状腺肿大不对称或不明显。血管杂音和震颤为本病的典型而较特异性的体征。

(3)突眼:大多伴有突眼,多与甲亢同时发生,也可在甲亢发生前或治疗后出现。大部分临床表现轻,中或重度眼病不足 10%。3%~5%以眼病为主,可见于甲状腺功能正常患者及原发甲减或桥本甲状腺炎患者,称为甲状腺功能正常性格雷夫斯眼病(euthyroid Graves ophthalmopathy,EGO),常并发重症肌无力,这两种疾病似乎存在共同的遗传背景和发病因素。

2. 特殊临床表现

(1)淡漠型甲亢:淡漠型甲亢常见于老年患者。主要表现为明显消瘦、淡漠无欲、反应迟钝、嗜睡少动、腹泻厌食。皮肤较冷,甲状腺不大或有结节。心率一般 80~90 次/min,很少超过 110 次/min。心脏异常较常见。可伴震颤和肌病等体征。与机体衰弱严重消耗、交感神经对 TH 不敏感等有关。

(2)甲状腺危象(thyroid crisis):甲状腺危象系甲亢恶化时的严重表现。发病机制主要与大量甲状腺激素释放至循环血中,机体对甲状腺激素反应改变有关。主要诱因为:①甲状腺术前准备不充分或术中过度挤压甲状腺;②$^{131}I$ 治疗较重的甲亢;③强烈的精神刺激、感染、过劳、创伤、手术、脑血管意外等应激。早期表现为原有甲亢症状的加重,继而出现高热(体温 39℃ 以上);心动过速(140~240 次/min),可伴心房颤动或心房扑动;恶心、呕吐、腹泻、大汗、厌食等,偶有黄疸;严重者可出现虚脱、休克、嗜睡、烦躁、谵妄、昏睡和昏迷。部分患者有心力衰竭、肺水肿。最后多因休克、呼吸循环衰竭以及电解质紊乱而死亡。血 $FT_3$、$FT_4$ 明显升高,但病情轻重与血 TH 浓度无平行关系,而与其升高速度有关,血 TSH 显著降低。

(3) 甲亢性心脏病:甲亢性心脏病随年龄增长发病率增加,多见于男性。在已明确 GD 诊断的基础上,具有下列一项或一项以上异常,且排除其他心脏病者可考虑诊断:①心脏扩大;②严重心律失常,心房颤动最常见,尚可表现为频发房性、室性期前收缩及房室传导阻滞(甚至三度);③心力衰竭。甲亢缓解后心脏异常好转或完全恢复即可确诊。

(4) 甲亢性肌病:多数甲亢患者有肌无力及肌肉萎缩。甲亢性肌病可表现为下列 4 种:

1) 急性甲亢性肌病:罕见,起病急,病情重,主要表现为延髓麻痹,如吞咽困难、发音不清等,甚至呼吸肌麻痹。

2) 慢性甲亢性肌病:女性较多见,起病缓慢,由于近端肌肉以红肌纤维为主,受甲状腺激素影响较大,因此首先受累的主要是肩胛与骨盆带近端肌群,表现上肢持物无力,下肢蹲、坐时起立困难。

3) 甲亢性周期性瘫痪(thyrotoxic periodic paralysis,TPP):较多见,多见于东方国家的年轻男性患者。血钾及糖代谢异常,在本病的发病过程中较为突出。发作时血钾降低,但尿钾不高,可能由于钾过多地转移至细胞内(主要是肝脏、骨骼肌)所致,与甲亢时 TH 增加 $Na^+$-$K^+$-ATP 酶活性有关。

4) 甲亢伴重症肌无力:少数 GD 患者伴发重症肌无力,此与两者同属自身免疫性疾病有关。

以上前三种与 TH 增高有关,甲亢控制后可消失,后者与 TH 无关。

(5) 甲状腺相关性眼病(Graves 眼病):成年人常见眼眶疾病之一。分单纯性突眼和浸润性突眼两种:

1) 单纯性突眼:单纯性突眼又称非浸润性或良性突眼。占绝大多数,多无自觉症状。眼征包括:①突眼:突眼度一般<18mm(正常大多<16mm);②Dalrymple 征:眼裂增宽,上眼睑挛缩;③Stellwag 征:瞬目减少;④von Graefe 征:眼下看时上端巩膜外露;⑤Joffroy 征:眼上看时前额皮肤不能皱起;⑥Mobius 征:双眼聚合欠佳,辐辏反射不良。这些眼征主要与甲亢时因交感神经兴奋,眼外肌群和上眼睑肌群张力增高所致,甲亢控制后能自行恢复,预后良好。

2) 浸润性突眼:浸润性突眼又称恶性突眼,突眼度>18mm,多为双侧,少数为单侧。患者诉眼内异物感、胀痛、畏光、流泪、复视、斜视、视力下降;眼睑肿胀肥厚,结膜充血、水肿,眼球活动受限,或伴眼外肌麻痹,严重者眼睑闭合不全,角膜外露发生炎症和溃疡,甚至失明。为眶内和球后组织体积增加、淋巴细胞浸润和水肿所致。临床治疗方案由 Graves 病眼征分级标准(表 7-3-3)、Graves 眼病病情评估(表 7-3-4)、临床活动度而定(表 7-3-5)。

表 7-3-3　Graves 病眼征的分级标准（美国甲状腺学会，ATA）

| 级别 | 眼部表现 | 级别 | 眼部表现 |
| --- | --- | --- | --- |
| 0 | 无症状和体征 | 4 | 眼外肌受累 |
| 1 | 无症状,体征有上眼睑挛缩、Stellwag 征、von Graefe 征等 | 5 | 角膜受累 |
| 2 | 有症状和体征,软组织受累 | 6 | 视力丧失,视神经受累常见（1%~5%） |
| 3 | 突眼（>18mm） | | |

表 7-3-4　Graves 眼病病情评估（欧洲 Graves 眼病协作组，EUGOGO）

| 分级 | 眼睑挛缩 | 软组织受累 | 突眼[1] | 复视 | 角膜暴露 | 视神经 |
| --- | --- | --- | --- | --- | --- | --- |
| 轻度 | <2mm | 轻度 | <3mm | 无或一过性 | 无 | 正常 |
| 中度 | ≥2mm | 中度 | ≥3mm | 非持续性 | 轻度 | 正常 |
| 重度 | ≥2mm | 重度 | ≥3mm | 持续性 | 轻度 | 正常 |
| 威胁视力 | --- | --- | --- | --- | 严重 | 压迫 |

注:①指超过参考值的突眼度。中国人群突眼度参考上限:女性 16mm,男性 18.6mm。

表 7-3-5　甲状腺相关眼病临床活动度评分（CAS）

| 临床表现 | 评分/分 |
| --- | --- |
| 自发性眼球后疼痛 | |
| 凝视或眼球活动时疼痛 | |
| 眼睑发红 | |
| 结膜弥漫发红 | |
| 球结膜水肿 | |
| 泪阜炎性反应 | |
| 眼睑水肿 | |

注：出现一项临床表现为 1 分，CAS≥3 分即认为 TAO 处于活动期。

TAO 和 GD 发病年龄分布基本一致，但性别分布有差异。TAO 和甲亢的发病时间也有一定关系，TAO 通常发生于甲亢发病 18 个月前后，诊断时必须排除眶部肿瘤性疾病（可行眼眶影像学检查）。

（6）妊娠期甲亢：妊娠与甲亢可相互影响。妊娠可能加重甲亢，加重患者的心肺负荷；甲亢可引起早产、流产、胎儿宫内发育不良、妊娠毒血症或死胎。临床需注意以下问题：

1）妊娠合并甲亢：妊娠时甲状腺激素结合球蛋白（TBG）增加，血 $T_3$、$T_4$ 均相应升高，故诊断依靠血清 $FT_3$、$FT_4$ 和 TSH。若体重不随妊娠月数相应增加，或休息时心率>100 次/min 应疑及甲亢。若伴眼征、甲状腺区震颤或血管杂音，血 TRAb 阳性，可诊断为 GD。

2）HCG 相关性甲亢：HCG 相关性甲亢又称一过性妊娠剧吐性甲亢（transient hyperthyroidism of hyperemesis gravidarum，THHG）。HCG 与 TSH 有相同的 α 亚基、相似的 β 亚基和受体亚基，故 HCG 和 TSH 与 TSH 受体存在交叉结合反应。当 HCG 显著增多（如多胎妊娠、绒毛膜癌等）时可出现甲亢，轻重不一。血 $FT_3$、$FT_4$ 升高，TSH 降低，TRAb 阴性，HCG 显著升高。终止妊娠或分娩后甲亢消失。

（7）碘甲亢：碘甲亢呈自限性，临床症状较轻，老年人多见。本病的发生与补碘前该地区碘缺乏的程度有关，其发病机制可能与碘缺乏导致的甲状腺自主功能结节在接受增加的碘原料以后合成甲状腺激素的功能增强有关。胺碘酮（amiodarone）含碘 37.2%，它引起的甲状腺毒症分为两个类型。Ⅰ型是碘甲亢，甲状腺合成甲状腺激素增加；Ⅱ型是碘导致的甲状腺细胞的损伤，甲状腺滤泡破坏后甲状腺激素漏出所致甲状腺毒症。区别点在于：①$^{131}$I 摄取率，Ⅰ型正常，Ⅱ型低下或被抑制；②彩色超声，Ⅰ型显示甲状腺血流正常或者增加，Ⅱ型无血流显示。

（8）亚临床甲亢：排除其他可抑制 TSH 水平的疾病的前提下，血清 $T_3$、$T_4$ 正常，TSH 减低，考虑亚临床甲亢。患者无症状或有甲亢的一些表现，一般不需治疗，但应定期追踪。可见于 GD 早期或持续存在，少数可进展为临床型甲亢，但该疾病可增加合并心血管疾病、骨质疏松症及老年痴呆的风险。目前治疗意见尚不一致。

（9）三碘甲腺原氨酸（$T_3$）型和甲状腺素（$T_4$）型甲亢：分别仅有血 $T_3$ 和 $T_4$ 升高。$T_3$ 型甲亢多见于 GD 早期或复发期及缺碘地区的患者，临床表现较轻。$T_4$ 型甲亢多见于 GD 伴严重躯体疾病或碘甲亢，可能与 $T_4$ 转换为 $T_3$ 减少有关。

## 四、辅助检查

1. 血清 TH 和 TSH 测定

（1）血清甲状腺素（$T_4$）、总三碘甲腺原氨酸（$T_3$）：血清中 $T_3$、$T_4$ 主要以与蛋白结合的形式存在，$T_3$ 和 $T_4$ 测定的是这部分结合的激素，所以其值受血清 TBG 含量的影响。Graves 病时 $T_3$ 和 $T_4$ 增高。妊娠、口服避孕药、急性病毒性肝炎等因素可使 TBG 升高，低蛋白血症时 TBG 下降而影响 $T_3$ 和 $T_4$ 水平。

（2）血清游离甲状腺素（$FT_4$）、游离三碘甲腺原氨酸（$FT_3$）：游离甲状腺激素是该激素生物效应的主要部分。$FT_3$、$FT_4$ 不受血 TBG 变化的影响，直接反映甲状腺功能状态。敏感性和特异性均明显高于 $T_3$（$T_3$）和总 $T_4$（$T_4$）。Graves 病时 $FT_3$、$FT_4$ 增高。其值因检测方法及实验室不同而有差异。

（3）TSH 测定：血清 TSH 水平的变化是反映下丘脑-垂体-甲状腺轴功能的最敏感的指标，尤其对亚临床型的诊断有重要意义。其测定方法较多，目前多采用超敏 TSH（uTSH）测定，简便、快速、可靠，且无放射性污染。

2. 甲状腺自身抗体测定　TRAb 在未经治疗的 GD 患者阳性率达 80%~100%，监测 TRAb 对早期诊断、指导用药、预示复发、孕前检查均有重要意义,尚可作为停药的重要指标。GD患者,TgAb和TPOAb阳性率达50%～90%,但滴度较低,药物治疗后多可下降。若长期持续阳性且滴度较高,说明患者有进展为自身免疫性甲减的可能。

3. 影像学检查  甲状腺彩超、放射性核素扫描可确定甲状腺位置、外形、大小及结节性质。超声、CT或MRI可检测眼肌受累和球后浸润情况。

4. 甲状腺核素扫描  主要用于对可触及的甲状腺结节性质的判定,对多结节性甲状腺肿伴甲亢和自主高功能腺瘤的诊断意义较大。若结果提示甲状腺凉结节或冷结节,应进一步行细针穿刺活检,若提示热结节,则可行动态观察。

5. 甲状腺摄$^{131}$I率  临床应用较少,但其对甲状腺毒症的原因仍有鉴别意义:甲亢时增加且高峰前移,诊断甲亢的符合率达90%。也用于诊断EGO。含碘食物和药物以及抗甲状腺药物、泼尼松、溴剂等使之降低,长期服用女性避孕药使之升高,故测定前应停用至少2周。孕期及哺乳期禁用此检查。

## 五、诊断与鉴别诊断

1. 诊断

(1) 功能诊断:典型病例依靠病史和临床表现即可考虑诊断,具备以下三项即可确立诊断。①高代谢症候群;②甲状腺肿伴或不伴血管杂音及震颤;③血清FT$_4$(FT$_3$)增高、TSH减低。不典型病例的确诊可借助于甲状腺功能检查和必要的特殊检查。

(2) GD的诊断:甲亢诊断确立后,应排除其他原因所致的甲亢,结合患者有弥漫性甲状腺肿、眼征、血TRAb阳性等,可诊断为GD。

2. 鉴别诊断  应与下列疾病鉴别:

(1) 与其他原因甲亢的鉴别

1) 慢性淋巴细胞性甲状腺炎:早期T$_3$、T$_4$升高,TSH降低。甲状腺肿大,两侧可不对称,质地较韧;TgAb、TPOAb阳性且滴度较高;摄$^{131}$I率低。有时与GD同时存在,必要时做甲状腺穿刺以明确诊断。

2) 亚急性甲状腺炎:急性期是可以有甲状腺肿甚至结节伴T$_3$、T$_4$升高,TSH降低,但摄$^{131}$I率低,血沉明显加快。

3) 毒性甲状腺腺瘤:甲状腺扫描为单个热结节,周围甲状腺组织受抑制。

4) 多结节性毒性甲状腺肿:老年多见,无突眼,在多年结节性甲状腺肿的基础上发生甲亢,摄碘过量可诱发本病。甲状腺扫描为多个热结节,结节外甲状腺组织受抑制。

(2) 与非甲亢疾病的鉴别

1) 单纯性甲状腺肿:无甲亢症状,T$_3$、T$_4$、TSH正常。摄$^{131}$I率升高但无高峰前移。

2) 神经症:有心悸、出汗、手抖、失眠,但休息时心率不快,T$_3$、T$_4$、TSH正常。

3) 其他:与更年期综合征、抑郁症、糖尿病、心血管疾病、消化系统疾病及消耗性疾病等的鉴别。

## 六、治疗

1. 一般治疗  适当休息,高热量、丰富维生素饮食,禁食高碘食物及药物。对症和支持疗法,如交感神经兴奋、心动过速可用β受体阻滞剂,失眠可酌情用镇静剂(如艾司唑仑),过度消瘦可经静脉补充营养液等。

2. 甲亢的治疗  包括抗甲状腺药物(anti-thyroid drugs,ATD)、放射碘(radioactive iodine,RAI)与手术三种治疗方式。ATD是治疗本病最常用的方法,其作用是抑制TH合成,但仅能获得40%～60%的治愈率;后两者是通过创伤性措施破坏甲状腺组织减少TH产生,治愈率高,但并发症较多。

(1) 抗甲状腺药物:分硫脲类和咪唑类两类。前者包括甲硫氧嘧啶(MTU)、丙硫氧嘧啶(PTU);后者包括甲巯咪唑（MMI,他巴唑）、卡比马唑（CMZ）。作用机制基本相同:①抑制甲状腺过氧化物酶,抑制碘化物形成活性碘,阻断酪氨酸碘化及碘化酪氨酸偶联,因而抑制 TH 合成;②PTU 可抑制 5′-脱碘酶,从而抑制 $T_4$ 转换成生物活性更高的 $T_3$。

1）适应证:①病情轻或中度;②甲状腺轻、中度肿大者;③年龄<20 岁的甲亢患者主要治疗手段;④孕妇、合并严重心肝肾疾病不宜手术者;⑤甲亢术前或 $^{131}I$ 治疗前的准备;⑥甲亢术后复发而又不宜 $^{131}I$ 治疗者。

2）剂量与疗程:药物起始剂量、减量速度、维持剂量和总疗程均有个体差异,需要根据临床实际掌握。一般为提高远期缓解率,应连续服药 1 年半以上。分 3 个阶段。①起始期:MTU 或 PTU 300~450mg/d,分 2~3 次服用,或 MMI 或 CMZ 30~45mg/d;对已合成的激素无效,至少 2~4 周才能生效;至症状缓解或血甲状腺激素水平接近正常时减量。②减药期:2~4 周递减 MTU 或 PTU 50~100mg,MMI 或 CMZ 5~10mg,直至过渡到维持阶段。③维持期:MTU 或 PTU 50~100mg/d,MMI 或 CMZ 5~10mg/d,维持甲状腺功能正常 1.5~2 年。停药前可将维持量再减半。

3）停药指征:疗程已达 1 年半以上,临床症状全部消失,甲状腺体积变小、杂音消失、药物维持量很小,TRAb 转阴,可考虑停药。

4）不良反应（表 7-3-6）:①粒细胞减少。常见（MTU 多见,MMI 次之,PTU 最少）,严重时导致粒细胞缺乏症;多发生于开始服药的 2~3 个月或再次服药 1 个月内;治疗早期需定期检查白细胞计数;当白细胞计数<4× $10^9$/L 即要密切观察,加用升白细胞药物,当白细胞计数<3.5× $10^9$/L 或中性粒细胞计数<1.5× $10^9$/L 时停药,必要时加用糖皮质激素治疗;严重时可试用粒系集落刺激因子（G-CSF）治疗。②药物皮疹。常较轻,不必停药,可予抗组胺药控制或试换另一种剂型,PTU 及 MMI 间无交叉过敏;极少数皮疹加重者需停药,以免发生剥脱性皮炎。③肝脏损害。转氨酶升高,胆汁淤积性黄疸;前者轻者加用保肝药,重者停药并保肝治疗,后者应立即停药。

表 7-3-6　抗甲状腺药物的不良反应

| 分类 | 发生情况 | 副作用 |
| --- | --- | --- |
| 严重不良反应 | 少见（0.2%~0.5%） | 粒细胞缺乏症 |
|  | 极少见 | 再生障碍性贫血 |
|  |  | 血小板缺乏症 |
|  |  | 肝细胞性肝炎（PTU） |
|  |  | 胆汁淤积性黄疸（MMI） |
|  |  | 狼疮样血管炎（PTU） |
|  |  | 低血糖（产生胰岛素抗体,MMI） |
| 次要不良反应 | 常见（1%~5%） | 瘙痒症或皮疹 |
|  |  | 发热 |
|  |  | 暂时性白细胞降低 |
|  | 少见 | 胃肠道症状 |
|  |  | 味觉及嗅觉异常（MMI） |
|  |  | 关节痛或肌痛 |

注:MMI 引起的不良反应呈剂量依赖性,PTU 相关的不良反应与剂量无关。

（2）放射碘: $^{131}I$ 摄入后在甲状腺高度聚集,释放 β 射线（射程短,仅 2mm,对毗邻组织无损害）破坏甲状腺组织,从而减少 TH 分泌。

1）适应证:①成人 Graves 甲亢伴甲状腺肿大 Ⅱ度以上;②ATD 治疗失败或过敏;③甲亢手术后复发;④甲亢性心脏病或甲亢伴其他病因的心脏病;⑤甲亢合并白细胞和/或血小板减少或全血细胞减少;⑥老年甲亢;⑦甲亢并糖尿病;⑧毒性多结节性甲状腺肿;⑨自主功能性甲状腺结节合并甲亢。

2）相对适应证:①青少年和儿童甲亢,用 ATD 治疗失败、拒绝手术或有手术禁忌证;②甲亢合并肝、肾等脏器功能损害;③浸润性突眼,对轻度和稳定期的中、重度浸润性突眼可单用 $^{131}I$ 治疗甲亢,对进展期患者,可在 $^{131}I$ 治疗前后加用泼尼松。

3）禁忌证:①妊娠和哺乳期妇女;②重度心、肝、肾等功能衰竭或活动性肺结核;③白细胞计数<3.0× $10^9$/L 或中性粒细胞计数<1.5× $10^9$/L;④甲状腺危象。

4）治疗前准备:使用 ATD 充分治疗至症状控制,于治疗前 1 周左右停服 ATD。放射碘治疗患者不宜用 PTU 做术前准备,因为 PTU 在停药后数周或数月内仍有抑制甲状腺摄取 $^{131}I$ 的作用,而 MMI 的这种抑制作用在 24h 后即消失。

5）剂量：根据甲状腺组织重量和$^{131}$I摄取率计算剂量，一般采用的固定剂量法一次给予 370～550MBq（1mCi = 37MBq）的治疗是有效的方案。治疗后 2～4 周症状减轻，甲状腺缩小，6～8 周甲状腺功能恢复正常。80%的患者可以一次治愈，未治愈者可于 6 个月后进行第 2 次治疗。

6）并发症：①甲状腺功能减退（甲减），逐年增加，分暂时性和永久性。暂时性者一般 2～6 个月恢复；永久性者早期由于电离辐射破坏腺体，后期由于自身免疫损伤。需 TH 替代治疗。②放射性甲状腺炎，发生在$^{131}$I摄入后 7～10d，与甲状腺自身抗原大量释放有关，严重者给予糖皮质激素治疗。③甲状腺危象，罕见。④突眼加重，逐渐增加，可能由于放射碘治疗使自身抗原释放或由于剂量把握和/或治疗时机选择问题。

（3）手术治疗：甲状腺次全切除术，治愈率 95%左右。

1）适应证：①中、重度甲亢；②长期服药无效、停药后复发或不能坚持服药；③巨大甲状腺，有压迫症状；④胸骨后甲状腺肿；⑤结节性甲状腺肿伴甲亢。

2）禁忌证：①伴严重浸润性突眼；②合并较重心、肝、肾、肺疾病，不能耐受手术；③妊娠早期（前 3 个月）及晚期（6 个月后）。

3）术前准备：使用 ATD 充分治疗至症状控制，$T_3$、$T_4$ 在正常范围内。于术前 2 周开始加服复方碘溶液（每次 10 滴，每日 3 次），减少术中出血。

4）并发症：可发生创口出血、呼吸道梗阻、感染、甲状腺危象、喉上与喉返神经损伤、甲状旁腺暂时性或永久性功能减退、甲减（10%～15%）及突眼恶化等。①永久性甲减：国外文献报道的发生率是 4%～30%，解释术后甲减发生的原因除了手术损伤以外，Graves 病本身的自身免疫损伤也是致甲减的因素。②甲状旁腺功能减退症：分为一过性甲状旁腺功能减退症和永久性甲状旁腺功能减退症；前者是由于甲状旁腺部分损伤或供应血管损伤所致，一般在术后 1～7d 恢复；后者的发生率为 0～3.6%，需要终生治疗。③喉返神经损伤：发生率为 0～3.4%，如果损伤是单侧性的，患者出现发音困难，症状可以在术后数周内恢复，可能遗留声音嘶哑；如果损伤是双侧性的，患者可以出现气道阻塞，需要紧急处理；近年来随着$^{131}$I应用的增多，手术治疗者较以前减少。④手足抽搐：为甲状旁腺误切或者血供不足所致；血钙下降至 2.0mmol/L 以下，轻则面唇、手足麻木，重则四肢抽搐；轻者口服钙剂；重者发作时静脉注射葡萄糖酸钙，必要时可行胎儿带血管甲状腺-甲状旁腺移植。

（4）甲状腺介入栓塞治疗：一般甲状腺栓塞的面积可达 80%～90%。适应证：甲状腺较大；对 ATD 疗效欠佳或过敏者；不宜采用手术或放射性碘者；也可用于甲状腺非常肿大的手术前治疗。

（5）其他药物

1）β 受体阻滞剂：治疗开始阶段可配合应用，可以改善交感神经兴奋症状。普萘洛尔（propranolol）具有膜稳定作用，大剂量时还可抑制 $T_4$ 转为 $T_3$，是最常用的药物。可与碘剂合用于术前准备，或用于$^{131}$I治疗前后及甲状腺危象时。甲亢时，其代谢速度加速，所需剂量相对较大，40～160mg/d，分 3～4 次给予。有支气管疾病者，可选用 $\beta_1$ 受体阻滞剂，如阿替洛尔、美托洛尔。

2）碘剂：主要用于 2 种情况。①甲亢术前准备；②甲状腺危象的抢救。需与 ATD 联合使用。碘剂可抑制碘进入甲状腺细胞及抑制碘的有机化，阻止 TH 释放；使甲状腺充血减轻、腺体缩小。其疗程不宜超过 2 周，否则可出现"脱逸"现象，甲亢症状又可加重，并延长 ATD 控制甲亢症状所需的时间。

3）锂制剂：碳酸锂（lithium carbonate）可以抑制甲状腺激素分泌。与碘剂不同的是，它不干扰甲状腺对放射碘的摄取。主要用于对 ATD 和碘剂均过敏的患者，临时控制其甲状腺毒症。碳酸锂的这种抑制作用随时间延长而逐渐消失。剂量是 300～500mg，每 8h 1 次。因为锂制剂的毒副作用较大，仅适用于短期治疗。

## 甲亢治疗方式的选择与评价

甲亢通过上述三种治疗方式之一都可以达到有效治疗,三者的适应证之间也无绝对的界线。在实际工作中究竟选择何种方式为好,取决于多种因素。三种治疗方式的优势与劣势总结如表7-3-7:

**表7-3-7　三种治疗方式的优势与劣势**

| 治疗方式 | 优势 | 劣势 |
|---|---|---|
| 抗甲状腺药物 | 避免 L-$T_4$ 长期替代治疗<br>避免辐射暴露<br>避免手术风险 | 潜在的药物副作用(过敏、白细胞减少)<br>复发率高 |
| 放射碘 | 疗效确切<br>避免手术风险<br>避免药物副作用 | 辐射暴露<br>L-$T_4$ 长期替代治疗<br>诱发 Graves 眼病加重 |
| 手术治疗 | 起效迅速<br>避免辐射影响<br>避免药物副作用<br>对 Graves 眼病改善有所帮助 | 手术风险(甲状旁腺功能减退症,复发性喉神经损伤)<br>L-$T_4$ 长期替代治疗 |

对于甲亢应选择哪种方式进行治疗,要从以患者为中心,医患双方的角度进行考虑。从医生的角度,包括对三种治疗方式掌握的熟练程度与经验,对于患者个体因素的考虑,如年龄、病程、病情、甲状腺肿大的程度等。从患者的角度考虑,其本人的意愿,文化程度,经济情况也影响着治疗的效果。经过沟通协商后确立的个体化治疗方案,容易获得更高的满意度和疗效。

甲亢目前尚无最优的治疗方式,在不同地区也有不同流行治疗的方式。在我国通常用的方式是先使用抗甲状腺药物治疗 1.5~2 年,其间出现严重副作用或停药后若有复发,则考虑$^{131}$I 或者手术治疗。

3. 甲状腺危象的治疗

(1) 去除诱因。

(2) 抑制 TH 合成:首选 PTU,首次剂量 600mg 口服或经胃管注入。如无 PTU 可用等量 MTU 或 MMI(或 CMZ)60mg。继用 PTU(或 MTU)200mg 或 MMI(或 CMZ)20mg,每 6~8h 口服,待症状减轻后改用一般治疗剂量。

(3) 抑制 TH 释放:服 PTU 后 1~2h 再加用复方碘液,首剂 30~60 滴,以后每 6~8h 5~10 滴。或用碘化钠 0.5~1.0g 加入 5% 葡萄糖盐水中静脉滴注 12~24h,以后视病情逐渐减量,一般使用 3~7d。对碘剂过敏者,可改用碳酸锂 0.5~1.5g/d,分 3 次口服,连服数日。

(4) 抑制组织中 $T_4$ 转换为 $T_3$ 和/或抑制 $T_3$ 与细胞受体结合:PTU、碘剂、β 受体阻滞剂和糖皮质激素均可抑制组织中 $T_4$ 转换为 $T_3$。①碘剂:如甲状腺危象是由于甲状腺炎或应用过量甲状腺制剂所致,用碘剂迅速抑制 $T_4$ 转换为 $T_3$ 比抑制 TH 合成更重要,大剂量碘剂还可抑制 $T_3$ 与细胞受体结合;②普萘洛尔:如无哮喘或心功能不全,应加用普萘洛尔 20~40mg,每 6~8h 口服 1 次,或 1mg 经稀释后缓慢静脉注射,视需要可间歇给 3~5 次;③氢化可的松:50~100mg 加入 5%~10% 葡萄糖溶液静脉滴注,每 6~8h 1 次,氢化可的松除抑制 $T_4$ 转换为 $T_3$、阻滞 TH 释放、降低周围组织对 TH 的反应外,还可增强机体的应激能力。

(5) 降低血 TH 浓度:在上述常规治疗效果不满意时,可选用血液透析、腹膜透析或血浆置换等措施迅速降低血 TH 浓度。

(6) 支持治疗:应监护心、肾、脑功能,迅速纠正水、电解质和酸碱平衡紊乱,补充足够的能量和多种维生素等。

(7) 对症治疗:包括给氧、防治感染,高热者给予降温处理,物理降温优先考虑。必要时可试用人工冬眠。积极治疗各种合并症和并发症。

4. 甲亢性心脏病的治疗  控制甲亢,以 ATD、$^{131}$I 治疗为宜,根据两种治疗的适应证进行选择。β 受体阻滞剂(如普萘洛尔)可以迅速改善交感神经兴奋症状,减慢心率、减少心排血量、缩小脉压,控制心房颤动的心室率。也可与小剂量快速、短效型强心剂合用。有支气管疾病者,可选用 β$_1$ 受体阻滞剂,如阿替洛尔、美托洛尔。

5. 甲亢性周期性瘫痪的治疗   ①去除诱因。②补钾:轻中度患者可口服钾盐,重度患者可静脉补充氯化钾,补钾时需注意当症状好转时,钾会很快从细胞里释放出来,造成反弹性的高血钾;有报道提示由于本病的发病机制可能与肾上腺素活性增高有关,可同时给予口服 β 受体阻滞剂治疗。③病因治疗:积极治疗甲亢。

6. 甲状腺相关眼病的治疗  本病具有一定自限性,根据疾病活动性及病情严重程度选择不同的治疗方案。

(1) 局部治疗与眼睛护理:戒烟、高枕卧位,低盐饮食,适当使用利尿剂减轻水肿。戴有色眼镜防止强光及灰尘刺激;睡眠时用抗生素眼膏,加盖纱布或眼罩,防治结膜炎、角膜炎;复视者可戴单侧眼罩。充血、水肿者可交替滴用抗生素及糖皮质激素滴眼液。异物感者用 0.5% 甲基纤维素或 0.5% 氢化可的松滴眼。上睑挛缩、凝视者滴 5% 胍乙啶滴眼液。如有结膜水疱样膨出,可暂时缝合上下睑,以保护角膜。轻度患者经上述治疗一般可好转,目前也有研究推荐轻度 TAO 患者可使用硒剂治疗。

(2) 免疫抑制剂及非特异性抗炎药物:适用于中重度活动期 TAO 患者。治疗原则:①首选治疗方案为静脉注射大剂量糖皮质激素(glucocorticoids,GCs)治疗,治疗前首先应排除肝功能损害、结核病、高血压、消化性溃疡、糖尿病、尿道感染和青光眼等疾病,治疗时还应监测不良反应;常用方案为静脉注射甲泼尼龙,目前尚未形成中国 TAO 患者的最佳规范用法,国外目前推荐 12 周序贯疗法,前 6 周每周使用 500mg,后 6 周每周 250mg,共计 4.5g;甲泼尼龙的总累积剂量最佳为 4.5~6g,不应该超过 8g;同时使用二膦酸盐预防骨质疏松症及抑酸护胃药物。②口服泼尼松 60~80mg/d,甚至更大剂量,连用 1~3 个月;早期疗效较好,见效后逐渐减量,不能骤停;一般于 1 个月后再减至维持量,10~20mg/d,也可隔日给予最小维持量而逐渐停药;但口服激素所需时间长,副作用相对较多,疗效较静脉注射激素差。③眼球后注射甲泼尼龙,能提高疗效;对激素不敏感者可考虑使用生长抑素或利妥昔单抗,对改善球后组织炎症有一定效果;亦可酌情选用其他免疫抑制剂,但应注意白细胞减少等不良反应。

(3) 眶部放疗:一般剂量为 20Gy(2000rads),分 10 次在两周内完成(2Gy/次),目前尚未发现明确副作用,对复视及眼球活动受限的中重度活动期患者疗效较好,病程短者较病程长者反应好。眼眶放疗的缺点是可能造成一过性软组织炎性加重,远期副作用目前尚缺乏大规模研究结果。现认为球后放疗和静脉糖皮质激素联合治疗,较单用激素更佳。

(4) 眼眶减压治疗:视神经受累者应推荐眼眶减压术。眼眶减压术的指征:①危及视力的重度突眼、暴露性角膜炎;②视神经症状经药物治疗后无反应或需长期大剂量糖皮质激素治疗而患者有相对禁忌证;③复视;④病情较稳定,但存在面貌缺陷。非活动期 TAO 患者一般至少稳定 6 个月以上才考虑进行眼部康复手术。

7. 妊娠期甲亢的治疗  推荐甲亢治愈后再妊娠。甲亢合并妊娠时治疗的目的是使母亲的甲状腺功能达到正常或基本正常,并预防胎儿甲亢或甲减。治疗包括药物和手术,$^{131}$I 属禁忌,10 周以后胎儿甲状腺可浓集 $^{131}$I 而引起胎儿甲状腺肿和甲减。

(1) 药物治疗:①ATD 治疗可用于妊娠全程;剂量不宜过大,PTU 通过胎盘较其他 ATD 少,不仅阻断甲状腺内 TH 合成,并且阻断周围组织中 FT$_4$ 向 FT$_3$ 转变,故首选 PTU,慎用 MMI,有报道可致畸,但近年更多证据提示其妊娠期间的安全性;用最小有效剂量控制甲亢症状后,尽快减至维持量,维持甲状腺功能正常或是 FT$_4$ 维持在正常水平的高限为宜,避免治疗过度所致母体和胎儿甲减或胎儿甲状腺肿。②ATD 可从乳汁分泌,产后如需继续服药,应首选 PTU,且用量不宜过大,同时监测婴儿甲状腺功能。③β 受体阻滞剂,普萘洛尔可使子宫持续收缩而引起胎儿发育不良、心动过缓、早产及新生儿呼吸抑制等,故应慎用或禁用。

（2）手术治疗:妊娠期一般不宜做甲状腺次全切除术,如择期手术治疗,宜于妊娠中期(即妊娠第4~6个月)施行。如患者对药物治疗抵抗,可在手术治疗甲亢前试用复方碘溶液。

8. 碘甲亢的治疗　胺碘酮引起的碘甲亢是严重的,因为患者通常已有心脏疾病。MMI与过氯酸钾合并治疗效果较好。对于Ⅱ型患者的甲状腺毒症期给予泼尼松40mg/d治疗。

9. 新生儿甲亢的治疗　治疗目的是尽快降低新生儿循环血内的甲状腺激素浓度。①MMI 0.5~1.0mg/(kg·d)或PTU 5~10mg/(kg·d),每8h 1次;②普萘洛尔1~2mg/d,减慢心率和缓解症状;③复方碘溶液:每8h 1滴(相当于8mg碘)。如果上述治疗在24~36h效果不显著,可以增加50%的剂量,并且给予糖皮质激素治疗。

10. 胫前黏液性水肿的治疗　轻型病例不需治疗;重者可局部外用倍他米松软膏等,每晚1次,疗程1年左右,疗效较好,但停药后可复发。

# 第三节　甲状腺功能减退症

甲状腺功能减退症(hypothyroidism)简称"甲减",是一组由多种原因引起的甲状腺激素(TH)合成(分泌)不足或组织作用减弱导致的全身代谢减低临床综合征。TH对代谢、大脑发育及骨骼生长起着重要作用,甲减时代谢率下降可引起一系列临床表现,儿童患者则因影响生长和大脑发育临床表现更为突出。

甲减有以下分类方法:

按病变部位:①原发性(primary)或甲状腺性甲减;②中枢性(central)甲减或继发性(secondary)甲减,由下丘脑及垂体病变引起;③TH抵抗综合征,TH在外周组织发挥作用缺陷。

按年龄:①呆小病(克汀病):起病于胎儿或新生儿期;②幼年型甲减,起病于青春期发育前儿童;③成年型甲减,起病于成年。

按病因:如药物性甲减、$^{131}$I治疗后甲减、手术后甲减、特发性甲减等。

按甲状腺功能减退的程度:临床甲减(overt hypothyroidism)和亚临床甲减(subclinical hypothyroidism)。

## 一、病因与发病机制

甲减病因复杂,以原发性甲减多见,其中自身免疫、甲状腺手术、$^{131}$I三大原因占90%以上。中枢性甲减相对少见。甲减发病机制因病因而有所差异,详见表7-3-8。

表7-3-8　甲状腺功能减退症病因分类

| 分类 | 病因 |
| --- | --- |
| 1. 原发性甲减 | 获得性 |
| | 自身免疫性甲状腺炎(桥本甲状腺炎、萎缩性甲状腺炎、Riedel甲状腺炎等) |
| | 放射治疗后($^{131}$I治疗、颈部疾病放射治疗) |
| | 甲状腺手术后 |
| | 甲状腺内广泛病变(甲状腺癌、转移性肿瘤、淀粉样变、血色病、硬皮病) |
| | 碘缺乏或碘过量 |
| | 药物: $T_4$合成或释放障碍(锂盐、硫脲类、磺胺类、碘化物等) |
| | 致甲状腺肿的食物(卷心菜、木薯等) |
| | 细胞因子(干扰素-α、白介素-2) |
| | 先天性 |
| | 甲状腺发育不全或缺如 |

| 分类 | 病 因 |
|---|---|
| 1. 原发性甲减 | TH 合成酶系异常 |
| | 甲状腺球蛋白合成或生成障碍 |
| | TSH 受体基因突变：TSH 抵抗综合征 |
| | 甲状腺 Gs 蛋白异常 |
| | 特发性 TSH 无应答 |
| 2. 中枢性甲减 | 垂体性甲减（垂体肿瘤、手术、炎症、放疗或产后大出血垂体坏死等），TSH 分泌减少 |
| | 下丘脑性甲减（肿瘤、炎症或放射治疗）TRH 分泌减少 |
| 3. TH 抵抗综合征 | 周围性 |
| | 垂体性 |
| | 全身性 |

## 二、临床表现

发病隐匿，缺乏特异性，主要表现以代谢减低和交感兴奋减低为突出。与起病年龄有密切关系。起病于胎儿和婴幼儿时，因影响大脑和骨骼的生长发育，导致身材矮小和智力低下，一般不可逆。起病于成年时，主要影响代谢和脏器功能，及时治疗一般可逆。

1. 成年型甲减　女性多见，多数起病隐袭，发展缓慢，原发性者早期由于垂体代偿性分泌 TSH 增加，$T_4$、$T_3$ 正常或仅 $T_4$ 下降，而不出现临床症状，称亚临床甲减，病情进一步发展导致临床型甲减。

（1）一般表现：疲乏、怕冷、动作缓慢、体温偏低。由于水肿致体重增加，颜面水肿、唇厚舌大，毛发稀疏、眉毛外 1/3 脱落，皮肤发凉、粗糙脱屑，声音嘶哑。严重时心包、胸腔、腹腔、关节腔等积液。由于贫血与高胡萝卜素血症，手脚皮肤呈姜黄色。

（2）神经精神系统：嗜睡、反应迟钝、智力低下、记忆力减退、听力减退，腱反射时间延长。抑郁、痴呆甚至精神失常。

（3）肌肉与关节：肌肉乏力，暂时性肌强直、痉挛、疼痛，咀嚼肌、胸锁乳突肌、股四头肌和手部肌肉可有进行性肌萎缩。

（4）消化系统：食欲减退、腹胀、便秘，严重者出现麻痹性肠梗阻。

（5）心血管系统：心动过缓、心音减弱及心包积液。冠心病在本病中高发，心绞痛在甲减时减轻，经甲状腺激素替代治疗后可加重。10%的患者伴发高血压。

（6）血液系统：常见贫血。因胃酶缺乏铁吸收减少、月经过多或维生素 $B_{12}$ 吸收不良所致。

（7）内分泌系统：女性月经过多，经期延长，约 1/3 合并溢乳。男性勃起功能障碍。原发性甲减或甲亢伴肾上腺皮质功能减退和 1 型糖尿病者属自身免疫性多内分泌腺病综合征 II 型，又称为 Schmidt 综合征。

（8）黏液性水肿昏迷：也称甲减危象，老年患者多见，男女比例为 1:（3~5）。病情严重者因寒冷、感染、替代治疗中断、手术或使用麻醉、镇静药而诱发。临床表现为呼吸徐缓、低体温（<35℃）、血压下降、心动过缓、四肢肌肉松弛、反射减弱或消失，嗜睡甚至昏迷。

2. 呆小病　患儿表情呆滞、眼距增宽、鼻梁塌陷、唇厚、舌大外伸、发音低哑。智力低下、痴呆，常伴聋哑。骨龄延迟，身材矮小呈侏儒症，四肢比躯干更短小。腹饱满膨大伴脐疝。

3. 幼年型甲减　幼儿多表现为呆小病，较大儿童则近似成年型。

## 三、辅助检查

1. 甲状腺功能检查

（1）血清 TH 和 TSH：血清 TSH、总 $T_4$（$T_4$）、游离 $T_4$（$FT_4$）是诊断甲减的一线指标。

原发性甲减最早表现 TSH 升高，病变继续发展则 $FT_4$ 降低，最后 $FT_3$ 也降低；临床型甲减时 $T_4$、$FT_4$ 均降低，TSH 明显升高。而亚临床甲减仅表现为 TSH 升高而 $T_4$ 和 $FT_4$ 正常；中枢性甲减的特点是 TSH 不高、

$T_4$、$FT_4$ 均降低。

（2）TRH 兴奋试验：垂体性甲减无反应，下丘脑性甲减呈延迟升高，原发性甲减血 TSH 本已升高，TRH 刺激后更高，以此鉴别垂体性甲减和下丘脑性或三发性甲减。

（3）甲状腺自身抗体：血清 TPOAb、TgAb 升高提示自身免疫性甲状腺疾病。目前认为 TPOAb 的意义较为肯定。

（4）甲状腺摄$^{131}$I 率：亚急性甲状腺炎患者第三期（甲减期），甲状腺激素减低而摄$^{131}$I 率升高是诊断的特异性表现。

2. 其他辅助检查 血胆固醇、甘油三酯常升高；心肌酶谱可升高；可出现轻、中度贫血，可呈正细胞正色素性、小细胞低色素性或巨幼细胞贫血。超声心动图可提示心包积液，左心室射血时间（LVET）缩短，射血前间期（PET 延长），心脏收缩时间间隔（STI）升高（STI = PET/LVET）是甲减心脏病较敏感的诊断指标。黏液性水肿昏迷患者还可有低氧血症、高碳酸血症和抗利尿激素分泌失调综合征引起的稀释性低钠血症，影像学检查如 X 线检查出现骨化中心骨化不均匀，呈斑点状有助于呆小病的早期诊断。颅脑磁共振有助于下丘脑垂体病变鉴别。

## 四、诊断与鉴别诊断

根据临床表现及 $T_3$、$T_4$、$FT_4$、$FT_3$ 及 TSH 水平一般可确诊。注意排除由长期寒冷、TSH 测定干扰、糖皮质激素缺乏等因素导致 TSH 升高。甲减伴溢乳及高催乳素血症者，应注意与催乳素瘤鉴别。早期轻型甲减症状不典型，应注意与单纯贫血、特发性水肿、肾病鉴别。尚应与低 $T_3$、低 $T_4$ 综合征，亦称正常甲状腺性病态综合征（euthyroid sick syndrome，ESS）鉴别。低 $T_3$ 综合征常见于急性重症疾病时，血清 $FT_3$ 下降、$FT_4$ 及 TSH 一般正常；低 $T_4$ 综合征多见于伴血浆蛋白低下的肝肾等重症疾病，与血 TBG 下降有关，伴 $FT_4$ 下降。甲状腺功能减退症诊断思路见图 7-3-1。

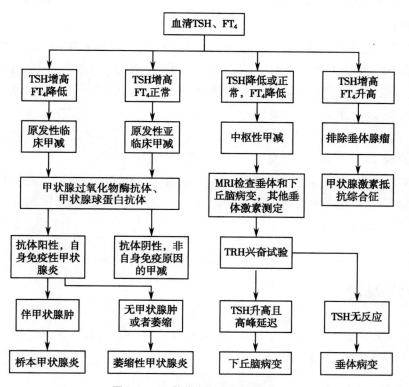

**图 7-3-1 甲状腺功能减退症诊断思路**
TPOAb. 甲状腺过氧化物酶抗体；TgAb. 甲状腺球蛋白抗体；TRH. 促甲状腺激素释放激素；TSH. 促甲状腺素；$FT_4$. 游离甲状腺素。

## 五、治疗

1. 替代治疗 是甲减的基本疗法。永久性者需终身服用。

（1）药物选择：L-T$_4$替代较理想，其半衰期约7d，吸收缓慢而较完全，晨起餐前口服1次即可维持较稳定的血药浓度，符合机体代谢和稳定甲状腺功能的需要。若无L-T$_4$，则可用干甲状腺片替代，但因其价廉易得，但TH含量不确定，T$_3$/T$_4$比值高于生理状态，常导致高T$_3$血症，临床目前已较少使用干甲状腺片。

（2）治疗方法：小剂量开始，以防发生心脑血管并发症或加重病情。L-T$_4$初始剂量一般为25~50μg/d，逐渐增加剂量，维持量50~200μg/d，按体重计算成年患者替代剂量是1.6~1.8μg/（kg·d）；儿童需要较高的剂量，约2.0μg/（kg·d）；老年患者则需要较低的剂量，约1.0μg/（kg·d）；妊娠时的替代剂量需要增加30%~50%；甲状腺癌术后的患者需要剂量约2.2μg/（kg·d），以抑制TSH在防止肿瘤复发需要的水平。治疗初期，每间隔4~6周测定相关激素指标。然后根据检查结果调整L-T$_4$剂量，直至达到治疗目标。治疗达标后，需要每6~12个月复查1次有关激素指标。应激时应适当增加剂量。

2. 妊娠与甲减的治疗 妊娠前已经确诊的甲减，需要调整L-T$_4$剂量，使血清TSH达到正常值范围内，再考虑怀孕。妊娠期间，L-T$_4$替代剂量通常较非妊娠状态时增加30%~50%。既往无甲减病史，妊娠期间诊断为甲减，应立即进行L-T$_4$治疗，目的是使血清TSH尽快达到妊娠期特异性正常值范围。目前认为TSH治疗目标是：妊娠早期0.1~2.5mIU/L，妊娠中期0.2~3.0mIU/L，妊娠晚期0.3~3.0mIU/L。达标的时间越早越好。血清TSH和T$_4$、FT$_4$应在妊娠前半期每4周监测一次，TSH平稳后可以延长至每6周一次。根据监测结果，调整L-T$_4$剂量。

3. 亚临床甲减的治疗 近年来受到重视，主要的危害是发展为临床型甲减，引起血脂异常促进动脉粥样硬化的发生等。目前认为下列情况需要给予L-T$_4$替代治疗：TSH≥10mIU/L，或TSH<10mIU/L时伴有甲减症状，TPOAb阳性，血脂异常或动脉粥样硬化性疾病等。

4. 黏液性水肿昏迷的治疗

（1）立即补充甲状腺激素：静脉注射L-T$_4$，首次300~400μg，以后50~100μg/d，患者清醒后改为口服；或静脉注射L-T$_3$，10μg，每4h 1次，或者25μg，每8h 1次，患者清醒后改为口服。黏液性水肿昏迷时T$_4$向T$_3$转换受到严重抑制，口服制剂肠道吸收差，主张静脉给药。无注射剂时可将L-T$_4$片剂磨碎后由胃管鼻饲。补充甲状腺激素过急、过快可以诱发和加重心力衰竭，原有心脏疾病者起始量要小，为一般用量的1/5~1/4。

（2）氢化可的松：200~400mg/d，静脉滴注，1~2d后视病情逐渐减量。

（3）支持与对症治疗：①吸氧，积极改善呼吸状况，必要时气管插管、使用人工呼吸机；②保暖，提高房间温度及增加被褥，不宜使用暖水袋或电热毯加温，以免外周血管扩张，散热增加，且加重血容量不足；③适当补液，TH缺乏时常有水潴留，入量不宜过多；④去除或治疗诱因，感染诱因占35%；⑤纠正休克，处理并发症。

# 第四节　甲状腺炎

甲状腺炎是由感染或自身免疫导致甲状腺滤泡结构破坏的一类疾病，可分为急性、亚急性和慢性三类（表7-3-9），本节主要介绍亚急性和慢性甲状腺炎。

## 一、亚急性肉芽肿性甲状腺炎

亚急性甲状腺炎（subacute thyroiditis）简称"亚甲炎"，通常是指亚急性肉芽肿性甲状腺炎（subacute granulomatous thyroiditis），由病毒感染后引起的变态反应所致的自限性甲状腺炎，在甲状腺疾病中占约5%，20~50岁易发病，男女发生比例为1:（3~6）。

表7-3-9 甲状腺炎分类

| 项 目 | 分 类 |
|---|---|
| 急性甲状腺炎 | 1. 细菌性（化脓性甲状腺炎） |
| | 2. 病毒性（如猫抓热病毒，少见） |
| 亚急性甲状腺炎 | 1. 亚急性肉芽肿性甲状腺炎（又称巨细胞性甲状腺炎、de Quervain甲状腺炎） |
| | 2. 亚急性淋巴细胞性甲状腺炎（又称无痛性甲状腺炎、寂静性甲状腺炎、亢进性甲状腺炎） |
| | 3. 产后甲状腺炎 |
| 慢性甲状腺炎 | 1. 慢性淋巴细胞性甲状腺炎（chronic lymphocytic thyroiditis，CLT） |
| | （1）桥本甲状腺炎（Hashimoto thyroiditis，HT） |
| | （2）慢性萎缩性甲状腺炎（atrophic thyroiditis） |
| | 2. 慢性侵袭性纤维性甲状腺炎 |
| 其他甲状腺炎 | 细菌、病毒、真菌、寄生虫感染，或放射线、外伤、结节病、淀粉样变等引起 |

**（一）病因与病理**

本病病因与病毒感染有关，多数患者于上呼吸道感染后发病，患者血清中某些病毒（主要为流感病毒、柯萨奇病毒、腺病毒、腮腺炎病毒等）抗体滴度升高。甲状腺滤泡结构破坏，形成巨细胞性肉芽肿。恢复期滤泡细胞再生，一般能恢复至正常甲状腺结构。

**（二）临床表现**

①起病急，多数为骤然起病，起病前1~3周常有病毒感染症状，如咽痛、发热、乏力等；②甲状腺区明显疼痛，可放射到耳部、胸背等，吞咽时疼痛加重；③约50%的患者可出现一过性心悸、怕热、手抖等甲亢表现；④甲状腺轻中度肿大，有时单侧肿大明显，质地多较硬，触痛明显，部分可扪及结节，且随病情发展结节部位可变化，无震颤及杂音；⑤整个病程6~12个月，少数可迁延1~2年。

**（三）辅助检查**

①甲状腺毒症期：起病早期甲状腺滤泡被炎症破坏，其内储存的甲状腺激素释放入血，形成"破坏性甲状腺毒症"，导致血清 $T_3$、$T_4$ 增高，TSH降低，$^{131}I$ 摄取率减低（24h<2%）或甲状腺核素扫描不显影，此"分离现象"为本病的特征性表现；此期血沉增快，常>50mm/h，血沉不增快也不能除外本病。②甲状腺功能减退期：随病程进展，血清 $T_3$、$T_4$ 逐渐降低，TSH回升，$^{131}I$ 摄取率也逐渐恢复。③恢复期：随甲状腺滤泡上皮细胞的修复，摄$^{131}I$率及血 $T_3$、$T_4$、TSH逐渐恢复正常。

**（四）诊断与鉴别诊断**

诊断依据：①急性炎症的全身症状，起病前有1~3周有上呼吸道感染病史；②甲状腺轻、中度肿大伴疼痛并向耳后辐射，中等硬度，触痛明显；③典型者实验室检查呈现上述三期表现。但由于患者的就诊时间和病程的差异，实验室检查结果各异。应与下列疾病鉴别：

1. 慢性淋巴细胞性甲状腺炎 少数病例起病较急且伴甲状腺疼痛、触痛，活动期血沉可轻度增高，但不出现全身症状，血清 TgAb 及 TPOAb 滴度增高。

2. 甲状腺腺瘤合并出血 突然出血可伴有甲状腺部位疼痛，但无全身症状，血沉不升高，甲状腺功能正常，甲状腺超声检查能帮助鉴别诊断。

**（五）治疗**

1. 轻型 适当休息，给予非甾体抗炎药如阿司匹林1~3g/d，分2~3次口服；吲哚美辛（消炎痛）75~150mg/d，分3次口服；疗程一般2周左右。

2. 中重型 给予泼尼松20~40mg/d，分次口服，可迅速缓解症状，体温下降，疼痛消失，甲状腺结节很快缩小或消失。1~2周后逐渐减量,以血沉恢复正常为主要依据,全疗程1~2个月。停药后若复发,再次治疗仍有效。

3. 伴甲亢者　不需服用抗甲状腺药物,必要时可给予小剂量普萘洛尔对症治疗。

4. 伴甲减者　原则上不予甲状腺激素替代治疗,因升高的 TSH 有利于甲状腺滤泡细胞再生,恢复甲状腺结构。发生永久性甲减时需长期左甲状腺素替代治疗。

## 二、亚急性淋巴细胞性甲状腺炎

亚急性淋巴细胞性甲状腺炎(subacute lymphocytic thyroiditis),又称无痛性甲状腺炎,任何年龄均可发病,30~50岁多见,约2/3为女性。可能与自身免疫有关。表现为短暂、可逆的甲状腺滤泡破坏、局灶性淋巴细胞浸润,50%的患者血清中存在甲状腺自身抗体。

### (一)临床表现

①甲状腺肿大:50%的患者轻度甲状腺肿大,特征是呈弥漫性,质地较硬,无结节,无疼痛及触痛,无血管杂音;②典型的甲状腺功能变化类似于亚急性肉芽肿性甲状腺炎,分为甲状腺毒症期、甲减期和恢复期,50%的患者不进入甲减期,甲状腺功能即可恢复正常。

### (二)辅助检查

早期血清 $T_3$、$T_4$ 升高,血清 $T_3/T_4<20$ 对诊断有帮助;$^{131}I$ 摄取率在甲状腺毒症期<3%是重要的鉴别指标之一,恢复期逐渐回升。

### (三)鉴别诊断

本病需与无突眼、甲状腺肿大不显著的 Graves 病鉴别,后者的病程较长,甲状腺毒症症状更明显,$^{131}I$ 摄取率增高伴高峰前移,TRAb 常阳性。仅有甲状腺局部表现时,应与甲状腺腺瘤或甲状腺腺癌鉴别。

### (四)治疗

主要为对症治疗。甲状腺毒症期可用普萘洛尔缓解症状,甲状腺功能一旦恢复正常即停用;避免使用抗甲状腺药物。甲减期一般不需治疗,如症状明显或持续时间久可短期、少量应用左甲状腺素,永久性甲减者需终生替代治疗。

## 三、产后甲状腺炎

产后甲状腺炎(postpartum thyroiditis,PPT)是在产后1年内出现一过性或永久性甲状腺功能异常。我国学者报道的患病率为11.9%。

### (一)病因与病理

发生在产后的一种自身免疫性甲状腺炎。目前认为,患者一般存在隐性自身免疫甲状腺炎。妊娠作为诱因促进疾病由亚临床形式转变为临床形式。过量碘摄入是诱发因素,TPOAb 是妊娠妇女重要的预测指标。病理表现为轻度淋巴细胞浸润,但不形成生发中心。

### (二)临床表现

本病典型病程可分三个阶段,整个病程持续6~12个月。①甲状腺毒症期:发生在产后6周至6个月,一般持续2~4个月,是由于甲状腺组织被炎症损伤后,甲状腺激素从甲状腺腺泡漏出进入循环,出现甲状腺毒症,血清甲状腺激素水平增高、血清 TSH 降低;②甲减期:可表现肌肉、关节疼痛和僵硬,疲乏无力、注意力不集中、便秘等,血清甲状腺激素水平下降、血清 TSH 逐渐升高;③恢复期:甲状腺功能逐渐恢复正常,但有20%的病例可遗留永久性甲减。并非所有病例都有三个阶段表现,非典型病例可仅表现为甲状腺毒症期或甲减期。

## （三）辅助检查

根据病程的三个阶段，血清 $T_3$、$T_4$、TSH 出现相应改变。由于产妇处于哺乳期，不宜做 $^{131}I$ 检查。TPO-Ab 大多为阳性，但妊娠的免疫抑制作用降低了抗体的滴度，产后 TPOAb 滴度会回升。

## （四）诊断与鉴别诊断

诊断依据：①产后1年内发生甲状腺功能异常（甲状腺毒症、甲状腺功能减退或两者兼有）；②病程呈现甲亢和甲减的双向变化或自限性；③甲状腺轻、中度肿大，质地中等，但无触痛；④血清 TRAb 一般阴性。

桥本甲状腺炎在甲亢期主要与产后 Graves 病复发鉴别，因为分娩也是 Graves 病复发的诱因之一。①产后 Graves 病在产前常有 Graves 病史或有 Graves 病的特征性表现，甲亢症状较重；②TRAb：产后 Graves 病 TRAb 阳性，桥本甲状腺炎为阴性；③甲状腺 $^{131}I$ 摄取率：桥本甲状腺炎在甲亢期减低，产后 Graves 病增高，但受哺乳限制患者不能做甲状腺 $^{131}I$ 摄取率检查。

## （五）治疗与预防

本病呈自限性过程。甲状腺毒症期一般不需要抗甲状腺药物治疗，症状严重者可给予普萘洛尔对症治疗，每 1~2 个月复查 1 次血清 TSH，及时发现甲减期。甲减期可给予左甲状腺素替代治疗，血清 TSH<10mIU/L 时不需要处理，TSH 可自行恢复。有本病病史的妇女在产后 5~10 年发生永久性甲减的危险性明显增加，建议每年监测 TSH。发生永久性甲减的患者应及时左甲状腺素替代治疗。建议育龄妇女在妊娠前做 TPOAb 和 TSH 筛查，妊娠初期 TPOAb 阳性者，30%~50% 发生 PPT。

# 四、桥本甲状腺炎

桥本甲状腺炎（Hashimoto thyroiditis, HT）又称慢性自身免疫性甲状腺炎，是公认的器官特异性自身免疫性疾病，1912 年由日本 Hashimoto 首先报道。本病以 30~50 岁多见，女性发病率是男性的 3~4 倍。多数病例以甲状腺肿或甲减症状首次就诊。

## （一）病因与发病机制

本病有家族聚集现象，由遗传因素和自身免疫因素相互作用发病。本病的特征是存在高滴度的甲状腺过氧化物酶抗体（TPOAb）和甲状腺球蛋白抗体（TgAb）。TPOAb 具有激活补体、抗体依赖介导的细胞毒作用和 Th1 型细胞因子的作用，均参与甲状腺组织破坏的过程。感染和高碘膳食是本病发生发展的重要环境因素。本病在早期患者血清中 TgAb 和 TPOAb 均明显升高，之后 TgAb 可消失，TPOAb 可存在多年。

## （二）病理

正常滤泡结构被淋巴细胞、浆细胞及淋巴生发中心的广泛浸润所替代，甲状腺滤泡变小、萎缩，胶质减少甚至消失。残余滤泡上皮细胞增大，胞质嗜酸性染色，称 Askanazy 细胞或 Hurthle 细胞，代表上皮细胞的损伤。甲状腺炎组织学改变从轻度"淋巴细胞"型，经过典型的"嗜酸细胞"型中间型，最后可导致严重的"纤维化"型。

## （三）临床表现

1. 常见临床表现

（1）本病起病隐匿，进展缓慢，病程较长。不少患者临床症状缺如，体检时的异常发现也不多。

（2）典型的临床表现：偶尔发现无症状的甲状腺肿大是 HT 最突出的临床表现，甲状腺呈弥漫性、分叶状或结节性肿大，随吞咽活动，峡部肿大较明显；表面常不光滑，质地硬韧，偶有局部疼痛或触痛。常有咽部不适感。随病程进展，甲状腺组织破坏后出现甲减，可表现为怕冷、心动过缓、便秘甚至黏液性水肿等。少数病例可出现甲状腺相关眼病，甲状腺肿大压迫食管、气管和喉返神经者较罕见。甲状腺非对称性肿大而功能正常者，易误诊为孤立性或多结节性甲状腺肿。

2. 特殊类型的临床表现

（1）甲亢：①桥本甲状腺毒症（Hashitoxicosis），与 Graves 病共存，血清中存在甲状腺刺激抗体

（TSAb）和 TPOAb，组织学兼有 HT 及 Graves 病两种表现，临床表现为甲亢和甲减交替出现，部分病例有胫前黏液性水肿及突眼。②一过性甲亢，为滤泡破坏，贮存的甲状腺激素释放入血所致；随病程进展，中晚期出现甲减。

（2）合并淋巴瘤或癌：HT 合并淋巴瘤及乳头状瘤较多，而伴甲状腺髓样癌很少。

（3）亚急性淋巴细胞性甲状腺炎：本病无 $T_3$、$T_4$ 升高而甲状腺 $^{131}I$ 摄取率降低的"分离"现象，无发热等全身症状；TPOAb 阳性，后期出现甲减。

（4）自身免疫性甲状腺炎相关性脑病（桥本脑病）：本病罕见且严重，其病因有争议但肯定与自身免疫有关，高滴度抗甲状腺抗体是其最具特征性改变，特别是 TPOAb。

**（四）辅助检查**

1. TgAb、TPOAb　呈高滴度升高，是最有意义的诊断指标；病程长者升高不明显。

2. $T_3$、$T_4$ 及 TSH 测定　发生甲状腺功能损伤时，可出现亚临床甲减（血清 $T_4$、$FT_4$ 正常，TSH 升高）和临床甲减（血清 $T_4$、$FT_4$ 降低，TSH 升高）。

3. 甲状腺 $^{131}I$ 摄取率　根据残存甲状腺功能及 TSH 水平，$^{131}I$ 摄取率可正常、升高或降低。

4. 甲状腺扫描　分布不均匀，可见"冷结节"。

5. 甲状腺细针穿刺抽吸活检　有助于诊断的确立。

**（五）诊断与鉴别诊断**

凡是弥漫性甲状腺肿大，特别是伴峡部锥体叶肿大，无论甲状腺功能有无改变，都应怀疑本病，结合血清 TgAb 和 TPOAb 明显增高，诊断可成立。甲状腺细针穿刺细胞学检查有确诊价值。

部分病例甲状腺出现多个结节、质地较硬，需与甲状腺癌鉴别；后者 TgAb 及 TPOAb 阴性。少数有甲状腺局部疼痛和触痛，血沉增快，应与亚急性甲状腺炎鉴别；后者 TgAb 及 TPOAb 阴性，且 $^{131}I$ 摄取率明显降低。以上必要时行甲状腺细针穿刺细胞学检查有助于鉴别。

**（六）治疗**

本病尚无针对病因的治疗措施。早期甲状腺轻度肿大及无明显症状者可暂不治疗。但对亚临床甲减或甲状腺明显肿大伴有压迫症状者，即使甲状腺功能正常，应给予左甲状腺素治疗；有甲减表现者，需左甲状腺素替代治疗。具体方法可参见本章第三节。

糖皮质激素一般仅能使腺体暂时缩小，少数发病急、甲状腺迅速肿大或伴疼痛者可短期应用以较快缓解症状，泼尼松 30mg/d，症状缓解后逐渐减量，疗程 1~2 个月。

有严重压迫症状，药物治疗不能缓解，或疑有恶性病变时可考虑手术。

# 第五节　甲状腺结节

甲状腺结节（thyroid nodule）是指甲状腺细胞在局部异常生长所引起的散在病变，为临床常见疾病。流行病学调查显示在健康人群中通过触诊甲状腺检出率为 3%~7%，借助高分辨率超声检出率可达 20%~76%。国内以女性及老年人群多见。甲状腺癌在甲状腺结节中占 5%~15%。因此，甲状腺结节的诊疗重点在于分辨结节的良恶性，以便进行适时、合理的治疗。

## 一、病因

甲状腺结节可分为良、恶性两大类。良性甲状腺结节可由以下病因所致：良性腺瘤，局灶性甲状腺炎，结节性甲状腺肿，甲状腺、甲状旁腺囊肿或甲状腺舌管囊肿，单叶甲状腺发育不全导致对侧叶增生，手术、$^{131}I$ 治疗后所致甲状腺组织瘢痕和增生等。除此之外，多数甲状腺结节病因未明。

## 二、临床表现

绝大部分甲状腺结节在体检中被发现,无明显的临床症状。部分患者由于压迫周围组织出现声音嘶哑、压迫感、呼吸困难,吞咽困难等症状。也可因结节内出血所致疼痛或结节增大。亦可合并甲状腺功能异常出现相应临床症状。

有以下情况考虑恶性风险增加:头颈部放疗史;甲状腺髓样癌,多发性内分泌腺瘤 2 型或甲状腺乳头状癌家族史;年龄<14 岁或>70 岁;男性;结节生长速度快;结节质硬;颈部淋巴结病变;结节活动度小、固定;持续性吞咽困难、言语困难及呼吸困难。

## 三、辅助检查

1. 血清 TSH    对于检出甲状腺结节的患者应进行 TSH 常规监测。若 TSH 水平降低,提示可能存在甲状腺激素分泌过多,应进一步监测 $FT_4$ 和 $FT_3$ 或 $T_3$,或进行甲状腺核素扫描,对结节自主功能进行鉴定。如有自主功能,恶性可能性较低。若 TSH 水平升高,应进一步检查 $FT_4$,甲状腺自身抗体及甲状腺细针穿刺抽吸活检(fine needle aspiration biopsy,FNAB)。

2. 甲状腺超声    高分辨率超声为目前评价甲状腺结节首选方法。它可有效评估甲状腺体积和质地,甲状腺结节位置、质地、大小以及数量、形状、边界、包膜、钙化、血供与周围组织的关系等。此外还能对颈部淋巴结的数量、大小、结构进行评估。如出现下列征象考虑恶性可能性大:①实行低回声结节;②结节内血供丰富(TSH 正常);③结节形态和边缘不规则,晕圈缺如;④微小钙化、针尖样弥散分布或簇状分布的钙化;⑤伴有颈部淋巴结异常。根据超声影像可进一步将结节恶性风险程度划分,详见表 7-3-10。

表 7-3-10    甲状腺超声良恶性分级(2015 年美国甲状腺协会,ATA)

| 分 级 | 特 点 |
|---|---|
| 良性(恶性风险 <1%) | 单纯良性结节(没有实性成分) |
| 非常低的可疑征象(恶性风险 <3%) | 海绵状或部分囊性结节,没有任何描述为低度可疑、交界性或高度可疑类型的超声征象 |
| 低度可疑征象(恶性风险 5%~10%) | 等回声或高回声实性结节或部分囊性结节伴有实性偏心区域,但无下述特征:<br>微钙化<br>不规则边缘<br>甲状腺外扩展<br>结节纵横比大于 1 |
| 中度可疑(恶性风险 10%~20%) | 低回声实性结节伴有光滑边缘,但无下述特征:<br>微钙化<br>甲状腺外扩展<br>结节纵横比大于 1 |
| 高度可疑(恶性风险 >70%) | 实性低回声结节或部分囊性结节伴有实性低回声成分,并具有以下 1 个或多个特征:<br>不规则边缘(浸润型、微分叶状)<br>微钙化<br>结节纵横比大于 1<br>结节边缘钙化伴有小突起的软组织成分<br>甲状腺外扩展的表现 |

3. 甲状腺细针穿刺抽吸活检    FNAB 为术前评估结节良恶性特异度、敏感度最佳的办法。一方面可减少不必要的良性结节手术,另一方面可为手术提供方案。对于直径>1cm 的结节均可考虑行 FNAB。若直径<1cm 伴有下列情况可行 FNAB:①超声提示结节有恶性征象;②颈部淋巴结超声影像异常;③童年期有颈部放射史或辐射污染接触史;④既往有甲状腺癌或甲状腺腺癌综合征的病史或家族史;⑤[18]F-FDG PET 显像阳性;⑥血清降钙素(calcitonin,CT)水平异常升高。FNAB 取材结果可分为取材无法判断或不满意、良性、不确定、可疑恶性和恶性。

4. 甲状腺核素扫描　　甲状腺核素扫描适用于评估直径>1cm 的甲状腺结节。在单个（或多个）结节伴有血清 TSH 降低时，甲状腺 $^{131}$I 或 $^{99}$TcO$_4$ 核素扫描对于判断结节是否具有自主摄取功能（"热结节"）较有优势。绝大部分"热结节"为良性，不需要行 FNAB。但其良恶性鉴别价值不如超声。

5. 其他检查

（1）血清降钙素：有助于在疾病早期协诊甲状腺 C 细胞异常增生及甲状腺髓样癌。

（2）血清甲状腺球蛋白：可在多种甲状腺疾病中升高，缺乏诊断特异度。

（3）影像学：可选 CT、MRI、$^{18}$F-FDG PET 等技术，在评估结节良恶性上不优于超声。在术前可行颈部 CT 或 MRI，以便显示结节与邻近组织解剖关系、评估可疑淋巴结。PET 技术利用甲状腺结节摄取和葡萄糖代谢的情况，一定程度上反映结节良恶性情况，但特异度欠佳。

## 四、诊断与鉴别诊断

甲状腺结节诊断首选高分辨率超声。对于触诊或在影像学手段上发现的可疑甲状腺结节应通过甲状腺超声予以证实，必要时进行甲状腺细针穿刺细胞学检查。总之，甲状腺结节的鉴别需结合病史、临床表现及辅助检查进行评估。

## 五、治疗

良性结节一般不需要特殊治疗，只需要进行定期随访观察。存在压迫症状者可行手术；有自主功能的"热结节"，可行 ATD、RAI、手术治疗。若出现可疑恶性征象或体积增大超过 50%，可重复行超声引导下 FNAB。

对于判别为恶性的结节，应按照甲状腺癌（thyroid cancer）的处理办法进行治疗。甲状腺癌主要分为分化型甲状腺癌（differentiated thyroid cancer，DTC）与未分化型甲状腺癌。分化型主要包括甲状腺乳头状癌（papillary thyroid carcinoma，PTC）及甲状腺滤泡状癌（follicular thyroid carcinoma，FTC），合计占 90% 以上；另有甲状腺髓样癌（medullary thyroid carcinoma，MTC）占 5%，及未分化癌 3%。以下主要介绍分化型甲状腺癌的治疗，主要包括手术治疗、术后放射性治疗及甲状腺激素抑制 TSH 治疗。

1. 手术治疗　　是治疗甲状腺癌的最主要手段，对预后有重要影响。手术主要可选择全/近全甲状腺切除术或甲状腺腺叶+峡部切除术。术中应注意保护颈部神经及甲状旁腺，结合颈部淋巴结转移及病灶情况进行选择性淋巴结清扫。此外，所有患者在术后应进行美国肿瘤联合会推荐的 TNM 分期及复发危险度低、中、高分级，有助于预测患者预后，指导术后治疗及随访方案。

2. 术后放射性治疗　　$^{131}$I 放射性治疗是 DTC 术后治疗的重要手段之一。治疗主要目的在于清除术后残留的甲状腺组织，即"清甲"，还有术中不能清除的转移灶，即"清灶"。术后放疗有利于随访中通过血清 Tg 和 $^{131}$I 全身显像（whole body scan，WBS）监测疾病的进展。为提高治疗的有效性，常在治疗前使 TSH 升高以达到提高 $^{131}$I 摄取率。常用的方法有：①停用 L-T$_4$；②注射人源性重组 TSH（rhTSH）。

3. 抑制 TSH 治疗　　DTC 手术后需进行长期甲状腺激素抑制 TSH 治疗，主要应用 L-T$_4$。治疗理念主要是要平衡术后患者肿瘤复发危险度和 TSH 抑制治疗所致的不良反应风险。治疗原理在于：①满足机体对甲状腺激素的生理需求；②由于 DTC 细胞表面表达 TSH 受体，对 TSH 刺激发生反应，使用超生理剂量血清 TSH 水平，可以减少复发的风险。而主要的不良反应在于导致外源性亚临床甲亢，加重心血管系统负担和增加骨折风险（绝经期女性尤甚）。对于高危的术后患者，应控制 TSH<0.1mIU/L。低危患者则在 0.1～0.5mIU/L。在 TSH 调整期，建议每 4 周测定 TSH，达标后 1 年内每 2～3 个月、2 年内每 3～6 个月、5 年内每 6～12 个月复查甲状腺功能，以确定 TSH 维持在目标范围。

## 六、预后

良性甲状腺结节预后良好。恶性甲状腺结节 90% 上为 DTC。DTC 大多进展缓慢，10 年生存率较高。

某些 DTC 亚型与未分化型甲状腺癌容易侵袭和远处转移,复发率高,预后较差。

（沈　洁）

## 学习小结

本章主要从甲状腺疾病中常见的疾病,即单纯性甲状腺肿、甲状腺功能亢进症、甲状腺功能减退症、甲状腺炎、甲状腺结节 5 大类进行阐述,重点在于熟悉与掌握甲状腺功能亢进症的病因机制、临床诊治原则及治疗方案的选择。 大部分甲状腺疾病的发病与遗传、自身免疫、环境因素相关,但仍未完全阐明。主要表现在甲状腺腺体或腺体外的改变和由于甲状腺激素分泌的增加或减少以及调控异常所致的全身症状体征改变。 根据病史、症状、体征、辅助检查、影像学手段诊断甲状腺疾病一般较为明确。 治疗目的为恢复甲状腺正常的功能以及积极干预恶变成分,同时辅以对症支持治疗。

## 复习参考题

1. 单纯性甲状腺肿的分类有哪些?
2. 单纯性甲状腺肿的临床表现有哪些?
3. 单纯性甲状腺肿的鉴别诊断及治疗是什么?

## 案例 7-3-1

患者,女,35 岁,3 周前有感冒伴咽痛,2 周前已痊愈。近 5d 颈前疼痛明显,有低热。查体:T 37.8℃,皮肤无汗,甲状腺Ⅱ度肿大,右侧叶质硬,明显触痛拒按,白细胞计数 $7.8×10^9/L$。

思考问题:

1. 该病例的临床诊断和诊断依据是什么? 还需完善哪些检查?
2. 该病例的治疗原则是什么?
3. 该病最主要的鉴别诊断是什么?

# 第四章　肾上腺疾病

07-304页

## 学习目标

| | |
|---|---|
| **掌握** | 库欣综合征的病因、发病机制、临床表现及诊断要点；原发性醛固酮增多症的诊断流程（筛查、确诊、分型）。 |
| **熟悉** | 原发性慢性肾上腺皮质功能减退症的临床表现、诊断要点与治疗原则；嗜铬细胞瘤的临床表现、实验室检查、诊断要点。 |
| **了解** | 肾上腺危象的临床表现及处理原则。 |

## 第一节　库欣综合征

库欣综合征(Cushing syndrome, CS)又称皮质醇增多症(hypercortisolism)，是由各种原因导致的高皮质醇血症，作用于靶器官引起的以向心性肥胖、高血压、糖代谢异常、低钾血症和骨质疏松为典型临床表现的一种综合征。其中，由肾上腺皮质分泌过多皮质醇导致的库欣综合征，称为内源性库欣综合征；而长期应用外源性糖皮质激素或酗酒而引起的类似库欣综合征表现，称为外源性、药源性或类库欣综合征。近年来将仅有实验室检查异常而无临床表现的类型称为亚临床库欣综合征。数据显示库欣综合征年发病率为(2~3)/100万，男女比例为1:3。因其极易合并高血压、糖尿病、骨质疏松和代谢综合征，库欣综合征死亡率较正常人高4倍。

### 一、病因

#### （一）ACTH 依赖性库欣综合征

以血浆 ACTH 水平增高为特征，其共同的致病机制为过多的 ACTH 刺激肾上腺皮质分泌过多的皮质醇。

1. 垂体性库欣综合征(库欣病)　占库欣综合征的 60% ~ 70%，绝大多数由单个的 ACTH 分泌性腺瘤所致。瘤体直径<1cm 称为垂体微腺瘤，而≥1cm 称垂体大腺瘤，有向鞍外扩展或浸润倾向。ACTH 瘤仍保留其正常的生理性反应，其 ACTH 分泌仍受外源性糖皮质激素的反馈抑制。

2. 异位 ACTH 分泌综合征　占库欣综合征的 15% ~ 20%，其中 60% 为胸腔内肿瘤、肺癌或支气管、胸腺类癌，5% ~ 10% 为胰腺肿瘤(胰岛细胞癌和类癌)和嗜铬细胞瘤。异位 ACTH 分泌发生于 2% 的肺癌患者，其中 50% 为小细胞肺癌。大多数病例的 ACTH 分泌不受外源性糖皮质激素的反馈抑制。

## （二）非 ACTH 依赖性库欣综合征

1. **肾上腺皮质腺瘤** 占库欣综合征的 10%~20%。腺瘤过量分泌的糖皮质激素反馈抑制垂体 ACTH 的分泌，故血浆 ACTH 水平下降，使得腺瘤外其他正常肾上腺皮质组织萎缩和功能下降。肾上腺腺瘤由束状带细胞组成，仅分泌过量的糖皮质激素，因此临床表现中常缺少雄激素过多所致的体征。腺瘤具有完整包膜，直径多为 2~4cm，重量通常小于 40g，呈圆形或椭圆形。

2. **肾上腺皮质癌** 占库欣综合征的 2%~3%。肾上腺皮质癌的体积较大，重达 100g，且生长快，呈浸润性，易早期转移。由于血去氢异雄酮及雄烯二酮水平升高，该病常有明显的女性男性化，并伴低血钾性碱中毒。

3. **非 ACTH 依赖的双侧小结节性增生** 又称为 Meador 综合征，患者多为儿童和青少年，一部分患者的临床表现如一般的库欣综合征，另一部分为家族性，往往伴面、颈、躯干及口唇巩膜着色斑，还可伴皮肤、乳房、心房黏液瘤等，称为 Carney 综合征。

4. **非 ACTH 依赖的双侧大结节性增生** 双侧肾上腺增大，有多个直径 5mm 以上的良性结节，一般为非色素性，病因尚不明确。

## （三）外源性库欣综合征

由酗酒、抑郁症或肥胖所导致的类库欣综合征又称假库欣综合征（pseudo-Cushing syndrome）。而长期应用外源性 ACTH 或糖皮质激素等引起的称为药源性库欣综合征，其特点为双侧肾上腺皮质萎缩，血 ACTH、皮质醇水平低下。

# 二、临床表现

## （一）脂代谢障碍

皮质醇增多时脂肪的动员和合成显著增强，脂肪得以重新分布而形成向心性肥胖。患者呈满月脸，躯干部肥胖呈水牛背、悬垂腹，而四肢相对瘦小。

## （二）蛋白质代谢障碍

大量皮质醇促进蛋白质分解，抑制蛋白质合成，患者皮肤菲薄易有瘀斑。因皮肤弹性纤维断裂，可通过菲薄的皮肤透见毛细血管，在下腹、大腿内侧、臀部及腋窝形成紫纹。肌肉软弱无力甚至萎缩，伴骨质疏松。若发生在儿童其生长发育受抑制。

## （三）糖代谢障碍

大量皮质醇拮抗胰岛素的作用并促进糖异生和肝糖输出，导致糖耐量减低，甚至糖尿病。

## （四）电解质紊乱

大量皮质醇储钠、排钾，引起低血钾，部分患者因钠潴留而有轻度水肿。肾上腺皮质癌和异位 ACTH 综合征时可出现低钾性碱中毒。

## （五）血液系统改变

皮质醇刺激骨髓，使红细胞和血红蛋白偏高，又因患者皮肤变薄，使面容呈多血质。白细胞总数及中性粒细胞增多，而淋巴细胞和嗜酸性粒细胞减少。

## （六）生殖系统改变

因大量皮质醇抑制垂体促性腺激素，女性月经减少、不规则甚至停经，男性性功能减退。女性因肾上腺雄激素产生过多而常见多毛、痤疮，甚至女性男性化（此时应警惕肾上腺癌）。

## （七）对感染抵抗力减弱

长期大量皮质醇增多使细胞及体液免疫功能减弱，易于感染。

## （八）神经精神障碍

情绪不稳定、失眠、烦躁，甚至精神变态。

## （九）其他

高血压常见,异位 ACTH 综合征患者皮肤色素明显加深。

# 三、实验室及辅助检查

## （一）血和尿中肾上腺皮质激素及其代谢产物的测定

1. 血浆皮质醇测定　库欣综合征患者皮质醇升高,失去正常的昼夜节律。疑似患者需住院检测 8:00、16:00 和午夜 0:00 的皮质醇水平,最好通过静脉留置管采血以避免多次穿刺的刺激。正常人血皮质醇浓度早晨为全天最高水平,午夜皮质醇为全天最低水平,如果午夜血皮质醇水平无明显降低,提示皮质醇节律紊乱。

2. 24h 尿游离皮质醇测定　测定尿中 24h 游离皮质醇总量,可反映肾上腺皮质激素日分泌量。皮质醇增多症时该指标升高,它不仅是肾上腺皮质功能的可靠判断指标,也是地塞米松抑制试验的良好观察指标。

## （二）地塞米松抑制试验

如初步检查结果异常,应进行小剂量或大剂量地塞米松抑制试验来确诊库欣综合征。

1. 小剂量地塞米松抑制试验　本方法主要应用于鉴别丘脑-垂体-肾上腺皮质轴功能正常的疾病如单纯性肥胖。0:00 一次给药:先测定上午 8:00 血浆皮质醇浓度作为对照,然后午夜 0:00 一次性口服地塞米松 1mg,次晨再次测定上述指标,小于 50nmol/L 为正常反应,大于 50nmol/L(1.8μg/dl)考虑为库欣综合征。也可每 6h 口服地塞米松 0.5mg,连服 2d,患者第 3d 血皮质醇不能被抑制到 50nmol/L 以下应考虑库欣综合征。

2. 大剂量地塞米松抑制试验　在小剂量地塞米松抑制试验的基础上(呈不受抑制状),为进一步鉴定其病因和定位,可将地塞米松量加至 2mg,每日 4 次,连续 2d;也可采用单次口服 8mg 地塞米松的过夜法,若血皮质醇水平被抑制对照的 50% 以下应考虑库欣病;若不受抑制则提示肾上腺腺瘤/癌或异位 ACTH 分泌综合征。

## （三）影像学检查

所有 ACTH 依赖性库欣综合征应行垂体增强 MRI 或垂体动态增强 MRI。肾上腺超声或 CT 或 MRI 有助于非 ACTH 依赖性库欣综合征的诊断。

# 四、诊断与鉴别诊断

## （一）筛查对象

对疑似库欣综合征患者,应询问近期有无使用糖皮质激素史,以除外药源性库欣综合征。对以下人群应进行库欣综合征的筛查:①年轻的骨质疏松或高血压患者;②具有库欣综合征的临床表现的患者,特别是进行性加重的肌病、多血质、紫纹和皮肤变薄;③体重增加而生长停滞的儿童;④肾上腺意外瘤患者。

## （二）定性与定位诊断

1. 首先通过血浆皮质醇昼夜节律、24h 尿游离皮质醇、小剂量地塞米松抑制试验确定库欣综合征定性诊断。

2. 测定 ACTH 可区分 ACTH 依赖性和非 ACTH 依赖性,若测定值<10ng/L 则为非 ACTH 依赖性(肾上腺性),应进一步行肾上腺的超声、CT 或 MRI 检查。若测定值>20ng/L 则为 ACTH 依赖性,进一步需做大剂量地塞米松抑制试验,有助于肾上腺自主性腺瘤/癌或异位 ACTH 分泌综合征的诊断。

## （三）鉴别诊断

1. 肥胖　患者可有高血压、糖耐量减低、月经少或闭经,腹部可有条纹(大多数为白色,有时为淡红色,但较细)。尿游离皮质醇不高,小剂量地塞米松抑制试验不被抑制。

2. 酗酒兼有肝损害　患者可出现假性库欣综合征(包括临床症状),血、尿皮质醇分泌增高,可不能被小剂量地塞米松抑制,在戒酒一周后,生化异常即消失。

3. 抑郁症　患者尿游离皮质醇、17-羟皮质类固醇、17-酮类固醇可增高,也可不能被地塞米松抑制,但没有库欣综合征的临床表现。

## 五、治疗

治疗目标是尽可能恢复正常的血浆皮质醇水平,应根据不同的病因进行相应的治疗。

### (一)库欣病的治疗

首选由经验丰富的神经外科医师经蝶窦或经颅手术切除垂体瘤或微腺瘤,并尽可能保留正常垂体组织,经蝶微腺瘤切除术后缓解率为65%~90%以上,复发率5年为5%~10%,10年为10%~20%。大腺瘤术后缓解率<65%,复发率12%~45%。术后多数患者会出现一过性的垂体-肾上腺皮质功能减退,必要时可补充糖皮质激素直至垂体-肾上腺皮质功能恢复正常。术后复发者结合垂体放疗、药物或肾上腺次全切除术,可使80%以上的患者获得满意的疗效。

### (二)肾上腺腺瘤的治疗

手术摘除腺瘤应尽可能保留腺瘤外其他正常肾上腺组织,由于肾上腺皮质腺瘤常为单侧,故术后复发罕见,但可能出现一过性的肾上腺皮质功能减退,需及时补充皮质激素。

### (三)肾上腺皮质腺癌的治疗

应争取早期诊断,早期手术切除,未转移者经切除肿瘤后预后尚好。若已有远处转移者,手术切除原发肿瘤后应加用放疗和/或化疗。血浆皮质醇水平仍高者需配合阻滞肾上腺皮质激素合成的药物等治疗。

### (四)异位 ACTH 综合征的治疗

应尽早发现原发性癌肿,按病情做手术、放疗或化疗。若癌肿能根除,本症也能获控制,若癌肿未能根除,症状严重者行双侧肾上腺切除或应用阻滞肾上腺皮质激素合成的药物,同时要积极纠正低血钾等生化紊乱。

### (五)围术期肾上腺皮质功能减退的治疗

1. 肾上腺性库欣综合征　术中应静脉滴注氢化可的松 100~200mg,如遇血压下降或休克应立即增加剂量。术后常规静脉滴注氢化可的松 100~200mg/d,3~5d,逐渐减量后改口服泼尼松至维持量,半年左右可停药。注意部分皮质激素补充过多,可导致患者出现精神异常。

2. ACTH 依赖性库欣综合征　术后 1 周内要测定血皮质醇或 24h 尿游离皮质以评估肾上腺皮质功能,如遇功能低下,则应用糖皮质激素,待病情好转后逐渐停药,一般服药不超过 1 个月。

# 第二节　原发性醛固酮增多症

原发性醛固酮增多症(primary aldosteronism,PA)简称"原醛症",又称为 Conn 综合征,是由于肾上腺皮质球状带分泌过量的醛固酮而导致肾素-血管紧张素系统受抑制,出现高醛固酮和低肾素血症,临床上以高血压伴(或不伴)低血钾为主要表现的临床综合征。以往常在高血压伴低血钾者中筛查原醛症,近年来发现超过半数以上原醛症无低血钾。高血压患者中原醛症患病率约为10%。PA 患病与高血压严重度成正比,难治性高血压者 PA 可达到 17%~23%。其发病年龄高峰 30~50 岁,女性较男性多见。

体内长期醛固酮过多可导致心肌肥厚、心力衰竭和肾功能受损。与原发性高血压患者相比,原醛症患者心脏、肾脏等高血压靶器官损害更为严重。

## 一、病因

### （一）醛固酮瘤

约占35%,一般为单侧,直径大多在1cm左右。患者血浆醛固酮浓度与血浆ACTH的昼夜节律呈平行,而对血浆肾素的变化无明显反应。少数腺瘤患者站立位后血浆肾素、醛固酮明显增多,称为肾素反应性腺瘤。

### （二）特发性醛固酮增多症

简称"特醛症",约占60%。系双侧肾上腺皮质增生致醛固酮分泌过多,但双侧肾上腺形态可正常,也可表现为增生,甚至局限性"瘤样"结节。病因不清楚,可能与对血管紧张素Ⅱ的敏感性增强有关,血管紧张素转换酶抑制剂可使患者醛固酮分泌减少,高血压、低血钾改善。少数(<2%)患者为单侧肾上腺增生,称为原发性肾上腺皮质增生。

### （三）糖皮质激素可抑制性醛固酮增多症（GRA）

少见(<1%)。GRA患者的11β-羟化酶基因5'端调控序列和醛固酮合成酶基因的编码序列融合形成一嵌合基因,此基因产物具有醛固酮合成酶活性,在束状带表达,受ACTH而不受血管紧张素Ⅱ调控。可用分子生物学技术检测此嵌合基因。

### （四）醛固酮癌

罕见,分泌大量醛固酮的肾上腺皮质癌,往往还分泌糖皮质激素、雄激素。肿瘤体积大,直径多在5cm以上,切面常显示出血,坏死。

## 二、病理生理

过量醛固酮作用于肾远曲小管和集合管引起潴钠、排钾、细胞外液扩张,血容量增多,血管壁内及血循环钠离子浓度增加,血管对去甲肾上腺素的反应加强等原因引起高血压。细胞外液扩张,心钠肽分泌增多,肾近曲小管重吸收钠减少,从而使钠代谢达到近于平衡的状态。大量失钾引起一系列神经、肌肉、心脏及肾的功能障碍。细胞内钾离子丢失后,钠、氢离子增加,细胞内pH下降,细胞外液氢离子减少,pH上升呈碱血症。醛固酮还可直接作用于心血管系统,对心脏结构和功能有不良影响。

## 三、临床表现

典型临床表现为高血压伴低血钾,但过半数以上原醛症患者血钾正常,部分患者血钾轻度下降或呈间歇性低血钾或在某种诱因下(如用利尿药)出现低血钾。主要临床表现如下:

### （一）高血压

为最早且最常见的症状,随着病情进展,血压渐高,对常用降血压药的效果不及一般原发性高血压,部分患者可呈难治性高血压,易出现心血管病变、脑卒中。

### （二）神经肌肉功能障碍

可表现肌无力、周期性瘫痪、肢端麻木。与血钾降低程度有关。常见诱因为劳累、服用氢氯噻嗪、呋塞米等。多累及下肢,严重时累及四肢,甚至出现呼吸、吞咽困难。

### （三）肾脏表现

可表现为多尿、口渴、多饮。慢性失钾致肾小管上皮细胞呈空泡变性,浓缩功能减退,伴多尿,尤其夜尿多,继发口渴、多饮。

### （四）其他表现

心电图常呈低血钾图形,QT间期延长,T波增宽、降低或倒置,U波明显,T、U波相连成驼峰状。儿童患者有生长发育障碍,与长期低钾等代谢紊乱有关。

## 四、实验室及辅助检查

### （一）血、尿生化检查

①低血钾：血钾一般低于 3mmol/L。低血钾往往呈持续性，也可为间歇性。但患者血钾也可正常。②高血钠：血钠一般在正常高限或略高于正常。③碱血症：血 pH 和 $CO_2$ 结合力为正常高限或略高于正常。④不适当尿钾升高：在低血钾条件下（低于 3.5mmol/L），尿钾仍在 25mmol/24h 以上。

### （二）尿液检查

尿 pH 为中性或偏碱性；尿比重较为固定而减低，往往在 1.010~1.018，少数患者呈低渗尿。

### （三）醛固酮测定

血浆醛固酮浓度（PAC）及尿醛固酮排出量受体位及钠摄入量等因素的影响，立位及低钠时升高。原醛症中血浆、尿醛固酮皆增高。正常成人参考值：血浆醛固酮卧位时 50~250pmol/L，立位时 80~970pmol/L（血浆醛固酮 pmol/L 换算成 ng/dl 时除以 27.7）；尿醛固酮于钠输入量正常时 6.4~86nmol/d，低钠摄入时 47~122nmol/d，高钠摄入时 0~13.9nmol/d。低血钾可抑制醛固酮分泌，原醛症血、尿醛固酮增高可不太明显，但在补钾后，其醛固酮增多更为明显。

### （四）肾素测定

一般通过测定血浆肾素活性（PRA）来间接反映血浆肾素的多少。正常成人参考值前者为（0.55±0.09）ng/（L·h），晨起立位 2h 后，正常人血浆肾素活性较基础值增加数倍，兴奋参考值分别为（3.48±0.52）ng/（L·h）。近年来，采用化学发光法可直接测定血浆肾素浓度（PRC），正常成人参考值为卧位 2.8~39.9μIU/ml，立位 4.4~46.1μIU/ml。

### （五）醛固酮/肾素比值（ARR）

血浆醛固酮高而肾素低为原醛症的特点。血浆醛固酮/肾素比值测定前注意事项：①纠正低钾血症（尽量使血钾在 3.5mmol/L 以上）。②正常钠饮食。③减少药物影响。螺内酯、其他保钾利尿剂及甘草制剂需停药 4 周以上，血管紧张素转换酶抑制剂、血管紧张素Ⅱ受体阻滞剂、二氢吡啶类钙通道阻滞剂、β 受体阻滞剂、NSAID、性激素需停药 2 周以上；难以控制的严重高血压，宜换用 α 受体阻滞剂、非二氢吡啶类钙通道阻滞剂等对 ARR 影响小的药物。

### （六）影像学检查

可协助鉴别肾上腺腺瘤与增生，并可确定腺瘤的部位。肿瘤体积特大，直径达 5cm 或更大者，提示肾上腺癌。

1. 肾上腺超声检查　对直径大于 1.3cm 的醛固酮瘤可显示出来，小腺瘤则难以和特发性增生相鉴别。

2. 肾上腺 CT 和 MRI　病因诊断的首选检查，同时还有助于排除大的肾上腺占位病变，如肾上腺癌（一般直径≥4cm）。CT 优于 MRI，有更高的空间分辨率。高分辨率的 CT 至少可检出小至直径为 5mm 的肿瘤，但较小的肿瘤如果完全被正常组织所包围时，则检出较为困难。特醛症在 CT 扫描时表现为正常或双侧弥漫性增大，也可为局限性"瘤样"结节。因此，CT 扫描并不是区分醛固酮瘤和增生的精确方法。

## 五、诊断与鉴别诊断

典型患者为高血压伴低血钾的患者，血浆及尿醛固酮高，而血浆肾素活性或浓度降低。诊断流程分三步：筛查、确诊和病因诊断。

### （一）筛查试验

对于高血压患者，若持续性血压>150/100mmHg、难治性高血压、伴低钾血症或肾上腺意外瘤、有早发性高血压或早发脑血管意外或原醛症家族史，均应考虑原醛症可能，并进行筛查。一般晨起立位 2h ARR

筛查原醛症:立位 PAC(ng/dl)/PRA[ng/(ml·h)]比值大于 30 提示原醛症可能,或立位 PAC/PRC(ng/dl)/PRC(μIU/ml)比值大于 3.7 提示原醛症可能。

### (二)确诊试验

筛查阳性的患者(立位 2h ARR 增高),需接受至少一种确诊试验来确立诊断(比如静脉盐水负荷试验、卡托普利抑制试验等)。部分诊断困难的患者可给予螺内酯诊断性治疗,若能纠正电解质代谢紊乱并降低高血压,则诊断可成立。诊断确立后,须进一步明确病因,主要鉴别醛固酮瘤及特发性原醛症,也需考虑少见的病因。醛固酮瘤一般较特醛症者为重,低血钾、碱中毒更为明显,血、尿醛固酮更高。

1. 静脉盐水负荷试验　平卧位静脉滴注 0.9% NaCl 溶液,4h 内共 2000ml,在输注前及输注后测血浆肾素、醛固酮。正常人滴注盐水后,血浆醛固酮水平下降 50% 以上。盐水负荷后血浆醛固酮大于 10ng/dl 可确立原醛症诊断;小于 5ng/dl 排除原醛症。恶性高血压、心功能不全、严重低钾血症不宜进行此项试验。

2. 卡托普利抑制试验　取坐位,口服 50mg 卡托普利,服药前及服用后 2h 测定血浆肾素、醛固酮。卡托普利后血浆醛固酮大于 13ng/dl 可确立原醛症诊断;小于 8ng/dl 排除原醛症。

### (三)病因诊断

由于不能完全依靠 CT 结果区分醛固酮瘤与特醛症,因此对于拟实施手术治疗的原醛症患者,宜术前行肾上腺静脉导管术采双侧肾上腺静脉血测定醛固酮/皮质醇比值,确定单侧或双侧肾上腺醛固酮分泌过多,前者一般为醛固酮瘤,后者为特醛症(不宜手术治疗)。

对于表现为高血压伴低钾血症的患者,鉴别诊断十分重要,误诊将导致错误的治疗方案。需加以鉴别的疾病有以下几类:继发性醛固酮增多症(如肾动脉狭窄);去氧皮质酮过多(如 17α-羟化酶缺陷或 11β-羟化酶缺陷);库欣综合征;表象性盐皮质激素过多综合征;Liddle 综合征。

## 六、治疗

总体原则:肾上腺单侧病变(腺瘤或增生)采用手术治疗;双侧增生病变(特醛症)、不愿或不能行手术治疗的单侧占位病变,采用盐皮质激素受体拮抗剂治疗。GRA 采用地塞米松治疗。难以确定为腺瘤或特发性增生,可先用药物治疗,继续观察,定期作影像学检查,有时原来未能发现的小腺瘤,在随访过程中可显现出来。

### (一)手术治疗

以腹腔镜单侧肾上腺切除术为首选。不推荐仅切除醛固酮腺瘤,因部分腺瘤为多发,单纯腺瘤摘除可能术后复发。术前宜纠正低血钾,控制高血压。一般术前准备时间为 2~4 周,可用螺内酯 120~240mg/d,分次口服。对于血压控制不理想者,可联合其他降压药物。术后第一天即可停用螺内酯,同时减少其他降压药剂量。

### (二)药物治疗

对于不能手术的肿瘤患者以及特醛症患者,用螺内酯治疗,起始治疗剂量为 20mg/d,如病情需要,可逐渐增加至最大剂量 100mg/d。开始服药后可逐渐停止补钾,每周需监测血钾,根据血钾水平调整螺内酯剂量。必要时加用其他降血压药物。长期应用螺内酯可出现男子乳腺发育、勃起功能障碍,女子月经不调等不良反应,可换用依普利酮、氨苯蝶啶或阿米洛利,以助排钠潴钾。肾衰竭患者慎用,以避免高钾血症。GRA 患者可用小剂量糖皮质激素治疗。

## 第三节　原发性慢性肾上腺皮质功能减退症

原发性慢性肾上腺皮质功能减退症(primary chronic adrenocortical hypofunction)又称 Addison 病,是一种由肾上腺本身的病变导致肾上腺皮质激素分泌不足和反馈性血浆 ACTH 水平增高的疾病。继发者常因下丘脑和垂体功能不良所致肾上腺皮质激素不足而引起,伴血浆 ACTH 水平正常或降低。

## 一、病因

### （一）感染

肾上腺结核是常见病因,由血行播散所致,常累及双侧,同时伴胸腹腔、盆腔淋巴结或泌尿系统结核。98%以上组织可被干酪样肉芽肿、结节或坏死所替代,早期肾上腺可增大,晚期纤维化后体积缩小,50%有钙化。肾上腺真菌感染的病理生理过程与肾上腺结核患者类似。艾滋病后期可伴有肾上腺皮质功能减退,多为隐匿性,一部分可有明显临床表现。严重败血症,尤其于儿童可引起肾上腺内出血伴功能减退。

### （二）自身免疫性肾上腺炎

主要为自身免疫所致,其中50%左右同时可伴有其他自身免疫性内分泌疾病,被称为自身免疫性多腺体综合征(autoimmune polyendocrine syndrome, APS),分Ⅰ型和Ⅱ型。Ⅰ型常伴有皮肤、黏膜的念珠菌感染、肾上腺皮质功能减退、原发性甲状旁腺功能减退、卵巢功能早衰、恶性贫血、慢性活动性肝炎、吸收不良综合征和脱发等。Ⅱ型又称施密特(Schmidt)综合征,常包括肾上腺皮质功能减退、自身免疫性甲状腺炎和1型糖尿病,同样也可有卵巢功能早衰、恶性贫血、白癜风、脱发等。

### （三）其他病因

转移性肾上腺癌可致肾上腺皮质功能减退,当皮质破坏达90%以上时才出现症状,常见于乳腺癌、肺癌、胃癌、结肠癌、黑色素瘤和淋巴肉瘤等。

## 二、临床表现

肾上腺皮质功能减退症的临床症状和体征是由于不同程度的糖皮质激素(以皮质醇为主)和盐皮质激素(以醛固酮为主)分泌不足或功能缺陷所致。

### （一）慢性肾上腺皮质功能减退

发病隐匿,病情缓慢加重,常表现为虚弱和疲乏(100%)、厌食(100%)、恶心、腹泻(50%)、肌肉、关节和腹痛(10%)和体位性眩晕(10%)等。最具特征性的表现是皮肤黏膜色素沉着,多为棕褐色,有光泽,不高出皮面;色素沉着呈全身性分布,但以暴露及易摩擦部位更明显,如脸、手、掌纹、乳晕、甲床、足背、瘢痕和束腰带等部位。色素沉着是由于皮质醇水平过低,反馈抑制作用减弱,ACTH 及其前体分泌过多所致。

### （二）肾上腺危象

常有诱因,如感染、创伤、手术、过劳、分娩或突然中断糖皮质激素治疗等,临床表现为高热、恶心、呕吐、腹泻、血压降低和脱水、低血钠、低血糖,患者极度虚弱、反应淡漠、嗜睡甚至低血糖昏迷,也可表现为烦躁不安、谵妄、惊厥。

## 三、实验室及辅助检查

### （一）常规检查

包括正色素性正细胞性贫血、嗜酸性粒细胞以及淋巴细胞增多。

### （二）血浆皮质醇测定

本症血浆皮质醇水平是低下的,但血浆皮质醇是以脉冲式释放,成人约每小时释放一个脉冲,而每个脉冲的幅度相差很大,随机抽样测定的结果差异很大,一般认为清晨血浆皮质醇≤83nmol/L(3μg/dl)可确诊为本症,血浆皮质醇≥552nmol/L(20μg/dl)可排除此病。

### （三）基础 ACTH 测定

对本症的诊断与鉴别诊断具有重要意义,原发者的血浆 ACTH 值明显增高,介于88~440pmol/L(正常人<18pmol/L),而继发者 ACTH 水平降低。

### （四）ACTH兴奋试验

对诊断很有价值,已成为目前筛查本症的标准方法。给予ACTH 250μg(或25IU),静脉注射30min后取血样测血皮质醇,若≥552nmol/L(20μg/dl)为正常,若<552nmol/L(20μg/dl)提示垂体-肾上腺轴有功能障碍。本方法无明显的副作用,且不受饮食或药物的干扰,结果可靠,可应用于任何年龄患者。

### （五）影像学检查

X线摄片、CT或MRI可显示结核病患者肾上腺增大及钙化影,而自身免疫病所致肾上腺不增大。

## 四、诊断与鉴别诊断

对具有明显的乏力、虚弱、食欲减退、消瘦、血压、血糖偏低、皮肤黏膜色素增加者应怀疑本症,无明显色素沉着者的临床表现与其他许多慢性消耗性疾病相似,故应及时进行血浆ACTH、血浆皮质醇等基础值测定。最具诊断价值的检查为ACTH兴奋试验,本病患者经ACTH兴奋后,血皮质类固醇无明显上升。

肾上腺和蝶鞍的影像学检查如CT、MRI等进一步确定病因,有条件时应测定针对肾上腺、甲状腺、胰腺和性腺的自身抗体。

对于急症患者有下列情况应考虑肾上腺危象:所患疾病不太重而出现严重循环衰竭,脱水、休克、虚脱,不明原因的低血钠、低血糖,难以解释的呕吐。

## 五、治疗

### （一）慢性肾上腺皮质功能减退症的治疗

1. 糖皮质激素替代治疗　诊断一旦明确应尽早给予糖皮质激素替代治疗,一般需终身服药。通常模拟激素昼夜节律,上午8时口服氢化可的松20mg(或可的松25mg),下午2时再服氢化可的松10mg(或可的松12.5mg)。遇感染、创伤、手术等应激时,应适当增加替代量。可的松必须在肝中转化为氢化可的松才起作用,故肝功能不良者应使用氢化可的松。

2. 食盐和盐皮激素替代治疗　食盐摄入量每日至少8~10g,如有大量出汗、腹泻时,应酌加食盐摄入量。在服用氢化可的松(或可的松)和充分摄盐下,仍感头晕、乏力或血压偏低者,可每日上午8时口服9α-氟氢可的松0.05~0.1mg。

### （二）肾上腺危象的治疗

当临床高度怀疑危象时,在立即采血测ACTH和血浆皮质醇后,即应开始静脉给予糖皮质激素,补液纠正低血容量和电解质紊乱并去除诱因。一般肾上腺危象的患者的体液损失量约为总细胞外液的1/5左右,故首日应补充生理盐水2000~3000ml,可按体重的6%估计。次日再依据患者症状改善程度、年龄、心、肾功能、血尿电解质和血气分析等情况酌情给予。在补液的同时应及时给予大剂量糖皮质激素(磷酸或琥珀酸氢化可的松)100mg,然后每6h静脉滴注50~100mg,第一个24h的总量为200~400mg。多数患者在采取上述综合措施后病情可获得控制,此时可将氢化可的松量减至50mg/6h,在4~5d减至维持量。

### （三）病因和相关疾病的治疗

如因肾上腺结核所致者,应联合抗结核治疗尤在较大剂量糖皮质激素替代治疗时。如伴甲状腺、性腺功能减退者应合并甲状腺激素、性激素等治疗,但甲状腺激素替代治疗至少应在糖皮质激素治疗2周后开始,以免诱发肾上腺危象。

# 第四节　嗜铬细胞瘤

嗜铬细胞瘤(pheochromocytoma)是一种起源于肾上腺髓质,肿瘤持续或间断地释放大量儿茶酚胺引起发作性高血压伴交感神经兴奋等临床特征的疾病。严重发作时,可引起心脑血管意外而危及患者生命,部分嗜铬细胞瘤可通过手术治愈。本病以 20~50 岁最多见,男女发病率无差异。

## 一、病因

大多数嗜铬细胞瘤位于肾上腺且多为良性,约 10%(2.4%~14%)为恶性。嗜铬细胞瘤属胺前体摄取和脱羧(APUD)系统的肿瘤。来自肾上腺外交感神经节的嗜铬细胞瘤称为副神经节瘤,主要位于腹部,多在腹主动脉旁。肾上腺的嗜铬细胞瘤主要产生和分泌肾上腺素(E),而肾上腺外的副神经节瘤只合成和分泌去甲肾上腺素(NE)。嗜铬细胞瘤还可产生多种肽类激素,如促肾上腺皮质激素(ACTH)、促肾上腺皮质激素释放激素(CRH)、生长激素释放激素(GHRH)等。

## 二、临床表现

### (一)心血管系统表现

1. 高血压　本病的特征性表现,发生率超过 90%,可呈间歇性或持续性。典型病例特征为血压的波动和阵发性发作,发作时常表现为血压突然升高(可达 200~300mmHg/130~180mmHg),伴剧烈头痛,全身大汗淋漓、心悸、焦虑、恐惧或有濒临死亡之感,严重者可致急性左心衰竭或心脑血管意外。发作终止后,患者可出现面部及全身皮肤潮红、发热、流涎、瞳孔缩小等迷走神经兴奋症状。

2. 低血压、休克　本病患者可发生低血压,甚至休克或高血压和低血压交替出现等症状。

3. 心脏表现　大量儿茶酚胺可致儿茶酚胺性心脏病,可出现心律不齐,如期前收缩、阵发性心动过速、心室颤动。部分病例可致心肌退行性变、坏死、炎性改变等心肌损害而发生心力衰竭。长期、持续的高血压可致左心肥厚、心脏扩大、心力衰竭。

### (二)代谢紊乱

大量肾上腺素作用于中枢神经系统,尤其是交感神经系统而使耗氧量增加,基础代谢率增高可致发热、消瘦。肝糖原分解加速、糖异生增加及胰岛素分泌受抑制使糖耐量降低。

### (三)其他临床表现

膀胱内嗜铬细胞瘤患者排尿时可诱发血压升高。

## 三、实验室及辅助检查

### (一)血、尿儿茶酚胺及其代谢物测定

持续或阵发性发作时,患者血或尿儿茶酚胺(CA)及其代谢产物甲氧基肾上腺素(MN)、甲氧基去甲肾上腺素(NMN)、香草基杏仁酸(VMA)均升高。其中 MN、NMN 的敏感性和特异性最高,一般作为首选筛查指标,而血儿茶酚胺水平波动大特异性差,故其诊断价值有一定局限性。

### (二)药理试验

既往使用的药理试验由于其敏感性和特异性均欠佳,并有潜在的危险性,目前基本不用于临床诊断。

### (三)肾上腺 CT 扫描

为首选的无创伤性影像学检查,90%以上的肾上腺内肿瘤可通过 CT 准确定位。CT 诊断定位嗜铬细胞瘤的灵敏度为 85%~98%,但特异性仅 70%,故必须结合临床表现和生化改变和术后肿块的病理检查。

### (四)磁共振成像(MRI)

可显示肿瘤与周围组织的解剖关系及某些组织和结构特征,有较高的诊断价值而且具有不需注射造影剂、无放射性损害、可用于孕妇等优点。其灵敏度为 85%~100%,但特异性为 67%。

### (五)彩超

方便易行,但灵敏度不如 CT 和 MRI,且不易发现较小的肿瘤。可对肾上腺外,如腹腔、膀胱、盆腔处是否有肿瘤做初步的筛查并对肿瘤的质地有较大的鉴别价值。

## （六）$^{131}$I-间碘苄胍（MIBG）闪烁扫描

MIBG 可被肾上腺素能囊泡浓集,是目前用于嗜铬细胞瘤定位中较有效的方法。特别适用于转移性、复发性或肾上腺外肿瘤,并可显示其他的神经内分泌瘤。

## 四、诊断与鉴别诊断

头痛、心悸、多汗是嗜铬细胞瘤发作时最常见的三联征,对诊断有重要意义。对可疑患者,应尽早测定血、尿儿茶酚胺及其代谢物,并进行影像学检查,以便及时明确诊断。对原因不明的突发性低血压、休克、心律失常、心力衰竭、昏迷等也要考虑本病。

需与一些伴交感神经亢进和/或高代谢状态的疾病相鉴别,包括冠心病所致心绞痛、不稳定性伴高肾上腺素能活性的原发性高血压、甲状腺功能亢进症伴高血压者、伴阵发性高血压的其他疾病等。

## 五、治疗

1. 手术治疗　嗜铬细胞瘤切除术前须应用 α 受体阻滞剂至少 2 周以控制血压,减轻心脏负荷,恢复血管容量。切除嗜铬细胞瘤有一定危险性,必须在富有经验的外科医师和麻醉师主持下实施。在麻醉诱导期和手术过程中,患者可出现急骤血压升高和心律失常。血压骤升者可采用速效 α 受体阻滞剂酚妥拉明静脉注射,继以静脉滴注。心律失常者可选用 β 受体阻滞剂或其他抗心律失常药物。良性嗜铬细胞瘤术后大多数可治愈,恶性嗜铬细胞瘤预后不良,5 年生存率小于 5%。

2. 药物治疗

（1）α 受体阻滞剂:①酚苄明（phenoxybenzamine）,作用于节后 α 受体,防止或逆转内源性或外源性儿茶酚胺作用,使周围血管扩张,血流量增加,卧位时血压稍有下降,直立时可显著下降,由于血压降低,可反射性引起心率加快。口服,起始剂量 10mg,每日 2 次,隔日增加 10mg,取得疗效后再以 20~40mg,每日 2 次维持。常用于嗜铬细胞瘤术前准备或非手术治疗。主要不良反应为直立性低血压,偶有鼻塞、口干、瞳孔缩小、反射性心跳加快、神志模糊、倦怠等。②多沙唑嗪,每日用量 2~8mg,控释剂每片 4mg,每日 1 次,1~2片,必要时可加量。

（2）β 受体阻滞剂:常用普萘洛尔,能拮抗儿茶酚胺效应,使 β₁ 和 β₂ 受体均处于抑制状态。用于治疗嗜铬细胞瘤时,剂量为 10~50mg,每日 3~4 次口服,术前用 3d,常与 α 受体阻滞剂同用,一般应先用 α 受体阻滞剂,待药效出现并稳定后再加用本品,否则会由于阻断 β 受体介导的舒血管效应而使血压升高甚至肺水肿。下列情况应禁用:①支气管哮喘;②心源性休克;③心传导阻滞（二度至三度房室传导阻滞）;④重度心力衰竭;⑤窦性心动过缓。

（李启富）

## 学习小结

本章主要从肾上腺疾病的常见疾病进行阐述,如库欣综合征、原发性醛固酮增多症、原发性慢性肾上腺皮质功能减退症,重点在于熟悉与掌握库欣综合征的病因机制、临床诊治的原则及治疗方案的选择。总之,大部分肾上腺疾病的病因清楚,与肿瘤、自身免疫、遗传因素相关,主要表现在肾上腺腺体和由于肾上腺激素分泌的增加或减少所致的全身症状体征改变。根据病史、症状、体征、辅助检查、影像学手段诊断肾上腺疾病不难。治疗原则重点首先是去除病因（如切除肿瘤）,其次是恢复肾上腺正常的功能,并辅以对症支持治疗。

1. 库欣综合征分为几大类？各型的特点是什么？

2. 原发性醛固酮增多症的诊断流程是什么？

3. 原发性慢性肾上腺皮质功能减退症的特征性临床表现有哪些？

4. 简述嗜铬细胞瘤的临床表现。

5. 如何鉴别 ACTH 依赖性和非 ACTH 依赖性库欣综合征？

## 案例 7-4-1

患者，女，32 岁，因"面部变圆伴乏力 6 个月"就诊。体检：血压 150/100mmHg，身高 156cm，体重 68kg，满月脸，腹部可见紫纹。

思考问题：

1. 考虑患者最可能的诊断是什么？

2. 首先考虑哪些检查？

**学习目标**

| | |
|---|---|
| **掌握** | 原发性甲状旁腺功能亢进症、甲状旁腺功能减退症的临床表现、实验室检查、诊断要点及治疗原则。 |
| **熟悉** | 原发性甲状旁腺功能亢进症、甲状旁腺功能减退症的病因与发病机制。 |

# 第一节　甲状旁腺功能亢进症

甲状旁腺功能亢进症(hyperparathyroidism)简称"甲旁亢",分为原发性、继发性和三发性。原发性甲旁亢(primary hyperparathyroidism,PHPT)是由于甲状旁腺本身病变引起的甲状旁腺激素(parathyroid hormone,PTH)合成与分泌过多所引起的一系列病变,通过其对骨与肾的作用,导致血钙升高和血磷降低。继发性甲旁亢是由于各种原因所致的低血钙,刺激甲状旁腺增生并分泌过多的 PTH,见于肾衰竭、骨软化症和小肠吸收不良等。三发性甲旁亢是在继发者的基础上,腺体受到强烈而持久的刺激,增生组织转变为腺瘤,自主分泌过多 PTH,主要见于肾衰竭。本节着重介绍 PHPT。

## 一、病因

甲旁亢的病因有甲状旁腺腺瘤、增生或腺癌,大多数病因不明。甲状旁腺腺瘤最为常见,约占总数的85%,绝大多数为单个腺瘤,常位于甲状旁腺下极。约 10% 的病例为甲状旁腺增生,常累及 4 个腺体。有家族史的 PHPT 常伴有多发性内分泌腺肿瘤(multiple endocrine neoplasia,MEN),可与垂体瘤和胰岛细胞肿瘤同时存在,即 MEN-Ⅰ,也可与嗜铬细胞瘤和甲状腺髓样癌同时存在,即 MEN-Ⅱ。甲状旁腺癌少见。

## 二、病理

腺瘤呈黄红色或黄褐色的囊性结构,多为主细胞型,其次为水样透明细胞型或两者的混合型,嗜酸性细胞型少见。甲状旁腺增生一般表现为四个腺体都增生肥大,镜下难与腺瘤区分。如肿瘤侵破包膜或进入血管,则癌肿可能性较大。

## 三、病理生理

PTH 分泌增加可加速骨转换,PTH 大量分泌导致骨吸收增加,使骨钙溶解释放入血,引起高钙血症。PTH 可在肾促进 25-(OH)$D_3$ 转化为活性更高的 1,25-(OH)$_2D_3$,后者是促进肠钙吸收的重要激素,从而进一步加重高钙血症。因肾小球滤过的钙增多,尿钙排出也增加;PTH 还抑制肾小管对无机磷的重吸收,尿磷排出增加,出现低磷血症。PTH 持续增高使骨组织广泛脱钙,骨密度降低,严重时形成纤维囊性骨炎,标志性改变为血清碱性磷酸酶(ALP)尤其是骨特异性碱性磷酸酶(BALP)升高。当骨基质分解增加,羟脯氨酸自尿排泄增多;血清 BALP 增高与尿羟脯氨酸排出增加均是骨转换增加的重要标志。尿钙、磷排出增多,导致肾结石和肾钙盐沉积(nephrocalcinosis),损害肾功能甚至发展为肾衰竭。血钙过高还可导致迁徙性钙化,如发生在肌腱和软骨,可引起关节部位疼痛。PTH 还抑制肾小管重吸收碳酸氢盐,使尿液碱化,进一步促进肾结石形成,同时出现高氯血症性酸中毒。后者使血浆白蛋白与钙结合减少、游离钙增加,加重高钙血症的症状。

## 四、临床表现

本病多见于 20~50 岁成年人,40 岁以后发病率显著增高,女性是男性的 2 倍,也可见于儿童与老年人。

（一）高钙血症

1. 消化系统　食欲缺乏、恶心、呕吐为最常见。钙离子易沉积于有碱性胰液的胰管和胰腺内而引起急性胰腺炎,还可出现十二指肠溃疡,与高钙血症引起的血清胃泌素增高和胃酸分泌增加有关,也可引起顽固性消化性溃疡。除十二指肠球部外,溃疡还可发生胃窦、十二指肠降段或空肠上段等处,称为 Zollinger-Ellison 综合征。

2. 泌尿系统　长时间高钙血症可使肾浓缩能力降低,患者有多尿、夜尿、口渴。长期高尿钙可致肾钙盐沉着而发生肾结石,钙化性肾衰竭,进而发展为尿毒症。

3. 神经系统　高钙血症引起的症状包括记忆力减退、注意力不集中、情绪不稳、轻度个性改变、抑郁和嗜睡。由于症状无特异性,患者可被误诊为神经症。神经肌肉系统可出现四肢无力,以近端肌肉为甚,可误诊为原发性神经肌肉疾病。神经系统症状的轻重与高钙血症的严重程度有关。当血清钙超过 3mmol/L 时,症状明显,严重时可出现明显精神症状如幻觉、狂躁,甚至木僵或昏迷。

4. 心血管系统　高钙血症可增强心脏收缩,影响心脏传导,有心动过速或心动徐缓,心律失常,传导阻滞,心电图示 QT 间期缩短,T 波增宽,血压轻度增高,且易发生洋地黄中毒。

5. 软组织钙化　累及肌腱和软骨引起非特异性关节痛;皮肤钙盐沉积可引起皮肤瘙痒;角膜 3 点和 9 点处易发生钙化称为带状角膜病;肺、肾等处也可出现异位钙化。

（二）骨骼系统

早期可出现骨痛,主要位于腰背部、髋部、胸肋部和四肢,局部有压痛。后期表现为纤维囊性骨炎,出现骨骼畸形和病理性骨折、身材变矮、四肢骨弯曲、髋内翻、行走困难。除弥漫性脱钙外,X 线还可发现指骨内侧和锁骨远端骨膜下皮质吸收与颅骨斑点状脱钙,对本病有诊断价值。

（三）高血钙危象

当血清钙≥3.75mmol/L(75mg/dl)时称为高血钙危象,严重病例可出现明显脱水、意识障碍和心律失常,甚至危及生命。

## 五、辅助检查

（一）血生化检查

血清总钙多次超过 2.75mmol/L 或血清游离钙超过 1.28mmol/L 应高度怀疑本病。如同时伴有维生素 D 缺乏,肾衰竭或低白蛋白血症,血清总钙可不高,但血清游离钙水平总是增高。血清磷一般降低,但在肾衰竭时血清磷可不低。血清碱性磷酸酶尤其 BALP 增高,在骨骼病变者尤为明显。血氯常升高,可出现代谢性酸中毒。

（二）尿液检查

尿钙常增加,由于 PTH 减少钙的清除率,所以当血清钙低于 2.87mmol/L(11.5mg/dl)时,尿钙增高可不明显。PTH 有增加肾脏磷清除的作用,因此尿磷常增高。尿磷排泄受饮食中磷含量的影响,故其诊断意义不如尿钙增加。

### (三)血清 PTH 测定

测定 PTH 可直接了解甲状旁腺的功能。有放射免疫法以及免疫化学发光法。全分子 PTH(1~84)测定是原发性甲状旁腺功能亢进症的主要诊断依据。免疫化学发光法正常范围为 1~10pmol/L,均值为 3.42pmol/L。本症患者血清 PTH 在 10pmol/L 以上。血 PTH 增高结合血清钙值一起分析有利于鉴别原发性和继发性甲旁亢。

### (四)影像学检查

X 线表现与病变的严重程度有关。典型变现为普遍性骨质疏松,头颅 X 线成毛玻璃样改变,长骨骨干多表现为纤维囊性骨炎的改变。近年开展 $^{99}Tc^m$ 扫描可发现 85%~100% 的甲状旁腺腺瘤。

## 六、诊断与鉴别诊断

### (一)定性诊断

早期无症状患者的血清 PTH 增高同时伴高钙血症是其唯一诊断依据,如患者有反复发作尿路结石、骨痛,X 线显示骨膜下皮质吸收、囊肿样变化、多发性骨折或畸形等,伴高钙血症、低磷血症、血清 ALP 或 BALP 增高、尿钙增高,应怀疑本病。

### (二)定位诊断

定性诊断确立后尚需进一步影像学检查,如颈部超声、放射性核素扫描如 $^{99}Tc^m$ 扫描、颈部和纵隔 CT 检查对手术治疗十分重要。

## 七、鉴别诊断

早期仅表现为高钙血症的 PHPT 患者应与某些恶性肿瘤鉴别,某些肿瘤可分泌 PTH 相关肽(parathyroid hormone related peptide,PTHrP)和受体结合产生与 PTH 相似的作用,除引起高钙血症与低磷血症外,患者血清 PTH 降低或测不到可与 PHPT 鉴别,且常有原发癌的临床表现,将肿瘤切除后血清钙可下降。若肿瘤部位较隐匿,患者也可仅表现出高钙血症。继发性甲旁亢患者血清 PTH 也明显增高,但血清钙正常或降低,多见于慢性肾衰竭和维生素 D 缺乏症。

## 八、治疗

外科手术是治疗 PHPT 唯一有效的方法。本病原则上应手术治疗,若高钙血症极轻微,或年老、体弱不能手术可试用药物治疗。

### (一)手术探查和治疗

手术切除腺瘤是该病最佳治疗方法。手术探查仅发现一个甲状旁腺肿大,提示为单个腺瘤,应予切除;如四个腺体均增大,提示为增生,则应切除三个腺体,第四个切除 50%,必要时可做冷冻切片。手术时应注意是否存在异位甲状旁腺。如手术成功,24h 内血清钙即开始下降,常在 3~5d 下降至正常低值或出现低钙血症,但一般不严重。早期患者仅表现为高钙血症与血清 PTH 增高者,可不立即手术,但必须定期随访观察。手术后患者一般恢复良好。骨骼病变逐步改善,血清 ALP 或 BALP 也逐渐下降。肾功能已有损害者术后恢复较为困难。少数患者术后有持续低钙血症,血清磷逐渐升高,提示有永久性甲状旁腺功能减退的可能,需长期补充钙剂与维生素 D,必要时补充甲状旁腺激素。

### (二)西咪替丁

每 6h 1 次,200mg/次,可阻滞 PTH 的合成和分泌,血钙可降至正常,但停药后出现反跳升高,因此可试用于手术禁忌的患者。

### （三）西那卡塞

对于持续性血液透析导致的继发性甲旁亢,若患者无法耐受手术,可选择西那卡塞保守治疗,初始剂量 25mg,每日剂量在 25~75mg,监测血钙值并调整用药量。血钙超过 2.1mmol/L,每日加药 25mg;血钙低于 1.9mmol/L,停用药至血钙升至 2.1mmol/L 以后再给药;血钙值维持在 1.9~2.1mmol/L 时,维持原药量但要补充钙剂。

### （四）高血钙危象的治疗

因高血钙危象可危及生命需紧急抢救。①静脉滴注大量生理盐水可缓解高钙血症,根据脱水情况每日补 4~6L;②用血液透析或腹膜透析可降低血钙;③双膦酸盐如帕米膦酸钠 60mg 静脉滴注 1 次;④降钙素也可治疗高钙血症,2~8IU/(kg·d)皮下或肌内注射;⑤呋塞米 40~60mg 静脉注射以利尿钙排泄;⑥氢化可的松或地塞米松静脉滴注或注射;⑦持续心电监护直至血钙降低。

# 第二节　甲状旁腺功能减退症

甲状旁腺功能减退症(hypoparathyroidism)简称"甲旁减",是由于甲状旁腺激素(PTH)分泌过少而引起的一组临床症状,以神经肌肉兴奋性增高、低钙血症、高磷血症、血清免疫活性 PTH(iPTH)减少为特征。本症也可由于靶细胞对 PTH 反应缺陷所致,即假性甲状旁腺功能减退症。

## 一、病因

### （一）PTH 生成减少

1. 特发性甲状旁腺功能减退症(idiopathic hypoparathyroidism)　本病病因未明,可能与先天性发育异常和后天性甲状旁腺功能自身免疫性破坏有关,多呈散发性,儿童多见。

2. 遗传性甲旁减　极少见,伴 X 性连锁隐性遗传,常染色体隐性或显性遗传,又称多发性内分泌缺陷-自身免疫-念珠菌病综合征或甲状旁腺功能减退症-艾迪生病-黏膜皮肤念珠菌病。患者血循环中常可测得特异性抗甲状旁腺抗体,一般最早出现的是念珠菌病(幼年时),局部抗真菌效果差。数年后出现甲旁减,再过数年出现 Addison 病,可伴恶性贫血(抗胃壁细胞及抗内因子抗体阳性)、卵巢功能减退及自身免疫性甲状腺炎伴甲减。

3. 术后甲旁减　较常见,多为甲状腺或颈前手术时误将甲状旁腺切除或损伤供给甲状旁腺的血管所致以及原发性甲旁亢术后引起甲旁减。

4. 其他原因所致甲旁减　$^{131}$I 治疗或颈部放疗后,甲状旁腺被转移癌、淀粉样变、甲状旁腺瘤出血、结核病、结节病、肝豆状核变性、血色病等病变破坏,引起甲旁减。

### （二）PTH 分泌受抑制

即功能性甲状旁腺功能减退症(functional hypoparathyroidism),严重低镁血症可引起 PTH 分泌释放减少导致甲状旁腺功能减退,血清 PTH 明显降低甚至测不出。补充镁后血清 PTH 迅速上升。

### （三）PTH 抵抗

假性甲旁减具有甲旁减症状和体征,典型患者还有独特的骨骼缺陷和发育缺陷,主要改变为周围组织对 PTH 无反应(PTH 抵抗),致甲状旁腺增生,PTH 分泌增多。

## 二、病理生理

由于 PTH 缺乏,骨转换减弱,骨吸收活性降低,钙离子不能从骨库中释放出来以补充血液循环中的钙含量。PTH 分泌减少,导致肾脏排磷减少,血清磷升高,抑制了肾近曲小管合成 1,25-(OH)$_2$D$_3$,造成肠钙吸收减少。肾小管钙重吸收降低,使尿钙排出相对增加,血清钙进一步降低。血清钙浓度降低主要表现为钙离子浓度降低,除引发神经细胞膜电位的稳定性发生变化,神经兴奋性增加外,还会导致颅内基底神经节、皮肤、毛发、指甲以及晶状体钙化。

## 三、临床表现

### （一）神经肌肉症状

低血钙的临床表现首先出现指端或口周麻木和刺痛、手足与面部肌肉痉挛,随后出现手足搐搦(血清钙通常<2mmol/L),表现为双侧拇指强烈内收、掌指关节屈曲、指骨间关节伸展,呈助产士手状,腕、肘关节屈曲呈鹰爪状,有时双足也呈强直性伸展,膝关节与髋关节屈曲。发作时患者异常惊恐,常过度换气导致碱中毒,血钙与蛋白结合增加,血清游离钙进一步降低,加重手足搐搦。儿童患者易出现惊厥或癫痫样全身抽搐,如不伴有手足搐搦,常被误诊为癫痫样大发作。临床上无搐搦而体格检查 Chevostek 征(面神经叩击试验)和 Trousseau 征(毛细血管脆性试验)阳性,称为隐性搐搦。长期慢性低钙血症还可引起锥体外系神经症状,包括典型的帕金森表现。

### （二）其他临床表现

长期低血钙可出现精神症状,包括烦躁、易激动、抑郁或精神病等。白内障较为常见,常累及双眼,严重影响视力,早期表现为晶状体前后皮质混浊,晚期扩散呈弥漫性混浊,纠正低钙血症可使白内障不再发展。心电图检查可发现 QT 间期延长。严重低钙血症可出现低电压、心力衰竭等,纠正血钙后症状改善。儿童期发病患者常有智力发育迟缓和牙齿发育障碍,如牙齿钙化不全、牙釉发育障碍。患者皮肤干燥、脱屑、毛发粗糙、干燥易脱落,指甲薄脆、易折裂,有横沟。指甲与口角可并发白念珠菌感染,严重者扩散到口腔,甚至肠道。

## 四、辅助检查

### （一）血液检查

血清钙常<2mmol/L,通常在 1.5~1.75mmol/L,同时血清磷上升,儿童血清磷浓度升高更明显;血清 ALP 正常或稍低;血清 iPTH 水平明显降低甚至测不到;血 1,25-(OH)$_2$D$_3$ 水平大幅下降。功能性甲状旁腺功能减退症患者常伴有严重低镁血症。

### （二）尿液检查

尿钙、尿磷和尿 cAMP 排出减少,滴注外源性 PTH 可使上述指标显著增加。当血清钙低于 1.75mmol/L 时,尿钙浓度显著降低甚至消失。

### （三）影像检查

头颅 X 线片可见颅内基底神经节钙化,骨质也较正常骨致密,有时小脑亦可钙化。心电图可见 QT 间期延长,T 波低平,传导阻滞也是低血钙的反映。

## 五、诊断与鉴别诊断

根据反复手足搐搦发作史,Chevostek 征与 Trousseau 征阳性,实验室检查如有血钙降低、血磷增高且能排除肾衰竭者,诊断基本可以确定。如血清 iPTH 测定结果明显降低或测不到,或滴注外源性 PTH 后尿 cAMP 和尿磷显著增加,可以肯定诊断。手术后甲状旁腺功能减退症容易诊断,特发性甲状旁腺功能减退症患者临床上常无明显病因,但有时可有家族史。

特发性甲状旁腺功能减退症应与假性甲状旁腺功能减退症相鉴别,后者由于 PTH 受体或受体后缺陷致周围组织对 PTH 无反应,血 iPTH 常增高,且常伴有其他发育畸形,如矮身材、圆脸、智力减退、短指/趾和掌骨畸形等。此外,本症应与其他原因引起的低血钙性手足搐搦症相鉴别,如呼吸性或代谢性碱中毒,维生素 D 缺乏引起的软骨病,肾性骨病和慢性腹泻等。

## 六、治疗

治疗目的是消除症状，使血清钙接近正常。

### （一）手足搐搦发作期处理

即刻静脉注射 10% 葡萄糖酸钙 10~20ml，注射速度宜慢，每日酌情 1~3 次。发作严重时，可短期辅以镇静剂如地西泮或苯妥英钠肌内注射，以迅速控制抽搐与痉挛，但吩噻嗪类药物应避免使用，以免诱发严重的运动障碍。口服补钙和间断静脉补钙可同时进行，以维持血钙在 1.75~2.25mmol/L。活性维生素 D 有助于维持血钙水平，可防止手足搐搦再次发作。

### （二）间歇期处理

1. **膳食** 宜高钙、低磷饮食。

2. **补充维生素 D** 大多数患者需要长期的维生素 D 治疗以促进肠钙吸收，由于患者缺乏内源性 PTH 且血磷较高，肾脏的 $1\alpha$-羟化酶活性降低，25-$(OH)D_3$ 转变为具有活性的 1,25-$(OH)_2D_3$ 发生障碍，因此选用 1,25-$(OH)_2D_3$ 治疗作用明显。宜从小剂量开始，每日 $0.25\mu g$，逐渐增加，每日剂量为 $0.25~1.5\mu g$。一旦出现高钙血症，应立即停药。

3. **双氢速甾醇（dihydrotachysterol，DHT）** 其作用介于维生素 D 和甲状旁腺激素之间。首剂 0.5~3ml/d（每 ml 含 1.25mg），DHT 作用较快，2~3d 可见疗效，10d 内血清钙可上升至正常水平，应及时调整剂量。DHT 半衰期短，停药后 1~3 周作用即消失。活性维生素 D 和 DHT 过量均可引起高钙血症，久之易伤及肾脏，并可因钙磷浓度增高发生异位钙化，故应在用药期间定期观察血、尿钙变化，及时调整药量，将血清钙保持在 2.1~2.25mmol/L，同时避免增加肾脏负荷，防止尿路结石。

4. **钙剂** 需补充元素钙 0.5~1g/d。碳酸钙含钙量较多，适合大多数患者。葡萄糖酸钙和乳酸钙口味易被患者接受，但含钙量较低，故服用量较大。氯化钙易被吸收但对胃有刺激作用。枸橼酸钙适于患有高尿钙的患者，因为尿中的枸橼酸离子可以预防肾结石的形成。轻症甲状旁腺功能减退症患者，经补钙与限磷治疗后，血清钙可基本保持正常。

5. **镁剂** 对伴有低镁血症者应使用镁剂，如 25% 硫酸镁 10~20ml 加入 5% 葡萄糖盐水 500ml 中静脉滴注，剂量视低血镁程度而定。低镁血症纠正后，血钙也随之升高。

6. **甲状旁腺激素制剂** 体内钙水平不能通过钙补充剂及活性维生素 D 得到控制的患者，可选择 PTH 替代治疗，$100\mu g/d$，由皮下注射给药。最优治疗方案是根据血清钙离子的变动而随时调整，由于 PTH 进入血液后半衰期短，合理的用药方案一直缺乏循证医学证据。目前主要有两种制剂的 PTH 被研究运用于甲状旁腺功能减退症：特立帕肽 [rhPTH（1-34）] 和全长分子 PTH（1-84），因其有发生骨肉瘤风险且价格昂贵，不提倡用于儿童或年龄在 24 岁以下的成人，目前在我国的临床使用仍有一定局限性。

7. **甲状旁腺移植** 手术后甲状旁腺功能减退症患者可行甲状旁腺同种异体移植，也可将良性甲状旁腺腺瘤患者的甲状旁腺组织移植至胸锁乳突肌或前臂的肱桡肌。

## 七、预后与预防

及早诊断甲状旁腺功能减退症并给予长期有效的治疗可以减少晚期并发症的发生，改善患者视力和神经症状并减轻皮肤念珠菌感染。合并妊娠患者应及时纠正低钙血症，以保护胎儿的健康。在进行甲状腺和甲状旁腺手术过程中应避免甲状旁腺损伤或切除过多。

（杨乃龙）

甲旁亢分为原发性、继发性和三发性甲旁亢，临床表现主要为消化系统症状、软组织钙化、骨痛等，血清总钙 >2.75mmol/L，血 PTH 增高。 甲旁减以神经肌肉兴奋性增高、低钙血症、高磷血症、血清免疫活性 PTH 减少为特征。 甲状旁腺疾病通过病史、症状、体征、血生化及影像学资料可以诊断。 甲旁减主要通过药物治疗，甲旁亢的治疗可选择手术及药物，高血钙危象可危及生命，需紧急抢救。

1. 原发性甲旁亢的临床表现有哪些？

2. 原发性甲旁亢的实验室检查有哪些特点？

3. 高血钙危象的治疗原则是什么？

4. 简述甲旁减的临床表现与诊断要点。

5. 甲旁减的治疗措施有哪些？

# 第六章　伴瘤内分泌综合征

| 学习目标 | |
| --- | --- |
| **掌握** | 伴瘤内分泌综合征的概念、诊断要点及治疗原则。 |
| **熟悉** | 常见伴瘤内分泌综合征的临床特点。 |

伴瘤内分泌综合征又称异位激素分泌综合征,系某些非内分泌组织的肿瘤产生了某种激素和/或激素样物质,或起源于内分泌腺的肿瘤既产生正常时分泌的激素又分泌其他激素,导致多种临床表现或构成特定的内分泌症状。有时一个肿瘤除了产生某一种引起临床内分泌综合征的激素外,还可产生另一些激素,如降钙素、神经降压素、血管活性肠肽、生长抑素等,但后一些激素一般不引起明显临床症状。

## 一、异位激素的性质和种类

激素通常分为类固醇、氨基酸衍生物、脂肪酸衍生物、肽类和蛋白质等四种类型。异位激素除睾酮和雌二醇外均为肽类和蛋白质激素。

### (一)异位肽类和蛋白质激素的特点

1. 由于肿瘤细胞内基因转录、剪接、加工不完善,往往合成的物质是激素的前体物质、激素亚单位或激素片段(如生长激素释放激素的片段),其生物学活性弱或无生物学活性,因此不产生激素过多的临床表现,但它们与天然激素有免疫交叉反应。

2. 肿瘤细胞缺乏激素分泌的调控机制,分泌量和形式多不受控制。垂体糖蛋白激素极少由垂体外肿瘤产生。

3. 一些肿瘤分泌的不是经典的激素而是类似激素活性的多肽如胰岛素样生长因子-2(IGF-2)和PTH相关肽等。

### (二)肿瘤组织的特点

许多种类的肿瘤均有异位激素分泌的潜能,如临床上常见小细胞肺癌、类癌和胰岛素瘤。不同类型的癌瘤可产生同一种异位激素,如支气管类癌和小细胞肺癌均能产生ACTH,因此这两类肿瘤可能起源于同一种细胞。此外,同一种肿瘤也可产生多种异位内分泌激素,如甲状腺髓样癌和小细胞肺癌能产生ACTH、降钙素和生长激素释放抑制激素。

## 二、病因与发病机制

伴异位激素分泌的肿瘤大多起源于分布在体内多处的一个弥散性神经内分泌细胞系统,这些细胞大多由神经嵴外胚层衍化而来,具有共同的组织化学及结构上的特征。

### 三、诊断

#### （一）诊断依据

1. 肿瘤和内分泌综合征同时存在,而肿瘤又非发生于正常时分泌该激素的内分泌腺。

2. 肿瘤伴血或尿中激素水平异常升高。

3. 激素分泌呈自主性,不能被正常的反馈机制所抑制。

4. 排除其他可引起综合征的原因。

5. 肿瘤经特异性治疗(如手术、化疗、放疗)后,激素水平下降,内分泌综合征症状缓解。

6. 在外科手术时取肿瘤的动静脉血测激素,证明静脉血中激素水平高于动脉,或用导管技术取引流肿瘤静脉血与另一远离肿瘤的静脉血样比较,证明肿瘤血中激素含量明显升高。

7. 在肿瘤的提取物中用放免法或生物法证实激素的存在。

8. 肿瘤细胞培养液中证实有该激素的分泌。

9. 肿瘤组织中证实存在该激素的 mRNA。

#### （二）有助于诊断的检查

1. 血中嗜铬粒蛋白 A 测定,此蛋白可由整个生产肽类激素的细胞系统产生,若阳性提示有此系统肿瘤存在。

2. 放射性核素标记的奥曲肽闪烁显像术利用多数产生肽类激素的神经内分泌细胞上有生长抑素受体,标记的生长抑素八肽类似物与之结合,有助于肿瘤定位。

### 四、治疗

#### （一）手术

手术完全切除肿瘤是最有效的办法,术后激素过多的症状也会随着消失。当药物无效或一时找不到肿瘤病灶时,可手术切除靶组织,如异位 ACTH 综合征患者可切除其双侧肾上腺。

#### （二）药物治疗

肿瘤无法切除或肿瘤已发生远处转移者,可使用药物阻断激素的合成或抑制其释放,如酮康唑、氨鲁米特和氯苯二氯乙烷可阻断肾上腺皮质激素合成;长效生长抑素类似物奥曲肽(octreotide)可以有效地抑制生长激素释放激素的分泌;也可采取针对肿瘤的病理类型进行化疗,如小细胞肺癌化疗后短期效果较好。

### 五、常见类型

#### （一）异位 ACTH 综合征

异位 ACTH 综合征是最早被发现且研究得最广泛的伴瘤内分泌综合征,由非垂体的 ACTH 肿瘤分泌 ACTH 样物质刺激肾上腺皮质而导致皮质醇增多症,占全部库欣综合征的 10%～15%,多见于 APUD 细胞瘤,其中燕麦细胞肺癌占 50% 左右,其他有胰岛癌、甲状腺髓样癌、嗜铬细胞瘤、神经母细胞瘤和黑色素瘤等。非 APUD 细胞瘤如肺腺癌、肺鳞状细胞癌和肝癌也可引起本症。本综合征主要有两种类型:一种为燕麦细胞肺癌,多见于男性,病程短、病情重,消耗严重,不出现向心性肥胖和紫纹等库欣综合征的特征性症状,而主要表现为明显的色素沉着、高血压、水肿、严重的低血钾伴肌无力,糖尿病伴烦渴、多饮、多尿、体重减轻。另一类为肺、胰、肠类癌和嗜铬细胞瘤,病情轻,病程长且类癌体积较小,临床上常表现为较典型的库欣综合征特征,但需与库欣病鉴别。异位 ACTH 综合征患者和库欣病相比,前者男性多于女性,后者女性多于男性;前者低血钾比较严重;实验室检查如血浆 ACTH 水平>300ng/L,应高度怀疑异位 ACTH 综合征;大剂量地塞米松抑制试验两者有较大差别,前者大多数不被抑制,少数可被抑制,而后者 80% 可被抑制,20%不被抑制;库欣病患者静脉注射 CRH 后血 ACTH 水平明显升高,而异位 ACTH 综合征患者升高不明显。目前认为两者鉴别的最佳方法是测定岩下静脉血 ACTH 和外周静脉血 ACTH 水平的比值(IPS/P),方法是经股静脉插导管至双侧岩下静脉,在静脉注射 CRH 前后同时抽取双侧岩下静脉及外周静脉血标本测 ACTH。如果 IPS/P 在注射 CRH 前≥2,在注射 CRH 后≥3,则考虑为垂体性的库欣综合征;如 IPS/P 值<2(注射 CRH 前)和<3(注射 CRH 后),则应诊断为异位 ACTH 综合征。

异位 ACTH 综合征的诊断依据:

1. 基础皮质醇水平升高。

2. 皮质醇分泌依赖 ACTH 刺激。

3. 糖皮质激素负反馈作用受抑制。

诊断的关键是肿瘤定位,异位 ACTH 分泌瘤的高发区是胸部,大多数胸腺瘤可以通过胸部 X 线片检出,如果肿瘤较小可做胸部 CT 或 MRI。

对于恶性程度较低的隐性肿瘤的治疗,关键是将肿瘤彻底切除。如果肿瘤已有转移,也应将原发肿瘤及转移灶尽可能切除干净,再加局部放疗,必要时加用药物治疗,可以改善疗效延长患者的存活时间和改善患者的生活质量。没有手术机会或一时不能找到原发肿瘤病灶的可先治疗库欣综合征,选择酮康唑、安鲁米特等抑制皮质激素的合成,同时给小剂量泼尼松以防止危象,病情不能控制者还可行双侧肾上腺次全切除术。

**(二)异位抗利尿激素综合征**

常见于肺癌,主要是燕麦细胞癌、未分化小细胞癌、鳞状细胞癌和腺棘皮细胞癌。出现稀释性低钠血症时可无症状,当血钠低于 120mmol/L 时可出现肌力减退、腱反射消失、呈木僵状态或有抽搐发作,甚至昏迷。治疗包括原发肿瘤的处理和纠正低血钠症,应限制饮水每日在 1L 以内。低血钠症严重者并伴有神经症状者可在密切观察下小心使用 3%~5% 的高渗盐水或用呋塞米。地美环素,又称去甲金霉素,可抑制水的重吸收,每日 0.6~1.2g,分 3 次口服,可纠正低血钠,需注意引起氮质血症的可能。

**(三)伴肿瘤的高钙血症**

恶性肿瘤常伴发高钙血症,除由于骨骼转移造成破坏所引起的高钙血症外,肿瘤本身可产生升高血钙的体液因子,如实体瘤可分泌 PTHrP。少数实体瘤可分泌 PTH 或促进骨吸收的生长因子如转化生长因子。上述肿瘤多为肺鳞状细胞癌、肾腺癌,其次为乳癌、子宫颈鳞癌、卵巢肿瘤和胰腺肿瘤,少见的有前列腺癌和肝癌等。此外,多发性骨髓瘤等血液系统肿瘤可产生破骨细胞激活因子,包括淋巴毒素和肿瘤坏死因子而引起高血钙。主要临床表现为消化道症状和心律失常,有口渴、多饮、厌食、恶心、呕吐、便秘和腹胀,甚至出现精神症状,乃至昏迷。治疗应尽早去除原发肿瘤。治疗高血钙应大量饮水或静脉滴注生理盐水,也可试用吲哚美辛、大剂量泼尼松、降钙素、磷酸盐等。

**(四)伴肿瘤的低血糖症**

许多胰外肿瘤可伴发低血糖症,最常见的有两类:一类为低度恶性或良性的结缔组织肿瘤,包括神经纤维肉瘤、梭形细胞瘤、横纹肌肉瘤和平滑肌肉瘤等;另一类为肝癌。治疗依赖于肿瘤的完整切除,不能手术者可对症处理,严重者可给予糖皮质激素治疗。

**(五)异位人绒毛膜促性腺激素综合征**

正常时 HCG 由胎盘滋养层细胞产生,产生异位 HCG 的肿瘤有肺部肿瘤、肝母细胞瘤、肾癌和肾上腺皮质癌等。表现有男性乳房发育、乳房压痛,多见于中年男性肺癌患者,其次为胃癌和肾癌,发生于儿童可引起同性性早熟,女性患者可出现月经过多或闭经。患者尿 HCG 升高,颅内分泌 HCG 的肿瘤患者脑脊液中 β-HCG 升高。治疗主要是手术切除肿瘤或放疗。

**(六)肿瘤产生肾素引起的高血压**

肾肿瘤、小细胞肺癌、卵巢癌可产生肾素,从而影响肾素-血管紧张素-醛固酮系统(RAS),临床上表现为高血压、低血钾及醛固酮分泌增多,临床上可以手术治疗或采用螺内酯和血管紧张素转换酶抑制剂。

### (七)伴肿瘤的甲亢

可产生类似促甲状腺激素物质的非垂体肿瘤主要是滋养层细胞肿瘤(绒毛癌、睾丸肿瘤)、葡萄胎。较少见肺表皮样癌、间皮瘤。甲亢表现一般不重,治疗主要针对原发性肿瘤。

### (八)非垂体肿瘤所致肢端肥大症

非垂体肿瘤可分泌生长激素释放激素(GHRH),极少数分泌生长激素(GH)引起肢端肥大症。分泌GHRH肿瘤主要是类癌,其次为胰岛细胞瘤,较少见嗜铬细胞瘤、副神经节瘤,约90%产生GHRH的类癌位于胸腔内,极个别报道胰岛细胞瘤产GH。患者血中GHRH、GH、IGF-1升高,GH昼夜节律消失。

(杨乃龙)

## 学习小结

伴瘤内分泌综合征是指非内分泌组织的肿瘤产生了某种激素和/或激素样物质,导致多种临床表现或构成特定的内分泌症状。手术最有效,术后激素过多的症状也会随着消失,药物治疗可阻断激素的合成或抑制其释放,适用于肿瘤无法切除或已发生远处转移者。

## 复习参考题

1. 何为伴瘤内分泌综合征? 诊断要点是什么?

2. 简述常见伴瘤内分泌综合征的临床特点。

# 第七章　　糖　尿　病

## 第一节　糖尿病

糖尿病(diabetes mellitus,DM)是由遗传和环境因素共同引起的以糖代谢紊乱为主要特征的一组临床综合征。体内胰岛素分泌绝对或相对不足和/或胰岛素作用缺陷,从而导致慢性高血糖,伴有脂肪、蛋白质、水和电解质代谢异常。长期高血糖可导致心脏、血管、眼、肾、神经等组织器官的慢性进行性病变,引起功能障碍甚至衰竭,病情严重或应激时可发生急性代谢紊乱如酮症酸中毒、高渗性昏迷等。

随着生活方式和生活环境的改变,国内外糖尿病的患病率均呈现逐步上升的趋势。1997 年 WHO 报告全世界约有 1.35 亿患者,而 2011 年国际糖尿病联盟(international diabetes federation,IDF)图谱显示糖尿病患者已达到 3.66 亿,预测到 2030 年将上升到 5.52 亿。1980 年,我国糖尿病的全人群患病率仅为 0.67%,2007—2008 年中华医学会糖尿病学分会在全国 14 个省市的流行病学调查结果显示,我国 20 岁以上的人群糖尿病患病率为 9.7%。

### 一、糖尿病分类

我国目前采用 WHO(1999 年)的糖尿病分型体系,根据病因学证据,将糖尿病分成四大类型,即 1 型糖尿病(T1DM)、2 型糖尿病(T2DM)、其他特殊类型糖尿病和妊娠糖尿病:

1. 1 型糖尿病(T1DM)

　　A. 免疫介导性

　　B. 特发性

2. 2 型糖尿病(T2DM)

3. 其他特殊类型糖尿病

（1）胰岛 B 细胞功能遗传性缺陷

第 12 号染色体,肝细胞核因子-1α(HNF-1α)基因突变(*MODY3*)

第 7 号染色体,葡萄糖激酶(GCK)基因突变(*MODY2*)

第 20 号染色体,肝细胞核因子-4α(HNF-4α)基因突变(*MODY1*)

线粒体基因突变

其他

（2）胰岛素作用遗传性缺陷

A 型胰岛素抵抗

妖精貌综合征(Leprechaunism)

Rabson-Mendenhall 综合征

脂肪萎缩性糖尿病

其他

（3）胰腺外分泌疾病:胰腺炎、创伤或胰腺切除术、胰腺肿瘤、胰腺囊性纤维化、血色病、纤维钙化性胰腺病及其他。

（4）内分泌疾病:肢端肥大症、库欣综合征、胰高血糖素瘤、嗜铬细胞瘤、甲状腺功能亢进症、生长抑素瘤、醛固酮瘤及其他。

（5）药物或化学品所致糖尿病:如 N-3 吡啶甲基 N-P 硝基苯尿素(Vacor)、喷他脒、烟酸、糖皮质激素、甲状腺激素、二氮嗪、β 肾上腺素能激动剂、噻嗪类利尿剂、苯妥英钠、α-干扰素及其他。

（6）感染先天性风疹、巨细胞病毒感染及其他。

（7）不常见的免疫介导性糖尿病:僵人综合征(stiffman syndrome)、胰岛素自身免疫综合征、抗胰岛素受体抗体及其他。

（8）其他与糖尿病相关的遗传综合征:21 三体综合征、Klinefelter 综合征、Turner 综合征、Wolfram 综合征、Friedreich 共济失调、Huntington 舞蹈症、Laurence-Moon-Biedel 综合征、强直性肌营养不良症、卟啉病、Prader-Willi 综合征及其他。

4. 妊娠糖尿病(gestational diabetes mellitus,GDM)

## 二、病因与发病机制

糖尿病的发病机制复杂,遗传与环境中多种因素共同参与其发病过程,不同类型糖尿病的病因和发病机制有明显差异。

（一）T1DM

绝大多数 T1DM 为自身免疫疾病,基因、环境、免疫等致病因素共同参与了发病过程。具有遗传倾向的个体在环境因素的诱导下出现 T 淋巴细胞介导的一系列自身免疫反应,引起胰岛 B 细胞的破坏和衰竭。

1. 遗传因素　T1DM 的发病与遗传因素有关。10%~20%的 T1DM 患者有家族史,其一级亲属的发病风险显著高于普通人群,尤其是同卵双胞胎,同病率高达 30%~40%。T1DM 是多基因共同作用的结果,包括人类白细胞抗原(HLA)基因和非 HLA 基因。其中位于 6 号染色体短臂的 HLA 基因是主效基因,其他为次效基因。HLA 分子的氨基酸残基构成抗原肽结合沟槽,其形状决定了胰岛自身抗原递呈的能力,最终影响 T1DM 自身免疫反应的进程。

目前全基因组关联研究已发现超过 50 个非 HLA 相关的易感基因,如胰岛素(*INS*)、蛋白酪氨酸磷酸酶非受体型 22(*PTPN22*)、细胞毒性 T 细胞抗原 4(*CTLA4*)也与 T1DM 的易感性相关。

2. 环境因素　腮腺炎病毒、风疹病毒和柯萨奇病毒感染与 T1DM 发病率增加有关。病毒感染可以直接损伤 B 细胞暴露其抗原成分,或通过模拟 B 细胞抗原表位,打破自身免疫耐受,进而启动自身免疫反应。近期,动物模型的研究发现肠道菌群的紊乱也与 T1DM 发病相关。除此以外,饮食(过早接触牛奶或谷类蛋白)和化学毒物(链脲佐菌素、四氧嘧啶、吡甲硝苯脲)等环境因素也被认为是 T1DM 的诱因。

3. 自身免疫因素  胰岛自身抗体是 T1DM 重要的免疫损伤标志物。主要的胰岛自身抗体包括:血清谷氨酸脱羧酶抗体(GADA)、胰岛素自身抗体(IAA)、胰岛细胞抗体(ICA)、酪氨酸磷酸酶抗体(IA-2A 及 IA-2βA)、锌转运体蛋白 8 自身抗体(ZnT8A)。尽管胰岛自身抗体并不是 T1DM 的直接致病原因,但"多抗体阳性"仍是疾病进展的重要环节,可以为 T1DM 的诊断和预测提供依据。

胰岛细胞抗原特异性 T 淋巴细胞是 T1DM 主要致病因素。胰岛自身抗原经抗原递呈细胞呈递给 CD4+ T 细胞,活化后的 CD4+T 细胞向促炎型细胞分化并扩增,并募集 CD8+T 细胞及其他炎症细胞协同杀伤胰岛 B 细胞,进一步释放胰岛自身抗原,促使致病性 T 细胞活化增殖分化,特异性破坏胰岛 B 细胞,导致 T1DM。

（二）T2DM

T2DM 异质性很强,胰岛素抵抗和胰岛素分泌功能障碍是疾病发生、发展过程中两个基本环节,二者的相对重要性、时序性和内在机制在不同人群和个体之间差异明显。

1. 遗传易感性与环境因素  T2DM 在遗传上具有显著的家族聚集倾向,同时 T2DM 是多基因疾病,具有广泛的遗传异质性。T2DM 的发病还与老龄化、营养过剩、肥胖、体力活动不足、都市化生活、应激、化学毒物等环境因素有关。

2. 胰岛素抵抗  胰岛素抵抗是指机体对胰岛素的生理效应降低,即一定量的胰岛素达不到相应的生理效应而需要超常量的胰岛素才能使生理活动正常进行。表现为血胰岛素水平正常或高于正常,但与受体结合的能力以及受体后的效应减弱,刺激靶细胞摄取和利用葡萄糖的能力降低。

3. 胰岛素分泌功能障碍  多种因素可诱导胰岛发生炎症应激、氧化应激、内质网应激、胰淀粉样多肽(IAPP)沉淀、胰岛完整性(组织结构)破坏,引起胰岛功能障碍。早期胰岛素分泌功能障碍表现为静脉葡萄注射糖所诱导的胰岛素早期分泌相(第一时相)缺如或减弱,第二时相胰岛素高峰延迟,因而有些患者在此阶段可表现为餐后反应性低血糖。随着病情发展,慢性高血糖和脂代谢紊乱造成胰岛细胞糖毒性和脂毒性损害,导致胰岛素分泌功能进一步下降,可形成胰岛素绝对缺乏。

（三）其他特殊类型的糖尿病

这一类别分为 8 种亚型,其中与胰岛 B 细胞功能遗传性缺陷相关的单基因缺陷糖尿病中有代表性的是青少年发病的成年型糖尿病(maturity-onset diabetes of the young,MODY)。MODY 的临床特点:有糖尿病家族史,且符合常染色体显性遗传规律;发病年龄一般<25 岁;无酮症倾向;至少 5 年内不需用胰岛素治疗;胰岛功能尚可,通常空腹血清 C 肽≥0.3nmol/L,葡萄糖刺激后≥0.6nmol/L。MODY 分为 6 型,最常见为 MODY3。另一种与胰岛 B 细胞功能遗传性缺陷相关的单基因缺陷糖尿病是线粒体 tRNA$^{Leu(UUR)}$ 基因突变糖尿病,临床特点:母系遗传;神经性聋;发病早,呈不典型 T2DM;可伴有其他神经肌肉受损表现。

（四）妊娠糖尿病

妊娠期间首次发生或发现的糖耐量受损或糖尿病称为妊娠糖尿病,但不包括糖尿病合并妊娠。妊娠糖尿病增加孕妇不良事件的风险,可能造成胎儿巨大、宫内发育迟缓、早产、畸形等。大部分 GDM 患者分娩后血糖恢复正常,但其中一部分人在产后 5~10 年有发生糖尿病的高度危险性。

## 三、临床表现

（一）代谢紊乱综合征

尽管糖尿病种类多样,高血糖相关的代谢紊乱是其共同特点。血糖升高后因渗透性利尿引起多尿,继而因失水口渴而多饮;因葡萄糖不能利用,蛋白质与脂肪分解代谢加速,体重逐渐减轻,疲乏无力,组织修复和抵抗力降低,儿童患者生长发育障碍和延迟;由于能量不能利用和丢失过多,患者易饥、多食。故糖尿病的表现常被描述为"三多一少",即多尿、多饮、多食和体重减少。其他症状可有皮肤瘙痒,尤其外阴瘙痒,高血糖使眼房水压、晶体渗透压改变引起屈光不正而致视力模糊等。

不同类型糖尿病还有其各自的特点:

T1DM 大多起病急,症状明显,病情较重,常能叙述发病日期,有酮症倾向。多数患者从发病起即需要外源性胰岛素替代治疗,但随着部分胰岛 B 细胞功能的恢复、糖毒性解除后胰岛素抵抗的消除,患者将进入暂时的"蜜月期",在数周至数月的时间里外源性胰岛素用量会减少。

成人隐匿性自身免疫性糖尿病(latent autoimmune diabetes in adults,LADA)是免疫介导性 T1DM 的一个亚型,其起病具有隐匿、迟发的特点。患者多为成人,早期临床表现不明显,一段时间内不需胰岛素治疗,但胰岛自身抗体阳性,最终依赖外源性胰岛素的治疗。

T2DM 多数起病缓慢,病情相对较轻,在发病前往往有长期的肥胖、血脂紊乱等病史,肥胖患者起病后体重也会减轻。患者血糖升高过程缓慢,发病初期多数不依赖胰岛素治疗,部分患者无明显症状,仅在健康检查时、围术期或因并发症而发现高血糖。

**（二）并发症和合并症**

相当一部分患者无典型的糖尿病"三多一少"表现,往往因各种并发症或合并症就诊时发现高血糖。

1. 急性并发症　糖尿病酮症酸中毒、糖尿病高血糖高渗综合征(简称"高渗性昏迷")、乳酸性酸中毒等,有些患者可以此为首发表现。

2. 慢性并发症　慢性高血糖对组织的毒性作用可累及全身各重要脏器,主要是血管和神经病变,可单独或同时或先后出现,也可发生在糖尿病诊断之前。

（1）微血管病变:指微小动脉和微小静脉之间、管腔直径在 $100\mu m$ 以下的毛细血管及微血管网的病变,发病机制可能与血液流变学改变、血小板功能异常、凝血机制失调、山梨醇旁路代谢增强、红细胞2,3-二磷酸甘油酸(2,3-DPG)及糖化血红蛋白高值、生长激素过多等有关。典型的病理改变包括微循环障碍、微血管瘤形成、微血管基底膜增厚等。主要表现在视网膜、肾、神经、心肌等组织,尤以糖尿病肾病、糖尿病视网膜病变更具特征性。

糖尿病视网膜病变(diabetic retinopathy):最常见的微血管并发症之一,是糖尿病患者失明的主要原因之一。2002 年国际临床分级标准,根据散瞳后眼底检查结果可分为六期。Ⅰ期:微血管瘤、小出血点;Ⅱ期:出现硬性渗出;Ⅲ期:出现棉絮状软性渗出;Ⅳ期:有新生血管形成或伴玻璃体积血;Ⅴ期:纤维血管增殖、玻璃体机化;Ⅵ期:牵拉性视网膜脱离、失明。Ⅰ~Ⅲ期为非增殖期视网膜病变(NPDR),Ⅳ~Ⅵ期为增殖期视网膜病变(PDR)。严格控制血糖是防治视网膜病变的基本措施。若视网膜病变进展迅速或已进入增殖期,应改用胰岛素降血糖治疗。对血管渗出和视神经乳头新生血管应尽早激光治疗以保持视力。

糖尿病肾病(diabetic nephropathy):是导致终末期肾衰的常见原因,也是 T1DM 的主要死因,在 T2DM 其严重性仅次于冠状动脉和脑血管动脉粥样硬化病变。病理类型有:①高度特异性的结节性肾小球硬化型病变;②弥漫性肾小球硬化型病变最常见;③渗出性病变。根据肾损害程度,糖尿病肾病的发生发展可分为 5 期。Ⅰ期:高滤过期,为糖尿病肾病初期,以肾脏体积增大、肾小球滤过率(GFR)升高为突出特征,入球小动脉扩张,肾小球内压增加。Ⅱ期:无症状或间歇性(运动后)蛋白尿期,肾小球系膜基质及基底膜轻度损害,尿白蛋白排泄率(UAER)大多正常,运动、应激状态可间歇性增高。Ⅲ期:微量白蛋白尿期或早期肾病期,肾小球毛细血管基底膜增厚,UAER 持续在 $20\sim200\mu g/min$（$30\sim300mg/24h$）,正常人<$10\mu g/min$。Ⅳ期:临床肾病期,UAER>$200\mu g/min$（>$300mg/24h$）,或尿蛋白>$0.5g/24h$,GFR 下降,可伴有水肿、高血压,肾功能逐渐减退。Ⅴ期:尿毒症期,大量肾单位闭锁,血肌酐显著升高。美国糖尿病协会（ADA）2007年的指南中推荐测定即时尿标本的白蛋白与肌酐比值（ACR）作为筛查和诊断微量白蛋白尿的首选方法,

$<30\mu g/mg$、$30\sim299\mu g/mg$ 和 $\geqslant300\mu g/mg$ 分别为正常、微量白蛋白尿和大量白蛋白尿。严格代谢控制可防止糖尿病肾病发生。减少蛋白质摄入量有利于早期肾病、肾衰竭的处理。抗高血压治疗可延缓 GFR 的下降速度，早期肾病应用血管紧张素转换酶抑制剂及肾素-醛固酮受体拮抗剂可以减轻微量白蛋白尿。

其他：心脏微血管病变和心肌细胞代谢紊乱导致心肌广泛性灶性坏死等损害称为糖尿病心肌病变，可诱发心力衰竭、心律失常、心源性休克或猝死。

（2）大血管病变：糖尿病人群中动脉粥样硬化的患病率较非糖尿病人群高，发病年龄较轻，病情进展较快。动脉粥样硬化的某些易患因素，如肥胖、高血压、血脂异常在糖尿病（主要是 2 型）人群中的发生率均高于相应的非糖尿病人群。高血糖、胰岛素、性激素、生长激素、儿茶酚胺等激素水平异常，血管内皮功能、血小板功能异常等，这些因素也直接或间接参与动脉粥样硬化的发生发展。大、中动脉粥样硬化可引起冠心病、缺血性或出血性脑血管病、肾动脉硬化、肢体动脉硬化等。肢体外周动脉粥样硬化以下肢动脉病变常见，表现为下肢疼痛、感觉异常、间歇性跛行，严重供血不足可导致肢端缺血性坏疽。

（3）神经系统并发症：可累计单一或多发神经，以周围神经病变最常见，通常呈对称性、由远至近发展，进展缓慢。先有肢端感觉异常，伴麻木、针刺、灼热、踏棉垫感，有时伴痛觉过敏，隐痛、刺痛、烧灼样痛，夜间及寒冷季节加重。后期可有运动神经受累，肌张力减弱、肌力减弱、肌萎缩或瘫痪。早期腱反射亢进，后期减弱或消失，震动感减弱或消失，触觉、温觉降低。在临床症状出现前，电生理检查已可发现感觉和运动神经传导速度减慢。单一外周神经受损主要累及脑神经。以动眼神经麻痹较常见，其次为展神经麻痹，有自行缓解趋向。自主神经病变也较常见并可较早出现，影响胃肠、心血管、泌尿生殖等系统功能，临床表现为胃排空延迟、腹泻（饭后和午夜）和/或便秘交替，直立性低血压、持续心动过速、尿潴留或尿失禁、勃起功能障碍、瞳孔改变、排汗异常等。

（4）糖尿病足：因末梢神经病变、下肢动脉供血不足、细菌感染等多种因素，引起足部溃疡、感染、甚至肢端坏疽等病变，称为糖尿病足。由于神经营养不良、外伤等可引起营养不良性关节炎（Charcot 关节），好发于足部和下肢各关节。Wagner 将糖尿病足分为 6 级。0 级：无开放性病灶但属高危足。Ⅰ 级：浅表溃疡。Ⅱ 级：较深溃疡常继发感染。Ⅲ 级：脓肿形成，肌腱韧带组织破坏，骨未波及。Ⅳ 级：局部坏疽，已有骨质破坏。Ⅴ 级：全足坏疽，需截肢。

（5）其他病变：包括白内障、青光眼、屈光改变、黄斑病、虹膜睫状体等眼部病变，口腔可并发牙周病，皮肤亦可发生糖尿病特异性或非特异性病变。糖尿病患者中某些肿瘤发病率增高，抑郁、焦虑和认知功能损害亦常见。

3. **糖尿病合并感染**　糖尿病患者尤其是血糖控制不良者感染发生率较正常人显著增高，常反复发生皮肤疖痈等化脓性感染，有时可引起败血症、脓毒血症。皮肤真菌感染常见，如足癣等真菌感染。女性患者常并发真菌性阴道炎和前庭大腺炎。肺结核发生率高。尿路感染中以肾盂肾炎和膀胱炎常见。

# 四、实验室检查

## （一）血糖测定

血糖升高是诊断糖尿病、判断和控制病情的主要指标。常用葡萄糖氧化酶法，取静脉血或毛细血管血，可用血清、血浆或全血。血细胞比容正常时，血清、血浆血糖比全血血糖高 15%。作出诊断时主张用静脉血浆葡萄糖，空腹正常范围为 $3.9\sim6.1mmol/L$（$70\sim110mg/dl$）。

## （二）尿糖测定

尿糖阳性是发现糖尿病的重要线索。由于肾糖阈变化，尿糖阴性不能排除糖尿病的可能，如并发肾小球硬化症时，肾糖阈升高，此时血糖升高但尿糖呈假阴性；当肾糖阈降低（如妊娠），虽血糖正常，但尿糖可呈阳性。在监测血糖条件不足时，每日 4 次（三餐前、睡前或分段检查）尿糖定性检查和 24h 尿糖定量可作为判断疗效及调整降血糖药物剂量的参考。

### （三）葡萄糖耐量试验

包括口服葡萄糖耐量试验（oral glucose tolerance test，OGTT）和静脉葡萄糖耐量试验（intravenous glucose tolerance test，IVGTT）两种。当血糖升高未达到诊断糖尿病标准者需进行 OGTT，在清晨空腹进行：WHO 推荐成人口服 75g 葡萄糖，儿童按每千克体重 1.75g 计算，总量不超过 75g。IVGTT 适用于胃切除后、胃空肠吻合术后及吸收不良综合征患者，或作为评价葡萄糖利用的临床研究手段：静脉注射 50% 葡萄糖液，剂量按每千克体重 0.5g 计算，2～3min 注完，每 5min 测静脉血糖 1 次，共 60min。

### （四）糖化血红蛋白（HbA1c）和糖化血浆白蛋白测定

作为糖尿病控制情况的监测指标之一。HbA1c 量与血糖浓度呈正相关，可反映近 8～12 周血糖总的水平，并开始被用于诊断依据，正常人 HbA1c 为 4%～6%。血浆白蛋白也可与葡萄糖发生非酶化反应形成果糖胺，正常范围 1.7～2.8mmol/L，可反映糖尿病患者近 2～3 周血糖总的水平。

### （五）血浆胰岛素和 C 肽测定

尽管不作为诊断依据，但是检测空腹和各种刺激试验后胰岛素和 C 肽水平有助于了解胰岛 B 细胞功能和指导治疗。C 肽和胰岛素以等分子数从胰岛 B 细胞合成和释放。正常人基础血浆胰岛素水平为 35～145pmol/L（5～20mIU/L），基础血浆 C 肽水平约为 0.4nmol/L；正常人口服葡萄糖后，血浆胰岛素水平在 30～60min 上升至高峰，可达基础值的 5～10 倍，3～4h 恢复到基础水平，C 肽峰值可升高 5～6 倍。

### （六）免疫学检查

胰岛自身抗体作为重要的免疫损伤标志物为 T1DM 的发病预测、分型诊断提供了有力的证据。主要的胰岛自身抗体包括：谷氨酸脱羧酶抗体（GADA）、胰岛素自身抗体（IAA）、胰岛细胞抗体（ICA）、酪氨酸磷酸酶抗体（IA-2A）、锌转运体蛋白 8 自身抗体（ZnT8A）。

### （七）并发症相关检查

包括大血管、微血管及神经系统等各项并发症的检查。糖尿病患者常有不同程度的高甘油三酯血症和/或高胆固醇血症，HDL-C 常降低，因此血脂检测很有意义。肾衰竭者可有氮质血症，酮症酸中毒时，血酮、尿酮升高，电解质、酸碱平衡失调，高渗性昏迷时，血浆渗透压明显升高，这些检测需根据患者病情个体化选择。

## 五、诊断与鉴别诊断

目前我国糖尿病的诊断以血糖异常升高作为主要依据，具体包括空腹血糖、随机血糖及 OGTT 2h 血糖。糖尿病的诊断应能充分肯定依据的准确性，并排除应激状态，无症状者应注意血糖化验的重复性。在作出诊断时，除了考虑是否符合诊断标准，还应尽可能区分原发性或继发性、分类、有无并发症和合并症等。

### （一）糖尿病诊断

目前我国常用的糖尿病诊断、糖代谢状态分类标准为 WHO（1999）标准，见表 7-7-1 和表 7-7-2。

表 7-7-1　糖代谢状态分类（WHO 1999 年）　　　　　　　　　　　　　　　　　　　　　　　单位：mmol/L

| 糖代谢状态分类 | 静脉血浆葡萄糖 | |
|---|---|---|
| | 空腹血糖 | 糖负荷后 2h 血糖 |
| 正常血糖 | <6.1 | <7.8 |
| 空腹血糖受损（IFG） | 6.1~<7.0 | <7.8 |
| 糖耐量减低（IGT） | <7.0 | 7.8~<11.1 |
| 糖尿病 | ≥7.0 | ≥11.1 |

表 7-7-2 糖尿病的诊断标准（WHO 1999 年）

单位：mmol/L

| 诊断标准 | 静脉血浆葡萄糖水平 |
|---|---|
| （1）典型糖尿病症状（多饮、多尿、多食、体重下降）加随机血糖检测<br>或 | ≥11.1 |
| （2）空腹血糖检测<br>或 | ≥7.0 |
| （3）葡萄糖负荷后 2h 血糖检测（无糖尿病症状者，需改日重复检查） | ≥11.1 |

注：空腹状态指至少 8h 未进食热量；随机血糖指不考虑上次用餐时间，一天中任意时间的血糖，不能用以诊断空腹血糖受损或糖耐量减低。

## （二）分型与鉴别诊断

1. **T1DM 诊断**　T1DM 是以 B 细胞进行性破坏为特征的自身免疫病。胰岛自身抗体是 T1DM 的免疫损伤标志物，胰岛 B 细胞进行性破坏是 T1DM 重要的功能特征。确诊 T1DM 需要结合发病年龄、起病急缓、症状轻重、有无酮症倾向、有无合并代谢综合征、是否依赖外源性胰岛素等临床线索，以及胰岛自身抗体、胰岛功能的动态监测结果综合分析判断（表 7-7-3）。

2. **T2DM 诊断**　血糖升高是糖尿病发展的表象，胰岛功能衰竭和胰岛素抵抗是糖尿病的深层机制，胰岛功能衰竭是导致血糖升高的直接原因并贯穿 T2DM 进展的整个过程。除了基于血糖的糖尿病的诊断，重视对糖尿病胰岛功能自然病程的判断和分析有助于评估患者病情状态，从而促进糖尿病的精确治疗。基于空腹和口服或静脉葡萄糖耐量刺激、混合餐刺激和精氨酸刺激等各种刺激试验后的血清胰岛素、C 肽等指标可以判断胰岛功能的水平（表 7-7-3）。

表 7-7-3　1 型糖尿病和 2 型糖尿病的区别

| 特点 | 1 型糖尿病 | 2 型糖尿病 |
|---|---|---|
| 发病年龄 | 多 30 岁以下 | 多 40 岁以上 |
| 发病峰龄 | 10~14 岁 | 60~65 岁，渐年轻化 |
| 起病方式 | 多急骤 | 多为渐进性 |
| 三多一少症状 | 明显 | 多不明显，甚至无症状 |
| 病情 | 较重 | 一般较轻 |
| 酮症倾向 | 明显，多数周内发生 | 不明显，在数月至数年内发生 |
| 病因 | 免疫为主 | 遗传性明显 |
| 胰岛自身抗体 | 阳性 | 通常阴性 |
| 体型 | 多消瘦 | 开始多肥胖 |
| 胰岛素及 C 肽释放试验 | 低下或缺乏 | 峰值延迟或不足 |
| 主要并发症 | 肾脏、视网膜 | 心血管和神经 |
| 药物治疗 | 依赖胰岛素 | 多使用口服降血糖药 |

3. **GDM 诊断**　目前 GDM 的国内外诊断标准未达成一致，2010 年国际糖尿病与妊娠研究组（International Association of Diabetes and Pregnancy Study Group，IADPSG）研究并推荐的 GDM 诊断标准逐渐得到广泛的认可（表 7-7-4）。

表 7-7-4　妊娠糖尿病的诊断标准（IADPSG 2010 年）

| 指标 | 血糖/（mmol·L$^{-1}$） | 血糖/（mg·dl$^{-1}$） |
|---|---|---|
| 空腹 | ≥5.1 | ≥92 |
| 服糖后 1h | ≥10 | ≥180 |
| 服糖后 2h | ≥8.5 | ≥153 |

妊娠 24~28 周，75g OGTT 以上三个时间点任何一点达到标准即可诊断为妊娠糖尿病。

4. **继发性糖尿病**　内分泌疾病如肢端肥大症、库欣综合征、嗜铬细胞瘤等可分别因分泌过多的生长激素、皮质醇、儿茶酚胺对抗胰岛素引起糖耐量减低或继发性糖尿病。长期大量使用糖皮质激素可引起类固醇糖尿病。

5. **药物对糖耐量的影响**　糖皮质激素、口服避孕药、噻嗪类利尿剂、呋塞米、阿司匹林、吲哚美辛、三环类抗抑郁药等可抑制胰岛素释放或对抗胰岛素作用,引起糖耐量减低,血糖过高,尿糖阳性,停药后可恢复正常。

6. 其他原因所致尿糖阳性　肾性糖尿肾糖阈降低尿糖阳性,但血糖及 OGTT 正常。甲亢、胃空肠吻合术后碳水化合物在肠道吸收过快以及弥漫性肝病葡萄糖转化为肝糖原功能减弱、肝糖原储存减少,可引起餐后半小时至 1 小时血糖升高。应激状态时,胰岛素对抗激素(如糖皮质激素、肾上腺素、ACTH、生长激素等)分泌增加,糖耐量减低,出现一过性高血糖,尿糖阳性,应激过后可恢复正常。大量维生素 C、水杨酸盐、青霉素、丙磺舒也可引起尿糖假阳性反应。

## 六、治疗

鉴于糖尿病的病因复杂多样,其机制尚未完全明确,目前尚缺乏针对病因的有效治疗手段。长期随访研究证明强化血糖控制可显著降低糖尿病大血管和微血管病变的发生率和死亡风险,因此糖尿病主要治疗策略是控制血糖、降低糖尿病并发症的发生风险。治疗原则:早期治疗、长期治疗、综合治疗、治疗措施个体化。治疗目的:使血糖达到或接近正常水平,纠正代谢紊乱,防止或延缓并发症;维持良好健康和正常的社会活动;保障儿童正常生长发育;使之成为条件健康人,降低病死率。具体措施:糖尿病健康教育,以饮食治疗和合适的体育锻炼为基础,根据不同病情予以药物治疗,病情的监测等。

根据 2013 版中国 T2DM 防治指南,T2DM 综合控制目标见表 7-7-5。

表 7-7-5　中国 T2DM 综合控制目标

| 指标 | 目标值 | 指标 | 目标值 |
|---|---|---|---|
| 血糖（mmol/L）[①] | | 低密度脂蛋白胆固醇/（mmol·L⁻¹） | |
| 　空腹 | 4.4~7.0 | 　未合并冠心病 | <2.6 |
| 　非空腹 | <10.0 | 　合并冠心病 | <1.8 |
| 糖化血红蛋白/% | <7.0 | 体重指数/（kg·m⁻²） | <24.0 |
| 血压/mmHg | <140/80 | 尿白蛋白/肌酐比值 | |
| 总胆固醇/（mmol·L⁻¹） | <4.5 | 　男性 | <2.5（22.0） |
| 高密度脂蛋白胆固醇/（mmol·L⁻¹） | | 　女性 | <3.5（31.0） |
| 　男性 | >1.0 | 尿白蛋白排泄率/[μg·min⁻¹（mg·d⁻¹）] | <20.0（30.0） |
| 　女性 | >1.3 | 主动有氧活动/（min·周⁻¹） | ≥150.0 |
| 甘油三酯/（mmol·L⁻¹） | <1.5 | | |

注:①毛细血管血糖。

### (一)糖尿病健康教育

每位糖尿病患者一旦诊断即应接受糖尿病教育,教育的目标是使患者充分认识糖尿病并掌握糖尿病的自我管理能力。通过教育让患者认识到糖尿病是终生性疾病,目前不能根治,对它的治疗也将是长期保持良好血糖控制为目的的过程。让患者及其家属掌握糖尿病防治基本知识,学会糖尿病膳食配制及自我保健,学会自我监测血糖及使用降糖药物的注意事项,提高患者的信心和自觉性,在医务人员指导下,积极主动参与治疗。

由于 T1DM 起病急,病情重,并发症发生率高,为满足不同年龄的 T1DM 患者的需求,要制定适合其年龄的健康教育及管理方法。患者的需求大致包括以下几点:能够不断提供教育及支持的个体化的管理方案,对急、慢性并发症的持续性评估,T1DM 领域专家的医疗支持。方案应随患者需求的变化而变化,必要时,每次随访都应对健康教育及管理方案做出相应调整。

### (二)糖尿病病情监测

长期规范的监测对了解病情、调整治疗方案、控制血糖、延缓并发症的发生发展非常重要。应经常到医院接受医师的检查,包括 HbA1c、血脂、血压、心、肾、眼底、神经功能等状况,至少每年到医院检查 1 次。

患者应在家中开展血糖检测,用于了解血糖的控制水平和波动情况,同时还应自我做好足部、血压等监测。

（三）饮食控制

是糖尿病治疗中一项重要的基础治疗措施。合理的饮食控制对于 T1DM 和 T2DM 患者控制高血糖均至关重要,同时还有利于防止低血糖发生,改善高血压和脂代谢紊乱,延缓并发症的发生发展。

合理安排饮食包括总能量的控制和各种营养物质的分配:

1. 制订总能量　按性别、年龄、身高查表或用简易公式计算理想体重[理想体重(kg) = 身高(cm) － 105],按理想体重和工作性质,参照生活习惯等,计算总能量。成年人每日每千克理想体重休息状态下给予能量 105 ~ 125.5kJ(25 ~ 30kcal),轻体力劳动 125.5 ~ 146kJ(30 ~ 35kcal),中体力劳动 146 ~ 167kJ(35 ~ 40kcal),重体力劳动 167kJ(40kcal)以上。使患者体重恢复至理想体重的±5%。

2. 合理分配　碳水化合物占总能量的 50% ~ 60%。蛋白质占总能量的 10% ~ 15%,成人 0.8 ~ 1.2g/(kg·d),儿童、孕母、乳母、营养不良、消瘦或伴消耗性疾病者宜增至 1.5 ~ 2.0g,蛋白尿患者蛋白质的摄入量应有所限制,以优质蛋白摄入为主。脂肪不超过饮食总能量的 30%,饱和脂肪酸的摄入量不超过饮食总能量的 10%,食物中胆固醇摄入量<300mg/d。确定每日饮食总能量及碳水化合物、蛋白质、脂肪的组成后,将能量换算为食物重量制订食谱,根据生活习惯、病情、配合药物治疗的需要进行安排。多食富含果胶类纤维的食物有助于降低餐后高血糖和血胆固醇水平。

（四）运动治疗

规律运动可使糖尿病患者减轻体重,增加胰岛素敏感性,改善血糖和血脂水平,改善心血管功能,增进适应性和劳动能力,改善生活质量。运动应在医师指导下进行,运动前要进行必要的评估,特别是心肺功能和运动功能的医学评估。运动项目和剧烈程度要与患者的年龄、病情及身体承受能力相适应,并定期评估,适时调整运动计划。运动过程中应随身携带食品以防止低血糖发生。

（五）药物治疗

1. 非胰岛素类药物治疗　目前成熟的非胰岛素类药物包括口服药物双胍类、磺脲类、非磺脲类促泌剂、噻唑烷二酮类、α-葡萄糖苷酶抑制剂、二肽基肽酶-Ⅳ抑制剂以及注射用胰高血糖样肽-1 受体激动剂。

（1）双胍类(biguanides):可增加外周组织对葡萄糖的摄取和利用,促进无氧糖酵解;抑制糖异生及糖原分解,减少肝糖输出,是目前 T2DM 第一线药物。可单用,也可与磺脲类(SUs)等口服降糖药物合用。副作用有胃肠道反应,过敏反应,乳酸性酸中毒等。肝肾功能衰竭,低血容量性休克,心力衰竭者忌用。在造影检查使用碘化造影剂时,应暂时停用二甲双胍。常用药物主要有二甲双胍(metformin),苯乙双胍(phenformin,DBI)因副作用明显现已少用。

（2）磺脲类(sulfonylureas,SUs):SUs 与位于胰岛 B 细胞膜上的 SUs 药物受体结合后,关闭 ATP 敏感 $K^+$ 通道,$K^+$ 外流减少,细胞膜去极化,开放 $Ca^{2+}$ 通道,$Ca^{2+}$ 内流增加,促进胰岛素释放。此外,SUs 药物可能有胰外降血糖作用(改善胰岛素受体或受体后缺陷,增强靶组织细胞对胰岛素的敏感性)。

适应证及服用方法:T2DM 患者饮食和运动治疗未达到疗效,可单独或与双胍类、葡萄糖苷酶抑制剂、噻唑烷二酮类等药物合用,不宜采用两种 SUs 同时使用的重叠治疗。SUs 药物均应在餐前 15 ~ 30min 服用。副作用主要有低血糖、体重增加,此外还可有胃肠道反应,胆汁淤积性黄疸,肝功能损害,三系血细胞减少,过敏反应等。常用药物见表 7-7-6。

（3）非磺脲类促泌剂:主要是格列奈类(meglitinides),通过关闭胰岛 B 细胞膜上 ATP 敏感的 $K^+$ 通道,快速短效促胰岛素分泌,降低餐后血糖。此类药物作用时间短,半衰期约 1h,主要从肝脏排泄,可酌情用于有低血糖高风险、肾功能衰竭、HbA1c 轻度升高的 T2DM 患者。格列奈类药物的常见不良反应是低血糖和体重增加,但低血糖的发生风险和程度较磺脲类药物轻。常用药物有瑞格列奈(repaglinide)、那格列奈(nateglinide)、米格列奈(mitiglinide)。

（4）α-葡萄糖苷酶抑制剂(α-glucosidase inhibitor):抑制小肠黏膜上皮细胞表面的 α-葡萄糖苷酶而延

**表 7-7-6 常用磺脲类药物**

| 药物 | 剂量范围 | 作用持续时间/h |
|---|---|---|
| 第一代 | | |
| 甲苯磺丁脲（tolbutamide，D860） | 1.0~3.0g/d | 6~12 |
| 氯磺丙脲（chlorpropamide） | 100~500mg/d | 20~60 |
| 第二代 | | |
| 格列苯脲（glyburide） | 2.5~20mg/d | 16~24 |
| 格列吡嗪（glipizide） | 2.5~30mg/d | 12~24 |
| 格列喹酮（gliquidone） | 60~180mg/d | 8 |
| 格列齐特（gliclazide） | 80~320mg/d | 12~24 |
| 第三代 | | |
| 格列美脲（glimepiride） | 1~8mg/d | 24 |

缓碳水化合物的吸收降低餐后高血糖。单用或与 SUs 或双胍类或胰岛素合用。忌用于胃肠功能障碍、孕妇、乳母及 18 岁以下儿童。常见副作用为胃肠反应如腹胀、肠鸣，偶有腹泻、腹痛。常用药物:阿卡波糖（acarbose）、伏格列波糖（voglibose）、米格列醇（miglitol）。此类药物均需与每餐第一口饭同时嚼服。

（5）噻唑烷二酮类（thiazolidinediones，TZD）:为高选择性过氧化物酶体增殖物激活受体 γ（PPARγ）激动剂，通过激活脂肪、骨骼肌、肝脏等胰岛素所作用组织的 PPARγ 核受体，调节胰岛素应答基因的转录，控制血糖的生成、转运和利用。增强靶组织对胰岛素的敏感性，减轻胰岛素抵抗，故被称为胰岛素增敏剂。单用或与 SUs 或胰岛素合用。副作用:轻中度贫血和水肿、罕见肝功能异常（主要为肝酶升高）、体重略增。常用药物有罗格列酮（rosiglitazone，RSG）、吡格列酮（pioglitazone，PIO）。

TZD 的使用与骨折和心力衰竭风险增加相关。禁忌证:对本品或其中成分过敏者，心力衰竭［纽约心脏病学会（NYHA）心功能分级 Ⅱ 级以上］、活动性肝病或转氨酶升高超过正常上限 2.5 倍及严重骨质疏松和有骨折病史的患者应禁用。既往有膀胱癌病史或不明原因肉眼血尿的患者禁用吡格列酮。

（6）肠道激素类药物:主要有胰高血糖样肽-1（glucagon-like peptide-1，GLP-1）受体激动剂和二肽基肽酶-Ⅳ（dipeptidyl peptidase Ⅳ，DPP-Ⅳ）抑制剂两种。GLP-1 是由远端回肠、直肠和结肠的 L 细胞分泌的一种肠道激素，在胰岛 B 细胞中，其与受体特异性结合后，促进胰岛素合成与释放，并促进 B 细胞增殖，抑制其凋亡;在胰岛外，促进肝、骨骼肌、心肌对葡萄糖的摄取，增加肝糖原和肌糖原合成。但 GLP-1 体内生物半衰期仅 2~6min，代谢速率 12min 左右，由 DPP-Ⅳ 特异性酶解，经肝、肾排出体外。目前上市的主要有与 GLP-1 有相似生理功能且稳定的类似物或称 GLP-1 受体激动剂，及延缓 GLP-1 降解的 DPP-Ⅳ 抑制剂两类药物。

GLP-1 受体激动剂:包括艾塞那肽（exenatide）、利拉鲁肽（liraglutide）等。该类药物的常见不良反应为胃肠道症状，主要见于初始治疗时，可随治疗时间延长逐渐减轻。有胰腺炎者禁用;艾塞那肽禁用于 GFR<30ml/min 的患者;利拉鲁肽不用于既往有甲状腺髓样癌史或家族史的患者。

DPP-Ⅳ 抑制剂:包括西格列汀（sitagliptin）、沙格列汀（saxagliptin）、维格列汀（vildagliptin）、利格列汀（linagliptin）等。DPP-Ⅳ 抑制剂禁用于孕妇、儿童和对本品过敏者，重度肝肾功能衰竭、T1DM 或 DKA 患者不推荐使用。

2. 胰岛素治疗

（1）制剂类型:按来源不同分为动物（猪、牛）胰岛素及基因重组人胰岛素和胰岛素类似物（纯度高，局部过敏反应少，不易产生胰岛素抵抗）;按作用时间不同分为速效、中效、长效和预混胰岛素。

（2）临床常用胰岛素制剂特点:见表 7-7-7。

（3）使用原则:在饮食和运动治疗的基础上进行，根据血糖反应作出适当调整。开始治疗时宜使用速效胰岛素，从小剂量开始。通常采用皮下注射方法，部位在上臂三角肌、腹壁、大腿、臀部，多处轮换注射，避免局部皮下脂肪萎缩或增生影响胰岛素吸收。肌内注射较皮下注射吸收快，但不是常用的给药途径。

表 7-7-7　常用胰岛素制剂特点

| 胰岛素制剂 | 起效时间/min | 峰值时间/h | 作用持续时间/h |
| --- | --- | --- | --- |
| 短效胰岛素（RI） | 15~60 | 2~4 | 5~8 |
| 速效胰岛素类似物（门冬胰岛素） | 10~15 | 1~2 | 4~6 |
| 速效胰岛素类似物（赖脯胰岛素） | 10~15 | 1.0~1.5 | 4~5 |
| 速效胰岛素类似物（谷赖胰岛素） | 10~15 | 1~2 | 4~6 |
| 中效胰岛素（NPH） | 2.5~3.0 | 5~7 | 13~16 |
| 长效胰岛素（PZI） | 3~4 | 8~10 | 长达 20 |
| 长效胰岛素类似物（甘精胰岛素） | 2~3 | 无峰 | 长达 30 |
| 长效胰岛素类似物（地特胰岛素） | 3~4 | 3~14 | 长达 24 |
| 预混胰岛素（HI 30R, HI 70/30） | 0.5 | 2~12 | 14~24 |
| 预混胰岛素（50R） | 0.5 | 2~3 | 10~24 |
| 预混胰岛素类似物（预混门冬胰岛素 30） | 10~20 | 1~4 | 14~24 |
| 预混胰岛素类似物（预混赖脯胰岛素 25） | 15 | 0.50~1.17 | 16~24 |
| 预混胰岛素类似物（预混赖脯胰岛素 50，预混门冬胰岛素 50） | 15 | 0.50~1.17 | 16~24 |

酮症酸中毒、高渗性昏迷等危重状况时胰岛素应静脉使用。胰岛素注射可使用胰岛素注射器、胰岛素泵等。制剂在 2~8℃ 可保存两年，正在使用的瓶装胰岛素置于 25℃ 环境下不得超过一个月。

胰岛素治疗时空腹高血糖的原因：①夜间胰岛素作用不足；②黎明现象，即夜间血糖控制良好，仅于黎明一段时间出现高血糖，机制可能为皮质醇、生长激素、儿茶酚胺等对抗激素增多所致；③Somogyi 现象，即在夜间睡眠时曾有低血糖未被觉察，继而发生低血糖后的反应性高血糖。夜间多次血糖测定，有助于清晨高血糖原因的鉴别，避免发生胰岛素剂量调节上的错误。

（4）胰岛素的副作用：胰岛素的主要副作用是低血糖反应；治疗初期可因水钠潴留发生胰岛素水肿；部分有屈光改变；注射局部脂肪营养不良；胰岛素过敏通常表现为局部过敏反应，罕见严重过敏反应如血清病、过敏性休克。

### （六）胰腺移植和胰岛细胞移植

胰腺移植通常会合并肾移植，适用于合并晚期肾病的 1 型患者，可以改善其血糖控制情况、避免低血糖发生并保护移植后的肾脏。副作用包括移植排斥反应，术后长期免疫抑制剂治疗的毒副作用。相较于胰腺移植，胰岛移植无须经历较大的手术创伤。通过操作方法的改善，胰岛移植后中止使用胰岛素治疗的案例已平均延长至 3 年。关于移植用胰岛细胞的来源和胰岛细胞再生的研究正在进行中。

### （七）手术治疗

临床研究显示，减重手术治疗可明显改善肥胖伴 T2DM 患者的血糖控制，甚至可使一些患者的糖尿病缓解。2011 年中华医学糖尿病学分会和外科学分会也就减重手术治疗 2 型糖尿病达成共识，认可减重手术是治疗伴肥胖的 T2DM 的手段之一。但是对于手术适应证、手术方式选择、术后并发症管理还需谨慎考虑。

### （八）免疫治疗

许多关于预防 T1DM 发生、延缓 B 细胞衰竭速度和胰岛素替代治疗的临床试验都在进展中。尽管目前已可以筛查、预测患者亲属的发病风险，但是并没有有效预防或延缓疾病发生的预防措施。对于初发患者进行免疫调节、免疫抑制的药效并不显著，仅对部分患者有效、药效短暂。因此，免疫治疗只能在有严格的安全监护、长期随访保障的临床试验中心进行。

### （九）糖尿病合并妊娠的治疗

饮食治疗原则同非妊娠患者，药物治疗选用速效和中效胰岛素，忌用口服降糖药。

## 七、预防

糖尿病预防工作分为三级：一级预防以糖尿病易感人群及有潜在表现的人群为预防对象，以宣传教育为主要措施,避免糖尿病发病;二级预防是及早检出糖尿病并给予有效治疗,减少并发症的发生;三级预防是延缓和/或防治糖尿病急、慢性并发症,降低致残率和病死率,提高生活质量。戒烟限酒,合理膳食,适当运动,保持理想体重。

# 第二节　糖尿病急性并发症

## 一、糖尿病酮症酸中毒

糖尿病酮症酸中毒(diabetic ketoacidosis,DKA)是指在各种诱因作用下,体内胰岛素严重缺乏,升糖激素分泌过多,引起糖、脂肪、蛋白质及水、电解质、酸碱平衡进一步紊乱,以高血糖、高血酮、代谢性酸中毒为主要表现的临床综合征。是糖尿病急性并发症,也是内科常见急症之一。

### (一)诱因

常见诱因:糖尿病治疗不当、中断药物;感染;外伤、手术、妊娠、分娩、精神刺激等应激;饮食失调及胃肠疾病。T1DM 有自发 DKA 倾向,T2DM 在一定诱因作用下也可发生 DKA。

### (二)发病机制

胰岛素缺乏是发生 DKA 的基础。血中胰岛素有效作用的减弱,同时多种升糖激素水平升高,如胰高血糖素、儿茶酚胺、皮质激素、生长激素等,导致肝和肾脏葡萄糖生成增加、外周组织对葡萄糖的利用降低,加剧高血糖;由于机体不能利用葡萄糖作为能量来源,脂肪动员增加,脂肪组织释放大量游离脂肪酸,同时由蛋白质分解代谢所产生的生酮氨基酸也大为增加,二者在肝脏氧化分解生成酮体,酮体在体内蓄积造成酮症或酮症酸中毒。

### (三)病理生理

1. 高血酮　酮体包括乙酰乙酸、β-羟丁酸、丙酮。这些产物在体内堆积超过组织利用和肾脏排泄能力是造成 DKA 的主要机制。

2. 高血糖　血糖多呈中等程度升高,渗透性利尿、脱水等导致高渗状态。

3. 电解质紊乱　渗透性利尿、摄入少、呕吐、腹泻导致电解质丢失,因血液浓缩及 $K^+$ 细胞内外转移,血电解质水平可高、可低或在正常范围。

4. 酸中毒　酸性酮体在体内聚集降低胰岛素敏感性,导致 $K^+$ 从细胞内逸出。当血 pH 降至 7.2 以下,能刺激呼吸中枢引起呼吸加深加快;低至 7.1~7.0 时,可抑制呼吸中枢和中枢神经功能,甚至诱发心律失常。

### (四)临床表现

按病情程度可分为轻度、中度、重度三种。轻度仅有酮症,无酸中毒表现;中度有轻、中度酸中毒表现;重度常表现酮症酸中毒伴昏迷。糖尿病症状加重;消化系统表现:食欲减退、恶心、呕吐,少数有腹痛,似急腹症;呼吸系统表现:血 pH<7.2 时能刺激呼吸中枢引起呼吸加深加快(Kussmaul 呼吸),pH<7.0 时呼吸中枢受抑,丙酮可从呼吸道排出使部分患者呼出气息有烂苹果味;脱水征象:眼球凹陷、皮肤弹性差、脉细速、血压下降、尿量减少、循环衰竭;电解质紊乱可诱发心律失常;精神神经症状:程度不一,早期有头晕、头痛、精神萎靡,进而烦躁、恍惚、嗜睡、昏迷。

### (五)实验室检查

1. 血液检查　血酮是诊断 DKA 最关键的标准,DKA 时血酮体可高达 4.8mmol/L(50mg/dl)以上。血糖多在 16.7~33.3mmol/L(300~600mg/dl)。血 $CO_2CP$ 降低,$PaCO_2$ 降低,血 pH<7.35。血钾正常、偏低或偏高,血钠、血氯降低,血尿素氮、肌酐常偏高,部分患者血淀粉酶升高。血浆渗透压轻度上升,白细胞计数

无感染时也可升高,中性粒细胞比例升高。

2. 尿液 尿糖、尿酮均为强阳性,可有蛋白尿、管型尿。

**（六）诊断与鉴别诊断**

早期诊断是决定治疗成败的关键,临床疑有 DKA 的患者,无论有无糖尿病病史,均应想到本病的可能性,及时做有关化验检查即可诊断。鉴别诊断主要是与糖尿病并发的各种昏迷鉴别,见表 7-7-8。

表 7-7-8 糖尿病并发昏迷的鉴别

| 鉴别点 | 酮症酸中毒 | 高血糖高渗综合征 | 乳酸酸中毒 | 低血糖昏迷 |
|---|---|---|---|---|
| 病史 | 有糖尿病病史,且常可寻找到诱因 | 有或无糖尿病病史,老年人多见 | 有感染、休克、缺氧、饮酒等诱因,大量使用苯乙双胍,多有肝肾疾病 | 多有大量注射胰岛素或服用过量降糖药史,或用药延迟、体力活动过度 |
| 症状 | 起病较慢,2~3d 出现,多尿、口渴、乏力、食欲缺乏、恶心、呕吐、严重者可有意识障碍 | 起病较慢,数日内出现烦躁、口渴、局部肌肉抽搐、神志障碍 | 起病较急,可有厌食、恶心、乏力、昏睡、眩晕 | 起病急,数小时出现、饥饿感、多汗、心悸、乏力、手抖 |
| 体征 | 深大呼吸、有酮味、皮肤干燥失水,弹性差,腱反射迟钝 | 呼吸正常,皮肤干燥,腱反射亢进或消失 | 呼吸深大,皮肤可失水,腱反射迟钝 | 呼吸正常,皮肤苍白,潮湿多汗,腱反射加强 |
| 尿糖 | ++~+++ | ++~+++ | 阴性~+++ | 阴性~+ |
| 尿酮 | +~+++ | 阴性~+ | 阴性~+ | 阴性 |
| 血糖 | 显著升高 | 显著升高,多高于 33mmol/L | 正常或升高 | 显著降低 |
| 血钠 | 正常或降低 | 显著升高 | 正常或减低 | 正常 |
| 血 pH | 降低 | 正常 | 降低 | 正常 |
| 血 $HCO_3^-$ | <15mmol/L | 正常 | <10mmol/L | 正常 |
| 血乳酸 | 正常或稍高 | 正常 | 显著升高 | 正常 |
| 血浆渗透压 | 正常或稍高 | 显著升高,多高于 350mOsm/（kg·$H_2O$） | 正常 | 正常 |

**（七）治疗**

1. 补液 是抢救 DKA 首要的、极其关键的措施。补液量一般按脱水量为实际体重的 10% 估计。开始选用生理盐水,待血糖降至 13.9mmol/L（250mg/dl）左右时可改用 5% 葡萄糖液,并加入对抗量的胰岛素,葡萄糖(g)∶胰岛素(U)可按(3~4)∶1 酌情选用。补液速度先快后慢,要在第 1 个 24h 内补足预先估计的液体丢失量,补液量视脱水程度而定,多为体重的 8%~10%,即 4000~6000ml/d。补液治疗是否奏效,要看血流动力学(如血压)、出入量、实验室指标及临床表现,并根据年龄、心肺肾功能调整速度。

2. 小剂量胰岛素疗法 胰岛素按 0.1IU/(kg·h)剂量经静脉、肌肉或皮下给予,血中浓度达 100~120IU/ml 即可对脂肪分解和酮体生成产生最大的抑制效应,并能有效降低血糖。降糖速度以每小时血糖下降 3.9~6.1mmol/L 为宜,用药过程中严密监测血糖,若血糖不降或下降不明显剂量应加倍。

3. 纠正电解质紊乱及酸碱平衡失调 患者体内钾有不同程度丢失,初治时,血钾低或正常,有尿者即可补钾;血钾高者暂不补钾。治疗过程中,必须监测血钾和心电图。血钾恢复正常后仍需酌情补钾数日。钠和氯的补充可通过输注生理盐水而实现。轻、中度酸中毒可不必补碱,若补碱过早、过快,红细胞氧解离曲线左移,氧不易与血红蛋白分离,造成组织缺氧;重度酸中毒 pH<7.1、$HCO_3^-$<5mmol/L 或 $CO_2CP$ 为 4.5~6.7mmol/L,将 5% 碳酸氢钠 84ml 用注射用水稀释成 1.25% 溶液静脉滴注。

4. 去除诱因和防治并发症 针对感染、心力衰竭、心律失常等治疗。

5. 护理 良好护理是抢救 DKA 的一个重要环节。

# 二、高血糖高渗综合征

高血糖高渗综合征(hyperosmolar hyperglycemic syndrome,HSS),是指因高血糖引起血浆高渗透压、严重脱水和进行性意识障碍的临床综合征。老年人多见,好发年龄为 50~70 岁,男女之比大致相同。约 2/3 的患者无糖尿病病史或仅有轻度症状。病情危重,病死率高。

（一）诱因

各种应激如感染、外伤、手术、心脑血管事件、消化道出血、急性胰腺炎、中暑、低温等,摄水不足,失水过多,摄入高糖,某些药物如糖皮质激素、免疫抑制剂、利尿剂等都可诱发或促使病情发展。

（二）发病机制

未完全阐明。年老、脑血管功能差、肾功能减退患者,当某些诱因引起血糖升高、未能从尿中随时排除,造成急剧的严重高血糖,组织细胞尤其是脑细胞严重脱水导致本病突出的神经精神症状。由于血浆胰岛素分泌相对不足,虽然不能使胰岛素敏感组织有效利用葡萄糖,却足以能够抑制脂肪组织分解,不产生酮体。

（三）诊断

1. 临床表现 起病较慢,症状逐渐加重,明显多尿、极度口渴,出现严重脱水征象和神经精神症状如嗜睡、幻觉、定向障碍、偏盲、拍击样震颤、癫痫样抽搐、昏迷。

2. 实验室检查 血糖多在 33.3~66.6mmol/L（600~1200mg/dl）;血钠常>155mmol/L,血氯、钾、尿素氮、肌酐增高;血浆渗透压可高达 330~460mOsm/（kg·H$_2$O）,常>350mOsm/（kg·H$_2$O）。尿糖强阳性,无酮症或较轻。

3. 有血浆高渗而未昏迷者可诊断为高渗状态。

（四）鉴别诊断

需与糖尿病本身所致其他急性代谢紊乱相鉴别（见"糖尿病酮症酸中毒"部分）;老年人注意与脑血管疾病鉴别,或者注意同时合并脑血管疾病。

（五）治疗

原则同酮症酸中毒。因严重失水,补液应更积极,降低高渗透压。补液量按脱水量为实际体重的 10%~12%估计,为 6000~8000ml/d。如血压正常,可考虑用 0.45% 低渗盐水,在中心静脉压监护下调整输注速度,当血浆渗透压降至 330mOsm/（kg·H$_2$O）时改输等渗溶液。如治疗前血压已低,宜先输生理盐水和胶体溶液,尽快纠正休克。补液速度应先快后慢。胃肠道补液是很重要的补液途径,无应激性胃黏膜疾病者均应给予口服补液:未昏迷者鼓励饮水;昏迷者鼻饲补水。小剂量胰岛素疗法同 DKA,待血糖降至 16.7mmol/L（300mg/dl）时,可改用 5% 葡萄糖液,并加入对抗量的胰岛素,同时参考血钾及尿量补钾。积极治疗诱发病和各种并发症。加强护理。

## 三、糖尿病乳酸酸中毒

少见,在此不赘述。

（杨　涛）

**学习小结**

糖尿病是严重影响人类健康的一种慢性非传染性疾病。根据其病因学不同分为 1 型糖尿病、2 型糖尿病、其他特殊类型糖尿病和妊娠糖尿病。糖尿病的临床表现多样,典型代谢紊乱表现为多饮、多食、多尿和体重下降的"三多一少"症状,影响患者预后的主要原因包括微血管病变、大血管病变、神经病变

和糖尿病足在内的慢性并发症,以及糖尿病酮症酸中毒和高血糖高渗综合征等急性并发症。糖尿病的治疗目标是控制血糖稳定在合理范围内并减少并发症的发生,治疗方法包括健康教育、饮食控制、运动疗法、非胰岛素类降糖药和胰岛素治疗,而胰岛移植和手术治疗等是糖尿病治疗的新手段。酮症酸中毒和

高血糖高渗综合征等是威胁患者生命的急性并发症，其治疗需要及时抢救处理。

复习参考题

1. 简述糖尿病病因学分类。

2. 简述 1 型糖尿病与 2 型糖尿病的鉴别诊断要点。

3. 简述糖尿病的治疗策略。

4. 糖尿病酮症酸中毒的处理原则是什么?

# 第八章  肥　胖

## 一、概述

肥胖(obesity)是指体内脂肪堆积过多和/或分布异常至体重增加的一种慢性代谢性疾病。肥胖是遗传因素和环境因素共同作用的结果。

在过去30年中，肥胖率急剧上升，创造了全球性公共卫生危机。全球范围大约高达5亿的成年人为肥胖人群，同时儿童和青少年的患病率也逐年增加。肥胖和超重相关的并发症给患者带来巨大的痛苦，也极大地增加了社会成本负担。

## 二、病因与发病机制

肥胖的病因是由于能量摄入增加和/或消耗减少而导致的能量平衡失调，过剩的能量以脂肪的形式储存于体内而导致的病理生理过程。能量平衡调节是由外周和中枢信号互相作用的复杂生理过程，包括脂肪、骨骼肌、肝脏、胃肠道、胰腺、中枢神经系统等共同参与。

1. 遗传因素　极少数肥胖属于单基因突变导致的肥胖，其中包括瘦素基因、瘦素受体基因、阿片黑色素皮质素原基因、过氧化物酶体增殖物激活受体 $\gamma$ ( peroxisome proliferators-activated receptor $\gamma$, *PPARγ* ) 等基因。而绝大多数肥胖是多个基因共同参与发生的疾病，目前已发现几百个与肥胖相关的基因。

2. 内分泌因素　一些内分泌系统疾病因脂代谢紊乱和内分泌器官的病理性改变以及某些激素分泌异常而导致肥胖。

3. 环境因素和社会因素　环境因素的改变对肥胖的发生有显著的作用。生活方式包括饮食习惯、吸烟、饮酒、缺乏体力活动等促进肥胖的发生。社会因素中如教育水平、家庭经济状况等也会影响人们的行为方式进而影响体重。一些药物尤其是精神治疗药物及糖皮质激素的应用也会造成肥胖。

## 三、病理生理

肥胖患者脂肪组织的增大可由于脂肪细胞数量增加(增生型)、体积增大(肥大型)或同时数量增多、体积增大(增生肥大型)，伴有炎症反应如吞噬细胞和其他免疫细胞浸润，脂肪因子分泌增多，出现胰岛素抵抗和低度的系统炎症。

脂肪分布方面，男性肥胖者脂肪主要分布在内脏和上腹部皮下，称为"腹型肥胖"或"向心性肥胖"；女性肥胖者脂肪主要分布于下腹部、臀部和股部皮下，称为"外周性肥胖"。向心性肥胖者发生代谢综合征的危险性较大，而外周性肥胖者减肥更为困难。

## 四、临床表现

包括肥胖本身的症状和并发症的症状。继发性者有相应原发病的临床表现。

1. 肥胖本身的表现　轻度肥胖多无症状，因体重增加，可引起腰背痛、关节痛、消化不良和气喘。

2. 并发症表现　与肥胖密切相关的一些疾病有血脂异常、脂肪肝、心血管疾病、高血压、糖尿病等。常有高胰岛素血症和胰岛素抵抗。睡眠呼吸暂停综合征（sleep apnea syndrome，SAS）及睡眠窒息，静脉血栓、肺栓塞发生率也较非肥胖者高。此外，肥胖恶性肿瘤发生率升高。因长期负重易患腰背痛、关节痛、水肿。皮肤皱褶处易擦破，合并真菌或化脓性感染。严重肥胖患者精神心理方面、社会关系、受教育及就业困难。

## 五、诊断与鉴别诊断

1. 诊断　肥胖的评估包括测量身体肥胖程度、体脂总量和脂肪分布。常用有以下几种方法：

（1）理想体重：理想体重（kg）= 身高（cm）－105，或 =［身高（cm）－100］×0.90（男性）或×0.85（女性）。实际体重超过理想体重10%~20%者为超重，超过20%者为肥胖。

（2）体重指数（body mass index，BMI）：又称体质指数，BMI（kg/m²）= 体重（kg）/身高²（m²）。体重指数是诊断肥胖的重要指标，不同种族的诊断标准有所不同。1997年WHO的标准见表7-8-1。2000年国际肥胖特别工作组提出亚洲成人的诊断标准见表7-8-2。2006年中国成人超重和肥胖预防控制指南以BMI值"24"为中国成人超重的界限，BMI值"28"为肥胖的界限。

表7-8-1　WHO（1997）成人BMI标准及相关疾病危险

| 分类 | BMI/（kg·m⁻²） | 相关疾病危险性 |
|---|---|---|
| 体重过低 | <18.5 | 低（但其他疾病危险性增加） |
| 正常 | 18.5~24.9 | 平均水平 |
| 超重 | ≥25 | |
| 肥胖前期 | 25~29.9 | 增加 |
| Ⅰ度肥胖 | 30~34.9 | 中度增加 |
| Ⅱ度肥胖 | 35~39.9 | 严重增加 |
| Ⅲ度肥胖 | ≥40 | 极为增加 |

表7-8-2　亚洲成年人在不同BMI和腰围水平时相关疾病的危险性

| 分类 | BMI/（kg·m⁻²） | 相关疾病危险性 | 腰围 <90cm（男性）<80cm（女性） | 腰围 ≥90cm（男性）≥80cm（女性） |
|---|---|---|---|---|
| 体重过低 | <18.5 | 低（但其他疾病危险性增加） | | |
| 正常 | 18.5~22.9 | 平均水平 | 平均水平 | 平均水平 |
| 超重 | ≥23 | | | |
| 肥胖前期 | 23~24.9 | 增加 | 增加 | 中度增加 |
| Ⅰ度肥胖 | 25~29.9 | 中度增加 | 中度增加 | 严重增加 |
| Ⅱ度肥胖 | ≥30 | 严重增加 | 严重增加 | 极为严重增加 |

（3）腰围（waist circumference，WC）：腰围反映脂肪总量和脂肪分布结构。WHO推荐的测量方法：被测者站立位，两脚分开25~30cm，体重均匀分配，计算髂前上棘与第12肋下缘连线中点径线。WHO建议男性WC>94cm、女性WC>80cm为肥胖。中国肥胖问题工作组建议男性WC≥85cm、女性WC≥80cm为诊

断腹部脂肪蓄积界值。

（4）腰臀比（waist hip ratio，WHR）：腰臀比，计算肋骨下缘至髂前上棘间的中点的径线（腰围）与股骨粗隆水平的径线（臀围）的比值。WHR>0.90（男）或>0.85（女）可视为向心性肥胖。WHR 与 CT 测得的腹部脂肪面积明显相关，为表示腹部脂肪积聚的良好指标。

（5）CT、MRI：是诊断向心性肥胖最精确的方法。一般采用脐孔或第 4~5 腰椎间水平扫描计算腹内脏脂肪面积，以腹内脂肪面积 $100cm^2$ 作为腹内脂肪增多的切点。

（6）总体脂含量：生物电阻抗测量仪可测定体内的脂肪含量。正常人体脂含量因年龄、性别而不同。新生儿体脂约为体重的 10%。成年男性体脂为体重的 10%~15%，>25% 为肥胖；成年女性体脂为体重的 15%~22%，>30% 为肥胖。

2. 鉴别诊断　确定肥胖后应鉴别单纯性或继发性肥胖。单纯性肥胖是除外其他疾病或医疗原因引起的肥胖。单纯性肥胖：①常有家族史和营养过度史；②多为均匀性肥胖，腹部脂肪堆积可较多；③无内分泌代谢疾病。继发性肥胖多继发于下丘脑-垂体的炎症、肿瘤、创伤、皮质醇增多症、多囊卵巢综合征、胰岛素瘤、甲状腺功能减退症、性腺功能减退症等。除体重增加外，尚有原发病表现，临床不难区别。必要时可行内分泌功能试验鉴别。

3. 肥胖相关并发症的筛查　所有超重或肥胖患者单纯评估 BMI 不足以表明过度肥胖对健康状况的影响，临床上应评价与体重相关的并发症情况。因此，肥胖患者的诊断评估应包括体重指数评估与肥胖相关的并发症的临床评估，详见表 7-8-3。并且建议超重或肥胖患者至少每年应重新评估，以监测间隔期间肥胖和肥胖相关的并发症发生的变化。

表 7-8-3　肥胖的诊断与管理

| 诊断 | | 以并发症为中心的分级与治疗 | | |
|---|---|---|---|---|
| 体重指数 BMI/（kg·m⁻²） | 临床并发症评估 | 疾病分级 | 慢病预防级别 | 建议治疗（基于临床评估） |
| <25<br>（某些种族<23）<br>腰围正常 | | 正常体重（非肥胖） | 一级预防 | 健康生活方式：健康饮食/运动 |
| 25~29.9<br>（某些种族 23~24.9） | 肥胖相关并发症及严重程度的评估：<br>代谢综合征<br>糖尿病前期<br>T2DM<br>血脂异常<br>高血压<br>心血管疾病<br>非酒精性脂肪肝<br>多囊卵巢综合征<br>女性不孕症<br>男性性功能减退<br>呼吸睡眠暂停<br>哮喘/气道高反应性<br>骨关节炎<br>张力性尿失禁<br>胃食管反流<br>抑郁 | 超重<br>0 级<br>（无并发症） | 二级预防 | 生活干预：低能量健康饮食/运动/行为干预 |
| ≥30<br>（某些种族≥25） | | 肥胖<br>0 级<br>（无并发症） | 二级预防 | 生活干预：低能量健康饮食/运动/行为干预<br>减重药物：如生活干预不能防止体重增加（BMI≥27kg/m²） |
| ≥25<br>（某些种族≥23） | | 肥胖<br>1 级<br>（1 或多种轻中度并发症） | 三级预防 | 生活干预：低能量健康饮食/运动/行为干预<br>减重药物：如生活干预不能达到治疗目标或与生活方式治疗同步开始（BMI≥27kg/m²） |
| ≥25<br>（某些种族≥23） | | 肥胖<br>2 级<br>（至少 1 种严重并发症） | 三级预防 | 生活干预：低能量健康饮食/运动/行为干预<br>减重药物：与生活方式治疗同步开始（BMI≥27kg/m²）<br>肥胖手术：（BMI≥35kg/m²） |

# 六、预防与治疗

## （一）三级预防

慢性疾病三级预防的模式，与肥胖的病理生理学特点及自然病程发展相契合，因此同样适用与不同阶段的肥胖防治。建议所有人每年进行评估，即超重或肥胖的筛查，详见表 7-8-3。

（二）肥胖防治流程

2016 年美国临床内分泌医师协会（AACE）/美国内分泌学院（ACE）肥胖患者综合医疗管理指南提出了肥胖诊断和管理的新框架。建议肥胖诊断定义应从以体重指数为中心转变为以肥胖相关并发症为中心。新框架推荐采用下述四个步骤诊疗（表 7-8-3）：①采用 BMI 进行初步筛查；②对肥胖相关并发症进行临床评估；③对肥胖相关并发症的严重程度进行分级；④根据不同肥胖并发症选择预防和/或干预策略。

（三）治疗

治疗的主要环节是减少热量的摄取和增加热量的消耗，包括行为矫正、饮食疗法、体育锻炼、药物治疗、外科手术。前三者属一般治疗，对所有肥胖患者均应施行，是肥胖的基本治疗方法，而且要长期坚持；后两个方案在肥胖患者中酌情选择使用。

1. 一般治疗

（1）教育与行为治疗：教育与行为治疗包括营养教育、体力活动、社会支持、技艺营造、认知战略。通过宣教，使患者对肥胖及其危害性有正确的认识，从而主动配合治疗。

（2）饮食疗法：控制总进食量，选用低能量、均衡营养饮食，根据低脂肪、低碳水化合物、高纤维素、高维生素、一定量优质蛋白饮食原则配置。可根据患者身高、年龄、体重、应达到的理想体重及体力活动情况，制订每日能量摄入量。一般成年人从每日摄入总能量男性 1800~1500kcal、女性 1500~1200kcal 开始，逐步降低摄入量。极低能量饮食是每日供应能量为 800kcal。此饮食治疗方案虽然体重减轻较快、较明显，但患者顺应性差，难于坚持；不适于伴有严重器质性疾病患者；停止后体重又会增加。

（3）体育锻炼：体力活动或运动在于增加能量消耗。如果运动与饮食治疗相结合，则体重减轻更明显。建议采用中低强度的有氧锻炼每日 1 小时以上，心率以 120~130 次/min 为宜。对肥胖者来说，宜选择中等强度的活动或运动为宜，但应根据个体情况循序渐进。

2. 药物治疗　药物治疗一定是在一般治疗基础上的辅助治疗，仅适用于因肥胖而致疾病危险性增加的患者，而不应该用于美容的目的，对于低危的肥胖者应首选膳食和运动疗法。AACE 减重药物应用的适应证见表 7-8-3。《中国成人超重和肥胖预防控制指南》中提出用药物减重的适应证为：食欲旺盛，餐前饥饿难忍，每餐进食量较多；合并高血糖、高血压、血脂异常和脂肪肝；合并负重关节疼痛；肥胖引起呼吸困难或有阻塞型睡眠呼吸暂停综合征；BMI ≥24kg/m² 有上述合并症情况，或 BMI ≥28kg/m² 不论是否有合并症，经过 3~6 个月单纯控制饮食和增加活动量处理仍不能减重 5%，甚至体重仍有上升趋势者，可考虑用药物辅助治疗。

从药物作用机制方面，减重药可分为两大类：一类为抑制食欲以减少能量的摄入；另一类为增加能量消耗，即增加代谢率。从药物的种类方面减重药分为：

（1）中枢性作用减重药物

1）儿茶酚胺刺激剂：芬特明（phentermine）为苯乙胺衍生物，在国外用作减重药较为普遍。初始剂量 8~19mg/d，最大剂量 37.5mg/d。治疗时间为 36 周。可短程用药，长程治疗用于联合药物治疗。组胺异吲哚（mazindol）半衰期比芬特明长，达 33~35h。初始剂量 1mg/d，最大剂量 3mg/d，此药副作用多，疗效也不满意。去甲麻黄素酯（phenylpropanolamine）主要刺激下丘脑去甲肾上腺素受体以抑制食欲，无增加产热作用，无成瘾性。常用治疗剂量对血压无影响。用药 4~12 周，体重只减轻 0.7~1.8kg。初始与最大剂量都是 75mg。

2）5-羟色胺协同剂：抗抑郁症药物如氟西汀（fluoxetine）、氟伏沙明（fluvoxamine）和舍曲林（sertraline）这类药物用作减重药，剂量要比治疗抑郁症时大。每日剂量 20~60mg。副作用较小，有焦虑、失眠、恶心、头痛、神经质等。

3）5-羟色胺和去甲肾上腺素重新摄取抑制剂：此类药物的代表为西布曲明（sibutramine）。它具有抑制神经末梢重新摄取 5-羟色胺和去甲肾上腺素双重作用,也可阻断多巴胺重新摄取,同时增加代谢率和产热。体重减轻与所用剂量相关。起始剂量每日 10mg,最大剂量每日 15mg。治疗 1 年者体重减轻可达治疗开始体重的 10%。副作用有恶心、失眠、口干、鼻炎和便秘。

(2)非中枢性作用减重药物

1)脂肪吸收抑制剂:药物为四氢脂肪酶抑制素(tetrahydolipstatin),又称奥利司他(orlistat)。此药能抑制胰和胃的脂肪酶,使摄入脂肪水解减少,以减少肠道对脂肪的吸收。体重减轻与剂量相关。如果与进食低脂饮食配合,体重减轻更多些。副作用主要是由于脂肪吸收不良所引起,有稀便、便急和影响脂溶性维生素的吸引。

2)增加能量消耗的药物:此类药物包括 1930 年用于治疗肥胖的药物二硝基酚(dinitrophenol),还有干甲状腺片、麻黄碱、黄嘌呤,因为它们的毒副作用多而弃之不用。

(3)兼有减重作用的降糖药:二甲双胍、GLP-1 受体激动剂、SGLT-2 抑制剂等降糖药物,能有效地改善胰岛素抵抗,控制血糖的同时也有一定减重作用,但在我国尚未被批准用于单纯肥胖的治疗。

注意:使用减重药应当小心谨慎。妊娠、哺乳、不稳定的心绞痛、未控制的高血压、全身性疾病、精神病和厌食者,不宜用减重药。单胺氧化酶抑制剂与减重药配伍禁忌,不宜与治疗偏头痛、闭角型青光眼、三环类抗抑郁药和全身麻醉药同用。年龄小于 18 岁和大于 65 岁者也应谨慎使用减重药。

3. 外科治疗

(1)适应证:AACE 建议 BMI≥40kg/m² ,无并存的医疗问题且手术风险不高的患者,适合做代谢手术,又称减重手术;BMI≥35kg/m² ,合并 1 个或 1 个以上严重的肥胖相关并发症,应考虑手术治疗;BMI 在 30~34.9kg/m² 之间,且合并糖尿病或代谢综合征,虽然目前患者数量较少且缺乏长期净获益证据,也可以考虑接受减重手术。《中国肥胖和 2 型糖尿病外科治疗指南(2014)》推荐:BMI≥32.5kg/m² ,建议积极手术治疗;BMI 27.5~<32.5kg/m² ,经改变生活方式和药物治疗难以控制血糖且至少符合额外的 2 个代谢综合征组分或存在合并症,可考虑手术;如 BMI 25.0~<27.5kg/m² ,慎重开展手术。

(2)手术方法:目前普遍被接受的标准术式有 4 种:腹腔镜 Roux-en-Y 胃旁路术、腹腔镜胃袖状切除术、腹腔镜可调节胃绑带术、胆胰分流并十二指肠转位术,其他改进或新术式仍缺乏长期证据支持。虽然手术可使患者体重很快得到减轻,但手术给患者带来的后果和术后并发症不容忽视。

(王桂侠)

## 学习小结

肥胖是指体内脂肪堆积过多和/或分布异常至体重增加的一种慢性代谢性疾病。 肥胖是遗传因素和环境因素共同作用的结果。 体重指数是诊断肥胖的重要指标,"中国成人超重和肥胖预防控制指南"以 BMI24kg/m² 为中国成人超重的界限, BMI28kg/m² 为肥胖的界限。 确定肥胖后应鉴别单纯性或继发性肥胖,还应对肥胖相关并发症进行评估。 根据肥胖程度和并发症严重分级选择预防和/或干预策略。 包括行为矫正、饮食疗法、体育锻炼、药物治疗、外科手术。

## 复习参考题

1. 简述肥胖的诊断与分类。

2. 简述肥胖的诊治策略。

# 第九章

# 血脂异常和脂蛋白异常综合征

| 学习目标 | |
|---|---|
| **掌握** | 血脂异常和脂蛋白异常综合征的临床表现与并发症；实验室检查；诊断与鉴别诊断；治疗。 |
| **熟悉** | 脂质与脂蛋白的分类、结构与功能；血脂异常和脂蛋白异常综合征的病因与发病机制、病理。 |
| **了解** | 调节脂蛋白代谢的主要载脂蛋白、脂蛋白受体、脂代谢中的关键酶。 |

## 一、概述

血脂是血浆中所有脂质的总称，与临床相关的主要是甘油三酯和胆固醇，另外还有磷脂及游离脂肪酸。脂质分子不溶或微溶于水，在血浆中必须与蛋白质结合成脂蛋白形式存在。以往对脂质代谢异常的描述往往使用"高脂血症（hyperlipidemia）"这个名词，因为大量基础研究和流行病学调查发现血浆胆固醇和/或甘油三酯异常增高是直接引起一些严重危害人体健康的疾病如动脉粥样硬化、冠心病、胰腺炎等的罪魁祸首。随着研究的深入，研究者们发现，用高脂血症命名还不能很贴切地反映其他一些脂质及脂蛋白代谢紊乱的情况，因此目前更倾向于使用"血脂异常和脂蛋白异常综合征"这样的描述。

1. **脂质的分类、结构与功能**　脂质分为脂肪酸（FA）、甘油三酯（TG）、胆固醇（Ch）和磷脂（PL）。其中，甘油三酯和磷脂为复合脂质。血浆中的胆固醇又分为游离胆固醇（FC）和胆固醇酯（CE）两种，两者统称为血浆总胆固醇（TC）。

2. **脂蛋白的结构与分类**　脂蛋白是脂质与蛋白质结合的一种可溶性复合物。只有通过脂蛋白的形式，从肠道消化吸收的和在肝脏合成的脂质才能在血液中转运，进而为机体各组织所利用或贮存。此外，脂蛋白还可转运脂溶性维生素、某些药物、病毒和抗氧化酶。脂蛋白中的脂质包括甘油三酯、胆固醇酯、游离胆固醇和磷脂。

脂蛋白呈球形颗粒状结构，其核心由疏水性的脂质（甘油三酯和胆固醇酯），表层有亲水性的蛋白质、游离胆固醇和磷脂等成分构成。其分为乳糜微粒、乳糜微粒残粒、极低密度脂蛋白、低密度脂蛋白、中间密度脂蛋白和高密度脂蛋白等 6 种不同的类型，其在脂质转运中的作用各不相同。

（1）**乳糜微粒（CM）**：CM 是在十二指肠和空肠上段上皮细胞的高尔基体中由甘油三酯、磷脂和胆固醇共同形成的。新合成的 CM 在未离心的血浆中处于漂浮状态，其中有 apo-B48、apo-A I 和 apo-A IV 等载脂蛋白,其特异性的载脂蛋白为 apo-B48。在血液中,经过脂蛋白脂肪酶的作用,CM 中的甘油三酯释放出游离脂肪酸,其后转化成为富胆固醇和低甘油三酯的 CM 残粒。在肝脂肪酶的作用下,CM 残粒被肝细胞摄取,很快从血液循环中被清除。

（2）极低密度脂蛋白（VLDL）:VLDL 在肝脏合成。来自饮食脂肪或由空腹和未控制的糖尿病脂肪组织中的脂肪酸动员而产生的游离脂肪酸,可增加 VLDL 的合成。VLDL 由 85%～90% 的脂质（其中 55% 为甘油三酯,20% 为胆固醇和 15% 为磷脂）和 10%～15% 的蛋白质构成,位于离心血浆的表层。其特异性载脂蛋白为 apo-B100。此外,还有 apo-E 和 apo-C。

（3）中密度脂蛋白（IDL）:甘油三酯和磷脂在肝脏中合成 VLDL。在脂蛋白脂肪酶和肝脂肪酶的作用下,VLDL 甘油三酯被水解为颗粒较小而胆固醇含量更多的 IDL。IDL 丢失了多数的 apo-C,而保留了 apo-B100 和 apo-E。通过肝脂肪酶的继续作用,IDL 被降解为 LDL。约有一半的 VLDL 最终转化为 LDL,其余的一半是以 VLDL 残粒和 IDL 的形式直接被肝脏清除。肝细胞摄取 VLDL 残粒和 IDL 受 apo-E 的调节。

（4）LDL:LDL 是 VLDL 水解后的最终产物,血浆中约 70% 的血浆总胆固醇存在于 LDL 之中。在 LDL 的构成中,脂质占 75%（其中 35% 的胆固醇酯,10% 的游离胆固醇,10% 的甘油三酯和 20% 的磷脂）,其余 25% 为蛋白质。其蛋白质多为 apo-B100,以及少量的 apo-E。肝脏摄取 75% 左右的 LDL,其余部分为其他组织所摄取。近 2/3 的 LDL 摄取受 LDL 受体的调控。LDL 尤其是小而密 LDL 胆固醇具有致动脉硬化的作用。

（5）HDL:HDL 主要来源于肝脏分泌的新生 HDL、由肠道直接合成的 HDL 颗粒和来自 CM、VLDL 脂解过程中脱落的表面物质。HDL 中以 HDL2 和 HDL3 为主。由于两者都缺乏 apo-E,所以均不能与 LDL 受体结合。HDL1 是体内的 apo-E 库,血浆中的 apo-E 有 50% 是存在于 HDL1 之中。HDL 是一种很小的颗粒,由 50% 的脂质（其中 25% 的磷脂,15% 的胆固醇酯,5% 的游离胆固醇和 5% 的甘油三酯）和 50% 的蛋白质构成。其主要的蛋白质为 apo-A I（65%）和 apo-A II（25%）,还有少量的 apo-C 和 apo-E。

3. 调节脂蛋白代谢的主要载脂蛋白  是脂蛋白中蛋白质成分的总称,在脂蛋白的结构、功能与代谢等方面具有非常重要的作用。目前已发现的有 20 余种,包括:apo-A I、A II、A IV、B48、B100、C I、C II、C III、D、E、F、G、H（又称 β2 糖蛋白）、富含脯氨酸蛋白、富含甘氨酸丝氨酸蛋白、贫含苏氨酸蛋白、apo(a) 和 apo-J 等。它们大部分由肝脏合成。有 11 种载脂蛋白如 A I、A II、B48、B100、C I、C II、C III、E、apo(a) 等的一级结构均已阐明。其功能包括:①维持脂蛋白的结构;②作为酶的辅因子,如 apo-C II 和 apo-A I 分别是脂蛋白脂肪酶和卵磷脂胆固醇酰基转移酶（LCAT）的辅因子;③作为脂质的转运蛋白,如 HDL 中的 apo-D 使 TG 和胆固醇酯（CE）在 HDL、VLDL 和 LDL 之间转运;④作为脂蛋白受体的配体。如 apo-B100 和 apo-E 是 LDL 受体的配体,apo-A I 是 HDL 受体的配体。通过它们与受体特异性识别和结合,介导脂蛋白的受体代谢途径。脂蛋白的转化主要取决于其表层中的特异性载脂蛋白。许多研究显示,不少高脂蛋白血症是源于载脂蛋白与受体结合功能异常。

4. 脂蛋白受体  脂蛋白受体包括 LDL 受体、LDL 受体相关蛋白受体（LRP）、gp330 受体和 VLDL 受体,其基本结构相似,但功能各异。

（1）低密度脂蛋白受体（LDL 受体）:LDL 受体是一种分子量为 160kD 的糖蛋白,多种细胞的表面都有表达,尤以肝细胞多见。它在 LDL、CM 残粒、VLDL、VLDL 残粒、IDL 和 HDL1 的摄取过程中发挥重要作用。细胞通过 LDL 受体摄取上述脂蛋白而获得胆固醇。LDL 受体的变异可导致脂代谢的紊乱,在临床上表现为遗传性家庭性高胆固醇血症。

（2）低密度脂蛋白受体相关蛋白（LDL receptor-related protein,LRP）:LRP 是一种膜结构受体,由一个 515kD 的氨基端细胞外区和一个 85kD 的胞质与穿膜区所构成。LRP 与富含 apo-E 的 CM 残粒和 VLDL 残粒具有高度的亲和力。其还通过与 LPL 和肝脂肪酶之间的相互作用,调节肝细胞对脂蛋白残粒的结合与摄取。

（3）VLDL 受体：VLDL 受体与 LDL 受体非常相似，但其具有一个第 8 配体结合重复序列，分子量为 130kD，主要存在于肌肉、脂肪和大脑组织中，可与含 apo-E 的脂蛋白结合，但其在脂代谢中的作用尚有待于进一步探讨。

（4）B 类 I 型清道夫受体（scavenger receptor class B type I，SR-B I）：是位于细胞膜上的 HDL 的受体，属于 CD36 膜受体家族，是一种高亲和力高密度脂蛋白受体，主要在肝脏和类固醇源性组织中表达。该受体能介导胆固醇酯的选择性摄取，在 HDL 的代谢和胆固醇的"逆转运"中起重要作用。动物实验证明，SR-B I 的表达可减少动脉粥样硬化的发生。如果 SR-B I 对人有相似的作用，它将成为临床心脑血管疾病治疗的新的好靶点。

5. 脂代谢中的关键酶

（1）脂蛋白脂肪酶（LPL）：LPL 由 448 个氨基酸组成，分子量为 50kD。脂肪细胞、骨骼肌细胞、心肌细胞和巨噬细胞均可合成 LPL，其从上述细胞分泌后，即被转运到毛细血管内皮细胞表面，在此参与血浆中 CM 和 VLDL 的分解代谢，调节甘油三酯的水解，释放游离脂肪酸供组织利用。LPL 具有肝素、脂质、apo-C II 和 LRP 等四种物质的结合位点及一个催化位点。LPL 是一种酯化酶，具有甘油三酯水解酶的活性及少部分磷脂酶活性。apo-C II 作为一种辅因子，可以刺激 LPL 活性提高。LPL 变异和 apo-C II 缺乏均可导致高甘油三酯血症。

（2）肝脂酶：其主要是一种磷脂酶，同时也具有甘油三酯水解酶的活性。其分子量为 53kD，由 477 个氨基酸组成，由肝细胞合成并存在于肝脏内皮细胞，被转运至肾上腺、卵巢和睾丸的毛细血管内皮细胞。雄激素可增强肝脂酶的活性，雌激素则对此酶的活性有抑制作用。其在脂蛋白代谢中有多方面作用。首先，它参与 CM 残粒最终处理过程中的甘油三酯水解，还可能参与 CM 表面过多磷脂的水解。其次，参与 IDL 向 LDL 的转化过程。此外，它还可去除 HDL2 中的甘油三酯和磷脂，使 HDL2 转化成 HDL3。apo-E 可能是肝脂酶的辅因子，可促进其对甘油三酯和磷脂的水解。其缺乏主要引起脂蛋白残粒和 IDL、HDL 水平改变。

（3）LCAT：在肝脏合成，由 416 个氨基酸组成，分子量为 46.1kD，共有 4 个糖化位点。LCAT 主要作用于小颗粒的 HDL 和少数 LDL，将其中卵磷脂 2 位上的长链脂肪酸转移至胆固醇，生成溶血卵磷脂和胆固醇酯。体内大多数脂蛋白中的胆固醇酯都是在 LCAT 的作用下形成的。LCAT 缺乏可导致血浆游离胆固醇升高和胆固醇酯水平降低。

## 二、病因与发病机制

引起血浆脂蛋白水平变化的原因很多，如高脂肪饮食、体重增加、年龄增长、雌激素水平降低、基因缺陷、系统性疾病、药物、不良的生活习惯等。在临床上，根据引起血脂及脂蛋白异常的原因将其分为原发性和继发性两类（表 7-9-1）。

1. 原发性血脂和脂蛋白异常　属遗传性脂代谢紊乱疾病，并非少见，由于遗传基因的缺陷所致，遗传倾向明显，多具有家族聚集特点，因此，又称为家族性高脂蛋白血症。较少见的原发性血脂异常包括家族性多基因性高胆固醇血症、家族性胆固醇酯转运蛋白缺陷症和家族性高脂蛋白血症等。

2. 继发性血脂和脂蛋白异常　由一些系统性疾病和/或获得性因素引起。在临床上，常根据血脂测定结果将继发性血脂和脂蛋白分为三类：高胆固醇血症、高甘油三酯血症、脂蛋白谱异常（高异常脂蛋白血症）。继发性高脂血症病因分类如下。①高胆固醇血症：糖尿病、肾病综合征、甲状腺功能减退症、库欣综合征；②高甘油三酯血症：糖尿病（未控制）、肾病综合征、尿毒症（透析时）、肥胖、长期雌激素治疗、糖原贮积症（I 型）、慢性乙醇中毒、系统性红斑狼疮、异常 γ-球蛋白血症、痛风；③高异常脂蛋白血症（脂蛋白谱异常）：各种原因引起的肝胆胰疾病，如胆道阻塞、肝内淤胆型肝炎、胰腺炎与胆汁性肝硬化等。

表 7-9-1　血脂及脂蛋白异常分类

| 分类 | | 遗传方式 | 发病机制 | 实验室检查 | 临床特点 |
|---|---|---|---|---|---|
| 高胆固醇血症 | 家族性高胆固醇血症 | 常染色体显性遗传 | LDL 受体缺陷或缺失 | LDL 胆固醇升高 | 典型黄色瘤 早发 CAD |
| | 家族性载脂蛋白 B 缺陷 | 常染色体显性遗传 | apo-B 配基结合区缺陷致 LDL 清除迟延 | LDL 胆固醇升高 | 典型黄色瘤 早发 CAD |
| | 多基因性高胆固醇血症 | 多项遗传因素与环境因素复杂的相互作用 | 影响 LDL 调节因素的影响 | 胆固醇升高 | |
| | 家族性高 α 脂蛋白血症 | 常染色体显性遗传 有些家族的病因似为多基因性 | 慢性酒精中毒、雌激素应用效应和接触氯代烃类杀虫剂者及遗传性 CETP 缺乏 | HDL-胆固醇显著升高 | CAD 发生率较低，故寿命有轻度延长的报道 |
| 高甘油三酯血症 | 脂蛋白脂酶缺陷症 | 常染色体隐性遗传 | 所有组织中皆无活性 LPL | 甘油三酯极度增高 | 发疹性黄瘤和胰腺炎发作 |
| | apo-C Ⅱ 缺乏 | 常染色体隐性遗传 | LDL 活化障碍 | 甘油三酯极度增高 | 发疹性黄瘤和胰腺炎发作 |
| | 家族性高甘油三酯血症 | 常染色体显性遗传 | 肝内甘油三酯合成增多 | 甘油三酯明显增高，LDL 水平正常或减低，HDL 胆固醇水平明显减低 | 一般是在常规脂类筛检时发现，与 CAD 的关系还有争议 |
| 混合性血脂增高 | 异常 β 脂蛋白血症 | apo-E 的常染色体隐性缺陷，致使乳糜微粒残体分解失常 | 独立的后天因素（如肥胖、糖尿病、妊娠）或遗传因素（FCH）富含胆固醇的 IDL 型颗粒（常称 β-VLDL）异常聚集，apo-B 的脂蛋白生成过多导致 IDL 样颗粒和乳糜微粒残体聚集 | | 黄瘤、末梢血管病和 CAD |
| | 其他类型高甘油三酯血症 | 可能有高甘油三酯血症的家族史，饮酒过多及糖尿病 | | | |
| | 获得性脂蛋白代谢紊乱 | 无内在遗传性因素 | | | |

注：LDL 为低密度脂蛋白；IDL 为中密度脂蛋白；HDL 为高密度脂蛋白；CETP 为胆固醇酯转移蛋白；VLDL 为极低密度脂蛋白；CAD 为慢性冠脉病。

## 三、病理

高脂血症可因过多脂质沉积在局部组织而形成黄色瘤。真皮内有大量吞噬脂质的巨噬细胞(称为泡沫细胞或黄色瘤细胞)。早期常伴有炎症细胞浸润,晚期伴成纤维细胞增生。有时可见多核巨细胞。冷冻切片可显示泡沫细胞内含有 Ch 和 CE。动脉硬化早期可见泡沫细胞堆积于动脉管壁内。随着病程进展,动脉管壁形成纤维化斑块,使管腔狭窄。异常增多的脂质沉积在肝脏和脾脏,使其体积增大。骨髓中也可见类泡沫细胞。

## 四、临床表现与并发症

多数患者无明显症状和体征,常因其他原因进行血液生化检查时发现。

1. 发病年龄、性别与种族　纯合子家族性高胆固醇血症发病较早,10 岁前即可出现冠心病临床表现。如未及时有效治疗,常于 20 岁左右死于心肌梗死。脂蛋白脂酶缺陷症从婴儿或儿童时期即可表现为乳糜微粒血症综合征。家族性混合型高脂血症患者除少数可在儿童期发病外,多数在成年以后才出现血脂异常。家族性高甘油三酯血症一般于成年后发病。除显性遗传的 *apo-E* 突变以外,Ⅲ型高脂蛋白血症在男性较女性多见,而且发病年龄早于女性,但很少见于 20 岁以下。

2. 早发性、进展性心血管疾病　早发性冠心病在家族性高胆固醇血症较常见,平均发病年龄为 45～55

岁,发病年龄最小的患儿于出生后 18 个月即发生心肌梗死。其他部位的动脉也可发生粥样硬化。家族性载脂蛋白 B100 缺陷症患者约 1/3 于 60 岁前发生冠心病,常合并高血压。Ⅲ型高脂蛋白血症常伴下肢动脉病变。

3. 黄色瘤　脂质在真皮内沉积形成黄色瘤。可有多种表现形式:

(1) 扁平黄色瘤(眼睑黄色瘤):较常见。一般表现为上睑内眦处的扁平丘疹,呈橘黄色,米粒至黄豆大小,椭圆形,边界清楚,质地柔软。通常发展缓慢,数目逐渐增多。少数可累及面、颈、躯干和肢体。主要见于家族性高胆固醇血症、家族性载脂蛋白 B100 缺陷症和Ⅲ型高脂蛋白血症,也可见于血脂正常者。

(2) 掌皱纹黄色瘤:分布于手掌和手指的皱纹处,呈橘黄色,线条状扁平,轻度凸起;主要见于Ⅲ型高脂蛋白血症。

(3) 结节性黄色瘤:好发于肘、膝、指节等伸侧以及踝、髋、臀等部位,早期散在分布,为圆形结节,呈黄色、橘黄色或棕红色,边界清楚,质地柔软。一般进展缓慢。后期结节增多,并融合成大小不等的分叶状斑块,由于有纤维化形成,质地逐渐变硬,不易消退。如损伤或合并感染,可形成溃疡;主要见于Ⅲ型高脂蛋白血症。

(4) 结节疹性黄色瘤:好发于四肢伸侧,如肘部和臀部,呈橘黄色结节状,可在短期内成批出现,有融合趋势,周围有疹状黄色瘤包绕;主要见于Ⅲ型高脂蛋白血症。

(5) 疹性黄色瘤:好发于腹、背、臀部及其他易受压部位,为橘黄或棕黄色的小丘疹,其中心发白,类似于痤疮,好发于腹壁、背部、臀部及其他容易受压的部位,有时口腔黏膜也可受累;主要见于家族性脂蛋白脂酶缺陷症和家族性载脂蛋白 CⅡ 缺陷症所致的严重高甘油三酯血症。

(6) 肌腱黄色瘤:一种特殊类型的结节状黄色瘤,常见于跟腱、手或足背伸肌腱、膝部股直肌和肩三角肌腱等处,质地较硬的圆或卵圆形皮下结节;常见于家族性高胆固醇血症患者。

上述各种黄色瘤可见于不同类型的高脂血症,同一类型的高脂血症者中也可出现多种形态的黄色瘤。经有效的调脂治疗,黄色瘤可逐渐消退。

4. 胰腺炎　家族性脂蛋白脂酶缺陷症和家族性载脂蛋白 CⅡ 缺陷症患者可因乳糜微粒栓子阻塞胰腺毛细血管引起局限性胰腺细胞坏死,而导致复发性胰腺炎,常于进食高脂饮食或饱餐后发生。

5. 其他表现　家族性高胆固醇血症、家族性载脂蛋白 B100 缺陷症和家族性高甘油三酯血症常出现早发性角膜弓(又称老年环)。家族性磷脂酰胆碱-胆固醇转酰基酶缺陷症可出现角膜混浊。严重的高甘油三酯血症可致高脂血症性眼底病变(视网膜脂质症);TG 沉积于网状内皮细胞可引起肝脾大;高乳糜微粒血症可导致呼吸困难和神经系统症状。纯合子家族性混合型高脂血症和家族性高甘油三酯血症患者多有肥胖。Ⅲ型高脂蛋白血症常伴有肥胖、糖尿病和甲状腺功能减退等代谢紊乱。

继发性高脂蛋白血症可有原发疾病的临床表现。

## 五、实验室检查

1. 血浆外观　禁食 12~14h 后的血浆放置 4℃过夜,观察分层现象及混浊度,可判断血浆中的 CM 含量。如果见到奶油状表层,表明 CM 的含量较高。

家族性脂蛋白脂酶缺陷症和家族性载脂蛋白 CⅡ 缺陷症患者的新鲜血浆外观呈乳白色,于 4℃ 放置 12h 后,可见血浆表面有一层白色的漂浮物。

2. 脂蛋白超速离心　可将脂蛋白分为 CM、VLDL、IDL、LDL 和 HDL 5 类,脂蛋白密度依次增加,而颗粒则依次变小。

3. 脂蛋白电泳　可分为 CM、前 β、β 和 α 四条脂蛋白区带,分别相当于超速离心法的 CM、VLDL、IDL、LDL 和 HDL。电泳时 CM 滞留在原位;前 β 区带代表 VLDL;β 区带包括 IDL 和 LDL;α 区带包含 HDL2 和 HDL3。

家族性脂蛋白脂酶缺陷症表现为 CM 增多,故又称为乳糜微粒血症综合征;家族性高胆固醇血症和 Ⅲ 型高脂蛋白血症的 β 带增宽,但 β 带异常亦可见于 Ⅱb 或 V 型高脂蛋白血症。

聚丙烯酰胺梯度凝胶电泳可有效分离血浆中的各种脂蛋白成分,结合等电聚焦,可鉴别 apo-E 的异构物,也有助于 Ⅲ 型高脂蛋白血症的诊断。

4. 体内脂蛋白代谢分析　将放射性碘标记的脂蛋白或 apo 注入受试者体内,定时抽取血样分析其代谢变化。

5. 基因分析　LPL、胆固醇酯化酶和合成酶、LDL 受体、apo-B 和 apo-B 等的基因突变分析可明确血脂异常的分子病因。

6. 其他　家族性混合型高脂血症和家族性高甘油三酯血症患者存在胰岛素抵抗、高胰岛素血症或葡萄糖耐量减低;家族性混合型高脂血症可伴有高尿酸血症。

## 六、诊断与鉴别诊断

主要依据患者的血脂水平而作出。有关血脂紊乱的诊断标准,目前在国际上和国内均无统一的方法。

1. 病史、体格检查　患者大多是因为发生了动脉粥样硬化性血管病变、胰腺炎、黄色瘤或是由于其他原因进行检查并发现血脂水平升高而前来就诊。此时,应该详细询问患者的病史及家族史。在进行体格检查的过程中,重点应放在心血管系统以及各种黄色瘤、角膜弓、眼底改变等方面。询问高脂血症的相关疾病、饮食习惯、药物使用和家族史。体检注意心血管系统以及各种黄色瘤、角膜弓、高脂血症眼底改变。

2. 实验室检查　实验室检查以血脂测定为主。此外,还应进行有关冠心病危险因素的评估。

(1) 血脂常规筛选对象:男性>40 岁、女性>50 岁;具有 2 个或 2 个以上的冠心病危险因素的成年人;具有临床 CAD、周围血管病、颈动脉粥样硬化的患者;有黄色瘤体征的患者;患有 2 型糖尿病的患者;有脂质代谢紊乱或 CAD 家族史的人群,都应行血脂的检查。至于检查频率,建议 40 岁以上男性、50 岁以上女性无症状者应每 5 年筛查 1 次。

(2) 诊断标准:《中国成人血脂异常防治指南 2016 修订版》(血脂合适水平和异常切点主要适用于 ASCVD 一级预防目标人群,表 7-9-2)。

表 7-9-2　血脂异常诊断标准　　　　　　　　　　　　　　　　　　　　　　　　　　　　　　单位: mmol/L

| 分层 | TC | LDL-C | HDL-C | 非 HDL-C | TG |
|---|---|---|---|---|---|
| 理想水平 | | <2.6 | | <3.4 | |
| 合适水平 | <5.2 | <3.4 | | <4.1 | <1.7 |
| 边缘升高 | ≥5.2 且<6.2 | ≥3.4 且<4.1 | | ≥4.1 且<4.9 | ≥1.7 且<2.3 |
| 升高 | ≥6.2 | ≥4.1 | | ≥4.9 | ≥2.3 |
| 降低 | | | <1.0 | | |

注: ASCVD 为动脉粥样硬化性心血管疾病; TC 为总胆固醇; LDL-C 为低密度脂蛋白胆固醇; HDL-C 为高密度脂蛋白胆固醇; 非 HDL-C 为非高密度脂蛋白胆固醇; TG 为甘油三酯。

3. 冠心病主要危险因素的评价　在进行血脂紊乱的诊断时,应该明了脂代谢异常是属于何种类型,因为不同原因所致的脂代谢异常其治疗方法亦不相同,因此必须将原发性脂代谢异常与继发性脂代谢异常区分开来,并进而确定其具体的病因。确定的冠心病主要危险因素见表 7-9-3。

表 7-9-3　冠心病主要危险因素的评价

| 符合下列任意条件者，可直接列为高危或极高危人群 |
| --- |

极高危：ASCVD 患者

高危：（1）LDL-C≥4.9mmol/L 或 TC≥7.2mmol/L

　　　　（2）糖尿病患者 1.8mmol/L≤LDL-C<4.9mmol/L（或）3.1mmol/L≤TC<7.2mmol/L 且年龄≥40 岁

↓不符合者，评估 10 年 ASCVD 发病危险

| 危险因素个数[①] | | 血清胆固醇水平分层/（mmol·L⁻¹） | | |
| --- | --- | --- | --- | --- |
| | | 3.1≤TC<4.1（或）1.8≤LDL-C<2.6 | 4.1≤TC<5.2（或）2.6≤LDL-C<3.4 | 5.2≤TC<7.2（或）3.4≤LDL-C<4.9 |
| 无高血压 | 0~1个 | 低危（<5%） | 低危（<5%） | 低危（<5%） |
| | 2个 | 低危（<5%） | 低危（<5%） | 中危（5%~9%） |
| | 3个 | 低危（<5%） | 中危（5%~9%） | 中危（5%~9%） |
| 有高血压 | 0个 | 低危（<5%） | 低危（<5%） | 低危（<5%） |
| | 1个 | 低危（<5%） | 中危（5%~9%） | 中危（5%~9%） |
| | 2个 | 中危（5%~9%） | 高危（≥10%） | 高危（≥10%） |
| | 3个 | 高危（≥10%） | 高危（≥10%） | 高危（≥10%） |

↓ASCVD10 年发病危险为中危且年龄小于 55 岁者，评估余生危险

具有以下任意 2 项及以上危险因素者，定义为高危：

| | |
| --- | --- |
| 收缩压≥160mmHg 或舒张压≥100mmHg | BMI≥28kg/m² |
| 非 HDL-C≥5.2mmol/L（200mg/dl） | 吸烟 |
| HDL-C<1.0mmol/L（40mg/dl） | |

注：①包括吸烟、低 HDL-C 及男性≥45 岁或女性≥55 岁。慢性肾病患者的危险评估及治疗请参见特殊人群血脂异常的治疗。ASCVD 为动脉粥样硬化性心血管疾病；TC 为总胆固醇；LDL-C 为低密度脂蛋白胆固醇；HDL-C 为高密度脂蛋白胆固醇；非 HDL-C 为非高密度脂蛋白胆固醇；BMI 为体重指数。1mmHg=0.133kPa。

# 七、治疗

## 1. 血脂控制目标（表 7-9-4）

表 7-9-4　不同 ASCVD 危险人群 LDL/非 HDL-C 治疗达标值　　　　　　　　　　　　　单位：mmol/L（mg/dl）

| 危险等级 | LDL-C | 非 HDL-C |
| --- | --- | --- |
| 低危、中危 | <3.4（130） | <4.1（160） |
| 高危 | <2.6（100） | <3.4（130） |
| 极高危 | <1.8（70） | <2.6（100） |

注：ASCVD 为动脉粥样硬化性心血管疾病；LDL-C 为低密度脂蛋白胆固醇；非 HDL-C 为非高密度脂蛋白胆固醇。

## 2. 治疗药物的选择（表 7-9-5）

表 7-9-5　不同异常血脂的调脂药物的选择

| 异常血脂 | 调脂药物 |
| --- | --- |
| 低密度脂蛋白胆固醇升高（单独） | 他汀类或合并树脂类药物 |
| 合并甘油三酯轻度升高 | 他汀类 |
| 合并低高密度脂蛋白-胆固醇 | 联合治疗（他汀+贝特类或他汀+烟酸类） |
| 合并低高密度脂蛋白-胆固醇 | 联合治疗（他汀+贝特类或他汀+烟酸类） |
| 正常低密度脂蛋白-胆固醇合并甘油三酯升高 | 贝特类或烟酸，或联合应用 |
| 合并低高密度脂蛋白-胆固醇 | 贝特类或烟酸，或联合应用 |

（1）他汀类药物：即羟甲戊二酰辅酶 A（HMG-CoA）还原酶抑制剂，该类药物有氟伐他汀（fluvastatin）、洛伐他汀（lovastatin）、普伐他汀（pravastatin）、辛伐他汀（simvastatin）、西伐他汀（cerivastatin）、美伐他汀（mevastatin）及阿伐他汀（atorvastatin）。该药阻断羟甲戊酸的生化途径从而抑制胆固醇的合成。在预防心血管疾病中的作用，能够抑制血管平滑肌细胞的增殖、维持粥样硬化斑块的稳定性、可以抑制血小板凝聚，

降低血浆纤溶酶原水平，另外还具有免疫抑制作用。常见的不良反应有消化道症状，如恶心、呕吐；严重不良反应为肝酶升高、肌病、横纹肌溶解症等。目前常用的他汀类调脂药的强度见表 7-9-6。

表 7-9-6　不同强度降低胆固醇的常用他汀类调脂药

| 强度 | 药物及剂量 |
| --- | --- |
| 高强度（每日剂量可降低 LDL-C≥50%） | 阿托伐他汀 40~80mg |
| | 瑞舒伐他汀 20mg |
| 中等强度（每日剂量可降低 LDL-C 25%~50%） | 阿托伐他汀 10~20mg |
| | 瑞舒伐他汀 5~10mg |
| | 氟伐他汀 80mg |
| | 洛伐他汀 40mg |
| | 匹伐他汀 2~4mg |
| | 普伐他汀 40mg |
| | 辛伐他汀 20~40mg |
| | 血脂康 1.2g |

注：阿托伐他汀 80mg 国内应用经验不足，须谨慎使用；LDL-C 为低密度脂蛋白胆固醇。

（2）胆酸螯合剂（树脂类）：通过阻止胆酸或胆固醇从肠道吸收，促使其随粪便排出，促进胆固醇降解，并能增加肝脏 LDL 受体合成。此类药物可使 LDL-C 及 TC 水平降低，HDL-C 轻度升高，但不能降低 TG。常用药物有考来烯胺（消胆胺，4~5g/次，3~4 次/d）及考来替泊（降胆宁，4~5g/次，2~3 次/d）等。

（3）贝特类：激活过氧化物酶激活型增殖受体（PPARα），增强脂蛋白酶的作用，使血中富含 TG 的 CM 和 VLDL 加速降解。此类药物主要降低血中 TG 水平，并能升高 HDL-C 10%~20%，对轻、中度升高的 LDL-C 也有降低作用。常用的有非诺贝特（微粒化力平之，0.2g/次，1 次/d）、苯扎贝特（必降脂，0.2g/次，2~3 次/d）、吉非贝齐（诺衡，0.9~1.2g/d，分 2~3 次口服）等。贝特类常见的不良反应有食欲缺乏、恶心、肝酶增高，偶有肌炎样疼痛。

（4）烟酸类：能增强脂蛋白酶的作用，降低血中游离脂肪酸水平，同时还能抑制 cAMP 形成，降低甘油三酯酶的活性，可使血中 TG 水平减少，也有降低 TC 及升高 HDL-C 的作用。常用药物有烟酸及烟酸衍生物阿昔莫斯（0.25g/次，2~3 次/d）。但其不能用于慢性肝病和严重痛风的患者。常见不良反应有面部潮红、消化不良、胃肠胀气、腹痛、腹泻等。严重的不良反应包括消化性溃疡、糖耐量减低、糖尿病加重、血尿酸升高。

（5）鱼油制剂：含有多价不饱和脂肪酸，可以降低 TG，升高 HDL-C，但对 TC 水平的影响尚难确定。

（6）依折麦布（ezetimibe）：是一种抑制小肠吸收胆固醇的药物，与他汀类药物联用具有增加其抑制胆固醇生成的作用，能够明显降低 LDL-C、升高 HDL-C。

3. 脂代谢异常的综合治疗　合理的饮食与生活调节对防治高脂血症极为重要，大多数人可以经过此法降低血脂。近来新发展的调脂药物已能部分地控制饮食治疗所不能控制的脂代谢异常。通过健康教育，提倡科学均衡的膳食，规律的体育锻炼，防止肥胖，戒烟、酒；积极治疗糖尿病、肾病综合征等继发性疾病；避免服用影响脂代谢的药物都有助于防止脂代谢异常的发生。此外，定期健康检查有助于及早检出血脂异常者，以便得到及时治疗。对于纯合子型家族性高胆固醇血症患者，在常规治疗治疗方法或对药物不能耐受时，可考虑进行回肠末端切除术、门腔静脉分流吻合术和肝移植术等手术方法，可有一定疗效。血浆置换疗法适合于难治性高胆固醇血症的患者，主要有免疫吸附法和肝素沉淀法等。至于基因治疗，目前尚未成熟，还有待于进一步研究。

## 八、最新进展与展望

若干大型临床前瞻性研究表明，他汀类药物在降低总胆固醇尤其是 LDL-胆固醇方面具有毋庸置疑的疗效,因此目前被广泛地应用于脂质代谢紊乱以及冠心病预防的治疗中。另外,脂质研究专家以及临床学家们还在关注 HDL-胆固醇的作用。一些升高 HDL-胆固醇的药物如 CETP 抑制剂,能够抑制 CETP 活性从而升高 HDL-C 的水平,动物实验证实能够防治动脉粥样硬化。实验发现 PPARδ 激动剂 GW501516 能够明显升高 HDL,降低小而密的 LDL、空腹 TG、空腹胰岛素水平,促进腺苷三磷酸结合盒转运体 A1(ABCA1)的表达以及巨噬细胞中 apo-AⅠ 依赖性的胆固醇流出。如果临床研究证明其安全性,该类药物则可以发挥极佳的升高 HDL 水平、促进胆固醇逆向转运和提高胰岛素敏感性的作用。LCAT 可将 HDL 表面的胆固醇酯化成胆固醇酯,减少 HDL 表面的游离胆固醇,促进胆固醇向 HDL 转移。转基因兔中过表达的人 LCAT 提高了 HDL 和 apo-AⅠ,并抑制高脂饮食引起的动脉粥样硬化,表明 LCAT 活化剂可作为一个新的治疗动脉粥样硬化的靶点进行药物的开发研制。原发性高脂血症通过基因疗法有望获得根本的解决,目前开展较多的是家族性高胆固醇血症的基因治疗,但还有待于进一步的研究与完善。

(彭永德)

## 学习小结

　　血脂是血浆中所有脂质的总称,与临床相关的主要是甘油三酯和胆固醇,另外还有磷脂及游离脂肪酸。脂质分子不溶或微溶于水,在血浆中必须与蛋白质结合成脂蛋白形式存在。脂质代谢异常是直接引起一些严重危害人体健康的疾病如动脉粥样硬化、冠心病、胰腺炎等的罪魁祸首。脂质分为 FA、TG、Ch 和 PL。无论有无临床表现,脂代谢紊乱的诊断主要是依据患者的血脂水平而作出的。实验室检查以血脂测定为主。此外,还应进行有关冠心病危险因素的评估。不同 ASCVD 危险人群 LDL/非 HDL-C 治疗达标值不同。不同异常血脂的调脂药物的选择不同,此外,尚需综合治疗。

## 复习参考题

1. 简述 ASCVD 危险评估流程。
2. 简述我国人群血脂异常诊断标准。
3. 我国人群血脂控制目标是什么?
4. 简述不同异常血脂的调脂药物的选择。

# 第十章　高尿酸血症

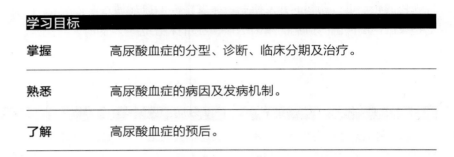
　　高尿酸血症(hyperuricemia)是嘌呤代谢障碍所引起的代谢性疾病。临床上分为原发性和继发性两大类。前者多由先天性嘌呤代谢异常所致,常与肥胖、糖脂代谢紊乱、高血压、动脉硬化和冠心病等聚集发生,后者则由某些系统性疾病或者药物引起。少数患者可以发展为痛风,出现急性痛风性关节炎、痛风性肾病和痛风石等临床症状和体征。

## 一、病因与发病机制

　　尿酸(uric acid)作为嘌呤代谢的终产物主要由细胞代谢分解的核酸和其他嘌呤类化合物以及食物中的嘌呤经酶的作用分解而来。人体中尿酸80%来源于内源性嘌呤代谢,20%来源于富含嘌呤或核酸的蛋白食物。正常人体内血清尿酸浓度在一个较窄的范围内波动。一般而言,尿酸随年龄的增加而增高,尤以女性绝经期后最为明显。血尿酸水平的高低受种族、饮食习惯、区域、年龄以及体表面积等多种因素的影响。

　　高尿酸血症分为由于尿酸产生增多所致的生成过多型、尿酸经肾脏排泄减少所致的排泄低下型和混合型三种类型。患者低嘌呤饮食5d后,留取24h尿检测尿中尿酸水平,根据尿酸排泄情况分型。

　　(1) 尿酸生成过多型:尿酸排泄>0.51mg/(kg·h),尿酸清除率≥6.2ml/min。

　　(2) 尿酸排泄低下型:尿酸排泄<0.48mg/(kg·h),尿酸清除率<6.2ml/min。

　　(3) 混合型:尿酸排泄>0.51mg/(kg·h),尿酸清除率<6.2ml/min。

尿中尿酸排泄量=(尿中尿酸浓度×每小时尿量)/(100×体重)

注:尿酸排泄量[mg/(kg·h)],尿酸浓度(mg/dl),尿量(ml),体重(kg)

正常值范围:0.48~0.51mg/(kg·h)

尿酸清除率=(尿中尿酸浓度/血尿酸浓度)×每分钟尿量×(1.73/体表面积)

注:尿酸浓度(mg/dl),尿量(ml),体表面积(m²)

　　考虑到肾功能对尿酸排泄的影响,用肌酐清除率(Ccr)校正,根据Cua/Ccr比值对高尿酸血症分型如下:>10%为尿酸生成过多型;<5%为尿酸排泄低下型;5%~10%为混合型。

　　高尿酸血症根据病因可分为原发性和继发性两类(表7-10-1)。在排除其他疾病的基础上,由于先天性嘌呤代谢紊乱和/或尿酸排泄障碍所引起的,称为原发性高尿酸血症;继发于肾脏疾病或某些药物所致尿酸排泄减少、骨髓增生性疾病及肿瘤化疗所致尿酸生成增多等原因导致的称为继发性高尿酸血症。

表 7-10-1　高尿酸血症的病因分类

| 分型 | 分类 | 成　因 |
|------|------|--------|
| 生成过多型 | 原发性 | 嘌呤合成亢进:①特发性;②嘌呤代谢相关酶异常(PRPP 合成酶亢进症、HGPRT 缺乏症) |
| | 继发性 | 高分子核酸分解亢进:①造血系统疾病(红细胞增多症、溶血性贫血、白血病、恶性淋巴瘤、骨髓瘤等);②牛皮癣 |
| | | ATP 分解亢进:①糖原贮积症(Ⅰ,Ⅲ,Ⅴ,Ⅶ型);②酒精摄取过量;③组织低氧血症;④无氧运动;⑤果糖摄取过多 |
| | | 嘌呤摄入过多 |
| 排泄低下型 | 原发性 | 特发性 |
| | 继发性 | 家族性青年性痛风/高尿酸血症性肾病(FJG/HN) |
| | | 肾衰竭、酮症(饥饿、糖尿病酮症)、高乳酸血症(酒精摄取、妊娠中毒症、组织低氧血症、1 型糖尿病)、脱水、尿崩症、铅中毒、药物(吡嗪酰胺、小剂量水杨酸、噻嗪类利尿剂、烟酸、环孢素 A 等) |

注:PRPP 为 5-磷酸核糖-1-焦磷酸;HGPRT 为次黄嘌呤-鸟嘌呤磷酸核糖转移酶。

## 二、临床表现

### (一)无症状期

仅有波动性或持续性高尿酸血症,从血尿酸增高至症状出现的时间可长达数年至数十年,有些可终身不出现症状,但随年龄增长痛风的患病率增加,并与高尿酸血症的水平和持续时间有关。

### (二)急性关节炎期

具有以下特点:①起病急骤,多数患者发病前无先兆症状,或仅有疲乏、全身不适、关节刺痛等。部分患者可伴有体温升高、头痛等症状。常于夜间或清晨突然发病,症状一般在数小时内发展至高峰。②关节局部的受累、受伤、受寒、暴饮暴食、应激、情绪压抑、饮酒及服用某些药物等为常见诱因。③受累关节及周围软组织呈暗红色,明显肿胀,局部发热,疼痛剧烈难忍,常有关节活动受限。初次发病时绝大多数仅侵犯单个关节,其中以第一跖趾关节和趾间关节最为常见,偶可同时发生多关节炎。④急性痛风性关节炎的发作多具自限性。轻微发作一般经过数小时至数日即可缓解,症状严重者可持续 7~14d 或更久。通常情况下,急性痛风性关节炎发作缓解后,患者症状全部消失,关节活动完全恢复正常。少数患者局部皮肤可遗留有不同程度的色素沉着,可出现瘙痒和脱屑。⑤急性痛风性关节炎以春季较为多见,秋季发病者相对较少。

### (三)慢性关节炎期

痛风性关节炎反复发作导致关节肿胀持续不消,关节疼痛持续存在,甚至出现关节畸形,表明患者进入慢性痛风性关节炎阶段。反复发作及受累关节多为其主要特点。关节炎的发病次数、频度及每次发病的严重程度与受累关节是否破坏、畸形和功能障碍密切相关。未经过治疗或治疗不当的患者其急性关节炎反复发作逐渐进展为慢性关节炎期。此期关节炎的发作越来越频繁,间歇期缩短,疼痛逐渐加剧,甚至在发作之后不能完全缓解。受累关节逐渐增多,严重者可累及肩、髋、脊柱、骶髂、胸锁、下颌等关节及肋软骨,患者可有肩背痛、胸痛、肋间神经痛、坐骨神经痛等表现,少数可发生腕管综合征。晚期可出现关节畸形,活动受限。

### (四)肾病期

1. 尿酸性肾石病　约 25% 的痛风患者有泌尿系结石,其中约 80% 属于尿酸性肾结石,剩下的是尿酸性和草酸钙的混合型或单纯草酸盐或磷酸盐结石。表现为肾区或上腹部疼痛,多为绞痛或钝痛。呈阵发性,亦可为持续性。这是由于结石堵塞肾盂或输尿管上部所致。结石疼痛时,常伴肉眼血尿或镜下血尿,以后者居多。体力活动如运动、骑车或劳动后可诱发血尿或使血尿加重。肾结石偶可出现无痛性血尿。尿酸性肾石病患者尿内可排出小结石,结石通过尿道时可有堵塞或刺痛感。如收集到结石,需做分析,以确定结石的性质。部分尿酸性肾石病患者可继发尿路感染。常表现为发热、寒战、膀胱刺激等症状。尿酸结石在泌尿系管腔内堵塞可引起梗阻,造成梗阻以上积水。一般结石的梗阻常是不全梗阻。梗阻时患者感尿道疼痛、排尿困难、尿流中断。孤立肾或双侧肾结石梗阻可发生无尿,及所谓结石性无尿。梗阻引起肾积水,可出现上腹部或腰部水肿。

2. 痛风性肾病　长期高尿酸血症患者易出现肾小管间质的慢性病变。早期多无临床表现,症状的严重程度与高尿酸血症的持续时间和幅度有关。临床表现为尿浓缩功能下降,出现夜尿增多、低比重尿、低分子蛋白尿、白细胞尿、血尿及管型等。晚期可出现肾小球滤过功能下降,出现肾衰竭及高血压、水肿、贫血等。短时间内大量尿酸结晶堆积于肾脏集合管、肾盂和输尿管,可致急性肾衰竭。

（五）眼部病变

眼部的血流相对身体其他部位而言,尿酸钠的溶解度更低,特别是在高尿酸血症及较低的温度下尿酸盐更容易过饱和,导致尿酸盐结晶沉积。尿酸盐沉积于内外眦可见稍高出皮肤表面的结节,沉积于眼睑的患者常反复发生睑缘炎,甚至破溃形成溃疡而使白色尿酸盐向外排出,还可致上睑下垂,沉积于眼眶导致眼球突出、运动受限,眼外肌的尿酸盐沉积导致眼肌的炎性水肿,反复发作引起斜视、眼球运动受限。尿酸盐沉积于虹膜会刺激炎症细胞的产生,继发虹膜睫状体炎,引起眼红、烧灼感及视物模糊等临床症状,病情发展可导致眼底改变、视神经乳头水肿等严重改变。

## 三、辅助检查

（一）血中尿酸测定

血清标本,尿酸酶法。正常男性为 $150 \sim 380\mu mol/L(2.5 \sim 6.4mg/dl)$,女性为 $100 \sim 300\mu mol/L(1.6 \sim 5.0mg/dl)$,绝经后女性标准同男性。血尿酸水平波动大,应反复监测。

（二）尿中尿酸测定

低嘌呤饮食 5d 后,每日尿酸排出量超过 3.57mmol(600mg),可认为尿酸生成增多。

（三）滑囊液或痛风石内容物检查

偏振光显微镜下,可见针形尿酸盐结晶。

（四）X 线检查

急性关节炎期可见非特异性软组织肿胀;慢性期或反复发作后可见软骨缘破坏,关节面不规则,特征性表现是穿凿样、虫蚀样圆形或弧形的骨质透亮缺损。

（五）CT 与 MRI 检查

CT 扫描受累部位可见不均匀的斑点状高密度痛风石影像;MRI 的 $T_1$ 和 $T_2$ 加权图像呈斑点状低信号。

## 四、诊断与鉴别诊断

（一）诊断

1. 在正常嘌呤饮食状态下　非同日 2 次空腹血尿酸男性和绝经后女性 $>420\mu mol/L(7mg/dl)$,非绝经期女性 $>360\mu mol/L(6mg/dl)$,可诊断为高尿酸血症。

2. 痛风性关节炎　由尿酸晶体引发的晶体性关节炎,称之为痛风性关节炎。中青年男性多见,常首发于第一跖趾关节,或踝、膝等关节。起病急骤,24h 内发展至高峰。初次发病常累及单个关节,持续数天至数周可完全自然缓解,反复发作则受累关节逐渐增多,症状持续时间延长,两次关节炎发作间歇期缩短。

3. 痛风石　关节周围,肉眼可见,质地偏硬,状如石子的结节,常出现于第一跖趾、耳郭、前臂伸面、指关节、肘关节等部位,可小如芝麻,大如鸡蛋或更大,受挤压后可破溃或形成瘘管,有白色豆腐渣样排出物。

4. 关节液检查　急性期关节滑囊液偏振光显微镜下约 80% 的患者可见双折光的针形尿酸钠晶体,具有确诊价值。

5. 关节超声检查 关节腔内可见典型的"暴雪征"和"双轨征"，具有诊断价值。关节内点状强回声及强回声团伴声影是痛风石常见表现。

6. 双能CT 特异性区分组织与关节周围尿酸盐结晶，具有诊断价值。

7. X线 急性关节炎期可见非特异性软组织肿胀；慢性期或反复发作后可见软骨缘破坏，关节面不规则，特征性表现是穿凿样、虫蚀样圆形或弧形的骨质透亮缺损。

8. 建议采用2015年美国风湿病学会（ACR）/欧洲抗风湿病联盟（EULAR）提出的ACR/EULAR痛风分类标准（表7-10-2），当表中分值相加≥8分即分类为痛风（见表7-10-2）。

表7-10-2 2015年美国风湿病学会（ACR）/欧洲抗风湿病联盟（EULAR）痛风分类标准

| 临 床 特 点 | 评分/分 |
| --- | --- |
| 受累关节分布：曾有急性症状发作的关节/滑囊部位（单或寡关节炎） | |
| 踝关节或足部（非第一跖趾关节）关节受累 | 1 |
| 第一跖趾关节受累 | 2 |
| 受累关节急性发作时症状：①皮肤发红（患者主诉或医生查体）；②触痛或压痛；③活动障碍 | |
| 符合上述1个特点 | 1 |
| 符合上述2个特点 | 2 |
| 符合上述3个特点 | 3 |
| 典型的急性发作：①疼痛达峰<24h；②症状缓解≤14d；③发作间期完全缓解；符合上述≥2项 | |
| 首次发作 | 1 |
| 反复发作 | 2 |
| 痛风石证据：皮下灰白色结节，表面皮肤薄，血供丰富；典型部位：关节、耳郭、鹰嘴滑囊、肌腱（如跟腱） | |
| 没有痛风石 | 0 |
| 存在痛风石 | 4 |
| 血尿酸水平：非降尿酸治疗中、距离发作>4周时检测，可重复检测；以最高值为准 | |
| <240 μmol/L（4mg/dl） | -4 |
| 240~<360 μmol/L（4~<6mg/dl） | 0 |
| 360~<480 μmol/L（6~<8mg/dl） | 2 |
| 480~<600 μmol/L（8~<10mg/dl） | 3 |
| ≥600 μmol/L（≥10mg/dl） | 4 |
| 关节液分析：由有经验的医生对有症状关节或滑囊进行穿刺及偏振光显微镜镜检 | |
| 未做检查 | 0 |
| 尿酸盐钠晶体阴性 | -2 |
| （曾）有症状的关节或滑囊处尿酸钠晶体的影像学证据：关节超声"双轨征"或双能CT尿酸钠晶体沉积 | |
| 无（两种方式）或未做检查 | 0 |
| 存在（任一方式） | 4 |
| 痛风相关关节破坏的影像学证据：手/足X线存在至少一处骨侵蚀（皮质破坏，边缘硬化或边缘突出） | |
| 无或未做检查 | 0 |
| 存在 | 4 |

注：1. 适用标准（符合准入标准方可应用本标准）：至少存在1次外周关节或滑囊的肿胀、疼痛或压痛。
2. 确定标准（金标准，无须进行分类诊断）：偏振显微镜镜检证实在（曾）有症状关节或滑囊或痛风石中存在尿酸钠晶体。
3. 分类标准（符合准入标准但不符合确定标准时）：累及≥8分时可诊断痛风。
4. 急性症状发作：外周关节或滑囊发作肿胀、疼痛和/或触痛；双轨征：透明软骨表面的不规则强回声，且与超声探头角度无关，如在改变超声探头角度后，双轨征消失则为假阳性；双能CT尿酸钠晶体沉积：通过80kV和140kV两个能量进行扫描，采用特定软件进行物质分解算法，将关节及关节周围的尿酸钠晶体标上绿色伪色。需鉴别甲床、亚毫米、皮肤、运动、射线硬化和血管伪影与尿酸钠沉积的区别；骨侵蚀需除外远端指间关节和鸥翼征。

（二）鉴别诊断

1. 继发性高尿酸血症 继发性高尿酸血症或痛风具有以下特点：①儿童、青少年、女性及老年人多见；②高尿酸血症程度较重；③40%的患者24h尿中尿酸排出增多；④肾脏受累多见，痛风肾、尿酸结石发生率较高,甚至发生急性肾衰竭;⑤痛风性关节炎症状较轻或不典型;⑥有明确的相关用药史。

2. 关节炎　①类风湿关节炎:青、中年女性多见,四肢近端小关节常呈对称性梭形肿胀畸形,晨僵明显,血尿酸不高,类风湿因子阳性,X线片出现凿孔样缺损少见;②化脓性关节炎与创伤性关节炎:前者关节囊液可培养出细菌;后者有外伤史。两者血尿酸水平不高,关节囊液无尿酸盐结晶;③假性痛风:系关节软骨钙化所致,多见于老年人,膝关节最常受累。血尿酸正常,关节滑囊液检查可发现有焦磷酸钙结晶或磷灰石,X线可见软骨呈线状钙化或关节旁钙化。

3. 肾石病　高尿酸血症或不典型痛风可以肾结石为最先表现,继发性高尿酸血症者尿路结石的发生率更高。纯尿酸结石可被X线透过而不显影,所以对尿路平片阴性而超声阳性的肾结石患者应常规检查血尿酸并分析结石性质。

## 五、治疗

原发性高尿酸血症与痛风的治疗目的:①控制高尿酸血症,预防尿酸盐沉积;②迅速终止急性关节炎的发作;③防治尿酸结石形成和肾功能损伤。

### (一)饮食及运动治疗

1. 提倡均衡饮食,限制每日总热量摄入,控制饮食中嘌呤含量。以低嘌呤饮食为主,严格限制动物内脏、海产品和肉类等高嘌呤食物的摄入。富含嘌呤的蔬菜(莴笋、菠菜、蘑菇、菜花等)、豆类及豆制品与高尿酸血症及痛风发作无明显相关性。鼓励患者多食用新鲜蔬菜,适量食用豆类及豆制品(肾衰竭者须在专科医生指导下食用),豆制品比豆类嘌呤含量低,更适合高尿酸及痛风患者。

2. 维持每日尿量 2000~3000ml,多饮水,以确保每日尿量不少于2000ml,确保尿酸从肾脏的排出。可饮用牛奶及乳制品(尤其是脱脂奶和低热量酸奶),避免饮用可乐、橙汁、苹果汁等含果糖饮料或含糖软饮料。

3. 可食用含果糖较少的水果,如樱桃、草莓、菠萝、西瓜、桃子等。

4. 应当限制酒精摄入,禁饮黄酒、啤酒和白酒。

5. 建议将体重控制在正常范围(BMI 18.5~23.9kg/m$^2$)。

6. 鼓励高尿酸血症患者坚持适量运动。建议每周至少进行150min(30min/d×5d/周)中等强度[运动时心率在(220-年龄)×(50%~70%)范围内]的有氧运动。运动中应当避免剧烈运动或突然受凉诱发痛风发作。运动出汗后要及时补充水分。

### (二)高尿酸血症的治疗

高尿酸血症患者经饮食及运动干预效果不佳,尿酸不达标时开始药物治疗。

1. 降尿酸药物　临床上常用的降尿酸药物包括抑制尿酸合成和促尿酸排泄两类。

(1) 抑制尿酸合成药物:该类药物通过抑制黄嘌呤氧化酶活性,减少尿酸合成。常用药物包括别嘌醇和非布司他等。

别嘌醇(allopurinol):成人初始剂量 50~100mg/d,每 2~5 周测血尿酸水平 1 次,未达标患者每次可递增 50~100mg,最大剂量 600mg/d。别嘌醇可引起皮肤过敏反应及肝肾功能损伤,严重者可发生致死性剥脱性皮炎等超敏反应综合征。*HLA-B5801* 基因阳性突变、应用噻嗪类利尿剂和肾衰竭是别嘌醇发生不良反应的危险因素。*HLA-B5801* 基因突变在中国(汉族)、韩国、泰国人中阳性率显著高于白种人,推荐在服用别嘌醇治疗前进行该基因筛查,突变阳性者禁用。

非布司他(febuxostat):新型选择性黄嘌呤氧化酶抑制剂。初始剂量 20~40mg/d,2~4 周后血尿酸不达标者,逐渐加量,最大剂量 80mg/d。因其主要通过肝脏清除,45%经过胆汁肠道排泄,49%通过肾脏排泄。在肾衰竭和肾移植患者中具有较高的安全性,轻中度肾衰竭患者无需调整剂量。不良反应包括肝功能损害、恶心、皮疹等。

（2）促尿酸排泄药物：抑制近端肾小管对尿酸盐的重吸收，从而促进尿酸排泄，降低血尿酸水平。

苯溴马隆（benzbromarone）：成人起始剂量 25~50mg/d，2~5 周后根据血尿酸水平调整剂量至 75mg/d 或 100mg/d，最大剂量 100mg/d，可用 25mg/d 为维持量，早餐后服用；可用于轻中度肾功能异常或肾移植患者，eGFR 30~60ml/（min·1.73m²）患者被推荐用 50mg/d。eGFR<30ml/（min·1.73m²）或尿酸性肾石病患者被禁用。服用时须碱化尿液，将尿液 pH 调整至 6.2~6.9，心肾功能正常者维持尿量 2000ml 以上。不良反应有胃肠不适、腹泻、皮疹和肝功能损害等。

2. 碱化尿液药物　接受降尿酸药物，尤其是促尿酸排泄药物治疗的患者及尿酸性肾石病患者，推荐将尿 pH 维持在 6.2~6.9，以增加尿中尿酸溶解度。尿 pH 过高增加磷酸钙和碳酸钙等结石形成风险。

（1）碳酸氢钠：适用于慢性肾衰竭合并高尿酸血症或痛风患者。起始剂量 0.5~1.0g 口服，3 次/d，与其他药物相隔 1~2h 服用。主要不良反应为胀气、胃肠道不适，长期应用需警惕钠负荷过重及高血压。

（2）枸橼酸盐制剂：包括枸橼酸氢钾钠、枸橼酸钾和枸橼酸钠，以前者最为常用。枸橼酸盐是尿中最强的内源性结石形成抑制物，同时可碱化尿液，增加尿中尿酸溶解度，溶解尿酸结石并防止新结石的形成。枸橼酸氢钾钠起始剂量 2.5~5.0g/d，服用期间需监测尿 pH 以调整剂量。急性肾损伤或慢性肾衰竭、严重酸碱平衡失调及肝功能不全患者禁用。

### （三）急性关节炎期的治疗

急性期应卧床休息，抬高患肢、局部冷敷。尽早给予药物控制急性发作，治疗越早效果越佳。秋水仙碱或非甾体抗炎药（NSAID）是急性关节炎发作的一线治疗药物，上述药物有禁忌或效果不佳时可考虑选择糖皮质激素控制炎症。

（1）秋水仙碱：治疗急性痛风性关节炎的特效药物，通过抑制白细胞趋化、吞噬作用及减轻炎性反应发挥镇痛作用。推荐在痛风发作 12h 内尽早使用，超过 36h 后疗效显著降低。起始负荷剂量为 1.0mg 口服，1h 后追加 0.5mg，12h 后按照 0.5mg，1~3 次/d。秋水仙碱不良反应随剂量增加而增加，常见有恶心、呕吐、腹泻、腹痛等胃肠道反应，症状出现时应立即停药；少数患者可出现肝功能异常，转氨酶升高，超过正常值 2 倍时须停药；肾损害可见血尿、少尿、肾功能异常，肾功能损害患者须酌情减量。秋水仙碱可引起骨髓抑制，使用时注意监测血常规。

（2）非甾体抗炎药（NSAID）：包括非选择性环氧化酶（COX）抑制剂和 COX-2 抑制剂两种，通过抑制花生四烯酸代谢中的环氧化酶活性，进而抑制前列腺素的合成而达到消炎镇痛的效果。若无禁忌推荐早期足量使用 NSAID 速效制剂。非选择性 COX 抑制剂主要存在消化道溃疡、胃肠道穿孔、上消化道出血等胃肠道不良反应，对于不耐受非选择性 COX 抑制剂的患者可选用 COX-2 抑制剂，其胃肠道不良反应可降低 50%；活动性消化道溃疡/出血，或既往有复发性消化道溃疡/出血病史者为所有 NSAID 使用禁忌证。COX-2 抑制剂可能引起心血管事件的危险性增加，合并心肌梗死、心功能不全者避免使用。NSAID 使用过程中需监测肾功能，严重慢性肾脏病（CKD4~5 期）未透析患者不建议使用。

（3）糖皮质激素：严重急性痛风发作伴有较重全身症状，秋水仙碱、NSAID 治疗无效或使用受限的患者以及肾衰竭患者、老年痛风患者，可考虑给予糖皮质激素或 ACTH 短程治疗。泼尼松 0.5~1mg/（kg·d），连续用药 3~7d 后迅速减量或停药，总疗程不超过 2 周；或者 ACTH 50IU 溶于葡萄糖溶液中缓慢静脉滴注。使用糖皮质激素应注意预防和治疗高血压、糖尿病、水钠潴留、感染等不良反应，避免使用长效制剂。急性发作仅累及 1~2 个大关节，全身治疗效果不佳者，可考虑关节腔内注射短效糖皮质激素，避免短期内重复使用。该类药物的特点是起效快、缓解率高，但停药后容易出现症状"反跳"。

### （四）发作间期和慢性期的治疗

治疗目的是维持血尿酸的正常水平（见高尿酸血症的治疗），较大痛风石或经皮破溃者可行手术治疗。

### （五）其他

继发性高尿酸血症的治疗原则：①积极治疗原发病；②尽量避免或减少使用可能引发和/或加重高尿

酸血症的药物和方法;③尽快控制急性痛风性关节炎的发作。

## 六、预后

高尿酸血症与痛风是一种终身性疾病,常与代谢综合征伴发,轻症患者经规范治疗后不影响日常工作和生活。急性关节炎和关节畸形会严重影响患者生活质量,若出现肾功能损伤,预后不良。

（李长贵）

### 学习小结

高尿酸血症和痛风是一种慢性疾病,对痛风的诊断和评估是多方面的,关节穿刺和尿酸钠晶体检测仍然是诊断痛风的基础,其病理生理基础和关节损伤等慢性痛风表现同样需要关注。痛风具有高度的临床异质性,对于一些特殊类型的痛风患者,仍需要临床医生的综合诊断。加强患者教育、生活方式的调整及药物治疗综合管理,是目前高尿酸血症和痛风治疗的主要措施。

### 复习参考题

1. 高尿酸血症的定义及临床分型是什么?
2. 简述高尿酸血症及痛风的临床分期及各期主要临床特点。
3. 高尿酸血症及痛风的治疗措施有哪些?

## 案例 7-10-1

患者,男,52 岁,因"反复发作性关节肿痛 12 年,加重 3 个月"入院。12 年前患者饮酒后出现右侧第一跖趾关节红肿、疼痛,局部皮温升高,不能行走,未治疗,约 7d 后自行缓解。以后每年关节疼痛发作 1~2 次,多在饮酒后出现,疼痛逐渐累及双踝、双腕、掌指等关节,服用吲哚美辛后可缓解。5 年前开始出现关节疼痛发作次数较前增加,手足及耳郭边缘出现皮下结节,破溃后有白色豆腐渣样物质溢出,在当地诊为"类风湿关节炎",给予多种镇痛药物治疗,但一直未行血尿酸检查。3 个月前关节肿痛再次发作,持续不缓解,当地查尿蛋白(+),尿素氮(BUN)6.85mmol/L,血清肌酐(Scr)89μmol/L,尿酸 760μmol/L。无特殊个人史及家族史。

体格检查:体温 38.8℃,脉搏 95 次/min,呼吸 18 次/min,血压 135/85mmHg。神清,双眼睑轻度水肿,双耳郭见米粒大小硬结。双肺呼吸音清,未闻及明显干湿啰音,心率 95 次/min,律齐,各瓣膜听诊区未闻及病理性杂音,腹软,无压痛、反跳痛,肝脾肋下未触及,肝肾区无叩痛,双下肢无水肿,双手第一掌指关节明显红肿,皮温升高,拒触摸。双手掌指关节、双足第一跖趾关节明显变形,活动受限,双手及双足可见数个鸽蛋大小结节,质软。

辅助检查:实验室检查中血常规示,白细胞计数 $11.8×10^9$/L,血红蛋白 117g/L,中性粒细胞百分比 84%。血沉 127mm/h,C 反应蛋白 165mg/L。血生化示白蛋白 33.8g/L,肝肾功能正常。血尿酸 720μmol/L。抗核抗体(ANA)、抗中性粒细胞胞质抗体(ANCA)等均阴性。影像学检查,双手 X 线示右中指及左示指、掌骨及指骨可见增生硬化,掌指关节间隙变窄消失。关节面毛糙,关节周围骨质呈凿孔样破坏。周围软组织肿胀明显。胸部 X 线片未见明显异常。腹部超声未见明显异常。心电图示窦性心动过速,室性期前收缩。

思考问题:

1. 该患者目前诊断考虑是什么? 依据是什么?
2. 下一步该患者需要进行哪些治疗?

# 第十一章　骨质疏松症

07篇11章

**学习目标**

| 掌握 | 骨质疏松症的定义、诊断标准、骨转换的概念、预防和治疗原则。 |
|---|---|
| 熟悉 | 骨质疏松症的分型；骨质疏松症预防和治疗药物的分类。 |
| 了解 | 继发性骨质疏松症的病因。 |

　　骨质疏松症（osteoporosis，OP）是一种以骨量低下、骨微结构破坏，导致骨脆性增加，易发生骨折为特征的全身性骨病（WHO，1993）。2001年美国国立卫生研究院（NIH）提出OP是以骨强度下降、骨折风险增加为特征的骨骼系统疾病，骨强度反映了骨骼的两个主要方面，即骨矿密度和骨质量。2016年美国临床内分泌医师协会（AACE）联合美国内分泌学院（ACE）在继承上述理念的基础上，提出了更为具体的诊断标准。

　　OP可发生于不同性别和任何年龄，但多见于绝经后妇女和老年男性。

## 一、分型及病因

　　女性骨峰值低于男性，且在绝经后早期骨丢失的速度加快，所以比男性更容易患OP。OP分型见表7-11-1，本文重点介绍绝经后骨质疏松症（postmenopausal OP，PMOP）。

表7-11-1　骨质疏松的分型及病因

| 类型 | 好发年龄 | 临床特征 | 病因 |
|---|---|---|---|
| 原发性OP I 型（PMOP） | 70岁以下 | 多为桡骨、椎体骨折 | 绝经后性激素减少 |
| 原发性OP II 型（老年性OP） | 70岁以上 | 多为髋部骨折 | 不完全清楚，与肾功能减退、维生素D缺乏等相关 |
| 继发性OP | 任何年龄 | 无特征性 | 慢性肾脏病、自身免疫病、内分泌代谢病、慢性肠病、包括恶性血液病的恶性肿瘤、制动和药物，等 |
| 特发性OP | 中年及以下 | 无特征性 | 不清楚 |

　　注：OP为骨质疏松症；PMOP为绝经后骨质疏松症。

## 二、绝经后骨质疏松症发病机制

　　PMOP的发病机制复杂，可能是多因素作用所致。雌激素缺乏、遗传、继发性甲状旁腺功能亢进、降钙素分泌减少、活性维生素D产生减少、营养缺乏、运动不足、不良的生活习惯、细胞因子网络紊乱等。这些因素导致骨转换（也称骨代谢、骨重建或骨重塑）异常，要理解OP的发病机制，就必须了解骨转换。

### （一）骨转换的概念

　　完成骨转换的主要有两类细胞：

（1）破骨细胞：分泌氢离子和组织蛋白酶对骨组织进行侵蚀。

（2）成骨细胞：分泌Ⅰ型胶原为主要成分的骨基质，并分泌碱性磷酸酶、骨钙素等物质促进骨矿化。另外，破骨细胞、成骨细胞还分泌许多细胞因子调节对方的功能。

正常情况下，一个骨转换周期一般为3~4个月。骨转换周期通常从破骨细胞溶解骨基质开始计算，被溶解部位形成骨吸收陷窝，推测可能受某种趋化因子的作用，成骨细胞会贴附到骨陷窝表面，然后分泌骨基质（主要是Ⅰ型胶原）将骨陷窝填满。矿化过程从骨陷窝底部成熟的骨基质开始，逐步将新的骨基质全部矿化，这样就完成了一个骨转换周期，完成功能的成骨细胞变成功能静止的衬里细胞贴在骨表面或被埋入骨基质形成骨细胞（也称骨隔离细胞）。正常骨组织以这种形式不断进行新陈代谢。

### （二）绝经后妇女的骨转换

妇女在雌激素突然减少的状态下，成骨细胞和骨细胞表达NF-κB受体激活蛋白配体（RANKL）增加，RANKL刺激体内破骨细胞形成增多，从而骨吸收增加。而且，由于未知的机制，此时的成骨细胞功能下降，在每一个骨转换周期成骨细胞不能将骨陷窝填满，所以每一次骨转换都会导致骨量减少。

## 三、临床表现

多数OP患者无临床表现，因此被称为"静悄悄的流行病"，少数患者可出现以下临床表现：

### （一）疼痛

疼痛一般位于腰背部，为隐痛或钝痛，严重的患者以致不能翻身、久坐或久站。但压迫椎体时疼痛并不明显，也可以有胸痛。但如果是四肢长骨痛和关节痛，多为继发性OP导致，或非骨骼因素导致。

### （二）骨折

骨质疏松性骨折过去被称为"病理性骨折"，现称"脆性骨折"或"非创伤性骨折"或"微外力作用下的骨折"，通常指等身高跌倒而导致的骨折，骨折的部位以椎体（胸椎下段或腰椎居多）、桡骨远端（又称colles骨折）、股骨近端（包括股骨颈、粗隆间骨折）为多见，少数人可发生于肋骨、肱骨和跟骨等部位。

严重的OP患者甚至在抽搐、咳嗽、打喷嚏、拉门窗、急刹车动作中也会骨折。

### （三）身体畸形

弯腰、驼背是骨质疏松最多见的畸形，一般是单个椎体或多个椎体压缩性骨折导致脊柱生理曲线发生了变化所致。

### （四）身高缩短

可由椎体压缩性骨折导致，也可由椎间盘退化导致。

## 四、辅助检查

### （一）骨密度测定

双能X线吸收仪（DXA）是目前国际学术界公认的骨密度检查方法，其测定值作为OP诊断的金标准，但也可能出现假性结果。其他骨密度检查方法如单光子吸收法（SPA）、单能X射线吸收法（SXA）、定量CT测定（QCT）等根据具体条件也可用于OP的诊断参考。

### （二）X线摄片

可观察骨组织的形态结构，是对OP所致各种骨折进行定性和定位诊断的一种较好的方法，只有当骨量下降30%才可以在X线摄片中显现出来，故对早期诊断的价值不大。

### （三）定量超声测定法（QUS）

可用于筛查OP，但数值变异较大。

### （四）骨代谢的生化指标

包括骨形成和骨吸收指标。这类指标有助于评估疗效、骨转换的分型、骨丢失速率及老年妇女骨折的风险评估。其中：①骨形成指标：血清总碱性磷酸酶（ALP）、骨钙素（OC）、骨源性碱性磷酸酶（BALP）、Ⅰ型前胶原 C 端肽（PICP）、Ⅰ型前胶原 N 端肽（PINP）；②骨吸收指标：空腹 2h 的尿 Ca/Cr、血抗酒石酸酸性磷酸酶（TRACP）、血Ⅰ型胶原 C 端肽（CTX）和 N 端肽（NTX）、尿吡啶啉（Pyr）和脱氧吡啶啉（d-Pyr）、尿Ⅰ型胶原 C 端肽（U-CTX）和 N 端肽（U-NTX）等。

## 五、诊断

2016 年美国临床内分泌医师协会（AACE）联合美国内分泌学院（ACE）提出的 OP 诊断标准如下：

1. 在排除其他代谢性骨病的情况下出现脆性骨折，或无既往脆性骨折史的情况下，腰椎（前后位）、股骨颈、髋部，和/或桡骨远端 33%（1/3）的 T 值≤-2.5$s$，可诊断为骨质疏松。T 值指与中青年骨密度峰值平均值的差值，以 $s$ 为单位，$s$ 指中青年骨密度峰值的标准差，即 T 值=（所测骨密度-骨密度峰值的平均值）÷中青年人 BMD 峰值的标准差。

2. 按照骨密度测定，患者诊断为骨量减少（-2.5$s$<T<-1$s$），且采用国家特异性阈值的 FRAX$^{©}$ 软件评估后结果为骨折风险增高，也可以诊断为骨质疏松。

## 六、骨质疏松症的鉴别诊断

1. 慢性肾脏病（CKD）　CKD 可导致 1,25-(OH)$_2$D$_3$ 产生减少，肠钙吸收减少，继发性甲状旁腺功能亢进，进而导致 OP。当然，也可导致佝偻病或骨软化。

2. 自身免疫病　因为细胞因子网络紊乱，自身免疫病都可能导致骨质疏松。

3. 内分泌代谢病　甲状旁腺功能亢进、甲状腺功能亢进、库欣综合征、男性或女性性腺功能减退症、1 型糖尿病都可以导致 OP。

4. 慢性肠病　导致胃肠道吸收不良的疾病都可以导致 OP。

5. 恶性肿瘤　恶性血液病导致的细胞因子网络紊乱会导致骨质疏松。恶性实体肿瘤，特别是肺癌、肾癌和胰腺癌更容易导致 OP，它们分泌 PTH 相关蛋白可能是发病机制之一。

6. 制动　长期卧床、失重会导致破骨细胞功能亢进。

7. 药物　长期使用糖皮质激素和过量使用甲状腺激素是临床常见的原因。

8. 先天性疾病　成骨不全。

## 七、预防和治疗

OP 的预防和治疗包括以下策略。

（一）基础措施

1. 调整生活方式

（1）富含钙、低盐、富维生素 C、适量蛋白质的均衡膳食。

（2）注意适当户外活动，有助于骨健康的体育锻炼和康复治疗。

（3）避免嗜烟、酗酒，慎用影响骨代谢的药物等。

（4）采取防止跌倒的各种措施。

2. 骨健康基本补充剂　钙剂和维生素 D：钙是骨合成的基本原料，但单纯补充钙或维生素 D 未能证明可以明显减少骨折。美国国家骨质疏松基金会（NOF）推荐绝经妇女和老年人每日钙摄入推荐量（包括饮食摄入的）为 1200mg（1000~1500mg），维生素 D 为 800~1000IU。钙剂和维生素 D 用于治疗 OP 时，应与其他药物联合使用。

（二）药物治疗

1. 雌激素和选择性雌激素受体调节剂　雌激素治疗，无论有无孕激素，对骨细胞、破骨细胞和成骨细胞都有直接影响,可以抑制骨吸收以及维持骨形成。在 WHI 试验中,雌激素治疗显著降低了新发椎体、非椎体和髋关节骨折的发生率。为改善绝经后症状而短期使用的低剂量妊马雌酮或超低剂量的雌二醇,也可以增加骨密度,但其抗骨折功效尚未被临床证实。考虑到与雌激素使用相关的一些非骨骼风险(如乳腺癌、冠状动脉事件、脑血管和血栓性事件),不建议使用雌激素作为 OP 的一线治疗。

选择性雌激素受体调节剂(selective estrogen receptor modulator,SERM)激活不同组织的雌激素受体。雷洛昔芬是经 FDA 批准的治疗 OP 的 SERM 类药物;它能抑制骨吸收,轻度增加脊柱骨密度,减少 30% 的椎体骨折风险,但不能降低椎体或髋关节骨折风险。长期使用雷洛昔芬可以降低高危妇女的乳腺癌风险,但会增加血栓栓塞事件。

2. 双膦酸盐　双膦酸盐的主要作用机制是抑制破骨细胞的细胞骨架蛋白功能,所以能够抑制骨转换。口服和静脉注射双膦酸盐已在一些随机临床试验被证明可以降低骨折的风险。双膦酸盐这一大类药物是目前治疗 OP 的最常用药物。

随机临床试验及临床经验都证明双膦酸盐通常是安全的。口服双膦酸盐可能会轻微地刺激胃肠道,因此,临床表现明显的食管疾病是口服双膦酸盐的禁忌证。双膦酸盐不常见的副作用是轻度低钙血症和肌肉疼痛。更罕见、更严重的两种副作用分别是非经典型股骨骨折(AFF)和下颌骨坏死(ONJ)。AFF 患者中使用双膦酸盐达 5 年以上者占绝大多数。ONJ 指颌面部暴露在外的坏死骨 8 周内不愈合,多发生于有恶性肿瘤基础又大剂量静脉使用双膦酸盐者。

服用阿仑膦酸钠 3 年的患者椎体骨折率比安慰剂组降低 50%,在已发生脊柱骨折的患者中,阿仑膦酸钠组髋关节骨折和非椎体骨折的发生率比安慰剂组分别降低 51% 和 20%。

在一个大型随机对照试验中,给绝经后骨密度低的妇女每年一次输注唑来膦酸(5mg/次)可以较安慰剂组显著降低椎骨折(70%)、髋部骨折(41%)和非椎体骨折(25%)。副作用:在第一次输注后可能有发热、类流感症状,可自愈。

3. 狄诺塞麦　狄诺塞麦(denosumab)为 RANKL 的抗体,抑制 RANKL 的功能,从而降低破骨细胞的分化。与双膦酸盐不同的是,它可以在肾功能受损的妇女中使用。狄诺塞麦治疗(60mg/次,每年两次皮下注射)可较安慰剂组降低脊椎骨折(68%)、髋部骨折(40%)和非椎体骨折风险(20%)。与双膦酸盐类似,治疗中也有罕见的非经典股骨骨折和下颌骨坏死病例出现。

4. 特立帕肽　特立帕肽(teriparatide)的主要作用机制为促进骨形成。在 21 个月的试验中,特立帕肽皮下注射(20μg/d),可较安慰剂组降低椎体骨折(65%)和非椎体骨折风险(35%),但不能显著降低髋部骨折的风险。因为该药会促进鼠类动物发生骨肉瘤,所以它的使用期限为 2 年。

5. 其他药物

(1) 活性维生素 D:适当剂量的活性维生素 D 能促进骨形成和矿化,并抑制骨吸收;能增加老年人肌肉力量和平衡能力,降低跌倒的危险,进而降低骨折风险。老年人更适宜选用活性维生素 D,它包括 1α-羟维生素 D(α-骨化醇)和 1,25-二羟维生素 $D_3$(骨化三醇)两种。

(2) 中药:经临床证明有效的中成药亦可按病情选用。

(张克勤)

## 学习小结

OP 可以由多种原因导致。绝经是 OP 最常见的原因。OP 最根本的发生机制是体内骨转换不平衡,导致骨吸收超过骨形成。原发性 OP 的治疗要点是:①调整生活方式;②补充钙和维生素 D;③使用破骨细胞抑制剂和/或促成骨剂。

1. 2016 年美国临床内分泌医师协会（AACE）联合美国内分泌学院（ACE）提出的骨质疏松诊断标准是什么?

2. 简述骨质疏松的分型和病因。

3. 为什么绝经后妇女更容易发生骨质疏松?

# 第一章　风湿免疫病概论

| 学习目标 | |
|---|---|
| **掌握** | 风湿病的基本概念和分类。 |
| **了解** | 各种风湿病相应的诊断分类标准；风湿病的实验室检查特点。 |

　　风湿免疫病（rheumatic diseases），又称风湿性疾病、结缔组织病，简称"风湿病"，是指一组与遗传、感染、内分泌、代谢、创伤、退化等因素有关的，主要累及关节、骨骼、肌肉、肌腱、筋膜、韧带、滑囊、血管等组织的疾病统称，主要是慢性自身免疫性炎症性疾病，有100多种疾病类型。

　　风湿病是一组古老的疾病，公元前5世纪，我国最早的医学经典《黄帝内经》中痹症意指肢体关节肌肉疼痛的一类病症。在埃及出土的公元前2700多年的木乃伊骨骼，用现代放射学方法检测就发现有类风湿关节炎样的骨侵蚀改变。公元前3世纪，古希腊的《希波克拉底文集》中就出现了风湿"rheuma"一词，但直到1949年现代医学才开始使用风湿病学（rheumatology）这一名词，因此在全球范围，风湿病学是既古老又年轻的内科学临床三级学科。

　　近40年由于免疫学、分子遗传学、分子生物学、基因工程制药学的发展，风湿病在病因、病机、病理的认识，以及疾病的诊断标准化和治疗方法方面都赶上了心血管疾病、内分泌疾病等传统内科学的步伐，其单克隆抗体分子靶向治疗已经引领众多内科疾病的治疗。目前在我国地市级以上的三级医院与大部分县级二级医院都已经建立了风湿免疫科，风湿病学的发展在中国进入了快速发展时期。

　　风湿病是常见的高花费、易致残性疾病，是以机体的结缔组织为慢性免疫损害的靶侵犯部位，且结缔组织散布于全身的皮肤黏膜、肌肉、骨骼关节、心、肺、肝、肾、胃肠、血液、神经，因此风湿病是全身性自身免疫病，患者一旦得病，迁延终生。在研究人群中有30%～40%的人会出现骨骼肌肉的症状和体征，如疼痛，肿胀、僵硬、活动受限，每个人在其一生中都会有阶段性的局部关节病或全身性关节病。

　　风湿病目前以非甾体抗炎药、糖皮质激素、慢作用抗风湿药、生物制剂等四大类药物治疗为主，无根治措施，保持长期的病情稳定是最高治疗目标，只要无肢体残疾与内脏损害，长期病情稳定的患者可以和正常人一样进行上学、工作、结婚、生育、旅游、社交活动。

## 一、风湿病分类

（一）美国风湿病学会（ACR）综合病因学、病理学、遗传学、免疫学以及临床等因素，对风湿病进行归纳后分为十大类，包括100余种风湿病。

1. 弥漫性结缔组织病　类风湿关节炎（IgM类风湿因子阳性或阴性）、幼年型关节炎（系统型、多关节型、少关节型）、红斑狼疮（系统性、药物性、盘状）、硬皮病（局限性、系统性）、弥漫性筋膜炎、多肌炎和皮肌炎、坏死性血管炎和其他血管病、干燥综合征、重叠综合征、风湿性多肌痛等。

2. 血清阴性脊柱关节病　强直性脊柱炎、反应性关节炎（含Reiter综合征）、银屑病关节炎、炎症性肠病关节炎、未分化型脊柱关节病。

3. 骨关节炎（原发性、继发性）。

4. 感染相关性关节炎（感染性关节炎、感染后反应性关节炎）。

5. 代谢遗传相关性关节病　痛风、假性痛风、淀粉样变性、血友病性关节病、马方综合征、Hurler-Hunter综合征、进行性骨化肌炎、先天性多关节弯曲等。

6. 肿瘤相关性关节病。

7. 神经血管性风湿病　神经病变性关节病、挤压综合征、红斑性肢痛症、雷诺病。

8. 骨与软骨疾病　骨质疏松症、缺血性骨坏死、骨软化、骨溶解、肋软骨炎、弥漫性特发性骨肥厚（DISH）、Paget骨病、致密性髂骨炎等。

9. 非关节性风湿病　滑囊炎、肌腱炎、附着点炎、腱鞘炎、Baker囊肿、纤维肌痛综合征、精神性风湿症等。

10. 累及关节的其他疾病　发作性风湿症、复发性对称性滑膜炎综合征、间歇性关节积水、绒毛结节性滑膜炎等。

（二）从临床诊治的实用角度，风湿病可分为两大类100多种。

1. 第一类

（1）弥漫性结缔组织病（DCTD）：系统性红斑狼疮、系统性硬皮病、多发性肌炎/皮肌炎、干燥综合征、抗磷脂综合征、成人Still病、风湿热。

（2）血管炎：大动脉炎、巨细胞动脉炎、结节性多动脉炎、ANCA相关性血管炎、白塞综合征、过敏性紫癜、血栓闭塞性脉管炎。

2. 第二类

（1）关节病：类风湿关节炎、强直性脊柱炎、银屑病关节炎、炎性肠病性关节炎、反应性关节炎、骨关节炎、痛风。

（2）非关节风湿病：骨质疏松症、骨坏死、脂膜炎、风湿性多肌痛、纤维肌痛综合征、局部肌腱炎、腱鞘炎、滑囊炎、筋膜炎。

## 二、诊断

风湿病是一组以关节骨骼损害为主、涉及多个器官系统的内科疾病，属于临床三级学科范畴。如同所有的内科疾病，正确的诊断需要医师详细的病史采集和系统的体格检查，结合实验室、影像学、功能检查，参考疾病的分类标准作出，必要时需要治疗性诊断来做回顾性分析。

每种风湿病在病程的不同阶段，还需要判断疾病的活动性以选择适合的治疗方案。

1. 病史和体格检查

（1）病史：包括年龄、性别、职业接触、居住环境、地域、家族亲戚发病史、症状发生的时间和变化、关节功能与全身器官的功能状态。

（2）体格检查:除了内科基本的视、触、叩、听,关节检查上还有视、触、动、量。

关节检查包括关节骨结构和支持关节的软组织结构。具体有关节形态变化,关节屈、伸、收、展、内旋、外旋的角度范围,炎症体征,肌肉形态,肌力等级判定。

关节炎症的基本特征有关节局部皮温升高、关节触痛、运动痛、肿胀和积液。关节屈伸活动困难,有僵硬和胶着感,在一段时间休息后再开始活动时最明显,活动后减轻,这一症状称为晨僵或夜僵,类风湿关节炎(RA)患者的晨僵在早晨最明显,常超过 30min。

关节支持组织评价包括韧带、肌腱、半月板和肌肉,特别是关节周围肌肉萎缩,软弱无力是慢性关节疾病的重要指征,反映了关节和关节周围组织的炎症。

关节外表现主要注意皮肤黏膜、周围血管变化,有无皮下结节,心、肺、肝、肾、胃肠、神经的功能有无受损。

2. 实验室检查　实验室检查有助于诊断疾病,监测疾病活动性及判断疾病预后和治疗反应。

（1）一般性检查:包括血液常规、尿液常规、肝肾功能检查。

（2）血清急相蛋白如血沉、C 反应蛋白、$\alpha_1$ 球蛋白、铁蛋白:与疾病炎症程度有明显相关性,但无疾病特异性。

（3）类风湿因子(rheumatoid factor,RF):常用的免疫比浊法测定出的主要是 IgM 亚型,也有 IgG、IgA 类型,有助于类风湿关节炎的诊断,但对类风湿关节炎的特异性仅 70%。多种风湿病与感染、肝病等都可出现,如干燥综合征、系统性红斑狼疮、系统性硬化病等,亦可出现于急性病毒性感染如单核细胞增多症、病毒性肝炎、流行性感冒等;慢性细菌感染如结核病、感染性心内膜炎等。某些肿瘤患者亦可见 RF 阳性;有 5% 的正常老年人可以出现低滴度的 RF。

（4）抗环瓜氨酸抗体(anti-cyclic citrullinated peptide antibody,A-CCP):对 RA 诊断的特异性明显高于 RF,达 95%~98%,敏感性与 RF 相当为 70%~80%。目前研究显示 A-CCP 阳性是侵蚀性关节损害的一个标志,此外,ACCPA 检测可能还有助于预测患者对某些治疗的反应。

（5）抗核抗体(antinuclear antibody,ANA):血清中存在的抗自身细胞核成分(组蛋白、非组蛋白、DNA、核仁)抗原的抗体即为抗核抗体。ANA 检测是自身免疫病诊断的初筛试验。

（6）抗中性粒细胞胞质抗体(ANCA):如果免疫荧光检测阳性,应该用免疫酶联方法,可将 ANCA 分为 C-ANCA(胞质型)和 P-ANCA(核周型),抗原分别为丝氨酸蛋白酶(PR3)和髓过氧化物酶(MPO)。ANCA 与血管炎相关密切,尤其对系统性坏死性血管炎、肉芽肿性多血管炎(GPA)和显微镜下多动脉炎(MPA)诊断和活动性判断有帮助。

（7）抗磷脂抗体(anti-phospholipid antibody,aPLA):aPLA 是一组针对各种负电荷磷脂-蛋白复合物的抗原反应的自身抗体,其主要包括抗心磷脂抗体(anti-cardiolipin antibody,aCLA)、狼疮抗凝物(lupus anti-coagulant,LAC)、抗 $\beta_2$ 糖蛋白 I 抗体(anti-$\beta_2$-glycoprotein I ,$\beta_2$-GP I )。与 aPLA 有关的临床表现主要为血栓形成、习惯性流产等。

（8）血清补体测定:主要指血清总补体(CH50)、C3 和 C4。SLE 患者可见 CH50、C3 或 C4 的同步低下。除 SLE 以外,其他 CTD 只要有免疫复合物沉积性血管炎的,均可出现补体降低。

3. 关节液检查及关节镜下滑膜活检　关节液检查用于鉴别炎症性与非炎症性的关节病变,确定导致炎症性反应的可能原因如尿酸盐结晶、焦磷酸盐结晶和细菌感染等。非炎症性关节液的白细胞计数往往<$2.0\times10^9$/L,中性粒细胞不高;而炎症性关节液的白细胞计数可高达 $2.0\times10^{10}$/L,中性粒细胞占 70%;化脓性关节液呈脓性、白细胞计数更高,更重要的是血细菌、结核分枝杆菌或真菌培养阳性。关节镜下滑膜活检可以作出病理诊断的鉴别,还可局部削除增生的滑膜与冲洗关节腔。

4. 影像学检查　常用的方法包括 X 线片、CT、MRI、超声等。

（1）X 线片:是大多数风湿免疫病影像学评价的基础,价格便宜,应用广泛普及,但对比分辨率差,不如 CT 和 MRI。特别是软组织的分辨率差,主要用于观察骨骼、关节面、骨小梁的变化。有助于各种关节炎的诊断与鉴别诊断,对疾病严重性分期、治疗效果的判断以及随访病情演变等亦有一定作用。一般认为骨骼病变 30% 以上,X 线片才能出现异常。

(2)计算机体层成像(CT):与 X 线片比较 CT 有很好对比分辨率,对有多层组织重叠的复杂病变部位,CT 体现较好的诊断优势,如对于骶髂关节、髋关节的检查。

胸部高分辨率 CT(high resolution computed tomography,HRCT)在风湿免疫疾病的间质性肺病变的诊断中有意义。"毛玻璃"样改变的肺浸润常意味着有活动性病变,代表可能对治疗有反应,但 CT 不能鉴别这种改变是感染,炎症还是其他情况所引起的。结缔组织病性间质性肺病(CTD-ILD)常见的 CT 肺部异常有毛玻璃样、网格样、结节样、蜂窝样、肺大疱病变。

CT 对骨髓和软组织异常的敏感性低于 MRI,空间分辨率不佳,CT 的放射剂量较高,在年轻人中使用应谨慎。

(3)磁共振成像(MRI):主要检查肌肉、筋膜软组织、血管的变化,MRI 能很好地分辨组织的类型和代谢状态。MRI 也有一些潜在的危险,如强磁场可能使起搏器功能异常,使植入的血管夹移位等,在磁场附近的金属物体可能影响 MRI 图像质量。

MRI 可清晰显示膝的半月板、交叉韧带,腕和踝的小韧带结构也可清晰显示。MRI 可以发现关节透明软骨的改变。近来研究显示 MRI 可以用于评价关节炎治疗反应。

对脑部病变、脊髓炎、骨坏死、软组织脓肿、肌炎急性期等均有助诊断。MRI 可检测到早期患者的骨及软骨损害,如骨髓水肿、骨侵蚀、软骨破坏等。可清晰反映软组织如滑膜、肌腱、腱鞘、韧带等病理改变的信号强度变化,并可明确病变累及范围和程度。还可对病变活动性、进程及预后进行评价。

(4)超声检查:超声的空间分辨率与 CT 和 MRI 相似。但超声分辨率受组织深度的影响,对表浅组织结构分辨率更高。超声的限制是依赖操作者技术,一个操作者不是总能重复另一个人的结果。

超声对评价积液价值很高,如关节腔积液、腘窝囊肿、腱鞘囊肿等,因此可指导穿刺抽液。对表浅的肌腱撕裂检测也很有意义,如跟腱等。

(5)数字减影血管造影(digital substraction angiography,DSA):主要用于多发性大动脉炎的诊断与鉴别诊断,对主动脉的一级分支如颈总颈内颈外动脉、锁骨下动脉腋动脉、胸腹主动脉、髂内髂外动脉、腹腔干、肝肾动脉、股动脉的管壁增厚、狭窄、阻塞病变有较高诊断价值。

(6)核素检查(scintigraphic techniques):$^{99}Tc^mMDP$ 三相骨扫描常用来检测早期骨髓炎、骨坏死。但应注意这一技术的非特异性,因为骨关节炎等也可引起核素聚集。

(7)骨密度(bone densitometry,BMD):骨密度主要用来诊断和评价骨量减低和骨质疏松,主要方法有双能 X 射线吸收法(dual energy X-ray absorptiometry,DXA)以及定量 CT 测定(quantitative computed tomography,QCT)。DXA 相对价格低,放射量非常低,是目前最为广泛应用的,最常检测的部位是腰椎 $L_1 \sim L_5$ 椎体和股骨大转子、Wardz 区。

## 三、治疗

风湿病主要是慢性自身免疫病,病程迁延终身,涉及多个系统,因而强调多方面的综合治疗方案。包括教育、物理治疗、矫形、锻炼、药物、手术等。

风湿病治疗药物包括非甾体抗炎药、糖皮质激素、改变病情的抗风湿药、生物制剂及其他药物等。

1. 非甾体抗炎药(NSAID) 有抗炎、镇痛、退热、抗凝四种效应,其主要作用机制是抑制环氧化酶(cyclooxygenase,COX)活性,减少前列腺素(prostaglandin,PG)的生物合成而达到抗炎作用。按照对 COX 两种同工酶 COX-1 和 COX-2 不同的抑制程度,NSAID 可以分为:COX 非选择性抑制药,如萘普生、布洛芬、吲哚美辛、双氯芬酸等;COX-2 选择性抑制药,如塞来昔布、依托考昔等。近年新的 NSAID 通过抑制 PG 其他生物合成酶或抑制 PG 受体的制剂正在开发中。

由于前列腺素的亚型众多,广泛存在于人和哺乳动物的各种重要组织和体液中,多种细胞都可合成 PG,有重要的生理功能,因此所有 NSAID 在起消炎、镇痛和解热作用的同时,也会引起毒副作用。主要有胃肠黏膜溃疡、肝、肾、血液、皮肤过敏和头痛头晕等。但由于不同 NSAID 有不同的药物特性,包括对 COX-1、COX-2 抑制程度的不同,药物半衰期,药物结构等,从而使各个药物有其自身的毒性谱。因此使用时应该仔细监测,评估风险收益。特别是在老年人,他们常常有很多共患疾病,同时服用多种药物,更需要仔细评估风险,个体化用药,在治疗有效的前提下,用最小剂量,最短疗程,针对风险适当加用保护剂,如质子泵抑制剂等,不宜联合使用不同的 NSAID。

2. 糖皮质激素(glucocorticoids,GCs)  糖皮质激素用于临床已有近 60 年的历史,由于其强大的抗炎、稳定细胞膜和多个环节的免疫抑制作用,以及很好的价格效益比,广泛用于风湿免疫病的治疗。

(1)作用机制:抑制白细胞向炎症部位的趋化和募集,抑制白细胞、成纤维细胞和内皮细胞的活化,抑制炎症过程中炎症介质、细胞因子、基质金属蛋白酶的产生,主要通过四种不同的分子机制起作用。GCs 通过胞质内受体(cytosolic GC receptor,cGCR)发挥抗炎作用,这是 GCs 经典的基因组作用。GCs 通过转录激活和/或转录抑制调节一些蛋白质合成而发挥作用,GCs 可以影响每个细胞 10~100 个基因的表达转录,目前估计 GCs 影响了整个基因组约 1% 的基因转录。

GCs 也可通过胞质受体介导的非基因组作用,这种作用比基因组作用更快速。还发现 GCs 也能通过胞膜受体(membrance-bound GCR,mGCR)介导非基因组作用。高浓度的 GCs 能够渗透细胞膜如线粒体膜等,这可能是由于影响了膜的离子通道等,这种与生物膜的相互作用可能是大剂量 GCs 非常快速发挥免疫抑制和抗炎作用的关键。

(2)使用剂量剂型:在不同疾病的不同时期使用不同剂量的 GCs 并且持续时间不同,这就是 GCs 的个体化治疗与递减策略。在病情活动度高时则应使用更高剂量 GCs。在以往几十年的临床实践中,根据泼尼松龙 7.5mg、30mg 和 100mg 的等效剂量,分为小、中、大剂量 GCs 治疗。

一般认为对个体患者:

≤0.2mg/kg(10~15mg/d)为小剂量,适合低免疫活动性病情与维持治疗。

0.2~0.5mg/kg(15~35mg/d)为中等剂量,适合多数免疫病的初始治疗。

≥0.5~2mg/kg(40~100mg/d)为大剂量,适合高病情活动性。

≥2~10mg/kg(120~1000mg/d)为冲击剂量,适合狼疮危象与免疫活动危及生命状态。

目前应用的制剂有:短半衰期的氢化可的松,中半衰期的泼尼松、泼尼松龙、甲泼尼龙,长半衰期的地塞米松、倍他米松等,局部注射用的有倍他米松、曲安奈德等。

(3)副作用:在大剂量长期服用 GCs 时的副作用涉及骨骼肌肉、内分泌代谢、心血管、胃肠道和神经精神等多系统,可引起呼吸道肠道感染、皮肤真菌感染、骨质疏松、股骨头无菌性坏死、糖尿病、高血压、精神兴奋、激素依赖、消化性溃疡等,骤然停药易发生反跳现象。临床上须予高度重视。

3. 传统合成的改变病情抗风湿药(conventional synthetical disease modifying anti-rheumatic drugs,csD-MARDs)  这是一组化学结构完全不同,作用机制尚不完全清楚,具有改善和延缓病情进展作用的药物,其共同特点有起效慢,一般服用 4~8 周才会起到抗风湿疗效,停药后作用消失亦慢,有一定的毒副作用。

csDMARDs 包括 4 种类型:化学合成药柳氮磺胺吡啶、羟氯喹、金制剂、青霉胺、沙利度胺、来氟米特等;细胞毒药物如甲氨蝶呤、环磷酰胺、硫唑嘌呤;移植免疫用药吗替麦考酚酯、环孢素、他克莫司;中成药如雷公藤总苷、白芍总苷、正清风痛宁等。

目前对大多数风湿免疫疾病的治疗主张尽早使用 csDMARDs,联合使用不同作用机制的 csDMARDs 的"下台阶"(step down)的治疗模式已经是风湿免疫疾病治疗的共识。DMARDs 的毒副作用是可以控制的,但应注意在使用 csDMARDs 治疗开始时缜密的对患者的血常规、肝肾功能等进行合理的评估,治疗过程中进行有效的监测。

4. 生物制剂改变病情抗风湿药(biological disease modifying anti-rheumatic drugs, biDMARDs) csD-MARDs 的使用带来了明显的治疗收益,但疾病缓解率只有 50%~60%。近 20 年的临床实践已经证实 biDMARDs 能快速、持续地控制疾病,并能同时预防关节结构破坏。这组药物均是特异性的、靶向性地拮抗阻断免疫反应某个环节、针对某个炎症通路靶分子如 TNF-α、TNF-α 受体、IL-6、IL-1、CTLA-4、CD20、Jak3 而起作用。但是生物制剂昂贵的价格限制了它的使用。

现在已经用于风湿免疫疾病临床的生物制剂包括 7 大类:

(1) TNF-α 受体融合蛋白:依那西普及其同类国产生物类似药也已经在国内上市。

(2) TNF-α 单抗。

(3) IL-1 拮抗剂:阿那白滞素。

(4) IL-6 拮抗剂:抗 IL-6 受体抗体(妥珠单抗)。

(5) CTLA4 融合蛋白:阿巴西普。

(6) B 细胞单抗:抗 CD20 抗体(利妥昔单抗)。

(7) Jak3 抑制剂:托法替尼是第一个用于治疗免疫病的口服生物制剂。

5. 其他用药 主要包括抗骨质疏松药,如活性维生素 D₃ 和二膦酸盐;抗高血压药,如 ACEI、ARB;镇痛剂,如曲马多;此外还有抗凝药、调脂药、扩血管改善循环药等,需要根据临床情况合理选用。

(汤建平)

## 学习小结

风湿免疫病是指一组累积关节、骨骼、肌肉、肌腱、筋膜、韧带、滑囊、血管等疾病的统称,主要是慢性自身免疫性炎症性疾病,有弥漫性结缔组织病与关节病两大类 100 多种类型。因为结缔组织分布于全身器官,所以其临床表型是全身性的,血清中大量的自身抗体、补体、Ig 水平变化与病理上的多靶点损害是其发病特征。诊断上需要综合病史体征、实验室检查、影像学等资料作出,大部分风湿免疫病目前有国际统一的分类标准。治疗上以非甾体抗炎药、抗风湿药、糖皮质激素、生物制剂 4 大类药为主,免疫吸附、免疫重建与干细胞治疗为未来风湿免疫病治疗的发展方向。

## 复习参考题

1. 风湿免疫病损害的主要靶组织有哪些?

2. 抗核抗体的常见种类有哪些?

3. 风湿免疫病治疗的常规四大类药物有哪些?

# 第二章 系统性红斑狼疮

08篇02章

| 学习目标 | |
| --- | --- |
| **掌握** | 系统性红斑狼疮的临床表现、诊断、病情评估和治疗原则。 |
| **熟悉** | 狼疮肾炎的病理分型及狼疮治疗药物的选择。 |
| **了解** | 系统性红斑狼疮的病因和发病机制。 |

　　系统性红斑狼疮(systemic lupus erythematosus,SLE)是一种多因素参与、自身免疫介导的、以免疫性炎症为突出表现的系统性弥漫性自身免疫病。患者血清中出现以抗核抗体为代表的多种自身抗体和多系统受累是 SLE 的主要临床特征。几乎各种自身免疫性疾病的临床表现均可发生在 SLE,因此认为 SLE 为自身免疫病的原型。本病好发于育龄期女性,多见于 15~45 岁年龄段,女男之比为(7~9)∶1。我国 SLE 的患病率约为 70/10 万人,女性高达 113/10 万人。

## 一、病因与发病机制

　　系统性红斑狼疮的病因和发病机制非常复杂,目前还未阐明。与 SLE 发生有关的病因有遗传因素、免疫异常、性激素和环境因素。现在认为 SLE 是在环境因素、性激素的影响下,存在有 SLE 遗传易感性的患者对自身组织的免疫耐受性丢失,体内启动异常免疫应答,产生大量的致病性自身抗体和免疫复合物,引起靶组织的损伤而发病。

　　1. 遗传因素　遗传因素参与 SLE 发病的证据首先来自双生子研究,同卵双生子疾病共显率为 15%~57%,而异卵双生子仅为 5%。SLE 患者一级亲属患病风险是普通人群的 8 倍之多。近年基因研究发现,*HLA-B8*、*HLA-DR2* 等基因频率在 SLE 患者中明显增高。

　　2. 免疫因素　SLE 患者体内存在多种免疫学异常,造成这些异常的原因还不完全清楚。其免疫异常表型非常丰富,包括免疫耐受缺损,淋巴细胞凋亡障碍,T、B 细胞功能调节障碍,NK 细胞功能缺损,补体缺陷,免疫复合物清除障碍,细胞因子分泌调节障碍等。

　　3. 环境因素　日光、紫外线的照射不仅可使 SLE 皮疹加重,还可引起疾病的复发和恶化,是因为紫外线可诱导上皮细胞的 DNA 解聚为胸腺嘧啶二聚体,后者具有很强的抗原性,会刺激机体产生大量的自身抗体。含有芳香族胺或联胺基团的药物(如肼屈嗪、普鲁卡因胺等)可诱发药物性狼疮。某些感染,特别是病毒感染,以及过敏等因素,可通过分子模拟或超抗原作用,破坏自身免疫耐受,诱发或加重 SLE。社会心理压力对狼疮也会产生不良影响。

　　4. 性激素　SLE 高发于育龄期妇女,女男之比为 10∶1,甚至更高,说明性激素参与了 SLE 的发生。有研究显示女性激素使 B 细胞反应性增高,而雄激素有相反的作用。

## 二、病理

SLE病理改变可见于全身各个器官和组织。炎症为其主要表现,尤其是血管炎和免疫复合物沉积。狼疮肾炎肾脏组织的病理改变最具特征性,国际肾脏病学会/肾脏病理学会根据肾脏病理学改变将狼疮肾炎分为6型,如表8-2-1。

表8-2-1 国际肾脏病学会/肾脏病理学会狼疮肾炎分型（2003年）

| 分型 | 名称 | 病理表现 |
|---|---|---|
| Ⅰ型 | 轻微系膜性LN | 光镜下正常,免疫荧光和电镜可见系膜区免疫复合物沉积 |
| Ⅱ型 | 系膜增殖性LN | 免疫荧光和电镜下可有少量的免疫复合物在上皮下或内皮下沉积而光镜下无异常 |
| Ⅲ型 | 局灶性LN | 活动性或非活动性局灶性（<50%的肾小球受累）肾小球肾炎。可进一步分为Ⅲ（A）型（局灶增生性）、Ⅲ（A/C）型（局灶增生硬化性）和Ⅲ（C）型（局灶硬化性）LN |
| Ⅳ型 | 弥漫性LN | 活动性或非活动性病变呈弥漫性（>50%的肾小球受累）。S（A）:节段增生性;G（A）:球性增生性;S（A/S）:节段增生和硬化性;G（A/C）:球性增生和硬化性;S（C）:节段硬化性;G（C）:球性硬化性 |
| Ⅴ型 | 膜性LN | 光镜、免疫荧光或电镜下见全球性或节段性上皮下免疫复合物沉积或与之相关的形态学变化,可伴或不伴系膜病变 |
| Ⅵ型 | 终末期硬化性LN | 超过90%的肾小球呈现球性硬化,不再有活动性病变 |

注:LN为狼疮肾炎。

## 三、临床表现

系统性红斑狼疮是一种慢性、进展性的全身性疾病,临床表现复杂多样,多数呈隐匿起病,加重、复发与缓解交替出现。开始可仅累及1~2个系统,部分患者长期稳定在轻型狼疮状态,更多的是从轻型逐渐进展为多系统受累。也有一些患者在起病初期就累及多个系统。

1. 全身症状 SLE的全身症状缺乏特异性,包括发热、乏力、体重减轻。80%的患者在病程中出现发热,以长期、反复的高、中度热为常见,可能是疾病活动的表现,但应除外感染。80%~100%的SLE患者病情早期出现乏力症状,在病情稳定时又出现明显乏力常是疾病复发的先兆。60%~70%的患者有体重减轻,此时通常伴有狼疮的其他症状。

2. 皮肤与黏膜 约80%的患者有不同类型的皮肤损害,皮肤改变也是观察狼疮活动的窗口之一。SLE常见的皮肤损害有:红斑、光过敏、脱发、雷诺现象、口腔溃疡及皮肤血管炎等。蝶形红斑指在鼻梁和双颧颊部出现蝶形分布的红斑,多是急性皮肤狼疮的特征性表现,暴露于紫外线后加重。亚急性皮肤型红斑狼疮的初始表现是红斑性斑丘疹,伴有典型的光过敏,故多见于颈部、上背、肩部及上肢等日照部位。在SLE患者中,脱发是普遍而有特征性的表现,特别是与头皮炎症反应相关时。血管炎性皮损多见于指端,可为出血点、紫癜、荨麻疹样皮疹,常有触痛,硬结,严重时发生溃疡或出血,有时出现下肢网状青斑和甲周红斑。30%的患者有雷诺现象。此外,约30%的患者可有口腔溃疡,以颊黏膜、上颚和牙龈多发。

3. 骨、关节和肌肉 关节、肌肉是狼疮最常见的受累部位,与病情活动有关,发生率70%~90%。关节受累常见于近端指间关节、腕关节和膝关节,其次为踝、肘和肩关节,多为对称性,以关节疼痛肿胀为主,一般不引起骨及软骨破坏,偶有指关节变形。40%~80%的患者可有肌痛,症状主要累及近端肌肉。无菌性骨坏死是SLE患者致残、严重影响生活质量的常见并发症之一,发生率5%~10%。

4. 肾 肾损害又称狼疮肾炎(lupus nephritis,LN),发生率50%~70%,主要表现为蛋白尿、血尿、管型尿,可发展为肾性高血压和肾衰竭。LN对SLE预后影响较大,肾衰竭是SLE主要死亡原因之一。LN的病理分型对预后及指导治疗有重要意义。通常Ⅰ、Ⅱ型预后较好,Ⅳ型和Ⅵ型预后差。肾脏病理还可提供LN

的活动指标,活动指标高者,肾损害进展快,积极治疗还可逆转;而慢性指标提示肾脏不可逆的损害,药物治疗仅延缓病情进展但不能逆转。LN 的病理类型是可以相互转换的。

5. 神经系统　神经系统受累又称为神经精神狼疮(neuropsychiatric lupus,NPSLE)。1999 年美国风湿病学会(ACR)列举出 19 条神经精神方面的症状,均为狼疮综合征的表现(表 8-2-2)。存在一种或一种以上上述表现,并除外感染、药物代谢性等继发因素,结合影像学、脑脊液、脑电图等检查即可诊断神经精神狼疮。

**表 8-2-2　美国风湿病学院所列 19 条常见神经精神狼疮临床表现**

| 名称 | 临床表现 |
| --- | --- |
| 中枢神经系统表现 | 无菌性脑膜炎、癫痫发作、脑血管病、脱髓鞘综合征、脊髓病变、运动障碍、头痛、急性精神错乱、焦虑、认知障碍、情绪失调、精神障碍 |
| 周围神经系统表现 | 吉兰-巴雷综合征、重症肌无力、脑神经病变、单神经病变、多发性神经病变、神经丛病变、自主神经系统功能紊乱 |

6. 心脏表现　约30%的患者有心血管表现。心包炎最常见,也可有心肌炎、心律失常,严重者出现心功能不全,为重症 SLE 预后不良的指征。狼疮性心内膜炎(Libman-Sack 心内膜炎)常见于二尖瓣后叶心室侧的细小赘生物,一般不产生瓣膜功能障碍,临床常无心脏杂音,但可脱落形成栓塞,或并发感染性心内膜炎。冠状动脉受累表现为心绞痛或心肌梗死,除冠状动脉炎参与发病外,长期糖皮质激素的使用加速动脉粥样硬化,以及 SLE 存在的抗磷脂抗体导致的血栓形成也可能是参与冠状动脉病变的另外两个原因。

7. 肺部表现　SLE 常出现胸膜炎,表现为双侧、渗出性胸腔积液。SLE 所引起的肺间质病变主要是肺间质毛玻璃样改变和慢性纤维化,表现为气短、干咳、低氧血症,肺弥散功能下降。SLE 还可出现肺动脉高压和肺梗死,合并弥漫性出血性肺泡炎时死亡率高。

8. 消化系统　SLE 可出现食欲缺乏、腹痛、恶心、呕吐、腹水,40%有肝酶增高,但极少引起严重肝损和黄疸。活动期 SLE 可出现肠系膜血管炎,临床表现类似急腹症,甚至被误诊为肠穿孔、肠梗阻等而行手术探察,此时需除外各种常见感染、电解质紊乱、药物不良反应等病因加以鉴别。SLE 还可并发急性胰腺炎。

9. 血液系统　SLE 常出现贫血和/或白细胞减少和/或血小板减少。白细胞减少的发生率约为50%,可以是 SLE 疾病所致,也可是治疗药物的副作用,在治疗前或疾病复发时出现的白细胞减少对糖皮质激素反应良好。部分患者有脾大和/或淋巴结肿大,多为浅表淋巴结,在疾病初期或活动期多见。

10. 其他　眼部受累包括结膜炎、葡萄膜炎、眼底病变、视神经病变等。因视网膜血管炎可出现眼底出血、视神经乳头水肿、视网膜渗出等;视神经病变可导致突然失明。30%的 SLE 患者出现继发性干燥综合征,多见于具有抗 SSA 和/或抗 SSB 抗体阳性者,出现口干、眼干等外分泌腺受累的表现。

## 四、辅助检查

1. 一般检查　血、尿常规的异常提示血液系统、肾脏的受累。

2. 免疫学检查　血沉增快反映疾病活动,血清补体 C3、C4 水平与 SLE 活动度呈负相关,常作为疾病活动和治疗反应的监测指标之一。SLE 患者的 C 反应蛋白通常不高,合并感染和严重关节炎时可增高。另外,20%~40%的 SLE 患者常出现血清类风湿因子阳性,高 γ 球蛋白血症。

3. 自身抗体检查

(1) 抗核抗体(ANA):血清中存在的抗细胞核成分的自身抗体即为 ANA。免疫荧光法是测定 ANA 标准方法。ANA 诊断 SLE 的敏感性达 95%,但特异性不高。ANA 阴性有助于排除系统性红斑狼疮。ANA 阳性可见于其他多种风湿免疫病,一些慢性感染也可出现低滴度的 ANA。

(2)抗核抗体谱:对一系列细胞核中特异性抗原成分的自身抗体即为抗核抗体谱。其中,抗 ds-DNA 抗体诊断 SLE 的特异性达 95%,敏感性 70%,是诊断 SLE 标记抗体之一,对确诊 SLE 和判断活动性有参考价值。抗 Sm 抗体特异性高达 99%,但敏感性仅 25%,于疾病的活动无明显相关性。抗 RNP 抗体敏感性约 40%,特异性低。抗 SSA(Ro)抗体敏感性 30%,特异性更低。抗 SSB(La)抗体敏感性和特异性均低,阳性率仅 10%。抗核糖体 P 蛋白抗体(rRNP),敏感性 15%,阳性者常提示有狼疮神经系统损害。

(3)其他自身抗体

1)抗磷脂综合征相关的抗磷脂抗体:包括狼疮抗凝物(LAC)、抗心磷脂抗体(aCLA)和梅毒试验假阳性。中至高滴度 IgG-aCLA 在 SLE 患者的癫痫发病中可能起作用。aCLA 阳性的狼疮肾炎患者血小板减少和肾内微血管血栓形成更多见。

2)溶血性贫血有关的抗红细胞抗体。

3)血小板减少有关的抗血小板抗体。

4)抗中性粒细胞胞质抗体核周型(p-ANCA)。

5)神经精神狼疮有关的抗神经元抗体。

4. 其他　CT、MRI 对狼疮脑病,X 线片对肺部浸润、胸膜炎,HRCT 对肺间质损害,超声心动图对心包炎、心瓣膜病变、肺动脉高压等有一定诊断价值。

## 五、诊断与鉴别诊断

1. 诊断标准　目前普遍采用美国风湿病学会(ACR)1997 年推荐的 SLE 分类标准(表 8-2-3)。该分类标准的 11 项中,符合 4 项或 4 项以上者,在除外感染、肿瘤和其他结缔组织病后,可诊断 SLE。其敏感性和特异性均大于 90%。需强调指出,患者病情初始或许不具备分类标准中的 4 条,随着病情的进展方出现其他项目的表现。11 条分类标准中,免疫学异常和高滴度抗核抗体更具有诊断意义。一旦患者免疫学异常,即使临床诊断不够条件,也应密切随访,以便尽早作出诊断和及时治疗。

表 8-2-3　美国风湿病学会推荐的 SLE 分类标准（1997 年）

| 分类 | 标准 |
| --- | --- |
| 1. 颊部红斑 | 固定红斑,扁平或高起,在两颧突出部位 |
| 2. 盘状红斑 | 片状高起于皮肤的红斑,黏附有角质脱屑和毛囊栓;陈旧病变可发生萎缩性瘢痕 |
| 3. 光过敏 | 对日光有明显的反应,引起皮疹,从病史中得知或医师观察到 |
| 4. 口腔溃疡 | 经医师观察到的口腔或鼻咽部溃疡,一般为无痛性 |
| 5. 关节炎 | 非侵蚀性关节炎,累及两个或更多的外周关节,有压痛、肿胀或积液 |
| 6. 浆膜炎 | 胸膜炎或心包炎 |
| 7. 肾脏病变 | 尿蛋白>0.5g/24h 或+++,或管型(红细胞、血红蛋白、颗粒管型或混合管型) |
| 8. 神经病变 | 癫痫发作或精神病,除外药物或已知的代谢紊乱 |
| 9. 血液学疾病 | 溶血性贫血或白细胞减少,或淋巴细胞减少,或血小板减少 |
| 10. 免疫学异常 | 抗 dsDNA 抗体阳性,或抗 Sm 抗体阳性,或抗磷脂抗体阳性(包括抗心磷脂抗体,或狼疮抗凝物,或至少持续 6 个月的梅毒血清试验假阳性,三者中具备一项阳性) |
| 11. 抗核抗体 | 任何时候和未用药物诱发"药物性狼疮"的情况下,抗核抗体滴度异常 |

2. 疾病活动及病情轻重的评估　诊断明确后,为指导治疗和估计疗效,还应评价 SLE 的活动度。各种狼疮的临床表现,特别是新出现的症状和相关实验室指标的变化,均可提示 SLE 的活动。提示狼疮活动的

主要指征有：①疲乏、体重下降；②发热(除外感染)；③皮疹、皮肤血管炎、口腔黏膜溃疡；④关节肿痛；⑤胸膜炎、心包炎；⑥血三系细胞减少(除外药物所致)；⑦蛋白尿、管型尿、水肿、肾损害；⑧低补体血症；⑨DNA抗体滴度升高；⑩血沉增快。

（1）SLE活动性判断标准：国际上通用的几个SLE活动性判断标准中以SLEDAI(systemic lupus erythematosus disease activity index)最为常用，其理论总积分为105分，但实际绝大多数患者积分小于45分，活动积分在20分以上者提示有很明显的活动。临床SLEDAI积分的内容包括：癫痫发作(8分)、精神症状(8分)、器质性脑病(8分)、视觉障碍(8分)、脑神经病变(8分)、狼疮性头痛(8分)、脉管炎(8分)、关节炎(4分)、肌炎(4分)、管型尿(4分)、血尿(4分)、蛋白尿(4分)、脓尿(4分)、脱发(2分)、新出现皮疹(2分)、黏膜溃疡(2分)、胸膜炎(2分)、心包炎(2分)、低补体(2分)、抗dsDNA抗体(2分)、发热(1分)、血小板下降(1分)、白细胞下降(1分)。SLEDAI积分对SLE病情的判断：0~4分，基本无活动；5~9分，轻度活动；10~14分，中度活动；≥15分，重度活动。

（2）病情轻重程度的评估：轻型SLE指诊断明确或高度怀疑，但病情稳定，所累及的靶器官功能正常或稳定，呈非致命性。重型SLE指有重要器官受累并出现功能障碍。

（3）狼疮危象：是指急性的危及生命的重症SLE。包括急进性狼疮肾炎、严重的中枢神经系统损害、严重的溶血性贫血、血小板减少性紫癜、粒细胞缺乏症、严重心脏损害、严重狼疮性肺炎、严重狼疮性肝炎、严重的血管炎等。

3. 鉴别诊断　SLE尚须与下述疾病鉴别：类风湿关节炎、各种皮炎、结核性胸膜炎、癫痫、精神病、特发性血小板减少性紫癜、原发性肾小球病和其他结缔组织病等。

## 六、治疗

强调早期诊断和整体综合治疗，使患者达到临床缓解，以减少或延缓组织脏器的病理损害。并且SLE是一种高度异质性的疾病，应根据病情制订个体化的治疗方案。

1. 一般治疗

（1）健康宣教：使患者正确认识疾病，消除恐惧心理，配合治疗随访，增加患者接受规范治疗的依从性。

（2）改善营养状态，避免劳累。

（3）避免过多紫外线照射。

（4）避免使用可诱发本病的药物：如肼屈嗪、避孕药等。

（5）去除影响疾病预后的不良因素：对症处理，如注意控制血压，预防或及早诊治各种感染。

2. 药物治疗

（1）轻型SLE的治疗：轻型SLE主要是对症治疗，常用药物有4类。

1）非甾体抗炎药(NSAID)：改善关节肌肉疼痛，注意消化道溃疡、出血、肝肾功能毒性等副作用。

2）抗疟药：不仅可减轻光过敏和控制皮疹，还可稳定疾病活动，减少糖皮质激素的用量，是SLE的常规用药。常用硫酸羟氯喹0.2~0.4g/d，主要不良反应是眼底病变。用药超过6个月者，应定期检查眼底。有传导阻滞和心动过缓者慎用。

3）激素治疗：短期局部可用含糖皮质激素的软膏以改善皮疹，如治疗无效，可加用小剂量糖皮质激素口服。

4）免疫抑制剂：必要时可用硫唑嘌呤或甲氨蝶呤等免疫抑制剂。应注意轻型SLE可因过敏、感染、妊娠分娩、环境变化等因素而加重，甚至出现狼疮危象。

（2）重型SLE：治疗分为诱导缓解和巩固治疗两个阶段。诱导缓解的目标在于迅速控制病情，阻止或逆转内脏损害,力求疾病完全缓解(包括血清学指标、症状和受损器官的功能恢复)。目前,诱导缓解期一般需要半年至一年的时间,才能达到缓解目标。其后进入巩固治疗阶段,其目的在于用最小剂量、副作用可耐受的药物来防止 SLE 的复发。巩固治疗是长期的,部分患者甚至需终生服药,所以应强调患者的长期随诊是治疗成功的关键。

1)糖皮质激素(简称"激素"):具有强大的抗炎作用和免疫抑制作用,是治疗 SLE 的基础药物。标准用法是泼尼松或泼尼松龙 1mg/(kg·d),口服。在 SLE 有重要脏器累及,甚至出现狼疮危象时,如重症狼疮肾炎、神经精神狼疮、重度血小板减少、重症血管炎、狼疮肺炎等,应及时给予较大剂量激素[≥2mg/(kg·d)],甚至静脉使用甲泼尼龙的冲击治疗,500~1000mg/d,连续 3d。在病情得到控制后(一般需初始剂量使用 1 个月左右),应逐渐减少激素用量,减量的速度和幅度应根据对患者疗效的判断来确定。在此过程中,应同时或适时加用免疫抑制剂,以求更快地诱导缓解和巩固疗效,并减少发生长期大剂量激素的副作用。如果病情允许,维持治疗的激素剂量尽量低于泼尼松 10mg/d。

2)细胞毒药物:对于激素治疗无效或用量太大不能耐受者,以及活动程度较严重的 SLE,应加用细胞毒药物。常用的有环磷酰胺、霉酚酸酯、环孢素、硫唑嘌呤等。

环磷酰胺(cyclophosphamide,CTX):该药是一种周期非特异性烷化剂,主要阻断快速分裂的 S 期细胞,通过影响 DNA 的合成发挥细胞毒性作用,是治疗重症 SLE 和系统性血管炎的有效药物之一,特别是对Ⅳ型狼疮肾炎,激素+CTX 是诱导缓解的标准治疗方案。CTX 口服剂量为 50~100mg/d;冲击疗法剂量常为小剂量方案,每月给予 0.5~1.0g/m²,分次加入生理盐水中静脉滴注,多数患者经 6~12 个月冲击后可使病情缓解,进入口服其他免疫抑制剂的维持期。

霉酚酸酯(吗替麦考酚酯,mycophenolate mofetil,MMF):为次黄嘌呤单核苷酸脱氢酶抑制剂,可通过抑制嘌呤合成途径而抑制淋巴细胞的活化,是一种新型的抗代谢免疫抑制剂。常用剂量为 30~40mg/(kg·d),分两次服用,疗程大于 6 个月。

环孢素(ciclosporin A,CsA):是一种非细胞毒免疫抑制剂,主要作用于免疫反应的抗原识别和克隆增殖阶段,可特异性抑制 T 淋巴细胞 IL-2 的产生。在治疗 SLE 方面,对狼疮肾炎和血液系统损害有效,但对 LN 的疗效仍不及 CTX。环孢素的常用剂量每日 3~5mg/(kg·d),建议分 2 次服用,以达到平稳的血药浓度。

硫唑嘌呤(azathioprine,AZA):作为嘌呤类似物,硫唑嘌呤主要作用于细胞周期的 S 期,通过影响 DNA、RNA 和蛋白质的合成,起到抑制淋巴细胞的细胞毒作用。AZA 对改善 SLE 的浆膜炎、血液系统、皮疹等较好,而控制肾脏和神经系统病变效果不及 CTX,常作为维持治疗的选择。AZA 常用剂量为口服 1~2.5mg/(kg·d)。

来氟米特(leflunomide,LEF):通过竞争抑制而影响二氢乳清酸脱氢酶活性,从而抑制嘧啶的生物合成、DNA 复制,使活化的淋巴细胞不能从 G1 期进入 S 期,对 SLE 有一定治疗作用。服药剂量为每日 50mg 的负荷量 3d,然后给予 20mg/d 维持。

他克莫司(tacrolimus,FK506):属于新一代的钙调神经磷脂酶抑制剂,与环孢素同属亲免素结合类免疫抑制剂,可通过抑制辅助性 T 细胞(Th2)活性发挥明显的免疫抑制作用,减少白介素-2 的产生,作用强度是环孢素的 10~100 倍。KDIGO 狼疮肾炎治疗指南草案推荐他克莫司的剂量为起始剂量 0.05~0.1mg/(kg·d),维持血药浓度在 5~10μg/L,诱导缓解疗程 6 个月。

3)静脉注射免疫球蛋白(IVIg):大剂量静脉输入免疫球蛋白适用于狼疮危象、重症血小板减少、合并全身严重感染和 SLE 患者妊娠伴抗磷脂抗体综合征等情况。剂量为每日 0.4g/kg,连续 3~5d。

4)生物制剂:随着对狼疮发病机制的深入研究,针对发病环节中免疫学异常的靶向治疗在 SLE 的治疗中逐渐崭露头角,利妥昔单抗、贝利木单抗等清除 B 淋巴细胞的生物制剂相继应用于临床中。

利妥昔单抗(rituximab,RTX):是一种抗 CD20 的人鼠嵌合型单克隆抗体。CD20 是 B 细胞表面的主要标记,RTX 与之结合后,通过抗体依赖细胞介导的细胞毒性作用和补体介导的细胞毒性作用诱导 B 细胞溶解。该药在一些非对照试验中用于常规治疗无效的重症狼疮,如神经精神狼疮、重症难治性血小板减少症、抗磷脂综合征等。常用的方案为:每周 $375mg/m^2 \times 4$ 次或每 2 周($500 \sim 1000mg$) $\times 2$ 次,静脉滴注,主要副作用是过敏反应和感染。但截至目前,RTX 随机对照试验并未达到预期的优于对照组的疗效终点。

贝利木单抗(belimumab):首个被随机对照试验证实治疗狼疮有效的生物制剂。它通过抑制与 B 细胞增长有关的淋巴细胞刺激蛋白来减少 B 细胞数量,起到抑制免疫的作用。2011 年美国 FDA 已批准其用于活动性、难治性(其他药物无效)、抗体学阳性的成人 SLE 的治疗。研究结果显示每月予以 10mg/kg 贝利木单抗治疗后 52 周,患者病情可得到明显改善。该药为静脉滴注,副作用为恶心、腹泻和输液反应。

5)中医中药:雷公藤制剂、白芍制剂等均可应用。雷公藤治疗风湿病有一定作用,常用剂量为 20mg,每日 3 次。需特别注意雷公藤也存在性腺抑制、肝肾毒性和白细胞减少的副作用。

(3)狼疮危象:治疗目的在于挽救生命、保护受累脏器、防止后遗症。通常需要大剂量甲泼尼龙冲击治疗,可同时使用免疫球蛋白和血浆置换治疗。针对受累脏器的对症治疗和支持治疗,以帮助患者渡过危象。后续的治疗可按照重型 SLE 的原则,继续诱导缓解和维持巩固。

3. 妊娠生育　大多数 SLE 患者在病情控制后可计划妊娠。一般来说,如无重要脏器(中枢神经系统、肾、心血管系统)严重损害、病情稳定一年或一年以上,细胞毒免疫抑制剂停药半年,仅用小剂量激素维持时方可怀孕。非缓解期 SLE 妊娠易于流产、早产或死胎,而妊娠也可诱发 SLE 活动。SLE 患者妊娠后,需风湿科和产科医师共同随访。妊娠过程中可用泼尼松控制 SLE 疾病活动,如妊娠后期病情活动,可根据病情短期加大激素剂量。妊娠期禁用免疫抑制剂。对于有习惯性流产史和抗磷脂抗体阳性的孕妇,主张口服小剂量阿司匹林(50mg/d)和/或小剂量低分子量肝素抗凝防止流产或死胎。产后应避免哺乳。

# 七、预后

SLE 的预后与过去相比已有显著提高,目前 1 年的生存率为 96%,5 年约为 95%,10 年约为 90%。不定期随诊、不遵循医嘱、不规范治疗是导致病情恶化的重要原因。急性期 SLE 的死亡原因主要是多脏器严重损害和重症感染,如严重神经精神狼疮、急进性狼疮肾炎;慢性肾衰竭、冠状动脉粥样硬化性心脏病、药物的不良反应(特别是长期大剂量激素)是 SLE 远期死亡的主要原因。出现下述者预后差:血肌酐升高;持续蛋白尿大于 3.5g/24h;心肌损害伴心功能不全;严重狼疮脑病;肾脏病理慢性指数高等。

(陈晓翔)

**学习小结**

系统性红斑狼疮是一种自身免疫介导的、以免疫性炎症为突出表现的系统性弥漫性自身免疫病,以血清中出现抗核抗体等多种自身抗体和多系统受累为主要临床特征。　蝶形红斑是鼻梁和双颧颊部出现蝶形分布的红斑,是急性皮肤狼疮的特征性表现。　关节、肌肉是狼疮最常见的受累部位,常见于近端指间关节、腕关节和膝关节,多为对称性,以关节疼痛肿胀为主。　狼疮肾炎对

SLE 预后影响较大,主要表现为蛋白尿、血尿、管型尿。　狼疮危象是指急性的危及生命的重症 SLE,包括急进性狼疮肾炎、严重的中枢神经系统损害、严重的溶血性贫血、血小板减少性紫癜、粒细胞缺乏症、严重心脏损害、严重狼疮性肺炎、严重狼疮性肝炎、严重的血管炎等。　抗核抗体的检测在 SLE 的诊断中发挥了重要的作用,ANA 诊断 SLE 的敏感性达 95%,但特异性不

高，抗 dsDNA 抗体诊断 SLE 的特异性达 95%，敏感性 70%，是诊断 SLE 标记抗体之一，对确诊 SLE 和判断活动性有参考价值。 抗 Sm 抗体特异性高达 99%，但敏感性仅 25%。 SLE 的治疗强调早期诊断和整体综合治疗，使患者达到临床缓解，以减少或延缓组织脏器的病理损害。

## 复习参考题

1. 试述狼疮肾炎的病理分型。
2. 简述狼疮危象的概念。
3. 试述抗核抗体谱的临床意义。
4. 简述重症 SLE 的治疗策略、治疗原则及治疗药物。

# 第三章 系统性硬化症

系统性硬化症(systemic sclerosis, SSc)是一种原因不明的临床上以局限性或弥漫性皮肤增厚和纤维化为特征的结缔组织病。除皮肤受累外，它也可影响心、肺和消化道等器官。本病作为一种自身免疫病，往往伴抗核抗体、抗着丝点抗体、抗 Scl-70 等自身抗体。本病相对较少见，根据欧洲风湿病联盟硬皮病临床试验及研究组的调查，国外的系统性硬化症患病率为 5/10 万，国内尚无确切的患病率资料。本病女性多见，发病率约为男性的 4 倍，儿童相对少见。

## 一、分类

根据皮肤受累的情况不同，系统性硬化症可分为：

1. 弥漫性硬皮病(diffuse scleroderma)　除面部、肢体远端和近端外，皮肤增厚还累及躯干。

2. 局限性硬皮病(limited scleroderma)　皮肤增厚限于肘(膝)的远端，但可累及面部和颈部。

3. 无皮肤硬化的硬皮病(sine scleroderma)　临床无皮肤增厚表现．但有特征性的内脏表现和血管及血清学异常。

4. 重叠综合征(overlap syndrome)　上述 3 种情况中任一种与诊断明确的类风湿关节炎、系统性红斑狼疮、多发性肌炎和/或皮肌炎同时出现。

5. 未分化结缔组织病(undifferentiated connective tissue disease)　雷诺现象伴系统性硬化症的临床和/或血清学特点，但无系统性硬化症的皮肤增厚和内脏异常。

其中，CREST 综合征是指钙质沉着、雷诺现象、食管运动障碍、指端硬化和毛细血管扩张。

## 二、病因与发病机制

目前，系统性硬化症的确切病因尚不清楚，但是，研究表明其发病可能与遗传及环境因素有关。

1. 遗传因素　尽管系统性硬化症不是按经典孟德尔规律遗传，但遗传因素依然是目前为止发现的最大危险因素，患系统性硬化症的兄弟姐妹发病风险增加 15~19 倍，有一级亲属患系统性硬化症者的发病风险增加 13~15 倍。全基因组扫描发现，人类白细胞抗原 *HLA-DQB1* 的 *SNPrs6457617* 与系统性硬化症相关性最强，其他的 5 个基因包括：*TNPO3/IRF5*(7q32)、*STAT4*(2q32)、*CD247*(1q22-23)、

*CDH7*（18q22）和 *EXOC2/IRF4*（6p25）。此外还有多个研究发现 *CD247*、*BLK* 和 *PTPN22* 等基因与系统性硬化症发病相关。

2. 环境因素　包括药物如博来霉素等可诱发纤维化，使用博来霉素诱发小鼠发生皮肤硬化充分证明其致病性。此外病毒感染等如巨细胞病毒、EB 病毒等均被怀疑与系统性硬化症发病有关。文献报道，系统性硬化症患者血清中存在抗巨细胞病毒晚期蛋白 UL94 的抗体，且抗巨细胞病毒-UL94 的抗体可结合血管内皮细胞和成纤维细胞，并导致血管内皮细胞凋亡和成纤维细胞增殖，提示巨细胞病毒参与系统性硬化症的发病，但相当多的巨细胞病毒感染者并不发生系统性硬化症，提示巨细胞病毒还需其他病因协同作用才能致病。另有研究发现，系统性硬化症患者血清中存在抗 EB 病毒早期抗原 EBV-EA/D 的抗体，提示其可能参与系统性硬化症发病。也有研究发现，逆转录病毒与拓扑异构酶 I 抗原（即抗 Scl-70 抗体的靶抗原）有同源性；系统性硬化症患者血清中存在抗逆转录病毒的抗体；正常皮肤成纤维细胞导入逆转录病毒后其表型会发生转化为硬皮病样，可产生过量的细胞外基质，提示逆转录病毒参与系统性硬化症的发病。也有研究怀疑疱疹病毒和微小病毒 B19 等与系统性硬化症发病相关。

近年来，幽门螺杆菌在系统性硬化症发病中的作用备受关注，研究表明，系统性硬化症患者血清中幽门螺杆菌抗体阳性率高于常人；90%系统性硬化症患者感染的幽门螺杆菌株为高致病性细胞毒素相关蛋白株，而正常对照组仅为 37%；根除幽门螺杆菌感染后，17%雷诺病可治愈，72%雷诺病症状减轻，提示幽门螺杆菌可能参与系统性硬化症发病。

化学物品如聚氯乙烯、有机溶剂、硅、二氧化硅、环氧树脂等也被怀疑可能参与系统性硬化症发病。国外研究曾怀疑 L-色氨酸摄入可能与系统性硬化症发病有关，但未得到广泛认可。

系统性硬化症发病机制涉及以下多方面，包括：

1. 免疫系统活化　免疫反应异常主要表现为患者体内产生大量特异性自身抗体。免疫学检测示血清抗核抗体阳性率达 90%以上，核型为斑点型和核仁型。特异性自身抗体包括抗着丝点抗体及抗 Scl-70 抗体，除此之外还包括抗 RNA 多聚酶抗体和抗 RNP 抗体等。约 30%病例的类风湿因子阳性．约 50%病例有低滴度的冷球蛋白血症。

2. 细胞因子表达异常　多种细胞因子在系统性硬化症的病程中起作用，形成严格的调节网络，而且关键的细胞因子随病程的变化而变化，对系统性硬化症发病至关重要。

（1）转化生长因子-β（TGF-β）和 Smad 信号：转化生长因子-β 家族成员在系统性硬化症的发病中起着重要的作用。在系统性硬化症动物模型中，对抗转化生长因子-β 抗体及敲除转化生长因子-β 可阻止纤维化进展。转化生长因子-β 促进细胞外基质蛋白产生，包括多种胶原、纤维结合素、蛋白聚糖和葡糖胺聚糖。转化生长因子-β 与转化生长因子-β R 复合物结合引起 Smad2 和 Smad3 磷酸化，且与 Smad4 形成异侧的复合物，转运至细胞核，引起基因的转录而促进纤维化。

（2）结缔组织生长因子（CTGF）：结缔组织生长因子是一种由转化生长因子-β 诱导产生的重要细胞因子。是一种促有丝分裂剂，与血小板生长因子相关，且由内皮细胞产生。结缔组织生长因子促进成胶原细胞增殖、细胞外基质沉积和胶原沉积，与转化生长因子-β 发挥协同作用。

（3）肿瘤坏死因子-α：曾有报道，在系统性硬化症患者的血清、皮肤、支气管肺泡灌洗液及其他组织中的肿瘤坏死因子及可溶性肿瘤坏死因子受体水平都增高。肿瘤坏死因子-α 阻止胶原产生及影响 Ⅰ、Ⅲ 型胶原和纤维连接蛋白的 mRNA 表达水平。

（4）白介素（IL）家族：白介素-4 也可在成胶原细胞中刺激胶原的产生。系统性硬化症患者的血浆和外周血单核细胞的白介素-4 水平升高，且系统性硬化症患者的肺脏标本（肺泡灌洗液细胞和开放式肺活检）中，也发现白介素-4 水平升高。

3. 成纤维细胞异常　本病的特异性改变是胶原产生过多及细胞外基质成分，如氨基多糖、纤维连接蛋白的沉积，提示本病与成纤维细胞异常相关。在细胞外基质中，Ⅰ 型胶原沉积增加导致系统性硬化症的纤维化。纤维连接蛋白可激活基质金属蛋白酶,并加剧组织中炎症浸润。

4. 血管异常　系统性硬化症中血管反应性的异常可使雷诺现象和肾脏及皮肤发生硬化的风险增加。而且,分子介导的血管收缩与系统性硬化症的临床表现的生物学特征有相关性。例如,内皮素(ET)家族及受体内皮素 A、内皮素 B,肾素-血管紧张素系统成员[如血管紧张素转换酶(ACE)]和一氧化氮合酶等,都可能影响血管内皮细胞的反应性,进而造成血管内皮细胞损伤,内膜增生,加重缺血。

## 三、病理

早期,胶原纤维束肿胀和均一化,胶原纤维间和血管周围有以淋巴细胞为主的浸润;晚期,真皮明显增厚,胶原纤维束肥厚、硬化,血管壁增厚,管腔变窄,甚至闭塞。皮脂腺萎缩,汗腺减少。内脏损害主要为间质及血管壁胶原纤维增生及硬化。

## 四、临床表现

系统性硬化症最多见的初期表现是雷诺现象和肢端、面部肿胀,并有手指皮肤逐渐增厚。约70%的病例首发症状为雷诺现象,雷诺现象可先于硬皮病的其他症状(手指肿胀、关节炎、内脏受累)1~2年或与其他症状同时发生。胃肠道功能紊乱(胃烧灼感和吞咽困难)或呼吸系统症状等偶尔也是本病的首发表现。患者起病前可有不规则发热、食欲减退和体重下降等。

### (一)局限性硬皮病

1. 斑状损害(硬斑病)　最为常见,约占60%。初起为圆形、长圆形或不规则形、淡红或紫红色水肿性发硬的片块损害。数周或数月后渐扩大,直径可达1~10cm或更大,色转淡呈淡黄色或象牙白色,周围常绕淡紫或淡红色晕。表面呈蜡样光泽,触之有皮革样硬度,有时伴毛细血管扩张。损害可单个或多个。过程缓慢,数年后硬度减轻,渐出现瓷白色或淡褐色斑状萎缩。可发生于任何部位,但以躯干最为多见。

泛发性硬斑病罕见,特点为皮损数目多,皮肤硬化面积大,分布广泛而无系统性损害。好发于胸腹及四肢近端。少数患者可转为 SSc。

2. 带状损害　常沿肢体或肋间呈带状分布,但头皮或面额部亦常发生,经过与片状损害相似,有时可伴皮损下的肌肉萎缩及骨骼脱钙、吸收,形成带状沟型。多见于儿童。

3. 点滴状损害　多发生于颈、躯干,损害为绿豆至黄豆大呈集簇性或线状排列的发硬性小斑点。表面光滑发亮,呈珍珠母或象牙色。病久可发生萎缩。此型比较少见。

### (二)系统性硬皮病

肢端型和弥漫型相比,前者多见,两型的主要不同点在于肢端型开始于手、足和面部等处,受累范围相对局限,进展速度较缓,预后较好。鉴于两型的临床症状相似,现归纳叙述如下:

1. 皮肤　几乎所有病例皮肤硬化都从手开始。手指、手背发亮、紧绷,手指褶皱消失,汗毛稀疏,继而面部和颈部受累。患者上胸部和肩部有紧绷感。颈前可出现横向厚条纹,仰头时,患者会感到颈部皮肤紧绷,其他疾病很少有这种现象。面部皮肤受累可表现为典型的硬皮病面容,表现为:面具脸;口周出现放射性条纹,口唇变薄,鼻端变尖,张口受限。受累皮肤可有色素沉着或色素脱失。皮肤病变可局限在手指/趾和面部,或向心性扩展,累及上臂、肩、前胸、背、腹和腿。有的可在几个月内累及全身皮肤,有的在数年内逐渐进展,有些呈间歇性进展。临床上皮肤病变可分为肿胀期、硬化期和萎缩期。

(1)肿胀期:皮肤绷紧变厚,皮皱消失,肤色苍白或淡黄,皮温偏低,呈非凹陷性水肿。肢端型常先从手、足和面部开始,向上肢、颈、肩等处蔓延;弥漫型则往往由躯干部先发病,然后向外周扩展。

(2)硬化期:皮肤变硬,表面有蜡样光泽,不易用手指捏起。可出现手指伸屈受限,面部表情呆滞,张口及闭眼困难,胸部紧束感等症状。患病皮肤色素沉着,可杂有色素减退斑,毛发稀少。

(3)萎缩期:皮肤萎缩变薄,甚至皮下组织及肌肉亦发生萎缩及硬化,紧贴于骨骼,木板样硬片。指端及关节处形成点状凹陷性斑痕并易发生顽固性溃疡。皮肤少汗伴毛发脱落。少数病例皮损处可出现毛细血管扩张。

上述皮肤损害在各类硬皮病中几乎是最突出的临床表现，是诊断硬皮病的主要依据。

2. 肌肉　症状包括肌无力、弥漫性疼痛。有些病例可类似多发性肌炎，肌肉受累明显者可发生肌萎缩。发病早期约50%患者可显示肌电图异常。

3. 骨和关节　由于皮肤增厚且与其下关节紧贴，致使关节挛缩和功能受限。由于腱鞘纤维化，当受累关节主动或被动运动时，特别在腕、踝和膝处，可觉察到皮革样摩擦感。大约10%左右患者可以出现关节炎症，约29%可有侵蚀性关节病变。由于长期慢性指/趾缺血，可发生指/趾端骨溶解。X线片表现关节间隙狭窄和关节面骨硬化。关节炎性疼痛在早期并非少见约占12%，在病程中发展成关节异常表现占46%，表现自轻度活动受限至关节强直，甚至挛缩畸形。以手的改变最为常见，手指可完全僵硬，或变短和变形。指端骨吸收可呈截切状表现。

4. 内脏　SSc多有不同的内脏器官受累表现。

（1）消化系统：胃肠道是最常受累的脏器（75%～90%），其中又以食管受累常见，多表现为吞咽困难，亦可伴有呕吐、胸骨后或上腹部饱胀或灼痛感。但在X线显示食管异常患者中约有40%可无任何症状。胃肠道受累可有食欲缺乏、腹痛、腹胀、腹泻与便秘交替等。

（2）心血管系统：约61%患者可有不同程度的心脏受累。心肌炎、心包炎或心内膜炎均有发生。临床表现为气急、胸闷、心绞痛及心律失常，严重者可致左心或全心衰竭，甚至发生心脏性猝死。约50%患者心电图有异常表现。

（3）呼吸系统：40%患者显示X线异常，主要表现为广泛性肺间质纤维化，肺功能异常，显示肺活量减少者可达70%。肺纤维化进而导致肺功能衰竭是SSc常见的致死原因。

（4）泌尿系统：肾脏受累占60%～80%，出现蛋白尿、高血压及氮质血症。肾衰竭是SSc最严重并发症，也是最常见的致死原因。

（5）神经精神系统：40%病例神经系统受累，有多神经炎（包括脑神经）、惊厥、癫痫样发作、性格改变、脑血管硬化、脑出血等。中枢性表现多继发于严重的心、肺、肾损害。

5. 其他　肢端雷诺现象，常为最早期表现。部分病例在活动期有间歇性不规则发热、乏力和体重减轻等；在手指或其他关节周围或肢体伸侧的软组织内可有钙质沉积。临床上将皮下钙质沉着（calcinosis）、雷诺现象（Raynaud phenomenon）、指端硬化（sclerodactyly）和毛细血管扩张（telangiectasia）称为CRST综合征，同时有食管运动障碍（esophagus dysmotility）者则称为CREST综合征，认为是SSc的亚型，预后较好。

## 五、实验室检查

无论局限性或系统性SSc，受累或未受累皮肤的感觉时值测定均较正常明显延长（延长5～12倍）。

系统性患者的血沉多数加快。ANA测定阳性率可达95%左右，病情稳定好转后其阳性率及滴度下降，荧光核型以斑点状为多见。应用免疫印迹技术测抗Scl-70抗体对系统性有较高特异性，阳性率可达57%，是SSc的标记性抗体；在CREST中，常可见到抗着丝点抗体。皮肤毛细血管镜检查甲襞处，显示多数毛细血管袢模糊，有渗出和水肿，血管袢数显著减少，血管支明显扩张和弯曲，血流迟缓，多伴有出血点。

系统性SSc患者X线检查往往显示：①牙周膜增宽；②食管、胃肠道蠕动消失，下端狭窄，近侧增宽，小肠蠕动减少，近侧小肠扩张，结肠袋呈球形改变；③指端骨质吸收；④两肺纹理增粗，或见小的囊状改变；⑤软组织内有钙盐沉积阴影。

## 六、诊断与鉴别诊断

局限性硬皮病根据典型皮肤改变即可诊断。SSc诊断可参考美国风湿病学会提出的诊断标准（1980）

进行。凡具备以下（1）或（2）中的两项即可诊断：

（1）四肢远端，面、颈或躯干部皮肤硬化。

（2）①指/趾皮肤硬化；②指部点状凹陷性斑痕；③双侧肺底部纤维化。

对男性患者需注意排除因职业因素（硅、氯乙烯）引起的肢端皮肤硬化。感觉时值测定，皮肤毛细血管镜和组织病理检查对本病的诊断有参考价值。

系统性硬化症美国风湿病学会 1998 年标准：

主要标准：掌指关节近端的硬皮变化，可累及整个肢体、面部、全身及躯干。

次要标准：①手指硬皮病：上述皮肤改变仅限于手指；②手指尖有凹陷性瘢痕和指垫消失；③双肺基底纤维化。

凡是一项主要标准或两项次要标准可诊断。其他有助于诊断的表现：雷诺现象，多发性关节炎或关节痛，食管蠕动异常，皮肤病理学胶原纤维肿胀和纤维化，免疫检查 ANA、抗 Scl-70 抗体、着丝点抗体（ACA）阳性。

CREST 综合征，具体其中 5 条症状的 3 条，或 3 条以上加着丝点抗体阳性可诊断。

2013 年美国风湿病学会（ACR）/欧洲抗风湿病联盟（EULAR）系统性硬化症分类标准见表 8-3-1。

表 8-3-1　2013 美国风湿病学会/欧洲抗风湿病联盟系统性硬化症分类标准

| 主要条目 | 次要条目 | 权重/评分 |
| --- | --- | --- |
| 双手指皮肤增厚并渐近至掌指关节（足以诊断） | – | 9 |
| 手指皮肤增厚（仅计最高评分） | 手指肿胀 | 2 |
| 指端硬化（不及掌指关节但渐近近指间关节） | – | 4 |
| 指端损害（仅计最高评分） | 指尖溃疡 | 2 |
| | 指尖凹陷性瘢痕 | 3 |
| 毛细血管扩张 | – | 2 |
| 甲襞毛细血管异常 | – | 2 |
| 肺动脉高压和/或间质性肺病（最高 2 分） | 肺动脉高压 | 2 |
| | 间质性肺病 | 2 |
| 雷诺现象 | | 3 |
| SSc 相关抗体（最高 3 分） | 抗着丝点抗体 | 3 |
| | 抗拓扑异构酶 I 抗体（抗 Scl-70） | |
| | 抗 RNA 聚合酶 III 抗体 | |

注：总得分为各项最高评分的总和。总得分 > 9 分即可归类为 SSc 患者。

局限性硬皮病需与下列疾病相鉴别：

1. 斑萎缩　早期损害为大小不一的圆形或不规则形淡红色斑片，以后渐萎缩，呈皮色或青白色，微凹起，表面起皱，触之不硬。

2. 萎缩性硬化性苔藓　皮损为淡紫或象牙色发亮的扁平丘疹，大小不一，常聚集分布，但不互相融合，表面有毛囊角质栓，有时发生水疱，逐渐出现皮肤萎缩。

系统性硬皮病需与以下诸病相鉴别：

1. 成人硬肿病　皮损多从头颈开始向肩背部发展，真皮深层肿胀和僵硬。局部无色素沉着，亦无萎缩及毛发脱落表现。有自愈倾向。

2. 混合结缔组织病　患者具有系统性红斑狼疮、硬皮病、皮肌炎或多发性肌炎等病的混合表现，包括雷诺现象，面、手非凹陷性水肿，手指呈腊肠状肿胀，发热，非破坏性多关节炎，肌无力或肌痛等症状。抗 U1RNP 的抗体可呈高滴度阳性反应。

3. 嗜酸性筋膜炎　表现为深部组织硬肿,患区皮面有与浅静脉走向一致的条状凹陷,常伴局部瘀胀及发病前常有过度慢性劳伤史等。

## 七、治疗

本病目前尚无特效疗法,部分病例治疗后可停止发展或缓解。两型在治疗上无大的差别。

**（一）一般治疗**

去除感染病灶,加强营养,注意保暖和避免精神刺激。

**（二）血管活性剂**

主要用以扩张血管,降低血黏度,改善微循环。

1. 丹参注射液　每毫升相当于原生药2g,8～16ml加入低分子右旋糖酐500ml内静脉滴注,每日1次,10次为一疗程,连续或间歇应用。据试验研究,丹参对皮肤成纤维细胞和胶原合成具有显著的抑制作用。临床上,对皮肤硬化、张口和吞咽困难、关节僵硬以及雷诺现象等均有一定效果,但有出血倾向或肾功能不良者不宜采用。

2. 胍乙啶(guanethidine)　开始剂量12.5mg/d,逐渐增加至25mg/d,3周后改为37.5mg/d,对雷诺现象有效(有效率约50%)。

3. 甲基多巴　250mg,每日3次。能抑制雷诺现象。

4. 血管紧张素转换酶抑制剂、血管内皮素拮抗剂　亦可用于SSc改善心肺及肾功能。

**（三）结缔组织形成抑制剂**

1. 青霉胺(D-penicillamine)　能干扰胶原分子间连锁成复合物,抑制新胶原的生物合成。开始服250mg/d,逐渐增至1g/d,连服2～3年,对肿胀期的皮肤增厚疗效显著,对微循环和肺功能亦有改善,并能减少器官受累的发生和提高生存率。在服药过程中,本药对肾可有刺激,并能抑制骨髓,可出现白细胞和血小板减少。若同时伴服左旋谷酰胺0.2g,每日3次,其疗效较单服青霉胺为佳。

2. 秋水仙碱(colchicine)　能阻止原胶原转化为胶原,抑制胶原的积贮。每日0.5～1.5mg,连服3个月至数年,对皮肤硬化、雷诺现象及食管改变均有一定疗效。用药期间如有腹泻可减量或给予半乳糖苷酶(β-galactosidase)制剂。

3. 积雪苷(asiaticoside)　为中药积雪草中提取的一种有效成分,试验证明能抑制成纤维细胞的活性,软化结缔组织。片剂(每片含积雪苷10mg)每日服3次,每次3～4片;针剂(每支2ml含积雪苷20mg)肌内注射,每周2～3次,每次1支。对软化硬皮、消除组织水肿、缓解关节疼痛、愈合溃疡等均有相当效果(有效率约80%),一般1个月左右开始见效。

**（四）抗炎剂**

糖皮质激素对SSc早期的炎症、水肿、关节等症状有效。一般可选用泼尼或甲泼尼龙口服。如有蛋白尿、高血压或氮质血症应避免应用。

**（五）免疫抑制剂**

如硫唑嘌呤、苯丁酸氮芥、环磷酰胺、甲氨蝶呤等均可选用,对关节、皮肤和肾脏病变有一定疗效。与糖皮质激素合并应用,常可提高疗效和减少皮质激素用量。γ-干扰素通过活化巨噬细胞及抑制胶原合成可改善肺部纤维化情况。

**（六）物理疗法**

包括音频电疗、按摩、热浴和光疗等,其中音频电疗有软化肌肤、改善组织营养、愈合溃疡之效。紫外线照射可改善临床症状。

**（七）其他**

如静脉封闭疗法、维生素E、复方磷酸酯酶片以及丙酸睾丸素等均可酌情配合选用。近年有报告用干细胞移植治疗 SSc。

# 八、预后

部分轻型病例可自行缓解。一旦肺、心、肾等受累,病情常趋于恶化。一般认为女性患者的预后较男性为佳。在女性,妊娠可致病情恶化。在系统性患者其 5 年生存率为 34% ~ 80%。常见死因为继发性感染,肺、心或肾衰竭。

（于清宏）

## 学习小结

系统性硬化症是一种原因不明的、临床上以局限性或弥漫性皮肤增厚和纤维化为特征的结缔组织病。除皮肤受累外,它也可影响心、肺和消化道等器官。本病作为一种自身免疫病,往往伴抗核抗体、抗着丝点抗体、抗 Scl-70 等自身抗体阳性。依据 2013 ACR/EULAR 系统性硬化症分类标准可以诊断。本病目前尚无特效疗法,部分经小量糖皮质激素、抗纤维化药物、免疫抑制剂等治疗后可停止发展或缓解。肺、心、肾等受累,病情常趋于恶化。常见死因为继发性感染,肺、心或肾衰竭。

## 复习参考题

1. 试述系统性硬化症的分类。
2. 试比较 1980 年 ACR 诊断标准与 2013 ACR/EULAR 系统性硬化症的分类标准的特点与临床意义。

| 学习目标 | |
| --- | --- |
| 掌握 | 多发性肌炎与皮肌炎的临床表现、实验室及其他检查、诊断要点与治疗原则。 |
| 熟悉 | 炎症性肌病的定义、分类。 |
| 了解 | 炎症性肌病的病因、发病机制与病理学特征。 |

# 第一节　炎症性肌病

炎症性肌病(inflammatory myopathies)是以四肢近端肌无力为主要表现的骨骼肌非特异性炎症性疾病。其中特发性炎症性肌病(idiopathic inflammatory myositis,IIM)临床分为七类:多发性肌炎(polymyositis,PM)、皮肌炎(dermatomyositis,DM)、儿童多发性肌炎或皮肌炎、恶性肿瘤相关性多发性肌炎或皮肌炎、其他结缔组织病伴发的多发性肌炎或皮肌炎、包涵体肌炎、无肌病性皮肌炎。最新 IIM 分为五类:PM、DM、免疫介导性坏死性肌病(immune-mediated necrotising myopathy,IMNM)、散发性包涵体肌炎(sporadic inclusion body myositis,sIBM)和抗合成酶综合征(anti-synthetase syndrome)。非特发性炎症性肌病包括肌炎伴嗜酸细胞增多症、骨化性肌炎、局限性肌炎、巨细胞肌炎、感染引起的肌病以及药物和毒素引起的肌病。

IIM 每年发病率为(4.27~7.89)/10 万,PM 和 DM 好发年龄有两个高峰即 10~15 岁和 45~60 岁。肿瘤相关性肌炎与包涵体肌炎好发于 50 岁后。IBM 患病率男性是女性的 2 倍,其他 IIM 女性是男性的 2 倍。成人 PM 和 DM 约占 IIM 的 70%,是风湿免疫疾病中具有代表性的 IIM。

## 一、病因与发病机制

本组疾病的病因和发病机制尚未明确,目前多认为是在某些遗传易感个体中,由感染所诱发,并经免疫介导的一组疾病。

### (一)病因

一般认为与遗传和病毒感染有关。

1. 遗传因素　在单卵双生、同胞、父母与孩子、患者的一级亲属中发现了 IIM 的家族性病例。在儿童、成人 PM/DM 中,*HLA-B8*、*HLA-DR3*、*DRW52* 表现型有强相关性。sIBM 与 *HLA-DR3* 基因呈强相关性,以散发和家族性的形式存在。

2. 病毒感染　有证据显示病毒感染与 IIM 有很强相关性。患者感染了微小核糖核酸病毒后,可逐渐发生慢性肌炎。某些 IIM 患者肌肉中可分离出柯萨奇病毒 A9。在 sIBM 患者肌肉中可检出腮腺炎病毒抗原。在 PM/DM 患者的肌肉中可检出肠病毒基因组。

**（二）发病机制**

用免疫技术对肌活检标本进行检查,结果显示细胞免疫和体液免疫在肌肉破坏中起着重要的作用。

1. 细胞免疫 PM 和 IBM 是细胞介导的抗原特异性细胞毒作用所致。免疫病理检查可发现 CD8$^+$T 细胞包围和侵入肌肉纤维,并与表达 MHC-Ⅰ类分子的肌纤维细胞相结合,通过穿孔作用导致肌纤维的坏死。

2. 体液免疫 DM 为体液免疫所介导。B 细胞和 CD4$^+$T 细胞在肌肉组织中的血管周围浸润,肌细胞表达 MHC-Ⅱ类抗原,抗原所驱动 CD4$^+$T 细胞辅助 B 细胞产生抗体,抗体在补体的参与下损害微血管。

## 二、病理

IIM 病理特点为肌纤维肿胀,横纹消失,肌浆透明化,肌纤维膜细胞核增多,肌组织内炎症细胞浸润,以淋巴细胞为主,巨噬细胞、浆细胞、嗜酸性粒细胞、嗜碱性粒细胞和中性粒细胞也可出现。

PM 与 DM 免疫病理不同,PM 肌细胞的损伤主要是通过细胞免疫介导的细胞毒作用引起的,浸润细胞以 CD8$^+$T 细胞为主,常聚集于肌纤维周围的肌内膜区;DM 体液免疫在发病中起更大作用,主要表现为 B 细胞和 CD4$^+$T 细胞浸润肌束膜、肌外膜和血管周围,形成肌束周围的萎缩。DM 皮肤病理因疾病分期和皮肤损害不同而异。早期红斑水肿性区域主要表现为表皮增厚,真皮血管增多,淋巴细胞( 主要 CD4$^+$)、浆细胞、组织细胞浸润。增厚的色素沉着区显示表皮变薄,真皮层炎性细胞浸润,结缔组织增多。无肌病性皮肌炎显示有皮肌炎典型的皮肤病理表现,皮肤活检符合皮肌炎表现,但临床及实验室检查均正常。IMNM 基本没有炎症浸润。sIBM 光镜下可见肌核、肌浆内有嗜伊红色包涵体,电镜下有纤丝状包涵体。

## 三、临床表现

本组疾病在成人发病隐匿,儿童发病较急。IMNM 为亚急性进展。全身症状可有发热、关节痛、乏力、食欲下降和体重减轻等。主要的临床表现是对称性四肢近端肌无力,血清肌酶水平增高,肌电图示肌源性损害,病理显示肌组织内炎症细胞浸润。

**相关链接**

肌力判定与分级

肌力判定有助于对肌肉受损的程度、范围作出评估,以及治疗后的疗效观察。肌力分为六级:

0 级 完全瘫痪。

1 级 肌肉能轻微收缩,不能产生动作。

2 级 肢体能做平面移动,不能克服重力而抬起。

3 级 肢体能抬离床面,能对抗自身重力活动,但不能抵抗阻力。

4 级 能抵抗部分阻力。

5 级 肌力正常。

# 第二节 多发性肌炎与皮肌炎

PM 和 DM 是一组病因未明、主要表现为对称性近端肌无力,常累及多脏器的系统性疾病。DM 是指在 PM 的临床表现基础上伴有特征性皮疹。PM 和 DM 发病率分别为 3.8/10 万和 1.4/10 万,女性和 50～59 岁人群好发。

## 一、病因

本病病因不明,目前认为是在特定的遗传易感性背景下,由免疫介导、环境因素所诱发。

### (一)免疫异常

以下证据支持本病为自身免疫病:

1. 在 PM/DM 患者的血清中可检测到高水平的循环自身抗体,如肌炎特异性自身抗体。

2. PM/DM 常伴有其他自身免疫病,如桥本甲状腺炎、系统性红斑狼疮等。

3. 用骨骼肌抗原免疫动物可发生炎症性肌病。

4. 患者外周血淋巴细胞呈肌毒性和其他免疫学异常。

5. 糖皮质激素和免疫抑制剂治疗有效。

### (二)环境因素

在动物模型中已经证实了病毒(如柯萨奇病毒)可诱发剂量依赖的 PM 模型,说明环境因素为本病发病的重要因素。

### (三)遗传因素

对 HLA 的研究发现,携带 *HLA-DR3* 者易患炎症性肌病,抗 Jo-1 抗体阳性的患者均有 HLA-DR52 抗原,*DQA1 \* 0501* 在白色人种中与多肌炎相关联。

## 二、病理

本病病理特点是肌组织内炎性细胞浸润,以淋巴细胞为主,其他炎性细胞也可出现。在 PM 中,典型的浸润细胞聚集于肌纤维周围的肌内膜区;而在 DM 中,主要浸润肌束和小血管周围的肌外膜区,用直接免疫荧光法检查 DM 的皮损,在表皮真皮交界处可见不连续的灶性免疫球蛋白和补体沉积。

## 三、临床表现

隐匿起病,病情经数周、数月甚至数年发展至高峰。

### (一)全身表现

发热、关节痛、乏力、食欲下降、体重减轻等。

### (二)肌肉症状

主要临床表现是对称性近端肌无力、肌压痛,表现为下蹲、起立、上楼、举物、梳头、抬头困难,吞咽肌受累时出现吞咽困难、发音不清,可引起吸入性肺炎。呼吸肌受累出现呼吸困难。眼肌很少受累。

### (三)皮肤表现

PM 者无皮疹,DM 皮疹可出现在肌炎之前、同时或之后,皮疹与肌肉受累程度常不平行。

典型皮疹包括:

1. 眶周的水肿性暗紫红色斑。

2. Gottron 征　关节伸侧稍高出皮肤的鲜红色鳞屑性皮疹,如发生在掌指关节、近端指间关节的背面。

3. 颈前及上胸部"V"字形红色皮疹。

4. 肩颈后皮疹(披肩征)。

5. "技工手"　部分患者双手外侧掌面皮肤出现角化、裂纹,皮肤粗糙脱屑,如同技术工人的手。本病皮疹通常无瘙痒及疼痛,缓解期皮疹可完全消失,或遗留皮肤萎缩、色素沉着或脱失、毛细血管扩张或皮下钙化。皮疹可反复发作。

此外,还可见坏死性血管炎、雷诺现象、口腔溃疡、光过敏、脱发、网状青斑、指腹丘疹、皮肤钙沉着及甲根皱襞不规则增厚等。

### （四）肺部病变

可有肺间质病变,表现为干咳、呼吸困难,易继发感染和少量咯血。体检可闻及肺底捻发音。血气分析显示低氧血症,胸部 X 线片可见毛玻璃、结节状、颗粒状和网格状改变,肺功能显示限制性通气障碍。少数患者还可有胸腔积液、胸膜增厚、肺不张和肺门影增大等。

### （五）其他

约 30% 的患者可心脏受累,多表现为心电图 ST-T 改变,当肌酸激酶持续明显升高时需注意心脏受累的可能性。严重者可发生心肌炎,导致心力衰竭。消化道亦可受累,可有吞咽困难,X 线钡剂可见食管扩张、蠕动差、钡剂通过缓慢。胃肠道血管炎常见于儿童皮肌炎,可引起胃肠道出血或穿孔。一般不累及肾脏。

## 四、辅助检查

### （一）外周血

白细胞增多,血沉和 C 反应蛋白可增高,肌红蛋白和免疫球蛋白增高等。

### （二）血清肌酶谱

肌酸激酶（CK）、醛缩酶（ALD）、天门冬酸氨基转移酶（AST）、丙氨酸氨基转移酶（ALT）、乳酸脱氢酶（LDH）增高,尤以 CK 升高最敏感。CK 对于诊断、判断病情进展情况和治疗效果均有帮助,但 CK 与肌无力的严重性并不完全平行。肌酶对肌炎诊断敏感性高,特异性不强,这些肌酶也广泛存在于肝、心、肾等脏器中,应注意鉴别。

### （三）自身抗体

1. 肌炎特异性抗体（myositis-specific autoantibodies,MSAs） 对 IIM 有高度特异性。

（1）抗氨酰 tRNA 合成酶抗体（抗 Jo-1、EJ、PL-12、PL-7、OJ、KS、Zo、Ha 抗体）:35%~40%IIM 此类抗体阳性。其中检出率较高的为抗 Jo-1 抗体,PM 及 DM 患者阳性率分别为 30% 和 10%。此类抗体与一系列临床特点相关,包括肌炎、肺间质病变、炎性关节炎、发热、技工手和雷诺现象,称为"抗合成酶综合征"。MSAs 对诊断 PM 特异性好,但敏感性不高。

（2）皮肌炎特异性抗体:Mi-2、TIF-1、MDA5、NXP-2 和 SAE 等。Mi-2 在 IIM 阳性率为 10%~30%,与 DM 特异性相关。抗 Mi-2 抗体阳性患者肺间质纤维化及恶性肿瘤的风险较低,疗效和预后较好。TIF-1 抗体在成人 IIM 与恶性肿瘤相关,NXP-2 在幼年 DM 中与恶性肿瘤相关。

（3）信号识别颗粒（signal recognition particle,SRP）抗体:在 IIM 阳性率为 4%~6%,与坏死性肌病相关,往往伴有明显的近端肌无力、扩张型心肌病、肺间质改变,对激素反应不佳。

2. 肌炎相关性抗体 可见于 IIM 和继发于结缔组织病或重叠综合征。主要包括 ANA、抗 SSA、抗 SSB、抗 Sm、抗 RNP、抗 Scl-70、抗着丝点抗体等。

### （四）肌电图

可早期发现肌源性病变,对肌源性和神经源性损害的鉴别诊断有重要价值。90%IIM 患者可出现肌电图异常,典型肌源性损害肌电图表现为低波幅,短时限多相波;纤颤波、正锐波和插入性高频放电。晚期也可出现神经源性损害。

### （五）骨骼肌 MRI

疾病早期四肢近端肌肉和肌间筋膜在 $T_2$ 压脂像以及短 Tau 反转恢复序列上显示出不规则或弥散的水肿高信号。这些信号的改变与肌肉的炎症程度和疾病活动性相关。数月后,$T_1$ 加权像可显示出肌肉萎缩、脂肪沉积、慢性肌肉损伤的表现。

### （六）肌活检

为诊断的金标准。有利于鉴别诊断。可通过 MRI 进行定位,通常选用股内侧肌,且应避开肌电图电极针的损伤部位。早期可见肌纤维肿胀，横纹消失，肌纤维膜细胞核增多，炎性细胞浸润于间质和血管周围；进而出现肌纤维膜分离、断裂，肌纤维变性、坏死，结缔组织增生。肌束边缘肌纤维直径明显变小是本病特征性改变之一。

## 五、PM/DM 分类标准

1. 四肢对称性近端肌无力。
2. 肌酶谱升高。
3. 肌电图示肌源性损害改变。
4. 肌活检异常。
5. 皮肤特征性表现。

符合前 4 项标准、前 4 项中的 3 项或前 4 项中的 2 项分别为 PM 的确诊、可能或可疑诊断。符合第 5 项加前 3 和 4 项，或前 4 项中的 2 项，或前 4 项中的 1 项分别为 DM 的确诊、可能或可疑诊断。

## 六、鉴别诊断

### （一）风湿性多肌痛

多见于 50 岁以上患者，表现为颈、背、肩胛带和骨盆带的近端肌肉酸痛、僵硬，血沉和 C 反应蛋白明显升高，但血清肌酶、肌电图和肌活检正常。应用小剂量糖皮质激素疗效显著。

### （二）神经源性肌病

重症肌无力表现为全身弥漫性肌无力，运动后加重，眼睑下垂，肌酶一般正常，肌活检无炎性肌病特征。进行性肌营养不良症是一组原发于肌肉的遗传性疾病，有家族史。表现为四肢远端肌无力、假性肌肥大、无肌痛。发病年龄较轻，无颈肌及吞咽肌受累，肌肉活检标本用免疫组化染色可见抗肌萎缩蛋白大量缺失。

### （三）感染性肌病

与病毒感染相关的流行性胸肌痛、流行性斜肩、流感后肌痛等，与细菌感染相关的气性坏疽、破伤风、化脓性肌炎、麻风性肌炎等，与寄生虫相关的旋毛虫、绦虫、弓形虫病等。

### （四）内分泌肌病

甲状腺功能亢进症、甲状腺功能减退症、艾迪生病、糖尿病均可伴发肌炎。

### （五）药物性肌病

他汀类调脂药、糖皮质激素、青霉胺、硫唑嘌呤、多黏菌素 B、氯喹、酒精等，肌酶不高，肌活检无炎性细胞浸润。

### （六）其他

应与中毒性肌病、酶缺乏性肌病、癌性肌病、结节病等鉴别。

## 七、治疗

IIM 治疗目标为改善肌力，减轻或消除炎症，阻止器官损伤。治疗用药首选糖皮质激素，疾病轻中度活动者开始可口服泼尼松 1~2mg/(kg·d)，或等效剂量的其他糖皮质激素。常在 4~6 周或在临床肌力改善达到平台期后开始逐渐减量。对糖皮质激素反应不佳，病情易复发或有激素并发症风险者可加用免疫抑制剂，通常选用甲氨蝶呤（MTX）、硫唑嘌呤（AZA）或吗替麦考酚酯（MMF）。其中 MTX 最常用，每周 5~25mg，口服，MTX 不仅可以控制肌肉炎症，而且可以改善皮肤症状，一般 4~8 周起效。AZA 每日 2~3mg/kg，起效较 MTX 慢。MMF 初始剂量 500mg，2 次/d，逐渐加量至 1000~1500mg，2 次/d。此外，对于其他药物治疗失败或严重的多器官损伤患者可选用环磷酰胺，每周 0.6~1g/m²，疗程 6~12 个月。难治性病例也可选用环孢素或他克莫司,皮肤损害者可加用羟氯喹,危重及复发患者可用大剂量激素冲击治疗,即 500~1000mg/d,连用 3d,随后改为大剂量激素口服。也可使用免疫球蛋白静脉冲击治疗或利妥昔单抗、TNF-α 抑制剂治疗。

## 八、预后

PM 与 DM 死亡率比一般人群高 2~3 倍。激素和免疫抑制剂的应用使生存率显著提高,PM 与 DM 的预后不良因素包括高龄、男性、病程较长、间质性肺炎、心血管受累、吞咽困难、肿瘤、存在抗合成酶和抗 SRP 抗体等。

(沈海丽)

### 学习小结

炎症性肌病是以四肢近端肌无力为主要表现的骨骼肌非特异性免疫性炎症性疾病,临床分为多发性肌炎、皮肌炎、儿童多发性肌炎或皮肌炎、恶性肿瘤相关性多发性肌炎或皮肌炎、其他结缔组织病伴发的多发性肌炎或皮肌炎、包涵体肌炎、无肌病性皮肌炎 7 种。诊断需综合临床肌痛肌无力、血清肌酶升高、肌电图示肌源性损害、肌肉活检肌纤维肿胀坏死炎性细胞浸润、皮肤多形性皮疹 5 方面确定。治疗上需要大剂量长疗程糖皮质激素加免疫抑制剂、免疫球蛋白或生物制剂。伴发间质性肺炎、肾损害、中枢神经损害等预后差,少数伴发肿瘤者需以肿瘤治疗为主。

### 复习参考题

1. 多发性肌炎和皮肌炎的分类标准是什么?

2. 什么是 Gottron 征?

3. 多发性肌炎和皮肌炎的临床表现有哪些?

# 第五章　干燥综合征

08周05章

| 学习目标 | |
| --- | --- |
| **熟悉** | 干燥综合征的腺体与腺体外损害临床表现。 |
| **了解** | 干燥综合征的 2002 年国际分类标准要点与鉴别诊断、常用治疗药物。 |

干燥综合征(Sjogren syndrome,SS)是一种以外分泌腺淋巴细胞浸润为特征的以口干、眼干为突出症状的系统性自身免疫病,又称自身免疫性外分泌腺病或自身免疫性外分泌腺上皮炎。临床上呈多系统受累,除了唾液腺和泪腺受损分泌功能下降以外,尚可出现血管、肺、肾、肝、血液、神经损害的系统性表现。

本病分为原发性和继发性两类,后者是指继发于某种诊断明确的风湿免疫病如类风湿关节炎、系统性红斑狼疮、硬皮病、皮肌炎、系统性血管炎等。原发性干燥综合征(primary Sjogren syndrome,PSS)指不伴有任何一种明确的风湿免疫病者,男女之比为 1∶9,好发年龄 30~50 岁,中国人群患病率为 0.29%~0.77%,60 岁以上人群中患病率 3%~4%。也可见于儿童。

## 一、病因与发病机制

PSS 病因至今未明,已有的研究认为与下列因素有关:①遗传因素,患者家族中本病的发病率明显高于正常人群的发病率,易感性来源于多个基因的变异,如 *HLA-B8*、*DR3* 基因频率高,与种族相关;②感染因素,如 EB 病毒、巨细胞病毒、丙型肝炎病毒和 HIV 病毒感染后,病毒通过分子模拟交叉,引起免疫紊乱,导致自身免疫病;③免疫因素,患者血清中 RF 高滴度阳性,外周血抑制性 T 细胞减少,有抗 SS-A、SS-B、胞衬蛋白(α-fodrin)等抗体;④性激素,本病多发于女性,雌激素水平高可能参与发病和病情进展。雌激素能活化多克隆 B 淋巴细胞,同时增加血催乳素水平,增加免疫活性,加快自身免疫反应进展。

临床上,本病外分泌腺的高度淋巴细胞浸润,在大多数患者仍只局限于泪腺和/或唾液腺,病程慢性、相对良性、稳定或有所进展,一部分患者累及皮肤、胃肠道、胆道、泌尿生殖道外分泌腺。还有很少一部分人若干年后,淋巴组织恶性增殖发展成为非霍奇金淋巴瘤。与性别、年龄相匹配的正常人群比较,欧美国家人群发生淋巴瘤的相对危险度是正常人群的 44 倍,中国人群中较少见。

## 二、病理

1. 外分泌腺体淋巴细胞浸润　主要累及柱状上皮细胞构成的外分泌腺,以唾液腺和泪腺为代表。共同病理表现为腺体间质有大量淋巴细胞浸润,腺体导管管腔扩张和狭窄等,小唾液腺的上皮细胞则有破坏和萎缩,功能受到严重损害,病变一般与淋巴细胞浸润程度成正比。除泪腺、唾液腺最多受侵外,类似病变还可出现在其他外分泌腺体以及内脏器官具有外分泌腺体结构的组织,如皮肤、呼吸道黏膜、胃肠道黏膜、阴道黏膜以及肾小管、胆小管、胰腺管等。

2. 坏死性血管炎　血管炎也是本病的一个基本病理病变。包括小血管壁和血管周边炎症细胞浸润,有时管腔出现栓塞,局部组织供血不足。

### 三、临床表现

1. 一般表现　本病女性多见,男女比例1:(9~20)。起病多隐匿,多数患者很难说出明确的起病时间。临床表现多样,病情轻重差异较大。偶有发热,多数为低热,极少数表现为高热,可有疲乏、贫血、消瘦。

2. 腺体表现

(1) 口干燥症:因唾液黏蛋白减少而引起。①80%的PSS患者有口干主诉,严重者讲话、进食时需频频饮水,进固体食物时必须伴水或流质送下等,有时夜间需起床饮水;②舌部表现为皲裂、干燥、舌乳头萎缩、舌面光滑等;③口腔可出现溃疡或继发感染;④近50%的患者有猖獗性龋齿,即不易控制的龋齿,表现为牙齿逐渐变黑、继而小片脱落,最终只留残根,与唾液减少、口腔继发厌氧菌感染有关;⑤约50%的患者出现间歇性腮腺肿大,伴疼痛、压痛及发热,可累及单侧或双侧,多于1~2周自行消退。

(2) 眼干燥症:即干燥性角膜炎,因泪腺分泌的黏蛋白减少而出现眼干涩、泪少、异物感以及膜翳障目感等,严重时哭而无泪。少数患者有眼睑缘反复化脓性感染、结膜炎、角膜炎等。

(3) 其他腺体症状:鼻、硬腭、消化道黏膜、泌尿生殖系黏膜、呼吸道的外分泌腺体均可因分泌减少而出现相应症状。

3. 脏器表现　约有2/3的患者出现系统损害表现。

(1) 皮肤:皮肤病变的病理基础是局部血管炎。1/4患者有不同皮疹,特征性表现为紫癜样皮疹,多见于下肢,米粒大小、边界清楚的红色丘疹,成批出现,每批持续时间约10d,常自行消退而遗有褐色色素沉着。结节红斑较少见。30%左右的患者有雷诺现象,多不严重,不引起指端溃疡或组织萎缩。皮肤干燥引起瘙痒抓痕亦属多见。

(2) 骨骼肌肉:约80%的患者诉关节痛,少数出现一过性关节炎表现(肿胀、积液),但极少出现关节畸形。肌炎仅见于约5%的患者。

(3) 肾:30%~50%的患者有肾损害,主要累及远端肾小管,表现为Ⅰ型肾小管性酸中毒。继而因肾小管排钾过多而引起血钾降低,严重者引起周期性低钾麻痹。50%的患者没有明显的临床表现,但用氯化铵负荷试验可以发现亚临床型肾小管性酸中毒。当肾小管排出钙离子增多时,钙沉积于肾组织、尿路,严重者出现肾钙化和肾结石。大量钙离子的排出,可出现软骨病。因肾小管回吸收水分障碍而出现肾性尿崩症(有多尿、多饮)。近端肾小管损害较少见。小部分患者的肾小球损害较明显,出现大量蛋白尿、低白蛋白血症甚至肾衰竭,预后较差。

(4) 肺:因气管及其分支的腺体分泌减少可出现刺激性干咳和反复呼吸道感染。无论患者有无呼吸道症状,超过72%的患者有肺功能下降。肺间质病变是本病最常见的呼吸系统病变(约15%),轻者无症状,仅表现为肺功能异常并可长期保持稳定。小部分较重的患者可出现进行性呼吸困难、劳动力减退、夜间干咳和低氧血症。病变广泛者可因继发感染和/或呼吸衰竭而死亡。

(5) 消化系统:高达70%的PSS患者有萎缩性胃炎,35%的患者血清抗壁细胞抗体阳性;20%的患者有小肠吸收功能低下,少数病例可因吸收不良综合征(脂肪泻、假性肠麻痹、恶病质)招致死亡;15%有胰腺外分泌功能异常,少数患者因胰腺导管干燥阻塞引起急性胰腺炎;免疫性肝脏损害见于约20%的患者,血清 ALT、AST 升高。黄疸较少见。但在原发性胆汁性肝硬化中,干燥综合征的并存率是很高的。

（6）神经系统：累及神经系统者多达 5%～10%,以周围神经损害为多见,多系神经血管炎的结果。少数发生偏瘫、抽搐、运动障碍、横贯性脊髓炎、精神分裂症及无菌性脑膜炎等。

（7）血液系统：本病可出现免疫性白细胞减少和/或血小板减少,血小板低下严重者可有出血倾向。本病患者淋巴组织反应性增生明显,发生淋巴瘤的概率显著高于正常人群。尤其是有持续腮腺肿大、紫癜、白细胞减少、血清单克隆球蛋白升高、冷球蛋白血症及 C4 水平降低时,应警惕淋巴瘤。

## 四、辅助检查

1. 一般检查　轻度贫血,白细胞减少和/或血小板降低,血沉增快,C 反应蛋白轻度增高等。

2. 自身抗体　本病血清中可出现多种自身抗体,45%～90% 的患者有 ANA 滴度升高,61% 的患者有 RF 阳性,抗 SSA、抗 SSB 的阳性率分别为 70% 和 40%,20% 的患者出现抗心磷脂抗体,5%～10% 可出现抗 RNP 抗体和抗着丝点抗体,2%～6% 的患者有抗线粒体抗体和抗 Sm 抗体阳性。其中抗 SSA 及抗 SSB 抗体对本病诊断更有意义,前者的敏感性高,后者则特异性较强。另外,近 50% 的患者出现抗甲状腺抗体阳性。近年发现,抗胞衬蛋白抗体有助于可疑患者的诊断。

3. 高球蛋白血症　90% 以上的患者有高 γ 球蛋白血症,为多克隆性,与引起临床紫癜、血沉增快等症状有关。少数患者出现巨球蛋白血症或单克隆性高丙球蛋白血症,出现这种情况时须警惕并发淋巴瘤的可能。

4. 腺体功能测定

（1）泪腺功能测定：①滤纸试验,5min 泪液湿润的长度>5～10mm 为正常,<5mm/5min 为异常;②角膜荧光染色,用丽丝胺绿或孟加拉红染料观测>10 个染色点时为异常;③泪膜破裂时间,眼科荧光镜下观察≤10s 者为异常。

（2）唾液腺功能测定：①唾液流率测定,40 岁以下应 10min>1ml,大于 40 岁应 10min>0.6ml;②腮腺造影,可见点状扩张、球状扩张、空腔形成等腺体破坏的形态变化;③唾液腺放射性核素检查,可观察腺体的量及分泌速度。

（3）唇腺活检：在容易取材的下唇微创活检出腺泡组织,HE 染色可见不同程度的淋巴细胞浸润、腺体萎缩、导管阻塞等变化,Chisholm 病理分级在 4mm$^2$ 范围内发现≥50 个淋巴细胞称为 1 灶。

## 五、诊断与鉴别诊断

1. 诊断　临床 PSS 的诊断需综合以下特征：口干燥症及干燥性角结膜炎症表现、检测抗 SSA 和/或抗 SSB 抗体、唇腺活检的灶性淋巴细胞浸润。

干燥综合征国际分类（诊断）标准见表 8-5-1。

2. 鉴别诊断　本病须与以下疾病鉴别：

（1）其他风湿免疫疾病：如类风湿关节炎、系统性红斑狼疮、混合性结缔组织病等。主要鉴别要点为：原发性干燥综合征多见于中老年女性,发热少见,但疲乏、全身不适明显;少见颊部红斑皮疹、脱发光过敏与血管炎皮疹;关节炎症状远不如类风湿关节炎明显和严重,极少见关节破坏、畸形、功能受损;口眼干燥明显;肾小管酸中毒、低血钾无力是其常见表现;血清高球蛋白血症明显,血清抗体 SSA、SSB、RF 呈高滴度;一般病程迁延日久、很少急骤变化。

（2）非自身免疫性的口干：如老年性外分泌腺体功能下降、糖尿病性、甲减性口干,口服安眠药、精神药性口干,长期饮酒吸烟,秋季多风季节等,血清自身抗体和球蛋白检测有助鉴别。

表 8-5-1 干燥综合征国际分类（诊断）标准（2002 年修订）

| 分类 | 标准 |
|---|---|
| Ⅰ. 口腔症状（3 项中有 1 项或以上） | 1. 每日感到口干，持续 3 个月以上<br>2. 成人腮腺反复或持续肿大<br>3. 吞咽干性食物时需用水帮助 |
| Ⅱ. 眼部症状（3 项中有 1 项或以上） | 1. 每日感到不能忍受的眼干，持续 3 个月以上<br>2. 反复的砂子进眼感或砂磨感<br>3. 每日需用人工泪液 3 次或 3 次以上 |
| Ⅲ. 眼部体征（下述检查任一项或以上阳性） | 1. Schirmer Ⅰ 试验（≤5mm/5min）<br>2. 角膜染色（+）（≥4 分 van Bijsterveld 记分法） |
| Ⅳ. 组织学检查 | 下唇腺淋巴细胞灶≥1（指 4mm$^2$ 组织内至少有 50 个淋巴细胞聚集于唇腺间质者为 1 灶） |
| Ⅴ. 唾液腺受损（下述检查任一项或以上阳性） | 1. 唾液流率（≤1.5ml/15min）<br>2. 腮腺造影<br>3. 唾液腺放射性核素检查 |
| Ⅵ. 自身抗体 | 抗 SSA；抗 SSB；或两者都有（双扩散法） |

注：
具体判定标准：
1. 原发性干燥综合征　无任何潜在疾病的情况下，按下述两条诊断：①符合上述标准中 4 条或 4 条以上，但Ⅳ（组织学检查）和Ⅵ（自身抗体）两项中至少有 1 项阳性；②标准Ⅲ、Ⅳ、Ⅴ和Ⅵ等 4 项中任意 3 项阳性。
2. 继发性干燥综合征　患者有潜在的疾病（如任何结缔组织病），符合上述标准中的Ⅰ和Ⅱ项中任 1 项，同时符合Ⅲ、Ⅳ、Ⅴ项中的任意 1 项
按上述 1 或 2 诊断必须排除以下病例：颈、头、面部放疗史、丙型肝炎病毒感染史、艾滋病、淋巴瘤、结节病、移植物抗宿主病、服用抗乙酰胆碱药（如阿托品、莨菪碱、溴丙胺太林、颠茄等）。

## 六、治疗

本病目前尚无根治的办法。治疗目的是改善症状，预防因口眼干燥造成局部损伤，积极防治因免疫反应引起的脏器损害。

1. 口眼干燥外用药　①减轻口干很困难，应禁止抽烟、饮酒，避免服用引起口干的药物如阿托品等，保持口腔清洁，勤漱口，减少龋齿和口腔继发感染的可能。多饮水、口腔含水浸泡 5min 再吐出，外出时带茶水杯。②干燥性角膜炎：可用人工泪液（0.5% 羧甲基纤维素液）、透明质酸钠滴眼液、双氯芬酸钠滴眼液、氯霉素滴眼液等以减轻角膜损伤。有眼角膜溃疡、巩膜炎等免疫活动征象者，用地塞米松滴眼液、环孢素滴眼液。

2. 刺激腺体分泌药　口服或静脉用溴己新、沐舒坦、氨溴索对部分患者口眼干燥有改善，毛果芸香碱国内尚无口服制剂，西维美林可使用。近年有研究发现毒蕈碱受体 3（M3）激动剂对改变口眼干燥有效。

3. 脏器损害治疗　①合并肾小管酸中毒低血钾者，需给予补钾，初采用静脉补钾为主，平稳后改口服钾盐片、枸橼酸钾合剂，有的患者需终身服用，以防低血钾再次发生；②关节肌肉疼痛可用非甾体抗炎药；③如合并神经系统损害、肝肾损害、间质性肺炎、白细胞低下、血小板减少、肌炎、血管炎等，可使用大剂量皮质激素和免疫抑制剂羟氯喹、来氟米特、沙利度胺、硫唑嘌呤、环磷酰胺、环孢素、他克莫司等治疗；④并发淋巴瘤者需联合化疗。

4. 生物制剂与细胞治疗　对于出现自身免疫亢进损害的可用抗 CD20 单抗（利妥昔单抗），iL-6 受体单抗（妥珠单抗）。间充质干细胞静脉滴注治疗 PSS 已经在试验治疗中，重症患者可用血浆置换、免疫吸附治疗。

## 七、预后

本病在风湿病中相对发展缓慢，经恰当治疗大部分都能使病情缓解，甚至康复到日常生活和工作。仅局限于唾液腺、泪腺、皮肤黏膜外分泌腺体者预后良好，但随着时间推移，病情会有转化。内脏损害中出现进行性肺纤维化易继发呼吸道反复感染甚至呼吸衰竭，有中枢神经病变、肾小球受损伴肾衰竭、重症血小

板减少、反复肝损伤者易出现器官衰竭,合并恶性淋巴瘤者预后差。

（汤建平）

## 学习小结

干燥综合征是一种以外分泌腺淋巴细胞浸润为特征的以口干、眼干为突出症状的系统性自身免疫病,临床上呈多系统受累,除了唾液腺和泪腺受损分泌功能下降以外,尚可出现血管、肺、肾、肝、血液、神经损害的系统性表现。 干燥综合征的临床表现分散、病程迁延漫长,诊断目前大多用 2002 年国际分类标准。 治疗以替代治疗、对症治疗、有器官免疫损害时的免疫抑制治疗为主,出现肺间质纤维化、肺动脉高压、重症白细胞减少、血小板减少者预后较差。

## 复习参考题

1. 口干燥症的主要临床表现有哪些?

2. 除唾液腺和泪腺外,本病还会引起哪些具有外分泌功能的腺体或组织的损害?

3. 原发性干燥综合征在什么情况下应使用激素和免疫抑制剂治疗?

# 第六章

# 系统性血管炎

**学习目标**

| 掌握 | 血管炎的概念和分类，抗中性粒细胞胞质抗体的临床应用，大动脉炎、结节性多动脉炎、肉芽肿性多血管炎和贝赫切特病的临床表现、诊断和治疗原则。 |
| --- | --- |
| 熟悉 | 巨细胞动脉炎的临床表现、诊断和治疗原则。 |
| 了解 | 嗜酸性肉芽肿性多血管炎和显微镜下多动脉炎的临床表现、诊断和治疗原则。 |

## 第一节　概述

　　血管炎（vasculitides）是指以血管壁的炎症、结构破坏和管腔狭窄以及受累血管相应供血组织、器官缺血和功能障碍为特征的一组自身免疫性疾病，可分为原发性和继发性。继发性血管炎（secondary vasculitis）是指血管炎继发于另一确诊疾病，如感染、肿瘤、弥漫性结缔组织病（系统性红斑狼疮、干燥综合征或类风湿关节炎等）。原发性血管炎（primary vasculitis）是指不合并上述可能继发血管炎的疾病的系统性血管炎。本章主要讨论原发性血管炎。

### 一、分类

　　目前对血管炎的分类不统一，2012 年 Chapel Hill 国际会议根据受累血管的大小对系统性血管炎进行了命名和分类，见表 8-6-1。

### 二、病因与发病机制

　　病因尚不确定，推测系统性血管炎是在一定遗传背景的基础上，由环境因素所诱发。

　　1. 感染因素　大多数情况下，病原体并不直接引起血管炎，而是作为外来抗原与抗体结合，形成免疫复合物，沉积在血管壁引起血管的炎症坏死。如结节性多动脉炎的病变血管壁上常有 HBsAg、IgM、补体 C3 的沉积；大动脉炎患者血清抗链球菌溶血素"O"阳性率超过 50%。

　　2. 遗传因素　肉芽肿性多血管炎可能与 HLA-DR2 相关；巨细胞动脉炎可能与 HLA-DR4 相关；大动脉炎也可能与 HLA 抗原相关，但不够集中。

　　3. 免疫因素　系统性血管炎是一类自身免疫性疾病，但其致病机理尚未清楚。普遍认为是由于免疫复合物沉积于血管壁所致。近年的研究发现，抗中性粒细胞胞质抗体（ANCA）、抗内皮细胞抗体（AECA）在血管炎的发病机制中起重要作用。

表 8-6-1　2012 年 Chapel Hill 会议的系统性血管炎分类

| 分类 | 疾病 |
|---|---|
| 大血管炎 | 巨细胞（颞）动脉炎 |
| | 大动脉炎 |
| 中血管炎 | 结节性多动脉炎 |
| | 川崎病 |
| 小血管炎 | |
| 　ANCA 相关性血管炎 | 显微镜下多血管炎 |
| | 肉芽肿性多血管炎 |
| | 嗜酸性肉芽肿性多血管炎 |
| 　免疫复合物性小血管炎 | 抗肾小球基底膜病 |
| | 冷球蛋白性血管炎 |
| | IgA 性血管炎 |
| | 低补体血症性荨麻疹性血管炎 |
| 变异性血管炎 | 贝赫切特病 |
| | 柯根综合征 |
| 单器官血管炎 | 皮肤白细胞破碎性血管炎 |
| | 皮肤动脉炎 |
| | 原发性中枢神经系统血管炎 |
| | 孤立性主动脉炎 |
| 与系统性疾病相关的血管炎 | 狼疮性血管炎 |
| | 类风湿性血管炎 |
| | 结节病性血管炎 |
| 与可能的病因相关的血管炎 | 丙肝病毒相关性冷球蛋白血症性血管炎 |
| | 乙肝病毒相关性血管炎 |
| | 梅毒相关性主动脉炎 |
| | 血清病相关性免疫复合物性血管炎 |
| | 药物相关性免疫复合物性血管炎 |
| | 药物相关性 ANCA 相关性血管炎 |
| | 肿瘤相关性血管炎 |

注：ANCA 为抗中性粒细胞胞质抗体。

## 三、病理

系统性血管炎的基本病理改变：①管壁炎细胞浸润，包括中性粒细胞、淋巴细胞、巨噬细胞等。除嗜酸性肉芽肿性多血管炎外，嗜酸性粒细胞浸润很少见；②弹力膜和肌层受损形成动脉瘤和血管的扩张；③内皮细胞和纤维组织增生造成血管腔狭窄。上述病理改变并非出现在所有同样大小的血管，即使在同一血管，其病变也常呈节段性分布，这些都给病理活检的诊断和鉴别诊断带来困难。

## 四、诊断

系统性血管炎的诊断要根据临床表现、辅助检查进行综合判断，同时确定血管炎的类型及病变范围。

1. 临床表现　血管炎的临床表现复杂多样、缺乏特异性，主要取决于受累血管的类型和大小。常见的临床共同表现包括乏力、发热、体重下降等全身症状，还有皮疹、关节和肌肉疼痛等。累及肺、肾脏、消化道、神经系统则会出现相应临床表现。

2. 辅助检查

（1）抗体检查：用间接免疫荧光法检测 ANCA 时，根据免疫荧光类型可分为 C-ANCA 和 P-ANCA。前者的中性粒细胞胞质呈荧光阳性，后者的中性粒细胞细胞核周围呈荧光阳性。用酶联免疫吸附试验（ELISA）检测时，C-ANCA 阳性者往往呈 PR3 抗体阳性，即 PR3-ANCA 阳性。P-ANCA 阳性者往往呈 MPO 抗体阳性，即 MPO-ANCA 阳性。ANCA 与小血管炎相关，如 C-ANCA 与肉芽肿性多血管炎（GPA）相关，P-

ANCA 与显微镜下多血管炎（MPA）及嗜酸性肉芽肿性多血管炎（EGPA）相关,有学者将 GPA、MPA 和 EGPA 统称为 ANCA 相关性血管炎。

（2）血管造影:对大、中血管炎的诊断有重要价值。肠系膜动脉或其他中动脉的动脉瘤等特征是诊断结节性多动脉炎的力证。血管造影也是了解病变范围最可靠的方法。

（3）血管彩色多普勒超声:适合检查浅表血管管腔的狭窄和管壁情况。优点是无创性、可复诊和随诊。但准确性不如血管造影好。

（4）病理:是诊断血管炎的金标准之一,可发现血管壁或管壁周围炎症的变化。主要解决病变血管的类型、炎症表现种类（坏死、肉芽肿和纤维素样改变等）和程度。病理阴性者也不能排除血管炎的可能性。

## 五、治疗与预后

早期诊断、早期治疗是系统性血管炎治疗的关键。糖皮质激素是治疗系统性血管炎的基础药物,具体剂量及用法因疾病严重程度的不同而不尽相同。免疫抑制剂主要用于有肾、肺、心、脑等重要脏器受累者,其中最常用的为环磷酰胺,疗效较明确,但不良反应较多,用药过程中须密切监测血常规、肝功能、性腺功能等。其他免疫抑制剂包括甲氨蝶呤、硫唑嘌呤、来氟米特和环孢素等。危重患者可进行血浆置换、静脉注射大剂量免疫球蛋白。乙肝相关的结节性多动脉炎需要同时进行抗乙肝病毒治疗。系统性血管炎病程呈复发与缓解交替,治疗要根据疾病活动性进行调整。系统性血管炎的预后与受累血管大小、种类、部位有关。重要器官的小动脉或微动脉受累者预后差。早期诊治是改善预后的关键。

# 第二节　大动脉炎

大动脉炎（Takayasu arteritis,TA）是指累及主动脉及其主要分支的慢性非特异性炎症,引起血管不同部位动脉狭窄或闭塞,出现相应部位缺血表现。日本眼科医师高安（Takayasu）于 1908 年第一次报告因大动脉炎而造成的眼底病变的病例,故又将大动脉炎称为"高安病"。

## 一、流行病学

本病好发于亚洲、中东地区,发病高峰年龄为 15~30 岁,约 90% 的患者在 30 岁以内发病。多见于青壮年女性。

## 二、临床表现

1. 全身表现　可有发热、乏力、食欲减退和体重减轻,还可出现结节红斑、血管神经性水肿、关节炎和肌肉疼痛等。

2. 局部组织或器官缺血症状　大动脉炎的具体表现可因受累部位不同而差异较大,临床按病变部位不同而分为四种类型:头臂动脉型（主动脉弓综合征）、胸腹主动脉型、广泛型和肺动脉型。

（1）头臂动脉型:颈动脉和椎动脉狭窄引起头部不同程度缺血,轻者仅表现头晕、头痛、视力下降等,重者可出现失明、失语、晕厥、偏瘫、抽搐、昏迷,甚至死亡。上肢缺血可出现单或双侧上肢麻木、无力、酸痛。

查体可发现颈动脉、肱动脉、桡动脉搏动减弱或消失;患侧上肢动脉血压低于健侧 10mmHg 以上,甚至测不到血压;颈部、锁骨上、下窝可闻及血管杂音。

（2）胸腹主动脉型:因下肢缺血出现双下肢无力、发凉和间歇性跛行等。肾动脉狭窄可引起肾性高血压表现为头晕、头痛、心悸。

查体可于背部、腹部闻及收缩期血管杂音,下肢脉搏减弱或消失,下肢血压下降,下肢血压<上肢血压。

（3）广泛型:患者同时具有上述两种类型的表现与相应体征。

（4）肺动脉型：临床可见心悸、气短，肺动脉瓣区可闻及收缩期杂音和第二心音亢进，晚期可出现肺动脉高压。

## 三、辅助检查

1. 血液学检查　可见血沉快，C 反应蛋白高，正细胞正色素贫血，白细胞、血小板计数升高，球蛋白增高等。

2. 血管造影　是目前诊断 TA 最有效的检查，能够直接确定病变血管的部位和狭窄程度。

3. 血管彩色多普勒超声　超声检查无创，方便易行，可探及主动脉及其主要分支狭窄、闭塞或瘤样扩张及血流速度改变等，对诊断大动脉炎有较好的敏感性和特异性。

4. 磁共振　可清晰显示动脉瘤，可以发现部分肺动脉病变。磁共振还可以了解血管壁的厚度及发现附壁血栓，可帮助判断病情活动性。

5. 动脉活检　早期为血管的外膜和外层的肉芽肿性炎症，有淋巴细胞、浆细胞和多核巨细胞等浸润，最终可侵犯血管壁全层，阳性率约 1/3，活检阴性不能否定诊断。

## 四、诊断

美国风湿病学会（ACR）1990 年分类诊断标准见表 8-6-2，该标准的敏感性和特异性分别是 90.5% 和 97.8%。

表 8-6-2　1990 年美国风湿病学会大动脉炎分类诊断标准

| 序号 | 标准 | 序号 | 标准 |
|---|---|---|---|
| 1 | 发病年龄≤40 岁 | 4 | 两上肢收缩压之差>10mmHg |
| 2 | 间歇性跛行 | 5 | 一侧或双侧锁骨下动脉或腹主动脉区有血管杂音 |
| 3 | 一侧或双侧肱动脉搏动减弱 | 6 | 动脉造影异常 |

注：上述 6 项中，符合 3 项或 3 项以上者，可诊断为大动脉炎。

## 五、治疗与预后

1. 糖皮质激素　是治疗活动性 TA 的基础药。泼尼松起始量为 1mg/（kg·d），至患者的全身炎症反应基本缓解后减量，以每日 5~10mg 维持 1~2 年以上。还要注意长期应用糖皮质激素可能出现的不良反应，如骨质疏松、糖尿病和消化道疾病等。

2. 免疫抑制剂　与糖皮质激素合用能增加疗效。首选环磷酰胺，用量为每 3~4 周 0.5~1.0g/m²。还可选用硫唑嘌呤 2~3mg/（kg·d）或甲氨蝶呤 5~25mg/周，但应注意药物副作用如骨髓抑制、肝肾功能损害、胃肠道反应和出血性膀胱炎等。

3. 对症治疗　对症治疗可用周围血管扩张药、改善微循环药物、抗血小板药物、降压药等。

4. 外科手术治疗　对缓解期患者，如血管狭窄、闭塞影响脏器供血可考虑手术治疗，包括血管成形术、球囊扩张术、经皮腔内血管成形术或血管搭桥术等。

本病多缓慢起病，易形成侧支循环，只要不影响重要脏器供血，多数患者预后良好。5 年生存率为 93%，10 年生存率为 90%，常见死亡原因为脑出血、肾衰竭及心力衰竭。

# 第三节　巨细胞动脉炎

巨细胞动脉炎（giant cell arteritis，GCA）又称颞动脉炎，是一种原因不明的系统性血管炎，主要累及颈动脉的分支，特别是颞动脉。典型临床表现为三联征：颞侧头痛、间歇性下颌部运动障碍和失明。GCA 与风湿性多肌痛(polymyalgia rheumatica,PMR)密切相关性。PMR 是以颈部肌群、肩带肌群和髋带肌群的僵硬和疼痛为主要临床特征的一组疾病,50 岁以上者好发。

## 一、临床表现

GCA 发病年龄平均为 70 岁,50 岁以下者少见。

1. 全身炎症表现　低热、食欲减退和体重减轻等。

2. 器官受累表现　颞侧头痛、间歇性颌部运动障碍和失明称为 GCA 典型三联征。

(1) 头痛:以偏侧或枕部疼痛为主,呈烧灼样、刀割样或持续性钝痛。头皮可有触痛性结节,或头皮有压痛。触痛性结节沿颞动脉分布,具有诊断意义。查体可见颞浅动脉和枕动脉血管增粗、压痛、结节感和搏动减弱。

(2) 间歇性下颌部运动障碍:由于咬肌和颞区肌肉受累,患者长时间说话或咀嚼可出现局部疼痛,此现象较特异。

(3) 视力障碍:复视、眼睑下垂、一过性黑矇和视力下降,病情严重者可失明。缺血性视神经炎是导致失明的原因。

(4) 部分患者有颈动脉和椎基底动脉狭窄或闭塞的症状,可至脑缺血或梗死。部分患者可有升主动脉受累,还可引起主动脉瘤,表现为上肢无力、发凉,脉搏减弱等。

(5) PMR 主要表现为颈部肌肉、肩带肌肉和骨盆肌肉僵硬和疼痛。

## 二、辅助检查

白细胞正常或稍高,轻到中度正色素贫血、血小板增多。血沉(ESR)增快,C 反应蛋白(CRP)升高;白介素-6(IL-6)水平、补体和 IgG 水平可升高。抗核抗体、抗中性粒细胞胞质抗体多阴性。

## 三、诊断

根据 ACR 1990 年巨细胞动脉炎分类诊断标准,见表 8-6-3。

表 8-6-3　1990 年美国风湿病学会巨细胞动脉炎分类诊断标准

| 序号 | 标准 |
| --- | --- |
| 1 | 发病年龄≥50 岁 |
| 2 | 新近发作的头痛,或新起的、与过去不同的局限性头痛 |
| 3 | 颌、舌、吞咽三者之一出现间歇性运动障碍或不适,在咀嚼、舌头运动或吞咽时发生或加重,疲劳不适感 |
| 4 | 颞动脉触痛或搏动减弱(非颈动脉粥样硬化) |
| 5 | 头皮触痛和结节,颞动脉区域出现头皮触痛或结节 |
| 6 | 颞动脉活检异常,有大量单核细胞浸润和肉芽肿性炎症,并含有多核巨细胞 |

注:以上 6 项中,符合 3 项或 3 项以上者,可诊断为巨细胞动脉。该标准的敏感性和特异性分别是 93.5%和 91.2%。

## 四、治疗与预后

1. 糖皮质激素　起始剂量多为泼尼松 1mg/(kg·d),1 周内症状可得以改善。眼部病变严重时,可予甲泼尼龙冲击治疗,症状缓解或实验室指标正常即可减量,大多数需要治疗 1~2 年以上。

2. 免疫抑制剂　可用环磷酰胺,用量为每 3~4 周 0.5~1.0g/m²。也可选用甲氨蝶呤或硫唑嘌呤等,要注意药物不良反应。本病预后好,大部分患者可完全缓解。

# 第四节　结节性多动脉炎

结节性多动脉炎(polyarteritis nodosa,PAN)是一种主要累及中、小动脉的非肉芽肿性血管炎,可以累及人体多数器官,其中以皮肤、关节、周围神经、胃肠道和肾脏为多见。PAN 的病因与发病机制尚不明确。PAN 病理表现为中、小动脉的局灶性全层坏死性血管炎,多种炎症细胞浸润伴纤维素,管腔狭窄、动脉瘤和血栓形成。

## 一、临床表现

可出现发热、疲乏、体重下降等全身症状。系统症状因受累器官不同而表现不同,按受累的表现程度排列。

1. 肾脏表现   40%~60%的患者出现不同程度的肾损害,常表现为高血压和轻、中度的氮质血症。

2. 肌肉与骨骼   关节痛,偶有关节炎,肌痛、肌无力和小腿肌肉压痛。

3. 神经系统   以周围神经病变为主,偶有中枢神经受累。周围神经损害包括多发单神经炎和多神经炎。中枢神经损害包括卒中和癫痫。

4. 皮肤表现   皮肤紫癜、结节、坏死和溃疡,还可以表现为网状青斑和指/趾远端缺血或坏死。

5. 消化系统   常见腹痛、腹泻、恶心、呕吐、消化道出血及肝功异常,严重者出现肠梗死和穿孔。

6. 心脏   心律失常、心绞痛,严重者出现心肌梗死。

7. 生殖系统   男性患者可出现睾丸和附睾受累,临床表现为睾丸肿痛。女性患者可有卵巢受累。

## 二、辅助检查

1. 实验室检查   一般无特异性,可见白细胞计数升高、中性粒细胞比例升高,贫血,血小板计数升高,血沉增快,C 反应蛋白升高和高球蛋白血症。可有非肾病范围蛋白尿和轻度血尿,但无活动性尿沉渣。约 30%的患者乙肝表面抗原(HBsAg)阳性。

2. 影像学检查   彩色多普勒超声检查可见受累血管壁增厚、管腔狭窄、闭塞或动脉瘤形成;CT 或 MRI 检查可见受累血管壁水肿,呈节段性分布;血管造影常见有肾、肝、肠系膜及其他内脏器官的中、小动脉有微小动脉瘤形成和节段性狭窄改变。

3. 血管活检   主要表现为受累器官的中、小动脉壁见中性粒细胞浸润、纤维素样坏死,伴管腔狭窄或动脉瘤形成。

## 三、诊断

本病目前尚无公认的诊断标准,典型病理或血管造影结果有助于确诊。1990 年 ACR 制订的结节性多动脉炎分类标准(表 8-6-4)可供临床诊断参考。

表 8-6-4   ACR 关于结节性多动脉炎的分类标准

| 序号 | 标准 | 序号 | 标准 |
|---|---|---|---|
| 1 | 体重下降≥4kg | 6 | 高血压,舒张压 >12kPa(90mmHg) |
| 2 | 网状青斑 | 7 | 血肌酐或尿素氮增高 |
| 3 | 睾丸疼痛或触痛 | 8 | 乙型肝炎 |
| 4 | 肌肉疼痛、无力或下肢触痛 | 9 | 血管造影异常 |
| 5 | 单神经病变或多神经病变 | 10 | 中小动脉活检可见粒细胞浸润 |

注: 上述 10 项中,符合 3 项或 3 项以上者,可诊断为结节性多动脉炎,特异性为 86.6%,敏感性为 82.2%。

## 四、治疗与预后

治疗目的为积极控制病情,防止并发症出现。

1. 糖皮质激素   是治疗本病的首选药物。泼尼松每日 1mg/kg 起始,待病情缓解后逐渐减量,并以小剂量维持1年以上。甲泼尼龙1g,每日1次;静脉滴注,连续3d适用于重症病例。

2. 免疫抑制剂　对于糖皮质激素抵抗者或重要脏器受累者应联合使用环磷酰胺每日2mg/kg口服,或每月10~15mg/kg静脉冲击治疗,疗程1~2年。硫唑嘌呤每日2mg/kg口服,或甲氨蝶呤每周10~15mg口服,适用于不能耐受环磷酰胺的患者或环磷酰胺后的维持治疗。

3. 免疫球蛋白、血浆置换　适用于难治性病例。

4. 其他　HBV感染的PAN患者需要联合抗乙肝病毒治疗。

PAN预后取决于是否有内脏和中枢神经系统的受累及病变严重程度。

# 第五节　肉芽肿性多血管炎

肉芽肿性多血管炎(granulomatosis with polyangitis,GPA)原称为Wegener肉芽肿(Wegener granulomatosis,WG),是一种坏死性肉芽肿性血管炎,主要侵犯上、下呼吸道和肾脏的小动脉、静脉及毛细血管,临床表现为鼻和鼻窦炎、肺病变和进行性肾衰竭。只有上、下呼吸道病变而无肾脏受累者称为局限性Wegener肉芽肿。

## 一、临床表现

多系统受累,起病可急可缓。全身症状包括发热、乏力、厌食、体重下降、肌肉关节疼痛等。系统症状表现为:

1. 上呼吸道症状　大多数患者以上呼吸道病变为首发症状,包括慢性鼻炎、鼻窦炎,流涕、鼻塞、鼻黏膜溃疡和结痂,鼻腔内有脓性或血性分泌物。严重者出现鼻中隔穿孔、鼻软骨破坏导致鞍鼻。

2. 下呼吸道症状　肺部病变是GPA基本特征之一,50%的患者起病时即有肺部表现,80%以上患者在病程中出现肺部病变。咳嗽、咯血、呼吸困难和胸痛是常见症状。X线检查可见中下肺野结节和浸润,部分伴空洞,20%可见胸腔积液。

3. 肾损害　大部分病例出现不同程度的肾脏病变,常见的表现为血尿、蛋白尿、细胞管型,严重者出现肾衰竭。

4. 其他　眼受累:GPA可以累及眼的任何结构,表现为突眼、视神经和眼肌损伤,结膜炎、角膜溃疡、巩膜炎、葡萄膜炎及视网膜血管炎;皮肤病变:下肢可触及的紫癜、溃疡、斑丘疹和皮下结节;神经系统损害:以外周神经病变最常见,多发性单神经炎是主要病变类型。

上、下呼吸道和肾损害表现具有诊断意义。

## 二、辅助检查

1. 实验室检查　轻度贫血、白细胞升高和血沉、C反应蛋白升高均为非特异性改变。在典型三联征病例中约90%为C-ANCA阳性,病情缓解时C-ANCA滴度下降或转阴,因此C-ANCA是GPA诊断和疗效评价的重要指标。

2. 影像学检查　上呼吸道X线检查可显示鼻窦黏膜增厚、鼻或鼻窦骨质破坏。胸部X线片显示肺的多发病变,以双下肺为重,结节样病灶最常见。还可有粟粒样、局灶性浸润及空洞形成。结节样病灶表现呈迁移性变化。有肺内弥漫性毛玻璃样改变时,则提示可能有肺泡出血。

3. 病理检查　鼻窦及鼻病变组织活检示坏死性肉芽肿和/或血管炎。肾活检示节段性坏死性肾小球肾炎,伴新月体形成,免疫学检查无或仅有稀疏的免疫球蛋白沉积,极少有免疫复合物沉积。皮肤活检示白细胞破碎性血管炎。

## 三、诊断

目前诊断标准采用 1990 年 ACR 分类标准,见表 8-6-5。

表 8-6-5　1990 年美国风湿病学会肉芽肿性多血管炎分类诊断标准

| 项目 | 标准 |
| --- | --- |
| 1. 鼻或口腔症炎 | 逐渐加重的痛性或无痛性口腔溃疡,脓性或血性鼻分泌物 |
| 2. 异常的胸部 X 线片 | 显示有结节、固定位置的肺浸润或空洞存在 |
| 3. 尿沉渣异常 | 镜下血尿(红细胞>5/高倍视野)或尿沉渣中有红细胞管型 |
| 4. 组织活检有肉芽肿炎性改变 | 组织学改变显示在动脉壁内、血管周围或血管外有肉芽肿炎性改变 |

注:具备上述 2 项或 2 项以上者,可诊断 GPA。其敏感性 88.2%,特异性 92.0%。

## 四、治疗与预后

早期如能积极治疗,对预后有明显的改善。

1. 糖皮质激素　活动期时泼尼松 $1\sim2mg/(kg\cdot d)$,治疗 $4\sim6$ 周或疾病活动控制后开始逐渐减量并以小量维持。病情严重者如中枢神经系统血管炎、呼吸道病变并低氧血症、肺泡出血和进行性肾衰竭,可用甲泼尼龙 $0.5\sim1.0g/d$,连用 3d 后改为泼尼松 $1\sim2mg/(kg\cdot d)$,并依病情逐渐减量。

2. 免疫抑制剂　环磷酰胺(CTX)为首选免疫抑制剂,用量为每 $3\sim4$ 周 $0.5\sim1.0g/m^2$,或每日 2mg/kg,口服及静脉均可。如不能耐受 CTX,可用甲氨蝶呤 $10\sim25mg/$周,或用硫唑嘌呤 $2\sim3mg/(kg\cdot d)$、环孢素 $3\sim5mg/(kg\cdot d)$ 和霉酚酸酯 1.5g/d 等。用 CTX 时,应注意监测药物的不良反应如肝肾功能损害、骨髓抑制、胃肠道反应和出血性膀胱炎等。

3. 其他治疗　复方磺胺甲噁唑片用于抗感染,有很好的疗效。可用丙种球蛋白、生物制剂(如肿瘤坏死因子拮抗剂、单克隆抗 T 细胞抗体)等。外科手术可以缓解 GPA 引起的声门下狭窄或支气管狭窄。

未经治疗的患者 90% 以上在 2 年内死亡,主要的死亡原因是肾衰竭和感染。早期有效治疗可使预后改观,80% 的患者存活时间已超过 5 年。

# 第六节　嗜酸性肉芽肿性多血管炎

嗜酸性肉芽肿性多血管炎(eosinophilic granulomatosis with polyangitis,EGPA)又称 Churg-Strauss 综合征(Churg-Strauss syndrome,CSS),是一种坏死性肉芽肿血管炎,其病理学特点包括坏死性血管炎、嗜酸性粒细胞浸润和血管外肉芽肿形成。

## 一、临床表现

疾病早期主要表现为过敏性鼻炎(常伴鼻息肉)和成年起病的支气管哮喘。血管炎表现包括:肺浸润,影像学表现大叶性、间质性和结节样浸润影,位置不固定、呈游走性;周围神经病变,如多发单神经炎或多神经病;皮肤损害包括紫癜、结节或溃疡;胃肠道受累,表现为腹痛、腹泻和消化道出血;心脏受累,是死亡的重要原因;肾损害,发生率较 MPA 和 GPA 低,程度亦较轻。

## 二、辅助检查

多数患者外周血嗜酸性粒细胞计数>$1.5\times10^9/L$,部分患者血清 IgE 升高。约 40% 的患者 ANCA 阳性,以 MPO-ANCA 多见。胸部 X 线检查可见一过性片状、结节性肺浸润或弥漫性间质性病变。病变组织活检可见坏死性血管炎、嗜酸性粒细胞浸润和血管外肉芽肿形成。

## 三、诊断与鉴别诊断

诊断根据 ACR 1990 年关于 EGPA 的分类诊断标准,见表 8-6-6。

表 8-6-6　1990 年美国风湿病学会嗜酸性肉芽肿性多血管炎的分类诊断标准

| 序号 | 标准 | 序号 | 标准 |
|---|---|---|---|
| 1 | 哮喘 | 4 | 非固定性肺内浸润 |
| 2 | 外周血嗜酸性粒细胞增多,占白细胞总数的 10% 以上 | 5 | 鼻窦病变 |
| 3 | 单发性或多发性神经病变 | 6 | 血管外嗜酸性粒细胞浸润 |

注:上述 6 项中,符合 4 项或 4 项以上者,可诊断为嗜酸性肉芽肿性多血管炎,敏感性 85.0%,特异性 99.2%。

## 四、治疗与预后

糖皮质激素是目前公认的一线药物。泼尼松 1~2mg/(kg·d),症状缓解后逐渐减量维持。对危重症可用大剂量甲泼尼龙冲击治疗。重要脏器受累者联用免疫抑制剂如环磷酰胺、硫唑嘌呤等。

本病 5 年生存率 78.9%;预后不良因素包括氮质血症(血清肌酐 >140mmol/L)、蛋白尿(24h 尿蛋白 >1g)、胃肠道受累、心肌病变和中枢神经系统受累。

# 第七节　显微镜下多血管炎

显微镜下多血管炎(microscopic polyangitis,MPA)是一种节段性坏死性血管炎,可侵犯肾、皮肤和肺等脏器的小动脉、微动脉、毛细血管、微静脉和小静脉。MPA 病理特征为小血管的节段性纤维素样坏死,不伴肉芽肿形成。

## 一、临床表现

典型症状包括肾、肺和皮肤的受累。①全身症状可有发热、乏力、厌食、体重下降等;②肾损害是本病最常见的临床表现,多数出现急性肾小球肾炎:血尿、蛋白尿、水肿和高血压,可迅速进展,出现肾衰竭;③半数患者出现肺泡壁毛细血管炎,12%~29% 发生弥漫性肺泡出血,部分患者可在弥漫性肺泡出血基础上出现肺间质纤维化;④皮肤损害包括各种类型皮疹,紫癜和充血性斑丘疹最多见;⑤神经系统损害以周围神经病变为主,偶有中枢神经受累。

## 二、辅助检查

血常规提示贫血、白细胞和血小板计数增多。尿检提示镜下血尿、各种管型及蛋白尿。部分患者血肌酐升高。急性期血沉和 C 反应蛋白升高。60%~85% 的 MPA 患者 ANCA 阳性,其中约 60% 为 MPO-ANCA 阳性,约 40% 为 PR3-ANCA 阳性。肾脏病理特征为肾小球节段性纤维素样坏死和新月体形成,免疫学检查无或仅有稀疏的免疫球蛋白沉积,极少有免疫复合物沉积,这具有重要的诊断意义。

## 三、诊断与鉴别诊断

目前 MPA 无统一标准。有以下表现者要考虑本病可能:①中老年男性患者,有全身症状;②肾损害表现如蛋白尿、血尿和急进性肾衰竭等;③有哮喘、咳嗽、咯血和胸痛;④全身多器官受累表现如皮肤、耳、眼、心脏和神经系统表现;⑤P-ANCA 阳性;⑥肾和肺活检可帮助诊断。应与结节性多动脉炎、肉芽肿性多血管炎、肺出血-肾炎综合征和嗜酸性肉芽肿性多血管炎鉴别。

## 四、治疗与预后

一般应首选糖皮质激素及环磷酰胺的联合治疗,其他治疗包括大剂量静脉丙种球蛋白治疗、血浆置换等。

1. 糖皮质激素　泼尼松 1mg/(kg·d),晨起顿服或分次服用,一般服用 4~8 周后减量,建议小剂量(10~15mg/d)维持两年或更长。重症给予甲泼尼龙冲击治疗,0.5~1.0g 静脉滴注,每日或隔日 1 次,3 次一个疗程,1 周后视病情需要可重复。

2. 环磷酰胺　口服剂量 2~3mg/(kg·d),持续 12 周。静脉冲击疗法,剂量 0.5~1g/m$^2$,每月 1 次,连续 6 个月,以后每 3 个月 1 次,直至病情稳定后 1~2 年或更长时间可停药观察。

3. 其他　对于有肾损害的患者应严格控制血压在正常范围,推荐使用血管紧张素转换酶抑制剂或血管紧张素 II 受体阻滞剂。

# 第八节　贝赫切特病

贝赫切特病(Behcet disease,BD)也称白塞病,是一种慢性全身性血管炎性疾病,临床表现以口腔溃疡、生殖器溃疡、眼炎和皮肤损害为特征,同时也可累及多个器官和系统。根据受累部位不同分为血管型、胃肠型和神经型等。有大中动脉、静脉受累者称为血管型;有胃肠道溃疡、出血和穿孔者称为胃肠型;有中枢或周围神经受累者称为神经型。本病有地区分布,东亚、中东和地中海沿岸为高发区,故被称为丝绸之路病,青壮年男性多见。

## 一、临床表现

全身系统均可受累。

1. 基本症状　①口腔溃疡:是 BD 的首发症状,病变可在口腔任何部位,可单发或多发。发作期间在颊黏膜、唇、舌缘、咽、扁桃体和软腭等处出现单个或多个红色痛性小结,后形成溃疡,直径 2~3mm。溃疡可持续 1~2 周,好转后不留瘢痕。上述发作每年至少 3 次,口腔溃疡是诊断 BD 必备的症状。②生殖器溃疡:在患者的大、小阴唇、阴道、宫颈、肛周、阴囊和阴茎等处,均可看到单个或多个溃疡发作。此部位病变比口腔溃疡深大,剧痛多见。但发作次数比口腔溃疡少。③眼炎:男性发病率比女性高。可有葡萄膜炎、结膜炎、角膜溃疡、脉络膜炎、视网膜炎和视神经炎等。上述情况反复发作,可导致患者失明。④皮肤病变:以下肢结节红斑最常见和具有特异性。还可有疱疹、假性毛囊炎、浅表栓塞性静脉炎、痤疮样毛囊炎和环形红斑等表现。⑤关节炎表现:为非对称性大关节的红、肿、热、痛,但关节破坏少,常累及膝关节和踝关节。

2. 系统症状　除了上述临床表现外,部分患者还可有系统病变。①神经系统损害:也称为神经 BD。神经 BD 提示病情严重,预后差,男性多见。表现有头痛、头晕、癫痫、无菌性脑膜炎、偏瘫、感觉障碍、意识障碍和周围神经病变等。②胃肠道病变:也称肠 BD。表现有上腹饱胀不适、嗳气和隐痛等。在食管下段、升结肠、回盲部和直肠部位常可有溃疡发生,表现为腹痛、腹泻和血便等,严重者可以肠出血和穿孔等。③血管病变:可有大血管炎表现,如头晕、晕厥和无脉等。下肢溃疡最常见,病变原因为血栓性静脉炎和静脉血栓形成。④肺部病变:胸闷、气短、咯血、动脉瘤、肺梗死和动静脉血栓等。⑤其他:可有蛋白尿、血尿、附睾炎等。

## 二、辅助检查

可见轻度球蛋白增高,偶见免疫球蛋白和补体升高。血沉可升高,自身抗体多阴性,补体水平及免疫复合物多正常。抗PPT抗体可增高。

针刺反应试验:是诊断BD的特异性较强的检查。操作步骤为消毒皮肤后,用无菌皮内针头斜刺入皮内后退出,48h后针头刺入部位出现局部反应。若出现直径>2mm的脓疱、毛囊炎和周边红晕,称为针刺反应阳性。静脉穿刺或创伤后有类似的皮肤表现也具有同样的价值。

## 三、诊断与鉴别诊断

目前采用国际白塞病委员会1989年的诊断标准,见表8-6-7。

表8-6-7　国际白塞病委员会1989年诊断标准

| 序号 | 标准 |
|------|------|
| 1 | 反复口腔溃疡,1年内发作3次 |
| 2 | 反复生殖器溃疡 |
| 3 | 眼睛病变:前后葡萄膜炎、玻璃体混浊或视网膜血管炎 |
| 4 | 皮肤病变:结节性红斑、假性毛囊炎、脓性丘疹、痤疮样皮疹(除外类固醇激素所致) |
| 5 | 针刺试验阳性 |

注:以上5项中,具备第一项,并加上其余4项中的2项,可诊断贝赫切特病。

## 四、治疗与预后

治疗主要分为对症处理、眼炎和血管炎治疗等。

1. 对症处理　非甾体抗炎药(NSAID)主要治疗关节炎和结节红斑为主要症状者。秋水仙碱1.0~1.5mg/d,用于口腔溃疡和外阴溃疡者。轻型的前葡萄膜炎可给予含糖皮质激素的滴眼液或眼膏。

2. 眼炎和内脏血管炎的治疗　糖皮质激素和免疫抑制剂联合应用。泼尼松1mg/(kg·d),同时加用苯丁酸氮芥2mg,每日3次。病情完全缓解后半年可停药。在急性重要脏器损伤时,如中枢神经系统损害、肺血管炎和眼炎时可用环磷酰胺(CTX),用量为每3~4周0.5~1.0g/m²,长期应用要注意药物引起的不良反应。胃肠道病变较重者可予柳氮磺吡啶3.0~4.0g/d治疗。对于动脉瘤者应外科手术切除。

大部分患者预后好,如伴有眼炎者可有视力下降,甚至失明。累及心血管、中枢神经系统和胃肠道者死亡率高。

(陈晓翔)

## 学习小结

血管炎是指以血管壁的炎症、结构破坏和管腔狭窄以及受累血管相应供血组织、器官缺血和功能障碍为特征的一组自身免疫性疾病。基本病理改变包括:①管壁炎细胞浸润;②动脉瘤形成;③内皮细胞和纤维组织增生。其临床表现复杂多样、缺乏特异性,主要取决于受累血管的类型和大小。其中,大动脉炎累及主动脉及其主要分支,引起血管不同部位动脉狭窄或闭塞,出现相应部位缺血表现,临床上可分为:头臂动脉型(主动脉弓综合征)、胸腹主动脉型、广泛型和肺动脉型大动脉炎。结节性多动脉炎则是一种非肉芽肿性血管炎,主要累及中、小动脉,以皮肤、关节、周围神经、胃肠道和肾脏为多见。肉芽肿性多血管炎则是一种坏死性肉芽肿性血管炎,主要侵犯上、下呼吸道和肾脏的小动脉、静脉及毛细血管,临床表现为鼻和鼻窦炎、肺病变和进行性肾衰竭。而贝赫切特病是一种慢性全身性血管炎性疾病,临床表现以口腔溃疡、生殖器溃疡、眼炎和皮肤损害为特征,同时也可累及多个器官和系统。根据受累部位不同分为血管型、胃肠型和神经型等。 抗中性粒细胞胞质抗体（ANCA）与小血管炎密切相关，有助于临床诊断，如 C-ANCA 与肉芽肿性多血管炎（GPA）相关，P-ANCA 与显微镜下多血管炎（MPA）及嗜酸性肉芽肿性多血管炎（EGPA）相关。 早期诊断、早期治疗是系统性血管炎治疗的关键。 糖皮质激素是治疗的基础药物，与免疫抑制剂联用往往能得到更好的效果。

## 复习参考题

1. 试述中性粒细胞胞质抗体（ANCA）的分型和临床意义。

2. 试述巨细胞动脉炎的典型临床表现。

# 第七章  类风湿关节炎

08高07章

| 学习目标 | |
| --- | --- |
| 熟悉 | 类风湿关节炎的 2009 年 EULAR 分类标准与鉴别诊断；类风湿关节炎治疗的主要 4 类药物。 |
| 了解 | 类风湿关节炎的自身免疫性炎性关节炎特点。 |

类风湿关节炎(rheumatoid arthritis,RA)是一种以慢性进行性侵蚀性对称性关节炎为特征的全身性自身免疫病,受累关节持续性滑膜炎症,滑膜血管翳形成侵蚀破坏软骨、骨皮质及周围肌腱筋膜韧带组织,血清中可出现类风湿因子、抗瓜氨酸抗体等多种自身抗体。常对称性累及手部近端指间关节、掌指关节和腕关节,以及肩、肘、髋、膝、踝、足趾、胸肋、颞颌、颈椎关节,可伴有关节外组织及肺、肾、血液、神经受损。早期诊断及早期联合使用抗风湿药的规范治疗可减少不可逆关节损伤畸形与内脏损害的发生。

RA 呈全球性分布,患病率为 0.18%~1.07%,我国的患病率为 0.32%~0.34%。RA 可发生于任何年龄,以 20~50 岁为发病的高峰,一般女性发病多于男性,男女比例 1∶3。

## 一、病因与发病机制

RA 的病因及发病机制至今仍然未阐明,研究发现 RA 是在遗传易感性基础上由感染、性激素紊乱、理化因素等作用下,发生自身免疫反应,导致关节及周围组织炎性损伤,感染和自身免疫反应是 RA 发病的中心环节。

1. 遗传因素  流行病学调查显示 RA 有家族倾向性,同卵双生子的共患病率为 53%~65%,远高于一般人群。RA 的发病与 MHC Ⅱ 类基因 HLA-DRB1 有高度相关。

2. 内分泌因素  育龄女性 RA 的发病率明显高于同龄男性及老年女性,而妊娠的最后三个月 RA 的病情常出现缓解,说明性激素参与了 RA 的发病及发展过程。研究表明,雌激素通过调节 B 淋巴细胞、T 淋巴细胞的凋亡和功能以及促进滑膜成纤维细胞分泌基质蛋白酶等加剧 RA 的发病。

3. 感染因素  许多病原体包括病毒、反转录病毒及细菌、支原体、衣原体等与 RA 的发病相关,但确切的病原学联系尚未确定。已经证明,EB 病毒编码的 EBNA 蛋白一段富含 R-G 的多肽序列经瓜氨酸化之后,其抗原性增强,RA 患者中抗此瓜氨酸化多肽抗体的阳性率及滴度均显著增高。

4. 自身免疫反应  各种因素诱导产生的自身抗原多肽通过抗原递呈细胞激活 Th 细胞,进而活化 B 细胞、Tc、NK、巨噬细胞和滑膜成纤维样细胞(fibroblast-like synovial cells,FLS),促使多种致炎性细胞因子、补体、氧自由基、基质金属蛋白酶(MMP)及自身抗体等炎症介质产生增多,引起滑膜炎、血管炎,进而破坏骨及软骨,导致典型的 RA 病理改变。

RA 中存在复杂的细胞因子相互作用网络,包括IL-1、IL-6、TNF-α、IL-17、IL-23、TGF-β、IL-10 等,促使滑

膜处于慢性炎症增生与组织破坏状态,并引起低热、乏力、贫血、消瘦等全身表现。T 细胞是 RA 滑膜组织中的主要炎性细胞,大多数为 CD4$^+$T 细胞,主要表达 CD45RO 等记忆细胞表型,说明滑膜内的 T 细胞曾受过抗原刺激或者持续受到抗原刺激,处于激活前状态。此外,B 细胞、滑膜成纤维细胞及巨噬细胞等作为抗原递呈及炎症效应细胞,参与了 RA 滑膜炎性病变的发生及演变。

5. 其他因素　除了感染、遗传及内分泌因素外,季节、寒冷、潮湿、外伤、早产,长期接触铅、汞、砷,长期吸烟及精神刺激等均可成为 RA 的诱因。近年研究表明,吸烟是 RA 发生风险的可预测因素之一,在病程为 12 周内的极早期 RA 患者中,吸烟者所占比例为非吸烟者的 3 倍,且 88% 吸烟者的 A-CCP 阳性,显著高于非吸烟者。

## 二、病理

RA 的病理有 2 个特点:滑膜炎症形成血管翳与坏死性血管炎。

1. 滑膜炎(synovitis)　是 RA 的基本病理改变,主要表现为滑膜的炎性细胞浸润、血管增生、软骨与软骨下骨组织破坏。急性期滑膜炎表现为淋巴细胞及单核细胞浸润、滑膜水肿及纤维蛋白沉积,滑膜内皮细胞的增生和肥大。随病变进展淋巴细胞形成以血管为中心的灶性浸润。

滑膜血管翳(synovial pannus)是一种以血管增生和炎性细胞浸润为特征的肉芽组织增生。滑膜炎进入慢性期后,滑膜肥厚呈绒毛状突起,局部可有基质金属蛋白酶增多、蛋白多糖减少及细胞因子分泌增加。血管翳突向关节腔或侵入到软骨和软骨下的骨质,导致软骨变性和降解,引起骨侵蚀和破坏。病变晚期出现新生血管和大量被激活的成纤维细胞,以纤维增生为主。

2. 坏死性血管炎(necrotic angiitis)　侵及中、小动脉和/或静脉。急性期病理表现为血管壁纤维素样坏死、炎症细胞浸润,随后出现血管壁纤维化。可发生在关节外的任何组织,累及肢体、周围神经及内脏。类风湿结节是血管炎的一种表现,常见于关节伸侧受压部位的皮下组织,也见于肺。结节中心为纤维素样坏死,外周是上皮细胞浸润及单个核细胞增生,外被以肉芽组织。

## 三、临床表现

RA 大多为慢性起病,表现为对称性、持续性的多关节肿胀和疼痛、僵硬,以手足小关节受累最为多见,中轴骨关节(除颈椎外)通常不受累。中、晚期的患者可有关节畸形功能丧失与脏器损害。

1. 关节表现

(1) 疼痛与触痛:通常是本病最早出现的关节症状,最常见的部位是近端指间关节、掌指关节、腕关节,也可累及足趾、膝、踝、髋、肩、肘、胸肋、颞颌、颈椎关节等。受累关节多呈对称性,疼痛多持续性,常伴有压痛。

(2) 关节肿胀:关节肿胀是由于组织水肿、关节腔积液、滑膜增生所致。常见的部位为腕、掌指关节,近端指间关节和膝关节等,也可发生于任何关节,多呈对称性。

(3) 晨僵或夜僵:是指关节活动时的僵硬、胶着感、不活络,活动后减轻。可见于多种关节炎,但在 RA 最为突出,常超过 30min。

(4) 关节畸形:病变晚期由于滑膜炎、软骨与骨组织破坏、关节周围支持性肌肉筋膜组织的萎缩及韧带牵拉,引起掌指、指间关节半脱位或脱位,导致出现关节破坏、关节强直和畸形。表现为手指的"天鹅颈""纽扣花"、尺侧偏斜、蛇形手、爪形手等畸形(图 8-7-1、图 8-7-2)。

(5) 特殊关节受累的表现:①颈椎,最早和最常见的症状是颈痛,向上放射到枕部,最常见寰椎向前移位,有时因半脱位而出现脊髓受压症状;②肩关节,最常见的症状是局部疼痛和活动受限,因关节周围有较多软组织包围很难发现关节肿胀;③颞颌关节,可出现讲话或咀嚼时疼痛加重,偶可出现急性疼痛和张口困难。

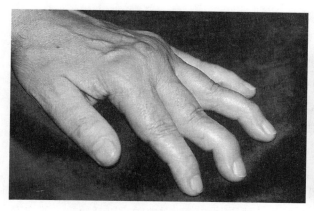

图8-7-1　类风湿关节炎手指天鹅颈畸形

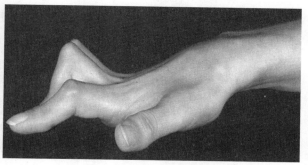

图8-7-2　类风湿关节炎手指纽扣花畸形

（6）骨质疏松：骨质疏松在本病患者相当常见，其发生机制可能与成骨细胞功能减低、破骨细胞活性增加有关。类风湿患者早期骨密度降低与放射学进展密切相关。骨密度的测定应作为 RA 患者的常规检查，双膦酸盐与维生素 D 钙片应考虑作为 RA 的辅助治疗。

2. 关节外表现

（1）类风湿结节：在欧美国家见于 15%～20% 的患者，在中国患者中少见。多发于尺骨鹰嘴下方及跟腱附近等关节伸侧易受摩擦的骨突起部位，结节大小不一，质硬、多无压痛，也可见于内脏胸膜、心包膜、肺等。多见于 RF 阳性、RA 病情活动性高者。皮下与纵隔可见多处淋巴结增生肿大，少数有发热、贫血、消瘦、疲乏。

（2）肢端血管炎：重症 RA 者可出现血管炎，多见于 RF 阳性患者。患者的任何系统都可出现，如指甲下或指端小血管炎，眼部多造成巩膜炎，导致严重的眼痛和深红色变色。病理表现为小动脉或中等动脉坏死性病变。

（3）呼吸系统：10%～30% 的 RA 患者可出现呼吸系统损害，常见的有三种病变：

1）肺间质病变：为最常见也是最严重的肺病变。可表现为从潜在的亚临床肺部炎症到终末期肺纤维化等多种症状。早期诊断依赖于 HRCT、BALF 的分析、肺功能测定，必要时肺活检病理检查。

2）胸膜炎：见于约 20% 的患者，少有临床症状，为单侧或双侧性的少量胸腔积液，大量胸腔积液罕见。胸腔积液呈渗出性。

3）肺血管炎及肺动脉高压，较少见，如出现皆为重症患者。

（4）循环系统：RA 患者发生心血管疾病风险增高 48%。心脏损害多见于伴发血管炎的 RA 及 RF 阳性者，可出现于病程的任何阶段。心包炎是心脏受累最常见的表现，超声心动图检查约 31% 的患者出现小量心包积液。RA 是早发动脉粥样硬化和冠心病的独立危险因素。

（5）泌尿系统：RA 的肾脏受累主要是膜性和系膜性肾小球肾炎、IgA 肾病、肾淀粉样变性。也可继发于药物治疗所致。

（6）血液系统：大部分 RA 患者有轻度的正细胞正色素性贫血，RA 贫血患者中 3/4 为慢性病性贫血，1/4 对铁剂治疗有效。RA 患者血小板增多常见，与 RA 关节外症状和疾病活动性明显相关。此外，还有嗜酸性粒细胞增多及冷球蛋白血症。

（7）神经系统：多因血管炎所致或神经末梢变性及脱髓鞘而致。感觉型周围神经病最常见，也可表现为混合型周围神经病、多发性单神经炎、颈脊髓神经病、嵌压性周围神经病及硬膜外结节引起的脊髓受压等。

3. RA 的特殊类型

（1）Felty 综合征（Felty syndrome）：见于 1% 的 RA 患者，是指活动期 RA 伴有脾大、白细胞减少的三联征,甚至有贫血和血小板减少。多同时伴血沉增快、高滴度的 RF 及 HLA-DR4 阳性。部分病例抗核抗体或抗组蛋白抗体阳性,多见于 50~70 岁的慢性患者。需要糖皮质激素与强力免疫抑制剂治疗。

（2）缓解型血清阴性对称性滑膜炎伴凹陷性水肿综合征(syndrome of remitting seronegative symmetrical synovitis with pitting edema,RS3PE):RS3PE 是一种特殊类型的 RA,多见于 60 岁以上男性。其特征是突发的手背凹陷性水肿、腕关节滑囊炎及手指屈肌腱鞘炎,无关节骨质破坏、关节畸形等,通常 RF 阴性,血清炎性指标可升高。小剂量糖皮质激素治疗可迅速改善症状,同时也需抗风湿药物持续治疗。少数患者与肿瘤有关。

（3）成人 Still 病(adult-onset Still disease,AOSD):成人 Still 病好发年龄在 30~40 岁,无性别差异。主要表现为弛张型高热,外周血白细胞明显增高,一过性皮疹,多关节痛,咽痛,浅表淋巴结及肝脾大,RF 和抗核抗体阴性,肝功能异常等。诊断主要依靠临床表现,并除外感染、血液病、恶性肿瘤以及血管炎等自身免疫病等。治疗同类风湿关节炎,少数迁延日久,可转变为 RA、SLE 等。

（4）发作性风湿症(palindromic rheumatism):临床出现阶段性发作的不对称性多关节红肿热痛,不同于典型 RA 的不红不热性关节肿痛,持续数天至两周,间歇期无症状,可持续多年。发作期血清抗体、几项指标可阳性。治疗同 RA。

## 四、辅助检查

1. 血常规　有轻至中度贫血,以正细胞正色素性常见,多与病情活动程度有关。病情活动时可有血小板升高,病情缓解后降至正常。

2. 类风湿因子(rheumatoid factor,RF)　是 RA 血清中针对变性的 IgG Fc 段的自身抗体,免疫比浊法测定有 4 种类型,即 IgM、IgA、IgG 及 IgE 型。临床多为 IgM 型 RF,阳性率为 60%~78%,其滴度与 RA 活动性和关节外表现的严重性相关。有研究显示 RF 升高的普通人群,RA 的长期发生风险增加 26 倍,RA 的 10 年发生率超过 32%。RF 也可出现于 SLE、原发性干燥综合征、系统性硬化病、肺结核、恶性肿瘤等患者中。

3. 抗瓜氨酸化蛋白抗体　是指一组针对含有瓜氨酸化表位的自身抗体的统称,包括抗核周因子抗体(APF)、抗角蛋白抗体(AKA)、抗丝聚蛋白抗体(AFA)、抗环瓜氨酸多肽(CCP)抗体、抗瓜氨酸化纤维蛋白原抗体(ACF)、抗突变型瓜氨酸波形蛋白抗体(MCV)等,对 RA 诊断的特异性均高于 RF。

临床上最常检测的是抗 CCP 抗体。抗 CCP 抗体对 RA 患者诊断的敏感性为 70%~80%,特异性为 98%~99%。通过临床研究发现 RA 患者在出现临床症状前数年,就可以在其血清中检测到抗 CCP 抗体,联合应用 ELISA 法检测 IgM-RF 和抗 CCP 抗体能够提高 RA 的早期诊断水平。此外,抗 CCP 抗体阳性是侵蚀性关节损害的一个重要标志及危险因素,能够较好地预测关节骨侵蚀,且与 RA 关节影像学改变密切相关,是 RA 预后不良的临床指标之一。

4. 易感基因检测　HLA-DRB(HLA-DR4/DRl)、HLA-DR4 和/或 DR1 基因在国内 RA 患者的携带率约为 50%。HLA-DR4 及 DR1 与骨质破坏、类风湿结节及血管炎等表现密切相关。

5. 急性时相反应物　血沉(ESR)和 C 反应蛋白(CRP)与疾病活动度密切相关,在疾病的活动期血沉、C 反应蛋白升高,病情缓解时可恢复至正常。贫血、低蛋白血症及合并感染等均可影响血沉,而 C 反应蛋白的影响因素较血沉少,更能反映 RA 的病情。

6. 免疫复合物和补体　免疫球蛋白升高,C3 和 C4 大多正常,甚至稍高,少数有血管炎患者可出现低补体血症。

7. 关节液　RA 患者关节液液为炎性,量增多,呈淡黄色、薄雾状。关节液中白细胞计数可达(5.0~50)×$10^9$/L,细菌培养阴性,有助于与感染性关节炎鉴别。早期关节液内单个核细胞占多数,晚期以中性粒细胞为主。

8. X 线片与 CT 检查　早期 X 线表现为近端指间关节周围软组织肿胀及关节附近骨质疏松;随病情进

展可出现典型的 X 线表现即关节面模糊、毛糙及囊性变，晚期出现关节间隙变窄、关节融合或脱位。在晚期由于关节炎症及失用还可出现普遍性骨质疏松。当骨骼病变 30% 以上时，X 线片才能发现，而 CT 则可显著提高骨质侵蚀检测的敏感性。

9. MRI 检查　MRI 具有多层面、多序列成像，无电离辐射及骨性伪影等优点，在显示软组织病变方面优于 X 线和 CT 检查，因此对显示 RA 早期滑膜炎症与骨髓水肿的敏感性较高，并且能显示 RA 全部病程的病理改变。发病 4 个月内即可通过 MRI 发现关节破坏的征象。早期 RA 患者，MRI 显示滑膜炎和骨髓水肿先于放射学进展，能预测将来放射学方面的进展（图 8-7-3）。

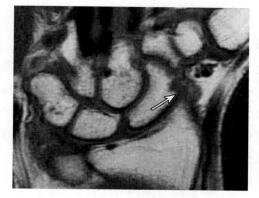

图 8-7-3　类风湿关节炎腕部 MRI 显示骨皮质侵蚀破坏

10. 超声检查　高频超声能清晰显示关节腔、关节滑膜、滑囊、关节腔积液、关节软骨厚度及形态等，可以检查出炎性关节炎的病理性滑膜，发现细小的骨质破坏。彩色多普勒血流显像（CDFI）和彩色多普勒能量图（CDE）能直观地检测关节组织内血流的分布，显示滑膜炎症等病理改变，对早期病变具有很高的敏感性。超声检查还可以动态判断关节积液量的多少和距体表的距离，用以指导关节穿刺及治疗。但超声检查的特异性较差，检查者操作水平的差异导致可比较性较差。

11. 关节镜及针刺活检　滑膜是 RA 的主要炎症部位。关节镜及针刺活检滑膜，可在一定程度上帮助诊断与鉴别诊断。

## 五、诊断与鉴别诊断

1. 分类标准　1987 年 ACR 分类标准 7 条中具备 4 条，因诊断较晚，已经较少采用。

目前普遍采用 2010 年 ACR/EULAR 的 RA 分类标准，由受累关节数、病程、急相蛋白、血清抗体 4 个项目组成，在总分 10 分中≥6 分考虑 RA。

具体积分：

明确的侵蚀性关节炎累及（中大关节 1 个为 0 分，中大关节 2~10 个为 1 分，小关节 1~3 个为 2 分，小关节 4~9 个为 3 分，小关节≥10 个为 6 分）。

关节炎病程（<6 周为 0 分，≥6 周为 1 分）。

急相蛋白（CRP 或 ESR 均正常为 0 分，CRP 或 ESR 增高为 1 分）。

血清抗体（RF 或 A-CCP 均阴性为 0 分，RF 或 A-CCP 增高<3 倍为 2 分，RF 或 A-CCP 增高≥3 倍为 3 分）。

2. 鉴别诊断

（1）骨关节炎：多见于中老年人，起病缓慢。膝、髋等负重关节首发多见，手及脊柱关节也易受累，手指以远端指关节出现骨性增生和结节为特点，而掌指、腕和其他关节较少受累。关节痛以活动后疼痛加重、休息后缓解为特点，晨僵多小于半小时。查体膝关节有摩擦感。RF、抗 CCP 抗体及 ESR、CRP 多正常。X 线示骨质增生密度升高，关节间隙狭窄，关节边缘呈唇样增生或骨赘形成。

（2）强直性脊柱炎：青壮年男性多见，起病缓慢，有家族聚集发病倾向。主要侵犯骶髂及脊柱关节，常出现肌腱端如椎旁、股骨大转子、跟腱、足底、胸锁关节等肌腱或韧带附着点疼痛。下肢大关节非对称性的寡关节炎。关节外表现多为虹膜睫状体炎。90% 以上的患者 HLA-B27 阳性，类风湿因子阴性。X 线检查有骶髂关节骨质侵蚀、破坏或融合表现，椎旁韧带骨化钙化，晚期脊柱可呈竹节状改变。

（3）反应性关节炎（reactive arthritis，ReA）：青年男性多见。起病急，发病前常有肠道或尿路前驱感染史。外周大关节尤其是下肢关节以非对称性受累为特点。关节外表现主要为眼炎、尿道炎、龟头炎及发热等。类风湿因子阴性，HLA-B27 多阳性。

（4）银屑病关节炎（psoriatic arthritis，PsA）：临床有中轴型、对称关节型、非对称关节型 3 种，关节受累比 RA 少，以手指或足趾远端关节受累为主，也可有关节畸形，常伴有特征性银屑疹和指甲病变。银屑病皮损可以早于、同时或晚于关节炎出现。RF 阴性，HLA-B27 有 70% 阳性。

（5）痛风性关节炎：多见于 40 岁以上男性，易有高代谢症候群。呈反复发作，起病急。好发部位为单侧第一跖趾关节，局部红肿热痛。慢性痛风石性关节炎患者可在关节、耳郭等部位出现痛风石。急性发作时多数有血尿酸增高，后期有肾结石、尿酸性肾病、CKD 出现。

（6）系统性红斑狼疮（systemic lupus erythematosus，SLE）：少数以关节症状为首发的系统性红斑狼疮患者因近端指间关节肿胀和晨僵而易被误诊为 RA。但 SLE 患者的关节病变多较轻，患者常常伴有发热、面部红斑、光过敏、反复口腔溃疡、蛋白尿、血细胞三系减少等症状，血清 ANA、抗 dsDNA、抗 Sm 阳性，补体降低有助鉴别。

## 六、类风湿关节炎疾病活动性评估

欧洲抗风湿病联盟（EULAR）2009 年提出了类风湿关节炎的达标治疗，RA 治疗目标是达到病情缓解或低度活动度，只要目标未达到，就应不断地调整治疗方案（每 1~3 个月），以期尽早控制病情活动。而对于完全临床缓解患者，可以零用药临床长期随访。RA 持续用药时间个体差异很大，可以持续 2~3 年，直至终身。

临床病情缓解的定义是没有明显的炎症活动症状体征与血清学异常。目前常用的评估 RA 疾病活动度指标包括 SDAI、DAI 及 DAS28、ACR20、ACR50、ACR70 和 HAQ 等。

1. RA 疾病活动性的医师临床评估

（1）美国风湿病学会（ACR）反应标准：①关节肿胀数（SJC）；②关节压痛数（TJC）；③急性期反应物的水平（ESR 或 CRP）；④医师对疾病的整体评估；⑤患者对疾病的整体评估；⑥患者对躯体功能的评估；⑦患者对疼痛的评估。ACR20 被定义为：与基线相比，前 2 项改善程度在 20% 以上，或者其余 5 项中至少有 3 项达到了 20% 改善。后来又迅速扩展至 ACR50，ACR70（定义类似于 ACR20）来评估治疗效果。ACR 反应标准的缺点是一个相对性指标，不能反映某一时点的病情，不能用于不同患者间的比较。

（2）疾病活动指数 DAS28：1996 年欧洲抗风湿病联盟正式推荐 DAS28 用于评估 RA 的活动性。28 个关节包含肩关节、肘关节、腕关节、掌指关节、近端指间关节和膝关节等，公式如下：$DAS28 = 0.56 \times (TJC28) + 0.28 \times (SJC28) + 0.70 \times \ln(ESR) + 0.014 \times GH$。DAS28 以 2.6 作为缓解与否的分界点。在 RA 病情未达到缓解的情况下，DAS28 尚可用于准确评估 RA 的活动性，但研究表明，很大一部分 DAS28<2.6 的患者仍有多个关节肿痛。而获得病情缓解是现在的治疗目标，在这种情况下其缺陷不断显现。

（3）简化疾病活动指数（simplified disease activity index，SDAI）和临床疾病活动指数（clinical disease activity index，CDAI）：由于 DAS28 计算复杂，SDAI、CDAI 越来越受到人们的重视。SDAI 是传统的 5 个核心变量的数值总和：SJC、TJC（同 DAS28 的 28 个关节数）、患者对疾病活动性的整体评估（PGA）、医师对疾病活动性的整体评估（MDGA）、CRP 水平。CDAI 除缺少 CRP 外，其余均与 SDAI 相同。计算公式如下：$SDAI = SJC28 + TJC28 + EGA + PGA + CRP$；$CDAI = SJC28 + TJC28 + EGA + PGA$。SDAI 和 CDAI 均已被验证与 DAS28 高度相关，与关节破坏程度密切相关。相对于 DAS28 评估的病情缓解而言，SDAI 和 CDAI 更严格，能更好地定义缓解，且计算简便。

2011 年 ACR/EULAR 公布了新的 RA 缓解标准，满足以下两条中的 1 条可视为临床缓解：

（1）以下指标均≤1：压痛关节数、肿胀关节数、CRP（mg/dl）及患者的总体评价（VAS 0~10）。

（2）简化的疾病活动指数（SDAI）≤3.3。

2. RA 患者自我评估的工具　如 HAQ、RA 疾病活动指数（RADAI）、患者日常评估的指数（RAPID），用于评估 RA 患者因疾病导致的躯体功能变化。

HAQ 包括 20 个日常生活问题，目前已简化成 8 个提问：①自己穿衣服，包括系鞋带和纽扣？②上床，下床？③端一满杯水送到嘴边？④在室外的平地上行走？⑤自己洗澡，且擦干身体？⑥蹲下，拾起地上的衣服？⑦开关水龙头或者瓶塞？⑧上下车？每项得分如下：0 分＝无困难；1 分＝有些困难；2 分＝很困难；3 分＝不能进行。把各项分相加除以 8 即为得分。HAQ 对功能状态有很高的预测价值，评分越高，功能预后越差。

# 七、治疗

治疗目标：控制关节炎症进展，防止骨质破坏，保存关节功能，防治并发症。

治疗原则：早期诊断、早期治疗、联用慢作用药、个体化用药。

治疗方法：一般治疗、药物治疗、免疫吸附与免疫重建、外科手术等。

## （一）一般治疗

教育患者知晓其病情，配合长期规范用药与长期随访，戒烟少饮酒，规律生活。适当的理疗、体疗、外用药，活动期休息，缓解期做关节功能锻炼。

## （二）药物治疗

药物治疗主要包括非甾体抗炎药、糖皮质激素、改变病情抗风湿药、生物制剂四大类。

1. 非甾体抗炎药（NSAID）　是一组作用机制相似（抑制 COX 合成前列腺素）但化学结构不同的药物。NSAID 种类繁多，按化学结构可以分为丙酸类、苯乙酸类、羧酸类、非酸类、磺酰类、昔康类、昔布类等 7 大类 40 余种药物，是最常用的 RA 镇痛抗炎治疗药物，起效迅速，可快速缓解关节肿痛等症状。NSAID 药物一般单用，不宜 2 种以上联合应用。主要副作用是胃肠道症状、心血管及肝肾功能损害等，呈剂量相关性。应根据患者年龄、胃肠道及心血管状态个体化选择用药。

2. 改变病情抗风湿药（DMARDs）　是一组作用机制不完全清楚，起效缓慢，可以延缓关节破坏的药物，所以又称慢作用抗风湿药（SAARDs）。随着生物制剂的问世，这组药物又被称为非生物 DMARDs。常用的药物有 4 组：

（1）小分子化学合成药

1）抗疟药（antimalarials）：包括羟氯喹和氯喹两种，现常用的是羟氯喹（hydroxychloroquine，HCQ）。常用剂量为 0.2~0.4g/d。羟氯喹的抗风湿作用十分复杂，可能通过多个环节影响免疫反应。治疗 RA 的疗效肯定而副作用较少。可单用于病程较短、病情较轻的患者，对于重症或有预后不良因素者应与其他 DMARDs 合用。该类药起效缓慢，服用后 2~3 个月见效。用药前和治疗期间应每年检查 1 次眼底。

2）柳氮磺吡啶（sulfasalazine，SASP）：能抑制淋巴细胞活化、抑制白细胞趋化、阻止前列腺素合成释放控制炎症。可单用于病程较短及轻症 RA，或与其他 DMARDs 联合治疗病程较长和中度及重症患者。一般服用 1~2 个月后起效。主要不良反应有恶心、腹痛、腹泻、皮疹、转氨酶增高，偶有白细胞、血小板减少，一般减量或停药后可恢复正常。从小剂量逐渐加量至每日 2~3g，有助于减少不良反应。对磺胺过敏者禁用。服药期间应监测血常规和肝、肾功能。

3）金制剂（gold salts）：能抑制淋巴细胞增殖、稳定细胞膜、减少炎性介质释放，国内常用的口服金制剂为金诺芬（auranofin），因肾毒性，目前临床上很少应用。

4）青霉胺（D-penicillamine）：通过螯合金属离子、巯基交换、抑制胶原纤维交联、减少淋巴细胞机制，来抑制炎症反应。一般每日口服 125~500mg，因对 RA 疗效差，目前多用于硬皮病的抗纤维化。

5）来氟米特（leflunomide，LEF）：为一种新的抗代谢性免疫抑制剂。来氟米特单药治疗可明显改善

RA 的临床症状和体征,疗效与甲氨蝶呤相似,优于柳氮磺吡啶。剂量为 10~20mg/d 口服。主要用于病程较长、病情重及有预后不良因素的患者。主要不良反应有腹泻、瘙痒、高血压、肝酶增高、皮疹、脱发和白细胞下降等。因有致畸作用,故孕妇禁服。服药期间需定期监测血常规和肝功能。

6)沙利度胺(thalidomide,TLD):能抑制 TNF-α 产生,抑制血管生成,阻止淋巴细胞活化,抗炎。口服 50~150mg 每日,副作用有嗜睡、神经痛、皮疹。

7)艾拉莫德(iguratimod,IGM):能抑制淋巴细胞活化增殖、抑制炎性细胞因子生成、抑制破骨细胞活性,副作用有肝损、恶心呕吐、皮疹,口服每日 25~50mg。

(2)细胞毒药

1)甲氨蝶呤(methotrexate,MTX):能抑制细胞二氢叶酸还原酶活性、阻止淋巴细胞增殖,是类风湿关节炎治疗的基础药物,MTX 应包含在活动性 RA 患者首选的治疗方案中。每周口服给药 1 次。常用剂量 7.5~20mg/周。通常在用药 4~8 周后起效。常见的不良反应有恶心、口腔炎、腹泻、脱发、皮疹及肝损害,少数出现骨髓抑制,偶见肺间质病变,是否引起流产、畸胎和影响生育能力尚无定论。服药期间应补充叶酸,监测血常规和肝功能。

2)硫唑嘌呤(azathioprine,AZA):为细胞核合成所需的嘌呤合成抑制剂,对 B 细胞抑制强。用量每日 100~150mg 口服,副作用偶有严重粒细胞减少。

3)环磷酰胺(cyclophosphamide,CTX):为细胞周期非特异性抑制剂,对增殖活跃的淋巴细胞、上皮细胞、腺细胞杀伤作用强,适用于伴有血管炎损害、肺间质纤维化、免疫活动亢进的患者,副作用有性腺损害、骨髓抑制、继发感染、出血性膀胱炎、脱发、口腔溃疡、恶心呕吐,可以每日 0.2g 口服、每周 0.4g 静脉滴注或每月 0.6~0.8g 静脉滴注,可以用甲氧氯普胺(胃复安)肌内注射或静脉滴注维生素 B₆ 止吐。

(3)抗移植免疫药

1)环孢素 A(cyclosporin A,CSA):通过阻止 APC 递呈抗原、抑制 IL-2 合成抑制 T 细胞活化起到强力免疫抑制作用,副作用有牙龈增生、肾血流减少、高血压、肝酶升高、神经损害,用量 50~150mg 每日口服。

2)吗替麦考酚酯(mycophenolate Mofetil,MMF):对 B 淋巴细胞增殖的抑制强,多用于有血管炎损害的患者,对伴有肾小球损害者更适合,每日口服 0.5~1.5g。

3)他克莫司(tacrolimus,FK506):原用于肾移植、肝移植,强力抑制 TB 淋巴细胞活化,用量每日口服 1~3mg。

(4)中成药

1)白芍总苷(total glucosides of paeonia,TGP):能抑制 APC 递呈抗原、抑制 T 细胞活化分化、抑制炎性介质释放,副作用轻,少数人有肠蠕动亢进性腹痛腹泻,加服复合维生素 B 可缓解。用量 0.6 每日 2 次或 3 次口服。其不良反应较少,主要有腹痛、腹泻、食欲缺乏等。

2)雷公藤总苷(tripterygium glycosides,TWH):通过抑制 T 细胞 IL-2 合成抑制淋巴细胞活化、抑制炎症介质释放起作用,常见副反应为性腺抑制、血白细胞减少、皮疹,用量 30~60mg 每日口服。

3)正清风痛宁(青藤碱,sinomenine):有缓释片、肌内注射用注射液类型,能抗炎、抑制淋巴细胞活化,副作用有组胺释放性皮疹、瘙痒、潮红。口服缓释 1 片每日 2 次。

临床上对于 RA 患者应强调早期应用 DMARDs。病情较重、有多关节受累、伴有关节外表现或早期出现关节破坏等预后不良因素者应考虑两种或两种以上 DMARDs 的联合应用,联合治疗能增加早期 RA 的缓解率并减轻影像学进展。主要联合用药为 MTX、LEF、HCQ 及 SASP 中任意两种或三种联合。

3. 糖皮质激素 简称“激素”,能迅速改善关节肿痛和全身症状。小剂量泼尼松(≤7.5~15mg/d)可缓解 RA 患者的关节症状。一般可 5~15mg/d,病情缓解后尽快将激素减量至≤7.5mg/d。近年的研究认为,早期 RA 患者用极低剂量泼尼松龙(5mg/d)与传统 DMARD 药物联合治疗,在 2 年内可在大大减低早期类风湿关节炎的放射学进展,且治疗风险低。

激素治疗 RA 的原则是小剂量、短疗程,使用激素必须同时应用 DMARDs,长期使用激素尚缺乏循证医学证据,在激素治疗过程中,应补充钙剂和维生素 D。激素可用于以下几种情况:

1)伴有血管炎等关节外表现的重症 RA。

2)不能耐受 NSAID 的 RA 患者作为"桥梁"治疗。

3)正规缓解病情抗风湿药治疗效果不佳的 RA 患者。

4)局部治疗:关节腔内注射可有效缓解关节的炎症,但过频的关节腔穿刺可能增加感染风险,并可发生类固醇晶体性关节炎。

4. 生物制剂　这些药物针对不同靶点如 T 细胞、B 细胞、细胞因子和黏附分子及其受体等。由于对炎症通路分子的针对性强,称为靶向药。主要包括肿瘤坏死因子-α(TNF-α)受体融合蛋白、TNF-α 单抗、白介素-1(IL-1)拮抗剂、白介素-6(IL-6)拮抗剂、抗 CD20 单抗、T 细胞共刺激信号抑制剂(CTLA4-Ig)、Jak3 抑制剂等 7 大类。

目前尚无依据明确地显示一种生物制剂的疗效肯定优于另一种,适用于早期病情高度活动或有预后不良因素者,也可用于对 MTX 反应不佳者。如无经济问题,病情中度活动者均可考虑使用。

(1)TNF-α 受体融合蛋白:该类制剂主要通过与靶细胞细胞膜上 TNF-α 受体竞争结合可溶性 TNF-α(sTNF)以及跨膜型 TNF(tmTNF),阻断免疫细胞的信号传递,从而抑制 TNF 活性,调节炎症反应过程。主要包括依那西普,推荐剂量和用法是 25mg/次,皮下注射,每周 2 次,或 50mg/次,每周 1 次。

(2)TNF-α 单抗:有人鼠嵌合的英夫利昔单抗(infliximab)和全人源的阿达木单抗(adalimumab)、戈利木单抗(golimumab)和赛妥珠单抗(certolizumab)。TNF-α 单抗较传统 DMARDs 起效快、患者总体耐受性好,抑制骨破坏的作用显著,更能修复 RA 患者的骨侵蚀。还有研究显示 TNF 抑制剂的使用可以使 RA 患者发生糖尿病的风险减少 51%。英夫利昔单抗治疗 RA 的推荐剂量为 3mg/(kg·次),第 0、2、6 周各 1 次,之后每 4~8 周 1 次。阿达木单抗的剂量是 40mg/次,皮下注射,每 2 周 1 次。这类制剂的不良反应有注射部位过敏或输液反应,可能有增加感染和肿瘤的潜在风险,偶有药物诱导的狼疮样综合征以及脱髓鞘病变等。用药前应筛查结核,除外肿瘤和活动性感染。

(3)抗 CD20 单抗:利妥昔单抗(rituximab)是首个以 B 细胞为靶标治疗 RA 的药物。推荐剂量和用法是:第一疗程可先予静脉滴注 500~1000mg,2 周后重复 1 次。根据病情可在 6~12 个月后接受第 2 个疗程。每次注射利妥昔单抗之前的半小时内先静脉给予适量甲泼尼龙。利妥昔单抗联合 MTX 适用于治疗一种或多种 TNF 拮抗剂疗效不佳的中度到重度活动的 RA 及不适合使用 TNF 拮抗剂的 RA。常见的不良反应是输液反应,静脉给予糖皮质激素可将输液反应的发生率和严重度降低。还可出现高血压、皮疹、瘙痒、发热、恶心、关节痛等,增加感染概率。

(4)IL-6 拮抗剂(tocilizumab):主要用于中重度 RA,对 TNF-α 拮抗剂反应欠佳的患者可能有效。有研究显示其是唯一一种单药治疗 RA 疗效优于单用 MTX 的生物制剂。推荐的用法是 4~10mg/kg,静脉滴注,每 4 周给药 1 次。常见的不良反应是感染、胃肠道症状、皮疹和头痛等。

(5)IL-1 拮抗剂:阿那白滞素(anakinra)是目前唯一被批准用于治疗 RA 的 IL-1 拮抗剂。推荐剂量为 100mg/d,皮下注射。其主要不良反应是与剂量相关的注射部位反应及可能增加感染概率等。目前研究显示 TNF-α 拮抗剂治疗 RA 的疗效优于 IL-1 拮抗剂。

(6)CTLA4-Ig:阿巴西普(abatacept)用于治疗病情较重或 TNF-α 拮抗剂反应欠佳的患者。根据患者体重不同,推荐剂量分别是:500mg(<60kg)、750mg(60~100kg)、1000mg(>100kg),分别在第 0、2、4 周经静脉给药,每 4 周注射 1 次。主要的不良反应是头痛、恶心,可能增加感染和肿瘤的发生率。

(7)Jak3 通路抑制剂:托法替尼(tofacitinib)是一种新型的口服小分子药物,以细胞内信号转导通路节点为靶点,较皮下和静脉给药的生物制剂有优势,且生产成本较生物制剂低廉。在 RA 滑膜组织中,IL-6、IL-15、IFN、粒细胞-巨噬细胞集落刺激因子(GM-CSF)等表达水平显著升高,JAK/STAT 信号通路对炎症因子的产生有决定性意义。因此,针对性阻断 JAK/STAT 通路,可能改善 RA 病理生理过程。

无论托法替尼单独还是与 DMARD 联合治疗,均可减轻 RA 症状与体征、预防关节结构性损害和改善患者生理功能。此外,托法替尼与 MTX 联用还可延缓 RA 患者关节的影像学进展。在治疗中发生的不良事件以感染最为多见,其他包括中性粒细胞减少、血脂升高及血肌酐轻度增加等,结核等机会性感染均较为少见。

### (三)免疫吸附与免疫重建

以清除血浆中异常免疫球蛋白及免疫细胞为主要目的的免疫净化疗法,如血浆置换、免疫吸附及去淋巴细胞治疗等。

### (四)外科治疗

经过积极内科正规治疗,病情仍不能控制及严重关节功能障碍的患者,可考虑手术治疗。但手术并不能根治 RA,故术后仍需药物治疗。常用的手术主要有滑膜切除术、人工关节置换术、关节融合术以及软组织松解或修复术。

## 八、预后

RA 患者的预后与病程长短、病情程度及治疗有关。提示预后不良的临床指标包括:①关节外疾病如血管炎、RA 相关肺病等;②早期影像学显示骨侵蚀;③早期出现功能受限;④类风湿因子(RF)或抗环瓜氨酸肽(CCP)抗体高滴阳性。近年来,随着缓解病情抗风湿药的正确使用以及新型生物制剂的不断涌现,RA 的预后明显改善,若能早期诊断、早期积极的规范化治疗,大多数 RA 患者可达到临床缓解。

(汤建平)

### 学习小结

类风湿关节炎是一种以慢性进行性侵蚀性对称性关节炎为特征的全身性自身免疫病,滑膜血管翳形成侵蚀破坏软骨、骨皮质及周围肌腱筋膜韧带组织,血清中可出现类风湿因子、抗瓜氨酸抗体等多种自身抗体。除了全身大小关节受累外,可伴有关节外组织及肺、肾、血液、神经受损,诊断上公认使用 2010 年 ACR/EULAR 的 RA 分类标准,疾病活动度判断有 DAS28、ACR50 等标准。治疗上早期诊断及早期联合使用慢作用抗风湿药、个体化治疗方案,可减少不可逆关节损伤畸形与内脏损害的发生,慢作用抗风湿药包括生物制剂为主要治疗措施。

### 复习参考题

1. 试述血清出现 RF 的临床意义。

2. 试述 RA 的治疗目标及治疗原则。

3. 简述 RA 治疗的生物制剂种类。

# 脊柱关节病

| 学习目标 | |
| --- | --- |
| **掌握** | 脊柱关节病的概念、临床表现和药物治疗。 |
| **熟悉** | 脊柱关节病的分类诊断标准，鉴别诊断。 |
| **了解** | 脊柱关节病的病因、发病机制、病理改变。 |

脊柱关节病(spondyloarthritis,SpA),或称血清阴性脊柱关节病(spondyloarthropathy,SpA),是一组以脊柱和外周关节病为主,多系统受累的系统性炎性疾病。20世纪70年代初,Wright和Moll将血清类风湿因子(rheumatoid factor,RF)阴性的关节炎统称为血清阴性关节炎,因该组疾病易并发脊柱炎,故又称血清阴性脊柱关节病。目前认为该组疾病包括强直性脊柱炎(ankylosing spondylitis,AS)、赖特综合征(Reiter syndrome,RS)、银屑病关节炎(psoriatic arthritis,PsA)、反应性关节炎(reactive arthritis,ReA)、炎性肠病关节炎、幼年发病的脊柱关节病和一组分类未定的所谓"未分化脊柱关节病"。有学者还将Whipple病和白塞病纳入SpA范围。该组疾病有以下共同特点:①有家族聚集倾向;②与*HLA-B27*基因有不同程度的相关;③在临床表现上有很多共同和重叠之处;④外周关节炎常为病程中突出表现;⑤类风湿因子阴性(即类风湿因子阳性率与正常人相似);⑥无类风湿皮下结节;⑦有不同程度的骶髂关节炎;⑧病理变化以肌腱端周围和韧带附着于骨的部位为主(附着端炎)而非滑膜,也可发生在眼、主动脉瓣、肺实质和皮肤,而不同于以滑膜病变为主的类风湿关节炎。

## 一、发病机制

尚不明了。目前研究认为,环境因素与遗传特性(易感性)是导致SpA发病的两个重要因素。研究发现,血清阴性脊柱关节病与*HLA-B27*有密切关联,AS患者中*HLA-B27*阳性率高达90%~95%,赖特综合征或反应性关节炎为60%~80%,银屑病关节炎为50%,而正常人群中*HLA-B27*阳性率仅为4%~8%。在*HLA-B27*阳性的AS患者一级亲属中,有10%~27% *HLA-B27*阳性的成年人患AS,因此认为*HLA-B27*与SpA密切相关。以前认为*HLA-B27*可能是易感基因,也可能是与其他致病基因连锁不平衡而在SpA患者中阳性率增高,但近年在*HLA-B27*转基因大鼠研究中发现,大鼠在接受了*HLA-B27*基因后所表现的脊柱关节病以及全身表现与人类SpA酷似,这更支持*HLA-B27*与SpA的直接相关。但在*HLA-B27*阳性患者中,仅有2%发生SpA,而在AS患者中,亦有10%患者为*HLA-B27*阴性,因此认为*HLA-B27*并非直接致病基因,而是这组疾病的易感基因。感染是血清阴性脊柱关节病发病的另一重要因素。肠道和尿路感染后可引起赖特综合征,痢疾杆菌、沙门氏菌属、耶尔森氏菌和幽门螺杆菌感染可导致反应性关节炎,以及肠道肺炎克雷伯菌感染与AS相关都支持这一观点。国内研究发现,肺炎克雷伯菌表面固氮酶第188~193位的6个氨基

酸多肽结构与 *HLA-B27* 超变区第 72～77 位 6 个氨基酸多肽结构相同,提示微生物表达的抗原与 B27 抗原相似,微生物抗原被视为异物而引起剧烈免疫反应,但同时与自身组织交叉反应引起发病。这一学说称为"分子模拟机制"。其他一些学说认为 *HLA-B27* 可能是病原体抗原的受体,与抗原结合后呈递给 T 细胞而导致发病。另外 T 细胞受体基因也有可能参与致病过程。

## 二、临床表现及实验室检查

血清阴性脊柱关节病的共同特点为侵犯脊柱、外周关节和关节周围结构,常伴有特征性关节外表现。主要的几种疾病特点见表 8-8-1。

表 8-8-1　几种脊柱关节病临床比较

| 鉴别点 | 强直性脊柱炎 | 赖特综合征 | 银屑病关节炎 | 炎性肠病关节炎 | 反应性关节炎 | 未分化脊柱关节病 |
|---|---|---|---|---|---|---|
| 性别 | 男>女 | 男>女 | 男=女 | 男=女 | 男=女 | 男=女 |
| 年龄 | 16～30 岁居多 | 青中年 | 任何年龄 | 任何年龄 | 任何年龄 | 任何年龄 |
| 起病方式 | 缓慢 | 急 | 不定 | 缓慢 | 急 | 不定 |
| *HLA-B27* | >90% | 60%～80% | 20%（有骶髂关节炎 50%） | <50% | 80% | ± |
| 骶髂关节炎 | 25%下肢>上肢 | 90%下肢>上肢 | >95%上肢>下肢 | 偶见下肢>上肢 | >95%下肢>上肢 | 下肢=上肢 |
| 葡萄膜炎 | ++ | ++ | + | + | + | ± |
| 结膜炎 | − | + | − | − | + | − |
| 皮肤指甲受累 | − | 多见 | 几乎全有 | − | − | ± |
| 黏膜受累 | − | + | − | − | − | ± |
| 尿道炎 | − | + | − | − | ± | ± |
| 脊柱受累 | +++ | + | + | + | + | ± |
| 自限性 | − | ± | ± | ± | ± | ± |
| 缓解、复发 | − | ± | ± | − | ± | ± |

# 第一节　强直性脊柱炎

强直性脊柱炎男性发病明显高于女性,发病高峰年龄为 20～30 岁,40 岁以后及 8 岁以下发病者少见。国内部分地区患病率约为 0.3%,本病发病缓慢,开始感到腰背部或腰骶部不适或疼痛,有时可放射至髂嵴或大腿后侧,疼痛可因咳嗽、喷嚏或其他牵扯腰背的动作而加重。清晨或久坐、久站后腰背部疼痛加重并伴僵硬感,活动后疼痛及僵硬可缓解,数月或数年后可出现胸或颈椎疼痛,进行性脊柱运动受限甚至僵硬、畸形。半数左右的患者以外周关节为首发症状,几乎绝大部分患者在病程中均出现外周关节症状,以髋、膝、踝和肩关节居多。髋关节受累高达 66%,出现髋部疼痛,活动障碍,有时患者主诉为腹股沟处疼痛,其中三分之一患者发展为关节强直。肌腱、韧带骨附着点炎症为AS 特征性改变。胸肋关节、胸骨柄、胸骨联合等部位附着点炎症可导致胸痛、呼吸受限;跟腱、足弓附着点炎症可导致站立、行走时疼痛。患者全身症状一般较轻,少数有低热、疲劳和体重下降。虹膜炎或虹膜睫状体炎见于四分之一的患者,部分可先于 AS 关节症状出现;其他全身改变包括主动脉瓣关闭不全、二尖瓣关闭不全、心脏扩大、房室传导阻滞和束支传导阻滞,见于 3.5%～10% 患者。肺部改变为:双肺上部纤维化、囊状变,甚至空洞形成;四分之一患者有慢性中耳炎改变;由于脊柱骨折导致脊髓压迫可出现相应的神经症状;慢性进行性马尾综合征为强直性脊柱炎后期罕见而重要的并发症,表现为尿道、肛门括约肌功能不全,大腿或臀部痛觉消失,逐渐发展为尿便失禁、勃起功能障碍等其发生原因未明，肾损害少见，主要为 IgA 肾病和肾淀粉样变。

早期强直性脊柱炎体征不多，可有骶髂关节、髂嵴、耻骨联合等部位以及肌腱、韧带附着点压痛。有周围关节或关节外表现者可有相应的体征。随着疾病的发展可见明显脊柱关节活动障碍甚至畸形。"4"字试验、骶髂关节压迫试验、髂嵴推压试验、骨盆侧压试验阳性提示骶髂关节炎。枕墙距>0cm，胸廓活动度<2.5cm 以及 Schober 试验<4cm 分别提示颈、胸、腰椎活动度减低。

活动期患者血沉增快，血清 C 反应蛋白增高，RF 阴性，*HLA-B27* 阳性率大于90%，近半数血清抗肺炎克雷伯菌抗体水平增高。X 线骶髂关节摄片具有特征性，表现为关节边缘模糊、骨质糜烂、骨硬化、关节间隙变窄及关节融合等。脊柱 X 线早期有椎体方形变，椎小关节模糊和轻度椎旁韧带钙化，晚期椎间盘钙化，纤维环及前后韧带钙化、骨化，并有骨桥形成，形成"竹节样"改变。

儿童强直性脊柱炎（juvenile ankylosing spondylitis，JAS）：8～16 岁间发病，以外周关节（尤其是膝、髋关节）以及附着端炎为主要表现，足跟、足弓受累常见。全身症状，如发热，较成年人发病多见。中轴关节表现不明显。X 线表现骶髂关节炎常在发病数年后才出现，故 X 线检查意义有限。*HLA-B27* 阳性对 JAS 诊断价值远大于成人 AS。

女性强直性脊柱炎：发病较晚，外周关节尤其是膝关节受累多于男性，耻骨炎多见，脊柱受累少，疾病预后较好。

*HLA-B27* 阴性强直性脊柱炎：发病年龄较大，急性虹膜炎不如 *HLA-B27* 阳性者多见，但伴发银屑病、溃疡性结肠炎和克罗恩病者较多。一般病情较轻，少有家族聚集性。

# 第二节　炎性肠病关节炎

在溃疡性结肠炎（ulcerativecolonitis）和克罗恩病（Crohn disease）等炎性肠病中，有 15%～25% 可伴有外周关节炎。关节病变常为单关节或少关节，非对称性、游走性，以下肢多发，三分之二患者有膝关节受累，半数累及踝关节。关节炎活动常与肠病活动一致，一般持续 2 个月，缓解后不遗留关节畸形。5%～10%的患者呈慢性经过，持续 1 年以上。腊肠指/趾、跟腱炎和跖底筋膜炎均可见。骶髂关节炎和脊柱炎发病隐袭，可表现为腰背、臀、胸或颈部疼痛。腰和颈部运动受限及扩胸度减少。近四分之一患者可伴有皮肤结节红斑、网状青斑、血栓性静脉炎和小腿溃疡。3%～11%患者可伴发虹膜睫状体炎。X 线检查受累关节可见明显异常，慢性病例可见关节糜烂及关节间隙狭窄，骶髂关节及脊柱受累者可见与强直性脊柱炎相似的X 线表现。

惠普尔病（Whipple 病）为一多系统疾病，其突出表现为脂肪泻、明显消瘦、发热、关节痛、浆膜炎、淋巴结疼痛、贫血、白细胞增多和血小板增多等。多见于白色人种中年男性。该病患者大多有关节症状，且可比其他症状早出现 10 年以上。最常受累的关节为膝和踝，其他较少受累的关节依次为掌指、髋、肩、肘及跖趾关节。关节炎仅持续 1～3 周，消退后不遗留后遗症。骶髂关节炎和脊柱炎的发生率分别占 20% 和 5%。

# 第三节　银屑病关节炎

银屑病关节炎（psoriatic arthritis，PsA）见于 5% 皮肤银屑病患者。发病高峰年龄约 40 岁。多数缓慢发病，约三分之一患者起病较急，伴发热等全身症状。大部分患者关节症状在银屑病发病 5～10 年后出现，亦有三分之一患者先于银屑病或与银屑病同时出现。关节症状的轻重与银屑病皮损的活动性相一致。目前将银屑病关节炎分为五型，各类型之间可互相转化。

1. 非对称性关节炎　此型最常见，见于 50%～70% 患者中，以手、足的远端或近端指/趾间关节及跖趾关节多见，膝、髋、踝和腕关节亦可受累。由于伴发腱鞘炎症，受累的指/趾可呈典型的腊肠指/趾。此型中皮损可很轻,甚至缺如。

2. 远端指间关节炎　此型为典型的银屑病关节炎。占 5%~10%,常伴有指甲凹陷、指甲松脱、甲下过度角化、白甲症及甲周红肿。

3. 对称性多关节炎　占 15%。有些临床上与类风湿关节炎较难鉴别,但受侵犯的关节不及类风湿关节炎广泛,畸形程度亦较轻。类风湿因子常阴性,类风湿结节罕见。

4. 银屑病脊柱炎　见于 20% 银屑病关节炎患者。可出现骶髂关节炎、韧带骨赘。韧带骨赘可发生在无骶髂关节炎者,并可累及脊柱的任何部分。

5. 残毁性关节炎(arthritis mutilans)　见于 5% 患者中,出现手、足、脊柱侵蚀性和破坏性多关节炎,可引起关节畸形和致残。

银屑病关节炎大多伴有银屑病皮损和指/趾甲病变。三分之一患者伴炎症性眼病,如结膜炎、虹膜炎等。少数患者可与类风湿关节炎及强直性脊柱炎重叠。实验室检查类风湿因子阴性,少数患者类风湿因子阳性者须注意是否与类风湿关节炎重叠。病情活动时血沉增快,免疫球蛋白以及血尿酸增高。银屑病脊柱炎患者中 50% HLA-B27 阳性。

X 线检查与类风湿关节炎相似,但远端指/趾间关节最易受累,骨质破坏严重者,指/趾骨末节远端可有骨质溶解,使之变细、变尖。形成"铅笔头"样。末节指/趾骨近侧端有侵蚀外,骨质增生、膨大、呈帽檐样,伴随着近端指骨变细,形成"铅笔帽"样畸形。脊柱受累时,两邻近椎体中部之间的韧带骨化,形成骨桥,对称分布。骶髂关节炎早期为单侧或非对称性,晚期可发展为双侧骶髂关节融合。

# 第四节　反应性关节炎

反应性关节炎(reactive arthritis),1%~3%的肠道或泌尿生殖系感染的患者发生反应性关节炎,一般在前驱感染 1~2 周后发病。典型表现为非对称性少关节炎,以膝、踝和跖趾等下肢关节多见。腊肠指/趾、跟腱炎、跖底筋膜炎及足跟痛常见。脊柱及骶髂关节受累者可有腰背痛。关节炎呈自限性,一般 3~5 个月消退,个别长达 1 年,转为慢性者少见。实验室检查可见白细胞增高、血沉增快、C 反应蛋白增高、血清类风湿因子阴性,X 线检查 28% 患者可有骶髂关节炎表现。

赖特综合征普遍认为是反应性关节炎的一种特殊类型。通常于消化道或尿路感染 3~30d 后出现关节炎、非淋菌性尿道炎及结膜炎为赖特综合征三联征,亦称完全型赖特综合征;只有初始感染(尿道炎、宫颈炎或痢疾)和随后发生的关节炎,而无无菌性尿道炎、结膜炎者为不完全型赖特综合征。在前驱感染后 3~30d(多数在 2 周内)发病,首发症状以尿道炎居多,其次为结膜炎和关节炎。全身症状有发热、体重骤减、衰弱和大汗。关节症状出现在初发感染 2~4 周后,多为非对称性多关节或少关节炎,轻重不等,主要累及膝、髋、踝等负重关节,也可累及肩、肘、跖、掌、骶髂关节。由于关节炎发作与消退期间隔出现,给人以"游走性"的印象。关节炎一般持续 1~3 月,个别病例长达半年以上,或可迁延不愈,最后演变为慢性关节炎。肌腱附着点病变和腊肠指/趾是较为特异的表现;还可有背部、足底、足跟、胸壁和下肢软组织刺痛。90%病例可出现非特异性泌尿生殖系炎症的症状和体征,表现为尿频、尿痛、排尿困难、尿道分泌黏液或脓性分泌物,男性常并发前列腺炎、附睾炎、出血性膀胱炎等;女性偶可有阴道炎、宫颈炎或输卵管炎。三分之二病例可出现轻重不等的双侧结膜炎,约 1~4 周内缓解。少数病例可出现角膜炎、巩膜炎、虹膜睫状体炎、视网膜炎。25%病例出现皮损,最常见于足底和手掌。皮疹开始呈棕色斑,迅速转为小丘疹,继而发展为脓疱疹,破溃后渗出液中含角化质,常在其他症状出现几周内发生,持续 3~4 周。其他临床表现尚有无痛性口腔浅表性溃疡、漩涡状龟头炎及心脏、神经系统和肺部受累等。

实验室检查可见血沉增快,C 反应蛋白及外周血白细胞增高、类风湿因子及抗核抗体阴性。60%~80%患者 HLA-B27 阳性。尿道分泌物检查见大量白细胞、常出现脓尿或伴血尿,但培养为无菌或非致病菌。X

线检查早期无异常改变,随着病程进展,常见关节附近骨质疏松,关节腔变窄和骨侵蚀性改变。病程长者可有骶髂关节炎和脊柱韧带骨赘的 X 线表现。骨膜反应、足跟骨刺等附着端病变常被认为是赖特综合征 X 线特征。

# 第五节　未分化脊柱关节病

部分病例虽具有脊柱关节病的某些征象,如外周关节炎、X 线检查有骶髂关节炎的放射学改变,同时伴有 *HLA-B27* 阳性,但又不符合某一特定脊柱关节病的分类标准,即被称为未分化脊柱关节病(undifferentiated spondyloarthropathy,USpA)。其中可能包括 AS 早期患者或 AS"流产型",或尚待分化的混合或重叠类型等,尤以幼年病例中多见。

## 一、诊断与鉴别诊断

### (一)诊断

以前采用的脊柱关节病诊断标准较为严格,使较多早期患者排除在外。20 世纪 90 年代以来,重新制订的欧洲脊柱关节病工作小组(ESSG)及 Amor 标准较为宽松,有利于早期或不典型患者的诊断,见表 8-8-2。诊断强直性脊柱炎纽约标准见表 8-8-3、表 8-8-4。

**表 8-8-2　欧洲脊柱关节病工作小组脊柱关节病分类标准 (1992 年)**

| 项目 | 标准 |
|---|---|
| 主要标准 | 1. 炎性脊柱疼痛　曾经有,或正患有脊柱疼痛,具有下列 5 项特征之 4 项<br>　　特征: a. 45 岁以前发病; b. 隐匿起病; c. 伴有晨僵; d. 活动后好转; e. 至少持续 3 个月<br>2. 滑膜炎　曾有或现在有非对称性下肢为主的关节炎 |
| 次要标准 | 1. 家族史　一级亲属或二级亲属有下列任何一种疾病: 强直性脊柱炎、银屑病、反应性关节炎、急性眼葡萄膜炎、炎性肠病<br>2. 银屑病　过去或现在由医生诊断为银屑病<br>3. 炎性肠病　过去或现在由医生诊断为克罗恩病、溃疡性结肠炎,并被 X 线或内镜检查证实<br>4. 交替性臀部疼痛　过去或现在出现左右两侧臀部交替性疼痛<br>5. 附着点病变　有或曾有跟腱和足底筋膜自发性疼痛或压痛<br>6. 急性腹泻　关节炎发生前 1 个月内急性腹泻<br>7. 尿道炎　关节炎发生前 1 个月内出现的非淋球菌尿道炎或宫颈炎<br>8. 骶髂关节炎　双侧 2~4 级或单侧 3~4 级 X 线改变<br>　　(X 线分级: 0 级为正常,1 级为可疑,2 级为轻度,3 级为中度,4 级为强直性改变) |

注: 1 条主要标准+1 条次要标准,即可考虑诊断。

**表 8-8-3　诊断强直性脊柱炎的纽约标准**

| 项目 | 标准 |
|---|---|
| A. 诊断 | 1. 腰椎前屈、后伸、侧弯 3 个方向受限<br>2. 腰背痛史或现在症<br>3. 第 4 肋间测量胸廓活动度<2.5cm |
| B. 分级 | 1. 肯定强直性脊柱炎<br>　(1) 双侧Ⅲ~Ⅴ级骶髂关节炎加 1 项以上临床标准<br>　(2) 单侧Ⅲ~Ⅳ级或双侧Ⅱ级骶髂关节炎加第 1 项或第 2+3 项临床标准<br>2. 可能强直性脊柱炎<br>　双侧Ⅲ~Ⅳ级骶髂关节炎而不伴有临床标准者<br>　X 线骶髂关节炎分级:<br>　0 级: 正常。 Ⅰ级: 可疑变化。 Ⅱ级: 轻度异常,可见局限性侵蚀、硬化,但关节间隙无改变。 Ⅲ级: 明显异常,为中度或进展性骶髂关节炎,伴有以下一项或一项以上改变;侵蚀、硬化、关节间隙增宽或狭窄,或部分强直。 Ⅳ级: 严重异常,完全性关节强直 |

表 8-8-4　诊断强直性脊柱炎的修订纽约标准

| 项目 | 标准 | 项目 | 标准 |
|---|---|---|---|
| A. 诊断 | 1. 临床标准<br>　a. 腰痛、僵 3 个月以上，活动后改善，休息无改善<br>　b. 腰椎额状面和矢状面活动受限<br>　c. 胸廓活动度低于相应年龄、性别的正常人<br>2. 放射学标准<br>　双侧骶髂关节炎≥Ⅱ级或单侧骶髂关节炎Ⅲ～Ⅳ级 | B. 分级 | 1. 肯定强直性脊柱炎：符合放射学标准和 1 项以上临床标准<br>2. 可能强直性脊柱炎：<br>　a. 符合 3 项临床标准<br>　b. 符合放射学标准而不具备任何临床标准 |

注：应除外其他原因所致骶髂关节炎。

*HLA-B27* 检测对 SpA 诊断的意义：尽管 SpA 与 *HLA-B27* 基因密切相关，但是应该客观地评价 *HLA-B27* 基因对 SpA 诊断的价值。研究发现，在 SpA 患者中，*HLA-B27* 阳性者发病较早，更容易出现骶髂关节炎、脊柱炎、急性前葡萄膜炎，临床症状也较为严重。相反，*HLA-B27* 阴性者，更多地表现为周围关节炎、指甲、皮肤病变、炎性肠病或未分化脊柱关节病。*HLA-B27* 并非 SpA 诊断的必备条件，*HLA-B27* 阴性也不能除外 SpA 诊断。但是，在下列情况下，*HLA-B27* 检测仍具有较大的临床意义：①临床上高度怀疑 SpA 诊断又缺乏典型 X 线影像学证据时，*HLA-B27* 阳性结果可显著增加诊断的正确性；②在患有炎性关节病变的儿童中，*HLA-B27* 阳性将提醒医生警惕 SpA 的可能性；③在腰背疼痛及强直的患者中，且不伴有银屑病及炎性肠病时，*HLA-B27* 阴性有利于除外强直性脊柱炎诊断。

血沉增快、C 反应蛋白增高、贫血常提示疾病活动，而自身抗体检测多为阴性。

### （二）鉴别诊断

SpA 系一组疾病，根据前述的各自临床特点可以相互鉴别。但在临床表现不典型时，鉴别仍较困难。此外，SpA 尚需与非 SpA 各种累及脊柱、关节的疾病进行鉴别。强直性脊柱炎与类风湿关节炎鉴别要点见表 8-8-5。此外尚需与致密性骨炎、弥漫性特发性骨肥厚（diffuse idiopaehic skeletal hyperosteosis，DISH）、机械性损伤或退行性下背部疼痛性疾病鉴别。致密性骨炎几乎均见于生育后女性，骶髂关节一侧受累，关节间隙不消失，临床症状较轻。DISH 多见于中老年人，男性多见。多表现为脊柱及周围关节的疼痛和僵硬，但脊柱活动很少受累。约半数伴有糖尿病。本病 X 线表现严重而临床表现相对较轻。机械性损伤及退行性下背痛多与活动有关，而 AS 活动后僵痛减轻。Reiter 综合征表现为肢体单关节肿痛时，需与类风湿关节炎、细菌性关节炎、痛风性关节炎相鉴别。关节液检查发现致病菌或尿酸盐结晶分别为细菌性关节炎、痛风性关节炎的特征。银屑病的皮损及甲部病变有助于银屑病关节炎的诊断及鉴别诊断，但也有一些患者，尤其是儿童，关节病变可早于银屑病皮损及甲部病变，此时一段时间的临床随访观察显得尤为重要。

表 8-8-5　强直性脊柱炎与类风湿关节炎鉴别要点

| 鉴别点 | 强直性脊柱炎 | 类风湿关节炎 |
|---|---|---|
| 种族差异 | 白色人种发病率高 | 无明显种族差异 |
| 阳性家族史 | 明显 | 不明显 |
| 遗传学特点 | *HLA-B27* 阳性者多 | *HLA-DR₄* 阳性者多 |
| 年龄高峰 | 20～30 岁 | 30～50 岁 |
| 性别 | 男性多见 | 女性多见 |
| 受累关节 | 少关节、非对称、大关节多见，下肢多于上肢 | 多关节，对称性，小关节、大关节均可，上肢多于下肢 |
| 骶髂关节 | 大多受累 | 很少受累 |
| 脊柱受累 | 全部（自下而上） | 仅累及颈椎 |
| 类风湿结节 | 无 | 有 |
| 主动脉瓣关闭不全 | 可有 | 无 |
| 类风湿因子 | 阴性 | 多为阳性 |
| 病理改变 | 肌腱、韧带附着端病变 | 对称性、侵蚀性 |
| X 线 | 非对称性侵蚀性关节病伴新骨形成、关节强直和骶髂关节炎 | 对称性侵蚀性关节病 |

## 二、治疗

药物在不同类型 SpA 治疗中所起的作用不尽相同,其治疗策略也各异。赖特综合征、反应性关节炎往往有一定自限性,治疗目的在于缓解急性期症状。而 AS 系慢性进行性过程,目前尚无根治方法,治疗目的在于缓解症状、修复和改善病变组织;防止脊柱和髋关节的僵直畸形,最大限度保护关节功能,防止残疾;晚期患者则在于减轻疼痛,最大限度改善功能状态,降低残废等级。

### (一)一般治疗

宣教:应对患者进行疾病知识的正确宣教,使者认识疾病的慢性过程及长期治疗的必要性及服药过程中可能出现的不良反应,增加信心积极进行系统治疗。

锻炼和休息:除在急性发作期或心肺等重要脏器严重受损时需要休息外,应加强脊柱、关节功能锻炼,多作扩胸运动,以增加肺活量,休息时以睡硬板床为宜。

理疗:对于消除局部炎症、减轻疼痛、改善关节活动有益。

### (二)NSAID

可抑制炎症过程,减轻关节疼痛、肿胀及晨僵。常用的药物有吲哚美辛、双氯芬酸类、奈普生、舒林酸等,吲哚美辛宜采用缓释制剂,每日 1~2mg/kg。苯基丁氮酮(phenylbutazone)疗效肯定,但因其致再生障碍性贫血的可能性,仅用于顽固病例中。在 NSAID 类药物选择上,目前倾向于使用选择性或特异性 COX-2 抑制剂,以减少该类药物对胃肠道、肾脏的毒副作用。

### (三)糖皮质激素

SpA 很少需要全身使用糖皮质激素,但必要时可用于关节腔内注射,急性虹膜睫状体炎时,可滴眼或结膜下注射。发生肌腱附着端炎时,可行局部注射。仅少数疾病严重的患者或严重内脏器官累及时,或对 NSAID 类药物过敏或不能控制症状者,可能需要小剂量糖皮质激素治疗。一般 10mg/d 以下,个别患者可能需要较大剂量,甚至冲击治疗。

### (四)改变病情抗风湿药物

对慢性患者或 NSAID 治疗无效者可使用 DMARDs。常用制剂为柳氮磺胺吡啶(水杨酰偶氮磺胺吡啶,salicylazosulfapridine,SASP),2~4g/d,或甲氨蝶呤(MTX)每周 7~15mg,但要在使用 2~6 个月后方能见效。SASP 对于周围关节和附着端炎效果较好,但对脊柱病变疗效尚未肯定。MTX 对许多 SpA 患者有效,尤其是对兼有皮肤、关节病变的银屑病关节炎患者,但较大剂量、长期使用时易引起肝脏损害,而限制了该药物的使用。上述药物无效时可采用硫唑嘌呤(AZA),每日 1~2mg/kg。此外,金制剂、抗疟药、环孢素等均有一定的疗效。沙利度胺(反应停)近年来已用于难治性强直性脊柱炎的治疗,剂量为 200mg/d,口服,取得较为满意的疗效。但因该药对胎儿发育的严重影响,禁用于育龄期妇女。

### (五)生物制剂

肿瘤坏死因子-α 拮抗剂,英福利昔及依那西普在强直性脊柱炎患者中取得非常满意的近期疗效。在其他 SpA 中,如银屑病关节炎、反应性关节炎中也取得了一定的疗效。但是其中长期疗效、停药后复发的问题,以及该制剂可能导致的感染等问题,仍值得关注。

### (六)中药

雷公藤总苷用于 SLE、类风湿关节炎已取得很好疗效,亦可用于 SpA 治疗。常用剂量为 20mg,3 次/d,症状改善后改为 10mg,3 次/d,维持治疗。应注意该药对性腺、造血系统、肝、肾的毒性作用。

### (七)抗生素

赖特综合征、反应性关节炎患者可适当采用抗菌药物以消除引起前驱感染的致病菌。

### (八)外科手术治疗

当疾病晚期出现关节畸形、强直、功能障碍,如脊柱侧弯、驼背、颈椎严重受压,髋关节畸形、固定、坏死等,可行外科矫形手术,如髋关节成形、全髋、全膝关节置换、脊柱矫形术等,可减轻关节疼痛,增加关节活动度,明显提高患者生活质量。

（于清宏）

## 学习小结

脊柱关节病是一组包括强直性脊柱炎、赖特综合征、银屑病关节炎、反应性关节炎、炎性肠病关节炎、幼年发病的脊柱关节病和未分化脊柱关节病等,以脊柱和外周关节病为主,多系统受累的系统性炎性疾病。 通常具有家族聚集倾向;与 HLA-B27 基因有不同程度的相关;在临床表现上有很多共同和重叠之处;外周关节炎常为病程中突出表现;类风湿因子阳性率与正常人相似;无类风湿皮下结节;有不同程度的骶髂关节炎;病理变化以肌腱端周围和韧带附着于骨的部位为主（附着端炎）而非滑膜,也可发生在眼、主动脉瓣、肺实质和皮肤,而不同于以滑膜病变为主的类风湿关节炎。 非甾体抗炎药是基础治疗药物,改变病情抗风湿药物仅对外周关节和关节外病变有效。 生物制剂可以快速控制炎症并可以延缓影像学进展。

## 复习参考题

1. 简述 SpA 的分类。
2. 试述 SpA 的治疗策略,治疗原则及治疗药物。
3. HLA-B27 检测对 SpA 诊断的意义是什么?

# 第九章　骨关节炎

| 学习目标 | |
| --- | --- |
| **掌握** | 骨关节炎的概念、临床表现和治疗。 |
| **熟悉** | 手、膝、髋骨关节炎的诊断标准和鉴别诊断。 |
| **了解** | 特殊类型骨关节炎的类型和特点；了解目前骨关节炎治疗的治疗方案和进展。 |

骨关节炎(osteoarthritis,OA)是一种常见于老年人的关节退行性疾病,特征包括关节软骨的侵蚀、关节软骨下骨硬化、滑膜关节腔的生化形态学改变,并伴有关节边缘骨赘形成、慢性滑膜炎、肌肉萎缩以及肌腱、韧带损伤的慢性进行性关节病。OA 可能累及体内 200 个左右的滑膜关节中的任何一个,但实际上只有其中的一些关节较易受累,颈椎及腰椎的骨突关节、手的指间关节、拇指的基底部、第一跖趾关节、膝关节、髋关节是最常受累的部位,肩关节、踝关节、掌指关节是骨关节炎较少受累的部位。OA 是关节的一局限性病变,与炎症性关节病不同的是,它总是影响整个关节,比如在膝关节最常受累的部位是胫股关节的内侧和髌骨关节的外侧间隙。OA 的病理变化包括关节软骨的软化、溃疡、局部侵蚀,表现为关节疼痛、关节活动受限,严重时可致关节畸形和功能丧失。在 OA 的患病人群中,45 岁以上人群的患病率为 14% ~ 30%,60 岁以上患病率增至 50%,75 岁以上人群患病率高达 80%。危险因素包括家族史、女性、肥胖及创伤。

## 一、分类

根据病因或主要易感因素,将 OA 分为原发性和继发性两类。其中原发性 OA 是最常见的类型。本章着重讨论原发性 OA。

## 二、病因与发病机制

OA 的病因和发病机制目前尚不完全清楚,目前认为 OA 是一组病因学不同的重叠疾病,由全身和局部的因素联合引起。

### (一)病因学因素

1. 年龄　在所有的危险因素中,年龄因素是相关性最强的因素。OA 影像学表现与年龄的增加相关,但并不与临床症状或残疾程度相关。

2. 肥胖　负重关节的机械力增加是导致关节退行性变的重要因素。肥胖不但使 OA 发病率增加,而且发病年龄提前。

3. 遗传易患性　　OA 的遗传可能性为 50%～60%。手 OA 发病具有家族聚集性,赫伯登(Heberden)结节在手 OA 患者一级亲属中出现的概率是普通人群的 3 倍,目前研究发现手 OA 的遗传可能性为 48%～65%。

4. 关节对线不良和损伤　　有可能妨碍软骨的营养状况,或引起负荷分配改变,致使软骨的生化成分改变,导致 OA 迅速恶化,或最初只是个缓慢过程,但最终会导致 OA 症状。

5. 性别　　女性的 OA 发病率似乎是男性的两倍左右,OA 多见于绝经后女性,说明雌激素水平下降在 OA 发病中起一定作用。雌激素可能通过抑制破骨细胞减轻骨损伤。女性更易出现多关节受累、晨僵、关节肿胀和夜间痛。

（二）OA 的相关改变

1. 形态学改变　　早期 OA 中,关节软骨表面不规则,随着病情的进展,软骨溃烂,暴露出软骨下骨。

2. 生化改变　　在疾病早期,软骨的含水量增加,导致组织肿胀,在晚期,I 型胶原在细胞外的浓度增加,蛋白多糖的浓度降低,氨基葡聚糖侧链也变短。

3. 代谢改变　　白介素-1β(IL-1β)和肿瘤坏死因子-α(TNF-α)是参与 OA 发病的最重要的炎性细胞因子。IL-1β 通过内源性一氧化氮(NO)合成,后者不但可以导致软骨细胞凋亡,而且可以通过促进前列腺素 E 生成直接使软骨降解。

4. 基质改变　　OA 软骨中含水量增多是由于胶原网的弹性限制削弱,亲水性蛋白多糖比正常肿胀,导致软骨纤维软化相邻部位的正常软骨总体刚度下降。

## 三、病理

OA 可被定义为一个关节软骨的逐步丧失的过程。

（一）软骨

关节软骨的软化、形成裂隙和溃疡、局部或大片剥脱、关节边缘软骨增生以及骨赘形成是 OA 的基本病理特征。

（二）软骨下骨

软骨下骨主要有囊性变和"象牙样变"。囊性变主要发生在软骨破坏较大且受力不均的部位,"象牙样变"主要发生在软骨磨损且受力较大的部位。

（三）滑膜及周围组织

表现为轻度滑膜增生、充血。镜下可见滑膜上层细胞数增生,毛细血管增生,部分病变可见滑膜纤维化。

（四）生物化学及形态改变

最典型的是关节间隙的减少,多位于关节边缘的骨赘的形成及软骨下骨的硬化。形成骨软骨的游离体并暴露出软骨下骨,从而导致小囊变的产生。

## 四、临床表现

OA 起病缓慢,症状逐渐加重,主要表现为受累关节的疼痛、肿胀、僵硬感、关节积液及骨性肥大,可伴有活动时的骨擦感、功能障碍或畸形。

（一）症状

1. 关节疼痛　　无疑是 OA 患者最主要的症状,是导致关节功能障碍的主要原因,常与活动相关。与运动相关的疼痛通常在关节开始运动后的几分钟内出现,在停止运动后可能持续数小时。关节触痛常发生在早晨醒来时,可在几分钟内缓解(通常小于10min),触痛在长时间不运动后也可发生。气候变化可导致关节僵硬及黏着感,休息一段时间后再次活动时明显,一般数分钟至十几分钟,很少超过30min,经活动后可缓解。晚期呈持续性疼痛。

2. 关节活动受限 早期较轻微,随着病情加重,可出现运动缺失,患者诉全范围的活动关节有困难,如不能跪下(膝骨关节炎)或剪脚趾甲(髋骨关节炎),受累关节活动范围逐渐缩小,甚至固定于某一个姿势。关节不稳也是OA常见的症状。

（二）体征

1. 关节肿胀和骨擦音 骨性肿胀和骨擦音是该病晚期最具鉴别意义的征象。OA通常有轻到中度关节边缘的硬性肿胀,可伴有压痛,甚至关节畸形和半脱位等。早期多为关节周围的局限性肿胀,随病情进展可出现关节弥漫性肿胀,后期在关节周围可触及骨赘。特征性的表现是受累关节伸侧面的两侧骨性膨大、隆起,形成结节状,发生在远端指间关节者称赫伯登(Heberden)结节,近端指间关节者称布夏尔(Bouchard)结节,部分患者可出现屈曲或侧偏畸形。第一腕掌关节基底部的骨质增生可出现"方形手"畸形。膝关节由于软骨破坏,关节表面粗糙可触及活动时的摩擦感,活动时可以出现响声或骨摩擦音。严重病例可出现膝内翻或膝外翻畸形。跖趾关节常有受累,可出现局部的疼痛、压痛和骨性肥大,还可以出现拇外翻等畸形。

2. 关节压痛和被动痛 受累关节可有压痛,伴滑膜炎时更加明显。有时关节压痛不明显,但被动活动时可出现症状。

## 五、特殊类型

（一）侵蚀性炎症性骨关节炎

主要累及远端指间关节、近端指间关节及腕掌关节。受累关节疼痛、触痛,可引起关节畸形。X线检查见明显骨赘形成和软骨下骨硬化,晚期见骨侵蚀和关节骨性强直。

（二）弥漫性特发性骨质增生症

多见于中老年男性,病变累及整个脊柱,出现弥漫性骨质增生、脊柱韧带广泛增生骨化,X线检查见特征性椎体前纵和后纵韧带波浪状钙化,以胸椎最多见。

（三）快速进展性骨关节炎

多见于髋关节,短期内关节间隙明显变窄,伴随明显炎症,疼痛剧烈。通常认为6个月内关节间隙减少2mm或以上者可诊断此病。

## 六、辅助检查

对于大多数病例,不需要依赖检查的结果,仅靠病史及临床症状就可诊断,这是一种局限性的疾病,没有任何系统性的症状。

（一）实验室检查

血沉、C反应蛋白多为阴性,类风湿因子、免疫球蛋白、补体和自身抗体等多正常,临床上可以用于与其他疾病鉴别。

（二）影像学检查

1. X线检查 是本病的诊断和评估的主要手段,可以了解关节间隙狭窄程度、骨赘形成情况及软骨下骨的改变。OA的X线表现主要有关节间隙变小、软骨下骨囊性变和硬化、关节边缘骨质增生、关节内游离体及关节半脱位畸形等。基于X线的骨关节炎Kellgren & Lawrence分级见表8-9-1。

表 8-9-1　骨关节炎 Kellgren & Lawrence 分级

| 分级/级 | 影像学表现 |
|---|---|
| 0 | 正常 |
| 1 | 关节间隙可疑变窄，可能有骨赘 |
| 2 | 有明显骨赘，关节间隙可疑变窄 |
| 3 | 中等量骨赘，关节间隙变窄较明显，有硬化性改变 |
| 4 | 大量骨赘，关节间隙明显变窄，严重硬化性病变及明显畸形 |

2. **MRI**　可以在软骨形态学变化前发现软骨外基质的变化，不仅有助于早期发现 OA，而且还可能成为预测 OA 病变进展的方法。OA 的 MRI 表现有关节软骨信号不均匀、软骨缺损、软骨下骨髓损伤（bone marrow lesions，BML），如骨髓坏死（纤维化）和骨小梁异常、滑膜厚度增加、骨磨损和骨质增生、关节腔积液、关节内游离体等。有文献表明胶原蛋白和氨糖对软骨的功能和结构完整性有重要的作用，更先进的探测软骨形态的 MRI 技术已经集中到了胶原蛋白和氨糖。

3. **超声**　该检查手段价廉，可以对软组织实时的、多维的、动态的检测，在评估关节结构异常和炎症中有很大的优势。超声不需要对照或暴露在射线下，但无法探测深部的关节组织和软骨下骨骼。超声还可以辅助探测定量膝关节的炎症，特别是髌上囊的渗出和中间间隔的滑膜炎。

4. **CT**　可评估 OA 进展中软骨下骨质的微小变化，包括骨小梁的重塑，软骨下囊肿和软骨下骨硬化。可探测骨髓和骨皮质的微小结构改变，与 MRI 等相比，在评估小关节中有很大的优势，例如椎间关节和寰枢关节等。通过 CT 评估骨密度以及软骨下骨化情况来研究骨关节炎的病理生理。CT 评估关节软骨中钙质沉积，有助于理解钙盐沉积在 OA 病程中的作用。但 CT 不能精确评估软组织例如半月板、韧带和肌腱的改变。

### （三）关节镜检查

不但可以确定病变的程度，而且可以进行关节镜下治疗，是目前诊断膝骨关节炎的金标准。可以观察到关节软骨肿胀、溃疡和剥脱、软骨下骨硬化、骨赘形成、滑膜增生和肿胀以及关节腔内游离体形成。但不作为常规检查。

## 七、诊断

国内多采用 1995 年美国风湿病学会（ACR）修订的分类标准（表 8-9-2 ~ 表 8-9-4）。

表 8-9-2　膝骨关节炎的诊断标准

| 项目 | 标准 |
|---|---|
| 临床标准：<br>诊断需具备：1、2、3、4 项或 1、2、5 项或 1、4、5 项 | 近 1 个月大多数时间有膝痛，并至少具备以下 6 条中的 3 条：<br>1. 关节活动时有骨摩擦音<br>2. 晨僵 < 30min<br>3. 年龄 > 38 岁<br>4. 膝关节骨性膨大<br>5. 膝关节骨压痛<br>6. 没有可以触及温度增高 |
| 临床和放射学标准：<br>诊断需具备：1、2 项或 1、3、5、6 项或 1、4、5、6 项 | 1. 近 1 个月大多数时间有膝痛<br>2. 放射学检查发现关节边缘骨赘形成<br>3. 关节液检查符合 OA<br>4. 年龄 > 40 岁<br>5. 晨僵 < 30min<br>6. 关节活动时有骨摩擦音 |

**表 8-9-3　手骨关节炎的诊断标准**

| 序号 | 标准 | 序号 | 标准 |
|---|---|---|---|
| 1 | 近1个月大多数时间手痛、发酸、僵硬 | 4 | 远端指间关节硬性组织肥大≥2个 |
| 2 | 10个指定关节中≥2个关节硬性组织肥大 | 5 | 10个指定关节中1个或1个以上畸形 |
| 3 | 掌指关节肿胀≤2个 | | |

注: 1. 诊断需具备: 1、2、3、4项; 或1、2、3、5项。
　　2. 10个指定关节为双侧第2、3远端指间关节和近端指间关节和第1腕掌关节。

**表 8-9-4　髋骨关节炎的诊断标准**

| 项目 | 标准 |
|---|---|
| 临床标准:<br>诊断需具备: 1、2、4项或1、2、5项或1、3、6、7项 | 1. 近1个月大多数时间髋痛<br>2. 髋关节内旋<15°<br>3. 血沉<45mm/h<br>4. 髋关节屈曲<115°<br>5. 髋关节外旋>15°<br>6. 晨僵<60min<br>7. 年龄>50岁 |
| 临床和放射学标准:<br>诊断需具备: 1、2、3项或1、2、4项或1、3、4项 | 1. 近1个月大多数时间髋痛<br>2. 血沉<20mm/h<br>3. X线片显示股骨或髋臼有骨赘形成<br>4. X线片显示髋关节间隙狭窄 |

# 八、病情评估

只有准确客观地评价病情,才能及时调整治疗方案,达到改善症状,减少结构损伤,保存功能的目的。Western Ontario 和 Mcmaster 大学骨关节炎指数(Western Ontario and McMaster Universities osteoarthritis index, WOMAC)评分量表见表8-9-5。通过调查问卷的形式对 OA 患者关节疼痛、僵硬和躯体功能三方面进行评分,共24项,每项0~4分,最高得分96分,得分越高,功能越差。澳大利亚/加拿大 OA 手部指数采用类似方法评估手部 OA 患者的疼痛。评估疲劳常用患者自我报告,最常用的包括视觉模拟评分或疲劳严重程度量表,一般健康状况量表(如 SF-36 或诺丁汉健康调查表)的疲劳分量表较少应用。

**表 8-9-5　WOMAC 评分量表内容**

| 量表 | 内容 | 量表 | 内容 |
|---|---|---|---|
| 疼痛量表 | 你感觉有多痛, 当……<br>　平坦地面行走<br>　上下楼梯<br>　晚上在床上打扰您睡眠的疼痛<br>　坐着或躺着<br>　挺直身体站立 | 功能量表 | 站着<br>向地面弯腰<br>在平坦的地面行走<br>进出小轿车或上下公交车<br>出门购物<br>穿短袜或长袜 |
| 僵硬量表 | 你的僵硬情况有多严重?　当……<br>　早晨刚醒来<br>　在以后的时间内坐、卧或休息后 | | 从床上起来<br>脱掉短袜或长袜<br>躺在床上 |
| 功能量表 | 你感觉有多困难, 当……<br>　下楼梯<br>　上楼梯<br>　由坐着站起来 | | 进出浴缸<br>坐着的时候<br>在卫生间蹲下或起来时<br>做繁重的家务活<br>做轻松的家务活 |

# 九、鉴别诊断

根据病史、体征和影像学检查,可以诊断 OA 患者。对于症状不典型或影像学改变不明显的患者,OA 应注意与类风湿关节炎、银屑病关节炎、痛风性关节炎鉴别;髋骨关节炎应注意与髋关节结核、股骨头无菌性坏死、肿瘤等鉴别;脊柱 OA 应与脊柱结核、脊柱肿瘤等鉴别。

## 十、治疗

OA 的治疗目的在于缓解疼痛、阻止和延缓疾病的发展及保护关节功能。OA 的治疗包括非药物治疗和药物相结合的综合措施。

### （一）非药物治疗

非药物治疗包括教育、控制体重及适当的运动,可能延缓疾病的进展、减轻症状并改善功能。分类包括体力活动、锻炼、减肥、教育、楔形鞋垫、穿鞋方式、支架、超声治疗及脉冲性电磁场的治疗。非药物疗法可能起到二级预防的作用,即预防疾病的进展。OA 的治疗中应重视患者的教育,例如放松和疼痛认知疗法、锻炼,或一个多组分计划。关节炎自我治疗计划是每周集会上由经过培训的指导者进行教授,对患者教育的内容包括疾病进程、药物副作用、锻炼、认知行为技术。

### （二）全身性药物治疗

目前尚无充分的证据证明任何药物对 OA 有改善病程的作用。

1. 非麻醉性镇痛药物治疗　最新的 ACR 对 OA 药物治疗指南认为,对乙酰氨基酚对轻到中度疼痛是一种有效的初始治疗药物。最新的 EULAR 指南也同样推荐该药作为初始治疗药物及最好的长期用药选择。对乙酰氨基酚有较高的安全性,而 NSAID 有潜在的心血管、胃肠道影响。对乙酰氨基酚每日剂量不超过 4g,对于口服华法林的患者需要注意该药引起的凝血酶原时间延长。

2. 麻醉性镇痛药物治疗　该药只能用于存在严重 OA 且经过规律剂量的非麻醉镇痛药物联合非药物治疗后仍有顽固性疼痛的患者。疼痛治疗的目标是要达到症状充分改善以允许进行适度的体力活动及锻炼,反过来可以帮助防止关节功能的丧失及发生残疾。

3. 非甾体抗炎药（NSAID）　如果使用非麻醉性镇痛药疗效欠佳,可考虑使用 NSAID。NSAID 是最常用的骨关节炎治疗药物,主要作用是减轻关节疼痛和肿胀,改善关节功能。目前临床上常用的 NSAID 分为非特异性 COX 抑制剂,包括吲哚美辛、双氯芬酸钠等;选择性 COX-2 抑制剂,包括塞来昔布等。应用 NSAID 可出现肾不良反应及胃肠道症状如恶心、呕吐等症状。选择性 COX-2 抑制剂则可能增加严重心血管事件,但最新的理念强调所有 NSAID 对心血管均有影响。

4. 改变病情抗风湿药物和软骨保护药物　改变病情抗风湿药物通过降低基质金属蛋白酶活性如多西环素或抑制炎性细胞因子,如双醋瑞因发挥减少软骨细胞外基质降解、抗炎作用,改善 OA 患者症状,保护软骨,改善病情。软骨保护药物主要包括硫酸软骨素、氨基葡萄糖,通过保护关节软骨延缓 OA 发展。但是对于膝和髋 OA,ACR 均推荐不使用硫酸软骨素及氨基葡萄糖。

### （三）局部药物治疗

关节腔内注射糖皮质激素可减轻 OA 的关节疼痛,对有炎症体征的关节可能更有效。但疗效可能只持续几天,也可能数月。一年内同一个关节重复注射治疗不应超过 3 次,不作为主要的或规律的治疗方式,可作为其他药物或非药物治疗的一种辅助方式。关节腔内注射透明质酸可使症状得到适度改善。手 OA 可以局部外用辣椒素,局部外用 NSAID 推荐用于手和膝 OA。

富血小板血浆（platelet-rich plasma,PRP）联合透明质酸关节腔内注射治疗膝 OA:近年来,许多研究发现 PRP 具有促进骨与软骨修复、加速骨愈合的能力,同时其来自自身,不会发生免疫排斥反应和疾病传染,组织损伤程度小、易于获得,已成为治疗膝 OA 的重要的治疗手段。研究证实 PRP 联合透明质酸关节腔内注射早期即能控制膝 OA 患者的疼痛、改善关节功能,有较高的安全性。

### （四）手术治疗

对于有症状同时功能丧失,又对非手术药物治疗及非药物治疗无效的患者可以考虑手术治疗。外科治疗包括关节镜下关节清理术、关节整形术、截骨术、人工关节置换术。新的治疗方法如软骨移植、自体软骨细胞移植、基质干细胞进行软骨的修复以及自体骨-软骨栓（马赛克成形术）等正在取得显著进展,有可能用于骨关节炎的治疗,但尚需进一步临床研究。

## 十一、预后

本病经积极治疗可以改善关节功能,仅少数患者由于病变严重导致关节畸形和功能障碍,需要外科治疗。OA病情发作时,应适当限制患肢的活动,减轻关节的磨损,促进关节修复。当关节症状好转后,需要适当恢复关节的活动,防止骨钙丢失和肌肉萎缩。

(沈海丽)

### 学习小结

骨关节炎是一种关节退行性病变,呈现"三高一低"的现象:高发病率、高致残率、高经济损失、低疗效。 常导致患者关节疼痛及功能障碍,严重影响患者的生活质量。 因此,正确地诊断疾病,及时有效地控制疾病,可改善该病的预后,提高患者的生存质量。

### 复习参考题

1. 骨关节炎的发病原因有哪些?

2. 简述骨关节炎的临床表现及鉴别诊断。

3. 骨关节炎的治疗原则及策略有哪些?

# 第十章　　　　痛　风

| 学习目标 | |
|---|---|
| **掌握** | 痛风四个时期的临床特点，痛风的常用治疗药物。 |
| **了解** | 痛风的代谢酶缺陷，尿酸生成过多型高尿酸血症，尿酸排泄减少型高尿酸血症。 |

痛风(gout,GT)是指机体嘌呤代谢紊乱、血清中单尿酸钠晶体(monosodium urate,MSU)过饱和,沉积于关节周围组织引起的代谢性炎症性关节病,后期可引起肾结石、肾衰竭,是代谢综合征"五高"(高血脂、高血糖、高血压、高体重、高尿酸)之一,常需同时治疗。

原发性痛风病因不明,与遗传有关,存在先天性嘌呤代谢酶缺陷导致血清尿酸升高。继发性痛风常伴有肾脏病、血液病、实体肿瘤放化疗后,需要同时治疗原发病。

全球各地区痛风患病率有差异,中国大陆小规模流行病学患病率调查高尿酸血症为15%~18%,症状性痛风为1.2%~1.8%,男女之比约9∶1。

## 一、病因病机与病理

原发性痛风病因不明,但存在与遗传有关的先天性嘌呤代谢酶缺陷,导致血清尿酸升高。机制有两点:多基因缺陷性肾小管排泌尿酸减少;细胞内黄嘌呤氧化酶(xanthine,XO)与磷酸核糖焦磷酸合成酶(PRS)的高活性或次黄嘌呤鸟嘌呤磷酸核糖转移酶(HGPRT)与腺嘌呤磷酸核糖转移酶(APRT)的缺陷造成尿酸生成增加。

继发性痛风常因肾脏病致尿酸排泄障碍、血液肿瘤与实体肿瘤放化疗后尿酸快速释放,或服用利尿剂、阿司匹林等抑制排泄的药物所致血尿酸增多,原发病明确,需要同时治疗原发病。

病理上急性痛风因单尿酸钠沉积于关节滑膜周围、趋化白细胞游出并释放炎性介质,引起急性化学性滑膜炎,慢性期有关节周围钙质沉积形成痛风石,肾间质、肾小管、肾盂、肾盏形成肾结石,后期间质性肾炎形成肾脏硬化、终末期肾病。

## 二、临床表现

痛风的自然病程可分为无症状高尿酸血症期、急性痛风性关节炎期、慢性痛风性关节炎期与慢性肾脏病期。

1. 无症状高尿酸血症期　仅有体检时发现的血尿酸升高,无发作性关节红肿热痛,可伴有高体重、高血压、高血脂、高血糖,可以持续几年至几十年无症状。

2. 急性痛风性关节炎期　初发部位多在第1跖趾关节或足背、足底、踝、膝、腕、手指、肘,单侧为主,局部剧烈红肿热痛,呈刀割样、烧灼样剧痛,可伴有全身怕冷、发热、血白细胞中性粒细胞与血沉升高,似急性感染。多在饮酒后夜间发作,劳累、创伤、感染易诱发。

3. 慢性痛风性关节炎期　急性期后可以隔数年、数月、数周或数天后再发作,关节慢性肿胀、皮肤暗紫色,反复发作者易在手指、膝肘关节、耳郭皮下出现大小不等的钙化痛风石,破溃后流出粉末状白色结晶,不易愈合。

4. 慢性肾脏病期　尿酸盐反复沉积易有肾结石;肾间质慢性尿酸沉积出现肾纤维化,形成尿酸性肾病或称痛风性肾病,可出现持续蛋白尿、血尿、夜尿、等渗尿或肾衰竭,在伴发高血压、糖尿病时难以区分肾衰竭的原发病。

## 三、辅助检查

1. 血尿酸　尿酸氧化酶法测定正常人群的血尿酸为 $210\sim420\mu mol/L$($1mg=5.945\mu mol/L$),不论男女超出 $420\mu mol/L$ 即为高尿酸血症。血尿酸 95% 为游离的单尿酸钠晶体,5% 与血浆白蛋白可逆性结合状态。在急性痛风发作时,因为机体受应激刺激释放糖皮质激素的程度不同,约一半患者的血尿酸不升高。

高尿酸血症时测定 24h 尿尿酸 $\geq600mg$ 称为尿酸生成过多型,$<600mg$ 称为尿酸排泄减少型。

2. 尿酸钠晶体检查　偏振光显微镜下可见滑膜液中单尿酸钠的双折光晶体,有确诊价值。

3. 影像学　X 线片慢性期关节骨皮质下可见偏心圆形虫蚀样、穿凿样边界清晰缺损影,也可伴发出现骨皮质增生性硬化或骨质疏松。双能 CT 可显示关节周围单尿酸钠晶体。

## 四、诊断与鉴别诊断

痛风目前临床上是排除性诊断,因症状性痛风的各个时期均来自急性关节炎期的确立,因此诊断急性痛风是关键。目前国际通用 2014 年美国风湿病学会(ACR)的急性痛风性关节炎分类标准,积分 $\geq8$ 分者可诊断痛风(表 8-10-1)。

表 8-10-1　美国风湿病学会 2014 年急性痛风性关节炎分类标准

| 项目 | 标准 | 分类 | 得分/分 |
| --- | --- | --- | --- |
| 临床表现 | 受累关节 | 踝、足中段 | 1 |
| | 症状特征个数/个 | 1 | 2 |
| | | 2 | 1 |
| | | 3 | 2 |
| | 发作病程 | 单次典型发作 | 1 |
| | | 反复发作 | 2 |
| | 痛风石 | 有 | 4 |
| 实验室指标 | 血清尿酸/($mg \cdot dl^{-1}$) | 6~8 | 2 |
| | | 8~10 | 3 |
| | | ≥10 | 4 |
| 影像学 | 超声或双能 CT | 有 | 4 |
| | X 线痛风穿凿样变 | 有 | 4 |

鉴别诊断:应与假性痛风、急性感染性关节炎、软组织蜂窝织炎、创伤性关节炎、风湿热关节炎、类风湿关节炎、骨关节炎、反应性关节炎、银屑病关节炎、骨肿瘤等鉴别,根据各自的发病诱因、发作特点与实验室指标异常可以区别。

## 五、治疗

痛风是与遗传缺陷有关的代谢性炎症性风湿病,目前无根治措施,需终身降尿酸维持治疗。

痛风治疗目标:控制急性关节炎症,防止复发,降血尿酸,治疗伴发高代谢病。

### (一)一般治疗

健康教育,使患者明白治疗的长期性,提高随访主动性,防治脏器损伤并发症。适度运动锻炼,减轻肥胖。注意控制少食高嘌呤饮食:酒类、动物内脏食品与肉汤、水产海产鱼虾类。多饮水,规律生活。

### (二)痛风的药物治疗

1. 急性痛风性关节炎期　此期原已用降尿酸药者可继续使用,原未用降尿酸药者待急性期后再使用。

(1) 非甾体抗炎药(NSAID):选择性和非选择性 COX-2 抑制剂均可应用,如洛索洛芬钠、吲哚美辛、双氯芬酸钠、美洛昔康、塞来昔布,选择性 COX-2 抑制剂依托考昔(etoricoxib)对痛风的消炎镇痛效应更强。注意对 NSAID 副反应(如胃肠黏膜刺激出血、肝肾损害、血细胞减少、皮疹、头晕)的防治。

(2) 秋水仙碱:是传统的有抑制白细胞游走趋化、阻止炎症介质释放效应的抗痛风药,用法为 0.5~1mg,3 次/d,餐后口服,以往的"1mg 口服,1 次/h,连续多次"的用法,因腹痛、呕吐副反应较大已经放弃。副作用有胃肠道症状、血细胞减少、肝酶升高、皮疹过敏、神经毒性。

(3) 糖皮质激素(GCs):对非甾体抗炎药、秋水仙碱疗效差或关节症状较重、有全身性发热者,可给泼尼松或甲泼尼龙 10~30mg/d 口服或静脉滴注,持续 3~5d,可快速控制炎症疼痛。

(4) 改善循环药:急性期关节红肿热痛明显或多关节发作者,可以用扩血管改善循环药静脉滴注,可以快速消除关节红肿。

2. 慢性痛风性关节炎期与间歇期　此期需长期使用抑制尿酸生成药和/或促进尿酸排泄药,目标控制血尿酸<360μmol/L,急性期后使用降尿酸药应该同时服用 NSAID 或秋水仙碱持续 1~3 个月,防止痛风再发作。

(1) 抑制尿酸生成药:能抑制细胞内黄嘌呤氧化酶活性,阻止次黄嘌呤、黄嘌呤生成尿酸。

1) 别嘌醇(allopurinol):为传统降尿酸药,普通片剂 50~100mg 一日三次口服,缓释片 250mg 一日一次口服。约有 5%患者有副反应,如胃肠道刺激、皮疹药物热、肝酶升高、白细胞减少,偶有遗传体质患者出现致死性剥脱性皮炎、高热、肝肾衰竭。现在已经开发出外周血 HLA-B5801 基因型检测试剂盒,呈阳性者发生致死性剥脱性皮炎的概率较高,禁用别嘌醇,应改用非布司他降尿酸。

2) 奥昔嘌醇(oxypurinol):是别嘌醇氧化代谢产物的活性成分,副作用较少,但对过敏体质患者仍有 30%过敏交叉反应,此药在国内较少应用。

3) 非布司他(febuxostat):能抑制氧化型与还原型的黄嘌呤氧化酶效应的结构异于别嘌醇的抑制尿酸生成药,在肝肾中均有代谢排泄、因此副作用较少,适用于轻中度肾衰竭者。用法:40~80mg,一日一次口服,3~6 个月血尿酸正常后需减量长期维持。

(2) 促进尿酸排泄药:能抑制肾小管重吸收尿酸,服用时需碱化尿液,禁用于尿路结石、尿酸性肾病。

苯溴马隆(benzbromarone):50~100mg,一日一次口服,可用于轻中度肾衰竭者,副作用有胃肠刺激、皮疹、血细胞减少、诱发肾结石绞痛。

此类药中的丙磺舒、苯磺唑酮因作用无优势、副作用较多,在国内少用。

(3) 尿酸酶(uricase):补充人类缺乏的能使尿酸转化为尿囊素的尿酸酶,此类药可以溶解痛风石、减少尿酸性肾病形成,适合于重症高尿酸者,价格昂贵。

国外现有 2 种在使用:重组黄曲霉菌尿酸氧化酶(rasb-uricase)、重组聚乙二醇尿酸氧化酶(peg-uricase),疗效有待临床观察。

(4) 碱化尿液:保持尿液 pH 6.5~7.0 可以促进尿酸离子化排出体外,阻止肾结石形成。

1) 碳酸氢钠片:0.5~2.0g,一日三次口服,副作用有胃胀气嗳气、碱血症、肢体水肿。

2) 枸橼酸钾钠合剂(Shohl 液):枸橼酸钾 140g+枸橼酸钠 98g+蒸馏水至 1000ml,用法 20ml,一日三次口服,副作用有高血钾、胃刺激。

3. 尿酸性肾结石与尿酸性肾病　应选用抑制尿酸生成药+碱化尿液,慎用可升高血尿酸的噻嗪类与髓袢利尿剂。

肾结石保守无效时可用体外震波碎石、输尿管镜下碎石、手术取石。

肿瘤放化疗出现的急性尿酸性肾病,可用尿酸酶,血液透析。

4. 无症状高尿酸血症　正常水平范围的血尿酸对人体有维持神经应激性、维持血压、抗氧化、抗肿瘤、免疫调节等生理作用,无症状高尿酸血症的轻症者以饮食控制与运动锻炼为主,有痛风家族史、伴发高代谢病或血尿酸≥480μmol/L 者建议降尿酸治疗。

### （三）伴发代谢病治疗

作为高代谢症候群之一的痛风,常伴发高血脂、糖尿病、高血压、高体重(肥胖-脂肪肝-肝损害三联征),需要同时治疗,治疗这些疾病的部分药物兼有弱降尿酸效应,如调脂药非诺贝特(fenofibrate)、阿托伐他汀(atorvastatin),降血压药氯沙坦(losartan)、氨氯地平(amlodipine),降血糖药醋磺己脲(acetohexamide),但单独应用这些药不能控制血尿酸。

# 六、预后

痛风的病因不清,但发病机制与病理清楚,诊断与治疗有效,慢性痛风石经过降尿酸处理也可慢慢消失,总体预后较好。预后不良因素:幼年起病,有家族史,痛风发作频繁,早期出现尿酸性肾病,血尿酸长期控制不佳,伴发高血脂、高血糖、高血压、高体重者。

（汤建平）

### 学习小结

痛风是指机体嘌呤代谢紊乱、血清中单尿酸钠晶体过饱和沉积于关节周围组织引起的代谢性炎症性关节病,后期可引起肾结石、肾衰竭,是代谢综合征"五高"之一,常需同时治疗。痛风的诊断目前临床上是排除性诊断,治疗上急性期以非甾体抗炎药、秋水仙碱、糖皮质激素为主,慢性期需长期使用抑制尿酸生成药或促进尿酸排泄药。

### 复习参考题

1. 痛风遗传缺陷中常涉及哪几种关键代谢酶?

2. 痛风急性期的处理措施有哪些?

3. 痛风后期的肾脏并发症有几种?

# 推荐阅读资料

[1] 陈灏珠，林果为.实用内科学.13版.北京：人民卫生出版社，2009.

[2] 陈家伦.临床内分泌学.上海：上海科学技术出版社，2011.

[3] 成人支气管扩张症诊治专家共识编写组.成人支气管扩张症诊治专家共识.中华结核和呼吸杂志，2012，35：485-492.

[4] 杜建玲，李昌臣.内分泌功能检查.大连：大连理工大学出版社，2006.

[5] 葛均波，徐永健.内科学.8版.北京：人民卫生出版社，2013.

[6] 蒋明. 中华风湿病学. 北京：华夏出版社，2004.

[7] 李长贵.实用痛风病学.北京：人民军医出版社，2016.

[8] 廖二元. 内分泌代谢病学. 3版.北京：人民卫生出版社，2012.

[9] 慢性阻塞性肺疾病急性加重（AECOPD）诊治专家组.慢性阻塞性肺疾病急性加重（AECOPD）诊治中国专家共识（2017年更新版）.国际呼吸杂志，2017，37（14）：1041-1057.

[10] 王辰，王建安.内科学.3版.北京：人民卫生出版社，2015.

[11] 王鸿利.实验诊断学.2版.北京：人民卫生出版社，2010.

[12] 王吉耀.内科学.2版.北京：人民卫生出版社，2010.

[13] 《血管紧张素转换酶抑制剂在肾脏病中正确应用》专家协会组.血管紧张素转换酶抑制剂在肾脏病中的正确应用的专家共识.中华肾脏病杂志，2006，22（1）：57-58.

[14] 张培元.肺结核诊断和治疗指南.中华结核和呼吸杂志，2001，24（2）：70-74.

[15] 张之南，郝玉书，赵永强，等. 血液病学. 2版.北京：人民卫生出版社，2011.

[16] 中国成人血脂异常防治指南修订联合委员会. 中国成人血脂异常防治指南（2016年修订版）. 2016，31（10）：937-953.

[17] 中国成人血脂异常防治指南修订联合委员会.中国成人血脂异常防治指南（2016年修订版）.中华心血管病杂志，2016（10）：833-853.

[18] 中国垂体腺瘤协作组.中国库欣病诊治专家共识（2015）.中华医学杂志，2016，96（11）：835-840.

[19] 《中国高血压基层管理指南》修订委员会.中国高血压基层管理指南(2014年修订版).中华高血压杂志，2015，1：24-43，15.

[20] 中国医师协会呼吸医师分会，中国医师协会急诊医师分会.普通感冒规范诊治的专家共识.中华内科杂志，2012，51：330-334.

[21] 中国医师协会急诊医师分会.2015急性上消化道出血急诊诊治流程专家共识.中国急救医学.2015，35（10）：865-873.

[22] 中国医师协会肾脏内科医师分会.中国肾性高血压管理指南.中华医学杂志，2017，97（20）：1547-1555.

[23] 中华医学会风湿病学会.干燥综合征诊断与治疗指南.中华风湿病学杂志，2010，11（14）：766-768.

[24] 中华医学会风湿病学会.类风湿关节炎诊断与治疗指南. 中华风湿病学杂志，2010，4（14）：265-267.

[25] 中华医学会风湿病学会.原发性痛风诊断与治疗指南.中华风湿病学杂志.2011（6）：410-413.

[26] 中华医学会肝病学分会，中华医学会消化病学分会，中华医学会消化内镜学分会. 肝硬化门静脉高压食管胃静脉曲张出血的防治指南. 中华内科杂志, 2016, 55（1）：57-73.

[27] 中华医学会呼吸病学分会感染学组. 中国成人社区获得性肺炎诊断和治疗指南(2016年版). 中华结核和呼吸杂志, 2016, 39（4）：1-27.

[28] 中华医学会呼吸病学分会间质性肺疾病学组. 特发性肺纤维化诊断和治疗中国专家共识. 中华结核和呼吸杂志, 2016, 39（6）：427-432.

[29] 中华医学会呼吸病学分会慢性阻塞性肺疾病学组. 慢性阻塞性肺疾病诊治指南（2013年版）. 中华结核和呼吸杂志, 2013, 36：255-264.

[30] 中华医学会呼吸病学分会睡眠呼吸障碍学组. 阻塞型睡眠呼吸暂停低通气综合征诊治指南（修订版）. 中华结核和呼吸杂志, 2012, 35（1）：9-12.

[31] 中华医学会呼吸病学分会哮喘学组. 支气管哮喘防治指南（2016版）. 中华结核和呼吸杂志, 2016, 39（9）：675-697.

[32] 中华医学会内分泌学分会，中华医学会神经外科学分会，中国垂体腺瘤协作组. 中国肢端肥大症诊治指南（2013版）. 中华医学杂志, 2013, 27：2106-2111.

[33] 中华医学会内分泌学分会，中华医学会外科学分会，中国抗癌协会头颈肿瘤专业委员会，等. 甲状腺结节和分化型甲状腺癌诊治指南. 中国肿瘤临床, 2012, 33（17）：1249-1272.

[34] 中华医学会内分泌学分会. 成人甲状腺功能减退症诊治指南. 中华内分泌代谢杂志, 2017, 33（2）：167-180.

[35] 中华医学会内分泌学分会肾上腺学组. 中国嗜铬细胞瘤和副神经节瘤诊断治疗的专家共识（2016）. 中华内分泌代谢杂志, 2016, 32（3）：181-187.

[36] 中华医学会器官移植学分会，中华医学会外科学分会移植学组，中国医师协会器官移植医师分会. 中国肝癌肝移植临床实践指南（2014版）. 中华消化外科杂志, 2014, 13（7）：497-501.

[37] 中华医学会外科学分会胰腺外科学组. 胰腺癌诊治指南（2014）. 中国实用外科杂志, 2014, 34（11）：1011-1017.

[38] 中华医学会外科学分会胰腺外科学组. 慢性胰腺炎诊治指南（2014）. 中国实用外科杂志. 2015, 35（3）：277-282.

[39] 中华医学会消化病学分会胰腺疾病学组. 中国急性胰腺炎诊治指南（2013年，上海）. 中华消化杂志, 2013, 33（4）：217-222.

[40] 中华医学会消化病学分会幽门螺杆菌和消化性溃疡学组. 第五次全国幽门螺杆菌感染处理共识报告. 胃肠病学, 2017, 22（6）：346-360.

[41] 中华医学会心血管病学分会，中国成人肥厚型心肌病诊断与治疗指南编写组. 中国成人肥厚型心肌病诊断与治疗指南. 中华心血管病杂志, 2017, 45（12）：1015-1032.

[42] 中华医学会心血管病学分会. 急性ST段抬高型心肌梗死诊断和治疗指南. 中华心血管病杂志, 2015, 43（5）：380-393.

[43] 中华医学会心血管病学分会介入心脏病学组. 中国经皮冠状动脉介入治疗指南（2016）. 中华心血管病杂志, 2016, 44（5）：1-20.

[44] 中华医学会血液学分会. 骨髓增生异常综合征诊断与治疗中国专家共识（2014年版）. 中华血液学杂志. 2014, 35（11）：1042-1048.

[45] 中华医学会血液学分会白血病淋巴瘤学组. 原发性骨髓纤维化诊断与治疗中国专家共识（2015年版）. 中华血液学杂志, 2015, 36（09）：721-725.

[46] 中华医学会血液学分会白血病淋巴瘤学组. 原发性血小板增多症诊断与治疗中国专家共识（2016年版）. 中华血液学杂志, 2016, 37（10）：833-836.

[47] 中华医学会血液学分会白血病淋巴瘤学组. 真性红细胞增多症诊断与治疗中国专家共识（2016年版）. 中华血液学杂志, 2016, 37（04）：265-268.

[48] 中华医学会血液学分会红细胞疾病贫血学组. 再生障碍性贫血诊断治疗专家共识性. 中华血液病学杂志, 2016,

38（1）：1-5.

[49] 中华预防医学会微生态学分会.中国消化道微生态调节剂临床应用共识（2016 版）.中国微生态学杂志，2016，28（6）：621-631.

[50] 钟南山，刘又宁.呼吸病学.2 版.北京：人民卫生出版社，2012.

[51] 周宪梁，杨涛.内科学.3 版.北京：人民卫生出版社，2014.

[52] FIRESTEIN G S，BUDD R C，GABRIEL S E.凯莉风湿病学.9 版.栗占国，译.北京：北京大学医学出版社，2015.

[53] KLIPPEL J H，STONE J H，CROFFORD L J.风湿病概要.13 版.卢昕，王国春，译.北京：北京大学医学出版社，2016.

# 索 引